EINFÜHRUNG IN DIE PHYSIOLOGIE DES MENSCHEN

VON

HERMANN REIN†

13. UND 14. NEUBEARBEITETE AUFLAGE

HERAUSGEGEBEN VON

DR. MAX SCHNEIDER

O. PROFESSOR DER PHYSIOLOGIE
DIREKTOR DES INSTITUTS FÜR NORMALE UND
PATHOLOGISCHE PHYSIOLOGIE DER UNIVERSITÄT KÖLN

MIT 493 ABBILDUNGEN

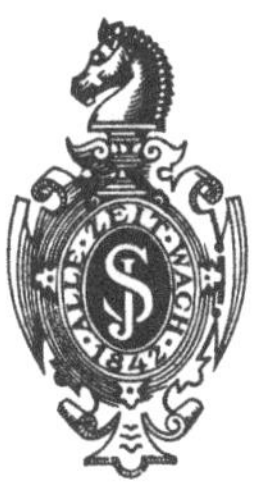

SPRINGER-VERLAG BERLIN HEIDELBERG GMBH

1960

Erscheinungstermine:

1. Auflage 1936; 2. Auflage 1938; 3. Auflage 1940; 4. Auflage 1941;
5. und 6. Auflage 1941; 7. Auflage 1943; 8. Auflage 1947; 9. Auflage 1948;
10. Auflage 1948; 11. Auflage 1955; 12. Auflage 1956

URSPRÜNGLICH ERSCHIENEN BEI SPRINGER-VERLAG OHG. BERLIN · GÖTTINGEN · HEIDELBERG 1960
SOFTCOVER REPRINT OF THE HARDCOVER 13TH EDITION 1960

ISBN 978-3-662-27325-8 ISBN 978-3-662-28812-2 (eBook)
DOI 10.1007/978-3-662-28812-2

Vorwort zur 13./14. Auflage

In der vorliegenden Auflage wurde fast der gesamte erste Teil neu verfaßt. Es wurden dabei die Kapitel Herz und Kreislauf wegen ihrer großen Bedeutung für den praktischen Arzt gegenüber früheren Auflagen wesentlich erweitert. Es wurden absichtlich auch Wiederholungen in Kauf genommen, da diese Kapitel wegen der Interferenz zahlreicher Einzelvorgänge dem Verständnis des Anfängers erfahrungsgemäß große Schwierigkeiten bereiten. Auch die Darstellung der inneren Sekretion wurde wegen ihrer zunehmenden praktischen Bedeutung wesentlich erweitert, obschon dieses Kapitel im deutschen Sprachgebiet zur chemischen Physiologie gehört. Deshalb wurden die chemischen Zusammenhänge nur kurz gestreift. Auch die übrigen Kapitel wurden abschnittweise neu verfaßt oder ergänzt, so vor allem das Kapitel Peripheres Nervensystem und die Darstellung der vegetativen Zentren. Obschon anatomische Darstellungen und frühere histologische Abbildungen weitgehend weggelassen wurden und auch eine Besprechung der Ultrastruktur unterblieb, ließ sich bei diesem Verfahren eine Umfangvergrößerung nicht vermeiden.

Ich habe mich bemüht, die Grundkonzeption meines Lehrers und Freundes HERMANN REIN beizubehalten. Es handelt sich also nach wie vor nicht um ein Paukbuch, das Examenswissen vermitteln soll, sondern um ein Buch, das die aktive Mitarbeit des Lesers verlangt. Es kommt ja nicht darauf an, sog. Grundtatsachen, Zahlen und Apparate zu lernen, sondern Verständnis für die Lebensvorgänge zu gewinnen. Es müssen die Grundlagen zu eigener kritischer Fortbildung gelegt werden, da bei den heutigen sprunghaften Fortschritten der naturwissenschaftlichen Medizin sog. Grundtatsachen und die daraus abgeleiteten Theorien rasch veralten. Es kommt darauf an, die heutigen Theorien und Anschauungen mit all ihren Schwächen zu durchdenken, um imstande zu sein, sie später zu ergänzen, zu erweitern und sie schließlich durch neue, bessere, umfassendere zu ersetzen. Dazu war es notwendig, die Wege aufzuzeigen, auf denen die heutigen Anschauungen gewonnen wurden, d.h. eine große Zahl von Einzelbefunden darzustellen, die als solche ruhig dem Vergessen anheimfallen können. So sind z.B. die Aktionsstromuntersuchungen am Nerven ausführlich dargestellt worden, obschon der praktische Arzt nur selten davon hört, sie also vergessen wird, weil es nur so möglich war, unser heutiges (später stark zu ergänzendes) Bild über die Funktionsweise des Zentralnervensystems zu vermitteln.

Dabei mußte in einigen Punkten der Charakter einer Einführung überschritten werden, da das lang erwartete ausführliche Lehrbuch in deutscher Sprache noch nicht erschienen ist. Erst nach dessen Erscheinen wird eine Reduktion wieder möglich sein. Andererseits war es aus Raumgründen nicht möglich, bei der Darstellung der heutigen Anschauungen und Deutungen von Befunden stets das dazugehörige Beweismaterial und die Kritik zu bringen, da sonst die Hauptaufgabe, dem Medizinstudenten einen Überblick über die funktionellen Zusammenhänge im Organismus zu geben, nicht hätte erfüllt werden können. Es sei von vornherein auf die größeren

Lehrbücher von SCHÜTZ und TRENDELENBURG, BEST und TAYLOR, FULTON, STARLING-EVANS und HOUSSAY verwiesen. Ebenso konnten allgemein-physiologische Probleme nur kurz gestreift werden; hier sei auf die Bücher von A. BETHE und L. V. HEILBRUNN verwiesen, bezüglich der Methoden auf A. v. MURALT, bezüglich der historischen Entwicklung der einzelnen Probleme auf K. E. ROTHSCHUH.

Um dem Anfänger das Zurechtfinden zu erleichtern und trotzdem dem Buch einen gewissen Wert als Nachschlagebuch zu geben, wurde mehr als bisher Gebrauch von Kleindruck gemacht. In Kleindruck gesetzt wurden die Schilderungen von Methoden, Ausführungen zu Grenzgebieten, vor allem der pathologischen Physiologie, und schließlich solche Informationen oder erweiterte Diskussionen, die den Rahmen der Einführung zu weit überschreiten. Dem Anfänger wird empfohlen, beim ersten Lesen die Kleindruckabschnitte zu übergehen, um nicht der Gefahr zu erliegen, vor lauter Bäumen den Wald nicht mehr zu sehen.

Die Zahl der Abbildungen wurde weiter erhöht und wiederum eine große Reihe erneuert, darunter nicht nur schematische Darstellungen, sondern vor allem Diagramme, die Versuchsresultate zusammenfassen, obschon diese bei Anfängern keineswegs beliebt sind. Es scheint mir aber notwendig, daß sich der Anfänger möglichst frühzeitig im Lesen von Kurven und Diagrammen übt, um später über die notwendigen Grundlagen zur fortgesetzten Weiterbildung zu verfügen. Die Tabellen wurden ergänzt und erweitert. Auf der anderen Seite wurde möglichst von Zahlenangaben im Text abgesehen, um dem merkwürdigen Hang der heutigen Studenten, Zahlen und Apparate auswendig zu lernen, nicht noch Vorschub zu leisten.

Am Schluß jedes Kapitels wurde eine kurze Zusammenstellung von zusammenfassenden Monographien angefügt, weiter wurden im Text gelegentlich Namen genannt, um das Auffinden der Originalliteratur zu erleichtern. Auf das Zitieren der Originalliteratur mußte aus Raumgründen verzichtet werden. Es sei ferner auf Handbücher, Monographienreihen und die fortlaufend erscheinenden Übersichtsreferate in den Ergebnissen der Physiologie, Physiological Reviews, Annual Reviews of Physiology usw. hingewiesen.

Herrn Prof. K. KRAMER-Göttingen danke ich besonders für seine Mitwirkung bei der Abfassung der Kapitel Herz und Kreislauf, Herrn Doz. Dr. H.-D. HENATSCH-Göttingen für seine Mitwirkung bei der Abfassung des Kapitels Peripheres Nervensystem. Meinem Mitarbeiter Doz. Dr. Dr. H. HIRSCH danke ich herzlich für das Lesen der Korrekturen und die Zusammenstellung des Stichwortverzeichnisses. Ich habe weiter einer großen Zahl von Fachkollegen und Studenten zu danken für zahlreiche Hinweise auf Unklarheiten oder Auslassungen im Text und auf Druckfehler, die sich leider nie ganz vermeiden lassen. Ich hoffe, daß dieselbe freundliche Mitwirkung auch dieser Auflage zuteil werden wird.

Köln, Februar 1960 M. SCHNEIDER

Inhaltsverzeichnis

Erster Teil

Die sog. vegetative Physiologie

Zweiter Teil

Die sog. animalische Physiologie

Dritter Teil

Die Physiologie der Sinnesorgane

Erster Teil

Die sog. vegetative Physiologie

I. Blut

1. Aufgaben des Blutes

In der lebenden Zelle findet nicht nur ein Stoffumsatz statt, *sondern die lebende Zelle ist selbst in ständigem Umsatz befindlicher Stoff*, wobei als die wunderbarste Tatsache die Erhaltung einer bestimmten Ordnung oder besser *Form* zu beobachten ist. Auch die Struktur stellt also nicht etwas Statisches dar, sondern befindet sich in einem dynamischen Gleichgewicht. Selbst so stabile und scheinbar inaktive Strukturbestandteile des Körpers wie das Knochengewebe sind in ständiger Erneuerung begriffen, wie sich im Experiment durch Ersatz des Elementes *P* durch das radioaktive Isotop ${}_{15}P^{32}$, welches sehr leicht im Organismus verfolgt werden kann, nachweisen ließ (G. v. HEVESY). Viele Stoffe der sog. „nichtlebenden" Umwelt können irgendwann einmal den Zustand solchen Umsatzes durchmachen. Daß dies in unerhörtem Maße geschehen ist, beweisen viele geologische Strukturen der Erde. Wir leben die Stoffe der Umwelt gleichsam durch uns hindurch. Die wesentlichste Voraussetzung für das Leben der Zelle wäre demnach die Möglichkeit des Ein- und Austrittes von Stoffen: *Stoffaustausch im weitesten Umfange.*

Die einzelligen Lebewesen des Meeres werden keine Schwierigkeiten haben, aus dem Seewasser ständig energieliefernde Stoffe in sich aufzunehmen und ihre Stoffwechselschlacken, die bei einer Anhäufung giftig wirken, in das Wasser wieder abzuscheiden. Beim hochdifferenzierten Warmblüterorganismus dagegen ist der freie Stoffaustausch mit der Umwelt für die einzelnen Zellen der Gewebe in so einfacher Weise nicht möglich. *Als Mittler für den Stoffaustausch zwischen Umwelt und Zelle dient das Blut.* Aus dem Blute schöpfen die lebenden Zellen des Organismus ihre Energiestoffe, in das Blut hinein stoßen sie die — bei Anstauung stets giftigen — Stoffwechselschlacken ab.

Als Hauptaufgabe des Blutes erscheint demnach die des Stofftransports, der Ernährung und Entgiftung der Zellen in einer solchen Weise, daß das *innere Milieu* des Organismus möglichst konstant gehalten wird. Zweckmäßig wird diese Funktion unterteilt in 1. die *Atemfunktion* des Blutes, das ist der Antransport des Sauerstoffs von der Lunge an die Gewebe und der Abtransport der Kohlensäure von den Geweben zur Lunge; 2. die *Nährfunktion* des Blutes, das ist der Antransport aller Stoffe, die die Zelle zum Aufbau und zur Tätigkeit benötigt, 3. die *Spülfunktion* des Blutes, das ist der Abtransport von Stoffwechselprodukten, die sich beim ständigen Umbau der Struktur und bei der Tätigkeit gebildet haben, 4. die *Pufferfunktion* des Blutes, das ist die möglichste Konstanterhaltung der Wasserstoffionenkonzentration trotz eines ständigen Wechsels in der Bildung von flüchtigen und nichtflüchtigen Säuren und 5. die *Wärmetransportfunktion* des Blutes, worunter man den Abtransport der bei den Stoffwechselprozessen gebildeten Wärme an die Oberfläche, besonders die Haut, versteht. Bei einer Störung der Durchblutung eines Organs werden sämtliche dieser Funktionen beeinträchtigt; es kommen jedoch auch Störungen in den einzelnen Funktionen vor, und deshalb erscheint ihre Unterteilung nützlich.

Beim Einzeller erfüllt etwa das Weltmeer diese Aufgaben. Für die Milliarden lebender Körperzellen ist dabei jedoch dieses Meer auf das kleine Volumen von 4—5 Liter bei etwa 70 kg Körpergewicht eingeengt. Stoffentzug und Stoffaufnahme müßten daher — das Blut zunächst unzutreffenderweise als eine zirkulierende wäßrige Lösung gedacht — zu ständiger Veränderung, zur Erschöpfung dieser Lösung führen. Das ist nicht angängig. Die enorme Empfindlichkeit der lebenden Zellen gegen Änderungen des „inneren Milieus" (CLAUDE BERNARD) im Körper — osmotischer Druck, absolute Reaktion, Konzentrationsverhältnis bestimmter organischer und anorganischer Stoffe — macht es notwendig, daß trotz des sehr regen Stoffaustausches das Blut in seiner Zusammensetzung und in seinen physikalischen Eigenschaften in gewissen Grenzen unverändert bleibt. Daß dies möglich ist, beruht auf der ständigen „Regeneration" des Blutes, d.h. der Wiederherstellung der richtigen chemischen Zusammensetzung und der notwendigen physikalischen Eigenschaften. Einerseits ist das Blut ein System, welches *in sich selbst* die Fähigkeit besitzt, trotz ständigen Stoffaustausches eine gewisse Konstanz, namentlich der physikalischen Eigenschaften, zu wahren (osmotischer Druck, absolute Reaktion usw.), andererseits erfolgt eine fortlaufende Regeneration des Blutes durch die *Zusammenarbeit mit Regenerationsorganen* (Lunge, Nieren, Darm, Leber usw.), die es durchströmt. Wenn überhaupt eine isolierte Betrachtung der Physiologie des Blutes gerechtfertigt ist, so werden diese ständigen *Umwandlungen des Blutes* bei der Erfüllung seiner Hauptaufgaben im Organismus in erster Linie zu studieren sein.

Eine gänzlich andersgeartete Funktion des Blutes ist jene der chemischen *Steuerung des Gesamtorganismus.* Das Nebeneinander der Einzelorgane wird durch die Übermittlung bestimmter Stoffe auf dem Blutwege zu einer funktionellen Einheit verknüpft, indem diese planmäßig die einen Organe antreiben, andere hingegen hemmen. Insbesondere die meist sehr spezifisch wirksamen, chemischen Produkte der „inkretorischen Drüsen", die „Hormone" (s. S. 350), sind in dieser Hinsicht wichtig. Letzten Endes handelt es sich auch hierbei um eine *Transportfunktion.*

Über diese physiologischen Aufgaben hinaus spielt das Blut eine wichtige Rolle in physiologischen Grenzfällen und bei Erkrankungen, nämlich bei der Abwehr von eingedrungenen Fremdstoffen, Krankheitserregern und deren Giften (vgl. S. 51).

2. Allgemeiner Aufbau und Blutgerinnung

Die Vielzahl der funktionellen Möglichkeiten des Blutes, die Anpassung an immer neue Aufgaben und die ständige quantitative und qualitative Selbsterneuerung, gibt dem Blut den Charakter eines lebenden Organs. Es ist müßig zu streiten, ob das Blut als „lebendes Gewebe" bezeichnet werden darf oder nicht. Jedenfalls ist es nicht durch ein einfaches physikalisch-chemisches System, etwa Lösungen irgendwelcher Art, in allen seinen Funktionen ersetzbar. Aber es gibt durchaus physikalisch-chemische Systeme, welche wenigstens einen Teil seiner wesentlichen Funktionen zu erfüllen vermögen und sich auch in mehr oder weniger leicht erkennbarer Form als Blutbestandteile wiederfinden.

Wie die übrigen Körpergewebe, so zeigt auch das Blut einen Aufbau aus Zellen und Zwischenzellflüssigkeit, *Blutkörperchen und Plasma*, nur mit dem Unterschied, daß die Zellen nicht mehr zu einem Zellverband verbunden sind und daß die interstitielle Flüssigkeit mengenmäßig relativ groß und gleichzeitig sehr eiweißreich ist.

Der relative Anteil der beiden Bestandteile wird dadurch bestimmt, daß frisch entnommenes Blut ungerinnbar gemacht (s. u.) und in capillären Glasröhrchen scharf zentrifugiert wird **(Hämatokrit)**. Das Blutvolumen enthält gewöhnlich etwa 44 % Erythrocyten und 56 % Plasma, der Hämatokrit beträgt also 44. Er kann unter verschiedenen Bedingungen erheblich schwanken, einmal durch Wasserverschiebungen zwischen Zellen und Plasma (s. S. 44 CO_2-Transport und S. 380 NN-Rinde), dann jedoch auch durch erhöhten Flüssigkeitsverlust (Hämokonzentration einerseits oder bei Zellverlust andererseits Hämodilution), z. B. nach Blutverlust, wo die verlorene Flüssigkeit rascher ersetzt wird als die verlorenen Blutkörperchen.

Die Bestimmung der normalen **Blutmenge** und ihre Verteilung im Körper wird S. 141ff. ausführlich besprochen. Es werden dort auch (S. 149) die Vorstellungen dargestellt, die man heute über die Regulierung der Blutmenge und des Blutersatzes bei Blutverlust entwickelt hat.

Wir werden sehen, daß als erstes ein Ausgleich der Blutflüssigkeit erfolgt, und zwar zunächst in einem ersten Teil sehr rasch durch Neuverteilung der Flüssigkeit auf den intravasculären, interstitiellen und intracellulären Flüssigkeitsraum (S. 344), anschließend mit einer gewissen Verzögerung durch Verminderung der Harnausscheidung in der Niere und erst zuletzt durch erneute Nachlieferung. Es wird somit in den ersten Stunden bis Tagen der Hämatokrit und die Zahl der Erythrocyten pro Kubikmillimeter absinken. Der Erythrocytenersatz erfolgt bei stärkeren Blutungen durch Nachlieferung von relativ kleineren Erythrocyten, so daß der Gehalt an Hb pro Erythrocyt absinkt (Verkleinerung von Färbeindex bzw. Färbekoeffizient s. S. 34).

Akute Blutverluste werden nicht im gleichen Ausmaß vertragen wie chronische. In den ersten Stufen des Blutverlusts wird durch Ausgleich über die Pressoreceptoren der Blutdruck noch gehalten (s. S. 137), ein akuter Blutverlust von etwa $^1/_3$ der Blutmenge führt jedoch zu schwerem Blutdrucksturz (s. S. 173), der nach einiger Zeit auch durch Bluttransfusion nicht mehr reparabel ist.

Tritt Blut durch Verletzung aus dem Gefäß aus oder wird es ohne besondere Maßnahmen dem Gefäßsystem entnommen, so kommt es zur **Blutgerinnung**. Es bildet sich eine elastische Masse, der *Blutkuchen*, der aus einem Netz von Fibrinfäden besteht, das Blutkörperchen und Blutflüssigkeit enthält. Gleichzeitig mit der Gerinnung beginnt eine Schrumpfung der Fibrinfäden: es kommt zur *Retraktion*. Nach wenigen Minuten wird die Retraktion des Blutkuchens sichtbar; dabei wird die in ihm enthaltene Blutflüssigkeit ausgepreßt. Wie wir noch sehen werden, werden die Fibrinfäden aus einem im Plasma enthaltenen Eiweißstoff, dem Fibrinogen, gebildet. Die vom Plasma nach Ausfällung des Fibrinogens übrigbleibende Blutflüssigkeit wird **Blutserum** genannt. Die Ausfällung des Fibrinogens wird durch eine große Reihe fermentativer und physikalisch-chemischer Prozesse bewirkt, die in ihren Einzelheiten noch keineswegs aufgeklärt sind.

Das **Fibrinogen** ist ein Eiweißkörper der Globulinfraktion, der fast ausschließlich in der Leber gebildet wird; er verschwindet verhältnismäßig rasch aus dem Blut (vgl. S. 13) und muß deshalb laufend nachgebildet werden; die Fibrinogenkonzentration des Blutes von 0,2—0,3 % fällt ohne

Nachlieferung innerhalb von 24 Std auf die Hälfte; die „Halbwertzeit" beträgt also nur 24 Std.

Die Umwandlung des Fibrinogens in Fibrin wird wahrscheinlich durch einen proteolytischen Prozeß eingeleitet, wobei ein glutaminsäurehaltiges Peptid (Fibrinopeptid) abgespalten wird (LORAND). Das übrige Protein, das dadurch in seiner elektrischen Ladung verändert wurde, wird polymerisiert, und es bildet sich ein Fibrinnetz, ein Vorgang, zu dem die Anwesenheit von Ca^{++} und zweier (noch nicht genauer bekannter) Plasmafaktoren notwendig ist und der durch die Anwesenheit von Blutplättchen (genauer: durch den bei deren Zerfall frei werdenden Plättchenfaktor 2) beschleunigt wird.

Normales Plasma enthält die Vorstufe eines proteolytischen Ferments, das gebildetes Fibrin abzubauen vermag *(Fibrinolysin)*, so daß u. U. schon gebildete Fibringerinnsel wieder aufgelöst werden können. Das fibrinolytische System hat einen sehr komplizierten Aufbau, der fast spiegelbildlich zu dem unten zu schildernden Gerinnungssystem funktioniert. Die Untersuchung dieses Systems und seiner einzelnen Faktoren hat für die Klinik eine zunehmende Bedeutung erlangt, und zwar bei der Behandlung intravasaler Gerinnungen und für die Pathogenese von Blutungen, die trotz normal funktionierender Gerinnung eintreten.

Es ist zu betonen, daß es sich bei der Blutgerinnung nicht nur um einen Vorgang handelt, der bei Verletzung oder Schädigung der Gefäße eintritt, sondern um einen dauernd, wenn auch in geringem Maße ablaufenden Prozeß, der bei Verletzungen stark aktiviert wird. Es wird von einigen Seiten angenommen, daß dieser Prozeß zu einem feinen Überzug über das Endothel führe und so von Bedeutung sei für dessen Abdichtung und Schutz. Es scheint sich also um die Einstellung eines *Gleichgewichts zwischen Fibrinbildung und Fibrinolyse* zu handeln, das bei Läsionen stark in der Richtung der Fibrinbildung verschoben wird.

Bei der mit der Gerinnung beginnenden **Retraktion** des Gerinnsels kann es zu dessen Verkleinerung bis auf $^1/_{20}$ seines ursprünglichen Volumens kommen. Nach elektronenoptischen Untersuchungen scheint es so zu sein, daß zunächst einzelne Fibrinfäden seitlich verkleben und sich Fibrinstränge bilden. Zu diesem Vorgang sind zunächst noch intakte Blutplättchen (Thrombocyten) notwendig, die im Verlauf der Retraktion zerfallen. Den hypothetischen, dabei wirksam werdenden Stoff hat man Retractin (oder Retractozym) genannt. Die Retraktion spielt im ganzen Prozeß der Blutungsstillung und Narbenbildung eine wichtige Rolle. Bleibt sie aus, dann kann bei Verletzungen zwar eine vorläufige Blutstillung erfolgen (s. u.), nach einiger Zeit kann das schlaffe Gerinnsel jedoch wieder ausgespült werden und eine schwere Nachblutung die Folge sein.

Das Ferment, das die erste Stufe der Fibrinogenumwandlung bewirkt, wurde **Thrombin** genannt. Es liegt im Plasma in einer inaktiven Vorstufe vor (Prothrombin), die erst durch einen komplizierten Prozeß aktiviert werden muß, da es sonst zu Spontangerinnung im strömenden Blut käme.

Das Prothrombin ist ein Glykoproteid, das im elektrischen Feld mit der Fraktion der α-Globuline wandert (s. S. 12), ebenso wie das Fibrinogen fast ausschließlich in der Leber gebildet wird und ebenfalls fortgesetzt nachgeliefert werden muß, da die Gesamtmenge täglich einmal umgesetzt wird und ohne Nachlieferung der letzte Rest in 2—3 Tagen vollständig verschwunden ist. Zu seiner Bildung ist das *Vitamin K* notwendig (s. u. und S. 263).

Es kann zwar im Blut zu einer Spontanaktivierung des Prothrombins zu Thrombin kommen. Das Plasma enthält jedoch *Antithrombine*, die einerseits die Thrombinaktivierung hemmen (Antithrombin I) oder andererseits das gebildete Thrombin zu Metathrombin (Antithrombin II) inaktivieren. Eine Gerinnung ist somit nur möglich, wenn die Geschwindigkeit der Thrombinbildung so hoch ist, daß die Inaktivierung durch die Antithrombine nicht Schritt halten kann. Eine Gerinnungsstörung ist nicht nur bei mangelnder Thrombinbildung möglich, sondern auch bei übermäßiger Antithrombinbildung, wie das bei bestimmten Lebererkrankungen und gewissen allergischen Zuständen beobachtet wird.

Unter pathologischen Bedingungen kann jedoch die Thrombinbildung lokal so stark überwiegen, daß es zu einer Gerinnung im unverletzten Gefäß kommen kann (s. u.). Der so gebildete *Thrombus* verlegt das entsprechende Gefäß, was in vielen Organen, wenn er sich auf der arteriellen Seite befindet, zu Gewebsuntergang führen kann; auf der venösen Seite reichen meist die Anastomosen aus, damit ein Ersatzkreislauf aufrechterhalten wird; doch besteht die Gefahr, besonders in tiefen Venen, daß der Thrombus losgerissen wird und einen Zweig oder gar den Hauptast der A. pulmonalis verlegt (Embolie). Auf die überraschend große Fähigkeit zur Rekanalisation thrombotisch verlegter Venen kann hier nicht eingegangen werden.

Bei Verletzung eines Gefäßes findet sich eine verhältnismäßig rasche Aktivierung des Thrombins und damit Einleitung des Gerinnungsvorgangs. Man hat ursprünglich angenommen, daß es sich dabei um die Wirkung eines einheitlichen Gerinnungsferments handle, das man *Thrombokinase* (Morawitz) oder Thromboplastin (Nolf) nannte. Da diese Aktivierung durch Preßsäfte von Thrombocyten erfolgen kann (bei Anwesenheit von Ca^{++}), kam man zu der Annahme, daß auch die Plättchen fertige Thrombokinase enthalten und freisetzen, wenn sie unter dem Einfluß benetzbarer Oberflächen zerfallen.

Nach dieser „klassischen" Lehre ist der Gerinnungsvorgang durch 4 Faktoren auslösbar (I: Fibrinogen, II: Prothrombin, III: Thrombokinase, IV: Calcium) und kann folgendermaßen dargestellt werden:

$$\text{I. Phase: Prothrombin} \xrightarrow{Ca^{++}+\text{Thrombokinase}} \text{Thrombin.}$$

$$\text{II. Phase: Fibrinogen} \xrightarrow{\text{Thrombin}} \text{Fibrin.}$$

Es stellte sich jedoch sehr bald heraus, daß der Vorgang der **Thrombinaktivierung** wesentlich komplizierter ist. Man erkannte bei genauerer Untersuchung der Defekte bei verschiedenen Formen der Gerinnungsstörungen und bei möglichst sauberer Isolierung der einzelnen Faktoren, daß noch weitere, im klassischen Schema nicht enthaltene Faktoren für die Thrombinaktivierung notwendig sind und daß diese auf zwei verschiedenen Wegen erfolgen kann, nämlich mit Hilfe der (klassischen) Gewebsthrombokinase und einer im Blut selbst gebildeten Blut- oder Plasmathrombokinase.

Zunächst ließ sich feststellen, daß sich mit Hilfe von Gewebsextrakten, besonders aus Gehirn, eine sehr rasch, in wenigen Sekunden vollzogene Gerinnung auslösen läßt. Fügt man jedoch denselben Extrakt zu einer Mischung von weitgehend gereinigtem Prothrombin und Fibrinogen, so tritt eine Gerinnung nur sehr langsam ein. Es müssen sich offenbar im Plasma noch Faktoren befinden, die den Gewebsextrakt aktivieren oder wenigstens mit ihm zusammen die Prothrombinaktivierung beschleunigen. Es ließen sich bei weiterer Untersuchung des Vorgangs zunächst zwei verschiedene Faktoren feststellen, die als solche Aktivatoren fungieren, die Faktoren V und VII (Accelerator-Globulin = Proaccelerin und Proconvertin). Faktor V ist sehr labil und verschwindet beim Gerinnungsvorgang, ebenso beim Stehenlassen im Plasma, das durch Ca^{++}-Entzug ungerinnbar gemacht wurde. Faktor VII ist dagegen relativ stabil und hält sich in Blutkonserven bis zu 14 Tagen. Seit kurzem weiß man, daß ein dem

Faktor VII physikalisch-chemisch nahestehender weiterer Faktor (Stuart-Faktor) an der Gewebsthrombokinase-Aktivierung teilnimmt.

Deshalb wurde für die Einleitung der Gerinnung mit Gewebsextrakt folgende Formulierung vorgeschlagen:

$$\text{Gehirnextrakt} + \text{V} \xrightarrow{\text{VII}+\text{Stuartf.}+\text{Ca}^{++}} \text{Prothrombinaktivator.}$$

Das so erhaltene Aktivatorsystem wurde als **„Gewebsthrombokinase“** bezeichnet.

Die Blutgerinnung mit Hilfe des soeben beschriebenen Aktivatorsystems spielt jedoch für die dauerhafte Blutstillung nur eine untergeordnete Rolle. Weitaus wichtiger ist die Gerinnung mittels der **Plasmathrombokinase.** Sie muß in einem zeitfordernden Prozeß gebildet werden. Man hat diese Periode der Plasmathrombokinasebildung, die mehrere Minuten währt, auch als „Vorphase“ der Gerinnung bezeichnet. In ihr wird ein ganzes System von Plasmafaktoren und ein Plättchenfaktor (Plättchenfaktor 3) wirksam. Der Ablauf vollzieht sich so, daß zunächst mehrere Faktoren miteinander unter Bildung von Zwischenprodukten reagieren, deren letztes dann als Prothrombinaktivator plötzlich, fast explosionsartig größere Mengen Thrombin entstehen läßt.

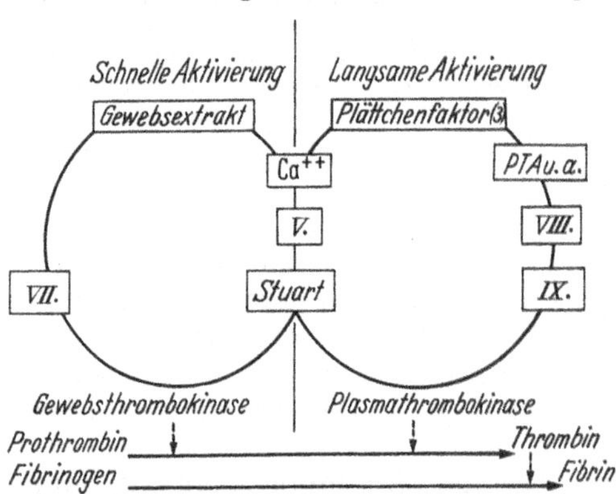

Abb. 1. Schematische Darstellung des Zusammenwirkens der Gerinnungsfaktoren bei der schnellen Aktivierung einerseits, bei der langsamen andererseits. Die in der Blutkonserve noch erhaltenen Faktoren VII, Stuart und IX sind in einer Ebene gezeichnet und ebenso die nicht erhaltenen („labilen“) Faktoren V und VIII (in Anlehnung an ACHENBACH)

Als erster Schritt zur Bestimmung der für die Blutthrombokinasebildung notwendigen Faktoren konnte festgestellt werden, daß in einem Blut von Patienten ohne Plättchen eine Gerinnung gar nicht eintritt. Ein Plättchenfaktor ist also erforderlich. Weiter ließ sich zeigen, daß Blut von Patienten mit Bluterkrankheit *(Hämophilie)*, einer geschlechtsgebunden recessiv vererbten Gerinnungsstörung, sofort zur Gerinnung zu bringen ist, wenn man es mit Gehirnextrakt, nicht aber, wenn man es mit normalen Blutplättchen versetzt. Diese Gerinnungsstörung muß also auf dem Fehlen eines Plasmafaktors des Blutthrombokinasesystems beruhen.

Es handelt sich um einen Faktor, der der β_2-Globulin-Fraktion (s. S. 12) des Plasmas angehört und heute weitgehend gereinigt werden kann. Man nennt ihn *antihämophiles Globulin* oder Faktor VIII. Er ist (ähnlich wie der Faktor V) sehr labil, wird bei der Gerinnung verbraucht und in der Blutkonserve rasch zerstört; die Halbwertzeit im Blut des Hämophilen beträgt etwa 4 Std, beim Gesunden wahrscheinlich etwa 24 Std.

Verhältnismäßig rasch nach der Aufklärung des Defekts bei Hämophilie konnte eine zweite, seltenere Hämophilieform entdeckt werden. Daß hier der Defekt nicht auf einem Mangel an Faktor VIII beruht, ließ sich dadurch nachweisen, daß das Blut dieser Kranken bei Mischung mit Faktor VIII-Mangelblut eine normale Gerinnung aufwies. Es enthielt also VIII, ermangelte aber eines Faktors, der im Blut der bisher bekannten Hämophilie enthalten ist. Dieser Faktor wurde Christmas-Faktor benannt (nach dem Vornamen des ersten Patienten, bei dem diese Erkrankung festgestellt wurde) oder Faktor IX. Er ist im Gegensatz zur Faktor VIII relativ stabil, auch gegen Lagerung in Konserven, und wird bei der Gerinnung nicht verbraucht.

Man kann demnach 2 Hämophilie-Formen unterscheiden, A und B, entsprechend dem Mangel an Faktor VIII oder IX. Bei der Hämophilie A müssen entsprechend der Labilität von Faktor VIII bei Operationen oder schweren Verletzungsblutungen in kurzen Abständen Frischblut oder Plasma oder größere Mengen eines gereinigten Faktor VIII-Präparates infundiert werden, bei Hämophilie B genügt im allgemeinen die Transfusion von Blut oder Plasma auch einige Tage alter Konserven für mehrere Tage, um den Defekt auszugleichen.

Es hat sich weiter gezeigt, daß die oben genannten Faktoren V und Stuart-Faktor zur Blutgerinnung mit Plasmathrombokinase unerläßlich sind, nicht jedoch der Faktor VII. Weiter sind notwendig eine Reihe von Faktoren (*PTA* u. a.), die durch Oberflächenkontakt aktiviert werden können und die offenbar den Vorgang der Plasmathrombokinasebildung einleiten. In ähnlicher Weise sind die Faktoren VII und IX kontaktsensibel.

Man hat entsprechend diesen Befunden folgende Formulierung für die Vorphase zur Bildung der Plasmathrombokinase vorgeschlagen:

$$\text{Plättchenfaktor (3)} + \text{Kontaktaktivierung} + \text{VIII} + \text{V} \xrightarrow{\text{Stuartf.} + \text{IX} + \text{Ca}^{++}} \text{Plasmathrombokinase.}$$

In Abb. 1 werden grobschematisch die schnelle Aktivierung des Prothrombins mit Gewebsthrombokinase (Sekunden) der langsameren (und, wie wir sehen werden, in vivo vollständigeren) Aktivierung durch Plasmathrombokinase (Minuten) gegenübergestellt.

Es muß betont werden, daß diese Schemata nicht viel mehr als Arbeitshypothesen darstellen, die die Übersicht erleichtern sollen, da zwar die einzelnen notwendigen Faktoren gut gesichert, ihr Zusammenwirken jedoch noch keineswegs geklärt ist.

Bis jetzt haben wir uns fast ausschließlich mit der Gerinnung in vitro befaßt. Wir gehen nunmehr über zur Besprechung der *Bedeutung der beiden Aktivierungsformen* bei Verletzungen *in vivo*, also der **Blutstillung**.

Setzt man eine kleine Verletzung, z. B. durch Nadelstich in eine Fingerbeere und nimmt von Zeit zu Zeit das austretende Blut mit einem Filterpapier auf, ohne den Stichkanal zu berühren, so läßt sich die **Blutungszeit** bestimmen. Sie liegt bei einer nicht zu großen Verletzung normalerweise bei etwa 2—3 min, ist also *kürzer als die Gerinnungszeit*, die bei gleicher Temperatur über 5 min beträgt (s. auch unten). Die Blutung kommt also zum Stehen, bevor eine Gerinnung zustande kommt, tritt dann allerdings wieder auf, d.h. es kommt zu einer Nachblutung, wenn die Gerinnung ausbleibt. Wir müssen somit eine *vorläufige* von einer *endgültigen Blutstillung* unterscheiden, wobei nur die letztere durch die Gerinnung herbeigeführt wird.

Bei der *vorläufigen Blutstillung* scheinen mehrere Faktoren zusammenzuwirken: 1. Zusammenziehung der Gefäße durch den Reiz der Verletzung, 2. Aufrollung der Intima bei Arteriolen, 3. Elastizität und Klebrigkeit des Endothels, 4. Kompression der Gefäßwände durch Druck des austretenden Blutes, 5. möglicherweise ein bei Thrombocytenzerfall freiwerdender Stoff, der die kleinen Gefäße, besonders kleine Venen, zur Kontraktion bringen soll. Es wird von einigen Seiten angenommen, daß es sich dabei um Serotonin (5-Hydroxy-Tryptamin) handle, das von den Thrombocyten adsorbiert transportiert werden soll, 6. Der wichtigste Faktor scheint jedoch ein gewisser Gefäßverschluß durch einen Pfropf miteinander verklebender Thrombocyten zu sein *(Agglutinationspfropf)*, an den sich nachträglich das Gerinnsel anschließt, so den Verschluß verfestigend. Fehlt diese Gerinnung, dann wird der Pfropf mit wieder weiter werdenden Gefäßen ausgespült.

Daß die Thrombocyten bei der Blutstillung eine ganz wesentliche Rolle spielen, läßt sich daraus entnehmen, daß bei starker Verminderung ihrer Zahl die Blutungszeit erheblich verlängert wird. Die Gerinnungszeit kann dann u. U. noch wenig verlängert sein; es genügt dann ihre Zahl immer noch zur Mitwirkung bei der Bildung der Plasmathrombokinase, aber nicht mehr zum vorläufigen Wundverschluß.

Der Blutbahn entnommen, zeigen die Thrombocyten tatsächlich eine große Agglutinationsfähigkeit. Diese (nicht serologisch bedingte!) Klebrigkeit und Haftfähigkeit bringen sie jedoch nicht von vornherein mit, sie muß ihnen erst verliehen werden. Bei mikroskopischer Beobachtung des Blutstroms im ungestörten Gefäß ist nämlich festzustellen, daß die Thrombocyten keine besondere Neigung zeigen, an der Gefäßwand haften zu bleiben oder miteinander zu verkleben, nicht einmal dann, wenn vorübergehend der Blutstrom zum Stillstand gebracht wird. Bei Schädigung der Gefäßwand jedoch (z.B. nach längerem Durchblutungsstillstand oder durch entzündliche Prozesse) verkleben sie fast plötzlich mit der Gefäßwand und untereinander, so daß sich rasch der genannte Agglutinationspfropf bildet.

Diese Fähigkeit der Verklebung kann den Thrombocyten durch eine Reihe von in die Blutbahn gegebenen Stoffen verliehen werden, am leichtesten durch Spuren von Thrombin oder anderer proteolytischer Fermente.

Man kann deshalb folgende Arbeitshypothese aufstellen: Bei einer Verletzung des Gewebes wird in wenigen Sekunden Gewebsthrombokinase aktiviert, wobei Spuren Thrombin aus Prothrombin entstehen, die dazu ausreichen, den Thrombocyten die notwendige Agglutinationsfähigkeit zu verleihen, dann jedoch schon so rechtzeitig durch Antithrombin abgefangen und unwirksam gemacht werden, daß es noch nicht zur Gerinnung kommen kann. Die oben genannte Form der *schnellen Aktivierung* hätte danach in erster Linie die Aufgabe, eine *vorläufige Blutstillung* durch die Agglutination der Thrombocyten zu ermöglichen und so rechtzeitig den Ansatzpunkt für das durch die langsamere Aktivierung ausgelöste Blutgerinnsel zu liefern und damit eine Basis für die endgültige Blutstillung zu geben.

Zum Abschluß dieses Kapitels seien hier noch kurz die verschiedenen **Funktionen der Thrombocyten** bei der Blutstillung, die oben an verschiedenen Stellen erwähnt wurden, zusammengefaßt: 1. Bildung eines Agglutinationspfropfs zur vorläufigen Blutstillung. 2. Abgabe eines Stoffes, der die kleinsten Blutgefäße zur Kontraktion bringt und damit Verbesserung der vorläufigen Blutstillung, 3. Beteiligung an der Bildung der „Plasmathrombokinase" (Thrombocytenfaktor 3). 4. Beschleunigung der Fibrinbildung (Thrombocytenfaktor 2). 5. Förderung der Retraktion. Die Thrombocyten sind also sowohl bei der vorläufigen wie bei der endgültigen Blutstillung beteiligt und bei der letzteren durch Einwirkung auf alle Phasen der Blutgerinnung. Als eine weitere Funktion kommt weiter 6. eine Dichtung der Capillaren hinzu.

Hemmung der Blutgerinnung. Die einfachste Möglichkeit einer Verhinderung der Blutgerinnung besteht im *Ca^{++}-Entzug*. Das geschieht durch Zugabe der löslichen Na-Salze einer Säure, deren Ca-Salz wasserunlöslich ist, so etwa durch Na-Oxalat oder -Citrat. Durch „Recalcifizierung" mit

$CaCl_2$ im Überschuß kann der notwendige Ca^{++}-Gehalt und damit die Gerinnbarkeit wieder hergestellt werden. Eine erhebliche Gerinnungsverzögerung kann durch Aufbewahren bei *niedrigen Temperaturen* erreicht werden, da es sich ja um einen fermentativen und damit stark temperaturabhängigen Prozeß handelt. Durch Verwendung von Kanülen, Schläuchen und Gefäßen mit *unbenetzbaren Oberflächen* kann ein Thrombocytenzerfall und die Kontaktaktivierung von Plasmafaktoren und damit die Blutgerinnung ebenfalls stark verzögert werden. Man verwendet heute gewöhnlich silikoniertes Metall oder Glas und Schläuche und Gefäße aus Polyäthylenen.

Der wichtigste körpereigene gerinnungshemmende Stoff ist das **Heparin**, eine Mucoitinpolyschwefelsäure, das in Verbindung mit einem Plasma-Cofaktor die Bildung von Thrombin aus Prothrombin verzögert und das Thrombin vor seiner Einwirkung auf das Fibrinogen unwirksam macht, also Thrombininhibitorwirkung hat. Außerdem bewirkt oder beschleunigt es die Fibrinolyse. Es hat eine große klinische Bedeutung bei erhöhter Gerinnungsneigung im Gefäßsystem (zur Thromboseprophylaxe und -therapie) erlangt, da es sehr rasch wirksam ist und seine Wirkung, z.B. bei Überdosierung und nun eintretender Blutungsgefahr, durch Protaminsulfat wieder aufgehoben werden kann. Auch das *Hirudin* aus der Speicheldrüse des Blutegels, das dieser zur Ungerinnbarmachung in die Bißwunde abgibt, ist als Antithrombin wirksam.

Da Heparin jedoch parenteral angewandt werden muß und seine Wirksamkeit im Organismus schon nach wenigen Stunden verliert, zudem recht teuer ist, hat in neuerer Zeit das *Dicumarol* große Bedeutung erlangt, das das Vitamin K_1 aus seiner Verbindung mit dem Apoferment verdrängt (s. S. 264) und so eine schwere Verminderung der Synthese der Gerinnungsproteine Prothrombin, Faktor VII, IX und Stuart-Faktor in der Leber verursacht. Seine Wirkung kann durch Gabe von Vitamin K_1 im Überschuß wieder aufgehoben werden. Dabei ist nur das natürliche fettlösliche Vitamin K_1 ausreichend wirksam, während die wasserlöslichen synthetischen Substanzen mit Vitamin K-Wirkung als Antidot bei Cumarinüberdosierung nicht in Frage kommen. Bei einer Dicumarinbehandlung ist eine laufende Kontrolle des Prothrombingehalts des Blutes unerläßlich, der auf einer Höhe von 20—30% der Norm gehalten werden muß. Bei einem höheren Prothrombingehalt ist die Behandlung wirkungslos, bei einem niedrigeren entsteht eine gefährliche Blutungsneigung.

Eine *Gerinnungsförderung* ist heute wesentlich leichter geworden als noch vor wenigen Jahren, weil ein großer Teil der Gerinnungsfaktoren in gereinigtem Zustand herstellbar ist, so etwa Fibrinogen- und Thrombinpräparate zur Blutstillung bei Verletzungen oder bei Operationen. Die größten Schwierigkeiten bereitet der Ersatz eines Faktors, wenn er bei dem betreffenden Patienten vollständig fehlt, weil dann der künstlich zugeführte Faktor ein Fremdeiweiß darstellt, gegen das der Organismus nicht selten Antikörper bildet (s. S. 52).

Untersuchungsmethoden

Die Gerinnungszeit. Es wird ein Bluttropfen von etwa 5 mm Durchmesser auf einen Objektträger in einer feuchten Kammer gebracht. Es wird die Zeit gemessen, nach der bei Aufstellen des Objektträgers der Bluttropfen seine Form nicht mehr ändert. Genauer ist die Methode nach Lee-White: Es wird Blut aus der Vene in kleine Reagensgläser verbracht, die im Wasserbad von 37° stehengelassen werden und der Endpunkt der Gerinnung durch Kippen der Gläser festgestellt (normal 6—8 min). Aber auch diese Methode zeigt meist erst dann sichere Abweichungen von der Norm, wenn schon schwere Defekte vorliegen.

Die Prothrombinbestimmung. *a) Einphasentest nach* QUICK. Es wird Blut durch Na-Oxalat ungerinnbar gemacht, zentrifugiert, das Plasma mit Gehirnextrakt (Gewebsthrombokinase) versetzt und gleichzeitig recalcifiziert. Innerhalb 18—22 sec tritt Gerinnung ein. Normaler Gehalt an Fibrinogen und der Faktoren V und VII vorausgesetzt, hängt diese Zeit ab vom Gehalt an Prothrombin. Es ist dies die wichtigste Methode zur Kontrolle der Dicumarinwirkung.

b) Mehrphasentest. Da die Einphasenteste jeweils nur den Gehalt von zahlreichen Faktoren gleichzeitig zu bestimmen gestatten, werden sie ergänzt durch die Mehrphasenteste, die eine Differenzierung ermöglichen. Es wird z.B. in der 1. Phase des Tests die maximale Prothrombinaktivierung zu Thrombin abgewartet und dessen Aktivität in der 2. Testphase an einer genau definierten Fibrinogenlösung bestimmt.

Der Prothrombinverbrauchstest. Es wird eine Prothrombinbestimmung 1, 4 und 24 Std nach Blutentnahme vorgenommen. Bei Gesunden findet sich schon innerhalb einer Stunde eine starke Abnahme, da hier laufend Plasmathrombokinase gebildet und Prothrombin aktiviert und dann durch Antithrombin inaktiviert wird. Bei Defekten in der Bildung der Plasmathrombokinase ist dieses Absinken stark verzögert. Der Test ist wesentlich empfindlicher, aber auch komplizierter als die Bestimmung der Gerinnungszeit.

3. Das Blutplasma

enthält in wäßriger Lösung Stoffe verschiedener Art. Man kann unterscheiden zwischen solchen, welche vom Gewebe aus dem Plasma entnommen werden und sich sozusagen nur „unterwegs" befinden zwischen Speicher und Verbrauchsstätte oder zwischen Bildungsstätte und Verbrauchs- bzw. Ausscheidungsstätte, sowie solchen, welche recht eigentlich *funktionierende Blut-* bzw. *Plasmabestandteile* sind, d. h. das Plasma zu besonderer Funktion befähigen.

a) Funktionsbestandteile des Plasmas

sind: 1. Wasser; 2. Eiweißkörper; 3. Salze verschiedenster Art.

Das *Wasser* ist der Hauptbestandteil des Plasmas, 90% des Plasmas sind Wasser. Obwohl fortlaufend Wasser aus dem Darm aufgenommen und an die verschiedensten Stellen des Organismus abgegeben wird, obwohl die Niere (s. S. 304), die Lunge (s. S. 184), die Schweißdrüsen, Wasser in beachtlicher Menge aus dem Blut entnehmen, wird die Konzentration des Wassers im Blute ziemlich konstant gehalten (s. S. 345).

Wichtiger als der absolute Wassergehalt des Blutes ist aber die Feststellung, wieviel vom Gesamtwasser als *freies Wasser*, d.h. für Lösungszwecke nicht beanspruchtes Wasser vorhanden ist. Spielt sich doch der gesamte Stoffaustausch zwischen Blut und Gewebe in wäßriger Lösung ab. Ein Ausdruck für die „Konzentration" des Wassers in diesem Sinne ist die *Gefrierpunktserniedrigung*, die für das menschliche Blut —0,56° C beträgt. Sie ist trotz der ständig wechselnden Beanspruchung des verfügbaren Wassers zur Lösung von Stoffen verschiedenster Art — die etwa bei intracellulärem Molekülzerfall entstehen und ins Blut hineingelangen — verhältnismäßig konstant. Gerade aber die Konstanterhaltung der Gefrierpunktserniedrigung ist einer der wesentlichsten Faktoren für die Wahrung des „inneren Milieus".

Es findet ein außerordentlich rascher Austausch der Blutflüssigkeit mit dem extracellulären Gewebswasser statt. Nach Versuchen mit deuteriumhaltigem Wasser läßt sich berechnen, daß in 1 min 73% des Blutwassers ausgetauscht wird.

Weitere wesentliche Bestandteile sind die **Plasma-Eiweißkörper,** deren Bestand im menschlichen Blute ebenfalls sehr gleichmäßig bleibt. Wie die Tabelle 1 erkennen läßt, liegt der Gesamteiweißgehalt des menschlichen Blutplasmas bei 7—8%.

Tabelle 1

	Gesamteiweiß %	Albumin	Globulin und Fibrinogen	Albumin / Globulin	Fibrinogen
Im Mittel	7	4,44	2,58	1,72	0,3
Höchstwerte	8	5,24	3,18	2,23	0,4
Minimalwerte	3,45	3	2	1,43	0,2

Einen nur kleinen Anteil hiervon macht das Fibrinogen aus (0,2—0,4 %). Der größte Teil entfällt auf das *Albumin* (4—5 %). Eine offenbar in sich nicht einheitliche Gruppe bilden die Globuline, denen überdies das *Fibrinogen* nahesteht. Im menschlichen Plasma überwiegen mengenmäßig stets die Albumine über die Globuline. (Beim Pferd beispielsweise ist es umgekehrt.) Das Verhältnis Albumin/Gesamtglobulin wird als „*Eiweißquotient*" bezeichnet.

Dieses Verhältnis kann bei verschiedenen Zustandsänderungen im Gesamtorganismus verschoben werden. Bei allen möglichen schwereren Belastungen, so bei jeder Operation, bei vielen Infektionskrankheiten, fällt der Albumingehalt rasch ab und kehrt nur langsam zur Norm zurück, während die Globuline häufig vermehrt werden; der Albumin-Globulinquotient wird dann verkleinert sein.

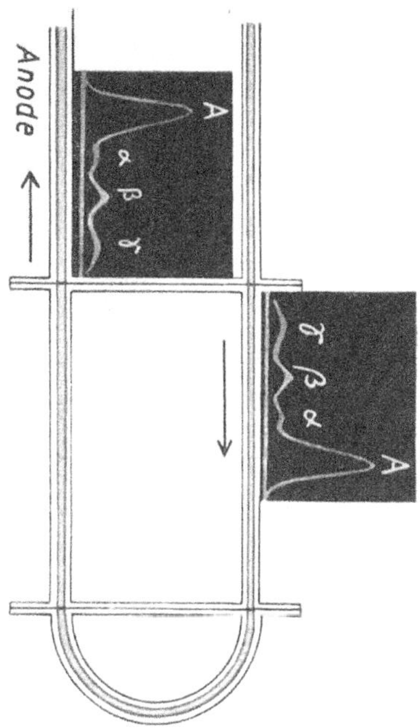

Abb. 2. Schema der Wanderung der Serumeiweißfraktionen in der Elektrophorese-Apparatur nach TISELIUS. Die Apparatur besteht im Prinzip aus einem U-Rohr, in das das Serum verbracht und durch das ein Gleichstrom geschickt wird. Je nach ihrer Beweglichkeit wandern die verschiedenen Eiweißkörper verschieden schnell in Richtung der Anode, voran die Albumine (*A*) und anschließend die verschiedenen Globulinfraktionen (α, β, γ). An der Anode „aufsteigendes", an der Kathode „absteigendes" Kataphoresebild. (Aus WURHMANN-WUNDERLY)

Die einzelnen Eiweißkörper des Plasmas lassen sich trennen durch ihre unterschiedliche *Löslichkeit* in Wasser und Salzlösungen verschiedener Konzentration und durch ihre unterschiedliche *elektrische Ladung*. Die Albumine sind in Wasser löslich; die Globuline lassen sich trennen in eine Fraktion, die in reinem Wasser unlöslich ist, die Euglobuline, und in eine zweite, die wasserlöslich ist, die Pseudoglobuline. Zu einer etwas anderen Einteilung, die heute klinisch gebräuchlich ist, kommt man bei Trennung nach der elektrischen Ladung und der Molekülgröße. Die Eiweißkörper sind entsprechend ihrem Aufbau aus Aminosäuren Ampholyte, d.h. sie vermögen sowohl mit Säuren als auch mit Basen Salze zu bilden. Bei der normalen Reaktion des Blutes überwiegt das Basenbindungsvermögen, so daß sie als Riesenionen vorliegen, die Na^+ oder K^+ abdissoziieren, selbst also negative Ladung tragen und im elektrischen Feld zur Anode wandern. Erhöhen wir schrittweise die Wasserstoffionenkonzentration $[H^+]$, dann wird die Dissoziation der COOH-Gruppen zurückgedrängt, das Basenbindungsvermögen nimmt ab, und auf der anderen Seite wird die Dissoziation der Aminogruppen erhöht. Schließlich wird ein Punkt erreicht, wo sich die beiden Dissoziationen und damit positive und negative Ladungen das Gleichgewicht halten. Diesen Punkt nennt man den *isoelektrischen Punkt* des betreffenden Eiweißkörpers. Am isoelektrischen Punkt wird aber ihre Affinität zum Lösungsmittel Wasser, ihre Hydratation, ein

Minimum aufweisen; sie zeigen damit ein Minimum an Stabilität. Die Euglobuline aggregieren zu größeren Aggregaten und fallen aus, die Albumine bleiben zwar noch in Lösung, aber sie lassen sich entsprechend ihrer verminderten Stabilität durch wasserentziehende Maßnahmen leichter ausfällen (Aussalzung, Alkoholfällung usw.).

Da der Gehalt der verschiedenen Eiweiße an Diaminomonocarbonsäuren und Dicarbonsäuren verschieden ist, muß auch ihr isoelektrischer Punkt eine unterschiedliche Lage haben und ebenso ihre elektrische Ladung bei der normalen $[H^+]$ des Blutes. Der isoelektrische Punkt der Albumine liegt bei einer höheren $[H^+]$ als der der Globuline, sie haben also bei normaler $[H^+]$ die größere Ladung. Gleichzeitig ist ihr Molekulargewicht wesentlich kleiner. Deshalb weisen sie im elektrischen Feld eine größere Wanderungsgeschwindigkeit auf (Tabelle 2). Die verschiedenen Eiweißfraktionen lassen sich deshalb im elektrischen Feld trennen (*Kataphorese*, **Elektrophorese**).

Tabelle 2

	Albumin	Globulin				Fibrinogen
		α_1	α_2	β	γ	
Absoluter Gehalt in 100 cm³	4,0	0,3	0,5	0,8	0,7	0,3
Relativer Gehalt in %	60	4,5	7	12	12	5
Molekulargewicht	69000	200000		90000 bis 1300000		500000
Isoelektrischer Punkt bei p_H . . .	4,9	5,2 — 6,1				5,4
Beweglichkeit $\left(\frac{cm^2}{Volt} sec \cdot 10^5\right)$ . .	6	5	4	2,8	1	2

Abb. 2 zeigt schematisch das Vorgehen. Es wird das Blutserum in ein U-Rohr gefüllt und mit einem konstanten Strom durchströmt. Entsprechend der verschiedenen Wanderungsgeschwindigkeit ziehen sich im Laufe von einigen Stunden die verschiedenen Eiweißfraktionen auseinander, voran die Albumine (A), dann die Globulinfraktionen. Durch geeignete optische Verfahren gelingt es, die verschiedenen (ungefärbten) Fraktionen zu photographieren und nachträglich quantitativ aus der Ausschlagshöhe zu bestimmen. Unter den Globulinen wird gewöhnlich eine α_1-, α_2-, β- und γ-Fraktion unterschieden. Zwischen β und γ erscheint bei Untersuchung von Plasma noch die Fraktion φ (Fibrinogen). Eine weitere Vereinfachung, bei der allerdings erhebliche Fehlerquellen auftreten können, stellt die *Papierelektrophorese* dar, wobei das zu untersuchende Serum auf einen Filterpapierstreifen aufgetropft und dieses in eine Pufferlösung in einem elektrischen Feld verbracht wird (Abb. 3). Nach Beendigung des Versuchs wird der Streifen fixiert und mit einem Farbstoff gefärbt. Die Farbintensität der verschiedenen Abschnitte kann dann colorimetrisch bestimmt werden. Abb. 4 bringt die Auswertung eines solchen Diagramms.

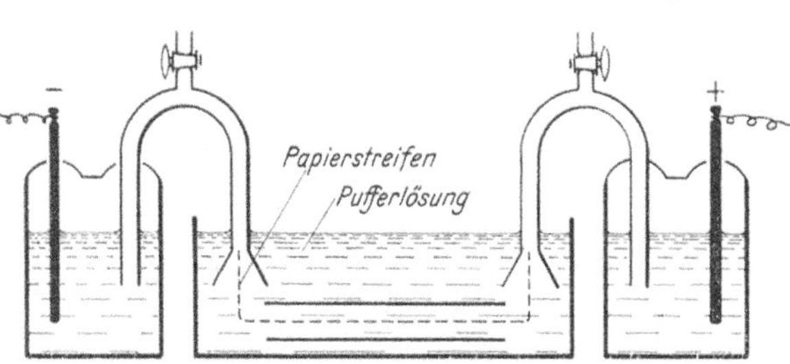

Abb. 3. Schematische Darstellung der Apparatur zur Papierelektrophorese

Eine weitere Trennungsmöglichkeit der verschiedenen Eiweißfraktionen ist gegeben durch Anwendung der *Ultrazentrifuge* von Svedberg, wobei Zentrifugalkräfte des 200000—500000-fachen der Schwerkraft ausgenützt werden. Die einzelnen Eiweißkörper sedimentieren je nach ihrem Molekulargewicht, und die verschiedenen Schichten lassen sich durch geeignete optische Methoden quantitativ erfassen.

Eine weitere Form der Trennung der verschiedenen Eiweißkörper, die eine besonders weitgehende Aufteilung ermöglicht, ist die durch Fällung mit Äthylalkohol in verschiedenen

Konzentrationen bei sehr tiefen Temperaturen, wobei eine Denaturierung nicht erfolgt (COHN). Dieses Verfahren hat dadurch eine besondere Bedeutung erlangt, weil es damit gelingt, einzelne Eiweißfraktionen weitgehend gereinigt für therapeutische Zwecke zu gewinnen, wie Fibrinogen, antihämophiles Globulin und andere Gerinnungsfaktoren, Albumin zur Bekämpfung von Ödemen bei Hypoproteinämien, verschiedene Globuline zur Bekämpfung von Infektionskrankheiten usw.

Die *Trennung der einzelnen Fraktionen* hat sich als bedeutsam erwiesen, weil offenbar den verschiedenen Fraktionen unterschiedliche Aufgaben zukommen und weil aus der Vermehrung oder Verminderung der einen oder anderen Fraktion unter pathologischen Verhältnissen u. U. wichtige diagnostische Schlüsse gezogen werden können. Eine Analyse nach der Trennung ergab, daß die Eiweißkörper z. T. nicht als Protein vorliegen, sondern als Proteide, also als zusammengesetzte Eiweißkörper. Man schätzt, daß mindestens 50% der Lipoide und der Kohlenhydrate des Plasmas an Albumine und α-Globuline gebunden sind. Die γ-Globuline sind vor allem Träger der Abwehrstoffe des Blutes (S. 52), doch finden sich diese z. T. auch in der β-Fraktion, wie z. B. die Agglutinine Anti-A und Anti-B (S. 54). Als Bildungsstätte des Albumins kommt ganz überwiegend die Leber, aber auch die Darmschleimhaut in Betracht, als die der Globuline außerdem das Knochenmark, d.h. bestimmte Zellen des reticulo-endothelialen Systems.

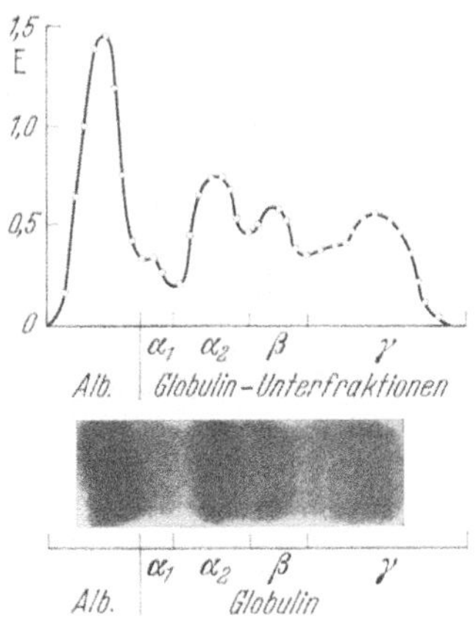

Daten d. Papier-Elektrophorese

		Rel %	Abs %
Albumin		35,7	2,46
Globulin	α1	4,0	0,27
	α2	20,3	1,40
	β	12,1	0,83
	γ	27,9	1,94
Gesamt-Eiweiß			= 6,90 g%

Abb. 4. Beispiel für die Auswertung einer Papierelektrophorese. Es handelt sich um das Serum eines Patienten mit einer akuten Entzündung, die vor allem eine Abnahme des Albumingehaltes und eine Erhöhung der α_2-Fraktion bedingt. (Aus WUHRMANN-WUNDERLY)

Die **Funktionen** *der Plasmaeiweißkörper* sind sehr mannigfaltig und ergeben sich aus den oben besprochenen Besonderheiten. Sie spielen neben den Aminosäuren eine wichtige Rolle als Lieferanten der notwendigen Baustoffe für die Zellen. Sie stellen eine *Transportform* des Eiweißes von den Bildungsstätten zu den übrigen Körperzellen dar. Vor dem Durchtritt in diese Zellen werden sie in kleinere Moleküle aufgespalten, wahrscheinlich aber nur zu Polypeptiden, nicht zu Aminosäuren. Es ist deshalb eine fortlaufende Neubildung und Nachlieferung von Plasmaeiweißen notwendig. Die tägliche Neubildung von Plasmaalbumin wird beim Menschen auf 17 g, von Plasmaglobulin auf 5 g veranschlagt. Liegt die Eiweißresorption aus der Nahrung (z.B. bei Afermentie des Verdauungstractus) darnieder, kann eine Eiweißernährung durch intravenöse Plasmainfusion stattfinden, ja man kann auf diese Weise sogar schneller einen Eiweißansatz erzielen als durch Eiweißgabe per os, da das infundierte Eiweiß langsamer abgebaut wird.

Durch ihr *Adsorptionsvermögen* bilden die Eiweißkörper aber auch die Transportmittel für eine ganze Reihe von groß- und kleinmolekularen Stoffen. Man spricht deshalb allgemein von einer **Vehikelfunktion** der Eiweißkörper. Dies spielt insofern eine wichtige Rolle, als auf diese Weise nichtwasserlösliche Stoffe wie Cholesterin, Fettsäuren usw. transportiert werden können. Auch Metalle wie Fe, Cu usw. können durch die Eiweißkörper transportiert werden; so liegt das Fe in einem spezifischen Globulinkomplex gebunden vor; zwischen dem Gehalt an ionisiertem Ca^{++} und dem an Eiweiß gebundenen bildet sich jeweils ein bestimmtes Gleichgewicht aus. Bezüglich weiterer Einzelheiten sei auf die Physiologische Chemie verwiesen.

Es seien hier nur einige kurze Ergänzungen gebracht. Die Glucoproteide spielen eine wichtige Rolle durch die Spezifität ihrer Wirkung, z.B. als Abwehrstoffe, als Hormone (z.B. Thyreotropin, S. 408), als gerinnungsaktivierende Substanz (Prothrombin), als Transportsubstanz für Schwermetalle usw. Von der insgesamt im Blut enthaltenen Glucose liegt nur etwa $^1/_3$ in freier Form vor, die anderen $^2/_3$ sind an Glucoproteide gebunden.

Von großer Bedeutung sind die Eiweißkörper für den Lipid-Transport. Alle Plasmalipoide werden an Proteine gekoppelt transportiert. Cholesterin, Phospholipoide und Triglyceride bilden mit Globulinen zusammen Makromoleküle, sog. *Lipoproteide*, während unveresterte Fettsäuren zur Hauptsache an Albumin gebunden werden. So können viele Lipoidmoleküle durch wenige Proteinmoleküle löslich und damit reaktionsfähig gemacht werden.

Von besonderer Bedeutung werden die Eiweißkörper für den **Wasseraustausch** *zwischen Blut und Gewebe* dadurch, daß die Capillaren für Eiweiß nur teilweise durchlässig sind. Da die echt gelösten Stoffe meist die Capillarwand passieren können, sind sie in dem Augenblick osmotisch unwirksam, wo ihre Gesamtkonzentration im Blut und der interstitiellen Flüssigkeit gleich ist. Wenn aber die Eiweiße nur zum Teil in diese Flüssigkeit übertreten, dann bleiben sie in der Blutbahn entsprechend der Zahl der gelösten Teilchen osmotisch wirksam (s. S. 16). Sie behalten ihre wasseranziehende Kraft (kolloidosmotischer Druck). Der wirksame Filtrationsdruck in den Capillaren, durch den Blutflüssigkeit in das Gewebe abgepreßt wird, ist deshalb nicht allein gegeben durch die Höhe des Blutdrucks in den Capillaren, sondern er wird vermindert durch die entgegenwirkende wasseranziehende Kraft der im Capillarblut verbleibenden Eiweißkörper (ausführlicher S. 338). Im arteriellen Teil der Capillaren ist der Capillardruck höher als der kolloidosmotische Druck, also die entgegengesetzt wirksame wasseranziehende Kraft der Eiweißkörper. Infolgedessen wird Flüssigkeit in das Gewebe abgepreßt. Im venösen Teil der Capillaren ist aber der Blutdruck wesentlich niedriger und infolgedessen überwiegt der kolloidosmotische Druck, so daß Flüssigkeit ins Gefäßsystem zurückgesogen wird. Die Verhältnisse werden dadurch etwas kompliziert, daß eine gewisse Eiweißdurchlässigkeit der Capillaren vorhanden ist, die von Organ zu Organ verschieden ist, so daß nicht der volle kolloidosmotische Druck des Blutes in Rechnung gesetzt werden kann, besonders aber dadurch, daß die Eiweißdurchlässigkeit in einem Gefäßgebiet vom arteriellen zum venösen Ende zunimmt. Immerhin entspricht der kolloidosmotische Druck beim Menschen und verschiedenen Tierarten recht gut dem mittleren Capillardruck, wie das Abb. 203 zeigt. Er beträgt beim Menschen rund 35 cm H_2O = 25 mm Hg. Da die Albumine ein wesentlich niedrigeres Molekulargewicht aufweisen als die Globuline, ist die Zahl der gelösten Teilchen bei einer bestimmten gleichen Konzentration wesentlich größer und damit auch ihr kolloidosmotischer Druck (7,9 cm H_2O in einer 1%igen Albuminlösung gegenüber 1,3 cm H_2O in einer 1%igen Globulinlösung.) Da die Albumine außerdem auch in höherer Konzentration im Plasma vorliegen als die Globuline, entfällt vom kolloidosmotischen Druck des Plasmaeiweißes der Hauptanteil (rund 70%) auf die Albumine. Eine Abnahme der Albumine im Plasma muß sich deshalb besonders störend auf den Wasseraustausch zwischen Blut und Gewebe auswirken — die wasseranziehende Kraft ist im Verhältnis zum Capillardruck zu niedrig geworden, es bleibt Flüssigkeit in den Geweben liegen. Das kann bis zu einem gewissen Grade durch vermehrten Lymphabstrom ausgeglichen werden, dann aber kommt es zu einer Flüssigkeitsansammlung zunächst zwischen und schließlich auch in den Zellen — zum *Ödem*. Das zeigt deutlich Abb. 5 (vgl. auch Abb. 210, S. 349).

Diese Erkenntnis ist wichtig für die praktische Frage der „Blut-Ersatzmittel", die nicht nur im wissenschaftlichen Experiment, sondern vor allem nach schweren Blutverlusten am Menschen vielfach Anwendung finden müssen. Neben den anderen, unten erörterten, physikalisch-chemischen Eigenschaften (osmotischer Druck, absolute Reaktion, bestimmtes Verhältnis von Kat- und Anionen) spielt gerade die Fähigkeit, Wasser in der Blutbahn festzuhalten, eine entscheidende Rolle. Leider ist es nicht

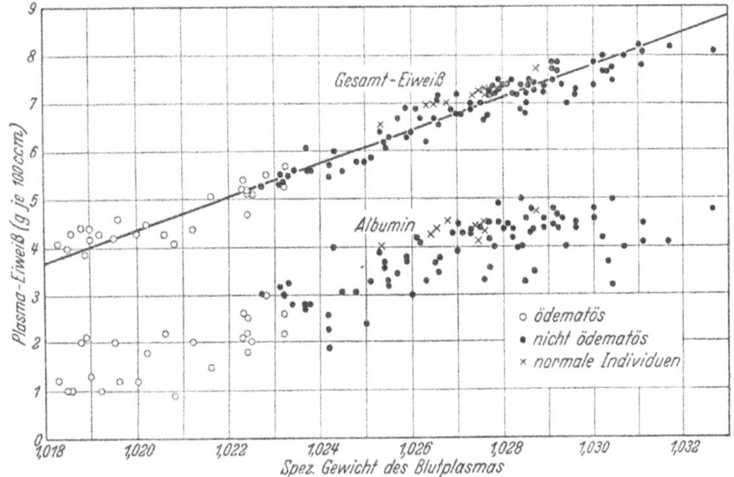

Abb. 5. Die Abhängigkeit der Wasserverteilung zwischen Blut und Körpergeweben von der Konzentration der Plasmaeiweißkörper. In vielen Fällen von „Ödem" finden sich sehr niedere Plasmaeiweißwerte. (Nach MOORE und VAN SLYKE)

immer möglich, Blutverluste durch menschliches Blut mittels Transfusion zu ersetzen (s. u.). Wohl können unter solchen Umständen Salzlösungen (s. nächster Abschnitt) bestimmter Zusammensetzung lebensrettend wirken. In kurzer Zeit aber werden sie aus dem Blut in die Gewebe übergetreten oder durch die Nieren ausgeschieden sein. Eine Beigabe von irgendwelchen tierischen Eiweißstoffen kommt nicht in Frage, weil sie die unten (s. S. 52) beschriebenen Giftwirkungen entfalten müßten. So hat man mit gutem Erfolg völlig andere, hochmolekulare, wasserbindende Stoffe den Salzlösungen beigefügt, z.B. hochmolekulare Polyvinylalkohole. Es handelt sich um synthetische Kolloide, die vom Organismus nicht abgebaut werden und nur sehr allmählich den Körper wieder verlassen.

Etwas völlig anderes ist es, wenn bei voller Funktionstüchtigkeit der Plasmaeiweißstoffe für Wasserbindung und Wassertransport die Durchlässigkeit der Gefäßwände sich ändert, so daß große Mengen der Blutflüssigkeit in die Gewebe übergehen. Das kann z.B. geschehen durch Gifte wie das Histamin oder durch langdauernde Abschnürung eines Gewebsgebietes vom Blutkreislauf und darauffolgende Wiedereinschaltung, durch ausgedehnte Verbrennungen usw. Die zirkulierende Blutmenge kann dabei unter „Eindickung" des Blutes so sehr verkleinert werden, daß ein Versagen des gesamten Blutkreislaufes im Sinne eines „Kollapses" (siehe S. 173) nicht aufzuhalten ist.

Mineralbestandteile des Blutplasmas

Eine Übersicht über die regelmäßig vorhandenen Mineralbestandteile und deren Konzentration im Blutplasma bringt die Tabelle 3 (vgl. auch Abb. 204, S. 342).

Am höchsten ist der Gehalt an Na und Cl. Beide sind überwiegend in Form von NaCl vorhanden. Ein Teil des Na spielt als $NaHCO_3$ eine wichtige physiologische Rolle. K tritt daneben gewichtsmäßig ganz in den Hintergrund. Das Ca^{++} ist zu etwa $^1/_3$ an Eiweiß gebunden, zu $^2/_3$ aber in frei gelösten Salzen vorhanden.

Tabelle 3. *Anorganische Bestandteile in mg pro 100 cm³ Serum.* (Nach KREBS)

	Mittelwert	Streubereich	mMol/Liter
Natrium	316	300—330	140
Kalium	17	12—25	4
Calcium	10	8—11	2,5
Magnesium	2	1,7—2,3	1
Chlorid	365	355—380	103
P als Phosphat	3,2	2,6—5,4	1
S als Sulfat	1,6	1—1,8	0,5
Bicarbonat	115	100—140	27
Lactat	20	10—(200)	2
(Vergleich Eiweiß)	670	600—740	0,8

So geringfügig auf den ersten Blick der gewichtsmäßige Anteil der Mineralbestandteile am Plasma ist — etwa verglichen mit dem der Eiweißkörper —, so einschneidend ist ihre Bedeutung für eine der wichtigsten physikalischen Konstanten des Blutes: für den **osmotischen Druck**. Die Ursache hierfür ist die Kleinheit der Moleküle bzw. Molekulargewichte dieser Plasmabestandteile und die bekannte Tatsache, daß für den osmotischen Druck nicht die Gewichtsmenge der gelösten Substanzen, sondern die Zahl der in Lösung befindlichen Teilchen, bzw. die molare Konzentration entscheidend ist. Aus diesem Grunde sind in Tabelle 3 auch die Konzentrationen in mMol/Liter (Zahlen abgerundet) aufgeführt und in Vergleich zum Eiweiß gesetzt.

Bringt man menschliches Blutplasma in ein Membrangefäß, welches durch eine semipermeable (d. h. nur für das Lösungsmittel Wasser durchlässige) Membran (etwa Kollodium) gegen Wasser abgegrenzt wird, so wird Wasser durch die Membran in das Plasma einströmen (Osmose). Der Druck, mit dem es einströmt, ist sehr erheblich. Man müßte einen Gegendruck von etwa *7 Atm.* dagegensetzen, um das Einströmen zu verhindern. Mit anderen Worten: *das Plasma bewirkt ein „osmotisches Druckgefälle" von 7 Atm.* Gleichen osmotischen Druck zeigen Lösungen gleicher molarer Konzentration: sie sind untereinander *„isotonisch"*. Da ganz allgemein eine 1-molare Lösung (z. B. Traubenzucker) einen osmotischen Druck von 22,4 Atm. hat, wären *dem menschlichen Blut etwa $^1/_3$-molare Lösungen isotonisch.* Voraussetzung dabei ist jedoch, daß die gelösten Substanzen nicht durch Dissoziation in Ionen zerfallen (z. B. Na^+—Cl'). Je nach dem Grade der Dissoziation beträgt der osmotische Druck dann ein Vielfaches. So kommt es, daß nicht eine $^1/_3$-molare NaCl-Lösung, sondern eine etwa $^1/_6$-molare NaCl-Lösung dem Blutplasma des Menschen „isotonisch" ist (0,9%). Die Messung des osmotischen Druckes erfolgt meist nicht direkt im Membranosmometer, da dies viel zu umständlich wäre. Man kann vielmehr jederzeit mit Hilfe der leicht durchführbaren *Gefrierpunktsbestimmung* — aus der Gefrierpunktserniedrigung (Δ) — den osmotischen Druck berechnen (= für molare Lösungen $-1,85^0$ C). Hängt doch Δ genau wie der osmotische Druck von der Zahl der in Lösung befindlichen Teilchen ab. Für das *Blutplasma ist der Wert* $-0,56^0$ C.

Die oben genannten Werte für den Salzgehalt des Blutes lassen erkennen, daß in der Tat dieser *fast ausschließlich die Größe des osmotischen Druckes bestimmt.*

Es läßt sich feststellen, daß im Organismus das „innere Milieu" mit großer Zähigkeit festgehalten wird. Wir werden immer wieder auf diesen Punkt zurückkommen. Trotz der ständigen Aufnahme und Abgabe von Salzen und Wasser in wechselnden Mengen, trotz der ständigen Umwandlung hochmolekularer in osmotisch wirksamere kleinmolekulare Produkte wird die **Isotonie** des Blutes ständig gewahrt. Es ist also eine ausgezeichnet funktionierende Osmoregulation vorhanden (s. Salz-Wasserhaushalt und Nierenfunktion). Bei der gleich zu besprechenden spezifischen Funktion der einzelnen Ionen ist es nicht verwunderlich, daß nicht nur allgemein die Isotonie, sondern weitgehend die **Isoionie** des Blutes gewahrt bleibt. Unter den Ionen spielt das H^+-Ion durch seine Aktivität eine besondere Rolle. Wir werden sehen, daß Einrichtungen im Blut vorhanden sind, die trotz ständiger Aufnahme von CO_2 im Gewebe und Abgabe in der Lunge ganz speziell die Wahrung der **Isohydrie** ermöglichen (S. 47).

Da die gelösten Bestandteile wesentlich langsamer durch die Capillarwand oder die Zellwand penetrieren als das Wasser, kann die Zellmembran in erster Annäherung als eine semipermeable Membran betrachtet werden.

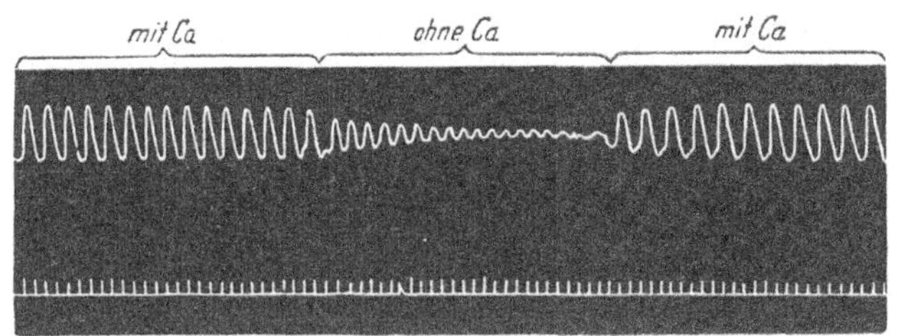

Abb. 6. Aufzeichnung der Kontraktionen eines isolierten Herzens in reiner „isotonischer" NaCl-Lösung. Trotz „Isotonie" nimmt die Leistungsfähigkeit rasch ab. Das NaCl allein wirkt „giftig". Der Zusatz einer Spur von $CaCl_2$ (0,02%) befähigt momentan das Herz wieder zu normaler Tätigkeit: Unten: Zeitschreibung in Sekunden

Daß sie das nicht ist und auch nicht sein darf, weil sonst der lebensnotwendige Stoffaustausch nicht möglich wäre, können wir zunächst vernachlässigen. Jedenfalls ist der Stoffdurchtritt gegenüber dem des Wassers so verlangsamt, daß es nicht angängig ist, überlebende Zellen in reinem Wasser zu verwahren. Da ihr osmotischer Druck sogar noch etwas höher liegt als der des Plasmas (beim Warmblüter also über 7 Atm.), würde das Wasser mit Vehemenz in die Zellen eindringen und sie zerstören (s. S. 24 unter Hämolyse). Neben ihren osmotischen Wirkungen haben die Mineralbestandteile im Blutplasma ganz spezifische Wirkungen zu erfüllen.

Bringt man einen Nerven in eine „isotonische" Traubenzuckerlösung, so wird er zwar nicht auf solche Weise der Zerstörung anheimfallen, aber er wird in kurzer Zeit trotzdem unerregbar (Overton). Überträgt man einen solchen unerregbar gewordenen Nerven in eine isotonische Kochsalzlösung oder aber noch besser in eine Salzlösung, welche die sämtlichen Mineralbestandteile des Blutes enthält, so kehrt in kurzer Zeit die Erregbarkeit wieder. Über die Beherrschung des osmotischen Druckes hinaus haben also die Mineralbestandteile auch anderweitig grundsätzliche Bedeutung für die Erhaltung des Lebenszustandes. Die *„organische Substanz" wird überhaupt erst funktionsfähig durch die Mitwirkung der anorganischen Bestandteile.* Es ist keineswegs ganz gleichgültig, in welchem Verhältnis die einzelnen Salze bei Versuchen der genannten Art in der Konservierungsflüssigkeit enthalten sind. *Auch reine NaCl-Lösung vermag trotz Isotonie über längere Zeit das Leben nicht zu erhalten.* Die Abb. 6 zeigt z.B. die Arbeitsweise eines überlebenden Herzens in isotonischer reiner NaCl-Lösung (sog. „physiologische NaCl-Lösung"). Die Leistungsfähigkeit nimmt rasch ab. Es genügt aber, wie man sieht, die Zugabe einer minimalen Menge von $CaCl_2$, um die alte Vitalität des isolierten Organs wiederherzustellen. Der Vorgang ist beliebig oft umkehrbar. Nicht nur für die Aufrechterhaltung der Erregbarkeit der lebenden Gewebe, auch für den Vorgang der Blutgerinnung ist, wie oben erwähnt, das Vorhandensein von Ca^{++} notwendig. Noch weit günstiger aber gestalten sich die Verhältnisse, wenn in der Blutersatzflüssigkeit gleichzeitig Spuren von K^{+} vorhanden sind. Hingegen steht das überlebende Herz sehr schnell still, wenn ein Optimum der K-Konzentration überschritten wird. Zu hohe Ca^{++}-Konzentrationen führen ebenfalls zu Herzstillstand. Es kommt offensichtlich auf ein ganz *bestimmtes Verhältnis der einzelnen anorganischen Bestandteile zueinander an*. Allein können sie sogar Giftwirkungen entfalten, wie dies für das NaCl in Abb. 6 gezeigt wurde. Trotz unendlich vieler Experimentalarbeit ist Klarheit über die Wirkungsweise der verschiedenen Ionen bis heute nicht erzielt. Sie ist eine sicherlich recht vielfältige. Über eine Beeinflussung der Eiweißmoleküle bewirken sie Veränderungen der Membrandurchlässigkeit, der Wasserbindung, der Aktivität von Fermenten. Sie wirken vielfach selbst als Katalysatoren. Aber auch die Aufrechterhaltung ganz bestimmter Konzentrationsgefälle, z.B. für K zwischen Zelle und Zwischenzellflüssigkeit ist von entscheidender Bedeutung. Einen Anhaltspunkt für die günstigsten Verhältnisse geben die Konzentrationen im Blut.

Die wichtigste „*physiologisch äquilibrierte*" *Salzlösung*, die für alle möglichen Zwecke Verwendung findet und in der Tat z.B. längere Konservierung überlebender Organe ermöglicht, oder zu deren „künstlicher Durchblutung" verwendet werden kann, ist die nach ihrem Ermittler benannte *Ringersche Lösung:* In 1000 cm^3 Wasser sind enthalten:

NaCl . . 9 g | KCl . . . 0,2 g | $CaCl_2$ . . 0,2 g | $NaHCO_3$. 0,1 g.

Als „*physiologische Kochsalzlösung*" wird eine 0,9%ige NaCl-Lösung bezeichnet. Sie ist dem Blute bzw. den Gewebszellen isotonisch und findet trotz der obengenannten Mängel vielfach nützliche Verwendung. Häufig verwendet wird auch die „Tyrodesche Lösung", welche aus 0,8% NaCl, 0,02% KCl, 0,02% $CaCl_2$, 0,01% $MgCl_2$, 0,005% NaH_2PO_4, 0,1% $NaHCO_3$ und 0,1% Glucose besteht (Rezepte für die Herstellung s. bei v. MURALT).

Bei Tieren, deren osmotischer Druck im Blut niedriger liegt als beim Menschen und Warmblüter, verwendet man Ringersche Lösung mit entsprechend geringerem NaCl-Gehalt, z.B. für den Frosch mit 0,6% NaCl. Für die übrigen Bestandteile gilt das oben für den Warmblüter ganz allgemein gegebene Verhältnis. Die Verhältnisse der einzelnen Mineralbestandteile zueinander sind interessanterweise in vielen gänzlich verschiedenen Gruppen des Tierreiches ungefähr gewahrt.

Willkürlich gesetzte Störungen — etwa durch intravenöse Verabfolgung von Salzlösungen — führen niemals zu länger dauernden Abweichungen von der Norm. In kurzer Zeit wird durch Ausscheidung der störenden Bestandteile durch die Niere, sowie durch Ablagerung derselben in den Körpergeweben die normale Konzentration wiederhergestellt. — Einen besonderen Einfluß auf den „*Normal-Calciumspiegel*" (8—12 mg in 100 cm^3 Serum) haben die *Nebenschilddrüsen* (s. S. 375), die offenbar krankhafterweise „Hypo"- oder „Hypercalcämie" verursachen können (s. S. 378). Interessanterweise sinkt der Normal-Na-Bestand des Blutes nach Ausfall der Nebennierenrinde ab bei ansteigendem K-Gehalt. Die schweren Adynamien der Muskeln lassen sich dabei durch NaCl-Zufuhr und K-Entzug oft bessern (s. S. 381).

b) Transportierte Bestandteile des Plasmas

Zu den transportierten Bestandteilen des Blutes ist in erster Linie die *Glucose* zu rechnen. Trotz stoßweiser Aufnahme aus dem Darm nach den Mahlzeiten und trotz stoßweisen Mehrbedarfs, z.B. bei Muskelarbeit, ist der Glucosegehalt des Blutes relativ konstant und liegt zwischen 80 und 100 mg-%, kann allerdings nach einer kohlenhydratreichen Mahlzeit vorübergehend so hoch ansteigen, daß die maximale Rückresorptionskapazität der Tubuli (s. S. 317) überschritten wird und kleine Mengen im Urin zu Verlust gehen (alimentäre Glucosurie). Die Konstanthaltung des Blutzuckers wird ermöglicht durch wechselnde Deponierung als Glykogen, besonders in Leber und Muskel. Die Notwendigkeit einer fortlaufenden Regelung der Zuckerdeponierung und -mobilisierung erhellt schon aus der folgenden Überlegung: Der gesamte Zuckerbestand des Blutes beträgt rund 5 g, die laufende Aufnahme der verschiedenen Organe aus dem Blut übersteigt aber 7 g je Stunde. Beim nüchternen Organismus muß somit die Leber aus ihren Depots im Laufe von etwa 40 min den gesamten Zuckerbestand des Blutes nachliefern. Fehlt diese Nachlieferung auch nur für kurze Zeit, kommt es zu einer Blutzuckersenkung und als erstes zu Störungen der Funktion des Zentralnervensystems, da dieses für seine Energieentfaltung fast vollständig auf die Zufuhr von Glucose angewiesen ist. Bis zu einem gewissen Grade findet sich eine Art Selbststeuerung des Blutzuckergehaltes dadurch, daß auch die isolierte Leber in der Lage ist, bei erhöhtem Angebot an Glucose diese als Glykogen zu deponieren, umgekehrt bei einem Absinken des Zuckergehaltes Glucose zu mobilisieren oder aus Eiweiß zu bilden. Dieser Vorgang ist aber abhängig und wird modifiziert durch nervöse und hormonale Mechanismen. Eine besondere Rolle spielen dabei die Hormone des Pankreas, der Nebennierenrinde und des Hypophysenvorderlappens (s. dort, S. 354ff.).

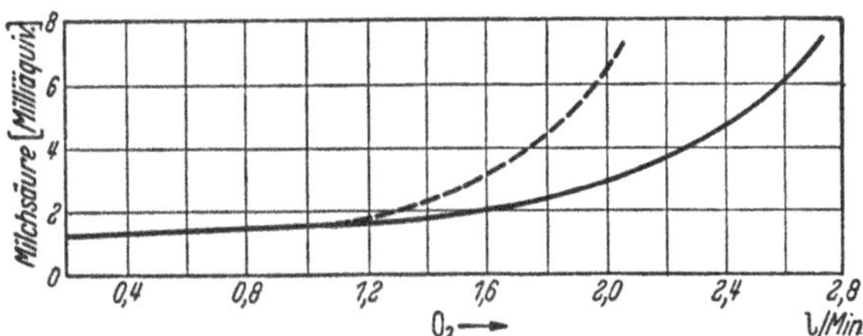

Abb. 7. Anstieg der Blut-Milchsäure (in Milli-Äquivalenten auf der Ordinate) bei steigender körperlicher Arbeit. Als Maß für diese ist der O_2-Verbrauch in Litern je Minute auf der Abszisse angegeben (s. S. 213). Die unterbrochene Kurve ist von der gleichen Versuchsperson in 4200 m Meereshöhe gewonnen. Bei O_2-Mangel nimmt der Milchsäuregehalt des Blutes stärker zu. (Nach BAINBRIDGE)

In enger Beziehung zum Kohlenhydrat-Haushalt des Körpers steht der Gehalt des Blutes an *Milchsäure* $C_3H_6O_3$. Gewöhnlich sind nur 4—10 mg in 100 cm³ Blut zu finden, aber bei schwerer Muskelarbeit kann der Gehalt wesentlich ansteigen. Sie entsteht durch anaerobe Spaltung aus den Kohlenhydraten im Muskel. Bei ausreichender O_2-Versorgung wird sie nicht gebildet. Eine Erhöhung des Milchsäuregehalts im Blut ist immer ein Zeichen dafür, daß in einem oder mehreren Organen die O_2-Zufuhr nicht dem Bedarf entspricht, so etwa bei schwerer Muskelarbeit und bei Höhenaufstieg (Abb. 7). Die bei Muskelarbeit entstehende Milchsäure wird auf dem Blutwege zum größten Teil in die Leber transportiert und dort zu Glykogen aufgebaut und deponiert bzw. verbrannt.

Weiterhin sind im Blut regelmäßig *Fette und Lipoide* enthalten. Ihre Konzentration ist verhältnismäßig großen Schwankungen unterworfen (Tabelle 4). Nach reichlicher Fettaufnahme aus dem Darm kann das Plasma geradezu milchig getrübt erscheinen (Lipämie). Auch im Hungerzustand kann durch erhöhte Fettmobilisierung eine Lipämie eintreten.

Es finden sich im Mittel etwa 300 mg-% Fettsäuren, von denen 80% als Phospholipide (Phosphatide) oder als Glycerinester vorliegen, die letzteren zur Hauptsache als Triglyceride, aber auch als Di- und

Monoglyceride. Weitere 15% sind mit Cholesterin verestert und die restlichen 5% unverestert an Protein gebunden. S. 14 wurde schon dargestellt, wie die an sich wasserunlöslichen Fette in eine lösliche Form gebracht und so reaktionsfähig gemacht werden.

Ganz anderer Art als die beiden bisher genannten Gruppen transportierter Stoffe ist eine große Gruppe organischer Plasmabestandteile, die

Tabelle 4. *Lipide in mg/100 cm³ Plasma des Menschen*

Total ätherlösliche Stoffe	380—680
Fette, Neutralfette	0—450
Fettsäuren	200—450
Steroide, Cholesterin	120—350
Freies Cholesterin	40—70
Gallensäuren	0,2—3
Gallensalze	5—12
Phosphatide, total	150—250
Lecithin	100—200
Cephalin	0—30
Sphingomyelin	10—30

Tabelle 5. *Reststickstoff in mg pro 100 cm³ Plasma*

	Mittel	Streubereich
Total-Rest-N	25	22—30
Harnstoff-N	12	10—17
Aminosäuren-N	4,4	3—5
Harnsäure-N	1,3	0,7—1,3
Kreatinin-N	0,4	0,4—0,5
Ammoniak-N	0,05	

sämtlich *stickstoffhaltig* sind. Mit Ausnahme der stets im Blute auffindbaren Aminosäuren handelt es sich um Stoffe, die auch als Ausscheidungsprodukte im Harn auftreten, also letzten Endes um auszuscheidende Endprodukte des Stoffwechsels. Die Summe aller dieser Substanzen kann erfaßt werden als „*Reststickstoff*", d.h. der Stickstoff, der nach der Enteiweißung des Blutplasmas (bei Bestimmung nach KJELDAHL) übrigbleibt. *Der Reststickstoff beträgt im Mittel 25—30 mg in 100 cm³ Plasma.* Die fraglichen Stoffe sind also stets nur in geringfügiger Menge vorhanden, was nicht verwunderlich ist. Sie werden, ausgenommen die Aminosäuren, ja fortwährend durch die Niere eliminiert. Eine Übersicht über die wichtigsten Teilkomponenten des „Reststickstoffes" gibt die Tabelle 5.

4. Die Blutzellen

Wie bereits beschrieben wurde, ergibt sich beim Zentrifugieren des Blutes im „Hämatokrit"-Röhrchen, daß etwa 44 Vol.-% des Blutes aus cellulären Elementen bestehen. Um ihre verschiedenen Formen zu beurteilen, ist es notwendig, Blut in feinster Schicht auf einem Objektträger auszustreichen und nach dem Trocknen mit spezifischen Farbstoffen anzufärben (gewöhnlich mit einem Gemisch „basischer" und „saurer" Farbstoffe).

Eine häufig verwendete Färbemethode ist die von JENNER-MAY mit einer Lösung von Methylenblau und Eosin, die als Fixierungs- und Lösungsmittel Methylalkohol enthält.

Ein so gewonnenes Übersichtsbild bringt die Abb. 8.

Man sieht in weit überwiegender Zahl „rote Blutkörperchen" (Erythrocyten) mit einem Durchmesser von etwa 8 μ, kernlose, flachrunde Gebilde mit typischem, napfförmigem Querschnitt. Neben diesen „Normocyten" erkennt man etwa 15% Erythrocyten etwas geringeren Durchmessers (6—7 μ), die als „Mikrocyten" und ebenso viele (15%), die als „Makrocyten" bezeichnet werden (Durchmesser 8—9 μ). Bei sehr lebhafter Blutneubildung treten unter Umständen Erythrocyten auf, welche eine granulär-reticuläre Innenstruktur erkennen lassen, wenn sie mit besonderer Technik (Brillantkresylblau) angefärbt werden, sog. *Reticulocyten*. Normalerweise machen sie nicht mehr als 1‰ der Erythrocyten aus. Daneben treten an

Zahl alle weißen, d.h. farblosen Gebilde ganz in den Hintergrund. Die Abbildung zeigt z.B. im gesamten „Gesichtsfeld“ nur 4 weiße Blutkörperchen. Im Gegensatz zu der Einheitlichkeit der roten Zellen herrscht unter den letzteren eine große Vielfältigkeit, und ihre Zahlen sind großen Schwankungen unterworfen. Als dritte Zellart finden sich im Blut die bei Besprechung der Blutgerinnung erwähnten Blutplättchen oder Thrombocyten.

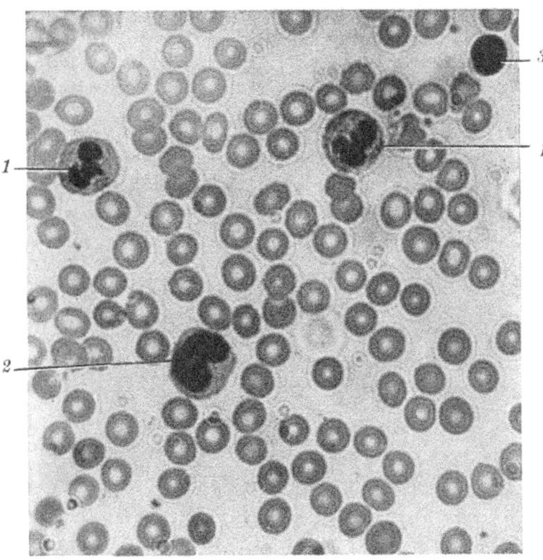

Abb. 8. Mikrophotogramm eines „Blutausstriches“. Ausgenommen die numerierten Zellen (*1*—*3*) handelt es sich um rote Blutkörperchen, deren „Napf“-Form zentrale Helligkeit und Verdichtung am Rande bewirkt. *1*—*3* sind „weiße Blutkörperchen“, und zwar 1 neutrophile polymorphkernige Leukocyten, *2* Monocyt und *3* Lymphocyt. Man beachte die Größenverhältnisse der Zellarten. (Aufn. Dr. WEIGMANN)

Die Zählung der Blutkörperchen wird in einfachen „Zählkammern“ vorgenommen (Kammern nach BÜRKER oder THOMA-ZEISS), unter entsprechender mikroskopischer Vergrößerung. Die Kammern sind so eingerichtet, daß über einer quadratischen Fläche von 1 mm², die nochmals in kleine Quadrate von $^1/_{400}$ mm² unterteilt ist, eine Flüssigkeitssäule von genau $^1/_{10}$ mm Höhe steht. Es wäre natürlich unmöglich, auch in so kleinen Raumeinheiten zu „zählen“, ohne eine entsprechend weitgehende Verdünnung des Blutes, weil die Zellen viel zu dicht liegen. Der nach Einstich in die Fingerbeere oder das Ohrläppchen austretende Blutstropfen wird in eine Mischpipette eingesaugt und bei der Erythrocytenzählung 100—200fach mit 1% NaCl-Lösung verdünnt. Das dabei auftretende Bild in der „Zählkammer“ gibt die Abb. 9 wieder.

Zur Zählung der Leukocyten müssen die roten Blutkörperchen durch 10—20fache Verdünnung des Blutes mit 1%iger Essigsäure zerstört werden. Durch Zusatz einer Spur Gentianaviolettlösung zur Essigsäure werden die nicht zerstörten weißen Zellkerne angefärbt

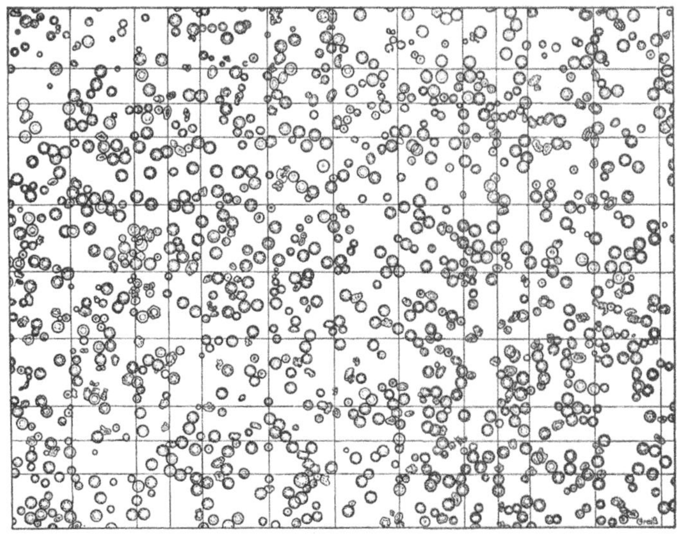

Abb. 9. Mikroskopisches Bild einer Zählkammer, die mit Blut einer Verdünnung 1:100 gefüllt ist. Das Kammernetz ist in Quadrate von je $^1/_{400}$ mm² geteilt, die Schichtdicke des Blutes = $^1/_{10}$ mm, sonach das Volumen über jedem Quadrat $^1/_{4000}$ mm³. Im Mittel liegen in $^1/_{4000}$ mm³ 13 Erythrocyten, in 1 mm³ also 52000. Da es sich um 100fach verdünntes Blut handelt, müssen in 1 mm³ unverdünnten Blutes 52000 · 100 = 5200000 Erythrocyten enthalten sein

und leicht sichtbar. Wie bei allen „Auszählmethoden" kann man sich natürlich nicht mit einer einzelnen Zählung begnügen, wenn man einigermaßen richtige Werte erhalten will (zur Technik s. A. v. MURALT, Praktische Physiologie). Um sich ein genaues Bild über die Physiologie der Blutzellen zu machen, wäre es notwendig, auch die Vorgänge an den Entstehungsorten im Knochenmark zu überwachen, wo man sie im „unreifen" Stadium, vor der „Ausschwemmung" ins Blut beobachten kann. Zu diesem Zwecke punktiert man das Brustbein mit einer Hohlnadel (Sternalpunktion) und saugt ein kleines Volumen Knochenmarksbrei ab, von welchem dann ein „Ausstrichpräparat" hergestellt und gefärbt wird, genau wie für die Untersuchung des Blutes.

Da unter pathologischen Bedingungen das *Volumen* der Erythrocyten stark schwanken kann, ist es notwendig, dieses zu bestimmen. Der einfachste Weg ist der, das Verhältnis von Hämatokrit zu Zellzahl im Kubikmillimeter festzulegen. Das so bestimmte mittlere Erythrocyten-Volumen beträgt 86 μ^3 (78—95 μ^3) und ist bei makrocytären Anämien (S. 34) erheblich erhöht.

a) Die roten Blutkörperchen (Erythrocyten)

Bei den menschlichen Erythrocyten handelt es sich um kernlose, flache, runde Scheiben mit einem Durchmesser von etwa 8 μ, die in der Mitte leicht eingedellt sind. Durch diese Eindellung wird einmal erreicht, daß kein Punkt der Oberfläche mehr als etwa 0,2 μ von der Oberfläche entfernt ist und zum andern, daß im Verhältnis zum Volumen die *Oberfläche* außerordentlich groß wird. Beide Faktoren begünstigen die Hauptfunktion der Erythrocyten — den Gasaustausch mit der Umgebung. Die Oberfläche der gesamten Erythrocyten eines Menschen darf man mit etwa 3000 m² veranschlagen; das ist ein schon ganz schöner Fußballplatz.

Auf ihrem Wege durch den Kreislauf, besonders durch die engen Capillaren mit ihren Verzweigungen, sind die Erythrocyten erheblichen mechanischen Beanspruchungen ausgesetzt. Es ist deshalb nicht verwunderlich, daß ihre *Lebensdauer* beschränkt ist. Diese wurde mit Hilfe der Isotopenmethode zu rund 4 Monaten bestimmt. Bei Übertragung auf einen anderen Menschen (Transfusion) ist sie noch kürzer und beträgt nur 3—6 Wochen. Sie zerfallen zum größten Teil in der Blutbahn, besonders der Lunge und der Milz, und ihre Trümmer werden von den Reticuloendothelzellen aufgenommen. Ihre *Neubildung* im roten Knochenmark ist so genau dem jeweiligen Verlust angepaßt, daß ihre Zahl recht konstant auf 5 Millionen pro Kubikmillimeter eingestellt ist. Wenn diese Neubildung geregelt ablaufen soll, so sind dazu nicht nur die einzelnen Baustoffe notwendig, wie Aminosäuren, Eisen (zum Hämoglobinaufbau) usw., sondern eine Reihe von Wirkstoffen, die zum Teil im Körper selbst gebildet werden (wie das Wachstumshormon der Hypophyse, das Hormon der Schilddrüse), zum Teil diesem auch von außen in Form der Vitamine und Spurenelemente zugeführt werden müssen (wie Vitamin C und die B-Vitamine, s. dort). Es ist deshalb verständlich, daß es verhältnismäßig häufig zu mangelhafter Neubildung und deshalb Blutarmut *(Anämie)* kommen kann, wobei je nach Art der Entstehung verschiedene Formen unterschieden werden (s. z.B. S. 34).

Der Mechanismus der *Regelung der Neubildung* nach dem Zerfall ist noch weitgehend ungeklärt. Zum Teil scheint es sich um eine „Rückmeldung" durch die Zerfallsprodukte selbst zu handeln, da bei Auslösung eines erhöhten Zerfalls, z.B. durch körperliche Arbeit und durch Sauerstoffmangel, ein kräftiger Reiz zur Neubildung herbeigeführt wird. Doch spielen noch andere Faktoren eine Rolle. Man hat aus dem Plasma von Tieren, die einem starken Blutverlust oder einem schweren Sauerstoffmangel unterworfen worden waren, relativ hitzestabile und säurelösliche Extrakte gewinnen können, die, anderen Tieren injiziert, bei diesen alle Zeichen erhöhter Neubildung von Erythrocyten hervorriefen. Nach dem Vorschlag von CARNOT nennt man die dabei auftretenden Wirkstoffe *Hämopoetine*. Bei Blutverlust oder Sauerstoffmangel werden sie vermehrt gebildet (oder weniger zerstört) und regen so das Knochenmark zu erhöhter Tätigkeit an. Es hat sich jedoch keine spezifische Bildungsstätte finden lassen. Die Hypophyse, die Schilddrüse, die Nebennierenrinde spielen zwar bei ihrer Bildung eine wichtige unterstützende Rolle, sind jedoch nicht der Bildungsort.

Daß es sich um einen humoralen Faktor handelt, konnte auf folgende ingeniöse Weise sichergestellt werden: Wird ein Tier eines parabiotischen Paars allein einem O_2-Mangel ausgesetzt, so kommt es bei beiden zu erhöhter Erythropoese. Weiter findet sich bei Patienten mit offenem Ductus arteriosus Botalli, bei denen die obere Körperhälfte mit voll oxygeniertem, die untere dagegen mit nur teilweise O_2-gesättigtem Blut versorgt ist, in beiden Körperhälften dieselbe Reaktion des Knochenmarks. Es kann sich also nicht nur um eine Wirkung des Sauerstoffmangels auf das Knochenmark selbst handeln.

Bei chronischem Sauerstoffmangel findet sich eine dauernd entsprechend erhöhte absolute und relative Zahl der Erythrocyten; es ist sowohl die Blutmenge wie der Hämatokrit erhöht, und zwar genau entsprechend der Höhe des O_2-Drucks, wie man an Bewohnern der Anden hat feststellen können. Auch beim Neugeborenen, das ja in utero unter den Bedingungen des Sauerstoffmangels lebte (s. S. 40), findet sich eine Hypererythrocytose. Sie verschwindet in den ersten Lebenstagen, mit dem Eintritt besserer O_2-Versorgung; durch den erhöhten Erythrocytenzerfall und damit gesteigerte Gallenfarbstoffbildung kann es dabei bei Unreife der Leber, so u. a. bei Frühgeburten, zum Auftreten einer Gelbsucht kommen. Die Bildung der Hämopoetine hängt jedoch nicht vom O_2-Druck des arteriellen Blutes ab: Wird bei normaler O_2-Zufuhr der Umsatz gesenkt, so nimmt die Blutbildung ab (z. B. bei Hypophysektomie), nimmt der Umsatz zu, so steigt sie an (z. B. bei Gabe von Schilddrüsenhormonen). Es handelt sich also wohl um den Einfluß des O_2-Druckes im Gewebe selbst, entweder direkt oder indirekt über ein davon abhängiges Stoffwechselprodukt.

Eingebettet in ein intracelluläres Proteingerüst enthalten die Erythrocyten den roten Blutfarbstoff *Hämoglobin*, der 34 % ihrer Gesamtmasse ausmacht und eine Hauptfunktion nicht nur der Blutzellen, sondern des Gesamtblutes, nämlich die *Atemfunktion*, zu erfüllen hat. Aus der oben gegebenen Erythrocytenzahl geht hervor, daß man es im Blute eigentlich mit einer dichten „*Suspension*" von roten Blutkörperchen zu tun hat. Die „Dichte" erklärt die Undurchsichtigkeit des Blutes. Verwunderlich bleibt, daß eine derartige Suspension spezifisch schwerer Teilchen „stabil" bleibt. Sollte man doch annehmen, die Blutkörperchen müßten im Schwerefeld der Erde rasch sedimentieren. In der Tat scheidet sich im Verlauf vieler Stunden das Plasma von den absinkenden Körperchen. Im stärkeren Schwerefeld der Zentrifuge läßt sich diese Sedimentierung auf wenige Minuten abkürzen. Die Stabilität geht mit der Alterung des entnommenen Blutes verloren: d.h. nach Wiederaufschütteln sedimentiert das alte Blut rascher als frisches. Auch zeigt sich, daß die „Stabilität" des Blutes verschiedener Tierarten erheblich voneinander abweicht. So sedimentiert z.B. Pferdeblut viel leichter als Rinderblut. Endlich aber zeigt sich, daß auch bei ein und demselben Individuum die Stabilität des Blutes sich ändern kann. Sie ist deutlich geringer bei der Frau besonders während der Schwangerschaft. Auch Infektionskrankheiten beeinflussen sie merklich. Als Maß für die Stabilität versucht man die **Blutkörperchensenkungsgeschwindigkeit** zu verwerten, indem man in graduierte senkrechte Röhrchen von 2,5 mm lichter Weite und 200 mm Länge aufgesaugtes Citratblut sich selbst überläßt und die Senkung in mm/Std feststellt. (Als Normalwerte gelten in der 1. Stunde: beim Manne 3—7 mm, bei der Frau 7—11 mm, beim Neugeborenen 1—2 mm.)

Die Voraussetzung für das Verständnis der physiologischen und pathologischen Veränderungen der Blutstabilität ist die Beantwortung der Frage, wieso überhaupt die spezifisch schwereren Blutkörperchen eine so stabile

Suspension bilden können. Es ließ sich feststellen, daß die roten Blutkörperchen im elektrischen Gleichstromfeld nach der positiven Elektrode wandern. Sie tragen also eine *deutliche negative Ladung.* „Überführungsversuche" im Gleichstromfeld (Kataphoreseversuche) erwiesen weiterhin, daß mit abnehmender elektrischer Ladung auch die Stabilität der Blutkörperchensuspensionen sinkt. An der Grenzfläche Blutkörperchen : Plasma besteht eine elektrische (Helmholtzsche) „Doppelschicht" derart, daß an den Blutkörperchen festhaftende negative Ladungen sich vorfinden, denen gegenüber bewegliche positive Ladungen innerhalb des Plasmas sich anordnen müssen.

Beim Fließen eines Gleichstromes wird diese Doppelschicht in sich selbst eine tangentiale Zerrung erleiden müssen, d.h. das negative Blutkörperchen wandert — in der positiven Ladungshülle sich verschiebend — nach dem positiven Pol (s. Abb. 10). Die Stabilisierung von Suspensionen durch elektrische Oberflächenladung spielt an vielen Stellen in der Natur eine Rolle. Auch Nebel, Rauch u. dgl. verdanken ihr Bestehen solchen Ladungen. Die elektrische Ladung der Blutzellen hängt weitgehend ab von der Art und Konzentration der anderen Ladungsträger innerhalb des Blutplasmas, zu denen neben den mineralischen Salzen vor allem auch die Eiweißstoffe zählen. Als Regel läßt sich feststellen, daß unter anderem eine Vermehrung der *Globuline* gegenüber den *Albuminen* zu einer Erhöhung der Blutkörperchensenkungsgeschwindigkeit führt (Schwangerschaft, Infektionskrankheiten). Es ließ sich jedoch zeigen, daß eine Verschiebung des Albumin-Globulin-Quotienten einen geringeren Einfluß auf die Blutsenkungsgeschwindigkeit hat als Konzentrationsänderungen von spezifischen hochmolekularen Plasmafaktoren, von denen bis jetzt zwei festgestellt sind, und die zusammenwirken müssen, um eine Senkungsbeschleunigung zu bewirken. Die Senkungsgeschwindigkeit ist also offenbar zwar abhängig von der Ladung der Erythrocyten, gleichzeitig jedoch auch noch von anderen Faktoren.

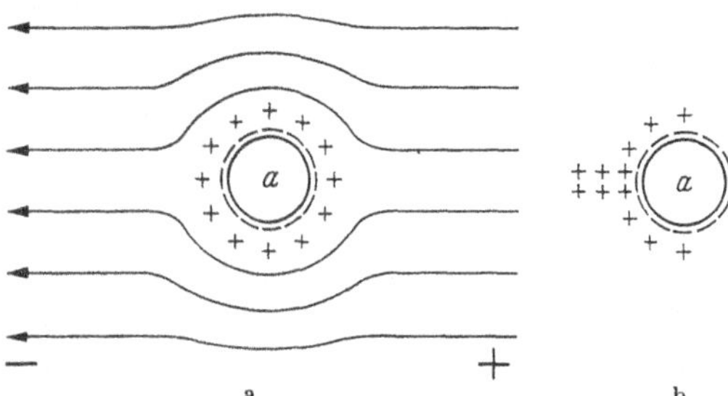

Abb. 10a u. b. a zeigt die „Helmholtzsche Doppelschicht" eines im Plasma angeordneten roten Blutkörperchens. Sobald das Körperchen in ein elektrisches Gleichstromfeld gebracht wird, verändert sich die Anordnung der Ladungen im Sinne der Abb. 10b. Das Blutkörperchen mit seiner ihm anhaftenden negativen Ladung wandert nach dem positiven Pol

Verbringt man Erythrocyten in Lösungen mit fortschreitend erniedrigtem NaCl-Gehalt (hypotonische Lösungen), dann nimmt ihr Volumen zu, und unterhalb von 0,4% NaCl tritt ihr Farbstoff aus — es kommt zu **Hämolyse.** Das vorher undurchsichtige Blut wird dadurch durchsichtig (lackfarben). Da das Wasser schneller als die Elektrolyte die Membran passieren kann, verhält sich diese bei plötzlichen Änderungen im Elektrolytgehalt wie eine semipermeable Membran. Wird in der Außenlösung der osmotische Druck erniedrigt, dann kommt es entsprechend der osmotischen Druckdifferenz zu einer Wasserwanderung in die Zellen, so daß sie quellen und schließlich zerstört werden. Wird umgekehrt der osmotische Druck in der Außenlösung erhöht (hypertonische Lösung), so kommt es zu einer Wasserwanderung nach außen, und die Erythrocyten schrumpfen, bis sie schließlich sog. Stechapfelformen annehmen.

Gleiche Verhältnisse erhält man auch dann, wenn man einen rasch diffundierenden Nichtelektrolyten, wie etwa Harnstoff, in isotonischer Lösung als Außenmedium verwendet. Es tritt ein rascher Ausgleich der Harnstoffkonzentration ein, die Teilchenzahl in den Zellen (Elektrolyte und Harnstoff) ist dann aber wesentlich größer als im Außenmedium, wo sich nur Harnstoff befindet, und wiederum tritt Hämolyse ein. Auch durch Einbringen der Erythrocyten in isotonische Rohrzuckerlösung wird mit der Zeit Hämolyse ausgelöst, da der Rohrzucker ebenfalls rascher diffundiert als die Elektrolyte, wenn auch langsamer als Harnstoff.

Es wäre aber falsch, nach dem Ausgang dieser Versuche anzunehmen, daß die Elektrolyte überhaupt nicht durch die Membran durchzutreten vermöchten. Wie wir später sehen werden (S. 44), können bestimmte Anionen sogar rasch diffundieren; auch die Kationen, wie Na^+ und K^+, können durch die Membran hindurchdringen. Das eindringende Na^+ wird aber durch einen im einzelnen noch unbekannten Mechanismus fortlaufend unter Energieaufwand nach außen geschafft *(Natriumpumpe)*, so daß der Gehalt an Na^+ innerhalb der Zellen niedriger liegt als im Plasma, dafür der Gehalt an K^+ höher. Bewahrt man Blut bei niedriger Temperatur auf, hemmt man dadurch die Energieentfaltung durch Glykolyse, so kommt die „Natriumpumpe" zum Erliegen und die Konzentrationen von Na^+ und K^+ gleichen sich in Erythrocyt und Plasma langsam einander an.

Außer der osmotischen Hämolyse kommt Auflösung der roten Blutzellen auch durch bestimmte hämolysierende Chemikalien vor, so z.B. durch alle lipoidlösenden Stoffe wie Alkohol, Äther, Chloroform, Benzin. Dies ist verständlich, da ja die Zellmembran zu $^1/_3$ aus Lipoiden besteht. Weniger klar ist das Zustandekommen einer Hämolyse durch tierische Gifte, sowie durch Beimischung von Fremdblut. Die letztgenannte Hämolyse tritt z.B. ein bei Transfusion von Tierblut auf den Menschen. Der Blutfarbstoff tritt dabei aus dem Plasma auch in den Harn über (Hämoglobinurie). Auch bei Blutübertragungen von Mensch zu Mensch kann eine schwere *Hämolyse* zustande kommen, sofern Spender und Empfänger nicht gleichen „Blutgruppen" (s. u.) zugehören.

Durch Hämolyse irgendwelcher Art gelingt es, den roten Blutfarbstoff in freie Lösung zu bringen, um seine chemischen, physikalischen und physiologischen Eigenschaften zu untersuchen.

Klinisch wichtig ist die Bestimmung der mechanischen und *osmotischen Resistenz* der Erythrocyten geworden. Zur Bestimmung werden Blutstropfen einer Verdünnungsreihe von NaCl zugesetzt und bestimmt, bei welcher NaCl-Konzentration Hämolyse eintritt. Normalerweise wird sie bei einer NaCl-Konzentration von etwa 0,4% sichtbar.

b) Die weißen Blutkörperchen (Leukocyten)

Ihre Zahl schwankt schon unter physiologischen Bedingungen beträchtlich um einen Durchschnittswert von rund 6000 im mm^3. Es werden unter ihnen 3 Hauptgruppen nach ihrer Herkunft und ihrem Bildungsweg unterschieden: 1. Die Granulocyten oder polymorphkernigen Leukocyten, ganz überwiegend aus dem Knochenmark; 2. die Lymphocyten aus den Lymphfollikeln von Lymphdrüsen, Milz usw. und 3. die Monocyten aus bestimmten Zellen des Reticuloendothels. Unter den Granulocyten unterscheidet man weiter je nach ihrer Färbbarkeit mit sauren und basischen Farbstoffen 3 Untergruppen: Die neutrophilen, die eosinophilen und die basophilen. Für klinische Zwecke ist weiter von Bedeutung eine Unterscheidung nach dem Reifungsgrad. Die Mutterzelle im Knochenmark, der Myeloblast, der noch keine färbbare Granula enthält, wandelt sich zunächst um in den granulahaltigen Myelocyten mit kompaktem Kern. Mit fortschreitender Reifung zieht sich dieser mehr und mehr in die Länge, nimmt Stabform (Jugendform, dann Stabform) an und dellt sich an mehreren Stellen immer stärker ein, so daß er schließlich gelappt erscheint (segmentierter Granulocyt). Über die einzelnen Formen orientiert Abb. 11, über ihre prozentuale Verteilung im Blut die Tabelle 6 (nach HEILMEYER).

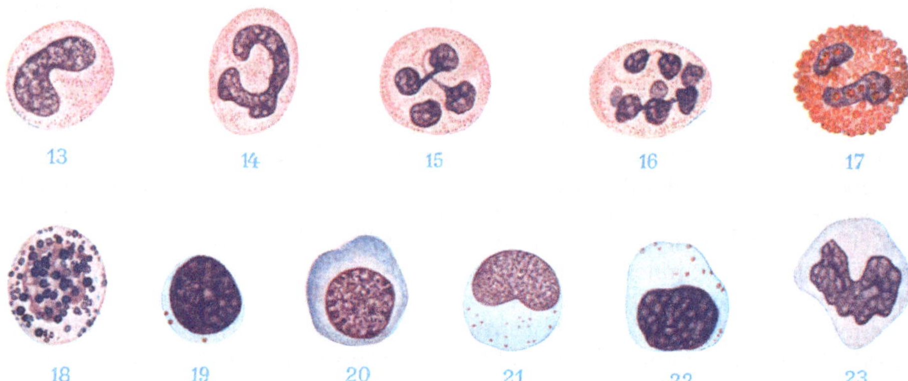

Abb. 11. Die wichtigsten Formen der Leukocyten. *13—18* sog. myeloische Reihe (Granulocyten); *13* Jugendform (Metamyelocyt); *14* Stabkerniger; *15* Segmentkerniger; *16* übersegmentierter polymorphkerniger neutrophiler Leukocyt; *17* eosinophiler, *18* basophiler segmentkerniger Leukocyt; *19* kleiner Lymphocyt (mit Azurgranulation); *20* lymphatische Plasmazelle; *21* lymphatische Reizform (sog. Riederform); *22* großer Lymphocyt (mit Azurgranulation); *23* Monocyt. (Aus L. HEILMEYER: Lehrbuch der inneren Medizin. Berlin: Springer 1955)

Bei manchen akuten Entzündungsprozessen findet sich nicht nur eine Erhöhung der Gesamtzahl der weißen Zellen (Leukocytose), sondern auch eine Vermehrung der unreiferen Formen (Linksverschiebung) als Ausdruck der erhöhten Mobilisation aus dem Knochenmark.

Tabelle 6. *Leukocytenzahlen im Blut* (pro mm^3)

Zellart	Durchschnitt		Schwankungsbreite	
	%	Absolutzahl	%	Absolutzahl
Metamyelocyt (Jugendform)	0—1	0—100		0—100
Stabform	2—3	100—200	1—10	100—700
Segmentkernige Neutrophile	52	3600	23—82	1800—7800
Eosinophile	2,5	100	1—10	40—600
Basophile	0,5			
Lymphocyten	36	2500	13—65	1300—5000
Monocyten	4	300	1—10	100—800

Die physiologischen Funktionen der weißen Blutkörperchen werden durch ihre Grundfähigkeiten wahrscheinlich gemacht: die der Eigenbewegung (amöboide Bewegung), die der Aufnahme und Auflösung von Fremdkörpern (Phagocytose), ferner durch ihren hohen Gehalt an Fermenten, besonders proteolytischen, und Globulinen. Unter diesen Globulinen gehört der größte Anteil der Fraktion der γ-Globuline an, die Träger von Abwehrstoffen sind (S. 52). Da sich die weißen Blutkörperchen nach kurzer Lebensdauer auflösen, kann man ihnen eine *Abwehr- und Transportfunktion* zuschreiben. Die größte phagocytierende Kraft scheint den *Monocyten* zuzukommen (Makrophagen). Ähnliche Aufgaben erfüllen offenbar die *neutrophilen* Granulocyten (Mikrophagen); doch ist es wahrscheinlich, daß sie außerdem Stoffwechselfunktionen zu erfüllen haben, die im einzelnen noch nicht geklärt sind. Die *eosinophilen* Granulocyten scheinen besondere Funktionen bei allen Überempfindlichkeitserscheinungen (Allergie) zu erfüllen; jedenfalls findet man sie in solchen Fällen absolut und relativ vermehrt im Blute. Ihre Zahl scheint stark abzuhängen von der Funktionstüchtigkeit der Nebenniere. Diese kann deshalb dadurch geprüft werden, ob durch Gabe von adrenocorticotropem Hormon ein Eosinophilensturz bestimmten Ausmaßes erreicht werden kann (Thorn-Test, S. 389). Die *basophilen* Granulocyten stellen neben den von ihnen sonst grundsätzlich verschiedenen Gewebsmastzellen die Bildungsstätte oder zum mindesten die Transportmittel für das Heparin, ein Anti-Thrombin, dar. Die *Lymphocyten* haben ebenfalls die Fähigkeit der Emigration aus der Blutbahn in das Gewebe. Ihr Fermentgehalt ist aber wesentlich geringer als der der Granulocyten und Monocyten. Ihre speziellen Funktionen sind noch weitgehend unbekannt, doch scheinen sie bei Immunisierungsvorgängen (s. S. 52) eine wichtige Rolle zu spielen. Es ist interessant, daß in den letzten 20 Jahren generell der normale Durchschnittswert an Lymphocyten je Kubikmillimeter Blut angestiegen ist. Die Zahlen der Tabelle 6 liegen deshalb höher als in früheren Angaben. Über die Ursache dieser Erscheinung ist viel diskutiert worden, ohne daß eine stichhaltige Erklärung gefunden werden konnte. Die am häufigsten vertretene Ansicht ist die, daß es sich um die Folge einer Verstärkung immunbiologischer Vorgänge durch die fortschreitende Zivilisation handle.

Ihre wesentlichen Funktionen erfüllen die Leukocyten in den Geweben; sie haben entsprechend die Fähigkeit der *Auswanderung* (Emigration) aus der Blutbahn (und umgekehrt). Sie verlassen den Axialstrom der Blutsäule und bleiben vorübergehend am Endothel haften, vornehmlich im äußersten Aufspaltungsgebiet des Gefäßsystems. Kraft ihrer amöboiden Beweglichkeit durchwandern sie das Endothel in beiden Richtungen, wahrscheinlich durch präformierte Lücken zwischen den Endothelzellen. Im Blute selbst finden sich also fast nur diejenigen Zellen, die auf dem Wege von der Bildungsstätte zum Wirkort sind. Entsprechend konnte mit Hilfe radioaktiv markierter Leukocyten wahrscheinlich gemacht werden, daß höchstens 5% aller im Körper befindlichen weißen Zellen in der Blutbahn zirkulieren. Die Hauptmasse befindet sich je etwa zur Hälfte in den Bildungsstätten und im übrigen extravasalen Raum, also im interstitiellen Raum der verschiedenen Organe. (Grobschematische Darstellung in Abb. 12.) So wird erklärlich, daß unter verschiedenen Bedingungen sehr rasch große Schwankungen in der Gesamtzahl und in der Prozentzahl der einzelnen Formen im Blut auftreten können.

Die mittlere **Lebensdauer** eines Granulocyten beträgt rund 10 Tage. Die mittlere Aufenthaltsdauer im Knochenmark ließ sich zu etwa 4 Tagen berechnen, von denen etwa 16 Std benötigt werden bis zur Ausreifung zum Stabkernigen. Die überwiegende Mehrzahl der Zellen im Knochenmark besteht entsprechend aus reifen und fast reifen Zellen, so daß hier ein rasch mobilisierbares großes Depot vorhanden ist. Es läßt sich schätzen, daß bei einer plötzlichen Ausschüttung dieser Zellen der Gehalt im peripheren Blut von einigen Tausend auf 90000/mm^3 ansteigen würde. Weiter wurde aus Versuchen mit radioaktiv markierten Leukocyten geschlossen, daß sie sich durchschnittlich nur eine Stunde im strömenden Blut aufhalten und dann am Endothel haften bleiben bzw. emigrieren. Sie scheinen jedoch mehrfach zurückzuwandern, so daß man eine mittlere Aufenthaltsdauer im Blut von 3mal einer Stunde annehmen kann. Dieses Hin- und Herwandern ist im Schema der Abb. 12 durch zwei Verbindungskanäle mit dem extravasalen Raum symbolisiert. Eine verhältnismäßig große Auswanderung findet sich einmal in Leber und Milz, von wo jedoch nur eine geringe Rückwanderung stattfindet, wo sie also offenbar zerstört werden, und außerdem in Lunge und Darm, wo eine Ausscheidung erfolgt, in der Lunge mehr von Granulocyten, im Darm mehr von Lymphocyten. Es wird angenommen, daß die Granulocyten von den Alveolen die Luftwege bis zur Mundhöhle hochwandern, dabei diese als „Straßenkehrer“ von Zelldetritus und Fremdkörpern reinigend, wonach sie verschluckt, zerstört und resorbiert bzw. in den Faeces mit ausgeschieden werden. Die Aufgabe der in den Darm ausgeschiedenen Lymphocyten könnte darin bestehen, eindämmend auf die Entwicklung der Darmflora einzuwirken.

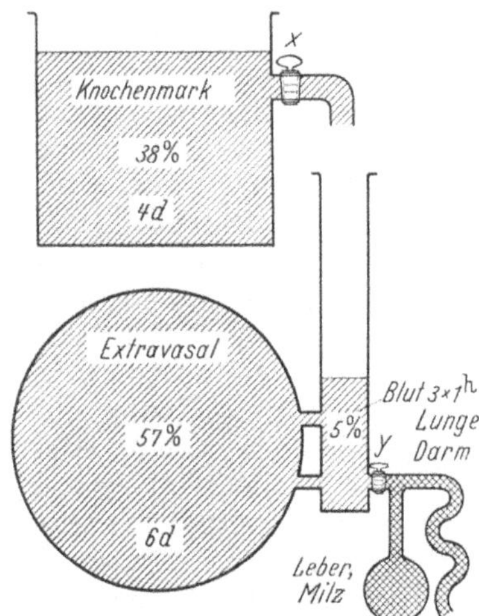

Abb. 12. Schematische Darstellung der Leukocytenverteilung im Organismus. 38% befinden sich im Knochenmark (durchschnittliche Aufenthaltsdauer 4 Tage), 57% liegen in der Wand der übrigen Gefäße fest oder sind ins Gewebe ausgewandert (Aufenthaltsdauer durchschnittlich 6 Tage). Nur 5% befinden sich jeweils im strömenden Blut, und zwar durchschnittlich 3mal für 1 Std. Doppelt schraffiert: Zerstörung in Leber und Milz, Auswanderung in Lunge und Darm mit folgender Zerstörung. Der Hahn x symbolisiert die Regulation der Zellbildung, Hahn y die der Zellelimination. (Nach J. L. AMBRUS u. C. M. AMBRUS, ergänzt durch Daten von H. M. PATT u. M. A. MALONEY, in Brookhaven Symposia in Biology, Bd. 10: Homeostatic mechanisms)

Bei dem ständig wechselnden Verbrauch ist anzunehmen, daß eine *Rückmeldung* auf das Knochenmark erfolgt und dessen Neubildungs- und Ausschüttungsrate genau regelt. Doch sind die Mechanismen dieser Regelung noch schwer zu übersehen, da sie verständlicherweise sehr komplex sind. Da die Nachlieferung u. a. von der Durchblutung des Knochenmarks, die Aus- und Wiedereinwanderung von der Durchblutungshöhe der Organe abhängt, findet sich eine starke Interferenz hormonaler und nervöser Einflüsse, zu denen sich möglicherweise spezifische Mechanismen gesellen.

Man nimmt zunächst an, daß das Knochenmark zu erhöhter Tätigkeit angeregt werde durch die Abbauprodukte der untergehenden Blutzellen, weiter, daß eine Form der Rückmeldung von der Höhe der Zellzahl im Blut auf das Knochenmark bestehe, wodurch die Neubildung verändert werde und ebenso die Ausschüttung (Hahn x in Abb. 12). Man denkt dabei an Hemmstoffe, die die Zellen an das Blut abgeben und so die Ausschüttung begrenzen. Weiter nimmt man einen zusätzlichen Reglermechanismus an, der die Eliminierung in Leber und Milz bzw. Lunge und Darm regelt (Hahn y in Abb. 12), ohne daß jedoch mehr als Spekulationen über dessen Aufbau möglich wären.

Für die Anhäufung und verstärkte Auswanderung von Leukocyten ins Gewebe bei Verletzungen und Entzündungsreizen lassen sich, vor allem auf Grund der Untersuchungen von MENKIN, schon etwas bessere Vorstellungen entwickeln. Es scheinen verschiedene dabei entstehende Stoffe eine Rolle zu spielen, die meist zu den Polypeptiden zu zählen sind. Wenn ein Gewebe verletzt oder sonst geschädigt wird, wie etwa durch eingedrungene Erreger, so kommt es zum Austritt proteolytischer Fermente durch die geschädigten Zellmembranen, die die Proteine des Blutes und der Lymphe, wahrscheinlich auch die der geschädigten Zelle selbst, abbauen. Es entstehen so Peptide, die wirksame Kombinationen von Aminosäuren enthalten und durch ihre Gegenwart am falschen Platz das geordnete Gleichgewicht stören und dadurch Krankheitserscheinungen auslösen können, gleichzeitig aber auch wichtige Abwehrfunktionen in Gang setzen. Eines dieser Peptide lockt die Leukocyten an (Leukotaxin) und erhöht gleichzeitig die Durchlässigkeit der Capillarwand, ein weiteres führt zur Antreibung des Knochenmarks, wenn es auf dem Blutwege dorthin gelangt, und damit zur Erhöhung der Leukocytenzahl, ein weiteres führt zu besonders starker Erhöhung der Durchlässigkeit der Capillarwand (Exsudin), ein anderes zur Quellung der kollagenen Fasern des Bindegewebes (Nekrosin), ein wieder anderes zu Fieber (Pyrexin) usw.

c) Die Blutplättchen (Thrombocyten)

Die Blutplättchen sind wesentlich kleiner als die Erythrocyten (Durchmesser 0,5—2,5 μ). Sie sollen sich durch Abschnürung aus den vielkernigen Riesenzellen des Knochenmarks (Megakaryocyten) bilden. Ihre einfache Zählung in der Zählkammer ist unmöglich, da sie sich sofort zusammenballen und zerfallen. Man muß sich dabei besonderer Konservierungsmittel bedienen, wie etwa 1%iger Osmiumsäure oder 14%iger Magnesiumsulfatlösung und findet so 200000—500000 im mm³ Blut.

Es wird im Ausstrich-Präparat die Verhältniszahl zu der der Erythrocyten bestimmt. Durch anschließende Bestimmung der Gesamtzahl der Erythrocyten läßt sich die der Thrombocyten ermitteln.

Die vielfältigen Funktionen der Thrombocyten wurden im Abschnitt Blutgerinnung ausführlich dargestellt und S. 8 zusammengefaßt.

Ihre Lebensdauer im Blut beträgt etwa 4—10 Tage. Innerhalb dieser Zeit sind sie zur Gerinnung und zur Abdichtung von Capillaren aufgebraucht bzw. durch das reticuloendotheliale System beseitigt.

Wie bei den Erythro- und Leukocyten hat man eine Reihe von Hinweisen, daß sowohl ihre Zerstörung wie ihre Nachbildung und Ausschüttung durch humorale Faktoren reguliert wird. Erhöht man z. B. durch Infusion eines mit Plättchen angereicherten Plasmas den Plättchengehalt künstlich auf das Dreifache, so fällt die Zahl innerhalb von 4 Tagen auf die Norm, unterschreitet sie dann deutlich und pendelt im Laufe weiterer 4—7 Tage wieder auf die Norm ein. Werden zur Transfusion Plättchen verwandt, die 24 Std bei 4—5° aufbewahrt wurden, so entsteht dieser sekundäre trombopenische Effekt nicht (RONKITE).

5. Das Hämoglobin

Die Anwesenheit des Blutfarbstoffes in den Erythrocyten verleiht nicht nur diesen, sondern zugleich dem Plasma bzw. dem ganzen Blut seine wichtigsten physiologischen Fähigkeiten. Er hat mindestens 3 Aufgaben zu erfüllen, welche zugleich Hauptaufgaben des ganzen Blutes sind: 1. den Transport von Sauerstoff innerhalb des Organismus; 2. auf indirekte Weise den Transport von Kohlensäure und 3. die Regulierung der absoluten Reaktion des Blutes.

Der Transport des O_2 geht in der Weise vor sich, daß molekularer Sauerstoff in leicht reversibler Bindung — etwa nach Art der Peroxyde — in das Hämoglobinmolekül eingelagert wird, um an den sauerstoffverbrauchenden Stellen wieder frei zu werden. Das *Oxyhämoglobin* geht dabei wieder in *reduziertes Hämoglobin* über. Zugleich mit dieser Umwandlung wird der ganze Charakter des Hämoglobins derart verwandelt, daß ganz von selbst am richtigen Ort und zur richtigen Zeit die beiden anderen genannten Aufgaben des CO_2-Transportes und der Pufferung erfüllt werden.

Außer dem Sauerstoff vermag das Hb auch sehr leicht CO zu binden. Es entsteht *Kohlenoxydhämoglobin*, eine Verbindung, welche bei der heutigen Verbreitung dieses Gases (Leuchtgas, Abgase von Öfen und Verbrennungsmotoren) eine große praktische Bedeutung erlangt hat. Die Affinität des CO zum Hb ist etwa 300mal größer als die des O_2. So kommt es, daß kleinste Mengen des Gases bereits schwere Vergiftungen verursachen. Mit CO beladenes Hb fällt für den Sauerstofftransport aus. Endlich vermag das Hb mit Sauerstoff eine im Gegensatz zum Oxyhämoglobin irreversible Verbindung einzugehen, das *Methämoglobin*. Auch in diese Form umgewandeltes Hb geht für den Sauerstofftransport verloren. Es entsteht unter der Einwirkung von Met-Hb bildenden Giften und durch stark oxydierende Substanzen aus reduziertem Hb, wobei das zweiwertige Fe in dreiwertiges übergeht (s. u.); deshalb wird das Met-Hb auch als Hämiglobin bezeichnet im Gegensatz zum Hämoglobin mit seinem zweiwertigen Eisen. Auch unter normalen Bedingungen entsteht laufend etwas Met-Hb im Blute, das dann unter Energieaufwand immer wieder reduziert werden muß. Würde dies unterbleiben, dann wäre innerhalb weniger Tage das gesamte Hämoglobin in Met-Hb verwandelt.

Die physiologischen Funktionen des Farbstoffes werden nur verständlich, wenn die wichtigsten Daten über die Struktur bekannt sind.

a) Chemische und physikalisch-chemische Eigenschaften des Hämoglobins

Es handelt sich um einen zusammengesetzten Eiweißkörper, also ein *Proteid*, bestehend aus einer Eiweißkomponente, dem Globin und einer Farbstoffkomponente, dem *Häm*, der sog. „prosthetischen Gruppe", welche die eigentliche Funktion, die Sauerstoffbindung, erfüllt.

Wie eine ganze Reihe biologisch wichtiger Farbstoffe — z. B. auch das Chlorophyll — ist das *Häm* abgeleitet von einer aus 4 Pyrrolringen

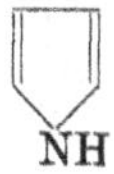

NH

Pyrrol

aufgebauten Gruppe, dem Porphin

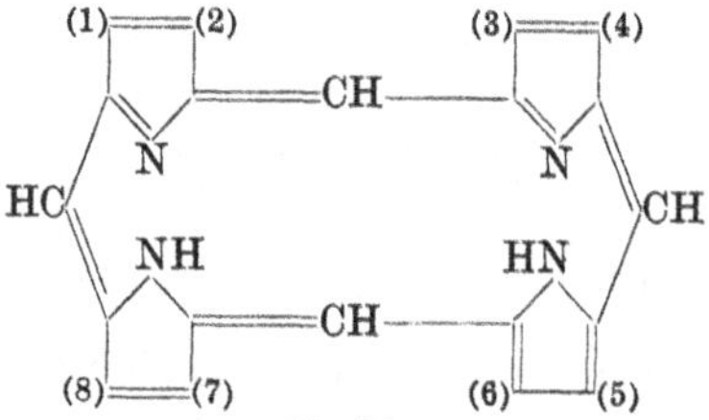

(1) (2) (3) (4)

CH

N N

HC CH

NH HN

CH

(8) (7) (6) (5)

Porphin

An den numerierten Plätzen können die zu denkenden H durch verschiedene Seitenketten substituiert werden. Für unseren Farbstoff ist das *Protoporphyrin*, ein 1,3,5,8-Tetramethyl, 2,4-Divinyl, 6,7-Dipropionsäureporphyrin, besonders wichtig.

Durch Einführung dreiwertigen Eisens in diese Gruppe und zwar so, daß das Eisen mit 2 Valenzen an jene beiden N des Porphins gebunden ist, an welchen Wasserstoffe sitzen, entstehen die *Hämine*. Die Bindung des Eisens ist nachstehend unter Weglassung des größten Teiles des Moleküls skizziert.

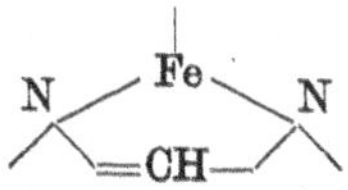

Fe

N N

=CH—

Wenn das Eisen an der freien Valenz oxydiert ist, so liegt *Oxyhämin*, früher als *Hämatin* bezeichnet, vor.

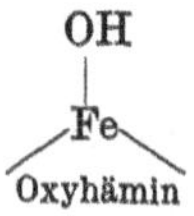

OH

Fe

Oxyhämin

Durch Erhitzen getrockneten Blutes mit Essigsäure und NaCl entsteht unter Bildung charakteristischer, nadelförmiger Kristalle *Chlorhämin*, früher ganz allgemein als *Hämin* bezeichnet.

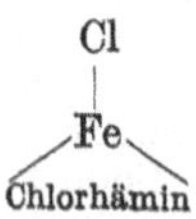

Cl

Fe

Chlorhämin

Das *Häm*, die Farbstoffkomponente des Hämoglobins, enthält im Gegensatz zu den Häminen *zweiwertiges Eisen*. Es ist sehr leicht oxydierbar, während die Hämine gegen Sauerstoff beständiger sind. An eine Nebenvalenz des zweiwertigen Eisens ist das *Globin* angelagert. Das Hämoglobinmolekül wird aus 4 solchen Grundeinheiten aufgebaut und erhält dadurch ein Molekulargewicht von $4 \times 16700 = 67000$. Dieser Wert wurde übereinstimmend aus der Bestimmung des osmotischen Druckes in Hb-Lösung (ADAIR) und aus der Sedimentierung in der „Ultrazentrifuge" (TH. SVEDBERG) gewonnen.

Wie alle Eiweißkörper, so hat auch das Hämoglobin die Natur eines Ampholyts, d.h. es vermag sowohl mit Säuren als auch mit Basen Salze zu bilden. Wie alle Eiweißkörper zeigt es einen *isoelektrischen* Punkt, in dem, wie oben auseinandergesetzt wurde, die Salzbildung mit Säuren und Basen gleich groß ist, das Hämoglobin als solches also gleicherweise An- und Kation darstellt. Auf der sauren Seite vom isoelektrischen Punkt wird das Hämoglobin als Base wirken und mit Säuren Salze bilden, auf der alkalischen Seite dagegen als Säure Basen binden. Der isoelektrische Punkt des Hämoglobins liegt nahezu bei der absoluten Reaktion des Blutplasmas, d.h. aber ganz in der Nähe des Neutralpunktes. Daher kommt es, daß es sehr wahrscheinlich unter natürlichen Verhältnissen sowohl mit Säuren wie mit Basen Verbindungen eingehen kann.

Von grundlegender Bedeutung ist, *daß der isoelektrische Punkt von Oxyhämoglobin und reduziertem Hämoglobin nicht gleich ist.* Das Oxyhämoglobin ist erst bei stärkerem Säuregrad der Lösung isoelektrisch, also bei höherer Wasserstoffionen-Konzentration als das reduzierte Hämoglobin. Mit anderen Worten: Das *Oxyhämoglobin wird bei der normalen Reaktion des Blutplasmas als beträchtlich stärkere Säure wirken als das reduzierte Hämoglobin.* Diese Tatsache kommt zum Ausdruck in dem verschiedenen Alkali-Bindungsvermögen des Oxyhämoglobins und Hämoglobins, wie es die Kurven der Abb. 13 wiedergeben.

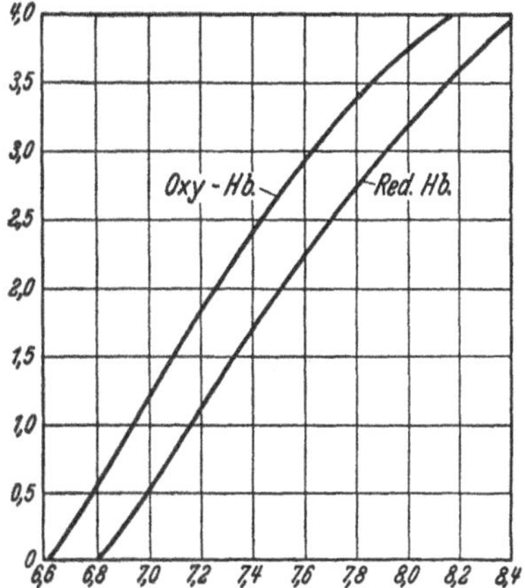

Abb. 13. Darstellung des Alkali-Bindungsvermögens von Hämoglobin (Red. Hb) und Oxyhämoglobin (Oxy-Hb). Die Ordinate zeigt die Menge des gebundenen Alkali: Milliäquivalente Alkali, gebunden je Milli-Mol Hb oder HbO_2, die Abszisse die absolute Reaktion der Lösung in p_H (S. 47). (Nach VAN SLYKE)

Die Abszisse zeigt die absolute Reaktion der Lösungen an (in p_H, d.h. dem negativen Logarithmus der Wasserstoffionen-Konzentration in Gramm je Liter, s. S. 47), die Ordinate die Milliäquivalente gebundenen Alkalis. *Bei der nahezu neutralen Reaktion der Erythrocyten vermag nach diesen Befunden also das Oxyhämoglobin nahezu doppelt soviel Alkali zu binden als das reduzierte Hb* **(Bohr-Effekt).** Jedes Auftreten von Säuren in Blut oder Hb-Lösungen (Bewegung auf der Abszisse nach links) muß somit gebundenes Alkali aus Oxy-Hb und reduziertem Hb freisetzen, wodurch eine Säuerung des Blutes erschwert wird. Zu einer ganz erheblichen Freigabe von gebundenem Alkali aus dem Blutfarbstoff aber wird es kommen, wenn gleichzeitig Reduktion zu Hb erfolgt. Das Hb ist dadurch der wichtigste Faktor für die Regulierung der absoluten Reaktion des Blutes.

Da die wechselweise Umwandlung des Hb in O_2-Hb und ihre Umkehrung fortwährend im Blute vor sich geht, wird in gleichem Rhythmus das Hb Alkali aufnehmen bzw. abgeben können. Daß in der Tat dieser Vorgang bei der *Bindung der Kohlensäure* eine hervorragende Rolle spielt, wird an anderer Stelle eingehend zu erörtern sein (s. S. 43).

Die physiologisch wichtigsten Umwandlungen des Hämoglobins gehen nur am Molekül mit zweiwertigem Fe^{++} vor sich, ohne Wertigkeitsänderungen desselben. Sie verlaufen mit charakteristischen Farbänderungen der Lösungen bzw. des Blutes. Das dunkelrote Hb nimmt mit der Oxydation zu O_2-Hb hellrote Farbe an (Unterschied zwischen „venösem" und „arteriellem" Blut). CO-Hb kennzeichnet sich durch seine „kirschrote" Farbe. Eindeutiger und quantitativ faßbar sind bei allen Umwandlungen Veränderungen des **Absorptionsspektrums** *der Farbstofflösungen.* Fällt ein Strahlenbündel von Sonnen- oder Bogenlicht durch eine 0,1—0,4 %ige O_2-Hb-Lösung und wird es durch ein Prisma zerlegt, so zeigt das entworfene Spektrum Verdunklungen (Absorptionsbänder) an zwei ganz charakteristischen Stellen: nämlich im Gelb und Gelbgrün, also einem Wellenlängenbereich von 578 bzw. 542 mμ (Abb. 15). Diese Bänder hängen hinsichtlich Breite und Grad ihrer Verdunklung bei konstanter Schichtdicke der Lösungen von der Konzentration des Farbstoffes ab. Bei Konzentrationen über 0,7 % sind sie nur

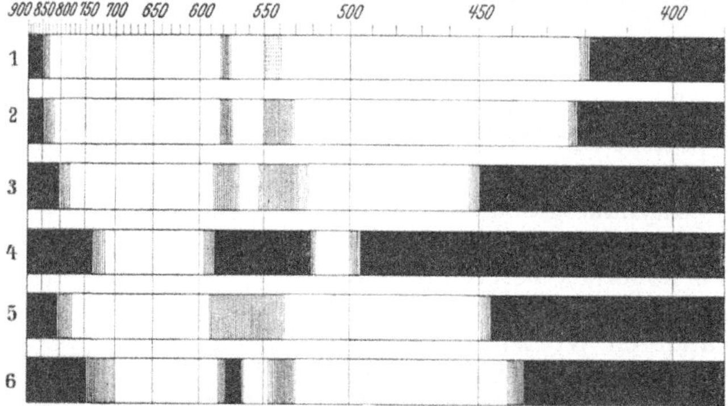

Abb. 14. Die Lage der charakteristischen Absorptionsstreifen im Gebiete der verschiedenen Wellenlängen für Oxyhämoglobin (1—4), reduziertes Hämoglobin (5) und CO-Hämoglobin (6). 2, 5 und 6 sind bei Farbstoffkonzentrationen von 0,1 % erhalten. Durch geringere Konzentrationen (1) ebenso wie durch höhere Konzentrationen (3 und 4) wird der Grad der Lichtabsorption und die Breite der Streifen verändert. So ist z.B. bei 4 (0,8 % Oxy-Hb) gar nicht mehr zu erkennen, daß es sich um Oxy-Hb mit seinen charakteristischen beiden Streifen im Gebiete des Gelbgrün handelt. Genau wie eine Konzentrationssteigerung wirkt eine Vergrößerung der Schichtdicke der Lösungen

mehr schwer zu erkennen, verfließen scheinbar in ein breites Band. Das violette Ende ist von 450 mμ an stark verdunkelt. Die Verhältnisse erläutert die Abb. 14. Wird in der Lösung das O_2-Hb zu Hb reduziert, so verschmelzen die beiden Absorptionsstreifen zu einem breiten Bande im Gebiete des Gelbgrün mit maximaler Verdunklung bei 555 mμ (Abb. 14, *5*). Umwandlungen des Hb zu CO-Hb ergeben ein Spektralbild, welches jenem des O_2-Hb bei oberflächlicher Betrachtung sehr ähnlich ist (s. Abb. 14, *6*), bei genauer, quantitativer Untersuchung jedoch davon abweicht (s. Abb. 14).

Die *Spektroskopie* erlaubt also, einmal aus der Lage von Absorptionsbändern im gesamten Spektrum unbekannte Stoffe zu identifizieren, zum anderen die Konzentration bekannter Stoffe aus der Bandenbreite und dem Grad der Verdunkelung zu bestimmen. Bei der heute weit verbreiteten *Spektrophotometrie* dagegen werden die Konzentrationsbestimmungen mit Licht einer ganz bestimmten Wellenlänge (monochromatisches Licht) ausgeführt. Für solche Untersuchungen wird das monochromatische Licht durch eine Meßprobe bekannter Schichtdicke geleitet. Es gilt dann festzustellen, wie stark die Lichtdurchlässigkeit der Meßprobe oder die Schwächung des Lichtes beim Durchtritt durch die Meßprobe ist. Diese Durchlässigkeit ist definiert durch das Verhältnis I/I_0. Es bedeuten I_0 der eingestrahlte Lichtstrom und I der durchtretende Lichtstrom.

Zwischen der Durchlässigkeit und der Konzentration besteht ein exponentielles Verhältnis, das im Lambert-Beerschen Gesetz ausgedrückt wird:

$$I/I_0 = e^{-c \cdot d \cdot \beta}, \quad \text{oder} \quad I/I_0 = 10^{-c \cdot d \cdot \varepsilon}. \qquad (1)$$

Dabei ist c die (gesuchte) Konzentration des untersuchten Stoffes in mol/Liter, d die Schichtdicke der Meßprobe in cm, β der molare Extinktionskoeffizient für den natürlichen Logarithmus (zur Basis e) ε der molare dekadische Extinktionskoeffizient (s. u.).

Um die gesuchte Konzentration c aus dem Exponenten zu schaffen, wird die Gleichung (1) logarithmiert:

$$-\log I/I_0 = E = c \cdot d \cdot \varepsilon. \qquad (2)$$

Dieser negative dekadische Logarithmus der Durchlässigkeit (I/I_0) ist die Extinktion E (statt $-\log I/I_0 = E$ kann man auch verwenden: $\log I_0/I = E$). Die Extinktion ist also linear abhängig von der Konzentration c, von der Schichtdicke d und dem Faktor ε. Dieser Faktor ist eine charakteristische Größe für die untersuchte Substanz bei einer bestimmten Wellenlänge des Lichtes und wird der molare Extinktionskoeffizient genannt. Er ist definiert als diejenige Extinktion, die ein Mol des untersuchten Stoffes in 1 ml bei der Schichtdicke von 1 cm ergibt.

Zur Ermittlung der Konzentration wird die Gleichung (2) nach c aufgelöst:

$$c = \frac{E}{d \cdot \varepsilon}. \qquad (3)$$

Bei den modernen Photometern kann mit Hilfe von Photozellen die Lichtstärke als elektrisches Potential an Meßinstrumenten abgelesen oder registriert werden; es kann die Durchlässigkeit in % und gleichzeitig mit Hilfe einer logarithmischen Skaleneinteilung die Extinktion direkt abgelesen werden.

Mit Hilfe dieser Methoden kann auch der Vorgang der Oxydation und Reduktion des Hb im lebenden Gewebe und in den Gefäßen untersucht werden. Abb. 15 zeigt für die wichtigsten Hb-Verbindungen die versch edene Extinktion bei unterschiedlichen Wellenlängen. Die Maxima der Kurven entsprechen den maximalen Verdunkelungen der Absorptionsbänder in der Abb. 14. Es geht aus Abb. 15 weiter hervor, daß im Gebiet um 600 mμ die größten Unterschiede in der Lichtdurchlässigkeit für Hb und O_2-Hb vorliegen. Diesen Wellenlängenbereich wird man wählen, wenn es gilt, Änderungen im O_2-Gehalt des Blutes zu bestimmen. Will man hingegen Änderungen der Hämoglobinkonzentration erfassen, so wird man z.B. monochromatisches Licht der Wellenlänge 580 mμ verwenden, da hier die Lichtdurchlässigkeit für Hb und O_2-Hb übereinstimmen (isosbestischer Punkt).

b) Die Menge des Hämoglobins im menschlichen Blut

bestimmt notwendigerweise dessen Sauerstofftransportvermögen. Ein Molekül Hb vermag jeweils ein O_2 zu binden. Mit Hilfe der ebenerwähnten spektrophotometrischen Methode läßt sich feststellen, daß in 100 cm³ Blut des erwachsenen Mannes 16 g Hb enthalten sind. Die hohe Erythrocytenzahl der ersten Lebenstage bringt Hb-Mengen bis zu 23 g in 100 cm³ Blut mit sich. Ähnliche Verhältnisse ergibt die Höhenakklimatisation bei längerem Aufenthalt in großen Höhen (s. Abb. 16). Beide Fälle dürfen als Kompensationsvorgang zur Überwindung von O_2-Mangel gedeutet werden (s. Hypererythrocytose S. 23).

1 g Hb bindet 1,34 cm³ O_2 (als reduzierte Gasmenge [HÜFNER 1894]). Daraus ergibt sich eine *maximale O_2-Kapazität des menschlichen Blutes von 20—22 Vol.-%*, also 20—22 cm³ O_2 in 100 cm³ Blut. (Statt wie sonst in g-% wird der O_2- und CO_2-Gehalt des Blutes in Vol.-% angegeben, da bei der Bestimmung das Volumen und nicht das Gewicht gemessen wird und da sich mit dieser Größe bei Gasen leichter hantieren läßt.)

Entsprechend den nachfolgenden Mitteilungen (s. S. 37) ist maximale Sättigung des Blutes mit O_2 durch Schütteln in atmosphärischer Luft erreichbar. Andererseits sind Verfahren zur quantitativen O_2-Bestimmung im Blute mit hinlänglicher Genauigkeit leicht ausführbar (s. S. 46). Hierdurch hat man heute in der Messung der maximalen O_2-Kapazität eine handliche Methode zur Bestimmung des absoluten Hb-Gehaltes. Die meist verwendete Methode ist jedoch die *colorimetrische.* Das zu untersuchende Blut wird in bestimmter kleiner Menge in ein graduiertes Röhrchen abgemessen und mit einer hämolysierenden Verdünnungsflüssigkeit so lange verdünnt, bis Farbgleichheit mit einer Vergleichslösung bestimmten Hb-Gehaltes erreicht ist. Aus dem Verdünnungsgrade des zu untersuchenden Blutes und der Konzentration der Vergleichslösung läßt sich der Farbstoffgehalt in einfacher Weise ermitteln. Als Vergleichslösung verwendete man meistens salzsaures Hämatin, wobei das zu untersuchende Blut mit n/10 HCl verdünnt wurde. Neuerdings benutzt man Lösungen von reduziertem Hb, die gegen Luftzutritt geschützt verwahrt werden (BÜRKER) oder auch entsprechend gefärbte Gläser (Methodik s. bei A. v. MURALT, Praktische Physiologie).

Zur Beurteilung der Beschaffenheit eines bestimmten Blutes ist es schließlich wichtig, neben dem absoluten Hb-Gehalt die Größe der Hb-Beladung der Erythrocyten zu kennen. Ein Maß hierfür liefert der *Färbeindex*, der gewonnen wird als der Quotient aus

$$\frac{\text{Hämoglobingehalt (in Prozent der Norm)}}{\text{Erythrocytengehalt (in Prozent der Norm)}}.$$

Zu seiner Ermittlung ist nötig: 1. eine Zählung der roten Blutkörperchen (5000000 im mm³ werden dabei als 100% gesetzt) und 2. eine Hb-Bestimmung des gleichen Blutes (Colorimetrie genügt). 16 g Hb in 100 cm³ Blut gelten als 100%. Der Färbeindex gibt damit den Hämoglobingehalt je Erythrocyt, wobei der normale Gehalt = 1 gesetzt wird. Ein Färbeindex unter 1 wird bei denjenigen Anämien gefunden, wo der Anteil der kleinen Erythrocyten an der Gesamtzahl vergrößert ist (mikrocytäre, hypochrome Anämie). Man findet dies bei sog. sekundären Anämien, im Gefolge z. B. von Blutverlust, Infektionskrankheiten, aber auch bei Eisenmangel. Entsteht die Anämie jedoch primär durch eine Störung im Knochenmark (primäre Anämie, s. z. B. perniziöse Anämie S. 253), dann ist meist die Zahl der größeren Erythrocyten relativ vergrößert und der Färbeindex steigt über 1 (makrocytäre, hyperchrome Anämie).

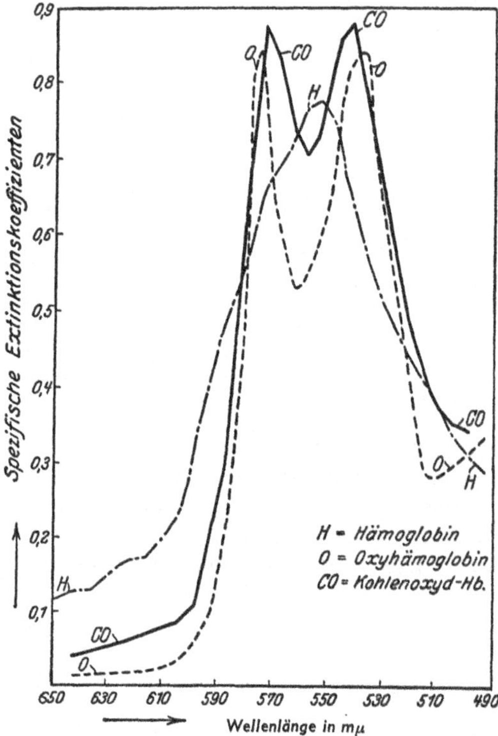

Abb. 15. Lichtabsorption von Hämoglobin, Oxyhämoglobin und Kohlenoxydhämoglobin bei verschiedener Wellenlänge. Ordinate: Maß der Absorption, Abszisse: Wellenlänge des Lichtes. (Nach HAUROWITZ)

In neuerer Zeit wird die Angabe des Hb-Gehalts in Prozenten der Norm verlassen zugunsten der Angabe der absoluten Menge in Gramm pro 100 cm³ Blut. Dadurch ist die Angabe des Färbeindex nicht mehr möglich. An seine Stelle tritt der **Färbekoeffizient,** der den durchschnittlichen Hämoglobingehalt pro Erythrocyt in $\gamma\gamma$ angibt.

Diesen Wert erhält man, indem man den Hb-Gehalt (in g-%) mit 10 multipliziert und durch die Erythrocytenzahl in Millionen dividiert. So entspricht der Hb-Gehalt pro Erythrocyt im Durchschnitt bei einem gesunden Mann $16 \cdot 10/5{,}0 = 32\ \gamma\gamma$. Die normale Schwankungsbreite liegt etwa zwischen 30 und 34 $\gamma\gamma$.

Einen Einblick in die außerordentliche Anpassungsfähigkeit des Erythrocyten-Hämoglobinsystems an die wechselnden Atmungsbedingungen bei Aufsuchung großer Höhen gewährt die Abb. 16. Sie stammt aus den

Meßwerten der unglücklichen deutschen Himalayaexpedition 1938 und zeigt, daß bei Überschreitung einer Höhe von mehr als 4000 m über dem Meere Erythrocytenzahl und Hämoglobingehalt rasch ansteigen, und zwar unter geringer Abnahme des Färbeindex. Es ist dabei zu berücksichtigen,

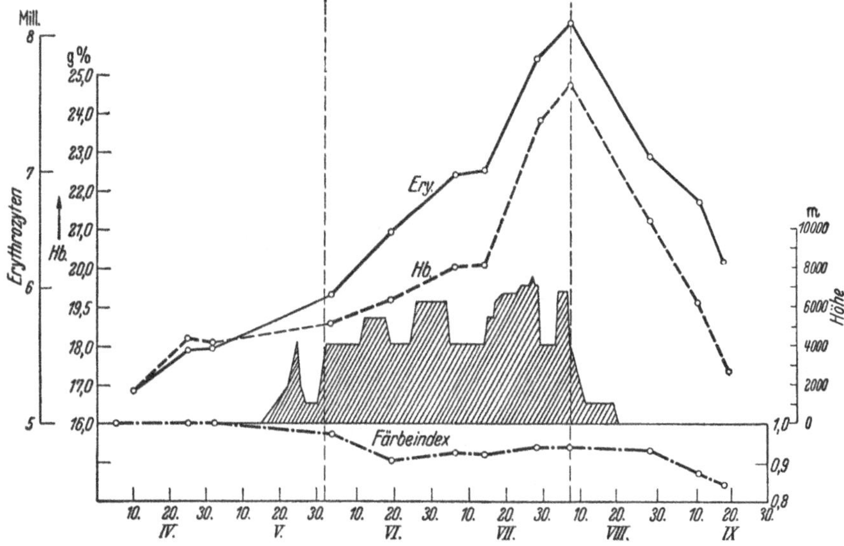

Abb. 16. Erythrocytenzahlen, Hämoglobingehalt und Färbeindex des Blutes vor, während und nach dem Aufenthalt am Nanga Parbat 1938. Mittelwerte von 5 Bergsteigern. Schraffiert: Aufenthalt am Berge nach Dauer (Abszisse) und Höhe (Ordinate rechts!). (Nach HARTMANN, HEPP und LUFT 1941)

daß nicht nur die relative Zahl der Erythrocyten je Kubikmillimeter Blut ansteigt, sondern auch die Gesamtblutmenge, so daß eine außerordentlich starke Erhöhung der Gesamterythrocytenzahl im ganzen Organismus resultiert.

c) Die Atmungsfunktion des Blutes[1]

Die Fähigkeit des roten Blutfarbstoffes, O_2 in lockerer Bindung festzulegen und wieder freizugeben, macht die Erythrocyten zum eigentlichen Träger dieser wichtigsten Funktion des Blutes. Die erwähnte (s. Abb. 13) Veränderung des Alkali-Bindungsvermögens beim Übergange von Oxy-Hb in reduziertes Hb ist für die Mitwirkung der roten Zellen beim Transport der Kohlensäure verantwortlich. Gerade die Atmungsfunktion ist das beste Beispiel für das unbedingte Zusammenwirken von Plasma und Zellen.

α) Der O_2-Transport im Blut

Für den eigentlichen O_2-Austausch zwischen Blut und Gewebe bzw. Lungenluft, der durch Diffusion erfolgt, ist zunächst entscheidend die „*physikalische Lösung*" von O_2 im Wasser des Blutplasmas. Die Menge des so gelösten O_2 ist sehr gering. Unter den Bedingungen des Blutes im Körper (bei 38° C und 100 mm O_2-Teildruck) beträgt sie nur etwa 0,23 bis 0,30 Vol.-%. Sie würde daher rasch erschöpft sein, wenn der Bestand an gelöstem O_2 nicht jederzeit schnell wieder aus den *als O_2-Speicher mitgeführten Erythrocyten* ergänzt würde. So wird unter anderem verständlich,

[1] Die erstmalige klare Prägung dieses Begriffes der *Atmungsfunktion des Blutes* verdankt man JOSEF BARCROFT in seinem grundlegenden Buche: Die Atmungsfunktion des Blutes.

daß auch in Geweben, in denen durch starke Capillarverengerungen nur Plasma ohne Erythrocyten fließt, noch immer eine gewisse O_2-Versorgung aufrechterhalten ist.

Zum Verständnis des O_2-Transportes im Blute behandeln wir daher:

1. die Gesetzmäßigkeiten der physikalischen Lösung von O_2 im Blutplasma und
2. die Bedingungen für die O_2-Bindung an das Hämoglobin.

Schließlich suchen wir die geregelte Abgabe und Aufnahme des im Plasma gelösten O_2 durch die mitgeführten O_2-Speicher, die Erythrocyten, zu verstehen.

Die physikalische Lösung eines Gases hängt ab von der Natur desselben (es gibt leicht und schwer lösliche, z. B. CO_2 bzw. N_2), von der Konzentration der Gasmoleküle, d. h. aber vom „Partialdruck“ des Gases und von der Temperatur.

Tabelle 7

t °C	α 760 O_2	α 760 N_2	α 760 CO_2	α 760 CO	α 760 C_2H_2
1	0,04758	0,02297	1,646	0,03455	1,68
5	0,04287	0,02086	1,424	0,03145	
10	0,03802	0,01861	1,194	0,02816	
20	0,03103	0,01545	0,878	0,02319	1,03
30	0,02608	0,01342	0,665	0,01998	
35	0,02440	0,01256	0,592	0,01877	
40	0,02306	0,01184	0,530	0,01775	0,65

Der Partial- oder Teildruck eines Gases in Gasgemischen wird so ermittelt, daß der volumprozentige Anteil des Gases am Gemisch mit dem Absolutdruck desselben multipliziert wird. Für O_2 in Luft bei 740 mm wäre also $P_{O_2} = \frac{21}{100} \cdot 740$ mm Hg = 155,4 mm Hg. Als Maß für die Löslichkeit benützt man zweckmäßigerweise den *Bunsenschen Absorptionskoeffizienten* α. Er sagt aus, wieviel Raumanteile des Gases bei 760 mm Hg Partialdruck in der Raumeinheit gelöst werden. Für einige physiologisch wichtige Gase ist dieser Wert und seine Temperaturabhängigkeit aus der obenstehenden Tabelle 7 ersichtlich.

Es wird angenommen, daß für das Blutplasma 97% der Wasserwerte von α das richtige treffen, ist doch bekannt, daß durch andere gelöste Stoffe die Löslichkeit der Gase beeinträchtigt wird.

Bei einem bestimmten Partialdruck (P_{O_2}) und einer bestimmten Temperatur t kann die je Liter Blutplasma gelöste Sauerstoffmenge $[O_2]$ berechnet werden. Es ist

$$[O_2] = P_{O_2} \cdot \frac{\alpha}{760}. \qquad (1)$$

Diese Formel hat aber auch noch eine besondere Bedeutung, wenn man sie nach P_{O_2} auflöst, also

$$P_{O_2} = [O_2] \cdot \frac{760}{\alpha}. \qquad (2)$$

Sie besagt in dieser Form, daß beim Vorhandensein einer gewissen Menge $[O_2]$ im Liter Plasma in diesem ein ganz bestimmter *O_2-Druck* oder eine bestimmte „O_2-Spannung“ (ein schlechter, aber leider häufig gebrauchter Ausdruck), P_{O_2}, herrschen muß. Sie ist gleich jenem O_2-Partialdruck, welcher in einer angrenzenden Gasatmosphäre herrscht, mit der sich das Plasma „ins Gleichgewicht“ gesetzt hat. Wird $[O_2]$ erhöht — etwa dadurch, daß aus den Erythrocytenspeichern O_2 freigegeben wird, so muß im Plasma P_{O_2} ansteigen und bei gleichgebliebenem O_2-Druck der gasförmigen Umgebung schließlich auch aus dem Plasma O_2 gasförmig entweichen, bis Gleichgewicht eingetreten ist. Wird umgekehrt $[O_2]$ im Plasma kleiner, etwa durch Festlegung von O_2 in den Erythrocytenspeichern oder durch Übergang von O_2 in die Gewebe, so wird bis zur Wiederherstellung des Gleichgewichts in das Blut O_2 nachströmen müssen. Umgekehrt wird jede Erniedrigung von P_{O_2} in der Umgebung zu einer Abgabe von O_2 aus dem Plasma führen müssen („Auspumpung“ des Blutes), was bis zum Werte $[O_2]$ = Null führen kann, wenn P_{O_2} = Null.

Der O_2-Druck im Blutplasma ist für alle Vorgänge des O_2-Austausches im Organismus die entscheidende Größe, da sich der O_2 stets in der Richtung eines bestehenden O_2-Druckgefälles bewegt.

Lassen wir Blut oder eine reine Hb-Lösung sich mit einer Atmosphäre von steigendem O_2-Druck ins Gleichgewicht setzen, so geht mehr und mehr Hb in Oxy-Hb über. Die reversible Bindung $O_2 \rightleftharpoons Hb\,O_2$ kann auf jedem Stande zum Gleichgewicht kommen.

Die Verhältnisse lassen sich am besten veranschaulichen, wenn man über den normalerweise in Betracht kommenden Bereich die ganze O_2-Bindungskurve oder O_2-Dissoziationskurve des Hb aufstellt (Abb. 17). Der Sauerstoffdruck wird dabei auf der Abszisse in mm Hg angegeben. Auf der Ordinate wird der bei einem jeweiligen O_2-Druck gefundene O_2-Gehalt abgetragen. Man kann ihn dabei in Vol.-% angeben, d.h. in cm^3 O_2 je 100 cm^3 Blut, oder in Sättigungsprozenten: Wenn Blut mit hohem O_2-Druck ins Gleichgewicht gebracht wird, z.B. mit einer Atmosphäre angenähert reinen Sauerstoffs, dann wird das gesamte Hb in Oxy-Hb überführt: man erhält so die *O_2-Kapazität* des Blutes. Jeder niedrigere O_2-Gehalt kann dann in Prozenten dieser Kapazität angegeben werden.

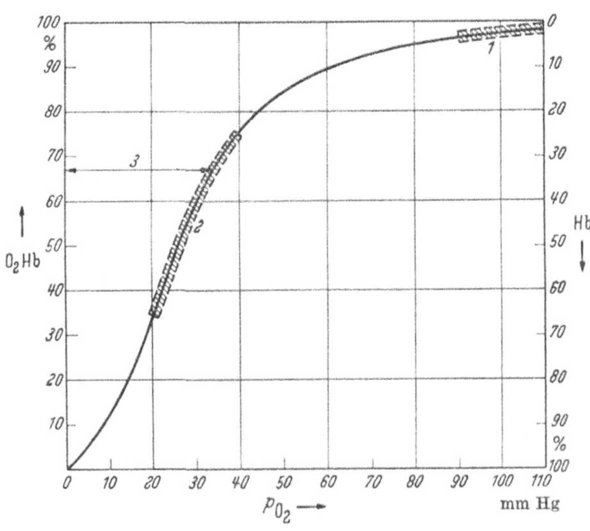

Abb. 17. O_2-Dissoziationskurve des Blutes. Es ist dargestellt, wie viele Prozente des Hb bei verschiedenen O_2-Drucken der Lungenluft in Oxy-Hb übergeführt sind (Sättigungsprozente). Beachte die S-förmige Abbiegung der Bindungskurve im niedrigen Druckbereich. Markiert sind die 3 Hauptpunkte: 1. Bei dem O_2-Druck der Lungen- (Alveolar-) Luft ist praktisch das gesamte Hb in Oxy-Hb übergeführt. Die Bindungskurve verläuft hier so flach, daß auch relativ große Schwankungen im O_2-Gehalt und damit O_2-Druck in der Lunge die Sauerstoffaufnahme nur wenig beeinflussen können. 2. Im Bereich der O_2-Drucke, wie sie beim Durchfluß des Blutes durch das Gewebe vorliegen, verläuft die Bindungskurve dagegen steil; das bedeutet, daß auch bei Vergrößerung der Sauerstoffabgabe der Sauerstoffdruck im Blute relativ wenig abfällt. 3. Durch die S-förmige Abbiegung der Bindungskurve ist erreicht, daß auch beim Durchfluß des Blutes durch das Gewebe und bei der dort erfolgenden Sauerstoffabgabe ein noch genügender Sauerstoffdruck im Blute gewärleistet ist, um den Sauerstoff in das Gewebe zu treiben

In Abb. 17 wird zunächst eine **Bindungskurve** *des Blutes bei Körpertemperatur (37°) und normalem* p_H*-Wert (7,4)* dargestellt. Es ist zu ersehen, daß die Kurve im Bereich niederer O_2-Drucke, wie sie im Gewebe vorliegen sehr steil ansteigt, bei höheren Drucken, wie sie normalerweise in der Lunge vorhanden sind, dagegen sehr flach. Von einer rein hyperbolischen Form weicht sie jedoch deutlich ab und weist eine S-förmige Krümmung auf.

Es liegt dies daran, daß das Hb-Molekül mit einem Molekulargewicht von 67000 aus 4 der oben beschriebenen Grundeinheiten besteht. Statt der Reaktion $Hb + O_2 \rightleftarrows Hb\,O_2$ schreibt man deshalb besser $Hb_4 + 4\,O_2 \rightleftharpoons O_8\,Hb_4$. Dabei treten verschiedene Zwischenstufen auf, in denen noch nicht alle 4 Fe des Moleküls mit O_2 verbunden sind.

Die O_2-Bindungskurve des Blutes veranschaulicht 3 wesentliche Punkte: 1. Bei dem O_2-Druck, wie er in der Lunge vorliegt, von rund 100 mm Hg (S. 184), ist praktisch alles Hb in Oxy-Hb überführt (98 Sättigungsprozente). Die Kurve verläuft dort so flach, daß Änderungen im O_2-Druck der Lungenluft sich in einem recht großen Bereich kaum merklich auswirken können. 2. Im Bereich der O_2-Drucke im Gewebe (30—40 mm Hg) weist dagegen die Kurve einen sehr steilen Verlauf auf; das bedeutet aber, daß Schwankungen in der Entnahme an Sauerstoff, also Schwankungen des noch verbleibenden O_2-Gehalts, den O_2-Druck und damit das entscheidende Druckgefälle nur relativ wenig beeinflussen. 3. Durch die S-förmige Krümmung, also die Abweichung von der Hyperbelform, wird eine Verschiebung des „Gewebeteils“ der Kurve zu höheren Sauerstoffdrucken erreicht, so daß trotz O_2-Abgabe im Gewebe immer noch das notwendige Druckgefälle aufrechterhalten bleiben kann, um den O_2 in das Gewebe zu treiben.

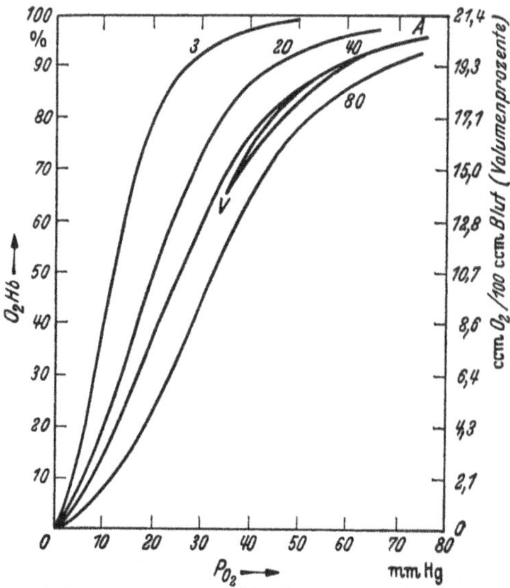

Abb. 18. O_2-Dissoziationskurven des menschlichen Blutes lassen sich nur jeweils für bestimmte CO_2-Drucke angeben. Es sind zu sehen die Kurven für CO_2-Drucke (P_{CO_2}) von 3, 20, 40 und 80 mm Hg. Je höher P_{CO_2}, um so stärker die Rechtsverlagerung der Kurven, d.h. es wird die Affinität des Hämoglobins zum O_2 mit steigendem CO_2-Druck geringer. Beim natürlichen Atmungsvorgang wird das Blut etwa entsprechend den Kurvenlinien zwischen *A* und *V* verändert, wobei *A* nach O_2-Druck, O_2-Beladung und CO_2-Druck dem arterialisierten, *V* dem venösen Blut entspricht! Die Ordinate ist rechts zugleich mit den Werten für die „Volumenprozente“, O_2 bezeichnet, wobei angenommen wurde, daß der Hb-Gehalt 16 g und die O_2-Bindung je 1 g Hb = 1,34 cm³ O_2 ist. (Nach HENDERSON)

Gleichzeitig mit den Änderungen des O_2-Gehaltes im Blute treten nun sowohl in der Lunge wie im Gewebe auch *Änderungen im Kohlensäuregehalt ein.* Es ist deshalb von besonderem Interesse, die dadurch bewirkten Verschiebungen der Bindungskurve zu untersuchen. Wie aus Abb. 18 hervorgeht, wird mit zunehmendem Kohlensäuredruck des Blutes (oder allgemeiner: mit zunehmender $[H^+]$) die O_2-Bindungskurve des Blutes abgeflacht. Wir wollen an einem Beispiel die Folgen für den Gasaustausch in Lunge und Gewebe betrachten. Im Punkt *A* sind die Verhältnisse in der Lunge dargestellt. Es wird hier ein O_2-Gehalt von 94 Sättigungsprozenten angenommen (vgl. S. 187, Atmung) und ein Kohlensäuredruck von 40 mm Hg. Bei dem Durchfluß durch das Gewebe sinkt der O_2-Druck des Blutes, der CO_2-Druck steigt an. Deshalb liegt der Punkt *V* unter der Bindungskurve bei 40 mm CO_2-Druck, d.h. es konnte bei gleichem O_2-Druck mehr O_2 abgegeben werden bzw. bei stärkerer O_2-Abgabe wurde der O_2-Druck weniger gesenkt. Durch die CO_2-Aufnahme in das Blut wurde damit die Abgabemöglichkeit für O_2 verbessert. Bei der CO_2-Abgabe in der Lunge rücken wir wieder auf die steilere Bindungskurve für 40 mm Hg CO_2-Druck; damit wird die Möglichkeit der O_2-Aufnahme verbessert. Wie die Abbildung zeigt, ist dieser Effekt allerdings gewöhnlich nicht sehr groß; er gewinnt aber an Bedeutung bei starker O_2-Abgabe des Blutes, wie sie z. B. im Herzen vorliegt. Allgemeinere Bedeutung erlangt er beim Kohlensäuretransport (vgl. S. 42).

Abb. 19 soll die Bedeutung einer p_H-Verschiebung für die Höhe des O_2Drucks, der den O_2 in die Gewebe treibt, illustrieren. Verbindet man in diesem Nomogramm die durch entsprechende Analyse gefundene Sättigung des Blutes mit dem Stab für das jeweilige p_H des Serums, so schneidet die Linie die gekrümmte Leiter für den O_2-Druck. In dem dargestellten Versuch gibt Linie I die Verhältnisse im arteriellen Blut wieder, Linie II im venösen Blut. Durch die CO_2-Aufnahme (und evtl. auch von Milchsäure) ist das p_H leicht von 7,43 auf 7,39 gesunken. Dadurch erhöht sich der P_{O_2} von 46 auf 48 mm Hg. Hier ist also der Effekt noch recht geringfügig. Im Falle III, bei schwerer Muskelarbeit, hat sich das p_H durch die große CO_2-Aufnahme im Blut (zusammen mit jetzt vermehrt gebildeter Milchsäure) auf 7,24 erniedrigt, während die O_2-Sättigung auf 53 (gegenüber vorher 80%) abgesunken ist. Wäre das p_H gleichgeblieben wie im Falle II, dann wäre der O_2-Druck auf 28 mm Hg abgesunken. Durch die p_H-Verschiebung ist er auf 37 mm Hg gehalten worden. Ein Teil der geringeren O_2-Beladung des Blutes am venösen Ende der Capillaren kann somit durch die p_H-Verschiebung durch gleichzeitige CO_2-Aufnahme wieder wettgemacht und das Blut kann stärker ausgenutzt werden.

Mit fortschreitender Abnahme des p_H müßte umgekehrt in den Lungen die Aufnahmemöglichkeit für O_2 vermindert werden. Hier tritt jedoch der umgekehrte Vorgang ein, nämlich eine Abgabe von CO_2 und damit eine entsprechende Verbesserung der O_2-Aufnahme bei gegebenem O_2-Druck. Anders ist die Sachlage allerdings dann, wenn der Gehalt des Blutes an nichtflüchtigen Säuren ansteigt; dann muß in der Tat die O_2-Aufnahme erschwert werden.

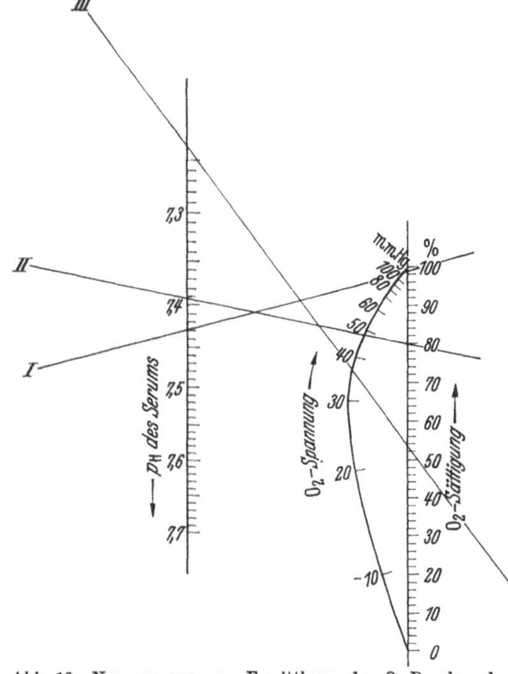

Abb. 19. Nomogramm zur Ermittlung des O_2-Druckes des Blutes aus dem (empirisch gefundenen) p_H und der O_2-Sättigung des Blutes. Man verbindet die in Frage kommenden Punkte der beiden äußeren Leitern durch ein Lineal und liest am Schnittpunkt mit der gekrümmten mittleren Leiter den O_2-Druck ab. Als Beispiele sind eingetragen die Werte für arterielles (*I*) und venöses (*II*) Blut bei Körperruhe, sowie für venöses Blut bei Muskelarbeit (*III*). Trotz erheblicher O_2-Verarmung ist in letzterem Falle der O_2-Druck durch gleichzeitige Erniedrigung des p_H verhältnismäßig hoch gehalten

Außer der Hämoglobinkonzentration, der Konzentration der Elektrolyte, speziell der Wasserstoffionenkonzentration, ist Lage und Form der Bindungskurve noch abhängig von der *Temperatur*. Da Oxy-Hb eine exotherme Verbindung ist, muß mit Temperaturerhöhung die Affinität von O_2 zum Hb kleiner werden. Dadurch wird, wie das Abb. 20 zeigt, mit steigender Temperatur die O_2-Bindungskurve abgeflacht, nach rechts verschoben. Je höher die Temperatur, desto leichter wird der Sauerstoff im Gewebe abgegeben. Umgekehrt wird bei niedriger Temperatur der O_2 in der Lunge leichter aufgenommen, jedoch schwerer im Gewebe abgegeben. Für einen bestimmten O_2-Gehalt wird der O_2-Druck geringer, mit dem der O_2 in das Gewebe getrieben wird. In dem Temperaturbereich, der vom nichtwinterschlafenden Warmblüter vertragen wird (bis etwa 20°), kann sich das deshalb nicht gefährlich auswirken, weil gleichzeitig nach der RGT-Regel etwa entsprechend der O_2-Bedarf abnimmt.

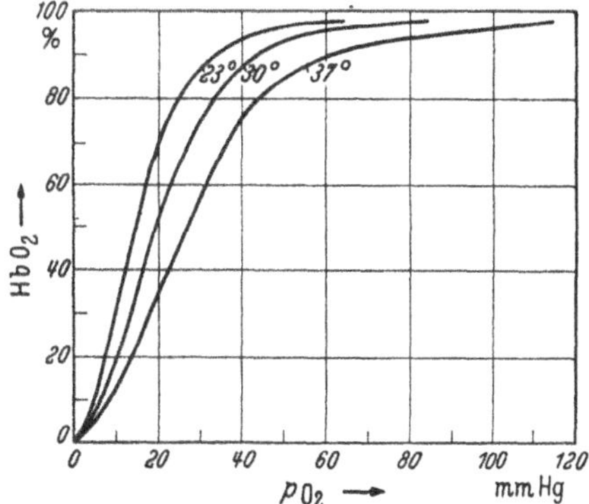

Abb. 20. O_2-Bindungskurven des Blutes bei verschiedenen Temperaturen. Bei Erniedrigung der Temperatur wird die Kurve versteilert, nach links verschoben. Die Sauerstoffaufnahme in der Lunge wird bei niedrigen O_2-Drucken (z.B. bei Aufenthalt in großen Höhen) begünstigt, die Sauerstoffabgabe im Gewebe wird dagegen erschwert. [Nach DILL, D. B., u. W. H. FORBES: Amer. J. Physiol., **132**, 685 (1941)]

Interessant ist, daß es in der Natur verschiedene Hämoglobinarten mit verschiedenen O_2-Bindungskurven gibt, die den jeweils vorliegenden

Verhältnissen angepaßt sind. Als Beispiel sei das **fetale Hämoglobin** genannt, welches schon bei wesentlich niedrigeren O_2-Drucken gesättigt ist als das der Mutter (Abb. 21). Da der fetale Kreislauf zum großen Teil gemischtes Blut führt, da weiter ein Verlust an O_2-Druck beim Durchtritt vom mütterlichen zum fetalen Blut eintritt und da schließlich in den letzten Fetalmonaten die Placenta relativ weniger wächst als die Frucht, gerät der Fetus unter Bedingungen, wie sie etwa in Himalaya-Höhen herrschen. Es findet sich eine doppelte Höhenanpassung: 1. Eine Erhöhung der absoluten und relativen Zahl der Erythrocyten (s. S. 23) und 2. die genannte Verschiebung der Bindungskurve. Diese Verschiebung bringt allerdings den Nachteil mit sich, daß, wie ebenfalls aus Abb. 21 hervorgeht, die Abgabemöglichkeit von O_2 im Gewebe vermindert ist; d.h. es muß bei gleicher O_2-Abgabe im Gewebe der O_2-Druck tiefer sinken. Unter Normalbedingungen ist dies wohl nicht so wesentlich, weil der Fetus unter weitgehenden Ruhebedingungen lebt, Bedarfsspitzen also nicht auftreten, und weil der Bedarf des Zentralnervensystems noch niedrig liegt. Es ergibt sich aber insgesamt, daß der Fetus unter Grenzbedingungen existieren muß; deshalb ist für ihn eine Anoxie so gefährlich, so etwa bei Nabelschnurvorfall oder bei zu lange andauernden Uteruskontraktionen unter der Geburt.

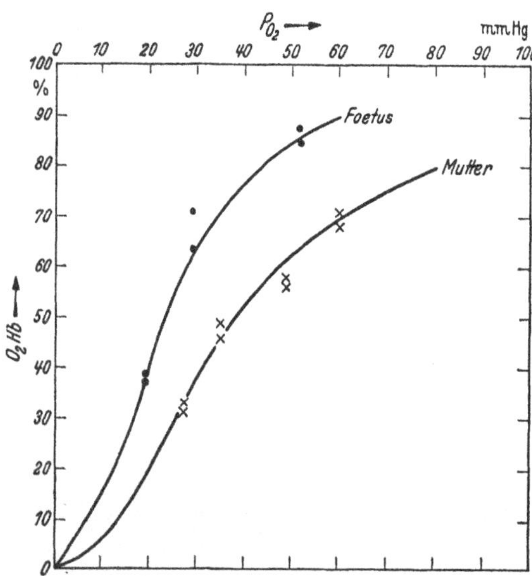

Abb. 21. O_2-Dissoziationskurve des Blutes von Fetus und Mutter (gewonnen an einem Schaf). Die Kurven bringen die viel größere Affinität des fetalen Blutes zum O_2 bei niederen O_2-Drucken zur Geltung. Sie machen verständlich, daß unter den Bedingungen des O_2-Mangels, unter denen der Fetus lebt, das Blut noch immer hinreichend O_2 aus dem mütterlichen Blut zu übernehmen vermag. Es wird das fetale Blut an den Austauschstellen der Placenta dem mütterlichen sozusagen den O_2 wegreißen. (Nach J. BARCROFT)

Das fetale Hb (HbF) unterscheidet sich von dem des Erwachsenen (HbA; A = adult) durch einen andersartigen Aufbau des Globins, d. h. durch den Gehalt und die Reihenfolge der Aminosäuren. HbF wandert bei der Elektrophorese (S. 12) langsamer und läßt sich so vom HbA trennen; es ist außerdem leichter löslich, gegenüber Alkali bis 100mal stabiler, denaturiert aber bei Hitze doppelt so schnell wie HbA. Weiter ist HbF doppelt so schnell zu Met-Hb oxydierbar wie HbA; außerdem wird Met-Hb beim Säugling langsamer zurückgebildet; deshalb sind Säuglinge besonders empfindlich gegen Met-Hb-Bildner.

Nach der Geburt sistiert die Bildung von HbF fast völlig, und dieses wird im Laufe von 3—4 Monaten durch HbA ersetzt. (Es sind allerdings bei Kleinkindern und Erwachsenen noch geringste Mengen HbF nachzuweisen, bis zu 2% der gesamten Hb-Menge.) Entsprechend ist in den ersten Lebensmonaten ein fortgesetzt abnehmender Anteil an HbF festzustellen, und die Bindungskurve flacht sich allmählich ab (vgl. Abb. 21). Bei der nun vorliegenden Lungenatmung bringt die verbleibende Versteilerung der Bindungskurve keinen Vorteil mehr, sondern nur noch den Nachteil, daß die Abgabemöglichkeit des O_2 im Gewebe dadurch vermindert wird. Da nun bei einzelnen Säuglingen der Gehalt an HbF länger erhöht bleibt gegenüber dem Durchschnitt, sind diese durch Störungen der Gewebsdurchblutung besonders gefährdet (z. B. bei Erhöhung der Viscosität des Blutes durch Austrocknung oder bei Blutdrucksenkung unter einer Infektion usw.).

Ein nicht minder wichtiger Fall findet sich im **Myoglobin**, das im Muskel vorkommt und ihm die charakteristische rote Farbe verleiht. Es stellt ein

Hämoglobin dar, das dem besonders niedrigen O_2-Druck der Muskelzellen angepaßt ist. Seine Bindungskurve ist stark nach links verschoben (und rein hyperbolisch). Das Myoglobin ist bei einem O_2-Druck des Gewebes noch voll gesättigt, bei dem das Hb schon einen großen Teil des O_2 abgegeben hat. So ist es in der Lage, als intracellulärer Sauerstoffspeicher zu wirken, welcher bei erhöhtem Bedarf den O_2 der Gewebsatmung zur Verfügung stellt. Somit wird im Muskel der Sauerstoff stufenweise übertragen vom Hb des Blutes auf das Myoglobin der Zellen und von diesem auf das Warburgsche Atmungsferment, das bei einem noch niedrigeren O_2-Druck voll gesättigt ist.

Die Ausnützung der O_2-Bindungsfähigkeit des Blutes im menschlichen Organismus. Zu einer völligen Reduktion des Blutes kommt es unter physiologischen Verhältnissen niemals. Während als „maximale Sättigung" des „*arteriellen*" Blutes etwa 21 Vol.-% O_2 gefunden werden, ergeben sich für das „*venöse*" Blut vieler Organe Werte von 12—14 Vol.-%. Demnach würde die O_2-Kapazität des Blutes dort noch nicht ganz zu 50 % beansprucht werden. Wieder andere Organe nützen den Blutsauerstoff nahezu völlig aus. Ein Minimum der Ausnützung findet man bei der Niere, eine sehr große dagegen im Herzen. Ein Maß für die „O_2-Ausnutzung" ist die „*arterio-venöse O_2-Differenz*", die man gewöhnlich in Vol.-% angibt.

Tabelle 8

% CO in der *Luft*	% des Hb, die in CO-Hb umgewandelt sind
0,025	27
0,05	42
0,10	59
0,20	74
0,30	81
0,40	85
0,50	88

Die *CO-Bindung durch das Hämoglobin* und Bildung von CO-Hb (s. S. 32) sei wegen ihrer großen praktischen Bedeutung kurz in ihren Bedingungen aufgezeigt. Sie folgt ähnlichen Gesetzen wie die O_2-Bindung, ist also vom Partialdruck (P_{CO}) abhängig. Die Tabelle 8 bringt den CO-Gehalt der Luft, die bei 760 mm Druck mit Blut ins Gleichgewicht gebracht wird, und die hierbei im Blute beobachtete Belegung des Hb mit CO.

Schon $^1/_4$‰ in der Inspirationsluft läßt über $^1/_4$ des Gesamthämoglobins für die Atmungsfunktion ausfallen. Bei $^1/_2$% CO in der Luft aber fallen bereits $^9/_{10}$ des Hb für den O_2-Transport aus. So erklärt sich die enorme „Giftigkeit" dieses farb- und geruchlosen Gases. Da es sich aber auch beim *CO-Hb um eine „dissoziable" Verbindung* handelt, kann man durch Beseitigung des CO-Gehaltes der Atemluft wieder das gesamte CO aus dem Blute entfernen und das Hämoglobin für die Atmung nutzbar machen, rascher durch Erhöhung des O_2-Drucks, also durch Beatmung mit reinem O_2. Zwar liegt die Bindungsgeschwindigkeit des CO an das Hb in derselben Größenordnung wie die des O_2, aber die Dissoziationsgeschwindigkeit des CO-Hb ist mehrhundertfach langsamer als die des O_2-Hb, so daß schon bei einem niedrigen CO-Druck im Endeffekt der O_2 aus seiner Bindungsmöglichkeit verdrängt wird.

β) Der CO_2-Transport im Blut

Die Aufgabe des Blutes besteht nicht nur darin, O_2 an das Gewebe zu transportieren, sondern gleichzeitig auch CO_2 aufzunehmen; dabei ist es von großer Bedeutung, daß sich trotz vermehrter Aufnahme einer Säure die $[H^+]$ des Blutes praktisch nicht ändert. Die im Gewebe anfallende CO_2 diffundiert zunächst entsprechend dem Druckgefälle in das Capillarblut. Eine gewisse Menge wird als CO_2 bzw. H_2CO_3 physikalisch gelöst. Diese

Menge steigt proportional zum CO_2-Druck im Gewebe an und läßt sich, wenn der Absorptionskoeffizient (α) bekannt ist, leicht berechnen.

Nach S. 36 ist:

$$[CO_2] = P_{CO_2} \cdot \frac{\alpha}{760}$$

oder

$$P_{CO_2} = \frac{[CO_2]}{\alpha} \cdot 760.$$

Jede Steigerung des Kohlensäuredrucks (P_{CO_2}) wird die Menge der gelösten Kohlensäure erhöhen, und umgekehrt wird jede Erhöhung des Gehaltes an Kohlensäure im Blut dessen Kohlensäuredruck erhöhen. Die Löslichkeit der CO_2 im Plasma ist wesentlich höher als die für O_2.

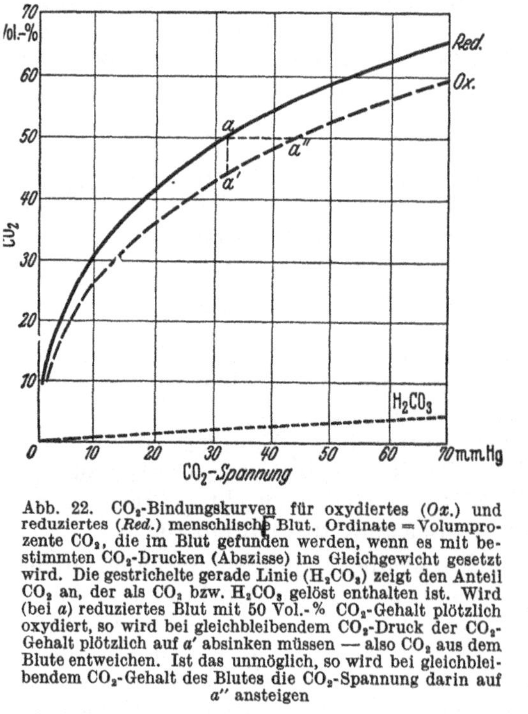

Abb. 22. CO_2-Bindungskurven für oxydiertes (*Ox.*) und reduziertes (*Red.*) menschliches Blut. Ordinate = Volumprozente CO_2, die im Blut gefunden werden, wenn es mit bestimmten CO_2-Drucken (Abszisse) ins Gleichgewicht gesetzt wird. Die gestrichelte gerade Linie (H_2CO_3) zeigt den Anteil CO_2 an, der als CO_2 bzw. H_2CO_3 gelöst enthalten ist. Wird (bei *a*) reduziertes Blut mit 50 Vol.-% CO_2-Gehalt plötzlich oxydiert, so wird bei gleichbleibendem CO_2-Druck der CO_2-Gehalt plötzlich auf *a′* absinken müssen — also CO_2 aus dem Blute entweichen. Ist das unmöglich, so wird bei gleichbleibendem CO_2-Gehalt des Blutes die CO_2-Spannung darin auf *a″* ansteigen

Untersuchen wir nun die Bindungskurve des Blutes in ähnlicher Weise für die CO_2 wie oben für O_2, bringen wir es mit steigenden CO_2-Drucken ins Gleichgewicht, so stellen wir 1. fest, daß die CO_2-Aufnahme wesentlich größer ist als nach der Löslichkeit zu erwarten wäre (Abb. 22) und 2. daß sich die $[H^+]$ trotz Aufnahme einer Säure nur unwesentlich geändert hat. Es muß also CO_2 in irgendeiner Form gebunden worden sein. Es läßt sich nachweisen, daß diese Bindung im wesentlichen an das Alkali des Blutes erfolgt, im Plasma überwiegend als $NaHCO_3$, in den Erythrocyten überwiegend als $KHCO_3$, da, wie wir S. 25 sahen, die Konzentration des K in den Zellen höher ist als die des Na. Es ist nunmehr die Frage zu untersuchen, woher dieses Alkali stammt. Zunächst: Die Kohlensäure ist zwar eine schwache Säure, sie ist aber immer noch stärker als die Eiweißkörper des Blutes, die ja bei physiologischer Wasserstoffionenkonzentration als ganz schwache Säuren vorliegen. Deshalb muß die Kohlensäure die Eiweißkörper aus ihrer Alkaliverbindung verdrängen.

$$K^+ Prot' + H^+HCO_3' \leftrightarrows H^+ Prot' + K^+HCO_3'.$$

Es handelt sich hier um einen typischen Pufferungsvorgang. Auch in dieser Hinsicht besitzt das Hb eine Sonderstellung. Es ist nämlich in der Lage, bei einer bestimmten $[H^+]$-Erhöhung etwa dreimal mehr Alkali zur Pufferung zur Verfügung zu stellen als die übrigen Eiweißkörper des Blutes. Mit anderen Worten: Der Pufferungseffekt des Hb ist dreimal größer als der des Plasmaeiweißes. Hinzu kommt, daß das Hb in doppelter Konzentration vorliegt (16 g-% gegenüber 7 g-% der Plasmaeiweißkörper). Wir hörten weiter (S. 31) von der einzigartigen Eigenschaft des Hb, im oxydierten Zustand als stärkere Säure vorzuliegen und damit mehr Alkali zu binden als im reduzierten Zustand. Aus Abb. 13 ging hervor, daß bei Reduktion von 1 Äquivalent O_2-Hb 0,7 Äquivalente Alkali *ohne H^+-Änderung* freigegeben werden. Es können also mindestens 70% der gebildeten Kohlensäure ohne Änderung der $[H^+]$ an dieses Alkali gebunden werden. Unter gewöhnlichen Bedingungen werden jedoch je Molekül verbrauchter Sauerstoff nur etwa 0,8 Moleküle Kohlensäure gebildet (S. 207). In diesem Fall werden rund 90% der gebildeten Kohlensäure ohne $[H^+]$-Änderung aufgenommen. Infolge dieses Effektes wird unter gewöhnlichen Umständen die Pufferungskapazität des Blutes fast gar nicht in Anspruch genommen.

Die in Abb. 22 gegebenen **Bindungskurven** (im Plasma) erläutern das Gesagte: Mit steigendem Kohlensäuredruck erhöht sich der totale CO_2-Gehalt zunächst rasch, dann langsamer, ohne daß ein Maximum erreicht wird. Der CO_2-Gehalt kann deshalb nicht in Sättigungsprozenten angegeben werden. Subtrahieren wir von den oberen Kurven die für die gelöste CO_2 und H_2CO_3, so erhalten wir den Gehalt an Bicarbonat. Es ist zu ersehen, wie der Bicarbonatgehalt infolge der Freigabe von Alkali aus dem Bluteiweiß, besonders aus dem Hb, steil ansteigt. Wir sehen ferner, ganz im Sinne unserer Besprechung, wie in dem sauerstoffgesättigten Blut, welches nur O_2-Hb enthält, deutlich weniger Bicarbonat gebildet und somit CO_2 gebunden wird als im reduzierten Blut.

Die Erythrocyten erweisen sich noch in einer zweiten Hinsicht als wesentlich für den CO_2-Transport im Blut, nicht nur durch ihren Hb-Gehalt. Bevor eine Bicarbonatbildung stattfinden kann, muß die aus dem

Tabelle 9

	In 100 cm³ Blut	Davon	
		im Plasma	in den Zellen
Arterielles, oxydiertes Blut	44,1 cm³ CO_2	25,4 cm³	18,7 cm³
Venöses, reduziertes Blut	49,6 cm³ CO_2	27,6 cm³	22,0 cm³

Gewebe in das Blut diffundierende CO_2 hydratisiert, d.h. in H_2CO_3 überführt werden. Das würde im Plasma so langsam vor sich gehen, daß bei dem Durchgang des Blutes durch die Capillaren nur ein Bruchteil der CO_2 als H_2CO_3 bzw. Bicarbonat aufgenommen werden könnte. Nun enthalten die Erythrocyten in relativ hoher Konzentration ein Ferment, das die Einstellung des Gleichgewichtes zwischen $CO_2 + H_2O \rightleftarrows H_2CO_3$ beschleunigt, eine **Carboanhydrase** (Brinkman, Margaria und Roughton). Damit steigt der H_2CO_3-Gehalt der Erythrocyten rasch an und anschließend der Gehalt an $KHCO_3$ durch die Reaktion mit dem Alkali, das bei der O_2-Abgabe frei wird. Durch die Vermehrung dieses kleinmolekularen und überdies dissoziierten Salzes steigt der osmotische Druck in den Erythrocyten an, was eine Wassereinwanderung und eine Volumenvergrößerung der Erythrocyten zur Folge hat. In diesem Stadium ist die Konzentration des HCO'_3 in den Zellen höher als im Plasma, so daß es zu einem Herausdiffundieren des HCO'_3 aus den Zellen kommt. Umgekehrt ist im Erythrocyten durch den Wassereinstrom die Cl'-Konzentration erniedrigt worden, so daß Cl' in die Erythrocyten bis zum Ausgleich hineindiffundiert. Es erfolgt also ein *Anionenaustausch* zwischen Erythrocyten und Plasma (Hamburger). Durch diese Vorgänge wird der größte Teil des primär in den Zellen gebildeten Bicarbonats in das Plasma überführt und in diesem weitertransportiert. Auf diese Weise wird erreicht, daß mit großer Geschwindigkeit die in das

Blut einströmende CO_2 in Form von $NaHCO_3$ im Plasma weggeschafft wird, ohne daß wesentliche Reaktionsverschiebungen im Gesamtblut oder Differenzen in der Reaktion zwischen Erythrocyten und Plasma auftreten könnten; denn in beiden hat mit dem Anstieg der H_2CO_3 deren Salz zugenommen, so daß das Verhältnis Säure zu Salz nahezu konstant blieb. Schematisch dargestellt, ergibt sich also beim Durchfluß des Blutes durch das Gewebe etwa folgendes Bild:

	Erythrocyten		Plasma		Gewebe
1. O_2-Abgabe	$HbO_2 \rightarrow Hb + O_2$	$\longrightarrow$	O_2	$\longrightarrow$	O_2
2. CO_2-Aufnahme	CO_2	$\longleftarrow$	CO_2	$\longleftarrow$	CO_2
3. Carboanhydrasewirkung	$CO_2 + H_2O \rightarrow H_2CO_3$				
4. Bicarbonatbildung	$H_2CO_3 + KHb \rightarrow KHCO_3 + HHb$				
5. Wasserwanderung	H_2O	$\longleftarrow$	H_2O		
6. Bicarbonatwanderung	$K^+ \, HCO_3'$ Cl'	$\longrightarrow$ $\longleftarrow$	$HCO_3' \, Na^+$ Cl'		

In der Lunge finden dann die umgekehrten Vorgänge statt mit einer Bicarbonatwanderung in der entgegengesetzten Richtung. Im Endeffekt werden durch das Blutplasma größere CO_2-Mengen transportiert als durch die Zellen, aber nur die Anwesenheit der Zellen befähigt das Plasma zu dieser Leistung.

Insgesamt können wir erkennen, wie eng O_2- und CO_2-Transport im Blut zusammenhängen. Die Abgabe von O_2 im Gewebe fördert die CO_2-Aufnahme, und umgekehrt fördert die CO_2-Aufnahme die O_2-Abgabe. In der Lunge wird durch CO_2-Abgabe die O_2-Aufnahme erhöht und durch O_2-Aufnahme die CO_2-Abgabe verstärkt. Auf diese Weise wird erreicht, daß bei der schnellen Passage des Blutes durch die Capillaren ein fast vollständiger Druckausgleich der Atemgase zwischen Blut und Gewebe bzw. der Luft in den Alveolen erreicht wird, ohne daß eine zusätzliche aktiv sekretorische Tätigkeit etwa der Alveolarmembran benötigt wird. Weiter erhellt daraus, daß eine Störung in der O_2-Transportfunktion des Blutes gleichzeitig auch den CO_2-Transport in Mitleidenschaft ziehen muß und umgekehrt.

Das dem Plasma zum CO_2-Transport zur Verfügung gestellte Alkali stammt letzten Endes aus dem Hb der Erythrocyten, aber nicht etwa in der Form, daß das Alkali selbst aus den Erythrocyten ausgetreten wäre. Das ist deshalb unmöglich, weil sich die Membran der Erythrocyten, d. h. die für den Stoffaustausch entscheidenden Stellen, so verhalten, als ob sie für Kationen undurchlässig wären (vgl. S. 25). Nur durch die Bicarbonatwanderung wird die Zunahme an $NaHCO_3$ im Plasma möglich.

Dieses Zusammenspiel von Erythrocyten und Plasma hat zur Folge, daß durch einfache Drucksenkung die gesamte CO_2 aus dem Bicarbonat in Freiheit gesetzt werden kann (Abb. 23). Das ist bei einer einfachen Bicarbonatlösung nicht möglich und ebenso nicht bei Plasma allein, das unter gewöhnlichen Bedingungen vom Blut abgetrennt wurde (isoliertes Plasma Abb. 23). Die CO_2-Bindungskurve des isolierten Plasmas verläuft sehr flach; die Steilheit ist aber ein Maß für die Pufferungsfähigkeit. Sie wird sofort erhöht durch Zugabe von Erythrocyten zum Plasma. Geht man so vor, daß man bei einem bestimmten CO_2-Gehalt der Atmosphäre den vollen Ausgleich des Blutes abwartet und dann erst das Plasma abtrennt, so nimmt die so bestimmte Bindungskurve einen steilen Verlauf („zugehöriges Plasma" in Abb. 23). Ein derart behandeltes Plasma nennt man auch „wahres Plasma".

Neben der Bindung von CO_2 in Form von anorganischem Bicarbonat erfolgt in gewissem Umfang auch eine direkte umkehrbare Bindung an das Hämoglobin **(Carb-Hämoglobin)**, allerdings nicht wie der Sauerstoff an das Eisen, sondern an freie Aminogruppen des Globins. Diese Bindung ist relativ wenig vom CO_2-Druck abhängig, aber sehr stark vom gleichzeitigen O_2-Druck, da reduziertes Hb wesentlich mehr Kohlensäure in dieser Form bindet als oxydiertes (ROUGHTON). Es stimmt dies durchaus mit dem schon wiederholt betonten Wandel seiner Elektrolyteigenschaften überein: Es ist ja als reduziertes Hb eine „weniger starke“ Säure als das O_2-Hb. So kommt es, daß das Carb-Hämoglobin mit einem relativ großen Anteil (rund 25%) an der Kohlensäureabgabe in der Lunge beteiligt ist, obschon der als Carb-Hämoglobin gebundene Anteil des CO_2 nur rund 5% der gesamten im Blut enthaltenen CO_2 ausmacht. Es geht dies klar aus Tabelle 11 hervor, die Mittelwerte aus einer großen Zahl von Versuchen wiedergibt (nach ROSSIER u. Mitarb.).

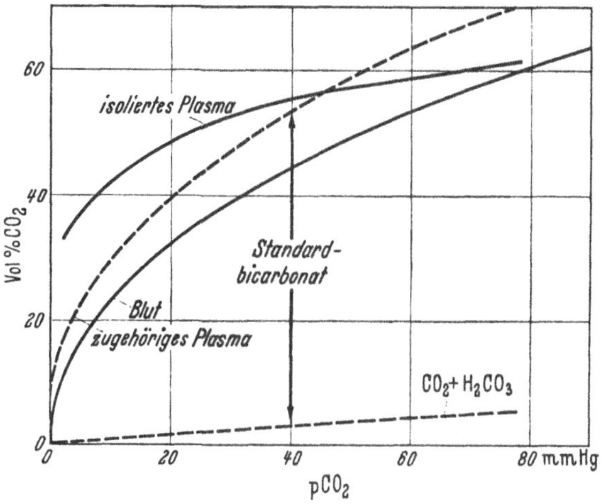

Für den gesamten Vorgang der CO_2-Bindung im Blute ist jedoch von wesentlicher Bedeutung *der jeweils verfügbare Bestand an Alkali*, welches in den Zellen sowohl wie im Plasma mit H_2CO_3 Bicarbonate bilden kann. Dieses Alkali sollte man als die **Alkalireserve des Blutes** im eigentlichen Sinne bezeichnen. Ein Teil der so definierten Alkalireserve wird dabei aus dem Na-Salz der Eiweißkörper wie auch zum Teil sogar dem Na der Neutralchloride und der Phosphate bestehen, ein anderer aus dem K des Hämoglobins und der Phosphate im Zellinneren. Das *CO_2-Bindungsvermögen* des Blutes würde demnach *ein Maß für die Alkalireserve* darstellen.

Abb. 23. Beziehungen zwischen Gehalt an austreibbarer CO_2 (in Volumprozenten) und P_{CO_2} für reines isoliertes Blutplasma. Druckerniedrigung führt zu verhältnismäßig geringer CO_2-Entbindung. Die Kurve entspricht etwa der einer reinen Bicarbonatlösung. Im Kontakt mit den roten Blutkörperchen hingegen (zugehöriges Plasma!) wird der Verlauf der Kurve steiler, allein durch Druckerniedrigung läßt sich CO_2 restlos aus dem Plasma entfernen, während in höheren Druckbereichen die CO_2-Aufnahme eine größere ist als im isolierten Plasma. Zum Vergleich ist die Kurve des gesamten Blutes eingetragen. Weiter ist das „Standard-Bicarbonat“ eingezeichnet: Gehalt des Plasmas an $NaHCO_3$, wenn vorher das Gesamtblut mit einem P_{CO_2} von 40 mm Hg ins Gleichgewicht gesetzt wurde (bei 37° und O_2-Sättigung). (Nach C. LOVATT EVANS)

Ursprünglich wurde der Begriff der Alkalireserve unter klinischen Gesichtspunkten geprägt, nämlich als *Bindungsvermögen für nichtflüchtige Säuren*. Dieses Bindungsvermögen ist am leichtesten festzustellen durch Bestimmung des Gehalts des Plasmas an Bicarbonat bei einem bestimmten Kohlensäuredruck. Das so bestimmte Alkali steht jedoch nicht mehr in „Reserve“ zur CO_2-Bindung, sondern ist schon dazu beansprucht. Es steht allerdings noch in „Reserve“ zur Pufferung bzw. Bindung nichtflüchtiger Säuren wie Milchsäure, Acetessigsäure, β-Oxybuttersäure usw. Um Verwechslungen zu vermeiden, spricht man deshalb heute nicht mehr von einer „Alkalireserve im klinischen Sinne“ (als Gegensatz zur „wahren Alkalireserve“), sondern man spricht vom **Standard-Bicarbonat.** Es wird folgendermaßen bestimmt:

Tabelle 10

CO_2-Teildruck	CO_2-Volumen		Gesamt von 100 cm³ Blut
	in 49,07 cm³ Plasma von 100 cm³ Blut	in 50,93 cm³ Blutkörperchen v. 100 cm³ Blut	
mm Hg	cm³	cm³	cm³
10	14,7	7,7	22,4
20	19,3	12,5	31,8
30	23,0	16,0	39,0
40	25,9	19,1	45,0
55	29,9	22,4	52,3
70	33,3	25,2	58,5
90	36,4	27,9	64,3

Es wird das zu untersuchende Blut in einem Glasgefäß („Tonometer") mit einem Kohlensäuredruck von 40 mm Hg (bei voller O_2-Sättigung und 37°) ins Gleichgewicht gesetzt (da dieser etwa dem normalen P_{CO_2} im arteriellen Blut entspricht). Dann wird das Plasma abgetrennt und darin die durch Zusatz einer stärkeren Säure (z. B. Milchsäure) austreibbare Menge CO_2 bestimmt (Einzelheiten s. bei A. v. MURALT). Da bei der gewöhnlich angewandten Methode die gesamte und nicht nur die aus dem Bicarbonat austreibbare Kohlensäure gemessen wird, muß davon noch die physikalisch gelöste CO_2 abgezogen werden, um das Standard-Bicarbonat zu erhalten (Pfeil in Abb. 23).

Tabelle 11

	Venöses Mischblut	Art. Blut	Arterio-venöse Differenz
pCO_2 mm Hg	46	40	6
Freie CO_2, Vol.-%	3,1	2,7	0,4
Als Bicarbonat gebundene CO_2, Vol.-% .	48,9	46,3	2,6
Als Carb.-Hb geb. CO_2, Vol.-%	3,0	2,0	1,0
Totale CO_2, Vol.-%	55,0	51,0	4,0

Wir besprechen gleich im nächsten Abschnitt die große Bedeutung des Gehalts des Blutes an Bicarbonat für die Konstanterhaltung der $[H^+]$ des Blutes und damit für einen wichtigen Teil des „inneren Milieus" des Organismus. Es wird dann verständlich werden, weshalb ein großer Teil der als Bicarbonat gebundenen Kohlensäure nicht in der Lunge abgeatmet wird, so daß die eigentliche CO_2-Transportfähigkeit des Blutes nur zu einem kleinen Teil für Atmungszwecke ausgenutzt wird.

Die quantitative Untersuchung der Blutgase (Technik s. bei A. v. MURALT, „Praktische Physiologie") wird in entsprechenden Apparaten (VAN SLYKE) technisch möglich durch folgende Grundsätze: Es wird eine kleine Blutmenge durch Schütteln im Vakuum entgast. Die frei gewordenen Gase werden danach auf ein bestimmtes Volumen gebracht und der Druck gemessen, den sie dabei ausüben. Nun wird nacheinander die CO_2 und der O_2 absorbiert. Aus der jeweiligen Druckabnahme kann die Volumabnahme an diesen Gasen berechnet werden, und damit der Gehalt des Blutes an diesen Gasen. Bei der Ausführung wird dem Blut zuvor eine Lösung von Milchsäure zugesetzt, um eine Wiederbindung der CO_2 zu verhindern. Die Wiederbindung von O_2 wird durch Zusatz von Ferricyanid verhindert. Die Wirkung des Ferricyanids kann man sich folgendermaßen vorstellen: $HbO_2 + K_3Fe(CN)_4 + H_2O \rightarrow O_2 + K_3HFe(CN)_6 + HbOH$. Das Ferricyanid geht in Ferrocyanid über, das Hämoglobin in Hämiglobin, wobei der locker gebundene O_2 des Oxy-Hb freigesetzt wird. Die Absorption der CO_2 erfolgt mit KOH, die des O_2 mit einem starken Reduktionsmittel, z. B. Natriumdithionit. — Die Sauerstoffsättigung kann außerdem, wie oben erwähnt wurde, auf spektrophotometrischem Wege bestimmt werden.

Der für die Diffusion so wesentliche Druck des O_2 im Blut kann so bestimmt werden, daß man eine kleine Gasblase mit einer relativ großen Blutprobe in Druckgleichgewicht bringt und sie dann auf ihren O_2- und CO_2-Gehalt untersucht, oder mit Hilfe von Platin- oder Quecksilbertropf-Elektroden, deren Stromfluß bei einer angelegten Spannung bzw. deren Potential sich je nach Höhe des O_2-Drucks ändert. Durch entsprechende Eichung kann der P_{O_2} aus der Höhe des gemessen Potentials abgelesen werden.

Außer den „Atemgasen" O_2 und CO_2 finden sich stets noch 1,04 Vol.-% Stickstoff physikalisch absorbiert im Blute.

Diese kleine Menge ist keineswegs belanglos. Unter erhöhtem Druck der Atemluft, z. B. in Druckluftkammern (Caissons) oder Tauchergeräten, wird mehr N_2 aufgenommen. Bei plötzlicher Entlastung, beim zu raschen Ausschleusen aus Druckkammern oder Auftauchen kann der Stickstoff als Gasbläschen im Blute erscheinen und die Haargefäße verlegen. Durchblutungsstörungen und Störungen durch Gasbildung im Gewebe des Zentralnervensystems führen zu den charakteristischen Erscheinungen der Caisson-, Taucher- oder Druckfallkrankheit (Sensibilitätsstörungen, Lähmungen, Gelenkschmerzen). Im übrigen ist noch nicht erwiesen, ob nicht der gelöste N_2 für das Leben mancher Zellen — insbesondere der des Zentralnervensystems — wegen seiner Lipoidlöslichkeit von grundsätzlicher Bedeutung ist.

6. Die Pufferfunktion des Blutes

Ein Problem erster Ordnung und nicht zu trennen von der eben besprochenen „Atmungsfunktion" ist die Konstanterhaltung der absoluten Reaktion des Blutes im Organismus.

Die absolute Reaktion einer Lösung wird bestimmt durch die *Konzentration an abdissoziierten Wasserstoffionen*, gewöhnlich als $[H^+]$ bezeichnet.

Reinstes Wasser ist zu einem kleinen Bruchteil dissoziiert in H^+ und OH', und zwar so, daß das Produkt aus H-Ionenkonzentration $[H^+]$ und OH-Ionenkonzentration [OH'] stets konstant ist, d. h. $[H^+] \cdot [OH'] = K_W$. $[H^+]$ und [OH'] werden dabei in Gramm-Ion je Liter angegeben. K_W ist die „Dissoziationskonstante" des Wassers. Diese beträgt bei 22° C rund 10^{-14}. Da im reinen Wasser stets genau gleichviel H-Ionen und OH-Ionen dissoziiert sein müssen, wird im Liter Wasser 10^{-7} g-Ion = 10^{-7} g Wasserstoff in ionisierter Form vorhanden sein. Wenn $[H^+] = 10^{-7}$ g-Ion/Liter ist, muß nach der oben gegebenen Gleichung auch [OH'] stets 10^{-7} g-Ion/Liter sein. Das bedeutet aber, es herrscht absolut „neutrale" Reaktion.

Tabelle 12

$[H^+]$	p_H
Sauer: 10^{-5}, 10^{-6}, 10^{-4}, 10^{-3} usw.	6, 5, 4, 3 usw.
Neutral: 10^{-7}	7
Alkalisch: 10^{-8}, 10^{-9}, 10^{-10} usw.	8, 9, 10 usw.

Setzt man zum Wasser eine Substanz, die selbst H-Ionen abdissoziiert (das tun alle Säuren), so wird $[H^+]$ dadurch vermehrt. Da aber die Gleichung $[H^+] \cdot [OH'] = 10^{-14}$ trotzdem gewahrt bleiben muß, wird die Dissoziation des Wassers zurückgedrängt werden, es werden dann OH-Ionen aus der Lösung verschwinden und $[H^+]$ größer als 10^{-7} (d. h. 10^{-6}, 10^{-5} usw.), [OH'] aber kleiner als 10^{-7} (d. h. 10^{-8}, 10^{-9} usw.) werden müssen. Lösungen von $[H^+] > 10^{-7}$ reagieren stets „sauer". Das umgekehrte tritt ein bei Zusatz von Substanzen zum Wasser, die OH-Ionen abdissoziieren. Das tun stets die „Basen". Auch hierbei muß $[H^+] \cdot [OH'] = 10^{-14}$ gewahrt bleiben. Sobald OH-Ionen mit den Basen zugesetzt werden, wird die Dissoziation des Wassers so lange zurückgedrängt, bis die Forderung des Gleichgewichtes erfüllt ist. Damit ist aber dann $[H^+]$ kleiner als 10^{-7} geworden, [OH'] überwiegt und die Lösung reagiert „alkalisch".

Statt der Bezeichnung $[H^+]$ in Gramm-Ion/Liter hat man sich angewöhnt, den negativen Logarithmus dieser Größe, den man mit p_H bezeichnet, zu schreiben. *Neutrale* Reaktion wäre bei 22° C somit durch den Ausdruck $[H^+] = 10^{-7}$ oder $p_H = 7$ gegeben. Saure Reaktion aber durch $[H^+] = > 10^{-7}$, also z. B. $[H^+] = 10^{-6}$ oder $p_H = 6$ usw., während alkalische Reaktion bei $[H^+] < 10^{-7}$ also etwa bei 10^{-8} oder $p_H = 8$ vorläge. Die Tabelle 12 gibt eine Übersicht über diese immer wieder gebrauchten Bezeichnungen bei *22° C.*

Bei Körpertemperatur liegt der Neutralpunkt bei einem niedrigeren p_H als in der gegebenen Tabelle 12.

Die absolute Reaktion kann nur gemessen werden mit Methoden, welche die $[H^+]$ der zu untersuchenden Lösung nicht verändern, also niemals etwa durch Titration unter Zugabe von Säuren oder Laugen. Es gibt 2 Wege: Die Messung mit Indicatoren, d. i. mit Farbstoffen, welche bei einem bestimmten p_H umschlagen in farblos oder aber in andere Farbtöne. Für jeden p_H-Bereich gibt es derartige charakteristische *Indicatoren.* Sie sind gewöhnlich selbst schwächste Säuren oder Basen, welche bei einem bestimmten p_H nicht mehr dissoziiert sind und die Eigenschaft haben, in nichtdissoziiertem Zustand eine andere Farbe zu haben als in dissoziiertem (s. u.). Der 2. Weg ist die elektrometrische Bestimmung der $[H^+]$ mit Hilfe der *Wasserstoffelektrode* in einer „Gaskette" (Technik s. bei A. v. Muralt, „Praktische Physiologie"). Besser geeignet ist gerade für die p_H-Bestimmung im Blute die „*Glas*-Elektrode". Die Anordnung ist dabei etwa die, daß eine Lösung genau definierter $[H^+]$ — etwa eine n/100 HCl-Lösung — sich in einer hauchdünnen Kugel aus Spezialglas befindet, welche außen von der Lösung unbekannter $[H^+]$ (Blut) umspült wird. Zwischen den durch die Glashaut getrennten Lösungen entsteht dann ein elektrisches Potential, welches direkt proportional dem Logarithmus des Verhältnisses $[H^+]_{Elektrodenlösung} : [H^+]_{Blut}$ ist. Mit entsprechenden Ableitevorrichtungen ist es meßbar und erbringt bei bekannter Wasserstoffionenkonzentration der Elektrodenlösung die $[H^+]$ der fraglichen Lösung.

(Anmerkung: Mit diesen Methoden wird nicht, wie das hier vereinfachend dargestellt wurde, die Konzentration, sondern die Aktivität der Wasserstoffionen gemessen. Die Aktivität ist in recht komplizierter Form von der Konzentration abhängig. Bezüglich der Einzelheiten sei auf die physiologische Chemie verwiesen.)

Die *Reaktion des menschlichen Blutes* bei 37° liegt bei $p_H = 7{,}38$, also bei nahezu neutralem Wert. Die Schwankungsbreite unter physiologischen Bedingungen beträgt p_H 7,3—7,5, ist also sehr gering. Das ist um so verwunderlicher, als ja stets und ständig saure Stoffwechselendprodukte wie CO_2, Milchsäure usw. in das Blut hinein abgegeben werden. Gibt man im Experiment Säure in erheblichen Mengen dem Blute zu, so läßt sich auch hierdurch die Reaktion nicht wesentlich ändern. Es handelt sich nicht nur um „Neutralisationsvorgänge" etwa in der Weise, daß aus Säure und freier Base Neutralsalze gebildet würden, sondern um Vorgänge, welche die Bezeichnung „*Pufferung*" erhalten haben. Wie das Blut, also „gepuffert", verhalten sich bestimmte einfache Systeme wäßriger Lösungen: z.B. ein Gemisch aus Essigsäure und Na-Acetat oder aber aus H_2CO_3 und $NaHCO_3$, ganz allgemein *alle Gemische aus schwachen Säuren und einem ihrer Alkalisalze.*

Die schwachen Säuren, z. B. H_2CO_3, dissoziieren stets nach der Regel

$$\frac{[H^+]\cdot[HCO_3']}{[H_2CO_3]} = K_s.$$

Allgemein: das Produkt aus $[H^+]$ und Anionenkonzentration dividiert durch die Konzentration der nichtdissoziierten Säure ist eine Konstante (sog. „Dissoziationskonstante", die für jede schwache Säure eine charakteristische Größe ist). Das Alkalisalz $NaHCO_3$ ist dagegen stets vollständig in Na^+ und HCO'_3 dissoziiert. Setzt man $NaHCO_3$ einer Lösung von H_2CO_3 zu, so muß obige Gleichung trotz Zugabe von HCO_3-Ionen gewahrt bleiben. Die Dissoziation des H_2CO_3 wird also zurückgedrängt, damit aber auch $[H^+]$. Ohne daß eine Neutralisation zustande käme, wird also $[H^+]$ durch die Zugabe von $NaHCO_3$ vermindert. Genau in gleicher Weise wird ein Salz schwacher Basen mit starken Säuren „puffernd" wirken müssen. Neutralsalze starker Säuren und Basen hingegen, welche letztere völlig dissoziiert sind (z.B. NaOH und HCl), können nicht puffern.

Um zu errechnen, wie hoch in einem Puffersystem, bestehend aus H_2CO_3 und ihrem Salz $NaHCO_3$, die Wasserstoffionenkonzentration ist, lösen wir die obige Gleichung entsprechend auf. Wir erhalten so die sog. Henderson-Hasselbalchsche Gleichung:

$$[H^+] = K_s \cdot \frac{[H_2CO_3]}{[HCO_3']} = K_s \cdot \frac{[\text{undissoziierte Säure}]}{[\text{Bicarbonat-Anion}]} = K_s \cdot \frac{[\text{Säure}]}{[\text{Salz}]}.$$

Da die Dissoziation der H_2CO_3 fast völlig zurückgedrängt ist, auf der anderen Seite fast alles HCO_3' aus $NaHCO_3$ stammt und nicht aus der H_2CO_3, ist die Wasserstoffionenkonzentration gegeben durch die Dissoziationskonstante K_s der Säure und dem Konzentrationsverhältnis Säure zu Salz. Auch bei Verdünnung eines solchen Puffersystems wird die $[H^+]$ praktisch konstant bleiben. Das gilt nur näherungsweise, da die Aktivität der Ionen zu berücksichtigen wäre, die vom Verdünnungsgrad abhängt. Doch ist dies in unserem Zusammenhang für das Verständnis nicht von wesentlicher Bedeutung. Nimmt im Gewebe die Konzentration von H_2CO_3 des Blutes zu, dann müßte $[H^+]$ größer (p_H kleiner) werden; wir haben aber gesehen, daß dies durch den Übergang der stärkeren Säure Oxy-Hb in die schwächere „reduziertes Hb" mit folgendem Anionenaustausch fast völlig kompensiert wird. Gewöhnlich werden $[H^+]$ und damit auch K_s durch ihre negativen Logarithmen ausgedrückt. Die Gleichung lautet dann:

$$pH = pK_s + \log\frac{[HCO_3']}{[H_2CO_3]}.$$

Die Bicarbonatpufferung ist die wichtigste Art der Pufferung im Blute, vor allem auch deswegen, weil ja, wie oben gezeigt wurde (s. S. 45), der Bicarbonatgehalt durch die „Alkalireserve" im eigentlichen Sinne jederzeit erhöht werden kann. Nicht nur H_2CO_3 kann durch dieses „Puffersystem" gepuffert werden, sondern auch beliebige andere Säuren werden in ihrer Säurewirkung abgeschwächt. So wird z.B. Zusatz der „starken" Säuren HCl zu $NaHCO_3$ ergeben

$$HCl + NaHCO_3 \rightarrow NaCl + H_2CO_3.$$

Die starke Säure verschwindet also zugunsten der schwachen Säure und diese wiederum wird beim Vorhandensein weiterer Mengen von $NaHCO_3$ praktisch nicht dissoziiert sein können, sich zum großen Teil in H_2O und CO_2 rückverwandeln. Durch die Abatmung der CO_2 wird die Konzentration der Kohlensäure fast so stark vermindert wie die an Bicarbonat, so daß das Verhältnis Säure zu Salz weitgehend gewahrt bleibt (s. unten). Als Puffersystem wirken weiterhin im Blut und Gewebe NaH_2PO_4, das sich wie eine schwache Säure verhält, und Na_2HPO_4, welches das Verhalten einer schwachen Base zeigt. Schließlich kommt noch die beträchtliche *„Pufferwirkung" der Eiweißkörper* in Betracht, die ja als Ampholyte bald die Rolle einer schwachen Säure, bald einer schwachen Base übernehmen können (s. S. 11). Eine besondere Rolle spielt das Hämoglobin, dessen mit Oxydation und Reduktion wechselndes Basenbindungsvermögen oben (s. S. 31) beschrieben wurde.

Oben (S. 45) wurde schon dargelegt, daß man gewöhnlich darauf verzichtet, die gesamte Alkalireserve zu bestimmen bzw. zu berechnen, da dies auf erhebliche Schwierigkeiten stößt, und sich mit der Bestimmung des Standard-Bicarbonats begnügt, da zudem der Gehalt an Bicarbonat besonders interessiert. *Jede Senkung des Standard-Bicarbonats* bezeichnet man als **Acidose**. Solange das p_H des Blutes noch über 7,3 gehalten werden kann, z.B. durch Mehratmung, spricht man von einer *kompensierten Acidose*, sinkt es unter 7,3, von einer *dekompensierten Acidose*. *Jeder Anstieg des Standard-Bicarbonats* über die Normallage bezeichnet man als **Alkalose**. Wird dabei ein p_H von 7,5 überschritten, so bezeichnet man die Alkalose als dekompensiert.

In Abb. 24a ist sowohl der Gehalt an freier Kohlensäure wie an Gesamtkohlensäure aufgezeichnet, wenn das Blut mit steigendem CO_2-Druck ins Gleichgewicht gesetzt wird. Das Verhältnis Säure zu Salz (Bicarbonat) ergibt jeweils die $[H^+]$ (s. o.). Die Punkte gleichen Verhältnisses, also eines gleichen p_H, sind durch Konturlinien miteinander verbunden (Isohydren), so daß man für den intra vitam anzutreffenden Bereich jeweils das p_H bei einem gegebenen CO_2-Gehalt und CO_2-Druck ablesen kann. Es sind die eingetragenen Bindungskurven so gewählt, daß der schraffierte Bezirk den Normbereich umgrenzt. Nach Abb. 24a würde man ein Absinken des Standardbicarbonats von 50 auf 40 Vol.-% CO_2 (austreibbare CO_2 in cm^3 je 100 cm^3 Plasma, wenn zuvor das Blut mit einem CO_2-Druck von 40 mm Hg ins Gleichgewicht gesetzt wurde) als kompensierte, unter 40 Vol.-% als dekompensierte Acidose bezeichnen. In Abb. 24b sind die Verhältnisse bei einer diabetischen Acidose erläutert. Durch die Anhäufung nichtflüchtiger Säuren im Blut (β-Oxybuttersäure, Acetessigsäure) ist das Standardbicarbonat zum Teil beschlagnahmt worden und auf rund die Hälfte gesunken. Bei dieser Höhe des Standardbicarbonats würde bei einem CO_2-Druck von 40 mm Hg in der Alveolarluft bzw. im arteriellen Blut ein p_H-Wert des Blutes von 7,05 vorliegen, ein Wert, bei dem es in kurzer Zeit zu einem Zusammenbruch des gesamten Stoffwechsels kommen würde. Diese p_H-Senkung führt aber zu einer beträchtlichen Steigerung der Atmung; ist sie mehr als verdoppelt, dann sinkt der CO_2-Druck in den Alveolen, mit dem sich das arterielle Blut ins Gleichgewicht setzt, auf 17 mm Hg. Bei diesem CO_2-Druck aber liegt nicht mehr ein p_H von 7,05, sondern (durch die Änderung des Verhältnisses von Säure zu Salz) von 7,25 vor — die Acidose ist, wenn auch nicht völlig, so doch weitgehend kompensiert.

Außer dieser *metabolischen* kann eine Acidose auch *respiratorische* Ursachen haben, z.B. bei Änderung der Lungenatmung und dadurch veränderter Abgabe von CO_2. Eine Acidose kann weiter verursacht sein durch exzessiven Basenverlust, so etwa bei bestimmten Nierenerkrankungen oder bei Insuffizienz der Nebennierenrinde.

Umgekehrt kann eine *Alkalose* ebenfalls aus respiratorischen wie aus metabolischen Ursachen auftreten. So beobachtet man eine Alkalose bei überschüssiger Basenzufuhr (Rohkost) oder bei Cl′-Verlust durch Erbrechen, der bei starkem Erbrechen so groß werden kann, daß es zu einer dekompensierten Alkalose kommen kann.

Eine charakteristische respiratorische Veränderung wird in großen Höhen beobachtet. Durch die Verminderung des O_2-Drucks im Blut wird die Atmung angetrieben (s. S. 190), und entsprechend sinkt der CO_2-Druck im Blut. Das aber verschiebt das Verhältnis Säure zu

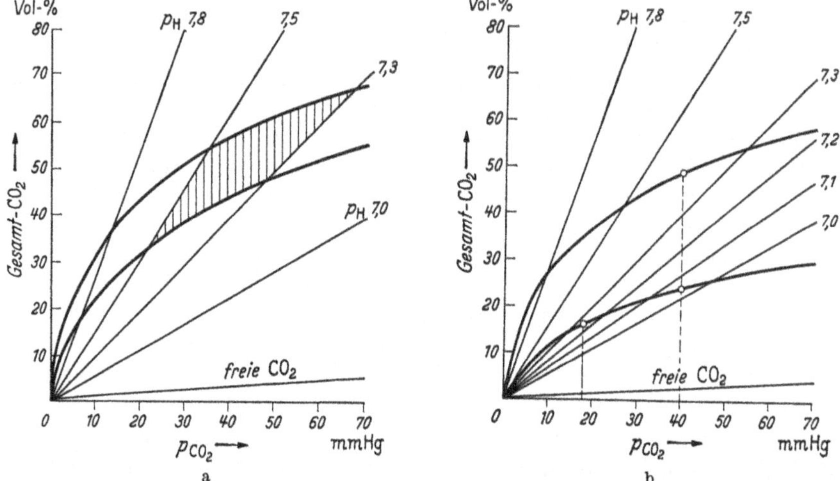

Abb. 24a u. b. a Normale Streubreite des Bicarbonatgehaltes des Blutes. Es ist zunächst der lineare Anstieg des Gehaltes an freier CO_2 (H_2CO_3) im Blute dargestellt, wenn dieses mit steigenden CO_2-Drucken ins Gleichgewicht gesetzt wird, weiter 2 CO_2-Bindungskurven, die an der oberen und unteren Grenze der Norm liegen. Sie stellen die bei jedem CO_2-Druck insgesamt austreibbare CO_2 dar. Zieht man für jeden Punkt die freie CO_2 ab, erhält man den Gehalt an Bicarbonat. Das Verhältnis Säure zu Salz ergibt nun das p_H. Dieses ist für mehrere Punkte errechnet und die Punkte des gleichen p_H durch Linien verbunden worden (Isohydren). Der schraffierte Bezirk umgrenzt den Bereich einer normalen Alkalireserve; Abweichungen nach oben bezeichnet man als Alkalosen, nach unten als Acidosen. — b Die obere Bindungskurve ist die eines Gesunden, die untere stammt von einem Diabetiker. Der obere Kreis bezeichnet das Standardbicarbonat des Gesunden, der untere das des Diabetikers. Im letzteren Falle ist es auf die Hälfte gesunken (von 49 auf 24 Vol.-% austreibbare CO_2 bei einem CO_2-Druck von 40 mm Hg). Das p_H wäre auf 7,05 gesunken, was mit dem Leben auf die Dauer nicht vereinbar wäre. Durch die verstärkte Atmung ist aber der CO_2-Druck in der Lunge auf 17 mm Hg abgesunken. Der p_H-Wert des Blutes liegt dann bei 7,25 — die Acidose wird weitgehend kompensiert. Zwar ist keine völlige Kompensation erreicht, aber die unmittelbare Lebensgefahr ist behoben

Salz, so daß eine Verschiebung des p_H in alkalischer Richtung eintritt. Im weiteren Gefolge kommt es zu einer Anpassung dadurch, daß HCO_3' vermehrt in den Nieren ausgeschieden wird (s. S. 325) und auch in die Gewebe abwandert (im Austausch gegen Cl′), so daß der Bicarbonatgehalt des Blutes ebenfalls absinkt — das Verhältnis Säure zu Salz wird wieder dem Ausgangszustand angenähert und damit das p_H. Das p_H liegt wieder an der oberen Grenze der Norm, wobei sowohl CO_2-Druck wie Bicarbonatgehalt erniedrigt sind.

Bei einer respiratorischen p_H-Verschiebung und ihrer Kompensation kann man jedoch leicht in terminologische Schwierigkeiten geraten. Da ja nach erfolgter Kompensation im eben besprochenen Fall der Bicarbonatgehalt des Blutes abgesunken ist, müßte man jetzt definitionsgemäß von einer Acidose sprechen, und es würde aus dieser Bezeichnung nicht zu erkennen sein, wie sie ausgelöst wurde und daß das p_H nicht in Richtung Neutralpunkt, sondern in Richtung Alkalität verschoben ist. Da jedoch die Definitionen für Acidose und Alkalose festgelegt sind, muß man sich zur Klarstellung dieser Situation anderer Ausdrücke bedienen. Man bevorzugt deshalb heute statt des Ausdrucks dekompensierte Acidose den der **Acidämie** und bezeichnet damit jeden Zustand mit erniedrigtem p_H im Blut. Mit **Alkaliämie** wird umgekehrt jeder Zustand mit Erhöhung des p_H bezeichnet. Der oben dargestellte Zustand einer starken Erhöhung des p_H durch CO_2-Verlust bei Hyperventilation würde man als eine schwere Alkaliämie bezeichnen; den Zustand nach erfolgter teilweiser Kompensation durch Erniedrigung des Bicarbonatgehalts als leichte Alkaliämie. Um Mißverständnisse zu vermeiden, wäre es besser, die alten Ausdrücke Acidose und Alkalose ganz zu verlassen und nur noch von Erniedrigung und Erhöhung des Standard-Bicarbonats zu sprechen bzw. die (anders definierten) Ausdrücke Acidämie und Alkaliämie zu verwenden.

Die Art der Darstellung in Abb. 24 ist im wesentlichen historisch bedingt. Damals ließ sich zwar die gesamte austreibbare Kohlensäure bei steigendem pCO_2 bestimmen und der Gehalt an CO_2 bzw. H_2CO_3 berechnen, aber das p_H erst nachträglich nach der Gleichung von HENDERSON-HASSELBALCH berechnen. Heute verfügt man jedoch über ausreichend genaue Methoden zur p_H-Bestimmung. Man bevorzugt nunmehr eine Darstellung, in der das p_H zum Bicarbonatgehalt in Beziehung gesetzt wird und in der die „Isobaren“ für verschiedenen P_{CO_2} als Konturlinien eingetragen werden können (Abb. 25). Dies hat den Vorteil, daß (entsprechend der Henderson-Hasselbalchschen Gleichung) die CO_2-Bindungskurve als Gerade erscheint (Abb. 25), so daß zu ihrer Bestimmung nur 2 Punkte notwendig sind.

In Abb. 25 sind nun zunächst die Verhältnisse bei einer metabolischen Acidämie dargestellt. Durch das Auftreten fixer Säuren wird das Standardbicarbonat erniedrigt. Wir wandern also vom Normalbereich N entlang der Isobare für $P_{CO_2} = 40$ mm Hg zum Punkt *A*. Es resultiert eine schwere Acidämie. Dies führt zu vermehrter Atmung und Abgabe von CO_2 in der Lunge. Wir wandern entlang der (erniedrigten) Bindungskurve von *A* nach *B*, und die Acidämie ist geringer geworden, teilweise kompensiert.

Als weiteres Beispiel betrachten wir den Fall einer respiratorisch bedingten Acidämie. Durch Insuffizienz der Atmung sei der P_{CO_2} angestiegen. Wir wandern entlang der Bindungskurve vom Normalbereich *N* zum Punkt *C*. Die resultierende schwere Acidämie führt zu einer Erhöhung des Bicarbonatgehalts durch verminderte Ausscheidung und durch Wanderung von Bicarbonat aus dem Gewebe ins Plasma (im Austausch gegen Cl'). Dadurch wandern wir von Punkt *C* auf der entsprechenden Isobare für P_{CO_2} zum Punkt *D*. Wir erhalten eine teilweise kompensierte Acidämie. Nach der alten Nomenklatur müßten wir nun von einer Alkalose sprechen, da ja das Standardbicarbonat erhöht ist, obschon immer noch eine gewisse Acidämie besteht.

Diese Darstellung erleichtert besonders die Berechnung der auftretenden Kompensationen und die Beurteilung von Mischformen. Doch sei bezüglich der Einzelheiten auf die Physiologische Chemie verwiesen.

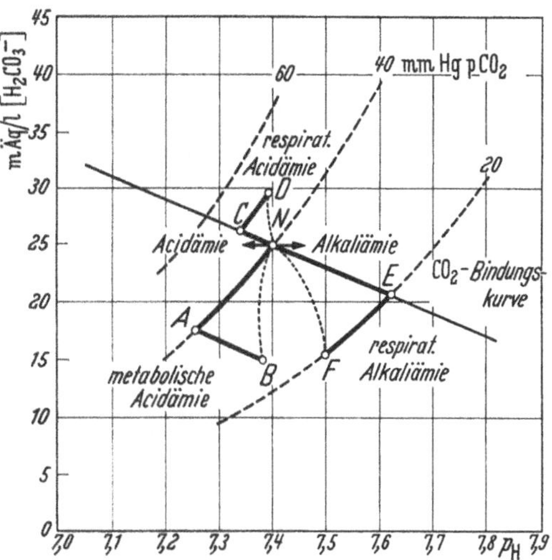

Abb. 25. Etwas andere Darstellung des Tatbestands der Henderson-Hasselbalchschen Gleichung. Es sind die jeweiligen CO_2-Drucke als Konturlinien eingetragen in einem Koordinatensystem mit der Bicarbonatkonzentration als Ordinate und dem p_H als Abszisse. Die CO_2-Bindungskurve bildet dann eine Gerade. Über die dargestellten Verhältnisse bei der metabolischen und respiratorischen Acidämie s. Text. Zusätzlich ist die Verschiebung bei einer respiratorischen Alkaliämie eingetragen. Durch Hyperventilation (etwa im Exzitationsstadium einer Narkose) ist vermehrt CO_2 abgeraucht worden. Der P_{CO_2} ist vom Normalpunkt *N* zum Punkt *E* abgesunken; es resultiert eine erhebliche Alkaliämie. Durch vermehrte Ausscheidung von Bicarbonat in der Niere und Abwanderung von HCO_3 ins Gewebe, im Austausch gegen Cl', ist nach der Verminderung des Säure- auch der Salzgehalt gesenkt worden. Das Verhältnis Säure : Salz und damit das p_H ist angenähert normalisiert; die Alkaliämie wurde weitgehend kompensiert (Punkt *F*). Da der Bicarbonatgehalt abgesunken ist, müßte man diesen Zustand definitionsgemäß als Acidose bezeichnen, obschon immer noch eine gewisse Alkaliämie und keine Acidämie vorliegt

Die Puffersysteme des Blutes vermögen Stöße an Säuren oder Basen abzufangen; die endgültige Regulierung des p_H-Wertes geschieht durch Variation der CO_2-Abgabe in der Lunge und durch Variation der Säuren- und Basenabgabe in der Niere (s. S. 324).

Die Erhaltung der normalen Reaktion des Blutes ist von grundsätzlicher Bedeutung, weil nicht nur die Eiweißkörper des Blutes, sondern auch die der Zellmembranen in den Geweben in ihren Eigenschaften völlig vom p_H der Umgebung abhängen und die meisten „Fermente“ ihre optimale Wirkung bei einem ganz bestimmten p_H entwickeln.

7. Die biologischen Abwehrreaktionen. Blutgruppen

Das Blut spielt weiter eine wichtige Rolle als Transportorgan von vornherein vorhandener und durch vorhergehende Infektion erworbener Abwehrstoffe gegenüber eindringenden Krankheitserregern und den durch diese gebildeten Toxinen. Als Träger dieser Abwehrstoffe kommen die Globuline in Frage, vor allem die Fraktion der γ-Globuline.

Für die *natürliche Resistenz* gegenüber bestimmten Erregern hat sich ein Euglobulin, das *Properdin*, als wesentlich erwiesen, das Bestandteil eines unspezifischen Abwehrsystems ist. Es handelt sich um ein Globulin mit besonders kurzer Halbwertzeit, das also rasch abgebaut wird und wieder nachgebildet werden muß, wobei zur Neubildung u. a. Pantothensäure (s. S. 251) vorhanden sein muß.

Bei der kurzen Halbwertzeit können innerhalb kurzer Zeit große Schwankungen im Properdingehalt des Blutes festgestellt werden und entsprechend Veränderungen der Resistenz. So kann der Properdingehalt bei schweren Belastungen des Organismus (Abkühlung = „Erkältung," Röntgenbestrahlung, Behandlung mit bestimmten Medikamenten) rasch abfallen und eine zufällig gleichzeitig auftretende sonst harmlose Infektion schwerwiegende Folgen haben. Umgekehrt kann durch die bei Infektion freiwerdenden Polypeptide (s. o. S. 28) die Properdinbildung rasch erhöht werden.

Von der natürlichen wird eine *erworbene Resistenz* unterschieden. Die Infektionsstoffe wirken als *Antigene*, die die Bildung von spezifischen **Antikörpern** in den Plasmazellen hervorrufen. Nach ihren unterschiedlichen Wirkungen werden die Antikörper verschieden bezeichnet: Antitoxine, Präcipitine, Lysine, Agglutinine usw. Nach ihrer Fertigstellung vermögen die Antikörper mit dem Antigen u. U. ein unwirksames Antigen-Antikörper-Produkt zu bilden, das allmählich ausgeschieden wird. Zu einem Teil spielen diese Antikörper also die Rolle von Schutz- und Abwehrstoffen, in anderen Fällen jedoch kann die intracelluläre Antigen-Antikörperreaktion zu einer Veränderung des Protoplasmas und zu schweren Funktionsstörungen bzw. Zelltod führen, wobei das führende Symptom vom hauptsächlich betroffenen Organ (Zentralnervensystem, Herz, Niere usw.) abhängen wird. Unter Umständen können unter dem Einfluß der Infektionsstoffe Zellbestandteile eine solche Änderung erfahren, daß sie Antigencharakter annehmen und die Bildung von *Auto-Antikörpern* veranlassen, die gegen bestimmte eigene Körperzellen gerichtet sind. Die Antikörperbildung kann hier geradezu zur Krankheitsursache werden.

Eine normale Reaktionslage des Organismus wird als *Normergie* bezeichnet, eine quantitativ übermäßige Reaktion als *Hyperergie*, eine verminderte als *Hypergie*. Diese kann bis zur Reaktionslosigkeit gehen und wird dann als *negative Anergie* bezeichnet, um sie gegenüber der *positiven Anergie*, einer Reaktionslosigkeit durch die oben genannte natürliche Resistenz, zu unterscheiden.

Die Reaktionslage hängt stark ab vom System Zwischenhirn—Hypophysenvorderlappen—Nebennierenrinde (s. S. 407). Durch Cortisol (dem wesentlichen Glucocorticoid) kann die mesenchymale Reaktion vermindert, durch die Mineralocorticoide verstärkt werden (s. S. 358), eine Erkenntnis, die heute häufig ausgenutzt wird, vor allem, wenn es gilt, einen hyperergischen Zustand zu beherrschen.

Eine vorausgegangene Erstinfektion kann eine erhöhte Empfindlichkeit gegenüber einer Neuinfektion hinterlassen, führt jedoch in den meisten Fällen dazu, daß bei der Zweitinfektion die gesamten Abwehrmaßnahmen so rasch und so ausgiebig erfolgen, daß es nicht zur Erkrankung kommt. Der Organismus hat gegen diese Infektionen eine mehr oder weniger lange andauernde **Immunität** erworben. Gegen viele Erkrankungen ist künstlich eine aktive Immunisierung möglich durch Einverleibung abgeschwächter (z. B. Pocken) oder abgetöteter Erreger (Kinderlähmung, Typhus, Cholera, Keuchhusten, Ruhr usw.) bzw. entgifteter Toxine (Diphtherie, Scharlach,

Tetanus). Streng davon zu unterscheiden ist die passive Immunisierung durch Einverleibung fertiger Antikörper in Form von Heilseren, wobei ein zwar sofortiger, jedoch nur kurz dauernder Schutz erreicht wird (z. B. Tetanus, Diphtherie).

Wird einem Organismus körperfremdes Eiweiß unter Umgehung des Verdauungstraktes (parenteral) verabreicht, so wirkt dieses Eiweiß als Antigen und hat die Bildung streng spezifischer, nur gegen dieses Eiweiß gerichteter Antikörper zur Folge. Bei einer Zweitinjektion kann es dann zu einer übermäßigen, also hyperergischen Reaktion kommen. Dieser Spezialfall der Hyperergie wird *Allergie* genannt. Ist z.B. einmal eine passive Immunisierung gegenüber Diphtherie mit Pferdeserum erfolgt, so kann bei einer Zweitinjektion eine allergische Reaktion erfolgen (Serumkrankheit bis zum anaphylaktischen Schock). Der Organismus ist durch die Erstinjektion „sensibilisiert" worden. Eine Nachinjektion eines Serums einer anderen Species, z. B. vom Rind, bleibt dagegen wirkungslos.

Es ist daraus zu entnehmen, daß artfremdes Eiweiß eine Giftwirkung entfaltet. Es kommt deshalb eine Blutübertragung vom Tier auf den Menschen als Blutersatz nicht in Frage. Aber auch eine **Blutübertragung** von Mensch zu Mensch ist nicht immer möglich. Es kann im einen Falle eine solche Blutübertragung folgenlos möglich sein, in einem andern kann es zu schweren Abwehrreaktionen mit Hämolyse beim Empfänger kommen.

Man kann feststellen, daß auch eine Mischung des Blutes von solchen unverträglichen Spendern und Empfängern auf einem gläsernen Objektträger sehr merkwürdige Veränderungen mit sich bringt. Die Blutkörperchen ballen sich zusammen — agglutinieren —, während die Blutvermischung verträglicher Spender und Empfänger auch auf dem Objektträger in den meisten Fällen ohne Störung der Stabilität des Blutes vor sich geht.

Die „Agglutination" tritt auch dann ein, wenn von dem einen Blut lediglich das Serum, von dem anderen die roten Blutkörperchen verwendet werden. Daraus schloß man, daß ein bestimmter Stoff (Agglutinin) des Serums die Blutkörperchen eines bestimmten anderen Blutes zusammenballen kann. Es ergab sich, daß in den menschlichen Seren, die zur Untersuchung kamen, 2 spezifisch gerichtete Agglutinine vorkommen können, welche gegen 2 betimmte Arten Blutkörperchen gerichtet sind, sie also spezifisch agglutinieren. — Die beiden Blutkörperchenarten werden als „A" und „B" bezeichnet, die spezifischen Agglutinine des Serums als „Anti-A" oder α und „Anti-B" oder β.

Tabelle 13

Blutgruppenbezeichnung	Blutkörperchenart	Agglutinine im Serum
AB	A und B	—
A	A	β oder Anti-B
B	B	α oder Anti-A
0	weder A noch B	α und β bzw. Anti-A und Anti-B

Im Blute eines Menschen können beide Blutkörperchenarten vorhanden sein. Dann kann aber das Serum natürlich weder Agglutinin α noch β enthalten, da es ja sonst selbst agglutinieren würde. Das Serum eines solchen Menschen würde verständlicherweise kein anderes menschliches Blut zur Agglutination bringen können. In anderem Blute findet man nur die Blutkörperchenart A oder B, wobei dann im Serum nur das Agglutinin β oder α vorhanden sein darf. Schließlich gibt es Blut, dessen Blutkörperchen weder die Eigenschaften von A noch von B haben. Dieses Blut kann dann schadlos die Agglutinine α und β enthalten. Nach dieser

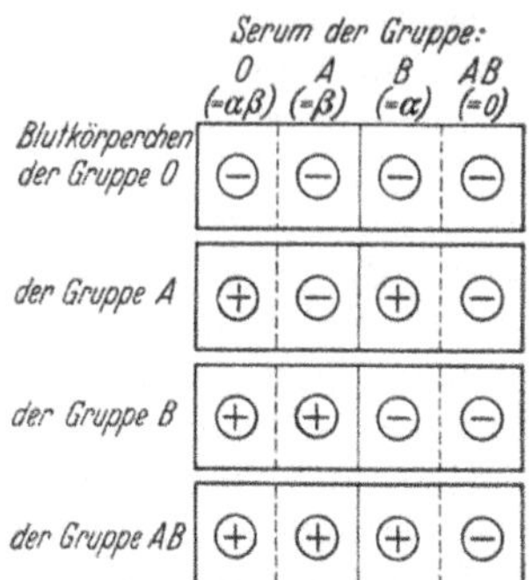

Abb. 26. Schematische Darstellung des Zustandekommens (+) oder Ausbleibens (−) einer „Agglutination" beim Zusatz der Blutkörperchen der verschiedenen Blutgruppen zu jeweils verschiedenen Seren

Verteilung der Blutkörperchenarten A und B sowie der Agglutinine α und β lassen sich verschiedene „Blutgruppen" unterscheiden, die entsprechend internationalem Übereinkommen *nach der Beschaffenheit der Blutkörperchen als* **Blutgruppen** *AB, A, B und 0* bezeichnet werden. Die Tabelle 13 gibt eine Übersicht über die Verteilung der beiden Blutkörperchenarten und der beiden Agglutinine auf die 4 Gruppen des AB0-Systems.

Bringt man Blutkörperchen einer Gruppe mit Serum einer anderen zusammen (wobei das Serum im Überschuß vorhanden sein muß), so ergibt sich Agglutination (+ in der Abbildung) oder nicht (− in der Abbildung), je nach der Wahl der Seren und Blutkörperchen. Die Abb. 26 zeigt das Ergebnis solcher Versuche.

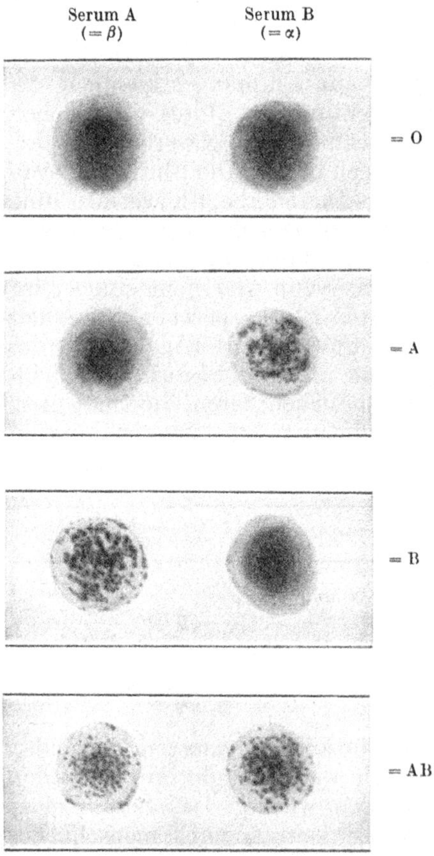

Serum A (= β) Serum B (= α)

= 0

= A

= B

= AB

Abb. 27. Bestimmung der 4 Blutgruppen mit einem Tropfen Serum der Gruppe A (= Anti-B oder β) und der Gruppe B (= Anti-A oder α), der mit je einem Tröpfchen Blut vermischt und unter leichtem Schaukeln des Objektträgers auf Agglutination beobachtet wird. Die Zusammenballung läßt sich, wie man sieht, schon ohne Mikroskop erkennen. (Nach F. OEHLECKER)

Zwischen Angehörigen einer und derselben Blutgruppe wird man in den meisten Fällen schadlos Transfusionen vornehmen können. Das Blut der Blutgruppe 0 wird man, da immer das Serum des Empfängers im Übermaß vorhanden ist, bei Fehlen eines anderen Spenders im Notfall auf Angehörige aller Blutgruppen übertragen können, während man das mit Blut der Gruppe AB niemals tun wird. Hingegen wird diese Blut von allen anderen Gruppen aufnehmen dürfen. Die praktische Notwendigkeit dieser Feststellungen setzt eine einfache technische Möglichkeit voraus, die Blutgruppenzugehörigkeit eindeutig zu bestimmen. Das gelingt, indem man einen Tropfen der beiden käuflichen *Testsera* der Gruppe A (enthält β) und B (enthält α) auf einen Objektträger bringt und dazu eine Spur des Blutes unbekannter Gruppenzugehörigkeit gibt. Das Eintreten oder Ausbleiben der Agglutination für die einzelnen Blutgruppen zeigt die Abb. 27.

Die Häufigkeit der einzelnen Blutgruppen in Nordwestdeutschland ist etwa wie folgt verteilt: Gruppe 0 = 42%, A = 43%, B = 12%, AB = 3%. Die Vererbung erfolgt entsprechend den allgemeinen Vererbungsgesetzen. Die besprochene Gliederung in 4 große Gruppen ist eine verhältnismäßig grobe, praktisch nicht immer ausreichende. Zwischengruppen und Untergruppen lassen sich durch entsprechende Untersuchungstechnik aufstellen.

So können z. B. gleichzeitig neben, aber unabhängig von den Eigenschaften A, B, AB und 0 die „Merkmale" „M" und „N" durch Immunisierung von Kaninchen, welche dann entsprechende „Antisera" bilden, für alle Menschen nachgewiesen werden. Ein Teil der Menschen hat dann „M", ein anderer „N", ein dritter MN. Eine Gruppe „0" gibt es für diese Merkmale nicht.

Von Bedeutung kann weiter die Tatsache werden, daß die Gruppe A in die häufigere Gruppe A_1 und die seltenere Gruppe A_2 zerfällt. Glücklicherweise enthält das Serum der Gruppe A_2 selten das Agglutinin Anti-A_1 oder α_1. Bei Blutübertragungen innerhalb der Gruppe A ist trotzdem die Durchführung der „Kreuzprobe" geboten (s. u.).

Bedeutung erlangte in den letzten Jahren ein Blutkörperchenmerkmal Rh, das bei Immunisierung an Meerschweinchen mit Blutkörperchen von Rhesus-Affen entdeckt wurde (LANDSTEINER und LEVINE). Das so gewonnene Meerschweinchenserum agglutiniert bei über 80% der Europäer die Blutkörperchen; sie sind „Rh-positiv". Überträgt man solches Blut auf Rh-negative Individuen, so können sie unter Umständen entsprechende Antistoffe bilden, welche dann bei einer späteren zweiten Übertragung von Rh-positivem Blut eine Hämolyse bewirken, die zu schweren Erscheinungen führen kann. Es kann vorkommen, daß das Kind einer Rh-negativen Mutter und eines Rh-positiven Vaters, selbst Rh-positiv, Veranlassung zur Bildung von Rh-Agglutininen im mütterlichen Organismus gibt. Bei einer zweiten Schwangerschaft, wenn die Frucht wieder Rh-positiv wird, können diese Stoffe im Fetus zu Blutzerfall und anderen schweren Schädigungen führen; dies kann auch dann eintreten, wenn die Rh-negative Mutter zu irgendeinem Zeitpunkt eine Blutübertragung von einem Rh-positiven Spender erhalten hat. Die eintretende „Erythroblastose" der Frucht äußert sich bei der Geburt meist in einer schweren Gelbsucht (Icterus gravis neonatorum) und ist häufig die Ursache des Todes des Säuglings an „Lebensschwäche". Die Kenntnis dieses Tatbestandes ist wichtig, weil durch Austauschtransfusion eine Rettung erfolgen kann, wobei durch fortgesetzte Bluttransfusionen mit anschließender entsprechender Blutentnahme eine fortgesetzte Verdünnung der im Blut des Säuglings kreisenden, von der Mutter übernommenen Abbaustoffe bewirkt wird.

Daß diese „Erythroblastose" der Frucht nicht noch häufiger eintritt, ist unter anderem darauf zurückzuführen, daß die meisten Rh-negativen Menschen nur sehr wenig Agglutinine gegen Rh-positive Erythrocyten bilden. Immerhin ist es notwendig, bei jeder Frau oder jedem Mädchen vor jeder Bluttransfusion den Rh-Faktor zu bestimmen, bei jedem Mann dann, wenn eine Serie von Blutübertragungen stattfinden soll. Es ist aber zu berücksichtigen, daß auch die Rh-Gruppe in eine Reihe von Untergruppen zerfällt, von welchen die zuerst entdeckte (D) die häufigste ist. Da mit den käuflichen Testsera nur diese Untergruppe bestimmt werden kann, empfiehlt sich in den oben genannten Fällen die „Kreuzprobe", wobei Serum des Empfängers direkt mit Blut des heranzuziehenden Spenders vermischt wird und umgekehrt, um auch seltenere Agglutinine und agglutinable Substanzen auszuschließen.

Literatur

ANTWEILER, H. J. (Herausgeb.): Die quantitative Elektrophorese in der Medizin, 2. Aufl. Berlin: Springer 1957. — BARCROFT, J.: Die Atmungsfunktion des Blutes. Deutsche Übersetzung. Berlin 1927. — Researches on prenatal life. Oxford: Blackwell 1946. — BARRON, G. E. S. (Herausgeb.): Modern trends in physiology and biochemistry. New York 1952. — BEGEMANN, H., u. H.-H. HARWERTH: Praktische Hämatologie. Stuttgart: Georg Thieme 1959. — BETKE, K.: Der menschliche rote Blutfarbstoff bei Fetus und reifem Organismus. Berlin: Springer 1954. — BIGGS, R., and R. G. MACFARLANE: Human blood coagulation, 2. Aufl. Oxford: Blackwell 1956. — BRAUNSTEINER, H. (Herausgeb.): Physiologie und Pathophysiologie der weißen Blutzellen. Stuttgart: Georg Thieme 1959. — COHN, E. J.: Advances in military medicine, ch. 28: Plasma fractionation 1947. — DAHR, P.: Technik der Blutgruppen und Blutfaktorenbestimmung. Leipzig: Georg Thieme 1953. — DAHR, P., u. M. KINDLER: Erkenntnisse der Blutgruppenforschung seit der Entdeckung des Rhesusfaktors. Stuttgart: Schattauer 1958. — DEUTSCH, E.: Blutgerinnungsfaktoren. Wien: Deuticke 1955. — EDSALL, J. T.: The plasma proteins and their fractionation. Ergebn. Physiol. **46**, 308 (1950). — Chemistry and clinical uses of the protein components involved in blood clotting. Ergebn. Physiol. **46**, 354 (1950). — FONIO, A.: Über die dritte Phase der Blutgerinnung und über die Funktion des Strukturelements der Thrombocyten. Ergebn. inn. Med. Kinderheilk. **4**, 1 (1953). — HEILMEYER, L.: Blut- und Blutkrankheiten. In Handbuch der inneren Medizin, Bd. II. Berlin: Springer 1951. — HEILMEYER, L., u. H. BEGEMANN: Atlas der klinischen Hämatologie und Cytologie (Text- und Bildband). Berlin: Springer 1955. — HEILMEYER, L., u. A. HITTMAIR: Handbuch der gesamten Haematologie. München: Urban & Schwarzenberg 1957. — HENDERSON, L. J.: Blut. Dresden 1932. — HEVESY, G.: Radioactive indicators. New York and London 1948. — HOEBER, R.: Physikalische Chemie der Zellen und Gewebe. Bern: Stämpfli 1947. — *Homeostatic mechanisms.* Brookhaven Symposia in Biology No 10. Upton, N.Y.: Brookhaven. Nat. Lab., Biol. Dept. 1958. — JORPES, J. E.: Heparin, 2. Aufl. Oxford: University Press 1949. — JÜRGENS, J., u. F. K. BILLER: Klinische

Methoden der Blutgerinnungsanalyse. Stuttgart: Georg Thieme 1959. — MACFARLANE, R.G.: Blood coagulation. Physiol. Rev. **36**, 479 (1956). — MATTHES, M., u. G. W. ORTH: Leitfaden der Bluttransfusion. Stuttgart: Fischer 1955. — MENKIN, V.: Newer concepts of inflammation. Springfield, Ill.: Ch. C. Thomas 1950. — NETTER, H.: Theoretische Biochemie. Berlin: Springer 1959. — OPITZ, E., u. H. BARTELS: Methodik der Blutgasanalyse. In HOPPE-SEYLER und THIERFELDER **2**, 183 (1955). — PETERS, J. P., and D. D. VAN SLYKE: Quantitative clinical chemistry. Interpretations, 2. Aufl. Baltimore: Williams & Wilkins Company 1946. — QUICK, A. J.: Physiology and pathology of haemostasis. Philadelphia 1951. — RACE, R. R., u. R. SANGER: Die Blutgruppen des Menschen. Stuttgart: Georg Thieme 1958. — ROHR, K.: Das menschliche Knochenmark. Stuttgart: Georg Thieme 1949. — ROUGHTON, F. J. W., and J. C. KENDREW: Haemoglobin. London and New York 1949. — SCHULTEN, H.: Lehrbuch der klinischen Haematologie, 5. Aufl. Stuttgart: Georg Thieme 1953. — STICH, W.: Biochemie und Funktion des Hämoglobins und verwandter Stoffe. In Handbuch der allgemeinen Pathologie, Bd. IV/2, S. 204. 1957. — THEORELL, H.: Heme-linked groups and mode of action of some hemoproteins. Recent Advanc. Encymol. **7**, 265 (1947). — WÖHLISCH, E.: Fortschritte in der Physiologie der Blutgerinnung. Ergebn. Physiol. **43**, 174 (1940). — Verh. dtsch. ges. inn. Med. **53**, 481 (1952). — WUHRMANN, F., u. CH. WUNDERLY: Die Bluteiweißkörper des Menschen, 2. Aufl. Basel 1952.

II. Herz

Wesentlichster Motor für die Blutbewegung ist das Herz. Es können allerdings, wie wir sehen werden, auch die Atmung und andere Faktoren unterstützend eingreifen; unter besonderen Bedingungen können bei einigen Tierspecies sogar Hilfsmotoren festgestellt werden, so z. B. aktive, rhythmische Kontraktionen der Venen in den Fledermausflügeln (MISLIN). Das Herz ist in seiner Leistungsfähigkeit nur verständlich als Glied des Gesamtkreislaufs. Trotzdem müssen wir aus didaktischen Gründen diesen Zusammenhang auseinanderreißen und zunächst das isolierte Herz besprechen. Am Schluß des folgenden Kapitels „peripherer Kreislauf" werden wir erst in der Lage sein, einen Überblick über die Tätigkeit des Herzens in situ zu gewinnen.

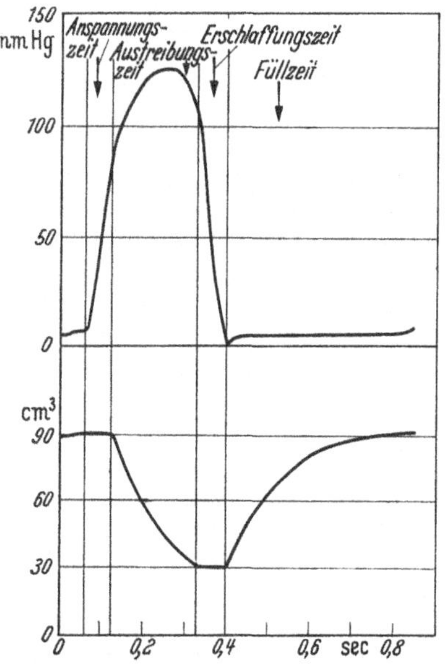

Abb. 28. Druckablauf im Ventrikel (oben), gleichzeitig mit den Volumenänderungen bei Systole und Diastole (unten). Man beachte, daß schon im ersten Teil der Füllzeit eine fast vollständige und im weiteren Verlauf der Diastole nur noch eine geringe zusätzliche Füllung des Ventrikels eintritt

Die Tätigkeit des Herzens besteht in einem rhythmischen Wechsel von Zusammenziehung und Erschlaffung, von *Systole* und *Diastole*, wobei die Systole der Vorhöfe vor derjenigen der Kammern eintritt. In der ersten Phase der Systole der Ventrikel sind alle Klappen geschlossen. Der Ventrikel spannt sich um die inkompressible Blutsäule *(Anspannungszeit)*. In dieser Zeit bleibt das Volumen der Ventrikel konstant, während der Druck in ihrem Innern rasch ansteigt (Abb. 28). Sobald der Druck im Innern des Ventrikels denjenigen in der Aorta (bzw. A. pulmonalis) übersteigt, werden die Klappen geöffnet und unter Verkürzung der Muskelfasern ein Teil des Ventrikelinhalts ausgeworfen. Im Verlauf dieser *Austreibungszeit* sinkt damit das Blutvolumen im Ventrikel laufend ab (untere Kurve in Abb. 28). Der Druck im Ventrikel nimmt zunächst weiter zu, sinkt jedoch dann trotz weiterer Austreibung des Blutes wieder ab entsprechend dem Blutabfluß aus Aorta bzw. A. pulmonalis. Gegen Ende der Systole wird der Druckabfall steiler, weil jetzt auch der Blutauswurf geringer wird.

Mit Beendigung der Systole und damit einsetzender Entspannung der Muskulatur sinkt der Druck im Ventrikel rapide ab. Es wird rasch der Druck in den großen Arterien unterschritten, so daß sich die Klappen wieder schließen. Während dieser *Entspannungszeit* ist der Druck im Ventrikel jedoch noch höher als im Vorhof, so daß die Atrioventrikularklappen noch geschlossen bleiben und das Volumen des Ventrikels praktisch unverändert bleibt. Erst am Ende der Entspannungszeit sinkt der Ventrikeldruck unter den Vorhofdruck und die erneute Füllung des Ventrikels kann bei geöffneten Atrioventrikularklappen beginnen. Diese *Füllzeit* zieht sich über die ganze weitere Diastole hin bis zur erneut einsetzenden Systole, wo mit steigendem Innendruck im Ventrikel die Atrioventrikularklappen geschlossen werden. Die *Volumenkurve* des Ventrikels in Abb. 28 zeigt, daß die rascheste Füllung im Anfang der Füllzeit erfolgt. Am Ende der Füllzeit steigt durch die Kontraktion des Vorhofs der Ventrikeldruck leicht an. Die zusätzliche Füllung des Ventrikels durch die Vorhofkontraktion ist unter den hier dargestellten Bedingungen gering.

Bei einer Zunahme der Frequenz wird die Systolendauer nur wenig verkürzt, der Frequenzanstieg geht also hauptsächlich auf Kosten der Diastolendauer. Steigt der Aortendruck, gegen den das Herz das Blut auswerfen muß, dann wird die Anspannungszeit verlängert, steigt das ausgeworfene Volumen, dann wird die Austreibungszeit relativ verlängert. Bei Sympathicusreiz werden die Frequenz erhöht und harmonisch alle Zeiten verkürzt (s. S. 79).

Auf weitere Einzelheiten der Druckänderungen und die Gestaltveränderungen des Herzens in Systole und Diastole kommen wir unten zurück.

Das Blutvolumen, das das Herz auf die geschilderte Weise mit jeder einzelnen Systole auswirft, wird als *Schlagvolumen* bezeichnet, die ausgeworfene Blutmenge in der Zeiteinheit als Herzzeitvolumen. Als Zeiteinheit wird gewöhnlich die Minute gewählt, so daß man als Herzzeitvolumen das *Herzminutenvolumen* angibt, das ist das Schlagvolumen des Herzens mal der Zahl der Schläge pro Minute.

1. Erregungsbildung und Erregungsleitung im Herzen

a) Natürliche Erregungsbildung

Auch das völlig vom übrigen Organismus losgelöste Herz vermag noch weiter zu schlagen. Es muß dabei nur vor zu tiefer Temperatursenkung und vor Austrocknung geschützt werden, und es muß dafür gesorgt werden, daß die Versorgung des Coronarsystems mit „arterialisiertem" Blut sichergestellt ist. Im Gegensatz zum Skeletmuskel, der nach Isolierung in völliger Ruhe verharrt und zu seiner Tätigkeit auf Erregungen angewiesen ist, die ihm auf nervösem Wege zufließen, kann das Herz die für seine Tätigkeit notwendigen Erregungen in sich selbst bilden. Man spricht von einer **Autonomie** oder einer **Autorhythmie** des Herzens. Es finden sich zwar auch am Herzen, wie wir später (S. 74) sehen werden, deutliche Einflüsse des Nervensystems; sie greifen jedoch nur modifizierend in diese Tätigkeit ein, ohne daß sie sie primär auslösen müßten.

Da sowohl am Herzen in situ wie am isolierten Herzen zuerst die Kontraktion der Vorhöfe und dann die der Ventrikel erfolgt, wird man von vornherein annehmen können, daß die primäre Bildungsstelle der Erregungen sich irgendwo in den Vorhöfen befinden muß. Eine genauere Lokalisation gelingt heute leicht durch Abtasten des Gewebes mit Hilfe von winzigen Elektroden. Jedes erregbare Gebilde liefert bei einer Erregung bestimmte elektrische Erscheinungen (s. u. S. 64 und 431). Diejenige Stelle, die als erste diese Erscheinungen liefert, muß der gesuchte **Schrittmacher** für das ganze Herz sein. Diese Stelle findet sich an der Einmündungsstelle der Vena cava cran. in den rechten Vorhof (Abb. 29), am embryonalen Sinus venosus. Sie enthält primitiv gebliebene protoplasmareiche glykogenarme Herzmuskelfasern, welche nur geringe Querstreifung aufweisen. Diese knotenförmige Anhäufung wird entsprechend ihrer Lage **Sinusknoten** genannt.

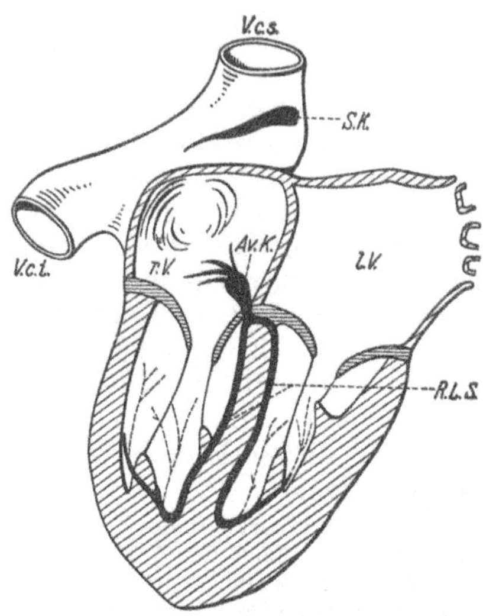

Abb. 29. Schema der Anordnung des Erregungsbildungs- und Erregungsleitungssystems des menschlichen Herzens. *r.V.* rechter Vorhof; *l.V.* linker Vorhof; *V.c.i.* untere Hohlvene; *V.c.s.* obere Hohlvene; *S.K.* Sinusknoten; *Av.K.* Atrioventrikularknoten; *R.L.S.* Erregungsleitungssystem

Die Lokalisation des Schrittmachers ist jedoch schon früher mit verhältnismäßig einfachen Methoden erfolgt. Beim Froschherzen findet sich als Einmündung der Venen ein wohlabgrenzbarer venöser Sinus, der sich jeweils kurz vor dem Vorhof kontrahiert. Es genügt, diesen Sinus durch Scherenschnitt oder durch Ligatur (Stanniussche Ligatur) vom übrigen Herzen zu trennen, um dieses augenblicklich zum Stillstand zu bringen (wenn auch nur vorübergehend, s. u.). Es muß sich also mindestens der im Augenblick dominierende Schrittmacher im Sinus befunden haben. Weitergehender ließ er sich folgendermaßen lokalisieren: Wie alle chemischen Prozesse, so ist auch der Prozeß der Erregungsbildung stark *temperaturabhängig* und damit die Zahl der Herzschläge je Minute (Herzfrequenz). Es entspricht dies der van t'Hoffschen Regel, wonach die Reaktionsgeschwindigkeit

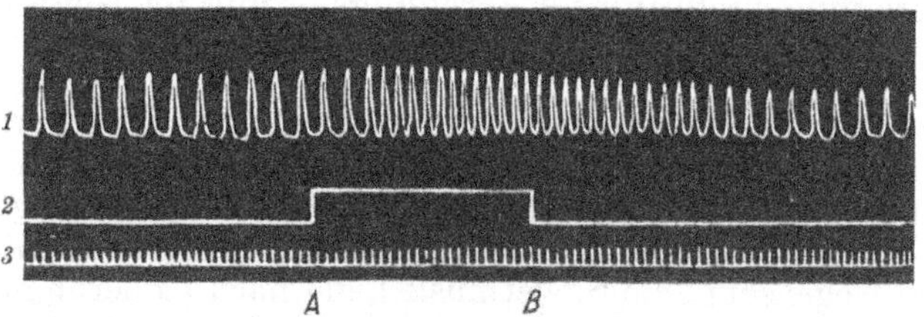

Abb. 30. *1* Aufzeichnung der Kontraktionen eines isolierten Herzens. *2* Signal. *3* Zeitschreibung in $^1/_2$ sec. Von *A*—*B* wird der venöse Sinus isoliert mit der Wärmesonde erwärmt. Das Ergebnis ist eine Umstellung des gesamten Herzrhythmus

vieler chemischer Prozesse bei Steigerung der Temperatur um 10° verdoppelt bis verdreifacht wird (*Reaktionsgeschwindigkeits-Temperatur-Regel*, abgekürzt RGT-Regel). Physikalische Prozesse weisen meist eine geringere Temperaturabhängigkeit auf. Diese RGT-Regel gilt in einem mittleren Bereich auch für das Herz. Wird nun die Gegend des Sinusknoten allein mit einer feinen Wärmesonde erwärmt, nimmt nach kurzer Zeit die Schlagzahl des Herzens zu (Abb. 30), ein Beweis, daß die Erregungen von diesem Gebiet ausgingen.

Wir werden später (S. 64 und ausführlich S. 431) sehen, daß Voraussetzung für die Erregbarkeit irgendeines erregbaren Gebildes eine bestimmte Polarisation der Membran ist, wobei ihr Äußeres sich positiv gegenüber der Innenseite verhält, und für den Eintritt der Erregung eine bestimmte Abnahme dieser Polarisation *(lokales Potential)*. Hat diese Depolarisation eine bestimmte Höhe erreicht, dann kommt es zur Auslösung einer fortgeleiteten Erregung.

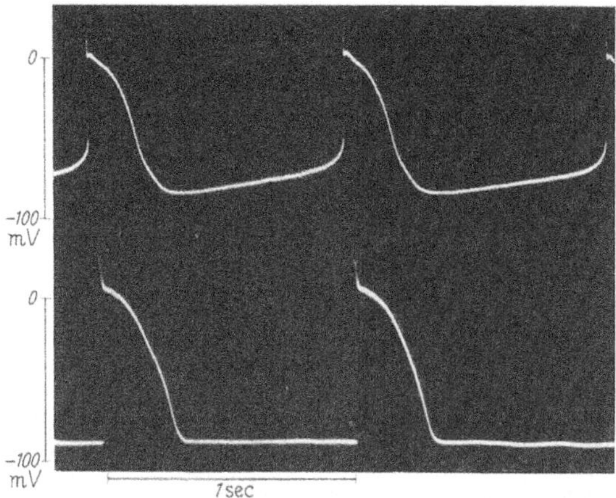

Abb. 31. Ableitung der Aktionspotentiale von einer Purkinje-Faser des Hundeherzens mit Mikroelektroden. Im Versuch der oberen Kurve wirkt die abgeleitete Stelle als Erregungsbildungszentrum, im Versuch der unteren Kurve wird sie „getrieben", d.h. von einem höheren Erregungsbildungszentrum fortgeleitet erregt. Man beachte den Verlauf der Nachpotentiale nach Ablauf der großen Potentialschwankung in der oberen Kurve im Gegensatz zu der unteren. Weiteres s. Text. (Originalaufnahme von W. TRAUTWEIN, Heidelberg)

In Abb. 31 oben, bei Ableitung des Potentials mit Hilfe einer feinen Elektrode, die direkt in eine Faser des Schrittmachers eingestochen wurde, sieht man zunächst die Abnahme der Polarisation in einem langsamen Anstieg des Ausschlags. Hat er eine bestimmte Höhe erreicht, dann verliert (als Ausdruck der fortgeleiteten Erregung) die Zelle so rasch ihre Polarisation, daß der Aufstrich in der Registrierung kaum sichtbar ist. Anschließend kommt es zu einer langsamen Repolarisierung mit demselben Nachpotential, so daß das Spiel von neuem beginnen kann. In Abb. 31 unten bleibt, wie bei Ableitung von der Arbeitsmuskulatur, die Grundlinie auf einer Geraden. Hier sind die registrierten Ausschläge nur Ausdruck dafür, daß eine von einer andern Stelle eingetroffene Erregung fortgeleitet wurde, aber nicht neu gebildet worden ist. So kann auch aus der Form der abgeleiteten Potentiale festgestellt werden, wo sich der oder die Schrittmacher des Herzens befinden.

Die Erregungsbildungsstätten unterscheiden sich somit von andern Zellen (und Zellverbänden) durch Art, Größe und Dauer des Nachpotentials nach abgelaufener Erregung, und die Fähigkeit, autonome rhythmische Erregungen zu bilden, scheint mit Besonderheiten der Zellmembran zusammenzuhängen (BOZLER, TRAUTWEIN).

Die Ableitung der Aktionspotentiale erweist weiter, daß die zur Auslösung einer fortgeleiteten Erregung notwendige Depolarisierung (lokales Potential) bei Temperaturerniedrigung langsamer stattfindet, während der Schwellenwert unverändert bleibt (Abb. 32); dadurch resultiert eine langsamere Frequenz des Schrittmachers und damit des ganzen Herzens. Bei Dehnung des Vorhofs scheint diese Depolarisierung schneller voranzugehen und gleichzeitig die Schwelle, bei der eine fortgeleitete Erregung entsteht, erniedrigt zu sein (SCHAEFER). Ohne nervöse Einflüsse wäre auf diese Weise bei konstanter Temperatur eine Zunahme der Herzfrequenz durch erhöhte Füllung des Vorhofs möglich.

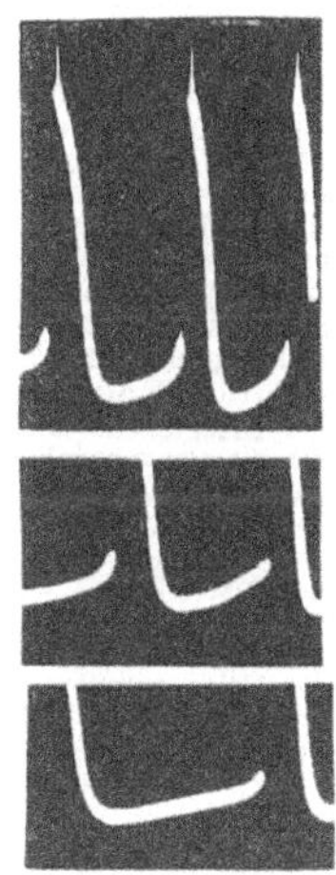

Abb. 32. Ableitung der Potentiale mit winzigen Elektroden (vgl. S. 65) vom Äußeren und vom Inneren eines Purkinje-Fadens, der sich in rhythmischer Tätigkeit befindet (tertiäres Erregungsbildungszentrum). Man sieht in der obersten Kurve, wie erst eine langsame Negativierung der Oberfläche eintritt und bei Erreichen eines bestimmten Schwellenpotentials explosionsartig die fortgeleitete Erregung mit ihrem Aktionspotential einsetzt. Bei Erniedrigung der Temperatur bleibt das notwendige Schwellenpotential zwar gleich, es wird aber langsamer erreicht (mittlere Kurve bei 35°, unterste bei 30° C). So wird die Erregungsbildung verlangsamt und die Herzfrequenz nimmt ab. [Aus TRAUTWEIN, GOTTSTEIN und FEDERSCHMITT: Pflügers Arch. ges. Physiol. **258**, 243 (1953)]

Die Erregungen, die vom primären Erregungsbildungszentrum, dem Sinusknoten, ausgehen, werden durch die Vorhofsmuskulatur auf den **Atrioventrikularknoten** übergeleitet (Abb. 29). Er stellt eine dem Sinusknoten sehr ähnliche Anhäufung plasmareicher schmaler Muskelfasern dar. Von ihm nimmt das Hissche Bündel seinen Ausgang. Dieses übernimmt die Weiterleitung der

Erregungen über seine letzten Ausläufer, die Purkinje-Fasern, auf die Kammermuskulatur.

Harvey konnte schon 1628 zeigen, daß bei Zerschneidung des Herzens in kleine Streifen jedes dieser Stücke zu rhythmischer automatischer Tätigkeit befähigt ist. Es sind danach viele mögliche Erregungsbildungsstätten zu erwarten. Er konnte aber weiter nachweisen, daß die Frequenz der Erregungsbildung vom Venensinus bis zur Herzspitze fortlaufend abnimmt.

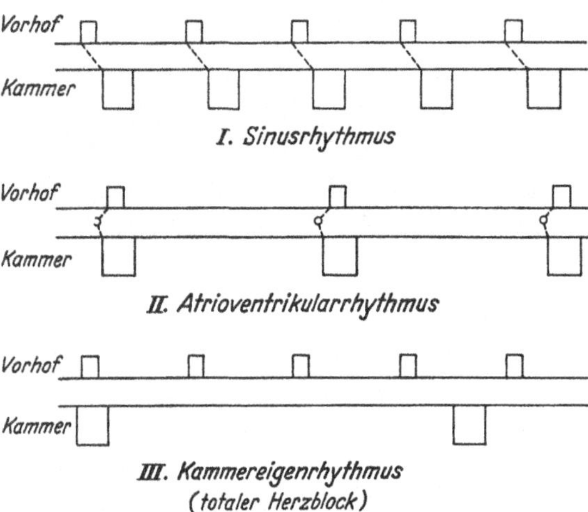

Abb. 33. Schematische Darstellung der 3 Erregungsbildungszentren im Herzen und ihrer zugehörigen Herzrhythmen. Die Blöcke geben die Dauer der Erregung im Vorhof bzw. Kammer an. 1. Sinusrhythmus. Die Erregungen werden im Sinusknoten gebildet und zuerst den Vorhöfen, dann über das Erregungsleitungssystem den Kammern übermittelt. Vorhöfe und Kammern schlagen in regelmäßigem Rhythmus nacheinander. 2. Die Erregungsbildung im Sinusknoten ist ausgefallen. Sie erfolgt jetzt im sekundären Erregungsbildungszentrum mit seiner langsameren Eigenfrequenz. Der Vorhof wird rückläufig erregt, zu etwa derselben Zeit wie die Kammer über das Erregungsleitungssystem. Für diesen Atrioventrikularrhythmus ist also charakteristisch seine niedrigere Frequenz und das ungefähr gleichzeitige Schlagen von Vorhöfen und Kammern (Vorhofpfropfung). 3. Die Erregungsleitung ist im Atrioventrikularknoten blockiert (totaler Herzblock). Der Vorhof schlägt weiter im alten Sinusrhythmus wie unter 1. In einer der Kammern hat irgendeines der tertiären Erregungsbildungszentren (Hissches Bündel oder Purkinje-Faser) die Erregungsbildung mit der ihm eigenen langsamen Eigenfrequenz für die Kammern übernommen. Die Kammern schlagen im „Kammereigenrhythmus" ebenfalls regelmäßig, aber vollständig unabhängig von den Vorhöfen und mit wesentlich langsamerer Frequenz

Über dem ganzen Erregungsleitungssystem finden sich dieselben Potentialänderungen an der Membran wie beim Sinusknoten, nur daß die Phase der langsamen Depolarisierung noch langsamer verläuft und die Schwelle zur Auslösung einer neuen Erregung später erreicht wird. Vorher schon wird unter normalen Verhältnissen diese Schwelle im Sinusknoten erreicht und über das gesamte Erregungsleitungssystem eine Erregung fortgepflanzt. So wird der Sinusknoten zum Schrittmacher des Herzens, weil er die höchste Eigenfrequenz hat.

Trennen wir den Sinusknoten ab, oder fällt er aus anderen Gründen aus, so übernimmt der *Atrioventrikularknoten* (Abb. 33) die Führung, der bei Erregungsbildung durch den Sinusknoten nur der Erregungsleitung diente. Da seine Eigenfrequenz niedriger ist, wird die Herzfrequenz beim **Atrioventrikularrhythmus** insgesamt erniedrigt sein müssen (beim Warmblüter auf rund die Hälfte). Unter Umständen verstreicht eine gewisse Zeit, bis dieses *sekundäre Erregungsbildungszentrum* seine Funktion übernimmt, so daß es zu vorübergehendem oder sogar tödlichem Herzstillstand kommen kann (Anfälle nach Adam-Stokes). Die von hier ausgehenden Erregungen werden sowohl rückläufig der Vorhofsmuskulatur wie auch über das Hissche Bündel der Kammermuskulatur zugeleitet, so daß Vorhöfe und Kammern ungefähr gleichzeitig schlagen (Vorhofpfropfung).

Zerstört man im Experiment den Atrioventrikularknoten, oder fällt er beim Menschen durch pathologische Prozesse aus, dann bleibt der Vorhofrhythmus unverändert, aber es entfällt eine Erregungsübertragung vom Vorhof auf die Kammer (totaler Herzblock Abb. 33). Es etabliert sich meist ein *tertiäres Reizbildungszentrum* in irgendeiner Stelle des Erregungsleitungssystems, das die Erregungsbildung für die Kammer übernimmt (**Kammereigenrhythmus**). Von den vielen möglichen wird dasjenige mit der höchsten Eigenfrequenz die Vorherrschaft gewinnen und zum Schrittmacher der

Kammer werden. Die Kammerfrequenz ist aber niedriger als die des Vorhofs (gewöhnlich 12—15 Schläge in der Minute). Vorhof und Kammer schlagen also unabhängig voneinander in einem verschiedenen Rhythmus. Auch hier vergeht gewöhnlich eine gewisse Zeit, bis die Kammerautomatie erwacht, so daß es zu einem Herzstillstand verschiedener Dauer kommen kann (ADAM-STOKES). Bei erhöhtem Sympathicustonus ist die Erregbarkeit der tertiären Erregungsbildungsstätten erhöht (vgl. S. 79), damit wird die Zeit bis zum Eintreten der Kammerautomatie verkürzt; gleichzeitig sinkt dann auch die Kammerfrequenz weniger stark ab. Bei stark erhöhtem Sympathicustonus können auch mehrere dieser Zentren gleichzeitig ihre Funktion aufnehmen und, miteinander konkurrierend, sehr hohe Kammerfrequenzen bis zum Kammerflattern auslösen.

b) Künstliche Reizung

Sehr lehrreich für das ganze Problem des Erregungsablaufes im Herzen sind Versuche, die physiologische Erregung des Sinusknotens im Experiment durch künstliche Reize zu ersetzen. Man wählt elektrische Reize, d.h. man leitet dem Herzmuskel, der durch Ausschaltung des Sinusknotens zu vorübergehendem diastolischem Stillstand gebracht worden ist, elektrische Stromstöße zu, die man in ihrer Intensität beliebig abstufen kann. Das Ergebnis bei stillstehendem Herzmuskel ist, daß ein elektrischer Stromstoß, wenn er nur hinlänglich stark genug ist, den Herzmuskel zu einer einzelnen Systole veranlaßt. Weitere Verstärkung des Reizstromes hat keine stärkere Kontraktion zur Folge, wie das etwa für den Skeletmuskel der Fall ist (s. S. 468). Der Reiz ist entweder wirksam (überschwellig) und erzeugt dann auch die offenbar maximal mögliche Kontraktion, oder aber er ist bei geringerer Reizintensität erfolglos (unterschwellig). Mit anderen Worten bringt der Reiz stets das gesamte, für eine Systole verfügbare Energiequantum zur Entfaltung. Es gelingt also niemals, durch Veränderung der Reizintensität die Herzleistung zu beeinflussen, diese hängt dabei vielmehr ab von den äußeren Kreislaufbedingungen, von diastolischer Füllung, zu überwindendem Widerstand u. dgl. m. Der Herzmuskel folgt also einem **Alles-oder-Nichts-Gesetz.** (Über eine Einschränkung und zu einer allgemeinen Formulierung s. S. 431.)

Setzt man nicht nur einen Einzelreiz, sondern zwei aufeinanderfolgende Reize, so ist auch der 2. Reiz von einer Systole des vorher stillgelegten Herzens gefolgt, sofern der zeitliche Abstand eine gewisse Größe nicht unterschreitet. Dieser Zeitabstand ist temperaturabhängig, wird größer mit abnehmender Temperatur. Legt man die 2 Reize näher zusammen, so bleibt der zweite ergebnislos. Die Deutung solcher Versuche ist die folgende: Wie alle erregbaren Gewebe (s. Muskel und Nerv, S. 430), ist auch der Herzmuskel nach Ablauf einer Erregung für kurze Zeit einer neuerlichen Reizung unzugänglich, gegen neue Reize refraktär (Abb. 34). Offenbar lassen die gesamten chemischen und physikalisch-chemischen Zustände in der Faser erst nach einer entsprechenden „Regenerationszeit" das Wirksamwerden eines zweiten Reizes zu. Die Zeit, während welcher die Unerregbarkeit besteht, heißt **Refraktärzeit.** Für den Herzmuskel hat sie eine Größenordnung von zehntel, für den Skeletmuskel dagegen von tausendstel Sekunden. Während sich am Skeletmuskel durch rasch aufeinanderfolgende Reize eine Superposition von Einzelzuckungen zu einem Tetanus erreichen läßt (s. S. 469), ist das am Herzmuskel wegen der langen Dauer der Refraktärzeit nicht möglich; seine Antwort ist auch bei rascher Reizfolge stets eine

Serie von Einzelzuckungen; er ist nicht *tetanisierbar*. Das Problem der Refraktärität nach einer Erregung soll jedoch erst später ausführlich besprochen werden (S. 430, 433); hier sollte nur auf eine charakteristische Folge der langen Dauer der Refraktärzeit hingewiesen werden.

In der Refraktärzeit von rund 0,1 sec, die oben angegeben wurde, ist der Herzmuskel nur in der ersten Zeit fast völlig unerregbar. Der Übergang zur normalen Erregbarkeit vollzieht sich nicht plötzlich, sondern über eine Phase der verminderten Erregbarkeit (relative Refraktärzeit). Immer aber gilt das Alles-oder-Nichts-Gesetz, d.h. es ist zwar die Schwelle erhöht, aber wenn der Reiz überschwellig ist, dann löst er die maximale in diesem Augenblick mögliche Kontraktion aus, die durch Verstärkung des Reizes nicht erhöht werden kann.

Die Größe der Refraktärzeit bestimmt logischerweise auch das maximal mögliche Tempo des Herzens. Wenn auf Erwärmung des Sinusknotens, wie

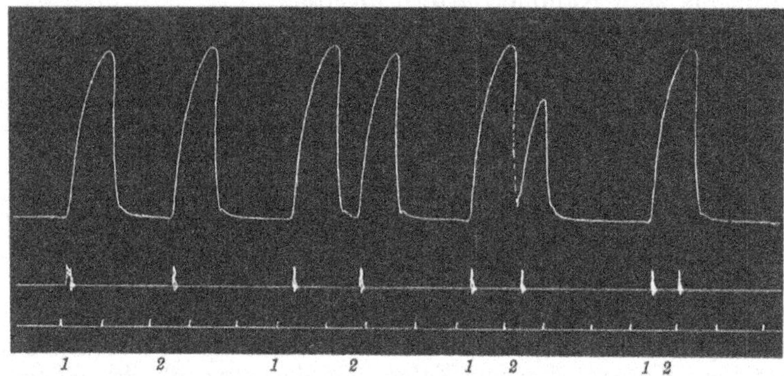

Abb. 34. Oberste Kurve: Kontraktionen des isolierten, durch Ausschaltung des Sinusknotens stillgestellten Herzens auf elektrische Reizung. Zweite Kurve: Reizmarkierung. Dritte Kurve: Sekunden. Wenn 2 Reize (*1* und *2*) zeitlich zu nahe aufeinanderfolgen, bleibt der zweite wirkungslos, da er in die „Refraktärzeit" der vorhergehenden Erregung fällt

oben beschrieben wurde, eine Frequenzsteigerung der Herzschläge eintritt, so ist das im höheren Frequenzbereich nur möglich unter gleichzeitiger entsprechender Verkürzung der Refraktärzeit. Daß in der Tat auch die normalen vom Sinusknoten stammenden Erregungen den *refraktären Herzmuskel* nicht zu erregen vermögen, dafür ist ein sicheres Zeichen das Bestehen einer „*postextrasystolischen Pause*" nach dem Ablauf bestimmter Arten von **„Extrasystolen"**.

Reizt man, wie das in Abb. 35 und 36 geschehen ist, einen spontan schlagenden Herzmuskel ab und zu mit schwachen elektrischen Stromstößen, so kommen je nach der zeitlichen Lage der elektrischen Reize Extrasystolen zustande, d.h. Systolen, die außer der normalen Reihe placiert sind. Die Extrasystole ist meist gefolgt von einer postextrasystolischen Pause. Die nächste normale, vom Sinusknoten ausgehende Erregung trifft das Erregungsleitungssystem oder die Kammer noch refraktär von der Extrasystole; dadurch kann sich erst die übernächste Erregung wieder auswirken und der alte Rhythmus wird wieder aufgenommen (Abb. 36). In solchen Fällen kann die Pause so lang sein, daß durch die Extrasystole die Gesamtzahl der Schläge in einer bestimmten Zeit nicht erhöht ist; man spricht dann von einer „kompensatorischen Pause" (Abb. 48, S. 73).

Bei niedriger Herzfrequenz und frühem Einfall der Extrasystole kann allerdings bei der nächstfolgenden Erregung vom Sinusknoten die Refraktärzeit der Extrasystole schon abgelaufen sein, so daß er wirksam wird. Man nennt diese dann eine interpolierte Extrasystole (Abb. 48). Ganz allgemein können nur Extrasystolen, durch die nicht rückläufig der Sinusknoten erregt wird, zu einer kompensierenden Pause führen. Wird, wie etwa bei Extrasystolen des Vorhofs, rückläufig der Sinusknoten erregt, so startet die neue Erregung dann, wenn in der Nachphase das lokale Potential die Schwelle erreicht hat. Die postextrasystolische Pause ist dann nicht kompensierend; die Zahl der Herzrevolutionen in einem bestimmten Zeitabschnitt ist erhöht (s. Abb. 49, S. 74).

Gänzlich in das Gebiet der Pathologie gehören das Vorhof- oder das Kammerflattern und -flimmern. Beim *Vorhofflattern* handelt es sich um sehr frequente Vorhoferregungen (200 bis 400 je min), für deren Eintreten meist eine hohe Eigenfrequenz des Sinusknotens bei starker Herabsetzung der Refraktärzeit Voraussetzung ist (z. B. bei Überdehnung des Vorhofs). Die Erregungen führen aber noch zu Kontraktionen des gesamten Vorhofs. Das Erregungsleitungssystem kann dieser hohen Frequenz nicht folgen, so daß nur jede 2.—4. Erregung auf die Kammer übergeleitet wird. Man spricht dann von einem partiellen Block der Erregungsleitung. Bei noch höherer Frequenz der Erregungen kann sich der Vorhof nicht mehr in toto kontrahieren, sondern es wechseln in rascher Folge Einzelkontraktionen kleinerer Abschnitte, so daß bei Betrachtung des freigelegten Herzens im Tierexperiment ein Flimmern der Lichtreflexe eintritt (*Vorhofflimmern*). In diesem Fall wird das Erregungsleitungssystem von dauernd an Stärke und Frequenz wechselnden Erregungen erreicht, so daß eine *absolute Arrhythmie* der Kammer resultiert (Abb. 51). Die zeitliche Folge der Kammerkontraktionen wird völlig regellos, wobei je nach den besonderen Umständen des Falles eine hohe oder niedrige Schlagzahl je Minute vorliegen kann. Die Förderleistung des Herzens wird bei niedriger Herzfrequenz nur wenig erniedrigt, da die Kammerfüllung im wesentlichen schon vor der Vorhofkontraktion geschieht und da die Vorhöfe noch als relativ starre Zuleitungsrohre zu den Kammern funktionieren; bei höherer Herzfrequenz und damit verminderter Diastolendauer sinkt sie aber stark ab, weil hier die zusätzliche präsystolische Füllung der Kammern durch eine regelrechte Vorhofkontraktion zunehmend an Bedeutung gewinnt. Eine weitere Gefährdung des Gesamtkreislaufs durch Vorhofflimmern kann dadurch eintreten, daß jeweils schon kurz nach Ablauf der Refraktärzeit eine Erregung auf die Ventrikel übergeleitet wird und so eine sehr hohe Herzfrequenz resultieren kann, schließlich auch dadurch, daß sich in dem sich nicht mehr völlig entleerenden Vorhof Thromben ausbilden, die zur Embolie führen können. Die häufigste Ursache des Vorhofflimmerns ist eine Überdehnung des Vorhofs bei Stenosierung der Klappen. Es wird angenommen, daß diese Überdehnung zu einer starken Abnahme der Refraktärzeit bei gleichzeitiger Verlangsamung der Leitungsgeschwindigkeit führt. Dadurch kann die Erregung bei ihrer Rückkehr zum Ausgangspunkt diesen wieder erregbar vorfinden, so daß sie fortgesetzt weiter kreist, wobei durch die Einflüsse der Umgebung der Erregungskreis sich laufend ändert; nur am herausgeschnittenen Vorhofstreifen kann unter diesen Bedingungen ein gleichmäßiges Kreisen der Erregung festgestellt werden (Näheres bei SCHAEFER).

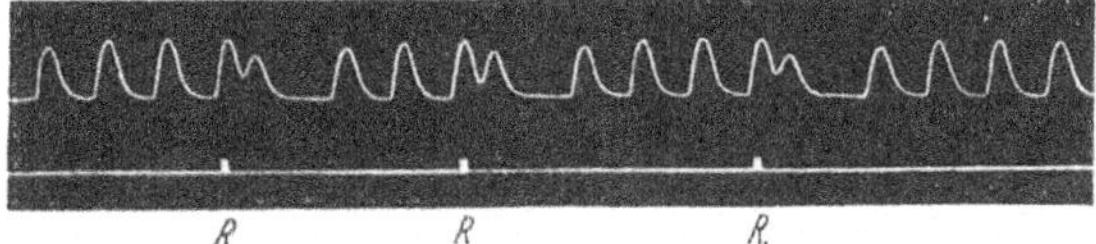

Abb. 35. Setzt man elektrische Reize auf ein spontan schlagendes Herz, so ergeben sich „Extrasystolen", welche von einer „kompensatorischen" Pause gefolgt sind. Oben: Kurve der Herzkontraktionen. Unten: Reizmarkierung

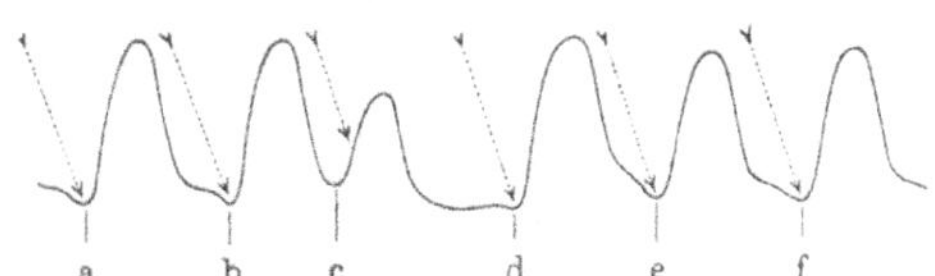

Abb. 36. a, b, d, e, f spontane Ventrikelkontraktionen; c Extrasystole des Ventrikels auf Reizung mit einem einzelnen Induktionsschlag. Vor den spontanen Kontraktionen (besonders vor d) sieht man in der Kurve einen schwachen Vorschlag, welcher durch die vorhergehende Vorhofsystole erzeugt ist. Die Pfeile zeigen den Moment an, in dem die vom Vorhof kommende Erregung die Kammer trifft. Der dritte Pfeil zeigt an, daß die vom Vorhof kommende Erregung die Kammermuskulatur noch „refraktär" von der Extrasystole trifft. Sie bleibt wirkungslos und es folgt eine „kompensatorische" Pause. (Nach v. FREY)

Sehr viel bedrohlicher sind *Kammerflattern* und *-flimmern*. Beim Kammerflattern sinkt die Förderleistung des Herzens auf niedrige Werte, beim Flimmern auf Null, so daß es tödlich verläuft, wenn seine Unterbrechung nicht innerhalb weniger Minuten gelingt. Voraussetzung für das Eintreten des Kammerflimmerns sind wiederum 1. sehr frequente oder starke Reize (deshalb häufige Ursache Starkstromunfälle); 2. verkürzte Refraktärzeit und 3. verlangsamte Leitungsgeschwindigkeit. Diese Vorbedingungen können auch erfüllt werden bei länger dauernden Versorgungsstörungen des Herzens. Sympathicusreize (s. S. 79) können fördernd wirken durch Steigerung der Frequenz und durch Steigerung der Erregbarkeit, auf der anderen Seite hemmend durch Erhöhung der Leitungsgeschwindigkeit. Vagusreize können fördernd wirken durch Verlangsamung der Leitungsgeschwindigkeit, auf der anderen Seite hemmend durch Erniedrigung der Frequenz. Gleichzeitige Tonussteigerung der beiden kann bei einem schon geschädigten Herzen Flimmern auslösen (ROTHBERGER und WINTERBERG). Da bei einem Sprung ins kalte Wasser reflektorisch eine solche gleichzeitige Tonussteigerung eintritt, kann bei einem schon geschädigten Herzen dabei Flimmern auftreten (Sekundenherztod nach HERING).

In der modernen Herzchirurgie entsteht bei der Operation am Herzen häufig Kammerflimmern, das jedoch behoben werden kann durch Zuführung von nicht zu starken Stromstößen mit Hilfe großflächiger Elektroden, wobei sämtliche Herzteile gleichzeitig erregt und damit auch gleichzeitig refraktär werden. So kann zunächst die kreisende Erregung zum Erlöschen gebracht und anschließend u. U. ein künstlicher Rhythmus aufrechterhalten werden. Da der Energieverbrauch des flimmernden Herzens wesentlich höher als der des stillstehenden ist, das flimmernde sich selbst also bei der fehlenden Coronardurchströmung weit eher erschöpft, wird heute meist das Herz unter der Operation künstlich stillgelegt.

c) Die elektrischen Erscheinungen während des Erregungsablaufes. (Das Elektrokardiogramm)

Das Herz erzeugt — wie jedes andere erregbare Gebilde — bei seiner Erregung elektrische Spannungsschwankungen (Aktionspotentiale), die mit empfindlichen und rasch reagierenden Meßinstrumenten als sog. Elektrokardiogramm (EKG) aufgezeichnet werden können. Die im Herzen entstehenden Spannungsschwankungen breiten sich durch die leitenden Gewebe

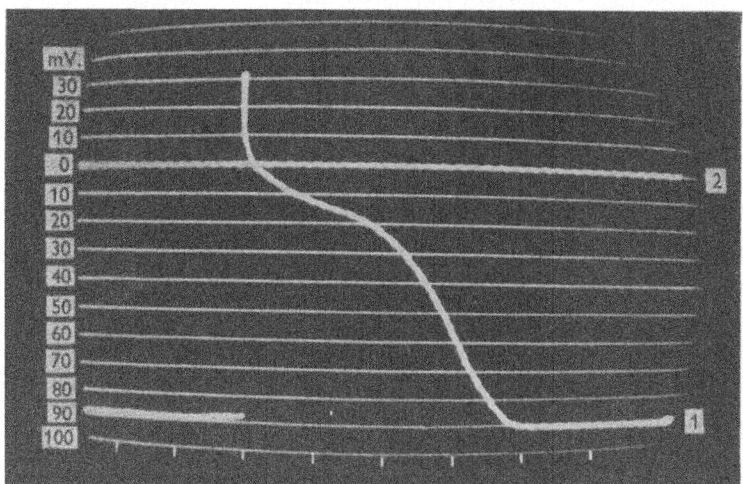

Abb. 37. Verletzungs- und monophasische Aktionspotentiale einer einzelnen Herzmuskelfaser des Warmblüters. Bei Auflegen der beiden Elektroden auf die Herzmuskelfaser ist eine Potentialdifferenz nicht nachweisbar (Kurve 2). Wird nun eine der Elektroden in die Faser eingestochen, dann erweist sich das Innere der Zelle als negativ gegenüber dem Äußeren (Verletzungspotential von rund 90 mV, Kurve 1). Die Membran ist polarisiert. Bei einer natürlichen Erregung wird sie plötzlich depolarisiert, ja sogar für ganz kurze Zeit umpolarisiert — das Innere wird vorübergehend positiv gegenüber dem Äußeren. Erst schnell und dann langsamer wird das alte Potential wieder hergestellt (monophasisches Aktionspotential). Die volle Repolarisation erfolgt am Herzen sehr viel langsamer als am Skeletmuskel oder Nerven (vgl. mit Abb. 252). Unten Zeitmarken $^1/_{10}$ sec. [Aus DRAPER und WEIDMANN: J. Physiol. (Lond.) **115**, 74 (1951)]

bis zur Körperoberfläche aus und können von dort bequem abgeleitet werden. So ergibt sich die Möglichkeit, auch am Menschen ohne operativen Eingriff Erregungsbildung, Erregungsablauf und deren allfällige Störungen zu verfolgen. Deshalb hat sich die Elektrokardiographie zu einer wichtigen diagnostischen Methode entwickelt. Wenn wir Form und Ablauf des EKG verstehen wollen, müssen wir uns zunächst ein Bild zu machen versuchen über die Entstehung von Aktionspotentialen im allgemeinen, dann über die Art der Erregungsausbreitung und -rückbildung im Herzen. Wir werden fortschreitend erst die Erscheinungen an der Einzelfaser, dann an einem Herzmuskelstreifen mit schon zahlreichen Fasern und schließlich am ganzen

Herzen mit seinen Millionen, eng miteinander verbundenen Fasern besprechen.

Die Entstehung von elektrischen Erscheinungen an erregbaren Gebilden wird S. 431 ausführlich besprochen werden. Wir werden sehen, daß jede Erregung zu bestimmten Potentialänderungen führt und daß die Ableitung dieser Potentiale der beste Nachweis für das Auftreten von Erregungen und für Änderungen der Erregbarkeit darstellen. Hier soll in Kürze an Hand der Abb. 37 nur folgendes vorweggenommen werden:

Es werden 2 Elektroden von $^1/_{1000}$ mm Dicke auf die Oberfläche einer *einzelnen Herzmuskelfaser* gelegt. Das stromanzeigende Instrument, über das die beiden Elektroden geschlossen sind, bleibt in Ruhe (Kurve 2), die gesamte Oberfläche befindet sich auf demselben Potential. Nun wird eine der Elektroden in die Faser eingestochen, so daß vom Inneren der Zelle gegen das Äußere abgeleitet wird: Das Galvanometer zeigt einen Ausschlag von rund 90 mV (Kurve 1); aus seiner Polung läßt sich erschließen, daß das Innere der Zelle negativ ist gegenüber ihrer Oberfläche. Die Zellmembran weist ein Potential auf; sie ist polarisiert (*Membranpotential*; dadurch bei Verletzung ein *Verletzungsstrom* ableitbar). Wird nun die Faser erregt, so ändert sich sehr rasch das Potential — das Galvanometer schlägt für kurze Zeit nach der anderen Seite aus. Die Membran wurde mit großer Geschwindigkeit umgeladen, umpolarisiert, ihr Äußeres ist vorübergehend negativ gegenüber dem Inneren der Zelle. (Der Ausschlag des Galvanometers erfolgt so rasch, daß nur die Spitze des Ausschlages zu erkennen ist, nicht aber der Aufstrich.) Wie die Abb. 37 weiter erkennen läßt, stellt sich das ursprüngliche Potential in bestimmter Weise wieder her, wobei zunächst rasch das Potential Null erreicht wird, dann in einem erst langsam abfallenden Plateau und anschließend schneller die Negativität des Zellinnern gegenüber dem Äußern wieder auftritt. Bei Erregung wird also die Membran der Zelle rasch umpolarisiert und die ursprüngliche Polarisation wird langsamer wieder hergestellt. Bei Erregung läßt sich also ein Aktionspotential bzw. ein *Aktionsstrom* ableiten, der in unserem Spezialfall nur *einphasisch* ist, da nur eine Elektrode mit der unverletzten Oberfläche der Zelle in Verbindung stand, die andere in die Zelle eingestochen war. (Die Zusammenhänge zwischen Aktionspotential, Alles-oder-Nichts-Gesetz und Refraktärität werden wir S. 432 besprechen.)

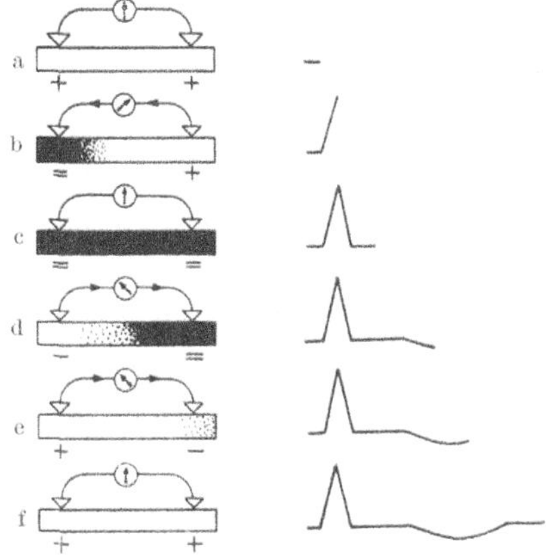

Abb. 38a—e. Schematische Darstellung der Entwicklung eines diphasischen Aktionspotentials vom unverletzten Herzstreifen. a Ruhe. Keine Potentialdifferenz zwischen den beiden Elektroden. b Eine Erregung startet links und breitet sich nach rechts aus. Die linke Elektrode wird negativ gegenüber der rechten, das Galvanometer zeigt einen Ausschlag. c Die Erregung hat sich über den ganzen Herzmuskelstreifen ausgebreitet, beide Elektroden befinden sich auf dem gleichen (negativen) Potential, der Ausschlag des Galvanometers geht zurück. d Erregungsrückgang. Unter der linken Elektrode ist die Membran stärker repolarisiert, als unter der rechten, das Galvanometer schlägt wenig nach der anderen Seite aus. e Die Membran ist unter der linken Elektrode völlig, unter der rechten noch nicht völlig repolarisiert, es bleibt noch ein Ausschlag des Galvanometers. Da die Depolarisation der Membran bei Erregung rasch erfolgt, die Repolarisation aber langsam, haben die beiden entgegengesetzten Phasen des Aktionspotentials verschiedene Form; sie sind jedoch einander flächengleich. (Aus HOLZMANN)

Lassen wir beide Elektroden mit der unverletzten Oberfläche in Berührung, dann wird die Erregung fortschreitend die Membran erst unter der einen, dann unter der anderen Elektrode verändern und wir erhalten einen *diphasischen Aktionsstrom.* Um ihn in übersichtlicher Form darstellen zu können, verwenden wir nicht nur eine Einzelfaser, sondern eine ganze Anzahl von Fasern in einem ausgeschnittenen *Herzmuskelstreifen.* Einzelheiten gehen aus dem Schema der Abb. 38 hervor. In a ist ein Herzmuskelstreifen in Ruhe dargestellt mit den beiden Ableiteelektroden und dem Galvanometer. Dieses befindet sich in Nullage, da sich beide Elektroden auf demselben Potential befinden (positiv gegenüber einer erregten Stelle oder dem Zellinneren). In b startet eine Erregung von links und pflanzt sich nach rechts fort. Die Membran verliert ihre Polarisation und wird sogar umpolarisiert — es entsteht eine Potentialdifferenz zwischen beiden Ableitepunkten und das Galvanometer zeigt einen Ausschlag. Kurze Zeit später erreicht nun aber die Erregung auch die zweite Elektrode, noch bevor sie an der ersten abgeklungen ist (c). Wir haben ja oben gesehen, daß die Wiederherstellung der Membranpolarisation relativ lange Zeit beansprucht. Beide Elektroden befinden sich wieder auf einem gleichen oder annähernd gleichen Potential, der Galvanometerausschlag geht zum Ausgangspunkt zurück. Das Fehlen eines Ausschlages bedeutet aber hier nicht etwa Fehlen von Erregung, sondern Erregung unter beiden Elektroden gleichzeitig. Die Polarisation unter der ersten Elektrode tritt früher wieder ein als unter der zweiten, so daß anschließend erneut eine Potentialdifferenz zwischen den Elektroden auftritt (d, e), jedoch mit umgekehrtem Vorzeichen als in b. Die zweite Phase des so abgeleiteten diphasischen Aktionsstroms muß eine andere Form haben als die erste, da die Veränderung durch Umpolarisation der Membran bei Erregung rascher eintritt und diese Änderung rascher über den Muskelstreifen propagiert wird als sie wieder abklingt. Die zweite Phase muß deshalb länger und flacher verlaufen. Wir können die Form des diphasischen Aktionsstroms auch konstruieren aus den beiden entgegengesetzten monophasischen Aktionsströmen unter den beiden Elektroden, die sich mit kurzer zeitlicher Verzögerung folgen. Im einzelnen wird die Form der beiden Phasen ganz entscheidend beeinflußt von der Lage der beiden Elektroden zueinander. Wir werden aber immer mehr oder weniger deutlich die 3 Abschnitte unterscheiden können: 1. die rasch verlaufende Anfangsschwankung, die der Erregungsentstehung und -ausbreitung entspricht; 2. die langsamer verlaufende Endschwankung, die dem Erregungsrückgang entspricht und 3. das Zwischenstück, in dem bei maximaler Erregung Spannungsgleichheit vorliegt.

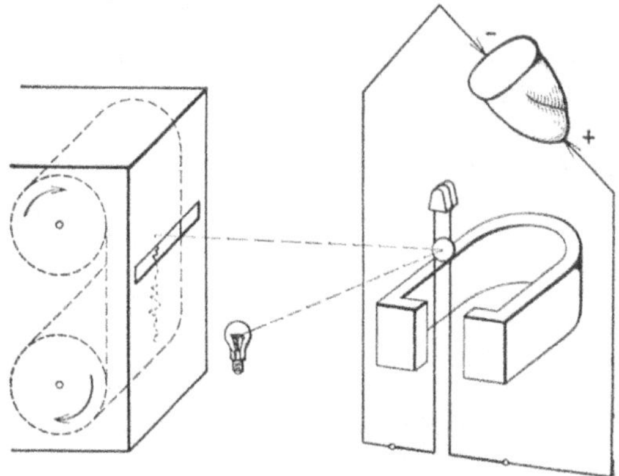

Abb. 39. Ableitung des Herzens von Basis und Spitze zu einem „Oszillographen". Die Schleife dreht sich bei Stromfluß im Feld des Magneten. Der Lichtzeiger des Oszillographenspiegels fällt in den Spalt der Kamera, hinter welchem Bromsilberpapier abläuft

Am *ganzen Herzen* wird die Form des diphasischen Aktionsstroms eine andere sein müssen als am Herzmuskelstreifen, weil hier die Erregung nicht

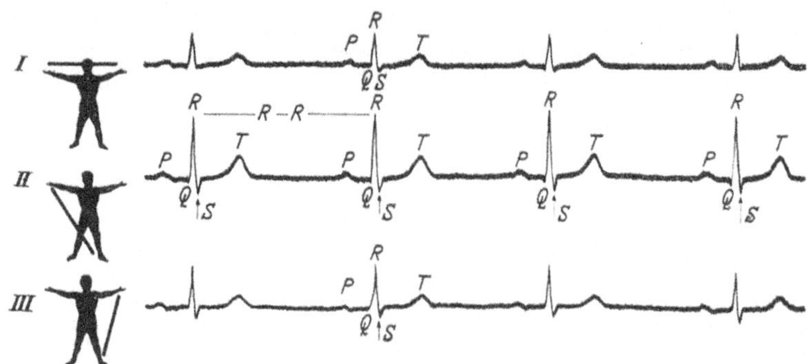

Abb. 40. Normales EKG in den 3 Extremitätenableitungen I, II und III. (Aus BODEN)

mehr nur in einer Richtung wenige Fasern durchsetzt, sondern 1. durch das Erregungsleitungssystem an ganz verschiedenen Punkten zur gleichen Zeit, an anderen Punkten verspätet einsetzt; 2. sich in verschiedenen Richtungen ausbreitet und 3. an verschiedenen Stellen verschieden lange nachdauert.

Die Abb. 39 bringt die verwandte Apparatur, Abb. 40 eine Aufzeichnung des EKG, wie man sie bei der üblichen Ableitung von den Extremitäten (s. u.) erhält. Es hat sich dabei eingebürgert, das Registrierinstrument so zu polen, daß eine Negativität der basalen Anteile gegenüber der Spitze einen Ausschlag nach oben verursacht. Die einzelnen Ausschläge werden mit *PQRST* bezeichnet nach dem Vorschlag des um die Aufzeichnung des EKG besonders verdienten Forschers EINTHOVEN. Die Zacke *P* entspricht der *Vorhofserregung*, genauer der ersten Phase des diphasischen Aktionsstroms, der sich bei der Erregung des Vorhofs und deren Rückgang ableiten läßt; die zweite, wesentlich flachere, entgegengesetzte Phase „ertrinkt" in den Aktionspotentialen der Kammern und kommt nur unter besonderen Bedingungen zur Darstellung. Die Abhebung von der *O*-Linie zeigt den Beginn der Erregung im Sinusknoten an, der Beginn der dann folgenden Zacke (*Q*) den Beginn der Erregung in den Kammern. Aus dem Abstand von Anfang *P* bis Anfang *Q* läßt sich deshalb die Dauer der Erregungsleitung vom Sinusknoten auf die Ventrikel, die sog. *Überleitungszeit* ausmessen (0,03—0,2 sec je nach Frequenz des Herzschlags, durchschnittlich 0,16 bei einer Frequenz von 70). *QRST* werden auch als *Ventrikelkomplex* zusammengefaßt und sind Ausdruck der Erregung und deren Abklingen in den Ventrikeln. Am hervorstechendsten ist die rascher ablaufende große *R*-Zacke und die langsamere, mehr bogenförmige *T*-Zacke. Schon ein flüchtiger Vergleich von Abb. 40 mit Abb. 38 vom Herzstreifen läßt erkennen, daß überraschenderweise die *T*-Zacke als zweite Hauptphase nicht der ersten Hauptphase *R* entgegengesetzt, sondern gleichgerichtet ist.

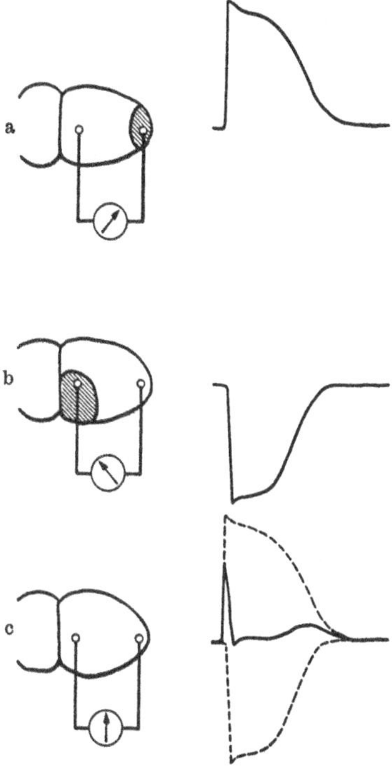

Abb. 41a—c. Zur Differenzkonstruktion des EKG. Oben: Es wird von einem unverletzten Punkt der Kammerbasis gegen einen verletzten Punkt der Kammerspitze abgeleitet, also zunächst das Verletzungspotential und dann (rechts) das monophasische Aktionspotential der Basis. Die Spitze des Aktionspotentials ist gegenüber Abb. 37 verwischt, verzeichnet, weil hier nicht von einer einzigen, sondern von mehreren, zeitlich etwas verschieden erregten Fasern abgeleitet wird. Mitte: Registrierung des monophasischen Aktionspotentials der Kammerspitze. Dieses ist gegenüber dem der Basis zeitlich verkürzt: An der Kammerbasis dauert der Erregungsrückgang länger an. Unten: Durch Differenzkonstruktion der beiden monophasischen Aktionspotentiale erhält man das diphasische Aktionspotential bei Ableitung derselben, aber nunmehr unverletzten Stellen an Basis und Spitze. Für jeden einzelnen Punkt wird der monophasische Ausschlag nach unten von dem nach oben abgezogen und die Resultierende dick ausgezogen dargestellt. Da die Erregung an der Basis etwas früher beginnt als an der Spitze, resultiert der Ausschlag *R* des EKG; da der Erregungsrückgang an der Basis langsamer erfolgt als an der Spitze, resultiert der dem *R* gleichgerichtete Ausschlag *T* des EKG

Es sei hinzugefügt, daß im Anschluß an *T* gelegentlich noch eine flache *U*-Zacke registriert werden kann, deren Entstehung aber noch nicht deutbar und deren klinische Bedeutung relativ gering ist; wir werden sie deshalb im folgenden völlig vernachlässigen.

Zur weiteren Analyse verwenden wir nun nicht mehr nur einen Herzstreifen, sondern die ganzen Ventrikel. Wir legen dazu eine Elektrode an die Basis und eine zweite an die Spitze der Ventrikel (Abb. 41). Wir können damit verständlicherweise von vornherein nicht den Ablauf sämtlicher, sondern nur einen Teil aller Potentiale im Ventrikel bei seiner Erregung verfolgen, auch dann, wenn wir die Elektroden verzweigen, also sog. Gabelelektroden benutzen. Aber wir werden doch schon einen so wesentlichen Teil der Potentiale ableiten können, um uns einen ersten Überblick über die Hauptpunkte zu verschaffen. Zunächst verletzen wir das Gewebe unter der Elektrode an der Spitze, leiten also monophasisch die Aktionspotentiale von der Basis ab (Abb. 41a), dann verletzen wir das Gewebe unter der

Elektrode an der Basis und leiten damit monophasisch die Aktionspotentiale von der Spitze ab (Abb. 41b), schließlich leiten wir vom unverletzten Herzen ab und erhalten die Summe (bzw. Differenz) der beiden monophasischen, also das diphasische Aktionspotential (Abb. 41c). Die Form der monophasischen Aktionspotentiale entspricht ganz dem der Abb. 37, nur ist die Rückkehr der Ausschläge an der Basis gegenüber der an der Spitze verzögert. Berücksichtigt man weiter, daß die Erregung etwas später an der Spitze als an der Basis beginnt, dann kann, wie in Abb. 41c, das diphasische Aktionspotential als **Differenzkonstruktion** der beiden monophasischen Aktionspotentiale erhalten werden. Man sieht, daß die beiden Hauptschwankungen (*R* und *T*) einander nicht entgegengesetzt, sondern gleich gerichtet sind.

Nach den zu Abb. 37 gegebenen Erklärungen ist die erste Hauptschwankung (*R*) Ausdruck der Erregungsausbreitung, die zweite (*T*) dagegen Ausdruck des Erregungsrückgangs. Im Prinzip finden wir zwar denselben Vorgang wie am Herzmuskelstreifen, nämlich daß der Erregungsrückgang an den Stellen zuerst beginnt, die zuerst erregt worden sind. Wäre das der allein entscheidende Vorgang, dann müßte die *T*-Zacke der *R*-Zacke entgegengerichtet sein (Abb. 37). Am ganzen Herzen wirkt sich aber ein zweiter Faktor weit überwiegend aus. Der Erregungsrückgang erfolgt in den basalen Faseranteilen langsamer als in den Spitzenanteilen. Da nun die gesamten Fasern der Ventrikel einen großen Zellverband ohne Unterbrechung bilden, muß bei Ableitung von der Basis und von der Spitze die Negativität der Basis gegenüber der Spitze länger anhalten. Das aber bedeutet bei unserer oben angegebenen Polung einen Ausschlag nach oben — die *T*-Zacke ist der *R*-Zacke gleichgerichtet.

In der *T*-Zacke sind somit 2 verschiedene Anteile enthalten: 1. Der Erregungsrückgang in jedem Einzelelement (der einzelnen „Faser"), der ein der ersten (*R*-) Phase entgegengesetztes Potential hervorruft („elementarer Erregungsrückgang" nach SCHAEFER) und 2. der in basalen Anteilen gegenüber den Spitzenanteilen verlangsamte Erregungsrückgang, durch den ein dem primären (*R*-) Ausschlag gleichgerichteter T-Ausschlag hervorgerufen wird („apico-basaler Erregungsrückgang" nach SCHAEFER). Beide Anteile können sich unter pathologischen Bedingungen unabhängig voneinander verändern.

Das Zwischenstück (*S*-*T*-Strecke) liegt auf der isoelektrischen Linie, nicht weil keine Erregung vorhanden wäre, sondern deshalb, weil zu dieser Zeit die Ventrikel vollständig und gleichmäßig mit Erregung durchsetzt sind, ganz analog dem, was an Hand der Abb. 37c besprochen wurde. Eine Verzögerung der Erregungsausbreitung und des Erregungsrückgangs in einem Teil des Herzens wird zu Veränderungen sowohl in *R*, wie in *T*, wie vor allem auch im Zwischenstück führen müssen.

Beim Warmblüterherzen entspricht bei den dort vorliegenden Ableitungsverhältnissen der „Spitze" mehr die Außenschicht des Herzens und etwas mehr der linke Ventrikel, der „Basis" mehr die innere Schale des Herzens und etwas mehr der rechte Ventrikel. Werden beide Ventrikel nicht gleichzeitig über das Erregungsleitungssystem von höheren Schrittmachern erregt, sondern entsteht die Erregung erst in tieferen Bereichen, etwa in einem Schenkel des Hisschen Bündels, so daß die beiden Kammern nacheinander von ihr erreicht werden, dann verschieben sich die beiden monophasischen Aktionspotentiale stärker gegeneinander, und die beiden Hauptphasen (*R* und *T*) können einander entgegengesetzt sein (s. z.B. bei ventrikulären Extrasystolen in Abb. 48).

Ein Vergleich der Differenzkonstruktion der Abb. 41 mit dem EKG der Abb. 40 ergibt sofort, daß noch ein wesentlicher Unterschied bestehen bleibt, indem die Zacken *Q* und *S* in der Differenzkonstruktion nicht zum Ausdruck kommen. Es weist dies darauf hin, daß unsere Ableitung zu stark vereinfacht ist. Zu erweiterten Vorstellungen gelangt man, wenn die Erregungsausbreitung in den Ventrikeln etwas genauer betrachtet wird. Es ist uns jedoch nicht möglich, die Erregungsausbreitung in sämtlichen Fasern zu berücksichtigen, und wir müssen immer noch (unzulässig) schematisieren.

Wie oben schon dargestellt, sind die Zacken *QRS* Ausdruck der Erregungsausbreitung im Herzen. Diese erfolgt nun keineswegs gleichmäßig in nur einer Richtung, sondern wird, wie das Abb. 42 schematisiert darstellt, durch das Erregungsleitungssystem an viele Stellen des Myokards gleichzeitig übertragen. Es ist anzunehmen, daß die Papillarmuskeln als erste

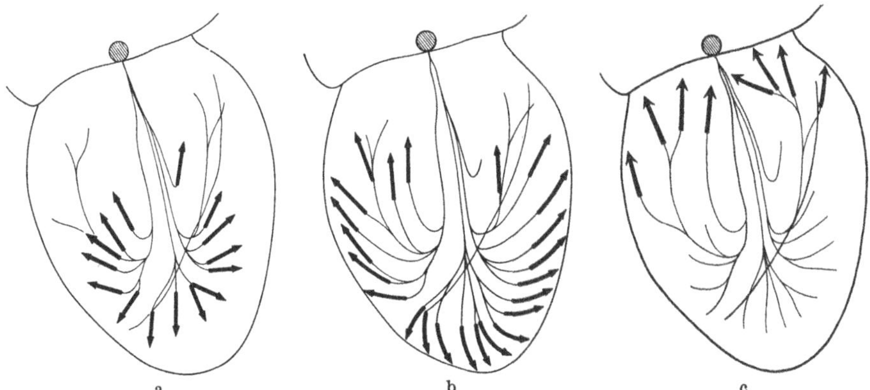

Abb. 42 a—c. Zur Deutung von *QRS* des EKG. Schematische Darstellung der Erregungsausbreitung vom Erregungsleitungssystem auf die Arbeitsmuskulatur des Herzens. Die Pfeilrichtung symbolisiert die Richtung, die Pfeillänge die Größe der sich entwickelnden Potentiale (Vektoren). Pfeilspitze +-, Pfeilbasis —-Pol. a Von einem Verteilungspunkt („Quellpunkt" der Erregung) laufen die Erregungswellen divergent auseinander. Entgegengesetzt gerichtete Potentiale heben sich gegenseitig auf. In Summa resultiert die Potentialdifferenz Null oder eine geringe Negativität der Spitze gegenüber der Basis (Ausschlag *Q* des EKG). b Zeitlich etwas später. Die Erregung hat die Kammerwand in der Gegend des „Quellpunktes" der Erregung durchsetzt. Unerregt sind nur noch Teile der Basis. In Summa resultiert ein Überwiegen der Pfeilspitzen in Richtung Spitze und damit eine Negativität der Basis gegenüber der Spitze (*R* des EKG). c Zeitlich noch etwas später. Letzte Phase der intraventrikulären Erregungsausbreitung. Unerregt sind nur noch kleine Teile der Herzbasis. Es überwiegen die Pfeilspitzen in Richtung Basis; die Spitze ist negativ gegenüber der Basis (*S* des EKG). (Aus SCHAEFER)

erregt werden, in denen die Erregung von unten nach oben, also basiswärts verläuft, und daß dadurch die kleine, nach abwärts gerichtete *Q*-Zacke entsteht. Wie Abb. 42b weiter darstellt, breitet sich die Erregung allseitig aus; würde sie genau konzentrisch ausstrahlen, dann würden sich die verschiedenen Potentiale gegenseitig aufheben; es überwiegt jedoch die Ausbreitung nach der Spitze, so daß als Summe eine Potentialdifferenz zwischen Basis und Spitze auftritt und die nach oben gerichtete *R*-Zacke entsteht. Die Erregung durchsetzt nunmehr die Kammerwand; die basiswärts gerichteten Erregungen nehmen zu, so daß die insgesamt abzuleitenden Potentiale immer kleiner werden und die *R*-Zacke rasch absinkt. Schließlich (Abb. 42c) ist die gesamte Herzmuskulatur mit Ausnahme weniger Fasern an der Basis erregt; da in diesen die Erregung weiter basiswärts verläuft, überwiegt vorübergehend die Negativität der Spitze gegenüber der Basis und es entsteht die nach unten gerichtete *S*-Zacke. Die Erregung verläuft also von der Spitze nach der Basis, aber nicht etwa fortgeleitet durch das Myokard, sondern deshalb, weil vom Erregungsleitungssystem aus zuerst relativ mehr Spitzenanteile und dann relativ mehr Basisanteile erregt werden. Es werden jeweils nur kleinere Myokardteile erfaßt, deren Erregung sich durch das Myokard selbst nicht weiter fortpflanzen kann, weil sie auf Nachbarfasern trifft, die schon von ihrem Anteil des Erregungsleitungssystems erregt worden sind. Daß die Erregungsausbreitung durch das Erregungsleitungssystem und nicht durch das Myokard erfolgt, beruht darauf, daß seine Leitungsgeschwindigkeit erheblich höher ist (rund 5 gegenüber rund 0,5 m/sec).

QRS ist nach dieser Darstellung ein Ausdruck dafür, wie die einzelnen Anteile des Myokards vom Erregungsleitungssystem aus erregt werden, *T* ist dagegen davon abhängig, wie in den einzelnen Anteilen die Erregung rückgängig gemacht wird und wie die Fasern miteinander protoplasmatisch verbunden sind. *QRS* und *T* können sich deshalb unabhängig voneinander verändern. *Mit QRS erfassen wir Besonderheiten der Erregungsausbreitung über das Reizleitungssystem im Herzen, mit T Besonderheiten im Erregungsrückgang in verschiedenen Abschnitten der Herzmuskulatur.* Daraus geht von vornherein hervor, daß die Größe der Ausschläge nichts zu tun hat mit der Kraft der Kontraktion des Herzmuskels.

Es muß ausdrücklich betont werden, daß den hier gewählten Darstellungen noch durchaus hypothetische Züge anhaften, und daß wir von einer wirklich umfassenden Theorie des EKG noch weit entfernt sind. Es ist dies wohl eine der wesentlichsten Ursachen dafür, daß die Elektrokardiographie in der Klinik fast ausschließlich auf Empirie beruht.

Beim Menschen ist nun eine Ableitung der Aktionspotentiale vom Herzen selbst nicht möglich. Man kann aber die *Extremitäten als Ableiteelektroden* benutzen, bzw. von der Brustwand gegen die Extremitäten ableiten, da sich vom Herzen aus durch die leitenden Gewebe bis zur Körperoberfläche ein elektrisches Feld ausbreitet. Wir können, wie das in Abb. 43 geschehen ist, Punkte gleichen Potentials auf der Körperoberfläche miteinander verbinden und erhalten so Isopotentiallinien. Stark ausgezogen sind die Linie mit dem Potential Null und die senkrecht dazu stehende „elektrische Achse" des Herzens dargestellt (Näheres dazu s. u.). Wir können nach dem Verlauf der Isopotentiallinien die vom Herzen erzeugten Potentiale (bzw. einen bestimmten Bruchteil von ihnen) am besten ableiten vom rechten Arm zum linken Arm (Ableitung *I*) und vom rechten Arm zum linken Bein (Ableitung *II*), wozu sich dann noch die Ableitung *III* vom linken Arm zum linken Bein gesellt. In Abb. 40 sind die 3 Ableitungen bei gleicher Empfindlichkeit der Registrierinstrumente gleichzeitig dargestellt. Wie nach der Lage der elektrischen Achse in Abb. 43 nicht anders zu erwarten, sind die einzelnen Zacken in Ableitung *II* am größten. Würden wir vom rechten unteren Rippenrand zur linken Schulter ableiten, dann würden wir gar keine oder nur winzige Ausschläge erhalten (Isopotentiallinie *0* in Abb. 43). *Es erhellt daraus noch einmal, daß die Größe der Ausschläge nichts zu tun hat mit der Kraft der Kontraktion des Herzens, sondern ganz wesentlich bedingt ist durch die Ableitungsbedingungen.* Nimmt das Herz und damit die elektrische Achse mehr eine Querlage ein, z.B. bei Zwerchfellhochstand in der Schwangerschaft, dann müssen die Ausschläge in Ableitung *I* größer werden, handelt es sich dagegen um ein stärker senkrecht hängendes Herz, wird Ableitung *I* stark verkleinert, weil sie dann mehr oder weniger mit der Isopotentiallinie *0* übereinstimmt.

Um dem Anfänger das Verständnis zu erleichtern, sind wir bislang stark schematisierend und vereinfachend vorgegangen. Es sind nun noch einige Ergänzungen notwendig.

1. Die „elektrische Achse" wird durch eine Vielzahl von Einzelpotentialen in den einzelnen Fasern mit ihren ganz verschiedenen Richtungen erzeugt, die sich zum großen Teil gegenseitig aufheben. Wir stellen damit eine Resultante dar. In Abb. 44 wurden eine Reihe der verschiedenen Potentiale mit ihrer Ausbreitung durch Pfeile dargestellt. Aber auch jeder einzelne dieser Pfeile ist wieder nur eine Resultante aus zahlreichen Einzelpotentialen verschiedener Ausbreitungsrichtung. Daß wir überhaupt eine solche Resultante ableiten

können, liegt daran, daß die verschiedenen Bezirke zu etwas verschiedenen Zeiten erregt werden und zu bestimmten Zeiten bestimmte Ausbreitungsrichtungen überwiegen.

2. Das Herz verändert seine Lage während der Kontraktion (besonders Rotation um eine sagittale Achse); entsprechend ändert sich das EKG, abhängig von der Ausgangslage, wobei elektrische und anatomische „Lage“ nicht übereinzustimmen brauchen. Wir benötigen somit eine Methode, die eine Beurteilung gestattet, wieweit Änderungen des EKG auf Lageänderungen zurückzuführen sind, welche also eine Festlegung der „elektrischen Lage“ ermöglicht.

3. In Abb. 43 sind nicht *die* elektrische Achse des Herzens und nicht *die* Isopotentiallinien dargestellt, sondern nur diejenigen, die sich in einem ganz bestimmten Moment des

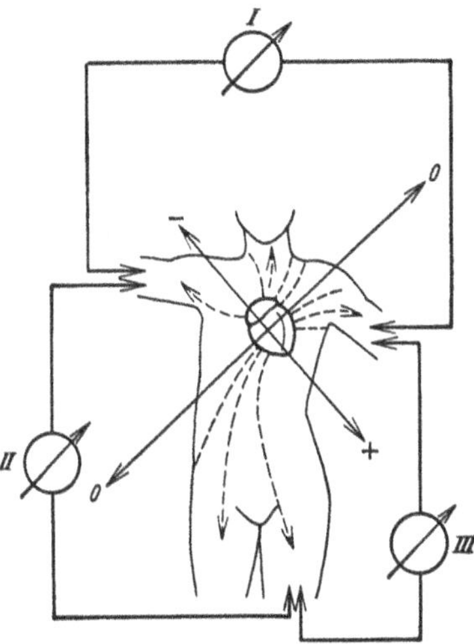

Abb. 43. Darstellung der Punkte gleichen Potentials (Isopotentiallinien) auf der Körperoberfläche zur Zeit *R* des EKG. Die „elektrische Achse“ des Herzens fällt in diesem Moment („Momentanachse“) mit der anatomischen Achse zusammen. Senkrecht dazu liegt die Linie, die Punkte mit dem Potential *0* verbindet (sie ist stark schematisiert als Gerade gezeichnet). Würde man von rechter Hüfte und linker Schulter ableiten, dann würde kein *R*-Ausschlag zu erhalten sein. Die Größe der Ausschläge ist wesentlich bedingt durch die Lage der Ableiteelektroden

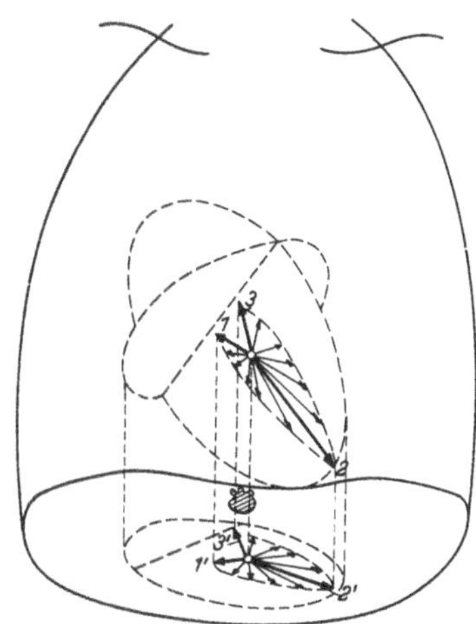

Abb. 44. Schematische Darstellung des Vektordiagramms und seiner Projektion in die Horizontalebene. Es sind die „elektrischen Achsen“ während der Zeit *QRS* des EKG eingezeichnet. Die Richtung der auftretenden Potentiale wird symbolisiert durch die Richtung der Pfeile, ihre Größe durch die Pfeillänge (Vektoren). Stark ausgezogener Pfeil *1* *Q*-Vektor; *2* *R*-Vektor; *3* *S*-Vektor. Die Verbindung sämtlicher Pfeilspitzen ergibt das Vektordiagramm. (Aus Boden)

Erregungscyclus vorfinden (Momentanachse nach Eb. Koch). Die elektrische Achse wechselt fortdauernd ihre Richtung, sie ist z.B. verschieden zur Zeit *Q* oder *R* oder *S*. Zur Zeit *R* stimmt sie recht genau mit der anatomischen Achse überein, so daß aus den *R*-Zacken in den 3 Ableitungen auf die Herzlage geschlossen werden kann (Einthovensches Dreieckschema, s. u.).

Jede dieser Momentanachsen weist 1. eine bestimmte Richtung und 2. eine bestimmte Potentialdifferenz auf. Solche gerichteten Größen bezeichnet man in der Physik als *Vektoren*. Man pflegt sie als Pfeile darzustellen, wobei die Lage des Pfeils die Richtung, seine Länge die Größe der Potentialdifferenz darstellt. Die Pfeilspitze weist übereinkunftsgemäß nach dem +-Pol. In Abb. 44 sind schematisch einige der während eines Erregungscyclus feststellbaren Vektoren eingezeichnet, wobei der stark ausgezogene Pfeil *1* nach Größe und Richtung die Potentialdifferenz zur Zeit *Q* bezeichnet, *2* zur Zeit *R* und *3* zur Zeit *S*. Verbindet man die Pfeilspitzen, so erhält man eine schleifenartige Figur, die man als Vektordiagramm bezeichnet (Schellong, Sulzer und Duchosal).

Wie läßt sich nun das **Vektordiagramm** festlegen? Einmal läßt es sich konstruieren aus 2 oder 3 Extremitätenableitungen, wie das Abb. 45 darstellt. Man kann nämlich (wie das die Pfeile an den Personen in Abb. 40 schon andeuten) die Ansätze der zur Ableitung benutzten Extremitäten am Rumpf als die Ecken eines ungefähr gleichseitigen Dreiecks auffassen, in dessen Mittelpunkt der Quellpunkt der Erregung des Herzens liegt (Einthovensches Dreieckschema). Unsere Extremitätenableitungen stellen jeweils die Projektionen der Vektoren auf die Seiten dieses Dreiecks dar und deshalb lassen sich aus ihnen umgekehrt die Vektoren darstellen in einer Konstruktion, wie das in Abb. 45 geschehen ist.

Man kann das Vektordiagramm auch unmittelbar registrieren (Abb. 46a). Die im Herzen zu einer gegebenen Zeit entstehende Potentialdifferenz wird in ihrer Richtung und Größe als Pfeil *a* dargestellt. Es werden die Plättchenelektroden *1* und *0* symmetrisch zum Vektor *a* an den Thorax gelegt und die Elektroden über einen (nicht gezeichneten) Verstärker mit dem waagerechten Plattenpaar eines Kathodenstrahloszillographen (Abb. 46a) verbunden. Da nach Angabe der Pfeilspitze *1* negativ ist gegenüber *0*, wird die linke Platte negativ und lenkt den Elektronenstrahl nach rechts ab. Der Betrag dieser Ablenkung entspricht der Projektion

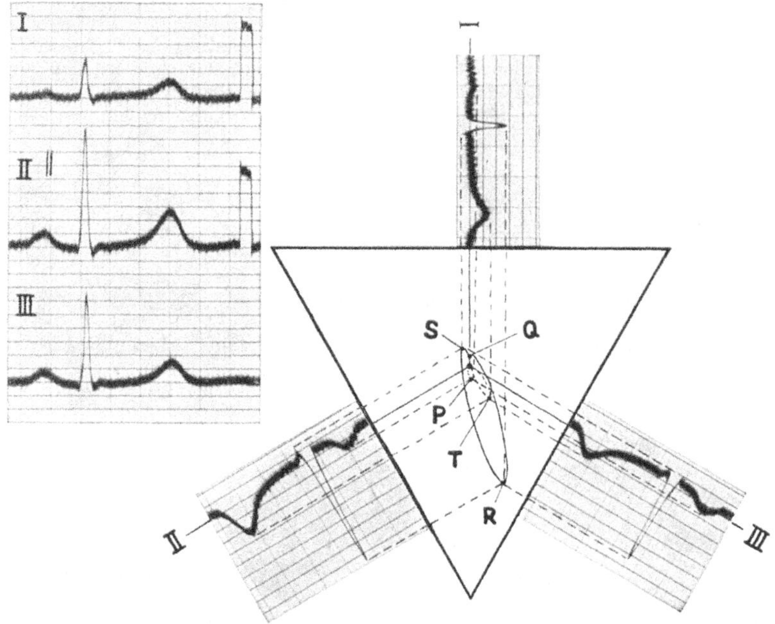

Abb. 45. Konstruktion des frontalen Vektordiagramms aus den 3 Extremitätenableitungen im Einthovenschen Dreieckschema. (Aus HOLZMANN)

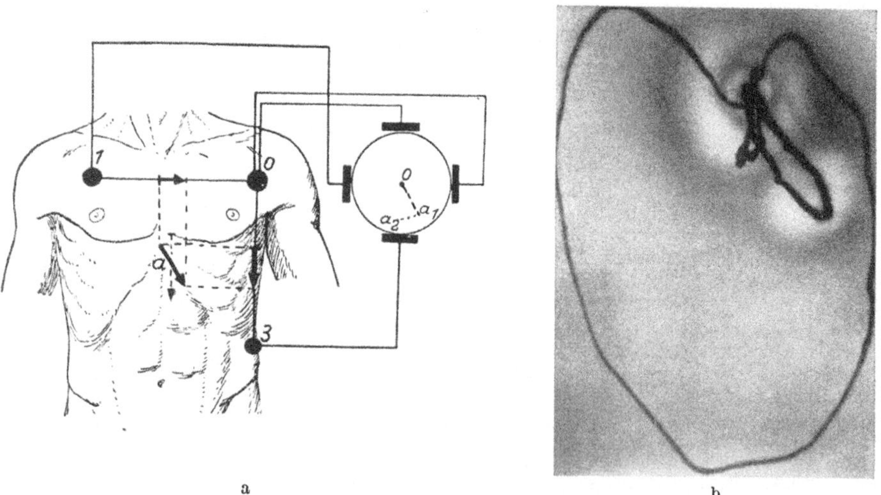

Abb. 46a u. b. Vektordiagraphie nach SCHELLONG. Links: Art der Ableitung, rechts Vektordiagramm. *1, 0, 3* Ableitepunkte auf dem Thorax. *1* und *0* sind mit den waagerechten, *0* und *3* mit den senkrechten Ablenkplatten eines Kathodenstrahlrohrs verbunden. a elektrische Achse zur Zeit *R*, punktiert die Projektion auf die Linien zwischen den Ableite-Elektroden. 0—a_1, im Kathodenstrahloszillographen gibt die Resultante der Ablenkung des Kathodenstrahls durch die beiden Plattenpaare im Augenblick *R* wieder. Sie ist proportional dem Vektor *a*. Weiteres siehe Text

des Vektors *a* auf die Ableitungslinie *1—0*, also dem dort eingezeichneten Pfeil. Nun werden weiter die Elektroden *0* und *3* senkrecht zu *1—0* an den Thorax gelegt und mit dem senkrechten Plattenpaar des Oszillographen verbunden. *0* ist negativ gegenüber *3* und so wird der Elektronenstrahl senkrecht nach unten abgelenkt um einen Betrag, der dem Pfeil auf der

Ableitungslinie *0—3* entspricht. Bei gleichzeitiger Ableitung von *1—0* und *0—3* registriert der Oszillograph die Resultante dieser beiden Ablenkungen *0—3*, die dem Vektor *a* entspricht. Die Aufnahme erfolgt am stehenden Film, so daß die Umfassungslinie sämtlicher Vektoren während eines Erregungscyclus aufgezeichnet wird (Abb. 46b), also der Linie, die in der schematischen Abb. 44 dargestellt ist oder der, die in Abb. 45 aus Extremitätenableitungen konstruiert wurde. Das Vektordiagramm kann uns wichtige Aussagen darüber liefern, wie sich im Laufe des Erregungscyclus die mittlere Richtung der jeweils erregten

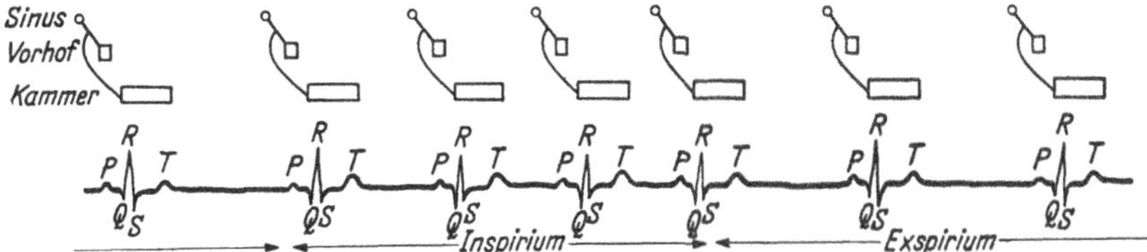

Abb. 47. EKG bei respiratorischer Arrhythmie. Oben ist der Erregungsablauf schematisch skizziert. Kleiner Kreis = Erregungsbeginn im Sinusknoten; weiße Balken = Dauer der Refraktärphase in Vorhof und Kammer. Mit der Inspiration nimmt die Herzfrequenz zu, mit dem Beginn der Exspiration nimmt sie wieder ab. Das EKG zeigt, daß es sich um eine reine Sinusarrhythmie handelt, denn jeder einzelne Vorhofkammerkomplex verläuft regelrecht, nur mit unterschiedlichen Abständen von *P* zu *P* je nach der Atemphase. Da es sich um eine Ableitung *I* handelt, sind die Ableitungsbedingungen für *R* bei höher stehendem Zwerchfell und damit querer gestelltem Herzen günstiger, so daß *R* bei jedem Exspirium etwas größer, bei jedem Inspirium etwas kleiner wird

Fasern ändert. Ihre wesentliche Bedeutung gewinnt sie aber erst in einer räumlichen Anordnung, wobei in gleicher Weise in zwei senkrecht zueinander stehenden Ebenen auf 2 Oszillographen abgeleitet wird und die erhaltenen Bilder im Stereoskop betrachtet werden. In den Extremitätenableitungen erhält man nur eine horizontale Projektion der Vektoren. Fasern, die z.B. von vorn nach hinten ziehen, bleiben stumm: ihr Potential wird überhaupt nicht erfaßt. Durch die räumliche Vektordiagraphie erhält man dagegen eine räumliche Vorstellung der Erregungsausbreitung im dreidimensionalen Herzen.

Da die Vektordiagraphie an Spezialapparate gebunden ist, werden häufig an ihrer Stelle die *Brustwandableitungen* durchgeführt (WILSON),

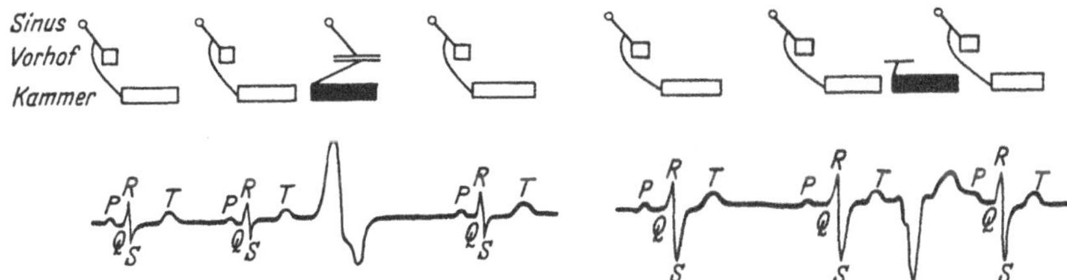

Abb. 48. EKG bei Extrasystolie. Aus der Form der Ausschläge und dem Fehlen einer *P*-Zacke ist zu erkennen, daß die Extrasystolen vom Ventrikel ihren Ausgang nehmen, links und rechts von verschiedenen Stellen. Links ist die postextrasystolische Pause voll kompensierend, da die vom Sinusknoten einlaufende Erregung das Erregungsleitungssystem noch refraktär vorfindet und deshalb erst der nächste normale Sinusreiz wieder wirksam werden kann (vgl. S. 62). Rechts ist die Extrasystole interpoliert. Die Erregung wird — wie meist — nicht rückwärts auf den Vorhof übertragen, sondern im Atrioventrikularknoten blockiert. Die nächste normale Erregung vom Sinusknoten kann wirksam werden, da die Herzfrequenz so langsam ist, daß dann die Refraktärphase der Extrasystole schon abgeklungen ist. Die Länge der Balken soll die Dauer der Refraktärphase andeuten

d.h. es wird durch Verschiebung von Elektroden über der Brustwand eine große Zahl von Vektoren in ihrer Projektion auf die Brustwand abgetastet, wobei nicht nur die Horizontal-, sondern auch die Vertikalebene berücksichtigt werden kann. Bezüglich der Einzelheiten der räumlichen Vektordiagraphie und der Brustwandableitungen muß aber auf die speziellen Lehrbücher der Elektrokardiographie verwiesen werden.

Die Abb. 47—51 sollen einige Beispiele für die Anwendung der Elektrokardiographie geben, vor allem bei Störungen der Erregungsbildung und -leitung; die pathologische Abweichung läßt als ein Experiment der Natur die physiologische Funktion deutlicher zur Darstellung bringen. Abb. 52 soll an einem Beispiel zeigen, welche Bedeutung der Aufnahme des EKG im Rahmen des gesamten klinischen Bildes bei Versorgungsstörungen des Herzmuskels zukommt.

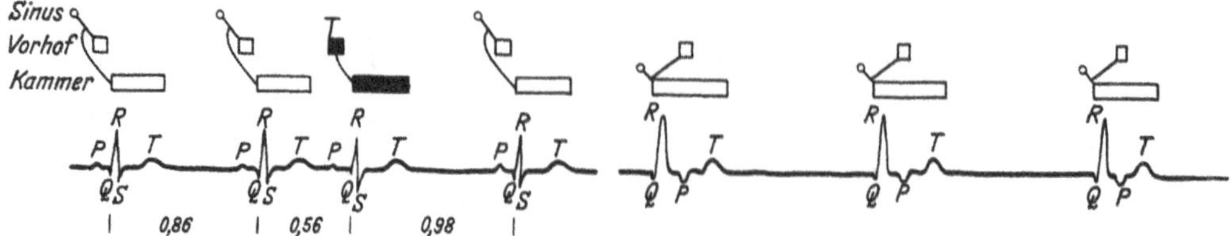

Abb. 49. EKG links bei Extrasystole, rechts bei Atrioventrikularrhythmus. Die Extrasystole muß aus dem Vorhof herrühren, denn es findet sich eine *P*-Zacke und ein normal konfigurierter *QRST*-Komplex. Allerdings ist, wie häufig in diesen Fällen, die Überleitungszeit verlängert (Abstand von Anfang *P* bis Anfang *Q*). Die postextrasystolische Pause ist nicht voll kompensierend, da die Extraerregung im Sinusknoten ebenfalls eine Erregung ausgelöst hat und nun das normale Intervall von 0,86 sec verstreicht, bis eine erneute Erregung vom Sinusknoten ihren Ausgang nimmt. — Rechts ist der Atrioventrikularrhythmus daran zu erkennen, daß die *P*-Zacke nicht vor dem *QRST*-Komplex liegt, sondern in den Kammerkomplex fällt und negativ ist. Wie das darüber gezeichnete Schema erläutert, ist vom Atrioventrikularknoten rückläufig der Vorhof erregt worden. Wir sehen die typischen Merkmale des Atrioventrikularrhythmus: langsame Frequenz und ungefähr gleichzeitige Erregung von Vorhof und Kammer

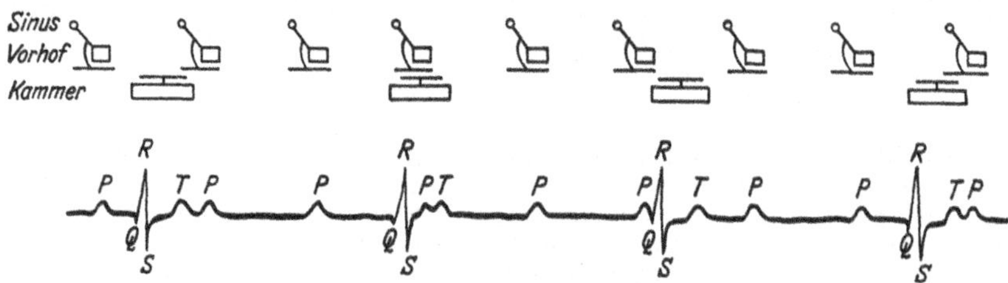

Abb. 50. EKG bei totalem Herzblock. Die Kammerkomplexe treten regelmäßig, aber seltener und völlig unabhängig von den ebenfalls regelmäßigen *P*-Zacken auf. Die Erregungsüberleitung vom Vorhof auf die Kammer ist also blockiert; es hat sich ein tertiäres Erregungsbildungszentrum etabliert, das hoch oben im Hisschen Bündel anzunehmen ist, da der *QRST*-Komplex regelrecht abläuft

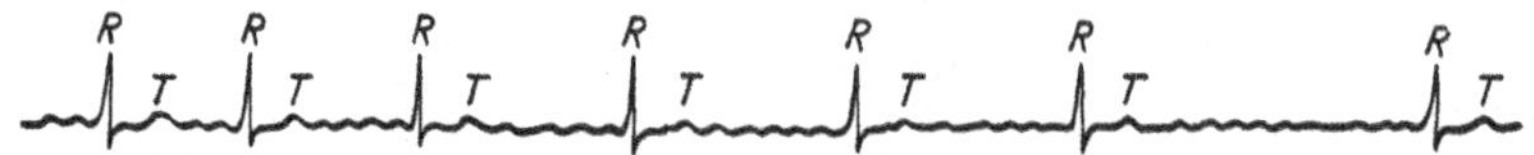

Abb. 51. EKG bei Vorhofflimmern mit absoluter Arrhythmie. Statt der *P*-Zacken finden sich häufige unregelmäßige Flimmerwellen. Über die Ursache der Arrhythmie s. S. 63

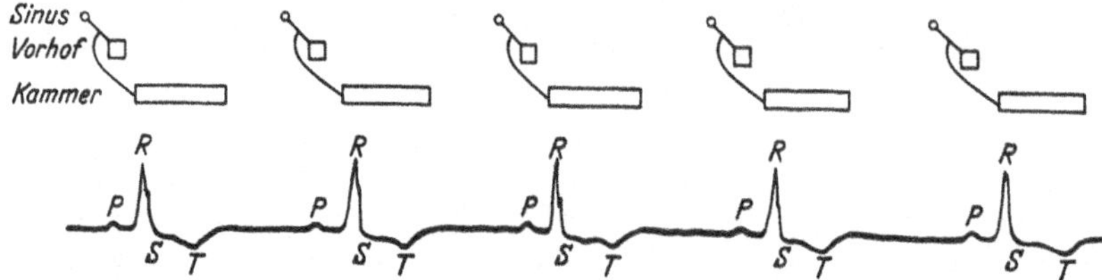

Abb. 52. EKG bei schwerer Störung der Herzmuskeldurchblutung. Normaler Sinusrhythmus, aber Verbreiterung von *R*, Senkung des *S*-*T*-Stückes und negatives *T* als Ausdruck von Störungen sowohl in der Erregungsausbreitung wie in der Erregungsrückbildung

2. Die Innervation des Herzens

Wir haben gesehen, daß das Herz im Gegensatz zum Skeletmuskel auch ohne Nerven fortgesetzt rhythmisch tätig sein kann. Diese Tätigkeit zeigt jedoch eine nur geringe Variationsbreite und ist im wesentlichen durch die Höhe der Temperatur festgelegt. Eine Vergrößerung dieser Variationsbreite ist nur möglich durch nervöse Einflüsse. Die Herznerven führen damit zu einer Vergrößerung des Anpassungsbereiches. Wenn auch die Änderung der Schlagzahl pro Minute *(Herzfrequenz)* die auffälligste Auswirkung der nervösen Einflüsse ist, so ist sie keineswegs die einzige. Es kommt gleichzeitig zu einer Änderung der Geschwindigkeit der *Erregungsleitung*, der *Erregbarkeit*, der Refraktärzeit und vor allem auch der *Kraft der Kontraktion*.

Es wird die ganze Zuckungsform verändert. Bei Sympathicusreiz z.B. steigt nicht nur die Kraft der Kontraktion gleichzeitig mit der Herzfrequenz, sondern es wird entsprechend die Anspannungs-, die Austreibungs- und die Entspannungszeit verkürzt.

Das Herz selbst verfügt über ein reichliches Geflecht von Nervenfasern in allen seinen Abschnitten. An die gesamte Muskulatur der Vorhöfe und Ventrikel gelangen Nervenfasern, die parallel mit den Gefäßen zwischen der Muskulatur und dem Endokard und Epikard verlaufen. Die Nervenfasern besonders des Epi-, Endo- und Perikards haben vielfach Nervenendigungen, welche als Reizempfänger anzusprechen sind. Es handelt sich also um afferente, d.h. Erregungen nach zentralwärts leitende Nervenfasern, die ihren Weg nicht über den sensiblen Vagusanteil, sondern mit den sympathischen Fasern nehmen, und die über den Grenzstrang, allerdings ohne Unterbrechung, und über die Spinalganglien Th. I—V zum Rückenmark verlaufen. Weiter kommen die Rr. cardiaci des N. phrenicus dazu. Die übrigen Fasern sind efferenter Natur und versehen Muskel, Erregungsleitungssystem und vor allem auch die Herzkranzgefäße. Die äußeren nervösen Verbindungen kommen teils vom N. vagus als Rami card. sup. und inferiores. Sie verflechten sich reichlich mit Fasern aus dem Halssympathicus (N. card. sup., med. und inf., die dem unteren und mittleren Cervicalganglion entstammen) und bilden den Plexus cardiacus, in dem eine morphologische Trennung der Vagus- und Sympathicusfasern nicht mehr möglich ist. Es handelt sich also bei den efferenten Fasern um solche des vegetativen Nervensystems mit deren allgemeinen physiologischen Eigenschaften (s. S. 521).

Die Wirkung der Herznerven läßt sich durch Entnervung des Herzens oder aber durch künstliche Reizung klarstellen.

a) Die parasympathischen Herznerven

Reizt man den peripheren Stumpf der durchschnittenen Vagusnerven mit elektrischen Wechselströmen, so treten Herzverlangsamungen ein. Bei erhöhter Reizstärke kann sogar *Herzstillstand* eintreten. Die Abb. 53 zeigt solche Versuche. Der Blutdruck ist dabei aus der A. brachialis einer Katze mit Hilfe eines Membranmanometers fortlaufend aufgezeichnet. Sofort mit dem mittelstarken Reiz setzt eine Herzverlangsamung mit gleichzeitiger Verminderung des Aortendruckes ein. Gleich starke Reizung des linken und rechten Vagus ist dabei von etwas verschiedener Wirkung gefolgt: Die Verlangsamung ist über den rechten N. vagus leichter zu erreichen als über den linken. In der Tat laufen vom rechten Vagus mehr Fasern in das Gebiet des rechten Vorhofes, und zwar zum Sinusknoten, dem „Schrittmacher" des Herzens. Verstärkung des Vagusreizes führt zum *Vagusstillstand*, wie ihn die Abb. 54b zeigt. Trotz fortbestehenden Reizes schwindet aber der Stillstand nach einiger Zeit, um einem langsamen Rhythmus zu weichen, der einen Bruchteil des normalen Herzrhythmus ausmacht. Man könnte meinen, daß mit der Zeit der Vagusreiz weniger wirksam geworden wäre. Das ist aber nicht der Fall. Der Reiz legt zunächst die normale Reizbildung im Sinusknoten still. Das Herz steht. Wie bei andersartiger Ausschaltung des primären Erregungszentrums (s. S. 60) übernimmt auch hier nach einiger Zeit ein untergeordnetes Zentrum die Erregungsbildung, das Herz fängt in langsamem „Kammereigenrhythmus" wieder zu schlagen an. Der Sinusknoten bleibt dabei nach wie vor in Ruhe. Sobald der Vagusreiz beendet ist, übernimmt der Sinusknoten wieder mit normalem Tempo die Erregungsbildung für das ganze Herz.

Vom linken Vagus aus gehen Fasern namentlich zum Atrioventrikularknoten (Abb. 55). Sie beeinflussen das Erregungsleitungssystem im Sinne einer *Erschwerung der Überleitung* vom Vorhof auf die Ventrikel. Am geeignetsten zur Aufweisung solcher vom linken Vagus her bedingten Überleitungsstörungen ist das EKG. Die Abb. 56 zeigt oben das Mechanogramm der

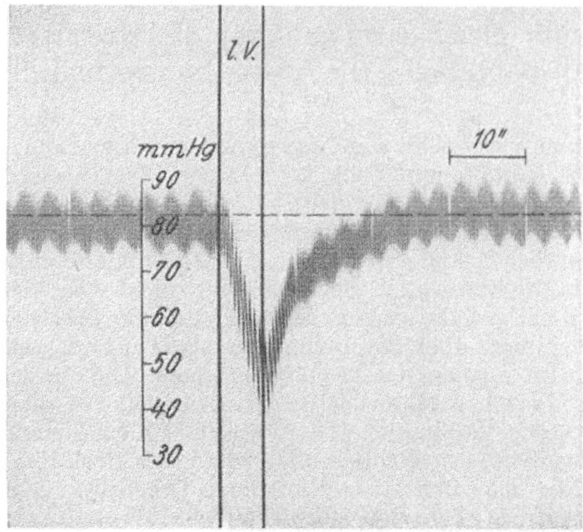

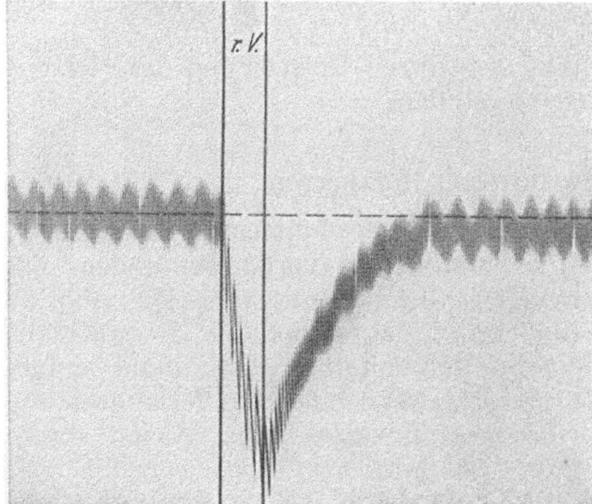

Abb. 53. Blutdruckkurve einer Katze aus der A. brachialis mit Membranmanometer registriert. Neben den Pulsschwankungen sieht man die Atemschwankungen des Blutdruckes. Die Vagusnerven sind durchschnitten. Zwischen den Signalen (*l.V.*) und (*r.V.*) wird der periphere Stumpf des linken bzw. rechten Vagus elektrisch gereizt. Ergebnis: Herzverlangsamung und Absinken des arteriellen Blutdruckes. Man beachte, daß Reizung des rechten Nerven wirksamer ist als die des linken

Ventrikel und das zugehörige EKG, von dem hier (es handelt sich um einen Tierversuch) nur die *P*-, *R*- und *T*-Zacken deutlich sind. Die ersten $2^1/_2$ Systolen bzw. EKG-Folgen zeigen das normale Herztempo an. Jeder *P*-Zacke entspricht ein *R*—*T*-Komplex bzw. jeder Vorhoferregung eine Kammersystole. Während der von *A*—*B* erfolgenden Vagusreizung tritt zunächst eine Pause in der Schlagfolge der Ventrikel ein, während die Vorhöfe im Ausgangsrhythmus weiterschlagen: also das Bild einer völligen Blockierung der Überleitung vom Vorhof zu den Ventrikeln (*P*-Zacke ohne nachfolgenden Kammerkomplex). Der dritten *P*-Zacke nach Beginn der Reizung folgt wieder ein Kammerkomplex bzw. der Vorhofsystole eine Kammersystole, die 4. *P*-Zacke dagegen bleibt wieder ohne Kammerkomplex usw. Die Überleitung der Erregung von den Vorhöfen auf die Ventrikel wird also durch den Vagusreiz erschwert.

Die Verlangsamung der Herzfrequenz kommt möglicherweise dadurch zustande, daß die Erregungsbildung in tiefere Anteile des Sinusknotens mit niedrigerer Eigenfrequenz heruntergedrückt wird. Man

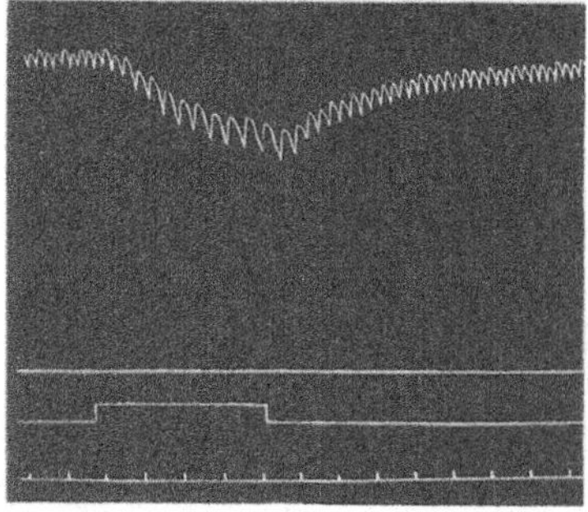

a

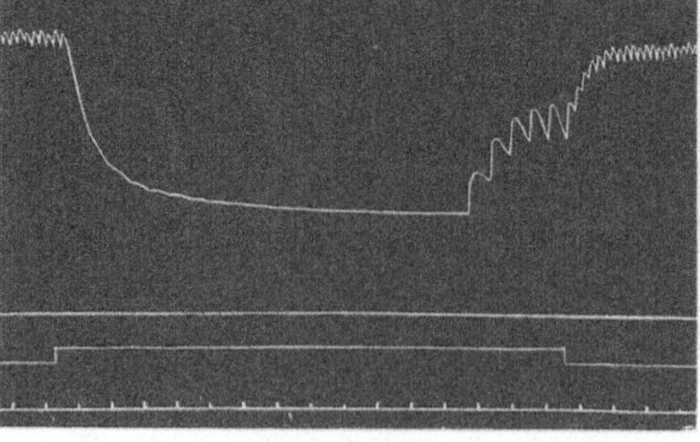

b

Abb. 54a u. b. Bei a elektrische Reizung des rechten N. vagus mit schwachem, bei b mit stärkerem elektrischem Wechselstrom. Die oberste Kurve zeigt das Verhalten des arteriellen Blutdruckes, die zweite von unten die Reizdauer an. Bei starkem Reiz völliger „Vagusstillstand" des Herzens, der aber trotz fortbestehenden Reizes durch einen langsamen Kammereigenrhythmus unterbrochen wird. Im Augenblick der Beendigung des Reizes sprunghafter Übergang zum normalen „Sinusrhythmus". (Nach SHERRINGTON) schließt dies daraus, daß die Zeit vom Beginn der Erregung bis zum Eintreffen am Atrioventrikularknoten verkürzt ist (kürzerer Weg durch den Vorhof). Da jedoch gleichzeitig durch den Vagusreiz die Erregungsübertragung vom Vorhof auf den Atrioventrikularknoten gehemmt wird, ist die Überleitungszeit (Anfang P bis Anfang Q im EKG) nicht verkürzt, sondern meist verlängert. Die Blockierung des obersten Anteils des Sinusknotens und das Einspringen tieferer Anteile mit langsamerem Eigenrhythmus konnte neuerdings auch wahrscheinlich gemacht werden durch lokale Ableitung der Aktionspotentiale mit Mikroelektroden.

Die *Refraktärzeit* des Vorhofs wird durch Vagusreiz primär verkürzt, während andererseits die gleichzeitige Frequenzabnahme sie verlängert. Die Verkürzung der Refraktärzeit läßt sich besonders schön durch Ableitung des monophasischen Aktionsstroms nachweisen, der unter Vagusreiz verkürzt wird. Es ist eine Reihe von Befunden erhoben worden, die darauf hinweisen, daß diese Beschleunigung der Restitution des Membranpotentials nach seiner Veränderung durch Erregung auf eine Erhöhung der K^+-Permeabilität der Membran unter Vaguswirkung zurückzuführen ist. Die Verkürzung der Refraktärzeit hat zur Folge, daß bei Vorhofflattern (S. 63) dessen Frequenz erhöht wird bzw. daß es in Vorhofflimmern übergeht.

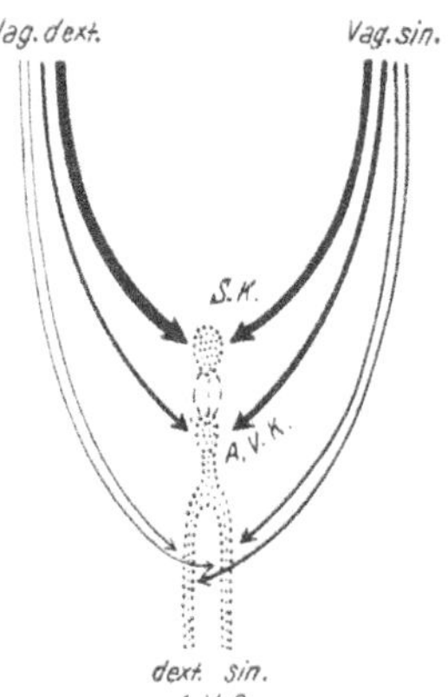

Abb. 55. Verteilung der Angriffspunkte des Vagus am Erregungsleitungssystem. *S.K.* Sinusknoten; *A.V.K.* Atrioventrikularknoten; *A.V.B. dext. sin.* Hissches Bündel, rechter Schenkel, linker Schenkel. — Die Hauptwirkung entfaltet sich am Sinusknoten. Sie trifft aber auch den Atrioventrikularknoten und berührt eben noch die beiden Schenkel des Hisschen Bündels. Am Sinusknoten überwiegt der rechte Vagus über den linken. Bei den tieferen Abschnitten des Erregungsleitungssystems überwiegt der linke Vagus über den rechten. (Nach W. R. HESS)

Neben der Beeinflussung der Erregungsbildung im Sinusknoten und der Erregungsübertragung auf den Atrioventrikularknoten findet sich weiter eine Abnahme der *Erregbarkeit* im ganzen Gebiet des Vorhofs, d.h. seine Ansprechbarkeit auf Reize wird herabgesetzt, und weiter eine Abnahme der *Kraft der Kontraktion* der Vorhofmuskulatur. *Diese Veränderungen werden in der Kammermuskulatur nicht gefunden, da sie offensichtlich nicht durch Vagusfasern erreicht wird.*

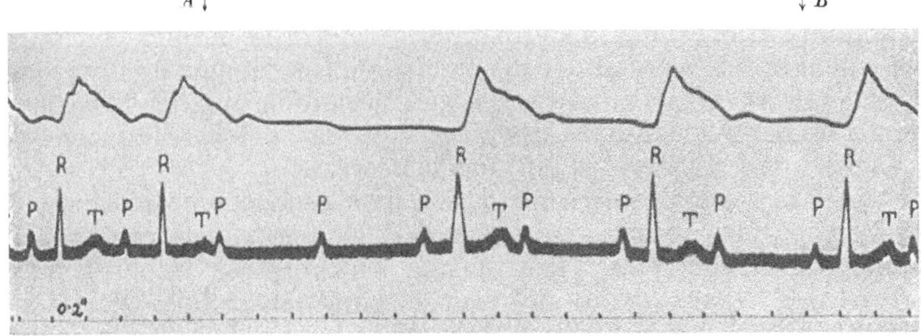

Abb. 56. Störung der „Überleitung" durch elektrische Reizung des linken N. vagus. Oben: Mechanogramm der Kammern. Darunter: EKG. Von *A—B* Reizung. (*P*-Zacken ohne *QRST*-Folge.) (Nach WINTERBERG)

Zusammengefaßt wirkt also der Vagus:

1. frequenzmindernd (= negativ chronotrop),
2. überleitungserschwerend (= negativ dromotrop),
3. erregbarkeitsmindernd (= negativ bathmotrop), jedoch nur im Vorhof.
4. leistungsmindernd (= negativ inotrop), jedoch nur im Vorhof.

Es läßt sich weiter feststellen, daß das unter stärkerem Vaguseinfluß schlagende Herz einen geringeren *Sauerstoffverbrauch* aufweist als bei geringem Vaguseinfluß. Ob dies allein auf die geringere Herzfrequenz zurückzuführen ist oder ob noch andere Einflüsse eine Rolle spielen, soll hier nicht weiter diskutiert werden. (Über die Aufrechterhaltung des Vagustonus und seine Veränderung siehe ausführlicher S. 132ff.). Wir werden weiter sehen, daß mit zunehmendem Training parallel mit dem Wachstum des Herzens und der Zunahme der Blutmenge im Thorax der Vagustonus zunimmt und daß damit Frequenz und Sauerstoffverbrauch des Herzens (bei gleichbleibender Blutförderung in Ruhe) absinken. Es wird auf diese Weise die Anpassungsbreite des Herzens erheblich erhöht.

Lange Zeit erschien es als ein besonders schwieriges Problem, wie man sich die hemmende Wirkung eines vermehrten Erregungszuflusses zum Herzen erklären könnte. Hier haben die Untersuchungen von O. Loewi entscheidende Fortschritte gebracht. Er konnte zeigen, daß bei Reizung des Vagus ein „Vagusstoff" in Freiheit gesetzt wird, der seinerseits die hemmenden Wirkungen ausübt und der sich in der Folgezeit als **Acetylcholin** hat identifizieren lassen (Näheres s. S. 446 und 520). Entsprechend werden die efferenten Vagusfasern zum Herzen als **cholinerg** bezeichnet. Das Acetylcholin hat sich im Anschluß an die Loewische Entdeckung als eine der wichtigsten Wirksubstanzen erwiesen, die nicht nur an den Endigungen des N. vagus, sondern vieler parasympathischer Nerven (s. diese, S. 520), ja sogar als Überträgersubstanz in den motorischen Endplatten des Muskels und als Aktionssubstanz in der Mehrzahl der Nervenfasern eine Rolle spielt. Das Acetylcholin wird durch spezifische und unspezifische Esterasen rasch in Essigsäure und das wesentlich weniger wirksame Cholin verseift (s. S. 446), so daß die Vaguswirkung lokalisiert bleibt. Die Acetylcholinesterase läßt sich durch bestimmte Substanzen blockieren, so z. B. durch *Eserin* (= Physostigmin). Unter der Wirkung von Eserin wird deshalb die Vagusreizwirkung verstärkt; jetzt kann auch eine „Ausbreitung" der Wirkung eintreten, da das unzerstörte Acetylcholin im Gewebe weiter diffundieren und auch auf dem Blutwege an andere Organe gebracht werden kann.

Die Wirkungen eines Vagusreizes können jedoch durch intravenöse Acetylcholininjektion, auch nach vorheriger Eserinisierung, nur unvollkommen nachgeahmt werden, da die Verteilung im Herzen eine wesentlich andere ist. Vor allem tritt dann auch eine Verminderung der Erregbarkeit und der Kraft der Kontraktion des Ventrikels ein, der bei Vagusreiz nicht durch Vagusstoff (= Acetylcholin) erreicht wird.

Wie wir später sehen werden, läßt sich das Acetylcholin durch das Gift der Tollkirsche, das *Atropin*, von seinem Wirkungsort verdrängen. Nach Atropininjektion bleibt eine Vagusreizung wirkungslos. Dabei führt eine solche Injektion (ebenso wie eine reizlose Ausschaltung des Vagus, etwa durch Kühlung) in den meisten Fällen zu einer Frequenzsteigerung, ein Hinweis darauf, daß das Herz dauernd Impulse über den Vagus zugeführt erhält, die bei dessen Ausschaltung entfallen. Man spricht deshalb von einer *tonischen Innervation* bzw. von einem *Vagustonus*.

b) Die sympathischen Herznerven (Nn. accelerantes)

Die Impulse von den herzfördernden Zentren der Medulla oblongata (s. S. 535) werden zunächst über Axone im Seitenstrang des Rückenmarks caudalwärts geleitet und im Seitenhorn auf weitere Neurone übertragen, die über Rami communicantes grisei das mittlere und untere Hals- bzw. oberste Brustganglion (Ggl. stellare) des Grenzstrangs erreichen. Dort erfolgt eine Erregungsübertragung auf die peripheren Neurone, die oben genannten Nn. accelerantes.

Alle Reizversuche führen im Prinzip zum Gegenteil der Vagusreizung: *Beschleunigung der Herzfrequenz, Verkürzung der Erregungsleitung, Steigerung der Erregbarkeit und Erhöhung der Kraft der Kontraktion.* Die Wirkungen des Sympathicus und Parasympathicus sind an sich antagonistisch; nur ist dieser Antagonismus kein durchgehender, da die anatomische Verteilung der Faseranteile eine unterschiedliche ist (Abb. 57). Am gesamten Vorhof überwiegen die Vagusfasern; während sich im Hisschen Bündel nur noch wenige, in der Arbeitsmuskulatur des Ventrikels überhaupt keine Vagusfasern mehr finden, sind die Verzweigungen des sympathischen Anteils des vegetativen Nervensystems dort sehr zahlreich vertreten. Eine Frequenzsteigerung des Herzens kann sowohl durch eine Zunahme des Sympathicustonus wie durch eine Abnahme des Vagustonus ausgelöst werden und umgekehrt eine Frequenzminderung durch Abnahme des Sympathicustonus oder durch Zunahme des Vagustonus, während eine Veränderung der Kraft der Kontraktion des Ventrikels auf nervösem Wege nur durch eine Veränderung des Sympathicustonus bewirkt werden kann.

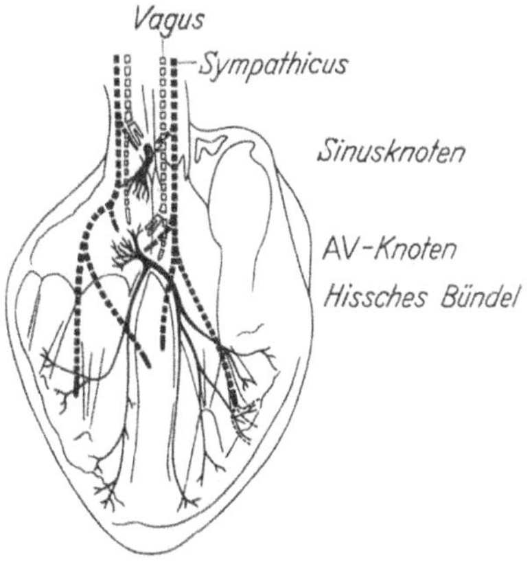

Abb. 57. Schematische Darstellung der anatomischen Verteilung von Vagus- und Sympathicusfasern im menschlichen Herzen. Schwarz ausgezogen: Sinusknoten und Atrioventrikularknoten mit Erregungsleitungssystem. Schwarz unterbrochen: Sympathicus (Accelerans); weiß unterbrochen: Vagus. Die Vagusfasern ziehen fast ausschließlich zu Sinus- und Atrioventrikularknoten, während die Sympathicusfasern das gesamte Erregungsleitungssystem bis in die feinsten Verzweigungen und auch die Arbeitsmuskulatur erreichen. Eine direkte Wirkung des Vagus auf die Kraft der Kontraktion ist damit ausgeschlossen, während eine solche des Sympathicus ausgesprochen vorhanden ist. (Modifiziert nach Boden)

Fehlen sowohl Vagus- wie Sympathicuseinflüsse, dann schlägt das Herz sozusagen in seiner „Eigenfrequenz", die, wie oben geschildert, im wesentlichen von der Höhe der Temperatur abhängt. Sie beträgt beim Hund 120—130 Schläge in der Minute. Eine Frequenzsteigerung über diesen Wert hinaus ist nur durch Erhöhung des Sympathicustonus möglich, eine Senkung darunter nur durch Erhöhung des Vagustonus.

Bei gleichzeitiger Tonussteigerung der beiden Partner heben sich die beiderseitigen Wirkungen nicht auf, da, allein schon durch das Ausmaß der Faserverteilung (s. o. und Abb. 57) der Einfluß des Vagus auf Sinusknoten und Atrioventrikularknoten überwiegt, der Einfluß des Sympathicus dagegen auf die Herzkammern (Erregbarkeit und Kraft der Kontraktion, bathmotrope und inotrope Wirkung). So kann es geschehen, daß bei gleichzeitiger Reizung der sympathischen und parasympathischen Nerven die Eigenfrequenz von Sinusknoten und Atrioventrikularknoten vermindert, damit die Vorhoftätigkeit verlangsamt wird, auf der anderen Seite aber die Eigenfrequenz der tertiären Erregungsbildungszentren in den Ventrikeln erhöht wird, so daß u. U. bei gleichzeitiger Aktion von mehreren solcher Zentren eine sehr hohe Kammerfrequenz bis zum Kammerflattern ausgelöst wird. Bei zuvor schon geschädigtem Herzen besteht dann die Gefahr des Eintritts von Kammerflimmern (s. dort) (Rothberger).

Die Steigerung der Erregbarkeit kann u. U. zur Auslösung von Extrasystolen führen (s. S. 62).

Eine besonders wichtige Funktion des Sympathicus am Herzen ist die Steigerung der Kraft der Kontraktion, auf die hier ausdrücklich hingewiesen sei. Ihre Bedeutung wird S. 88 geschildert werden; wir werden im folgenden noch mehrfach darauf zurückzukommen haben.

Nach der Feststellung einer Erregungsübertragung vom Vagus auf das Herz durch die Freisetzung eines Überträgerstoffes, des Acetylcholins, interessierte die Frage, ob hier in ähnlicher Weise ein „Acceleransstoff“ freigesetzt werde. Diese Vermutung hat sich in der Folgezeit bestätigt. Wie an den meisten anderen sympathischen Nervenendigungen wird auch hier bei Erregung als **Überträgerstoff** ein Gemisch von **Nor-Adrenalin** und Adrenalin (s. S. 448 und 391) in Freiheit gesetzt, das dann die Wirkungen am Endorgan auslöst. Das Mischungsverhältnis der beiden Stoffe ist so, daß der Gehalt an Nor-Adrenalin bei weitem überwiegt.

Beide Stoffe bewirken, allein intravenös appliziert, eine Antreibung des Herzens und gleichzeitig eine Erhöhung des Energieverbrauchs, doch wird dieser unter Adrenalin wesentlich stärker gesteigert als unter Nor-Adrenalin, bezogen auf gleiche Steigerung der Herzleistung. Eine Antreibung des Herzens durch Adrenalinausschüttung aus dem Nebennierenmark bedeutet somit eine stärkere Belastung des Herzens als eine gleiche Antreibung durch Steigerung der Impulsaussendung über den Sympathicus zum Herzen selbst, da im ersteren Fall der Anteil an Adrenalin im Gemisch relativ größer ist.

3. Die Herzdynamik

a) Die Herzarbeit

Wie der Skeletmuskel, so vollbringt auch das Herz seine Arbeitsleistung durch Faserverkürzung und Kraftentwicklung. Während aber am Skeletmuskel die geleistete Arbeit in einfacher Weise direkter Messung zugänglich ist, etwa als das Produkt aus einem gehobenen Gewicht und der dabei festgestellten Hubhöhe (letztere ist gleich der Faserverkürzung), ist dieses nicht der Fall für den Herzmuskel. Ein bestimmtes Volumen Blut wird unter Entwicklung eines bestimmten Druckes (zur Überwindung entgegenstehender Strömungswiderstände) verschoben. Dabei wird der Blutmasse eine gewisse Beschleunigung erteilt. Es handelt sich also zunächst um eine **Druckvolumenarbeit.** Sie wird gemessen als das Produkt aus verschobenem Blutvolumen und entwickeltem Druck. Hinzu kommt eine gewisse *Beschleunigungsarbeit,* welche aufgewendet werden muß, um die Blutmenge in Bewegung zu setzen. Sie wird gemessen als $^1/_2\, m\, v^2$, wobei m die bewegte Masse und v ihre mittlere Geschwindigkeit ist. Von der linken Kammer eines ruhenden Erwachsenen von 70 kg Körpergewicht werden je Systole etwa 70 cm³ Blut ausgeworfen. Dabei muß ein mittlerer Aortendruck von rund 100 mm Hg (entsprechend 130 g/cm²) überwunden werden. Die Druckvolumarbeit wäre

$$\frac{70\ \text{cm}^3 \cdot 130\ \text{g}}{1\ \text{cm}^2} = 9100\ \text{gcm} = 0{,}09\ \text{mkg}.$$

Zu dieser vom linken Ventrikel geleisteten systolischen Volumarbeit ist die Beschleunigungsarbeit zu addieren. Die mittlere Blutgeschwindigkeit in der Aorta beträgt größenordnungsmäßig 40 cm je Sekunde. Um die ausgeworfene Blutmasse (m) von 70 g auf diese Geschwindigkeit (v) zu bringen, wäre eine Arbeit nötig von

$$^1/_2\, m\, v^2,$$

in unserem Falle

$$^1/_2 \cdot 70\ \text{g (Masse)} \cdot 1600\ \frac{\text{cm}^2}{\text{sec}^2} = 56\,000\ \frac{\text{gcm}^2}{\text{sec}^2}\ \text{oder Erg}$$

bzw. rund 0,00057 mkg, da 1 Erg $= 1{,}0198 \cdot 10^{-3}$ gcm.

Die Beschleunigungsarbeit ist somit gegenüber der Druckvolumarbeit unter den hier angenommenen Bedingungen zu vernachlässigen. In höherem Alter dagegen, wenn der „Windkessel" der Aorta (vgl. S. 107) starrer wird, muß die Strömungsgeschwindigkeit (v) ansteigen und ebenso auch der Anteil der Blutmenge, der beschleunigt werden muß (m). Hier kann die Beschleunigungsarbeit bald dieselbe Größe erreichen wie die Volumarbeit. Die Herzarbeit ist also gegenüber der in jüngeren Jahren erhöht und schließlich sogar verdoppelt, und das unter ganz physiologischen Bedingungen.

Die gleichzeitig vom rechten Ventrikel geleistete Arbeit läßt sich in gleicher Weise berechnen. Der mittlere Druck in der A. pulmonalis beträgt rund 15 mm Hg, also etwa $^1/_7$ des Aortendrucks. Das ausgeworfene Blutvolumen dagegen ist für rechten und linken Ventrikel stets praktisch gleich. Unter Zugrundelegung dieser Werte wird man demnach die gesamte Herzarbeit je Systole mit rund 0,1 mkg veranschlagen dürfen. Bei einer Normalzahl von 70 Systolen je Minute wären das je Stunde 420 mkg, je Tag 10000 mkg; das ist die Arbeit, die aufgebracht werden muß, um einen Gegenstand vom Gewicht des Herzens 6mal auf die Höhe des Matterhorns zu heben. Wird das Herz durch gesteigerten Blutbedarf des Körpers, etwa bei einer sportlichen Leistung, belastet, so muß das Mehrfache dieser Arbeit geleistet werden. Der überwiegende Anteil der Gesamtarbeit entfällt auf den linken Ventrikel. In der Tat hängt die Entwicklung der Muskelmassen des Herzens erheblich von der Belastung ab (s. S. 171).

Die eben vorgenommene Berechnung der Herzleistung pro Tag kann leicht zu falschen Vorstellungen führen. Vergleichen wir nämlich das Herz mit einem technischen Motor, dann ergibt sich folgendes: Das Herz leistet pro Sekunde rund 0,1 mkg (bei Annahme der oben gegebenen Zahl für die Arbeit pro Schlag und einer Herzfrequenz von 60/min). Da 75 mkg/sec = 1 PS, ergibt sich eine Leistung von nur 0,0013 = rund $^1/_{800}$ PS. Dieser „Kleinmotor" hat im Verhältnis zu seiner Leistung ein relativ großes Gewicht, seine „Gewichtsleistung" ist sehr gering. Das beruht im wesentlichen darauf, daß ein großer Teil der geleisteten Arbeit in statischer Arbeit besteht, nämlich in der Aufrechterhaltung einer bestimmten Druckhöhe in der Aorta während der Systole und nicht in äußerer Arbeit zum Ausdruck kommt. Diese Tatsache muß berücksichtigt werden, wenn der „Wirkungsgrad" der Herzmuskelmaschine abgeschätzt werden soll (vgl. S. 97).

b) Die Umsetzung der Herzmuskeltätigkeit in äußere Arbeit

Die Faserverkürzung ist für die Volumenverschiebung, die Kraftentfaltung der Fasern für die Druckentwicklung verantwortlich. Während am Skeletmuskel bei Leistung von Hubarbeit die Größe des gehobenen Gewichtes zugleich ein Maß für die in den Fasern entwickelte Kraft und die Hubhöhe ein solches für die Faserverkürzung ist, kann man weder aus der Druckentwicklung in der Herzkammer auf die Größe der aktiven Kraftentfaltung der Herzmuskelfasern, noch aus der Volumenverschiebung auf das Maß der Faserverkürzung absolute Schlüsse ziehen. *Die Auswirkungsmöglichkeiten für die Kraftentwicklung der Fasern auf den Flüssigkeitsdruck und für die Faserverkürzung auf die Volumverschiebung hängen nämlich gänzlich von dem Durchmesser der Herzhöhlen ab.* Die letztgenannte Größe ändert sich aber im Verlaufe jeder Systole von Augenblick zu Augenblick. Je nach dem Maße des venösen Zustromes zum Herzen wird sich aber auch die diastolische Füllung und damit der Ausgangsdurchmesser der Kammern für jede Systole erheblich verschieden verhalten können. Schließlich können krankhafte Umstände die Herzabmessungen bis zu grotesken Verhältnissen verändern (Dilatationen).

Zwischen dem Innendruck der eingeschlossenen Blutmenge und der Kraftentfaltung der Herzmuskelfasern besteht notwendigerweise in jedem Moment ein Gleichgewicht. Denkt man sich schematisch eine Herzkammer als Hohlkugel und, wie in der Abb. 58 angedeutet, diese in der Ebene eines größten Kreises durchschnitten, so wird der Innendruck P die beiden Kugelhälften auseinanderzutreiben bestrebt sein mit einer Kraft, die direkt proportional geht der Größe der Schnittflächen $r^2\pi$ der Hohlkugeln. Der auseinandertreibenden Kraft wird das Gleichgewicht gehalten durch die Summe der Kraft K aller Muskelfasern, deren Zahl im Äquator $= n$ sei. Also

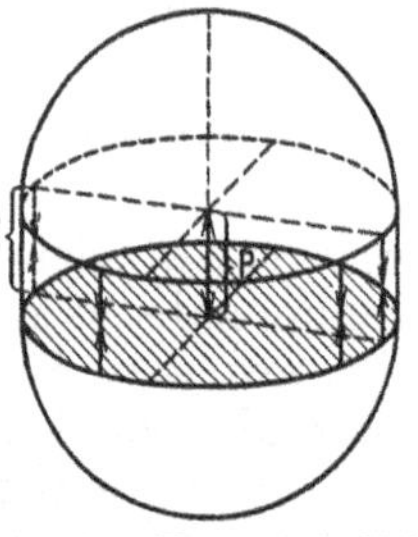

$$P \cdot r^2\pi = n \cdot K \tag{1}$$

oder der im Hohlraum erzeugte Druck bei einer bestimmten Kraftentfaltung K der Einzelfaser wäre

$$P = \frac{n \cdot K}{r^2\pi}. \tag{2}$$

Die Kraftentfaltung in der Einzelfaser zur Erzielung eines bestimmten Druckes P wäre

$$K = \frac{P \cdot r^2\pi}{n}. \tag{3}$$

Abb. 58. Das Herz ist als Hohlmuskel von Kugelform gedacht. Der Innendruck P sucht die beiden Halbkugeln auseinanderzutreiben mit der Kraft $P \cdot r^2\pi$. Die Auseinandertreibung wird verhindert durch die Summe der Kraft K aller Muskelfasern, welche rings um die Schnittfläche die beiden Halbkugeln zusammenhalten

Zur Erzielung eines bestimmten Innendruckes in der Herzhöhle würde also eine um so größere Kraftentfaltung seitens der Faser notwendig, je größer der Durchmesser des Hohlraumes ist.

Ohne weitere Umschweife verständlich ist die Abhängigkeit der *Volumverschiebung* durch eine bestimmte Faserverkürzung vom jeweiligen Kammerdurchmesser. Das Volumen des Hohlmuskels wird sich (unter Annahme von Kugelform) mit der dritten Potenz des Radius ändern müssen oder aber die Faserlänge mit der dritten Wurzel des Volumens. *Ein und dieselbe Volumverschiebung wird also mit um so geringerer Faserverkürzung zuwege gebracht werden, je größer der Innendurchmesser des Hohlmuskels ist.*

Zusammenfassend läßt sich sagen: Sofern die Hauptaufgabe des Herzmuskels Erzeugung eines möglichst hohen Druckes wäre, so würde er diese mit geringster aktiver Kraftentfaltung der Fasern erfüllen können bei möglichst kleinem Schlagvolumen. Sofern aber die Förderung eines bestimmten Blutvolumens der Hauptzweck ist, wird die Arbeit mit großem Schlagvolumen als zweckmäßig erscheinen.

Die Einzelfaser wird zur Lieferung einer bestimmten äußeren Herzarbeit $P \cdot V$ stets die gleiche Arbeit $K \cdot l$ leisten müssen, und zwar ohne Rücksicht darauf, ob die Arbeit mit großem oder kleinem Schlagvolumen geschieht. Nur wird dabei im Falle des großen Schlagvolumens mit großer Kraft K und geringer Verkürzung l, im Falle des kleinen Schlagvolumens aber mit geringer Kraft K und stärkerer Verkürzung l der Fasern gearbeitet. Bei einer Zunahme des Schlagvolumens ändert sich somit die Arbeitsform des Herzens grundlegend; es arbeitet bei kleinem Schlagvolumen mit niedriger, bei großem mit höherer „Übersetzung"; es geht in einen höheren „Gang" über (GAUER).

Das dilatierte Herz (z. B. bei akuter Herzinsuffizienz; s. S. 170) arbeitet auch bei kleinem Schlagvolumen mit einer großen Vordehnung, ist also gezwungen, dies Schlagvolumen mit größerer Kraft auszuwerfen. Es arbeitet somit dauernd im falschen „Gang", was zu einer weiteren Entwicklung der Insuffizienz beitragen muß.

Wir werden später sehen, daß bei einer Steigerung des Herzminutenvolumens, etwa bei körperlicher Arbeit, durch gleichzeitige Steigerung der Herzfrequenz dafür gesorgt ist, daß das Schlagvolumen nicht zu stark anwachsen kann, so daß das Herz nicht überdehnt wird und die benötigte Kraft nicht zu stark anwächst.

c) Die Förderleistung des Herzens

α) Die Abhängigkeit von der diastolischen Füllung

Um die Untersuchungsbedingungen zu vereinfachen, verwenden wir zunächst im Tierversuch das mehr oder weniger vollständig isolierte Herz. Wir können auf diese Weise eine Reihe von Grundeigenschaften des Herzens herausarbeiten, wobei wir uns aber immer im klaren darüber sein müssen, daß die so gewonnenen Ergebnisse nicht ohne weiteres auf das Herz in seinem natürlichen Zusammenhang mit dem Gesamtorganismus übertragen werden dürfen. Hier spielen weitere Faktoren eine sehr wesentliche Rolle, vor allem der wechselnde Impulszustrom über die sympathischen Herznerven.

Wir können zu unseren Untersuchungen zunächst das isolierte Froschherz verwenden, müssen diese jedoch durch Versuche am Warmblüterherzen ergänzen, da das Warmblüterherz nicht nur über einen einkammrigen Ventrikel verfügt, größere Druckleistungen zu vollbringen hat und sich entsprechend auch im Kontraktionsmechanismus unterscheidet.

Bei der Verwendung des Froschherzens genügt es, eine Kanüle in die zuführenden Venen und eine zweite in die Aorta einzubinden und als „Blutersatz" eine Ringerlösung zu verwenden, die von Sauerstoff durchperlt wird. Beim Warmblüter muß man artgleiches Blut verwenden und muß dafür sorgen, daß es entweder durch die eigene Lunge des Tieres oder durch einen künstlichen „Oxygenator" arterialisiert wird. Man verwendet dazu z. B. eng aneinanderliegende feine Drahtnetze, über die man das Blut einem Sauerstoffstrom entgegenfließen läßt, um eine möglichst große Flächenaufteilung zu erreichen. Die Schichtdicke ist allerdings dabei immer noch wesentlich größer als in den Lungencapillaren. Dieser Nachteil kann jedoch durch Verwendung reinen Sauerstoffs statt Luft zum größten Teil ausgeglichen werden.

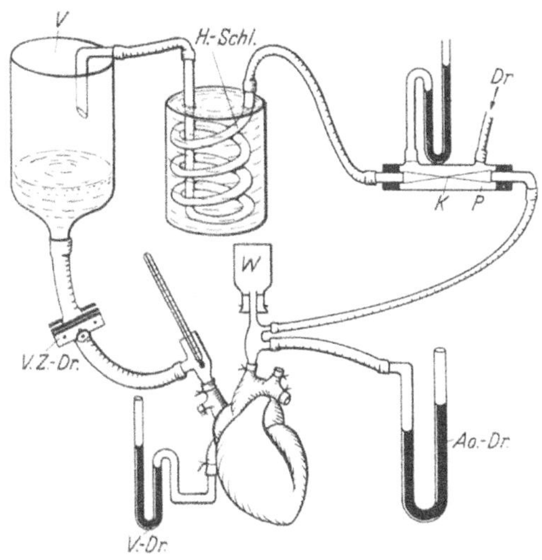

Abb. 59. Untersuchung des isolierten Warmblüterherzens im Herz-Lungenpräparat. Das Herz steht in natürlichem Zusammenhang mit der künstlich beatmeten Lunge. Die Aorta desc. ist unterbunden, ebenso die A. subclavia der einen Seite. In den Stumpf der gegenseitigen (brachiocephalica) ist eine Glaskanüle eingebunden. über welche das gesamte vom linken Herzen ausgeworfene Blut einem künstlichen „großen Kreislauf" zugeführt wird, aus welchem es durch eine Kanüle, die in den Stumpf der Vena cava cran. eingebunden wird, zurückkehrt. Die Vena cava caud. ist gleichfalls unterbunden. Durch 2 Manometer lassen sich der Druck in der künstlichen Aorta (*Ao.Dr.*) und der Druck im rechten Vorhof (*V.Dr.*) messen. Der Strömungswiderstand im Kreislauf läßt sich beliebig ändern, indem der dünne Gummischlauch *K* von außen her beliebig durch Luftdruck (*Dr.*) zusammengepreßt wird. Bei *W* ist ein Windkessel eingeschaltet, welcher die Elastizität der natürlichen Aorta ersetzt. In einer Heizschlange (*H.Schl.*) wird das durchströmende Blut auf Körpertemperatur erwärmt und fließt in ein offenes Vorratsgefäß (*V*). Von dort aus kann es in den rechten Vorhof zurückströmen. Der venöse Zufluß zum Herzen kann beliebig gedrosselt werden (*V.Z.Dr.*). (Nach E. H. Starling)

Am häufigsten wird das sog. Herz-Lungen-Präparat verwendet. Es wird dabei der gesamte große Kreislauf durch einen künstlichen Widerstand ersetzt, der leicht variiert und über beliebige Zeiten konstant gehalten werden kann. Der venöse Zufluß in den rechten Vorhof erfolgt aus einem Vorratsgefäß, dessen Ausfluß entweder durch eine Drosselklemme oder durch Verstellung der Höhe gegenüber dem Herzen variiert werden kann. Einzelheiten des Vorgehens ergeben sich aus Abb. 59.

Mit Hilfe dieser Methoden kann zunächst eine wichtige Grundgesetzmäßigkeit festgestellt werden: *Das isolierte Herz vermag aus sich selbst heraus bis zu einem bestimmten Maximum ein größeres Volumen mit jedem Schlag zu fördern, wenn es in der Diastole stärker gefüllt worden ist* (Frank, Straub, Starling). Je größer die Füllung und damit die Vordehnung der Fasern in der Diastole, d.h. je größer die **diastolische Faserspannung,** desto kräftiger wird die Kontraktion und ein desto größeres Volumen kann gefördert werden.

Bei dem in Tabelle 14 dargestellten Versuch nahm z.B. bei annähernd gleichbleibender Schlagfrequenz mit steigendem Zufluß von der venösen Seite das in der Minute vom Herzen geförderte Volumen auf das Fünffache zu; es ist somit das pro Schlag geförderte Volumen auf das Fünffache angestiegen. Man spricht von einer *Reservekraft* des Herzens, die bei größeren diastolischen Füllungen ausgenutzt werden kann.

Wird nun nicht der Zufluß von der venösen Seite geändert, sondern der Abfluß erschwert durch eine Erhöhung des Gefäßwiderstandes, d.i. gleichbedeutend mit einer Erhöhung des Aortendrucks, so läßt sich eine weitere wichtige Gesetzmäßigkeit feststellen: *Bei steigendem Aortendruck nimmt das pro Schlag geförderte Volumen ab.*

Am isolierten Herzen kann man allerdings dadurch eine Kompensation erreichen, daß man den venösen Zustrom dauernd konstant hält; das rechte Herz fördert dann weiter ein konstantes Volumen; dies führt zu einer zunehmenden Füllung des Lungenkreislaufes und schließlich zu einer Dehnung des linken Herzens, so daß dieses mit steigender Dehnung wieder ein zunehmend größeres Schlagvolumen auswirft, bis es den ursprünglichen Wert erreicht hat. Beim Herzen in situ ist diese Form der Kompensation nicht möglich, da ja durch den verminderten Auswurf des linken Herzens auch der Zufluß zum rechten Herzen absinkt und nicht, wie im oben genannten Versuch, konstant bleibt. Wir werden uns dort nach anderen Kompensationsmöglichkeiten umzusehen haben.

Tabelle 14. *Hundeherz von 56 g; 34,5°, Anstieg von Schlag- und Minutenvolumen mit zunehmender diastolischer Füllung des Ventrikels (Anstieg des diastolischen Füllungsdrucks) im Herz-Lungen-Präparat.* [Aus S. W. Patterson u. E. H. Starling: J. Physiol. 48, 357 (1914)]

Druck r. Vorhof mm H_2O	Schlag-volumen cm^3	Minuten-volumen cm^3	Schlag-frequenz	Aortendruck mm Hg
20	4,2	566	126	100
60	8,7	1100	126	100
100	11,6	1500	129	110
150	13,0	1720	132	96
230	18,2	2400	132	90
250	22,3	3000	135	90

Die eben besprochenen Gesetzmäßigkeiten lassen sich am besten ableiten, wenn die Beziehung zwischen Druck und Volumen des Herzens über einen möglichst weiten Bereich festgestellt wird, in dem jeweils die Druckänderung bei Volumenänderung und umgekehrt bestimmt und so ein **Druck-Volumen-Diagramm** aufgestellt wird. Abb. 60a zeigt eine solche Bestimmung und Abb. 60b das Resultat beim isolierten Froschherzen.

Es wird zunächst die sog. *Ruhedehnungskurve* des Herzens aufgenommen. Sie wird so bestimmt, daß man den Druck im stillstehenden Ventrikel mißt, wenn er mit zunehmendem Volumen gefüllt wird (Schattenkurve in Abb. 60a). Sie gibt also an, welche Drucke aufzuwenden sind, um den Ventrikel zu dehnen, so daß ein bestimmtes Volumen darin untergebracht werden kann.

Es ist in Abb. 60b zu erkennen, daß diese Kurve zunächst sehr flach verläuft, ja sogar, daß eine gewisse Anfangsfüllung des Ventrikels auch beim Druck 0 vorhanden ist.

Das bedeutet, daß ein Herz, das sich in der Systole völlig entleert hat, während der Diastole einen gewissen Sog auf die venöse Seite ausübt (s. ausführlich S. 90) und daß umgekehrt ein Sog ausgeübt werden muß, wenn man das Herz in Diastole völlig blutleer erhalten will (Brecher). Das Volumen, das der Ventrikel beim Füllungsdruck 0 noch enthält, wurde beim Hund zu rund 10 cm^3 bestimmt (Brecher, Kramer) und kann entsprechend beim Menschen zu etwa 30 cm^3 veranschlagt werden.

Nach dem ersten sehr flachen Teil verläuft jedoch die Ruhedehnungskurve bei steigender Füllung zunehmend steiler. Zwar ist bei niedriger Anfangsfüllung nur ein geringer Druckzuwachs notwendig, um eine Volumenzunahme (und eine entsprechende Vordehnung der Muskelfasern) zu erreichen, aber bei größerer Anfangsfüllung steigt dieser notwendige Druck rasch an und damit auch der Druck in den Venen (weiteres unten S. 86).

Nun läßt man das Herz bei verschiedenen diastolischen Füllungen so arbeiten, daß man den Austritt von Blut aus dem Herzen durch eine Drossel verhindert. In der Systole wird dann allein der Druck ansteigen, ohne daß eine Volumverschiebung oder eine Veränderung der Faserlänge eintritt (*iso-*

metrische Kontraktion: obere Kurve der Abb. 60a). Man erhält so die Kurve der „isometrischen Maxima" (*a*, *b*, *c* der Abb. 60b). Man sieht, daß das Herz in der Systole einen um so höheren Druck aufbringt, je stärker es in der Diastole gefüllt, d.h. gedehnt worden ist. Die Kurve sinkt dann aber bei hohen Ruhedehnungen rapide ab. Anschließend wird der Versuch

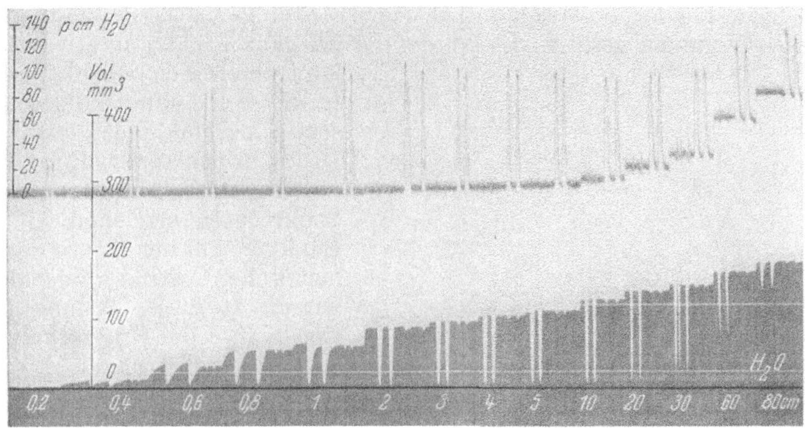

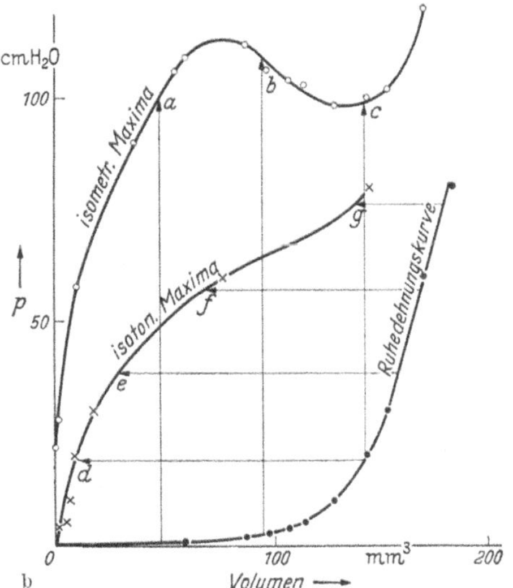

Abb. 60a u. b. Herstellung eines Druckvolumendiagramms des Froschherzens. Es wird das Herz stufenweise mit immer höheren Drucken (Abszisse) gefüllt und das zugehörige Volumen gemessen (untere Schattenkurve, Volumeichung links). Man erhält so die Ruhedehnungskurve, die in das Diagramm der Abb. 60b eingetragen wird. Nun läßt man das Herz sich auf jeder Druckstufe bei freier Auswurfmöglichkeit, aber bei gleichem Druck, kontrahieren (isotonische Kontraktion); es ergeben sich die Zacken in der Schattenkurve, aus denen hervorgeht, daß das ausgeworfene Volumen zunächst um so größer wird, je stärker das Herz gefüllt, d. h. gedehnt worden war, daß aber von einer bestimmten Vordehnung ab das Auswurfvolumen wieder abfällt. Die gefundenen Werte werden in Abb. 60b eingetragen und ergeben die Kurve der isotonischen Maxima. Auf jeder Stufe der Ruhedehnung läßt man weiter umgekehrt das Herz sich so kontrahieren, daß man den Auswurf völlig verhindert und nur eine Drucksteigerung zuläßt (isometrische Kontraktion, obere Kurve der Abb. 60a). Die jeweils gefundenen Drucke (Eichung links) werden wiederum in das Diagramm der Abb. 60b eingetragen und man erhält die Kurve der isometrischen Maxima. [Aus Gehl, Graf u. Kramer: Pflügers Arch. **261**, 270 (1955)]

wiederholt, indem man bei der Kontraktion das Blut frei ausströmen läßt, so daß der anfängliche Druck konstant bleibt (*isotonische Kontraktion*, Zacken in der Schattenkurve der Abb. 60a). Das Herz kann jetzt seine Faserlänge verkürzen und man erhält die Kurve der „isotonischen Maxima" (*d*—*g* in Abb. 60b). Das Herz arbeitet aber unter normalen Bedingungen weder rein isometrisch noch rein isotonisch. Im Beginn der Kontraktion, solange die Aortenklappen geschlossen sind, arbeitet es isometrisch, es setzt die in ihm befindliche Blutmenge unter steigenden Druck, ohne daß sich die Fasern verkürzen könnten. Nach Öffnung der Aortenklappen arbeitet es dagegen unter Längenänderung der Fasern angenähert isotonisch (trotz weiter steigenden Drucks mit wieder leicht abnehmender Spannung).

Die wirkliche Kurve der Maxima für jede Ausgangsfüllung liegt damit zwischen der für die isometrischen und der für die isotonischen Maxima *(Unterstützungszuckung)*.

Auf die Ursache für die unterschiedliche Lage der isotonischen und isometrischen Maxima werden wir erst bei Besprechung desselben Befundes beim Skeletmuskel zurückkommen (s. S. 466).

In Abb. 61 ist die Herzarbeit als Produkt von Druck und Volumen als schraffierte Fläche eingetragen. Das Herz wird in der Diastole bis zu einem gewissen Volumen gefüllt. Es ist der Druck ganz leicht angestiegen. Es kontrahiert sich zunächst isometrisch, d.h. ohne Volumenverschiebung, bis der diastolische Druck in der Aorta (P_d) erreicht ist. Durch Verlängerung dieser Senkrechten erreichen wir den Punkt S_1 auf der Kurve der isometrischen Maxima, von dem aus wir die zu dieser Füllung gehörige Kurve der Unterstützungszuckung konstruieren können. Sie weicht von der Kurve der isometrischen Maxima nur wenig ab. Unter weiterer Drucksteigerung bis auf die Höhe des systolischen Drucks (P_s) wird nun das Volumen verkleinert und Blut in die Aorta ausgeworfen. Anschließend erschlafft das Herz und wir erreichen wieder die Ruhedehnungskurve, hier fast den Druck 0. Es ist aus dem Diagramm zu erkennen, daß sich das Herz nicht völlig entleert, sondern daß nach der Systole eine gewisse Menge an **Restblut** im Herzen verbleibt. In dem hier dargestellten Fall ist die Restblutmenge etwa ebenso groß wie das zuvor geförderte Schlagvolumen. Es ist weiter aus dem Diagramm abzulesen, daß die Restblutmenge kleiner wäre, wenn der geforderte systolische Druck niedriger läge.

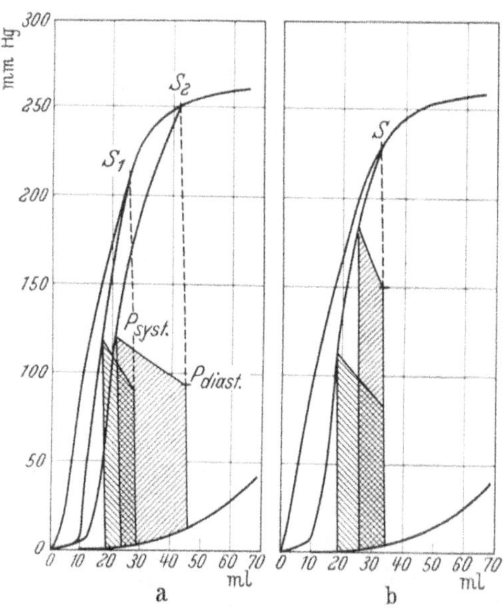

Abb. 61a u. b. Druck-Volumen-Diagramm mit grob schematischer Darstellung der Arbeitskurve des linken Ventrikels beim Hund. Einzelheiten der Konstruktion s. Text. a Eine Erhöhung des Schlagvolumens am *isolierten* Herzen ist nur möglich durch Vergrößerung der diastolischen Füllung, damit aber auch des diastolischen Drucks. In situ würde bei der großen Dehnbarkeit der Lungengefäße hierzu eine erhebliche Vergrößerung des Blutvolumens in der Lunge benötigt. b Erhöhung des peripheren Widerstands und damit des systolischen Drucks führt zu Senkung des Schlagvolumens

Wie die in der Lunge nach einer gewöhnlichen Ausatmung noch verbleibende Luft, kann auch das Restblut unterteilt werden in ein noch mobilisierbares *Reservevolumen* einerseits und ein *Residualvolumen* andererseits, das auch bei kräftigster Kontraktion nicht ausgeworfen werden kann. Dieses Residualvolumen ist normalerweise sehr klein und beträgt etwa 5—10% des Restblutes. Bei Herzinsuffizienz kann es jedoch erheblich anwachsen, als eine Folge des Versagens des Herzmuskels (s. S. 170). Über die Bedeutung des Residualvolumens für die Kreislaufregulation s. S. 147 und S. 156.

Nun soll das Schlagvolumen vergrößert werden, in unserem Beispiel der Abb. 61a auf das Doppelte (was eine recht extreme Annahme bedeutet). Es ist dies am isolierten Herzen nur möglich, wenn das Herz diastolisch stärker gefüllt wird. Um dies zu erreichen, muß das Herz entsprechend vorgedehnt werden; bei der vorliegenden Ruhedehnungskurve muß der Druck im Ventrikel in der Diastole schon merklich erhöht werden. Wie die Abb. 61a zeigt, vermag das Herz das vergrößerte Volumen ohne weiteres auszuwerfen; der geforderte Aortendruck kann gehalten werden. Die Kurve der Unterstützungszuckung vom Punkt S_2 (Verlängerung der isometrischen Drucksteigerung bis zum isometrischen Maximum) verläuft jedoch flacher als vom Punkt S_1. Wir erreichen deshalb nach Abschluß der Systole nicht mehr denselben Punkt der Ruhedehnungskurve wie im Fall des kleinen Schlagvolumens. Die Restblutmenge ist angestiegen.

Bei größerem Schlagvolumen war somit die Längenänderung der Fasern geringer. Entsprechend mußte das Herz mit größerer Kraft arbeiten (vgl. oben S. 82). Es arbeitet das Herz in einer anderen „Übersetzung" als bei kleinem Schlagvolumen, aber die große Vordehnung und die erzwungene vergrößerte Kraftentfaltung bedeuten zweifellos eine erhebliche Belastung für das Herz. Wir werden später sehen (s. u. S. 88), daß dies am Herzen in situ vermieden wird durch gleichzeitige Veränderung der Kraft der Kontraktion, also durch Versteilerung der Kurven für die isometrischen Maxima und der Unterstützungszuckungen. Es wird dadurch, wie wir sehen werden, bei erhöhter Anforderung das Herz nicht größer wie in Abb. 61a beim isolierten Herzen, sondern sogar kleiner. Diese Anpassungsmöglichkeit fehlt jedoch dem isolierten Herzen. Immerhin wird die oben getroffene Feststellung deutlich, daß das Herz aus sich selbst heraus, also auch im isolierten Zustande, befähigt ist, bei größerer Füllung, d.h. Vordehnung, ein größeres Volumen auszuwerfen. Es vermag einen erhöhten Zufluß von der venösen Seite bei gehaltenem Aortendruck auf die arterielle Seite auszuwerfen; allerdings muß eine größere Vordehnung und ein größerer Kraftaufwand in Kauf genommen werden.

In Abb. 61b wird die Folge einer Erhöhung des peripheren Widerstands und damit des Aortendrucks illustriert. Bei gleicher diastolischer Füllung fällt das Schlagvolumen deutlich ab, in unserem Beispiel auf die Hälfte, wobei die Restblutmenge entsprechend zunimmt. Läßt man jedoch den Zustrom konstant, so kommt zu diesem erhöhten Restblut in der Diastole ein gleiches zusätzliches Volumen wie zuvor hinzu, so daß die Anfangsfüllung erhöht und die Fasern stärker vorgedehnt werden und die Kraft der Kontraktion zunimmt. Nach etwa 10—20 Schlägen kann der erhöhte Aortendruck überwunden werden, und das Schlagvolumen ist gleich groß wie zuvor, aber auf Kosten einer größeren Vordehnung und eines erhöhten diastolischen Ventrikeldrucks. Hier ist also eine Anpassung erzwungen worden durch eine entsprechende experimentelle Einrichtung. Wenn am Herzen in situ der Auswurf bei Steigerung des Aortendrucks absinkt, dann sinkt auch der venöse Zufluß ab und kann nicht in gleicher Weise gesteigert werden wie hier im Experiment am isolierten Herzen. Es sei dies nochmals ausdrücklich betont, um Mißverständnisse zu vermeiden. Eine Anpassung an einen erhöhten Aortendruck muß also am Herzen in situ auf eine andere Weise erfolgen.

Am Warmblüterherzen finden sich im Prinzip dieselben Gesetzmäßigkeiten wie am Froschherzen. Das Druck-Volumen-Diagramm zeigt zwar einige Unterschiede, die jedoch nicht prinzipieller Natur sind.

So ist die Restblutmenge relativ größer und der Unterschied zwischen isometrischen und isotonischen Maxima ausgesprochener. Die Ruhedehnungskurve des rechten Herzens verläuft flacher als die des linken Herzens (Kramer). Da jedoch der rechte Ventrikel gegen einen wesentlich niedrigeren Druck anzuarbeiten hat als der linke, sind die Restblutmengen in beiden Ventrikeln etwa gleich groß. Es ist zu erwarten, daß die Restblutmenge im rechten Ventrikel bei Steigerung des Druckes im kleinen Kreislauf rascher anwächst als die des linken Ventrikels bei Steigerung des Aortendrucks. Auf der anderen Seite wird der Druck im Herzen nach beendeter Systole und damit der Vorhofdruck auf der rechten Seite weniger anwachsen müssen, um eine höhere Füllung zu erreichen als auf der linken Seite.

β) *Der Einfluß der Innervation*

Die eben besprochenen Gesetzmäßigkeiten werden am Herzen in situ stark modifiziert durch nervöse Einflüsse. Wie S. 79 ausgeführt, wird durch eine Steigerung des Tonus des Sympathicus die Frequenz des Herzens und die Kraft der Kontraktion erhöht und durch eine Steigerung des Tonus des Vagus die Herzfrequenz erniedrigt und die Kraft der Kontraktion, allerdings nur des Vorhofs, nicht die des Ventrikels, vermindert.

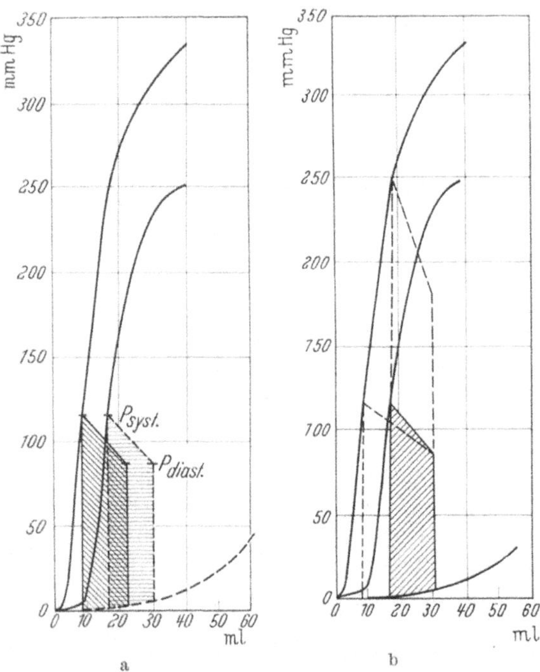

Abb. 62. Durch Sympathicusreiz wird die Kurve der isometrischen Maxima versteilert (Erhöhung der Kraft der Kontraktion). Bei gleichem systolischem Druck kann dasselbe Schlagvolumen unter Mobilisierung von Restblut bei einer geringeren diastolischen Füllung gefördert werden — der diastolische Füllungsdruck ist erniedrigt (links); oder es kann bei gleicher Füllung das Schlagvolumen erhöht oder schließlich bei gleicher Füllung und gleichem Schlagvolumen der systolische Druck erhöht werden (rechts). Es sind zum Zwecke der Vereinfachung nur die Kurven der jeweiligen Unterstützungszuckungen eingetragen

Eine **Änderung der Kraft der Kontraktion** heißt nichts anderes als eine Änderung in der Steilheit der Kurven der isometrischen und isotonischen Maxima. Durch Erhöhung des Sympathicustonus werden sie versteilert (Abb. 62). Dadurch kann entweder bei gleichbleibendem Schlagvolumen ein erhöhter Aortendruck überwunden oder bei gleichbleibendem Aortendruck unter Verkleinerung des Restbluts das Schlagvolumen erhöht werden (Abb. 62 b) oder es kann schließlich bei gleichbleibendem Schlagvolumen die diastolische Vordehnung vermindert werden (Abb. 62 a).

In der Tat findet sich bei körperlicher Arbeit, daß das Herz gewöhnlich nicht größer, sondern kleiner wird, besonders beim Trainierten (Moritz, Reindell). Wären nur die Gesetzmäßigkeiten gültig, die oben für das isolierte Herz dargestellt werden, dann müßte das Herz größer werden, weil einmal das Schlagvolumen ansteigt und außerdem auch der systolische Druck. Wir werden in späterem Zusammenhang sehen (S. 157), daß bei körperlicher Arbeit der Sympathicustonus am Herzen ansteigt, so daß die Restblutmenge verkleinert werden kann und sich das Herz trotz höheren Drucks und größeren Schlagvolumens eher verkleinert als vergrößert. Wenn wir den früher gebrachten Ausdruck der „Reservekraft" anwenden wollen, so können wir uns auch so ausdrücken: Unter Sympathicuswirkung wird die Reservekraft erhöht.

Die Verkleinerung des Herzens bei körperlicher Arbeit ist jedoch nicht nur auf die Erhöhung der Kraft der Kontraktion zu beziehen, sondern auch auf die gleichzeitige **Erhöhung der Herzfrequenz.** Sie verhindert ein vorzeitiges Ansteigen des Schlagvolumens bis zum möglichen Maximum. Auf die große Bedeutung der Herzfrequenzsteigerung für die Aufrechterhaltung eines großen Herzminutenvolumens bei sinkendem peripherem Widerstand, z.B. bei körperlicher Arbeit, werden wir erst später zurückkommen können (s. S. 157), wenn wir nach Besprechung des peripheren Kreislaufs die Regelung des Herzminutenvolumens untersuchen können. Dort werden wir auch die Frage der Begrenzung der diastolischen Füllung bei Frequenzsteigerung besprechen.

γ) Die Abhängigkeit von hormonal-chemischen Faktoren

Es ist von vornherein zu erwarten, daß der Herzmuskel in seiner Tätigkeit stark von der Zusammensetzung des Blutes beeinflußt wird. Auf die große Bedeutung der einzelnen *Ionen* ist schon S. 17 ausführlich eingegangen worden. Die Wirkung einzelner Hormone, vor allem der Mineralocorticoide der Nebennierenrinde, wird S. 380ff. besprochen.

Hier sei kurz ergänzend die Beeinflussung der Herzkraft bei einer Änderung der Blutgase, also des Gehaltes des Blutes an O_2 und CO_2 besprochen. In den ersten Stadien des Sauerstoffmangels findet sich auch am isolierten (also nicht innervierten) Herzen bei unveränderter Schlagfrequenz eine geringe Zunahme der Kraft der Kontraktion (Versteilerung der Kurve der Unterstützungszuckung wie in Abb. 62; WIGGERS). Nimmt jedoch der Sauerstoffmangel stärkere Grade an, sinkt z.B. die O_2-Sättigung des arteriellen Blutes unter 60%, dann nimmt, wie bei anderen Störungen der Energieentbindung im Herzen, die Kraft der Kontraktion rapide ab, und die Restblutmenge nimmt stark zu, wobei sie jedoch im Gegensatz zum Normalzustand nicht mehr mobilisierbar ist (s. u. S. 170 unter akuter Insuffizienz des Herzens). Im schweren Sauerstoffmangel können am isolierten Herzen u. U. überraschend große, plötzlich einsetzende Dehnungen (Dilatationen) beobachtet werden. Gleiches tritt ein bei erheblicher Zunahme des CO_2-Gehalts (bzw. der Wasserstoffionenkonzentration) des Blutes, ohne daß eine Phase gesteigerter Kontraktionskraft eintritt. Wenn am Herzen in situ bei geringen Erhöhungen von P_{CO_2} bzw. der $[H^+]$ eine Zunahme der Kraft der Kontraktion beobachtet wird, so ist das nicht auf eine direkte Herzwirkung zurückzuführen, sondern es handelt sich um die Auswirkung einer Erhöhung des Tonus der herz- und kreislaufregulierenden Zentren.

4. Die Formänderung des Herzens bei der Kontraktion

Bei jeder Systole kommt es zu starken Formänderungen der Ventrikel, die sich in der Silhouette im Röntgenbild äußern, besonders wenn dem Blut ein Kontrastmittel beigefügt wird, wobei allerdings die Herzspitze fast unverändert an Ort und Stelle bleibt. Es können nun zwei sehr verschiedene Kontraktionsformen des Herzens unterschieden werden, je nach der diastolischen Füllung und vor allem je nach der Herzfrequenz. Bei relativ großem diastolischem Volumen und langsamer Pulsfrequenz finden sich vorwiegend konzentrische Kontraktionen der starken Ringmuskulatur der Basis. Nimmt jedoch die Herzfrequenz zu und das Ventrikelvolumen ab, dann ändert sich der Charakter dieser Pumpe: Mit jeder Kontraktion verlagert sich die Vorhofkammergrenze spitzenwärts durch stärkere Betonung spiralig longitudinaler Muskelzüge (Abb. 63). Bei dieser **Verschiebung der Ventilebene** (Abb. 65) des Herzens wird auf der einen Seite bei geschlossenen

Klappen der Ventrikelinhalt wie durch den Kolben einer Kolbenpumpe in die großen Arterien gedrückt, deren Zugang offen gehalten wird, und auf der anderen Seite wird der Vorhof gedehnt und entsprechend von der venösen Seite mit Blut gefüllt. Das Herz wirkt also gleichzeitig sowohl als Druck- wie als Saugpumpe. Es können u. U. ganz beträchtliche Saugkräfte auftreten. In der Diastole wird bei offenen Klappen die Ventilebene sozusagen wie ein Handschuhfinger über den Blutinhalt zurückgezogen. Es wird damit der Inhalt des Vorhofs zum großen Teil fast automatisch in die Kammern verlagert. Auf diese Weise wird ein großer Teil (bei hoher Herzfrequenz bis zu 80%) des Schlagvolumens schon im Beginn der Diastole bereitgestellt. Es ist dies von besonderer Bedeutung deshalb, weil mit steigender Herzfrequenz sich die Diastolendauer und damit die Füllungszeit des Herzens verkürzt. Der geschilderte Mechanismus ermöglicht, daß auch bei hoher Herzfrequenz die Füllung des Ventrikels ausreichend erfolgen kann, ja daß sie schon fast beendigt ist, bevor die Vorhofkontraktion einsetzt (vgl. Abb. 28, S. 56). Auf diese Weise ist eine geregelte Fördertätigkeit bei gesunden, trainierten Versuchspersonen möglich, bei welchen die außerordentlich hohe Herzfrequenz von 250/min nach Skilanglauf festgestellt werden konnte (Christensen).

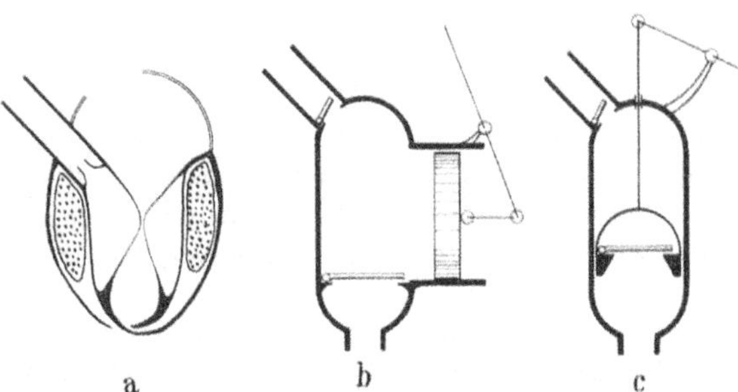

Abb. 63a—c. Schematischer Vergleich des Herzens mit Pumpen verschiedener Konstruktion, bei unterschiedlicher Betonung der Aktion der Ring- und Längsmuskulatur. a Schnitt durch Ventrikel. Punktiert: kräftige Ringmuskeln an der Herzbasis. Schwarz ausgezogen: Lange Muskelstreifen, die an der Außenwand spiralig aufliegend nach abwärts ziehen, die Herzspitze bildend sich durchflechten und dann im Ventrikelinnern in die Trabekel- und Pyramidenmuskeln übergehen. b Vergleich mit einer Pumpenkonstruktion (Kolbenpumpe) bei vorwiegender Kontraktion der Ringmuskeln: Füllung der Pumpe ist nur in der Diastole möglich. Energiequelle für die Füllung: Im wesentlichen Vis a tergo. c Pumpenkonstruktion bei vorwiegender Kontraktion der Längsmuskeln (Membranpumpe): Auswurf und Füllung erfolgen in einem Arbeitsgang. Energiequelle für die Füllung: Im wesentlichen systolische Kontraktion der Kammermuskulatur. [Aus O. Gauer: Verh. dtsch. Ges. Kreisl.-Forsch. 22, 61 (1956)]

Auf der anderen Seite ist dieser Mechanismus nicht möglich bei einem insuffizienten Herzen (vgl. S. 170), das in der Diastole eine große Füllung aufweist. Hier führt eine hohe Herzfrequenz rasch zum vollständigen Zusammenbruch des Kreislaufs.

Durch die Verschiebung der Ventilebene in der Systole kann das Herz gleichzeitig eine ansaugende Wirkung auf den venösen Blutstrom ausüben. Die ansaugende Wirkung der Systole auf den venösen Blutstrom konnte auch durch Einbringen von solchen Öltropfen in die Venen nachgewiesen werden, die im Röntgenbild einen Schatten geben (Boehme). Überraschenderweise stellte sich jedoch in solchen Versuchen heraus, daß der Blutstrom in den großen Venen nicht nur während der Systole eine Beschleunigung erfährt, die am Ende der Austreibung zurückgeht, sondern u. U. eine zweite Beschleunigung in der *Diastole* (Abb. 64). Man kann daraus schließen, daß unter besonderen Bedingungen das Herz auch in der Diastole eine Saugwirkung auszuüben vermag. Es handelt sich jedoch nicht um eine aktive Diastole in dem Sinne, daß die Erschlaffung des Herzmuskels in einer anderen Form erfolgte als die des Skeletmuskels, sondern um die Folge elastischer Deformierungen während der Systole, die in der Diastole bis zu einem gewissen, wenn auch geringen Grade, eine Erweiterung der Kammern bewirken (Brecher). Entsprechend findet man bei Messung des Ventrikeldrucks, daß dieser am Ende der Erschlaffungszeit kurzzeitig deutlich unter den des Vorhofs absinkt, während in der übrigen Diastole das Druckgefälle nur sehr gering ist.

RUSHMER konnte in Versuchen an Hunden, in deren Herzmuskulatur Röntgenmarken implantiert wurden, beobachten, daß während der Austreibungszeit die einzelnen Muskelschichten ineinander verschoben werden; vor allem dringt die äußere Schicht in die inneren zirkulären Schichten ein. Es treten dabei interfasciculäre Spannungen auf, die bei der Erschlaffung zurückgehen und dabei Arbeit leisten können.

Es ist anzunehmen, daß diese Unterstützung des venösen Rückflusses in der Diastole um so größer wird, je stärker sich in der Systole das Herz entleert hat und bei großen Restblutmengen völlig entfällt. Bei großer Blutfülle des Herzens, wie z.B. bei chronischer Herzinsuffizienz, vermindert sich also sowohl die systolische wie die diastolische Rückflußförderung durch das Herz und umgekehrt werden beide Mechanismen durch Erhöhung des Sympathicustonus mit seiner Erhöhung der Frequenz und der Kraft der Kontraktion verstärkt.

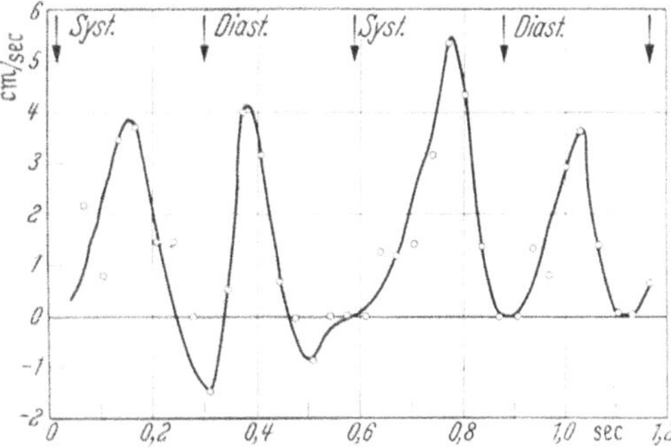

Abb. 64. Geschwindigkeit von Jodipintropfen in der V. cava sup. einer Katze während Systole und Diastole. Es ist zu erkennen, daß sowohl während der Systole wie auch erneut während der Diastole eine Erhöhung der Strömungsgeschwindigkeit erfolgt (Berechnungen von KRAMER und NILSSON nach Röntgenfilmaufnahmen von BÖHME)

Die Erschütterungen der Brustwand, die bei jeder Kontraktion und damit Lageänderung des Herzens und Verschiebung des Blutes eintreten, können in vielen Fällen im V. Intercostalraum links mit dem palpierenden Finger gefühlt, in manchen Fällen auch gesehen werden **(Herzspitzenstoß)**.

Diese Schwingungen der Brustwand in der Gegend der Herzspitze können mit geeigneten Methoden auch aufgezeichnet werden *(Kardiogramm)*. Es stellt sich dabei heraus, daß in der Anspannungszeit eine Einwärts- und nicht eine Auswärtsbewegung des Herzens erfolgt und daß die größte Erschütterung, die als „Herzspitzenstoß" gefühlt wird, mit Beginn und Gipfel des Aortenpulses zusammenfällt.

5. Der Klappenapparat des Herzens

a) Bau und Funktion der verschiedenen Klappen

Durch Ventile muß dafür gesorgt werden, daß der Blutstrom bei der Herztätigkeit nur in einer Richtung gefördert wird. Bei den technischen Ventilen, etwa an einer Kolbenpumpe, ist die Forderung nach absolut sicherem Schluß relativ leicht zu erfüllen, da das Ansatzrohr konstant bleibt. Das ist für die Ventile zwischen Vorhof und Kammern, den Vorhof-Kammer-Klappen (Mitralis und Tricuspidalis), nicht der Fall. Hier muß eine sehr große Öffnung zwischen zwei muskulösen Herzteilen geschlossen werden, die sich ständig in ihrer Form und Größe ändert. Deshalb sind diese Klappen als *Segelklappen* mit großem Materialüberschuß ausgebildet. Dies bringt jedoch die Gefahr mit sich, daß in der Diastole, beim Einstrom des Blutes vom Atrium in die Ventrikel, die Klappen stark flottieren und zu Wirbelbildung Anlaß geben, und daß die Segel in der Systole, bei Drucksteigerung im Ventrikel, rückwärts in den Vorhof zurückgeschlagen werden. Beides verhindern die an den Sehnenrändern ansetzenden Sehnenfäden mit den

Papillarmuskeln (Abb. 65). Sie sorgen dafür, daß in der Diastole die Klappen „gestellt" werden, sich in offener Trichterform im Blutstrom stellen, weiter, daß mit Hilfe der Kontraktion der Papillarmuskeln die geschlossenen Klappen in der Systole festgehalten werden und nicht zurückschlagen können.

Wesentlich einfacher gebaut sind die *Taschenklappen* der Aorta und A. pulmonalis, entsprechend der geringen Variabilität des Ansatzrohrs. Sie verschließen verhältnismäßig kleine, fast kreisrunde Öffnungen, die ihre Form und Größe nur wenig zu verändern vermögen. Es handelt sich um sehr zarte, ventrikelwärts vorgewölbte taschenförmige Klappen, die sich bei Schluß mit ihrem derberen freien Rand aneinanderlegen. Sobald in der Systole der Druck im Ventrikel denjenigen in der Aorta (bzw. Pulmonalis) übersteigt, wird die Klappe geöffnet; im Augenblick, da im Beginn der Diastole der Ventrikeldruck unter den der Aorta sinkt, werden sie wieder geschlossen.

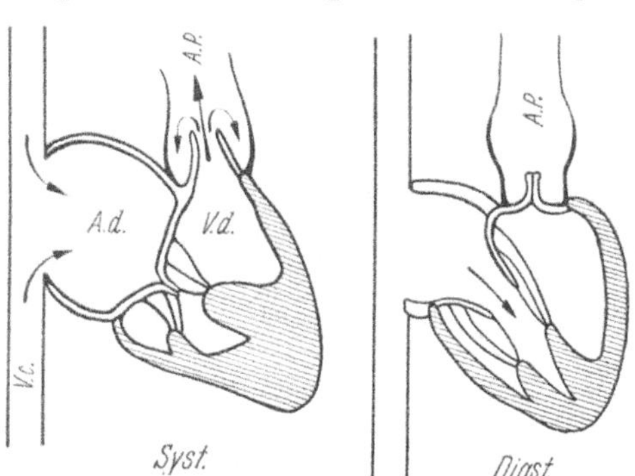

Abb. 65. Schema des Klappenmechanismus bei Systole und Diastole. *V.c.* Vena cava; *A.d.* rechter Vorhof; *V.d.* rechte Kammer; *A.P.* A. pulmonalis

Dieser rasche Schluß ist möglich, da die Klappen aus rein hämodynamischen Gründen sich nicht an die Aortenwand anlegen können, sondern im Blutstrom gestellt bleiben. An der engsten Stelle, der Klappenöffnung, ist die Strömungsgeschwindigkeit höher als kurz davor oder dahinter und entsprechend ist an dieser Stelle der Druck etwas niedriger als kurz davor oder dahinter (Bernoullisches Theorem). Es werden dadurch die Klappenränder sozusagen nach der Gefäßachse gezogen, und zwar um so mehr, je größer die Strömungsgeschwindigkeit ist (Abb. 66).

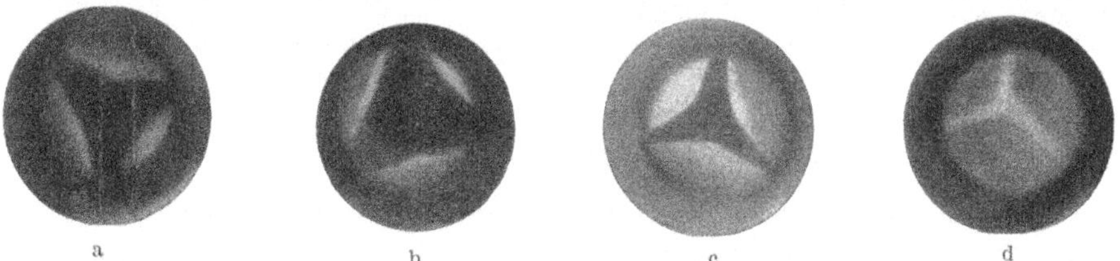

Abb. 66a—d. a Ruhestellung. b Mäßig rascher Strom. c Sehr rascher Strom. d Plötzliche Unterbrechung des Stromes

Bei Entzündungen an den Klappen kann es zu Verwachsungen der Klappenränder kommen, so daß das Ostium verengt ist (Stenose). Durch narbige Schrumpfung nach Ablauf des Entzündungsprozesses wird die Klappe undicht (Insuffizienz). Beim häufigsten Klappenfehler, der Mitralstenose, die meist gleichzeitig mit einer mehr oder weniger starken Insuffizienz vergesellschaftet ist, ist z.B. der Blutübertritt vom Vorhof in die Kammer in der Diastole erschwert. Es kommt zu einer Dehnung des Vorhofs, und bei jeder Vorhofsystole wird Blut in die offene Lungenstrombahn zurückgeworfen, so daß der Druck im Lungenkreislauf ansteigt und schließlich eine Überlastung des rechten Ventrikels eintritt. Gleichzeitig sinkt die Auswurfleistung des linken Ventrikels, da die in der Diastole zufließende Blutmenge zu gering wird. Dies ist der Grund, weshalb in vielen Fällen eine operative Sprengung der Stenose notwendig wird, auch wenn dadurch eine gewisse künstlich gesetzte Insuffizienz in Kauf genommen werden muß. Bei der Mitralinsuffizienz wird bei jeder Systole Blut nicht nur durch die Aorta weiterbefördert, sondern auch rückläufig in den Vorhof und den Lungenkreislauf, so daß dort der Druck ansteigt. Der linke Ventrikel wird vermehrt belastet, da er mit jedem

Schlag ein normales Schlagvolumen in die Aorta befördern muß und gleichzeitig ein zusätzliches Blutquantum rückläufig in den Vorhof. Diese vermehrte Volumenbelastung führt zunächst zu einem Größenwachstum des Ventrikels und nach Überschreiten des kritischen Herzgewichtes zu einer Dilatation (s. S. 172). Durch die Ausnutzung der Reservekraft des Herzens und das Größenwachstum kann der Herzfehler lange Zeit kompensiert bleiben. Durch die erhöhte Druckbelastung des schwächeren rechten Ventrikels kommt es jedoch schließlich zu einer Dekompensation vor allem durch Versagen des rechten Ventrikels.

b) Die Herztöne

Mit jeder Herzaktion kommt es durch die Änderung von Lage, Form und Inhalt des Herzens zu Schwingungen, die zum Teil an der Brustwand als „Herzspitzenstoß“ fühlbar sind (s. S. 91), zum Teil in einem Frequenzbereich liegen, daß sie hörbar werden. Durch Abnahme mit einem Mikrophon und entsprechende Verstärkung lassen sich die Schwingungen auch registrieren (Abb. 67). Es ist sofort zu ersehen, daß es sich nicht um Töne

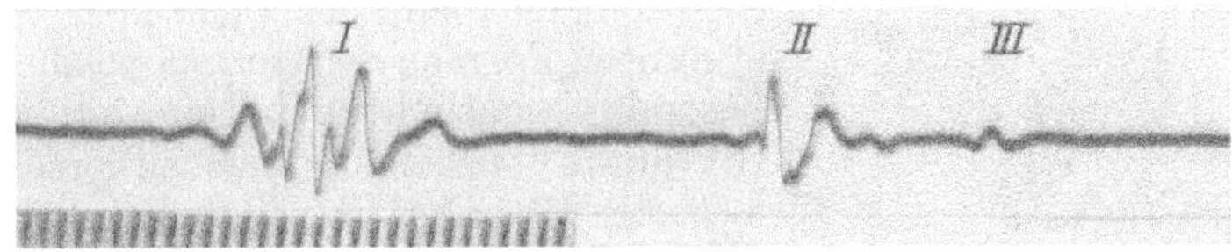

Abb. 67. Normales menschliches Herzschallbild (Kind). Zeit in $^1/_{100}$ sec. (Nach E. SCHÜTZ: Physiologie des Herzens. Berlin: Springer 1958)

im physikalischen Sinn handelt; man sollte deshalb besser von Herzschall sprechen. Da sich jedoch seit vielen Jahren der Ausdruck Herztöne für diese normalen Schallerscheinungen und der Ausdruck Herzgeräusche für zusätzliche Abweichungen eingebürgert hat, werden wir sie auch hier verwenden.

Man kann zwei deutlich voneinander abgegrenzte Schallerscheinungen unterscheiden, einen I. Herzton mit Beginn jeder Systole und einen II. Herzton mit Beginn jeder Diastole. Diese zeitliche Beziehung der Herztöne zur Herzaktion ließ sich durch gleichzeitige Registrierung mit dem Druckablauf im Ventrikel sicherstellen (vgl. Abb. 68).

Der dumpfe, längere I. Ton beginnt im Anfang der Anspannungszeit und endet mit Beginn der Austreibungszeit. Er wird im wesentlichen darauf zurückgeführt, daß das Herz mit seinem Inhalt in Schwingungen versetzt wird, wenn es sich nach Schluß der Atrioventrikularklappen um diese inkompressible Füllung anspannt. Die so ausgelösten Schallerscheinungen werden dadurch besonders deutlich, daß die geschlossenen Atrioventrikularklappen ein gut schwingungsfähiges System darstellen. Da der I. Herzton durch die Anspannung des Herzmuskels ausgelöst wird, spricht man häufig von einem Muskelton, obschon er nicht mit den Schallerscheinungen verglichen werden kann, die durch die Kontraktion jedes Muskels ausgelöst werden können; zudem treten die hörbaren Schwingungen erst nach dem Schluß der Vorhof-Kammer-Klappen auf. Er ist jedoch auch nicht ausschließlich ein Klappenschlußton. Es wäre deshalb wohl am besten, ihn als **Anspannungston** zu bezeichnen.

Der II. Ton, der kürzer und heller ist als der I. Ton, entsteht im Augenblick des Schlusses der Aorten- und Pulmonalklappen, also in dem Augenblick, da der Druck im Ventrikel gerade unter den Druck in Aorta und Pulmonalis sinkt, die Klappen geschlossen werden und diese schwingungsfähigen Gebilde mitsamt der darauf befindlichen Blutsäule in Schwingungen geraten **(Klappenton).** Für das linke Herz liegt im allgemeinen die beste Auskultationsstelle im V. Intercostalraum links etwa in der Mamillarlinie, für das rechte Herz am rechten Sternalrand in gleicher Höhe. Den II. Herzton hört man am besten im II. Intercostalraum links (Aortenklappen) und rechts (Pulmonalklappen) am Sternalrand. Normalerweise erscheinen beide gleich laut; bei Drucksteigerung im Lungenkreislauf ist er über der Pulmonalis lauter (akzentuiert) als über der Aorta und umgekehrt bei Drucksteigerung im großen Kreislauf.

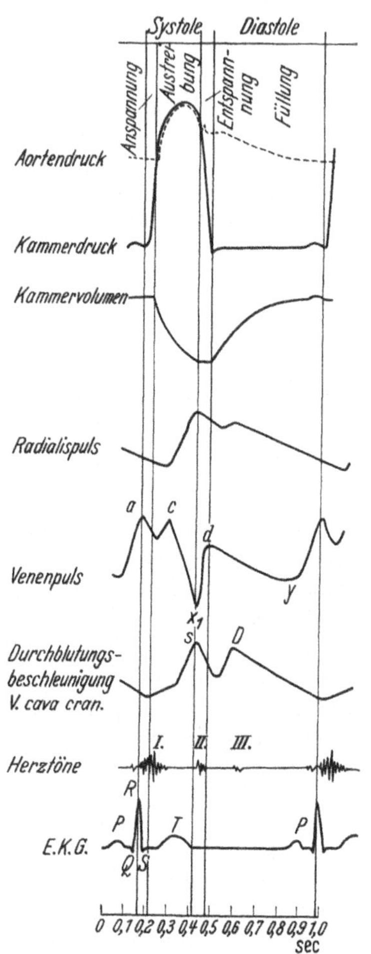

Abb. 68. Die zeitlichen Beziehungen der verschiedenen, während einer Herzrevolution registrierten Größen

In Abb. 67 ist in der Diastole, nach dem II. Ton, eine weitere Schwingung zu erkennen. Dieser III. Herzton ist nur beim Kind mit seinen besseren Schallfortleitungsbedingungen deutlich hörbar, im allgemeinen nicht mehr beim Erwachsenen. Bei bestimmten Formen der Herzschwäche wird er besonders deutlich, so daß eine als „Galopprhythmus“ bezeichnete Schallerscheinung auftritt. Er entsteht wahrscheinlich durch die Schwingungen der Kammerwand beim Einströmen des Blutes nach Öffnung der Atrioventrikularklappen.

Unter geeigneten Bedingungen kann auch kurz vor dem I. Ton ein „Vorhofton“ nachgewiesen werden, der im wesentlichen durch die Anspannung der Vorhofsmuskulatur ausgelöst wird. Er kann auch eine zweite Komponente enthalten, die durch den verstärkten Einstrom des Blutes in den Ventrikel bei der Vorhofkontraktion hervorgerufen wird, also ähnlich wie beim III. Herzton. Der Vorhofton kann am deutlichsten wahrgenommen werden, wenn die Vorhofkontraktion nicht von einer Kammerkontraktion gefolgt ist, also bei totalem Herzblock (s. S. 60).

Die zwischen den beschriebenen Herztönen auftretenden Schallerscheinungen sind meist, wenn auch nicht immer, auf eine pathologische Ursache zurückzuführen und werden Herzgeräusche genannt. Ein Geräusch zwischen dem I. und II. Herzton wird als systolisches, ein solches zwischen dem II. und I. als diastolisches bezeichnet. Diese Geräusche entstehen meist durch Schwingungen, die durch eine Wirbelströmung des Blutes hervorgerufen werden. Diastolische Geräusche werden durch Klappenerkrankungen hervorgerufen, am häufigsten z. B. durch eine Verengung (Stenose) der Mitralklappe. An der verengten Klappe entstehen während des Blutzuflusses zum Ventrikel Wirbel, die zu einem Geräusch führen, das sich nach der Systole zu verstärkt, u. U. überhaupt erst kurz vor der Systole, während der Vorhofkontraktion, deutlich wird. Systolische Geräusche können ebenfalls bei pathologischen Veränderungen der Klappen auftreten, z. B. bei Undichtwerden (Insuffizienz) der Mitralklappe, wenn während der Systole durch den Rückfluß des Blutes in den Vorhof durch diese enge Öffnung ebenfalls Wirbelbildungen auftreten. Systolische Geräusche sind jedoch keineswegs beweisend für einen Klappenfehler. Sie können aus vielerlei Ursachen entstehen (akzidentelle Geräusche), z. B. bei stark erhöhtem Fördervolumen bei gleichzeitig herabgesetzter Viscosität des Blutes (Anämie), wodurch ebenfalls die Wirbelbildung begünstigt wird, bei Fieber usw.

Abb. 68 gibt eine schematische Übersicht über die zeitliche Beziehung einer Reihe von Meßgrößen mit den Herztönen. Es sei vermerkt, daß der Venenpuls als Volumpuls (S. 108), der Radialispuls dagegen als Druckpuls dargestellt ist.

6. Der Energiebedarf des Herzens

a) Der Sauerstoffverbrauch

Der Sauerstoffverbrauch des Herzens bei verschiedener Arbeitsleistung wurde zunächst am isolierten Herzen und am Herz-Lungen-Präparat durch Messung der Coronardurchblutung und der Sauerstoffausnutzung bei der Herzpassage bestimmt. In letzter Zeit ist eine entsprechende Messung auch am Menschen geglückt, und zwar durch Vorschieben eines Katheters durch eine V. brachialis bis in den Coronarsinus zur Entnahme venösen Herzblutes; mit Hilfe der N_2O-Methode (s. S. 120) wurde der Blutdurchfluß gemessen, durch gleichzeitige Bestimmung des O_2-Gehalts im arteriellen und venösen Blut konnte damit die O_2-Aufnahme berechnet werden.

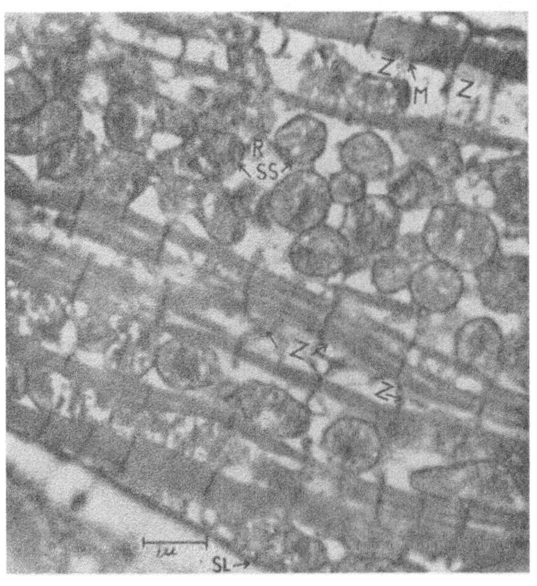

Abb. 69. Elektronenoptische Aufnahme aus einem Schnitt durch den linken Ventrikel des Meerschweinchens. Man sieht die große Zahl von Mitochondrien (Sarkosomen, *S*) zwischen den Myofibrillen und ihren Aufbau aus einer Membran und inneren Lamellen. (*Z* Bänder, die die Myofibrillen verbinden.) (Aus B. KISCH: Der ultramikroskopische Bau von Herz und Capillaren. Darmstadt: Steinkopff 1957)

Die Untersuchung der Sauerstoffaufnahme am isolierten Froschherzen ergab einen ganz wesentlichen *Unterschied gegenüber der am Skeletmuskel*. Am Skeletmuskel steigt zwar während der Kontraktion selbst die O_2-Aufnahme sofort an, doch wird der Bedarf nur zum geringsten Teil gedeckt. Die Hauptaufnahme erfolgt erst nach der Kontraktion. Er bestreitet während der Kontraktion den Energiebedarf weitgehend durch anaerobe Prozesse und geht eine „Sauerstoffschuld“ ein, die nachträglich abgedeckt wird (s. S. 490). Am Herzmuskel dagegen findet die gesamte O_2-Aufnahme schon während der Kontraktion selbst statt (LÜBBERS). Er geht keine „Sauerstoffschuld“ in diesem Sinne ein. Diese Einrichtung erscheint durchaus sinnvoll, da das Herz dauernd rhythmisch tätig sein muß und „Erholungspausen“ im Sinne völliger Ruhe nicht eingeschaltet werden können. Entsprechend ist auf der einen Seite der Glykogenvorrat des Herzens wesentlich geringer als im Skeletmuskel (etwa im Verhältnis 1:20), auf der andern Seite dagegen der Gehalt an Fermenten der „Atmungskette“ (Warburg-Keilin-System) wesentlich größer. Die Träger dieser Fermente, die Mitochondrien (hier Sarkosomen genannt), finden sich in besonders großer Zahl und sind zwischen den Muskelfasern in ganzen Straßen angeordnet, die etwa dieselbe Breite aufweisen wie die Fasern selbst (Abb. 69). Mit ihrer Hilfe kann der während der Kontraktion explosionsartig ansteigende O_2-Bedarf sofort gedeckt werden. Als Überbrückung für die Zeit zwischen dem Beginn einer Mehrarbeit und einem erhöhten Antransport durch die sich erweiternden Blutgefäße, ein Prozeß, der einige Zeit bis zu seiner Vollendung erfordert, kann der Sauerstoffvorrat am Myoglobin dienen (s. S. 40). Die geringe „Schuldfähigkeit" des Herzens ist offenbar der Grund für seine hohe Empfindlichkeit gegenüber Sauerstoffmangel im Vergleich zum Skeletmuskel. Der hohe Gehalt an labilen Strukturen bedingt einen hohen Grundumsatz (s. S. 203) zur Aufrechterhaltung der Tätigkeitsbereitschaft; diese labilen Strukturen können nur durch dauernde Energiezufuhr aufrechterhalten werden. Deshalb wird von der Gesamtenergie, die das schlagende Herz verbraucht, 10—20 % für den Ruheumsatz benötigt.

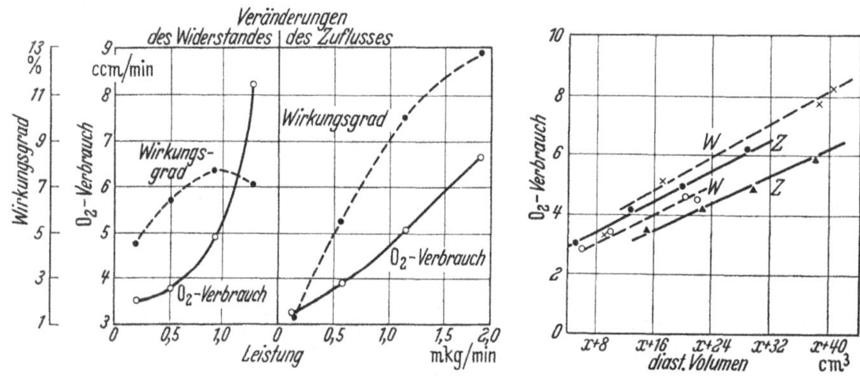

Abb. 70. Veränderung von Sauerstoffverbrauch und Wirkungsgrad des Warmblüterherzens bei Variation von Widerstand und Zufluß (Herz-Lungen-Präparat), links bezogen auf die Leistung in mkg/min, rechts auf die diastolische Füllung. (*W* Änderung des Widerstands; *Z* Änderung des Zuflusses.) (Nach GOLLWITZER-MEIER)

Mit den oben genannten Methoden ergab sich zunächst übereinstimmend, daß *mit steigender Leistung des Herzens grosso modo auch der Sauerstoffverbrauch ansteigt.* Abb. 70 (aus Versuchen am Herz-Lungen-Präparat) zeigt jedoch, daß bei zunehmender Leistung durch Steigerung des peripheren Widerstands (und damit des Aortendrucks) der O_2-Verbrauch steiler zunimmt als bei Erhöhung des venösen Zuflusses und damit des Schlagvolumens. Nun ist jedoch zu bedenken, daß unter den Arbeitsbedingungen des Herz-Lungen-Präparates bei Steigerung des Widerstands von einer bestimmten Höhe an das diastolische Volumen unverhältnismäßig stärker ansteigt als bei einer Erhöhung des Zuflusses. Wird für diese beiden Fälle der O_2-Verbrauch nicht mit der Herzleistung, sondern mit dem diastolischen Volumen in Beziehung gesetzt, dann ergibt sich in der Tat für beide dieselbe lineare Beziehung (Abb. 70). Dieser Zusammenhang gilt jedoch jeweils nur für Herzen gleicher Größe. Wird durch Training das Herz vergrößert, so steigt der Energieverbrauch nicht entsprechend der Erhöhung des diastolischen Volumens. Die wirkliche Bezugsgröße scheint somit nicht die Größe des diastolischen Volumens an sich zu sein, sondern die jeweilige *Vordehnung der Herzmuskelfasern.* Je stärker diese Vordehnung, desto größer die Kraft der Kontraktion und desto größer der Energieverbrauch (STARLING).

Es ist jedoch wahrscheinlicher, daß die Beziehung zwischen Vordehnung und Sauerstoffverbrauch nur eine mittelbare und nicht eine unmittelbare ist, da ja, wie oben ausgeführt, die O_2-Aufnahme während der Kontraktion selbst erfolgt. Es ist anzunehmen, daß die Vordehnung nur einen von mehreren bestimmenden Faktoren darstellt und nur insofern, als durch deren Änderung die Kraft der Kontraktion variiert wird. So haben neuere Untersuchungen ergeben, daß die genannte lineare Beziehung zwischen Vordehnung und O_2-Aufnahme nur unter bestimmten experimentellen Bedingungen erhalten wird (wie am Herz-Lungen-Präparat) und daß sich eine allgemeiner gültige *Abhängigkeit der Sauerstoffaufnahme von der während der Systole entwickelten Spannung* ergibt (die ihrerseits u. a. von der Vordehnung abhängt). Die jeweils entwickelte Spannung kann dabei am besten als Fläche unter der Druckkurve des Herzens gemessen werden.

Neben der pro Systole entwickelten Spannung hängt der Sauerstoffverbrauch verständlicherweise weiter ab von der *Zahl der Systolen* in der Zeiteinheit. Es fand sich jedoch, daß der Anstieg des Sauerstoffverbrauchs mit der Zahl der Schläge nicht ganz der Zunahme der Schlagzahl entspricht, wenn diese durch Aufzwingung eines künstlichen Rhythmus bewirkt wird, auf der andern Seite jedoch diesen übertrifft, wenn er durch Sympathicusreiz herbeigeführt wird. Bei Erniedrigung der Frequenz durch *Vagusreiz* nimmt entsprechend der Sauerstoffverbrauch ab. Zusammenfassend scheint der Sauerstoffverbrauch des Herzens pro Minute hauptsächlich abzuhängen einmal *von der Zahl der Schläge und von Kraft und Ablauf der Kontraktion bei jeder einzelnen Systole.*

In Abb. 70 ist punktiert der Verlauf des „Wirkungsgrades" eingezeichnet, das ist das Verhältnis der in äußere Arbeit umgesetzten Energie zum Gesamtenergieverbrauch. Dieser Wirkungsgrad ist zunächst am Herz-Lungen-Präparat ungewöhnlich niedrig (5—15% gegenüber 15—35% am innervierten Herzen in situ). Bei niedrigen Leistungen ist er sehr gering; es ist dies deshalb verständlich, weil ja immer zunächst ein „Grundumsatz" auch für die ruhenden Zellen gedeckt werden muß (s. S. 204), der hier relativ mehr zu Buche schlägt. Mit zunehmender Leistung steigt der Wirkungsgrad zunächst an, um dann jedoch ein Maximum zu durchlaufen. Dieses Maximum liegt bei verschiedenen Herzen in unterschiedlicher Höhe und sinkt vor allem beim insuffizienten Herzen in niedrigere Bereiche.

Es ist allerdings zu berücksichtigen, daß am Herzen in situ kaum die extremen Bedingungen vorliegen wie im Experiment der Abb. 70, da ja unter physiologischen Bedingungen bei jeder Steigerung des Herzminutenvolumens gleichzeitig die Herzfrequenz und bei Steigerung des peripheren Widerstands die Kraft der Kontraktion erhöht wird, so daß in beiden Fällen exzessive Füllungen in der Diastole verhindert werden. Soweit man es bis jetzt beurteilen kann, scheint es so zu sein, daß das Herz in Ruhe und in den ersten Stufen der Arbeit dann rationeller, d. h. mit größerem Wirkungsgrad arbeitet, wenn diese Arbeit mit relativ niedriger Frequenz und relativ hohem Schlagvolumen geleistet wird (bei einem normalen mittleren Aortendruck). Bei größerer Arbeitsleistung jedoch, also bei hohen Minutenvolumina, ist eine Erhöhung der Frequenz rationeller, weil nur so das hohe Minutenvolumen aufrechterhalten und eine Senkung des Mitteldrucks vermieden werden kann (s. S. 157), bei dem der Wirkungsgrad wieder niedrig liegt.

b) Der Nährstoffverbrauch

Der respiratorische Quotient (s. S. 207) liegt im Herzen eher unter als über dem Durchschnitt sämtlicher Organe, ein Hinweis darauf, daß der Anteil der Nichtkohlenhydrate bei den Verbrennungen relativ hoch liegt (Tabelle 15). Eine genauere Analyse zeigt, daß der Verbrauch an Fettsäuren relativ groß ist, weiter, daß das Herz im Gegensatz zum Skeletmuskel nicht Milchsäure an das Blut abgibt, sondern sogar Milchsäure aus dem Blut aufnimmt und verbrennt, und zwar insgesamt etwa ebensoviel wie Glucose. Diese Fähigkeit des Herzens, Milchsäure als Nährstoff zu benutzen, beruht offenbar auf seinem Gehalt an Milchsäuredehydrogenasen mit besonders hoher Umsatzzahl, die es befähigen, rasch Milchsäure zu Brenztraubensäure zu oxydieren und damit zur weiteren Verbrennung zur Verfügung zu stellen.

Die Zahlen der Tabelle 15 beziehen sich auf die Verhältnisse beim Menschen bei normalem durchschnittlichem Gehalt des Blutes an den einzelnen Nährstoffen. Es können bei Veränderungen der Blutkonzentration an den einzelnen Stoffen große Schwankungen beobachtet werden. So führt eine Erhöhung des Glucose- oder Milchsäuregehaltes im arteriellen Blut sofort zu einer Erhöhung in der Verbrennung dieser Metabolite, während die der Fettsäuren eingeschränkt wird, und umgekehrt. Schon bei einem leichten Abfall der Kohlenhydratkonzentration im Blut (etwa im Hungerzustand), wird ein noch größerer Teil der Energieproduktion des Herzens durch Fette aufrechterhalten.

Tabelle 15. *Die relative Beteiligung von Kohlenhydraten und Nicht-Kohlenhydraten am Gesamtsauerstoffverbrauch des Herzmuskels.* [Aus R. J. BING: Klin. Wschr. **34**, 1 (1956)]

Kohlenhydrate in Prozenten		Nicht-Kohlenhydrate in Prozenten	
Glucose	17,90	Fettsäuren	67,0
Brenztraubensäure	0,54	Aminosäuren	5,6
Milchsäure	16,46	Ketonkörper	4,3
Insgesamt	34,90	Insgesamt	76,9

Auch zwischen Glucose und Milchsäure findet sich dieselbe gegenseitige Vertretbarkeit. Je nach Höhe der Zucker- oder Milchsäurekonzentration des Blutes wird vom Herzen entweder mehr Glucose oder mehr Milchsäure verbrannt. Dabei scheint die Glucose eher imstande zu sein, einen erschöpften Glykogenvorrat wieder zu ersetzen, während umgekehrt die Milchsäure rascher imstande zu sein scheint, in einem durch Nährstoffmangel insuffizient gewordenen Herzen wieder normale Verhältnisse herbeizuführen.

Bei den *Störungen des Herzstoffwechsels* ist zunächst zu unterscheiden zwischen Störungen der **Energiebildung** und Störungen der **Energieverwertung.** In den meisten Fällen der chronischen Herzinsuffizienz handelt es sich primär um eine Störung der Energieverwertung. Die Energieentbindungen sind nicht eingeschränkt, wohl aber die Arbeitsleistungen des Herzens, so daß der Wirkungsgrad absinkt. Die Hauptstörung scheint dabei in einer Veränderung des kontraktilen Proteins selbst zu liegen. In späteren Stadien addiert sich jedoch noch eine Störung der Energieentbindung hinzu, hervorgerufen durch eine Verminderung des Angebots durch Erniedrigung der Herzdurchblutung selbst, wenn das Herz das notwendige Mindestdruckgefälle nicht mehr aufrechtzuerhalten vermag.

Die häufigsten Störungen der Energieentbindung beruhen auf einer unzulänglichen Blutversorgung des Herzens (Ischämie), entweder durch Einengung oder gar Verschluß von Coronargefäßen oder durch Blutdruckabfall, etwa bei Blutverlust oder bei chronischer Herzinsuffizienz.

Der übersichtlichste Fall einer Störung der Energieentbindung findet sich bei einem *Mangel an Vitamin B_1* (s. S. 246). Dadurch wird die verfügbare Menge eines entscheidend wichtigen Coferments, der Cocarboxylase, vermindert. Es sinkt primär die Energieentbindung und als Folge davon die Herzleistung. Die bei chronischer Herzinsuffizienz so bedeutungsvollen Herzmittel, die Digitalisglykoside, sind hier unwirksam. Ähnliches geschieht bei manchen Vergiftungen durch deren Wirkung auf das gleiche oder andere Fermentsysteme.

Bei vollständiger *Unterbrechung der Herzdurchblutung* (etwa bei Herzstillstand) und damit vor allem Unterbrechung der Sauerstoffzufuhr, vermag zwar das Herz noch einige Zeit anaerob zu leben. Da jedoch unter Anaerobiose die Energieentbindung nur $^1/_{18}$ der aeroben beträgt, sind die Vorräte rasch aufgebraucht — die Schuldfähigkeit des Herzens ist nur gering, wenn auch wesentlich größer als die des Gehirns (s. S. 201). So ist die Wiederbelebungszeit des Herzens wesentlich länger als die des Gehirns. Das Herz durchläuft jedoch nach Beseitigung des Herzstillstandes noch eine längere Zeit der Insuffizienz während der Erholungsphase, so daß es nach einer Dauer des Stillstandes von etwa 4 min nicht mehr imstande ist, ohne unterstützende Maßnahmen eine solche Blutdruckhöhe aufzubringen, daß sich die Zentren erholen könnten. Der Organismus geht deshalb infolge einer Herzinsuffizienz zugrunde nach einer Dauer des Kreislaufstillstandes, in der die Wiederbelebungszeit des Gehirns noch nicht überschritten war.

Bei Verschluß eines Coronarastes oder -zweiges (*Myokardinfarkt*) kommt es u. U. zu Kreislaufstillstand durch Herzflimmern, zum mindesten zu einer akuten Insuffizienz des Herzens, verbunden mit einer reflektorisch ausgelösten Vasoconstriction in Haut und Muskel. Trotz Herzinsuffizienz findet sich deshalb manchmal kein erhöhter Venendruck (vgl. S. 170). Wird dieses Stadium überlebt, so findet sich über längere Zeit ein erniedrigter Blutdruck im venösen Herzblut zunächst eine Steigerung kleinmolekularer Metabolite wie Milchsäure und anorganisches Phosphat, dann jedoch auch größere Substanzen wie Transaminasen und andere Fermente. Die sehr labilen Strukturen, die die Fermente enthalten, wie die Mitochondrien (Sarkosome), benötigen, wie schon oben betont, zu ihrer Aufrechterhaltung einer erheblichen Energieentbindung. Sinkt diese unter ein kritisches Niveau, dann werden sie zerstört und ihr Wiederaufbau benötigt eine längere Zeit. Deshalb ist nach lokalem oder allgemeinem Sauerstoffmangel immer auch mit einer Erschwerung und Verlängerung der Erholungsphase durch Störung der Energieverwertung zu rechnen. So kommt es, daß nach einer Störung der Versorgung das Herz längere Zeit nicht voll belastbar ist und einen überkritischen Druck zur ausreichenden Versorgung der lebenswichtigen Organe nicht von sich aus aufzubringen vermag.

Die beiden Hauptformen der Stoffwechselstörungen finden sich deshalb selten allein sondern in den letzten Stadien immer kombiniert: Die primäre Störung der Energieverwertung führt zu Herzinsuffizienz und damit sekundär zu einer Störung der Energiebildung, die primäre Störung der Energiebildung sekundär durch Fermentverlust zur Störung der Energieverwertung. Bei therapeutischen Überlegungen muß man sich dieser Addition von Störungen immer bewußt bleiben.

Einen Sonderfall stellt die Störung der Energieentbindung bei *Diabetes mellitus* dar, da hier keine Verminderung des Wirkungsgrades auftritt, solange die Erkrankung nicht durch Gefäßveränderungen kompliziert wird. Die Glucoseverwertung im Myokard kann zwar noch stattfinden, jedoch in vermindertem Maße. Dies wird zum Teil ausgeglichen durch eine Erhöhung des Blutzuckerspiegels, wodurch wieder eine höhere Glucoseextraktion herbeigeführt wird, zum Teil durch entsprechende Erhöhung der Extraktion an Ketonkörpern und Fettsäuren. Weiter läßt sich feststellen, daß, auch bei erhöhtem Angebot, die Aufnahme an Aminosäuren gestört ist und ebenso die Eiweißsynthese. Allmählich verliert der Herzmuskel den Glykogenvorrat, an dessen Stelle ein erhöhter Fettvorrat tritt (Näheres über die Stoffwechselstörung bei Diabetes mellitus s. S. 356).

Literatur

(vgl. auch Literatur zu Kreislauf S. 175)

BIJLSMA, U. G., u. K. VAN DONGEN: Flattern und Flimmern des Herzens. Ergebn. Physiol. **41**, 1 (1939). — BING, R. J.: Der Myokardstoffwechsel. Klin. Wschr. **34**, 1 (1956). — Harvey Lect. **50** (1954/55). — BODEN, E.: Elektrokardiographie. Darmstadt: Steinkopff 1952. — DUCHOSAL, P., et R. SULZER: La vector-cardiographie. Basel 1949. — GOLDBERGER, E.: Unipolar lead elektrocardiography, 2. Aufl. Philadelphia 1949. — HAUSS, H., u. H. LOSSE (Herausgeb.): Struktur und Stoffwechsel des Herzmuskels. Stuttgart: Georg Thieme 1959. — HEGGLIN, R. (Herausgeb.): Fortschritte der Kardiologie: Basel u. New York: Karger 1956. — HOLLDACK, K., u. D. WOLFF: Atlas und Lehrbuch der Phonokardiographie, 2. Aufl. Stuttgart: Georg Thieme 1958. — HOLZMANN, M.: Klinische Elektrokardiographie. Stuttgart: Georg Thieme 1952. — KISCH, B.: Der ultramikroskopische Bau von Herz und Kapillaren. Darmstadt: Steinkopff 1957. — LUISADA, A.: The heart beat. New York: Hoeber 1952. — ORIAS, O., and E. BRAUN-MENÉNDEZ: The heart sounds in normal and pathological conditions. Oxford: University Press 1939. — ROTHBERGER, C. J.: Normale und pathologische Physiologie der Rhythmik und Koordination des Herzens. Ergebn. Physiol. **32**, 472 (1932). — ROTSCHUH, K. E.: Elektrophysiologie des Herzens. Darmstadt: Steinkopff 1952. — RUSHMER, R. F.: Anatomy and physiology of ventricular function. Physiol. Rev. **36**, 400 (1956). — SCHÄFER, H.: Das Elektrokardiogramm. Theorie und Klinik. Berlin: Springer 1952. — SCHÜTZ, E.: Physiologische Grundlagen der Phonokardiographie. Verh. dtsch. Ges. Kreisl.-Forsch. **20**, 305 (1954). — Physiologie des Herzens. Berlin: Springer 1958. — TRENDELENBURG, F.: Physikalische Grundlagen der Phonokardiographie. Verh. dtsch. Ges. Kreisl.-Forsch. **20**, 293 (1954). — WEBER, A.: Herzschallregistrierung. Dresden u. Leipzig 1944. — WEIDMANN, S.: Elektrophysiologie der Herzmuskelfaser. Bern: Huber 1956. — WIGGERS, C. J.: Excitability of the heart. New York: Grune & Stratton 1955.

III. Der Blutkreislauf

1. Übersicht

Hauptaufgabe des Kreislaufs ist die Dosierung des Durchströmungsvolumens nach dem Blutbedarf, und zwar sowohl was den Gesamtkreislauf (und damit das Herzminutenvolumen) wie auch jeden einzelnen Kreislaufabschnitt anbetrifft. Wir werden uns somit im folgenden ganz besonders mit den Einrichtungen zu befassen haben, die eine entsprechende Steuerung des Herzminutenvolumens und seine Verteilung auf die einzelnen Organe ermöglichen.

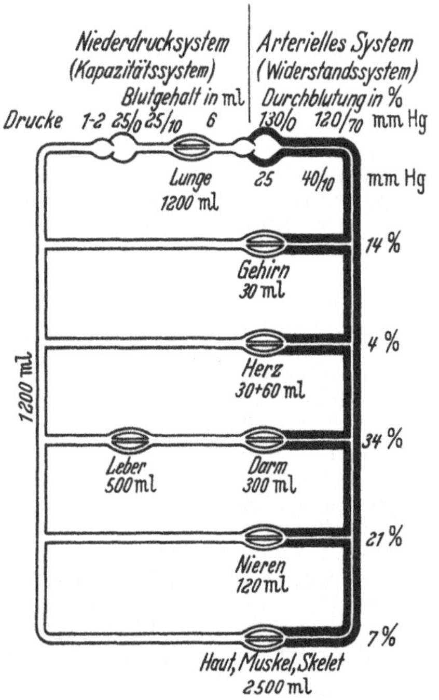

Abb. 71. Schematische Darstellung des Blutkreislaufes mit Zahlen des Druckabfalls (oberste und 2. Reihe, in mm Hg), mit den größten Verzweigungsgebieten und deren prozentualen Anteil an der vom Herzen geförderten Blutmenge (in Körperruhe) und dem Blutgehalt der einzelnen Organe in ml (genauere Daten s. Tabelle 19, S. 160). Das arterielle System mit seiner relativ starken und relativ starren Wand und mit seinem größeren Widerstand reicht vom linken Ventrikel bis zum Capillarsystem, das übrige Gefäßsystem mit einer relativ schwachen und stark dehnbaren Wand wird als Niederdruck- oder Kapazitätssystem zusammengefaßt. Das Herz ist in 2 Herzen mit dem dazwischenliegenden Lungenkreislauf aufgeteilt, der ebenfalls zum Niederdrucksystem gehört

Nun ist der Bedarf der einzelnen Organe keineswegs konstant, sondern mehr oder weniger wechselnd. Die größten Unterschiede im Bedarf können dabei im Muskel festgestellt werden. Während in Ruhe die Durchblutung der gesamten Muskulatur des Körpers etwa 750 cm³/min beträgt, das sind rund 15% des vom Herzen in dieser Zeit ausgeworfenen Gesamtvolumens, kann dieser Bedarf bis gegen 30 Liter ansteigen und dann gegen 90% des Herzminutenvolumens ausmachen. Ein ähnlich großer Wechsel kann im Kreislauf des Herzens auftreten, wenn auch hier die Absolut- und Relativzahlen wesentlich niedriger liegen. In den übrigen lebenswichtigen Organen sind im allgemeinen die Schwankungen wesentlich geringer. Am anderen Ende der Reihe steht das Gehirn mit einem bemerkenswert konstanten Blutbedarf (bzw. mit relativ geringen Schwankungen unter verschiedenen Bedingungen).

Abb. 71 zeigt nun zunächst, daß nur die Lungenstrombahn im Hauptschluß zwischen rechtem und linkem Herzen liegt, während der sog. große Kreislauf nicht aus einem, sondern aus zahlreichen parallel geschalteten Kreisläufen besteht. Den kürzesten dieser Parallelkreisläufe stellt der Herzkreislauf dar. Im Gegensatz dazu ist der Weg, den das Blut durch die Baucheingeweide zurückzulegen hat, beträchtlich größer; dieser Kreislauf ist dadurch ausgezeichnet, daß er eine zweimalige hintereinandergeschaltete Aufspaltung in ein Capillargebiet aufweist. Auf weitere Besonderheiten der Einzelkreisläufe der verschiedenen Organe kommen wir S. 162 zurück. Die am rechten Rand der Abb. 71 angegebenen Prozentzahlen geben den jeweiligen Anteil des betreffenden Organkreislaufs am Herzminutenvolumen bei völliger Ruhe des Organismus wieder. Bei gleichbleibendem Gesamtdruckgefälle ist die Verteilung auf die einzelnen Kreisläufe am leichtesten zu verändern durch Veränderung des Querschnitts und damit des Widerstands in den zuführenden Gefäßen (s. S. 103). Eine große Querschnittsvergrößerung in einem Gefäßgebiet würde jedoch den Gesamtwiderstand so stark senken, daß das Gesamtdruckgefälle sinken würde. Es kann dann nur aufrechterhalten bleiben entweder durch Querschnittsverengerung in einem oder mehreren anderen Gefäßgebieten oder durch Zunahme des Herzminutenvolumens oder beides gleichzeitig. Wir werden Einrichtungen kennenlernen, die tatsächlich eine exakte *Regelung des Druckgefälles* ermöglichen (s. S. 132).

In neuerer Zeit wird von einigen Seiten angenommen, daß eine Regelung des Druckgefälles allein nicht ausreiche, sondern daß auch gleichzeitig eine nervös ausgelöste *Regelung des Blutvolumens* notwendig sei (vgl. S. 150).

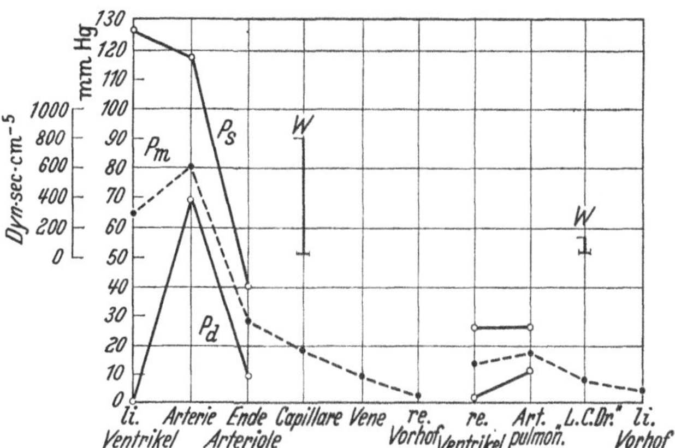

Abb. 72. Schematische Darstellung der Druckverhältnisse im großen und kleinen Kreislauf. P_s systolischer, P_d diastolischer, P_m mittlerer Druck; *W* Widerstand (Widerstandsverhältnis zwischen kleinem und großem Kreislauf etwa 1:10); *L.C.Dr.* „linker zentraler Druck" = Druck im linken Vorhof. (Aus F. Grosse-Brockhoff u. W. Schoedel: Handbuch der Thoraxchirurgie. Stuttgart: Georg Thieme 1957)

Abb. 72 gibt eine schematische Übersicht über die Druckverhältnisse im großen und kleinen Kreislauf. Durch die Druckleistung des linken Ventrikels wird der mittlere Druck in den Arterien (P_m, gestrichelte Linie) auf rund 80 mm Hg gehoben; er sinkt dann bis zum Capillargebiet rapide ab (s. S. 117) und liegt von da an bis zum linken Vorhof dauernd unter 20 mm Hg. Durch die Leistung des linken Ventrikels wird der Druck im arteriellen System erhöht und gleichzeitig im venösen geringfügig erniedrigt. Auch im Lungenkreislauf bleibt unter physiologischen Bedingungen der mittlere Druck unter den genannten 20 mm Hg. Es liegt dies daran, daß es sich hier um kurze, weite und stark dehnbare Gefäßrohre handelt. Wenn auch die Druckarbeit des rechten Ventrikels nicht unberücksichtigt bleiben darf, so ist sie doch so wesentlich niedriger als die des linken, daß wir den gesamten Lungenkreislauf mit dem venösen Anteil des großen Kreislaufs als ein **Niederdrucksystem** (oder *Kapazitätssystem*) zusammenfassen und dieses dem **arteriellen System** (als einem „Hochdrucksystem" oder *Widerstandssystem*) gegenüberstellen können. Das arterielle System reicht also nach dieser Einteilung vom linken Ventrikel bis zum Capillarsystem des großen Kreislaufs, das Niederdrucksystem reicht von diesem bis zum linken Vorhof, einschließlich des rechten Ventrikels und des Lungenkreislaufs. Die entsprechenden Drucke sind ebenfalls in Abb. 71 eingetragen.

Dort ist ein weiterer wesentlicher Unterschied zwischen den beiden Systemen schematisch angedeutet, nämlich die Unterschiede in Wandstärke und Weite der Gefäßrohre. Auf der arteriellen Seite finden sich relativ wandstarke, wenig dehnbare und relativ enge Gefäßrohre, im Niederdrucksystem dagegen relativ wandschwache, stark dehnbare und relativ weite Gefäßrohre mit entsprechend hoher Kapazität. Auf der Niederdruckseite ist der Widerstand rund 10mal geringer, die Dehnbarkeit und damit das Fassungsvermögen rund 200mal größer als auf der arteriellen Seite. Auf der arteriellen Seite genügt eine zusätzliche Einbringung von je 1 cm^3 Blut, um den Druck um je 1 mm Hg zu steigern, während er im Niederdrucksystem bei Zugabe von einem vollen Liter Blut nur um etwa 5 mm Hg ansteigt. Entsprechend befinden sich von der gesamten Blutmenge beim ruhenden Organismus nur bis zu 15% auf der arteriellen Seite, 85% und mehr dagegen im Niederdrucksystem. Deshalb führt eine akute Zunahme der Blutmenge durch Bluttransfusion auch nur zu einer Erhöhung des Blutvolumens im venösen System.

Wir werden die Fühler bzw. Meßorgane für die Blutdruckregelung nach dieser Gegenüberstellung auf der arteriellen Seite zu suchen haben und, falls wir eine reflektorische Volumenregelung postulieren, die Fühler für diese auf der venösen Seite.

Bevor wir uns jedoch dem Zusammenspiel der einzelnen Teile und ihrer Zusammenordnung zu einem Ganzen zuwenden können, müssen wir aus Gründen der Übersichtlichkeit den Gesamtkreislauf in seine einzelnen Bestandteile zerlegen und deren Gesetzmäßigkeiten kennenlernen. Erst zum Schluß werden wir versuchen können, ein Bild vom Zusammenwirken dieser Teile zu entwerfen.

2. Hämodynamik

Um in einem Rohr oder Röhrensystem eine Flüssigkeitssäule strömend zu erhalten, ist Voraussetzung das Bestehen einer Druckdifferenz zwischen den Enden der Röhre (P_1—P_2). Handelt es sich um eine gerade, überall gleich weite Röhre, so fällt der Druck gleichmäßig über die ganze Länge ab. Das *Druckgefälle* $\frac{P_1 - P_2}{L}$ (wobei L die Länge ist) ist mit anderen Worten überall gleich (Abb. 73). Das Druckgefälle liefert die Kraft zur Überwindung des *Strömungswiderstandes*. Handelt es sich um eine an einzelnen Stellen verschieden weite Röhre, so wird das Druckgefälle in jedem Abschnitt verschieden sein müssen. Erweiterte Stellen haben einen geringen Strömungswiderstand, infolgedessen ist auch dort das Druckgefälle — mit anderen Worten der Energieverbrauch — weniger steil.

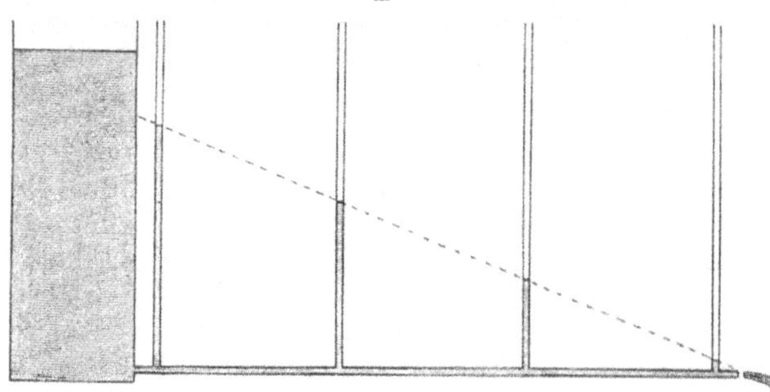

Abb. 73. Druckabfall in einem horizontalen Ausflußrohr. Der Anstieg der Flüssigkeit in den senkrechten Röhren gibt ein Maß für den Druck an den einzelnen Rohrpunkten. (Nach v. FREY)

Ein direktes Maß für die Strömungsarbeit beim Fließen einer Flüssigkeit in einer Röhre ist das Produkt aus Stromvolumen und Druckgefälle, also $V \cdot (P_1 — P_2)$. Fließt in einem Röhrensystem durch jeden Querschnitt je Sekunde die gleiche Menge, so wird man aus der Verteilung des Druckgefälles den Arbeitsaufwand zur Aufrechterhaltung der Strömung in den verschiedenen Rohrabschnitten ermessen können; er ist ein Maß für den Strömungswiderstand.

Führt man für den Strömungswiderstand die Bezeichnung R ein, so besteht zwischen dem Stromvolumen/Zeit V_t, dem Druckgefälle ΔP und dem Strömungswiderstand R die einfache Beziehung

$$V_t = \frac{\Delta P}{R}. \tag{1}$$

Ist ein bestimmtes konstantes V_t gegeben, so wird man aus Änderungen von ΔP — die man ja messen kann — Schlüsse auf Änderungen des Strömungswiderstandes ziehen können. Andererseits kann man mit einem gegebenen Druckgefälle um so größere Stromvolumina je Zeiteinheit erzielen, je geringer der Strömungswiderstand ist und schließlich bei gegebenem Strömungswiderstand eine Steigerung des Stromvolumens je Zeiteinheit lediglich durch Erhöhung des Druckgefälles erreichen.

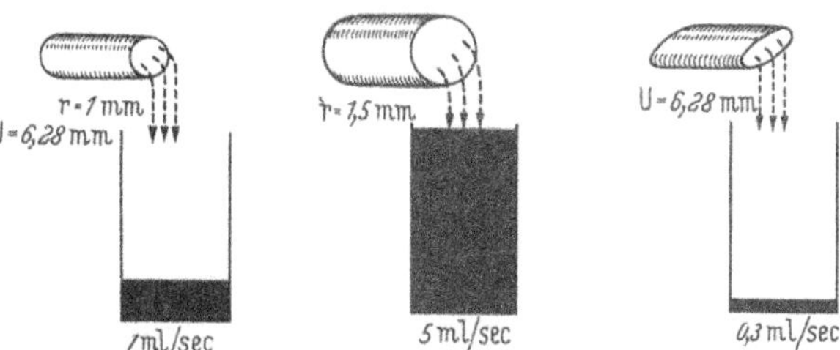

Abb. 74. Schematische Darstellung zur Bedeutung einer Änderung des Gefäßradius für den Strömungswiderstand. Eine Zunahme des Radius um 50% erhöht die Durchströmung (bei gleichbleibendem Druckgefälle) auf 500% (Mitte). Rechts: Eine Abflachung des Gefäßes, wie das bei Venen durchaus eintreten kann, erhöht den Widerstand und senkt die Durchströmung. Sinkt der kleinere Radius auf die Hälfte, so fällt die Durchströmung trotz gleichbleibenden Umfangs des Gefäßes auf etwa $^1/_3$. (Modifiziert nach G. A. BRECHER: Venous return. London 1956)

Spaltet sich, wie das ja im Kreislauf der Fall ist, eine Röhre in mehrere auf, so wird sich die Strömung im umgekehrten Verhältnis der Strömungswiderstände auf die einzelnen Zweige verteilen, d. h. es wird am meisten durch den Zweig mit geringstem Strömungswiderstand fließen. Wird in einer solchen Aufzweigung von Röhren — etwa durch plötzliche Erweiterung eines der Zweige — eine Widerstandsverminderung vorgenommen, so wird dieser Zweig sofort einen höheren Zustrom, die übrigen einen geringeren erhalten.

Der Strömungswiderstand R in einem Rohre hängt von der „*Reibung*" des strömenden Materials ab. Diese ist nicht nur bestimmt durch die „*Viscosität*" (η) der Flüssigkeit, welche eine Materialkonstante derselben von starker Temperaturabhängigkeit darstellt, sondern auch durch die *Abmessungen der Röhre*, in welcher die Strömung erfolgt. Die Reibung wird um so beachtlicher, je größer die berührende Oberfläche zwischen benetzter Rohrwandung und strömendem Flüssigkeitsvolumen ist. Damit leuchtet ein, daß ihre Wirksamkeit proportional der Rohrlänge L gehen wird. Da aber die Oberfläche je Volumeneinheit für einen kreisrunden Zylinder um so kleiner wird, je größer dessen Durchmesser ist, wird sich die Rohrweite — ausgedrückt durch den Radius (r) — in umgekehrtem Sinne auswirken müssen. Die innere Reibung geht umgekehrt proportional der vierten Potenz des Röhrenradius, so daß also kleinste Änderungen des Rohrdurchmessers stärkste Änderungen des Strömungswiderstandes mit sich bringen müssen (vgl. Abb. 74).

Zusammengefaßt ergibt sich für den Strömungswiderstand R

$$R = \eta \cdot L \cdot \frac{1}{r^4 \pi} \cdot \text{konst.} \tag{2}$$

Wenn man diesen Wert in die Gleichung (1) einfügt, so findet man für das in der Zeiteinheit durch eine starre Röhre fließende Flüssigkeitsvolumen

$$V_t = \frac{\Delta P \cdot \pi r^4}{L \cdot \eta} \cdot \text{konst.} \tag{3}$$

Um nun z. B. die einem Organ zufließende Blutmenge — im Falle gesteigerten Blutbedarfes — zu vermehren, wären, da ja die Länge als konstant anzunehmen ist, 2 Wege möglich, nämlich: Erhöhung des Druckes oder Erweiterung der Gefäße. Zur Anpassung des Kreislaufes an die Bedürfnisse der Organe wird in erster Linie der letztere Weg gewählt. Man sieht, daß minimale Weitenänderungen der Gefäße (r^4!) erhebliche Mehrdurchblutung ohne jede Drucksteigerung mit sich bringen werden. So führt eine Verdoppelung des Gefäßradius zu einer Durchblutungserhöhung auf das 16fache. Um durch eine Erhöhung des Druckgefälles dasselbe Resultat zu erreichen, müßte dieses um das 16fache erhöht werden.

Die bisherigen Ableitungen gelten jedoch nur für ein starrwandiges Röhrensystem. Sie können somit nicht ohne weiteres auf das Gefäßsystem übertragen werden, da die Gefäßwand ja nicht starr ist wie ein Glasrohr, sondern über eine erhebliche **Elastizität** verfügt. ΔP und r sind nicht unabhängige Variable, wie das in Formel (3) angenommen ist. Mit steigendem Druck werden die Gefäße zunehmend gedehnt, so daß dadurch der Strömungswiderstand absinkt. Das Strömungsvolumen steigt somit nicht linear proportional mit steigendem Druck (dünne Linie in Abb. 75), sondern steiler an (ausgezogene Linie in Abb. 75), die Beziehung zwischen Druck und Stromvolumen wird deshalb besser durch eine Potenzfunktion dargestellt:

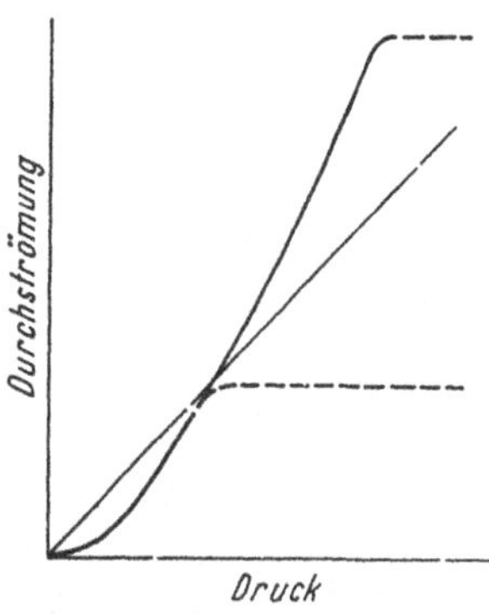

Abb. 75. Schematische Darstellung der Beziehung zwischen Druck und Stromvolumen. ——— in einem starren Rohrsystem; dick ausgezogen im dehnbaren Gefäßsystem; ...... bei Weckung der Autonomie der glatten Muskulatur der Gefäßwand (s. Text)

$$V_t = a\,\Delta P^n \tag{4}$$

[a ist darin Ausdruck der übrigen in (3) enthaltenen Faktoren]. Der Exponent n ist in verschiedenen Organgebieten und je nach dem funktionellen Zustand der Gefäßwand verschieden, also je nach der Zusammensetzung des Blutes, nach dem Ausmaß der nervösen Einflüsse usw. Es finden sich so Variationen für den Exponenten n zwischen 1,2 und 3 (WEZLER).

In einer weiteren Hinsicht weicht das Gefäßsystem vom üblichen Modell eines starrwandigen Röhrensystems ab. Die *Venen* weisen nämlich über weite Strecken keinen kreisrunden, sondern einen mehr oder weniger elliptischen Querschnitt auf, entweder dadurch, daß sie von der Umgebung ungleichmäßig komprimiert werden oder, häufiger, dadurch, daß sie nicht ganz gefüllt und deshalb teilweise kollabiert sind. Bei gleichbleibendem Querschnitt wird dadurch der Widerstand erheblich erhöht (Abb. 74). Wir kommen S. 146 ausführlich auf die Folgen für die Blutströmung in den Venen zurück.

Bei einem elliptischen Gefäßquerschnitt muß r^4 in den obigen Formeln 2 bzw. 3 ersetzt werden durch den Ausdruck $2\left(\frac{a^3 \cdot b^3}{a^2 + b^2}\right)$, wobei a und b die beiden Halbdurchmesser der Ellipse darstellen. Es läßt sich leicht berechnen, daß in einer Vene, die so weit kollabiert ist, daß der kleinere Radius die Hälfte des ursprünglichen Gefäßradius annimmt, bei gleichem Druckgefälle die Durchströmung auf weniger als die Hälfte absinkt, auch wenn der Gesamtquerschnitt gleich bleibt. Meist nimmt dabei jedoch der größere Radius nicht entsprechend zu. Bleibt er gleich, so sinkt die Durchströmung auf weniger als $^1/_3$ (s. Abb. 74).

Alle beschriebenen Gesetzmäßigkeiten gelten nur für die schlichte oder **laminäre Strömung** (auch Schichtenströmung genannt), die jedoch im Kreislauf stets aufrecht erhaltenbleibt. Dabei ist die Strömungsgeschwindigkeit über den Querschnitt entsprechend der Abb. 76 verteilt.

Nur die äußerste Schicht reibt sich an der stillstehenden benetzten Wand, alle andern mit der schon sich bewegenden Nachbarschicht, so daß nach der Gefäßachse zu die Strömungsgeschwindigkeit ansteigt. Wir können danach einen langsamer sich bewegenden Randstrom und einen schneller sich bewegenden Axialstrom unterscheiden. Je größer die im Blut suspendierten Teilchen, desto mehr werden sie in den Axialstrom gedrängt, so daß der Axialstrom relativ mehr Blutkörperchen enthält als der Randstrom. Auf diese Weise ist die mittlere Umlaufzeit der Erythrocyten durch den Kreislauf kürzer als die des Plasmas. Da beim Menschen die Leukocyten größer als die Erythrocyten sind, strömen sie im Zentrum des Axialstroms mit der größten Geschwindigkeit. Beim Frosch bewegen sich die Leukocyten dagegen im Randstrom, weil sie dort kleiner sind als die Erythrocyten.

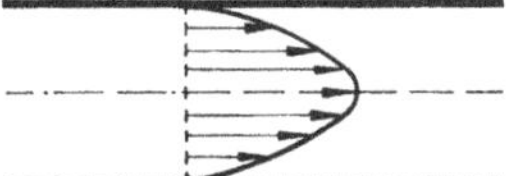

Abb. 76. Geschwindigkeitsverteilung der Laminarströmung im Rohr. Der „Axialstrom" ist bedeutend rascher als die Wandströmung. Die Länge der Pfeile ist ein Maß für die dort herrschende Geschwindigkeit. (Nach PRANDTL)

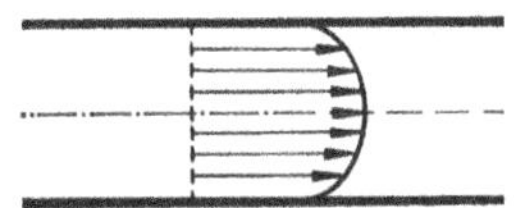

Abb. 77. Geschwindigkeitsverteilung der turbulenten Strömung im Rohr. Die Bewegung der Flüssigkeitsteilchen ist in allen Teilen des Querschnittes nahezu gleich. (Nach PRANDTL)

Im Gegensatz zur laminären steht die *turbulente Strömung*, bei welcher alle Anteile mit durchschnittlich etwa derselben Geschwindigkeit fortbewegt werden (Abb. 77). Bei gleichem Druckgefälle ist die mittlere Strömungsgeschwindigkeit gegenüber der bei laminärer Strömung erheblich reduziert. Von einer bestimmten kritischen Geschwindigkeit an kann jede Laminarströmung in eine turbulente übergehen. Der Punkt, von dem an eine bestimmte Geschwindigkeit kritisch wird, hängt u. a. ab von der Weite des Rohres und der Viscosität der Flüssigkeit. Gefahrenpunkte für die Auslösung einer turbulenten Strömung sind die Verzweigungsstellen der Gefäße, vor allem in der Aorta mit ihrer hohen Strömungsgeschwindigkeit. Normalerweise finden sich hier jedoch nur unbedeutende, sich nicht fortbewegende Wirbel. In den Capillaren und kleinen arteriellen und venösen Gefäßen ist immer nur eine „laminare“ Strömung zu beobachten, in den großen Gefäßen kann Turbulenz auftreten, z. B. bei schwerer Blutarmut durch die hohe Strömungsgeschwindigkeit und die niedrige Viscosität des Blutes. Bei jeder Systole treten dann Geräuscherscheinungen über den Gefäßen auf (Nonnensausen). *Turbulenz* der Strömung bedeutet eine schwere Belastung des Herzens, weil dann das Stromvolumen nicht mehr proportional zum Druckgefälle, sondern nur noch proportional dessen Quadratwurzel ansteigt. Um das geförderte Volumen zu verdoppeln, muß dann der Druck ceteris paribus nicht nur verdoppelt, sondern vervierfacht werden.

Werden zur Durchströmung von Röhren nicht Wasser, sondern andere Lösungen benutzt, so verändert sich der Widerstand entsprechend der inneren Reibung dieser Flüssigkeit. So wächst die Viscosität des Blutes mit der Zahl der Erythrocyten. Gewöhnlich wird die Viscosität einer Lösung in Relativwerten zu der des Wassers angegeben (z. B. Blut = 4,5 gegenüber 1 des Wassers). Die so bestimmte relative **Viscosität** des Blutes ist aber durch den Gehalt an Erythrocyten im Gefäßsystem auch bei konstanter Erythrocytenzahl nicht konstant, sondern hängt bei sehr kleinem Rohrdurchmesser ab von diesem Durchmesser und von der Geschwindigkeit der

Strömung. Man spricht deshalb von einer „scheinbaren" Viscosität. Sie beträgt z. B. bei kleinen Röhren mit dem Durchmesser kleiner Arterien und Arteriolen nicht mehr 4,5 (gegenüber Wasser = 1), sondern nur noch 2. Das bedeutet eine erhebliche Verbesserung der Strömungsbedingungen: Der Druckverlust wird auf diese Weise halbiert. Die Ursache dafür scheint darin begründet zu sein, daß die Erythrocyten im Axialstrom fließen und sich wie eine solide Säule nur am ebenfalls fließenden Plasma reiben, nicht an der stillstehenden Gefäßwand.

Es ist weiter zu berücksichtigen, daß die Capillaren über eine erhebliche Elastizität verfügen und daß sie durch den Gewebsdruck komprimiert werden, so daß sie erst durch einen gewissen Minimaldruck eröffnet werden können. Wenn Erythrocyten imstande sein sollen, eine Capillare zu passieren, so müssen sie daher unter einem gewissen Mindestdruck stehen; unterhalb dieses Druckes sind die Capillaren verschlossen. Dieser *kritische Verschlußdruck* variiert von Capillare zu Capillare und beträgt etwa 1—20 mm Hg. Durch gefäßverengernde Mittel kann er erhöht werden. Von dem gesamten arterio-venösen Druckgefälle geht also ein variabler, wenn auch meist geringer Anteil verloren, um zunächst einmal überhaupt den Weg für die Blutströmung zu eröffnen (vgl. den Anfangsteil der dick abgezogenen Kurve in Abb. 75). Will man nach der oben angegebenen Formel (3) die Abhängigkeit des Stromvolumens vom Druckgefälle darstellen, dann muß dieser Verschlußdruck erst vom gemessenen Druckgefälle abgezogen werden, um das wirksame Druckgefälle zu erhalten.

Ein weiterer Faktor ist am lebendigen Gefäßsystem gegenüber einem toten Röhrensystem zu berücksichtigen. Die glatte Muskulatur, aus der die Gefäßwandungen zum großen Teil ja bestehen, hat noch im Prinzip die Fähigkeit, aus sich selbst heraus ihren Kontraktionszustand zu verändern; sie besitzt eine gewisse Selbständigkeit (**Autonomie,** vgl. S. 487). Diese Autonomie kann durch verschiedene Faktoren verstärkt werden, so u. a. durch eine mehr oder weniger starke Dehnung. Wird die Gefäßmuskulatur bei steigendem Druck gedehnt, so kann schließlich ein Punkt erreicht werden, bei dem diese Autonomie so stark geweckt wird, daß eine weitere Dehnung nicht mehr eintritt, sondern im Gegenteil eine zunehmende Kontraktion der Muskulatur der Gefäßwand. Mit weiter steigendem Druck steigt die Durchströmung nicht mehr entsprechend weiter an, sondern sie steigt entweder nur noch geringfügig oder bleibt gleich oder sinkt sogar ab (punktierte Linie in Abb. 74). Im Nierengefäßnetz steigt z. B. die Strömung nur bis zu einem gewissen, etwas unter der Norm gelegenen Druck, dann bleibt sie trotz weiter steigenden Drucks konstant (s. Abb. 202, S. 333). Durch die Weckung der Autonomie der Nierengefäße steigt der Widerstand jeweils mit steigendem Druck gerade so weit an, daß die Erhöhung des Druckgefälles durch Widerstandszunahme kompensiert wird.

Diese Autonomie der Nierengefäße kann beseitigt werden durch hohe Dosen von gefäßerweiternden Mitteln mit direkt muskulärem Angriffspunkt oder durch Stoffwechselgifte (Kramer); in diesen Fällen findet sich eine weitere Erhöhung der Durchblutung mit steigendem Druck. Die Gefäßverengerung durch Weckung der Autonomie der glatten Muskulatur muß scharf unterschieden werden gegenüber einer Gefäßverengerung durch nervöse Einflüsse. Eine Gefäßverengerung durch nervöse Einflüsse hebt sich unter physiologischen Bedingungen schließlich sozusagen selber auf, indem durch den dann auftretenden Energiemangel im Gewebe eine Gefäßerweiterung erzwungen wird (s. S. 125). Eine solche Gefäßverengerung kann somit nicht zum Gewebsuntergang führen. Eine Gefäßverengerung durch Weckung der Autonomie kann dagegen sehr lange persistieren, auch wenn der zunächst auslösende Reiz aufgehört hat. Auf diese Weise kann es sogar zu extremen Gefäßverengerungen bis zum Gefäßverschluß (Spasmus) kommen, der zu Gewebsuntergang führt. Die Bereitschaft zu diesen Spasmen ist im allgemeinen um so größer, je geringer der Einfluß der Innervation ist (Wezler und Sinn). Während er z. B. am innervierten Gefäßgebiet des Beines nicht auslösbar ist, kann er am denervierten relativ leicht eintreten. Wird durch Entfernung einer Niere und Drosselung der zuführenden Arterie der anderen Niere eine extreme Blutdrucksteigerung ausgelöst (eklamptische Hypertonie, s. S. 418), dann können nach einiger Zeit gerade an den Gehirngefäßen, die sehr wenig von Gefäßnerven beeinflußt werden (s. S. 168), durch Weckung der Autonomie Spasmen ausgelöst werden, die zu Gewebsuntergang führen (Byrom).

3. Der Puls

Wie eben dargestellt, sind die Blutgefäße nicht starrwandige, sondern *elastische* Röhren. Auf Druckerhöhungen im Innern werden sie gedehnt, also weiter. Beim Nachlassen des Druckes werden sie wieder enger. Die Dehnbarkeit wird immer geringer, je höher bereits der Innendruck in den

Gefäßen ist. Es steigt mit anderen Worten der Elastizitätsmodul der Gefäßwände mit steigender Dehnung an.

Das elastische Verhalten eines von dehnbaren Wänden umschlossenen Rohres — also auch der Gefäße — wird charakterisiert durch den „Volumelastizitätskoeffizienten" „E". Er stellt nichts anderes dar als den reziproken Wert für die Volumzunahme (ΔV), welche durch eine bestimmte Druckzunahme (ΔP) erzielt wird, also

$$E = \frac{\Delta P \cdot V}{\Delta V}.$$

Jeder elastische Körper kann als *Energiespeicher* dienen. Bei der Dehnung wird kinetische in potentielle Energie verwandelt. Wenn die äußere dehnende Kraft nachläßt, wird diese Energie wieder frei und kann nutzbar gemacht werden. Das geschieht auch in der Aorta und den größeren Arterien des menschlichen Kreislaufes. Das Schema der Abb. 78 soll dies klarmachen. Während der Systole wird das Blut in die Aorta gedrückt unter Dehnung der elastischen Wand. Während der Diastole — nach Schluß der Aortenklappen — wird diese Dehnung rückgängig werden; die elastische Kraft der gedehnten Wände drückt das Blut in der Richtung geringsten Strömungswiderstandes vorwärts. Es wird also gleichsam die diastolische Pause zwischen den Systolen durch die in den elastischen Wänden gespeicherte Herzkraft überbrückt. Die Blutsäule kommt während der Diastole nicht (was sie in starrwandigen Röhren ohne weiteres tun würde) zum Stillstand. Der rhythmische Fluß wird in einen — allerdings unvollkommenen — gleichmäßigen verwandelt. Die Wandelastizität erfüllt also eine ähnliche Funktion wie ein „Windkessel" an einer Kolbenpumpe. Man spricht von ihrer „**Windkesselfunktion**". Die elastischen Eigenschaften der verschiedenen arteriellen Gefäßgebiete sind dabei durchaus nicht gleichwertig. Insbesondere haben ihrem Bau nach die Aorta und die unmittelbar sich anschließenden großen Gefäße (A. iliaca, A. carotis communis und A. anonyma) als „elastische Gefäße" zu gelten, während die weiter peripher liegenden Abschnitte einen mehr „muskulären" Gefäßtyp darstellen (BENNINGHOFF). In der Tat hat man Ursache anzunehmen, daß auch die eigentliche „Windkesselwirkung" sich auf die genannten Gefäßgebiete beschränkt (BÖGER und WEZLER). Der „Windkesselfunktion" ist der oben erwähnte Umstand (s. Abb. 72) zuzuschreiben, daß der Druck in der Aorta während der Diastole nicht auf Null absinkt, sondern verhältnismäßig hoch bleibt. Neben dem Ausgleich der Blutströmung, den man im Capillargebiet direkt mikroskopisch feststellen kann, ist das Ergebnis der Windkesselfunktion hauptsächlich eine *Entlastung des Herzens als Motor*. Würde die gesamte Blutsäule des Kreislaufes in starren Röhren fließen, so wäre während jeder Diastole ein völliger Stillstand zu erwarten. Um in der Zeiteinheit dasselbe Stromvolumen zu fördern, müßte entsprechend die Strömungsgeschwindigkeit in der Systole

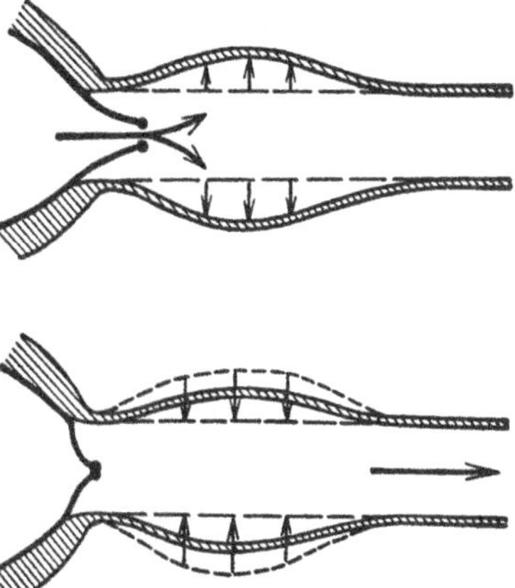

Abb. 78. *Oben:* Während der Austreibungszeit strömt das Blut durch die Aortenklappe in die Aorta und dehnt deren elastische Wandung. *Unten:* Nach dem Schluß der Aortenklappen wirkt sich die Kraft der vorher gedehnten Gefäßwand auf das eingeschlossene Blut aus und treibt es aus dem Anfangsteil der Aorta weiter. Die elastische Wand dient als Energiespeicher zur Überbrückung der Diastolendauer. (In Wirklichkeit ist das Ausmaß der Dehnung geringer, erstreckt sich aber über einen viel längeren Gefäßabschnitt, d. h. eilt mit der Geschwindigkeit der Pulswelle über das Gefäß hin)

erhöht werden durch Erhöhung des systolischen Druckes. Gerade aber für eine Zunahme der Druckbelastung ist das Herz relativ wenig eingerichtet. Weiter müßte das Herz mit jeder Systole nicht nur das mit diesem Schlag ausgeworfene Blutvolumen von der Geschwindigkeit *0* beschleunigen, sondern die gesamte Blutmenge im arteriellen System. Durch diese Erhöhung der beschleunigten Masse und der Strömungsgeschwindigkeit würde die S. 80 besprochene Beschleunigungsarbeit des Herzens ($^1/_2\, m\, v^2$) ganz erheblich anwachsen. Die Druckentlastung des Herzens durch die Windkesselfunktion der Aorta kommt auch darin zum Ausdruck, daß der systolische Druck im Anfangsteil der Aorta nicht etwa höher, sondern sogar niedriger ist als etwa in der A. femoralis (vgl. Tabelle 16, S. 118 und Abb. 80 mit Legende.

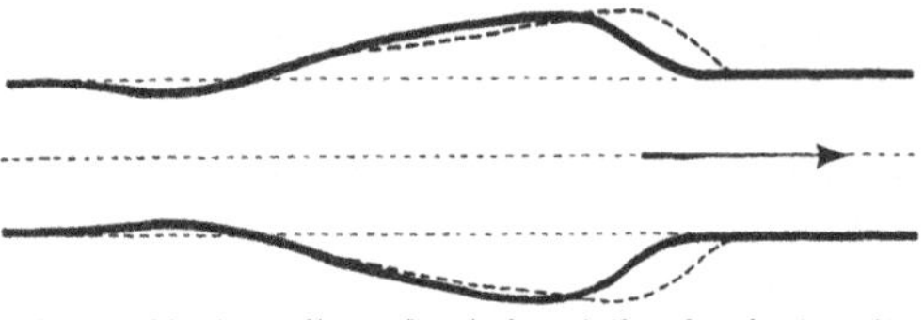

Abb. 79. Die Ausweitung des Anfangsteiles der Aorta mit Beginn der Systole ergreift nacheinander das ganze arterielle Gefäßsystem, pflanzt sich als „Schlauchwelle" fort

Die durch die Drucksteigerung mit jeder Systole herbeigeführte Ausweitung der Aorta während der Systole ergreift von der Aortenwurzel ausgehend nacheinander das ganze Gefäßgebiet in Form einer *Schlauchwelle* (Abb. 79). Es handelt sich also um eine *Druckwelle*, die durch jede Systole ausgelöst wird. Diese Schlauchwelle kann an den oberflächlichen Arterien als **Pulswelle** mit dem Finger gefühlt werden. Genau wie eine Wasserwelle über die Oberfläche eines strömenden Wassers hinläuft, ohne daß dabei die Wasserteilchen mit der Welle liefen (vielmehr werden ja beim

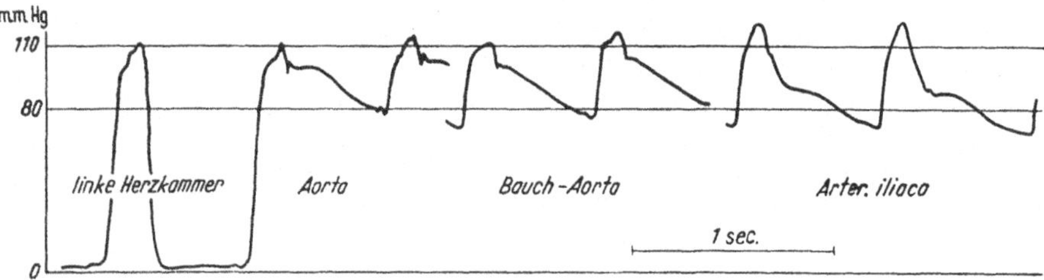

Abb. 80. Registrierung des Druckablaufs im Herzen, in der Aorta und in der A. iliaca. Man beachte die Veränderungen in der Pulskurve. Man erkennt, daß in der Mitte der A. abdominalis die Nachwellen nach der Incisur fehlen (Schwingungsknoten), ferner daß beim Übergang in die Iliaca die Incisur verschwindet. Der arterielle Mitteldruck ist im ganzen Verlauf der Aorta nur ganz geringfügig gesunken, der diastolische Druck um 10 mm Hg gefallen, der systolische um 10 mm Hg gestiegen, so daß die Pulsamplitude von 30 auf 50 mm Hg anstieg. Weiteres s. Text. (Ausschnitte aus einer Originalkurve von O. GAUER)

Fortlaufen der Welle jeweils neue Teilchen zur Bildung der Welle herangezogen), genau so läuft die Pulswelle über die strömende Blutsäule in den Arterien hin. Während in der Aorta das Blut mit etwa 20—60 cm/sec fließt, eilt die Pulswelle mit einer Geschwindigkeit von 4—6 m/sec darüber hin.

Die einfachste *Untersuchungsmethode* des Pulses ist die durch Betastung einer oberflächlich gelegenen Arterie mit dem Finger. Diese kann ergänzt werden durch eine Aufschreibung der Gefäßausweitung der Arterie bzw. des Druckablaufs in der Arterie selbst.

Es kann hierbei eine Abnahmekapsel auf die Arterie gesetzt und mit einem entsprechenden Manometer verbunden werden (Abb. 82). Hauptforderung an dieses System ist, daß es allen raschen Änderungen schnell genug zu folgen vermag. Neben dieser Aufzeichnung als „Druckpuls" (**Sphygmogramm**) kann auch eine solche als „Volumpuls" (**Plethysmogramm**) erfolgen.

Man registriert dabei die Volumänderungen, die in einem Organ (z. B. dem Unterarm oder einem Finger) mit jedem Puls erfolgen. Dazu wird es in ein luftdicht abschließendes Gefäß gebracht (vgl. Abb. 90, S. 120), dessen Innenraum mit einer Registrierkapsel verbunden ist. Mit jedem Druckanstieg bzw. -abfall auf der arteriellen Seite steigt und fällt der Blutzufluß, während der venöse Abfluß unter gewöhnlichen Bedingungen unverändert bleibt, da sich die Pulsation nicht bis in die Venen fortzupflanzen vermag. Der Volumpuls erscheint gegenüber dem Druckpuls zeitlich leicht verzögert.

Über die **Pulsform** in verschiedenen Arterien orientieren die Abb. 80 und 81. Abb. 80 wurde so gewonnen, daß ein relativ starrer Katheter, verbunden mit einem Manometer, von der A. femoralis bis in den linken Ventrikel vorgeschoben und dann langsam zurückgezogen wurde. Während der Ventrikelfüllung steigt in der Diastole der Druck nur sehr wenig an, sehr rasch jedoch mit Beginn der Systole. Während der 2. Systole wird der Katheter in die Aorta zurückgezogen. Hier fällt mit Beendigung der Systole der Druck ebenfalls zunächst steil ab, wobei jedoch der Abfall plötzlich abgefangen wird. So markiert sich auf dem abfallenden Schenkel der Pulskurve eine deutliche „Incisur". Sie ist bedingt durch einen kurzdauernden Rückstrom des Blutes in der aufsteigenden Aorta mit Beendigung der Systole und Schluß der Aortenklappen. Diese Incisur ist wichtig für die Messung der Systolendauer (T_s in Abb. 81). Anschließend findet sich zunächst eine 2. Erhebung in der Pulskurve und dann ein langsames Absinken bis zur nächsten Systole. Deutlich ist die oben beschriebene Tatsache zu erkennen, daß in der Diastole der Druck weitgehend gehalten ist und keineswegs auf Null absinkt.

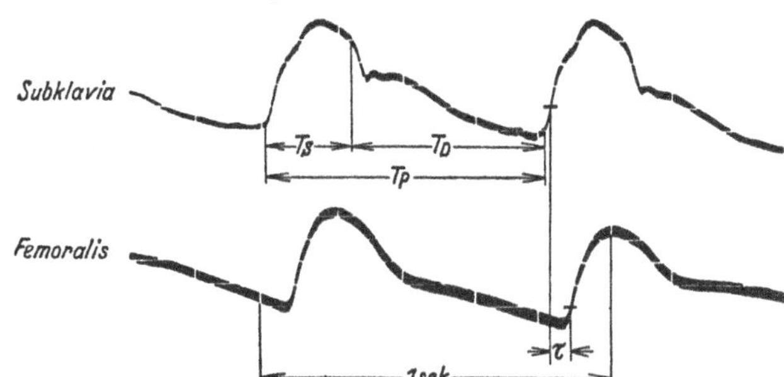

Abb. 81. Optische Aufzeichnung des Pulses in der A. subclavia und A. femoralis (nach Art der Anordnung in Abb. 80). T_s Systolendauer, gemessen vom Fußpunkt des Anstieges in der Pulskurve bis zur Incisur. T_D Diastolendauer, gemessen von der Incisur bis zum erneuten Anstieg der Pulskurve. T_p = Pulsdauer = $T_s + T_D$. τ = zeitliche Verspätung des Femoralispulses gegenüber dem Subclaviapuls. Daraus und aus der Weglänge errechnet sich die Pulswellengeschwindigkeit. (Nach Broemser)

Die besondere Form im Verlauf der Pulskurve während der Diastole ist einmal dadurch bedingt, daß die Aortenklappen bei ihrem Schluß in Schwingungen geraten, dann auch durch eine Reflexion der Schlauchwelle in der Peripherie, wobei die reflektierte Welle an den Aortenklappen erneut zurückgeworfen wird, so daß sich mit jedem Herzschlag ein kompliziertes System von stehenden Wellen in den arteriellen Gefäßen ausbildet, das die jeweilige Form der Pulskurve bedingt. In der Bauchaorta befinden wir uns im „Knoten" der stehenden Welle, so daß die Nachwellen verschwinden (Abb. 80). In der Iliaca zeigt sich eine deutlich veränderte Pulsform ohne Incisur. Durch die starke Dämpfung konnte sich die hohe Frequenz der Incisur nicht weiter fortpflanzen, während die tiefe Frequenz des Pulses als Ganzes weiter fortgepflanzt wird, ja durch das besondere Verhalten des Wellenwiderstandes im Gefäßsystem sogar an *Amplitude* gewinnt. Es ist in Abb. 80 deutlich zu erkennen, daß in der Iliaca der systolische Druck höher und der diastolische Druck niedriger ist als in der Aorta. Für die Strömung des Blutes ist entscheidend die Höhe des Mitteldrucks (s. S. 116), nicht allein die Höhe des systolischen Drucks. Dieser Mitteldruck ist in der Iliaca etwas niedriger als in der Aorta, da der diastolische Druck niedriger liegt.

Der diastolische Druck ist abgesunken, weil beim Übergang von der Aorta zur Iliaca die Dehnbarkeit des Gefäßrohrs stark abnimmt. Bei gleicher Volumenänderung muß demnach im härteren System eine größere Druckamplitude auftreten. Da die Subclavia weicher ist, weist sie entsprechend eine geringere Druckamplitude auf. Es ist deshalb der systolische Druck in der Femoralis gewöhnlich höher als in der Brachialis, während der arterielle Mitteldruck in der herzferneren Femoralis niedriger ist. In der herznäheren Subclavia ist außerdem noch die Incisur erhalten (s. Abb. 81).

Wenn die pulsatorischen Druckschwankungen mit hinlänglich frequenten Manometern unverzerrt aufgezeichnet werden, können sie dazu dienen, die für die allgemeine Beurteilung der Herztätigkeit (und unter Umständen

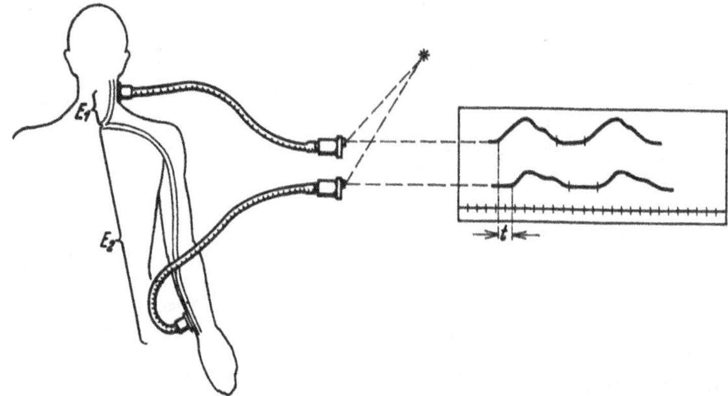

Abb. 82. Ermittlung der Pulswellengeschwindigkeit. An zwei oberflächlichen Arterien, die möglichst verschieden weit vom Herzen entfernt sind, werden metallene Abnahmekapseln aufgesetzt, die mit elastischen Membranen verschlossen sind und durch Schläuche mit zwei optisch registrierenden Membranmanometern verbunden werden. Beim Durchlaufen der Pulswelle unter den Abnahmekapseln zeichnen die Manometer je einen Ausschlag auf. Dieser Ausschlag erfolgt zeitlich früher für das herznähere Gefäß. Die Verspätung t für die Pulswelle an der herzferneren Abnahmestelle entspricht jener Zeit, welche benötigt wird, die größere Entfernung zu bewältigen. Letztere kann man berechnen aus E_2—E_1, welche beide leicht in Zentimetern zu messen sind. Da t in Sekunden und E_2—E_1 in Zentimetern gefunden wird, ergibt sich für das Armgefäß die Pulswellengeschwindigkeit:
(E_2—E_1) cm in t sec

auch für die Bestimmung des Schlagvolumens, s. S. 153) wichtigen Größen der **Systolendauer** T_s, *Diastolendauer* T_D und *Pulsdauer* T_p (Abb. 81) zu bestimmen.

Bei gleichzeitiger Aufzeichnung der pulsatorischen Druckschwankungen an zwei verschieden weit vom Herzen gelegenen Punkten läßt sich die **Pulswellengeschwindigkeit** (t in Abb. 82) berechnen. Diese hängt hauptsächlich ab von der Dehnbarkeit der Gefäßwand: je starrer die Wand, um so schneller pflanzt sich eine Druckwelle fort, um so höher auch die Pulswellengeschwindigkeit. So ist sie z. B. höher in der relativ starrwandigen A. radialis (10—12 m/sec) als in der stärker dehnbaren Aorta (4—6 m je sec). Ihre Messung gibt somit einen wichtigen Hinweis auf den Zustand der Gefäße. Zu beachten ist dabei, daß, wie oben schon betont, die Dehnbarkeit der Gefäßwand mit steigendem Innendruck sozusagen vorweggenommen wird (Anstieg des Elastizitätsmoduls), daß also mit steigendem Mitteldruck die Dehnbarkeit ab- und die Pulswellengeschwindigkeit zunimmt.

Die besprochene Windkesselwirkung der Aorta wird erheblich unterstützt durch die Erweiterung der Gefäße mit steigendem Innendruck (S. 104). In der Diastole ist der Druck etwas niedriger, die Weite der Gefäße geringer und damit ihr Widerstand größer. Es wird damit ein zu rascher Abfluß aus dem Windkessel vermieden, das Druckgefälle besser gehalten. Im Anfang der Systole ist der Gefäßwiderstand noch hoch und entsprechend wird das anfänglich ausgeworfene Blut besser gespeichert; im Lauf der Systole nimmt mit steigendem Druck der periphere Widerstand ab und desto leichter erfolgt nun ein Blutabstrom, der dann in der Diastole wieder gebremst wird.

Man kann die Bedeutung des Windkessels auch folgendermaßen formulieren: Seine Existenz gibt dem Herzen die Möglichkeit, in relativ kurzer Zeit die Blutmenge auszuwerfen und entsprechend längere Ruhepausen (Diastolendauern) zu gewinnen. Es läßt sich schätzen, daß von dieser so gewonnenen Ruhezeit 60—70% auf die Speicherfähigkeit des Windkessels und 30—40% auf den Mechanismus der Druckabhängigkeit der peripheren Gefäßweite zurückzuführen sind (SINN).

Die Untersuchung der verschiedenen **Pulsqualitäten** vermag wichtige Hinweise über den Zustand des gesamten Kreislaufsystems zu geben.

1. *Frequenz* (Pulsus frequens, Pulsus rarus). Sie gibt Auskunft über die Zahl der Herzschläge in der Zeiteinheit. Man vermeide es, bei einer Erhöhung der Herzfrequenz von einem schnellen Puls zu sprechen, da dieser Ausdruck für eine andere Pulsqualität vorbehalten ist (s. unten), sondern spreche dann von einem beschleunigten oder frequenten Puls. Die Pulsfrequenz liegt normalerweise bei 60—80/min; beim Kind ist sie höher als beim Erwachsenen, beim Trainierten niedriger als beim Untrainierten. Bei Trainierten sind deshalb Pulsfrequenzen von 40—60/min noch als normal zu bezeichnen; bei höchsten sportlichen Leistungen wurden bei ihnen auf der anderen Seite Frequenzen bis zu 250/min festgestellt (s. S. 159).

Bei Zuständen von Herzschwäche können frustrane Herzkontraktionen vorkommen, d.h. Systolen, bei welchen der Aortendruck nicht überwunden und damit kein Blut ausgeworfen und kein Puls ausgelöst wird, z.B. dann, wenn eine Extrasystole rasch auf eine Systole im Normalrhythmus folgt. Die Zahl der Pulse ist dann kleiner als die Zahl der Systolen — es ergibt sich ein Pulsdefizit. Es kann festgestellt werden durch gleichzeitige Zählung der Pulse und der 1. Herztöne.

2. *Regelmäßigkeit* (Pulsus regularis, Pulsus irregularis). Eine gewisse Unregelmäßigkeit findet sich auch unter physiologischen Bedingungen mit dem Atemrhythmus, indem in der Inspiration die Pulsfrequenz ansteigt, mit der Exspiration abfällt (Abb. 47, S. 73). Diese respiratorische Arrhythmie ist im wesentlichen bedingt durch eine zentrale Änderung des Vagustonus bei der Atmung. Sie ist bei Jugendlichen häufiger und ausgesprochener zu finden als beim Erwachsenen und wird bei Vertiefung der Atmung gewöhnlich deutlicher, sofern nicht von vornherein durch niedrigen Vagustonus schon eine hohe Herzfrequenz vorliegt. Für eine genauere Untersuchung der anderen Arrhythmieformen (extrasystolische und absolute Arrhythmie) ist oft die Ableitung des EKG (S. 66) erforderlich.

3. *Härte* des Pulses (Pulsus durus, Pulsus mollis), d. h. die Unterdrückbarkeit des Pulses. Es wird dabei geprüft, welcher Druck auf eine Arterie gegen eine harte Unterlage, z. B. an der A. radialis, aufzuwenden ist, um distal von dieser Stelle die Pulsation zu unterdrücken. Es handelt sich dabei um eine grobe Schätzung des systolischen Drucks (genauere Bestimmung siehe unten). Ein Puls ist also hart bei hohem systolischem Druck und weich bei niedrigem systolischem Druck.

4. *Größe* des Pulses (Pulsus altus bzw. magnus, Pulsus parvus). Sie gibt die Größe der Puls- bzw. Druckamplitude mit jeder Herzrevolution, also die Differenz zwischen systolischem und diastolischem Druck. Sie hängt im wesentlichen ab von der Blutmenge, die mit jedem Schlag vom Herzen ausgeworfen wird und von der Blutmenge, die in der Diastole abfließt. Sie wird deshalb gern zur groben Schätzung des Schlagvolumens benutzt. Es ist jedoch zu berücksichtigen, daß unter verschiedenen Bedingungen ein und dasselbe Schlagvolumen zu Pulsamplituden verschiedener Größe führen muß. Bei geringerer Dehnbarkeit des Windkessels ist (bei gleichbleibendem Schlagvolumen) die Pulsamplitude vergrößert. Da dies auch bei Anstieg des Mitteldrucks eintritt, gehört zu einem harten Puls eine größere, zu einem weichen

Puls eine kleinere Druckamplitude, sofern in beiden Fällen das Schlagvolumen gleich ist. Durch eine gleichzeitige Messung der Pulswellengeschwindigkeit kann deshalb die Schätzungsmöglichkeit für die Größe des Schlagvolumens verbessert werden. Über weitere Korrekturfaktoren s. S. 153.

5. *Geschwindigkeit* des Ablaufs der einzelnen Pulswelle (Pulsus celer, Pulsus tardus). Ist ein Puls groß, so muß (bei gleicher Herzfrequenz) die Druckveränderung pro Zeiteinheit schneller verlaufen. Ein großer Puls ist deshalb gleichzeitig schnell oder, besser ausgedrückt, weil weniger mißverständlich, schnellend, und umgekehrt ist ein Pulsus parvus meist auch gleichzeitig tardus, wenn nicht zugleich eine stark erhöhte Herzfrequenz vorliegt.

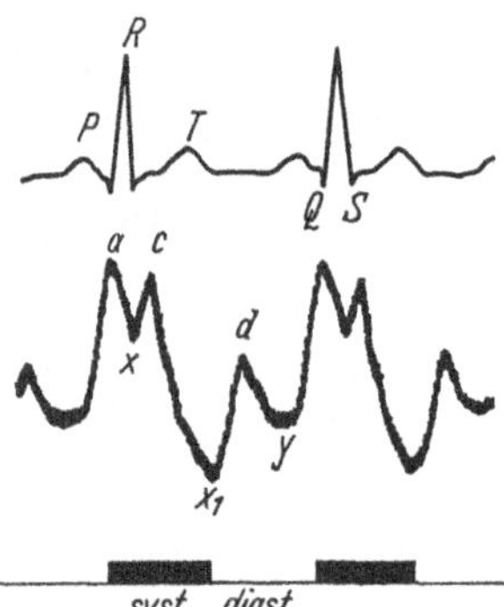

Abb. 83. Gleichzeitige Registrierung des Volumpulses in der V. jug. und des EKG. Es ist zu beachten, daß das EKG Ausdruck der Erregung und nicht der Kontraktion von Vorhof und Kammer ist, somit zeitlich vor dieser Kontraktion verläuft. Zeitmarken in Sekunden. Weiteres s. Text

Der Venenpuls. Durch den Widerstand der kleinen Gefäße vermindert sich nach der Peripherie zu die Druckamplitude mehr und mehr, bis schließlich in den Capillaren die Pulsation vollständig verschwindet. Nur bei stark erniedrigtem peripherem Widerstand kann ein „Capillarpuls" fühlbar werden. Bei den Pulsationen der herznahen Venen, die zwar unter normalen Bedingungen nicht sichtbar, bei empfindlicher Registrierung jedoch nachweisbar sind, kann es sich somit nicht um solche handeln, die durch das Capillarnetz von der arteriellen Seite fortgeleitet wären. In der Tat ist der Venenpuls „negativ", d. h. dem arteriellen Puls entgegengesetzt gerichtet. Nur bei einem Rückfluß von Blut in die großen Venen wird der Venenpuls „positiv", so etwa bei Tricuspidalinsuffizienz oder u. U. beim Herzblock, wenn die Vorhofkontraktion mit der der Kammer zusammenfällt und so das Vorhofblut rückwärts in die großen Venen ausweichen kann. Der Venenpuls entsteht durch Füllungsänderungen der großen Venen (ist also ein Volumpuls) und steht in unmittelbarer Beziehung zur Herzaktion, so daß er, vor allem unter pathologischen Bedingungen, wesentliche Bedeutung bei deren Beurteilung haben kann.

Abb. 83 gibt einen Venenpuls wieder, der in ähnlicher Weise mit einer Abnahmekapsel von der V. jug. abgenommen wurde wie der arterielle Puls in Abb. 82, allerdings mit weitaus empfindlicherer Methodik. Es kann hierbei allerdings nicht auf den wirklichen Druck in der V. jug. rückgeschlossen werden, sondern nur auf die mit der Herzaktion verbundenen Änderungen im Volumen der Vene.

Es sind zunächst die nach oben gerichteten Zacken *a* und *c*, getrennt durch eine nach unten gerichtete Zacke, zu ersehen. *a* wird hervorgerufen durch eine geringe Volumenzunahme in der Halsvene bei der Vorhofkontraktion, vor allem deshalb, weil dadurch der Abfluß aus den Venen vorübergehend unterbrochen wird, *x* durch den Abfluß in den Vorhof bei Erschlaffung des Vorhofs. Es wurde früher angenommen, daß *c* durch die Ausbuchtung der Vorhof-Kammer-Klappe während der Anspannungszeit des Ventrikels entstehe. Der Abstand des Beginns von *a* und des Beginns von *c* wurde deshalb als Maß verwandt für die Überleitung der Erregung vom Vorhof auf den Ventrikel durch das Erregungsleitungssystem. Es hat sich jedoch herausgestellt, daß die Zacke *c* durch übertragene Pulsation der benachbarten A. carotis entsteht. Es folgt eine starke Abnahme des Venenvolumens x_1 während der Austreibungszeit, bedingt durch die Verschiebung der Ventilebene des Herzens nach der Spitze (s. S. 89) und den so erfolgenden systolischen Sog auf das Blut in den großen Venen. Dieser Sog wird unterbrochen mit Beginn der Diastole. Das Volumen in den Venen steigt zunächst etwas an, solange noch die Artrioventrikularklappen geschlossen sind (*d*), wird aber anschließend (*y*) wieder vermindert nach Öffnung dieser Klappen. (Über den diastolischen Sog s. S. 90.)

Besonders starke Füllungsänderungen in den Venen treten mit der Atmung ein, da bei der Inspiration ein erheblicher Sog auf die großen Venen ausgeübt wird. Auf Einzelheiten kommen wir unten, S. 145 zurück.

4. Der Blutdruck und seine Messung

Die Härte des Pulses kann genauer bestimmt werden, wenn der die Arterie abdrückende Finger durch eine aufblasbare Manschette (nach Riva und Rocci) um den Oberarm ersetzt wird. Sie besteht außen aus undehnbarem festem Stoff (*M* in Abb. 84) und innen aus einem Gummischlauch (*G*), der von einer Pumpe (*P*) aufgeblasen werden kann. Der jeweils erreichte Druck wird an einem seitenständig angebrachten Manometer (*Dr*) abgelesen. Die Manschette wird nun so weit aufgeblasen, bis der Oberarm und damit die A. brachialis so weit komprimiert worden ist, daß der Puls an der A. radialis (*R*) mit dem tastenden Finger eben nicht mehr fühlbar ist. Hier hat der Außendruck den höchsten Innendruck in der Arterie überwunden und diese während der ganzen Pulsdauer zum Verschluß gebracht. Dann wird durch Öffnung eines Ventils der Druck in der Manschette wieder erniedrigt und festgestellt, bei welchem Manometerstand der Puls eben wieder fühlbar wird. Der Mittelwert der beiden Ablesungen wird als die Höhe des systolischen Drucks angenommen (die erste wird etwas höher, die zweite etwas niedriger sein als der systolische Druck). Der *diastolische Druck* und damit auch die *Druckamplitude* bzw. die Größe des Pulses kann nach Korotkow auf folgende Weise gemessen werden: Es wird ein Stethoskop auf die A. cubitalis aufgesetzt und auf das Auftreten und Verschwinden von Geräuschen während der Drucksteigerung und -verminderung in der Manschette geachtet. Sobald der Manschettendruck den diastolischen Druck übersteigt, tritt ein deutliches blasendes Geräusch auf, da das Gefäß vorübergehend verschlossen (und der Blutstrom unterbrochen), mit der systolischen Blutdrucksteigerung aber wieder stoßweise eröffnet wird und die Blutströmung als Wirbelströmung wieder einsetzt. Das Auftreten des Geräusches bei zunehmender Druckerhöhung in der Manschette zeigt an, daß der diastolische Druck überschritten ist, sein Verschwinden bei weiterer Drucksteigerung, daß nunmehr auch der systolische Druck überschritten ist, eine Blutströmung während der ganzen Pulsdauer nicht mehr eintritt. Die Messung wird dann nach Öffnung des Ventils bei sinkendem Manschettendruck wiederholt. Eine andere Möglichkeit ist die folgende: Das mit der Manschette verbundene Manometer zeigt pulsatorische Schwankungen. Da nun bei Überschreitung des diastolischen Drucks in der Manschette der Blutstrom in der Diastole vorübergehend zum Stillstand kommt, in der Systole wieder einsetzt, werden die Oszillationen erheblich verstärkt, um bei Erreichen des systolischen Drucks durch den Manschettendruck wieder merklich abzusinken (Abb. 85).

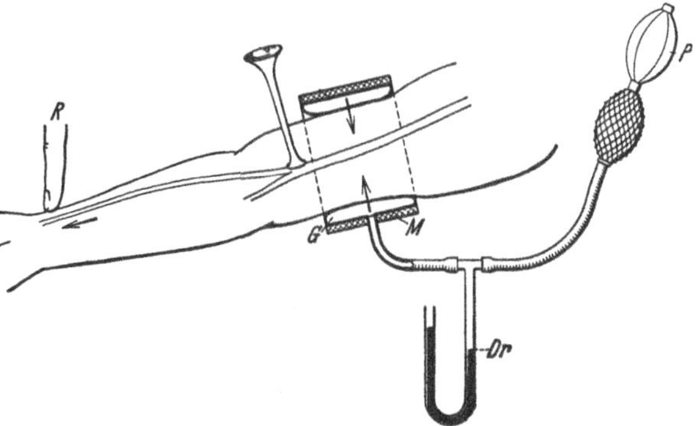

Abb. 84. Anordnung zur „unblutigen" Blutdruckmessung am Menschen nach dem Prinzip von Riva Rocci. (Erklärung im Text)

Diese Methoden sind allerdings mit einigen Fehlern behaftet. Die Abb. 85 zeigt einen Vergleich der Druckmessung mit Hilfe der Manschettenmethode mit einer direkten, blutigen Druckmessung und damit die Größenordnung der Abweichungen. In der A. brachialis findet sich unter Ruhebedingungen ein diastolischer Druck von 60—90, ein systolischer von 100—140, im Durchschnitt ein Mitteldruck von etwas über 90 mm Hg. Die Druckamplitude liegt um 25 mm Hg. Bei Jugendlichen liegen alle Werte niedriger, mit zunehmendem Alter höher. Dies ist im wesentlichen bedingt durch den Elastizitätsverlust des Windkessels, wie bei allen anderen elastischen Geweben. Pathologischerweise können diese Werte erheblich überschritten werden. Bei Hochdruckkrankheiten (Hypertonie) können systolische Werte bis über

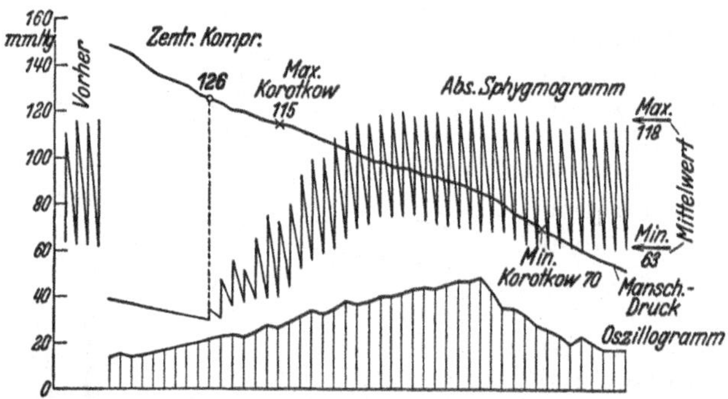

Abb. 85. Messung des systolischen und diastolischen Blutdrucks am Menschen mit der Manschettenmethode unter gleichzeitiger Kontrolle des Drucks in der A. radialis durch Einstich einer Kanüle und Verbindung mit einem Manometer. Am linken Rand sind zunächst die Druckschwankungen in der A. radialis registriert. Dann wird der Manschettendruck auf 150 mm Hg erhöht — die Pulsationen verschwinden. Nun wird der Manschettendruck allmählich vermindert (schräg nach rechts abfallende Linie). Bei einem Druck von 126 mm Hg tritt die erste Pulsation wieder auf. Der normale systolische Druck liegt jedoch bei 118 mm Hg. Der systolische Druck wird bei Prüfung der ersten eben auftretenden Pulsation überhöht gemessen. Die Ursache hierfür liegt in der Kompression der Arterie. Der mit der auskultatorischen Methode nach KOROTKOW gemessene Wert von 115 mm Hg liegt näher am wirklichen, nämlich um 3 mm darunter. Der diastolische Druck beträgt 63 mm Hg (*Min.* am rechten Rand). Nach KOROTKOW wurden 70 mm Hg gemessen. Er wird nach dieser Methode also etwas zu hoch angegeben. Die Kurve zeigt, daß der diastolische Druck (Fußpunkte) während des Absinkens des Manschettendrucks durch ein Maximum geht. Zu dieser Zeit ist der Blutabfluß durch die Kompression durch die Manschette noch gehemmt, so daß das Volumen des Arms ansteigt. Hierin liegt die Ursache des überhöhten diastolischen Minimums. [Nach B. v. BONSDORFF u. H. J. WOLF: Z. ges. exp. Med. **86**, 12 (1933)]

200, diastolische bis über 120 mm Hg über lange Zeiten beobachtet werden. Es liegt auf der Hand, daß dies zu einer schweren Überlastung des Herzens führen muß.

Bei körperlicher Arbeit findet sich eine deutliche Erhöhung des arteriellen Mitteldrucks, die vor allem durch Erhöhung der Pulsamplitude und damit des systolischen Drucks bedingt ist. Nach Beendigung der Arbeit werden die Ruhewerte beim gesunden Organismus in wenigen Minuten wieder erreicht, ja vorübergehend leicht unterschritten. Auch bei schwerster Belastung wird der systolische Druck kaum jemals über 180 mm Hg gesteigert, d. h. das Druckgefälle wird nur bis zu 40% erhöht.

Auffällig ist, daß der mittlere arterielle Druck auch unter stark wechselnden Bedingungen sehr konstant gehalten wird und nur bei körperlicher Arbeit die eben genannten Veränderungen erfährt. Wir kommen auf den Regelkreis zur Konstanthaltung des Blutdrucks unten (S. 132) ausführlich zurück. Trotz dieser Konstanz im großen ganzen sind jedoch bei fortlaufender Aufzeichnung des Blutdrucks deutlich gewisse *rhythmische Schwankungen* um einige mm Hg zu beobachten. Es handelt sich dabei zunächst um respiratorische Schwankungen, die z. T. bedingt sind durch den Einfluß der Atmung auf den intrathorakalen Blutstrom, zum größeren Teil auf einen Wechsel im Vagustonus bei In- und Exspiration (vgl. oben S. 111 die respiratorische Arrhythmie); dies geht schon daraus hervor, daß nach Vagusausschaltung die respiratorischen Blutdruckschwankungen fast völlig aufgehoben werden. Neben diesen atemsynchronen Schwankungen finden sich langsamere Wellen verschiedener Frequenz, wobei ein Rhythmus mit einer Phasenlänge von 1 min häufig hervortritt. Es scheint sich dabei vorwiegend um rhythmische Schwankungen des Sympathicustonus zu handeln. Zum Teil handelt es sich auch um Ausschläge um die durch den Regelkreis eingestellte Blutdruckhöhe. Charakteristisch sind weiter Blutdruckschwankungen mit dem Schlaf-Wachrhythmus (ausführlich s. S. 559), wobei der niedrigste Mitteldruck in den frühen Morgenstunden gefunden wird.

Zur Beurteilung des Kreislaufzustandes wäre es sehr vorteilhaft, eine Methode zu besitzen, die eine *fortlaufende Aufzeichnung* und Messung des Blutdrucks gestattete. Vorläufig muß noch der Weg gewählt werden, die Messung durch Einstich einer Kanüle in eine (anaesthesierte) Arterie unter deren Verbindung mit einem Manometer vorzunehmen, so etwa bei bestimmten Operationen, in denen eine fortlaufende genaue Kontrolle des Blutdrucks unerläßlich ist. Verfahren, um eine solche Messung auch ohne Gefäßeröffnung zu ermöglichen, befinden sich erst in Entwicklung.

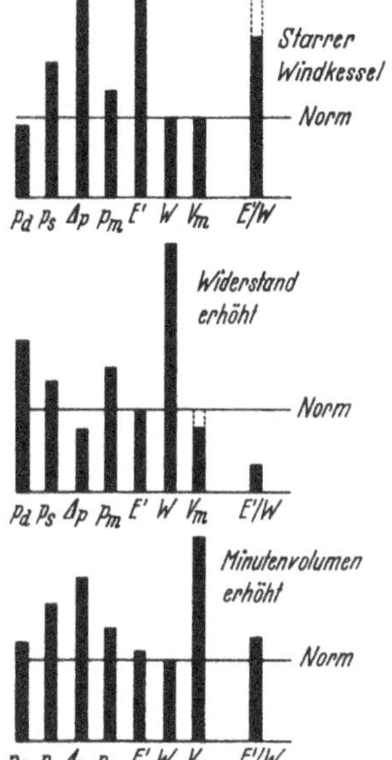

Abb. 86. Bei einer jeweils gleichen Steigerung des arteriellen Mitteldrucks (p_m) finden sich unterschiedliche Änderungen des diastolischen (p_d) und systolischen Drucks (p_s), je nachdem, ob sie hervorgerufen ist a) durch Abnahme der Dehnbarkeit des Windkessels (Zunahme von E'), b) durch Steigerung des peripheren Widerstands (W) oder c) durch Erhöhung des Herzminutenvolumens (V_m). [Nach K. WEZLER u. A. BÖGER: Ergebn. Physiol. **41**, 292 (1939)]

Versuche hierzu sind etwa in der Weise gemacht worden, daß von außen auf das zu messende Blutgefäß ein Luftdruck gesetzt wird, welcher eben dem Gefäßinnendruck das Gleichgewicht hält. Sobald der letztere niederer wird, was mit einer Kompression der Arterie und einer kleinen Volumenänderung in dem aufgesetzten Apparat einhergeht, wird der Luftdruck durch Öffnen eines Ventiles in der Meßanordnung erniedrigt, bis wieder Gleichheit mit dem Arteriendruck erreicht ist. Ist das Umgekehrte der Fall, d.h. wird der Arteriendruck höher als der von außen gesetzte Luftdruck, so wird durch automatisches Öffnen eines Ventiles Druckluft eingelassen, bis wieder Druckgleichheit erreicht ist. Der kompensierende, von außen gesetzte Druck läuft also sozusagen immer hinter dem Arteriendruck her und kann fortlaufend abgelesen oder aufgezeichnet werden (R. WAGNER).

Die Blutdruckmessung stellt eine verhältnismäßig einfache Methode zur Funktionsprüfung des Kreislaufes dar und ist deshalb von größter Bedeutung. Man muß sich nur immer darüber Rechenschaft ablegen, daß eine gemessene Blutdruckhöhe durch die Interferenz zahlreicher Teilfaktoren bedingt ist, so daß ein Rückschluß auf den einen oder anderen dieser Teilfaktoren nicht ohne weiteres möglich ist.

Wenn allgemein von „Blutdruck" gesprochen wird, so wird häufig genug irreführenderweise nur der systolische Druck angegeben. Besser wäre es, den mittleren arteriellen Druck anzugeben, also das Mittel der Drucke während der ganzen Pulsdauer, das etwa um 43 % der Druckamplitude über dem diastolischen Druck liegt, da dadurch der wirksame Druck angegeben wird. Für eine klinische Beurteilung ist ferner die Höhe des diastolischen Druckes meist wesentlicher als die des systolischen. Der systolische Druck ist dann gegeben durch den diastolischen Druck und die Druckamplitude. Der diastolische Druck ist gegeben durch Zu- und Abfluß des Windkessels und kann erhöht sein 1. bei erhöhtem peripherem Gefäßwiderstand, da dann das Blut in der Diastole langsamer in die Peripherie abströmt, 2. bei erhöhter Dehnbarkeit des arteriellen Windkessels der Aorta, da dann die Aorta in der Systole stärker gedehnt worden ist und der Druck in der Diastole besser aufrechterhalten bleibt, 3. bei Steigerung der Herzfrequenz bzw. des Schlagvolumens. Will man die Ursache einer Erhöhung des diastolischen Druckes eruieren, so wird man die einzelnen Teilfaktoren für sich bestimmen müssen. Nur stärkere Steigerungen können bei etwa normalem Herzminutenvolumen auf eine Zunahme des peripheren Widerstandes bezogen werden, da eine allfällige gleichzeitige Abnahme der Dehnbarkeit der Aorta sich nicht ebenso stark in umgekehrter Richtung auswirkt.

Abb. 86 gibt grobschematisch Beispiele für die Änderungen im systolischen (p_s) und diastolischen (p_d) Druck und damit der Pulsamplitude (Δp) bei angenähert gleicher Zunahme des Mitteldrucks (p_m), wenn a) die Dehnbarkeit des Windkessels ab-, d. h. der elastische Widerstand E' zunimmt, b) der periphere Widerstand W, c) das Herzminutenvolumen V_m zunimmt. In Wirklichkeit wird sich kaum jemals nur einer der unter a—c genannten Faktoren für sich allein ändern; so wird eine Steigerung des Minutenvolumens nur bei einer gleichzeitigen Senkung des peripheren Widerstands eintreten usw. Es soll mit dieser Abbildung illustriert werden, daß angenähert gleiche Steigerungen des arteriellen Mitteldrucks auf völlig verschiedenen Wegen zustande kommen können und gleichzeitig, welche Änderungen der übrigen Größen sich dabei ergeben müssen.

Nimmt die Dehnbarkeit des Windkessels ab (E' erhöht), so nimmt der diastolische Druck bei gleichem Schlagvolumen ab, weil während der Diastole mehr Blut in die Peripherie abströmt, entsprechend ist der systolische Druck und die Pulsamplitude gesteigert. Wird der periphere Widerstand W erhöht (b), dann steigt der diastolische Druck stark an, die Pulsamplitude wird dagegen verkleinert, so daß der systolische Druck wenig oder gar nicht ansteigt. Es ist weiter angedeutet, daß unter diesen Bedingungen das Minutenvolumen absinkt. Wird schließlich (c) das Minutenvolumen ohne primäre Änderung von Dehnbarkeit des Windkessels und des peripheren Widerstands erhöht (ein, wie gesagt, sehr konstruierter Fall), dann steigt der diastolische Druck und stärker die Pulsamplitude, so daß der systolische Druck stark erhöht wird.

5. Druckgefälle und Querschnittsverteilung im Kreislauf

Ein wesentlicher Faktor für die Durchströmung der Organe ist das jeweilige Druckgefälle. Vom arteriellen Mitteldruck ist jeweils der venöse Druck abzuziehen, um das wirksame Druckgefälle zu erhalten. Unter normalen Bedingungen liegt jedoch der Druck in den großen Venen und in den Vorhöfen so nahe bei Null, daß der arterielle Mitteldruck gleich dem Gesamtdruckgefälle gesetzt werden kann. Bei Herzinsuffizienz steigt jedoch der Venendruck an (s. S. 170). Erhöhter Venendruck ist das entscheidende Symptom einer Insuffizienz des Herzens. Deshalb ist eine möglichst genaue *Messung des venösen Drucks* u. U. ebenso wichtig wie die des arteriellen Drucks.

Ein gewisser, oft ausreichender Anhaltspunkt kann auf folgende Weise gewonnen werden: Man läßt erst den Arm absinken, so daß die Venen gefüllt erscheinen; dann wird der Arm erhoben und die Höhendifferenz zum Herzen gemessen, bei der die Venen durch Blutabstrom kollabieren. Es handelt sich dabei jeweils um eine Messung des minimalen durchschnittlichen Venendrucks, denn in abhängigen Partien wird entsprechend der hydrostatischen Druckdifferenz der Venendruck höher sein müssen. Eine genauere Messung kann blutig durch Einführen einer Kanüle in eine Vene und Verbindung mit einem Manometer genügender Empfindlichkeit und Frequenz erfolgen. Die Hauptschwierigkeit liegt darin, einen exakten Referenzpunkt zu finden. Da er für die oberen und unteren Körperpartien an sich verschieden ist, einigt man sich gewöhnlich auf einen anatomisch leicht feststellbaren Punkt, wie etwa das Sterno-Clavicular-Gelenk.

Bei der blutigen Messung des Venendrucks ergibt sich, daß er in den großen Venen zwar im Durchschnitt noch etwas über Null liegt, aber vorübergehend auch negative Werte erreichen kann, so während der Systole (s. S. 89) und besonders bei jeder Inspiration.

Der Venendruck in den einzelnen Organen hängt einmal ab von der hydrostatischen Druckdifferenz zum Herzen, dann aber auch vom Widerstand, der auf dem Wege zum Herzen noch zu überwinden ist. Es ist z.B. leicht einzusehen, daß der Druck in der V. porta höher sein muß als in der V. hepatica, ebenso daß die Venen des Beckens und der Beine beim stehenden Menschen stärker druckbelastet sind als die des Kopfes. Eine gewisse Entlastung wird ihnen zuteil durch das Vorhandensein der Venenklappen, welche, etwa beim Übergang vom Liegen zum Stehen, durch

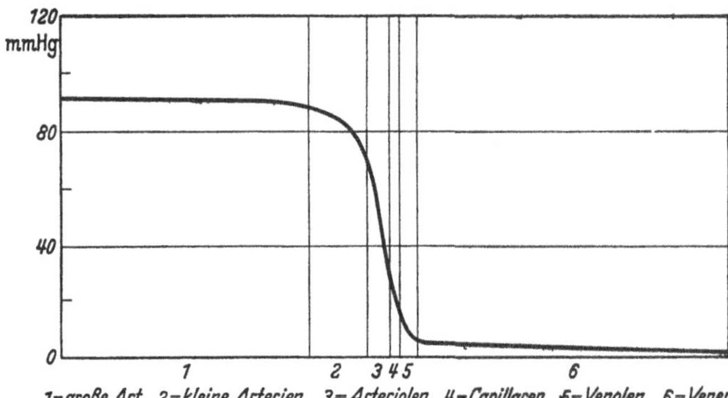

Abb. 87. Schematische Darstellung des Druckgefälles im großen Kreislauf. In den großen Arterien ist der Abfall des Mitteldruckes sehr gering; am stärksten ist er im Gebiet der letzten arteriellen Zweige und Arteriolen. In den Capillaren ist der Druckabfall wieder geringer als in den Arteriolen, obschon ihr Durchmesser kleiner ist, weil sie kürzer sind und weil die Strömungsgeschwindigkeit geringer ist

Segmentierung der Venen in kleinere Abschnitte eine Überdehnung verhindern. Wir kommen auf die Besonderheiten der Blutströmung in den Venen S. 146 ausführlich zurück.

Der *Capillardruck* muß höher liegen als der Venendruck, so daß seine Höhe gleichen Schwankungen in den verschiedenen Organen unterworfen ist wie der Venendruck.

Tabelle 16 gibt mittlere Werte für die einzelnen Druckhöhen beim ruhenden, liegenden Menschen, Abb. 87 eine schematische Darstellung des Gefälles des mittleren Drucks im Kreislauf. Es ist daraus zu ersehen, daß der **Druckabfall** am steilsten ist im Gebiet der Arteriolen und daß er in den Capillaren wieder etwas geringer wird. Eine Erklärung liefert die Überlegung, von welchen Faktoren der Druckabfall bedingt ist. Wir übernehmen dazu, trotz der früher besprochenen Mängel, Gl. (3) von S. 103

$$V_t = \frac{\Delta P \cdot \pi r^4}{L \cdot \eta} \cdot K \tag{3}$$

und lösen sie auf nach dem hier interessierenden Druckgefälle:

$$\Delta P = \frac{V_t \cdot L \cdot \eta}{\pi r^4} \cdot \frac{1}{K}. \tag{4}$$

Das Zeitvolumen V_t pro Querschnitt πr^2 gibt uns die Strömungsgeschwindigkeit c. Ersetzen wir also $V_t/\pi r^2$ durch c in Gl. (4), so erhalten wir:

$$\Delta P = \frac{c \cdot L \cdot \eta}{r^2} \cdot \frac{1}{K} = K_1 \frac{\text{Strömungsgeschwindigkeit} \cdot \text{Länge}}{\text{Einzelradius}^2}.$$

Das Druckgefälle ΔP nimmt also zu mit steigender Strömungsgeschwindigkeit c und nimmt ab mit dem Quadrat des mittleren Radius der Einzelgefäße. Mit der Verzweigung des Gefäßsystems in kleine Arterien, Arteriolen und Capillaren nimmt der durchschnittliche Radius der Einzelgefäße ab (Tabelle 17), auf der anderen Seite nimmt auch die Strömungsgeschwindigkeit ab (Tabelle 18): Aus dem rasch fließenden Strom der Aorta wird der breite See des Capillargebietes. Die Verminderung des Einzelradius muß sich stärker bemerkbar machen, da sich das Druckgefälle umgekehrt proportional zum Quadrat dieses Radius verhält. Die krasseste Abnahme von *r* erfolgt beim Übergang von den Arterien zu den Arteriolen, so daß im Arteriolengebiet das Druckgefälle am steilsten wird. Zwar sind die Capillaren durchschnittlich noch enger als die Arteriolen, aber sie sind wesentlich kürzer, und zudem nimmt die Strömungsgeschwindigkeit durch Aufteilung des Strombettes von den Arteriolen zu den Capillaren besonders stark ab, so daß in ihnen der Druckverlust nicht mehr so groß ist wie in den Arteriolen. Die verhältnismäßig langsame Strömung in den Capillaren ermöglicht dem Blut in besonderem Maße die Erfüllung seiner Aufgabe des Stoffaustausches. Die gleichzeitige außerordentliche Zunahme der Wand-, also der Diffusionsfläche im Verhältnis zur darin enthaltenen Blutmenge (s. Tabelle 17) wirkt sich ebenso begünstigend aus. Der Druckverlust im venösen System ist verhältnismäßig gering, da einmal der durchschnittliche Einzelradius größer und zum anderen der Gesamtquerschnitt größer und damit die Strömungsgeschwindigkeit geringer ist als in den entsprechenden Abschnitten des arteriellen Systems.

Tabelle 16

	Systolischer Druck mm Hg	Diastolischer Druck mm Hg
Aortenwurzel	110	80
Aorta descendens	115	75
A. iliaca	120	70
A. brachialis	110	80
Arteriolen	70—30	
Capillaren	30—15	
Venen	15— 0	

Tabelle 17. (Nach MALL)

Name	Einzel- Durchmesser	Einzel- Querschnitt	Einzel- Umfang	Zahl	Gesamt- Durchmesser	Gesamt- Querschnitt	Gesamt- Umfang
A. mes. sup.	3 mm	7 mm²	9,4 mm	1	3 mm	7 mm²	9,4 mm
Darmcapillaren	7 μ	38,5 μ²	22 μ	$71{,}5 \cdot 10^6$	60 mm (1:20)	2800 mm² (1:400)	1600 m (1:170000)
A. pulmonalis	15,5 mm	181 mm²	48,5 mm	1	15,5 mm	181 mm²	48,5 mm
Lungencapillaren	7 μ	38,5 μ²	22 μ	$600 \cdot 10^6$	171 mm (1:11)	23000 mm² (1:130)	13000 m (1:270000)

Tabelle 18. (Nach MALL)

	Geschwindigkeit des Blutes cm/sec
A. mes.	16,8
Mittlerer Ast	5,8
Arteriolen	0,28
Capillaren	0,05
Mittlere Venen	1,4
Vena mes.	4,2

6. Die Steuerung der peripheren Durchblutung

In allen Organen findet sich bei gesteigerter Aktivität eine vermehrte lokale Durchblutung. Wir wollen in den folgenden Kapiteln schrittweise die Mechanismen besprechen, die diese Anpassung des Blutstroms an den lokalen Blutbedarf bewirken und die gleichzeitig dafür sorgen, daß das Herzminutenvolumen dem Gesamtbedarf entspricht und dabei das Druckgefälle erhalten bleibt. Wir benötigen dazu zunächst Methoden, die die Durchblutung einzelner Organe, zum mindesten im Tierexperiment, zu messen gestatten, und weiterhin Methoden zur Messung des Herzminutenvolumens (S. 151).

a) Methoden der Durchblutungsmessung

α) Stromuhren

Die einfachste Form zeigt schematisch die Abb. 88. Es wird in das zu messende durchschnittene Gefäß ein gebogenes Glasrohr eingebunden, in das seitenständig in bestimmten Zeitintervallen eine kleine Luftblase eingebracht werden kann, die mit dem Blutstrom vor-

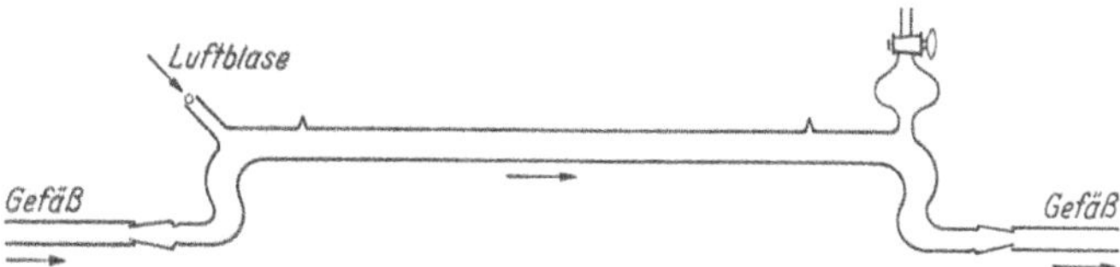

Abb. 88. Schematische Darstellung einer einfachen Stromuhr zur Messung der Durchströmung im eröffneten Gefäß (s. Text)

wärtsbewegt, deren Lauf zwischen 2 Marken mit der Stoppuhr gemessen und die dann wieder abgefangen wird. Ist das Volumen des Glasrohres zwischen den beiden Marken bekannt, so erhält man die Durchströmung in Kubikzentimetern je Sekunde. Diese Methode kann wesentlich verbessert werden durch Verwendung des *Rotameterprinzips*. Es handelt sich dabei um einen Schwimmer in einem senkrecht stehenden konisch ausgeschliffenen Rohr aus Glas oder Kunststoff, der sich entsprechend der Strömungsgeschwindigkeit in bestimmter Höhe einstellt. Die Bewegungen des Schwimmers je nach Änderung der Strömungsgeschwindigkeit können entweder direkt photographisch registriert werden oder es kann durch einen aufgesetzten Metallstift ein elektrisches Feld, in dem er sich bewegt, verändert und über eine sog. Brückenschaltung mit Hilfe eines hochempfindlichen Galvanometers dessen Veränderung und damit die Lage des Schwimmers registriert werden. Wenn man auch das Glassystem mit Silicon ausgießt (S. 9), so muß trotzdem das Versuchstier zur Gerinnungsverhinderung heparinisiert werden. Zudem ist eine Durchtrennung des Gefäßes mit seinen Nervenzweigen notwendig. Zur Vermeidung dieses Eingriffes verwendet man eine „unblutige" Methode, die *Thermostromuhr* (Rein, modifiziert durch Aschoff und Wever). Es wird das Gefäß freigelegt und in eine Kunststoffrinne eingelegt. Diese enthält zunächst 2 Elektroden für die Zufuhr eines hochfrequenten Wechsel-(Diathermie-)Stroms (in Abb. 89 punktiert), mit dessen Hilfe die Gefäßwand geheizt wird. Durch den Blutstrom wird die erwärmte Gefäßwand gekühlt, und zwar abhängig von seiner Größe. Stromab von den Heizelektroden ist die Kühlwirkung schlechter als stromauf, da stromab der Blutstrom bereits Wärme aufgenommen hat. Zwischen 2 Punkten stromauf und stromab von den Heizelektroden entsteht dabei eine Temperaturdifferenz, die von der Stromstärke des Blutes abhängt. Wird diese Temperaturdifferenz fortlaufend gemessen, erhält man (nach entsprechender Eichung) quantitative Angaben über Größe und Änderungen des Blutstroms. Die Messung der Temperaturdifferenz geschieht mit Hilfe von 2 Thermoelementen zwischen den Heizelektroden und stromab von ihnen (nicht punktiert in Abb. 89), die über ein hochempfindliches Galvanometer verbunden sind.

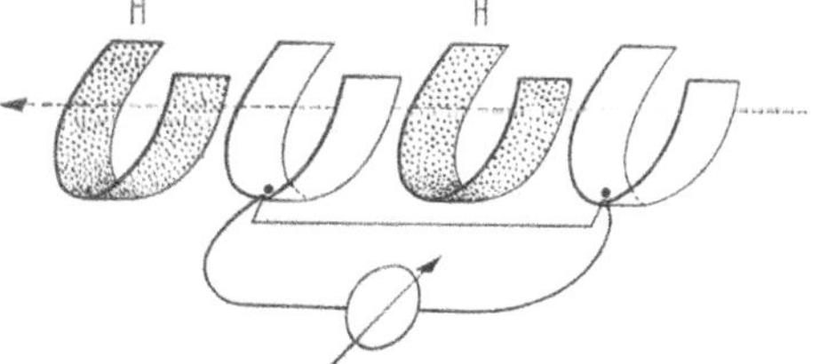

Abb. 89. Schematische Darstellung des Thermoelements der Thermostromuhr. Um das Gefäß wird ein Kunststoffring mit 4 Metallstreifen gelegt, von denen zwei (*H*, punktiert) zur Erwärmung des Blutgefäßes mit Diathermiestrom dienen. Die zwei anderen dienen der Messung der Temperaturdifferenz oberhalb und unterhalb der Heizelektrode. Sie sitzen den punktförmigen Lötstellen auf, die aus der Verbindung eines Constantandrahtes und der Galvanometerzuleitung aus Kupfer entstehen. [Aus J. Aschoff u. R. Wever: Verh. dtsch. Ges. Kreisl.-Forsch. 22, 289 (1956)]

Ein Anhalt über die Durchblutungsänderungen unter verschiedenen Bedingungen in tiefer gelegenen Organen, wie Leber und Muskel, oder verschiedenen Strukturen in einem Organ, wie Mark und Rinde in Niere oder Gehirn, läßt sich mit Hilfe von *Thermosonden* (GIBBS) gewinnen. Es werden nebeneinander 2 feine Thermoelemente eingeführt, von denen das eine durch einen in der Nähe der Spitze gelegenen Heizdraht geheizt wird. Die ungeheizte Sonde mißt fortlaufend die Absoluttemperatur, die geheizte wird im Verhältnis dazu eine um so höhere Temperatur anzeigen, je weniger das umgebende Gewebe vom Blutstrom gekühlt wird. Die Temperaturdifferenz der beiden Sonden wird also um so größer, je weniger, und um so kleiner, je mehr Blut durch das Gewebe geflossen ist. Statt der früher üblichen Lötstellen verwendet man heute zur Temperaturmessung Halbleiter, deren Widerstand sich sehr stark mit der Temperatur ändert. Da das die Sondenspitze umgebende Gewebe jedoch schon allein durch den Gehalt an Blutgefäßen nicht homogen ist, gibt die Methode nur qualitative, bestenfalls angenähert quantitative Angaben bei Änderungen in der Durchblutung wieder.

β) Plethysmographie

Zur Durchblutungsmessung an den Extremitäten des Menschen verwendet man die Methode der *Plethysmographie* (Abb. 90). Es wird dabei z. B. der Unterarm luftdicht in einen Metall- oder Glaszylinder eingeschlossen und dessen Volumänderungen mit Hilfe einer Mareyschen Kapsel registriert. Jede Volumzunahme des Arms durch Erhöhung der Blut-

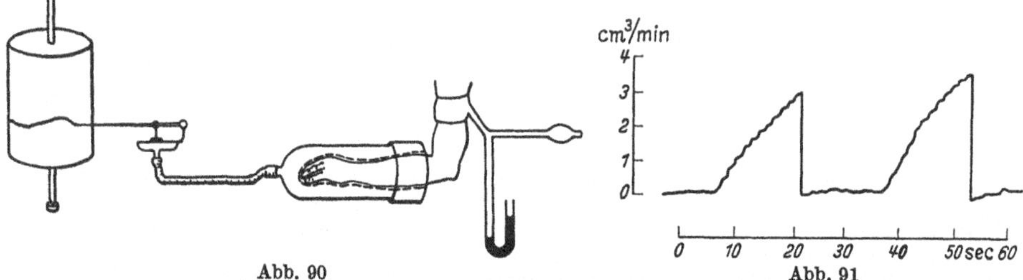

Abb. 90 Abb. 91

Abb. 90. Plethysmographische Methode zur Messung der Durchströmung in den Extremitäten. Es wird der Arm luftdicht in ein starres Gefäß gebracht. Dieses ist verbunden mit einer Schreibkapsel, die mit einer Gummimembran verschlossen ist. Bei einer Volumzunahme wird Luft aus dem starren Gefäß verdrängt, die Membran buchtet sich aus und der darauf liegende einarmige Schreibhebel wird gehoben. Am Oberarm befindet sich eine Blutdruckmanschette, die bis zu einem Druck, der gerade unter dem diastolischen Druck liegt, aufgeblasen wird. Da dann der arterielle Zufluß für einige Sekunden unbeeinflußt bleibt, der venöse Ausfluß unterbrochen ist, nimmt das Armvolumen entsprechend der Durchblutung je Sekunde zu

Abb. 91. Plethysmogramm der Hand, gewonnen nach der Methode von Abb. 90. Für jeweils 12 sec wird der venöse Ausstrom unterbrochen, wodurch die Volumkurve der Hand ansteigt. Die Neigung der Kurve ergibt die Durchblutung je Sekunde (Eichung links). (Nach BARCROFT und SWAN)

füllung wird den Ausschlag des Schreibhebels durch Luftverdrängung vergrößern. In dieser Form werden die Resultate nur qualitativ sein und zu Täuschungen Anlaß geben können, da zwar meist, aber nicht immer, eine Vergrößerung des Armvolumens auch gleichzeitig eine Durchblutungszunahme anzeigt. Zu quantitativen Ergebnissen kommt man auf die folgende Weise: Es wird um den Oberarm eine Manschette angelegt wie zur Blutdruckmessung. Wird nun der Druck in dieser Manschette auf etwa 60 mm Hg gesteigert, so wird damit der venöse Ausfluß vollständig unterbrochen, während der arterielle Zufluß für einige Sekunden unbeeinflußt bleibt, sofern der Manschettendruck den diastolischen Druck nicht übersteigt. Proportional zur zufließenden Blutmenge muß das Volumen des Arms und damit der Ausschlag des Schreibhebels zunehmen (Abb. 91).

γ) Stickoxydulmethode

In der letzten Zeit hat die sog. *Stickoxydulmethode*, besonders in der von KETY entwickelten Form zur Messung der Gehirndurchblutung, zunehmende Anwendung gefunden. Der Patient atmet mit Mundstück und Ventil aus einem Beutel ein Gemisch aus Sauerstoff und Stickstoff ein, dem eine kleine Menge Stickoxydul beigefügt ist, und atmet durch ein zweites Ventil wieder aus. Dadurch erhält man zunächst einen bestimmten N_2O-Gehalt im arteriellen Blut. Der N_2O-Gehalt im venösen Blut wird dem Anstieg im arteriellen Blut verlangsamt folgen, da das N_2O je nach dem Absorptionskoeffizienten vom Gewebe aufgenommen wird. Man entnimmt laufend ganz gleichmäßig Blut aus einer Arterie, etwa der A. brachialis, während 10 min, das ist während der Zeit, die notwendig ist, bis sich ein Gleichgewicht zwischen Blut und Gewebe eingestellt hat und der N_2O-Gehalt in Arterie und Vene annähernd gleich geworden ist. In gleicher Weise entnimmt man venöses Blut aus dem Bulbus der V. jugularis interna, der fast ausschließlich venöses Gehirnblut führt. Aus der N_2O-Aufnahme des Gehirns und der arteriovenösen N_2O-Differenz des Blutes über die Zeit bis zu angenäherter Gleichheit des N_2O-Gehalts im arteriellen und venösen Blut läßt sich ebenso die Durchströmung des Gehirns bestimmen wie die der Lunge (und damit das Herz-Minutenvolumen) aus Sauerstoffaufnahme und arteriovenöser O_2-Differenz (S. 151). Der N_2O-Gehalt des Gehirns läßt sich leicht berechnen aus dem schließlich erreichten N_2O-Gehalt des (venösen) Blutes und dem Absorptionskoeffizienten des N_2O. Je höher die Durchblutung, desto schneller stellt sich ein Gleichgewicht im N_2O-Gehalt des arteriellen Blutes und des Gewebes ein, desto geringer ist die arteriovenöse Differenz über die Zeit und umgekehrt. Bestimmt man gleichzeitig den O_2-Gehalt im arteriellen und venösen Blut, so läßt sich aus der so erhaltenen arteriovenösen O_2-Differenz und der Durchblutung außerdem die Sauerstoffaufnahme des Gehirns je 100 g Gewebe und Minute errechnen.

b) Die Capillaren

Voraussetzung für einen ausreichenden Stoffaustausch ist eine möglichst große Berührungsfläche zwischen Blut und Gewebe. Diese Bedingung wird erfüllt durch die Aufteilung der Arteriolen in das Capillarnetz. Die Anordnung der Capillaren ist dabei von Organ zu Organ entsprechend den unterschiedlichen Bedürfnissen sehr verschieden. Die Abb. 92 bringt ein schematisches Übersichtsbild über den Aufbau des Capillarsystems in den Zotten des Dünndarms. Auch im elektronenmikroskopischen Bild können bei an sich ähnlichem Bauprinzip deutliche Unterschiede festgestellt werden (s. S. 336). Es hat sich sozusagen jedes Organ sein eigenes Capillarnetz gebaut.

Besonders deutlich sind die Unterschiede in der Capillarlänge pro Einheit Gewebsvolumen und damit auch der Capillaroberfläche als entscheidende Diffusionsoberfläche.

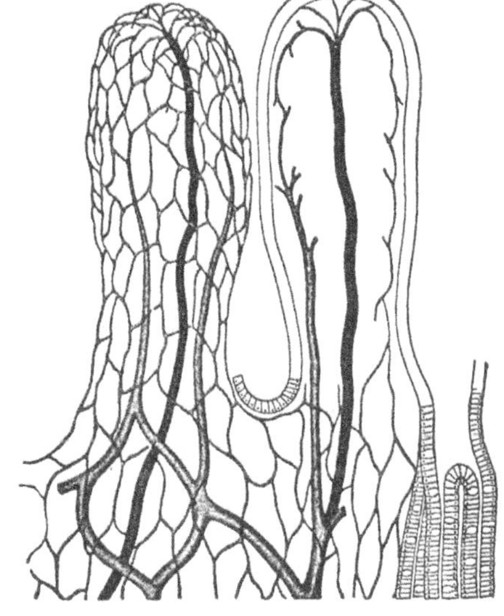

Abb. 92. Capillaren in den Zotten des Dünndarmes. Zottenhöhe ungefähr 0,5 mm. (Nach MALL)

Nach den Untersuchungen von KROGH kann z.B. im Muskel mit einer Capillaroberfläche von 590 cm^2 pro cm^3 Muskelgewebe gerechnet werden, so daß bei der Enge der Capillaren 1 cm^3 Blut durch eine Oberfläche von 5600 cm^2 mit dem Muskelgewebe in direkten Kontakt tritt. In der Gesamtmuskelmasse des Menschen kann mit einer Capillaroberfläche von 6300 m^2 gerechnet werden.

Eine Anpassung des Capillarsystems an wechselnden Bedarf kann auf zweierlei Wegen erreicht werden: 1. durch *Capillarerweiterung* oder -verengerung, womit die Diffusionsoberfläche verändert wird, und 2. durch Verschluß und *Eröffnung einzelner Capillaren*, womit nicht nur die Capillaroberfläche, sondern auch der Capillarabstand variiert wird und damit die Diffusionsstrecke der Atemgase, Nährstoffe usw.

Zum Zwecke der Vereinfachung betrachten wir hier nur die *Diffusionsverhältnisse* für den Sauerstoff (auf die komplizierteren weiteren Mechanismen für den Nährstoffdurchtritt kommen wir S. 337 zurück). Der Sauerstoff diffundiert von der Capillare radiär in das umliegende verbrauchende Gewebe (Abb. 93). Wir können uns damit das Gewebe aufgeteilt denken in einzelne Gewebszylinder, die jeweils von einer Capillare versorgt werden.

Da in diesem Gewebszylinder fortlaufend Sauerstoff verbraucht wird, sinkt der O_2-Druck, das ist die treibende Kraft für die O_2-Diffusion, nach den Außenbezirken des Zylinders ab, um so mehr, je größer der Radius des Zylinders (bei gleichbleibendem Verbrauch) ist: Der O_2-Druck sinkt im Quadrat des Zylinderradius. Nun sinkt jedoch weiter der O_2-Druck auch im Verlauf der Capillare vom arteriellen zum venösen Ende. Der niedrigste O_2-Druck wird sich deshalb am Außenrand der Gewebszylinder am venösen Ende finden. Diese Bezirke werden als erste bei Versorgungsstörungen in

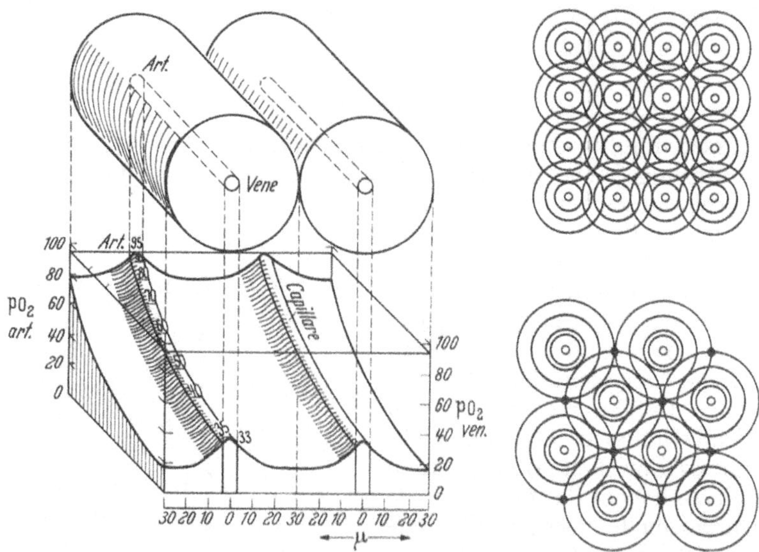

Abb. 93. Zum Druckabfall des Sauerstoffs im „Gewebszylinder". Das Gewebe ist aufgeteilt gedacht in einzelne Gewebszylinder, die von je einer Capillare versorgt werden (links oben). Links unten: Abfall des pO_2 längs der Capillaren vom arteriellen zum venösen Ende und im Gewebe. Die Zahlen beziehen sich auf den durchschnittlichen Gewebszylinder des Gehirns. Rechts: Die Vergrößerung der Diffusionsstrecken für O_2 bei Abnahme der Capillarzahl auf die Hälfte. [Nach E. OPITZ u. M. SCHNEIDER: Ergebn. Physiol. **46**, 127 (1950); Zahlenangaben modifiziert nach THEWS]

Sauerstoffmangel geraten. Es darf somit der O_2-Druck des venösen Blutes nicht auf Null absinken, da sonst die „gefährdete Ecke" einem O_2-Mangel erliegt, und umgekehrt ist der O_2-Druck des venösen Blutes der beste Indicator für den O_2-Druck an entscheidender Stelle im Gewebe.

Durch Eröffnung bisher verschlossener Capillaren wird der Radius der zu versorgenden Gewebszylinder entsprechend verkleinert, der O_2-Druck im venösen Blut kann entsprechend niedriger werden, ohne daß ein O_2-Mangel eintritt (Abb. 93). So findet sich im arbeitenden Muskel und im Herzen mit seinen großen Capillarlängen und damit geringen Capillarabständen eine sehr hohe Ausnutzung des Blutes — der O_2-Druck im venösen Blut kann entsprechend niedriger liegen.

Es ist also für die Versorgung der Organe von wesentlicher Bedeutung, wie hoch jeweils ihre Capillarisierung gesteigert werden kann. Leider ist noch nicht bekannt, welche Faktoren dafür entscheidend sind. Es scheint jedoch dem O_2-Mangel eine wesentliche Bedeutung in dieser Richtung zuzukommen. Bei längerem Aufenthalt in großen Höhen mit ihrem erniedrigten O_2-Druck kommt es neben anderen Anpassungsvorgängen zu einer Verlängerung und Verbreiterung der schon vorhandenen Capillaren *(Capillarhypertrophie)*. Dadurch wird der Capillarabstand, somit der Radius des von dieser Capillare versorgten Gewebszylinders, verkleinert und die Bedingungen für die Versorgung verbessert. Es genügt im Experiment, das Versuchstier nur etwa 2 Std täglich in größere Höhen (z.B. in eine Unterdruckkammer) zu verbringen, um einen vollen Anpassungseffekt zu erreichen. Gleiches gilt für die Trainingswirkung. Unter dem Training kommt es in Herz und Muskel ebenfalls zu einer Capillarhypertrophie. Umgekehrt nimmt die mögliche Capillarisierung ab durch Trainingsverlust. Nach einem *Trainingsverlust* bedeutet eine bestimmte Arbeitsleistung eine höhere Belastung für das Herz als im Trainingszustand, allein schon dadurch, daß die Capillarisierung des Muskels geringer und zur Erreichung einer gleichen Versorgung ein entsprechend größeres Herzminutenvolumen erforderlich ist. In unserer bürokratisierten und motorisierten Zeit mit ihrem Trainingsverlust spielt dies eine wesentliche Rolle.

Es läßt sich nun tatsächlich feststellen, daß die *Capillarisierung* in den einzelnen Organen *je nach dem Energiebedarf variiert.* Es sind diese Variationen in den parenchymatösen Organen wie Gehirn, Leber, Niere verhältnismäßig gering, sehr groß dagegen vor allem im Muskel. Dort sind im Ruhezustand nur wenige Capillaren eröffnet; bei Muskelarbeit werden nicht nur die schon durchströmten erweitert, sondern es kann die Gesamtzahl der sichtbaren, durchströmten Capillaren bis auf das 20fache ansteigen. Während diese Tatsache einwandfrei feststeht, ist ihr Zustandekommen noch recht wenig geklärt und immer noch Gegenstand von Kontroversen.

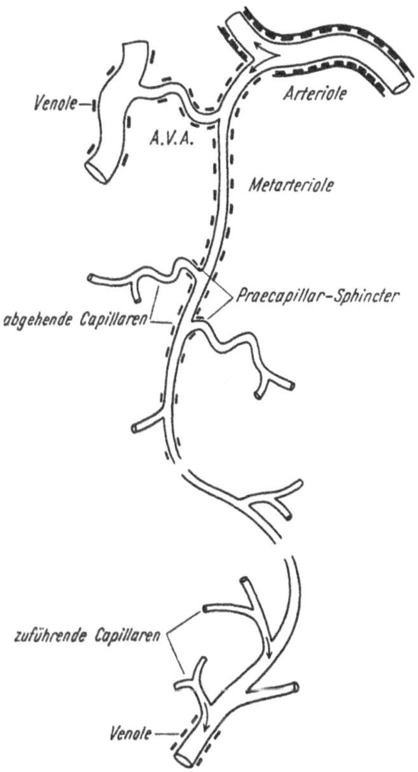

Abb. 94. Schematische Darstellung des Capillarnetzes im Mesenterium. Von der Arteriole geht die Metarteriole oder arteriovenöse Brücke ab, die in ihrem Anfangsteil noch glatte Muskelfasern enthält (durch Striche angedeutet). Von ihr nehmen die eigentlichen Capillaren ihren Ausgang. Die abgehenden Capillaren enthalten noch sphincterartig angeordnete Muskelfasern, die zuführenden Capillaren sind davon frei. *AVA* arteriovenöse Anastomose, die sich aber keineswegs an jeder Arteriole vorfindet. (Nach CHAMBERS und ZWEIFACH)

KROGH konnte zwar beim Kaltblüter, wo allerdings auch der Wechsel in der Capillarisierung sehr viel stärker ausgeprägt ist, wo sogar einzelne Glomerula vorübergehend vom Kreislauf ausgeschlossen werden können, einwandfrei zeigen, daß durch *Sympathicusreiz* starke Capillarverengerungen bis zum Capillarverschluß ausgelöst werden können. Er konnte als Substrat einer solchen Wirkung glatte Muskelfasern am Beginn der Capillaren nachweisen. Auch am Warmblüter lassen sich an einigen Stellen solche glatte Muskelfasern nachweisen. Abb. 94 zeigt als ein solches Beispiel schematisch den Aufbau des Capillarnetzes im Mesenterium der Ratte. Von der Arteriole nimmt eine arteriovenöse Brücke — Metarteriole — ihren Ausgang, die nicht mit einer arteriovenösen Anastomose (*AVA* in Abb. 94) verwechselt werden darf. Sie weist noch wenige, sich allmählich verlierende, spiralig angeordnete glatte Muskelfasern auf. Eine Tonuszunahme dieser Fasern kann die Brücke zur Verengerung bringen. Von der Brücke nehmen nun die eigentlichen Capillaren ihren Ausgang. Die abgehenden Capillaren im Anfangsteil der Brücke enthalten an ihrem Abgang eine oder einige ringförmig angeordnete Muskelfasern, die die Capillare sphincterartig sperren können. Die rückführenden Capillaren am Ende der Brücke sind frei von Muskelfasern. Die arteriovenöse Brücke stellt hier die ständig geöffnete Capillare dar, während die eigentlichen Capillaren nach Bedarf geschlossen oder geöffnet werden können. Es hat sich jedoch herausgestellt, daß es sich hier um einen Sonderfall handelt, und daß in der überwiegenden Mehrzahl der Capillargebiete weder solche durchgehenden Brücken noch glatte Muskelfasern nachgewiesen werden können.

Es scheint so zu sein, daß tatsächlich eine nervöse Beeinflußbarkeit der Capillarweite über glatte Muskelfasern an Bedeutung weit zurücktritt

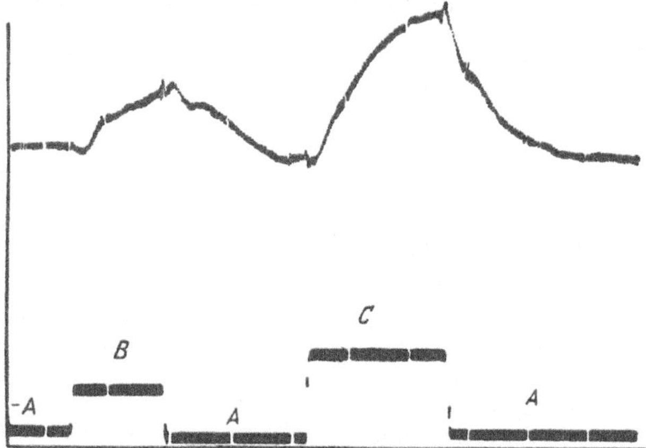

Abb. 95. Abhängigkeit des Durchflußvolumens durch eine Hinterextremität der Katze (obere Kurve) von der Reaktion der Durchströmungsflüssigkeit. *A, B, C* sind die Durchflußperioden verschiedener Flüssigkeiten, wobei *B* durch eine kleine, *C* durch eine etwas größere Säurenmenge gegenüber der Lösung *A* verändert ist, ohne daß aber der Neutralpunkt nach der sauren Seite hin überschritten ist. (A. FLEISCH 1921)

gegenüber einem anderen Mechanismus: Es liegen zahlreiche Hinweise dafür vor, daß die Capillarweite lokal durch Stoffwechselprodukte reguliert wird, und zwar dadurch, daß diese aus den Zellen in das Interstitium diffundieren und von dort aus in die Wand der den Capillaren vorgeschalteten Arteriolen, wo sie die Gefäßmuskulatur zur Erschlaffung bringen; dadurch wird dort der Gefäßwiderstand und damit das Druckgefälle erniedrigt, so daß einerseits der Druck in den Capillaren ansteigt und diese passiv erweitert werden und anderseits die Durchströmung erhöht wird, sofern der Druck in den großen Arterien konstant gehalten wird. Eine Capillarerweiterung allein würde nur eine verlangsamte Strömung in einem erweiterten Bett herbeiführen, da der wesentliche Strömungswiderstand auf die vorgeschalteten Arteriolen und weniger auf die Capillaren selbst entfällt. Der erhöhte Capillardruck führt dabei nicht nur zur Erweiterung der eröffneten, sondern auch zu einer Eröffnung bisher verschlossener Capillaren. Die so bewirkte erhöhte Durchströmung führt zu einem Abtransport der Stoffwechselprodukte und damit wieder zur Capillarverengerung. So würde die Capillarweite und der Capillarabstand jeweils genau nach den Stoffwechselbedürfnissen geregelt.

Man hat lange nach einem *spezifischen Metaboliten* gesucht, der die Capillarerweiterung und Neueröffnung bei Stoffwechselsteigerung bedingt.

Es scheint sich jedoch um eine Vielzahl von Stoffen zu handeln, die sich gegenseitig in ihrer Wirkung addieren, ja u. U. sogar potenzieren (REIN). Eine Stoffwechselsteigerung führt schon allein zu einem erhöhten Anfall von CO_2 und eventuell auch andern Säuren wie Milchsäure, damit zu einer p_H-Verschiebung (Abb. 95). Wie FLEISCH nachweisen konnte, führt diese sowohl zu einer erhöhten Capillarisierung wie auch gleichzeitig zu einer Erweiterung der vorgeschalteten Gefäße (s. auch unten und Abb. 97). Daß dabei die CO_2 relativ stärker wirkt als andere Säuren, liegt wohl an ihrer besseren Diffusionsfähigkeit. Die gefäßerweiternde Wirkung einer p_H-Verschiebung kann durch eine große Reihe physiologischer Metabolite, die für sich ebenfalls capillarerweiternde Wirkungen ausüben, potenziert werden, wie Adenosintriphosphorsäure und andere energiereiche Phosphate, Acetylcholin, Histamin und eine Reihe von Polypeptiden. Die Bedeutung der letztgenannten liegt vornehmlich darin, daß sie nicht nur die Capillaren erweitern, sondern ganz besonders stark deren Durchlässigkeit erhöhen (s. S. 340).

c) Arterien und Arteriolen

α) Lokal-chemische Reaktionen

Abb. 96 zeigt zunächst die Tatsache, daß die Durchblutung des Muskels in außerordentlich feiner Weise an die jeweilige Arbeitsleistung angepaßt wird. Die zugehörigen Absolutwerte finden sich in der Legende. In ähn-

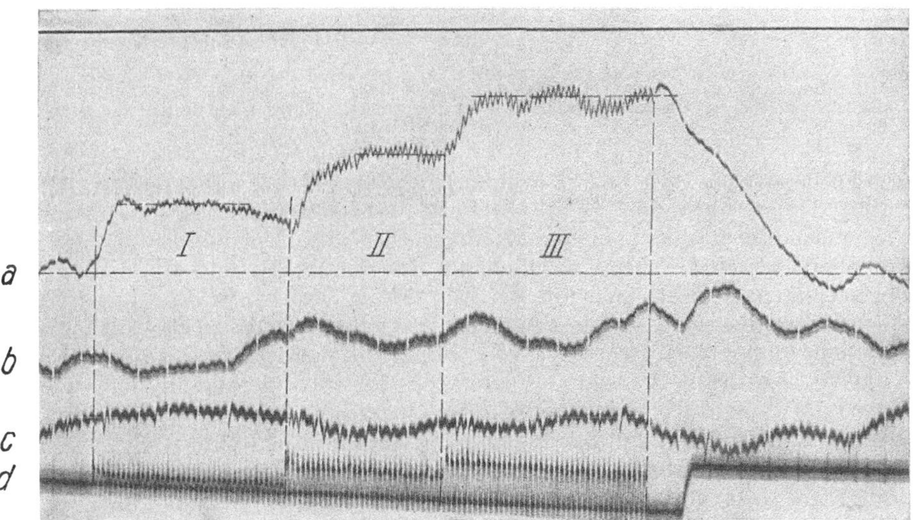

Abb. 96. Sobald der Muskel (unterste Kurve) rhythmisch zu arbeiten beginnt, steigt die Durchblutung desselben an. Wird die Hubhöhe gesteigert, so steigt auch die Durchblutung höher an. Blutdruck und die Durchblutung eines ruhenden Muskels ändern sich dabei nicht. Nach Beendigung der Arbeit fällt die Durchblutung wieder auf den Ruhewert ab. Ausgangsdurchblutung des Muskels: 20 cm³/min; bei 0,3 kgcm/sec = 34 cm³/min, bei 0,45 kgcm/sec = 52 cm³/min, bei 0,7 kgcm/sec = 112 cm³/min. *a* Muskeldurchblutung arbeitender Muskel; *b* Blutdruck; *c* Muskeldurchblutung ruhender Muskel; *d* Arbeitskurve des M. gastrocnem.

licher Weise verhalten sich die Drüsen, der Darm usw., d. h. sie werden mit zunehmender Tätigkeit bis zu einem Maximum stärker durchblutet, nur daß dort ein quantitativer Vergleich von Arbeitsleistung und Durchblutung schwieriger durchführbar ist, weil schwer ein energetisches Maß für Sekretion, Resorption usw. zu fassen ist. Diese Anpassung findet sich auch noch an einem isolierten, künstlich durchströmten Organ, bleibt also auch noch nach Loslösung vom Nervensystem bestehen. Gleiches zeigt Abb. 97 nach Entnervung des Muskels in situ. Es darf hieraus allerdings nicht der Schluß gezogen werden, daß eine Durchblutungsänderung nicht auch von den Zentralstellen ausgelöst werden könnte, z.B. durch zentrale Mitinnervation bei Muskelarbeit (vgl. S. 616). Es handelt sich jedoch dabei offenbar nur um eine Verbesserung der Anpassung, die jedoch im Prinzip auch ohne diese zusätzliche Erweiterung noch möglich ist.

Daß die Dosierung der Blutdurchströmung eines Organs vor allem von den Stoffwechselbedürfnissen dieses Organs abhängt, ergibt sich auch aus dem folgenden Befund: Wird die zu einem Organ führende Arterie stufenweise gedrosselt, so sinkt mit jeder Stufe die Durchblutung stark ab, um dann allmählich wieder anzusteigen, ohne daß jedoch die Ausgangslage

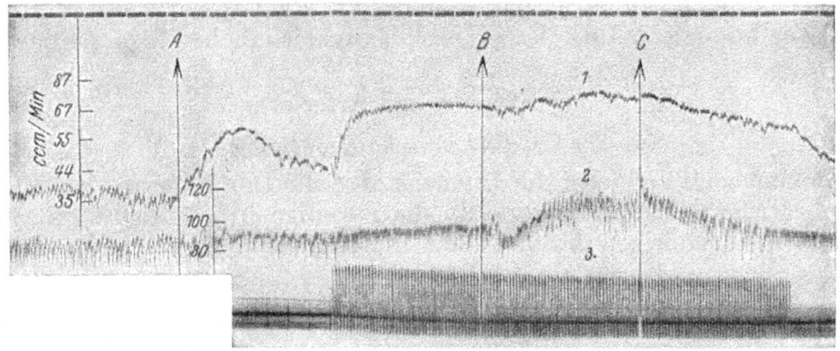

Abb. 97. Vasodilatation im Bein nach Durchschneidung des N. ischiadicus (bei *A*). Wirkung von Muskelarbeit und CO_2-Atmung auf das entnervte Gefäßgebiet. *1* Durchblutung der A. femoralis dextra; *2* Blutdruck; *3* Arbeitskurve des M. gastrocnem. dexter. Bei *A* Durchschneidung des N. ischiadicus dexter. Von *B*—*C* CO_2-Atmung des Versuchstieres

wieder erreicht wird: Der Durchblutungsmangel hat eine **reaktive Dilatation** der zuführenden Gefäßabschnitte ausgelöst; der so verminderte Widerstand ermöglicht einen Wiederanstieg der Durchblutung. Es ist kaum ein anderer Schluß möglich als die Annahme, daß diese reaktive Dilatation im wesentlichen auf die Anhäufung von Stoffwechselprodukten zurückzuführen ist, also lokalchemisch ausgelöst ist. Wird der Blutzufluß zu einem Organ vorübergehend vollständig unterbrochen, so kann sich die reaktive Dilatation erst nach Wiedereröffnung des Gefäßes manifestieren. Durch die dann auftretende, als *reaktive Hyperämie* bezeichnete Mehrdurchblutung kann das überhaupt mögliche Maximum an Durchblutung in einem Organ erreicht werden. Die reaktive Hyperämie wird um so größer und dauert um so länger, je länger der Durchblutungsstop gedauert hat, sofern er noch nicht zum Gewebsuntergang führte. Während der reaktiven Hyperämie ist der O_2-Druck im Gewebe und im venösen Blut sehr hoch — das venöse Blut fließt hellrot ab. Zu dieser Zeit besteht also kein Sauerstoffmangel mehr; trotzdem ist sie im wesentlichen durch den vorausgegangenen Sauerstoffmangel ausgelöst.

Fleisch konnte nun im Tierversuch zeigen, daß bei Arbeit etwa der Wadenmuskeln nicht nur die Arteriolen in dieser Muskulatur sich erweitern, sondern auch der große zuführende Stamm der A. femoralis, weiter, daß diese Erweiterung sofort ausbleibt, wenn die Arterie zwischen Muskel und Meßstelle gequetscht wird, wodurch die adventitiellen und intramuralen Nervenfasern leitungsunfähig werden. Die Gefäßerweiterung wird also offenbar nervös vom Gewebe ausgelöst, wobei jedoch die Wege im einzelnen noch stark umstritten sind.

HESS spricht von einem „*Nutritionsreflex*", der durch die „Gewebesensibilität" ausgelöst werde. Wie aber läuft der Weg dieses „Nutritionsreflexes"? Wir werden später sehen, daß zum Ablauf eines Reflexes mindestens eine zuführende (afferente) Nervenbahn gehört und eine Übertragungsstelle der Erregung (Synapse) auf ein wegführendes (effektorisches, efferentes) Neuron. Der „Nutritionsreflex" bleibt aber erhalten, wenn das Rückenmark oder der Grenzstrang zerstört werden, ja sogar an der völlig isolierten Pfote. An den peripheren Gefäßen sind aber so wenig Nervenzellen gefunden worden, daß sie kaum als die Ausgangsstellen der gesuchten efferenten Neurone in Frage kommen. Da sich nun die Nervenfasern allgemein stark teilen, so besonders die sensiblen, nimmt man an, daß die durch Stoffwechselprodukte ausgelöste Erregung in einer Faser zentralwärts laufe, dann in einer Verzweigung wieder peripherwärts, so daß sie auch nach Lostrennung der zugehörigen Nervenzelle noch wirksam sein könne, solange die Faser nicht degeneriert. Es müßte dann ein und dieselbe Nervenfaser als sensible und effektorische fungieren; der „Nutritionsreflex" würde in jeweils einem einzigen Axon ablaufen. Deshalb wurde dieser hypothetische Reflex auch als „Axonreflex" bezeichnet. Gegen diese Deutung müssen aus vielen Gründen schwere Bedenken geltend gemacht werden. Solange man aber noch nichts Besseres an ihre Stelle setzen kann, wird man sie zur Erleichterung des Verständnisses und als Arbeitshypothese beibehalten können (vgl. Abb. 328, S. 520).

Nur für die Gefäße der Haut und Schleimhaut kann bis jetzt eine lokale Gefäßerweiterung durch „Axonreflexe" als gut fundiert bezeichnet werden. Reizt man nämlich Schmerzfasern der Hinterwurzeln, dann erhält man Vasodilatationen in ihrem Ausbreitungsgebiet (sog. antidrome Dilatationen), die auffällig lange bestehen bleiben. So könnten lokalisierte Gefäßerweiterungen bei Auftreten von Stoffwechselprodukten ausgelöst werden, die noch gar nicht zu bewußter Schmerzempfindung führen. Nun sind die „Schmerzfasern" in Haut und Schleimhäuten sehr zahlreich, im Muskel jedoch weit weniger vorhanden, so daß die Annahme eines ähnlichen Mechanismus im Muskel große Schwierigkeiten bereitet.

Für die Auslösung dieser „Axonreflexe" im Gewebe braucht man nicht unbedingt spezifische Chemoreceptoren anzunehmen. Wie solche könnten auch versorgungsmäßig ungünstig gelegene, z. B. gegenüber dem Durchschnitt besonders große Zellen fungieren, die bei Steigerung des Energieverbrauchs früh in Energiemangel gerieten und auf dem Wege des Axonreflexes eine Mehrdurchblutung auslösen könnten. Relativ wenige solcher Zellen könnten so zu einer frühzeitigen stufenweisen Erweiterung des Gefäßnetzes für viele Zellen führen; das Absinken der Leistung dieser wenigen Zellen würde für die des gesamten Muskels (oder des ganzen Herzens) nur wenig bemerkbar werden. (Anders ist die Situation im Gehirn, wo der akute Ausfall weniger Nervenzellen den sofortigen Zusammenbruch ganzer Funktionskomplexe bewirken kann.)

Wie auch immer die Erweiterung der vorgeschalteten Gefäße bei steigendem Blutbedarf eines Organs oder eines Gewebsbezirkes zustande kommen möge, so ist sie eine der wesentlichsten Einrichtungen, um eine Blutverteilung nach dem Bedarf zu garantieren. Solange das Druckgefälle konstant gehalten wird, muß (nach dem Kirchhoffschen Verzweigungsgesetz) die Verteilung des Blutstromes an den Gefäßabzweigungen umgekehrt proportional zum Widerstand erfolgen; ein Gewebebezirk mit erhöhtem Bedarf erhält so einen größeren Anteil der Gesamtblutmenge, bis sämtliche über die Norm aufgehäuften Stoffwechselprodukte weggeschafft sind. Solange diese Gewebebezirke noch sehr klein sind, reicht der periphere Mechanismus allein zur Blutverteilung nach dem Bedarf aus. Werden sie jedoch größer, wird dadurch der gesamte periphere Gefäßwiderstand erniedrigt, so etwa bei Aktivität größerer Muskelgruppen, dann müßte dies an sich zu einer Senkung des arteriellen Blutdrucks führen; auf diese Weise würde ein Teil der Durchblutungssteigerung wieder rückgängig gemacht. Es finden sich jedoch eine Reihe von Kompensationsmechanismen, die dafür sorgen, daß auch bei starker „Anzapfung" des Kreislaufs das Druckgefälle konstant gehalten werden kann. Der wichtigste Teil besteht darin, daß automatisch mit sinkendem peripherem Widerstand die Kreislaufzeit verkürzt wird und die vom Herzen geförderte Blutmenge ansteigt. Dieser passive Mechanismus allein würde jedoch nicht immer ausreichen; es muß eine zusätzliche nervöse Regelung hinzutreten. Wir kommen darauf erst S. 157 ausführlich zurück.

β) Innervation der Gefäße und kollaterale Vasoconstriction

Wenn, wie das oben dargestellt worden ist, bei erhöhtem Stoffwechselbedarf eine Gefäßerweiterung eintritt, so ist das ein Zeichen dafür, daß die Gefäßwand von vornherein eine gewisse Grundspannung besitzt, die dem Innendruck entgegenwirkt. Diese Grundspannung wird **Tonus** genannt. Dieser Tonus wird auf verschiedene Weise aufrechterhalten, nämlich 1. auf nervösem Wege und 2. durch die Autonomie der glatten Muskulatur der Gefäßwände selbst.

Die **Innervation der Gefäße** wurde von CLAUDE BERNARD entdeckt. Er konnte zeigen, daß nach einer Reizung des Halssympathicus beim Kaninchen die Ohrgefäße verengt werden und die Ohrdurchblutung absinkt, weiter, daß nach einer Durchschneidung des Halssympathicus die Ohrgefäße für eine gewisse Zeit sehr stark erweitert werden und damit eine erhebliche Hyperämie auftritt. Er konnte so nachweisen, daß die Gefäße offenbar durch dauernde Impulse über den Sympathicus bis zu einem gewissen Grade konstringiert gehalten werden, daß sie somit tonisch innerviert werden. Es fiel ihm jedoch auf, daß sie nach Entnervung im Laufe weniger Stunden bzw. Tage wieder einen gewissen Tonus zurückgewinnen. Die Grundspannung der Gefäßmuskulatur wird also offensichtlich nicht allein nervös aufrechterhalten. Wir werden auf diesen wichtigen Punkt unten zurückkommen.

Der Verlauf der sympathischen und parasympathischen Fasern zum Herzen und zu den Gefäßen wird S. 517 ausführlich dargestellt. Es wird dort ausgeführt, daß fast sämtliche Gefäße mehr oder weniger direkt Fasern über den Grenzstrang des Sympathicus erhalten. Umgekehrt nehmen von ihnen afferente Fasern ihren Ausgang, die über den Grenzstrang, jedoch ohne Unterbrechung, via Spinalganglion zum Rückenmark ziehen. Die efferenten Fasern sind in ihrer überwiegenden Mehrzahl *adrenerg*, d.h. daß die Erregungsübertragung auf die glatte Muskulatur durch ein Gemisch von Nor-Adrenalin und Adrenalin erfolgt, wobei der Anteil an Nor-Adrenalin überwiegt, etwa im Verhältnis 80—90 zu 20—10. Wie wir gleich sehen werden, ist ihre Wirkung im wesentlichen eine gefäßverengernde. Daneben finden sich in der Minderzahl auch *cholinerge* Fasern, die über den Grenzstrang zum Muskel verlaufen, bei welchen die Erregungsübertragung durch Acetylcholin erfolgt und die damit eine völlig andere Wirkung, nämlich eine gefäßerweiternde, ausüben. Manche, jedoch nicht alle Gefäße weisen eine doppelte Innervation auf, nämlich neben einer sympathischen noch eine parasympathische. Diese Fasern sind z.T. cholinerg; bei ihrer Erregung erfolgt stets eine Gefäßerweiterung. Daneben scheinen jedoch auch unter den parasympathischen Fasern solche adrenerger Natur vorzukommen, so im parasympathischen Anteil des Vagus, der zum Herzen zieht.

Unter den parasympathischen Fasern scheinen auch solche zu einer Gefäßerweiterung zu führen, die nicht cholinerg sind. Es scheint, daß hier die Gefäßerweiterung sekundär durch Stoffwechselbeeinflussung ausgelöst wird, wobei ein Stoffwechselprodukt, das Bradykinin, (S. 418) die Hauptrolle spielen soll. So soll die bei Reizung der Chorda tympani eintretende Speichelsekretion zwar durch cholinerge Fasern ausgelöst werden, die gleichzeitige starke Gefäßerweiterung jedoch durch die Freisetzung von Bradykinin.

Es wird S. 525 ausgeführt, daß zwar die beiden Anteile des vegetativen Nervensystems, des Sympathicus und des Parasympathicus, an einzelnen

Organen antagonistisch wirksam sind, daß jedoch ein prinzipieller Unterschied in ihrer Funktionsweise besteht: Der *Sympathicus* kann als *Gesamtsystem* in Aktion treten und damit weit ausgedehnte Wirkungen entfalten, während der *Parasympathicus rein lokal* an einzelnen Organen sich auswirkt: Piagefäße, Zunge und Speicheldrüsen und Genitalorgane. Eine generelle Gefäßverengerung in vielen Organen kann nur durch vermehrte Impulse über den Sympathicus eintreten, eine generelle Gefäßerweiterung nicht etwa durch vermehrte Impulse in allen Anteilen des Parasympathicus, sondern nur durch eine Abnahme der Impulszahl über den Sympathicus.

Von Bedeutung für die gesamte Kreislaufregulation und für die Blutverteilung nach dem Blutbedarf ist nun der folgende Befund: Die *Schwelle* für die Ansprechbarkeit der Gefäße auf *Sympathicusreiz* ist durchaus variabel und hängt entscheidend ab von der augenblicklichen Stoffwechsellage. *Jede Erhöhung des Stoffwechsels in einem Organ erhöht die Schwelle für eine gefäßverengernde Wirkung.* So wird die Schwelle für eine Gefäßverengerung durch Sympathicusreiz oder Nor-Adrenalin im Muskel durch Muskelarbeit oder durch Erniedrigung der Außentemperatur, die beide den Muskelstoffwechsel steigern, so weit erhöht, daß u. U. allein eine gewisse Gefäßerweiterung eintritt. Ein Beispiel ist in Abb. 98 für das Adrenalin gezeigt, das allerdings im Muskel schon von vornherein weniger gefäßverengernd wirkt als das Nor-Adrenalin (vgl. S. 391). Ähnliches gilt für den Darm, wo eine Steigerung des Sympathicustonus in der Verdauungsphase, also bei von vornherein erweitertem Gefäßnetz, eine wesentlich geringere Vasoconstriction auslöst, oder für die Haut, die bei hoher Außentemperatur, wenn sie im Interesse der Wärmeregulation mehr durchblutet ist, ebenfalls erst auf stärkere Reize eine Vasoconstriction aufweist. Es ist ganz allgemein die Wirkung eines Sympathicusreizes nicht aufgehoben, sondern nur die Schwelle erhöht; bei sehr starken Reizen, etwa bei einem Reizzustand der Zentren bei Erstickung können auch Gefäßgebiete gedrosselt werden, die im Interesse der Befriedigung eines erhöhten Stoffwechsels stärker durchblutet sind.

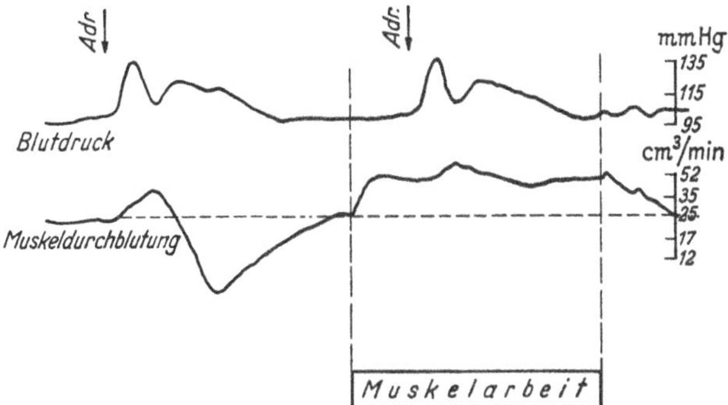

Abb. 98. Erhöhung der Schwelle für vasoconstrictorische Wirkungen durch Erhöhung des Stoffwechsels. Es wird beim Hund die Durchblutung einer Muskelgruppe (Gastrocnemius und Soleus) mit der Thermostromuhr registriert und gleichzeitig der arterielle Mitteldruck. Bei Injektion einer relativ hohen Adrenalindosis (0,02 mg) in eine Vene steigt der arterielle Mitteldruck vorübergehend an. Die Muskeldurchblutung ist in einer ersten Phase erhöht, anschließend deutlich erniedrigt. Dann wird die Muskelgruppe durch elektrische Reizung zu rhythmischer Kontraktion gebracht. Die Muskeldurchblutung steigt an. Eine Wiederholung derselben Adrenalininjektion erbringt nur noch die erste Phase der Mehrdurchblutung, während die Phase der Minderdurchblutung fast völlig unterdrückt ist. Bei erhöhtem Stoffwechselbedarf wird somit die vasoconstrictorische Wirkung des Überträgers einer Sympathicusreizwirkung stark abgeschwächt, die Schwelle für seine Wirkung ist erhöht. Die Folge ist eine Blutverschiebung von der ruhenden in die tätige Muskulatur

Da nun generell die tätigen Organe eine höhere Schwelle gegenüber Sympathicusreizen aufweisen als ruhende, ist der Effekt einer generellen Steigerung des Sympathicustonus eine Blutverschiebung von den ruhenden in die tätigen Organe, oder, wie der Vorgang auch genannt wird, eine **kollaterale Vasoconstriction.**

Auch die **Venen** sind vom Sympathicus innerviert. Zwar sind die bei einer Tonussteigerung eintretenden Einengungen des venösen Gefäßgebietes entsprechend der Schwäche der Muskelschicht nur gering. Doch werden auch durch geringe Einengung der Einzelquerschnitte erhebliche Verminderungen des großen Gesamtquerschnitts erreicht und dadurch eine Verminderung der Kapazität. Die Folge ist eine Verminderung der ineffektiven Blutmenge, die nur den „Totraum" des Niederdrucksystems ausfüllt (s. S. 144), und damit eine Erhöhung der effektiven Blutmenge. (Weiteres zur Regelung der Blutmenge s. S. 149.)

Wie oben schon kurz berichtet, laufen vielen Gefäßen dauernd Impulsserien über den Sympathicus zu; eine Zunahme dieses **Tonus** führt zu Gefäßverengerung in vielen Gebieten und damit zu Erhöhung des peripheren Gesamtwiderstandes, Abnahme des Tonus dagegen zu Gefäßerweiterung und Widerstandsabnahme. Eine Durchschneidung der Sympathicusfasern setzt diesen Tonus augenblicklich herab (Abb. 97) und führt so zu Durchblutungssteigerung, allerdings in unterschiedlichem Ausmaß in verschiedenen Organen (s. u.).

Die tonisierenden Impulse stammen von den Vasomotorenzentren der Medulla oblongata. Ihre Ausschaltung hat eine generelle Widerstandsabnahme und Blutdrucksenkung zur Folge. In verhältnismäßig kurzer Zeit kann jedoch wieder eine gewisse Erholung des Blutdrucks eintreten. Es scheint so zu sein, daß die Seitenhornzellen des Rückenmarks dann, wenn das übergeordnete Zentrum ausfällt, einen gewissen Tonus wieder unterhalten können, und so eine Erhöhung des Blutdrucks, wenn auch keineswegs zur Ausgangslage, wieder einzutreten vermag. Nach zusätzlicher Ausschaltung des Rückenmarks fällt der Druck auf „paralytische", d.h. auf so niedrige Werte, daß die Gehirndurchblutung so stark absinkt, daß die Zentrentätigkeit auf die Dauer nicht aufrechterhalten werden kann. Gelingt es jedoch, auf pharmakologischem Wege diesen Abfall des Blutdrucks abzufangen und ihn wieder zu normalisieren, dann stellt sich ein gewisser Tonus der Gefäße wieder her.

Auch diejenigen Gefäßgebiete, die nicht auf nervösem Wege tonisiert werden, wie diejenigen von Gehirn und Lunge, sind nicht etwa atonisch. Ihre glatte Muskulatur weist eine gewisse Grundspannung auf, die, z. B. bei Sauerstoffmangel im Gewebe oder bei CO_2-Überschuß, erheblich vermindert werden kann. Es besteht also **eine Autonomie der Gefäßmuskulatur,** die dort ausgeprägter ist, wo die nervösen Einflüsse von den Zentren aus geringer sind, und die sich in andern Gebieten nach einem Verlust des nervös aufrechterhaltenen Tonus erst allmählich wieder einstellt. Es handelt sich um völlig ungeregelte (asynchrone), relativ geringe, rhythmische Kontraktionen einzelner Gefäßwandzellen, die zusammen dem Gefäß eine gewisse Grundspannung erteilen (vgl. dazu auch den Kontraktionsmodus der quergestreiften Muskulatur, S. 473, weiter S. 487). Eine Erhöhung der Konzentration von Metaboliten im tätigen Organ vermindert diesen Tonus, eine Verminderung der Konzentration läßt ihn wieder ansteigen. Auch eine Erhöhung des Innendrucks des Gefäßes kann ihn verstärken. Sowohl der nervös wie der nicht nervös aufrechterhaltene Tonus wechseln stark von Organ zu Organ. Im Gehirn findet sich ein recht erheblicher Tonus der Gefäße, der jedoch nicht nervös aufrechterhalten wird. Ganz im Gegensatz dazu ist der Tonus der Hautgefäße, wenn auch nicht ausschließlich, so doch weitgehend nervös unterhalten. Bei Reizung der sympathischen Fasern nimmt hier die Durchblutung besonders stark ab, bei ihrer Durchschneidung besonders stark zu, vor allem deshalb, weil gleichzeitig ein Verschluß bzw. eine Eröffnung von arteriovenösen Anastomosen erfolgt. Nach Entnervung stellt sich jedoch auch hier wieder ein gewisser autonomer, nicht nervös unterhaltener Tonus ein. Eine Sonderstellung nimmt die Niere ein, wo der autonome Tonus des Vas afferens durch Dehnung des Gefäßes so stark erhöht wird, daß von einer gewissen Blutdruckhöhe an bei weiter steigendem Druck die Durchblutung nicht zunimmt, sondern der Widerstand gerade entsprechend der Drucksteigerung ansteigt (s. S. 166 und 333). Obschon hier kein nervöser Tonus vorliegt, kann durch Sympathicusreiz oder Injektion von Noradrenalin eine deutliche Minderdurchblutung ausgelöst werden (Weiteres s. S. 166 und 333).

Die autonome Rhythmizität der Gefäßmuskulatur ist wie die des Sinusknotens (oder des Atemzentrums, s. S. 529) sehr stark vom jeweiligen Milieu abhängig, so dem Gehalt des Blutes an Ionen, besonders H^+-Ionen. Man vermutet, daß sie auch beeinflußt wird von spezifischen im Blut kreisenden Substanzen.

Man folgert dies aus folgendem Befund: Werden bei einem Versuchstier beide Nieren entfernt und deren Funktion durch eine „künstliche Niere“ (fortgesetzte Blutdialyse) ersetzt, dann findet sich eine zunehmende, etwa gleichmäßige Verengung aller Gefäße mit Blutdruckanstieg (renoprive Hypertonie). Man deutet diesen Befund mit der Annahme, daß die Nieren gefäßerweiternde Stoffe bildeten, die bei ihrem Ausfall entfielen.

Unter pathologischen Bedingungen scheint weiter eine Reihe von Stoffen aufzutreten, die umgekehrt eine Gefäßverengerung bewirken. Bei Durchblutungssenkung der Niere gibt sie ein Ferment, das Renin, an die Blutbahn ab, das ein α-Globulin (Hypertensinogen) proteolytisch in Hypertensine gespaltet, die Vasoconstriction und Blutdrucksteigerung bewirken. Es wird weiter die Möglichkeit erwogen, daß die Niere bei Sauerstoffmangel die Fähigkeit teilweise einbüßt, Aminosäuren vollständig zu oxydieren; es entstehen durch Decarboxylierung gefäßaktive Amine, die in den Blutkreislauf gelangen, wie Oxytyramin aus Dopa u. a. (ausf. s. S. 418).

Wir sind nunmehr in der Lage, die wesentlichen Faktoren, die die Durchblutung eines Organs bestimmen, kurz zusammenzufassen. Diese sind: *1. Faktoren von der Blutseite*, wie die Höhe des Blutdrucks, wie p_H bzw. CO_2-Druck des Blutes und seine Viscosität. Eine Erhöhung des pCO_2 bzw. der $[H^+]$ führt durch lokale Einwirkung auf die Gefäßmuskulatur zu einer Gefäßerweiterung, zusätzlich im Gewebe zu Neueröffnung und Erweiterung der Capillaren. Eine Erniedrigung der Viscosität des Blutes, z. B. bei Anämie, führt nach Formel (3) (S. 103) ebenfalls zu einer Mehrdurchblutung, solange das Druckgefälle erhalten bleibt. *2. Faktoren von der Gewebsseite.* Durch eine Abnahme des O_2-Drucks bzw. eine Zunahme der $[H^+]$ oder des pCO_2 und anderer Metabolite kann vom Gewebe aus eine Erweiterung der Capillaren und der vorgeschalteten Gefäße und damit eine Mehrdurchblutung ausgelöst werden. *3. Faktoren von der Gefäßseite*, wie deren Dehnbarkeit, Autonomie und nervöse Vasomotorik. Die Vasomotorik interferiert sehr stark mit den anderen Faktoren. So wird, wie wir im nächsten Kapitel sehen werden, durch eine Erhöhung des pCO_2 im Blut der zentrale Vasomotorentonus erhöht, so daß es zur Interferenz einer zentral-vasoconstrictorischen mit einer peripher-dilatatorischen Wirkung kommt. Das Resultat dieser Interferenz muß in den verschiedenen Gefäßgebieten unterschiedlich sein, je nachdem wie stark der Einfluß der Vasomotorik ist. Auf Einzelheiten kommen wir bei der Besprechung der Durchblutungsregulierung in einzelnen Organen zurück (S. 162ff.).

7. Die Regulierung des Blutdrucks

a) Die Pressoreceptoren in Carotissinus und Aorta

In den vorangegangenen Abschnitten ist mehrfach vorwegnehmend darauf hingewiesen worden, daß die Blutdruckhöhe auch bei schweren Kreislaufbelastungen sehr exakt auf eine bestimmte Höhe eingeregelt wird. Es handelt sich um einen Regler, der so rasch funktioniert, daß einerseits bei plötzlichen Widerstandserhöhungen in der Peripherie ein abnormer Druckanstieg vermieden und so Herz und Gefäßsystem vor Überlastung geschützt, andererseits bei Widerstandsabnahme eine Blutdrucksenkung verhindert und damit das notwendige Druckgefälle im Kreislauf garantiert wird. Wir haben weiter schon früher darauf aufmerksam gemacht, daß der Regler nicht starr auf ein und dasselbe Druckniveau einreguliert, sondern daß das Reglerniveau durchaus veränderlich sein kann. Wir beginnen die Besprechung des Reglerkreises mit den Meßorganen (den „Fühlern") des Reglers.

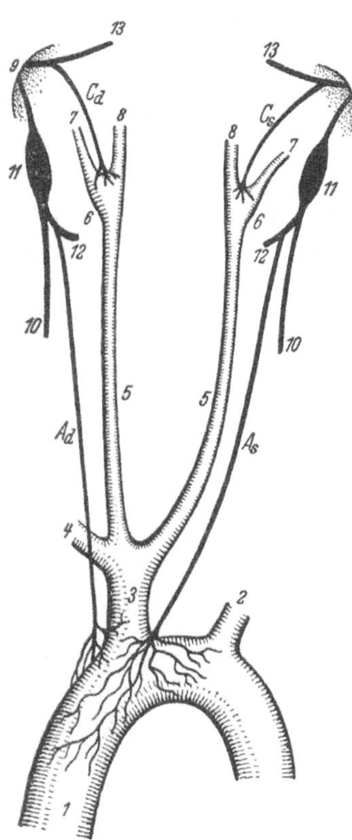

Abb. 99. Schema der pressoreceptorischen Nerven des Kreislaufes (Kaninchen). *A* Ramus aorticus vagi (*d* dexter; *s* sinister). *C* Ramus caroticus glossopharyngici (*d* dexter; *s* sinister). *1* Aorta ascendens; *2* A. subclavia sinistra; *3* Truncus brachiocephalicus; *4* A. subclavia dextra; *5* A. carotis communis; *6* Sinus caroticus; *7* A. carotis interna; *8* A. carotis externa; *9* Foramen jugulare; *10* N. vagus; *11* Ganglion jugulare vagi; *12* N. laryngeus superior; *13* N. glossopharyngicus. (Nach E. Koch)

Die Suche nach den Meßorganen, die die Höhe des jeweiligen Blutdrucks zentralwärts signalisieren, ergab, daß sich entsprechende Dehnungsreceptoren in der Wand der aufsteigenden Aorta bis zum Aortenbogen und im Carotissinus befinden (Abb. 99). Entsprechend ihrer Funktion werden sie *Pressoreceptoren* genannt. Ebenso wie die Aorta ist der sinusartig erweiterte Anfangsteil der Carotis interna sehr reich an elastischen Fasern. Jede Erhöhung des Innendrucks führt deshalb zu einer Ausweitung der Wand und damit zu einer Dehnung und Erregung der in der Wand gelegenen Receptoren. Die in ihnen entstandenen Erregungen werden von der Aorta im sog. N. depressor, einem sensiblen Ast des N. vagus, zentralwärts geleitet, vom Carotissinus im Sinusnerven, einem sensiblen Ast des N. glossopharyngicus (Abb. 99). Leitet man die Aktionspotentiale vom Sinusnerven ab, wie das schematisch Abb. 100 darstellt, so läßt sich als erstes feststellen, daß die Zahl der Signale pro Zeiteinheit mit steigendem Druck bis zu einem Maximum zunimmt und umgekehrt mit sinkendem Druck abnimmt, bis sie schließlich bei „paralytischen" Blutdruckhöhen erlischt. Wie Abb. 100 weiter zeigt, finden sich während der Systole wesentlich mehr Impulse als während der Diastole. Das hat einen doppelten Grund: Einmal findet mit jeder Systole eine zusätzliche Dehnung der elastischen Gefäßwand statt (vgl. S. 104) und außerdem zeigen alle Receptoren das Phänomen der Adaptation. Wir werden später (S. 457, Abb. 275 und 277) dieses Phänomen für die Dehnungsreceptoren des Muskels ausführlich darstellen (vgl. auch die Ausführungen über Thermoreceptoren). Wird der Muskel und damit der Receptor gedehnt und die Dehnung beibehalten, dann findet sich im ersten Augenblick in der zugehörigen Nervenfaser eine sehr hohe, rasch abnehmende Impulszahl. Die bleibende Impulszahl ist jedoch proportional dem jeweiligen Grad der Dehnung. Nimmt man die Dehnung nur langsam vor, dann entspricht die Impulszahl von vornherein dem Grad der Dehnung. Gleiches gilt auch hier. Bei sehr niedrigem Blutdruck und damit sehr geringer Impulszahl finden sich die Impulse nur in der Systole (Abb. 100a), bei mittelhohem Druck sind sie in der Systole noch deutlich gehäuft (Abb. 100b), bei sehr hohen Drucken finden sie sich fast gleichmäßig über die ganze Zeit verteilt. Bei sehr hohem Mitteldruck ist die Aorta bzw. der Carotissinus schon so weit vorgedehnt, daß mit jeder Systole nur noch eine geringe zusätzliche Dehnung erfolgt (Anstieg des Elastizitätsmoduls mit steigendem Innendruck). Die Receptoren können also einerseits eine bestimmte Blutdruckhöhe signalisieren und außerdem verstärkt plötzliche Druckänderungen. Das heißt jedoch, daß es sich nicht nur um Pressoreceptoren handelt; *es wird mit diesen Receptoren nicht nur* die Härte des Pulses, also *der intravasale Druck, gemessen, sondern darüber hinaus eine Reihe weiterer Pulsqualitäten* wie Größe, Geschwindigkeit des Anstiegs, Systolendauer usw. Die Pressoreceptoren gleichen damit mehr dem palpierenden Finger des geübten Arztes als einem einfachen Manometer. Auf die Bedeutung dieser Tatsache für die Kreislaufregulation kommen wir unten zurück.

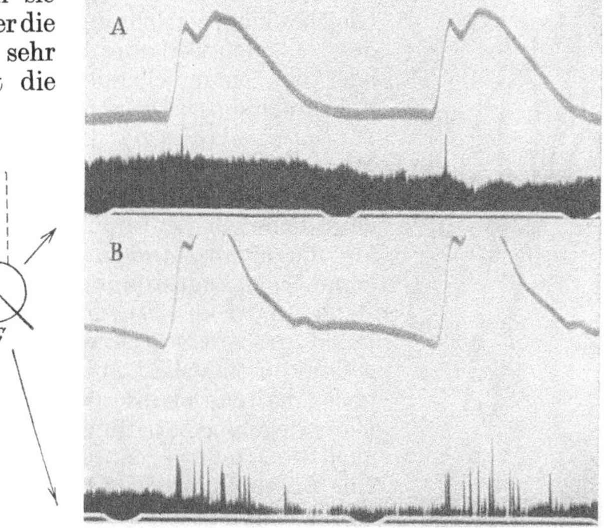

Abb. 100. Aufzeichnung der Aktionsströme des Carotissinusnerven. *C.i.* Carotis interna; *C.e.* Carotis externa; *N* Carotissinusnerv; *E* Ableitungselektroden; *G* elektrisches Meßinstrument (Oszillograph mit Verstärker). Letzterer zeichnet die Aktionsströme des Nerven auf (untere Kurven!). Gleichzeitig ist der arterielle Blutdruck des Versuchstieres (obere Kurve) verzeichnet. Bei niederem arteriellem Grunddruck bewirkt jede systolische Drucksteigerung einen einzelnen Erregungsstoß (Kurve A). Bei höherem arteriellem Grunddruck (Kurve B) treten gehäufte Erregungen auf. (BRONK und STELLA)

Die *Auswirkungen der Impulse über die Pressoreceptoren* können auf zweierlei Weise studiert werden: 1. durch Verfolgung der Aktionspotentiale der entsprechenden Nervenfasern und Untersuchung ihrer Auswirkung auf das Zentralnervensystem und 2. durch Untersuchung der Folgen für verschiedene periphere Vorgänge. Der 2. Weg als der technisch einfachere wurde zuerst beschritten.

Wird an der Carotisteilungsstelle, wie in Abb. 101, die Carotis interna und die Carotis externa unter Schonung der Sinusnerven unterbunden, dann kann mit Hilfe einer Kanüle in der Carotis communis jede beliebige Druckhöhe im Carotissinus erzeugt werden. Um isoliert die Wirkung einer Druckänderung in diesem Blindsack untersuchen zu können, werden die beiden Nn. depressores und der Sinusnerv der Gegenseite durchschnitten. Wird nun stufenweise der Druck gesteigert (Abb. 102), dann fällt der Blutdruck des Versuchstieres ebenfalls stufenweise ab. Mit jeder Druckstufe ist die Zahl der zentralwärts geleiteten Signale größer geworden und um so stärker wurde der Sympathicustonus gehemmt, der Tonus des Vagus dagegen erhöht. Gleiches kann erreicht werden durch elektrische Reizung des zentralen Teils der durchschnittenen Sinusnerven oder des entsprechenden Vagusastes (N. depressor), u. U. auch durch Druck auf den Carotissinus von außen *(Carotisdruckversuch)*. Eine Steigerung des arteriellen Mitteldrucks führt damit reflektorisch wieder zu einer Senkung; schießt diese Senkung über das Ziel hinaus, dann nehmen die Impulse von den Pressoreceptoren ab, die sympathischen Zentren werden wieder enthemmt, der Vagustonus nimmt ab, und der Blutdruck steigt wieder an. Es wird so ein gut funktionierender Regelkreis geschlossen, der dafür sorgt, daß das Druckgefälle im Kreislauf auf einer bestimmten Höhe aufrechterhalten bleibt (vgl. ausführlich auch S. 536). Diese Regelung betrifft nicht nur den Kreislauf, sondern auch die Atmung (s. S. 104), so daß schon ganz peripher eine Abstimmung der Atmung auf den Kreislaufbedarf erfolgen kann.

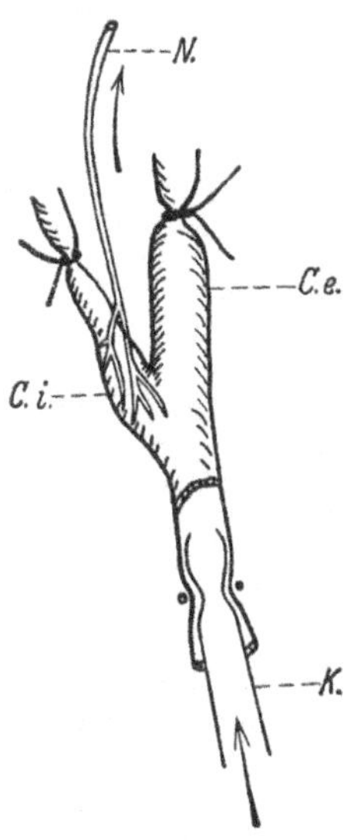

Abb. 101. Schema der Versuchsanordnung für den in Abb. 102 wiedergegebenen Versuch. *K.* Kanüle, durch welche der Blindsack des Carotissinus, der durch Abbindung der Carotis interna und externa (*C.i.* und *C.e.*) entsteht, beliebig unter Druck gesetzt werden kann. Der Carotissinusnerv (*N.*) ist in normalem Zusammenhang mit dem Zentralorgan belassen

Durchschneidet man die Sinusnerven und Depressoren beider Seiten, so entfallen plötzlich die gesamten, dauernd auf die Zentren einwirkenden Impulse, es kommt zu einem fast völligen Erlöschen des Vagustonus und umgekehrt zu einer sehr weitgehenden Enthemmung des Sympathicustonus — die Folge ist eine sehr hohe Blutdrucksteigerung bis auf 250—300 mm Hg systolisch. Die normale Blutdruckhöhe wird wie Pferde durch Zügel durch die dauernd den Zentren zufließenden Impulse festgehalten; fallen diese Zügel aus, dann kommt es zum „*Entzügelungshochdruck*", der allerdings nicht dauernd vorhanden ist; im Schlaf sinkt dann der Druck auf ungefähr normale Werte ab, um bei Erregung des Tieres oder bei Arbeit wieder emporzuschnellen (labiler Hochdruck). Durchschneidung eines einzelnen Sinusnerven oder N. depressor führt nur zu geringer Blutdruckänderung, da die andern „Blutdruckzügler" noch imstande sind, die Blutdruckregelung zum größten Teil aufrechtzuerhalten. Immerhin ist bei sukzessiver Durchschneidung der 4 Nerven ein stufenweiser Druckanstieg zu verzeichnen, weil die mangelnde Hemmung der Zentren sich doch bemerkbar macht, wobei allerdings der größte Sprung bei Ausschaltung des 4. und letzten Nerven eintritt. Es kann dies auch als Hinweis dafür aufgefaßt werden, daß sich andere Pressoreceptoren in andern Gefäßgebieten in wesentlich geringerem Maße auf den ganzen Kreislauf auswirken, d. h. in ihrer Auswirkung mehr lokal beschränkt bleiben.

Das *zentrale Auswirkungsgebiet* der Impulse über die Pressoreceptoren betrifft vor allem einzelne Kerngebiete innerhalb der Formatio reticularis der Medulla oblongata, die sympathischen Kerngebiete, das Gebiet des Atemzentrums und außerdem das Vaguskerngebiet. Es wird in späterem Zusammenhang gezeigt werden (s. S. 552), daß dieses Gebiet sich außerdem einerseits auf den Tonus der Muskulatur auswirkt und andererseits innerhalb eines größeren „Wecksystems" auf die Großhirnrinde. Bei sehr hoher Drucksteigerung innerhalb des Carotissinus bei nicht narkotisierten Tieren wirkt sich auch eine Irradiation auf dieses Gesamtsystem aus. Das Tier bricht plötzlich zusammen unter allen Anzeichen eines Bewußtseinsverlustes unter gleichzeitigem Verlust des Muskeltonus (EB. KOCH).

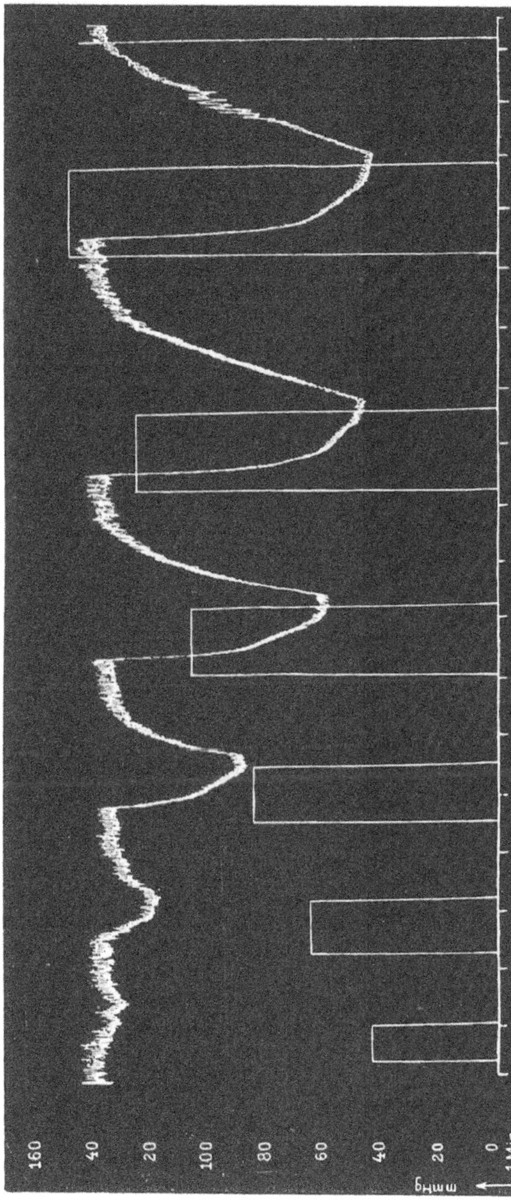

Abb. 102. Rechtecke = Druckerhöhungen im innervierten Carotissinus von zunehmender Größe und zugehörige Blutdrucksenkungen im Gesamtkreislauf des Kaninchens. Carotissinuspräparat wie in Abb. 101. Hg-Manometer in A. femoralis. Beide Vagi, beide Aortennerven und linker Sinusnerv durchschnitten. (Nach KOCH)

Insgesamt erwiesen sich die Pressoreceptoren als Hemmer (**Depressoren**), vornehmlich für die vegetativen Zentren der Medulla oblongata, durch Irradiation auf die ganze Formatio reticularis, aber auch der Atmung, der Großhirntätigkeit und der gesamten Muskulatur. Ganz im Vordergrund steht dabei jedoch die Hemmung des Kreislaufs. Die Auswirkungsgebiete der Reflexe über die Pressoreceptoren sind dabei die folgenden (s. Abb. 103):

1. *Das Herz*, wobei sowohl die Frequenz wie die Kraft der Kontraktion vermindert werden.
2. Weite Teile des *arteriellen Gefäßsystems*, wobei der nervös aufrechterhaltene Tonus vermindert wird.

3. Das *venöse Gefäßsystem*, dessen Tonus vermindert wird, so daß seine Kapazität erhöht wird.

4. Das *Hormonsystem*, wobei eine Hemmung der Ausschüttung von antidiuretischem Hormon aus dem Hypophysenhinterlappen (s. S. 346, 413) am deutlichsten hervortritt.

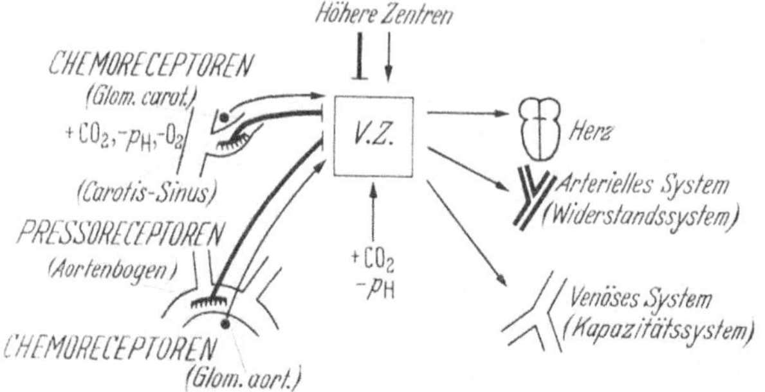

Abb. 103. Schematische Darstellung der Auswirkung der Impulse von den Pressoreceptoren des Carotissinus und Aortenbogens auf den Kreislauf. Die Kreislaufzentren (*V.Z.*) werden gehemmt. Die Hemmung wirkt sich aus auf das Herz und beide Anteile des Gefäßsystems. Von geringerem Einfluß sind Impulse von den Chemoreceptoren des Glomus caroticum und aorticum, die eine fördernde Wirkung ausüben

Die gegenteilige Reaktion tritt ein, wenn die Zahl der Impulse von den Pressoreceptoren vermindert wird (z.B. bei Drucksenkung oder entsprechender Änderung der Pulsform), wodurch der Sympathicustonus enthemmt, also gesteigert und der Vagustonus vermindert wird. Es werden Frequenz und Kraft der Kontraktion des Herzens erhöht, der nervös aufrechterhaltene Anteil des Gefäßtonus erhöht, ebenso der des venösen Systems, so daß dessen Kapazität sich vermindert. (Es wird zusätzlich auch die Ausschüttung von Hormonen aus dem Nebennierenmark verstärkt, wobei der relative Anteil an Noradrenalin zunimmt (vgl. S. 391). Insgesamt resultiert dadurch ein erheblicher Kreislaufantrieb und damit Wiederherstellung eines normalen Druckgefälles.

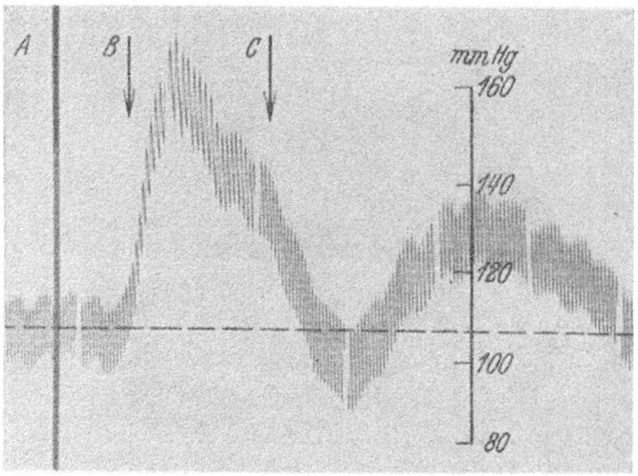

Abb. 104. Aufzeichnung des arteriellen Blutdruckes einer Katze. Bei *A* intravenöse Gabe von 0,001 mg Adrenalin. Der Druck steigt an, aber bei *B* setzen bis *C* plötzlich deutliche „Vaguspulse" ein. Diese sind reflektorisch über die depressorischen Nerven bedingt, bleiben aus nach Durchschneidung der Vagusnerven und stellen eine Abwehrmaßnahme gegen die Adrenalingabe dar

Auf diese Weise wird mit Hilfe der Pressoreceptoren zunächst in Ruhe der Kreislauf fast dauernd gedämpft und besonders bei Arbeit, bei einer erheblichen Steigerung der Stromstärke in der Aorta und im gesamten arteriellen System eine zu starke Erhöhung des Druckgefälles und damit Überlastung des Herzens verhindert; es wird der Kreislauf sozusagen gezwungen, eine Erhöhung der Durchströmung der Peripherie nicht über eine Steigerung des Druckgefälles zu erreichen. Auf der anderen Seite erhält der Kreislauf eine genügende *Reserve*, um ein Absinken des Druckgefälles, etwa bei Lagewechsel und Blutverlust, zu verhindern und im Notfall dieses Druckgefälle zu erhöhen.

Die Abb. 104 soll das eben Besprochene illustrieren.

In Abb. 104 wird bei einer Katze in einer Einzelinjektion 1 γ ($^1/_{1000}$ mg) Adrenalin intravenös injiziert. Diese unphysiologisch hohe Dosis führt zu einer Blutdrucksteigerung durch Vasoconstriction auf der arteriellen und venösen Seite und Antreibung des Herzens. Während des Anstiegs des Blutdrucks zeigt sich jedoch eine starke Pulsverlangsamung, die eine weitere Blutdrucksteigerung abbremst. Sie kommt reflektorisch von den Pressoreceptoren zustande durch Zunahme des Vagus- und Abnahme des Sympathicustonus. Wird die Auswirkungsmöglichkeit des Vagus am Herzen durch vorherige Atropingabe aufgehoben, so steigt der Blutdruck wesentlich stärker und länger an. Dies Beispiel soll gleichzeitig auch darauf hinweisen, wie bedeutungsvoll Sympathicus- und Vagustonus am Herzen für eine Steigerung bzw. Senkung des Blutdrucks sind (vgl. auch S. 159).

Als weiteres Beispiel für die Kreislaufreserven und die Art der Reaktion der Pressoreceptoren betrachten wir den Fall eines Blutverlustes.

Wird bei einem Tier in einem bestimmten, nicht zu schnellen Tempo, ein Aderlaß vorgenommen, etwa so wie beim Menschen zur Bluttransfusion, dann ergibt sich folgendes Bild (Abb. 105). Der arterielle Mitteldruck ist über die ganze Zeit fast vollständig gehalten, und zwar dadurch, daß schon frühzeitig eine Steigerung des Sympathicustonus eintritt, die zu Venoconstriction, kollateraler Vasoconstriction und vor allem zu einer Erhöhung der Frequenz und Kraft der Kontraktion des Herzens führt.

Aus Abb. 105 ist die frühzeitige Frequenzzunahme deutlich zu entnehmen. Ursache dafür ist die ebenfalls zu erkennende Änderung der Pulsform gleich im Beginn des Aderlasses, durch die die Zahl der Impulse von den Pressoreceptoren vermindert wird, so daß die kreislauffördernden sympathischen Zentren enthemmt werden. Mit anderen Worten: Der Blutdruckregler wird zu Maßnahmen zur Drucksteigerung veranlaßt, bevor überhaupt eine Drucksenkung eingetreten ist. Die Pressoreceptoren verhalten sich wie Vorposten, die Alarm schlagen und Abwehrmaßnahmen herbeiführen, wenn nur eine Drucksenkung droht, so daß der Eintritt der Drucksenkung abgefangen werden kann.

Einer ganz ähnlichen Reaktion werden wir S. 145 begegnen bei Besprechung der Kreislaufregulation bei *Lagewechsel*, d.h. bei Aufrichten aus der liegenden in eine aufrechte Stellung. Wir werden dort sehen, wie wichtig die Kreislaufumstellung über die Pressoreceptoren bei diesem alltäglichen Vorgang ist.

Unter pathologischen Bedingungen spielt eine Veränderung der Auslösungsbedingungen der Reflexe von den Pressoreceptoren eine wichtige Rolle, so etwa durch die

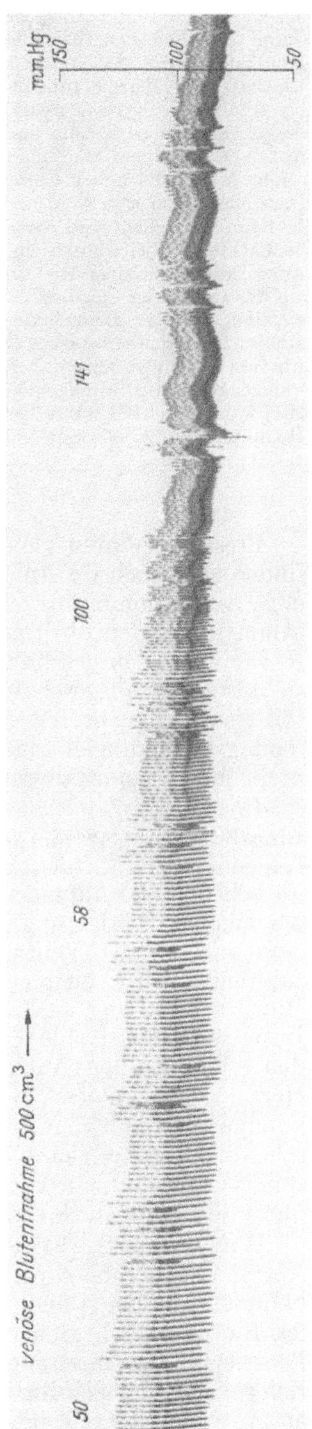

Abb. 105. Verhalten von Pulsfrequenz und Blutdruck bei fortgesetztem Blutverlust (beim narkotisierten Hund). Es ist zu ersehen, daß schon bei nur geringfügiger Abnahme der Pulsamplitude bei noch völlig gehaltenem arteriellem Mitteldruck eine Herzfrequenzsteigerung eintritt. Auch in späteren Stadien, mit nunmehr stärkerer Reduktion der Pulsamplitude, aber immer noch nur geringfügiger Senkung des Mitteldrucks ist das auffälligste Kennzeichen eine nunmehr erhebliche Frequenzzunahme (Versuch von K. KRAMER)

Veränderung der Pulsform bei Herzerkrankungen, weiter durch Veränderungen in der Wand des Carotissinus und Aorta, sei es durch anatomische oder funktionelle Änderungen, z. B. durch Abnahme der Elastizität oder eine veränderte Ausgangslage der Receptoren durch Kontraktion der glatten Muskulatur der Gefäßwand bei Kreisen abnormer Stoffe in der Blutbahn. Ein Beispiel für eine Veränderung der Ansprechbarkeit der Receptoren wird S. 393 bei Analyse der Kreislaufwirkung des Noradrenalins gebracht. Unter pathologischen Bedingungen kann es deshalb dazu kommen, daß der Blutdruck dauernd erhöht bleibt und die Regelung auf einem erhöhten Niveau erfolgt, ohne daß eine zentrale Verstellung des Reglers erfolgt wäre. (Bezüglich Einzelheiten sei auf die klinische Literatur verwiesen und auf die Darstellung von Heymans und Neil.)

Beim Menschen wird vereinzelt das Syndrom eines „überempfindlichen Carotissinus" beobachtet, wobei wahrscheinlich nicht die Receptoren überempfindlich sind, sondern ihre Auswirkungen in einer Richtung übermäßig verstärkt sind. Hier genügt ein leichter Druck auf das Gebiet des Carotissinus, um Ohnmacht auszulösen. Es können dabei 3 Typen unterschieden werden: Beim ersten kommt es zu einer heftigen Hemmung des Herzens, beim zweiten zu besonders starker Gefäßerweiterung. In beiden Fällen ist die Folge ein so starker Absturz des Blutdrucks, daß die Durchblutung des Gehirns ungenügend wird und innerhalb weniger Sekunden Ohnmacht eintritt. Beim 3. Typ wird keine Blutdrucksenkung beobachtet. Hier handelt es sich wahrscheinlich bei der Auslösung einer Ohnmacht um eine übermäßige Hemmung des S. 555 besprochenen „Weckgebiets" (S. Weiss).

b) Andere Receptoren

Pressoreceptoren gleicher Konstruktion wie in Carotissinus und Aorta finden sich auch im Anfangsteil der A. subclavia und an mehreren Stellen der Carotis communis. Die von ihnen ausgehenden Fasern verlaufen zusammen mit den oben genannten Depressorfasern im sensiblen Anteil des N. vagus. In den geschilderten Versuchen mit Vagusdurchschneidung waren sie also mit ausgeschaltet. Da sie sich in einem weit starreren Gefäßteil als die Receptoren der Aorta befinden, ist anzunehmen, daß ihre Erregungsbedingungen ungünstiger sind. Ihre Spezialfunktion ist jedoch noch nicht genau genug untersucht.

In neuerer Zeit ließen sich Dehnungsreceptoren mit ähnlichen Auslösungsbedingungen im ganzen intrathorakalen Raum feststellen, in den Lungengefäßen, in den Vorhöfen und ganz besonders im linken Ventrikel. Sie scheinen die Aufgabe zu haben, eine Depression des gesamten Kreislaufs bei lokaler Überlastung zu bewirken. Mit ähnlicher Lokalisation, besonders auch in den Ventrikeln, ließen sich Receptoren erschließen, die auf zahlreiche Gifte ansprechen und eine Hemmung der Herzfrequenz und Blutdrucksenkung auslösen (Bezold-Jarisch-Reflex). Afferent werden die Impulse über sensible Vagusfasern geleitet, efferent im wesentlichen über den effektorischen Anteil des Vagus. Es kann so zu einer Hemmung des Herzens bis zu fast völligem Stillstand und dadurch zu Ohnmacht kommen, vergleichbar dem „Totstellreflex" der Tiere. Es ist jedoch wahrscheinlich, daß es sich nicht um Erregung spezifischer Receptoren handelt, sondern um eine starke Reaktion der genannten Dehnungsreceptoren, die durch die Gifte stark erregt werden können.

Wir werden S. 191 sehen, daß sich im Gebiet des Carotissinus und der Aorta, im Glomus caroticum und im Glomus aorticum, **Chemoreceptoren** befinden, die bei Abnahme des pO_2 und Zunahme des pCO_2 bzw. der $[H^+]$ des Blutes vermehrt feuern und zu einem Antrieb der Atmung führen. Da die Zentren für die Atmung und die Kreislaufregulation eng zusammenhängen und sich gegenseitig beeinflussen, kommt von den Chemoreceptoren indirekt auch ein Antrieb des Kreislaufs zustande. Nur in Extremfällen, etwa bei schwerer Blutdrucksenkung und damit stark erniedrigter Versorgung der Chemoreceptoren, kann auch ein unmittelbarer Kreislaufantrieb resultieren. Wir besprechen deshalb Lage und Funktionsweise dieser Chemoreceptoren erst im Kapitel Atmung.

Es kann weiter festgestellt werden, daß von sämtlichen **Schmerzreceptoren** des Organismus eine Tonusverschiebung der vegetativen Zentren ausgelöst wird. Im allgemeinen führen dabei Schmerzreize, die an der Oberfläche angreifen, zu einer Enthemmung der sympathischen Zentren (Steigerung der Abwehrbereitschaft), Schmerzreize aus der Tiefe mehr zu einer Hemmung dieser Zentren; in beiden Fällen tritt allerdings als auffälligstes Merkmal eine Steigerung der Herzfrequenz ein (weiteres zur Unterscheidung des oberflächlichen und tiefen Schmerzes dort und Tabelle 55). Durch BAINBRIDGE ist gefunden worden, daß bei extremer Dehnung des rechten Vorhofs reflektorisch eine Pulsfrequenzerhöhung eintritt. Dieser sog. Bainbridge-Reflex scheint in dieselbe Kategorie zu gehören wie die Frequenzsteigerung bei Reizung von Schmerzfasern, so daß anzunehmen ist, daß er unter physiologischen Bedingungen keine Rolle spielt. Die Impulse von diesen Schmerzreceptoren im Herzen, in den großen Venen und in der Lunge werden nicht über den N. vagus geleitet, sondern durch Fasern, die über den Grenzstrang und das Spinalganglion zum Rückenmark ziehen, wobei sie im Grenzstrangganglion nicht unterbrochen werden, weiter auch über die Rr. card. des N. phrenicus.

Von den Schmerzfasern der Pleura, des Perikards und des Peritoneums kann verhältnismäßig leicht (z.B. durch Reiben) reflektorisch eine starke periphere Gefäßerweiterung ausgelöst werden, die nicht mit Frequenzverminderung des Herzens, sondern mit Frequenzerhöhung verbunden ist. Es spielt dies bei Operationen im Thorax und Abdominalraum eine wichtige Rolle. Eine Thoraxeröffnung kann so eine vorübergehende starke Blutdrucksenkung auslösen.

c) Die Koppelungen zwischen Aktionsgebiet und Kompensationsgebiet

Der gesunde Kreislauf ist bestrebt, im Ruhezustand des Organismus unter Wahrung eines normalen Druckgefälles stets das Herzminutenvolumen so klein wie möglich zu halten. Sobald jedoch der Blutbedarf der Körperperipherie ansteigt, sei es durch Steigerung des Stoffwechsels der Muskeln oder anderer Organe, sei es zum Zwecke der Temperaturregulation, wird diesem Rechnung getragen durch Erhöhung des Minutenvolumens, und zwar unter entsprechender Veränderung der Organdurchblutung. Diese „Abstimmung" wird erreicht durch eine mehrfache Koppelung der Peripherie mit den Zentren (s. grob schematische Darstellung der Abb. 106).

1. Zentralnervöse Koppelung. Mit der Aussendung vermehrter Impulse von der motorischen Rinde zu einem Aktionsgebiet werden gleichzeitig gefäßerweiternde Impulse zu diesem Gebiet ausgesandt und Impulse zu den Zentren der Medulla oblongata, so daß die Herztätigkeit angetrieben wird (besonders Steigerung der Frequenz und der Kraft der Kontraktion).

2. Lokale und peripher-nervöse Koppelung. Eine erhöhte Produktion von Metaboliten führt durch Diffusion im Gewebe zu einer Erweiterung der Arteriolen, damit zu einer Verminderung des Widerstands und des Druckgefälles. Dadurch kommt es einerseits zu einer Durchblutungssteigerung (bei gleichzeitig erhöhtem Herzminutenvolumen, S. 157) und andererseits zu passiver Erweiterung und Neueröffnung von Capillaren durch den erhöhten Capillardruck. Gleichzeitig kommt es jedoch auf noch nicht geklärtem Wege auch zu einer Erweiterung der vorgeschalteten Arterien (ein möglicher

Mechanismus ist in Abb. 106 als „Axonreflex“ eingetragen). Zusätzlich wird durch nervöse Impulse zu den Zentren auch die Herzfrequenz und die Kraft der Kontraktion angetrieben. Ob es sich dabei um die Erregung spezifischer oder unspezifischer (Schmerz-) Receptoren handelt, ist noch nicht geklärt.

3. Chemische Koppelung. Führt die vermehrte Aktion in großen Gebieten zu einer Erhöhung des P_{CO_2} bzw. Erniedrigung des p_H, so führt das über eine Wirkung auf die Zentren selbst und über die Chemoreceptoren im Glomus caroticum und Glomus aorticum zu einem Antrieb vor allem der Atmung

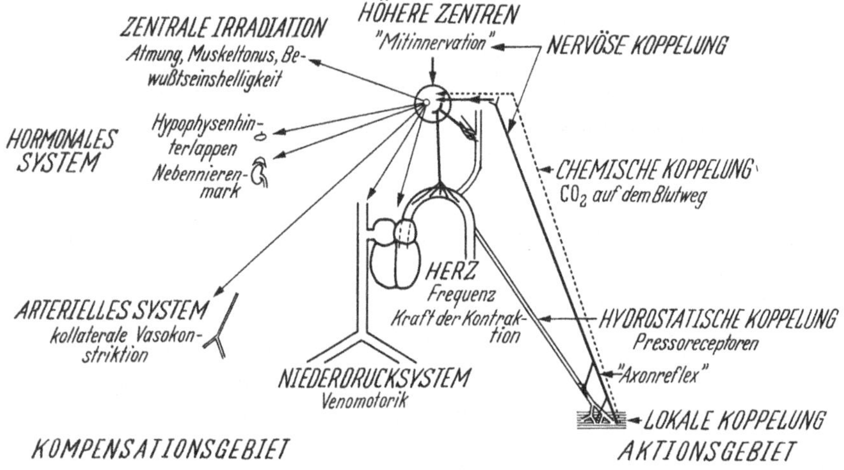

Abb. 106. Schematische Darstellung der Koppelung zwischen Aktionsgebiet und Kompensationsgebiet (s. Text)

und indirekt, aber gegenüber den anderen Faktoren stark zurücktretend, auch der Kreislaufleistung: Antreibung des Herzens, kollaterale Vasoconstriction, Venoconstriction und Ausschüttung von Nor-Adrenalin aus dem Nebennierenmark. In ähnlicher Weise wirkt eine Verminderung des P_{O_2}, allerdings nur durch Wirkung auf die Chemoreceptoren, nicht auf die Zentren selbst.

4. Hydrostatische Koppelung. Führen die Reaktionen unter 1. und 2. zu einer Steigerung des Blutdrucks (oder einer Vergrößerung der Pulsamplitude), so werden Herz und peripherer Kreislauf über die Pressoreceptoren in Carotissinus und aufsteigender Aorta gehemmt und so eine übermäßige Blutdrucksteigerung unterbunden.

Fällt umgekehrt der Druck (oder verkleinert sich die Pulsamplitude), so werden Herz und Kreislauf enthemmt. Auf die Bedeutung dieser einzelnen Mechanismen für die Kreislaufregulation bei physiologischer Belastung kommen wir für den Fall des Lagewechsels S. 145 zurück, für den Fall der Muskelarbeit S. 156.

In Abb. 106 sind weiter die Auswirkungsgebiete schematisch zusammengefaßt. Das Herz, das Niederdrucksystem (als Kapazitätssystem), das arterielle System (als Widerstandssystem), ferner auch die beiden hormonalen Gebiete des Nebennierenmarks und des Hypophysenhinterlappens. Angedeutet ist auch die zentrale Auswirkung durch Irradiation in der ganzen Formatio reticularis, die gleichzeitig zu einer Beeinflussung der Atmung, des gesamten Muskeltonus und der Bewußtseinshelligkeit führt.

8. Das Blutvolumen und seine Regulierung. Das Niederdrucksystem

a) Messung des Blutvolumens und der Kreislaufzeit

Zur Berechnung des Blutvolumens können zwei Wege beschritten werden, indem zunächst entweder das Plasmavolumen oder das Erythrocytenvolumen bestimmt werden und dann nach Bestimmung des relativen Anteils von Erythrocyten und Plasma durch Messung des Hämatokrits (s. S. 3) auf das Blutvolumen umgerechnet wird. Es ist jedoch zu berücksichtigen, daß trotz scharfer Zentrifugierung des Blutes zur Bestimmung des Hämatokrits noch ein Plasmarest zwischen den Erythrocyten verbleibt, der auf etwa 8% geschätzt wird. Ferner ist der Hämatokrit nicht in allen Gefäßgebieten gleich. Es ist deshalb genauer, getrennt sowohl das Plasma- wie das Erythrocytenvolumen zu messen.

1. Zur Bestimmung der Plasmamenge wird in eine Vene eine bestimmte Menge eines Farbstoffs injiziert, der nur sehr langsam vom Gewebe aufgenommen bzw. vom Urin ausgeschieden wird (z.B. Evans-Blau); nach einer gewissen Zeit, wenn der Farbstoff genügend mit dem ganzen Blutvolumen durchgemischt ist, wird die Konzentration des Farbstoffs im arteriellen Blut bestimmt. Aus dem Grad der Verdünnung, den der Farbstoff erfahren hat, kann errechnet werden, wie groß die Plasmamenge war, in der sich der Farbstoff verteilt hat. Bei den verwandten Farbstoffen handelt es sich um solche, die von den Eiweißkörpern des Blutes adsorbiert und so in der Blutbahn gehalten werden. Da jedoch, besonders in der Leber, auch Eiweiße die Capillaren zu verlassen vermögen (s. S. 339), tritt schon ein Farbstoffverlust ein, bevor es zu einer völligen Durchmischung kam. Es wird somit mit dieser Methode die Blutmenge zu hoch berechnet. Das gilt besonders unter pathologischen Bedingungen, wenn es etwa zu Stauungen in verschiedenen Organen kam.

2. Zur Bestimmung des Erythrocytenvolumens läßt man eine bestimmte, sehr geringe CO-Konzentration einatmen und bestimmt dann den Gehalt an CO im Blut. So erhält man die gesamte Erythrocytenmenge (genauer Hämoglobinmenge), die CO aufgenommen hat. Weiter wird die Methode mit radioaktiv markierten Erythrocyten verwandt. Man entnimmt eine kleine Blutprobe und versetzt sie mit einem phosphorsauren Salz, das radioaktiven P^{32} enthält und läßt erst die Erythrocyten durch Bebrüten im Brutschrank diesen P aufnehmen. Dann werden die Erythrocyten abzentrifugiert, in Kochsalzlösung aufgeschwemmt und eine kleine Menge wieder in eine Vene injiziert. Nach 15—20 min sind diese „markierten" Erythrocyten einigermaßen gleichmäßig verteilt. Der Vergleich der Radioaktivität der injizierten Aufschwemmung mit einer nun entnommenen Blutprobe mit dem Geiger-Zählrohr ergibt die Verdünnung der markierten Erythrocyten, damit die vorhandene Erythrocytenmenge. (Über die Schwierigkeiten, die beiden Methoden anhaften, s. u.)

3. Mit Hilfe derselben Methoden kann eine weitere wichtige Größe bestimmt werden, nämlich das *intrathorakale Blutvolumen* (genauer die Blutmenge zwischen Injektions- und Abnahmestelle), wenn gleichzeitig das Herzminutenvolumen bestimmt worden ist. Diese intrathorakale Blutmenge ist gegeben durch das Produkt des pro Minute durchgeflossenen Volumens und der mittleren Durchflußzeit.

In Abb. 113, S. 152, ist zu ersehen, daß einige Sekunden nach intravenöser Injektion des Farbstoffes die Farbstoffkonzentration im arteriellen Blut anzusteigen beginnt. Hier handelt es sich um die Farbstoffteilchen, die am schnellsten zwischen Injektions- und Abnahmestelle, also durch Herz und Lunge, durchgeflossen sind; damit ist die kürzeste Durchflußzeit bestimmt. Die längste Durchflußzeit ergibt sich aus dem Schnittpunkt des (extrapolierten) abfallenden Schenkels mit der Abszisse. Wird die dazwischen liegende Fläche integriert und nach der Zeit halbiert, dann erhält man aus der Zeit vom Augenblick der Injektion bis zu diesem Mittel die mittlere Durchflußzeit.

Diese mittlere Durchflußzeit sei zu 20 sec bestimmt worden, das Herzminutenvolumen (HMV) zu 5 Liter (in 60 sec), dann beträgt

$$\text{die intrathorakale Blutmenge} = 20\,\text{sec} \cdot 5\,\text{Liter}/60\,\text{sec} = 1{,}7\,\text{Liter}.$$

4. Zur Bestimmung der *Durchflußzeit* einzelner Organe bzw. der *Kreislaufzeit*, d.i. die Durchflußzeit durch den ganzen Organismus von einer venösen Stelle bis zu ihr zurück, sind außer den eben genannten noch eine Reihe weiterer Methoden in Gebrauch. Die Bestimmung der kürzesten Durchflußzeit durch ein Organ und der kürzesten Kreislaufzeit bietet relativ geringe Schwierigkeiten; die Bestimmung der mittleren Durchflußzeit ist wegen der Schwierigkeit der Festlegung der längsten Durchflußzeit meist mit großen Schwierigkeiten und Fehlermöglichkeiten verbunden.

Will man die Kreislaufzeit bestimmen, so wird z. B. ein Farbstoff oder sonst eine leicht nachweisbare Substanz in eine V. jug. oder eine Armvene injiziert und untersucht, welche Zeit nach der Injektion verstreicht, bis sie in der entsprechenden Vene der Gegenseite nachweisbar wird. Man kann dazu z. B. mit radioaktivem P^{32}-markierte Erythrocyten verwenden, die sich leicht mit dem Geiger-Müller-Zählrohr nachweisen lassen, das dann allerdings sorgfältig abgeschirmt werden muß. Will man die Durchflußzeit der Lunge allein bestimmen, wird in eine V. jug. injiziert und der Nachweis erfolgt in bzw. über der A. carotis (Dauer durchschnittlich etwa 9 sec) oder die obengenannten Farbstoffmethoden verwandt. Beim Menschen wird häufig auch Fluorescein benützt, dessen Eintreffen in den Schleimhäuten im ultravioletten Licht nachgewiesen wird, oder die Histaminprobe. Wird eine kleine Menge Histamin in eine Armvene injiziert, so tritt nach etwa 10 sec ein metallischer Geschmack auf; in dieser Zeit hat die Substanz die großen Venen, das rechte Herz, den Lungenkreislauf, das linke Herz passiert und ist an die Geschmacksknospen der Zunge gelangt. Nach etwa 16 sec tritt eine Hitzeempfindung und eine Rötung des Gesichts ein; eine Wärmeempfindung in den Füßen wird, wenn sie überhaupt auftritt, wesentlich später festzustellen sein, entsprechend der größeren Weglänge. Mit dieser Methode wird jedoch nicht die vollständige Kreislaufzeit bestimmt.

Bei Verwendung von markierten Erythrocyten werden verständlicherweise kürzere Zeiten gemessen als bei Verwendung von Farbstoffen, da die Erythrocyten im Axialstrom fortbewegt werden (s. S. 105) und deshalb den Kreislauf rascher passieren als das Plasma. Die Hauptschwierigkeiten liegen darin, daß die kürzeste und längste Kreislaufzeit wesentlich verschieden sind (s. o., Abb. 113). Gut vergleichbare Werte können deshalb nur bei Bestimmung der mittleren Durchfluß- bzw. Kreislaufzeit nach dem oben geschilderten Verfahren gewonnen werden.

b) Die Größe des Blutvolumens

Barcroft hat als erster mit der CO-Methode Messungen des Blutvolumens bei Hunden unter verschiedenen Bedingungen durchgeführt. Er fand dabei überraschend große Schwankungen in den Werten bei ein und demselben Tier, die weit außerhalb der Fehlergrenze der Methode lagen. Bei weiterer Verfolgung stellte sich heraus, daß das Blut in der Milz das eingeatmete CO nur sehr verspätet, u. U. erst im Laufe von Stunden, aufnahm und es auch wieder stark verlangsamt abgab. Auf diese Weise wurde entdeckt, daß bei diesem Versuchstier nicht das gesamte Blutvolumen zirkuliert, sondern daß ein Teil der Erythrocyten (bis zu 16%) in der Milz deponiert, gespeichert wird und unter verschiedenen Bedingungen (wie Muskelarbeit, Milznervenreiz, Adrenalin) wieder entspeichert werden kann (Abb. 107). Beim Hund ist also unter Ruhebedingungen nur ein Teil der Gesamtblutmenge als zirkulierende Blutmenge zu bezeichnen, der Rest besteht in Speicherblut.

Nun ist jedoch die Milz des Hundes völlig anders gebaut als die des Menschen. Sie enthält große venöse Sinus, in denen das dem Kreislauf entzogene und damit nicht mehr zirkulierende Blut im wahren Sinne des Wortes deponiert werden kann; die venösen Sinus verhalten sich wie feinporige Siebe, in denen bei Bluteinstrom das Plasma abfiltriert wird und ein dicht gepackter Erythrocytenbrei zurückbleibt. Durch die Kontraktion der Trabekelmuskulatur können die gespeicherten Erythrocyten mobilisiert und wieder in Zirkulation gebracht werden. Die Milz des Menschen kann nicht in diesem Sinne als Depotorgan für Blut wirksam sein.

Beim Menschen existieren ganz allgemein keine Depotorgane in diesem Sinne, so daß hier eine Unterteilung in zirkulierende und nichtzirkulierende Blutmenge nicht notwendig ist. Trotzdem wird häufig, in nicht ganz korrekter Weise, von einer „Deponierung“ bzw. „Mobilisierung“ von Blut gesprochen, nämlich dann, wenn Kapazitätsänderungen im gesamten Venensystem oder in einzelnen Abschnitten auftreten. Es handelt sich dabei jedoch nur um Änderungen in der Strömungsgeschwindigkeit, die unter patho-

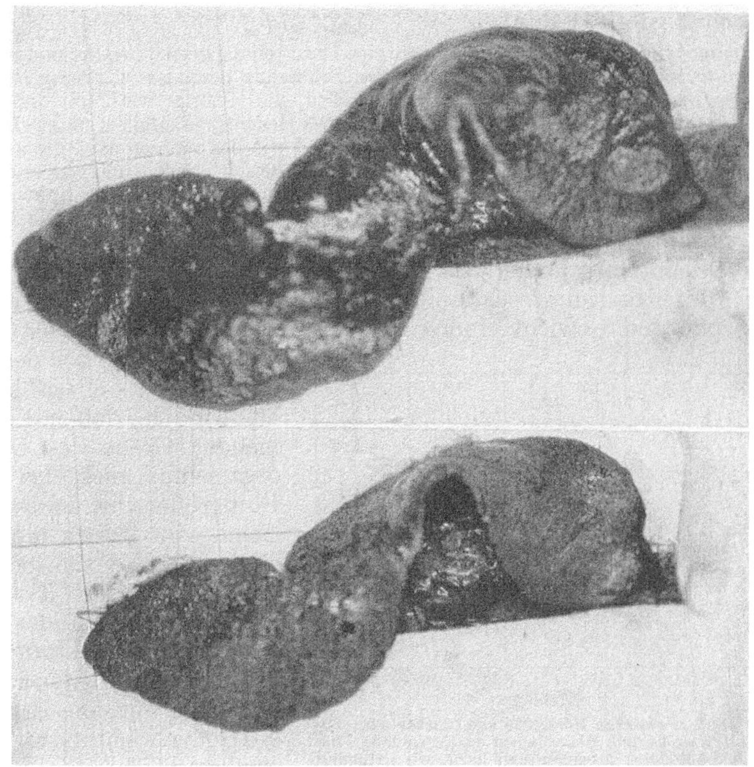

a

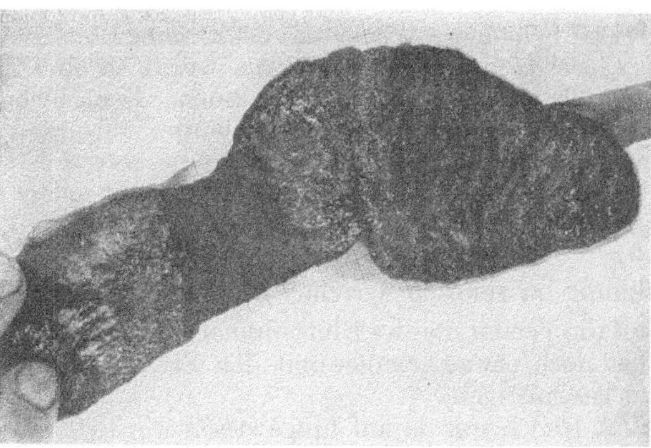

b

Abb. 107a u. b. Die Milz als Depotorgan beim Hund. a zeigt die durch eine kleine Bauchwunde vorgelagerte Milz eines Hundes von 15 kg. Das untergelegte Meßnetz hat für jedes Quadrat 2 cm Seitenlänge. Man beachte die Abmessung der lebenden Milz. Darunter dieselbe Milz nach intravenöser Gabe von 0,001 mg Adrenalin. Starke „Entspeicherung" von Blut. b Vorgelagerte Milz eines Hundes bei elektrischer Reizung eines Milznervenastes im Milzhilus. Streng umschriebene Schrumpfung des Organs

logischen Bedingungen allerdings u. U. beträchtliche Ausmaße annehmen können. In diesen Fällen wird die Mischungszeit für injizierte markierte Erythrocyten oder Farbstoffe erheblich erhöht gefunden, die Blutentnahme zur Bestimmung der Blutmenge kann damit erst nach längerer Zeit erfolgen (z.B. nach 20 statt 10 min).

Vom hämodynamischen Standpunkt wäre eine Unterteilung in eine *effektive* und *ineffektive* Blutmenge an sich wesentlicher, nur daß deren Schätzung besonders schwierig ist. Unter ineffektiver Blutmenge wäre diejenige zu verstehen, die benötigt wird, um die Gesamtkapazität des Gefäßnetzes bis zum Füllungsdruck des Herzens aufzufüllen, unter effektivem Blutvolumen das darüber hinausgehende, das dauernd von der venösen nach der arteriellen Seite verschoben wird und das die Druckdifferenz zwischen arteriellem und venösem System schafft. Eine Senkung des „zentralen Venendrucks", also des Drucks im linken Vorhof, bzw. eine Zunahme des Venentonus und damit Abnahme der Kapazität des Niederdrucksystems, wird den effektiven Anteil am Blutvolumen erhöhen können.

Das **Gesamtblutvolumen** des ruhenden untrainierten Menschen wurde zu rund 5 Liter bestimmt. Es fand sich eine recht gute Korrelation zwischen Körpergröße und Gewicht einerseits und Blutvolumen andererseits (rund 60—70 cm³/kg bei der Frau und rund 70—80 cm³/kg beim Mann), d. h., daß mit zunehmender Größe des Gesamtorganismus auch das Organ Blut größer wird. Diese Korrelation wird jedoch durchbrochen, wenn Versuchspersonen unterschiedlichen Trainingszustandes miteinander verglichen werden. Mit zunehmendem Trainingszustand findet sich nicht nur eine Erhöhung des Herzgewichts (s. u., S. 172), sondern gleichzeitig auch eine Zunahme des Blutvolumens. Bei fortgesetzter schwerer Belastung des Kreislaufs hält das Wachstum des Organs Blut Schritt mit dem des Organs Herz. Bei Hochleistungssportlern wurde so eine Zunahme des Blutvolumens von 5 auf über 7 Liter gefunden. Der Mechanismus, der einen solchen Zusammenhang ermöglichen könnte, soll unten, S. 150, diskutiert werden. Insgesamt findet sich deshalb eine bessere Korrelation der Blutmenge mit der Herzgröße als mit Körpergewicht oder Körpergröße (Abb. 108).

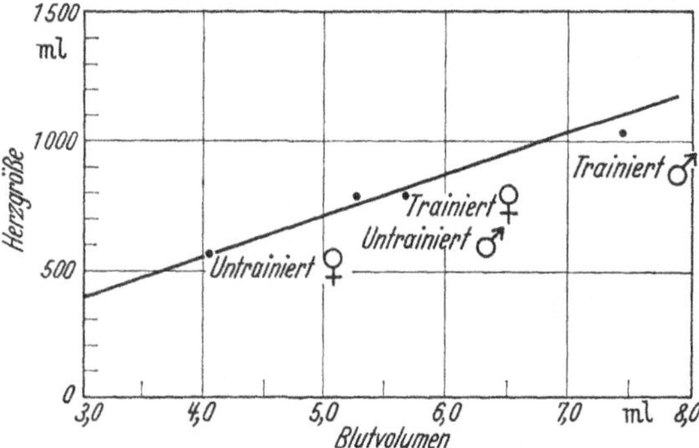

Abb. 108. Relation zwischen Herzgröße und Blutvolumen. Zunahme von Herzgröße und Blutvolumen durch Training. Das Blutvolumen ist in Liter angegeben und nicht, wie irrtümlich an der Abszisse angegeben, in ml. [Nach T. SJÖSTRAND: Verh. dtsch. Ges. Kreisl.-Forsch. **22**, 143 (1956)]

c) Die Blutströmung im venösen System. Die Verteilung des Blutvolumens

Bevor wir auf die Verteilung des Blutvolumens eingehen können, müssen wir uns zunächst noch etwas genauer mit den Strömungsbedingungen im venösen System beschäftigen.

Es ist oben (S. 104) schon darauf hingewiesen worden, daß ein Teil der Venen, vor allem gerade der großen, gewöhnlich nicht vollständig gefüllt, sondern partiell kollabiert ist. Durch diese Entrundung wird an den betreffenden Stellen der Strömungswiderstand erhöht. Bei einer Bluttransfusion in die Venen kann deshalb in der ersten Stufe ein gewisses Blutquantum untergebracht werden, ohne daß der Druck im venösen System ansteigt und ohne daß die Venenwand in ihrer Dehnbarkeit beansprucht würde. Die teilweise kollabierten Venen können unter stärkerer Annäherung an den kreisrunden Zustand das zugeführte Volumen aufnehmen, wobei gleichzeitig der Strömungswiderstand absinkt.

Ist durch schweren Blutverlust, z.B. bei Unfall, der Blutdruck auf kritische Werte abgesunken, so wird man ihn deshalb sehr viel effektvoller heben können, wenn die Bluttransfusion nicht intravenös, sondern intraarteriell geschieht.

Für den **Blutrückfluß zum Herzen** ist von Bedeutung, daß während der Systole (genauer während der Austreibungszeit), geringer im Beginn der Diastole (s. S. 91) und besonders stark bei jeder Inspiration ein Sog entsteht, der den Rückfluß des extrathorakalen Blutvolumens in den Thorax fördert. Man könnte zunächst annehmen, daß ein solcher Sog bei den leicht kollabierbaren Venenwänden zu einem Verschluß und damit sogar zu einer Behinderung des Rückflusses führen könnte. Es stellt sich jedoch heraus, daß bis zum Kollaps je nach Stärke des Sogs eine gewisse Zeit verstreicht und daß damit der Phase des Kollapses eine Phase der Entleerung vorangeht (BRECHER). Die Saugkräfte treten während Systole und Diastole nur so kurzfristig und in einer so geringen Stärke auf, daß sie sich insgesamt nur als Rückflußförderung auswirken. Bei einer gewöhnlichen Inspiration wird ebenfalls noch nicht die Kollapsphase erreicht, so daß jede Inspiration netto eine kräftige Rückflußförderung bewirkt. Wird sie jedoch tiefer und tritt sie vor allem abrupter ein, findet sich nur anfänglich eine Förderung, dann aber durch Venenkollaps eine Hemmung der Durchströmung in den großen herznahen Venen. Hier kommt der Atemtechnik wesentliche Bedeutung zu.

Die Rückflußförderung bei der Inspiration betrifft die Cava cranialis in etwa gleichem Ausmaß wie die Cava caudalis. In der Cava caudalis kommt noch die Auswirkung der Steigerung des intraabdominalen Drucks hinzu, die einerseits zu einer gewissen Auspressung, andererseits jedoch durch Kompression der Venen zu einer Erhöhung des Strömungswiderstandes führt. Diese beiden zusätzlichen Effekte halten sich etwa die Waage, so daß in summa nur die ansaugende Wirkung der Senkung des intrathorakalen Drucks bei der Inspiration zum Tragen kommt. Ähnliches gilt für die Durchströmung der Leber: Auf der einen Seite führt die Erhöhung des intraabdominalen Drucks durch das Tiefertreten des Zwerchfells zu einer gewissen Auspressung des Blutes aus den Lebervenen, gleichzeitig aber zu einem gewissen Rückstau in den Einzugsgebieten der Pfortader.

Bei einer Untersuchung der Auswirkung einer *künstlichen Beatmung* bei geschlossenem Thorax stellt sich heraus, daß eine Beatmung mit wechselndem Überdruck allein zu einer Hemmung des Rückflusses und damit zu einer Senkung des Herzminutenvolumens führt, während ein Wechsel zwischen Über- und Unterdruck eine deutliche Rückflußförderung und Steigerung des Herzminutenvolumens bewirkt. Dieser Tatsache wird heute durch entsprechende Konstruktion der Atempumpen bzw. künstlichen Lungen Rechnung getragen.

Wichtige Veränderungen im venösen Rückstrom und in der *Verteilung des Blutvolumens* treten ein bei **Lagewechsel,** z.B. vom Liegen zum Stehen und umgekehrt. Wäre das Gefäßsystem einem starren Röhrensystem vergleichbar, dann würden diese Veränderungen nicht eintreten. Durchströmen wir ein starres Rohr, dann ist es fast ganz gleichgültig, ob es gestreckt verläuft oder bei gleicher Länge gebogen, weiter ob wir es horizontal oder vertikal verlaufen lassen, ob wir die Krümmung nach oben oder unten bringen. Sobald jedoch der eine Schenkel des U-Rohrs mit einer dünnen nachgiebigen Wand ausgestattet ist, wird diese bei Vertikalstellung durch die Erhöhung des hydrostatischen Drucks gedehnt (Abb. 109, *B*), und der Abstrom sinkt so lange, bis die vergrößerte Kapazität aufgefüllt ist; dann ist jedoch die Durchströmung (bei gleichbleibendem Ausgangsdruck) wieder ebenso groß wie zuvor, da eine wesentliche Widerstandsänderung nicht eintritt. Entsprechendes geschieht beim Menschen in den unterhalb des Herzens gelegenen Körperpartien. Die Kapazität der Venen ist so groß, daß dadurch eine Verlagerung von rund 600 cm^3 Blut eintritt. Es wird somit zunächst diese Blutmenge zur Auffüllung der Venen benötigt und entsprechend sinkt vorübergehend der Rückfluß zum Herzen. Wenn nicht

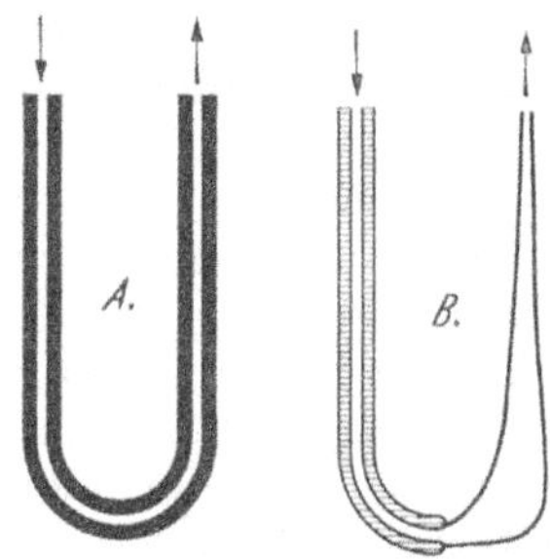

Abb. 109. Schema zur Bedeutung der Dehnbarkeit der Venen für den venösen Rückfluß bei Lagewechsel. Im starren Rohr *A* bleibt die Strömung bei jeder Lage gleich, im Rohr *B* mit einem stark dehnbaren Schenkel (entsprechend der venösen Seite) wird bei Drehung aus der Horizontalen in die Vertikale der Abfluß vorübergehend vermindert, weil die Kapazität zunimmt. Weiteres s. Text

Kompensationsmöglichkeiten vorhanden wären, müßte es zu einer schweren Senkung des Herzminutenvolumens kommen. Auf diesen Ausgleich kommen wir gleich noch zurück.

Abb. 110 soll die Bedingungen für die Druckhöhen und das Druckgefälle in den Venen in den oberen und unteren Körperpartien im Stehen veranschaulichen. Dabei wird zunächst das Vorhandensein von Venenklappen nicht berücksichtigt. Es wird dargestellt, daß der Druck in den Venen des Fußes (entsprechend der größeren Höhendifferenz zum 0-Punkt) wesentlich höher liegt als in denjenigen des Oberschenkels oder des Abdomens. Das *Druckgefälle* (punktierte Verbindung der schwarzen Drucksäulen) ist jedoch sehr gering, da die Venen einen großen Gesamtquerschnitt und eine relativ langsame Strömungsgeschwindigkeit aufweisen. Der Rückfluß aus den Beinen muß nicht, wie manchmal irrtümlich angenommen wird, „den Widerstand der hydrostatischen Drucksäule überwinden". Die hydrostatische Flüssigkeitssäule ist der venöse Schenkel des U-Rohrs in Abb. 109, *B*, der als solcher die Durchströmung nicht hindert.

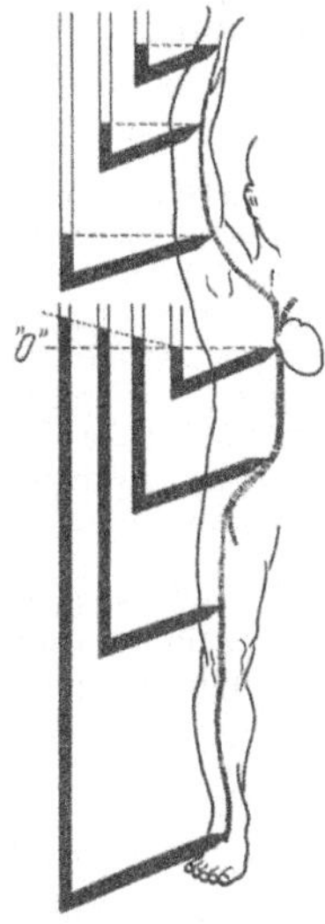

Abb. 110. Schematische Darstellung der Höhe des venösen Drucks und des Druckgefälles beim stehenden Menschen. Am erhobenen Arm ist durch Kollaps der Venen der Druck überall angenähert 0. Aus hydrostatischen Gründen ist der Druck in den Venen des Fußes wesentlich höher als in der V. cava caud., aber das Druckgefälle ist sehr klein. Weiteres s. Text. (Aus G. A. Brecher: Venous return. London 1956. Modifikation nach Duomarco u. Rimini)

Durch die *Venenklappen* werden die Venen in einzelne Segmente unterteilt. Es lastet damit auf einem einzelnen Segment jeweils nur ein Teil der hydrostatischen Drucksäule. Dadurch wird einmal die Wand vor Überdehnung geschützt und die bei Lagewechsel zur Auffüllung benötigte Blutmeng e verkleinert und andererseits der Absolutdruck in den Capillaren niedriger gehalten. Bei einer Insuffizienz dieser Klappen wird somit einerseits die benötigte Blutmenge bei Aufrichten in die Vertikale erhöht und andererseits der Capillardruck gesteigert, so daß es zu Beinödemen kommen kann (vgl. S. 348). Für eine Rückflußförderung bei Muskelarbeit werden die Venenklappen nicht benötigt, da auch ohne diese eine rhythmische Kompression der Venen bei Muskelarbeit die Strömung in der Richtung des geringeren Widerstandes, also herzwärts, fördert (*Muskelpumpe* als Unterstützung der Herztätigkeit).

Der *venöseRückfluß aus den Armen* bei deren Hebung über die Horizontale bleibt praktisch unverändert. Der anfänglich etwas stärkere Ausfluß führt sofort zum Kollaps der Venen, wodurch der Strömungswiderstand entsprechend steigt. Die an sich zu erwartende Steigerung des Druckgefälles auf der venösen Seite wird dadurch aufgehoben, und an allen Punkten bleibt der venöse Druck angenähert Null (Abb. 110). Ähnliche Bedingungen finden sich für den Rückfluß des Blutes und die Druckhöhen in den Venen des Gesichts. Für die *Venen des Gehirns* ergibt sich jedoch eine Besonderheit. Die venösen Sinus des Gehirns sind starr eingebaut und eben so die Venen des Wir belsäulenkanals. Das hat zur Folge, daß man das Kreislaufsystem vom Herzen zum Gehirn und zurück zum Herzen angenähert mit dem starren Rohr in Abb. 109. *A* vergleichen kann, in dem durch Änderung der Lage die Strömung nicht beeinflußt wird, auch dann nicht, wenn im Gehirn Druckhöhen unter Atmosphärendruck auftreten. Es ändert sich bei Lagewechsel nur der jeweilige Anteil des Rückstroms über die Halsvenen einerseits und die Wirbelvenen andererseits. Wie in so mancher anderen Hinsicht erweist sich der Gehirnkreislauf als ganz besonders geschützt gegenüber Veränderungen nach oben oder unten (vgl. S. 168).

Es wurde oben dargestellt, daß bei ruhigem aufrechten Stehen gegenüber dem Liegen ein Blutvolumen von bis zu 600 cm^3 zur Auffüllung der Venen in der unteren Körperhälfte benötigt wird. Es sind nunmehr die **Kompensationsmechanismen** *gegenüber dieser Blutverteilungsänderung* zu besprechen. Die benötigte Blutmenge muß unverzüglich aus einem andern Gefäßgebiet „mobilisiert" werden können.

Eine erste „Mobilisierung" ist möglich durch Verkleinerung der Restblutmenge im Herzen (s. S. 86) auf rein mechanischem Wege bei Senkung des peripheren Widerstands bzw. Senkung des Blutdrucks. Wenn die so mobilisierbare Blutmenge auch nicht sehr groß ist, so reicht sie doch zu einer Überbrückung aus, bis nervös-reflektorische Mechanismen in Gang gesetzt sind.

Das wichtigste Gefäßgebiet innerhalb des Niederdrucksystems, das eine rasche „Blutmobilisierung" ermöglicht, ist das Gefäßnetz der **Lunge.** Es wurde oben an einem Beispiel gezeigt, daß sich rund 1,7 Liter, das sind rund $^1/_3$ der Gesamtblutmenge, im Thorax, d. h. in Herz und Lunge, befinden, wovon am Ende der Diastole $^1/_4$—$^1/_3$ auf das Herz, $^2/_3$—$^3/_4$ auf die Lunge entfallen, das ist mehr als 1 Liter Blut in den Lungengefäßen. Eine nur geringe Senkung des Drucks im linken Vorhof (z.B. bei Widerstandsabnahme im arteriellen System oder Frequenzzunahme des Herzens) oder eine nur geringe Verminderung des Gefäßquerschnitts der Lungenstrombahn kann den Blutzufluß zum linken Herzen sofort erhöhen. Die Lunge spielt damit für den linken Ventrikel etwa dieselbe Rolle wie ein Stausee für die Frischwasserversorgung einer Großstadt. Im Falle eines erhöhten Bedarfs kann durch Öffnen der Schleusen unter gleichzeitiger Senkung des Stauseespiegels eine unverzügliche Bedarfsdeckung erfolgen. Es wird dadurch die Möglichkeit gegeben, daß das linke Herz bis zu einem gewissen Grade unabhängig wird vom Zufluß zum rechten Herzen durch die großen Venen und daß vorübergehende Differenzen im Auswurf beider Ventrikel überbrückt werden. So kann das linke Herz für mehrere Schläge seinen Auswurf beibehalten, wenn durch Beanspruchung der Kapazität im großen Kreislauf der Rückfluß aus der Peripherie vorübergehend abfällt und kann andererseits bei zunächst gleichbleibendem Rückfluß aus der Peripherie das Auswurfvolumen steigern, z.B. durch Frequenzerhöhung oder bei Abnahme des peripheren Widerstands (weiteres s. S. 157). Es kommt hinzu, daß bei Zunahme der Kraft der Kontraktion des Herzens auch die Restblutmenge des Herzens verkleinert wird (s. S. 88), daß also aus dem Herzen selbst eine weitere Blutmenge mobilisiert werden kann.

Sinkt bei Aufrichten in die Vertikale der Blutzufluß zum Herzen plötzlich ab, wird dadurch die Förderung des Herzens vermindert und verkleinert sich so die Pulsamplitude oder sinkt gar der arterielle Mitteldruck, so wird über die Pressoreceptoren sofort der Sympathicustonus erhöht (s. S. 132, besonders Abb. 105 bei Blutverlust): Frequenz und Kraft der Kontraktion des Herzens nehmen zu; die dabei eintretende geringe Senkung des Drucks im linken Vorhof genügt, um den Blutzufluß aus den Lungengefäßen zu erhöhen. Es ist wahrscheinlich, daß dies noch unterstützt wird durch eine Gefäßverengerung in der Lunge durch die Erhöhung des Sympathicustonus. Wenn diese auch nur eine geringe Wirkung auf den Einzelquerschnitt ausübt, so ist doch die so erreichbare Verkleinerung der Kapazität der Lungengefäße beachtlich. Im Endeffekt ist unter normalen Bedingungen der Mehrbedarf an Blutvolumen für die abhängigen Partien aus dem intrathorakalen Blutvolumen gedeckt worden, und es ist eine Neuverteilung des Gesamtblutvolumens eingetreten. Unterstützt wird dieser Vorgang durch die Verstärkung der systolischen Saugkraft des Herzens (s. S. 90) bei Erhöhung des Sympathicustonus.

Man kann schätzen, daß etwa die Hälfte der intrathorakalen Blutmenge in der oben skizzierten Weise mobilisierbar ist (Sjöstrand). Sinkt sie jedoch von rund 30% der Gesamtblutmenge auf unter 15%, dann kann sie die Überbrückungsfunktion nicht mehr erfüllen und die Auswurfsmöglichkeit des linken Herzens wird durch den Blutzufluß zum rechten Herzen begrenzt. Die Überbrückungsmöglichkeit ist beim Trainierten mit seinem größeren Gesamt- und entsprechend höheren intrathorakalen Blutvolumen deutlich verbessert, bei Trainingsverlust verschlechtert. Hier kann, z.B. nach einem Krankenlager, das intrathorakale Blutvolumen zu klein werden, auf der andern Seite die Kapazitätszunahme in den abhängigen Partien zu groß, so daß eine Kompensation nicht mehr gelingt.

Die Erhöhung des Sympathicustonus bei Lagewechsel führt jedoch auch zu Vasoconstriction auf der arteriellen Seite und damit zur Erhöhung des peripheren Widerstandes. Das unterstützt zwar einerseits die Aufrechterhaltung des Blutdrucks, führt jedoch andererseits zu einer Senkung des Herzminutenvolumens (s. S. 157). Auch bei völlig gesundem Kreislauf ist deshalb bei ruhigem Stehen das Herzminutenvolumen niedriger als im Liegen und wird erst bei anschließender Muskelarbeit erhöht. Je größer die Kapazitätszunahme in den abhängigen Partien oder je kleiner das intrathorakale Blutvolumen, um so größer wird die Widerstanderhöhung und die Minutenvolumverminderung. Wir erhalten denselben Zustand wie bei einer Entblutung (s. Abb. 124, S. 174), der schließlich in einen *orthostatischen Kollaps* ausmünden kann.

Die Bedeutung der Vasoconstriction für die Aufrechterhaltung des Blutdrucks bei Aufrichten in die Vertikale erhellt auch aus dem Befund, daß nach operativer Ausschaltung des abdominalen Grenzstrangs oder nach Blockierung der Erregungsübertragung in den sympathischen Ganglien durch sog. Ganglienblocker der Blutdruck nicht gehalten werden kann und sich rasch ein orthostatischer Kollaps entwickelt.

Wenn somit das intrathorakale Blutvolumen unter den eben besprochenen Bedingungen als ein leicht mobilisierbares „*Speichervolumen*" aufgefaßt werden kann, so muß umgekehrt berücksichtigt werden, daß die Lungengefäße durch ihre große Dehnbarkeit unter anderen Bedingungen auch ein größeres Blutvolumen beanspruchen. Das ist vor allem der Fall bei einer *Steigerung des Herzminutenvolumens.* Diese würde, wären die Lungengefäße starre Rohre, zu einer entsprechenden Steigerung des Drucks in den Pulmonalarterien führen müssen. Bei der großen Dehnbarkeit dieser Gefäße ist die Drucksteigerung nur gering, aber es wird entsprechend die Füllung vergrößert. Bei jeder körperlichen Arbeit mit ihrer Erhöhung des Herzminutenvolumens nimmt somit auf der arteriellen Seite die Füllung des Lungengefäßsystems zu; gleichzeitig wird jedoch durch die Frequenzsteigerung und die reflektorisch eintretende Zunahme des Venentonus das Blutvolumen auf der venösen Seite vermindert, so daß das gesamte intrathorakale Blutvolumen nur relativ wenig ansteigt. Das große Blutvolumen vor dem linken Herzen konnte vor allem seinen Zweck erfüllen, nämlich im Beginn eine Steigerung des Herzminutenvolumens zu ermöglichen.

Es ist danach anzunehmen, daß im Beginn der körperlichen Arbeit das intrathorakale Blutvolumen absinkt und anschließend, wenn der erhöhte Auswurf des linken Herzens zum rechten Herzen zurückkehrt, vermehrt um das durch eine Zunahme des Venentonus im großen Kreislauf frei gewordene Blutvolumen, wieder die Ausgangslage erreicht oder sogar überschreitet. Bis jetzt hat sich nur feststellen lassen, daß auf der Höhe der Arbeit das intrathorakale Blutvolumen nur wenig oder gar nicht verändert ist (COURNAND), doch sind die methodischen Schwierigkeiten außerordentlich groß, so daß sich vorübergehende Änderungen noch nicht erfassen ließen.

In ähnlicher Weise wie das Gefäßbett der Lunge oder das der Beine und des Beckens kann jeder andere Teil des Niederdrucksystems unter verschiedenen Bedingungen Blutvolumen abgeben oder aufnehmen. Es ist dann eine Frage der Konvention, ob man diesen Vorgang Speicherung und Entspeicherung nennen will oder nicht, ob man also den Begriff des Blutdepots so weit ausdehnen soll. (Zur Abkürzung der Ausdrucksweise hat sich dies als zweckmäßig erwiesen.) Verhältnismäßig große Volumenänderungen können im *Abdomen* ge- und entstaut werden, z.B. bei Änderung des Strömungswiderstands in der Leber oder des intraabdominellen Drucks (z.B. bei Betätigung der Bauchpresse); auch die subpapillären Venenplexus der Haut bilden gemeinsam ein Gebiet großer Kapazität (s. Tabelle 20 S. 162).

Bei Carnivoren finden sich in den kleinen Lebervenen verhältnismäßig kräftige Ringmuskelfasern, die sich bei Vagusreiz kontrahieren, bei Splanchnicusreiz dagegen erschlaffen. Es kann auf diese Weise eine beachtliche Blutmenge in den Sinus der Leber und darüber hinaus im ganzen Quellgebiet der Pfortader ge- und entstaut werden *(Lebervenensperre)*. Unter dem Eindruck dieser experimentell festgestellten Tatsachen hat man früher die Bedeutung und die Möglichkeit einer Blutverschiebung in das Abdomen unter vielen pathologischen Zuständen überschätzt. Heute neigt man unter dem Eindruck der Tatsache, daß ein solcher Mechanismus der Lebervenensperre beim Menschen nicht existiert, häufig umgekehrt dazu, die Bedeutung einer Blutverschiebung in das Abdominalgebiet für die Genese pathologischer Kreislaufzustände zu unterschätzen.

Eine überraschend große Änderung der Blutverteilung mit Verminderung der intrathorakalen Blutmenge findet sich auch in jeder *Narkose*. Deshalb kann in Narkose bei passivem Lagewechsel mit Beintieflagerung leicht ein orthostatischer Kollaps eintreten.

Häufig findet sich nach Operationen und Vergiftungen eine Verminderung der Gesamtblutmenge mit entsprechenden Änderungen der Blutverteilung, wobei die Verminderung mehr die Plasma- als die Erythrocytenmenge betrifft, so daß der Hämatokrit und die Viscosität des Blutes erhöht sind.

Auch bei *Herzinsuffizienz* kommt es zu deutlichen Veränderungen der Blutmenge und der Blutverteilung. Die Erhöhung des zentralen Venendrucks bei Herzinsuffizienz muß automatisch eine Vergrößerung des ineffektiven Blutvolumens zur Folge haben. Da gleichzeitig das gesamte Blutvolumen ansteigt (s. u. S. 172), ist dadurch ein Ausgleich geschaffen. Betrifft die Insuffizienz vorwiegend den linken Ventrikel, so ist die Blutmenge innerhalb der Lunge nicht nur absolut, sondern auch relativ erhöht, betrifft sie vorwiegend den rechten Ventrikel, so trifft Entsprechendes für den großen Kreislauf zu.

d) Die Regulierung des Blutvolumens

Das Flüssigkeitsvolumen in der Blutbahn ist öfter in verhältnismäßig kurzen Zeiträumen relativ großen Stößen ausgesetzt, so etwa bei Trinken großer Flüssigkeitsmengen oder bei Verlust durch Schwitzen oder bei längerem Stehen, wo aus hydrostatischen Gründen beachtliche Volumina aus den Gefäßen in den interstitiellen Raum des Beins verschoben werden (S. 348). Ein erstes Abfangen und Mildern des Stoßes ist möglich durch den Zusammenhang des intravasalen Flüssigkeitsraumes mit dem interstitiellen und über diesen mit dem intracellulären. Wir kommen S. 344ff. ausführlich auf die damit zusammenhängenden Fragen zurück. An diese Phase der raschen ersten Stoßdämpfung schließt sich eine langsamere Phase der vollständigen Regulation an, die im wesentlichen hormonal bedingt ist.

Bei jeder Abnahme des Blutvolumens nimmt die Wasser- und Na^+-Ausscheidung der Niere ab. Es ist noch nicht geklärt, wieweit das auf eine Abnahme der Markdurchblutung in der Niere zurückzuführen ist, die zu erhöhter Rückresorption führt (s. S. 167) und wie weit auf eine primär erhöhte Na^+-Rückresorption mit sekundärer Wasserrückresorption durch Aldosteron, dessen Gehalt in Blut und Niere unter dieser Bedingung regelmäßig erhöht gefunden wird (s. S. 346, 383). Bei gewissen (nicht allen) Abnahmen der Blutmenge findet sich auch eine Erhöhung der Adiuretinausschüttung aus dem Hypophysenvorderlappen (s. S. 346), die zu erhöhter Wasserrückresorption führt. (Über den Ersatz verlorener Erythrocyten bei Blutverlust s. S. 23). Bei jeder Zunahme der Blutmenge (z. B. durch Bluttransfusion) findet sich umgekehrt eine erhöhte Na^+- und Wasserausscheidung; der Aldosterongehalt in Blut und Urin wird vermindert gefunden. Ob die Änderung der Aldosteronabgabe aus der Nebennierenrinde dabei direkt vom Na^+-Gehalt der Zellen reguliert wird, ist noch nicht entschieden (s. S. 386).

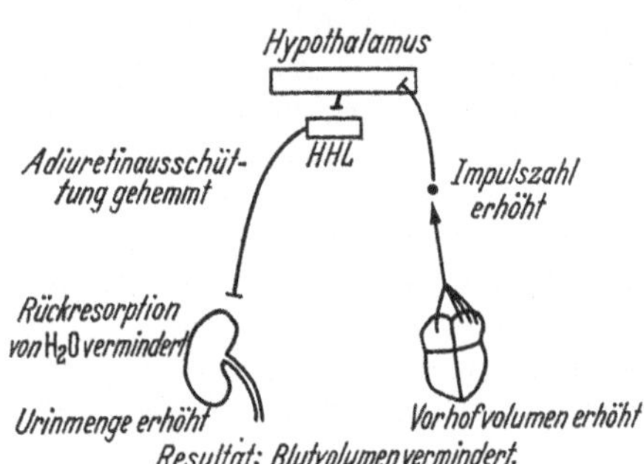

Abb. 111. Schematische Darstellung zu einer Vorstellung der Blutvolumenregulation

In neuerer Zeit ist auf Grund klarer Befunde die Arbeitshypothese aufgestellt worden, daß sich zwischen die eben geschilderte rasche Stoßdämpfung und die langsamere Regulierung über das Aldosteron noch ein besonderer Regelkreis einschiebe, der aus nervösen und hormonalen Gliedern bestehe.

Wird nämlich durch irgendeinen Eingriff das Volumen im linken Vorhof erhöht (z.B. durch Unterdruckatmung oder durch Einführen eines aufblasbaren Ballons usw.), dann erfolgt recht rasch eine Vermehrung der Harnausscheidung und umgekehrt bei Verminderung des Volumens im linken Vorhof eine Hemmung der Diurese (Gauer, Henry). Weitere Untersuchungen (Paintal) konnten im Vagus vom Vorhof kommende sensible Fasern aufdecken, die während der Vorhofkontraktion stumm sind, die jedoch in der Diastole Erregungen zentral leiten, welche in ihrer Zahl abhängig sind vom Volumen und der diastolischen Dehnung des Vorhofes. Die Receptoren sind offenbar so angeordnet, daß sie auf eine Dehnung der Vorhofwand ansprechen (und nicht auf den Druck im Vorhof) und auf diese Weise imstande sind, die Größe des im Vorhof befindlichen Volumens zentralwärts zu signalisieren.

Diese Signale sollen eine doppelte Reaktion hervorrufen: 1. Abnahme des Sympathicustonus, damit des Tonus der Venenwand und so Zunahme der Kapazität des Venensystems, 2. Hemmung der Ausschüttung des Adiuretins (= Vasopressins) des Hypophysenhinterlappens. Das Adiuretin befähigt die Niere, vermehrt Wasser aus dem Tubulus zurückzuresorbieren und so den Urin stärker zu konzentrieren (s. S. 330). Mit steigendem diastolischem Volumen des Vorhofs und damit zunehmenden Signalen zu den Zentren komme es zu einer Hemmung der Adiuretinausschüttung des Hypophysenhinterlappens und damit zu einer verminderten Rückresorption von Wasser in der Niere und zu erhöhter Diurese (Abb. 111), so daß mit einiger Verzögerung das Blutvolumen abnimmt. Sinkt es ab, dann wird die Zahl der Signale zu den Zentren geringer, die Adiuretinausschüttung nimmt zu und damit die Rückresorption von Wasser in den Tubuli, so daß die Harnausscheidung abnimmt und das Blutvolumen wieder ansteigt. Auf diese Weise kann das Blutvolumen auf eine bestimmte Höhe geregelt werden. An diesen ersten Reglerschritt schließen sich weitere an, die den Salz- und Eiweißgehalt usw. normalisieren.

Wir haben nun oben gesehen, daß bei einer Anpassung des Kreislaufs an dauernd erhöhte Leistung mit dem Wachstum des Herzens eine Zunahme des Blutvolumens eintritt. Das

Wachstum des Herzens bei Training ist ein harmonisches (s. S. 172), es wachsen sämtliche Teile in korrespondierender Weise, so auch die Vorhöfe. Damit wird die Ruhedehnungskurve des Vorhofs wie die des Ventrikels abgeflacht (s. S. 172). Um die Dehnungsreceptoren in der Wand zu erregen, ist nunmehr ein größeres Vorhofvolumen notwendig — es ist die 0-Lage des Meßorgans verstellt worden. Die Regelung funktioniert nach wie vor, jedoch jetzt auf einem höheren Ausgangsniveau des Blutvolumens.

Bei Klappenfehlern usw. des Herzens wird zunächst dasselbe Stadium des harmonischen Herzwachstums durchlaufen, und die gesamte Blutmenge nimmt entsprechend zu. Bei der schließlichen Insuffizienz des Herzens (s. S. 172) kommt es jedoch zu einer zusätzlichen Vermehrung des Blutvolumens über das dem Herzgewicht entsprechende Maß (Wollheim). Möglicherweise hat die Gefügeverschiebung bei der Überdehnung des Vorhofs die Auslösungsbedingungen des Reglers verändert. (Weitere Diskussion s. S. 172.)

9. Das Herzminutenvolumen und seine Steuerung

Der Ausdruck Herzminutenvolumen ist recht unglücklich gewählt, da damit das ausgeworfene Volumen pro Minute, also die Stromstärke gemeint ist, d.i. das Produkt aus Schlagvolumen und Herzschlagzahl in der Minute. Er wird jedoch beibehalten, da er sich eingebürgert hat.

a) Die Bestimmung des Herzminutenvolumens

Eine direkte Messung des Herzminutenvolumens ist nur im Tierversuch möglich, und zwar durch Einbinden einer Stromuhr (s. S. 119) in die Aorta. Beim Menschen ist man auf indirekte Methoden angewiesen, die entsprechend mit großen Fehlerquellen behaftet sind. Das ist auch die Ursache, daß eine recht große Zahl von verschiedenen Methoden angewandt wird.

1. Eigengasmethode. Die erste einigermaßen zuverlässige Bestimmung wurde von Adolf Fick nach dem folgenden Prinzip durchgeführt (Abb. 112).

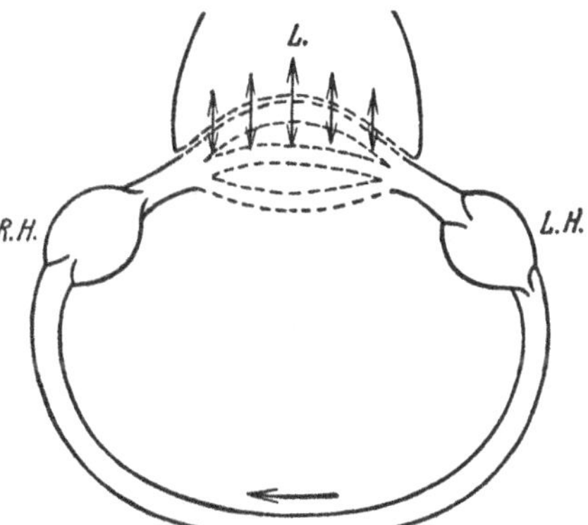

Abb. 112. Schema für die Minutenvolumenbestimmung nach Fick (s. Text). *R.H.* rechtes Herz; *L.H.* linkes Herz; *L.* Lunge

Da das Minutenvolumen des linken und des rechten Herzens zwangsläufig gleich sein müssen, mit einigen oben schon erwähnten vorübergehenden Ausnahmen, genügt es, dasjenige des rechten Herzens zu bestimmen. Bestimmt man den Sauerstoffgehalt des arteriellen und des venösen Blutes (s. S. 46), also die arteriovenöse Sauerstoffdifferenz ($AVDo_2$), so kennt man zunächst die Menge an Sauerstoff, die jeweils von 100 cm^3 Blut, die durch die Lunge geflossen sind, aufgenommen wurde. Bestimmt man weiter die Menge O_2, die pro Minute aufgenommen worden ist (s. S. 208), dann läßt sich leicht diejenige Menge Blut berechnen, die durch die Lunge geflossen, also vom rechten Herzen ausgeworfen worden ist. Es betrage z.B. der O_2-Gehalt des arteriellen Blutes 20 Vol.-%, der des venösen Blutes 14 Vol.-%, dann ist die $AVDo_2 = 6$ Vol.-%, d.h. von 100 cm^3 Blut, die durch die Lunge fließen, werden 6 cm^3 O_2 aufgenommen. Die gleichzeitig gemessene O_2-Aufnahme betrage 300 cm^3/min, dann mußten in dieser Zeit 50mal 100 cm^3 Blut durch die Lunge fließen, um diese O_2-Menge zu transportieren, also 5 Liter. Das Herzminutenvolumen berechnet sich also zu:

$$\text{Minutenvolumen} = \frac{O_2\text{-Aufnahme (in cm}^3\text{/min)} \cdot 100}{\text{arteriovenöse } O_2\text{-Differenz des Blutes (in Vol.-\%)}}.$$

Es wird dabei stillschweigend vorausgesetzt, daß der O_2-Verbrauch der Lunge selbst konstant und gegenüber dem O_2-Verbrauch des Gesamtorganismus zu vernachlässigen sei. Das ist mit Ausnahme einiger extremer Sonderfälle auch berechtigt.

Die Schwierigkeit der Anwendung der Methode liegt in der Gewinnung des venösen Blutes, kommt doch nur das venöse Blut vor seinem Einstrom in die Lunge in Frage, und nicht etwa das venöse Blut irgendeiner peripheren oberflächlichen Vene. Man gewinnt es durch Vorschieben eines zu diesem Zwecke speziell entwickelten *Katheters* von der V. cubit. in den rechten Vorhof oder Ventrikel (Forssmann, Cournand), oder besser in die A. pulm.

Die mit dieser Methode gewonnenen Werte werden im allgemeinen etwas zu hoch, da die durch das Vorgehen hervorgerufene nervöse Spannung bei der Versuchsperson O_2-Aufnahme und Herzminutenvolumen (über eine Steigerung des Muskeltonus) erhöht. Da die Kathetermethode nicht ganz ungefährlich ist, kann sie nur unter strenger Indikationsstellung durchgeführt werden, also z. B. wenn es gilt, gleichzeitig die Drucke im rechten Ventrikel und in der A. pulmonalis zu messen, etwa bei angeborenen Herzfehlern. Der Anwendungsbereich ist also ein durchaus beschränkter.

2. Fremdgasmethode (BORNSTEIN, GROLLMAN). Die Schwierigkeit der Gewinnung von venösem Mischblut kann auch umgangen werden, indem man die Bestimmung mit Hilfe eines körperfremden Stoffes durchführt. Gelingt es, die Messung innerhalb einer Kreislaufzeit nach der Zufuhr des Fremdstoffes zu beenden, so ist die Konzentration des Fremdstoffes im venösen Mischblut gleich Null, und es muß zur Bestimmung der arteriovenösen Differenz nur seine Konzentration im arteriellen Blut gemessen werden. Im einzelnen geht man z. B. so vor, daß man aus einem Beutel ein Gemisch von Sauerstoff und körperfremdem Gas (Acetylen) hin- und heratmen läßt. Dann entnimmt man im Abstand von einigen Sekunden 2 Luftproben aus dem Beutel zur Analyse auf C_2H_2 und O_2. Da der Absorptionskoeffizient des Acetylens im Blut bekannt ist, berechnet sich aus der Acetylenkonzentration in der Alveolarluft der Acetylengehalt des arteriellen Blutes. Da weiter während der ersten Kreislaufzeit der Acetylengehalt des venösen Mischblutes gleich Null ist, ist damit auch die arteriovenöse Differenz des Acetylens bekannt. Die so bestimmte arteriovenöse Acetylendifferenz verhält sich zur arteriovenösen Sauerstoffdifferenz wie die Differenz der Acetylenkonzentrationen zur Differenz der Sauerstoffkonzentrationen in den beiden Luftproben. Aus der so errechneten arteriovenösen Sauerstoffdifferenz und dem in einem zweiten Versuch bestimmten Gesamtsauerstoffverbrauch je Minute ergibt sich nach der obigen Formel das Herzminutenvolumen. Die kurze Kreislaufzeit des Blutes (besonders im Coronarkreislauf) kann zu Fehlern führen, so daß die Methode heute seltener als früher angewandt wird.

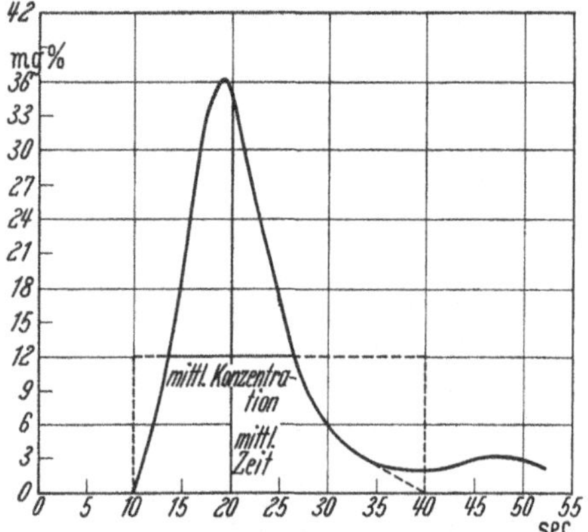

Abb. 113. Zur Bestimmung des Herzminutenvolumens und der intrathorakalen Blutmenge mit der Farbstoffmethode. Ordinate: Konzentration des Farbstoffs im arteriellen Blut nach intravenöser Injektion (zur Zeit 0). Durch Halbierung der integrierten Fläche nach der Konzentration erhält man die mittlere Konzentration (*m.Konz.*), durch Halbierung der integrierten Fläche nach der Zeit die mittlere Durchflußzeit durch den Thorax

3. Injektionsmethode (STEWART, HAMILTON, SCHOEDEL). Wird ein Farbstoff, der die Blutbahn nur sehr langsam verläßt, in einer bestimmten Menge rasch in eine Vene injiziert, so erscheint er in einer Arterie in erst steigender und dann fallender Konzentration (Abb. 113). Werden genügend Farbstoffbestimmungen im arteriellen Blut durchgeführt, dann kann diese Kurve der Farbstoffkonzentration genügend genau festgelegt und daraus das Zeitvolumen errechnet werden. Der abfallende Schenkel wird allerdings verändert durch Farbstoff, der kurze Organkreisläufe (z.B. Herz) rasch passiert hat. Man extrapoliert unter Vernachlässigung dieser zweiten Zacke auf Null und erhält damit die Zeit, in der der gesamte Farbstoff ausgeworfen worden wäre, wenn keine Rezirkulation aufgetreten wäre. Die erhaltene Kurvenfläche wird integriert und die mittlere Konzentration des Farbstoffes errechnet. Es seien z.B. 300 mg Farbstoff injiziert worden; die mittlere Konzentration des Farbstoffes im arteriellen Blut betrug 12 mg je 100 cm^3 Blut, die Dauer der Farbstoffzacke 30 sec. Wenn zum Transport von je 12 mg Farbstoff 100 cm^3 Blut benötigt werden, dann wären es 2,5 Liter für 300 mg. Da die Farbstoffzacke 30 sec dauert, so betrug das Minutenvolumen das Doppelte = 5 Liter. Dieser Wert ist der Einfachheit halber gleich auf Blut umgerechnet worden. In Wirklichkeit wird mit dieser Methode nur die pro Minute ausgeworfene Plasmamenge bestimmt. Die Blutmenge ergibt sich dann unter Berücksichtigung des Hämatokrits (s. S. 3 und 141). Statt der Plasmamenge kann umgekehrt auch die Erythrocytenmenge bestimmt werden durch Verwendung „markierter" Erythrocyten. Wegen ihrer leichteren Handhabung und des günstigen Überblicks über die Fehlerquellen wird die Farbstoffmethode mit ihren Variationen heute am häufigsten angewandt, ferner auch deshalb, weil mit ihrer Hilfe gleichzeitig die intrathorakale Blutmenge und die zirkulierende Blutmenge errechnet werden kann (s. S. 141) und die Bestimmungen (im Tierversuch) mehrfach nacheinander durchgeführt werden können.

4. Physikalische Methoden. a) Amplitudenfrequenzprodukt. Von ERLANGER und HOOKER wurde vorgeschlagen, das Produkt aus Druckamplitude (systolischer Druck minus diastolischer

Druck) und Pulsfrequenz als relatives Maß für die Höhe des Minutenvolumens zu benutzen. Sie gingen dabei von dem Grundgedanken aus, daß der systolische Druck um so stärker gegenüber dem diastolischen gesteigert werden müsse, ein je größeres Volumen in die Aorta befördert wird. LILJESTRAND und ZANDER führten, um bessere Vergleichswerte zu erhalten. das reduzierte Amplitudenfrequenzprodukt als relatives Maß ein, indem sie die gemessene Druckamplitude (mal 100) durch den jeweiligen arithmetischen Mitteldruck dividierten, also

$$\text{Minutenvolumen} = \frac{\text{Druckamplitude} \cdot 100}{\text{arithmetischer Mitteldruck}} \cdot \text{Frequenz.}$$

Eine Schätzung des Minutenvolumens auf diese Weise ist jedoch mit erheblichen Fehlerquellen behaftet und ist nur in Sonderfällen möglich. Es ist nämlich die Druckamplitude nicht nur von der Größe des Schlagvolumens abhängig, sondern noch von einer weiteren Reihe von Faktoren, die gleichzeitig mitberücksichtigt werden müssen. Diese Faktoren sind: 1. Die Dehnbarkeit des Windkessels. Die Druckamplitude wird bei gleichem Schlagvolumen um so kleiner sein, je dehnbarer der Windkessel ist, d. h. je mehr die Wand ausweichen kann, wenn das Blut in die Aorta ausgeworfen wird (Abb. 114). 2. Das Volumen des Windkessels. Je größer der Windkessel bei gleicher Dehnbarkeit, desto geringer wird die Druckamplitude bei gleichem Schlagvolumen. 3. Vom Verhältnis Speichervolumen zu Durchflußvolumen. Bei jedem Blutauswurf aus dem Herzen wird ein Teil dieses Volumens während der Systole durch die Dehnung der Windkesselwand gespeichert, um erst in der folgenden Diastole abzufließen, während der andere Teil schon während der Systole in den peripheren Kreislauf abfließt. Unter Ruhebedingungen sind die beiden Volumina annähernd gleich, so daß man unter dieser Bedingung das Verhältnis der beiden unberücksichtigt lassen kann.

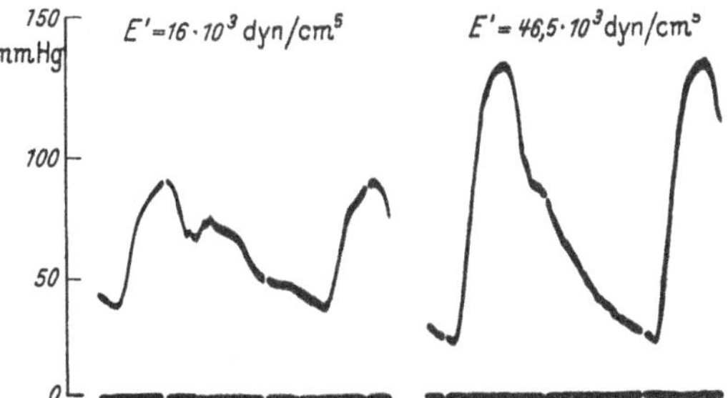

Abb. 114. Abhängigkeit der Bludruckkurve von der Dehnbarkeit des Windkessels bei gleichem Schlagvolumen. E' Elastizitätsmodul = reziproker Wert der Dehnbarkeit. Mit steigendem Elastizitätsmodul (rechts), d. h. mit abnehmender Dehnbarkeit des Windkessels nimmt bei gleichem Schlagvolumen die Druckamplitude erheblich zu, und zwar durch Senkung des diastolischen und Erhöhung des systolischen Druckes. Bei einer Schätzung des Schlagvolumens aus dem Amplitudenfrequenzprodukt muß die Dehnbarkeit des Windkessels mitberücksichtigt werden Versuche am Herzlungenpräparat. [Nach KNEBEL aus WEZLER: Verh. dtsch. Ges. Kreisl.-Forsch. 15, 1 (1949)]

Die Errechnung des Herzminutenvolumens aus dem Amplitudenfrequenzprodukt hat sich trotzdem in bestimmten Fällen in der Klinik einbürgern können, nämlich in den Fällen, wo die Dehnbarkeit der Aorta innerhalb der Streubreite der Norm bleibt und der peripheren Widerstandsabnahme eine entsprechende Minutenvolumenzunahme koordiniert ist (z.B. bei Überfunktion der Schilddrüse). Man muß sich nur immer darüber klar sein, daß es sich nicht um eine Bestimmung, sondern um eine Schätzung des Herzminutenvolumens handelt und wird sich in jedem Falle überlegen müssen, wieweit eine solche Schätzung unter Vernachlässigung der obengenannten Korrekturfaktoren möglich ist.

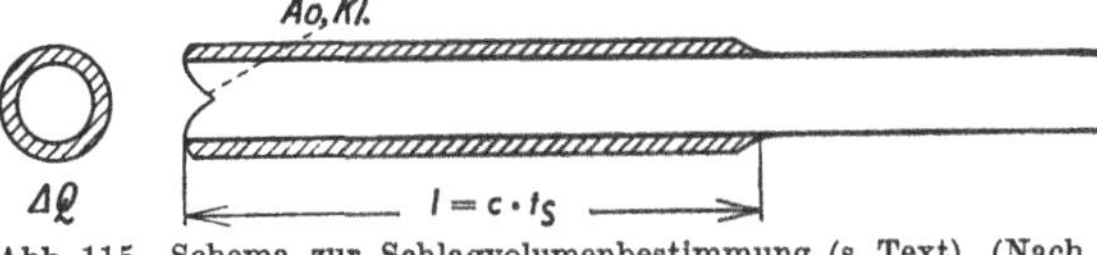

Abb. 115. Schema zur Schlagvolumenbestimmung (s. Text). (Nach BROEMSER und O. RANKE)

b) Sphygmographische Methoden. Um aus der Größe der Druckamplitude genauere Schlüsse auf das Schlagvolumen ziehen zu können, ist man weitgehend bemüht, durch Messung zusätzlicher Größen die oben genannten Korrekturen so vollständig wie möglich durchzuführen. Die wichtigste Korrektur betrifft die Dehnbarkeit des Windkessels und dessen Volumen. 1. Als Maß für die Dehnbarkeit dient die Pulswellengeschwindigkeit. Je starrer die Aorta, um so höher die Pulswellengeschwindigkeit. 2. Das Windkesselvolumen ist gegeben durch das Produkt aus Querschnitt des Windkessels (der Aorta) und seiner Länge (Abb. 115). Zur Bestimmung der Windkessellänge wird von der einen Seite das Produkt aus Pulswellengeschwindigkeit und Dauer der Systole benutzt (deren Messung s. Abb. 82), von anderer Seite die Grundschwingung des arteriellen Pulses, das ist der Abstand in den Gipfelhöhen der systolischen Haupt- von der diastolischen Nebenwelle der Femoralis- oder Subclaviapulskurve (Abb. 81). 3. Das Verhältnis von Speichervolumen zu Durchflußvolumen kann berechnet werden aus Diastolendauer mal mittlerem diastolischen Druck dividiert durch Systolendauer mal mittlerem systolischen Druck.

Für die Berechnung des Schlagvolumens auf diesem Wege sind eine Reihe von Formeln angegeben worden, so z.B. von BROEMSER und RANKE:

$$V_S = \frac{\Delta P \cdot Q \cdot t_{\text{syst}} \cdot t_{\text{Puls}}}{t_{\text{diast}} \cdot \varrho \cdot c} \cdot \text{konst.}$$

oder von WEZLER:

$$V_S = \frac{\Delta P \cdot Q \cdot T_{\text{femoralis}}}{2 \cdot \varrho \cdot c}.$$

Darin bedeuten V_S = Schlagvolumen; ΔP = Druckamplitude; Q = Aortenquerschnitt; t_{syst} = Systolendauer; t_{diast} = Diastolendauer; t_{Puls} = Pulsdauer; ϱ = Dichte des Blutes; c = Pulswellengeschwindigkeit; $T_{\text{femoralis}}$ = Grundschwingung des Femoralispulses.

Die Bedeutung der sphygmographischen Methoden liegt darin, daß man bei ihrer Anwendung gleichzeitig ein wesentlich besseres Bild über die gesamte Kreislaufsituation erhält, als das durch eine Blutdruckmessung und eine gasanalytische Bestimmung des Schlagvolumens allein möglich ist, wenn sie auch durch die Unsicherheiten in einzelnen Annahmen weit weniger genau sind.

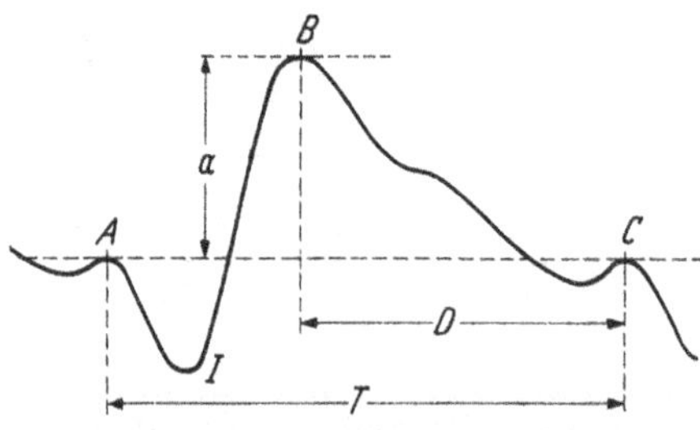

Abb. 116. Elongations-Ballistogramm (nicht bisher übliches Ballistokardiogramm) einer normalen Versuchsperson. Meßstrecken: Amplitude *a*, Pulszeit *T* und Diastolenzeit *D*, die zur Berechnung des Schlagvolumens dienen, zusammen mit Gewicht und Länge der Versuchsperson. [Nach KLENSCH und EGER: Pflügers Arch. **263**, 459 (1956), leicht modifiziert]

c) Ballistokardiographie (HENDERSON, STARR, KLENSCH). Es wird die Versuchsperson auf eine an der Decke aufgehängte Platte gelegt, deren Bewegungen in allen Richtungen außer in der Längsachse möglichst verhindert sind. Durch ein stark vergrößerndes optisches System werden die Bewegungen der Platte registriert. Man erhält eine Serie von Wellen, von denen angenommen wird, daß sie im wesentlichen bedingt sind durch den Rückstoß des Herzens bei der Austreibung (Bewegung der Platte fußwärts) und durch den Rückstoß der Aorta, wenn das Blut in die Aorta descendens abfließt (Bewegung der Platte kopfwärts). Aus den von diesen Wellen eingeschlossenen Flächen und dem Aortenquerschnitt wird das Schlagvolumen berechnet. Große Schwierigkeiten verursachen die Entstellungen der Kurven durch Sekundärschwingungen des Körpers auf der Unterlage, so daß die Berechnung des Schlagvolumens mit großen Fehlern behaftet ist. Hier hat eine Neukonstruktion wesentliche Fortschritte gebracht (KLENSCH): Die Versuchsperson liegt auf einem schwingungsfreien Schwebetisch großer Masse, der auf 4 großen Stahlkugeln läuft, wobei die Auflageflächen aus Glas bestehen. Es kann so die Schwerpunktsverschiebung mit dem Blutauswurf registriert und mit ihrer Hilfe das Schlagvolumen errechnet werden (Elongations-Ballistographie). Abb. 116 bringt ein Beispiel einer so gewonnenen Kurve. Die Strecke *A—B* entspricht der Systolendauer, *B—C* der Diastolendauer. Die Verschiebung *A—I* wird bedingt durch Auswurf eines Teils der Blutmenge in den oberhalb des Herzschwerpunktes gelegenen Windkessel der Aorta, so daß ein fußwärts gerichteter Rückstoß des Schwebetisches erfolgt. Während der Zeit *I—B* füllt sich auch der restliche, nunmehr unterhalb des Herzschwerpunktes gelegene Teil des Windkessels. Der Abfall von *B* nach *C* ist bedingt durch das Abströmen des Blutes aus dem Windkessel während der Diastole. (Die kleine Zacke vor *A* ist wahrscheinlich durch die Blutbewegung bei der Vorhofsystole bedingt.)

Jede einzelne der hier geschilderten Methoden ist mit gewissen Fehlerquellen behaftet, die vor allem die Beurteilung einer Einzelbestimmung schwierig machen, und die bei der Auswertung des Resultats berücksichtigt werden müssen.

b) Die Steuerung des Herzminutenvolumens

Mit den oben angegebenen Methoden wurde das Herzminutenvolumen beim Menschen unter völligen Ruhebedingungen (angenähert Grundumsatzbedingungen s. S. 210) zu 4—6 Liter/min bestimmt. Diese Werte dürften dadurch etwas gegenüber den Grundumsatzwerten überhöht sein, weil durch die Prozedur der Bestimmung die Grundumsatzbedingungen nicht ganz strikt eingehalten werden können. Pro Kilogramm Körpergewicht ergibt sich ein Herzminutenvolumen von 60—70 cm^3 mit recht erheblichen Streuungen. Wird der gefundene Wert nicht nur auf das Körpergewicht, sondern wie der Grundumsatz auf die Körperoberfläche (oder noch besser auf die fettfreie Körpermasse) bezogen, dann ergibt sich eine bessere Korrelation. Legen wir eine Herzfrequenz von 60—80 Schlägen in der Minute zugrunde, so ergibt sich ein Schlagvolumen von rund 70 cm^3. Bei Trainierten mit ihrem größeren Gesamt- und intrathorakalen Blutvolumen und ihrer niedrigeren Herzfrequenz liegt es im Mittel über, bei Untrainierten unter dieser Zahl.

Es findet sich nun eine exakte *Steuerung des Herzminutenvolumens nach dem Bedarf*, und zwar derart, daß es bis zu einem gewissen Maximum etwa *linear mit dem Sauerstoffverbrauch ansteigt* (Abb. 117). Dieser Befund konnte unter ganz verschiedenen Bedingungen immer wieder erhoben werden. Da der Sauerstoffverbrauch (genauer: der Energieverbrauch) mit der geleisteten Arbeit ansteigt, läßt sich eine gleiche Beziehung zwischen Herzminutenvolumen und geleisteter Arbeit aufstellen. Die Beziehung zwischen HMV und O_2-Verbrauch weist jedoch keine reine Proportionalität auf, d. h. das HMV steigt etwas weniger steil an, als es dem O_2-Verbrauch entsprechen würde. Das liegt daran, daß mit steigendem O_2-Bedarf das Blut gleichzeitig stärker ausgenutzt wird. Es sinkt fortlaufend der O_2-Gehalt des venösen Blutes und die arteriovenöse O_2-Differenz wird größer. Es beruht dies einmal darauf, daß bei Umsatzerhöhung in einem Organ, besonders deutlich im Muskel, die Capillaren erweitert und bisher verschlossene Capillaren eröffnet werden. Dies begünstigt die Diffusionsbedingungen für den Sauerstoff, so daß der Sauerstoffdruck des venösen Blutes absinken kann (s. o., S. 122). Es kommt hinzu, daß mit zunehmender Muskelarbeit der Anteil der Muskeldurchblutung gegenüber dem anderer Organe zunimmt (vgl. S. 161). Der erhöhte Sauerstoffbedarf wird somit sowohl durch Erhöhung der Durchblutung wie der Ausnutzung des Blutes gedeckt.

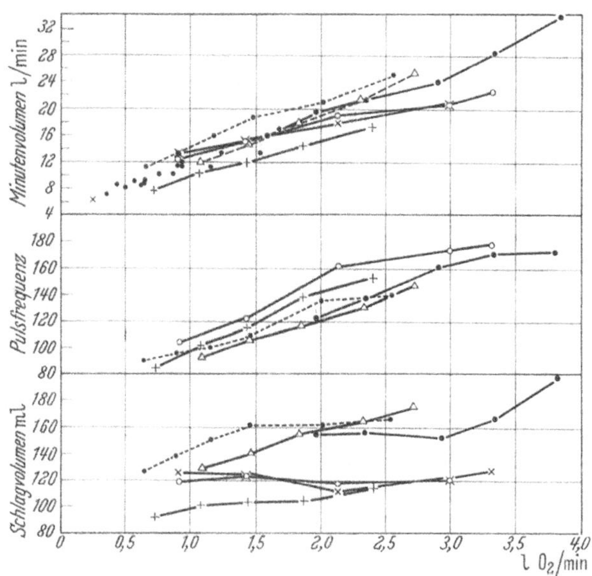

Abb. 117. Anstieg von Herzfrequenz, Schlagvolumen und Herzminutenvolumen bei steigendem O_2-Verbrauch durch Muskelarbeit (Zusammenstellung verschiedener Untersuchungen mit unterschiedlichen Methoden). [Aus E. ASMUSSEN u. M. NIELSEN: Physiol. Rev. **35**, 778 (1955), ergänzt durch Werte von KLENSCH mit Elongations-Ballistogramm]

Es ergibt sich dies klar aus der oben (S. 151) aufgestellten Beziehung:

$$\text{HMV} = \frac{O_2\text{-Aufnahme} \cdot 100}{\text{av } O_2\text{-Diff.}};$$

danach ist O_2-Aufnahme = HMV · AVD_{O_2}. Je mehr das HMV gesteigert werden kann, je besser der Muskel capillarisiert wird, je größer damit die AVD_{O_2} werden kann, ohne daß es zu einem Sauerstoffmangel im Gewebe kommt, um so größer ist die maximale Arbeitsfähigkeit; um so später tritt die Grenze ein, über die hinaus eine Arbeitsleistung nicht mehr gesteigert

werden kann. Es hat sich herausgestellt, daß diese Grenze um so höher liegt, je größer das Herz ist (bis zum kritischen Herzgewicht; s. S. 172) und damit auch das Blutvolumen (s. S. 144).

Eine Erhöhung des Minutenvolumens könnte auf zwei verschiedenen Wegen zustande kommen, entweder durch Erhöhung der Frequenz oder des Schlagvolumens. Eine bevorzugte Frequenzzunahme bringt den Vorteil, daß das einzelne Schlagvolumen nicht zu groß wird, so daß das Herz nicht mit zu großer Kraft arbeiten muß (s. S. 82), und weiter den großen Vorteil, daß ein weniger stark gedehntes Herz eine stärkere Saugwirkung in der Systole entfaltet (s. S. 91), so daß eine Frequenzsteigerung automatisch zu einem stärkeren Ausschöpfen der venösen Reservoirs führt; solange diese eine genügende Füllung aufweisen, kann sofort eine Frequenzsteigerung ohne zusätzliche Maßnahmen zu einer Erhöhung des Minutenvolumens führen. Die Frequenzsteigerung hat auf der andern Seite den Nachteil, daß sie zu einem erhöhten Energiebedarf führt (s. S. 97). Eine bevorzugte Schlagvolumensteigerung wäre in dieser Hinsicht rationeller; sie ist jedoch schwieriger zu bewerkstelligen. Am ehesten ist sie dadurch möglich, daß die Kraft der Kontraktion zunimmt und dadurch jeweils in der Systole eine stärkere Entleerung zustande kommt (s. S. 88), also eine Schlagvolumensteigerung auf Kosten des Restblutes. Um jedoch dasselbe zu erreichen durch eine stärkere Füllung in der Diastole, müßte der Druck im Vorhof und damit im ganzen Niederdrucksystem erhöht werden, oder es müßte sich die Ruhedehnungskurve abflachen, wofür keine Anhaltspunkte vorliegen.

Eine voll befriedigende Antwort auf die Frage nach der Ausnutzung der beiden möglichen Wege ist leider z.Z. nicht möglich, da die zur Verfügung stehenden Methoden bei Untersuchung am Menschen mit erheblichen Fehlern behaftet sind. Wissen wir doch noch nicht genau genug, wie groß das Schlagvolumen in Ruhe ist!

Abb. 117 bringt eine Zusammenstellung von Versuchsserien verschiedener Untersucher. Es ist zu erkennen, daß bezüglich der Frequenzerhöhung eine recht gute Übereinstimmung besteht, daß jedoch die unterschiedlichen Arbeitsgruppen bezüglich des Schlagvolumens zu entgegengesetzten Resultaten gelangen; nach den einen soll es ähnlich wie die Frequenz ansteigen, nach den andern jedoch praktisch unverändert bleiben. Bei diesen letzteren Gruppen fällt allerdings auf, daß das Schlagvolumen schon bei noch relativ geringer Arbeit recht hoch liegt, also eine Schlagvolumenerhöhung schon in den niedrigsten Arbeitsstufen vorweggenommen sein könnte.

Wichtig sind nun folgende Befunde: 1. Der Druck in den Vorhöfen steigt bei Arbeit nicht an, wenn man von den extremen Stufen absieht, die rasch zu Unterbrechung der Arbeit zwingen. 2. Das Herz wird bei Arbeit nicht größer, sondern kleiner. Es scheint also tatsächlich so zu sein, daß eine Schlagvolumenzunahme nicht durch Erhöhung der diastolischen Füllung des Herzens zustande kommt, sondern durch stärkere systolische Entleerung. Es ist deshalb anzunehmen, daß der Untrainierte das Schlagvolumen um nur höchstens 50%, der Trainierte mit seinem größeren Herzen um etwa 100% zu erhöhen vermag, während die Frequenz um 300% gesteigert werden kann.

Insgesamt wird man vielleicht nach dem heutigen Stand sagen können, daß eine Erhöhung des Minutenvolumens bei Arbeit sowohl durch Steigerung der Frequenz wie des Schlagvolumens aufgebracht wird, jedoch unter Bevorzugung der Frequenz.

Der Trainierte befindet sich gegenüber dem Untrainierten in einem großen Vorteil. Wie oben schon dargestellt, wächst das Herz und auch das

Blutvolumen in relativ kurzer Zeit, so daß das Herz a) in Ruhe schon mit relativ niedriger Frequenz und relativ großem Schlagvolumen zu arbeiten vermag und b) bei Arbeit das Schlagvolumen stärker zu erhöhen vermag, da es über eine größere mobilisierbare Restblutmenge verfügt. (Vgl. auch Abb. 123.)

Die maximale Leistungsfähigkeit bei körperlicher Arbeit hängt ab von der maximal möglichen Sauerstoffaufnahme, d.h. von der maximal möglichen Transportfähigkeit des Kreislaufs für Sauerstoff. Sie ist gegeben durch 1. die maximal mögliche Herzfrequenz und 2. die maximal mögliche O_2-Aufnahme pro Puls. 1. Die maximal mögliche Herzfrequenz liegt zwischen 6 und 25 Jahren bei durchschnittlich rund 200/min; sie sinkt von da an mit steigendem Alter angenähert linear ab, um mit 60 Jahren noch etwa 160/min zu betragen. Möglicherweise ist diese Begrenzung auf eine solche der höchstmöglichen Coronardurchblutung zu beziehen. 2. Die maximale Sauerstoffaufnahme pro Puls ist abhängig vom totalen Hämoglobingehalt des Organismus, und dieser wieder a) vom Körpergewicht und b) vom Trainingszustand. Bei Frauen findet man pro Kilogramm Körpergewicht eine niedrigere maximale O_2-Aufnahme pro Puls als bei Männern. Bezieht man diese nicht auf das effektive Körpergewicht, sondern auf die fettfreie Körpermasse, dann verschwindet dieser Unterschied fast vollständig. Da bei Frauen der Fettgehalt des Körpers höher liegt als bei Männern (durchschnittlich rund 20 gegenüber rund 10%), ist ihre maximale O_2-Aufnahme pro Puls, bezogen auf Kilogramm Körpergewicht, niedriger; sie erreichen früher, d.h. bei niedrigerer Arbeitsleistung die maximale Pulsfrequenz und die maximale O_2-Aufnahme. Der Trainierte mit seinem höheren Hämoglobingehalt erreicht die maximale Pulsfrequenz und die maximale Sauerstoffaufnahme später als der Untrainierte, d.h. für eine gegebene untermaximale Arbeit kann seine Herzfrequenz niedriger liegen und ist damit die Herzbelastung eine geringere.

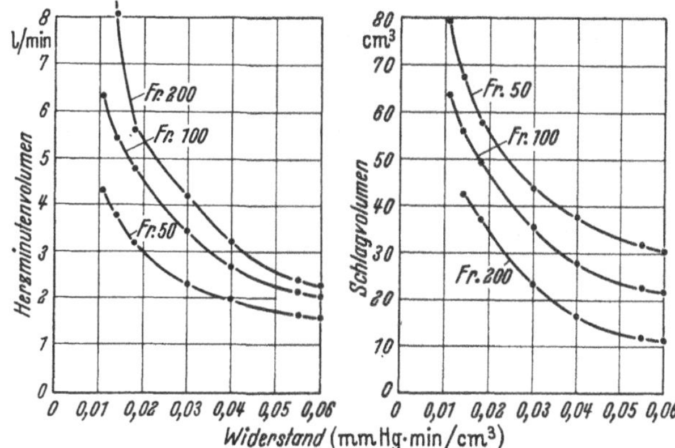

Abb. 118. Anstieg von Schlag- und Minutenvolumen mit sinkendem peripherem Widerstand bei verschiedener Herzfrequenz. Eine Erniedrigung des peripheren Widerstands ermöglicht durch Verkürzung der Kreislaufzeit eine Erhöhung des Minutenvolumens, um so mehr, je stärker gleichzeitig die Herzfrequenz steigt. [Versuch am Hund von 29 kg, nach Daten von K. THURAU u. K. KRAMER: Verh. dtsch. Ges. Kreisl.-Forsch. **24**, 327 (1958)]

Wie erfolgt nun eine *Verknüpfung von Schlag- bzw. Minutenvolumen des Herzens mit dem Bedarf des Organismus?* Sie geschieht vor allem *durch* den bei steigendem Bedarf *abnehmenden Widerstand des Gefäßnetzes* (s. S. 127). Wie Abb. 118 zeigt, führt eine Widerstandsabnahme der Peripherie zu einer entsprechenden Erhöhung von Schlag- bzw. Minutenvolumen.

Es entspricht dies unserer oben getroffenen Feststellung, daß das Strömungsvolumen dem Widerstand umgekehrt proportional ist, solange das Druckgefälle erhalten bleibt. Die Beziehung zwischen Schlagvolumen und peripherem Widerstand in Abb. 118 ist allerdings keine lineare, wie es nach Formel 3, S. 103, zu erwarten wäre, wegen der Besonderheit der Druckvolumenbeziehung des Herzens (Abb. 60, S. 85) und wegen der Kapazitätsänderungen im Niederdrucksystem.

Nach dieser Feststellung erhebt sich sofort die weitere Frage nach den *Mechanismen, die die Erhöhung des Herzminutenvolumens herbeiführen.*

Wir haben S. 139 gesehen, daß bei Aktion eines Gebiets auf dreifachem Wege eine Kompensation ausgelöst wird, durch nervöse, durch hydrostatische und durch chemische Koppelung des Aktions- mit dem Kompensationsgebiet, hier vor allem mit dem Herzen.

1. Die *zentralnervöse Koppelung* besteht in einer Erhöhung des Sympathicustonus am Herzen (bei gleichzeitiger Abnahme des Vagustonus) durch

„*Mitinnervation*" von den motorischen Zentren aus. Die Folge ist eine Zunahme a) der Kraft der Kontraktion, die unter Mobilisierung von Restblut zu einer Erhöhung des Schlagvolumens führt und b) der Frequenz, die das Minutenvolumen erhöht, solange ein genügender Blutvorrat auf der venösen Seite vorhanden ist. Voraussetzung für das Funktionieren dieses Mechanismus ist eine rasche Rückkehr des vermehrt ausgeworfenen Blutes zum Herzen.

Das ist tatsächlich der Fall. Die Kapazität des Gefäßsystems des Muskels wird bei Arbeit nicht vergrößert, eher etwas verkleinert, und zwar durch die Wirkung der „Muskelpumpe" (S. 146), die den venösen Abstrom begünstigt. Etwas überspitzt kann man die Widerstandsabnahme bei zunehmender Muskelarbeit mit der zunehmenden Öffnung einer arterio-venösen Verbindung vergleichen: Je niedriger der Widerstand, desto kürzer die Kreislaufzeit, desto rascher also die Rückkehr des Blutes zum Herzen, so daß das frequenter schlagende Herz einen genügenden Vorrat in einer Systole ansaugen und in der nächsten auswerfen kann.

2. Die *peripher-nervöse Koppelung* (s. S. 139) führt zu einer weiteren Erhöhung von Frequenz und Kraft der Kontraktion vom arbeitenden Muskel aus, und zwar proportional den entstehenden Metaboliten und damit grosso modo der Leistung und dem Bedarf.

3. Diese Vorgänge können unterstützt werden durch die *chemische Koppelung*, und zwar durch eine Steigerung des Kohlensäuredrucks im Blut bei vermehrter Arbeit der Muskulatur und Antreibung des Herzens über eine Wirkung auf die Chemoreceptoren und vor allem auf die Zentren selbst (S. 193).

4. Die *hydrostatische Koppelung* kann im Beginn der Muskelarbeit insofern wirksam werden, als aus rein physikalischen Ursachen eine Widerstandsabnahme zu einer gewissen Mobilisierung von Restblut des Herzens führt. Die weitere nervöse Auswirkung über die Pressoreceptoren kann im Beginn zum Tragen kommen, wenn von vornherein ein zu geringer Blutvorrat vor dem Herzen liegt, den dieses bei Frequenzsteigerung abschöpfen kann, so bei starker orthostatischer Reaktion (S. 148). Es kann dann das Minutenvolumen nicht entsprechend der Widerstandserniedrigung gesteigert werden und der arterielle Mitteldruck und die Pulsamplitude nehmen zunächst ab. Wegen der so verminderten Erregungszuflüsse zu den vasomotorischen Zentren von den Pressoreceptoren nimmt der gesamte Sympathicustonus zu mit entsprechender weiterer Steigerung der Herzfrequenz, Venoconstriction und kollateraler Vasoconstriction. Auf diese Weise kann zwar das Druckgefälle aufrechterhalten werden, durch die zusätzliche Vasoconstriction wird jedoch die Minutenvolumsteigerung gehindert, so daß trotz hoher Herzfrequenz eine nur mäßige Bedarfsdeckung erfolgt. Dieser Reaktionstyp beklagt sich dann auch häufig über „Herzklopfen" bei schon geringer Arbeit. Die beste Therapie ist ein langsam steigendes Training, das zu Wachstum des Herzens, besserer Capillarisierung des Muskels und zu Erhöhung der Blutmenge führt.

Unter völlig physiologischen Bedingungen ist die Aufgabe der hydrostatischen Koppelung über die Pressoreceptoren bei voll laufender Kompensation durch die unter 1. und 2. beschriebenen Mechanismen eine gegenteilige: Sie hat dafür zu sorgen, daß die Herzfrequenzsteigerung nicht über das Ziel hinausschießt und daß bei der stark vergrößerten Stromstärke im arteriellen System keine allzu große Drucksteigerung auftreten kann. Trotz Steigerung der Stromstärke im arteriellen System auf das 5—6fache bei schwerer Arbeit findet sich durch diese Pedalwirkung nur eine Drucksteigerung von höchstens 50%.

Abb. 118 zeigt deutlich die große *Bedeutung der* unter 1. hervorgehobenen *Frequenzsteigerung* des Herzens für die Aufrechterhaltung eines großen Minutenvolumens und damit des Druckgefälles bei Erniedrigung des peripheren Widerstandes. Mit steigender Herzfrequenz wird das Schlagvolumen zwar kleiner, aber es sinkt längst nicht proportional. So ist in Abb. 118 bei Steigerung der Frequenz auf das 4fache bei niedrigem Widerstand das Schlagvolumen um nur die Hälfte vermindert, das Minutenvolumen also verdoppelt.

Wenn also durch Frequenzsteigerung das Minutenvolumen erhöht werden kann, so besteht gleichzeitig auch kein Zweifel, daß das Schlagvolumen niedriger wird (wenn auch nicht proportional). Hierfür können zwei Ursachen verantwortlich gemacht werden: 1. Eine Begrenzung bietet der Vorrat an Blut auf der venösen Seite, d.h. in den Vorhöfen und großen Venen. Dieser Vorrat ist nicht beliebig groß, so daß das Herz beliebig abschöpfen könnte. Beim Orthostatiker (s. S. 148), wo der Vorrat ausgesprochen klein ist, wird eine Frequenzsteigerung schon frühzeitig eine Begrenzung finden, und es wird mit weiterer Erhöhung der Frequenz das Schlagvolumen stärker abnehmen, so wie in Abb. 118 bei größerem Widerstand. Zweitens spielt die Verkürzung der Füllzeit mit steigender Frequenz eine Rolle. Wir haben zwar S. 57 und in Abb. 28 gesehen, daß die wesentlichste Füllung des Ventrikels schon in der ersten Phase der Füllzeit zustande kommt und dann nur noch wenig zunimmt. Eine Steigerung der Frequenz geht jedoch im wesentlichen auf Kosten der Füllzeit vor sich, so daß a) schon in den ersten Stufen der Frequenzsteigerung eine gewisse, wenn auch zunächst geringe Verminderung der Füllung eintritt und daß b) schließlich eine begrenzende Frequenz gefunden wird, bei der die Füllung rapide absinkt. Diese kritische Frequenz hängt wiederum ab vom Blutvorrat auf der venösen Seite. Wir können also zunächst eine *optimale Frequenz* für jede Verbrauchssteigerung feststellen, bei deren Überschreiten der Zuwachs an Herzminutenvolumen nicht mehr in einem günstigen Verhältnis zu dem Mehrverbrauch an Energie steht, der durch die Frequenzsteigerung bedingt ist, wo also der Wirkungsgrad des Herzens (s. S. 97) absinkt. Weiter findet sich eine *Maximalfrequenz*, über die hinaus eine Steigerung des Herzminutenvolumens nicht mehr eintritt, ja sogar schließlich eine Senkung zustande kommt. Die Einstellung der Optimalfrequenz scheint eine wichtige Funktion gerade der oben genannten hydrostatischen Koppelung zu sein. Sie verhindert, daß die Frequenzsteigerung über das notwendige Maß hinausschießt. Sowohl Optimal- wie Maximalfrequenz sind nicht allgemein festgelegt. Sie ändern sich je nach Größe des Herzens wie des Blutvolumens. Als Maximalfrequenz kann beim Untrainierten eine solche von etwa 170 Schlägen pro Minute angenommen werden (vgl. Altersabhängigkeit S. 157), beim Bettlägerigen mit seinem kleinen Herzen und geringeren Blutvolumen liegt sie niedriger, beim Trainierten mit seinem größeren Herzen und größeren Blutvolumen kann sie dagegen bis auf etwa 210, in extremen Fällen bis auf 240 Schläge pro Minute ansteigen.

Aus der ganzen Darstellung dieses Kapitels ergibt sich deutlich, daß ein erhöhtes Herzminutenvolumen keineswegs primär abhängig ist von einer Steigerung des venösen Angebots an das rechte Herz. *Das Herzminutenvolumen wird nicht durch das venöse Angebot gesteuert, es kann jedoch durch dieses begrenzt werden.* Das kann unter pathologischen Bedingungen durchaus der Fall sein (vgl. S. 173), besonders dann, wenn aus irgendwelchen Gründen das intrathorakale Blutvolumen von vornherein erniedrigt ist.

Für klinische Zwecke von besonderer Bedeutung ist eine *Leistungsprüfung* des Herz-Kreislaufsystems. Für Diagnostik wie Therapie und Prognose gleichermaßen wichtig ist es, die *Leistungsreserven* zu kennen. Da man beim Menschen nicht wie im Tierexperiment das Druck-Volumen-Diagramm des Herzens aufnehmen und den „zentralen Venendruck" (Druck im linken Vorhof) messen kann, muß ein indirekter Weg beschritten werden, u. a. durch schrittweise Steigerung einer genau dosierten Arbeit unter fortlaufender Untersuchung von Pulszahl und Blutdruck bzw. der Sauerstoffaufnahme bei Atmung von Luft und reinem Sauerstoff, mit anschließender Verfolgung der Rückkehr der einzelnen Werte auf die Ausgangslage (Spiroergometrie, KNIPPING).

Es wird dazu ein Fahrradergometer (Abb. 154, S. 213) oder ein nach dem gleichen Prinzip gebautes Drehkurbelergometer verwandt, mit dessen Hilfe eine genau dosierbare und meßbare Arbeit geleistet wird. Die geforderte Arbeit wird in Stufen von 10 Watt gesteigert und fortlaufend mit der in Abb. 151 geschilderten Apparatur der O_2-Verbrauch des Patienten bestimmt. Wird der O_2-Verbrauch unter O_2-Atmung merklich gegenüber dem bei Luftatmung erhöht, so ist das ein Hinweis, daß bei der gewählten Belastung schon ein Defizit in der O_2-Versorgung eingetreten war. Dieses Defizit könnte allerdings auch durch eine respiratorische Insuffizienz bedingt sein, doch läßt sich das durch weitere, in denselben Untersuchungsgang eingeschaltete Prüfungen leicht ausschließen. Ist ein Versorgungsdefizit schon bei geringer Belastung festzustellen, weil das Herz das geforderte größere Blutvolumen nicht zu fördern vermochte, spricht man von einer Arbeitsinsuffizienz des Herzens, tritt das Defizit schon in Ruhe ein, spricht man von einer Ruheinsuffizienz.

10. Absolutdurchblutung der Organe

In Tabelle 19 ist die Absolutdurchblutung der einzelnen Organe unter Ruhebedingungen dargestellt, ebenso ihr prozentualer Anteil am Gewicht und der prozentuale Anteil am Herzminutenvolumen. Es ist dabei zu berücksichtigen, daß die Zahlen mehr als Anhaltspunkte genommen werden sollen, da 1. die hier nicht angegebene Streubreite recht groß ist, da 2. bei

Tabelle 19. *Durchblutung und Sauerstoffverbrauch verschiedener Organe.* (Splanchn. Gebiet: Leber, Magen-Darm, Milz, Pancreas; übrige Organe: 6000 Blut, 14000 Fett und Bindegewebe). Kritik s. Text

Organ	Gewicht in g		Durchblutung cm^3/min			Sauerstoffverbrauch cm^3/min			$AVDO_2$ Vol-%
	absolut	%	des Organs	pro 100 g	%	des Organs	pro 100 g	%	
Gehirn	1400	2,0	770	55	14,5	45	3,2	19	5,8
Splanchn.-Gebiet	2800	4,0	1800	65	34	84	3,0	35	4,5
Lunge	600	0,8				12	2,0	5	
Nieren	290	0,4	1100	380	21	15	5,5	6	1,5
Herz	320	0,5	200	65	4	22,5	7,0	9,5	11
Innersekretorische Organe	60	0,1	150	250	3	6	10,0	2,5	4
Muskulatur	29000	41	850	3	16	43,5	0,15	18	5
Haut	5000	7	125	2,5	2,5	2,5	0,05	1	2
Skelet	11000	16	160	1,5	3	5,5	0,05	2,5	4
übrige Organe	19555	28	95		2	4		1,5	
	70000		5250			240			(4,7)

der Bestimmung jeweils nicht echte Grundumsatzbedingungen eingehalten werden können bzw. die Untersuchung im Tierversuch in Narkose vorgenommen werden muß und da 3. die Gewichtsangabe der Organe z. T. durch ihren Blutgehalt zu hoch angenommen ist. Das äußert sich schon darin, daß die Summen das Herzminutenvolumen unter basalen Bedingungen von weniger als 5000 cm^3 und ebenso den O_2-Verbrauch von 230 cm^3/min übersteigen und die AVD_{O_2} hoch liegt. Es lassen sich deutlich 2 Gruppen unterscheiden, einerseits die parenchymatösen Organe mit ihren im Verhältnis zum Anteil am Körpergewicht sehr hohen Anteil am Herzminutenvolumen und auf der anderen Seite die Stützgewebe mit der umgekehrten Relation, wobei die Muskulatur eine gewisse Mittelstellung einnimmt. Unter „übrige Organe" sind das Blut (6 kg) und das Fett- und Bindegewebe (rund 14 kg) mit ihrem minimalen O_2-Verbrauch zusammengefaßt.

Weiter ist in der Tabelle der Sauerstoffverbrauch der verschiedenen Organe aufgeführt. Es ist zu ersehen, daß in den meisten Fällen mit hohem

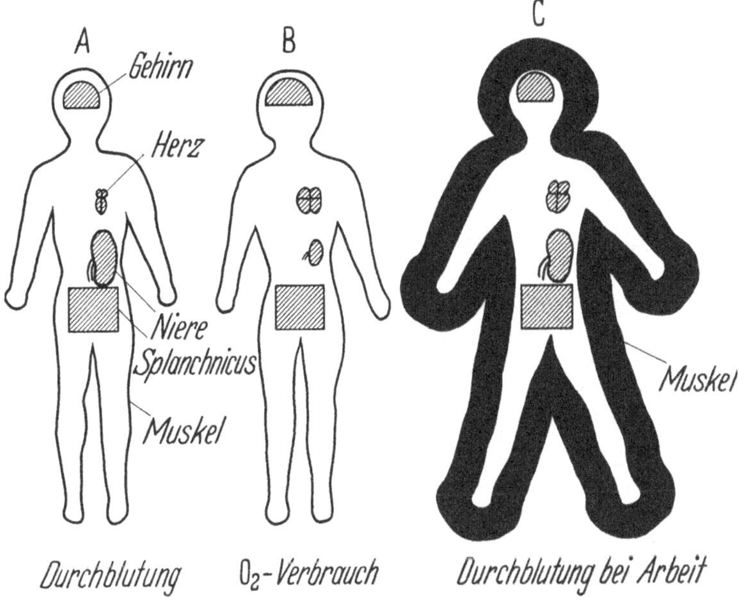

Abb. 119. Zur Illustration der Werte der Tabelle 19. Die Größe der einzelnen Flächen soll in *A* die Höhe der Durchblutung, in *B* des O_2-Verbrauchs der verschiedenen Organe veranschaulichen. *C* Die Durchblutung der Muskulatur, veranschaulicht durch die Dicke der Konturen, wird bei Arbeit so stark erhöht, daß eine Einschränkung der Durchblutung der andern Organe einen Ausgleich nicht ermöglichen könnte. Gegenüber *A* muß das Herzminutenvolumen stark gesteigert sein und der größte Anteil der Durchblutung entfällt im Gegensatz zu *A* auf die Muskulatur

Blutstrom dieser einen hohen Energieumsatz ermöglichen muß. Wie sich aus der letzten Spalte (arteriovenöse O_2-Differenz in cm^3 O_2 pro 100 cm^3 Blut) ergibt, findet sich jedoch keine unbedingte Parallelität zwischen O_2-Bedarf und Durchblutung, was sich in einer unterschiedlichen Ausnutzung des Blutes widerspiegelt. Zwar ist der O_2-Verbrauch der Niere, bezogen auf die Gewichtseinheit, sehr hoch, aber die Durchblutung ist relativ noch wesentlich größer, ein Zeichen dafür, daß die Durchströmung nicht nur auf Ernährungszwecke abgestimmt ist. Gleiches gilt im Prinzip für die Haut, wenn auch sowohl O_2-Verbrauch wie Durchblutung pro Gewichtseinheit niedrig liegen. Hier dient die relativ größere Durchströmung hauptsächlich thermoregulatorischen Zwecken. Umgekehrt ist die Ausnutzung des Blutes im Herzen sehr hoch, wie das allgemein im tätigen Muskel mit seiner hohen Capillarisierung der Fall ist.

Die grobschematische Abb. 119 soll diese Verhältnisse veranschaulichen. Es sind in A für die Durchblutung, in B für die Sauerstoffaufnahme die jeweiligen Größen in relativem Flächenmaß dargestellt. Die Größen für die Muskulatur sind durch die Dicke der Konturlinien veranschaulicht.

In C wird durch die Zunahme ihrer Dicke die Durchblutungszunahme bei schwerer Muskelarbeit dargestellt. Es ist sofort ersichtlich, daß diese Erhöhung der Muskeldurchblutung nicht durch Einsparung an anderer Stelle zustande kommen kann, sondern nur durch Steigerung der Umlaufgeschwindigkeit des Blutes, also durch Verkürzung der Kreislaufzeit und Erhöhung desHerzminutenvolumens durch Steigerung von Frequenz und Kraft der Kontraktion des Herzens. Im Schema ist nicht berücksichtigt worden, daß die Durchblutung der anderen Organe nicht nur nicht absinkt, sondern eher noch gesteigert ist, so vor allem der Haut, die zum Zwecke der Abgabe der erhöhten anfallenden Wärmemengen stärker durchblutet wird.

Tabelle 20. *Leitfähigkeit und Blutgehalt einzelner Organe.* [Nach J. ASCHOFF: Nauheimer Fortbildg. **20**, 2 (1956) leicht modifiziert]

	Leitfähigkeit cm³/min/mm Hg		Blutgehalt
	Mittel	Variabilität	
Gehirn	7,2	5—10	30
Splanchn.-Gebiet	19		700
Nieren	13,2	12—24	120
Herz	1,8	0,7—5	30+60
Muskel	7,3	2—200	800
Haut	2,5	0,2—100	1500
Lungen	370	bis 1000	1200
Große Venen			1200

Als Ergänzung zu Tabelle 19 dient Tabelle 20, die die Variabilität der Durchblutung in einzelnen Organen angibt und gleichzeitig die Verteilung der Blutmenge auf die verschiedenen Abschnitte. In der ersten Spalte ist der reziproke Wert des Widerstandes der Strombahn in Form der „Leitfähigkeit" (in cm³/min für jeden mm Hg Druckdifferenz) angegeben, in der zweiten deren Variabilität. Sie ist vor allem in Haut und Muskelgefäßen besonders groß. Auch das Quellgebiet der Pfortader und die Leber selbst fallen auf durch den hohen Wert der Leitfähigkeit. Hier können durch eine Variation des lokalen Widerstands besonders große Änderungen des Gesamtwiderstands herbeigeführt werden. Leider ist hier das Ausmaß der Variabilität noch nicht genügend bekannt.

In der 3. Spalte der Tabelle 20 finden sich in runden Zahlen Angaben über die Blutverteilung auf die einzelnen Organgebiete. Es ist aus diesen Zahlen zu ersehen, daß als erstes eine „Mobilisierung" von Blut aus den großen Venen und der Lunge möglich ist, dann aber auch besonders aus der Haut (die Zahlenangabe für das Herz bezieht sich einmal auf den Blutgehalt in den Gefäßen des Organs selbst, dann auf die Restblutmenge).

11. Besonderheiten in der Durchblutungsregulation einzelner Organe

Für sämtliche Organe spielen die oben S. 131 angegebenen Faktoren eine Rolle, die jeweils miteinander interferieren. Es ist jedoch zu berücksichtigen, daß die Wertigkeit der einzelnen Faktoren in den einzelnen Organen ungleich ist, so daß sich im Einzelfall doch recht erhebliche Unterschiede in der Durchblutungsregulation finden.

a) Haut

Der Stoffwechsel der Haut und damit die Sauerstoff- und Nährstoffaufnahme ist verhältnismäßig gering. Die größten Änderungen in der Durchblutung treten nicht ein durch Änderungen im Stoffwechsel, sondern im Dienste der *Temperaturregulation* (s. S. 219).

In zweiter Linie sind Änderungen der Hautdurchblutung im Dienste der Kreislaufregulation zu berücksichtigen. Bei Indifferenztemperatur können die Hautgefäße für die Kreislaufregulation eine recht bedeutsame Rolle spielen, so im Rahmen der „kollateralen Vasoconstriction" (s. S. 129), da ihr Widerstand bei Erhöhung des *Sympathicustonus* erheblich ansteigen kann. Auch für die Verteilung des Blutvolumens sind die Hautgefäße von Bedeutung, da die Kapazität der subpapillären Venenplexus sehr groß ist (s. Tabelle 20).

Die Thermoregulation beansprucht allerdings absolut das Primat; eine im Dienst der Thermoregulation erhöhte Hautdurchblutung läßt sich im Dienst der Kreislaufregulation nur gering oder gar nicht erniedrigen. Die Ausnutzung des die Haut durchströmenden Blutes kann danach je nach der Höhe des Sympathicustonus und je nach thermoregulatorischem Zustand sehr stark schwanken; die Einflüsse von seiten des Gewebes treten dagegen stark zurück.

Für die Faktoren im Rahmen der Thermoregulation weist das Gefäßnetz der Haut auch anatomisch eine Besonderheit auf, nämlich besonders reichliche **arterio-venöse Anastomosen.** Es handelt sich dabei um feine, mit einer kräftigen Muscularis ausgestattete Verbindungen zwischen kleinsten Arterien und Venen, die auf Sympathicusreizung (bzw. durch Nor-Adrenalin) und durch Temperaturerniedrigung verengt, ja sogar verschlossen und durch Temperaturerhöhung sowie durch Acetylcholin, Histamin u. a. gefäßerweiternde Stoffe eröffnet werden können. Bei Erhöhung der Außentemperatur werden nicht nur die Arterien und Arteriolen der Haut erweitert (s. S. 221), sondern auch die arterio-venösen Anastomosen. Dies hat, da in ihnen der Strömungswiderstand nur gering ist, zur Folge, daß die Gesamthautdurchblutung erheblich ansteigt und daß der größte Anteil dieses Blutes nicht die Capillaren passiert, sondern auf dem Kurzschlußwege am Gewebe vorbei direkt in die Venen zurückfließt. Da die ,,Wärmediffusion" im Gewebe wesentlich leichter vonstatten geht als die Sauerstoff- oder Nährstoffdiffusion, so genügt diese Form der Durchströmung, um vermehrt Wärme an die Haut zu transportieren. Es wird dadurch Energie des Kreislaufs gespart und zudem keine übergroße Durchblutung des Gewebes selbst ausgelöst, die dessen inneres Milieu zu stark verändern würde, wie z. B. den pCO_2.

Entsprechend der Eröffnung der arterio-venösen Anastomosen bei hoher Außentemperatur findet sich bei Verbringung eines Fingers in heißes Wasser ein Übergreifen der arteriellen Pulsationen bis in die Venen, außerdem ist das venöse Blut dem arteriellen in seiner Zusammensetzung weitgehend angenähert. Man verwendet diese Methode, um unter Umgehung einer Arterienpunktion arterielles Blut zu entnehmen.

Entsprechend ihrer Funktion finden sich die arterio-venösen Anastomosen gehäuft an den Acren, wie Fingerspitzen, Nase, Ohrmuscheln. Charakteristisch ist ebenfalls, daß sie in der Haut (und Muskulatur) des Unterschenkels weit zahlreicher gefunden werden als in der des Oberschenkels. Auch an anderen Stellen scheinen die Anastomosen vorwiegend thermoregulatorische Funktionen zu erfüllen, an anderen jedoch auch Sonderfunktionen, wie etwa in den Schwellkörpern, im Gebiet der Chemoreceptoren (s. S. 191) usw. Bei weiteren Lokalisationen ist jedoch ihre Sonderfunktion noch nicht bekannt.

Es hat sich herausgestellt, daß die starke Mehrdurchblutung einer Extremität, die sich bei *Sympathicusunterbrechung* ergibt, im wesentlichen auf die Eröffnung der arterio-venösen Anastomosen in der Haut, z. T. auch in der Muskulatur, wo sie ebenfalls, wenn auch in geringerer Zahl, vorhanden sind, zurückzuführen ist. Auch im Stadium der ,,reaktiven Hyperämie" nach Durchblutungsunterbrechung in einer Extremität (s. S. 126) sind die extrem hohen Durchblutungen zum größten Teil durch Miteröffnung von arterio-venösen Anastomosen bedingt.

b) Muskel

Die Durchblutungsregulation des Muskels soll hier nicht in extenso besprochen werden, da dieses Gefäßgebiet in den vorangegangenen Abschnitten immer wieder als Beispiel angeführt wurde. Es ist dort dargestellt, welch große Veränderungen bei Anstieg oder Verminderung des Energiebedarfs im Gewebe eintreten. Hier steht die *Durchblutungsregulation vom Gewebe* aus stark im Vordergrund. Doch ist daneben auch ein Wechsel im *Vasomotorentonus* von Einfluß. Bei normaler Temperatur wird durch Erhöhung des Sympathicustonus bzw. durch Infusion des Überträgerstoffes des Sympathicus, des Nor-Adrenalins, die Durchblutung vermindert. Da das Muskelgefäßnetz insgesamt das größte des Organismus ist, können so ganz erhebliche Änderungen des peripheren Gesamtwiderstandes, etwa im Dienste der Kreislaufregulation, auftreten, obschon der Einzeleffekt nicht sehr groß ist. Beim arbeitenden Muskel ist der constrictorische Effekt nicht oder nur gering nachzuweisen (s. ausführlich S. 129), ebenso nicht bei lokaler Erniedrigung der Temperatur. Da bei der üblichen Bekleidung die Temperatur in der Muskulatur des Unterarms und des Unterschenkels gewöhnlich deutlich unter der übrigen (Kern-) Temperatur des Körpers liegt, ist dort durch Sympathicusreizung entsprechend eine geringere Minderdurchblutung auszulösen. Die Durchblutungsänderungen bei Variation des Sympathicustonus scheinen nicht allein durch Veränderung in der Weite der eigentlichen Muskelgefäße zustande zu kommen, sondern zu einem Teil auch durch eine solche der arterio-venösen Anastomosen.

Bei der *Kontraktion des Muskels* kommt es zur Interferenz zweier entgegengesetzter Einflüsse: 1. Durch die entstehenden Metabolite wird das Gefäßnetz erweitert, wodurch die Durchblutung ansteigt (ausführlich oben, S. 126). 2. Durch die Kontraktion des Muskels kommt es gleichzeitig jedoch zu einer Kompression der Gefäße. Auf der venösen Seite wird die Durchblutung zunächst erhöht (Auspressung), auf der arteriellen Seite je nach Stärke der Kontraktion vermindert oder aufgehoben oder sogar umgekehrt. Diese Periode ist gefolgt von einer zweiten, in der die entleerten Gefäße sich wieder füllen und der Ausfluß vermindert ist. Bei einer Kontraktion der Wadenmuskulatur von etwa 10% der maximal möglichen kommt die Durchblutung rasch wieder in Gang und erreicht für die weitere Dauer der Kontraktion ein gegenüber der Ausgangslage erhöhtes Plateau. Bei der Erschlaffung findet sich ein anfängliches Überschießen mit nachfolgendem Absinken zur Ausgangslage. Beträgt die Kontraktion dagegen mehr als 20% der maximal möglichen, dann kommt es während der ganzen Kontraktionsdauer zu einer starken Verminderung, ja sogar zur Aufhebung der Durchblutung mit entsprechend größerer und längerer reaktiver Hyperämie nach der Erschlaffung. Der kritische Punkt, von dem ab eine Durchblutungszunahme während der Kontraktion nicht mehr zustande kommt, hängt ab von der Höhe des mittleren arteriellen Drucks, scheint jedoch in verschiedenen Muskelgruppen unterschiedlich zu sein.

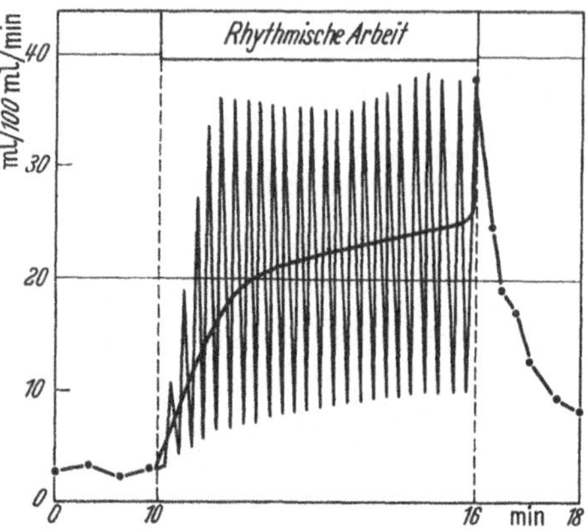

Abb. 120. Rhythmische Schwankung der Durchblutung der Wadenmuskulatur beim Menschen bei rhythmischer Arbeit. Darüber gezeichnet die mittlere Durchblutung. (Nach H. BARCROFT u. H. J. C. SWAN: Sympathetic control of human blood vessels. London 1953)

Bei rhythmischer Arbeit des Muskels mit Wechsel von Tetanus und Erschlaffung finden sich entsprechend wechselnde Höhen der Durchblutung (Abb. 120), im *Mittel* jedoch eine deutliche Vermehrung (s. Abb. 96, S. 125, in der die mittlere Durchblutung dargestellt ist). Es ist so verständlich, daß eine statische Arbeit mit länger dauernder gleichbleibender Kontraktionsstärke zu einer erheblich rascheren Ermüdung führt als eine dynamische mit ihrem fortgesetzten Wechsel von Kontraktion und Erschlaffung.

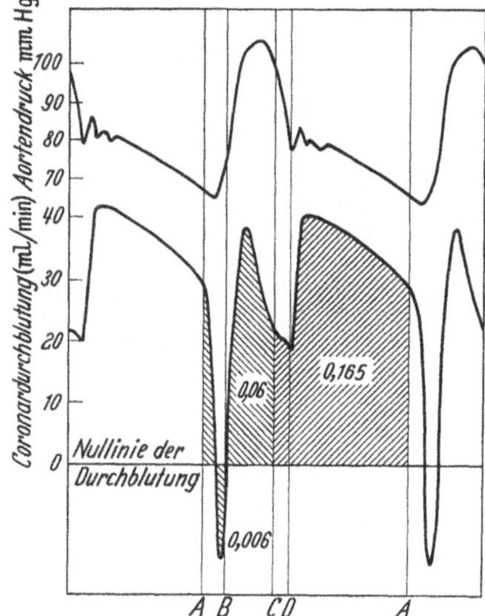

Abb. 121. Verlauf der Coronardurchblutung während Systole und Diastole. Oben Aortendruck, unten Durchblutung. Scharfer Abfall der Coronardurchströmung bis zur Strömungsumkehr in der Anspannungszeit. Anstieg mit anschließend geringerem Abfall in der Austreibungszeit. Größte Durchblutung in der Diastole. Zahlen in den schraffierten Flächen geben die Durchflußmenge (Durchblutung × Zeit) in den einzelnen Phasen (Ramus desc. der linken Coronararterie des Hundes). [Nach GREGG u. GREEN: Amer. J. Physiol. **130**, 114 (1940)]

c) Herz

Für das Herz gelten mutatis mutandis dieselben Gesetzmäßigkeiten wie für den Skeletmuskel. Da es sich um einen dauernd rhythmisch tätigen Muskel handelt, ist die Schwelle für eine Wirkung des Sympathicus dauernd erhöht, und die Rolle der Vasomotorik tritt unter physiologischen Bedingungen fast ganz zurück, so daß der durchblutungsregulierende Gewebsfaktor noch reiner zum Ausdruck kommt.

Wie beim Skeletmuskel, so ist auch hier eine *mechanische Behinderung* der Durchströmung *während der Kontraktion* zu berücksichtigen (Abb. 121). Während der Anspannungszeit sinkt die Durchströmung rasch ab, ja es kommt für kurze Zeit sogar zu einer Rückströmung. Rasch wird die Durchströmung jedoch im Beginn der Austreibungszeit wieder aufgenommen, so daß bald dieselbe Strömungsgeschwindigkeit wie während der Diastole erreicht wird. Mit sinkendem Aortendruck fällt sie wieder leicht ab, um im Beginn der Diastole rasch wieder auf ein Maximum anzusteigen. Das nun folgende leichte Absinken ist bedingt durch das Absinken des Druckgefälles während der Diastole. Werden die Flächen der Kurven der Strömungsgeschwindigkeit in Abb. 121 integriert, so erhält man das Stromvolumen pro Sekunde. Die Volumina in Systole und Diastole verhalten sich in diesem Versuch rund wie 1:3; im Durchschnitt findet sich ein Verhältnis von etwa 1:2, abhängig vom Verhältnis der Systolen- zur Diastolendauer. Da bei einer Frequenzsteigerung die Systolendauer gewöhnlich weniger abnimmt als die Diastolendauer, wird dort die mechanische Behinderung relativ stärker und muß ausgeglichen werden durch einen entsprechend größeren Durchfluß während der Diastole, d.h. durch Zunahme des Gefäßquerschnitts. Bei normaler Erweiterungsfähigkeit der Coronargefäße wird diese Kompensation leicht erreicht (s. u.); bei Erkrankungen der Coronargefäße kann jedoch eine Frequenzsteigerung zu einer relativen Insuffizienz der Herzdurchblutung führen.

Die *Höhe des Blutdrucks* ist für die Herzdurchblutung insofern von Bedeutung, als sich eine kritische Blutdruckhöhe findet, unterhalb der die Durchblutung erheblich fällt und rasch unzureichend wird. Es hat dies dazu geführt, von einer „Druckpassivität" der Herzdurchblutung zu sprechen und diesem Faktor die größte Wertigkeit zuzusprechen. Oberhalb der kritischen Blutdruckhöhe, also unter physiologischen Bedingungen, kann jedoch von einer Druckpassivität der Herzdurchblutung nicht die Rede sein; hier überwiegt bei weitem der *Gewebsfaktor*. Die Lage der kritischen Blutdruckhöhe variiert allerdings dabei je nachdem, bei welchem Druck eine zur Deckung des Bedarfs ausreichende Durchblutung erreicht wird, hängt also ab vom jeweiligen Bedarf und von der Kontraktionsform.

Oberhalb des kritischen Drucks ist die Höhe der Herzdurchblutung im wesentlichen abhängig vom *Energieverbrauch*, am einfachsten meßbar durch die Höhe des Sauerstoffbedarfs. Es läßt sich zwischen Durchblutung und O_2-Aufnahme eine exakte Relation aufstellen (ALLELA): Mit steigendem O_2-Bedarf nimmt die Durchblutung zu, und zwar so stark, daß die O_2-Ausnutzung des Blutes nur wenig ansteigt. Nach der oben (S. 122) entwickelten Vorstellung kann man annehmen, daß bei steigendem Bedarf und damit sinkendem O_2-Druck im Gewebe nur relativ wenige Zellen (besonders große oder besonders ungünstig gelegene) in O_2-Mangel geraten und daß nun von ihnen aus eine Mehrdurchblutung des ganzen Herzens ausgelöst wird. Diese Zellen übernehmen somit geradezu die Rolle von Chemoreceptoren, die die lokale Durchblutung steuern. Bei weiter steigendem O_2-Bedarf werden allerdings diese Zellen trotz steigender Durchblutung immer mehr in O_2-Mangel geraten und allmählich in ihrer Funktion ausfallen; ihre Zahl ist aber zunächst noch so gering, daß sich das auf die Leistungsfähigkeit des ganzen Herzens noch nicht auswirken würde, wenn nicht der O_2-Mangel auf weitere Zellen übergreifen würde. Dies setzt einer weiteren Leistungs- und damit Bedarfssteigerung ein Ende, bevor es zu einer Schädigung der zuerst ausgefallenen Zellen kommen könnte. Eine solche kann jedoch unter pathologischen Bedingungen eintreten (s. u.). Unter physiologischen Bedingungen ist das Herz allgemein dadurch gegen solche Schädigungen geschützt, daß ein Energiemangel durch zu große Belastung automatisch die Leistung herabsetzt und so eine Verminderung des Energiebedarfs erzwungen wird.

Die oben schon angeführte geringe Bedeutung der *Vasomotorik* steht in einem augenscheinlichen Widerspruch zu der sehr starken Innervation der Coronargefäße über Fasern des Vagus und vom Grenzstrang. Der größte Teil dieser Fasern scheint jedoch sensibel und nicht effektorisch zu sein. Da bei Reizung sympathischer Fasern eine erhebliche Erhöhung der Herzdurchblutung eintritt, hat man lange Zeit angenommen, daß hier eine spezifische gefäßerweiternde Wirkung vorläge. Es stellte sich jedoch heraus, daß dieser Effekt zur Hauptsache auf die gleichzeitig erfolgende Erhöhung des Stoffwechsels zurückzuführen ist, hervorgerufen durch Zunahme von Frequenz und Kraft der Kontraktionen. In den meisten Fällen entspricht dabei die Zunahme der Durchblutung nicht ganz der des Stoffwechsels, so daß die „Güte" der Durchblutung eher schlechter geworden ist. Umgekehrt ist bei Vagusreiz eine Verminderung von Durchblutung und Energieverbrauch festzustellen, wobei die „Güte" der Durchblutung verbessert wird. Unter den üblichen experimentellen Bedingungen ist gewöhnlich die Herzfrequenz nicht optimal abgestimmt, so daß eine Frequenzminderung nicht nur absolut, sondern auch pro Schlag eine Abnahme des Energieverbrauchs erbringt. Allerdings werden bei verschiedenen Species und unter unterschiedlichen Versuchsbedingungen sich widersprechende Resultate erzielt.

Das mag z.T. daran liegen, daß es außerordentlich schwierig ist, alle anderen Faktoren, die auf die Höhe der Durchblutung einwirken, bei nervöser Reizung des Vagus oder Sympathicus konstant zu halten, z.T. wohl auch daran, daß der Sympathicus neben adrenergen auch cholinerge und der Vagus neben cholinergen auch adrenerge Fasern enthält. So viel darf nach unserem heutigen Wissen gesagt werden, daß eine spezifisch gefäßerweiternde Wirkung auch an den Coronargefäßen nur durch Erregung über cholinerge, nicht über adrenerge Fasern hervorgerufen wird.

Wenn im ganzen die Bedeutung der Impulse von den vasomotorischen Zentren bei der Regulation der Herzdurchblutung geringfügig erscheint, so mehren sich doch auf der anderen Seite die Befunde, die einen erheblichen Einfluß lokaler Gefäßreflexe wahrscheinlich machen, etwa in der Form, daß von Receptoren im Herzen selbst die Durchblutung wesentlich beeinflußt werden kann. Doch sind diese Befunde noch nicht so weit geklärt, daß sich jetzt schon ein übersichtliches Bild gewinnen ließe.

d) Uterus

Das Gefäßgebiet des Uterus weist insofern eine Besonderheit auf, als hier neben den bisher genannten ein Faktor von seiten des Blutes eine große Rolle spielt, der in anderen Organen von wesentlich geringerer Bedeutung ist, nämlich der Gehalt an *Oestrushormonen*. Mit diesen steigt und fällt die Uterusdurchblutung; sie ist am Beginn des mensuellen Cyclus am niedrigsten, um dann laufend anzusteigen. Dieser Anstieg ist nicht durch einen erhöhten Sauerstoffbedarf bedingt, denn die Sauerstoffausnutzung des Blutes nimmt dabei ab. Allerdings ist bei dieser Hyperämie die Filtration und damit der Gehalt an interstitieller Flüssigkeit erhöht. In den ersten $^2/_3$ der Gravidität hält das Wachstum der Gefäße mit der des Uterus und seines Inhalts Schritt, und die Uterusdurchblutung steigt fortgesetzt an, parallel mit dem Wachstum der Placenta; in den letzten Schwangerschaftsmonaten kommt die Zunahme jedoch zum Stillstand. Da der Sauerstoffbedarf weiter ansteigt, wird die Ausnutzung größer, und der O_2-Druck im venösen Blut und im Gewebe nimmt ab. Auch dies deutet darauf hin, daß die Regulation der Uterusdurchblutung mehr durch Hormone und erst in zweiter Linie durch den Energiebedarf geschieht. Es ist dies verständlich, da ja der Fetus seinen zunehmenden Bedarf nicht (wie etwa der Skeletmuskel bei Arbeit) durch „Axonreflexe" den Arterien des Uterus zu melden vermag.

Unter der Geburt tritt während jeder Wehe eine Auspressung des venösen Blutes und eine Behinderung des Blutstromes ein, ähnlich wie bei einer Kontraktion des Skeletmuskels. Diese Behinderung kann bei normaler Wehenfolge wettgemacht werden durch die erhöhte Durchblutung in der Wehenpause. Bei Krampfwehen jedoch, ausgelöst z. B. durch wehenantreibende Mittel, kann die Durchströmungsbehinderung zu einem schweren Sauerstoffmangel der Frucht führen. Die gleichzeitige Betätigung der Bauchpresse mit den Wehen führt durch die Steigerung des intraabdominalen Drucks zu einer Behinderung des Blutabflusses aus der ganzen unteren Körperhälfte. Wird sie zu heftig und vor allem zu lange ausgeführt, dann kann dies eine erhebliche Senkung des Herzminutenvolumens und damit des arteriellen Drucks auslösen.

e) Leber

Die Besonderheit des Leberkreislaufs besteht zunächst in der doppelten Versorgung durch die V. portae und A. hepatica, wobei die erstere etwa 70—90, die letztere etwa 10—30% des Blutzuflusses beiträgt. Dabei kann bei einer Verminderung des einen eine entsprechende Erhöhung des anderen beobachtet werden. Eine weitere Besonderheit besteht in der Weite der Capillaren, die eher mit venösen Sinus zu vergleichen sind und einen ebenso großen Querschnitt aufweisen wie die Leberzellbalken. Deshalb ist auf der einen Seite der Druckverlust von der V. portae bis zur V. hepatica sehr geringfügig und beträgt nur wenige mm Hg (da die Einzelquerschnitte relativ groß und gleichzeitig ebenso der Gesamtquerschnitt groß und damit die Strömungsgeschwindigkeit niedrig sind). Auf der anderen Seite ist dadurch die Kapazität des Gefäßnetzes relativ groß. Trotz des Vorhandenseins der A. hepatica kann man deshalb den Leberkreislauf als zum Niederdrucksystem gehörig betrachten, in dessen Rahmen ihm durch seine große Kapazität eine wesentliche Bedeutung zukommt. Bei deren Veränderung spielt beim Menschen weniger eine Vasomotorik der Leber selbst eine Rolle als vor allem Änderungen des intraabdominalen Drucks (s. Abschnitt Niederdrucksystem S. 145) bzw. Änderungen des Drucks im rechten Vorhof.

Da das Lebergewebe im wesentlichen von venösem Blut durchströmt wird, und dadurch die Kompensationsmöglichkeiten gering sind, ist es bei allgemeinem Sauerstoffmangel besonders gefährdet. In der Tat finden sich in der Leber am ehesten bleibende Zellausfälle, und zwar auf der Seite des niedrigsten O_2-Drucks, in der Umgebung der Zentralvene (zentrale Läppchennekrose). Das wird jedoch im Vergleich zu Herz und Gehirn dadurch aufgewogen, daß die Leber über eine große Regenerationskraft verfügt, und daß ein kleiner Teil der Leber kompensatorisch für den größten Teil bei dessen Ausfall einspringen kann, so daß die Funktionen insgesamt erfüllt werden können, vorausgesetzt allerdings, daß dieser Teil völlig funktionstüchtig ist.

f) Niere

Auf die Besonderheiten des Nierengefäßsystems werden wir im Kapitel Physiologie der Niere (S. 306, besonders S. 333) zurückkommen. Wir werden dort sehen, daß die Druck-Durchströmungsbeziehung der Niere insofern von den anderen Gefäßgebieten abweicht, als die Durchströmung zwar anfänglich mit steigendem Druck ansteigt, dann aber, wenn eine bestimmte Druckhöhe überschritten wird, trotz weiter steigenden Drucks praktisch konstant bleibt (s. Abb. 202, S. 333). Dieser als „*Autoregulation*" der Nierengefäße bezeichnete Vorgang scheint darauf zu beruhen, daß die Autonomie der Gefäßmuskulatur (s. S. 130) im Vas afferens schon frühzeitig verstärkt wird und mit steigendem Innendruck eine entsprechende Tonuszunahme der Gefäßmuskulatur einsetzt, so daß der Strömungswiderstand gerade entsprechend der Erhöhung des Druckgefälles anwächst und der Druck im Glomerulum konstant gehalten wird. Daß es sich tatsächlich um einen autonomen Vorgang der Gefäßmuskulatur und nicht um einen nervös vermittelten Vorgang handelt, dafür spricht die Tatsache, daß die Autoregulation auch nach Entnervung (und Degeneration der Nerven) noch erhalten ist, umgekehrt aber entfällt, wenn durch gefäßerweiternde Mittel mit rein muskulärem Angriffspunkt der Tonus der Gefäßmuskulatur von vornherein aufgehoben ist (THURAU und KRAMER).

Die Rolle der Vasomotorik der Niere ist keineswegs geklärt. Auf der einen Seite läßt sich zwar durch Reizung der Nervenfasern im Hilus eine deutliche Minderdurchblutung auslösen, ihre Ausschaltung ändert die Durchblutung jedoch sehr wenig, so daß ein tonischer Einfluß nur gering oder gar nicht vorliegt. Weiter bleibt die Nierendurchblutung unverändert bei einer Steigerung des Sympathicustonus durch Drucksenkung im Carotissinus. Auf der anderen Seite wiederum wird durch Reizung des Gyrus sigmoideus eine deutliche Minderdurchblutung ausgelöst, die nach Entnervung entfällt, ebenso bei Äthernarkose. Ebenso ungeklärt ist die deutliche nervös ausgelöste Minderdurchblutung bei Sauerstoffmangel (und Hyperkapnie), wobei hauptsächlich die Rindengefäße betroffen sind.

Es existiert weiter eine Reihe von Hinweisen, daß die Rinden- und Markgefäße unabhängig voneinander ihre Durchblutung variieren können, was von großer Bedeutung sein könnte für die Bildung des Ultrafiltrats einerseits, für die Wasserrückresorption andererseits. Vor allem weisen die Markgefäße nicht die oben genannte Autoregulation auf. Sie werden deshalb mit steigendem Druck stärker durchblutet, wodurch die Rückresorption vermindert und die Urinausscheidung erhöht wird. Weiter ist wesentlich die Tatsache, daß die Durchblutung der Papillen äußerst gering ist, möglicherweise nur 1% der gesamten Nierendurchblutung. Dies ist eine Voraussetzung für die Konzentrierung des Harns im Gegenstromsystem (s. S. 331).

g) Lunge

Die Lungengefäße zeichnen sich durch ihre *Weite und Dehnbarkeit* aus. Die wesentlichen Besonderheiten des Lungenkreislaufs wurden deshalb im Abschnitt Niederdrucksystem behandelt, wo auf die Bedeutung der dadurch möglichen großen *Kapazitätsänderungen* für die Kreislaufregulation eingegangen wurde. Die große Dehnbarkeit der Lungengefäße bedingt, daß bei einer starken Zunahme des Auswurfs des rechten Herzens der Druck nur wenig ansteigt — die Gefäßbahn wird druckpassiv gedehnt (unter gleichzeitiger Zunahme ihrer Kapazität). Diese Dehnbarkeit der Lungengefäße ist so groß, daß bei Ausschaltung der einen Lunge das normale Herzminutenvolumen mit nur sehr geringer Steigerung des Drucks die verbleibende Lunge zu passieren vermag. (Wären die Lungengefäße starre Rohre, hätte sich der Druck verdoppeln müssen.) Bei normaler Inspiration kommt es ebenfalls zu einer Dehnung und damit Widerstandsabnahme und Kapazitätszunahme des Strombettes in der Lunge. Bei forcierter Inspiration (und damit starker Senkung des intrathorakalen Drucks) kann es jedoch zu einer Zunahme des Gefäßwiderstandes und zu Drucksteigerung in der A. pulm. kommen.

Eine *Senkung des O_2-Drucks* bzw. Erhöhung des CO_2-Drucks in den Alveolen führt zu einer Zunahme des Strömungswiderstandes (LILJESTRAND und EULER), wobei der Auslösungsmechanismus im einzelnen noch nicht geklärt ist. Dies führt dazu, daß die Durchströmung schlechter ventilierter Alveolen geringer wird und sich die Blutmenge in der Lunge so verteilt, daß ein größerer Anteil auf die besser ventilierten Alveolen entfällt. Es wird so eine Anpassung der Blutdurchströmung an die Ventilation unter stark wechselnden Bedingungen erreicht und bei verminderter Ventilation einzelner Lungenteile eine zu starke Beimischung noch venös gebliebenen zum arterialisierten Blut verhindert. Man wird aus vielen Versuchen schließen dürfen, daß in Ruhe ein gewisser Anteil der Alveolen vermindert ventiliert und entsprechend nur gering von Blut durchströmt wird. Bei einer Steigerung des Herzminutenvolumens, z.B. bei Arbeit, können diese „Reservealveolen" mit ihren „Reservecapillaren" eröffnet werden, so daß mit dem erhöhten Bedarf gleichzeitig die Austauschfläche ansteigt, ohne daß ein entsprechender Anstieg im Gefäßwiderstand eintritt. Ist der Druck im linken Vorhof und damit in der V. pulm. (z.B. bei Herzinsuffizienz) erhöht, dann sind die „Reservecapillaren" schon eröffnet. Tritt jetzt eine Störung der Ventilation in den Alveolen ein, z.B. bei einer Pneumonie, so ist die Untersättigung des arteriellen Blutes wesentlich deutlicher als bei noch vorhandenen „Reservecapillaren".

Gegenüber den eben besprochenen Faktoren scheint der Einfluß einer *nervösen Vasomotorik* auf den ersten Blick von untergeordneter Bedeutung zu sein; es ließ sich allerdings eine vasoconstrictorische Wirkung eines Sympathicusreizes aufzeigen, die allerdings nur relativ geringfügig ist. Nun ist aber zu bedenken, daß in den Lungengefäßen wie im ganzen Niederdrucksystem eine geringfügige Vasoconstriction schon relativ große Kapazitätsänderungen hervorruft bei gleichzeitig nur geringem Einfluß auf den Gefäßwiderstand und damit auf das Durchflußvolumen. Die an sich geringfügig scheinende Wirkung einer Erhöhung des

Sympathicustonus erweist sich somit doch von großer Bedeutung, weil dadurch das Blutangebot an das linke Herz erhöht werden kann, sofern noch ein ausreichender Vorrat vorhanden ist (vgl. S. 147).

Die Lungengefäße sind ganz besonders reich ausgestattet mit Receptoren einerseits und sympathischen Fasern andererseits. Der in bezug auf die Widerstandsänderung geringe Effekt einer Sympathicusreizung beruht wohl eher auf den Besonderheiten des Baues der Gefäßwand als auf einer geringen Innervation.

h) Gehirn

Durchblutung und O_2-Aufnahme des Gehirns liegen, bezogen auf das ganze Organ, mit 54 bzw. 3,3 cm^3 pro 100 g und min (das sind 15—20% des Grundumsatzes des Gesamtorganismus für das ganze Gehirn; Tabelle 19, S. 160) in der Größenordnung anderer parenchymatöser Organe. Es ist jedoch zu berücksichtigen, daß das Gehirn zu einem großen Teil aus Nervenfasern mit nur sehr geringem Bedarf besteht und daß von den Zellen noch einmal ein Anteil auf die wenig verbrauchenden Gliazellen entfällt, deren Bedarf nur im Falle der Teilung erheblich ansteigt. Man muß deshalb schließen, daß der *Verbrauch* und damit der Blutbedarf *der Nervenzellen* außerordentlich hoch ist. Da der Verbrauch der Nervenzellen im Spinalganglion relativ niedrig liegt, wird man wohl diesen hohen Verbrauch der Nervenzellen des Gehirns auf die große Oberflächenaufteilung durch die Dendriten oder auf die Synapsen zurückführen dürfen.

Nach der Geburt scheinen nach den bisherigen wenigen Untersuchungen Durchblutung und O_2-Verbrauch (bezogen auf die Gewichtseinheit) in den *ersten Lebensjahren* erheblich anzusteigen, um dann bis zum 20. Lebensjahr erst steiler, von da an langsamer, aber doch deutlich, abzufallen.

Bei angespannter *Aufmerksamkeit* sind Durchblutung und Sauerstoffaufnahme gegenüber dem Zustand völliger Entspannung (Dösen) um etwa 15%, bei Schreck und Angst um etwa 30% erhöht, wobei der Hauptanteil dieser Erhöhung die Gehirnrinde zu betreffen scheint. Das Maximum (Steigerung um 100%) findet sich im epileptischen Krampf. Dagegen ist beim Übergang vom Zustand völliger Entspannung in den des *Schlafs* eine Verminderung des Sauerstoffverbrauchs nicht festzustellen (KETY), während die Durchblutung sogar leicht ansteigt, möglicherweise durch die dabei eintretende Erhöhung des P_{CO_2} im Blut (s. S. 560).

Die *einzelnen Areale* des ZNS zeigen deutliche Unterschiede ihrer Durchblutungshöhe. Wenn wir von den Colliculi caudales absehen, die den Rekord innehaben, weisen die höchsten Werte die primären sensorischen und motorischen Felder der Großhirnrinde auf (um 1,3 cm^3 je g je min), etwas niedrigere die grauen Kerne des Zwischenhirns (um 1,0) und noch niedrigere die Assoziationsfelder der Großhirnrinde (um 0,8). Die Durchblutung des Marks liegt 3—6mal niedriger als die der grauen Gebiete (um 0,2) (SOKOLOFF).

Für die Regulation der Gehirndurchblutung spielt unter physiologischen Bedingungen die *nervöse Vasomotorik* eine völlig untergeordnete Rolle. Es handelt sich um ein reguliertes und nicht um ein regulierendes Gefäßgebiet. Es ist nur Nutznießer der Kreislaufregulation. Der Tonus der Gehirngefäße ist nicht nervös aufrechterhalten; Durchschneidung der sympathischen Nerven ändert die Durchblutung nicht. Ihre Reizung führt zu einer geringfügigen Verminderung der Durchblutung im Mark, während die der Rinde fast unverändert bleibt. Da diese Gebiete 3—5mal stärker durchblutet werden als das Mark, macht sich die Sympathicusreizung auf die Gesamtgehirndurchblutung praktisch nicht bemerkbar. Durch Reizung des (parasympathischen) N. petrosus superfic. major soll dagegen eine Mehrdurchblutung auslösbar sein.

Es ist weiter auffällig, daß durch Pharmaka, die in anderen Gefäßgebieten starke Änderungen der Gefäßweite hervorrufen, am Gehirnkreislauf nur relativ geringe Effekte zu erzielen sind. Die größten Erhöhungen der Durchblutung sind noch durch solche Stoffe zu erreichen, die direkt an der Gefäßwand angreifen, wie Papaverin. Der Befund, daß nicht einmal durch Vasopressin, das in geeigneter Dosierung in anderen Gefäßgebieten, auch am Herzen, eine starke Vasoconstriction auslöst, die Gehirngefäße konstringiert werden können, kontrastiert stark mit der hohen Empfindlichkeit dieser Gefäße gegenüber mechanischer Reizung (Berührung oder Verletzung).

Da die nervöse Steuerung eine untergeordnete Rolle spielt, kommen die anderen Faktoren von seiten des Blutes (besonders P_{CO_2} und Blutdruck) und der Gewebe (besonders P_{O_2}) rein zum Vorschein. Deutlich wird das z.B. bei einer Änderung des *Kohlensäuredrucks* im Blut. Wie oben dargestellt (S. 126), führt eine Erhöhung des P_{CO_2} durch periphere Einwirkung zu einer Vasodilatation, über ihre Wirkung auf die Chemoreceptoren und die Zentren gleichzeitig zu einer nervös ausgelösten Vasoconstriction. Die Resultante ergibt sich aus der Interferenz der beiden Vorgänge. Da hier der zweite Vorgang keine Rolle spielt, kommt die vasodilatierende Komponente allein zum Ausdruck. Schwellenlos und mit großer Empfindlichkeit steigt die Gehirndurchblutung mit zunehmendem P_{CO_2} und fällt mit abnehmendem P_{CO_2}. Es werden auf diese Weise die sonst eintretenden Änderungen des p_H im

Gewebe stark gemildert. Bei einer Hyperventilation auf das Doppelte, wie sie im Exzitationsstadium einer Narkose durchaus eintreten kann, und damit einer Senkung des P_{CO_2} im arteriellen Blut von rund 40 auf rund 20 mm Hg, sinkt die Gehirndurchblutung auf rund die Hälfte ihrer Normallage. Eine solche Senkung der Durchblutung führt jedoch schon zu einer solchen Erniedrigung des P_{O_2} im Gewebe, daß die O_2-Aufnahme des Gehirns gerade abzunehmen beginnt und schon Störungen der Funktion eintreten. Vom Gewebe aus kommt es zu einer Dilatation der Gefäße, so daß trotz weiter sinkenden P_{CO_2} die Durchblutung nicht mehr weiter abnimmt; die konstringierende Wirkung einer Abnahme des P_{CO_2} wird durch die dilatierende des O-Mangels aufgehoben und die Durchblutung kann nicht unter die für die Versorgung kritische Schwelle absinken.

In ähnlicher Weise findet sich eine deutliche Abhängigkeit der Gehirndurchblutung vom *Blutdruck*. Oberhalb eines kritischen Bereichs um 70 mm Hg (Mitteldruck) findet sich bei *akuter*

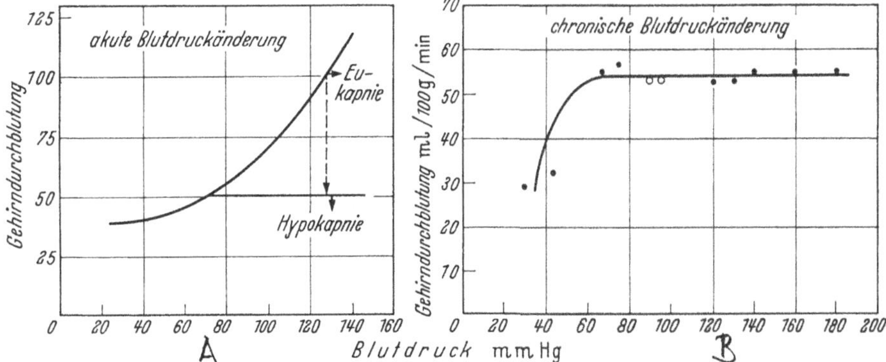

Abb. 122. Unterschiedlicher Verlauf der Gehirndurchblutung bei rascher und bei langsamer Änderung des Blutdrucks. *A* Bei *rascher* Senkung des Blutdrucks sinkt die Durchblutung zunächst fast linear, unterhalb des kritischen Drucks von 60—70 mm Hg durch Gefäßerweiterung infolge Sauerstoffmangels des Gewebes wesentlich langsamer ab. Ist die Durchblutung durch CO_2-Verlust (Hypokapnie) von vornherein auf rund 50—60% der Norm gesenkt, bleibt sie bis zur kritischen Grenze auf dieser Höhe konstant. *B* Ganz im Gegensatz zu *A* bleibt die Gehirndurchblutung bei *langsamer* Druckänderung in weitem Bereich konstant und sinkt plötzlich scharf ab, wenn der Druck die kritische Höhe von rund 60 mm Hg unterschreitet. [*A* Versuch von W. NOELL am Hund, Arch. Physiol. **247**, 528 (1944). *B* Zusammenstellung von Untersuchungen am Menschen durch N. A. LASSEN, Physiol. Rev. **39**, 183 (1959). Jeder Punkt bedeutet ein größeres Kollektiv bei Normalpersonen, bei chronischer Blutdruckerhöhung (Hypertonie) und bei langsamen Blutdruckänderungen durch Pharmaka]

Druckänderung eine lineare Beziehung zwischen Druck und Durchblutung (Abb. 122, bei Eukapnie), d.h. es sinkt die Durchblutung bei akuter Blutdrucksenkung parallel mit dem Druck. Da der normale Mitteldruck um 90 mm Hg liegt, ist somit die Spanne zwischen Normbereich und kritischem Bereich nicht sehr groß. Trotzdem kann von einer „Druckpassivität" nicht die Rede sein. Ist z.B. die Gehirndurchblutung von vornherein auf die oben genannte kritische Grenze (z.B. durch Hyperventilation) gesenkt, dann kann der Blutdruck in weiten Grenzen (z.B. zwischen 70 und 150 mm Hg) schwanken, ohne daß sich dabei die Durchblutung änderte (Abb. 122, bei Hypokapnie). Sinkt der Blutdruck unter den kritischen Bereich von 70 mm Hg, dann fällt die Durchblutung mit weiter sinkendem Druck langsamer ab, da nun eine immer stärkere Dilatation der vorgeschalteten Gefäße durch den O_2-Mangel im Gewebe erzwungen wird. Allerdings nehmen nun die Funktionsausfälle bis zur Lähmung fortgesetzt zu.

Völlig andere Verhältnisse ergeben sich bei *chronischer* Blutdruckänderung. In Abb. 122 (rechts) sind die Werte für die Gehirndurchblutung pro 100 g und Minute des Menschen bei ganz verschiedenen, über längere Zeit aufrechterhaltenen mittleren arteriellen Drucken eingetragen. Trotz weiter Variation des Blutdrucks ist im Mittel die Durchblutung konstant, stürzt dann jedoch unterhalb einer kritischen Höhe von 60—70 mm Hg steil ab. Das Bild ähnelt sehr den Verhältnissen bei der Niere (Abb. 202, S. 333), wo über einen weiten Bereich der Blutdruckerhöhung die Durchblutung konstant bleibt, weil durch die autonome Regulation des Gefäßwandtonus die Drucksteigerung gerade durch eine entsprechende Widerstandserhöhung kompensiert wird. Es besteht jedoch der wesentliche Unterschied, daß die Autonomie der Nierengefäße so stark ausgeprägt ist, daß sie sich auch bei akuter Druckänderung auswirken kann. Am Gehirngefäßnetz verstreicht dagegen eine gewisse Zeit, bis durch autonome (also nicht nervöse) Vasoconstriction bzw. Dilatation der Widerstand der jeweiligen Druckhöhe angepaßt ist. Bei chronischer Hypertonie wird entsprechend, solange noch keine Schädigungen eingetreten sind, die Gehirndurchblutung in normalem Bereich gefunden. Wird der Druck langsam, im Verlauf von Tagen, gesenkt, bleibt die Durchblutung konstant; wird er jedoch rasch gesenkt, dann sinkt die Durchblutung entsprechend der Abb. 122, links, ab, wobei die kritische Druckhöhe zu höheren Mitteldrucken verschoben ist.

Leider besitzen wir noch keine Methode genügender Genauigkeit, um den *Sauerstoffdruck im Gewebe* zu messen. Als bester Indicator kann der P_{O_2} im venösen Gehirnblut benutzt werden. Wird ein Versuchstier mit einem Stickstoff-Sauerstoff-Gemisch beatmet, dessen Sauerstoffgehalt stufenweise erniedrigt wird, so ändert sich die Gehirndurchblutung in der ersten Stufe nicht: es besteht ein freies Intervall dadurch, daß der normale Blutdruck und der normale P_{CO_2} die Gehirndurchblutung eine gewisse Strecke über dem Störpegel ungenügender Versorgung halten. Sinkt jedoch der P_{O_2} im venösen Gehirnblut von den normalen 34 bis 36 mm Hg auf 25—28, dann kommt es zu einer noch mäßigen Durchblutungssteigerung *(Reaktionsschwelle)*, die bei weiter sinkendem P_{O_2} allmählich deutlicher wird und unterhalb eines venösen P_{O_2} von 17—19 mm Hg steil weitergeht. In diesem Bereich finden sich beim Menschen schon deutliche Störungen der Funktion (Abnahme von Merkfähigkeit und innerem Antrieb), zudem eine beginnende Verminderung der Atmung. Dies wirkt sich bei einer Erniedrigung des Sauerstoffgehalts in der Einatmungsluft deletär aus, da sich dadurch der Sauerstoffmangel verschärft und damit die Atmungsdepression. Dieser Circulus vitiosus führt rasch zum Tode, wenn der Sauerstoffmangel nicht rückgängig gemacht wird. Deshalb wird von einer *kritischen Schwelle* gesprochen. Bei anderen Versorgungsstörungen liegt die kritische Schwelle etwas tiefer und unter der der ersten Störungen der Funktion, da sich hier eine Verminderung der Atmung nicht gleichermaßen deletär auswirkt. Die Durchblutungssteigerung bei O_2-Mangel scheint somit zum größten Teil eine Notfallfunktion zu sein, wenn auch die Reaktionsschwelle deutlich über einer Schwelle der Störungen bzw. des kritischen Verfalls liegt. Weiter ergibt sich aus diesen Untersuchungen, daß ein akuter Ausfall von wenigen Zellen im ZNS schon zu schwerwiegenden Störungen der Funktion führt.

Die häufigsten *Störungen der Gehirndurchblutung* beruhen entweder auf einem Blutdruckabfall unter den kritischen Wert (bei Herz- oder Kreislaufinsuffizienz) oder einer Einschränkung des Durchmessers der zuführenden Gefäße (durch Atherosklerose oder Thrombose). Bei chronischem Verlauf können durch akute vorübergehende Verschärfung des Zustandes (z.B. Blutdrucksenkung bei vorliegender Atherosklerose) einzelne Zellausfälle eintreten. Die schweren akuten Störungen können sich durch Umorganisation der Funktion wieder zurückbilden. Es findet sich dann eine Verminderung von Durchblutung und O_2-Aufnahme pro Gewichtseinheit ohne Vergrößerung der Sauerstoffausnutzung, da pro Gewichtseinheit weniger hochverbrauchende Zellen im Gewebe enthalten sind. Die Schäden werden hauptsächlich in denjenigen Zellgebieten gefunden, die den höchsten Verbrauch aufweisen (z.B. IV. Schicht der Großhirnrinde) und in denjenigen, die am Ende eines Verzweigungsgebietes der zuführenden Gefäße liegen. Diese Gebiete sind bei Ischämie und damit maximaler Erweiterung des Gefäßnetzes relativ schlechter durchblutet, so wie bei Bewässerungswiesen dann, wenn der Kanal zu wenig Wasser führt, die letzten Wiesen schlechter gestellt sind als die ersten.

12. Anhang

Das Versagen von Herz und Kreislauf

a) Die Herzinsuffizienz

Unter Herzinsuffizienz wird allgemein das Nachlassen der Herzmuskelkraft verstanden; es wird also darunter die Insuffizienz des Muskels und nicht der Klappen verstanden, die zwar sekundär zu einer Muskelinsuffizienz führen kann, jedoch keineswegs in jedem Falle. Der Herzmuskelinsuffizienz liegt entweder eine Störung der Energieverwertung (z.B. Schädigung des contractilen Proteins) oder der Energiebildung (z.B. bei Durchblutungsstörungen) oder beides gleichzeitig zugrunde (ausführlicher s. o., S. 98). Man unterscheidet eine akute Form (z.B. bei akuten Durchblutungsstörungen wie bei Verschluß eines Coronarastes, bei Vergiftungen und Entzündungen, wie bei Infektionskrankheiten) von einer chronischen Form, die nach chronischer Überlastung des Herzens eintritt (wie bei Klappenfehlern oder Hypertension).

Bei der *akuten Herzinsuffizienz* handelt es sich nach dieser Einteilung um ein akutes Nachlassen der Kraft des Herzmuskels. Die Folge ist ein Flacherwerden des Kurvenverlaufs der Unterstützungszuckungen, d.h. zunächst ein Absinken des Aortendrucks (S_2 in Abb. 123 *B*) und damit (bei zunächst gleichbleibendem Widerstand der Peripherie und gleicher diastolischer Füllung des linken Ventrikels) ein Absinken von Schlag- und Minutenvolumen und schlechtere Versorgung der Peripherie einschließlich des Herzens selbst. Damit ergeben sich zunächst ein ähnliches Erscheinungsbild und ähnliche Reaktionen wie bei der unten zu schildernden Kreislaufinsuffizienz. Über die Pressoreceptoren kommt es zu einer Enthemmung der sympathischen Zentren und dadurch vor allem zum Anstieg der Herzfrequenz, zu einer Erniedrigung der Kapazität des Venensystems und zu arterieller Vasoconstriction, vor allem in

Haut und Darm, weniger im Muskel. Die normalerweise dabei ebenfalls entstehende Erhöhung der Kraft der Kontraktion kann sich in diesem Falle nur wenig oder gar nicht bemerkbar machen. Da das Herz wenig Blut auswirft, kehrt auch wenig zu ihm zurück. Handelt es sich um einen völlig ungeschädigten Kreislauf, so kann dieses Minus durch die reflektorische Mobilisierung von Blut aus dem Niederdrucksystem z.T. ausgeglichen werden, so daß das Herzminutenvolumen wieder ansteigt, allerdings unter gleichzeitiger Steigerung des Venendrucks; so gelingt auch wieder eine gewisse Normalisierung des Aortendrucks, so daß sich ein neues Gleichgewicht einstellen kann mit leicht gesenktem Blutdruck und Minutenvolumen, erhöhter Pulsfrequenz, erhöhtem Restblut im Herzen und erhöhtem Venendruck, wobei eine eben ausreichende Versorgung der Peripherie unter stärkerer Ausschöpfung des Blutes erreicht wird.

Handelt es sich jedoch um eine sehr schwere Form der Herzinsuffizienz, so gibt das Herz bei der stärkeren Füllung in der Diastole in seinem Gefüge nach, und es kommt zu starker

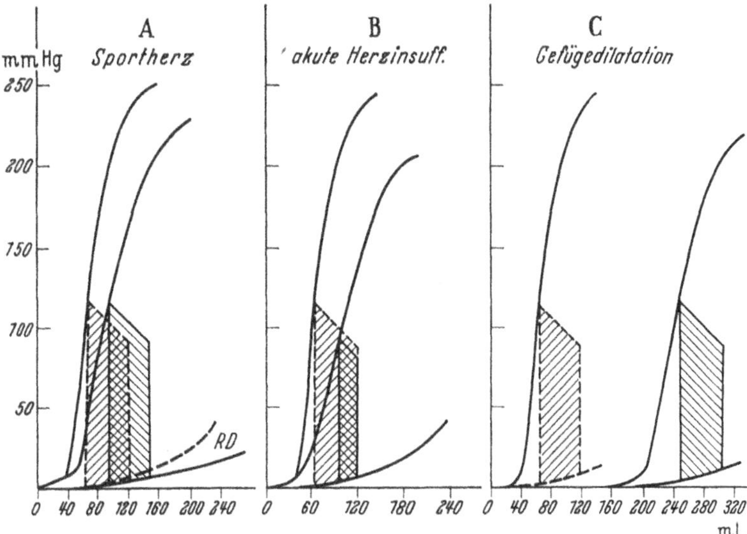

Abb. 123. Schematische Darstellung der Druckvolumendiagramme. *A* Beim Sportherzen handelt es sich um ein harmonisches Wachstum des Herzens. Die Ruhedehnungskurve (*RD*) verläuft flacher. In Ruhe arbeitet das Herz mit vergrößerter Restblutmenge. Bei Arbeit kann durch Erhöhung der Kraft der Kontraktion (erhöhter Sympathicustonus) das Restblut „mobilisiert" und ein großes Schlagvolumen erreicht werden. *B* Bei akuter Herzinsuffizienz ist die Kraft der Kontraktion vermindert: Schlagvolumen und Blutdruck sinken ab. *C* Bei chronischer Überlastung kann es schließlich zu Gefügedilatation kommen (s. Text) — das Restblut kann nicht mehr „mobilisiert" werden. In Ruhe kann bei erhöhtem Blutvolumen und erhöhtem Venendruck das Schlagvolumen noch gehalten werden, aber der Dehnungsreiz führt zu weiterer Hyperplasie. (Weiteres s. Text)

Herzerweiterung *(akute Dilatation)*. Die Restblutmenge steigt stark an, ist jedoch nicht mehr mobilisierbar. Trotz dieser großen Restblutmenge kann dann der Druck ohne therapeutische Maßnahmen nicht mehr auf überkritischen Höhen gehalten werden; es kann sich kein neues Gleichgewicht einstellen, und es kommt nach kürzerer oder längerer Zeit zum vollständigen Zusammenbruch des gesamten Kreislaufs (s. u. Abschnitt Kreislaufinsuffizienz).

Differentialdiagnostische Schwierigkeiten können sich ergeben, wenn der gesamte Kreislauf schon belastet war, z.B. nach Operationen, wo schon ein gewisser Zustand der unten zu schildernden Zentralisation vorliegt. Hier bleibt das Herzminutenvolumen erniedrigt und damit auch der Venendruck. Es fehlt dann das sonst für eine Herzinsuffizienz so charakteristische Zeichen der Erhöhung des Venendrucks. Das äußere Erscheinungsbild gleicht weitgehend dem der schweren Zentralisation; gewöhnlich ist allerdings der Blutdruck bei der primären Herzinsuffizienz niedriger als bei dieser.

Bei der *chronischen Herzinsuffizienz* finden sich etwas andere Verhältnisse, da sie sich meist an chronische schwere Belastungen anschließt. Wir müssen uns deshalb zunächst etwas ausführlicher mit den *Anpassungen* des Herzens an chronische Belastungen befassen, da wir oben im Kapitel Herz hauptsächlich die *Umstellungen* bei akuten Belastungen geschildert haben.

Wird eine bestimmte, nicht zu geringe Belastung regelmäßig wiederholt, so findet sich in den ersten Stufen eine echte Anpassung in der Form eines Wachstums. Die einzelnen Muskelfasern werden dicker und länger *(Hypertrophie)*, wobei allerdings noch nicht geklärt ist, worin der entscheidende Wachstumsreiz besteht. Bei wiederholter Volumenbelastung handelt es sich um ein *harmonisches Wachstum*, d.h. es wachsen sämtliche Fasern der Vorhöfe und Kammern in gleicher Weise; ein solches Herz bietet dasselbe Bild wie bei Betrachtung des Ausgangszustandes mit einer Lupe. Das typische Beispiel stellt das sog. *Sportherz* dar. Hierbei handelt es sich keineswegs um einen pathologischen, sondern um einen physiologischen Zustand der Anpassung. Bei einer solchen Herzvergrößerung sollte man deshalb nicht von Dilatation sprechen.

Die Herzvergrößerung bedingt, daß die Ruhedehnungskurve abgeflacht verläuft und das Herz beim Füllungsdruck 0 ein größeres Volumen enthält (Abb. 123*A*). Die Kurven der Unterstützungszuckungen für verschiedene Aortendrucke verlaufen im Ruhezustand des Organismus flacher. Das Herz arbeitet entsprechend mit einer größeren Menge an Restblut. Durch Steigerung des Sympathicustonus wird wie am nicht angepaßten Herzen die Kraft der Kontraktion erhöht, und es kann nun die Umstellung bei akuter Belastung wesentlich wirksamer erfolgen, weil eine größere Menge an Restblut mobilisiert werden kann. Entsprechend ist die Verkleinerung des Herzens bei Arbeit im Röntgenbild bei Trainierten wesentlich deutlicher als bei Untrainierten (REINDELL). Eine weitere Verbesserung der Umstellungsmöglichkeit erbringt die oben genannte (S. 144) Vergrößerung der Blutmenge, die mit dem harmonischen Wachstum des Herzens verknüpft ist. Entscheidend ist, daß die Vorhofdrucke nicht erhöht sind und das gesteigerte Restblut jederzeit mobilisierbar ist. Das Minutenvolumen ist in Ruhe gleich dem des Untrainierten, kann aber bei Arbeit weit mehr erhöht werden.

Bei chronischer *Druckbelastung* des Herzens (z.B. bei Hypertonie) ist allerdings die Form der Hypertrophie des Ventrikels eine andere. Das Wachstum ist nicht harmonisch, sondern konzentrisch. Fassungsvermögen und Restblutmenge werden nicht erhöht.

Die Möglichkeit des harmonischen Wachstums ist jedoch begrenzt. Bei dauernder übermäßiger Volumenbelastung (z.B. bei bestimmten Klappenfehlern, bei Überfunktion der Schilddrüse usw.) findet sich nach Überschreiten eines bestimmten kritischen Herzgewichtes (ganzes Herz 500 g, linker Ventrikel 200 g) ein Übergang der Hypertrophie in eine *Hyperplasie* (LINZBACH). Die Zahl der Muskelfasern, die bislang konstant blieb, wird nunmehr erhöht, gleichzeitig damit auch die Zahl der Capillaren.

Mit der Hyperplasie ist gleichzeitig auch eine Veränderung in der Struktur der Fasern verbunden. Die physikochemischen Eigenschaften des Actomyosins sind verändert. Weiter werden pro Mol verbrauchten Sauerstoffs weniger energiereiche Phosphate gebildet; der Wirkungsgrad der oxydativen Phosphorylierung ist damit vermindert. Diese geschädigten Fasern geben dem Innendruck nach, das Herz wird erweitert (Dilatation). Statt in wohlgeordneten parallelen Reihen werden die Fasern verschoben, ungeordnet gefunden. Es kommt somit zu einer Gefügeverschiebung bei gleichzeitiger Dilatation (*plastische Gefügedilatation*, LINZBACH).

Die Restblutmenge ist stark, manchmal extrem erhöht; entscheidend ist, daß sie im Gegensatz zum Sportherzen überhaupt nicht mehr mobilisierbar ist (v l. Abb. 123*C*). Ein solches Herz vermag in den Anfangsstadien ein noch normales Minutenvolumen zu fördern und einen normalen Druck aufrechtzuerhalten, aber seine Leistungsbreite ist stark eingeschränkt. Schon bei geringer körperlicher Belastung wird die Versorgung der Peripherie (und damit des Herzens selbst) ungenügend. Es muß unter wesentlich ungünstigeren Bedingungen arbeiten, da jetzt die Fasern unter großem Aufwand an Kraft bei geringer Längenänderung arbeiten müssen (s. S. 81). Das Maximum des Wirkungsgrades sinkt in immer niedrigere Bereiche, bis es allmählich auch bei Ruhe erniedrigt ist (s. S. 97).

Bei Stehen und erst recht bei Arbeit findet sich bei einer beginnenden Herzinsuffizienz ein stärkerer Flüssigkeitsabstrom aus der Blutbahn in das interstitielle Gewebe als beim Gesunden. Entsprechend ist die (vorübergehende) Abnahme des Blutvolumens größer und damit die Aldosteronausschüttung, die zu Retention von Na^+ (und Wasser) führt (SCHWIEGK). In den Ruhepausen wird dies zwar wieder rückgängig gemacht, aber in summa findet sich über die gesamten 24 Std des Tages eine erhöhte Aldosteronausschüttung, so daß in Ruhe die Blutmenge höher ist als es der Herzgröße entspricht und der Venendruck im Liegen allmählich ansteigt. Dies führt bei Stehen und Arbeit zu einer weiteren Vergrößerung des Abstroms ins Gewebe, besonders in den abhängigen Partien (s. S. 348), so daß es schließlich zur Ödembildung kommt (ausf. S. 349). Die Erhöhung der Blutmenge zeigt sich besonders deutlich in den Lungengefäßen, da deren Gesamtkapazität kleiner ist als die des großen Kreislaufs und hier wieder besonders im Liegen, wenn die Verteilung der Blutmenge zugunsten des Lungengefäßbettes erfolgt. Auf weitere Punkte des komplexen Vorganges kann hier nicht weiter eingegangen werden, ebenso nicht auf die Unterschiede bei vorwiegender Links- oder Rechtsinsuffizienz.

Wie oben schon gesagt, wachsen bei der Hyperplasie die Capillaren mit. Es findet sich weiter durchschnittlich eine Capillare pro Muskelfaser. Trotzdem sind von nun an die Durchblutungsbedingungen wesentlich verschlechtert. Die Verdickung der Muskelfaser führt (schon im Stadium des harmonischen Wachstums) dazu, daß die Diffusionsstrecken für den Sauerstoff größer werden. Das bedeutet zunächst an sich noch keine besondere Verschlechterung der Versorgungsbedingungen, da die Arbeitsbedingungen bei erhöhtem peripheren Bedarf günstiger sind. Trotzdem liegt darin eine Gefahr, da der Gesamtsauerstoffverbrauch des Herzens durch seine Vergrößerung zugenommen hat, die Coronargefäße jedoch nicht mitwachsen (LINZBACH). Wird das kritische Herzgewicht überschritten, so wird, da in diesen Fällen ja eine dauernde Belastung des Herzens bei ungünstigen Kontraktionsbedingungen und ein entsprechend hoher Bedarf vorliegt, auch die Versorgung kritisch: Der Sauerstoffdruck im Gewebe nimmt ab. Das wird besonders gefährlich, wenn sich mit zunehmendem Alter der „physiologische Verschleiß" der Gefäße bemerkbar macht. Es kann häufig beobachtet werden, daß bei bestimmten Klappenfehlern (z.B. Aortenstenose) bis zu einer gewissen Altersgrenze eine ausgezeichnete Kompensation vorliegt, die fast plötzlich verlorengeht, und daß sich innerhalb relativ kurzer Zeit eine unaufhaltsam zunehmend dekompensierte Herzinsuffizienz einstellt. Dasselbe kann bei entsprechend ungünstigem Zustand der Gefäße schon in der Phase der ersten Wachstumssteigerung geschehen, meist entsprechend in höherem Alter.

Die Folge der Ernährungsstörung des Herzens ist ein Ausfall zunächst einzelner Muskelfasern und ihr Ersatz durch Bindegewebe. Dieser Faserausfall bedingt jedoch eine entsprechende Mehrbelastung der restlichen Fasern, so daß sich eine Art Circulus vitiosus ausbildet: Der Faserausfall verschärft die Insuffizienz und diese verschlechtert wieder die Gewebsversorgung, so daß schließlich eine Ruheinsuffizienz so schweren Grades vorliegt, daß sich sozusagen das Bild der akuten Insuffizienz auf das der chronischen aufpfropft.

Es muß betont werden, daß das hier entworfene Bild noch in manchen Punkten hypothetische Züge trägt und notgedrungen lückenhaft ist. Bezüglich weiterer Einzelheiten und der Diskussion muß auf die Lehrbücher der Pathologie, der pathologischen Physiologie und der inneren Medizin verwiesen werden.

b) Die Kreislaufinsuffizienz

Ein Kreislaufversagen kann eintreten einmal dadurch, daß von vornherein bei Belastung die Regulation ungenügend ist, z.B. bei Vergiftung der Regulationszentren oder Herzschwäche, oder andererseits dadurch, daß zwar die Regulationen voll zum Einsatz kommen, aber die Belastung so groß ist, daß sie zur Kompensation nicht mehr ausreichen, wie z.B. bei großem Blutverlust. Beide Formen münden in denselben Endzustand.

Wir besprechen zunächst die Reaktion des Organismus auf akuten Blutverlust an Hand eines Schemas (Abb. 124), als Fortsetzung der Ausführungen S. 137 und Abb. 105.

Durch den (als gleichmäßig verlaufend angenommenen) Blutverlust entsteht eine Verminderung des dem Herzen zuströmenden Blutes gegenüber dem ausgeworfenen, so daß das Minutenvolumen laufend sinkt. Die veränderte Pulsform (vgl. Abb. 105) führt reflektorisch zu einer Erhöhung des Sympathicustonus, damit zur Erhöhung der Herzfrequenz, weiter zu Vasoconstriction, besonders in Haut und Darm, aber auch, wenn auch geringer, im Muskel, so daß der periphere Gesamtwiderstand laufend ansteigt, was in sich selbst wieder zu einer Verminderung des Minutenvolumens führt. Zwar wird gleichzeitig auch die Kapazität des Niederdrucksystems durch Venoconstriction vermindert, aber das reicht bei der gewählten Entblutungsgeschwindigkeit zur Kompensation des Volumenverlustes nicht aus. Der arterielle Mitteldruck bleibt, im wesentlichen durch die periphere Vasoconstriction und die Herzfrequenzsteigerung, zunächst gehalten; der diastolische Druck steigt leicht an, der systolische sinkt dagegen (entsprechend der Verminderung des Schlagvolumens) leicht ab. Wird eine Blutmenge von über 600 cm^3 entzogen, dann kann das Druckgefälle meist nicht mehr vollständig aufrechterhalten werden und der Mitteldruck zeigt ein langsames Absinken. Die Gehirndurchblutung ist entsprechend gehalten und beginnt dann langsam abzusinken. Das Erscheinungsbild des Patienten ist charakterisiert durch die zunächst fahlblasse Haut (entsprechend der immer stärker werdenden Vasoconstriction), die mit fortschreitender Entblutung einen zunehmend cyanotischen Einschlag erhält, entsprechend der starken Reduktion des Hämoglobins bei der allmählich minimal werdenden Durchblutungsgröße.

Insgesamt wird noch eine Kompensation erreicht und die Durchblutungsgröße der inneren lebenswichtigen Organe auf einer mit ihrer Funktion noch zu vereinbarenden Höhe gehalten durch eine Veränderung der Durchblutung zugunsten der lebenswichtigen Organe. Deshalb haben DUESBERG und SCHROEDER für diesen Zustand die Bezeichnung *Zentralisation* vorgeschlagen.

Geht nun jedoch die Entblutung weiter, dann wird die Grenze der Kompensationsmöglichkeit überschritten. Das ist bei einem Blutverlust von um 1 Liter der Fall. Der arterielle Mitteldruck kann bei der starken Einschränkung des Minutenvolumens nicht mehr gehalten werden, die Durchblutung der Zentren sinkt rapide ab: Es kommt zum Kollaps, zu Bewußtseinsverlust durch Kreislaufversagen. Die starke Verminderung der Zentrendurchblutung stört nicht nur die psychischen Funktionen, sondern auch die Tätigkeit der Zentralstellen für Atmung und Kreislaufregulation. In vielen Fällen schlägt unter diesen Bedingungen ein zuvor stark erhöhter Sympathicustonus in sein Gegenstück um: Ausfall des Sympathicustonus mit gesteigertem Parasympathicustonus in manchen Gebieten, besonders am Herzen. Die Folge ist vor allem eine starke Hemmung der Herztätigkeit und eine Widerstandsherabsetzung in der Muskulatur, besonders in derjenigen der Extremitätenenden: Herzfrequenz und peripherer Widerstand sinken jäh ab und damit der arterielle Mitteldruck. Man hat diese Form des Kollapses deshalb auch als *Entspannungskollaps* bezeichnet. Die Zentralisation ist aufgehoben; die Durchblutung von Haut und besonders Muskel ist höher als während der vorangegangenen Zentralisation, die der parenchymatösen Organe niedriger, so daß sich der Energiemangel der Zentren noch verschärft. Der Blutdruck hält sich allerdings trotz der starken Herzhemmung noch einige Zeit in der Nähe der kritischen Grenze, da durch die Verminderung des peripheren Widerstandes das Herzminutenvolumen trotz Herzhemmung nicht weiter sinkt, sondern eher ansteigt. Kommt in diesem Zustand die Blutung zum Stehen, dann ist der Organismus u. U. noch imstande, sich zu erholen; in den meisten Fällen ist jedoch eine Auffüllung des entleerten Gefäßsystems notwendig, z. B. durch Bluttransfusion oder Infusion von Plasma oder notfalls auch einer Blutersatzflüssigkeit.

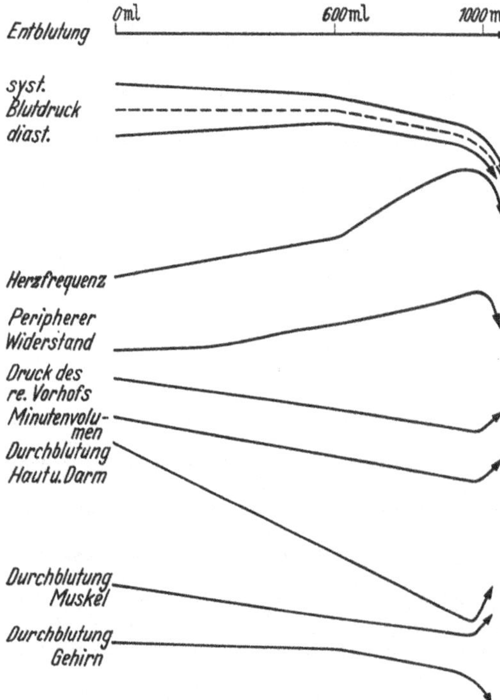

Abb. 124. Schematische Darstellung des Verhaltens verschiedener Kreislaufgrößen bei Entblutung bis zum Kollaps. (Einzelheiten s. Text)

Hält jedoch der Zustand dieses „Entlastungskollapses“ einige Zeit an oder geht der Blutverlust weiter, dann führt er sowohl zu einer fortschreitenden Lähmung der kreislaufregulatorischen und schließlich auch der Atmungs-Zentren wie zu einer Herzinsuffizienz durch mangelnde Energiezufuhr; es folgt der *paralytische Kollaps*, der rasch irreversibel wird. Der Übergang des noch reversiblen in das irreversible Stadium des paralytischen Kollapses wird durch die Insuffizienz des Herzens herbeigeführt. In seiner ersten Phase kann noch eine Rettung erfolgen durch Bluttransfusion, jetzt jedoch nicht mehr in eine Vene, sondern nur intraarteriell, um den Blutdruck auf überkritischen Höhen zu halten und damit vor allem die Herzinsuffizienz zu beseitigen. Es bedarf, wie oben ausgeführt, einer nicht großen Blutmenge, die pro Minute intraarteriell zugeführt werden muß, um bei der geringen Kapazität des arteriellen Systems den arteriellen Druck zu erhöhen, so daß man Zeit gewinnt, die Herzinsuffizienz so weit zu beseitigen, daß das Herz die transfundierte Menge auch zu fördern vermag. Wird das Blut in diesem Stadium auf der venösen Seite infundiert, so benötigt man eine sehr große Menge, um das dilatierte Venensystem zu füllen, und schließlich wird das insuffiziente Herz überlastet und der gewünschte Effekt einer Blutdrucksteigerung über das kritische Niveau bleibt aus.

Die Zeitspanne vom Beginn des Entspannungs- bis zum irreversiblen paralytischen Kollaps ist meist sehr kurz, so daß die Therapie schon in der Phase der Zentralisation beginnen muß, wobei man sich von der noch gehaltenen Höhe des Blutdrucks nicht täuschen lassen darf. In dieser Phase, wie auch in solchen, wo der Umschwung nicht so plötzlich wie in Abb. 124, sondern in einem langsamen Blutdruckabfall zum Ausdruck kommt, sind gefäßverengende, blutdrucksteigernde Mittel neben der Transfusion ungünstig, da sie den Zustand verschärfen würden. Eher sind gefäßerweiternde, wie die S. 454 besprochenen „Ganglienblocker“ indiziert, um den Zustand der Zentralisation zu durchbrechen.

Bei schweren Verletzungen spielen neben dem Blutverlust noch andere Faktoren eine Rolle, wie die starke Reizung sensibler Fasern, das Freiwerden von Metaboliten aus dem zertrümmerten Gewebe usw. Man hat deshalb häufig diese Formen als „Wundschock“ abzutrennen versucht. Das hervorstechendste Merkmal ist in vielen Fällen (so etwa auch bei Verbrennungen) die Verminderung der Blutmenge durch Plasmaverlust, so daß es gleichzeitig zur *Hämokonzentration* kommt. Die dabei auftretende Erhöhung der Viscosität des Blutes vermindert das Minutenvolumen und die Durchströmung der Organe noch stärker als bei entsprechend großem Blutverlust.

Eine ähnliche Folge wie der Blutverlust nach außen kann eine Kapazitätszunahme der Venen haben, so z.B. beim Aufstehen aus liegender Stellung. Hierbei kann es u. U. zu einem *orthostatischen Kollaps* kommen, dessen Vorstufen ähnlich dem Schema Abb. 124 verlaufen (s. ausführlich S. 148). Der entstehende Entspannungskollaps mit Ohnmacht kann hier jedoch keine weiteren Folgen haben, da er zum Hinlegen und damit zur Aufhebung der Belastung führt.

Die bei fieberhaften Erkrankungen u. U. entstehende Kollapsform *(febriler Kollaps)* unterscheidet sich dagegen wesentlich vom Entblutungskollaps, insofern, als in den ersten Vorstufen nicht die Widerstandserhöhung und Senkung des Minutenvolumens bei gehaltenem Mitteldruck im Vordergrund stehen, sondern im Gegenteil eine Gefäßerweiterung mit erhöhtem Minutenvolumen und gesenktem Mitteldruck durch eine Schädigung der kreislaufregulatorischen Zentren durch Bakterientoxine usw., zu der sich oft eine Schädigung des Herzens gesellt. Hier steht zunächst die Fieberbekämpfung im Vordergrund, da die Temperaturerhöhung den Bedarf der Gewebe steigert und somit die Belastung des Herzens durch Volumenleistung erhöht, dann auch sowohl die Bekämpfung des Widerstandsverlustes der Peripherie wie der Herzinsuffizienz.

Es sei abschließend nochmals betont, daß sowohl Herzinsuffizienz einerseits und Kreislaufinsuffizienz andererseits gewöhnlich aus ganz verschiedenen Ursachen beginnen und schon aus therapeutischen Gründen getrennt werden müssen, daß sie jedoch in den späteren Stadien stets miteinander kombiniert vorkommen, da einerseits die Kreislaufinsuffizienz zu einer Versorgungsstörung des Herzens und andererseits die Herzinsuffizienz schließlich zu einer Störung in der Versorgung auch der anderen lebenswichtigen Organe wie des Zentralnervensystems führt.

Literatur

ALTMANN, R.: Venenpuls. München: Urban & Schwarzenberg 1956. — ALTSCHULE, M. D.: Physiology in diseases of the heart and lungs. Cambridge 1954. — ASMUSSEN, E., and M. NIELSEN: Cardiac output during muscular work and its regulation. Physiol. Rev. **35**, 778 (1955). — ÅSTRAND, P.-O.: Experimental studies of working capacity in relation to sex and age. Kopenhagen 1953. — AVIADO, D. M., and C. F. SCHMIDT: Reflexes from stretch receptors in blood vessels, heart and lungs. Physiol. Rev. **35**, 247 (1955). —BARCROFT, H., and H. J. C. SWAN: Sympathetic control of human blood vessels. London: Arnold 1953. — BÖHME, W.: Über den aktiven Anteil des Herzens an der Förderung des Venenblutes. Ergebn. Physiol. **38**, 251 (1936). — BRECHER, G. A.: Venous return. New York: Grune & Stratton 1956. — BÜHLMANN, A.: Direkte Blutdruckmessung beim Menschen. Berlin: Springer 1958. — CASTRO, F. DE: Sur la structure de la synapse dans les chémocepteurs. Acta physiol. scand. **22**, 14 (1951). — CHAMBERS, R., and B. W. ZWEIFACH: Intercellular cement and capillary permeability. Physiol. Rev. **29**, 436 (1947). — CHRISTENSEN, E. H.: Die Lebenswandlung der Kreislauffunktionen in Abhängigkeit von Alter und Geschlecht. Verh. dtsch. Ges. Kreisl.-Forsch. **24**, 60 (1958). — COURNAND, A.: The pulmonary circulation, in: Shock and circulatory homeostasis, 4. Conference, Josiah Macy Foundation 1954. — COURNAND, A., J. S. BALDWIN and A. HIMMELSTEIN: Cardiac catheterization in congenital heart disease. New York: Commonwealth Fund. 1949. — DUESBURG, R., u. W. SCHROEDER: Pathophysiologie und Klinik der Kollapszustände. Leipzig: Hirzel 1944. — FOLKOW, B.: Die efferente Innervation des Blutkreislaufs. Verh. dtsch. Ges. Kreisl.-Forsch. **25** (1959). — GAUER, O. H.: Wechselbeziehungen zwischen Herz und Kreislauf. Verh. dtsch. Ges. Kreisl.-Forsch. **22**, 61 (1956). — GREGG, D. E.: Coronary circulation. Philadelphia 1950. Verh. dtsch. Ges. Kreisl.-Forsch. **21**, 22 (1955). — GREGERSON, M. J.: Blood volume. Ann. Rev. Physiol. **13**, 397 (1951). — GROLLMAN, A.: Schlagvolumen und Zeitvolumen des gesunden und kranken Menschen. Dresden: Steinkopff 1935. — GROSSE-BROCKHOFF, F., u. W. SCHOEDEL: Physiologie und Pathophysiologie des Kreislaufs. In Handbuch der Thoraxchirurgie, I. Bd. Stuttgart: Georg Thieme 1957. — HERING, H. E.: Carotissinusreflex. Dresden: Steinkopff 1937. — HESS, W. R.: Regulierung des Blutkreislaufes. Leipzig 1930. — HEYMANS, C., et J. J. BOUCKAERT: Les chémorécepteurs du sinus carotidien. Ergebn. Physiol. **41**, 29 (1939). — HEYMANS, C., and E. NEIL: Reflexogenic areas of the cardiovascular system. London: Churchill 1958. — KATZ, L. N. (Edit.): Symposium on the regulation of the performance of the heart. Physiol. Rev. **35**, 90 (1955). — KNIPPING, H. W., W. BOLT, H. VALENTIN u. H. VENRATH: Untersuchung und Beurteilung des Herzkranken. Stuttgart: Ferdinand Enke 1955. — KOCH, E.: Die Selbststeuerung des Kreislaufes. Dresden: Steinkopff 1933. — KRAMER, K.: Herzdynamik. Oeynhausener Gespräche III, 1. Berlin: Springer 1959. — Die afferente Innervation und die Reflexe von Herz und venösem System. Verh. dtsch. Ges. Kreisl.-Forsch. **25** (1959). — KROGH, A.: Anatomie und Physiologie der Kapillaren. Berlin: Springer 1920. — LEWIS, TH.: Die Blutgefäße der menschlichen Haut.

Berlin: Karger 1928. — LINZBACH, A. J.: Morphologische Gesichtspunkte der Herzdynamik. Oeynhausener Gespräche III, 20. Berlin: Springer 1959. — LOCHNER, W., u. E. WITZLEB (Herausgeb.): Probleme der Coronardurchblutung. Berlin: Springer 1958. — Lungen und kleiner Kreislauf. Berlin: Springer 1957. — MATTHES, K.: Kreislaufuntersuchungen am Menschen mit fortlaufend registrierenden Methoden. Stuttgart: Georg Thieme 1951. — MCDOWALL, R. J. S.: The control of the circulation of the blood. 2 Bde. London: Dawson 1956. — MCMICHAEL, J. (edit.): Circulation. (Proc. Harvey Congr.) Oxford: Blackwell 1958. — MOON, V., H.: Shock. Philadelphia: Lea and Febiger 1942. — OBERHOLZER, R.: Die Kreislaufzentren. Verh. dtsch. Ges. Kreisl.-Forsch. **25** (1959). — OPITZ, E., u. M. SCHNEIDER: Über die Sauerstoffversorgung des Gehirns und den Mechanismus von Mangelwirkungen. Ergebn. Physiol. **46**, 126 (1950). — RECKLINGHAUSEN, H. v.: Blutdruckmessung und Kreislauf in den Arterien des Menschen. Leipzig 1940. — REIN, H.: Vasomotorische Regulationen. Ergebn. Physiol. **23**, 28 (1931). — Kreislauf und Stoffwechsel. Verh. dtsch. Ges. Kreisl.-Forsch. **14**, 9 (1941). — REINDELL, H.: Kreislaufregulation. Stuttgart: Georg Thieme 1955. — SCHÄFER, H.: Elektrophysiologie der Herznerven. Ergebn. Physiol. **46**, 71 (1950). — SCHMIDT, C. F.: Cerebral circulation in health and disease. Springfield, Ill.: Ch. C. Thomas 1950. — SCHWIEGK, H.: Die Auswirkungen von Funktionsstörungen des Herzens auf die Peripherie. Verh. dtsch. Ges. Kreisl.-Forsch. **22**, 180 (1956). — Pathologie der Kreislaufinsuffizienz. In Handbuch der inneren Medizin. Im Erscheinen begriffen. — SINN, W.: Die Elastizität der Arterien und ihre Bedeutung für die Dynamik des arteriellen Systems. Akad. Wiss. Mainz math.-nat. Kl. Nr. 11 (1956). — SJÖSTRAND, T.: Volume and distribution of blood. Physiol. Rev. **33**, 202 (1953). — Die pathologische Physiologie der Korrelationen zwischen Herz und Gefäßsystem. Verh. dtsch. Ges. Kreisl.-Forsch. **22**, 143 (1956). — UVNÄS, B.: Sympathetic vasodilator outflow. Physiol. Rev. **34**, 608 (1954). — WAGNER, R.: Methodik und Ergebnisse fortlaufender Blutdruckschreibung am Menschen. Leipzig 1942. — Probleme und Beispiele biologischer Regelung. Stuttgart: Georg Thieme 1954. — Allgemeine Prinzipien der Regelung des Kreislaufs. Verh. dtsch. Ges. Kreisl.-Forsch. **25** (1959). — WEZLER, K.: Physiologie des Blutdruckes. Verh. dtsch. Ges. Kreisl.-Forsch. **15**, 1 (1949). — WEZLER, K., u. A. BÖGER: Die Dynamik des arteriellen Systems. Ergebn. Physiol. **41** (1939). — WEZLER, K., u. W. SINN: Das Strömungsgesetz des Blutkreislaufes. Aulendorf: Editio Cantor 1953. — WIGGERS, C. J.: Physiology of shock. New York: Commonwealth Fund 1950. — WIGGERS, C. J.: Circulatory dynamics. New York 1952. — WOLSTENHOLME, G. E. W. (edit.): Visceral circulation. London: Churchill 1952. — ZWEIFACH, B. W. (edit.): Basic mechanisms in peripheral vascular homeostasis. 3. Conference on factors regulating blood pressure. New York 1949.

IV. Atmung

Die Lungenatmung hat die Aufgabe, den in den Geweben aufgenommenen Sauerstoff des Blutes zu ersetzen und die gebildete Kohlensäure abzugeben; sie dient dem Gasaustausch. Sie bildet Ende und Anfang eines Kreisprozesses zwischen Lungenatmung (äußerer Atmung) einerseits und Gewebsatmung (innerer Atmung) andererseits, wobei der Blutkreislauf als Mittler fungiert. Das große Kapitel der Gewebsatmung kann hier nicht behandelt werden, auch nicht in einem kurzen Überblick, da dies in unserem Zusammenhang zu weit führen würde. Es muß auf die entsprechenden Kapitel der Physiologischen Chemie verwiesen werden. Hier soll somit nur die Lungenatmung oder äußere Atmung (und ihr Zusammenhang mit dem Kreislauf) besprochen werden.

In rhythmischer Folge wechseln Einatmung *(Inspiration)* und Ausatmung *(Exspiration)* miteinander ab, wobei durch Vergrößerung des Thoraxinnenraums während der Inspiration Außenluft in die Lungen einströmt, wodurch dort der O_2-Druck erhöht und der CO_2-Druck erniedrigt wird, und wobei durch die anschließende Verkleinerung des Thoraxinnenraums ein Teil der in der Lunge befindlichen Luft nach außen befördert wird. Auf diese Weise wird, wie wir sehen werden, die Voraussetzung für den entscheidenden Vorgang, den Gasaustausch, gegeben. Wir behandeln zunächst die Mechanik der Atmung, um uns dann dem Gasaustausch im einzelnen zuzuwenden. Anschließend erst besprechen wir die Anpassung der Größe der äußeren Atmung an die Größe der inneren Atmung, also die Anpassung an den Bedarf des Organismus.

1. Die Mechanik der äußeren Atmung

An einer Oberfläche, die für den erwachsenen Mann auf etwa 90 m^2 berechnet wird (Loewy), die begrenzt ist durch die Gesamtheit der Alveolarepithelien, kann das Blut mit der Atemluft in Stoffaustausch treten. Voraussetzung ist, daß Blut und Luft an der Austauschfläche stetig in entsprechendem Ausmaße erneuert werden. Jedes Mißverhältnis dieser Erneuerung müßte zu Störungen der Versorgung des ganzen Körpers führen. Lungenkreislauf und Lungenventilation müssen notwendigerweise eng gekoppelte Vorgänge sein.

Dem eigentlichen Austauschort vorgelagert sind die langen Zuleitungswege der Trachea, Bronchien und Bronchiolen. Sie werden vielfach als **toter Raum** dem *Wirkraum der Lunge*, den Alveolen, gegenübergestellt. Das ist nur bedingt richtig, erfüllen sie doch wichtige Funktionen für die Befeuchtung, Erwärmung und Reinigung der Atemluft. *Toter Raum* sind sie nur für den Gaswechsel. Das Einströmen von Außenluft durch diese langen Zuleitungswege ist nur denkbar durch das Auftreten eines Druckgefälles. Dabei ist der atmosphärische Außendruck gegeben und konstant, so daß also nur die Ausbildung eines niedrigeren Druckes in den Alveolen als Voraussetzung bleibt. Umgekehrt wird nur ein alveolärer Überdruck den Luftstrom der Ausatmung verursachen können. Die geforderten Druckgefälle werden erreicht durch Erweiterung bzw. Verengerung des Alveolarraumes. Aktive Erweiterungen und Verengerungen des Brustraumes sind das Primäre. Die Lunge muß durch die Besonderheit ihres Einbaues in den Thorax dabei passiv mitgehen.

Das Zwerchfell und die äußeren Zwischenrippenmuskeln besorgen in erster Linie die *Brustraumerweiterung*. Dazu treten noch eine Reihe Atemhilfsmuskeln bei besonderer Beanspruchung des Atemapparates. Die hochgewölbte Zwerchfellkuppel wird durch die Zusammenziehung ihrer radiär angeordneten Muskelfasern abgeflacht und nach abwärts bewegt. Die Wirkung auf den Brustraum ist dabei eine ähnliche wie die Bewegung eines Spritzenstempels auf den Innenraum einer Spritze. Bei oberflächlicher Atmung kann das sehnige Zentrum, auf welchem das Herz ruht, u. U. beinahe seine Lage beibehalten. Nur die muskulären Anteile der Wölbung, welche in ihren unteren Abschnitten der Brustwand seitlich anliegen, heben sich von dieser ab und bilden mit ihr keilförmige Räume (Sinus pleurae phrenicocostales). In diese aber wird schon während ihrer Entfaltung die Lunge mit ihren unteren Rändern hineingesogen (s. Abb. 125). Die Verschiebung der unteren Lungenränder läßt sich dabei durch Beklopfen der Brustwand von außen an der Veränderung des Klopfschalles deutlich erkennen. (Dieser ist über der lufthaltigen Lunge weniger gedämpft als über massiven Eingeweiden.) Der ganze Vorgang kann unmöglich gemacht werden durch entzündliche Verklebungen oder Verwachsungen der Lunge mit der Brustwand. Die beiden Brustfellblätter müssen frei aufeinander gleiten können. In der Achsellinie kann der untere Lungenrand von der 9. bis zur 11. Rippe herunterrücken. Mit der Abflachung des Zwerchfelles muß eine Verschiebung der Baucheingeweide nach unten erfolgen. Die vordere Bauchwand wird infolgedessen leicht vorgewölbt. Man spricht daher auch mitunter von *Zwerchfell- oder abdominaler Atmung*. Durch Zusammenziehung der Bauchmuskeln kann umgekehrt der intraabdominale Druck gesteigert und die Zwerchfellkuppel hochgedrückt, damit aber die Ausatmung gefördert werden. Das geschieht besonders, wenn unter Entwicklung von hohem Druck gegen Widerstand ausgeatmet werden muß (z. B. beim Blasen, Husten u. dgl.).

In ganz anderer Weise geht die Brustraumerweiterung durch die Zwischenrippenmuskeln vor sich. Die Abb. 126 zeigt die Lage der Rippendrehachsen gegen die Wirbelsäule. Da die äußeren Zwischenrippenmuskeln im dorsalen Teil der Rippen von hinten oben nach vorne unten ziehen, muß ihre Verkürzung zu einer Hebung der Rippen führen. Das Brustbein macht die Bewegung mit. Gleichzeitig aber wird es durch die Anordnung der Rippen nach vorne geschoben und damit der Thorax im

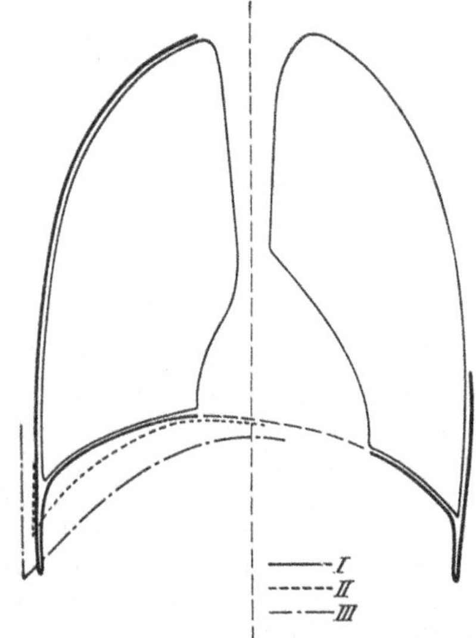

Abb. 125. *I* Zwerchfell- und Lungeneinstellung bei Ruhe; *II* bei oberflächlicher Einatmung; *III* bei tiefer Einatmung. Beachte die Entfaltung der „Sinus phrenicocostales“! Nach Röntgen-Schirmbildern

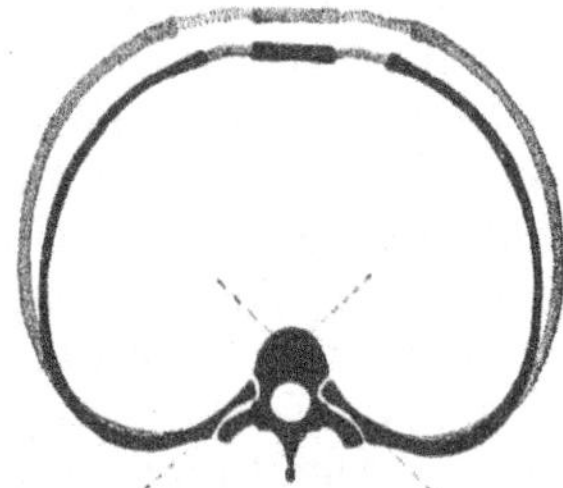

Abb. 126. Horizontalprojektion des 3. Rippenbogens. Exspiration schwarz. Inspiration punktiert. (Aus v. FREY)

sagittalen Durchmesser erweitert (*Thorakale Atmung*). Wie in der Abb. 126 angedeutet wird, drehen sich die Rippen bei der Hebung um ihre Längsachse nach außen, was bei ihrer Durchbiegung nach unten zu einer seitlichen Erweiterung des Brustraumes führen muß. Im Notfalle kann der ganze Vorgang, und zwar die Hebung der gesamten Rippen, unterstützt werden durch Betätigung der Mm. scaleni, der sternocleidomastoidei und bei festgestelltem Schultergürtel der Mm. pectorales, serrati und subclavii. Schließlich wirkt auch eine Krümmung und Wiederstreckung der Brustwirbelsäule im Sinne einer Verengerung und Erweiterung des Brustraumes.

Eine *Verkleinerung des Brustraumes* und damit auch der Lungenhohlräume tritt in gewissem Umfange passiv ein mit dem Nachlassen der Spannung in den Einatmungsmuskeln. Geht doch die beschriebene Thoraxerweiterung einher mit einer Anspannung der Knorpel- und Bänderverbindungen der Rippen, die als elastische Gebilde beim Nachlassen der verformenden Kräfte wieder in ihre Ausgangsstellung zurückkehren, unterstützt durch die Wirkung der Schwerkraft. Eine weitere passive Verkleinerung des Thoraxinnenraumes bei Aufhören der Einatmung (Inspiration) tritt durch die elastischen Kräfte der Lunge ein, gegen die sie zuvor gedehnt wurde. Das erschlaffende Zwerchfell wird deshalb nach oben gesogen. Dieser Vorgang wird unterstützt durch die Wirkung des während der Inspiration erhöhten abdominalen Druckes. Während also die Inspiration unbedingt einer aktiven Betätigung von Muskeln bedarf, kann die Ausatmung (Exspiration) im wesentlichen passiv erfolgen. Eine Exspiration muß zwangsläufig eintreten, wenn die Inspirationsimpulse aufhören. Schon bei Ausatmung unter Ruhebedingungen tritt allerdings noch eine aktive Verkleinerung des Thoraxinnenraumes ein durch die Ausatmungsmuskulatur — die inneren Zwischenrippenmuskeln, welche die Rippen nach abwärts ziehen, sowie die Bauchmuskeln, welche die Zwerchfellkuppel durch Erhöhung des Druckes im Bauchraum nach oben drängen. Die Ausatmungsmuskulatur tritt deutlicher in Aktion bei forcierter Ausatmung; bei ruhiger Ausatmung hat sie mehr die Aufgabe, zusammen mit der Einatmungsmuskulatur einen gleichmäßigen Übergang von Inspiration zu Exspiration und umgekehrt zu bewerkstelligen.

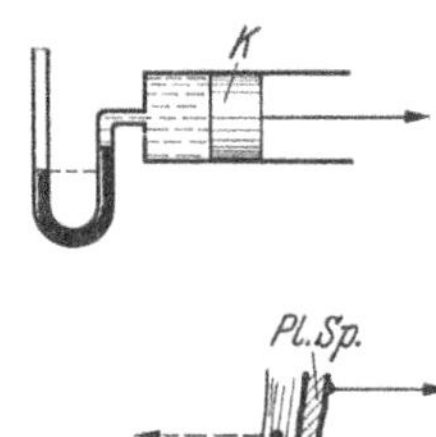

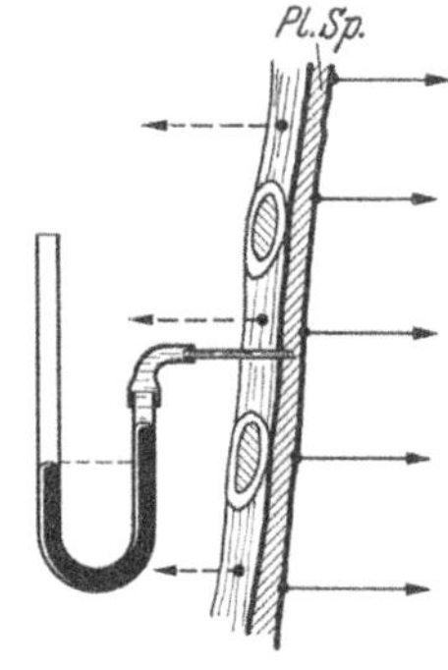

Abb. 127. Wird in einem Zylinder, der mit undehnbarer Flüssigkeit gefüllt ist, ein Kolben K auf Zug beansprucht, so gerät die Flüssigkeit unter „Unterdruck". Genauso gerät die capillare Flüssigkeitsschicht im Pleuralspalt unter Unterdruck durch den dauernden „elastischen Lungenzug" (ausgezogene Pfeile) und den aktiven Zug bei der Einatmung (gestrichelte Pfeile). Ist der Zylinder (oberes Schema) nach Verschluß des Manometers völlig dicht, so gelingt es nicht, den Kolben K herauszuziehen. Genauso wenig wird es gelingen, solange der Pleuralspalt (*Pl.Sp.*) völlig dicht ist, die beiden Pleurablätter voneinander zu trennen. Bei Erweiterung des Brustraumes muß vielmehr die Pleura visceralis bzw. die Lunge die Erweiterung mitmachen, ohne daß eine feste „Verklebung" oder Verwachsung der Pleurablätter zu bestehen brauchte. Eine solche verhindert vielmehr die notwendige freie Verschieblichkeit der Blätter aufeinander

Zwerchfell- und Rippenatmung werden gewöhnlich gleichzeitig beansprucht. Man glaubte als Regel aufstellen zu können, daß bei der Frau die Brust-, beim Manne aber die abdominale Atmung überwiege. Auf der Höhe der Schwangerschaft wird natürlicherweise die Zwerchfellatmung eingeschränkt sein müssen zugunsten der Brustatmung. In gleichem Sinne wirken beengende Kleidungsstücke, enge Gürtel u. dgl. und führen zu einer Bevorzugung der Rippenatmung unabhängig vom Geschlecht.

Unter Zwischenschaltung einer capillaren Flüssigkeitsschicht liegt überall im Brustraume parietales und viscerales Pleurablatt aufeinander. Daß sie sich während der Brustraumerweiterung nicht voneinander trennen, vielmehr die Lunge von der Brustwand mitgenommen wird, glaubte man vielfach durch die Annahme besonderer „Adhäsionskräfte" zwischen den beiden Pleurablättern erklären zu müssen. Das ist aber gar nicht nötig. Wäre die capillare Flüssigkeitsschicht zwischen den Blättern dehnbar, so würde eine Abhebung der Blätter voneinander stattfinden können. Es genügt, daß sie *undehnbar* ist, um die Unmöglichkeit einer Abhebung auch beim Wirken ganz beträchtlicher Kräfte sicherzustellen. Nicht nur während der Erweiterung des Brustraumes, sondern auch bei Ruhestellung und sogar bei maximaler Verengerung desselben ist die interpleurale Flüssigkeitsschicht auf *Zug* beansprucht, wie das die Abb. 127 andeutet. Man kann diese Zugbeanspruchung als „Unterdruck" meßbarer Größe mit entsprechenden Manometern nachweisen. Er beträgt in Ruhestellung des Thorax 2—4 mm Hg und wächst bei tiefer Einatmung auf 15—30 mm Hg an. Ursache hierfür ist, daß die Lunge auch im verengerten Thorax (Ausatmung) durch ihr elastisches Gewebe die Neigung hat, sich noch weiter zusammenzuziehen.

Sie befindet sich also zeitlebens in einem passiv gedehnten Zustand, der noch ausgesprochener wird während der Einatmung. Daß sie sich nicht von der Brustwand lösen und zusammenziehen kann, liegt, wie gesagt, lediglich an der Undehnbarkeit der interpleuralen Flüssigkeitsschicht. Ersetzt man sie durch ein dehnbares Gas, so wird sofort eine Zurückziehung und Schrumpfung der Lunge eintreten. Es genügt, eine kleine Verbindung des Pleuraspaltes mit der Außenluft herzustellen, um einen *Pneumothorax* herbeizuführen. Durch die Öffnung wird Luft eingesaugt — auch bei ruhigstehendem maximal ausgeatmetem Thorax — und die Lunge kollabiert hiluswärts. Bleibt die Öffnung bestehen, so wird nunmehr die Lunge die Thoraxbewegungen nicht mehr mitmachen. Die Luft wird durch die geschaffene Öffnung ein- und ausströmen und den Pleuraraum ventilieren. Wird die Öffnung nach dem Eintritt der Luft verschlossen, so wird diese bei der Einatmung bzw. Erweiterung des Thorax unter einen geringen Unterdruck geraten, die Lunge wird sich dabei je nach der Größe dieses Unterdruckes um einen gewissen Betrag erweitern. Die Luft wird aus dem Pleuraraum allmählich wieder resorbiert und in steigendem Maße wird dadurch die Lunge wieder atmungsfähig. Bei einseitigem Pneumothorax, wie er zur vorübergehenden Stilllegung einer kranken Lunge u.U. willkürlich gesetzt wird, übernimmt die andere Lunge die gesamte Atmungsfunktion. Manche Tiere — z. B. Hunde — haben kein durchgehendes Mediastinum. Bei ihnen wird ein Pneumothorax daher stets doppelseitige Schrumpfung und Abhebung der Lunge zur Folge haben.

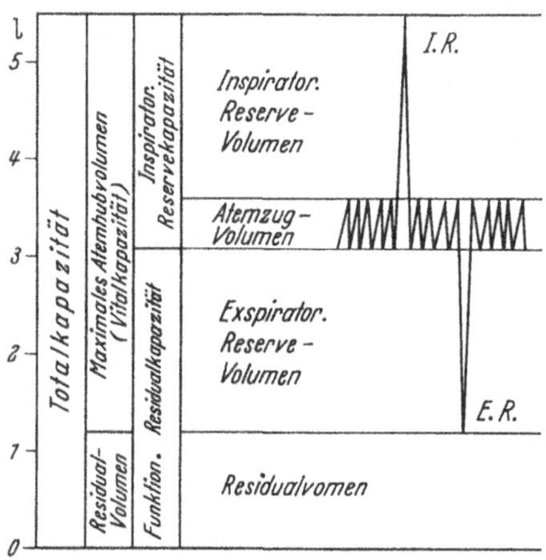

Abb. 128. Einteilung der Lungenvolumina und Bestimmung des maximalen Atemhubvolumens (der Vitalkapazität). Die Versuchsperson atmet durch ein Mundstück die Luft aus einem Spirometer ein und in dieses zurück. Man erhält so die Größe des einzelnen Atemzugvolumens. Durch maximale Inspiration erhält man das inspiratorische Reservevolumen (*I.R.*), durch maximale Exspiration das exspiratorische Reservevolumen (*E.R.*)

Für den ganzen Vorgang der Ausatmung spielt also die Elastizität der Lunge eine wichtige Rolle. Elastizitätsverlust (Emphysem) muß zu einer entsprechenden Verminderung der Atemkapazität führen.

Bei einer ruhigen Einatmung werden vom erwachsenen Manne von etwa 70 kg rund 500 cm^3 Luft in die Lunge gefördert (Atemzugvolumen). Es besteht aber die Möglichkeit, über diese Menge hinaus noch etwa 2000 cm^3 aufzunehmen (*inspiratorisches Reservevolumen*, früher Komplementärluft genannt; Abb. 128). Ferner können über die gewöhnliche ruhige Ausatmung hinaus noch ungefähr 2000 cm^3 aus der Lunge abgegeben werden, bis die äußerste Grenze der Exspirationsmöglichkeit erreicht ist (*exspiratorisches Reservevolumen*, früher Reserveluft genannt). Die Gesamtheit der Luft, die bei der Atmung aktiv bewegt werden kann, beläuft sich demnach auf rund 4500 cm^3. Man spricht von einem **maximalen Atemhubvolumen.** Früher war hierfür der Ausdruck Vitalkapazität gebräuchlich. Aber auch nach der maximalen Ausatmung verbleiben noch etwa 1200 cm^3 *Restluft* (Residualvolumen) in der Lunge, die — aber auch nur z. T. — beim Kollabieren der Lunge nach Setzen eines Pneumothorax entweichen. Bei ruhiger

Atmung herrscht in der normalen Exspirationslage ein Minimum der Aktivität der Atmungsmuskulatur. Sie wird deshalb als *Atemruhelage*, gelegentlich auch als Atemmittellage bezeichnet.

Das maximale Atemhubvolumen nimmt im großen ganzen mit der Körpergröße zu. Doch ist die Korrelation keineswegs straff, ebenso nicht diejenige zur Körperoberfläche (rund 2500 cm³/m², bei Männern etwas höher, bei Frauen etwas niedriger). Das rührt vor allem daher, daß eine starke Abhängigkeit vom Trainingszustand besteht. Während eines Trainings vergrößert es sich rasch, um bei Trainingsverlust, z.B. bei Bettruhe durch Krankheit, ebenso rasch wieder abzunehmen.

Die **Messung der Atemgrößen** erfolgt mit Hilfe von *Spirometern*. Ein solches ist in der Abb. 129 erklärt. Es lassen sich zu diesem Zwecke auch Gasuhren oder ähnliche Einrichtungen verwenden, in welche hineingeatmet wird.

Es wird mit Hilfe der Spirometer gemessen, wieviel Luft die Versuchsperson nach maximaler Einatmung maximal ausatmen kann. Will man die Größe des inspiratorischen und exspiratorischen Reservevolumens gleichzeitig bestimmen, geht man folgendermaßen vor (Abb. 128): Das Spirometer wird mit einer Einrichtung zur Kohlensäureabsorption versehen, wie das etwa Abb. 150 zeigt. Die Versuchsperson atmet aus dem Spirometer ein, wodurch dessen Volumen abnimmt, dann atmet sie wieder in das Spirometer aus. Da die ausgeatmete Kohlensäure absorbiert wird, nimmt das Luftvolumen im Spirometer laufend ab. Durch eine maximale Einatmung in der Folge der normalen Atemzüge wird das inspiratorische, nach einigen weiteren ruhigen Atemzügen durch maximale Ausatmung das exspiratorische Reservevolumen bestimmt.

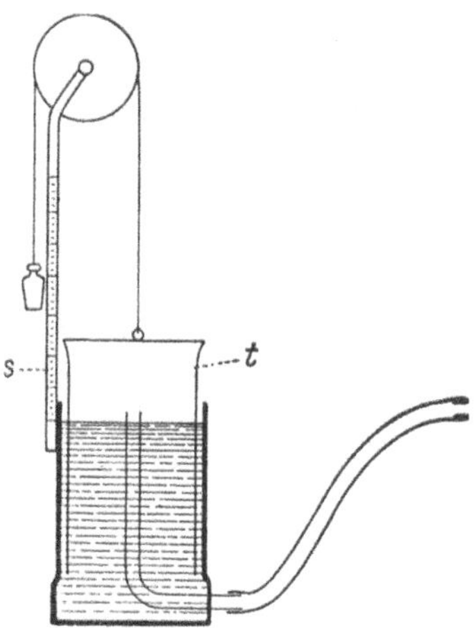

Abb. 129. Schema eines Spirometers. Die zylindrische, unten offene Spirometerglocke *t* ist durch ein Gegengewicht ausgeglichen und taucht in ein Wasserbad ein. Der Atemschlauch ist mit einer Röhre verbunden, welche bis über den Wasserspiegel führt. Nach entsprechender Eichung der Skala *s* kann man aus den Veränderungen des Glockenstandes Schlüsse auf die Menge der hinein- oder herausgeatmeten Luft ziehen

Die Zahl der Atemzüge beträgt beim Kinde im 1. Jahrzehnt 20—25/min, beim Erwachsenen 10—17/min im Ruhezustand. Die *Ventilationsgröße* läge demnach für mittlere Atemzüge von 500 cm³ bei 5—8 Liter Luft/min. Bei starker körperlicher Leistung kann ein Wert von 90 bis 120 Liter/min erreicht werden.

Eine Berechnung der *Atmungsleistung* hat ergeben, daß sie bei konstanter Ventilation am geringsten ist, wenn die Atemfrequenz um 15/min liegt, also bei der tatsächlich normalerweise zu findenden Zahl. Wird sie niedriger, so steigen infolge der größeren Thoraxexkursionen die elastischen Widerstände stark an, wird sie höher, so steigt der viscöse Widerstand (Reibung der Luft in den Atemwegen) stark an. (Es wird ein relativ größerer Anteil an Totraumluft hin- und herbewegt.)

Der Strömungswiderstand in den Atemwegen und damit die Atemarbeit ist veränderlich durch die Tätigkeit der glatten Muskulatur der Bronchen. Sie erschlafft bei Erhöhung des p_{CO_2} und Abnahme des p_{O_2}, so daß in Fällen erhöhten Atembedarfs der Strömungswiderstand geringer wird. Unter dem Einfluß erhöhter Impulse über den Sympathicus kommt es zu einer Bronchenerweiterung, über den Vagus zu einer Bronchenverengerung. Bei erhöhter Arbeitsbereitschaft (ergotroper Einstellung, s. S. 526) wird damit der Strömungswiderstand in den Luftwegen vermindert. Die automatisch damit verknüpfte Vergrößerung des toten Raumes kann bei großem Atemvolumen nicht viel ausmachen. In Ruhe werden die Atemwege wieder enger gestellt.

Die Zunahme des Atemwiderstandes macht sich bei kleinerem Atemvolumen und damit kleinerer Strömungsgeschwindigkeit weniger bemerkbar als vielmehr die gleichzeitig eintretende Verkleinerung des toten Raumes.

Für eine *Funktionsprüfung* der Lunge reicht gewöhnlich die Bestimmung des maximalen Atemhubvolumens (Vitalkapazität) und deren Unterteilung nach Abb. 128 nicht aus, da es ja auch auf die Größe der Ventilation und deren rationelle Bewältigung ankommt. Große Bedeutung kommt der Bestimmung des maximalen Atemzeitvolumens (Atemgrenzwert) zu, d.h. desjenigen Volumens, das innerhalb einer relativ kurzen Zeit maximal gefördert werden kann. Im allgemeinen steigt es mit steigendem maximalen Atemhubvolumen an; doch ist es ein feinerer Indicator für die Leistungsfähigkeit der Atmung. Statt des maximalen Atemzeitvolumens wird auch das maximale Atemsekundenvolumen bestimmt, also die Luftmenge, die in einer Sekunde nach tiefer Inspiration maximal ausgeatmet werden kann. Weiter interessiert die Frage, wieviel Luft ventiliert werden mußte, um eine bestimmte Sauerstoffaufnahme zu erreichen. Man bestimmt dazu das sog. *Atemäquivalent*, d.h. das Verhältnis von Atemminutenvolumen zur Sauerstoffaufnahme pro Minute. Wird der O_2-Verbrauch auf einen Druck von 760 mm Hg und 0° trocken reduziert angegeben, das Atemminutenvolumen auf 37° und die entsprechende Wasserdampfspannung, dann erhält man einen Wert von rund 28, d.h. es müssen für die Aufnahme von 1 cm³ O_2 28 cm³ Luft ventiliert werden.

2. Der Gasaustausch in der Lunge

a) Die Zusammensetzung der Ausatmungs- und Alveolarluft

Sammelt man die Ausatmungsluft über einen längeren Zeitabschnitt bei ruhiger ungezwungener Atmung in einem luftdichten Sack und unterwirft sie der chemischen Analyse, so findet man, daß sie gegenüber der Frischluft an CO_2 reicher, an O_2 dagegen ärmer geworden ist. Die Durchschnittswerte dieser Veränderung zeigt die Tabelle 21.

Tabelle 21

	O_2 %	CO_2 %	pO_2 mm Hg	pCO_2 mm Hg
Inspirationsluft .	20,9	0,03	150	0,2
Exspirationsluft .	16	4	116	29
Alveolarluft . .	14	5,6	100	40

Die Luftanalyse kann so vorgenommen werden, daß aus einem abgemessenen Gasvolumen nacheinander die CO_2 mit einer Lauge und der O_2 mit einem Reduktionsmittel absorbiert und die absorbierten Volumina bestimmt werden (Einzelheiten s. Abb. 130 mit Legende).

Untersucht man die Zusammensetzung der Luft eines einzelnen Atemzuges fraktioniert unmittelbar während des Ausströmens aus den oberen Luftwegen, so findet man, daß zuerst Luft erscheint, welche kaum chemische Veränderungen erlitten hat. Sie entstammt den zuführenden Luftwegen, Trachea und Bronchialbaum, deren Epithel am Gasaustausch nicht teilhat, dem „schädlichen“ oder „toten Raum“. Dann folgt Mischluft, welche sich etwa in der Zusammensetzung mit den Werten der Tabelle 21 vergleichen läßt, und schließlich wird bei einem tiefen Atemzug Luft herausgefördert, welche an Sauerstoff noch ärmer als die durchschnittliche Ausatmungsluft, an CO_2 aber reicher ist. Sie entstammt dem eigentlichen Austauschraum der Lunge, den Alveolen — *Alveolarluft*. Gerade die Beschaffenheit dieser letzteren ist von besonderem Interesse. Zwischen Alveolarluft und Blut erfolgt ja der Gasaustausch, und wie auf S. 35 berichtet wurde, hängt die „Sauerstoffsättigung“ bzw. CO_2-Beladung des Blutes von der Beschaffenheit des Gases ab, mit welchem es sich ins Gleichgewicht setzt. Man kann nach dem Vorgehen von HALDANE und PRIESTLEY die Zusammensetzung der Alveolarluft angenähert direkt gasanalytisch ermitteln, indem man in eine etwa 1 m lange, 3 cm weite Röhre tief ausatmen läßt und sofort nach

Atemstillstand die am weitesten mundwärts in der Röhre befindliche Luftschicht entnimmt und analysiert.

Die Zusammensetzung der Alveolarluft läßt sich, wenn der tote Raum als bekannt angenommen werden kann, auch mit Hilfe der Bohrschen Formel aus dem exspirierten Volumen und der darin enthaltenen Gaskonzentration berechnen. Die Konzentration der CO_2 in der Alveolarluft (C_{CO_2A}) läßt sich z. B. folgendermaßen berechnen: Die Menge an CO_2 in der Exspirationsluft ($C_{CO_2E} \cdot V_E$, wobei V_E = exspiriertes Volumen) besteht aus dem darin enthaltenen Anteil an CO_2 der Alveolarluft ($C_{CO_2A} \cdot V_A$) und dem des toten Raumes ($C_{CO_2D} \cdot V_D$), also

$$C_{CO_2E} \cdot V_E = C_{CO_2A} \cdot V_A + C_{CO_2D} \cdot V_D.$$

Das Volumen des Alveolarluftanteils (V_A) ist gleich dem Exspirationsvolumen V_E abzüglich dem des Totraums (V_D). Wir setzen statt V_A also $V_E - V_D$. Weiter können wir die

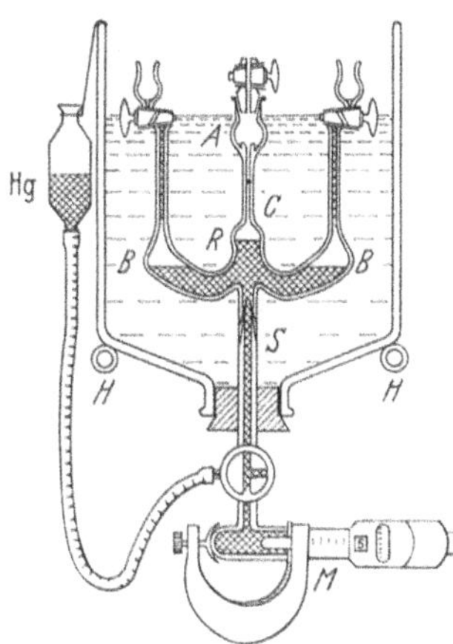

Abb. 130. ***Apparatur zur Gasanalyse nach*** **SCHOLANDER. Sie besteht aus einer Ausgleichskammer (*A*) und einer Reaktionskammer (*R*), die durch eine Capillare (*C*) verbunden sind. Die Apparatur ist mit Quecksilber gefüllt, dessen Stand in der Capillare bzw. der Reaktionskammer durch ein Mikrometer (*M*) verändert werden kann. Die beiden seitlichen Gefäße (*B*) enthalten die Absorptionsflüssigkeiten für CO_2(KOH) und O_2 (Natriumdithionit). Das Mikrometer wird zunächst soweit hineingedreht, daß die Capillare mit Quecksilber gefüllt ist. Die Ausgleichskammer wird mit Flüssigkeit gefüllt, um ein anaerobes Einfüllen der Gasprobe aus einer mit Quecksilber verschlossenen Pipette zu ermöglichen. Hat man durch Herausdrehen des Mikrometers die Gasprobe in die Reaktionskammer eingesogen, wird die Flüssigkeit aus der Ausgleichskammer so entfernt, daß nur ein kleiner Tropfen in der Capillare zurückbleibt, der durch weiteres Herausdrehen des Mikrometers auf die in der Mitte der Capillare befindliche Marke *C* eingestellt wird. Nunmehr wird am Mikrometer das eingesogene Gasvolumen abgelesen. Nach Temperaturausgleich wird das System mit einem Aufsatzhahn verschlossen, und durch leichtes Kippen der Apparatur nach links bzw. rechts wird je eine kleine Menge KOH bzw. O_2-Absorbens in die Reaktionskammer überführt. Bei der jeweils einsetzenden Absorption wandert der Tropfen in der Capillare abwärts und wird erneut auf die Marke eingestellt. Dadurch ist das absorbierte Volumen kompensiert und kann an der Mikrometerskala abgelesen werden. Die Apparatur befindet sich zur Erhaltung der Temperaturkonstanz in einem Wasserbad. [Nach P. F. SCHOLANDER: J. biol. Chem. 167, 235 (1947)]**

CO_2-Konzentration der Totraumluft innerhalb des Exspirationsvolumens vernachlässigen, da sie gleich der in der Inspirationsluft und somit äußerst gering ist. So können wir den 2. Summanden in der obigen Gleichung vernachlässigen und erhalten

$$C_{CO_2E} \cdot V_E = C_{CO_2A} \cdot (V_E - V_D) \quad \text{und daraus} \quad C_{CO_2A} = \frac{C_{CO_2E} \cdot V_E}{V_E - V_D}.$$

Der Totraum wird bei Ruheatmung zu 120 cm³ angenommen, bei steigendem Atemvolumen etwas größer.

Eine Vorstellung über die Veränderung der Alveolarluft durch die Einatmung bzw. die „Belüftung“ des eigentlich aktiven Lungenraumes gibt folgende Überlegung: Während einer Einatmung kann die Alveolarluft niemals völlig erneuert, d. h. „Frischluft“ werden. Bleiben doch nach den oben gegebenen Werten nach einer mäßig tiefen Ausatmung noch 1200 cm³ Restluft + 2000 cm³ exspiratorisches Reservevolumen, also 3200 cm³ „verbrauchte“ Luft übrig, die in ihrer Zusammensetzung etwa der nach HALDANE und PRIESTLEY bestimmten Alveolarluft entsprechen. Neu aufgenommen werden bei der anschließenden ruhigen Einatmung 500 cm³ Frischluft. Von dieser bleiben aber 120 cm³ im schädlichen Raum liegen. Folglich bleiben nur 380 cm³ Frischluft, welche den noch vorhandenen 3200 cm³ verbrauchter Luft beigemischt werden. Ein Maß für die Erneuerung der Lungenluft wäre das Verhältnis der aufgenommenen Frischluft zur in der Lunge befindlichen Luft. In unserem Beispiel also: 380 zu 3200 = 0,113. Man bezeichnet diese Größe auch als *Ventilationskoeffizient*. Nach alledem leuchtet ein, daß die Zusammensetzung der Alveolarluft während ruhiger Atmung nur in der Größenordnung von $^1/_2$% für Sauerstoff und Kohlensäure schwanken kann. Darin darf der Sinn der Belassung eines so großen Luftpolsters in den Lungen bei gewöhnlicher Atmung erblickt werden.

Wir werden unten sehen, daß die Atmung weitgehend durch den CO_2-Druck (bzw. p_H) und O_2-Druck des arteriellen Blutes gesteuert wird. Fortgesetzte Schwankungen in der Zusammensetzung der Alveolarluft würden zu fortgesetzten Schwankungen in der Atmungsgröße führen. Wenn wir uns final ausdrücken wollen, so können wir vielleicht sagen: Es ist nicht das Ziel der Atmung, die Kohlensäure möglichst vollständig aus dem Blut zu entfernen, sondern sie auf einer möglichst gleichmäßigen Höhe zu halten. Willkürliche Vergrößerung der Atemtiefe wird die Schwankungen sofort vergrößern müssen. Wird jedoch die Atmung entsprechend einer Erhöhung der CO_2-Bildung, etwa bei Muskelarbeit, vertieft, so ist die Schwankung geringer, wenn auch größer als in der Ruhe. Sie wird noch dadurch vermindert, daß eine Zunahme des Atemvolumens zunächst mehr auf Kosten des inspiratorischen und erst bei großer Atemtiefe auf Kosten des exspiratorischen Reservevolumens geht.

Bei unserer Berechnung des Ventilationskoeffizienten wurde die Größe des anatomischen Totraums eingesetzt. Das ist nicht ganz richtig. Es wird dabei angenommen, daß die Alveolen selbst nur mit Alveolarluft und die sich daran anschließenden Luftwege nur mit Außenluft gefüllt seien. Das ist auch bei gleichmäßiger Ventilation unter Ruhebedingungen nur annäherungsweise der Fall, erst recht nicht bei veränderter Ventilation, da eine teilweise Durchmischung der Gase in beiden Abschnitten durch Wirbelbildung und Diffusion erfolgt. Dieser wirksame oder *funktionelle Totraum* wird unter den meisten Bedingungen größer gefunden als der anatomische und steigt mit gesteigerter Ventilation deutlich an. Seine Bestimmung ist klinisch von Bedeutung geworden vor allem in solchen Fällen, wo in einem Teil der Alveolen das Verhältnis von Ventilation zur Durchblutung gestört ist. Die Veränderungen des toten Raumes durch Variation des Tonus der Bronchialmuskulatur sind oben schon besprochen worden.

Aus den Werten der Tabelle 21 für den prozentualen Gehalt der Alveolarluft an O_2 und CO_2 läßt sich der für die Diffusion entscheidende *Druck der beiden Atemgase* berechnen. Ihr Partialdruck entspricht dem jeweiligen Prozentgehalt, wobei allerdings zu berücksichtigen ist, daß außer N_2 und Edelgasen die Luft in den Atemwegen noch Wasserdampf enthält. Der Dampfdruck des Wassers beträgt bei 37° 47 mm Hg; dieser Betrag ist zunächst vom Gesamtdruck von 760 mm Hg abzuziehen, da die Luft in den Atemwegen wasserdampfgesättigt ist und dieser Anteil des Drucks auf den Wasserdampf entfällt. Bei einem Gehalt der Alveolarluft an CO_2 von 5,6% ist der p_{CO_2} somit 5,6% von 713 mm Hg $= \frac{5,6 \cdot 713}{100} =$ rund 40 mm Hg; der O_2-Druck bei einem O_2-Gehalt von 14% $= \frac{14 \cdot 713}{100} =$ rund 100 mm Hg.

Wie oben schon betont, ist der Totraum der Luftwege nur für den Gaswechsel wirklich toter, ineffektiver Raum. Er hat jedoch in anderer Hinsicht durchaus eine funktionelle Aufgabe, nämlich die *Einatmungsluft zu befeuchten, anzuwärmen und zu reinigen.* Die Lungenluft ist stets mit Wasserdampf gesättigt, wobei diese Sättigung zu etwa 75% in den Luftwegen, der Rest in der Lunge erfolgt. Bei völligem Wegfall der Befeuchtung und Erwärmung würde eine trockene kalte Einatmungsluft den Lungenepithelien fortgesetzt Wasser und Wärme entziehen und hierdurch Anlaß zu starker, lokaler Reizung geben. Da die obersten Luftwege bei niedriger Außentemperatur ebenfalls erniedrigte Temperaturen aufweisen, wird umgekehrt die Ausatmungsluft wieder abgekühlt und so der Organismus vor zu großen Wärmeverlusten geschützt.

b) Die treibenden Kräfte für den Gasaustausch

Bei der Besprechung der Atmungsfunktion des Blutes (S. 35ff.) haben wir gesehen, daß bei der Passage des Blutes durch die Lunge ein bestimmter O_2-Druck erreicht wird, der zu einer Auffüllung der Sauerstoffvorräte in den Erythrocyten führt. Im Gewebe diffundiert zunächst der im Plasma gelöste O_2 aus den Capillaren, so daß der p_{O_2} abfällt; nun erfolgt eine fortgesetzte Nachlieferung aus den Erythrocyten ins Plasma, so daß der p_{O_2} auf einer gewissen Mindesthöhe gehalten werden und weiter O_2 ins Gewebe diffundieren kann. Abb. 131 gibt einen schematischen Überblick über die Änderungen des Sauerstoffdrucks im Blut bei der Passage durch die Lungen einerseits, durch das Gewebe andererseits. Sie gibt weiter einen Überblick über die mit neueren Methoden festgestellte Druckdifferenz zwischen Alveolarluft und Lungencapillarblut. Es ist zu ersehen, daß es zu einem fast völligen Ausgleich kommt; die alveolar-arterielle O_2-Druck-Differenz beträgt nur wenige mm Hg (5—9 mm Hg unter Ruhebedingungen). Andererseits ist sie stets vorhanden, so daß keine Notwendigkeit besteht, andere als rein physikalische Diffusionsprozesse anzunehmen, etwa im Sinne eines aktiven Sauerstofftransports, wie er in den Schwimmblasen gewisser Fische festgestellt werden kann. Da die Atemgase sowohl wasser- wie fettlöslich sind, bilden die Endothelien der Capillaren und die Alveolarmembran kein so wesentliches Diffusionshindernis wie etwa für Ionen oder Glucose (vgl. S. 337), so daß ein relativ geringes Druckgefälle ausreichend ist. Die Capillarendothelien und Alveolarepithelien spielen dabei nur die Rolle von passiven Trennwänden. Das gilt in ausgesprochenerem Maße für die CO_2, da sie wesentlich leichter löslich ist als der Sauerstoff.

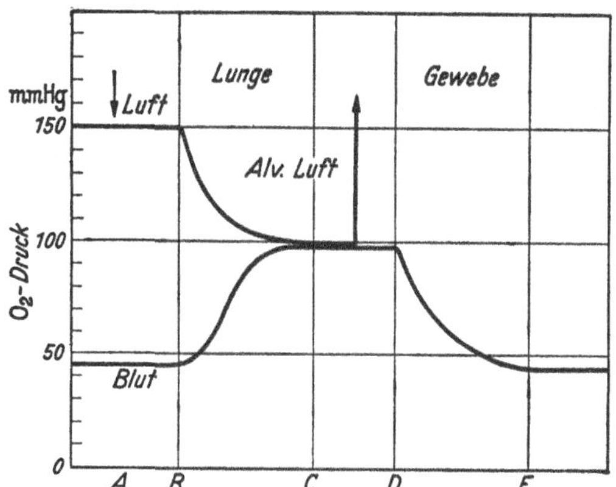

Abb. 131. Die O_2-Druckgefälle zwischen Lungenluft und Blut einerseits (A—B) und Blut und Gewebe andererseits gleichen sich während des Blutdurchflusses durch die Lungen (B—C) bzw. Gewebe (D—E) einander an, indem unter Wirkung der Gefälle Sauerstoff ins Blut bzw. ins Gewebe diffundiert (Vgl. auch Abb. 133)

Eine exakte Betrachtung der Sauerstoffdiffusion müßte berücksichtigen, daß der Sauerstoff nicht nur eine „Membran" passiert, die Blut und Alveolarluft trennt. Er muß sich erst im Plasma ausbreiten und schließlich in die Erythrocyten und die in ihnen gelegenen Hämoglobinmoleküle diffundieren. Es ist eine starke Vereinfachung, wenn man die Lunge nur als eine einfache Membran ansieht, auf deren beiden Seiten durch Belüftung und Durchblutung eine konstante Differenz des Sauerstoffdrucks aufrechterhalten wird.

Nur unter diesen vereinfachenden Annahmen kann man quantitative Angaben über das Diffusionsverhalten machen. Die durch die „Membran" hindurchtretende Sauerstoffmenge (gewöhnlich angegeben pro min) hängt ab 1. vom Druckgefälle, 2. von der Schichtdicke, 3. von der Größe der Durchtrittsfläche, 4. vom Löslichkeitskoeffizienten α und 5. von einer „Materialkonstanten", die man Diffusionskonstante D nennt. Da jedoch an der Lunge die Schichtdicke und die Größe der Durchtrittsfläche nicht bestimmbar sind, zieht man diese beiden Größen mit den Konstanten α und D zu einer Größe zusammen, die man als **Diffusionsfaktor DF** bezeichnet (früher auch als Diffusionskapazität D_{O_2}). Der Diffusionsfaktor DF gibt das Verhältnis zwischen Sauerstoffaufnahme (pro min) $\dot{V}_{O_2}$ und der mittleren Druckdifferenz zwischen Alveolarluft und Lungencapillarblut ΔP an, also:

$$DF = \dot{V}_{O_2} / \Delta P .$$

Findet sich eine Änderung des Diffusionsfaktors, so kann das sowohl an einer Veränderung der „Schichtdicke" liegen (Veränderung der Capillar- oder Alveolarmembran), wie auch an einer Veränderung der Durchtrittsfläche. Als „Durchtrittsfläche" kommt dabei weniger die Alveolaroberfläche als vielmehr die Capillaroberfläche und die Erythrocytenoberfläche in Frage. Unter physiologischen Bedingungen gibt deshalb der Diffusionsfaktor ein gewisses Maß für die Capillarisierung der Lunge.

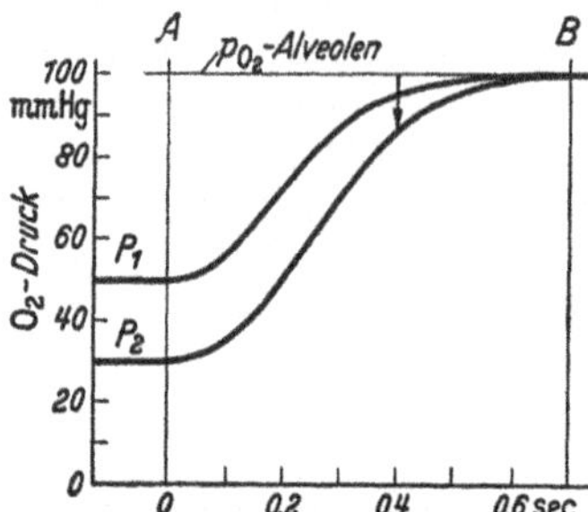

Abb. 132. Schema des O_2-Druckausgleiches zwischen Alveolarluft und Blut der Lungencapillaren. Das Blut strömt bei *A* in die Alveole ein und verläßt sie bei *B*. Die Abszisse ist die Zeit, die Ordinate der Sauerstoffdruck. pO_2 ist der Sauerstoffdruck der Alveolarluft, der hier als konstant angenommen wird, P_1 der Sauerstoffdruck in wenig venosiertem, P_2 in stärker venosiertem Blut. Die Kontaktzeit des Blutes reicht unter Ruhebedingungen zu einer völligen Angleichung des O_2-Drucks im Blute an denjenigen der Alveolarluft aus. Bei Verkürzung der Kontaktzeit ist der Ausgleich unvollkommen (Pfeil bei 0,4 sec)

Riley u. Mitarb. haben nun feststellen können, daß der Diffusionsfaktor bei Muskeltätigkeit ansteigt und bei einer Steigerung der O_2-Aufnahme (und damit des Herzminutenvolumens) um das 4—6fache ein Maximum erreicht. Die Vergrößerung der Sauerstoffaufnahme wird somit nicht nur dadurch begünstigt, daß das Blut stärker venosiert wird und damit das Druckgefälle von der Alveolarluft zu den Capillaren erhöht wird, sondern auch dadurch, daß die Capillarisierung der Lunge mit steigender Durchströmung zunimmt. Wir sind darauf schon in anderem Zusammenhang eingegangen (s. S. 167). Die Untersuchung des Diffusionsfaktors hat neuerdings in der Klinik zur Differentialdiagnose bestimmter Störungen erhebliche Bedeutung erlangt; man muß sich nur immer vor Augen halten, daß es sich um einen physiologischen und nicht um einen physikalischen Begriff handelt, daß er mehrere nicht zu trennende Faktoren enthält und daß von vornherein nicht ohne weiteres zulässige Vereinfachungen vorgenommen werden mußten.

Für die besondere Form der Druckänderung in den Abb. 131, 132 und 133 ist die Form der O_2-Bindungskurve und ihre Veränderung durch Variation des p_{O_2} bzw. p_H maßgebend. Wir haben ja oben (S. 31) gesehen, daß auf der einen Seite

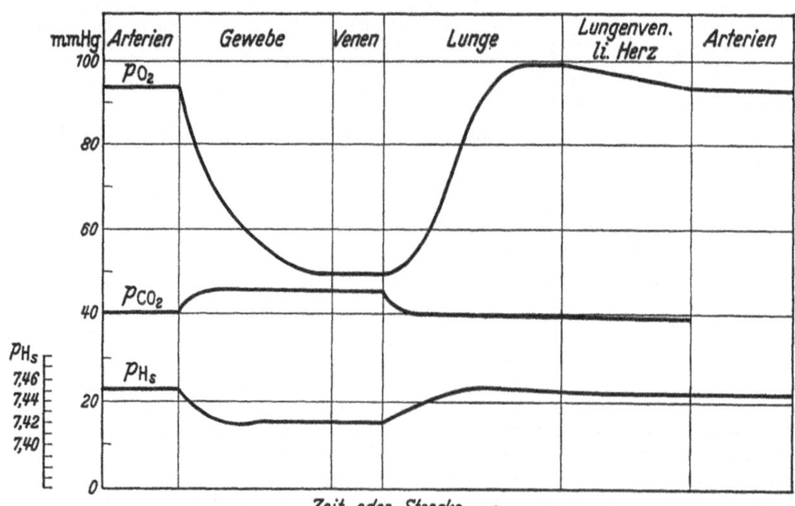

Abb. 133. Cyclischer Verlauf des O_2- und CO_2-Druckes im Blut sowie des p_H im Serum beim Durchfluß durch den Gesamtkreislauf. Für den Verlauf des O_2-Druckausgleichs in Lunge und Gewebe ist die gleichzeitige Änderung im CO_2-Druck mitverantwortlich. In den Lungenvenen und im linken Ventrikel mischt sich noch ein Teil venöses „Kurzschlußblut" (2%) mit dem arterialisierten Blut, so daß der O_2-Druck von 100 auf etwa 94 mm Hg absinkt. (Nach Bartels)

die Abgabe von CO_2 in die Lungenalveolen die Bindungsmöglichkeit für den O_2 erhöht (Bohr-Effekt) und umgekehrt die Aufnahme von O_2 die Abgabebedingungen für CO_2 verbessert. Die gesamten chemischen Reaktionen benötigen im Vergleich zur Diffusion so wenig Zeit, daß allein die Diffusionszeit begrenzend ist für den Ausgleich der Gasdrucke zwischen Alveolarluft und Blut. Ob ein solcher Ausgleich erreicht wird, hängt somit von der **Kontaktzeit** (Durchflußzeit der Erythrocyten durch die Lungencapillaren) ab und auch vom Grad der Venosierung des Blutes, wie klar aus Abb. 132 hervorgeht. Man darf aus allen bisher vorliegenden Untersuchungen schließen, daß in den meisten Alveolen die Kontaktzeit zu einem fast völligen Druckausgleich ausreicht. Aus Abb. 132 geht weiter hervor, daß bei einer Verminderung der Kontaktzeit, z. B. durch Erhöhung der Strömungsgeschwindigkeit in bestimmten Capillaren bei Ausfall anderer, rasch ein Punkt erreicht wird, wo der Druckausgleich nicht mehr vollständig ist und wo somit eine vollständige Arterialisierung nicht mehr erreicht wird. Das wird für den Sauerstoff eher der Fall sein als für die Kohlensäure mit ihrer höheren Löslichkeit und damit höheren Diffusionsgeschwindigkeit.

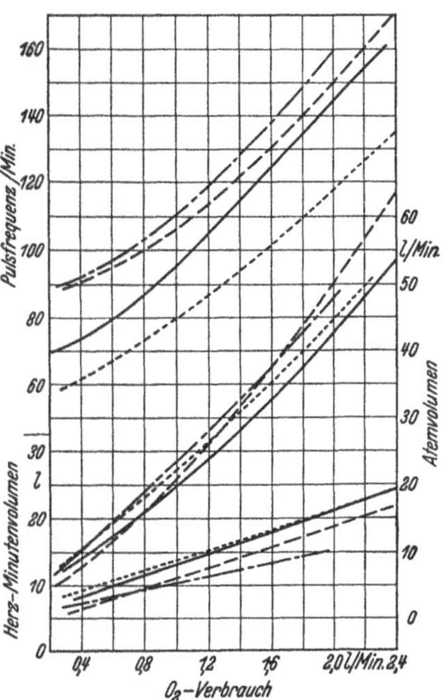

Abb. 134. Die Beziehungen zwischen Atmung und Kreislauf bei 4 verschiedenen Versuchspersonen während verschieden starker Muskelarbeit. Als Maß für die Muskelarbeit ist der Sauerstoffverbrauch (Abszisse) angegeben. Die untersten Kurven zeigen das Herzminutenvolumen (dazugehörige Zahlenwerte links!), die mittleren das gleichzeitige Verhalten des Atemvolumens. Es steigt etwas steiler an als das Herzminutenvolumen. Das oberste Kurvenbündel gibt die Pulsfrequenz an. Man sieht, mit welch erheblich verschiedenen Pulszahlen die 4 Personen die von ihnen geforderte Kreislaufmehrleistung bei etwa gleichem Minutenvolumen des Herzens und der Atmung leisten. Es wird also von ihnen mit sehr verschiedenem Verhalten des Schlagvolumens reagiert. (Nach F. A. BAINBRIDGE)

Abb. 133 bringt einen Überblick über das bisher Besprochene. Es ist zunächst zu ersehen, daß die Druckänderungen in Gewebe und Lunge für die CO_2 wesentlich geringer sind als für den O_2 und daß (bei Körperruhe) nur geringe Änderungen des p_H eintreten. Weiter ist zu ersehen, daß der O_2-Druck im arteriellen Blut niedriger liegt als am Ende der Lungencapillaren. Entsprechend ist das Hämoglobin des arteriellen Blutes trotz des flachen Verlaufs der Bindungskurve in diesem Bereich (s. Abb. 17, S. 37) nicht mehr zu 98—99% gesättigt, wie es nach den bisherigen Besprechungen anzunehmen wäre, sondern nur zu 94—96%. Es ist dies zunächst zurückzuführen auf eine gewisse **Beimischung venösen Blutes** (2%) zum schon arterialisierten, und zwar aus Bronchialvenen und aus Thebesischen Venen, die in den linken Ventrikel münden. Hinzu kommt, daß nicht alle Alveolen gleichmäßig belüftet und durchblutet sind. Daß diese „venöse Beimischung" normalerweise so gering ist, zeigt umgekehrt, daß offenbar die Zahl der Alveolen, die nicht entsprechend ihrer Durchblutung belüftet werden, sehr gering ist, daß also *Mechanismen* vorhanden sind, *die Belüftung und Durchblutung der Alveolen gegenseitig abstimmen.*

Bei diesen Mechanismen haben wir zwei Formen zu unterscheiden: 1. allgemeine, die Ventilation und Kreislaufleistung insgesamt und 2. lokale, die die Belüftung und Durchströmung der einzelnen Alveolen aufeinander abstimmen. Abb. 134 zeigt, daß mit zunehmender O_2-Aufnahme bei Muskelarbeit gleichzeitig Atem- und Herzminutenvolumen ansteigen. Die einzelnen Mechanismen, die zu diesem Resultat führen, werden wir gleich im nächsten Abschnitt besprechen. Die lokalen Mechanismen sind schon S. 167 bei Besprechung des Lungenkreislaufs dargestellt worden. Es wurde dort ausgeführt, daß in einer nicht ventilierten Alveole die Capillarisierung sehr stark herabgesetzt ist, weiter daß in Ruhe ein Teil der Alveolen nicht eröffnet (atelektatisch) ist und daß bei einer Eröffnung dieser „Reservealveolen" bei verstärkter Ventilation bei Arbeit gleichzeitig ihre „Reservecapillaren" eröffnet werden durch Steigerung des Herzminutenvolumens (s. o.: Erhöhung des Diffusionsfaktors). Bei Arbeit nimmt die „venöse Beimischung" daher ab, weil nunmehr sämtliche Alveolen eröffnet und durchblutet sind, während bei Ruhe die nichtventilierten Alveolen noch eine gewisse Restdurchströmung aufweisen, so daß ihre Capillaren dem arterialisierten noch venös gebliebenes Blut beimischen.

Diese lokale „Abstimmung" von Belüftung und Durchblutung der Alveolen zeigt sich besonders deutlich bei Seitenlage. Es konnte festgestellt werden, daß bei Seitenlage die unten liegende Lunge gleichzeitig stärker durchströmt und stärker ventiliert ist. Die Kenntnis dieser Tatsache ist wichtig für die Lagerung des Patienten bei Prozessen, die einseitig die alveolare Ventilation behindern.

3. Die Regulation der Atmung

Erst durch die genaue Anpassung an die jeweiligen Bedürfnisse des Organismus kann die Atmung in vollem Umfange ihre Aufgaben erfüllen. Ebensowenig wie der Kreislaufapparat arbeitet der Atemmechanismus jemals im Überschuß, d.h. mehr als notwendig ist. Sofort mit Einsatz gesteigerten Bedürfnisses paßt sich die äußere Atmung quantitativ und vollautomatisch, d.h. ohne daß es uns zum Bewußtsein kommt, dem Gaswechsel des Körpers an.

Aber nicht nur das *Gesamtatemvolumen* über eine gewisse Zeit muß den jeweiligen Bedürfnissen angepaßt werden, sondern auch die Unterteilung dieses geförderten Gesamtvolumens nach *Atemtiefe* und *Atemfrequenz*. Nach den auf S. 183 gemachten Mitteilungen wird für die Auswaschung der Alveolen eine Atemvertiefung wirksamer sein als eine Atemfrequenzsteigerung bei gleichbleibender Atemtiefe. Eine bloße Atemfrequenzsteigerung wird u. U. sogar unrationell wirken müssen, insofern als sich der „schädliche Raum" nachteilig auswirken würde. Für die Atemtiefe ergeben sich natürliche, durch den Bau der Lunge gezogene Grenzen. Es wird also darauf ankommen:

1. das notwendige Luftvolumen sicherzustellen und

2. dafür zu sorgen, daß dieses Luftvolumen auf eine möglichst rationelle Art gefördert wird.

a) Anpassung des Atemzeitvolumens

Die Sicherstellung des notwendigen Atemvolumens ist die Angelegenheit des Atemzentrums in der Medulla oblongata und wird durch nervöse und chemische Reize vonseiten des Blutes gewährleistet. Wir werden jedoch sehen, daß die chemischen Reize sich nicht nur durch direkten Angriff am Atemzentrum auswirken, sondern auch auf dem Umweg über die Auslösung nervöser, dem Zentrum zufließender Erregungen. Ebenso sind es im wesentlichen nervöse Einflüsse auf das Zentrum, die die Aufteilung nach Atemtiefe und Atemfrequenz besorgen.

Lage und Funktionsweise des Atemzentrums, sowie seine Unterteilung in ein Inspirations- und ein Exspirationszentrum werden wir S. 529

beschreiben. Wir werden sehen, daß durch die Summe der dem Zentrum zufließenden Erregungen (Reizsumme) ein entsprechendes Erregungsmuster entsteht, das über die Atembahn, das Vorderhorn des Rückenmarks und motorische Nerven den Atemmuskeln übermittelt wird. Wir werden uns dort mit der rhythmischen unwillkürlichen Tätigkeit des Atemzentrums befassen und mit der Möglichkeit, die Atmung willkürlich zu beeinflussen.

Hier wollen wir uns zunächst den Einflüssen einer *Änderung in den Blutgasen* auf die Atmung zuwenden. Wir gehen von einem einfachen Versuch aus: Wir atmen aus einer luftgefüllten Fußballblase hin und her. Damit wird die Luft im Beutel zunehmend an Kohlensäure angereichert und an Sauerstoff verarmen. Sehr bald steigen sowohl Atemfrequenz wie auch Atemtiefe an, das Atemzeitvolumen wird erhöht. Eine solche Steigerung der Atmung nennen wir *Hyperventilation.* Vermag jedoch die Mehratmung den auslösenden Reiz nicht abzuschwächen, wie das in diesem Versuch der Fall ist, dann tritt das subjektive Gefühl der Atemnot dazu, das wir *Dyspnoe* nennen, im Gegensatz zur Ruheatmung, der *Eupnoe.* Füllen wir den Beutel statt mit Luft mit Sauerstoff, dann tritt die Dyspnoe zu etwa gleicher Zeit ein. Bringen wir dagegen in den Zuführungsschlauch zum Beutel eine Kalipatrone, die die ausgeatmete Kohlensäure absorbiert, dann dauert es wesentlich länger, bis eine Mehratmung eintritt. Sie wird überhaupt erst deutlich, wenn sich unsere Lippen schon livide zu verfärben beginnen als Ausdruck des verminderten Sauerstoffgehaltes im Capillarblut. Wir können schließen: Eine Erhöhung des Kohlensäuregehaltes in der Einatmungsluft und damit des Kohlensäuredruckes im Blut stellt einen sehr kräftigen Atemreiz dar (Abb. 136 im Vergleich zu Abb. 135). HALDANE hat gezeigt, daß eine Steigerung des Kohlensäuredruckes im Blut um nur 1,5 mm Hg die Atmung schon verdoppelt. Wir können weiter schließen, daß eine Senkung des O_2-Gehaltes in der Einatmungsluft zwar ebenfalls einen Atemreiz darstellt, aber erst wesentlich später zu einer sichtbaren Atemsteigerung führt.

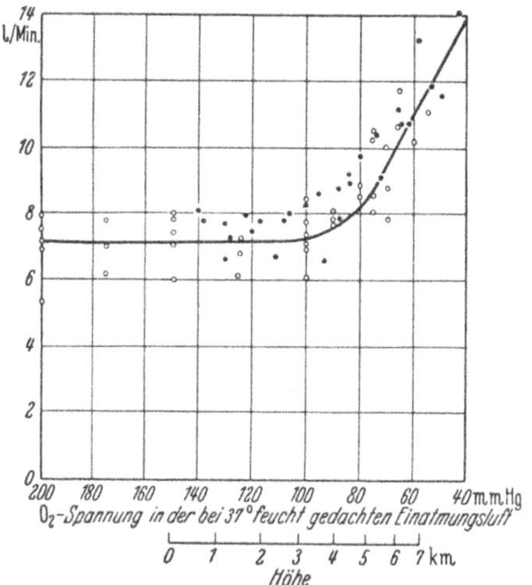

Abb. 135. Änderung der Ventilationsgröße bei abnehmendem O_2-Druck in der Einatmungsluft. Erst wenn letzterer *unter* 100 mm Hg sinkt, beginnt eine verhältnismäßig geringfügige Vermehrung der Lungenventilation. (Versuche von TH. BENZINGER)

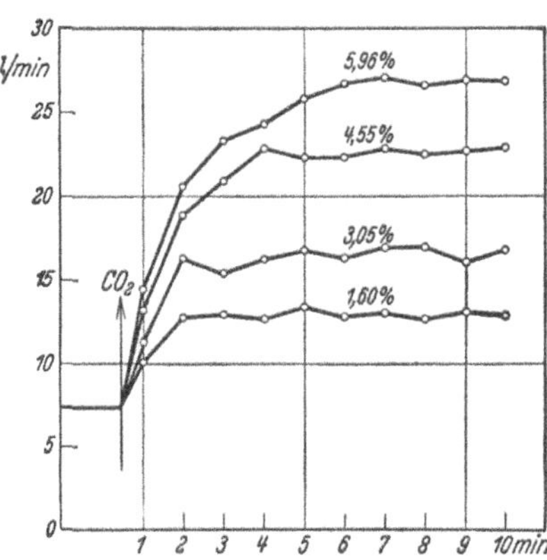

Abb. 136. Zunahme der Ventilationsgröße infolge Beimischung von Kohlensäure zur Atmungsluft. Die Stärke der Steigerung geht dem Kohlensäuregehalt parallel. Die ganze Umstellung beansprucht je nach der Konzentration 2—7 min. (Aus PADGET 1928.) (Nach W. R. HESS)

Dasselbe Resultat erhalten wir, wenn wir den Versuch folgendermaßen modifizieren: Wir atmen willkürlich einige Atemzüge vertieft und beschleunigt (willkürliche *Hyperventilation*), dann überlassen wir die Atmung wieder sich selbst. Es tritt Atemstillstand ein *(Apnoe)*, da offenbar die Atemreize zum Antrieb der Atmung nicht ausreichen. Entscheidend fällt dabei die Abrauchung der Kohlensäure ins Gewicht. Die Apnoe dauert so lange an, bis wieder ein gewisser Mindest-CO_2-Druck im arteriellen Blut vorhanden ist, obschon mittlerweile durch steten Verbrauch von O_2 in den Geweben der O_2-Druck im Blut ganz erheblich abgefallen ist. Die Apnoe dauert nur wenig länger, wenn wir statt mit Luft mit reinem O_2 hyperventilieren und so den O_2-Vorrat in den Lungen in die Höhe getrieben haben.

Nach diesen ersten grundsätzlichen Feststellungen wollen wir den Wirkungsmechanismus der Kohlensäure und des Sauerstoffmangels für sich analysieren, d.h. die einzelnen Atemantriebe isoliert betrachten, um dann erst auf die komplexere Frage ihres Zusammenspiels einzugehen.

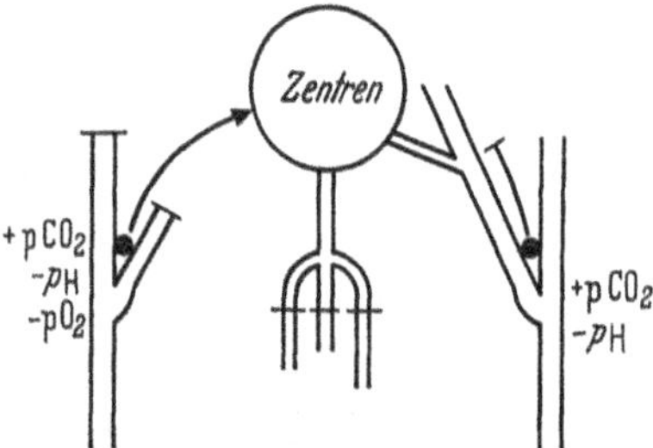

Abb. 138. Schema zum Versuch von HEYMANS. Die eine Seite steht mit den Zentren nur auf dem Blutwege, die andere nur auf nervösem Wege in Verbindung

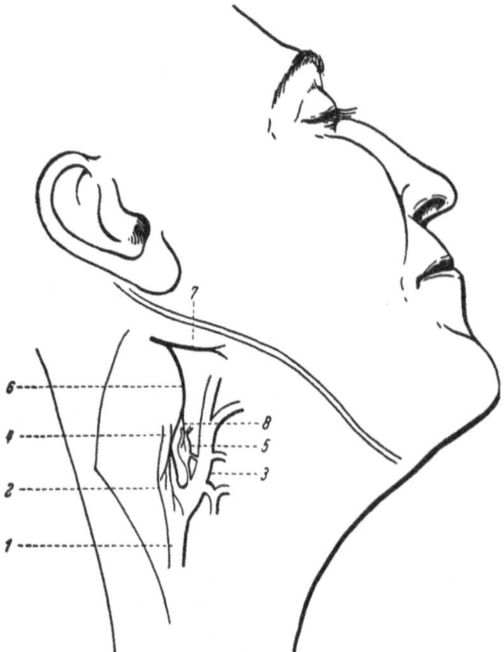

Abb. 137. Vereinfachtes Übersichtsbild über das Gebiet des Carotissinus am Menschen. *1* A. carot. communis; *2* Bulbus der A. carot. int.; *3* A. carot. externa; *4* A. carot. interna; *5* Glomus caroticum; *6* Carotissinusnerv; *7* N. glossopharyngicus; *8* Ast des Sinusnerven zum Glomus carot. Das Glomus caroticum enthält Chemoreceptoren, welche auf CO_2-Anhäufungen im Blute sowie auf O_2-Verarmung desselben ansprechen. Außer dem sensiblen markhaltigen Ast des Carotissinusnerven wird es auch noch von den Fasern aus dem Ganglion cervicale superius und dem N. vagus, also vegetativ innerviert. Letztgenannte Fasern sind in der Abbildung fortgelassen

α) Der Atemantrieb durch Erniedrigung des O_2-Druckes

Es ließ sich feststellen, daß bei einem O_2-Mangel des Gesamtorganismus schon relativ frühzeitig eine Antreibung des Herzens und der Atmung ausgelöst wird. Durchströmung der Zentren selbst mit Blut abnehmenden Sauerstoffgehaltes führt jedoch nur in einem ganz schmalen Bereich zu einer Aktivierung von Kreislauf und Atmung. Sobald die O_2-Aufnahme der Zentren selbst auch nur minimal absinkt, wird Atmung und Kreislauf reduziert, bei noch schwererem Sauerstoffmangel bis zum völligen Zusammenbruch. Sauerstoffmangel der Zentren selbst führt also nach kurzer Aktivierung zu deren Lähmung. Es muß offensichtlich im Organismus eine Einrichtung vorhanden sein, die eine Aktivierung vor allem der Atmung bei sinkendem O_2-Druck herbeiführt, bevor es zu einer Einschränkung der

O_2-Versorgung der Zentren kommt. Diese wurde klargestellt durch die Entdeckung von **Chemoreceptoren** *im Glomus caroticum und im Glomus aorticum* durch C. HEYMANS (Abb. 137).

In Abb. 138 ist die Versuchsanordnung von C. HEYMANS grobschematisch dargestellt, mit der diese Tatsache bewiesen werden konnte. Bei den meisten Laboratoriumstieren sind die Anastomosen über den Circ. art. Willisii und zwischen Car. int. und Car. ext. (über die A. ophth. ext.) so gut entwickelt, daß man ohne weitere Folgen beide Vertebralarterien, die Spinalarterie und eine Carotis interna unterbinden kann. Wird nun nach Zerstörung des Sinusnerven die eine noch übriggebliebene Carotis interna mit Blut sinkenden Sauerstoffdrucks durchströmt, so findet sich nur anfänglich eine minimale Steigerung der Atmung, dann aber eine fortgesetzte Abnahme bis zum Stillstand. Wird dagegen die kreislaufmäßig völlig isolierte Car. int. der anderen Seite, die jedoch mit den Zentren noch über den Sinusnerven in Verbindung steht, mit Blut abnehmenden Sauerstoffdrucks durchströmt, dann nimmt die Ventilation fortgesetzt zu. Daß es sich dabei um eine Reaktion von den Chemoreceptoren des Glomus caroticum handelt und nicht um eine von den Pressoreceptoren des Carotissinus ausgelöste, konnte dadurch gezeigt werden, daß Zerstörung der Adventitia des Carotissinus mit ihren Receptoren die Atmungsreaktion nicht ändert, auf der anderen Seite jedoch eine Embolisierung der kleinen Gefäße des Glomus sie sofort zum Verschwinden bringt.

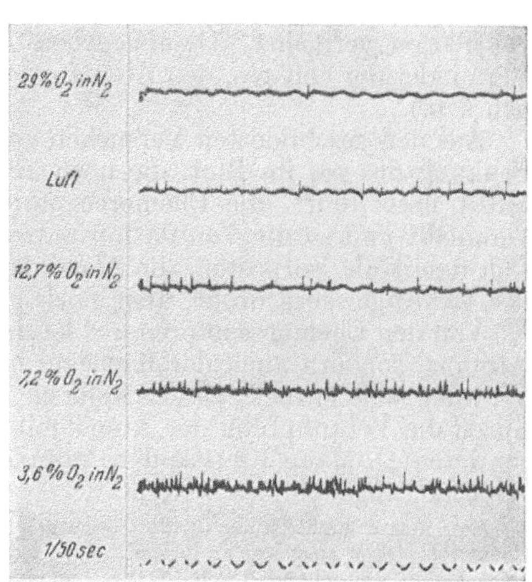

Abb. 139. Zunehmende Meldungen von den Chemoreceptoren des Glomus caroticum bei abnehmender Sauerstoffsättigung des Blutes. Ableitung der Aktionspotentiale vom Sinusnerven der Katze, nachdem alle Fasern von den Pressoreceptoren zerstört worden sind. Das Versuchstier wird konstant überventiliert mit Sauerstoff-Stickstoffgemischen abnehmenden O_2-Gehaltes. Mit sinkender Sauerstoffsättigung des Blutes nimmt die Zahl der Impulse von den Chemoreceptoren zu. [Aus v. EULER, LILJESTRAND u. ZOTTERMANN: Skand. Arch. Physiol. **83**, 132 (1940)]

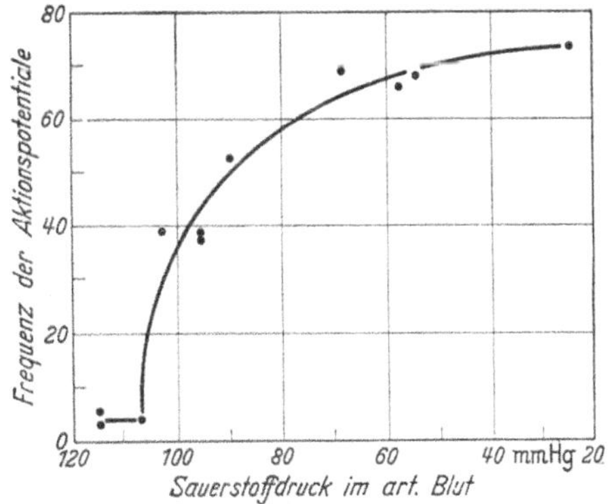

Abb. 140. Beziehungen zwischen Frequenz der chemoreceptorischen Aktionspotentiale und arteriellem O_2-Druck. Schon im Normalbereich des arteriellen O_2-Druckes (um 90 mm Hg) feuern die Chemoreceptoren; im gleichen Bereich finden sich die stärksten Frequenzänderungen bei Senkung oder Erhöhung des O_2-Druckes. [Aus WITZLEB, BARTELS, BUDDE u. MOCHIZUCKI: Pflügers Arch. **261**, 211 (1955)]

In noch eleganterer Weise gelingt derselbe Nachweis durch Ableitung der Aktionspotentiale vom Sinusnerven. Aus Abb. 139 und 140 ist zu ersehen, daß die Impulsfrequenz mit abnehmendem O_2-Gehalt bzw. p_{O_2} des Blutes bis zu einem Maximum ansteigt. Die größte Steilheit in der Kurve der Abb. 140, also die größten *Änderungen in der Impulsfrequenz*, finden sich bei Änderungen des p_{O_2} *im Normbereich*. Sauerstoffatmung reduziert die Impulszahl auf ein Minimum.

Wenn der Effekt einer Senkung des p_{O_2} auf die Ventilation verhältnismäßig gering erscheint, so liegt dies nicht daran, daß keine Antreibung der Atmung zustande käme, sondern daran, daß durch die so ausgelöste Hyperventilation vermehrt CO_2 abgegeben wird und die dadurch resultierende Verminderung von p_{CO_2} den Atemantrieb durch die CO_2 mindert (ausführlich s. u.).

Aus den geschilderten Versuchen geht hervor, daß schon eine minimale Senkung des p_{O_2} im Blut, die noch keinen Sauerstoffmangel im Zentrum selbst herbeiführt, die Chemoreceptoren zu stärkerer Impulsaussendung veranlaßt und so die Ventilation antreibt. Die Chemoreceptoren erweisen sich damit als Vorposten, die Alarm schlagen, wenn ein Sauerstoffmangel des Gehirngewebes droht, aber noch gar nicht eingetreten ist.

Von den Chemoreceptoren aus kann bei Sauerstoffmangel nicht nur die Atmung, sondern auch der Kreislauf angetrieben werden, doch tritt diese Wirkung weit zurück; sie ist wohl im wesentlichen indirekt hervorgerufen durch die Verknüpfung der Atem- mit den Kreislaufzentren. Nur in ganz schweren O_2-Mangel-Zuständen kann ein direkter Einfluß auch auf den Kreislauf angenommen werden.

Man neigte zunächst dazu, die Steigerung der Herzfrequenz bei O_2-Mangel als durch Chemoreceptoren ausgelöst zu deuten. Wird jedoch das Glomus caroticum mit Blut, dessen Hämoglobin weitgehend durch CO beschlagnahmt ist, durchströmt, wo also der p_{O_2} des arteriellen Blutes normal, der O_2-Gehalt aber stark vermindert ist, dann feuern die Chemoreceptoren nicht und trotzdem findet sich eine stark gesteigerte Herzfrequenz. Wird jedoch die Durchblutung des Glomus herabgesetzt, z.B. durch Blutdrucksenkung, dann senden sie starke Impulse aus. Es ist durch DALY u. Mitarb. gezeigt worden, daß das Glomus außerordentlich hoch durchblutet ist, so hoch, daß die Ausnutzung des Blutes trotz hoher Sauerstoffaufnahme nur gering ist. Es wird deshalb angenommen, daß die Receptoren einen sehr hohen Sauerstoffverbrauch aufweisen, daß andererseits ein Teil des Blutstroms durch arteriovenöse Anastomosen am Gewebe vorbeigeleitet wird. So sind die Zellen gerade am Rande des O_2-Mangels bei normalem p_{O_2} und können trotzdem weiter feuern, auch wenn der p_{O_2} sinkt und werden nicht gelähmt, weil dann diese Anastomosen sich verengen, und der O_2-Mangel nicht entsprechend zunimmt (DE CASTRO). Werden nun der p_{O_2} und die Durchströmung normal gehalten, dann entstehe trotz Verminderung des O_2-Gehaltes des Blutes bei CO-Vergiftung keine zunehmende Anhäufung von anaeroben Metaboliten und die zunehmende Erregung bleibe aus. Bei einer verminderten Durchströmung jedoch, wo dazu noch ein relativ größerer Anteil des Blutstroms durch die Anastomosen abfließe, komme es sofort zu vermehrter Anaerobiose und entsprechend zunehmender Erregung.

β) Der Atemantrieb durch Erhöhung des CO_2-Druckes und der $[H^+]$

Durchströmt man die kreislaufmäßig isolierte, aber über den Sinusnerven mit den Zentren in Verbindung stehende Carotis interna (Abb. 138, links) mit Blut mit steigendem p_{CO_2}, so resultiert eine zunehmende Ventilation. Die Chemoreceptoren sind also ebenfalls empfindlich gegenüber einer Änderung des p_{CO_2}. Wiederholt man jedoch den Versuch unter Durchströmung der Carotis interna, die das Blut zu den Zentren führt, nach Durchschneidung des Sinusnerven, dann ist ebenfalls eine Ventilationssteigerung zu erhalten (ganz im Gegensatz zum Versuch mit Abnahme des p_{O_2}). Der Atemantrieb durch die CO_2 ist also wesentlich komplexer; diese wirkt sich offenbar nicht nur über die Chemoreceptoren, sondern auch direkt auf die Zentren aus.

Da bei einer Erniedrigung des p_H auf beiden Wegen eine Atemsteigerung auszulösen ist und da bei jeder Änderung des p_{CO_2} im Blut bei Hyper- oder Hypoventilation zwangsläufig eine Änderung der Wasserstoffionenkonzentration eintritt, stellt sich die Frage, wieweit der festgestellte Atemantrieb bei Erhöhung des CO_2-Druckes auf einer spezifischen Kohlensäurewirkung beruht, und wieweit er allein auf eine Änderung der $[H^+]$ zurückzuführen ist. Die gesamten Befunde wurden zunächst so gedeutet, daß es allein auf eine Änderung der $[H^+]$ in den Zellen des Atemzentrums bzw. in den Chemoreceptoren ankomme (*Reaktionstheorie der Atmung*, WINTERSTEIN). Der Befund, daß eine Zunahme des CO_2-Drucks im Blut eine wesentlich stärkere Atemzunahme auslöst als eine entsprechende Zunahme der $[H^+]$ durch andere Säuren, wurde so gedeutet, daß die CO_2 als lipoidlösliches Gas ungehindert die Blut-Hirn-Schranke zu passieren vermöge, während diese für H^+ nicht permeabel ist, somit die $[H^+]$ sich nur auf dem Umweg über den Liquor auswirken könne. Der wesentlichste Einwand gegen die Reaktionstheorie der Atmung ist der, daß sich an andern Zellen und Zellverbänden mit Ausnahme von bestimmten Receptoren durch eine Erhöhung der $[H^+]$ keine oder nur geringe Tätigkeitsantriebe feststellen ließen, ja im Gegenteil sogar meist nur Tätigkeitsverminderungen. Neuere Untersuchungen haben denn auch zu der Arbeitshypothese geführt, daß eine Zunahme des CO_2-Drucks und die damit verbundene Änderung der $[H^+]$ zu einem doppelten Antrieb auf die Atmung führe, 1. durch eine spezifisch fördernde Wirkung der CO_2 auf die Synapsen des Atemzentrums und 2. unabhängig davon durch eine Erregung meningealer Receptoren bei einer Erhöhung der $[H^+]$, von denen aus die Atmung angetrieben werde (LOESCHCKE). Auch nach dieser Hypothese muß eine Zunahme des CO_2-Drucks zu einem stärkeren Atemantrieb führen als eine Zunahme der $[H^+]$, weil die CO_2 die Blut-Hirn-Schranke leichter zu passieren vermag, die Änderung der $[H^+]$ jedoch fast nur auf dem Umweg über den Liquor zur Wirkung kommt.

Bisher haben wir nur die Verhältnisse betrachtet, wenn in unserem Präparat der Abb. 138 jeweils für längere Zeiten ein bestimmter O_2- bzw. CO_2-Druck eingestellt wird. Wir müssen uns nun noch mit den Unterschieden befassen, die sich bei **rhythmischen Änderungen** ergeben. Wie bei den Pressoreceptoren (S. 132) und allen übrigen Receptoren des Organismus läßt sich eine Adaptation feststellen. Bei plötzlicher Steigerung des p_{CO_2} steigt die Impulsfrequenz zunächst steil an, um anschließend innerhalb weniger Sekunden auf ein wesentlich niedrigeres Maß abzusinken, das dann jeweils der Absoluthöhe des p_{CO_2} entspricht (vgl. Abb. 275, S. 457, wo diese Adaptation bei Muskelspindeln allerdings rascher, in msec abläuft). Wird der p_{CO_2} das eine Mal konstant auf 40 mm Hg gehalten, das andre Mal aber rhythmisch im Verlauf weniger Sekunden über dieses Niveau erhöht und dann darunter gesenkt, wobei der mittlere p_{CO_2} weiter bei 40 mm Hg gehalten wird, dann ist im 2. Fall die Zahl der ausgesandten Impulse von den Chemoreceptoren und damit der Atemantrieb wesentlich höher. Während der Senkung des p_{CO_2} fällt zwar die Impulszahl deutlich ab, mit jeder raschen Steigerung nimmt sie jedoch sehr stark zu, so daß die Gesamtzahl im Mittel über die ganze Zeit hoch liegt.

So erklärt es sich z. T., daß bei mittelschwerer Muskelarbeit eine erhebliche Hyperventilation aufrechterhalten bleibt, obschon der mittlere p_{CO_2} des arteriellen Blutes nicht erhöht ist, ja manchmal sogar mit der Zeit etwas unter die Ausgangslage sinkt. Daraus darf nicht der Schluß gezogen werden, daß die Chemoreceptoren an der Auslösung der Hyperventilation nicht beteiligt wären. Mit der Zunahme des Atemvolumens werden nämlich die Schwankungen des p_{CO_2} in der Alveolarluft und damit auch im arteriellen Blut größer als in Ruhe. Mit der starken Zunahme des intrathorakalen Luftvolumens mit der Inspiration sinkt der p_{CO_2} ab, und mit der starken

Verkleinerung des intrathorakalen Luftvolumens bei der Exspiration (unter Verkleinerung des Reservevolumens) wird er höher. Die Schwankungen sind zwar immer noch stark gedämpft, aber sie reichen aus, um eine Hyperventilation auszulösen, obschon über die ganze Atemperiode der mittlere p_{CO_2} unverändert bleibt. Man darf aus diesen Ergebnissen allerdings auch nicht den Schluß ziehen, daß die gesamte Hyperventilation bei Arbeit über die Chemoreceptoren ausgelöst würde. Hier müssen noch andere Faktoren berücksichtigt werden, die im nächsten Abschnitt besprochen werden sollen.

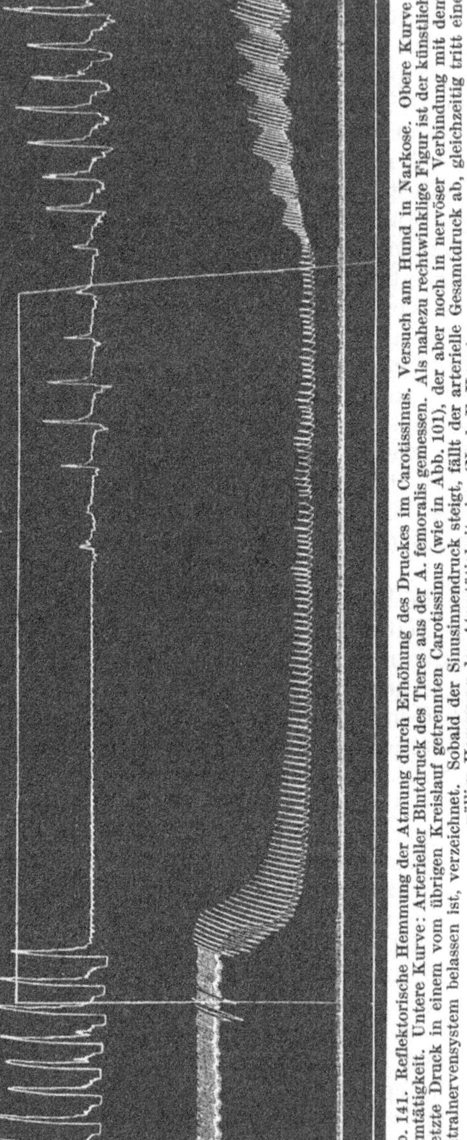

Abb. 141. Reflektorische Hemmung der Atmung durch Erhöhung des Druckes im Carotissinus. Versuch am Hund in Narkose. Obere Kurve: Atemtätigkeit. Untere Kurve: Arterieller Blutdruck des Tieres aus der A. femoralis gemessen. Als nahezu rechtwinklige Figur ist der künstlich gesetzte Druck in einem vom übrigen Kreislauf getrennten Carotissinus (wie in Abb. 101), der aber noch in nervöser Verbindung mit dem Zentralnervensystem belassen ist, verzeichnet. Sobald der Sinusinnendruck steigt, fällt der arterielle Gesamtdruck ab, gleichzeitig tritt eine völlige Hemmung der Atemtätigkeit ein. (Nach E. KOCH)

γ) Andere Atemantriebe

Außer den Atemantrieben über die Chemoreceptoren der Glomera sind noch eine Reihe weiterer vorhanden, ganz analog zu denjenigen des Kreislaufs. Die Atemhemmung zugleich mit der depressorischen Wirkung auf den Kreislauf von den *Pressoreceptoren* aus, die schon S. 135 beschrieben wurde, geht deutlich aus Abb. 141 hervor. Von einer ganzen Reihe von *intrathorakalen Receptoren* können gleichzeitig mit den Kreislauf- auch Atmungsänderungen ausgelöst werden, besonders von den Schmerzreceptoren. Deutlich ist auch die Atemhemmung über den N. trigeminus etwa bei Einatmung reizender Gase (z. B. Hemmung der Atmung im Beginn einer Äthernarkose). Bekannt ist auch das Eintreten einer tiefen Inspiration, gefolgt von kurzdauerndem Atemstillstand bei Eintauchen in kaltes Wasser, ausgelöst von den *Kaltreceptoren* des Rückens, besonders der Gegend der unteren Lungengrenzen. Bei Muskelarbeit sind Einflüsse von den *Receptoren der Muskulatur* von Bedeutung, die zu einem wesentlichen Atemantrieb werden können. Hinzu gesellen sich noch Antriebe (oder Hemmungen) von *höheren Zentralstellen* des Zwischenhirns (s. S. 563), des limbischen Cortex (s. S. 617) und der motorischen Großhirnrinde (s. S. 616). Diese letzteren sind von besonderer Bedeutung für die Abstimmung von Kreislauf und Atmung bei Muskelarbeit, da durch „*Mitinnervation*“ gleichzeitig mit der Aktivierung größerer Muskelgruppen Kreislaufzentren und Atemzentren angetrieben werden. Es läßt sich dies z.B. aus dem Befund schließen, daß bei Erschwerung der Muskelarbeit durch teilweise Blockierung der Muskelinnervation an der Endplatte mittels Curare (s. S. 450) und damit Erzwingung eines größeren Innervationsaufwands die Hyperventilation bei gleicher äußerer Arbeit größer wird. Zudem tritt häufig gleich zu Beginn einer Muskelarbeit, bevor der CO_2-Druck des arteriellen Blutes usw. verändert ist, eine Mehratmung auf.

Bekannt ist die Möglichkeit, *willkürlich* in den Ventilationsablauf einzugreifen, also die Atmung willkürlich zu steigern oder vorübergehend stillzulegen. Die Atemanhaltezeit ist jedoch durchaus beschränkt, da sich dann die Atemantriebe über die Veränderungen der Blutgase wieder durchsetzen.

Insgesamt scheint *unter physiologischen Bedingungen der chemische Anteil der Atemregulation zurückzutreten gegenüber dem nervösen*, also den Einflüssen von höheren Zentren und von Receptoren der Muskeln und der Lunge. Unter verschiedenen Bedingungen tritt bald der eine, bald der andere Faktor stärker in den Vordergrund. Niemals ist nur ein Faktor entscheidend, sondern stets die Summe von verschiedenen Faktoren, die **Reizsumme.**

Die *Temperaturregulation* wirkt in zweierlei Hinsicht auf die Atmung. Einerseits findet man bei sonst gleichen Antrieben bei erhöhter Bluttemperatur eine gesteigerte, bei erniedrigter Bluttemperatur eine herabgesetzte Ventilation. Andererseits wird bei vielen Tierarten die Lungenventilation direkt zur Temperaturregulation durch den Hechelmechanismus herangezogen (s. S. 224, 531).

Deutliche Veränderungen der Ventilation können auch durch *Hormone* herbeigeführt werden, besonders durch Corpus luteum-Hormon (Progesteron). Der erhöhte Progesterongehalt des Blutes führt in der Schwangerschaft zu einer Steigerung der Ventilation, die zwar die O_2-Versorgung des Fetus kaum verbessern kann, dagegen die Kohlensäureabgabe erhöht. Eine Ventilationssteigerung ist auch durch Thyroxin (s. S. 366) und durch Cortisol (s. S. 384) auszulösen. Über die Ventilationssteigerung bei Höhenanpassung s. S. 200. Wir kommen S. 529 auf die einzelnen Einflüsse auf das Atemzentrum zurück.

δ) *Die Interferenz der verschiedenen Atemantriebe: die Reizsumme*

In den im Beginn dieses Abschnitts dargestellten Rückatmungsversuchen hat sich ein dominierender Einfluß der Kohlensäure auf die Atmung herausgestellt, während dagegen der Einfluß eines Sauerstoffmangels zurücktrat. Es hat das zu einer Überbewertung des Kohlensäureeinflusses geführt. Wenn wir nämlich berücksichtigen, daß bei jeder Änderung der Atmung die Einflüsse von seiten des CO_2-Druckes, des O_2-Druckes und der $[H^+]$ miteinander interferieren, kommen wir zu einer wesentlichen Korrektur des Gesamtbildes. Weder ist für die Atmung entscheidend der CO_2-Druck, noch der O_2-Druck, noch die $[H^+]$, noch irgendein anderer Einfluß, sondern die jeweilige Summe dieser und anderer fördernder und hemmender Einflüsse, kurz die *Reizsumme*.

Betrachten wir die Abb. 142 und 143, dann erhalten wir wiederum den Eindruck von der Dominanz der CO_2, denn geringe Zugaben von CO_2 zur Einatmungsluft erhöhen das Atemzeitvolumen beachtlich, während die Abnahme des O_2-Druckes mit steigender Höhe erst relativ spät und auch dann in nicht allzu großem Ausmaß zu einer Atemsteigerung führt. Wir müssen aber berücksichtigen, daß mit jeder Steigerung des CO_2-Druckes im Blut im Versuch der Abb. 142 gleichzeitig auch die $[H^+]$ des Blutes ansteigt, daß also 2 Antriebe in gleicher Richtung gleichzeitig wirksam werden. Man kann sich nach GRAY in der folgenden Weise einen groben Überblick verschaffen, wenn auch dabei einige nicht ganz zulässige

Vereinfachungen vorgenommen werden: In Abb. 142 ist zunächst (gestrichelte Linie) *die Zunahme des Atemvolumens mit steigendem CO_2-Druck* im arteriellen Blut dargestellt. Zu diesem Einfluß addiert sich nun der der gleichzeitig zunehmenden $[H^+]$, der auch schon bei Normalatmung bei $p_{CO_2} = 40$ mm Hg vorhanden ist. Der alleinige Einfluß der $[H^+]$ ist dabei durch die Länge des Pfeils symbolisiert. Die ausgezogene Linie stellt dann den Einfluß der Reizsumme dar. So erklärt sich die sehr starke Ventilationssteigerung durch CO_2-Einatmung.

Abb. 143 liefert dagegen die Erklärung, warum das effektive Atemzeitvolumen bei *Übergang in größere Höhen*, d.h. *bei Abnahme des O_2-Druckes*, so wenig gesteigert erscheint; es wirken hier nämlich 2 Antriebe in entgegengesetzter Richtung. Es ist zunächst gestrichelt diejenige Atemsteigerung eingetragen, die eintreten würde, wenn allein die Erniedrigung des

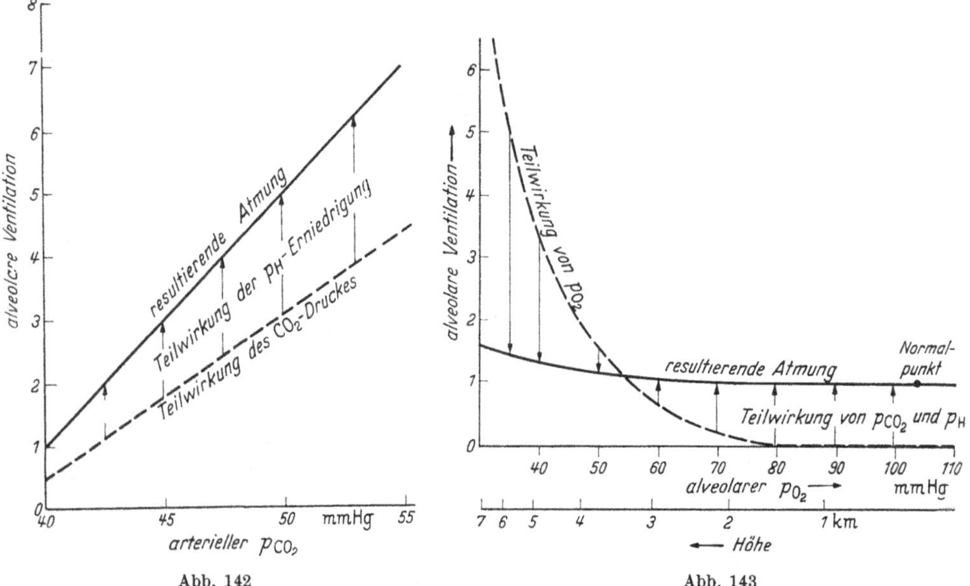

Abb. 142 Abb. 143

Abb. 142. Anstieg der alveolaren Ventilation durch Steigerung des CO_2-Druckes in der Lunge (CO_2-Zusatz zur Atmungsluft). Die normale Ventilation unter Ruhebedingungen ist =1 gesetzt; die Ordinate gibt an, um welches Vielfache der Norm die alveolare Ventilation gesteigert wird. Die Atmung wird sehr stark gesteigert (ausgezogene Linie), weil sich die Teilwirkung der Steigerung des CO_2-Druckes (gestrichelte Linie) mit der damit automatisch verknüpften Erniedrigung des p_H-Wertes (Pfeile) addiert. (Nach GRAY)

Abb. 143. Anstieg der alveolaren Ventilation bei Höhenaufstieg. Ordinatenbezeichnung wie in Abb. 142. Die Atmung wird im Sauerstoffmangel relativ wenig gesteigert, trotz starken Einflusses einer Senkung des O_2-Druckes im Blut für sich allein (gestrichelte Linie), weil jede Atmungssteigerung gleichzeitig den CO_2-Druck erniedrigt und den p_H-Wert erhöht, so daß sich diese Teilwirkung (umgekehrte Pfeile) subtrahiert. Wirksam ist die jeweilige Reizsumme. Es ist zu ersehen, daß schon ab rund 3000 m Höhe der O_2-Mangel zum dominierenden Faktor wird. (Nach GRAY, durch Höhenangaben ergänzt nach OPITZ)

O_2-Druckes sich auswirken könnte. Wir sehen, daß diese Kurve eine beachtliche Steilheit aufweist. (Nach neueren Ergebnissen verläuft sie eher noch steiler und ist ihre Abhebung von der 0-Linie schon bei noch höheren O_2-Drucken anzunehmen.) Wir müssen aber berücksichtigen, daß mit jeder Steigerung der Atmung über die Norm, wie sie bei Sauerstoffmangel eintritt, gleichzeitig vermehrt CO_2 abgeraucht wird. Damit vermindert sich der Antrieb von p_{CO_2} und $[H^+]$ auf die Atmung. Dies ist rechts durch abnehmende Pfeillängen, links durch zunehmende Pfeillängen in umgekehrter Richtung symbolisiert. Die Resultante dieser Einflüsse ist die ausgezogene Kurve, die die bekannte relativ geringe Steigerung der effektiven Atmung dartut. Wir erkennen aber, daß schon in einer Höhe von rund 3000 m, also in einer Höhe, wo bei Körperruhe noch keine Atmungssteigerung eintritt, der O_2-Mangel zum „dominierenden“ Faktor wird. Obschon die aktuelle Atmung noch fast unverändert ist, hat ihr Antrieb auf ein anderes System übergewechselt. Aus dem Gleichbleiben der Atmung darf nicht auf eine Einflußlosigkeit des O_2-Mangels geschlossen werden. Der Einfluß eines Sauerstoffmangels allein ist also wesentlich größer als es auf den ersten Blick den Anschein hat und er darf gegenüber den anderen Antrieben nicht unterschätzt werden, wenn er auch unter Normalbedingungen auf Meereshöhe zurücktritt. Unter pathologischen Bedingungen kann er aber leicht als der „dominierende“ gegenüber den anderen erscheinen.

Abb. 144 erklärt weiter, warum wir bei einer Zunahme der $[H^+]$, z. B. bei einer *diabetischen Acidose* (vgl. S. 49), eine so viel geringere Atemsteigerung finden, als sie bei gleicher Änderung der $[H^+]$ durch CO_2-Atmung auszulösen ist. Wenn wir vom Normalpunkt nach links zu niedrigeren p_H-Werten fortschreiten, bis p_H 7,3 im Bereich der kompensierten, darunter der dekompensierten Acidose, dann müßte, wenn allein der p_H-Einfluß maßgebend wäre, die Atmung gewaltig ansteigen, entsprechend der gestrichelten Linie. Mit jeder Steigerung der Atmung aber wird CO_2 vermehrt abgeraucht und damit der normalerweise vorhandene Antrieb durch die CO_2 vermindert (Pfeile), so daß wieder eine relativ geringe effektive Steigerung der Atmung resultiert (ausgezogene Linie).

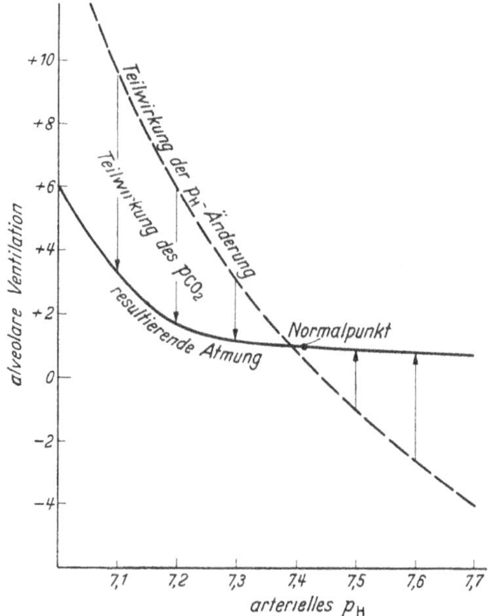

Abb. 144. Atmungssteigerung bei diabetischer Acidose. Ordinateneinteilung wie in Abb. 142. Der Einfluß einer p_H-Änderung auf die Atmung wird dadurch abgeschwächt, daß die jeweils für sich allein bewirkte Veränderung (gestrichelte Linie) vermindert wird durch die gleichzeitige Abgabe (links vom Normalpunkt) bzw. Retention (rechts vom Normalpunkt) von CO_2. (Nach GRAY)

Die Abb. 142—144 und die eben gegebene Darstellung enthalten eine Reihe von zu weitgehenden Vereinfachungen. Es ist auf der einen Seite nicht berücksichtigt worden, daß sowohl eine Zunahme des CO_2-Drucks wie auch eine Abnahme des O_2-Drucks erst von einer gewissen Schwelle an wirksam werden und auf der anderen Seite, daß diese sich gegenseitig verstärken (und nicht einfach summieren). Schließlich blieb der Einfluß anderer Faktoren unberücksichtigt. Vor allem ist es nach neueren Untersuchungen ganz unwahrscheinlich, daß, wie es etwa in Abb. 142 dargestellt ist, die Ruheatmung (Normalpunkt) durch den p_{CO_2} angetrieben wird, da die Schwelle für eine CO_2-Wirkung gerade bei oder etwas über dem normalen p_{CO_2} des arteriellen Blutes liegt. So müssen wir zugeben, daß wir noch nicht einmal wissen, wodurch die normale Ruheatmung angetrieben wird. Trotzdem sind die Abb. 142—144 beibehalten worden, weil sie eine erste, vorläufige Ordnung der vielfältigen Befunde geben, und weil das hier Wesentliche trotzdem zum Ausdruck kommt, nämlich, daß es keinen „dominierenden" Faktor für den Atmungsantrieb gibt, sondern daß sowohl unter normalen wie pathologischen Bedingungen für die Einstellung des Atemzeitvolumens die *Summe aller fördernden und hemmenden Antriebe* entscheidend ist.

b) Einstellung der Atemform

Das Atemzentrum hat nicht nur, wie wir oben gezeigt haben, die Aufgabe, das Atemzeitvolumen dem jeweiligen Bedarf anzupassen, sondern auch durch entsprechende Abgleichung von Atemtiefe und Atemfrequenz dafür zu sorgen, daß das Atemzeitvolumen auf möglichst rationelle Art gefördert wird. Außerdem ist die Bewegungsfreiheit der Atemmuskulatur durch den intraabdominalen Druck, durch die Stellungsveränderungen der Wirbelsäule und des Schultergürtels durchaus nicht immer die gleiche. Mit entsprechenden spontan-reflektorischen Abänderungen im Einsatz der einzelnen Anteile der Atemmuskulatur wird jedoch allen solchen Zuständen Rechnung getragen. Sehr schön zeigt sich z. B., wie am leicht narkotisierten Tier bei Ausübung eines schwachen Druckes auf das Abdomen sofort die Rippenatmung vergrößert wird, während umgekehrt bei Kompression des Brustkorbes die Zwerchfellatmung ansteigt.

Wir werden erst später das komplizierte Zusammenspiel von fördernden und hemmenden Neuronen besprechen können, durch welches das Atemzentrum veranlaßt wird, ein regelmäßiges, rhythmisches Erregungsmuster bestimmter Frequenz und Zeitdauer an die Atemmuskeln auszusenden (s. S. 529). Wir werden erst dort ausführlicher auf die Unterteilung der Ventilation in Atemtiefe und Atemfrequenz eingehen können. Hier sollen nur die Einflüsse von Receptoren im Thorax, speziell von solchen der Lunge selbst, vorwegnehmend besprochen werden.

Einen ersten Hinweis für die Auswirkung von Reflexen, die vom Thorax ausgelöst werden, erhalten wir bei Durchschneidung beider Nn. vagi: Es kommt sofort zu starker Vertiefung der Atmung (Abb. 145). Die Versuchstiere atmen wie schwer dyspnoische Tiere und der „Nutzeffekt der Atmungsarbeit" ist herabgesetzt (W. R. Hess). Auf CO_2-Einatmung wird auch noch nach der Vagusausschaltung mit deutlicher Vertiefung der Atmung reagiert.

In der Lunge finden sich eine ganze Reihe von Receptoren, deren Erregungen über den Vagus dem Atemzentrum übermittelt werden. Die

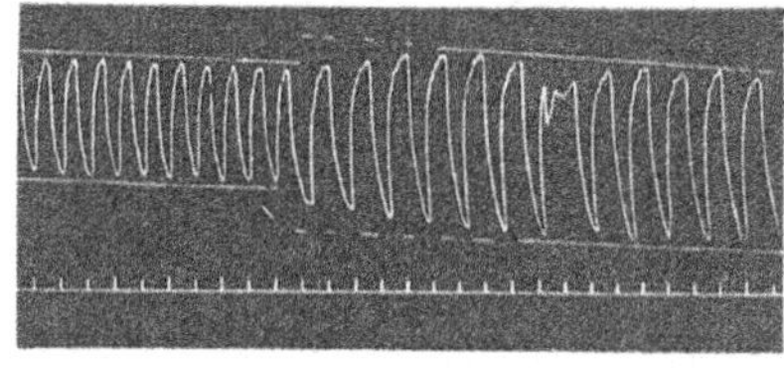

a

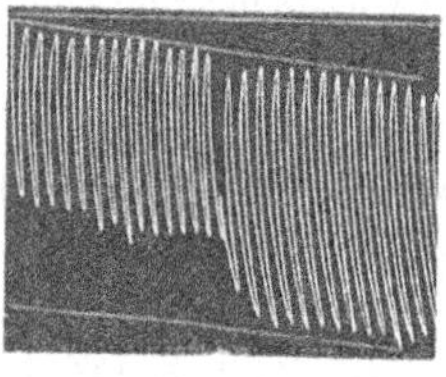

b

Abb. 145a u. b. Atemtätigkeit während der Vagotomie geschrieben. Ein Vagus war bereits vorher durchtrennt, so daß der Effekt der vollständigen Vagusausschaltung registriert ist. Die Senkung der Atmungskurve nach rechts ist durch die Kohlensäureabsorption im registrierenden Spirometer bedingt. Die Tangenten an die Kurvenfußpunkte und an die Kurvenspitzen bringen die Änderung der Amplitude zum Ausdruck. Diese ist nach Vagotomie erheblich vergrößert. Die Umstellung auf den neuen Atmungstypus beansprucht die Zeit mehrerer Atemzüge. Inspiration nach unten. a Die Vergrößerung der Atmungsbewegung geht sowohl in inspiratorischer als auch in exspiratorischer Richtung. (Eine der Exspirationen ist durch eine Schluckbewegung gestört.) b Die Vergrößerung der Atmungsamplitude erfolgt nur in inspiratorischer Richtung. (Zeitmarken = 1 sec.) (Nach W. R. Hess)

wichtigsten von ihnen scheinen Dehnungsreceptoren zu sein, die bei der Dehnung der Lunge während der Einatmung erregt werden und eine Hemmung der Einatmung bewirken (Mechanismus s. S. 530). Da die Ausatmung ein im wesentlichen passiver Vorgang ist, führt eine Hemmung der Einatmung automatisch zu einer Ausatmung. Jede Einatmung hemmt sich also schließlich selbst und führt zu Ausatmung. Man spricht deshalb von einer **Selbststeuerung der Atmung** (Hering-Breuer). Vagusausschaltung unterbricht die sensible Bahn des Reflexbogens und hebt den Reflex auf, so daß eine abnorme Vertiefung und Verlangsamung der Atmung eintritt.

Wie aber wäre es möglich, daß bei erhöhtem Atembedarf die Atmung vertieft würde, wenn jede Inspiration auf einer bestimmten Höhe reflektorisch gehemmt und damit eine Exspiration ausgelöst wird? Aktionsstromuntersuchungen haben gezeigt, daß die Reflexzeit dieses Reflexes, damit der Zeitpunkt des Eintritts der Inspirationshemmung durchaus variabel ist. Eine Erhöhung des CO_2-Druckes im Blut erhöht z.B. die Reflexzeit und damit wird automatisch die Inspiration später gehemmt und tiefer. Eine derartige Abhängigkeit der Selbststeuerung der Atmung vom Beatmungszustand macht sie zu einer sinnvollen Einrichtung.

Bei Kollaps der Lunge ist ein zweiter inspirationsfördernder Reflex festzustellen, von dem allerdings noch strittig ist, ob er bei normaler Atmung überhaupt ins Spiel kommt und wenn, ob die Auslösung über verschiedene Receptoren und die Erregungsübermittlung über verschiedene Vagusfasern geschieht. Es besteht durchaus die Möglichkeit, daß die in Frage kommenden Fasern sowohl dem inspiratorischen wie auch dem exspiratorischen Anteil des Atemzentrums ihre Erregungen übermitteln und daß das Resultat nur abhängt von der Zahl der Erregungen, die in der Zeiteinheit den Zentren zuläuft (WYSS). Die Abstimmung ist so, daß die Hemmung der Einatmung bei weitem überwiegt. Bei forcierter Exspiration kommt allerdings eine andere Receptorenart ins Spiel, die wahrscheinlich an den Lungengefäßen lokalisiert ist (WHITTERIDGE), deren Erregungen über eine andere Faserart (B, statt A β, S. 443) übermittelt wird (WYSS) und eine kräftige Inspiration auslöst.

Es scheinen nun in der Lunge weitere Receptoren vorhanden zu sein, die ebenfalls auf eine Dehnung ansprechen, die aber imstande sind, fortgesetzt, bei gleichbleibendem Dehnungszustand, Impulse abzufeuern, die also nur wenig Adaptation aufweisen. Von diesen Receptoren aus wird fortlaufend die Grundspannung der Atemmuskulatur, am deutlichsten die des Zwerchfells (Tonus), aufrechterhalten und reguliert. Damit wird jeweils eine bestimmte *Atemmittellage* eingestellt, d.h. ein bestimmtes exspiratorisches Reservevolumen, das nach der Exspiration in der Lunge verbleibt.

Wir sehen somit, daß offenbar eine Vielfalt von Receptoren in der Lunge vorhanden ist, die oben noch keineswegs alle genannt sind, welche alle die Einstellung von Atemtiefe und Atemfrequenz je nach dem Dehnungszustand der Lunge regulieren. Vereinfacht läßt sich dieses komplizierte Spiel etwa folgendermaßen darstellen: Je nach der Lungendehnung ändert sich der Tonus der Atemmuskulatur, besonders des Zwerchfells. Bei gedehnter Lunge sinkt der Tonus, d.h. das Zwerchfell nimmt eine mehr exspiratorische Stellung ein. Das Umgekehrte ist der Fall bei entdehnter, kollabierter Lunge. Die Tonuslage des Zwerchfells stellt aber die Grundstellung dar, von der aus die Einatmung vor sich geht; sie begrenzt die Tiefe der Ausatmung. Hoher Zwerchfelltonus ist deshalb meist verknüpft mit flacher, frequenter Atmung, niedriger Zwerchfelltonus mit tiefer, langsamer Atmung. So kommt es, daß bei gedehnter Lunge die Atmung in der Regel tief und langsam wird, bei wenig gedehnter Lunge in der Regel flach und frequent (HESS).

Nicht nur von der Lunge selbst aus, also über den sensiblen Lungenvagus, sondern auch von den motorischen Teilen des Atemapparates scheinen Reflexe in den Atmungsablauf einzugreifen, vor allem von den sensiblen Intercostalnerven aus. Als reflexogene Zonen sind dabei wohl die Muskeln, Gelenke und Bänder des Thorax anzusprechen. Namentlich scheinen reflektorische Beziehungen zwischen Brustwand und Zwerchfell zu bestehen. Vielleicht sind diese Beziehungen mit verantwortlich, daß bei einer Behinderung der Rippenatmung die Zwerchfellatmung verstärkt eintritt und umgekehrt. Endlich scheinen auch reflektorische Einrichtungen vorgesehen zu sein, welche bei plötzlichem Auftreten von Strömungswiderständen in den Luftwegen die Muskelkraft so abstufen, daß trotz der Erschwerung das nötige Luftvolumen ohne willkürliches Zutun gefördert wird (A. FLEISCH).

c) Beziehungen zwischen Atmung und Kreislauf

Auf die „Abstimmung“ von Atmung und Kreislauf ist oben schon mehrfach eingegangen worden. Es sollen hier die einzelnen Punkte nochmals kurz zusammengefaßt werden.

Wir können zunächst lokale von allgemeinen Mechanismen unterscheiden. Bei den lokalen handelt es sich darum, daß gleichzeitig mit einer Eröffnung von Reservealveolen eine solche von Reservecapillaren erfolgt. Die Verknüpfung geschieht einmal dadurch, daß eine Steigerung des Herzminutenvolumens, die zu einer Eröffnung von Reservecapillaren führt, auch gleichzeitig mit einer Vergrößerung der Ventilation und damit Eröffnung der Reservealveolen verbunden ist. Dann scheint jedoch, wie S. 167 ausgeführt, eine weitere Verknüpfung über eine Änderung der Capillarisierung bei Änderung von p_{O_2} und p_{CO_2} gegeben zu sein. Nicht ventilierte Alveolen weisen einen erniedrigten p_{O_2} und einen erhöhten p_{CO_2} auf, wobei auf einem noch nicht genauer bekannten Wege die Capillarisierung vermindert wird.

Die allgemeinen Mechanismen bestehen in einer Angleichung der alveolaren Ventilation an das Herzminutenvolumen. Die Verknüpfung geschieht vorwiegend zentral durch „Mitinnervation“ sowohl der Kreislaufregulations- wie der Atemzentren (s. o., S. 139), unterstützt durch die Verbindung der beiden Zentren; gleichzeitig mit In- und Exspiration kommt es z.B. zu Schwankungen des Vagustonus, die zu einer respiratorischen Arrhythmie und zu respiratorischen Blutdruckschwankungen führen.

Die Verknüpfung von Atmung und Kreislauf ist jedoch keineswegs zwangsläufig: Bei Erhöhung des CO_2-Gehalts der Einatmungsluft werden zwar sowohl Atmung wie Herz und Kreislauf über die Chemoreceptoren angetrieben. Dieser Antrieb erweist sich jedoch als wesentlich stärker für die Atmung: Die Erhöhung des Herzminutenvolumens bleibt stark zurück, da im Gegensatz zum Falle der Muskelarbeit der Herzantrieb durch zentrale Mitinnervation fehlt. Zudem kann es bei Erhöhung des p_{CO_2} ohne Muskelarbeit, damit ohne Abnahme des peripheren Gefäßwiderstands, nicht zu einer so starken Erhöhung des Herzminutenvolumens kommen; dieses kann sogar u. U. vermindert sein, nämlich dann, wenn es über die Vasomotorenzentren sogar zu einer Erhöhung des durchschnittlichen peripheren Widerstandes kommt.

4. Anhang: Sauerstoffmangel und andere Hypoxydosen

Eine Verminderung des Sauerstoffdrucks wird *Hypoxie* genannt, unabhängig vom Modus des Eintritts und unabhängig davon, wo diese Verminderung eintritt (Einatmungsluft, arterielles Blut, Gewebe). Eine Verminderung der Zellatmung wird dagegen als **Hypoxydose** bezeichnet, wiederum gleichgültig, auf welchem Wege sie zustande kommt. Eine Hypoxydose kann verursacht sein:

1. durch Hypoxie; man wird sie dann als eine *hypoxische Hypoxydose* bezeichnen. Auf ihre verschiedenen Formen kommen wir gleich zurück.

2. Die *nutritive Hypoxydose* ist bedingt durch Mangel an Brennstoff, so z.B. bei Hypoglykämie. Hier liegt also kein primärer Sauerstoffmangel vor. Er tritt in schweren Fällen jedoch hinzu, wenn es durch den Energiemangel der Zentren zu Versagen von Atmung und Kreislauf kommt.

3. Die *histotoxische Hypoxydose* ist bedingt durch Vergiftung von Fermenten, wie bei der Blausäurevergiftung oder bei Narkoseüberdosierung. Zu ähnlichen Erscheinungen führt ein primärer Mangel an Fermenten, z.B. bei fehlender Zufuhr von Vitamin B. Auch hier kommt es in extremen Fällen durch Energiemangel der Zentren oder durch Herzinsuffizienz zu einer zusätzlichen Hypoxie.

Bei der Hypoxie müssen verschiedene Formen unterschieden werden, da sie zu unterschiedlichen Störungen führen. Man kann zunächst grundsätzlich eine arterielle von einer venösen Hypoxie unterscheiden. Bei der arteriellen Hypoxie ist der p_{O_2} im arteriellen Blut gesenkt; bei der venösen Hypoxie ist der p_{O_2} im arteriellen Blut jedoch normal, aber im venösen Blut erniedrigt.

Eine *arterielle Hypoxie* kann verursacht sein 1. durch Erniedrigung des Sauerstoffdrucks in der Außenluft, z.B. in großen Höhen oder bei Gasaustauschstörungen in der Lunge, die wegen seiner geringeren Löslichkeit weit eher den Sauerstoff betreffen als die Kohlensäure *(Hypoxämie)*, 2. durch *Asphyxie*, z.B. bei Störungen der Atmung oder Verlegung der Atemwege; hier ist nicht nur der p_{O_2} gesenkt, sondern gleichzeitig auch der p_{CO_2} erhöht.

Eine *venöse Hypoxie* kann verursacht sein 1. durch eine Durchblutungsverminderung, wie durch *Oligämie* bei Senkung des Blutdrucks unter den kritischen Wert oder bei *Ischämie* bei Einengung oder Verlegung von Gefäßen, z.B. durch arteriosklerotische Wandveränderung oder durch Thrombose, 2. durch Verminderung der Sauerstoffkapazität des Blutes wie bei der *Anämie* (verminderte Zahl der Erythrocyten) oder der *Toxämie* (Beschlagnahme von Hämoglobin durch CO oder durch Hämiglobin- (Met-Hb-) Bildung. Hier ist zwar der arterielle p_{O_2} normal, aber das Blut wird in den Capillaren stärker ausgenützt, weil der Sauerstoffvorrat kleiner ist, so daß eine Erniedrigung des p_{O_2} im venösen Blut eintritt und damit an entscheidender Stelle im Gewebe (s. S. 122).

Bei Durchblutungsunterbrechung kommt es besonders rasch zu Gewebsuntergang, weil dann nicht nur die Atmungsfunktion des Blutes entfällt, sondern auch die Spül-, Nähr- und Pufferfunktion (vgl. S. 1).

Durch die obengenannten Auslösungen von Zentrenlähmung oder Herzinsuffizienz kommt es in den Endstadien bei allen Hypoxydosen zu Durchblutungsverminderungen. Diese Oligämie ist die letzte gemeinsame Strecke. Deshalb sind die pathologisch-anatomischen Bilder trotz ganz unterschiedlicher Verursachung und Abläufe sehr ähnlich.

Bei akutem Sauerstoffmangel kommt es zu charakteristischen *Umstellungsreaktionen*, die schon in früheren Abschnitten besprochen wurden. Atmung und Kreislauf werden angetrieben, erstere im wesentlichen über die Chemoreceptoren. Gleichzeitig kommt es zu einer Senkung der Körpertemperatur, proportional zur Schwere der Hypoxie. An die Umstellung schließt sich eine *Anpassungsreaktion* an. Bei **Höhenanpassung** kommt es zunächst schnell zu entsprechenden Verschiebungen im Säure-Basenhaushalt. Die Hyperventilation durch Verminderung des p_{O_2} führte zu einem Abrauchen der CO_2, damit zu Senkung des p_{CO_2}; daran schließt sich eine Senkung des Bicarbonatgehalts an (s. S. 50), so daß die aufgetretene Alkaliämie wesentlich gemildert wird. Dies hat jedoch zur Folge, daß vor allem bei körperlicher Arbeit die Schwankungen des p_{CO_2} im arteriellen Blut mit jedem Atemzug größer werden, wodurch der Atemantrieb über die Chemoreceptoren verstärkt wird (s. S. 193). Der Höhenangepaßte weist deshalb bei einem bestimmten p_{CO_2} in der Einatmungsluft eine größere Ventilation auf als der Nichtangepaßte (was man früher allein auf eine erhöhte

„Empfindlichkeit" des Atemzentrums bezog). So erklärt sich die Tatsache, daß beim Höhenangepaßten die Ventilation bei Arbeit relativ stärker gesteigert ist als in Ruhe; bei Arbeit wird deshalb durch den Angepaßten eine größere Höhe vertragen als bei Ruhe. Das ist einer der Gründe, weshalb sich in den Anden die höchsten Wohnstätten niedriger als die Arbeitsstätten finden.

Neben diesen Änderungen im Säure-Basenhaushalt, die den größten Anteil am Phänomen der Höhenanpassung ausmachen, findet sich weiter eine Zunahme der Gesamtblutmenge, der relativen Erythrocytenzahl und eine Verbesserung der Capillarisierung in allen Organen durch Capillarhypertrophie, so daß die Diffusionsoberfläche für den Sauerstoff vergrößert und die Diffusionsstrecken verkürzt sind. Diese Anpassungserscheinungen bilden sich verhältnismäßig rasch zurück nach Rückkehr in das Tiefland. Es fällt jedoch auf, daß noch bis zu einem Jahr (trotz nunmehr völlig normalisierter Säure-Basen-Verhältnisse usw.) bei Atmung von Gemischen mit erniedrigtem O_2-Gehalt die Ventilation stärker gesteigert wird als vor der Anpassung und daß eine erneute Höhenanpassung wesentlich rascher zustande kommt. Es spielt also noch ein bisher unbekannter Faktor eine Rolle, der sich sehr langsam ausbildet und ebenso langsam zurückbildet. Opitz, der weitere Hinweise für die Existenz eines solchen Faktors beibrachte, dachte an eine Änderung im Fermentbesatz der Zellen und bezeichnete diesen hypothetischen Faktor als den „Gewebsfaktor" der Höhenanpassung.

Die Wirkung des Sauerstoffmangels besteht in der ersten Stufe in einer Antreibung von Atmung und Kreislauf, so daß eine Hypoxydose in den Geweben noch nicht eintritt. Auch diese fehlt im ersten Beginn eines passiven Höhenanstiegs, da im oberen Bereich die Bindungskurve des Hb sehr flach verläuft und der Sauerstofftransport zum Gewebe noch praktisch unverändert ist. Es wird also erst nach Durchschreiten einer *Indifferenzzone* eine Zone der Reaktionen erreicht. Mit weiterem Höhenaufstieg nehmen die Reaktionen an Ausmaß zu, bis schließlich, von einem gewissen Bereich an, eine „*Störungsschwelle*" überschritten wird.

Als auffälligste manifestieren sich Störungen von seiten des Zentralnervensystems, und zwar betrifft es zuerst höchste Funktionen, wie Konzentrationsfähigkeit, Merkfähigkeit, inneren Antrieb, dann die Sprache. Offenbar führt dabei schon akuter Ausfall weniger Zellen zum Ausfall ganzer Funktionskomplexe. Bei schon erheblichen Störungen ist nämlich nur gerade eben eine Verminderung der Sauerstoffaufnahme des Gehirns feststellbar. Es ist anzunehmen, daß diejenigen Funktionen am ehesten betroffen werden, an deren Zustandekommen zahlreiche Synapsen beteiligt sind. Wir werden später sehen, daß ein ganzes Netzwerk an Neuronen (in der Formatio reticularis des Hirnstamms) mit sehr zahlreichen Synapsen als „Wecksystem" für das gesamte Gehirn fungiert. So wird verständlich, daß als erstes die Bewußtseinshelligkeit vermindert wird und daß diejenigen Funktionen, zu denen eine bestimmte Bewußtseinshelligkeit notwendig ist, zuerst schwerer betroffen werden, ohne daß man annehmen müßte, daß die Nervenzellen bzw. Synapsen des Großhirns empfindlicher wären.

Fast gleichzeitig mit den Funktionsstörungen des ZNS beginnen solche in anderen Organen und in den Receptoren (unter diesen als erstes in den Stäbchen der Retina); doch machen sich hier einzelne Zellausfälle nicht so kraß bemerkbar. In der Leber, die an sich gegen Sauerstoffmangel nicht weniger empfindlich ist als das Gehirn, kann $^3/_4$ des Gewebes ausfallen, ohne daß eine merkbare akute Funktionsstörung eintritt, wenn nur das restliche $^1/_4$ voll funktionstüchtig ist; das Herz kann den Kreislauf weiter unterhalten, auch wenn einzelne Fasern ausgefallen sind usw.

Oberhalb der Störungsschwelle kann sich noch in einem schmalen Bereich ein gewisses Gleichgewicht erhalten; verschärft sich jedoch der Sauerstoffmangel weiter, so nehmen auch die Störungen so zu, daß eine *kritische Schwelle* überschritten wird. Nunmehr treten auch Störungen lebenswichtiger Zentren ein, vor allem der Atem- und der kreislaufregulierenden Zentren. Im Falle des Höhenversuchs löst die Verminderung der Atmung sofort eine solche Verschärfung des Sauerstoffmangels aus, daß ein rasch ablaufender Circulus vitiosus schließlich zum völligen Zusammenbruch von Kreislauf und Atmung führt. Von nun an ist es nur noch eine Frage weniger Minuten, ob durch O_2-Zufuhr noch eine Rettung möglich ist (s. u.). Im Falle anderer Hypoxydoseformen, wie CO-Vergiftung, Durchblutungsstörungen usw. kann sich auch nach Überschreiten der kritischen Schwelle über längere Zeit noch ein gewisses Gleichgewicht (bei nunmehr vollständiger Ohnmacht) einstellen. Jede zusätzliche Verschärfung führt jedoch auch hier zum völligen Zusammenbruch.

Bei Kreislaufunterbrechung, z.B. durch Herzstillstand, findet sich dieselbe Reihenfolge (Abb. 146). Nach einem freien Intervall von wenigen Sekunden kommt es zu zunehmenden Störungen der Funktionen, bis schließlich eine völlige Lähmung eintritt. Diese Zeit wird die *Überlebenszeit* der jeweiligen Funktion genannt. Beim Menschen tritt z.B. schon nach 8 bis 12 sec völlige Ohnmacht ein, rasch gefolgt von Krämpfen und Atemstillstand. Kommt der Kreislauf wieder rechtzeitig in Gang, so kehren die Funktionen nach einer bestimmten Latenz wieder (Erholungslatenz). Die Zeit bis zur vollen Erholung ist wesentlich länger (*Erholungszeit*, Abb. 14?, unten). Dauert der Kreislaufstillstand länger, dann kommt es zu zunehmender irreversibler Schädigung der Zellen. Diejenige Zeit, die ein Kreislaufstillstand usw. maximal dauern kann, ohne daß es zu irreversiblen Schäden kommt, wird **Wiederbelebungszeit** genannt. Ist die Wiederbelebungszeit nur gering überschritten, dann kann noch eine Wiederbelebung mit Defekt erfolgen, schließlich werden jedoch die Schäden so groß, daß eine Wiederbelebung überhaupt nicht mehr möglich ist.

Die Wiederbelebungszeit, z. B. bei Kreislaufstillstand, ist zwar länger als die Überlebenszeit, beträgt jedoch auch nur wenige Minuten (3—4 min). Zwar ist die Wiederbelebungszeit des Gehirns länger (8—10 min), aber das Herz ist nach der Unterbrechung seiner eigenen Durchblutung für 3—4 min nicht imstande, ohne zusätzliche therapeutische Maßnahmen (Herzmassage und Nor-Adrenalin-Infusion) das notwendige Druckgefälle aufzubringen, so daß die

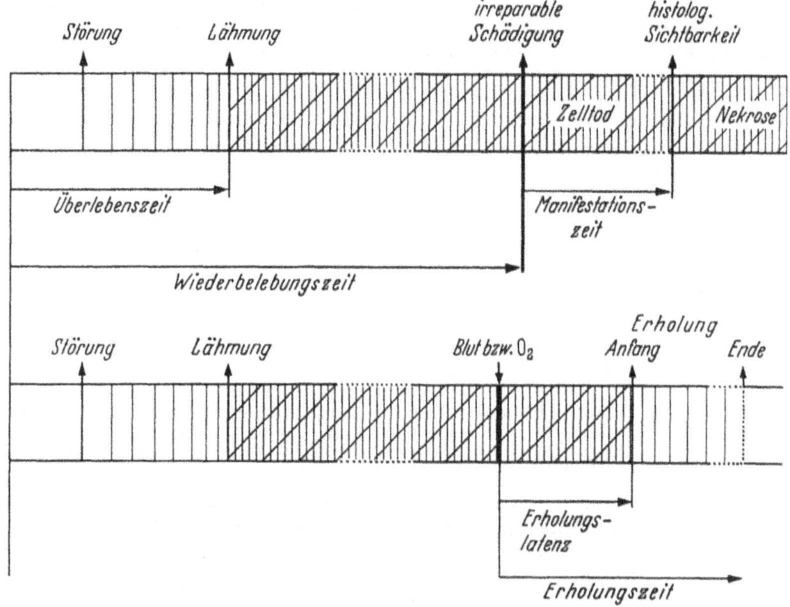

Abb. 146. Schema der Zeitenfolge und der Bezeichnungen bei totaler Anoxie bzw. Ischämie eines Organs. [Modifiziert nach E. OPITZ u. M. SCHNEIDER: Ergebn. Physiol. **46**, 126 (1950)]

beginnende Erholung der Zentren unterbrochen wird und die Zentrentätigkeit nicht wieder rechtzeitig in Gang kommt. Zwar ist die Wiederbelebungszeit des Herzens selber wesentlich länger als die des Gehirns, aber es benötigt eine lange Erholungszeit, um die erste Phase der schweren Insuffizienz zu überwinden (s. Herzstoffwechsel).

Betrifft die Hypoxydose nicht den Gesamtorganismus oder lebensnotwendige Gebiete, dann kann der Energieumsatz sehr stark gegenüber der Norm gesenkt werden, ohne daß es zu irreversiblen Schäden kommt. Es genügt z.B. bei Durchblutungsherabsetzung in einem nicht lebenswichtigen Gebiet ein relativ geringer *Restkreislauf*, um den Erhaltungsumsatz zu decken (s. S. 204). Das betreffende Gebiet ist dann zwar gelähmt, aber die Funktion kann nach Wiederherstellung normaler Vorsorgungsbedingungen, jederzeit wieder aufgenommen werden vorausgesetzt, daß der Erhaltungsumsatz nicht unterschritten war.

Nicht nur eine Senkung des p_{O_2}, sondern auch eine Steigerung kann zu Funktionsstörungen und -ausfällen führen. Diese **Sauerstoffvergiftung** manifestiert sich bei Atmung reinen Sauerstoffs in Hustenreiz, Bronchitis und schließlich Lungenentzündung. Wird der Sauerstoffgehalt der Einatmungsluft niedriger, dann ist die Zeitdauer bis zum Eintreten der Symptome verlängert, bei einer O_2-Konzentration von 50% ist sie so lang, daß unterdessen eine Anpassung eintreten kann und schädigende Effekte nicht mehr eintreten. Erhöht man den Sauerstoffdruck über 1 Atm. (Taucher in großen Tiefen), dann treten die Vergiftungserscheinungen mit steigendem Druck immer rascher ein; hier stehen nun zentralnervöse Erscheinungen im Vordergrund, wobei es sehr rasch zu Krämpfen kommt, die tödlich enden, wenn die Sauerstoffbeatmung unter hohem Druck nicht abgesetzt wird.

Die Ursachen der Toxicität des Sauerstoffs sind noch nicht bekannt. Nach Untersuchungen an Gewebsschnitten, wobei allerdings weit höhere Sauerstoffdrucke verwandt wurden, als sie zur Auslösung toxischer Symptome beim Menschen notwendig sind, nimmt man eine Blockierung gewisser Fermente an, so daß die Folge der Hyperoxie als histotoxische Hypoxydose aufgefaßt wird. Die Empfindlichkeit der verschiedenen Gewebe ist unterschiedlich; die größte findet sich bei den Stäbchen der Netzhaut; ganz allgemein sind die Empfindlichkeiten und die Art der Schädigungen dieselben wie bei Röntgenbestrahlungen. Die beiden Schädigungen addieren sich miteinander; so findet sich, daß die Zerstörung von Krebsgewebe durch Röntgenstrahlen durch Erhöhung des p_{O_2} erhöht wird, was zu wichtigen therapeutischen Folgerungen führt.

Literatur

BARTELS, H. u. a.: Lungenfunktionsprüfungen. Berlin: Springer 1959. — BUCHER, K.: Reflektorische Beeinflußbarkeit der Lungenatmung. Wien: Springer 1952. — CAMPBELL, E. J. M.: The respiratory muscles and the mechanics of breathing. Chicago: Yearbook Publ. 1959. — COMROE, J. H. (edit.): The lung, clinical physiology and pulmonary function tests. Chicago: Year Book Publ. 1955. — DÖNHARDT, A.: Künstliche Dauerbeatmung. Berlin: Springer 1955. — DOUGLAS, C. G., and J. G. PRIESTLEY: Human physiology, 3. Aufl. Oxford 1948. — FLEISCH, A.: Neue Methoden zum Studium des Gasaustausches und der Lungenfunktion. Leipzig: Georg Thieme 1956. — GESELL, R.: Regulation der Atmung und des Kreislaufes. Ergebn. Physiol. **28**, 340 (1929); **43**, 477 (1940). — GORDON, B. L.: Clinical cardiopulmonary physiology. London: Grune & Stratton 1957. — GRAY, J. S.: Pulmonary ventilation and its physiological regulation. Springfield Ill. 1949. — HALDANE, J. S.: Respiration. New Haven: Yale University Press 1927. — HAYEK, H. v.: Die menschliche Lunge. Berlin: Springer 1953. — HENDERSON, Y.: Atmung, Erstickung, Wiederbelebung. Deutsch von O. KLIMMER. Leipzig 1941. — HESS, W. R.: Die Regulierung der Atmung. Leipzig: Georg Thieme 1931. — Das Zwischenhirn und die Regulation von Kreislauf und Atmung. Leipzig: Georg Thieme 1938. — HEYMANS, C., u. J. J. BOUCKAERT: Les chémorécepteurs du sinus carotidien. Ergebn. Physiol. **41**, 29 (1939). — HEYMANS, C., and A. E. NEIL: Reflexogenic areas of the cardiovascular system. London: Churchill 1958. — KROGH, A.: The comparative physiology of respiratory mechanism. Philadelphia: University Press 1941. — LOTTERBACH, K., I. NOELPP-ESCHENHAGEN u. B. NOELPP: Mechanische Aspekte der Lungenfunktion. In Handbuch der inneren Medizin, Bd. IV, Teil 2, S. 488. Berlin: Springer 1956. — LUFT, U. C.: Die Höhenanpassung. Ergebn. Physiol. **44**, 256 (1942). — OPITZ, E.: Über akute Hypoxie. Ergebn. Physiol. **44**, 315 (1942). — OPITZ, E., u. D. LÜBBERS: Allgemeine Physiologie der Zell- und Gewebsatmung. In Handbuch der allgemeinen Pathologie, Bd. IV, Teil 2, S. 395. 1957. — PICHOTKA, J.: Der Gesamtorganismus im Sauerstoffmangel. In Handbuch der allgemeinen Pathologie, Bd. IV, Teil 2, S. 497, 1957. — RAHN, H.: Studies in respiratory physiology. Wright Air Div. Center 1955/56. — ROSSIER, P. H., A. BÜHLMANN u. K. WIESINGER: Physiologie und Pathophysiologie der Atmung, 2. Aufl. Berlin: Springer 1958. — Pathophysiologie der Atmung. In Handbuch der inneren Medizin, Bd. IV, Teil 1. 1956. — RUFF, S., u. H. STRUGHOLD: Grundriß der Luftfahrtmedizin, 3. Aufl. Leipzig 1957. — SCHOEDEL, W.: Die Atmung. In Handbuch der Zoologie, Bd. 9, S. 1. 1956. — Die Regulation der Atmung. In Handbuch der allgemeinen Pathologie, Bd. V. 1957. — WHITTENBERGER, J. L.: Artificial respiration. Physiol. Rev. **35**, 611 (1955). — WINTERSTEIN, H.: Reaktionstheorie der Atmung. Ergebn. Physiol. **48**, 328 (1955).

V. Energiehaushalt

Der Stoffwechsel des Organismus hat die Aufgabe, Struktur und Leistungsbereitschaft der Zellen aufrechtzuerhalten und funktionelle Leistungen zu ermöglichen. Den Energieumsatz einer normalen tätigen Zelle können wir als deren Normal- oder *Tätigkeitsumsatz* bezeichnen. Reduzieren wir den Energieumsatz Schritt um Schritt, z.B. durch fortlaufende Erniedrigung der Energiezufuhr, dann wird die Tätigkeit der Zelle mehr und mehr eingeschränkt, bis sie schließlich völlig gelähmt ist. Erneute Erhöhung der Energiezufuhr ermöglicht sofort wieder die Tätigkeit; die Tätigkeitsbereitschaft war erhalten geblieben. Wir können diesen Umsatz als *Bereitschaftsumsatz* oder Grundumsatz bezeichnen (Abb. 147). Je mehr wir die Energiezufuhr unter das zur Deckung dieses Bereitschaftsumsatzes benötigte Maß senken, desto länger wird es dauern, bis die Tätigkeit bei Wiedererhöhung der Energiezufuhr wieder aufgenommen werden kann, da zunächst die Tätigkeitsbereitschaft wieder aufgebaut werden muß, und zwar durch Schaffung entsprechender Konzentrationsdifferenzen zwischen Zelle und Umgebung usw. (vgl. S. 342). In einem gewissen Bereich der Energieentbindungen wird jedoch auch die gelähmte Zelle dauernd überleben können; senken wir diese jedoch weiter, dann gelangen wir in den Bereich einer vita minima der Zelle, der nicht unterschritten werden darf, wenn die Zelle dauernd überleben soll. Diesen Minimalumsatz, der zur Aufrechterhaltung des Lebens der Zelle unbedingt notwendig ist, können wir als *Erhaltungsumsatz* bezeichnen. Die in Abb. 147 gegebenen Prozentzahlen sollen nur ungefähre Anhaltspunkte an einem Beispiel, an den Zellen der Großhirnrinde, geben. Es ist allerdings zu berücksichtigen, daß eine Senkung der Energiezufuhr nicht sofort zu einer entsprechenden Senkung der Energieentbindung führt, da die Zellen jeweils über einen gewissen Energievorrat verfügen.

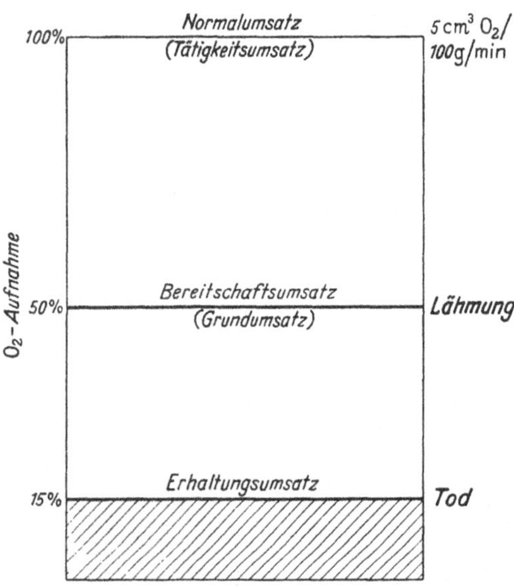

Abb. 147. Schematische Darstellung zur Definition von Grundumsatz, Tätigkeitsumsatz und Erhaltungsumsatz. Die Zahlen geben nur ungefähre Anhaltspunkte am Beispiel der Großhirnrinde

Wir können somit feststellen, daß der Ruheumsatz der Zellen über dem unbedingt notwendigen Erhaltungsumsatz liegt. Wenn die Zelle sofort leistungsbereit, erregbar sein soll, so müssen Konzentrationsdifferenzen gegenüber der interstitiellen Flüssigkeit aufrechterhalten werden, und es wird Energie benötigt, die Verluste durch Diffusion rückgängig zu machen (vgl. S. 341), weiter muß ein gewisser Vorrat an labilen, energiereichen Stoffen dauernd erhalten bleiben. Die Zelle ist damit einer geladenen Batterie vergleichbar, deren Spannungsverluste dauernd unter Energieaufwand ausgeglichen werden. Das bedeutet auf der einen Seite erhöhten Energieaufwand, auf der anderen Seite jedoch sofortige Reaktionsfähigkeit, ohne daß bei Bedarf zuerst unter Zeitverlust diese Reaktionsfähigkeit hergestellt werden müßte.

In jeder der genannten Stufen ist neben einem funktionellen auch ein struktureller Anteil des Energiebedarfs enthalten. Die Struktur der Zelle ist nicht ein statischer, sondern ein dynamischer Zustand. Sie befindet sich in einem Zustand ständigen Ab- und Wiederaufbaus ihrer Struktur. Die Konturen einer Zelle werden deshalb besser mit denen eines Wasserfalls als mit denen eines soliden Gegenstandes verglichen. Ein wesentlicher, von Organ zu Organ wechselnder Anteil des Erhaltungsumsatzes besteht aus strukturellem Umsatz. Da jedoch jede Funktion auch mit strukturellen Veränderungen einhergeht, ist auch im Bereitschafts- und im Tätigkeitsumsatz ein struktureller Anteil enthalten.

Wir werden uns im folgenden mit der Größe des Energiebedarfs des Organismus und den Methoden seiner Bestimmung befassen; bezüglich der sich anschließenden, nicht minder wichtigen Fragen, welche Mechanismen einer *rationellen Energieerzeugung* und einer *rationellen Energieumwandlung* vorliegen, muß auf die Physiologische Chemie verwiesen werden.

1. Bestimmung des Energieumsatzes

Für den lebenden Organismus haben die beiden Hauptsätze der Thermodynamik volle Gültigkeit. Sie besagen, kurz formuliert, daß bei einer Energieumwandlung nichts von einer Energiemenge verlorengeht, daß aber die Energiemenge ihre Umwandelbarkeit in beliebige Energieformen verlieren kann. In allen bisherigen zum Zweck der Überprüfung vorgenommenen Untersuchungen wurden keine Ausnahmen von diesen Gesetzen festgestellt. Es muß demnach in jedem Zeitpunkt nicht nur die Bilanz der Stoffe, sondern auch die Bilanz der Energie vollkommen ausgeglichen sein, d.h. der Energievorrat des Körpers zusammen mit der in der betrachteten Zeit erfolgten Zufuhr, abzüglich der in dieser gleichen Zeit erfolgten Energieabgabe nach außen, ist konstant.

Die Anwendung dieses Prinzips zur Bestimmung des Energieumsatzes ist jedoch außerordentlich schwierig, da wir keine Möglichkeiten haben, Änderungen des Energiebestands des Körpers auch nur annähernd zu bestimmen, und da der Energiebestand im Verhältnis zum Energieumsatz, etwa eines Tages, außerordentlich groß ist und große Schwankungen auftreten können. Da jedoch nach Abschluß des Wachstums die Zusammensetzung des Körpers bei gleichbleibender Lebens- und Ernährungsweise und bei voller Gesundheit über längere Zeiträume recht konstant ist, können Bilanzversuche unter Messung der aufgenommenen und abgegebenen Energie durchgeführt werden, sofern sie sich über genügend lange Zeiten erstrecken, so daß der Energiewechsel groß ist gegenüber den Bestandsveränderungen. Solche Bilanzversuche sind für bestimmte Fragen der Ernährungsphysiologie von großer Bedeutung. Gewöhnlich kann man sich allein begnügen mit der Bestimmung der abgegebenen Energie für kürzere Zeiträume. Das kann beim ruhenden Menschen geschehen durch Messung der abgegebenen Wärme **(Calorimetrie)**. Im Falle der Leistung äußerer Arbeit muß dies mitberücksichtigt und in gleiches Energiemaß umgerechnet werden. Da weitaus die größte an die Umgebung abgegebene Energiemenge in Form von Wärme erscheint, wird sämtliche im Körper umgesetzte Energiemenge in Wärmeeinheiten (Calorien) angegeben. Die Wahl des Energiemaßes steht an sich völlig frei, doch hat die Rechnung mit Calorien den Vorteil, daß man bequem zu hantierende Zahlen erhält. (1 Cal = diejenige Energie, die benötigt wird, um 1 Liter Wasser, 1 cal, um 1 ml Wasser von 14,5 auf 15,5^0 zu erwärmen.)

Bei der Calorimetrie wird nach Atwater und Benedict die Wärmemenge bestimmt, die eine in einem Raum eingeschlossene Versuchsperson an das diesen Raum durchströmende Kühlwasser abgibt (Abb. 148), gleichzeitig mit der an die Atemluft abgegebenen und der durch Wasserverdunstung gebundenen Wärme.

Das in Abb. 148 gegebene Verfahren kann erleichtert werden durch die Verwendung des Kompensations-Calorimeters. Diese Anordnung besteht aus 2 Kammern, deren eine den zu untersuchenden Menschen, deren andere einen elektrischen Heizkörper enthält. Die genau gleichen Kammern sind doppelwandig und zwischen den Wandungen fließt ein konstant gehaltener Wasserstrom. Ist in beiden Kammern der Heizeffekt gleich, dann ist auch die Erwärmung des Wassers gleich. Der Heizkörper braucht nur so reguliert zu werden, daß in beiden Räumen die Erwärmung des Wassers gleich ist, dann läßt sich die Calorienproduktion pro sec berechnen aus dem Widerstand und der jeweils benötigten Stromstärke als $I^2\ W \cdot 0{,}239$. Gleichzeitig wird die Wasserdampfabgabe des Menschen gemessen, da ja bei der Verdampfung von 1 Liter H_2O 580 Cal gebunden werden.

Da die Methode immer noch recht schwierig ist und da das System sehr träge ist und raschen Schwankungen nicht zu folgen vermag, wurde neuerdings das Gradienten-Calorimeter entwickelt (Benzinger). Es wird hierzu die zu untersuchende Versuchsperson in einer geschlossenen, isolierenden Kammer mit einer dünnen Plastikhaut umhüllt, die auf der Innen- und Außenseite mit einer großen Zahl von Thermoelementen zur Messung des Wärmedurchflusses versehen ist. Die durchschnittliche Temperaturdifferenz zwischen der Innen- und Außenseite ist im stationären Zustand proportional zur Wärmeabgabe des eingeschlossenen Körpers. Auch hier muß zusätzlich die Wasserdampfabgabe gemessen werden.

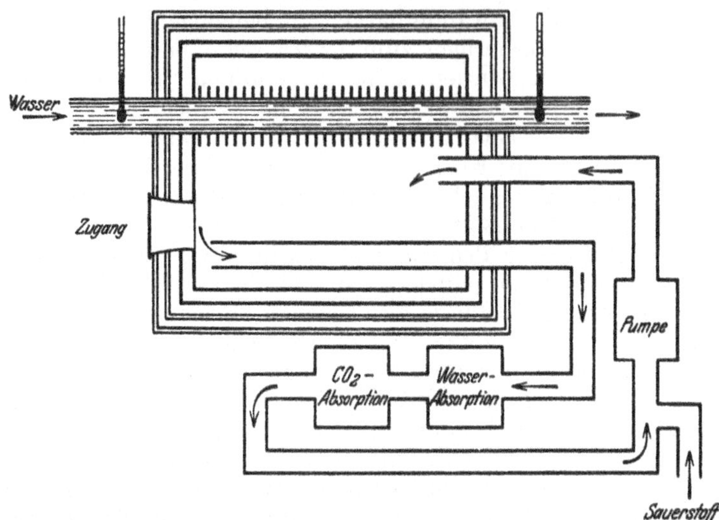

Abb. 148. Respirationscalorimeter. Das zu untersuchende Individuum wird in die gegen Wärmeabgabe entsprechend isolierte Calorimeterkammer gesetzt. Alle von ihm abgegebene Wärme wird an das die Kühlrohre durchströmende Wasser abgegeben. Aus der Temperaturdifferenz zwischen ein- und ausströmendem Wasser und der minutlichen Durchflußmenge lassen sich die in der Zeiteinheit abgeführten Calorien berechnen. Gleichzeitig kann, wie angedeutet, der Sauerstoffverbrauch und die Kohlensäureabgabe des untersuchten Organismus gemessen werden. (Nach Atwater und Benedict)

Die Durchführung der eben geschilderten direkten Calorimetrie ist so schwierig, daß sie besonderen Fragestellungen vorbehalten bleibt. Ein einfacherer Weg, der auf Zuntz und Loewy zurückgeht, ist der folgende: Da die Energie im Organismus vollständig nur durch oxydative Prozesse gewonnen werden kann, kann der Energieumsatz auch auf dem Wege über die Messung des **Sauerstoffverbrauchs** bestimmt werden. Man spricht dann auch von einer *indirekten Calorimetrie* im Gegensatz zu der oben geschilderten direkten Calorimetrie. Die Calorimetrie auf dem Wege über die Bestimmung der O_2-Aufnahme wird dadurch möglich, daß der Körper nur über einen geringen O_2-Vorrat verfügt, der klein ist gegenüber der O_2-Aufnahme in der Versuchsperiode, so daß Schwankungen des Vorrats das Resultat nicht erheblich verfälschen können. Bei Arbeit muß allerdings berücksichtigt werden, daß der Organismus eine „Sauerstoffschuld" eingeht (s. S. 490), was durch zusätzliche Messung der O_2-Aufnahme in der Vor- und Nachperiode geschieht.

Tabelle 22

	Calorimeterwerte Cal/g	Nutzungswerte im Organismus (Rubner) Cal/g
Fette	9,2 —9,7	9,3
Eiweiß	5,5 —5,6	4,1
Kohlenhydrate	3,95—4,2	4,1

Will man aus dem Sauerstoffverbrauch auf den Energieumsatz rückschließen, so muß man den Wärmewert pro Liter verbrauchten Sauerstoffs kennen. Dieser Wert ist nun unterschiedlich, je nachdem zu welchem Prozentsatz sich Kohlenhydrat, Fette und Eiweiß an den Umsetzungen beteiligt haben (letzte Spalte der Tabelle 23 nach Bestimmung der

Verbrennungswärme der einzelnen Nahrungsstoffe in einem Calorimeter, bei Eiweiß unter Berücksichtigung der Tatsache, daß die Endprodukte nicht nur CO_2 und H_2O darstellen, sondern auch noch den relativ energiereichen Harnstoff und andere N-haltige Produkte).

Der Eiweißumsatz läßt sich bestimmen aus der N-Ausscheidung im Urin. Da Eiweiß im Durchschnitt 16% N enthält, ergibt sich der Eiweißumsatz durch Multiplikation der gesamten N-Ausscheidung im Urin mit 6,25. Die Menge an Sauerstoff, die zur Verbrennung der so errechneten umgesetzten Eiweißmenge verbraucht wurde, und die dabei freigesetzte Calorienmenge läßt sich dann nach den Werten der Tabelle 23 berechnen. Ist der Eiweißumsatz bekannt, so kann der prozentuale Anteil des Kohlenhydrat- und Fettumsatzes aus dem Verhältnis der Kohlensäureausscheidung zur Sauerstoffaufnahme errechnet werden. Dieses Verhältnis wird als *respiratorischer Quotient* (abgekürzt RQ) bezeichnet. Werden nur Kohlenhydrate verbrannt, dann ist die CO_2-Ausscheidung gleich der O_2-Aufnahme, da nur O_2 benötigt wurde, um den C zu CO_2 zu oxydieren, nicht aber zusätzlich zur Oxydation von H zu H_2O. Der respiratorische Quotient ist in diesem Falle = 1. Werden nur Fette verbrannt, dann wird sowohl Sauerstoff verbraucht zur Oxydation von C und von H; die O_2-Aufnahme wird deshalb größer als die CO_2-Abgabe, der respiratorische Quotient liegt unter 1, nämlich bei 0,7; bei Eiweißverbrennung liegt er bei 0,8 (Tabelle 23). Ist der Eiweißumsatz bekannt, so kann aus dem RQ der prozentuale Umsatz an Kohlenhydrat und Fett berechnet werden, oder anders ausgedrückt: Aus der Bestimmung der 3 Größen: O_2-Aufnahme, CO_2-Abgabe und N-Ausscheidung kann der prozentuale Anteil von Eiweiß, Fett und Kohlenhydrat am Gesamtumsatz erschlossen werden.

Tabelle 23

Umsatz von 1 g	Notwendiger O_2 in cm^3	Gebildete CO_2 in cm^3	RQ	Wärmeentwicklung in Cal	Wärmewerte von 1 Liter verbrauchtem O_2 in Cal
Kohlenhydrate .	828,8	828,8	1,0	4,2	5,05
Fette	2019,3	1427,3	0,7	9,4	4,68
Eiweiß	963,0	773,9	0,8	4,3	4,48

Tabelle 24

RQ	Calorisches Äquivalent von 1 Liter O_2 Cal
1	5,05
0,9	4,93
0,8	4,81
0,7	4,69

Unter den unten zu besprechenden Grundumsatzbedingungen kann der Eiweißumsatz als konstant angenommen werden, so daß auf die gesonderte Bestimmung der N-Ausscheidung im Urin verzichtet werden kann. Man geht dann von folgender Überlegung aus: Da bei reiner Kohlenhydratverbrennung der RQ = 1 ist, und 1 Liter verbrauchten O_2 = 5,05 Cal entspricht, bei reiner Fettverbrennung der RQ = 0,7 und der Wärmewert pro Liter O_2 = 4,68 Cal entspricht, muß jede Senkung des RQ um 0,1 eine Minderung der Wärmewerte pro Liter O_2 um 0,12 Cal bedeuten; man erhält so die Werte der Tabelle 24.

Die Nichtberücksichtigung des Eiweißumsatzes führt dazu, daß die Werte der Tabelle 24 etwas zu hoch liegen. Doch dürfte der Fehler bei der unten zu schildernden Grundumsatzbestimmung nur etwa 1—1,5% betragen; er ist also sehr klein gegenüber den anderen möglichen Fehlern, so daß er ohne weiteres vernachlässigt werden kann. In Extremfällen kann er zwischen —3 und +9% liegen.

Auf eine weitere fehlerhafte Annahme muß noch hingewiesen werden. Es ist nämlich die Ausnutzung der Nahrungsmittel im Organismus etwas niedriger, als es dem Wärmewert bei Verbrennung im Calorimeter entspricht, wie ein Vergleich der letzten Spalte von Tabelle 22 mit der vorletzten Spalte der Tabelle 23 ergibt. (In Tabelle 22 ist in der ersten Spalte der Calorimeterwert bei Verbrennung von Eiweiß angegeben ohne Abzug der Wärmewerte des Harnstoffs und anderer N-haltiger Produkte.)

Es muß weiter berücksichtigt werden, daß der RQ nicht nur durch die oxydativen Aufspaltungen im Organismus bestimmt wird. Einmal kann er bei Veränderung der Atmung großen Schwankungen unterliegen, bei Hyperventilation z.B. vorübergehend bis gegen 2 ansteigen, dann kann, etwa bei Muskelarbeit, durch Bildung nichtflüchtiger Säuren, wie Milchsäure, CO_2 aus Bicarbonat verdrängt werden, so daß auch hier der RQ überhöht wird. Schließlich kann er überhöht sein bei einer Umwandlung von Kohlenhydrat in Fett, da dann ein relativ sauerstoffreicheres Produkt in ein relativ sauerstoffärmeres umgewandelt wird und O_2 zur Oxydation im Organismus frei wird.

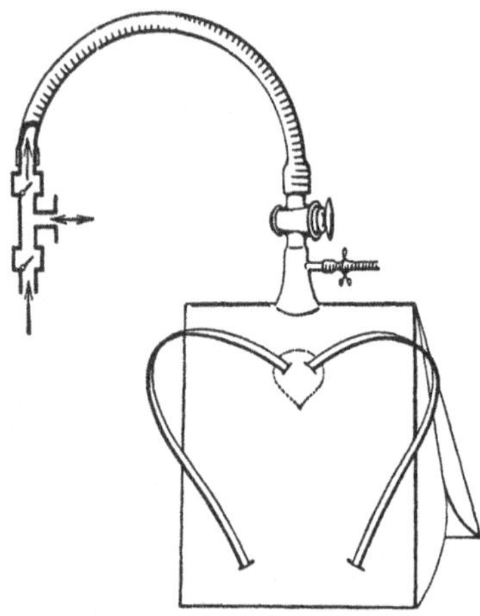

Abb. 149. Die „Sackmethode" zur Untersuchung des respiratorischen Stoffwechsels am Menschen (DOUGLAS). Durch ein Mundstück mit Ventilen wird der Gang der Atemluft so geleitet, daß die gesamte ausgeatmete Luft in einem großen Sack, der bei Muskelarbeit u. dgl. eventuell von der untersuchten Person auf dem Rücken getragen werden kann, und 100—200 Liter faßt, gesammelt wird. Die Zeit der Beatmung des Sackes wird genau gemessen. Dann wird der Sack abgenommen und sein Inhalt gemessen, indem er durch eine Gasuhr entleert wird. Vorher wird aus einer kleinen Seitenröhre eine Luftprobe zur chemischen Analyse entnommen

Alle genannten Fehlermöglichkeiten sind, wie wir gleich sehen werden, gegenüber der Schwierigkeit, Grundumsatzbedingungen einzuhalten, so klein, daß sie vernachlässigt werden können. Es wird deshalb gewöhnlich ein RQ von 0,85 zugrunde gelegt und nach Tabelle 24 der gefundene Wert des Sauerstoffverbrauchs pro Minute mit 4,87 multipliziert, um den gesuchten Umsatz in Cal/min zu erhalten. Der RQ wird nur aus Kontrollgründen mitbestimmt, um beurteilen zu können, ob eine Normalatmung vorlag.

Die Bestimmung der O_2-Aufnahme kann im **offenen** System oder im **geschlossenen System** erfolgen. Im ersteren Fall atmet die Versuchsperson Außenluft ein und es wird die Differenz im O_2- und CO_2-Gehalt der Ein- und Ausatmungsluft bestimmt und gleichzeitig die ventilierte Luftmenge. Im geschlossenen System atmet die Versuchsperson aus einem Vorratsraum ein und atmet unter Absorption des CO_2 in denselben Raum wieder aus. Aus der Abnahme dieses Raumes ergibt sich die Menge verbrauchten Sauerstoffs. Im einzelnen geht man folgendermaßen vor:

Bei Bestimmung im *offenen System* (Abb. 149) läßt man die Versuchsperson durch ein Mundstück (bei verschlossener Nase) mit 2 Ventilen Außenluft einatmen und in einen großen gasdichten Sack ausatmen. Anschließend wird aus dem Sack eine Luftprobe zur Analyse des O_2- und CO_2-Gehalts entnommen und der Gesamtinhalt zur Messung des Volumens durch eine Gasuhr getrieben. Diese Methode hat den Vorzug der Beweglichkeit; sie wird bevorzugt bei Untersuchungen außerhalb des Laboratoriums, etwa bei sportlichen Übungen oder am Krankenbett selbst. Es kann auch fortgesetzt durch eine Gasuhr ausgeatmet werden, wobei aus dem Strom der Ausatmungsluft jeweils eine kleine Luftprobe zur Analyse abgesaugt wird.

Da heute hochempfindliche Verfahren vorliegen, auf elektromagnetischem Wege O_2- und CO_2-Gehalt der Atmung zu bestimmen (REIN, NOYONS), kann auch auf das viele empfindliche Patienten störende Mundstück verzichtet werden. Es wird dann über den Patienten oder nur dessen Kopf eine Plexiglashaube gebracht, die durch einen kräftigen Luftstrom durchströmt wird, dessen Menge pro Zeiteinheit und dessen Zusammensetzung fortlaufend aufgezeichnet wird.

Das einfachste Modell zur Bestimmung des O_2-Verbrauchs im *geschlossenen System* ist in Abb. 150 wiedergegeben und in der Legende geschildert. Ein etwas erweitertes System gibt Abb. 151 wieder. Ein Spirometer ist mit O_2 gefüllt. In dieses münden zwei in sich geschlossene Rohre. Dort, wo sich die beiden Rohre vereinigen, ist ein Mundstück angebracht, durch welches die Versuchsperson O_2 aus dem System einatmet. Die Ausatmung — also der Rest des geatmeten O_2 mit CO_2 und Wasserdampf — erfolgt ohne Ventile in die Rohrschleife. Durch eine Umwälzpumpe wird aber in dem geschlossenen Kreissystem, in welchem außer dem Spirometer und der Pumpe noch ein Absorptionsgefäß für CO_2 (gefüllt mit KOH) enthalten ist, der Gesamtgasinhalt in ständiger Kreisbewegung gehalten. Hierdurch muß die in das System zurückgeatmete Kohlensäure einmal das Adsorptionsgefäß passieren und wird dort gebunden. Das Ergebnis ist, daß bei jeder Einatmung das Spirometer absinkt, bei jeder Ausatmung wieder ansteigt, ohne aber den Ausgangsstand voll zu erreichen. Das stufenweise Absinken über einen bestimmten Zeitabschnitt gibt direkt den O_2-Verbrauch an. Am Schlusse des Versuches läßt

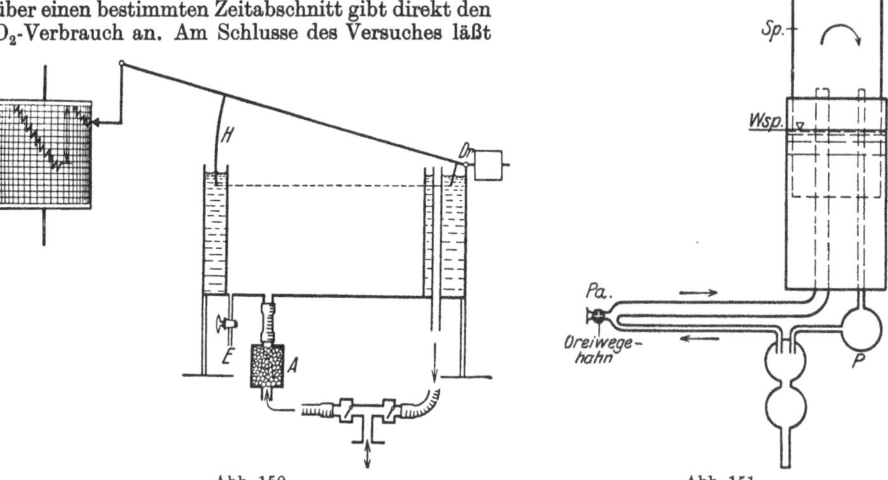

Abb. 150 Abb. 151

Abb. 150. Schema des Kroghschen Spirometers zur Messung des Sauerstoffverbrauches. Die Spirometerhaube *H* hat bei *Dr* ihren Drehpunkt und ist durch ein Gegengewicht ausbalanciert. Das Spirometer ist durch den Einlaß *E* mit Sauerstoff gefüllt. Die Versuchsperson atmet durch das unten gezeichnete Mundstück gleichmäßig ein und aus. Durch Ventile wird der Luftstrom so „gerichtet", daß reiner Sauerstoff aus dem Spirometer eingeatmet wird. Dabei sinkt die Spirometerhaube um einen Betrag, der von der Tiefe des Atemzuges abhängt, ab. Dieses Absinken wird auf der Registriertrommel (links) aufgezeichnet. Die ausgeatmete Luft wird über das Ausatmungsventil durch eine kohlensäureabsorbierende Natronkalkpatrone (*A*) in das Spirometer zurückgeleitet. Dabei steigt die Spirometerhaube wieder ein Stück an, kann jedoch die Ausgangsstellung nicht wieder erreichen, da ein Teil des bei der Einatmung entnommenen Sauerstoffes ja verbraucht und die Kohlensäure in *A* festgehalten wird. Treppenartig wird mit jedem neuen Atemzug die Haube weiter und weiter absinken. Das auf der Trommel verzeichnete Absinken über einen bestimmten Zeitabschnitt ergibt, wenn das Spirometer auf Liter geeicht ist, den Sauerstoffverbrauch in der betreffenden Zeit an

Abb. 151. Schema des Kreislaufapparates von KNIPPING zur Bestimmung des Sauerstoffverbrauches. Das Spirometer (*Sp*) ist mit Sauerstoff gefüllt. In das Spirometer mündet eine Rohrschleife, aus welcher durch ein Mundstück (*Pa*) die Versuchsperson reinen Sauerstoff einatmet. In die Rohrschleife ist bei *P* eine Umwälzpumpe eingebaut, welche den in Spirometer und Rohren befindlichen Sauerstoff in Richtung der Pfeile in Umlauf hält. Dabei passiert das Gas ein (nach abwärts gezeichnetes) Kohlensäureadsorptionsgefäß. Bei jeder Einatmung sinkt das Spirometer um den Volumbetrag der Einatmung ab. Die ausgeatmete Luft wird in Richtung der Pfeile in das geschlossene System gerissen und die Kohlensäure im Adsorptionsgefäß festgelegt. Daher wird bei der Ausatmung das Spirometer nicht zur Ausgangslage zurückkehren. Stufenweises Absinken zeigt den Sauerstoffverbrauch an

man in das CO_2-Absorptionsgefäß H_2SO_4 einlaufen. Durch diese wird die gebundene CO_2 wieder frei, das Spirometer steigt um einen Betrag, welcher direkt als Maß für die abgegebene CO_2 gelten darf. Aus dem RQ und dem O_2-Verbrauch wird dann direkt nach Tabelle 24 der Energieumsatz berechnet.

Die genaue Berechnung der verbrauchten O_2- und der abgegebenen CO_2-Menge erfordert bei diesen Methoden aber eine Korrektur. Gemessen wurde die *ausgeatmete* Luftmenge. Sofern die aufgenommene O_2-Menge genauso groß wäre wie die ausgeschiedene CO_2-Menge, würde (wenn man auf gleiche Temperatur und gleichen Wasserdampfgehalt reduziert) eingeatmete und ausgeatmete Luftmenge gleich sein. Dann würde, wenn beispielsweise in 1 min 6 Liter Luft ausgeatmet worden wären und in dieser Luft 16,95% O_2 und 4% CO_2 enthalten sind, die verbrauchte O_2-Menge 20,95% (das ist der O_2-Gehalt der Frischluft) —16,95% =4% von 6 Litern, also 240 cm³ betragen. Die CO_2-Menge aber ergibt sich zu 4% von 6 Liter = 240 cm³. Anders wird die Sachlage für den Sauerstoff dann, wenn — was meistens der Fall ist — das ausgeatmete Luftvolumen kleiner ist als das eingeatmete. Die Ursache dafür ist, daß weniger CO_2 abgegeben als O_2 aufgenommen wird (RQ 0,85).

Gleich ist in solchen Fällen die eingeatmete und ausgeatmete N_2-Menge. Ist doch der Stickstoff an den Gasaustauschvorgängen der Lunge nicht beteiligt. In der Frischluft beträgt der N_2-Gehalt 79%, in der Ausatmungsluft aber beträgt er beispielsweise 79,9% neben 3,6% CO_2 und 16,5% O_2. Dann entsprechen 100 cm³ Ausatmungsluft $\frac{100 \cdot 79{,}9}{79} = 101{,}1$ cm³ Einatmungsluft und diese enthielten $\frac{101{,}1 \cdot 20{,}95}{100} = 21{,}18$ cm³ O_2, während in den entsprechenden 100 cm³ Ausatmungsluft nur noch 16,5 cm³ enthalten waren. Der Verbrauch je 100 cm³ war also 21,18—16,5 = 4,68 cm³ und je 6 Liter Ausatmungsluft in der Minute 280,8 cm³ O_2. Die freigewordene CO_2-Menge wäre 3,6% von 6 Liter = 216 cm³. Als RQ fände man in diesem Falle $\frac{216}{280{,}8} = 0{,}77$. Das Gasvolumen muß dabei jeweils auf Normaldruck (760 mm Hg und 0° C) reduziert angegeben werden.

Bezüglich weiterer Einzelheiten zur Methodik der direkten und indirekten Calorimetrie sei auf A. v. MURALT, Praktische Physiologie, verwiesen.

2. Der Grundumsatz

Wie oben ausgeführt, muß die Zelle dauernd Energie aufwenden, um ihre Struktur und Leistungsbereitschaft aufrechtzuerhalten. Der zur Aufrechterhaltung des Lebens und der Leistungsbereitschaft notwendige Energieumsatz des Gesamtorganismus wird *Grundumsatz* genannt. Er ist höher als der Grundumsatz der Zellsumme, da außer diesem noch eine ganze Reihe von Tätigkeiten von Herz und Kreislauf, Atmungsmuskulatur, ZNS, Leber, Niere, innersekretorischen Drüsen usw. notwendig sind, um Leben und Leistungsbereitschaft der Zellsumme aufrechtzuerhalten. Jede zusätzliche Leistung führt zu einem Leistungszuwachs des Energieumsatzes, wie 1. Muskelarbeit, 2. Verdauungsarbeit und 3. Temperaturregulation. Wenn somit der Grundumsatz bestimmt werden soll, so müssen diese steigernden Faktoren ausgeschaltet werden. Die Bestimmung muß also erfolgen: 1. Bei vollkommener Muskelruhe, die am besten schon mehrere Stunden vor der Messung eingehalten wird, bei Bettruhe, 2. bei Nüchternheit, die nach einer eiweißhaltigen Mahlzeit etwa 12 Std einzuhalten ist, nach einem im wesentlichen Kohlenhydrate enthaltenden Frühstück kürzere Zeit, 3. bei einer bestimmten Raumtemperatur, (Indifferenztemperatur), die beim bedeckten Menschen zu etwa 20°, beim nackten zu etwa 30° (s. S. 217) anzunehmen ist. Man definiert deshalb auch den Grundumsatz für praktische Zwecke als den Ruhe-Nüchtern-Umsatz bei Indifferenztemperatur.

Am schwierigsten zu erreichen ist die Forderung eines Vermeidens zusätzlicher Muskelarbeit. Beim wachen Organismus findet sich eine gewisse Grundspannung der Muskulatur (s. S. 473), die bei psychischer Anspannung oder Erregung erheblich verstärkt wird, ohne daß das äußerlich sichtbar wird. Es ist deshalb oft, gerade bei psychisch labilen Patienten, eine Entspannung der Muskulatur nicht zu erreichen und der Energieumsatz gegenüber dem Grundumsatz erhöht. Wenn im Schlaf und in Narkose der Umsatz erniedrigt gefunden wird, so liegt das nicht daran, daß die Narkosemittel den Grundumsatz erniedrigten, sondern daran, daß jetzt erst überhaupt der basale Umsatz bestimmt wird. Entsprechend findet sich häufig, daß mit der Wiederholung der Bestimmung, durch entsprechende Übung, der gefundene Wert bei Gesunden um rund 10% absinkt.

Beim Erwachsenen findet sich ein Grundumsatz zwischen etwa 1200 und 1700 Cal für 24 Std. Man war bestrebt, „Normalwerte“ festzulegen, um mit größerer Sicherheit Abweichungen von der Norm erkennen zu können.

Trägt man den Grundumsatz verschiedener Lebewesen in seiner Beziehung zum Körpergewicht in logarithmischem Maßstab auf (Abb. 152), so lassen sich die gefundenen Werte

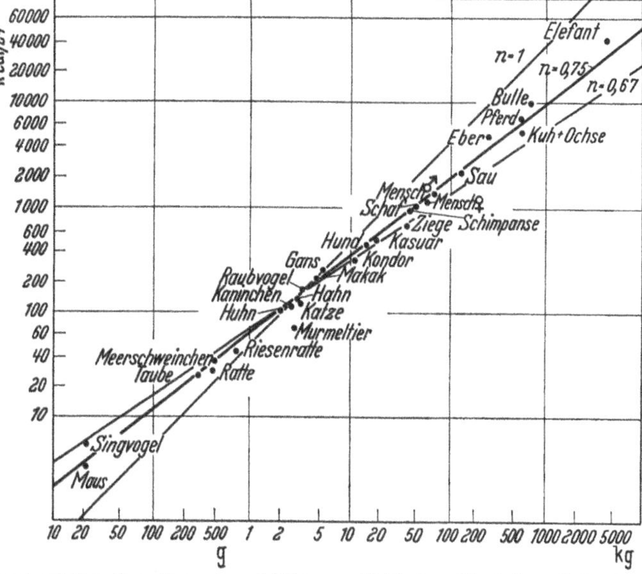

Abb. 152. **Beziehung zwischen Energieumsatz und Körpergewicht in logarithmischem Maßstab. Die Gerade mit der Steigung von 0,75 wird den experimentell gefundenen Werten am besten gerecht. Bei Proportionalität zwischen Energieumsatz und Körpergewicht würde die Gerade mit der Steigung 1 gelten, bei Proportionalität zwischen Energieumsatz und Oberfläche mit der Steigung 0,67. Beide weichen deutlich ab.** (Nach W. SCHOEDEL: Handbuch der Zoologie, Bd. 9, S. 1 (1956)]

auf einer Geraden anordnen. Bestünde eine lineare Proportionalität zwischen Umsatz und Gewicht, dann müßten die Werte jedoch auf einer steileren Geraden liegen (obere, steilere, dünne Kurve). Die dicke ausgezogene Gerade folgt jedoch der Formulierung $U = K \cdot G^{0,75}$, wobei U = Umsatz, G = Gewicht, d.h. daß größere Warmblüter pro Gewichtseinheit einen niedrigeren Grundumsatz aufweisen als kleine. So hat die Spitzmaus (pro Gewichtseinheit) einen 65mal größeren Grundumsatz als der Mensch und einen 200mal größeren als der Elefant. Dieselbe Relation gilt auch für den Umsatz einzelner isolierter Organe verschieden großer Tiere, mit Ausnahme von Gehirn und innersekretorischen Organen, wo die Relation flacher verläuft.

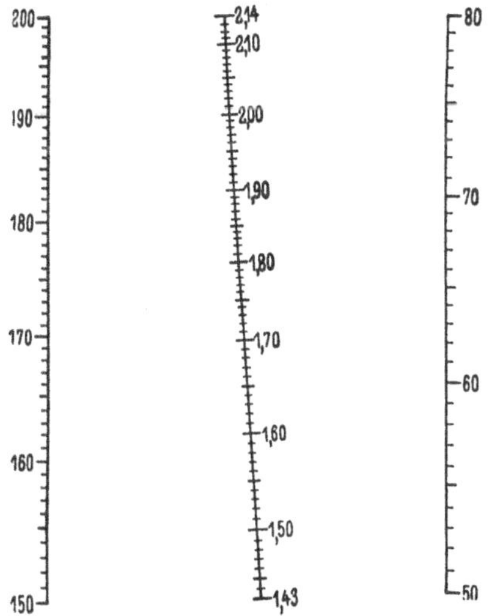

Abb. 153. Nomogramm oder „Leiter" zur bequemen Ermittlung der Körperoberfläche (mittlere Leiter) aus der Körpergröße (linke Leiter) und dem Körpergewicht (rechte Leiter). Man verbindet den Wert der jeweils vorliegenden Körpergröße mit jenem des Körpergewichtes durch ein Lineal und liest den auf der mittleren Leiter anliegenden Wert der Körperoberfläche ab

Etwas geringere Abweichungen finden sich, wenn der Umsatz nicht zum Gewicht, sondern zur Oberfläche ($U = K \cdot G^{0,67}$, untere, dünne Kurve) in Beziehung gesetzt wird, obschon auch hier eine Abweichung deutlich wird. Untersuchungen innerhalb einer Art (Mäuse, Ratten, Kaninchen) deuten darauf hin, daß der Exponent höher als 0,75 wird, daß also eine bessere Beziehung zwischen Umsatz und Gewicht als zwischen Umsatz und Oberfläche gefunden wird. Eine Deutung für die dargestellte Abhängigkeit des Grundumsatzes ist noch nicht gefunden worden. Jedenfalls findet sich kein kausaler Zusammenhang zwischen Oberfläche und Grundumsatz, aber dasjenige Lebewesen wird am rationellsten ausgestattet, für den Lebenskampf besser gerüstet sein, bei dem die Oberfläche so beschaffen ist, daß es bei seiner normalen Umgebungstemperatur auf der einen Seite keiner zusätzlichen Einrichtungen bedarf, um die in Ruhe gebildete

Wärme loszuwerden, bei dem aber auf der andern Seite auch nicht zusätzliche Energie verbraucht wird, um unter dieser Bedingung die normale Körpertemperatur aufrechtzuerhalten.

Nach DU BOIS läßt sich die Oberfläche des Menschen aus Größe und Gewicht nach der folgenden Formel berechnen:

$$\text{Oberfläche (in cm}^2) = \text{Gewicht (in kg)}^{0,425} \cdot \text{Größe (in cm)}^{0,725} \cdot 71{,}84.$$

Sie wird gewöhnlich in Form eines Nomogramms gebraucht (Abb. 153).

Tabelle 25 bringt einige Werte für den Grundumsatz pro m^2 Oberfläche in Cal pro 24 Std. Es ist daraus zu ersehen, daß nicht nur *Größe und Gewicht* Einfluß auf die Höhe des Grundumsatzes haben, sondern auch *Alter und Geschlecht*. Im Laufe des 1. Lebensjahrs steigt der Umsatz pro m^2 deutlich an, um dann, nach Durchlaufen eines flachen Gipfels, erst rascher und dann langsamer abzusinken. Entsprechend ist der Nahrungsbedarf beim Kind relativ höher als beim Erwachsenen, wenn man von Schwerarbeitern absieht. Bei der Frau ist der Grundumsatz pro m^2 durchschnittlich deutlich niedriger als beim Mann. Dieser Unterschied scheint im wesentlichen auf dem größeren Gehalt an Fettgewebe mit seinem niederen Umsatz zu beruhen (durchschnittlich 20 gegenüber 10%). Berechnet man den Umsatz auf die fettfreie Körpermasse, so ist der Unterschied wesentlich geringer.

Tabelle 25. *Grundumsatz in Cal. pro m^2 Oberfläche und 24 Std.* [Nach A. FLEISCH: Helvet. med. acta **18**, 23 (1951)]

Alter	männlich	weiblich
5	1180	1160
10	1055	1020
15	1000	910
20	930	850
30	880	840
40	870	835
50	860	815
60	840	785
70	810	760

Für praktische Zwecke hat man nach großen Untersuchungsreihen Tabellen aufgestellt, aus denen nach Größe, Gewicht, Alter und Geschlecht der **Soll-Umsatz** abgelesen und mit dem durch Messung gefundenen *Ist-Umsatz* verglichen werden kann. Echte Abweichungen des Ist-Umsatzes vom Soll-Umsatz finden sich vor allem bei Änderung in der Tätigkeit der Schilddrüse (s. S. 373). Bei Überfunktion der Schilddrüse kann der Grundumsatz um mehr als 50% über dem normalen Soll liegen. In rund 80% der Fälle, in denen Erhöhungen des Ist-Umsatzes um 10—30%, ja auch darüber, gefunden werden, handelt es sich jedoch nicht um eine echte Steigerung des Grundumsatzes, sondern um einen erhöhten Muskeltonus (s. o.). Dies zeigt sich auch darin, daß der Wirkungsgrad der Muskelarbeit (s. u.) bei ihnen unverändert ist, während er bei Hyperthyreose vermindert gefunden wird. Da diese Fälle (mit Ausnahme des organisch gebundenen Jods im Blut, S. 369) viele Symptome mit echten Hyperthyreosen gemeinsam haben, bezeichnet man sie häufig als Pseudohyperthyreosen.

3. Der Leistungszuwachs durch Muskelarbeit, Verdauung und Temperaturregulation

Jede Muskelarbeit führt zu einer Erhöhung des Umsatzes über den Grundumsatz hinaus, also zu einem Leistungszuwachs des Umsatzes. Der Leistungsumsatz besteht also aus den beiden Anteilen des Grundumsatzes und des Leistungszuwachses. Diese Umsatzsteigerung tritt auch bei solchen Muskelaktionen auf, wo eine geleistete Arbeit nicht äußerlich sichtbar in Erscheinung tritt. Dazu gehört vor allem die „statische" Arbeit jener Muskeln, welche der Aufrechterhaltung des Körpers dient. So erhöht bequemes Sitzen den Umsatz um rund 10%, lässiges Stehen um 20%. Weitere Beispiele für die Umsatzsteigerung durch Arbeit ergeben sich aus Tabelle 27, S. 232.

Befriedigend ist die Frage nach dem Leistungszuwachs durch Muskelarbeit erst dann beantwortet, wenn die Steigerung des Energieumsatzes zahlenmäßig im Verhältnis zur geleisteten Arbeit angegeben werden kann. Das ist nur für solche Formen der Muskelarbeit möglich, bei welcher die geleistete Arbeit meßbar ist. Das kann mit Arbeitsmessern (Ergometern) erreicht werden, z. B. dem Drehkurbelergometer oder dem Fahrradergometer (Abb. 154). Bei diesem kann durch verschieden starke Erregung des Bremsmagneten (*M*) bei einer bestimmten festgelegten Drehzahl die Versuchsperson gezwungen werden, in weitem Umfang wechselnde Arbeit zu leisten, die leicht meßbar ist. In solchen Versuchen läßt sich feststellen, daß der Umsatz in weitem Bereich linear mit der geleisteten Arbeit ansteigt. Das Maximum der möglichen Arbeitsleistung ist meistens gegeben durch die Sauerstofftransportfähigkeit des Blutkreislaufes (s. o., S. 155).

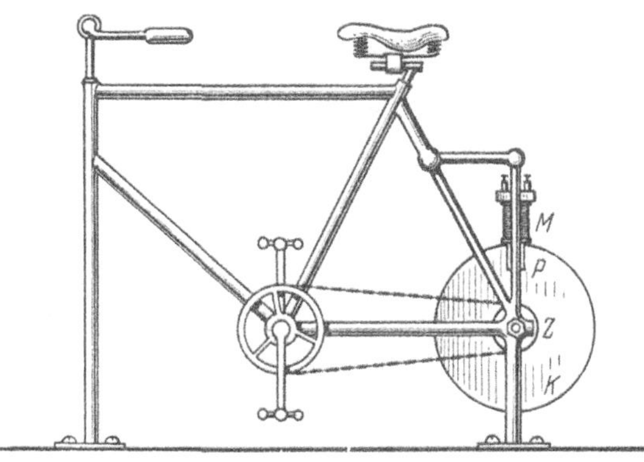

Abb. 154. Fahrradergometer von BENEDICT. Die Kupferscheibe *K* läuft bei *P* zwischen den Schenkeln eines Elektromagneten *M* hindurch. Je nach der Stromstärke, welche den Magneten erregt, wird zur Aufrechterhaltung einer bestimmten Drehzahl eine ganz bestimmte Leistung nötig sein. Durch Erregung des Bremsmagneten (Wirbelstrombremsung!) mit einer ganz bestimmten Stromstärke und Vorschrift einer ganz bestimmten Drehzahl, die mit Hilfe eines Drehzahlmessers abgelesen werden kann, kann man die Versuchsperson zwingen, eine ganz bestimmte Leistung zu vollbringen. (Nach KNIPPING und RONA)

Für viele Fragen der Arbeitsphysiologie, z. B. für Vorschläge zur rationellen Gestaltung von Werkzeugen, zur rationellen Art der Bewältigung einer bestimmten Leistung usw., ist von besonderer Bedeutung die Bestimmung des **Wirkungsgrades** einer bestimmten Arbeit, das ist das Verhältnis der in äußere Arbeit umgewandelten Energie zur aufgewandten Energie. Sinngemäß kann dieses Verhältnis mechanische Arbeit zu aufgewandter Energie erweitert werden zum Verhältnis geleistete Körperarbeit zu aufgewandter Energie, gleichgültig, in welchem Maß sich die Arbeit ausdrücken läßt, ob in mkg oder in geförderten Kohlenmengen usw.

In einem Versuch seien so z.B. in 10 min 4000 mkg geleistet worden. Es wurde ein Umsatz von 62 Cal in derselben Zeit gemessen. Zunächst muß für diese 10 min der Grundumsatz in Höhe von rund 12 Cal abgezogen werden. Es bleibt ein Leistungszuwachs von 50 Cal. Da 427 mkg = 1 Cal, entsprechen die 4000 mkg 9,35 Cal. Von den umgesetzten 50 Cal sind nur 9,35 Cal in äußere Arbeit umgesetzt worden, der Wirkungsgrad betrug somit 9,35/50 = 18,7%. Es zeigt sich in solchen Versuchen, daß der Wirkungsgrad stark von den Arbeitsbedingungen und vom Trainingszustand abhängt und optimal bei 35% liegen kann.

Von Wichtigkeit ist bei der Durchführung der Umsatzmessungen bei körperlicher Arbeit, daß die Gaswechselbestimmung die eigentliche Arbeitszeit noch überdauert, da ein Teil der chemischen Vorgänge sich noch in der „Erholungszeit" des Muskels abspielt, bzw. während der Arbeit eine Sauerstoffschuld eingegangen wurde, welche nachträglich „gedeckt" werden muß (s. S. 490).

Jede *Nahrungsaufnahme* führt zu einer Steigerung des Umsatzes. Das zeigt für einen praktischen Fall die Abb. 155. Man könnte geneigt sein, als Ursache der Steigerung die „Verdauungsarbeit" des Darms, der Drüsen usw. anzusprechen. Jedoch liegt diese letztere größenordnungsmäßig viel niedriger. Außerdem hängt die *Umsatzsteigerung* weitgehend von der Art der aufgenommenen Nahrung ab. Gerade die leicht verdaulichen *Eiweißkörper bringen die stärkste Umsatzsteigerung zustande.* Außerdem ist die Steigerung von der Umwelttemperatur abhängig, indem sie bei hoher Außentemperatur stärker, bei niederer dagegen weniger deutlich hervortritt.

Ersetzt man je 100 Cal der gesamten Energieausgabe des Grundumsatzes durch je 100 Cal in Form von Eiweiß (etwa reine Fleischkost), so werden anschließend für je 100 Cal der Zufuhr 130 Cal in Freiheit gesetzt. Es hat also in Wirklichkeit *kein voller Ersatz* der im Grundumsatz verbrauchten Energie stattgefunden, sondern es wurde unter der Einwirkung der reinen Eiweißkost der Umsatz über den Grundumsatz gesteigert. Ersetzt man je 100 Cal durch Gaben von reinen Kohlenhydraten, so werden dafür 106 Cal umgesetzt. Nimmt man 100 Cal als Fett in der Nahrung auf, so werden 104 Cal frei. Mit anderen Worten: die Nahrungsaufnahme bringt nicht einen einfachen Ersatz für die im Grundumsatz verbrauchte Energie. *Sie steigert den Umsatz um einen gewissen Betrag,* so daß ein Ersatz nur möglich wird, wenn Nahrung mit entsprechendem Überschuß zugeführt wird, und zwar werden durch je 100 Cal Eiweiß, Fett und Kohlenhydrat je 70, 96 und 94 Cal des Grundumsatzes abgedeckt, der Rest muß durch entsprechenden Überschuß ersetzt werden.

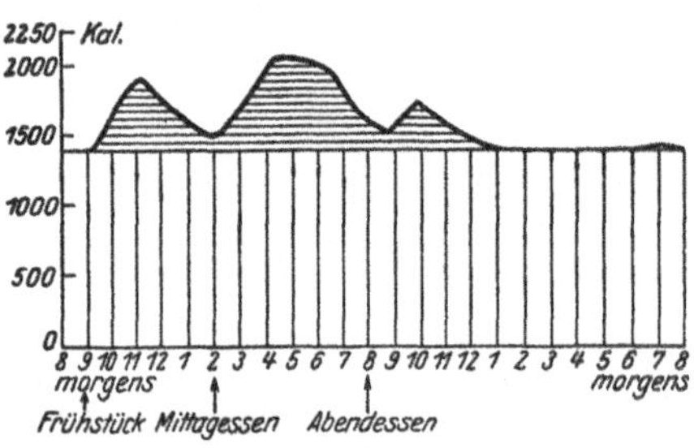

Abb. 155. Tagesverlauf der spezifisch-dynamischen Wirkung. Ordinate = Gesamt-Energieumsatz in 24 Std. Abszisse = Zeit in Stunden. Senkrecht schraffiert = Grundumsatz der Versuchsperson. Horizontal schraffiert = Zunahme des Umsatzes mit der Nahrungsaufnahme. (Nach KNIPPING und RONA)

Diese umsatzerhöhende Wirkung wurde von MAX RUBNER als **spezifisch-dynamische Wirkung** der Nahrungsstoffe bezeichnet. Bei der Resorption von Nahrungsstoffen erhält der Organismus nicht die gerade eben benötigte Nährstoffzusammenstellung. Sie muß z.T. umgebaut, z.T. gespeichert bzw. in eine Speicherform umgewandelt und später wieder mobilisiert werden, was alles mit Energieverlust in Form von Wärme verbunden ist. Die spezifisch-dynamische Wirkung der Eiweißkörper ist deshalb am höchsten, weil die Speichermöglichkeit für Eiweiß am geringsten ist. Das Aminosäurengemisch, das den Zellen zufließt, hat jeweils nicht die gerade benötigte Zusammensetzung; der Rest der nichtverwandten Aminosäuren wird entweder oxydiert oder zur Umwandlung in Kohlenhydrate benutzt. In der Tat ist die spezifisch-dynamische Wirkung der Eiweiße im schweren Hunger, wo alle Eiweißdepots entleert sind, fast völlig aufgehoben, jedenfalls stark vermindert.

Wenn der Organismus bei niederer Umwelttemperatur mehr Wärme produziert, und diese vor der Nahrungsaufnahme durch Aufspaltung von Kohlenhydrat aus den Körpervorräten gebildet wurde, so kann nach der Resorption des Eiweißes diese oben geschilderte, im Überschuß gebildete Wärme zur Aufrechterhaltung der Körpertemperatur verwendet werden. Die Verbrennung von Vorratsstoffen (Glykogen, Fett) wird dafür eingeschränkt. So kommt es, daß die Umsatzsteigerung durch Eiweißaufnahme bei Wärmebedarf des Körpers, also bei niederer Umwelttemperatur, weniger in Erscheinung tritt. Ganz anders, wenn der Wärmebedarf bereits gedeckt ist. Dann wird die überschüssige Wärme aus dem Körper eliminiert. Es geht mit anderen Worten ein Teil der in der Nahrung aufgenommenen Energie als überschüssige Wärme zu Verlust. Eine Ausnützung dieser Energie in den Muskeln zur Gewinnung mechanischer Arbeit ist nachweislich nicht möglich.

Diese Einsicht in das Wesen der „spezifisch-dynamischen Wirkung" der Nahrungsstoffe gibt von vornherein einen Hinweis, daß ein Ersatz der Energie durch Zufuhr von Kohlenhydraten und Fetten wesentlich rationeller sein wird als etwa durch reine Eiweißkost (s. S. 234). Anders liegen die Verhältnisse bei großem Wärmebedarf des Menschen, etwa im Klima des hohen Nordens. Hierbei wird die instinktiv oder zwangsläufig gewählte Fett-Eiweißkost besondere Vorteile bieten.

Von wesentlicher Wirkung auf den Gesamtumsatz des Körpers ist weiter die *Höhe der Umwelttemperatur*. Auf Einzelheiten wird im nächsten Kapitel eingegangen.

Literatur

BENEDICT, FR. G.: Die Oberflächenbestimmung verschiedener Tiergattungen. Ergebn. Physiol. **36**, 300 (1934). — Vital energetics. Carnegie Inst. Publ. No 503, Washington 1938. — FLEISCH, A.: Neue Methoden zur Untersuchung des Gasaustausches und der Lungenfunktion. Leipzig: Georg Thieme 1956. — KLEIBER, M.: Körpergröße und Stoffwechsel. Physiol. Rev. **27**, 511 (1947). — LANG, K., u. O. RANKE: Stoffwechsel und Ernährung. Berlin: Springer 1950. — LEHMANN, G.: Der respiratorische und der Gesamtumsatz. In Handbuch der Biochemie, Erg.-Werk, Bd. 2. 1934. — Praktische Arbeitsphysiologie. Stuttgart: Georg Thieme 1953. — LUSK, GRAHAM: Die spezifisch-dynamische Wirkung der Nahrungsstoffe. Ergebn. Physiol. **33**, 103 (1931). — OPITZ, E., u. D. LÜBBERS: Allgemeine Physiologie der Zell- und Gewebsatmung. In Handbuch der allgemeinen Pathologie, Bd. IV/2, S. 395. Berlin: Springer 1957. — RUBNER, M.: Die Gesetze des Energieverbrauches bei der Ernährung. Leipzig u. Wien 1902. — ZÖLLNER, U.: Gesamtstoffwechsel. In THANNHAUSER, Lehrbuch des Stoffwechsels, 2. Aufl. Stuttgart: Georg Thieme 1957.

VI. Wärmehaushalt

1. Die normale „Körpertemperatur"

Es findet sich ein dauernder Wärmestrom vom Innern des Organismus nach außen, da die äußeren Teile des Körpers, vor allem die Haut, eine niedrigere Temperatur als die inneren aufweisen, einmal weil die Temperatur der Umgebung gegenüber der des Körperinnern gewöhnlich niedriger ist, dann aber auch, weil bei höherer Umgebungstemperatur durch Schweißsekretion und damit Wärmeentzug durch Wasserverdampfung die Hauttemperatur niedriger als die Innentemperatur gehalten wird. Man unterscheidet demnach einen homoiothermen **Körperkern** von der **Körperschale,** die mehr oder weniger die Schwankungen der Außentemperatur mitmacht (KÖNIG). Der Kern wird gebildet von Rumpf und Kopf (Abb. 156a), die die Organe hohen Stoffverbrauchs enthalten. Aus Tabelle 19, S. 160, ging hervor, daß Gehirn, Brust- und Bauchorgane mehr als 70% des Umsatzes und damit der Wärmeproduktion des Gesamtorganismus aufweisen bei rund 10% Anteil am Gewicht. Die Schale wird im wesentlichen gebildet von den Extremitäten (Abb. 156a). Im Kerngebiet wird das Blut erwärmt; das venöse Blut verläßt die einzelnen Organe wärmer als das zufließende arterielle Blut; in der Schale wird umgekehrt das Blut gekühlt, es verläßt sie kälter als bei seinem Eintritt. Die Schale verhält sich also wie ein Kühler für den Heizkörper Kern, wobei das Blut die Wärme aus dem Heizkörper an den Kühler transportiert.

Der große Temperaturunterschied zwischen Kern und Schale, wie er bei kühler Umgebung festgestellt wird, verschwindet fast völlig bei hoher

Außentemperatur (Abb. 156b); ebenso werden bei Muskelarbeit große Teile der Schale weitgehend den Kernverhältnissen angenähert. Die Grenze zwischen Kern und Schale ist also durchaus variabel. Es kommt hinzu, daß Kopf und Rumpf über mehr Schweißdrüsen verfügen als die Extremitäten. Bei hohen Außentemperaturen werden damit die Gebiete, die bei niedriger ganz zur Schale gehören, teilweise in den Kern einbezogen.

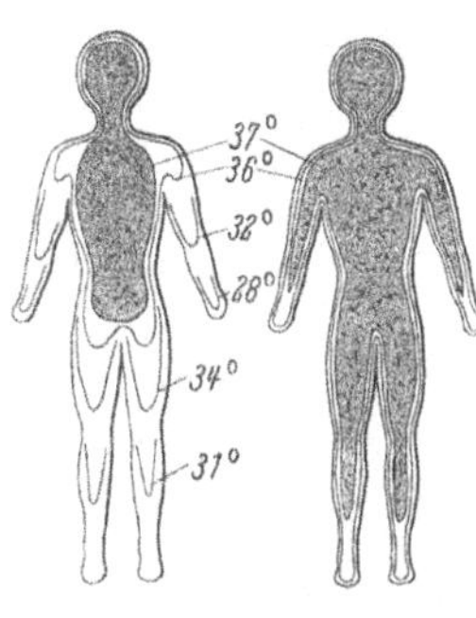

Abb. 156a u. b. Zur Definition von Körperkern und Körperschale. Schematisierte Isothermen in der Körperschale bei niedriger (a) und hoher (b) Außentemperatur. Man beachte die Vergrößerung des „homoiothermen" Kerns (schwarz) bei hoher Außentemperatur. [Aus J. ASCHOFF u. R. WEVER: Naturwiss. 45, 477 (1958)]

Aus diesen Ausführungen und aus Abb. 156 geht klar hervor, daß es „die" Körpertemperatur gar nicht gibt. Auch eine „mittlere" Körpertemperatur, die sich mühsam feststellen ließe, ist ohne größeres Interesse. Am wichtigsten wäre es, diejenige Temperatur zu kennen, auf die jeweils geregelt wird, das ist, wie wir unten sehen werden, die Temperatur des Zwischenhirns. Da diese jedoch klinisch nicht bestimmbar ist, begnügt man sich mit der Messung einer Temperatur, die der durchschnittlichen Kerntemperatur angenähert ist, also etwa der Rectaltemperatur oder, noch ungenauer, der Mund- oder Axillartemperatur.

Die Rectaltemperatur wird gemeint, wenn im allgemeinen Sprachgebrauch von „Körpertemperatur" gesprochen wird, obschon sie gewöhnlich etwas niedriger liegt als die des arteriellen Blutes und tiefer bei niedriger Außentemperatur und starker Ausbildung der venösen Plexus (mit ihrem kühleren Blut). Am konstantesten hat sich die morgendliche Aufwachtemperatur erwiesen.

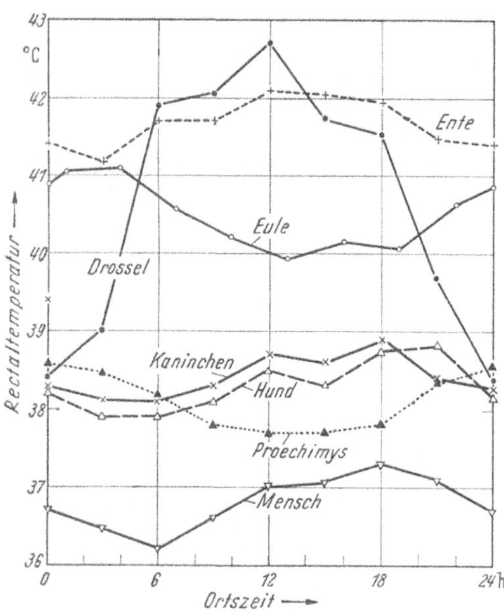

Abb. 157. Tagesrhythmus der Körpertemperatur bei Tag- und Nachttieren. (Aus H. HENSEL in PRECHT u. a.: Temperatur und Leben. Berlin: Springer 1955)

Die Kerntemperatur zeigt eine mehr oder weniger ausgesprochene **Tagesschwankung** (s. Abb. 157), mit einem Minimum in den frühen Morgenstunden und einem Maximum am Nachmittag. Bei Nachttieren findet sich der umgekehrte Rhythmus. Er hängt jedoch nicht vom Ausmaß der Aktivität ab, denn bei einem Wechsel von der Tag- zur Nachtschicht bleibt er zunächst erhalten und wird erst nach längerer Zeit umgekehrt. Er stellt nur eine der vielen rhythmischen Schwankungen dar, die eine Tagesperiodik aufweisen. Hält man bei Versuchstieren die Außenbedingungen konstant (Licht, Temperatur, Fütterungszeit), so bleibt er bestehen, wenn er auch eine etwas andere Dauer annimmt (bei Vögeln z. B. findet sich dann eine Periodik von 25—26 Std, bei Mäusen von 23 Std). Es handelt sich also um einen endogenen Rhythmus, der durch äußere „Zeitgeber“ verändert, hier mit der Erddrehung synchronisiert wird (ausführlich s. Schlaf-Wach-Rhythmus, S. 558). Bei Verschiebung der Ortszeit durch Seereise oder Langstreckenflug kommt es zu einer Phasenverschiebung mit völliger Anpassung an die neue Ortszeit erst innerhalb 3—6 Tagen.

Neben diesen Tagesrhythmen finden sich Rhythmen mit längerer Periodendauer, vor allem bei der Frau unter dem Einfluß der *Progesteronbildung*. Die niedrigste Temperatur findet sich nach der Menstruation; nach dem Follikelsprung steigt sie sprunghaft um durchschnittlich 0,5°, um dann kurz vor und während der Menstruation wieder abzusinken (s. Abb. 235, S. 398).

Als physiologische Schwankungsbreite der Körpertemperatur (Rectaltemperatur) kann eine solche von 36,4—37,4° betrachtet werden. Aber auch die niedrigen Temperaturen um 36,0° im Greisenalter und die Erhöhungen der Körpertemperatur bei Arbeit (s. u.) müssen als physiologisch gelten.

Beim Neugeborenen, besonders deutlich bei Frühgeburten, sieht man sehr viel größere Schwankungen der Körpertemperatur mit wechselnder Außentemperatur; es liegt dies hauptsächlich daran, daß ihre Wärmeabgabe bei niedriger Außentemperatur relativ größer ist, so daß sie durch Erhöhung der Wärmebildung nicht ausgeglichen werden kann. Bei Frühgeburten mag auch noch eine unvollkommene Ausreifung der für die Temperaturregulation verantwortlichen Zentren eine Rolle spielen.

2. Wärmebilanz und Temperaturregulation

Ebenso wie eine Energiebilanz läßt sich eine Wärmebilanz aufstellen. Soll der Körper auf derselben Temperatur bleiben, so muß im stationären Zustand die Wärmeabgabe genau der Wärmebildung (eventuell zusammen mit einer Wärmeaufnahme von außen durch Strahlung) entsprechen. Im nicht stationären Zustand, den wir hier außer Betracht lassen, können vorübergehende Differenzen auftreten durch Änderung des Wärmeinhalts. Im stationären Zustand muß jedoch bei erhöhter Wärmeabgabe, z.B. bei niedriger Umgebungstemperatur, eine entsprechende Erhöhung der Wärmebildung eingetreten sein und umgekehrt bei erhöhter Wärmebildung, z.B. bei Muskelarbeit, eine entsprechende Zunahme der Wärmeabgabe. Alle Regulationen, die mit einer Änderung der Wärmebildung, d.h. der chemischen Prozesse, einhergehen, werden unter dem Begriff der *chemischen Temperaturregulation* zusammengefaßt, alle Änderungen der Wärmeabgabe an die Umgebung unter dem Begriff der *physikalischen Temperaturregulation*. Der Einsatz der beiden Formen kommt autonom, unwillkürlich zustande und wird ergänzt durch Änderungen der Verhaltensweisen (Kleidung, warme und kalte Nahrung, Aufsuchen von Sonne oder Schatten, willkürliche Bewegung usw.).

a) Änderungen der Wärmebildung

Mit der seinem Grundumsatz entsprechenden Wärmeproduktion vermag der ruhende nüchterne Mensch nur in einem relativ engen Bereich der Umgebungstemperatur, der sog. Indifferenztemperatur, seine Kerntemperatur konstant zu halten. Für den nackten Menschen ist dies bei Außentemperaturen zwischen 28 und 30° der Fall (Abb. 158). Sinkt die Außentemperatur unter diese Höhe, so wird in einem gewissen Bereich das erhöhte Temperaturgefälle durch Abnahme der Wärmedurchgangszahl wettgemacht (s. u.) und in einem tieferen Bereich entsprechend der erhöhten Wärmeabgabe zusätzlich die **Wärmebildung** gesteigert. Auf diese Weise wird die Rectaltemperatur in einem weiten Bereich gehalten oder weist nur eine ganz geringfügige Senkung auf (Abb. 158). In erster Linie kommt für diese Steigerung der Wärmebildung die Skeletmuskulatur in Frage, wie sich durch Ableitung der Muskelaktionsströme nachweisen ließ. Je niedriger die Außentemperatur, desto höher der Tonus der Skeletmuskulatur. Zunächst handelt es sich dabei um so asynchron einlaufende Erregungen gleichzeitig zu Agonist und Antagonist, daß eine sichtbare Bewegung nicht zustande kommt; erst im Grenzgebiet kommt es schließlich zum „Muskelzittern". Das Maximum der Stoffwechselsteigerung, die so erzielt werden kann, liegt beim 4—5fachen des Grundumsatzes. Das bedeutet aber dieselbe Belastung des Kreislaufs wie bei mittelschwerer Arbeit, wie man sie z.B. einem Herzkranken nie zumuten würde.

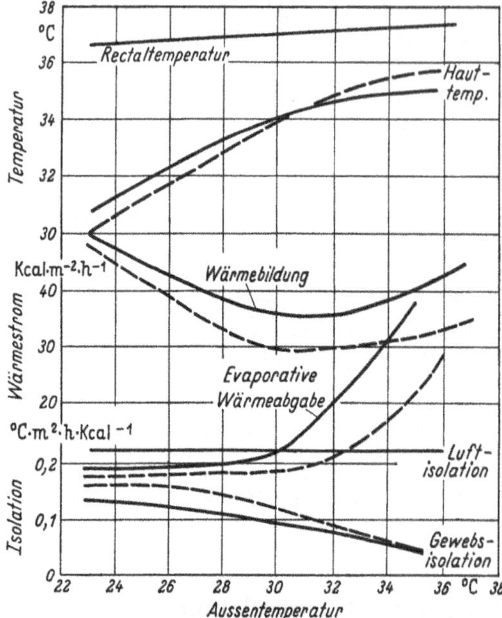

Abb. 158. Schematische Darstellung der wichtigsten Größen für die Thermoregulation bei steigenden Außentemperaturen. Unbekleidete gesunde Versuchspersonen in Klimakammer. Ausgezogene Linien: Mittelwerte von Männern, gestrichelte Linien: Mittelwerte von Frauen. Man erkennt den plötzlichen Anstieg der Wasserdampfabgabe durch Schwitzen bei etwas über 28°, etwas früher und stärker bei Männern als bei Frauen. [Aus HENSEL nach J. D. HARDY u. E. F. DU BOIS: Proc. nat. Acad. Sci. (Wash.) **26**, 389 (1940)]

Neben der erhöhten Muskeltätigkeit scheint gleichzeitig auch eine gewisse Steigerung des Stoffwechsels in anderen Organen, vor allem der Leber, ausgelöst zu werden, doch tritt diese an Bedeutung und Ausmaß erheblich zurück.

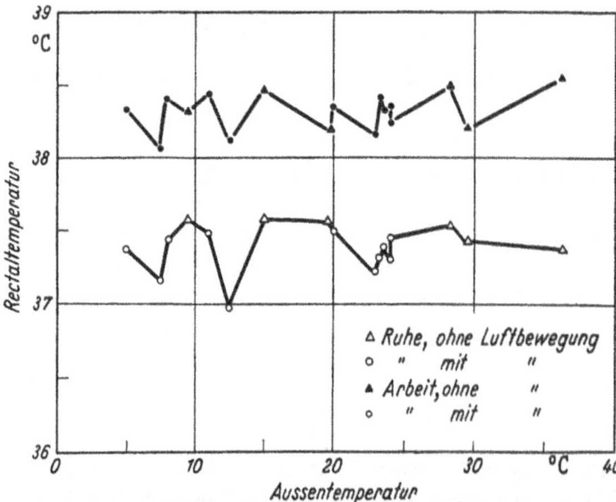

Abb. 159. Rectaltemperatur einer Versuchsperson bei Ruhe (unten) und bei Arbeit von 125 Cal/Std (oben) unter Änderung der Raumtemperatur zwischen 5° und 35°. Unter den verschiedensten Außenbedingungen liegt die Rectaltemperatur bei schwerer Arbeit stets um denselben Betrag höher als bei Ruhe. [Aus HENSEL nach M. NIELSON: Skand. Arch. Physiol. **79**, 193 (1938)]

Eine umgekehrte Belastung der Thermoregulation tritt ein bei Muskelarbeit, da ja mindestens $^2/_3$ der dabei aufgewandten Energie als Wärme verlorengeht (s. S. 213). Entsprechend muß in diesen Fällen die *Wärmeabgabe* erhöht werden. Diese zusätzliche thermoregulatorische Belastung bei Muskelarbeit darf nicht unterschätzt werden. Interessant ist, daß hierbei eine sehr exakte Regulation erfolgt, aber auf ein höheres Niveau. Im Versuch der Abb. 159 wurde über den weiten

Bereich einer Außentemperatur von 5—35° jeweils dieselbe Arbeit geleistet; der Anstieg der Körpertemperatur erfolgte jeweils um denselben Betrag. Es handelt sich also nicht um ein Versagen des Reglers, sondern um eine Neueinstellung auf einen höheren Wert, auf den dann geregelt wird („Sollwertverstellung“). Wie diese Verstellung zustande kommt, ist noch nicht genügend geklärt. Möglicherweise handelt es sich um eine „Mitinnervation“ der thermoregulatorischen Gebiete wie die der Atem- und der Herzzentren bei Impulsaussendung über die motorischen Bahnen, möglicherweise auch um den Effekt einer „Rückmeldung“ vom Muskel auf die Zentren.

Anhangsweise sei darauf aufmerksam gemacht, daß eine Wärmezufuhr von außen, z.B. durch starke Sonnenbestrahlung, dieselbe Temperaturregulation erforderlich macht wie eine erhöhte Wärmebildung im Organismus.

b) Änderung der Wärmeabgabe

Unter den häufigsten Bedingungen findet sich ein dauernder Wärmestrom vom Körperkern zur Körperschale und weiter von der Körperoberfläche nach der Umgebung. Die Wärmeabgabe kann damit auf doppelte Weise verändert werden, einmal durch Änderung des Wärmeantransportes vom Kern zur Schale und zweitens durch Änderung des Wärmeabtransportes von der Schale an die Umgebung.

Der *Wärmetransport an die Oberfläche* hängt ab einmal von der Temperaturdifferenz zwischen Kern und Oberfläche und dann vom Wärmewiderstand der Schale. Statt des Wärmewiderstandes verwendet man meist dessen reziproken Wert, die *Wärmedurchgangszahl*, die damit angibt, wieviel Wärme für 1° Temperaturdifferenz zwischen Kern und Oberfläche durch die Schale je Zeit- und Flächeneinheit abströmt. Diese Wärmeleitzahl ist nun keineswegs konstant. Sie nimmt mit sinkender Temperatur stark ab, da dann in dem betreffenden Gebiet die Durchblutung durch Gefäßverengerung stark absinkt. Der Abfall erreicht ein Minimum bei einer mittleren Oberflächentemperatur von 32°. Dies hat zur Folge, daß die Wärmeabgabe nach außen (s. u.) nicht proportional zur Temperaturdifferenz zwischen Kern und Oberfläche anwächst, sondern in einem gewissen Bereich konstant bleibt. Wenn dann allerdings das eben genannte Minimum erreicht ist, dann kann eine weitere geringe Abnahme der Wärmedurchgangszahl das Anwachsen der Wärmeverluste nicht verhindern. Wie groß in diesem Falle die Wärmeverluste werden, hängt sehr stark ab von der Entwicklung des subcutanen Fettpolsters; je besser dieses entwickelt ist, um so geringer die Wärmeverluste. Deshalb können es dicke Männer im kalten Wasser durchschnittlich länger aushalten als magere und Frauen durchschnittlich länger als Männer, ohne auszukühlen.

Der *Wärmeabstrom von der Oberfläche* erfolgt durch Leitung und Konvektion, durch Strahlung und durch Verdunstung. Wir kommen unten auf jeden einzelnen dieser Faktoren zurück. Hier sei zunächst vorwegnehmend ausgeführt, daß alle drei vom Temperaturunterschied zwischen Hautoberfläche und Umgebung abhängig sind, daß jedoch bei der Wärmeabgabe durch Leitung und Konvektion und durch Verdunstung noch ein weiterer Faktor eine Rolle spielt, nämlich die Dicke der der Haut anliegenden ruhenden Luftschicht. Je dicker diese *Grenzschicht*, um so geringer die Wärmeabgabe pro Flächeneinheit (bei gleichen Temperaturdifferenzen). Die Grenzschicht ihrerseits wird im wesentlichen von 3 Faktoren bestimmt: Höhe des Luftdrucks, Windgeschwindigkeit, Radius des wärmeabgebenden

Körpers. Während sie z.B. bei Windstille 4—8 mm dick ist, wird sie schon durch einen Wind von nur 2 cm/sec auf 1 mm reduziert, wodurch ihr Wärmeleitwiderstand auf $^1/_5$ absinkt. Die Hauptwirkung der Kälteschutzkleidung beruht darauf, daß eine möglichst dicke ruhende Luftschicht auf der Haut erzielt wird, die vom Wind nicht weggeblasen werden kann.

Je kleiner der Radius des wärmeabgebenden Körpers, desto kleiner die ruhende Luftschicht und desto größer ist unter sonst gleichen Bedingungen die Wärmeabgabe. Dementsprechend ist die Wärmeabgabe pro Flächeneinheit am Finger wesentlich größer als etwa am Rumpf. Wichtig ist, daß gerade die Extremitätenenden mit ihrem relativ kleinen Radius besonders stark ihre Durchblutung zu variieren vermögen und damit das Ausmaß der Wärmeabgabe.

Tabelle 26. *Verhältnis Oberfläche zu Volumen.* (Zusammengestellt nach HENSEL und nach ASCHOFF)

Organismus bzw. Körperteil	Oberfläche/ Volumen cm^{-1}
Mensch:	
Erwachsener (20 kg)	0,2
Kind, 1 Jahr (9,1 kg)	0,5
Neugeborenes (3 kg)	0,6
Frühgeburt (1,5 kg)	0,8
Rumpf	0,1
Arm	0,6
Hand	1,0
Finger	2,2
Hund:	
Gesamtkörper (10 kg)	0,5
Zunge, vordere Hälfte	3,6
Kaninchen:	
Gesamtkörper (2 kg)	0,7
Ohr	5,6

Ganz allgemein wird es für die Wärmeabgabe auf das Verhältnis von Oberfläche zu Volumen ankommen. Es ist charakteristisch, daß diejenigen Körperteile, die einen großen Oberflächen-Volumen-Quotienten aufweisen, auch besonders stark ihre Durchblutung zuändern vermögen, beim Menschen die Finger, beim Hund die Zunge, beim Kaninchen das Ohr usw. (Tabelle 26). In Tabelle 26 sind auch die Quotienten für Säuglinge und Frühgeburten aufgeführt; es ist daraus zu entnehmen, daß bei ihnen bei kalter Umgebung ganz automatisch die Wärmeabgabe besonders groß sein muß, so daß ihre Kapazität der Thermoregulation rasch überschritten wird.

α) Wärmeabgabe durch Leitung und Konvektion

Die Wärmeverluste durch Leitung hängen zunächst ab von der Temperaturdifferenz zwischen Haut (und oberflächlichen Schleimhäuten) und nächster Umgebung, dann auch von der „Wärmedurchgangszahl", die abhängig ist einerseits von der Beschaffenheit des umgebenden Milieus und andererseits von der Isolationsfähigkeit der Körperschale. Eine Veränderung der Wärmeabgabe durch Leitung von seiten des Organismus ist somit vor allem möglich durch Variation der Hauttemperatur mit der Durchblutung (s. u.).

Die *Isolationsfähigkeit* ist geringer bei einer stark durchbluteten, gut durchfeuchteten Haut und größer bei besserer Entwicklung des subcutanen Fettgewebes. Deshalb kann bei der Frau mit ihrem gleichmäßigeren subcutanen Fettpolster bei gleicher Rectaltemperatur und gleicher niedriger Außentemperatur die Hauttemperatur durchschnittlich niedriger liegen als beim Mann, und deshalb ist ihr Wärmeverlust geringer (Abb. 158). Bei der Beschaffenheit des umgebenden Milieus, das mit der Haut in Berührung steht, ist neben dessen Eigentemperatur die Wärmeleitfähigkeit ausschlaggebend. Bei Berührung eines Metalls mit seiner größeren Wärmeleitfähigkeit ist deshalb der Wärmeentzug größer als bei der eines Holzstücks gleicher Temperatur. Letzteres wird deshalb auch als wärmer eingeschätzt. Bei der Berührung mit Luft ist jedoch der Wärmeverlust durch Leitung und Konvektion dank deren schlechten Wärmeleitvermögens relativ gering und beträgt unter Grundumsatzbedingungen nur etwa 15% der Gesamtwärmeabgabe.

In *Wasser* mit seinem größeren Wärmeleitvermögen ist der Wärmeverlust durch Leitung wesentlich größer, wenn auch nicht proportional dem Unterschied im Wärmeleitvermögen (1:25), da hier der Wärmewiderstand der Haut begrenzend wird (s. o.), so daß der (unbekleidete) Mensch in Wasser nur etwa 3mal soviel Wärme als in Luft verlieren kann. Da aber der Wärmeverlust in Luft bei 20° schon etwa $1^1/_2$mal so groß ist wie bei 26°, bedeutet dies, daß dem Menschen in Wasser von 20° 4—5mal soviel Wärme wie unter Grundumsatzbedingungen entzogen wird. Da die Wärmebildung durch Kältezittern bei etwa dem 4—5fachen derjenigen unter Grundumsatzbedingungen ein Maximum erreicht, bedeutet dies gleichzeitig, daß bei 20° Wassertemperatur der nichtschwimmende Mensch auszukühlen beginnt, d. h. daß die Kapazität der Thermoregulation überschritten ist. Nach den Erfahrungen des letzten Krieges kann der unbekleidete Mensch in Luft von +1° nach 4 Std noch eine normale Körpertemperatur aufweisen, bei einstündigem Aufenthalt in Wasser gleicher Temperatur tritt jedoch schon eine tödliche Auskühlung auf 25° ein; die gleiche Auskühlung kommt in Luft von —6° nach 14 Std zustande.

Da durch körperliche Arbeit eine wesentlich stärkere Erhöhung der Wärmebildung erreicht werden kann als durch Muskelzittern, kann u. U. durch Schwimmen die drohende Senkung der Körpertemperatur bei Wassertemperaturen unter 20° aufgehalten werden. Nun wird jedoch durch die Bewegung die ruhende Wasserschicht auf der Haut verkleinert, so daß der Wärmeverlust durch Konvektion gleichzeitig größer wird. So wird es verständlich, daß magere Menschen beim Schwimmen stärker frieren als wenn sie sich ruhig verhalten, weil bei ihnen der stark vergrößerte Wärmeverlust durch die Mehrbildung an Wärme nicht ausgeglichen wird, während Menschen mit gut entwickeltem Fettpolster und entsprechend geringerem Wärmeverlust bei niedriger Außentemperatur durch Schwimmen wärmer werden.

β) Wärmeabgabe durch Strahlung

Unter Strahlung verstehen wir den Wärmetransport von einer Oberfläche zu einer anderen ohne physikalischen Kontakt zwischen beiden. Die Wärmeabgabe durch Strahlung erfolgt also an jede nähere Oberfläche niedrigerer Temperatur, wie Fußboden, Wände, Möbel usw.

Unter Grundumsatzbedingungen wird rund 60% der gebildeten Wärme durch Strahlung abgegeben. Das Vorhandensein einer beträchtlichen Strahlung kann man sich anschaulich machen, indem man beide Handflächen einander oder eine Handfläche der Wange auf $1—1^1/_2$ cm nähert, durch das dann auftretende subjektive Wärmegefühl, und zwar auch dann, wenn die Hände „klamm“ vor Kälte sind.

Die abgestrahlte Energiemenge E_{str} ist nach Stefan-Boltzmann gegeben durch

$$E_{str} = K \cdot \varepsilon\,(T_0^4 - T_u^4) \cdot F\,,$$

wobei K = Strahlungskonstante, ε = Emissions- bzw. Absorptionskonstante, T_0 = Temperatur der strahlenden Fläche, T_u = Temperatur der begrenzenden Fläche der Umgebung und F = Größe der strahlenden Fläche. Sie hängt also in sehr starkem Maße ab von der *Temperaturdifferenz* (vierte Potenz der Temp.) zwischen *den Oberflächen* der strahlenden Körper einerseits (T_0) und der begrenzenden Flächen der Umgebung (T_u, nicht der Luft) andererseits. Eine nur geringe Veränderung der Hauttemperatur (z.B. durch Variation der Durchblutung) kann das Ausmaß der Wärmeabgabe durch Strahlung sehr stark verändern.

Beim Menschen kann die Durchblutung und damit die Temperatur der ganzen Hautoberfläche verändert werden, ganz besonders stark jedoch an den Extremitätenenden. An der Hand ändert sich z.B. die Durchblutungsgröße bei Kälte und Wärme wie 1:30, an den Fingern im Extremfall von

0,2—120 cm^3 pro 100 g Gewebe und min. Solche extremen Durchblutungsänderungen sind bei dem vorhandenen Druckgefälle nur möglich, wenn arterio-venöse Anastomosen geöffnet bzw. verschlossen werden (s. S. 163). Diese Veränderung kann einmal auf nervösem Wege zustande kommen, aber auch durch direkte lokale Wirkung der Temperaturreize. Bei Übergang in eine kalte Umgebung werden mehr und mehr arteriovenöse Anastomosen der Haut verschlossen; entsprechend wird weniger Wärme an die Haut transportiert und die Hauttemperatur sinkt ab. Damit wird die Temperaturdifferenz zwischen Haut und Umgebung, die zunächst sehr groß war, vermindert, und die zunächst sehr große Wärmeabgabe durch Strahlung (und Leitung) wird wieder reduziert. Bei Übergang in eine warme Umgebung tritt die umgekehrte Reaktion ein. Bis zu einem gewissen Grade ist auf diese Weise durch direkten Einfluß der Temperatur auf die Hautgefäße eine Regulation der Wärmeabgabe möglich. Dies allein würde jedoch keineswegs genügen (s. u.).

Die Extremitäten sind besonders gut geeignet zur Wärmeabgabe im warmen Bereich, also als Kühlkörper zu wirken und gleichzeitig das Ausmaß der Wärmeabgabe zu variieren: 1. durch ihre relativ große Oberfläche, 2. durch besonders günstige Bedingungen des äußeren Wärmeübergangs (Tabelle 26) und 3. durch besonders große Variabilität der Durchblutung. Eine Besonderheit tritt noch hinzu: Das in den Arm eintretende Blut von Kerntemperatur kühlt auf dem Wege zur Peripherie zunehmend aus, und zwar durch Wärmeabgabe an das von der kühleren Peripherie rückströmende venöse Blut. Es handelt sich dabei um einen Gegenstromwärmeaustausch, wie er in der Technik vielfach gebräuchlich ist.

Insgesamt ergibt sich neben dem radiären Temperaturgefälle von der Tiefe nach der Oberfläche ein axiales in den Extremitäten (s. angeschriebene Zahlen für die Temperaturen in Abb. 156a).

Die Energieabgabe durch Strahlung ist weiter abhängig von der *Emissions- bzw. Absorptionszahl* der Oberfläche ε. ε ist beim schwarzen Körper = 1. Bei der langwelligen Temperaturstrahlung unserer Haut, die tief im Infrarot liegt, spielt die Hautfarbe keine Rolle; die menschliche Haut kommt dem schwarzen Körper sehr nahe, so daß ε als angenähert 1 betrachtet werden kann.

Anders verhält es sich umgekehrt mit der *Absorption* der Sonnenstrahlung durch die Haut. Hier ist ε nach Farbe und Art der Oberfläche verschieden. (Für die Haut des Weißen liegt sie bei 0,5—0,7, des Negers bei 0,8—0,85). Bei hohem Sonnenstand und klarer Luft kann der Energie-Einstrom durch Strahlung das 4—5fache der Wärmebildung im Körper ausmachen, so daß die notwendige Wärmeabgabe nur noch durch Leitung und vor allem Wasserverdunstung (s. u.) erfolgen kann.

Als weiterer Faktor spielt die *Größe der strahlenden Fläche* eine Rolle bei der Energieabgabe durch Strahlung. In begrenztem Maße kann auch der Mensch die Größe der strahlenden Fläche variieren, z.B. durch Zusammenkauern. Ob die Achselhöhlen als effektive strahlende Flächen wirken oder nicht, wird z.B. ganz von der Armstellung abhängen usw.

γ) Wärmeabgabe durch Verdunstung

Bei der Verdampfung von Wasser an der Oberfläche der Haut werden dieser pro Liter 580 Cal entzogen. Die Wasserverdunstung ist also ein sehr wirksames Mittel des Wärmeentzugs. Solange die Luft nicht wasserdampfgesättigt ist, wird durch die Atemluft (s. S. 184) und durch Flüssigkeitsdiffusion durch die Haut dauernd eine gewisse Menge an Wasserdampf an die Umgebung abgegeben, die mit steigender Temperatur ansteigt und mit zunehmender Feuchtigkeit abnimmt, aber immer in geringen Grenzen bleibt. Diese wird als *Perspiratio insensibilis* der Wasserdampfabgabe durch Schwitzen als *Perspiratio sensibilis* gegenübergestellt. Wird die Außentemperatur bei gleichbleibender Feuchtigkeit und Windgeschwindigkeit stufenweise erhöht, so nimmt die Wasserdampfabgabe zunächst nur sehr wenig zu

(Abb. 158), um bei einer Außentemperatur von 29° fast plötzlich scharf anzusteigen. Bei dieser Temperatur setzt ein neuer Prozeß ein, der in einer Ausscheidung von Wasser durch die Schweißdrüsen besteht, die mit ihren Kanälen die oberen Schichten der Haut durchbohren und so die Barriere durchbrechen, die normalerweise die Wasserausscheidung durch die Haut auf dem niedrigen Niveau von etwa 20—30 cm³ pro Std hält. Dieser „kritische" Punkt bei 29° ist der Punkt, wo die Wärmeabgabe durch Leitung und Strahlung ungenügend wird. Bei einer Raumtemperatur von 34° wird das Temperaturgefälle Haut-Umgebung so gering, daß der Organismus die gebildete Wärme überhaupt nicht mehr durch Leitung und Strahlung abzugeben vermag und allein noch die Wärmeabgabe durch Wasserverdunstung wirksam ist.

In der Verträglichkeit hoher Temperaturen finden sich große individuelle Unterschiede, da die Fähigkeit zum Schwitzen sehr unterschiedlich ist. So findet sich im allgemeinen, wie auch aus Abb. 158 hervorgeht, daß Frauen bei gleichen äußeren Bedingungen weniger Wasser verdunsten als Männer. Es bleibt ihnen zwar so das subjektiv lästige Schwitzen länger erspart als den Männern, aber es steigt entsprechend auch die Haut- und Körpertemperatur, und der oberste Temperaturbereich der Thermoregulation liegt niedriger.

Die Wärmeabgabe durch Wasserverdunstung pro Flächeneinheit q_v folgt näherungsweise der Gleichung

$$q_v = \beta\,(e_0 - e_1),$$

wobei e_0 der Dampfdruck der Hautoberfläche und e_1 der Dampfdruck der Luft, β die Verdunstungszahl ist, die u. a. von der Oberflächenkrümmung und von der Windgeschwindigkeit abhängig ist. Man ersieht daraus, daß die Wärmeabgabe durch Verdunstung um so größer wird, je höher der Dampfdruck der Hautoberfläche ist und damit je höher die Hauttemperatur. Weiter ist zu ersehen, daß bei feuchtigkeitsgesättigter Luft noch eine Wasserdampfabgabe möglich ist, nämlich dann, wenn die Hauttemperatur höher als die der Umgebung ist.

Die *sekretionsauslösenden Fasern* ziehen über den sympathischen Grenzstrang zu den Schweißdrüsen; dabei handelt es sich aber um cholinerge und nicht um adrenerge Fasern. Der Übertragungsmechanismus der Erregung ist also derselbe, den man sonst bei parasympathischen Fasern findet (Näheres S. 521). Deshalb läßt sich die Schweißsekretion steigern durch Physostigmin und hemmen durch Atropin. Daneben sollen auch noch Fasern aus den Hinterwurzeln mit den gemischten Nerven zu den Schweißdrüsen ziehen, doch ist deren Verlauf und Funktion noch strittig.

Die Sekretion ist eine aktive Leistung der Drüsenzellen und keineswegs ein einfacher Filtrationsprozeß. Das geht hauptsächlich daraus hervor, daß ein Stoß von Schweiß auch noch dann produziert werden kann, wenn die Haut nicht oder schlecht durchblutet ist. Die Reaktion der verschiedenen Schweißdrüsengebiete auf thermische Reize weicht erheblich voneinander ab. Eine Ausnahmestellung nehmen insbesondere die Drüsen der Handflächen und Fußsohlen ein, die auf solche Reize nur ganz unbedeutend reagieren, während sie durch psychische Erregungen sehr viel mehr in Tätigkeit geraten als andere.

Wenn die tatsächliche Bedeutung des Schweißes darin liegt, durch Verdunsten dem Körper Wärme zu entziehen, so wäre es höchst unzweckmäßig, wenn durch hohe Konzentration seine Verdampfung erschwert wäre. Seiner Aufgabe wird er besonders angepaßt dadurch, daß er mit maximal etwa 1% gelöster Substanzen das „verdünnteste" Sekret aller Drüsen darstellt. Die Gefrierpunktserniedrigung liegt bei —0,05 bis 0,35° C. Die Hitzeanpassung besteht hauptsächlich darin, daß der Organismus „lernt", ein stärker verdünntes Sekret in größeren Mengen auszuscheiden. Der Hauptbestandteil ist NaCl. Bei starken Schweißen kann es zu beträchtlichen Chlorverlusten des Körpers (bis 3 g/Std) kommen, die zu erheblichen Störungen des Wohlbefindens führen können und deren Ausgleich (durch NaCl-Zuführung) nicht weniger wichtig ist als der Wasserersatz. Daneben sind Spuren von Harnstoff, Ammoniak, Harnsäure, Fettsäuren und Milchsäure enthalten, letztere namentlich bei Muskelarbeit. Die flüchtigen Fettsäuren bedingen den Geruch des Schweißes. Neben der wärmeregulatorischen Aufgabe kommt den Schweißdrüsen also in geringem Umfange auch eine *Exkretionsfunktion* zu. Das Wasser zur Schweißsekretion entstammt natürlich dem Blute. Letzten Endes ist aber das Blut nur Durchgangsstation. Vor Beginn jeder Schweißsekretion findet man eine leichte Hydrämie. Das Blut erhält das Wasser aus den Wasserdepots des Körpers, den Muskeln. Im Falle einer Auskühlungsgefahr des Körpers tritt umgekehrt eine Wasserverlagerung aus dem Blut in die Muskeln ein.

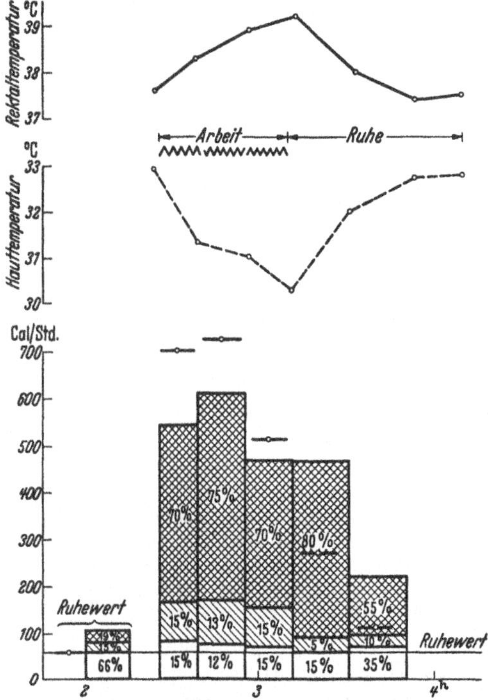

Abb. 160. Einwirkung körperlicher Arbeit auf Rectaltemperatur (——), Hauttemperatur (------). Wärmebildung (—○—) und Wärmeabgabe (Säulen). (Zweifachgestrichelte Säulen: Wärmeabgabe durch Verdunstung; gestrichelte: Wärmeabgabe durch Leitung; weiße Säulen: Wärmeabgabe durch Strahlung.) (Nach Du Bois: The mechanism of heat loss and temperature regulation. 1937)

Zahlreiche Tiere, so der Hund, die Ziege, Maus, Ratte usw. haben auf der Oberhaut keine Schweißdrüsen. Beim Hunde wird an Stelle des „Schwitzens" eine Wasserverdunstung aus Zunge und Maul durch das „Hecheln" wärmeregulatorisch ausgenützt.

Einen Überblick über den Anteil der einzelnen Faktoren an der Wärmeabgabe bei Ruhe und *Arbeit* gibt Abb. 160. Es ist daraus zu ersehen, daß der Löwenanteil der Wärmeabgabe bei Arbeit auf die Wasserdampfabgabe entfällt, ferner, daß die Wärmeabgabe durch Konvektion und Leitung relativ größer wird als die durch Strahlung. Das beruht darauf, daß durch die Bewegung der Extremitäten die ruhende Luftschicht auf der Haut verkleinert wird und dadurch die Konvektion eine größere Rolle spielt. (Es ist dies derselbe Effekt wie durch eine erhöhte Windgeschwindigkeit.) So kommt es, daß die Hauttemperatur sogar absinkt. Es ist weiter die oben (s. Abb. 159) geschilderte Tatsache zu ersehen, daß bei Muskelarbeit die Rectaltemperatur ansteigt, was auf eine Neueinstellung der Thermoregulation und nicht auf ihr Versagen zurückzuführen ist. Die Abb. 160 vermag gleichzeitig zum Bewußtsein zu bringen, daß die Thermoregulation eine zusätzliche Kreislaufbelastung bei Arbeit bedingt.

c) Die thermoregulatorischen Zentren

Nach der obigen Darstellung kann das Gleichgewicht der Wärmebilanz durch eine Waage dargestellt werden, bei der durch jeden Ausschlag nach der einen Seite sofort Kompensationsvorgänge ausgelöst werden (Abb. 161). Unter diesen sind sowohl 1. peripher-lokale wie 2. zentral-reflektorische Mechanismen von Bedeutung. 1. *Die peripher-lokalen Mechanismen* bestehen hauptsächlich darin, daß die Weite der Hautgefäße von der lokalen Temperatur abhängt. Bei niedriger Hauttemperatur (also z.B. bei Vergrößerung der Wärmeabgabe bei niedriger Umgebungstemperatur) werden sie verengt und ihre arteriovenösen Anastomosen verschlossen, wodurch die Hauttemperatur weiter sinken kann und zugleich der Wärmedurchgangswiderstand erhöht wird, so daß die Wärmeverluste vermindert werden. Das umgekehrte tritt ein bei hohen Außentemperaturen. Dadurch kann innerhalb eines gewissen Bereichs der äußeren Temperatur durch rein periphere Mechanismen ein Ausgleich der Wärmebilanz erreicht werden. Dieser Bereich ist jedoch verhältnismäßig schmal. Der Regulationsbereich und die Geschwindigkeit des Eintritts der Regulation kann stark erhöht werden 2. durch *zentral-nervöse Mechanismen*. Sie verhindern auf der einen Seite eine Auskühlung bei niedriger Umgebungstemperatur durch Erhöhung des Muskeltonus und damit der Wärmebildung und auf der anderen Seite eine Überwärmung bei hoher Umgebungstemperatur durch Schweißproduktion. Zusätzlich zu diesen Mechanismen tritt noch eine nervös-reflektorische Verstärkung der Änderungen in der Weite der Hautgefäße. Wir werden danach zwei unterschiedliche, mehr oder weniger ausgebreitete Zentralgebiete erwarten können, die einerseits eine Auskühlung verhindern, und zwar durch Erwärmung, und die andererseits eine Überwärmung verhindern, und zwar durch Kühlung. Wir können somit einem Erwärmungszentrum ein Kühlzentrum gegenüberstellen.

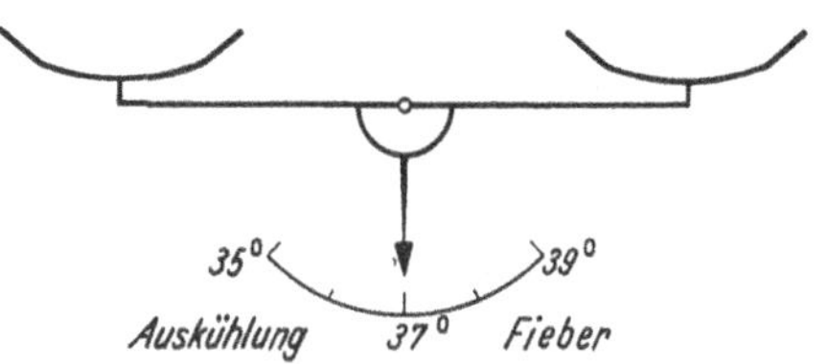

Abb. 161. Waagenschema zum Gleichgewicht zwischen Wärmebildung und Wärmeabgabe. Faktoren, die die Wärmebildung einerseits, die Wärmeabgabe andererseits erhöhen. (Aus R. Thauer: Jb. Max-Planck-Ges. 1954, S. 193)

Das **Kühlzentrum** ließ sich in vielen Untersuchungen in den vorderen Hypothalamus lokalisieren (Abb. 162). Durch lokale Erwärmung dieses Gebiets läßt sich eine Erweiterung der Hautgefäße auslösen und bei Tieren, welche schwitzen können, vor allem eine Schweißsekretion. Das Zentrum verhält sich wie das Thermometer in einem Thermostaten, das die Temperatur mißt und bei ihrem Anstieg solche Gegenaktionen auslöst, daß sie wieder auf das ursprüngliche Niveau absinkt. Beim Menschen besteht die wesentliche Aktion in der Auslösung der Schweißsekretion, wogegen die nervös ausgelöste Gefäßerweiterung in der Haut an Bedeutung zurücktritt. (Die Gefäßerweiterung als solche, die jedoch auch durch lokale Mechanismen eintritt, ist allerdings durchaus wesentlich, da dadurch der Dampfdruck der Oberfläche erhöht wird, und da sie den Nutzen der Schweißverdunstung erhöht, weil ja in erster Linie die ausreichende Kühlung des Blutes gewährleistet werden muß; s. o.) Es fand sich unter ganz unterschiedlichen Bedingungen eine quantitative Beziehung zwischen Zentrentemperatur und Ausmaß der Schweißsekretion. Sinkt die Temperatur des Kühlzentrums unter einen gewissen Betrag, so unterbleibt seine Tätigkeit, eine weitere Kühlung ist ohne Einfluß (Abb. 162).

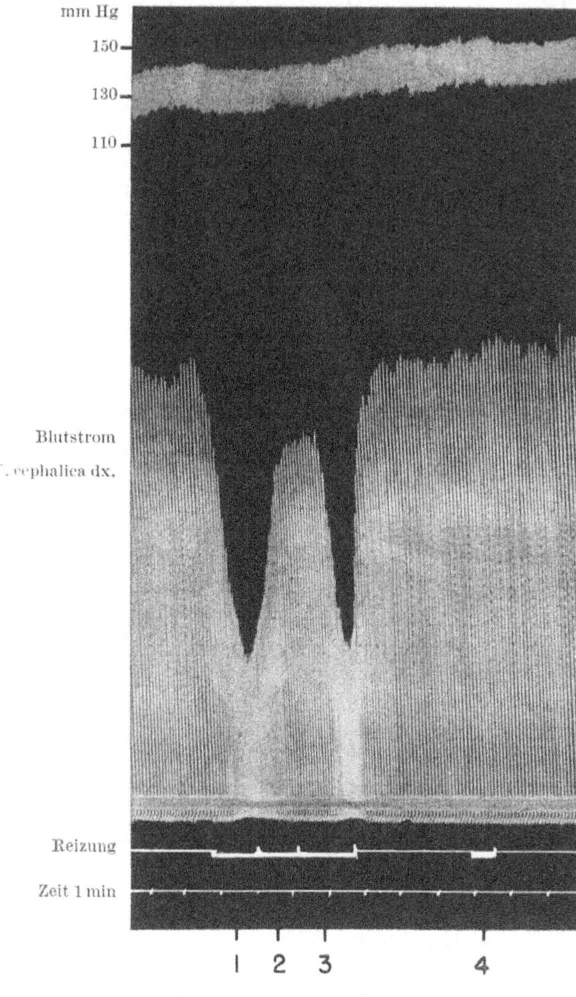

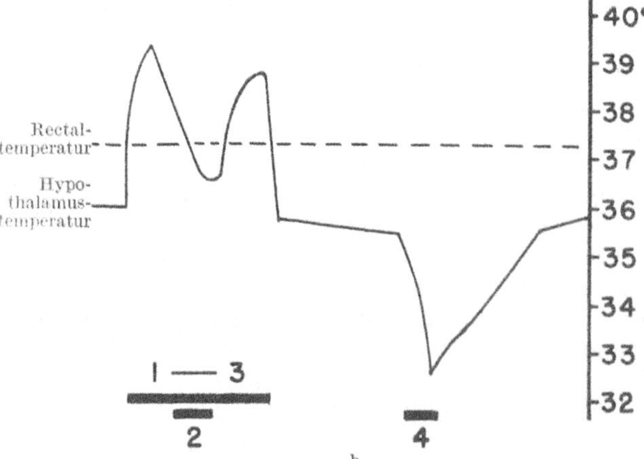

Abb. 162. Lokale Erwärmung und Kühlung des vorderen Hypothalamus bei der Katze. Obere Kurve Blutdruck, mittlere Kurve Registrierung der Hautdurchblutung in der vorderen Extremität mit einem „Ordinatenschreiber". Je kleiner die Ausschläge der Kurve, desto größer ist die Durchblutung. Unterste Kurve Temperatur des Hypothalamus. Eine Erhöhung der Hypothalamustemperatur (*1—3*) führt zu Vasodilatation und Mehrdurchblutung der Haut, und zwar mit so großer Empfindlichkeit, daß die Durchblutungshöhe ein getreues Spiegelbild der Zentrentemperatur darstellt. Eine Erniedrigung der Hypothalamustemperatur (*4*) ist dagegen wirkungslos. [Nach STRÖM: Acta physiol. scand. **20**, Suppl. **70**, 48 (1950)]

Es ist noch nicht bekannt, ob es sich dabei um zentrale Thermoreceptoren handelt, die das Zentrum bei Anstieg der Bluttemperatur antreiben, oder ob die Verkürzung der Geschwindigkeit der Erregungsübertragung und Erregungsleitung in einem umschriebenen Gebiet zur Aktivität derjenigen Neurone führt, die die Schweißdrüsen innervieren.

Eine ähnlich weitgehende Lokalisation des **Erwärmungszentrums** ließ sich bisher nicht vornehmen. Hier scheint es sich um mehrere Mechanismen zu handeln, die auf verschiedenen Stufen des ZNS ausgelöst werden können, wenn auch am (nichtnarkotisierten) Versuchstier durch isolierte Kühlung des Hypothalamus und durch isolierte Reizung in der Gegend des Septum pellucidum Vasoconstriction, Muskelzittern und Stoffwechselsteigerung ausgelöst werden sollen (ANDERSON), was neuerdings bestritten wird (BRENDEL). Wie wir unten sehen werden, scheint die Annahme eines Zentrums, das bei Abkühlung eine Erhöhung des Muskeltonus und damit der Wärmebildung veranlaßt, entbehrlich. Zur Deutung der Erscheinungen genügt die Annahme, daß die Tonussteigerung (und die über die lokal ausgelöste hinausgehende Vasoconstriction) reflektorisch von den Kaltreceptoren ausgelöst wird. Es kann so schon eine Reaktion erfolgen, bevor es zu einer Senkung der Kerntemperatur gekommen ist. Die größte Zahl der Kaltreceptoren befindet sich im Gesicht und am Rumpf, in Gebieten also, die sich nur wenig an der Thermoregulation beteiligen, während umgekehrt die Extremitäten, deren Durchblutung und deren Muskeltonus besonders stark von den Kaltreceptoren aus beeinflußt werden können, nur relativ wenig Kaltreceptoren aufweisen, also als Schale ihre Temperatur stärker absinken lassen können. Wir werden später sehen, daß der Tonus der Muskulatur aus vielen Quellen gespeist wird und daß durch sensible Zuflüsse Reflexbögen zur Muskulatur auf mehreren Stufen vom Rückenmark über die Formatio reticularis des Stammhirns und die Stammganglien bis zur Großhirnrinde geschlossen werden können. Es ist deshalb nicht verwunderlich, daß hier ein so geschlossenes Zentrum wie beim Kühlzentrum vermißt wird und daß nach Ausschaltung des Zwischenhirns (nach Abklingen

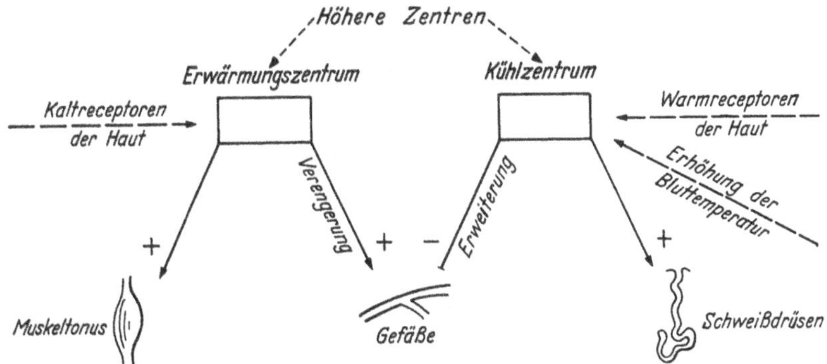

Abb. 163. Stark vereinfachte Darstellung der Funktionsweise der Temperaturregulationszentren im Hypothalamus. Diese werden grob schematisierend unterteilt: 1. in ein Erwärmungszentrum, das von den Kaltreceptoren der Haut angetrieben wird und das Erhöhung des Muskeltonus und Verengerung der Hautgefäße, damit eine Steigerung der Körpertemperatur, auslöst, und 2. in ein Kühlzentrum, das sowohl von den Warmreceptoren der Haut, wie durch Erhöhung der Bluttemperatur angetrieben wird und Erweiterung der Hautgefäße und Schweißsekretion, damit Senkung der Körpertemperatur auslöst

der Schocksymptome) bis zu einem gewissen Maße die Regulation bei Senkung der Außentemperatur erhalten bleibt (Thauer). Auf der anderen Seite ist diese Regulation besonders empfindlich gegenüber Narkosemitteln. Schon eine flache Narkose vermindert stark die Stoffwechselsteigerung, die man bei Abkühlung am unnarkotisierten Versuchstier feststellen kann. Deshalb führt eine Narkose sehr leicht zur Auskühlung des Organismus, wenn nicht künstlich für eine entsprechende Erhöhung der Außentemperatur gesorgt wird.

Abb. 163 bringt eine schematische Darstellung des Besprochenen. Es sei nochmals betont, daß das als „Erwärmungszentrum" bezeichnete Gebiet nicht als strukturell lokalisiert betrachtet werden darf. Aufgabe der Zentren ist nicht, jeden Einzelvorgang als solchen auszulösen, sondern eine Vielzahl von Einzelmechanismen, die in ihrem eigenen Reflexbogen ablaufen, miteinander zu koordinieren und damit die Umstellungen zu beschleunigen und ihre Breite zu vergrößern. Vor allem wird durch das Zentrum bei Zurückbleiben des einen Vorgangs ein anderer gefördert, so daß auch bei zusätzlichen anderen Belastungen eine hohe Genauigkeit der Regulation erreicht wird. Wir werden auf die mit den Zentrenfunktionen zusammenhängenden Fragen an anderer Stelle zurückkommen (s. S. 534 Atemzentrum, und S. 563, 616 veg. Zentren).

Es sei hier nur kurz an einem Beispiel das Zusammenwirken der beiden Teilzentren besprochen. Wir gehen von einem Raum mit Indifferenztemperatur in einen kalten Raum. In diesem Augenblick ist durch die erhöhte Temperaturdifferenz zwischen Oberfläche und Umgebung die Wärmeabgabe, besonders durch Strahlung erhöht: Die Hauttemperatur sinkt ab, so daß die Wärmeverluste geringer werden. Dies wird durch einen doppelten Mechanismus verstärkt, 1. durch die lokal und 2. durch die von den Kältereceptoren nervös ausgelöste Minderdurchblutung der Haut. Der weitere Temperaturabfall der Haut würde nun eine weitere reflektorische Gefäßverengerung bis zum völligen Gefäßverschluß und u. U. zu gefährlicher Abkühlung der Haut führen. Auf diese Weise allein läßt sich eine Regelung nicht erreichen. Es ist jedoch gleichzeitig, zunächst reflektorisch von den Kältereceptoren, der Muskeltonus und damit die Wärmebildung erhöht worden. Die gesteigerte Wärmebildung bei verminderter Wärmeabgabe führt zu einer Erhöhung der Kerntemperatur und damit vor allem zu einer Aktivierung des Kühlzentrums: die Vasoconstriction in der Haut läßt nach. Wird der Wärmeverlust dadurch zu hoch und sinkt die Bluttemperatur ab, dann hört die Tätigkeit des Kühlzentrums auf und der Vorgang beginnt von neuem. So wird im Übergang eine überschießende Reaktion ausgelöst, im stationären Zustand aber sind Wärmebildung und Wärmeabgabe sehr genau aufeinander abgestimmt bei nur ganz geringfügig gesenkter Kerntemperatur, soweit die äußeren Bedingungen nicht ein gewisses Maximum überschreiten.

Betrachten wir nunmehr das umgekehrte Beispiel: Wir betreten, aus Indifferenztemperatur kommend, einen wärmeren Raum. Die Hauttemperatur steigt an, damit die Impulszahl der Warmreceptoren, und das Kühlzentrum wird angetrieben. Allerdings ist die Zahl der Wärmereceptoren weit geringer als etwa die der Kaltreceptoren. Ist aber der von hier ausgelöste Antrieb des Zentrums zu gering, so kommt es zu einem Wärmestau und zu Erhöhung der Bluttemperatur, die sich zusätzlich als starker Antrieb auswirkt (Abb. 162). Durch die Steigerung der Aktivität des Kühlzentrums wird eine Schweißproduktion ausgelöst und durch Gefäßerweiterung die Wärmeabgabe der Haut erhöht. Sinkt dabei die Bluttemperatur wieder ab, so vermindert sich entsprechend der Antrieb auf das Zentrum. Ein Absinken der Körpertemperatur unter die Norm kann aber nicht eintreten; eine zusätzliche Regelung durch Abnahme der Bluttemperatur unter die Norm erweist sich nicht als notwendig. Sollte durch zu starke Schweißverdunstung die Haut stark abkühlen, so hören die Impulse von den Warmreceptoren auf und dieser Antrieb auf das Zentrum entfällt.

Oben ist schon darauf hingewiesen worden, daß bei Muskelarbeit das Reglerniveau verschoben wird und die Kerntemperatur höher eingestellt wird. Ähnliches geschieht unter der Einwirkung fiebererzeugender (pyrogener) Stoffe, also im **Fieber.** Unter der Einwirkung von Bakterientoxinen kommt es auf noch unbekannte Weise zu einer Verstellung des Reglers, wobei seine Funktionstüchtigkeit erhalten bleibt. Abkühlungen und Überwärmungen lösen dieselben Regulationsvorgänge aus wie bei Normaltemperatur. Durch die Stoffwechselbeschleunigung bei erhöhter Temperatur wird zwar sekundär die Wärmebildung erhöht, aber es handelt sich nicht um ein Versagen der Wärmeabgabe. Es liegt also keineswegs eine Lähmung der Regulation vor, aber diese erfolgt auf ein höheres Niveau. Im Fieberbeginn wirkt die normale Körpertemperatur wie Kälte mit allen dazugehörigen Reaktionen: Hautgefäßverengerung, Stoffwechselsteigerung, Kältezittern (Schüttelfrost), subjektives Gefühl des Frierens. Auf der Höhe des Fiebers sind die Regulationsvorgänge nicht mehr belastet. Das unterscheidet diesen Zustand deutlich von der *Hyperthermie* bei zu hoher Außentemperatur, wo die Regelung maximal belastet ist, aber nicht mehr ausreicht, um die Körpertemperatur auf der Norm zu erhalten. Hört die Wirkung des fiebererzeugenden Agens auf, wird der Regler wieder auf Normaltemperatur eingestellt, dann erfolgt dieselbe Reaktion wie bei einer Überwärmung des Körpers: Gefäßerweiterung, Schweißausbruch, Abnahme des Muskeltonus, subjektives Gefühl der Hitze, bis eine der Einstellung des Reglers entsprechende Körpertemperatur erreicht ist.

In neuerer Zeit hat sich der Vergleich der Regulationsvorgänge im Organismus mit technischen Reglern als fruchtbar erwiesen (s. besonders WAGNER). Der Vorteil liegt vor allem darin, daß untersucht werden kann, wieweit sich beim biologischen Regler Abweichungen

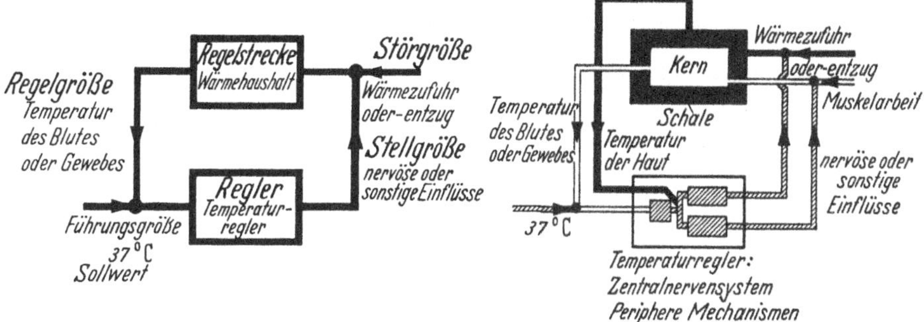

Abb. 164. Regelschema am Beispiel der Thermoregulation. Einzelheiten s. Text. (Aus R. THAUER: Jb. Max-Planck-Ges. 1954, S. 193)

vom technischen finden und damit die Fragestellung für weitere Untersuchungen genauer präzisiert werden kann, da ja nun an Stelle des etwas verschwommenen Begriffs der Regulation der präzisere der Regelung tritt. Im allgemeinen wird in der hier vorliegenden Darstellung bewußt von diesem Vergleich abgesehen (z.B. bei der Regulierung des Blutdrucks, des Blutzuckers, des Muskeltonus usw.), weil für den Anfänger die Gefahr heraufbeschworen werden kann, unser Wissen auf den einzelnen Gebieten für gesicherter zu halten als es wirklich ist.

Am Beispiel der Thermoregulation soll jedoch dieser Vergleich kurz dargestellt werden (Abb. 164). Aufgabe des technischen Reglers ist es, eine bestimmte physikalische Größe, die *Regelgröße* (hier die Kerntemperatur) auf einem bestimmten Wert zu halten (hier rund 37°), der als *Sollwert* oder Führungsgröße bezeichnet wird. Weicht die Regelgröße vom Sollwert ab, so wird diese Abweichung vom Regler registriert und von diesem automatisch eine Verstellung vorgenommen, die die Regelgröße wieder in Übereinstimmung mit der Führungsgröße (Sollwert) bringt. Die verstellte Größe wird *Stellgröße* genannt (hier würde es sich um nervöse und sonstige Einflüsse handeln). Nun wirken dauernd *Störgrößen* auf die Regelstrecke (den Wärmehaushalt) ein (hier in Form von Änderungen der Wärmebildung oder des Wärmeentzugs von außen), die eine Änderung der Regelgröße (Kerntemperatur) hervorrufen würden, wenn dies nicht durch die Regelung verhindert würde.

In unserem Reglermodell kann die Reglerstrecke in Kern und Schale unterteilt werden. Ändert sich die Störgröße durch erhöhte Wärmebildung bei Muskelarbeit oder bei Wärmezufuhr oder -entzug von außen, bei Änderung der Umweltbedingungen, so ändert sich die Bluttemperatur, also die Führungsgröße. Diese wird vom Regler (d.h. den Zentralstellen) gemessen und eine entsprechende Änderung der Stellgröße bewirkt, durch Änderung der Wärmebildung einerseits, durch Änderung der Wärmeabgabe durch Leitung, Strahlung und Verdunstung andererseits. Es wird der Muskeltonus entsprechend eingestellt und andererseits über Durchblutungsänderungen und Schweißsekretion Temperatur und Wasserbedekkung der Oberfläche verändert, so lange, bis der Sollwert wieder erreicht ist. Unterstützt werden die zentralen durch die oben besprochenen peripheren Mechanismen, hauptsächlich durch lokale Änderung der Hautdurchblutung mit der Temperatur.

Dieser Regler weist nun noch eine Besonderheit auf. Die Thermoreceptoren der Schale können als zusätzliche Meßinstrumente dienen, die sozusagen eine Vorwarnung geben und damit Abwehrreaktionen auslösen, noch ehe die eigentliche Regelgröße eine Änderung erfahren hat (Störwertaufschaltung im Sinne der Technik). Sie ermöglichen so besonders schnelle Reaktionen auf Änderungen der Umgebung, ohne daß dadurch die Bedeutung der Blut- (bzw. Zentren-) Temperatur als letztlich entscheidende Größe berührt wird. Dieser Zusatz ist im Reglerschema als direkte Verbindung zwischen Körperschale und Stellwerk des Reglers eingezeichnet.

3. Kälte- und Wärmeakklimatisation. Temperaturgrenzen

Kurzfristig verträgt der Mensch bei trockener Luft erstaunlich hohe Temperaturen. Schon 1775 berichtete BLAGDEN über einen drastischen Versuch, bei dem ein Mensch einen viertelstündigen Aufenthalt in 120° Lufttemperatur ohne Schaden aushielt, während in derselben Zeit ein Beefsteak gar wurde. Diese Pufferungsfähigkeit ist von der Körpergröße abhängig und ist entsprechend geringer beim Kind.

Aus experimentellen Beobachtungen ergibt sich, daß bei Übergang von einem gemäßigten in ein heißes Klima bei gleicher körperlicher Arbeit die Rectaltemperaturen und die Herzfrequenz von Tag zu Tag weniger ansteigen, daß also eine *Hitzeanpassung* eintritt. Sie besteht im wesentlichen darin, daß die Schweißsekretion bei einer niedrigeren Kerntemperatur beginnt, ausgiebiger ist und daß ein stärker verdünntes Sekret ausgeschieden wird. Es ist jedoch noch unbekannt, wie diese Tätigkeitsänderung des Reglers zustande kommt.

Eine *Kälteanpassung* in entsprechender Form konnte beim Menschen nicht nachgewiesen werden. Dabei ist zweifelsfrei festzustellen, daß der Mensch nach längerem Aufenthalt in kalter Umgebung weniger „friert" und eine besser koordinierte Tätigkeit etwa der Finger aufweist.

Es scheint so zu sein, daß mit der Zeit während der „Abhärtung" die Durchblutung der Schale weniger stark absinkt; dies ist jedoch das genaue Gegenteil einer echten Akklimatisation, da auf diese Weise mehr und nicht weniger Wärme abgegeben wird. Der Vorteil besteht jedoch darin, daß das Kältegefühl geringer wird, die Beweglichkeit besser erhalten bleibt und die Gefahr der lokalen Erfrierungen vermindert wird. Es bildet sich also ein Schutzmechanismus entgegen der Reglertätigkeit aus. Auch hier fehlt bislang eine genauere Kenntnis über das Zustandekommen dieses Mechanismus. Interessanterweise haben sich eine Reihe von Befunden beibringen lassen, die zeigen, daß ein „Umlernen" der Körperzelle eintreten kann, also eine tiefgreifende Änderung im Stoffwechselablauf nach längerer Kälteexposition. So wird z.B. der Sauerstoffverbrauch isolierter Gewebe vom kälteakklimatisierten Tier erhöht gefunden, und die Leitfähigkeit isolierter Nerven erlischt bei einer niedrigeren Temperatur. Nur so ist es möglich, daß kälteakklimatisierte Vögel lange Zeit auf dem Eise stehen können, ohne daß Lähmungssymptome eintreten.

In den letzten Jahren hat sich eine **künstliche Hypothermie** zur Verlängerung der Operationszeit bei solchen Operationen, die einen Herzstillstand verlangen, sehr bewährt. Wegen der Erniedrigung des Sauerstoff- (und ganz allgemein des Energie-) Bedarfs des Organismus bei sinkender Körpertemperatur (nach der RGT-Regel, S. 58), wird die Wiederbelebungszeit (s. S. 202) nach Herzstillstand erheblich verlängert. So steigt die Wiederbelebungszeit des Gesamtorganismus von rund 4 min bei 37° auf rund 8 min bei 29—30°, die des Gehirns, die durch entsprechende therapeutische Maßnahmen nach Beendigung des Herzstillstandes angenähert erreicht werden kann, von rund 8 min bei 37° auf rund 16 min bei 30°. Bei weiterer Senkung der Körpertemperatur ist zwar eine weitere Verlängerung der Wiederbelebungszeit zu erreichen, bis sie bei 15° eine Dauer von $1^1/_2$—2 Std erreicht, doch wachsen damit auch die Schwierigkeiten der Wiederbelebung an. Unterhalb 29° tritt bei zu flacher Narkose die Gefahr des Herzflimmerns, bei zu tiefer Narkose die des Herzstillstandes ein, so daß Temperatursenkungen bis zu 20° bis jetzt nur dann durchgeführt wurden, wenn eine Herz-Lungen-Maschine zur Aufrechterhaltung eines künstlichen Kreislaufs bei Eintritt eines Zwischenfalls in Bereitschaft gehalten werden konnte. Der Eintritt des Atemstillstandes, der unterhalb etwa 25° erfolgt, kann durch künstliche Beatmung überbrückt werden. Ganz allgemein kann der Effekt der Hypothermie weitgehend mit dem einer zunehmenden Narkose verglichen werden. Unterhalb etwa 33° ist der Betroffene zwar noch ansprechbar, doch besteht völlige Erinnerungslosigkeit für diese Zeitperiode, unterhalb 28° verschwindet auch die Ansprechbarkeit, unterhalb 26° erlöschen die Pupillenreaktionen und die Muskelreflexe, wenig später auch die Spontanatmung.

In neuester Zeit ist es gelungen, kleine Versuchstiere nach echter Unterkühlung unter 0° wieder vollständig und ohne nachweisbare Schädigung wiederzubeleben, solange nicht durch Eisbildung Gewebszerreißungen eintraten. Wie vermerkt, ist diese Wiederbelebungsmöglichkeit jedoch zeitlich stark beschränkt.

Die Auskühlung muß in Narkose erfolgen, um das Erwärmungszentrum weitgehend auszuschalten, da die sonst eintretende Frierreaktion eine zu große Herz-Kreislauf-Belastung darstellt. Unterhalb 30° wird die Tätigkeit des Erwärmungszentrums auch ohne Narkose so weit eingeschränkt, daß eine selbständige Wiedererwärmung nicht mehr möglich ist, wenn nicht eine starke Erhöhung der Außentemperatur vorgenommen wird.

Ein vollständiges Erlöschen der Thermoregulation tritt jedoch bis herunter zu 20° nicht ein (THAUER), wie sich vor allem aus der Reaktionsweise bei Wiedererwärmung ergibt. Wird nämlich der ausgekühlte Organismus zum Zwecke der Wiedererwärmung in eine heiße Umgebung, z.B. in ein heißes Bad, verbracht, dann kommt es von den Warmreceptoren aus zu einer zusätzlichen reflektorischen Erweiterung der Hautgefäße (neben der lokalen) und damit zu starker Widerstandsenkung, gleichzeitig mit Frequenzsteigerung des Herzens. Zu diesem Zeitpunkt liegt jedoch die Herztemperatur noch niedrig, die Systolendauer ist stark verlängert und die Füllzeit verkürzt, so daß die kritische Herzfrequenz, bei der das Schlagvolumen durch zu kurze Füllzeit abnimmt, sehr niedrig liegt. Es kann damit nicht die der Abnahme des peripheren Widerstandes entsprechende Steigerung des Herzminutenvolumens eintreten und der arterielle Druck sinkt ab; es entwickelt sich u.U. ein Zustand, der in einen irreversiblen Kollaps ausmündet. Diese Entwicklung kann hintangehalten werden, wenn gleichzeitig mit der Erwärmung von Rumpf und Extremitäten das Gesicht gekühlt wird. Die Zahl der Thermoreceptoren im Gesicht ist etwa ebenso groß, wie die des gesamten übrigen Organismus, so daß ein zusätzlicher Antrieb der Zentren von den Thermoreceptoren aus bei Kühlung des Gesichts und Erwärmung der übrigen Oberfläche unterbleibt.

Literatur

ASCHOFF, J., u. R. WEVER: Kern und Schale im Wärmehaushalt des Menschen. Naturwiss. **45**, 477 (1958). — BAZETT, H. C.: Physiological responses to heat. Physiol. Rev. **7** (1927). — BUDDENBROCK, W. v.: Vergleichende Physiologie, Bd. II. 1939. — BURTON, A. C., and O. G. EDHOLM: Man in cold environment. London 1955. — BÜTTNER, K.: Physikalische Bioklimatologie. Leipzig 1938. — DU BOIS, E. F.: The mechanism of heat loss and temperature regulation. London 1937. — HENSEL, H.: Physiologie der Thermoreceptoren. Ergebn. Physiol. **47**, 166 (1952). — NEWBURGH, L. H. (Herausgeb.): Physiology of heat regulation and science of clothing. Philadelphia 1949. — PRECHT, H., J. CHRISTOPHERSEN u. H. HENSEL: Temperatur und Leben. Berlin: Springer 1955. — THAUER, R.: Der Mechanismus der Wärme-Regulation. Ergebn. Physiol. **41**, 607 (1939). — Die Anpassung des Menschen an seine thermische Umwelt. Jb. Max-Planck-Ges. 1954, S. 193. — Probleme der Temperaturregulation. Klin. Wschr. **36**, 989 (1958). — WAGNER, R.: Probleme und Beispiele biologischer Regelung. Stuttgart: Georg Thieme 1954.

VII. Ernährung

1. Über die zureichende und richtig zusammengesetzte Ernährung

Die im vorausgehenden Kapitel beschriebene ständige Verausgabung von Energie in den einzelnen Organen und im Gesamtorganismus macht einen entsprechenden Ersatz nötig, wenn nicht schließlich ein Ungleichgewicht eintreten, d.h. der Körper von seiner eigenen Substanz leben soll, wie dies im *Hunger* der Fall ist. Da es möglich ist, den Gesamtumsatz in Ruhe und Arbeit zu bestimmen (s. S. 205) und in Wärmeeinheiten anzugeben, da andererseits durch Verbrennung im Calorimeter der Energieinhalt der meisten Nahrungsstoffe eindeutig bekannt ist, macht die theoretische Berechnung einer *zureichenden Ernährung* keine Schwierigkeiten. Sie bildet sozusagen das Skelet der praktischen Ernährungslehre.

Wie bereits wiederholt auseinandergesetzt worden ist, kommen nur drei Stoffgruppen, die Kohlenhydrate, Fette und Eiweißkörper als umsatzfähige Nahrungsstoffe in Frage. Ihre Verbrennungswerte im Calorimeter haben aber, wie aus der auf S. 206 gegebenen Tabelle hervorgeht, nur bedingt für die Verbrennung im Körper Geltung. Dies ist unter allen Umständen bei Ernährungsberechnungen zu berücksichtigen. In einem gewissen Ausmaß ist es möglich, die Wertigkeit der einzelnen Nahrungsstoffe miteinander zu vergleichen und den Gesamtenergieersatz auf eine einzelne der 2 Stoffgruppen oder aber auf alle drei zu verteilen. Dabei wird man, weil ja nach der Tabelle 22 1 g Kohlenhydrat oder Eiweiß = 4,1 Cal, 1 g Fett aber = 9,3 Cal, je 1 g Kohlenhydrat durch 1 g Eiweiß ersetzen können, während 1 g Fett durch 2,27 g Kohlenhydrat oder Eiweiß vertretbar ist. Man sagt: 1 g Fett ist 2,27 g Kohlenhydrat „*isodynam*".

Es ist selbstverständlich, daß eine lediglich dem Grundumsatz gleichwertige Nahrungszufuhr für den arbeitenden Menschen mit *Unterernährung* gleichbedeutend sein müßte. Die täglichen Geschäfte des Menschen bringen vielmehr einen „Leistungszuwachs" wechselnder Größe mit sich, der natürlich entsprechenden Energienachschub nötig macht. Grundsätzlich wird

Tabelle 27. *Berechnung des kalendertägigen Calorienbedarfs, bezogen auf 6 Arbeitsschichten je Woche*

Männer:	Grundwert für Grundumsatz, Freizeit und Verdauung	2100 kcal/Tag
	+ Stundenwert A für Körperstellung	„
	+ Stundenwert B für Arbeitsschwere	„
	Tagesbedarf	.... kcal/Tag
Frauen:	(2100 + A + B) · 0,85 kcal	

A. Körperstellung	Stundenwert	B. Art der Arbeit	Stundenwert
Liegen/Sitzen ...	20	Handarbeit:	
		leicht	25
Stehen	40	schwer	50
Gehen	120	Armarbeit:	
		leicht	75
Steigen	250	schwer	125
		Körperarbeit:	
		leicht	200
		mittel	300
		schwer	400
		sehr schwer ..	500

für alle Menschen in der kalten Jahreszeit mit ihrer höheren Anspannung der „chemischen Wärmeregulation" (s. S. 217) eine höhere Energiezufuhr nötig sein als im Sommer. Auch die klimatischen Verhältnisse werden aus diesem Grunde für die verschiedenen Gegenden der Erde verschiedene Ernährungsgrundlagen notwendig machen. Die größere „Anspruchslosigkeit" vieler Völker wärmerer Gebiete beim Vergleich mit den nördlicheren ist wohl in erster Linie physiologisch-klimatisch bedingt.

Brauchbare Richtzahlen für die Ernährungszuteilung wurden 1936 vom Völkerbund aufgestellt: 2400 Cal je Tag für den erwachsenen Menschen im gemäßigten Klima, ohne Leistung zusätzlicher Muskelarbeit werden als Grundwert gefordert. Dazu treten Zusätze für die Körperstellung und für verschieden schwere Arbeiten. Ein Beispiel der Berechnung bringt Tabelle 27. Den höchsten Energiebedarf (rund 9000 Cal), damit die schwerste Arbeit, hat man an Holzfällern in Nordschweden gemessen (1943). Der Grundwert für Kinder wurde für

1—3 Jahre auf 850—1000 Cal	7—9 Jahre auf 1700 Cal
3—5 Jahre auf 1200—1450 Cal	9—12 Jahre auf 1800—2000 Cal
5—7 Jahre auf 1500—1600 Cal	12 Jahre und älter auf 2400 Cal.

festgesetzt. Dazu kommen für die Kinder, auch ohne Arbeit, die obengenannten Zusatzwerte für leichte bis mittelschwere Arbeit für die Dauer der freien körperlichen Betätigung. Stillende Frauen sollen einen Grundwert von 3000 Cal erhalten. Die Erfahrungen der Schweiz während des

Krieges haben gezeigt, daß der Grundwert von 2400 Cal/d eher zu hoch gegriffen ist. Er wird danach zu rund 2200 Cal angenommen (FLEISCH).

Nach dem Gesagten ist klar, daß nur soweit körperliche Arbeit geleistet werden kann, als die Calorienzufuhr diejenige zur Deckung des Grundumsatzes übersteigt, wenn nicht die Körperreserven angegriffen werden und Gewichtsverluste eintreten sollen. Das zeigt deutlich Abb. 165 aus der Hungerzeit.

Es handelt sich um 20 Arbeiter, deren Ernährung mit 2370—2850 Cal je Tag unter dem für ihre Berufsarbeit benötigten Satz blieb, und die von vornherein mit durchschnittlich 56 kg untergewichtig waren. Sie hatten Schutt aus Güterwagen abzuladen, wobei die Arbeitsleistung leicht meßbar war. Es ist zu ersehen, daß mit einer gewissen Latenz die Arbeitsleistung in Tonnen (ausgezogene Linie) recht genau parallel derjenigen der Calorienzufuhr verläuft, die über die Grundumsatzcalorien hinaus geliefert wurden. Dabei stieg das Körpergewicht laufend etwas an. Da kam jemand auf die grandiose Idee, die Arbeitsleistung statt durch

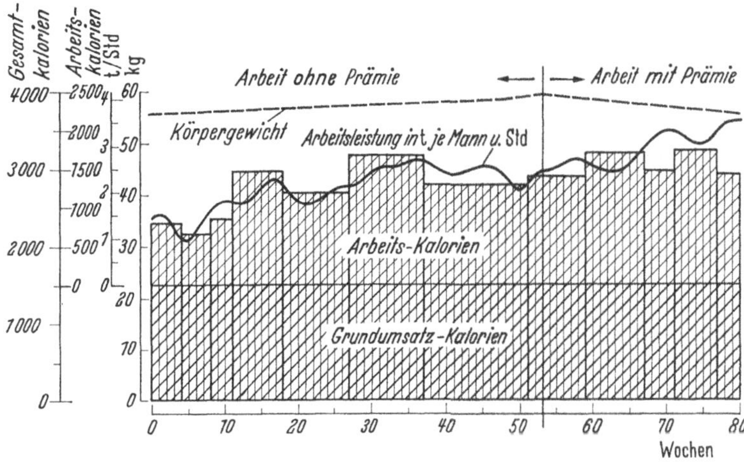

Abb. 165. Abhängigkeit der Arbeitsleistung (ausgezogene Linie) von den zugeführten Arbeitscalorien (Gesamtcalorien minus Grundumsatzcalorien). Mit einer Latenz von einigen Tagen folgt die Arbeitsleistung der Calorienzufuhr. Durch eine Zigarettenprämie und damit Steigerung des Antriebes kann zwar die Arbeitsleistung vorübergehend weiter erhöht werden; die Folge ist aber ein Gewichtsverlust (oberste, gestrichelte Kurve). [Aus KRAUT: Ärztl. Wschr. 3, 499 (1948)]

Calorien durch eine Zigarettenprämie je Tonne geleisteter Arbeit zu erhöhen. Diese Steigerung des Arbeitsantriebes führte tatsächlich zu einer Erhöhung der Leistung. Aber das Gesetz von der Erhaltung der Energie läßt sich nicht einmal durch Zigaretten aufheben. Die Steigerung der Leistung wurde erkauft durch Gewichtsabnahme.

Umgekehrt wird eine Calorienzufuhr über den tatsächlichen Bedarf hinaus zur Erhöhung der Reserven und zum Gewichtsansatz führen. Wenn auch individuell verschieden einige Ausgleichsmechanismen einsetzen, so ist an dieser Grundtatsache nicht zu zweifeln. Es wird damit verständlich, warum in Deutschland die Zahl der Fettsüchtigen in den Hungerjahren ein Minimum erreichte und nach 1948 diese Zahl größer wurde denn je zuvor; durch die Gewöhnung an ein großes Nahrungsvolumen war es bei der wieder vollwertig gewordenen Nahrung zu Überfütterung gekommen (vgl. auch S. 565).

Neben der Frage nach dem Maße der in der Nahrung zuzuführenden Energie ist von nicht geringerer Bedeutung die nach der **Zusammensetzung der Nahrung**, und zwar zunächst nach dem Mischungsverhältnis von Fett, Kohlenhydrat und Eiweiß. Es wäre durchaus möglich, den Gesamtenergiebedarf jeweils nur mit einer der 3 Stoffgruppen zu decken. Doch findet man bei der Untersuchung der Ernährungsform aller Völker und Zeiten stets *gemischte Kost*, wobei der Hauptanteil mit Kohlenhydraten oder Fett und ein auffallend konstanter kleiner Bruchteil (12% der Gesamtcalorien) mit Eiweiß bestritten wird. Da dieses mengenmäßige Zurücktreten des Eiweißes in der menschlichen Ernährung bei „Naturvölkern" und „zivilisierten Menschen" in gleicher Weise zu beobachten ist, dürfte es einem tatsächlichen Bedürfnis des Organismus entsprechen. Abweichungen finden sich nur dort, wo durch die gesamten Umweltverhältnisse die Beschaffung von Kohlenhydrat und Fett in entsprechendem Ausmaße unmöglich gemacht wird.

Das Zurücktreten des Eiweißumsatzes, verglichen mit dem der beiden anderen Stoffgruppen, zeigt sich aber auch im *Hungerversuch*. Ein Maß für den Eiweißumsatz bildet die Stickstoffausscheidung im Harn. Durch Multiplikation der Menge ausgeschiedenen Stickstoffes mit dem Faktor 6,25

Tabelle 28

Tag	Körpergewicht kg	N-Ausscheidung g	C-Ausscheidung g	Eiweißabbau g	Fettabbau g	Cal-Ausgabe Cal
1. Mit Nahrungszufuhr . .	67,63	25,81	303,4	—	—	2705,3
2. Hunger	66,99	12,17	197,6	76,1	206,1	2280,4
3. Hunger	65,71	12,88	188,8	80,3	191,6	2102,4
4. Hunger	64,85	13,61	183,2	85,1	181,2	2024,1
5. Hunger	63,99	13,69	180,8	85,6	177,6	1992,3
6. Hunger	63,13	11,47	176,2	71,7	181,2	1970,8
7. Mit Nahrungszufuhr . .	63,98	26,83	270,5	—	—	2436,9

erhält man angenähert den Eiweißumsatz in Gramm. Bei mehrtägigem Hunger — der für einen gesunden, gut genährten Menschen ohne Störung des Berufes und Wohlbefindens möglich ist — wird die gesamte Energieausgabe zunächst durch *Kohlenhydrate* (und zwar durch *Glykogenreserven*) und *Fett*, in späteren Stadien fast nur durch *Fett* bestritten, während der Eiweißumsatz über viele Tage hin konstant und viel niederer bleibt als der Fett- bzw. Kohlenhydratumsatz. Ein praktisches Beispiel (nach Johannsen u. Mitarb.) zeigt die Tabelle 28. Man verfügt über derartige Hungerversuche am Menschen bis zu einer Dauer von 31 Tagen. Dabei ergibt sich übereinstimmend, daß während des fortgeschrittenen Hungerns der nur wenig absinkende Gesamtenergieumsatz nur zu etwa $^1/_5$ auf Kosten von Eiweiß, zu $^4/_5$ von Fett abläuft. *Fett und Kohlenhydrate sind die speicherungsfähigen Energiestoffe im eigentlichen Sinne.* Eiweiß kann zwar zur Energieentfaltung herangezogen werden und wird es unter allen Umständen nach entsprechender Eiweißaufnahme in der Nahrung. Aber wie den Ausführungen über die „spezifisch-dynamische Wirkung" zu entnehmen ist, ist dieser Vorgang stets ein höchst unrationeller. Eiweiß wird als solches für Energiezwecke vom Organismus in nur sehr geringem Maße gespeichert. Nach der Desaminierung wird der Überschuß im wesentlichen unter erheblichen Energieverlusten (aus 100 g Eiweiß entstehen u. U. nur 45 g Zucker) in Fett oder Kohlenhydrat umgewandelt und in dieser Form den Energiereserven beigefügt.

Nach alledem sieht man ein, daß die energieliefernden Stoffe, die deshalb auch für den Energieersatz in der Nahrung mit Recht in erster Linie herangezogen werden, Fette und Kohlenhydrate sind. Unter diesen wiederum werden letztere spontan bevorzugt, obwohl Fett eine Energiezufuhr in konzentriertester Form ermöglichen würde. Die Fettverdauung (s. dort) stellt erheblich höhere Anforderungen an den Organismus als die sehr rasch ablaufende Kohlenhydratresorption. Weiterhin ist es sehr viel leichter, größere Mengen Kohlenhydrat in wohlschmeckender, leicht bekömmlicher Form aufzunehmen als Fett. Endlich entspricht die Bevorzugung der Kohlenhydrate auch dem durchschnittlich geringeren Preise.

Nichtsdestoweniger ist die Zufuhr eines bestimmten **Eiweißminimums** mit der Nahrung notwendig. Während der Organismus jederzeit Fett aus Kohlenhydraten und Kohlenhydrate aus Eiweißkörpern aufzubauen vermag, ist er nicht in der Lage, etwa aus Kohlenhydrat oder Fett unter Einbau elementaren Stickstoffes *Eiweiß zu produzieren*. Dafür ist er auf die Zufuhr von Eiweiß oder dessen Spaltprodukten (bis zu den Aminosäuren) angewiesen. Auch im Hunger wird stets und ständig ein gewisses Minimum an Stickstoff ausgeschieden. Da sämtliche Zellen des Organismus einem ständigen Umbau unterworfen sind, da ständig Neuaufbau, Abbau und Umtauschreaktionen ablaufen, muß eine fortgesetzte Eiweißzufuhr stattfinden. Da kleinere Individuen einen relativ höheren Energieverbrauch aufweisen, muß ihr Eiweißumsatz rascher verlaufen; deshalb benötigen sie auch eine relativ höhere Eiweißzufuhr. Weiter wird der relative Eiweißbedarf erhöht sein beim wachsenden Organismus oder aber in Schwangerschaft und Lactation.

Tabelle 29

	Tag	N-Zufuhr g	N-Abgabe g	Differenz
Unterbilanz	31. 5.	17,0	18,6	−1,6
Überbilanz	1. 6.	51,0	41,6	+9,4
	2. 6.	51,0	44,5	+6,5
	3. 6.	51,0	47,3	+3,7
	4. 6.	51,0	47,9	+3,1
	5. 6.	51,0	49,0	+2,0
	6. 6.	51,0	49,3	+1,7
Gleichgewicht . . .	7. 6.	51,0	51,0	±0

Man wird nach alledem zu der Ansicht neigen, daß man dem Organismus neben den energieliefernden Kohlenhydraten und Fetten stets so viel Eiweiß in der Nahrung zuführen müßte, daß *Eiweiß-* bzw. *Stickstoffgleichgewicht* sich einstellt. Das ist aber noch keineswegs eine befriedigende Lösung. Wird doch, wie oben beschrieben (s. S. 214), nach Eiweißaufnahme stets sofort Eiweiß in größerem Umfange zersetzt, da es nur zum geringsten Teil als solches gespeichert werden kann. Ein Teil der Zersetzung zieht sich über längere Zeit hin. *Mit steigender Eiweißzufuhr wird auch die Eiweißzersetzung immer ansteigen.* Beginnt man, einem hungernden Organismus kleinste Eiweißmengen zu füttern, so kann zunächst eine *Stickstoffunterbilanz* bestehen, d.h. es wird mehr N ausgeschieden als aufgenommen wurde. Gibt man größere Mengen, so kann die Bilanz positiv werden, d.h. es wird weniger N ausgeschieden als aufgenommen. Läßt man über längere Zeit bei regelmäßigen Mahlzeiten diese Eiweißzufuhr konstant, so wird allmählich die N-Ausscheidung die N-Aufnahme erreichen, weil jeweils die N-Ausscheidung vom Vortage mit einem kleinen Betrag nachhinkt, der sich zur sofortigen Ausscheidung des nachfolgenden Tages addiert.

Ein Beispiel hierfür gibt ein Tierversuch (am Hund) von C. Voit (Tabelle 29). „Stickstoffgleichgewicht" ist also bei der verschiedensten Eiweißzufuhr, auf verschiedenstem „Niveau" mit der Zeit zu erreichen, ganz einfach, weil der Umsatz an Eiweiß sich mit der Eiweißzufuhr steigert bzw. mit ihr fällt. Im wesentlichen wird es darauf ankommen, ein gewisses *Eiweißminimum* nicht zu unterschreiten, bzw. ein Stickstoffgleichgewicht nicht allzuweit oberhalb eines solchen anzustreben. Man könnte versucht sein, den Eiweißumsatz des Hungerzustandes dafür einzusetzen, der in der Tabelle 28 ersichtlich wird. Aber es zeigt sich, daß dieser Eiweißumsatz doch höher ist als jener, welcher etwa bei völligem Eiweißentzug, aber gleichzeitiger reiner Kohlenhydraternährung sich feststellen läßt. Die Tabelle 30 zeigt diese Tatsache in einem Versuch. *Kohlenhydratzufuhr* und in geringem Maße Fett wirken also „*eiweißsparend*", so daß das notwendige Eiweißminimum für einen Organismus, der beide Stoffe zugeführt erhält, tiefer liegt als für den völlig hungernden. Es ist also offenbar so, daß doch im völligen Hunger Eiweiß auch zu *Energiezwecken* umgesetzt wird und daß dieser Anteil bei Zufuhr der eigentlichen Energiestoffe, Fett und Kohlenhydrat, eingeschränkt werden kann. Denn daß Eiweiß im wahren Sinne des Wortes durch Kohlenhydrat oder Fett „ersetzt" werden könnte, ist unmöglich.

Tabelle 30. (Nach DURIG)

	Tag	Stickstoffausscheidung in g
Hunger	1.—3.	7,1
	4.—6.	5,4
	7.—9.	4,4
	10.—12.	3,8
	13.—15.	4,3
Reine Kohlenhydratkost	16.—18.	2,5

Besondere Verhältnisse bestehen, wie gesagt, für den wachsenden Organismus mit seinem täglichen Eiweißansatz und ebenso für die Schwangerschaft. Dem wechselnden Eiweißbedarf des Kleinkindes wird durch die Menge und *spontan* wechselnde Zusammensetzung der allein „physiologischen" Nahrung, der *Muttermilch*, Rechnung getragen. Dies zeigt im Verlaufe einer normalen Lactation (nach PFAUNDLER und SCHLOSSMANN) die Tabelle 31.

Tabelle 31. *Zusammensetzung der Muttermilch*

	1.—12. Tag („Colostrum")	12.—30. Tag	2.—4. Monat
% Eiweiß	2,0—2,6	1,1—2,0	0,9—1,5
Gesamteiweiß je *Tag*		5—12 g	7—13,5 g

Wenn vorhergehend bestimmte Werte für das notwendige *Eiweißminimum* gegeben wurden, so bleibt zu ergänzen, daß die Höhe derselben weitgehend abhängen kann von der *Art* der gebotenen Eiweißstoffe. Der Organismus ist nämlich nicht imstande, bestimmte Aminosäuren selbst aufzubauen; sie müssen ihm regelmäßig und in genügender Menge in der Nahrung zugeführt werden. Nach ROSE sind diese *essentiellen Aminosäuren:* Histidin, Isoleucin, Leucin, Lysin, Methionin, Phenylalanin, Threonin, Tryptophan und Valin. Dazu kommen noch eine Reihe weiterer Aminosäuren, die sich z. B. im Wachstumsversuch an Ratten als nicht unentbehrlich erwiesen, die aber das Wachstum beschleunigen, die sog. *fakultativen Aminosäuren* wie Arginin, Cystin, Prolin, Serin, Tyrosin. Nur wenige erwiesen sich als entbehrlich, insofern als sie bei genügender Zufuhr der andern im Körper selbst synthetisiert werden können. Für den Menschen gilt ebenso wie für Pflanze und Tier das Gesetz des Minimums: Der am wenigsten zugeführte essentielle Stoff erweist sich als limitierender Faktor. Fehlt eine essentielle Aminosäure vollständig, so kommt es zum Verhungern, auch wenn alle anderen Stoffe in abundanten Mengen zugeführt werden. So sind Leimsubstanzen für die menschliche Ernährung ungeeignet, weil sie nicht alle essentiellen Aminosäuren enthalten. Durch Zugabe von

Tyrosin und Tryptophan läßt sich der Mangel ausgleichen; so lassen sich die Leimsubstanzen „aufwerten". Da pflanzliche Eiweiße eine andere Aminosäurenzusammensetzung haben als tierische, ist ihr *biologischer Wert* ein geringerer. Sie müssen in entsprechend höherer Menge zugeführt werden, um die notwendige Menge an essentiellen Aminosäuren zu erreichen. Man rechnet deshalb bei rein pflanzlicher Ernährung mit der Notwendigkeit einer rund doppelt so großen Eiweißzufuhr als bei tierischer. Als bestimmender Faktor des biologischen Wertes eines Eiweißes kann nach dem Gesagten der Gehalt an derjenigen Aminosäure gelten, die in der geringsten Konzentration in ihm enthalten ist. Von größter Bedeutung ist es deshalb, die Nahrung so zusammenzusetzen, daß sich die verschiedenen Eiweiße gegenseitig ergänzen. Im allgemeinen kann der biologische Wert der pflanzlichen Eiweiße durch gleichzeitige Zufuhr von tierischen erheblich gesteigert werden, so z.B. der der Kartoffel durch gleichzeitige Gabe von Milch. Daraus erhellt schon, daß eine gemischte Kost rationeller ist als eine vegetarische.

Tabelle 32. *Tagesmenge an Muttermilch*

Zeit	2. Woche	4. Woche	8. Woche	10. Woche	20. Woche
Menge in g	500	600	800	820	900

Nach dem Besprochenen kann man verschiedene Stufen des Eiweißminimums unterscheiden. Bestimmt man beim eiweißfrei, aber mit Fett und Kohlenhydrat ausreichend ernährten Organismus die Abnutzungsquote, so erhält man das *absolute Eiweißminimum* von etwa 13—17 g pro Tag. Führt man diese Eiweißmenge zu, so wird wegen der spezifisch-dynamischen Wirkung der Eiweißumsatz erhöht und ein N-Gleichgewicht kann nicht erreicht werden. Die Zufuhr muß also so weit gesteigert werden, bis ein N-Gleichgewicht eintritt (*physiologisches Eiweißminimum*, RUBNER). Es liegt je nach der biologischen Wertigkeit der zugeführten Eiweißkörper zwischen 30 und 40 g je Tag. Es kann keinem Zweifel unterliegen, daß es Menschen gibt, die damit auf die Dauer auszukommen vermögen, aber ebenso, daß viele erst bei höherer Eiweißzufuhr ihre volle Leistungsfähigkeit erlangen. Außerdem ist es immer gefährlich, an der Grenze eines Gleichgewichtes zu leben, da dieses durch akzidentelle Einflüsse verschoben werden kann. Man interessiert sich deshalb mehr für ein *Eiweißoptimum* und hat es zu etwa 70—80 g je Tag festgelegt, wobei die Hälfte als tierisches Eiweiß angenommen wird; allgemeiner ausgedrückt sollte die Kost etwa 15% Eiweiß enthalten. Der Schwerarbeiter würde dann auf etwa 120 g Eiweiß je Tag kommen.

Wenn oben darauf hingewiesen wurde, daß **Fett** aus Kohlenhydrat im Körper selbst aufgebaut werden kann, so darf daraus nicht geschlossen werden, daß Fett als solches in der Nahrung entbehrlich wäre. Es hat im Organismus 2 Aufgaben zu erfüllen: 1. unspezifische als Calorienträger und als Ausgangsmaterial für Biosynthesen und 2. spezifische als Träger von essentiellen Fettsäuren (Linol-, Linolen- und Arachidonsäure) und fettlöslichen Vitaminen. Das Optimum der Fettzufuhr liegt je nach Schwere der Arbeit etwas unter oder etwas über 1 g pro kg und Tag. Daß ein solches Optimum sich finden läßt, ist darauf zurückzuführen, daß bei zu geringer Fettzufuhr, vor allem bei Schwerarbeit, der Calorienbedarf nur schwer gedeckt werden kann. Durch seinen hohen Caloriengehalt hat das Fett auch den höchsten Sättigungswert. Die mögliche Nahrungszufuhr wird nicht begrenzt durch den Gehalt an Verdauungsfermenten oder die

Resorptionsfähigkeit der Darmschleimhaut, sondern durch die Kapazität des Magen-Darm-Kanals. Je größer der Fettgehalt, um so niedriger wird das Volumen, u. U. auch die Zahl der notwendigen Mahlzeiten. Auf der anderen Seite führt ein zu hoher Fettgehalt der Nahrung leicht zu Überernährung, damit auf die Dauer zu Übergewichtigkeit und Verkürzung der Lebenserwartung, oder zu einer zu großen Einschränkung der Eiweißzufuhr.

Bei den eben genannten essentiellen Fettsäuren, die der Organismus der höheren Tiere und des Menschen nicht selbst zu synthetisieren vermag, die ihm also unbedingt von außen zugeführt werden müssen, handelt es sich um mehrfach ungesättigte Fettsäuren. Der Organismus benötigt sie vor allen Dingen, um die hoch ungesättigten Fettsäuren der Phosphatide, die für die Zellen unentbehrlich sind, aufzubauen (Klenk).

Durch die technisch häufig vorgenommene Hydrierung können die ungesättigten Fettsäuren u. U. fast völlig in gesättigte übergeführt werden. Es hat sich zwar in Fütterungsversuchen kein Unterschied im Gedeihen erwachsener Versuchstiere nachweisen lassen, ob hydrierte oder nicht hydrierte Fette verwandt wurden. Der Bedarf an ungesättigten Fettsäuren scheint beim nichtwachsenden Organismus also absolut nicht sehr hoch zu sein. Da ein Leben am Rande eines Mangels aber immer Gefahren mit sich bringt, scheint es doch angebracht, immer dafür zu sorgen, daß ein gewisser Teil der Fettzufuhr aus Fetten mit mehrfach ungesättigten Fettsäuren besteht. Es scheint dabei gleichgültig zu sein, ob pflanzlichen oder tierischen Fetten der Vorzug gegeben wird, mit Ausnahme des Rapsöls, das verhältnismäßig schlecht resorbiert wird.

Tabelle 33

	Art der Arbeit		
	leicht	schwer	schwerst
Cal	2500	3500	4700
Eiweiß (g) . . .	60—80	80—100	90—100
Fett (g)	50—60	50—60	90—100
KH (g)	400—500	500—700	700—800

+0,8 Calcium, 12 mg Eisen, 5000 E Vitamin A, 1,3 mg B_1, 1,6 mg B_2, 12 mg Niacin, 75 mg Vitamin C.

Gewisse Formen der tierischen Arteriosklerose lassen sich durch bevorzugte Zufuhr von tierischen Fetten verstärken, durch erhöhte Zufuhr von ungesättigten Fettsäuren und der Vitamine A und E vermindern. Doch scheinen diese Formen mit der Arteriosklerose des Menschen nicht vergleichbar zu sein. Von klinischer Bedeutung ist auch der Befund, daß durch erhöhte Zufuhr von ungesättigten Fettsäuren bei Lipämie eine raschere „Klärung" des Blutes erreicht wird.

Tabelle 33 bringt einen Überblick über die als optimal betrachtete Verteilung des Nahrungsbedarfs auf Eiweiß, Fett und Kohlenhydrate bei Büroarbeit, bei Arbeitern und Schwerarbeitern, wobei Extreme nicht berücksichtigt sind.

2. Die Ausnutzung der Nahrungsmittel

Mit Ausnahme der Kohlenhydrate in Form von Zucker werden in den seltensten Fällen die 3 Nährstoffgruppen in chemisch reinem Zustande aufgenommen. Sie sind gemischt in den *Nahrungsmitteln* tierischer und pflanzlicher Herkunft enthalten. Durch chemische Analyse ist die Zusammensetzung der meisten gut bekannt. Es ist aber nicht angängig, aus den Zahlen der chemischen Nahrungsmittelanalyse die energetisch zureichende Nahrungsmenge, die zur Aufnahme des Eiweißminimums notwendige Dosierung u. dgl. berechnen zu wollen. Es ist die Aufgabe der *Verdauung*, aus den Nahrungsmitteln die Nahrungsstoffe in resorbierbarer Form herauszulösen. Das gelingt dem Organismus in vielen Fällen nicht. So ist es dem Menschen unmöglich, ein wichtiges Kohlenhydrat, das in großen Mengen in der pflanzlichen Kost vorkommt, die Cellulose, in eine solche Form zu bringen. Sie geht unverdaut ab. Ebensowenig gelingt es in vielen Fällen, aus den celluloseumschlossenen Pflanzenzellen die Zucker, Fette und Eiweißstoffe in Freiheit zu setzen. Den Pflanzenfressern kommt dabei eine celluloseabbauende Darmflora zu Hilfe, welche dem Menschen in den oberen Darmabschnitten fehlt. Aber auch nicht alle Eiweißstoffe und eiweißähnlichen Körper sind ohne weiteres im menschlichen Darm abbaufähig. Bei der Berechnung eines richtigen „Kostmaßes" ist dieses Unvermögen des Organismus entsprechend zu berücksichtigen. Durch die Aufnahme genau zusammengesetzter Probenahrung und chemischer Kontrolle der Darmausscheidungen läßt sich die Erschließbarkeit der einzelnen Nahrungsmittel durch die Verdauungsvorgänge ziemlich gut beurteilen. Die Ausnutzung der animalischen Nahrungsstoffe ist eine durchschnittlich bessere als die der vegetabilischen.

Eine gemischte Kost wird ihrem Energieinhalt nach zu rund 90% (Calorien) ausgenützt. Einzelne Bestandteile, insbesondere das pflanzliche Eiweiß, werden jedoch in viel geringerem Umfange tatsächlich resorbiert. Dieser Umstand ist besonders zu berücksichtigen für die Sicherstellung des „Eiweißminimums" (s. o.). Einen Überblick über die Zusammensetzung und die Ausnutzbarkeit der wichtigsten menschlichen Nahrungsmittel geben die Tabellen 34 und 35.

Auffallend ist der Unterschied in der Ausnutzbarkeit der Milch bei Kindern und beim Erwachsenen. Mitunter beobachtet man, daß beim Erwachsenen zunächst eine äußerst schlechte Ausnutzbarkeit besteht, die bei lang dauernder Verabfolgung von Milchkost immer mehr verbessert wird. Der Organismus ist offenbar in der Lage, in diesem Falle die zur Milchverdauung nötigen Fermente allmählich wieder zu produzieren. Die dauernde Aufnahme bestimmter Nahrungsmittel unter dem Zwange der Umweltverhältnisse ist von grundsätzlicher Bedeutung für das Verdauungsvermögen des Organismus. Es findet fraglos eine gewisse Anpassung statt. Die Mahlzeiten der Grönland-Eskimos mit ihren großen Fett- und Fleischmengen vermag der Magen-Darmtractus des zivilisierten Mitteleuropäers nicht zu bewältigen. Aber in geringem Umfange ist eine langsame Erwerbung dieser Fähigkeit durchaus möglich. Unmöglich aber bleibt dem Menschen die Ausnutzung der Cellulose der pflanzlichen, und gewisser Eiweißstoffe der tierischen Nahrungsmittel (Keratin, Elastin usw.).

Seit Urzeiten ist der Mensch bestrebt gewesen, die Ausnutzbarkeit der Nahrung durch künstliche Mittel zu steigern; durch mechanische Zerkleinerung (Mahlen von Körnerfrüchten zu Mehl), Hitzeeinwirkung (Backen und Kochen), sowie durch chemische Methoden, u. U. unter Ausnützung der Fermentwirkung von Mikroben (Gärung und Fäulnis). Daß auf diese Weise z.B. gerade der Wert der pflanzlichen Kost ungemein gesteigert wird, steht außer Frage (Zerstörung der einschließenden Cellulosemembran usw.). Andererseits ist nicht zu bezweifeln, daß namentlich durch die thermische Behandlung chemische Umwandlungen verschiedenster Art herbeigeführt werden können (Denaturierung von Eiweiß usw.). Sie brauchen die Nahrungsstoffe aber keineswegs zu entwerten, wenn gleichzeitig für entsprechende Zufuhr von Spuren bestimmter Zusatznährstoffe Sorge getragen wird („Vitamine", S. 242), welche allenfalls durch die Hitzebehandlung zerstört werden.

Die Frage der *Rohkost* ist, ebenso wie die der *vegetarischen Ernährung* und wie ganz allgemein die Frage der Ernährung überhaupt, bedauerlicherweise immer wieder Gegenstand von „Glaubensbewegungen". Der für die Ernährungsfragen eines auf engstem Raume zusammengedrängten Millionenvolkes verantwortliche Wissenschaftler muß, trotz der oft anzuerkennenden hohen ethischen Gesichtspunkte einzelner Vertreter solcher Bewegungen, in erster Linie die *praktische Durchführbarkeit* einer bestimmten Ernährungsweise in Übereinstimmung bringen mit ihrer Zuträglichkeit für die

Tabelle 34. *Tierische Nahrungsmittel*

	100 g des Lebensmittels enthalten g						Für den Menschen verwertbar	
	Eiweiß	Fett	Kohlenhydrate	Asche	Wasser	Wärmewert Cal	Eiweiß in g	Wärmewert Cal
Fleisch:								
Corned beef, fettreich	25	19	Spur	3,7	52	279	24	270
Corned beef, fettarm	22	5	Spur	17	55	137	20	125
Gänsefleisch, fett	14	44	Spur	0,7	41	466	13	445
Hühnerfleisch, fett	19	9	Spur	0,9	70	162	18	152
Kalbfleisch, fett	19	11	Spur	1,0	69	180	18	171
Kalbfleisch, mager	22	3	Spur	1,1	74	118	21	111
Rindfleisch, fett	19	25	Spur	0,9	55	310	18	300
Rindfleisch, mager	21	4	Spur	1,1	74	123	20	115
Schweinefleisch, fett	16	34	Spur	0,8	49	382	15	362
Schweinefleisch, mager	21	7	Spur	1,1	71	151	20	140
Schinken, ges. geräuchert und gekocht	25	36	Spur	10,5	28	437	24	420
Blutwurst, beste Sorte	14	32	Spur	2,7	51	355	12	330
Blutwurst, geringe Sorte	22	1	Spur	2,6	74	100	20	90
Mettwurst	19	41	Spur	4,8	35	459	17	430
Salamiwurst (Hartwurst)	28	48	Spur	6,7	17	560	26	530
Fische:								
Aal, frisch	12	28	—	0,9	58	309	9	225
Dorsch (Schellfisch, Kabeljau)	16	0,3	—	1,3	82	68	—	—
Nach Abzug von 50% Abfall	—	—	—	—	—	—	7	30
Hecht	18	0,4	—	1,2	80	77	—	—
Nach Abzug von 50% Abfall	—	—	—	—	—	—	8	35
Hering (Salzhering)	20	17	—	14	48	240	—	—
Nach Abzug von 30% Abfall	—	—	—	—	—	—	13	155
Eier und Milchprodukte:								
Eier, ohne Schale	14	11	0,6	0,9	74	162	13	150
Eiklar	13	0,3	0,7	0,6	86	59	12	50
Eigelb	16	31	0,5	1,2	51	356	15	340
Milch (Frauenmilch)	1—2	2—4	6—7	0,2—0,3	87—90	48—74	1—2	45—70
Kuhmilch, fettreich	3,4	3,4	4,7	0,75	88	65	3,1	63
Rahm (Kaffeesahne 10% Fett)	3,4	10	4	0,6	82	123	3,1	120
Buttermilch	3,4	0,5	4,7	0,7	91	38	3,0	33
Butter, ungesalzen	0,8	84,5	0,5	0,2	14,0	791	<1	785
Fett-Käse	26	30	(2,1)	4,6	37	394	24	375
Mager-Käse	38	2	(3,0)	4,4	52	186	35	167

Gesundheit des einzelnen und der Gesamtheit. Wenn in einem bestimmten Landgebiet die dort vorkommenden Vegetabilien für die direkte Ausnutzung im *menschlichen* Organismus unbrauchbar sind, so bedient man sich in allen Perioden der Menschheitsgeschichte der Nutzbarmachung im *tierischen* Organismus: Gras- und Blattgewächse der Steppengebiete oder weidenreicher Gebirgsländer ermöglichen über den Umweg der Milch und Milchprodukte oder des Tierfleisches die Ernährung von Millionen Menschen, die auf andere Weise in solchen Ländern dem Verhungern preisgegeben wären. In anderen Zonen der Erde wird dem Menschen die mühelosere direkte Ernährung mit hochwertigen Früchten zuteil usw. Neben der Frage der Beschaffbarkeit der einzelnen Nahrungsmittel ist vor allen Dingen maßgebend, wieviel Zeit und Kraft seines Lebens der einzelne dem Geschäft der Verdauung zu widmen vermag. Wie man aus der Tabelle 35 ersieht,

Tabelle 35. *Pflanzliche Nahrungsmittel*

	100 g des Lebensmittels enthalten in g							Für den Menschen verwertbar	
	Roh-faser	Ei-weiß	Fett	Kohlen-hydrate	Asche	Wasser	Wärme-wert Cal	Eiweiß in g	Wärmewert Cal
Brot und Mehlfrüchte:									
Helleres Roggenbrot	0,8	6,0	0,8	54	1,2	37	253	um 3	um 220
Kommiß-Brot	1,5	6,5	1,0	51	1,4	39	245	4	um 210
Roggen-Vollkornbrot	1,6	7,8	1,1	46	1,5	42	231	3—3,5	um 200
Weizen-Brötchen mit Magermilch	0,3	8,1	0,6	57	1,2	33	273	8—9	220—270
Haferflocken	1,4	14	6,7	65	1,9	11	386	12—13	360
Hirse, geschält	2,5	11,2	7,5	65	1,5	15	382	8,4	328
Mais im Mittel	2,2	9,9	4,4	69	1,3	13	364	8,2	346
Nudeln (Eiernudeln)	0,5	14	2,4	69	0,8	13	362	13	um 360
Reis (auch Bruchreis, Mehl)	0,5	8	0,5	77	0,8	13	354	6—6,5	320—345
Roggenmehl (70%ig)	0,4	6,9	1,1	76	0,8	14,5	350	4	310
Weizenmehl	0,2	11,8	1,5	71	0,6	14,5	354	10	305
Weizengrieß	0,2	11,5	0,7	76	0,5	11	365	8—9	um 300
Zwieback	0,3	7,5	2,0	73	2,6	14	350	8	330
Früchte:									
Äpfel, frisch	1,3	0,4	—	14	0,4	84	59	—	40
Äpfel, getrocknet	6,1	1	Spur	60	1,6	31	250	—	200
Apfelsinen, ohne Schale	0,5	0,8	—	14	0,5	84	60	0	26
Bananen, ohne Schale	0,8	1	—	23	0,9	74	98	0,4	93
Datteln, getrocknet	3,8	1,9	0,6	73,3	1,8	15,5	313	1,6	300
Erdbeeren	4,0	1	—	9	0,7	85	41	Spur	21
Erdnüsse, ohne Schalen	2,4	27,5	44,5	15,6	2,5	7,5	590	19,3	495
Feigen, getrocknet	7,0	3	Spur	61	2,5	26	280	3	262
Haselnüsse, lufttrockene Kerne	3,2	17	63	7	2,5	7	684	16	670
Pflaumen	0,5	0,8	—	17	0,5	81	73	Spur	40—50
Himbeeren	5,7	1	—	8	0,6	84	37	Spur	etwa 20
Gemüse, Rüben, Pilze:									
Blumenkohl	0,9	2,5	Spur	4	0,8	91	27	2	15
Grüne Bohnen	1,2	3	Spur	6	0,7	89	37	2	30
Champignon, frisch	0,8	5	(0,2)	3	0,8	90	34	3,6	28
Grünkohl	1,9	5	0,9	10	1,6	81	70	3	30
Gurke, ungeschält	0,4	0,6	Spur	1	0,5	97	7	—	—
Karotten	1,0	1,0	Spur	9	0,7	88	41	0,5	25
Kartoffeln, mittel	0,7	2,1	0,1	21	1,1	75	96	1,6	74
Kartoffelflocken	1,7	6,8	0,3	77	3,5	11	346	6	330—350
Kohlrabi	1,2	2,5	Spur	6	1,0	89	35	1	20
Kohlrüben	1,4	1	Spur	7	0,7	89	33	0,25—0,4	28
Radieschen	0,8	1	Spur	4	0,7	93	20	—	—
Schwarzwurzeln	2,3	1	Spur	15	1,0	80	66	1,5	40
Spargel, geschält	0,6	2	Spur	2	0,5	95	16	0,6	15
Spinat	0,5	2	Spur	2	1,9	93	16	1,6	15
Steinpilz, frisch	1	5	(0,4)	5	1,0	87	43	2,5	36
Tomaten	0,8	1	Spur	4	0,6	93	20	Spur	wenig
Leguminosen:									
Bohnen, Kerne	8,3	26	2	47	3	14	318	17	260
Erbsen, getrocknet	5,6	23	2	52	3	14	326	15—16	280—300
Linsen	3,9	26	2	53	3	12	343		
Sojabohnenmehl, entfettet	2,9	50	0,3	33	6	8	334	40	um 300
Sonstiges:									
Honig	—	0,3	—	80	0,3	19	300	—	um 300
Schokolade, 55% Zucker	1,8	7	22	65	1,7	2	500	5,2	450
Kakaopulver, schwach entölt	5,7	22	bis 28	33 u. mehr	5,3	6	bis 486	15	380—430
Mandeln, süß	3,6	21	53	14	2,3	6	636	20	620

würde man zur rein vegetarischen Rohkosternährung mit den in Deutschland für *alle Volkskreise* erschwinglichen Vegetabilien ungeheure Nahrungsmengen aufnehmen müssen, um die nötige Energiezufuhr und das Eiweißminimum sicherzustellen. Wie aus unserer Beschreibung des Blutkreislaufes hervorgeht, ist jede Steigerung der Magen-Darmfunktion eine schwere Allgemeinbelastung, die mit möglichster Einschränkung aller anderen Funktionen einhergeht. Die Müdigkeit und verminderte geistige und muskuläre Leistungsfähigkeit nach der Nahrungsaufnahme sind eine absolut physiologische Angelegenheit. Sie auf ein Minimum zu beschränken, gelingt durch Aufnahme leicht verdaulicher, möglichst energiereicher Kost, vor allem nichtvoluminöser Nahrung. Was das Eiweiß anlangt, ist außerdem nach unseren oben gemachten Angaben *möglichste Vielseitigkeit* der Zusammensetzung unbedingte Notwendigkeit, um dem Organismus alle Arten der Eiweißbausteine, die er selbst nicht herzustellen vermag, anzubieten. Durch Zusatz von Milch bzw. Milchprodukten und kleinen Mengen von Fisch und Fleisch zu einem vegetabilischen Grundstock der Ernährung ist diese Forderung ganz von selbst, ohne alle Ernährungstheorien, bei einem großen Teil der Menschheit zu allen Zeiten erfüllt worden. Wenn bei einem großen Anteil aller Erdbewohner dieser vegetabilische Grundstock der *Reis* ist, so ist hiermit eine Wahl getroffen worden, wie sie nach den wissenschaftlichen Forschungsergebnissen kaum besser hätte ausfallen können (s. Tabelle 35). In nicht ganz so idealem Maße erfüllen Roggen und Weizen in Form von Grütze und noch etwas weniger in Form von Brot die Aufgabe des Nahrungsgrundstockes. Recht gut geeignet ist der für die menschliche Ernährung leider viel zu wenig beachtete Hafer. Sehr ungünstig im Vergleich zu all den genannten Früchten verhält sich die Kartoffel und ganz besonders ungünstig die Steckrübe. Die letztgenannten Nahrungsmittel machen den Zusatz großer Mengen von Fett und Fleischprodukten nötig, wenn nicht durch allzugroßes Nahrungsvolumen die Leistungsfähigkeit des Menschen gemindert werden soll. Vegetabilische Rohkosternährung mit frischen Früchten, Haferflocken u. dgl. als Hauptenergielieferanten ist durchaus möglich, aber als *Volksernährung* für unsere deutschen Verhältnisse volkswirtschaftlich und landwirtschaftlich undurchführbar. Das letztere gilt aber auch schon für die rein vegetarische Nicht-Rohkosternährung.

3. Die Vitamine

Als Vitamine werden organische Stoffe bezeichnet, die in so kleinen Mengen benötigt werden, daß sie calorisch keine Rolle spielen, die aber für den Organismus unentbehrlich sind, weil sie nicht oder nicht ausreichend synthetisiert werden können. Dieser Vitaminbegriff wird in den Grenzgebieten häufig überschritten. So genügt in einigen Fällen die Zufuhr eines Provitamins, das im Organismus in das wirksame Vitamin umgewandelt werden kann. Zu einem Vitaminmangel wird es in solchen Fällen sowohl bei mangelnder Zufuhr von Provitamin kommen, wie auch bei fehlender Umwandlung in das Vitamin im Organismus (vgl. Vitamin D). Eine ganze Reihe von Vitaminen kann durch andere Stoffe ersetzt werden, bei anderen, wie etwa den B-Vitaminen, findet sich eine hohe Konstitutionsspezifität. In diesen Fällen macht eine geringe Veränderung der Konstitution das betreffende Vitamin nicht nur unwirksam, sondern es kann nach dem Massenwirkungsgesetz das wirksame Vitamin verdrängt werden und es tritt trotz Vitaminzufuhr ein Vitaminmangel ein. Man spricht dann von

Antivitaminen. Wir werden im folgenden Stoffe kennenlernen, die nur unter besonderen Bedingungen Vitamincharakter annehmen und in der Nahrung zugeführt werden müssen, da sie vom höheren Tier und vom Menschen synthetisiert werden können (z.B. Nicotinsäure bei Vorhandensein von Tryptophan, Cholin bei Vorhandensein von Methionin).

Von einer ganzen Reihe von Vitaminen, wie etwa den B-Vitaminen, ist bekannt, daß sie benötigt werden zum Aufbau von *Cofermenten*. Vitaminmangel führt damit zu Mangel an Fermenten, die für den Stoffwechselablauf notwendig sind. In diesen Fällen wird das Bild des Vitaminmangels auch auftreten, wenn z.B. bei Eiweißunterernährung das spezifische Trägerprotein, das Apoferment, nicht mehr ausreichend gebildet wird. Von anderen Vitaminen (z.B. C, D, E) ist der Wirkungsmechanismus noch weitgehend unbekannt. Sie scheinen nicht Bestandteil von Cofermenten zu sein; sie haben damit weniger allgemeine Funktionen in sämtlichen Zellen zu erfüllen, sondern werden anscheinend nur von bestimmten Organen zu ganz speziellen Funktionen benötigt. Da sie nicht an spezifische Proteine gebunden werden, ist ihre Strukturspezifität weit geringer, und es sind noch keine Antivitamine bekannt geworden.

Je nach ihrem Wirkungsmechanismus ist der *Bedarf* an einzelnen Vitaminen ein unterschiedlicher. Er hängt in manchen Fällen stark ab von der Art der zugeführten Nahrung (s. u., Vitamin B_1); aber auch von der Zufuhr an anderen Vitaminen; so kann u. U. eine gesteigerte Zufuhr des einen Vitamins den Bedarf an einem anderen erhöhen bzw. erniedrigen. In unseren Breiten ist ein völliges Fehlen eines Vitamins in der Nahrung, also eine *Avitaminose*, ausgesprochen selten; man findet sie nur, wenn die Gesamternährung unzureichend und gleichzeitig extrem einseitig ist. *Hypovitaminosen* treten dagegen auch bei uns häufiger ein. Dies ist besonders der Fall bei chronischen Infektionskrankheiten, bei welchen der Vitaminbedarf generell gesteigert ist, und bei Störungen der Resorption aus dem Darm. Da ein Mangel an bestimmten Vitaminen, besonders der B-Gruppe, eine Störung der Resorption aus dem Darm zur Folge hat, entwickelt sich dabei eine Art Circulus vitiosus: Die Resorptionsstörung führt zu Hypovitaminose und diese verstärkt ihrerseits die Resorptionsstörung und damit die Hypovitaminose. Hier wird eine parenterale Vitaminzufuhr notwendig.

Da die einzelnen Vitamine eine verschiedene *Resistenz* gegenüber Hitze und anderen Eingriffen bei der Nahrungszubereitung aufweisen, darf nicht aus dem Vitamingehalt der Nahrung, wie sie etwa in Tabelle 36 angegeben ist, ohne weiteres auf eine genügende Zufuhr geschlossen werden (Näheres s. unter Vitamin C).

Bei hoher Zufuhr entfalten die Vitamine neben ihren spezifischen physiologischen Wirkungen auch unspezifische *pharmakologische Effekte*, so daß sie in der Medizin auch ohne Vorliegen einer Hypovitaminose als Heilmittel verwandt werden. Hier ist zu berücksichtigen, daß es auch das Krankheitsbild der *Hypervitaminose* gibt (s. unter Vitamin A).

Für die Auffindung, Reinigung und schließlich die Konstitutionsaufklärung eines Vitamins hat sich die Auffindung eines *spezifischen Tests* als entscheidend erwiesen. Nicht jedes Vitamin hat nämlich für alle Tierarten Vitamincharakter. So ist z.B. das Meerschweinchen auf die Zufuhr von Vitamin C angewiesen, während die Ratte imstande ist, diese Substanz in ausreichender Menge selbst zu synthetisieren. In anderen Fällen ist der betreffende Organismus nicht auf die Zufuhr von außen angewiesen, weil das Vitamin durch seine *Darmbakterien synthetisiert* wird. So werden z.B.

beim Menschen eine Reihe von B-Vitaminen, nämlich Folsäure, B_{12} und Biotin, ferner das Vitamin K von Bakterien synthetisiert. Eine Hemmung oder Verschiebung der Darmflora kann in solchen Fällen bei unzureichender Vitaminzufuhr von außen zu den Symptomen des Vitaminmangels führen (ausführlich s. B_{12} und K).

Einen großen Fortschritt bedeutete die Entdeckung, daß auch Bakterien bestimmte Vitamine als *Wuchsstoffe* benötigen, so daß die Testmethoden stark vereinfacht werden konnten. Auf diese Weise sind eine Reihe von Stoffen gefunden worden, von denen bislang nur bekannt ist, daß sie für bestimmte Bakterien oder eine bestimmte Tierart Vitamincharakter haben, von denen aber vorläufig noch unentschieden ist, ob sie auch für den Menschen als Vitamine von Bedeutung sind. Man tut aber gut daran, von solchen Stoffen bis zum Beweis des Gegenteils anzunehmen, daß sie auch für den Menschen Vitamincharakter haben, da mit Sicherheit noch nicht alle für den Menschen notwendigen Vitamine bekannt sind und da es sich herausgestellt hat, daß in den allermeisten Fällen der Mensch zu denjenigen Lebewesen gehört, deren Fähigkeit zur ausreichenden Synthese von Stoffen, die bei irgendeiner Tierart Vitamincharakter aufweisen, recht gering ist.

Die zuerst gefundenen Vitamine wurden mit großen Buchstaben des Alphabets bezeichnet. Dieser Rahmen wurde gesprengt, als sich herausstellte, daß das ursprünglich als einheitlich angenommene Vitamin B aus zahlreichen verschiedenen Faktoren besteht. Obschon bei einer Avitaminose gewöhnlich ein Mangel an verschiedenen Vitaminen besteht, pflegt man die betreffende Erkrankung nach den hervorstechendsten Symptomen und dem hauptsächlich vorliegenden Mangel zu bezeichnen. So finden sich bei den Avitaminosen hauptsächlich folgende Symptome: A: Nachtblindheit und Verhornung von Epithelien; B_1: Nervenschädigung und Herzinsuffizienz; B_2: Störungen des Wachstums und Schleimhautschädigungen. Nicotinsäureamid, Pyridoxin und Pantothensäure, zu denen sich der weitere Hautfaktor Biotin gesellt, werden auch als Hautfaktoren (Pellagraschutzstoffe) zusammengefaßt, Folsäure und B_{12} als Blutregenerationsfaktoren. Als Hauptsymptom bei C-Mangel (meist kombiniert mit P-Mangel) findet sich Skorbut mit seinen Schleimhautblutungen, bei D-Mangel Rachitis, bei E-Mangel Sterilität, bei K-Mangel erhöhte Blutungsbereitschaft durch unzureichende Prothrombinbildung, bei P-Mangel erhöhte Capillarpermeabilität. Fast allen Avitaminosen gemeinsam ist eine gesteigerte Anfälligkeit für Infektionskrankheiten, so daß häufig früher verschiedene Avitaminosen für Infektionskrankheiten gehalten wurden.

Schon seit den ersten Anfängen der Vitaminära pflegt man die Vitamine auf Grund ihrer Löslichkeit in 2 Gruppen einzuteilen, in die *fettlöslichen* und die *wasserlöslichen*. Zu der ersten Gruppe gehören die Vitamine A, D, E und K, zu der zweiten die B-Vitamine Aneurin, Lactoflavin, Niacin, Pyridoxin, Pantothensäure, p-Aminobenzoesäure, Inosit, Cholin, Folsäure, Vitamin B_{12} und Biotin, dann die Vitamine C und P. Wir beginnen mit der Besprechung der wasserlöslichen Vitamine. Dabei beschränken wir uns hier auf einen kurzen Überblick unter Weglassung chemischer Einzelheiten. Hierzu vgl. LEHNARTZ, Chemische Physiologie.

Es ist zwar gelungen, Ratten durch Verfütterung einer synthetischen Nahrung, der die bisher bekannten Vitamine zugesetzt waren, lange Zeit gesund und am Leben zu erhalten. Doch handelt es sich hier um eine Haltung von Tieren unter besonderen Pflegebedingungen ohne größere Belastungen. Diese sind es jedoch, die den Bedarf an essentiellen Stoffen besonders erhöhen, so daß aus diesen Versuchen nur gefolgert werden darf, daß es heute offenbar gelingt, eine Minimalanforderung zu decken, nicht aber, daß alle Zusatzstoffe für eine optimale Ernährung bekannt sind.

Die Entdeckung, daß die Bakterien Vitamine als *Wuchsstoffe* benötigen, hat zu weitreichenden Konsequenzen für die Medizin geführt. Die dabei gefundenen Gesetzmäßigkeiten konnten auf weitere für die Zellen lebensnotwendige Stoffe ausgedehnt werden; man spricht dann allgemeiner von **essentiellen Metaboliten.** Man versteht darunter Stoffe, die im Zellstoffwechsel ganz bestimmte Funktionen zu erfüllen haben und für dessen geregelten Ablauf unentbehrlich sind. Vitamine sind also essentielle Metabolite, deren Synthese im Organismus nicht oder zu langsam erfolgt.

Um das Wachstum von Bakterien zu hemmen, geht die Bemühung dahin, **Antimetabolite** zu finden, die die essentiellen Metabolite von ihrem Wirkungsort verdrängen und so das Bakterienwachstum hemmen. Das erste Beispiel hierfür war die Entdeckung von Woods, daß die p-Aminobenzoesäure einen essentiellen Wuchsstoff für Bakterien darstellt und von dem strukturell ähnlichen Sulfanilamid, dem als erstes gefundenen Stoff der so wichtigen bakterienhemmenden Stoffe, die man als Sulfonamide zusammenfaßt, verdrängt werden kann. Damit war einmal die Lehre von den Antivitaminen auf eine neue Basis gestellt und wenigstens z.T. der Wirkungsmechanismus des Sulfanilamids aufgeklärt.

Man hat eine ganze Reihe von solchen Antivitaminen bzw. Antimetaboliten darstellen und sie in der Therapie der Infektionen ausnutzen können. Hier handelt es sich nicht um eine Abtötung von Bakterien wie mit Desinfektionsmitteln, sondern um eine Hemmung ihres Wachstums, so daß die Abwehrkräfte des Organismus ausreichen, die Infektion zu beherrschen. Bei den Antimetaboliten handelt es sich somit um Substanzen, die wesentliche Bausteine des Stoffwechsels in spezifischer Weise verdrängen und dadurch als Cytostatica wirken, d.h. Zellerneuerung und Zellwachstum hemmen. Antivitamine stellen nur eine Gruppe dieser Cytostatica dar. Bei ihrer Verwendung in der Therapie kann es deshalb leicht geschehen, daß nicht nur das Bakterienwachstum, sondern auch die Zellerneuerung des behandelten Organismus gehemmt wird, so daß die betreffende Substanz unbrauchbar wird. Auf der anderen Seite hat sich gezeigt, daß ungünstige Nebenwirkungen wichtiger Medikamente auf ihrer Antivitaminwirkung beruhen können. So ist z.B. das Isonicotinsäurehydrazid, das in der Behandlung der Tuberkulose Verwendung findet, ein Antagonist des Pyridoxalphosphats. Das unter der Behandlung auftretende Symptom des Vitaminmangels, eine Polyneuritis, läßt sich folgerichtig mit Pyridoxal bekämpfen (ohne daß die tuberkulostatische Wirkung vermindert wird).

Durch die Untersuchung der Antivitaminwirkung wurde die gegenseitige Konkurrenz baulich analoger Verbindungen bekannt, so daß eine große Reihe neuer Antimetabolite synthetisiert und in die Therapie eingeführt werden konnte. Die hier gewonnenen Erfahrungen wurden in der Folgezeit auf andere Gebiete übertragen. So konnte z.B. festgestellt werden, daß bei Ersatz von Methionin durch die entsprechende Äthylverbindung (Äthionin) der Einbau von Methionin in die Eiweißkörper verhindert werden kann, nachgewiesen durch Untersuchung der Einbaurate von S^{35}-markiertem Methionin. Die Verdrängung dieser essentiellen Aminosäure führt zu schweren Störungen des Eiweißstoffwechsels und damit zu Hemmung des Zellwachstums (Cytostase). Der Versuch, diese cytostatische Wirkung bei schnell wachsenden Geschwülsten beim Menschen therapeutisch auszunutzen, ist allerdings gescheitert, weil schon bei relativ geringen Dosen geistige Störungen auftraten. Es war dies jedoch ein Hinweis mehr, daß einerseits der Eiweißumsatz des Gehirns sehr hoch ist und daß andererseits gewissen Geisteskrankheiten Abwegigkeiten im Stoffwechsel der Nervenzellen zugrunde liegen.

a) Die B-Vitamine

Als B-Vitamine wird eine Gruppe wasserlöslicher, konstitutionsspezifischer Vitamine zusammengefaßt, die in der Natur häufig vergesellschaftet vorkommen. Eine reine Avitaminose, d.h. Fehlen eines einzelnen B-Vitamins ist deshalb relativ selten, häufiger wird es sich um Mischformen von verschiedenen Avitaminosen handeln. Die medizinische Diagnose stützt sich dann auf die jeweils hervorstechendsten Symptome. Unter diesen Symptomen sind am häufigsten vertreten solche von seiten des Nervensystems, von seiten der Haut und Schleimhäute einschließlich des Magen-Darmkanals und von seiten der Blutbildung. Ursprünglich unterteilte man in das hitzeempfindliche Vitamin B_1 und den relativ hitzestabilen B_2-Komplex. Es ist aber in den letzten Jahrzehnten gelungen, auch diesen Komplex in eine Reihe einzelner Vitamine aufzulösen. In Pathologie und Klinik spielen von diesen bislang die größte Rolle das Lactoflavin, die Nicotinsäure und das Vitamin B_{12}.

α) *Thiamin (B_1, Aneurin)*

Das Vitamin B_1 hat in der Entwicklung der Vitaminforschung eine besondere Rolle gespielt, weil bei seiner Entdeckung durch EIJKMAN zum erstenmal klar der Zusammenhang zwischen dem Fehlen eines Ernährungsfaktors und dem Auftreten einer bestimmten Erkrankung erkannt wurde, die vorher als Infektionskrankheit angesehen wurde, nämlich der Beriberi. Es handelt sich dabei um eine Erkrankung, die durch Nervenentzündungen und -degenerationen, Herzinsuffizienz, Störungen der Darmmotilität und der Resorption, in bestimmten Formen auch durch den Eintritt von Ödemen charakterisiert ist. Sie tritt auf bei einseitiger Ernährung mit poliertem Reis, während durch ebenso einseitige Ernährung mit unpoliertem Reis die Erkrankung verhindert, die schon ausgebrochene durch Reiskleie und Extrakten daraus geheilt werden kann. Für die Ermittlung des wirksamen Faktors war es von Bedeutung, daß bei Hühnern und Tauben rasch eine ähnliche Erkrankung eintritt, daß also ein brauchbarer Test vorlag, an dem die Wirksamkeit von einzelnen Fraktionen des Kleieextraktes geprüft werden konnte. Es muß allerdings hinzugefügt werden, daß nicht alle Symptome der Beriberi-Erkrankung des Menschen auf eine B_1-Avitaminose zurückgeführt werden können, sondern auch durch den gewöhnlich gleichzeitig vorliegenden Eiweißmangel ausgelöst sind.

Das Thiamin spielt als Bestandteil der *Cocarboxylase* (unter Veresterung mit Pyrophosphorsäure) im Stoffwechsel eine wichtige Rolle. Zwei wichtige oxydative Decarboxylierungen, nämlich sowohl der Abbau des Pyruvats zu aktivierter Essigsäure wie auch der Abbau des α-Ketoglutarats zu Succinat, werden deshalb bei Thiaminmangel gehemmt.

Es scheint jedoch hierzu eine Verbindung des Aneurinpyrophosphats mit einer 6,8-Dithionoctylsäure, der *Liponsäure*, zum sog. **Lipothiamid,** notwendig zu sein. Die Liponsäure wurde zwar als Bakterienwuchsstoff entdeckt, doch ist noch nicht bekannt, ob ihr auch beim Menschen Vitamincharakter zukommt, oder ob sie der Organismus selbst zu synthetisieren vermag. Die Liponsäure verbindet sich mit Schwermetallen (As, Hg), sowie mit Aldehyden und Ketonen zu einem stabilen (und damit unwirksamen) Ringsystem. Es ist möglich, daß die schwere Herzinsuffizienz, die sich bei chronischer Alkoholvergiftung (durch Acetaldehyd) und bei unkompensiertem Diabetes mellitus (durch Ketosäuren) entwickelt, auf einer solchen Ringbildung und dadurch Hemmung des Lipothiamids beruht.

In Silberfuchsfarmen ist schon seit längerer Zeit ein Krankheitsbild bekannt, das große Ähnlichkeit mit einer reinen Thiamin-Avitaminose hat, durch B_1-Verfütterung geheilt werden kann und das bei einseitiger Ernährung mit rohem Fisch auftritt. Es hat sich herausgestellt, daß der Fischdarm, besonders reichlich beim Karpfen, eine Substanz enthält, die Thiamin abbaut und die deshalb als **Thiaminase** bezeichnet wird. Sie kommt auch bei Säugetieren vor, und zwar im Herzen. Es ist denkbar, daß dieser Thiaminasegehalt des Herzens den Thiamin- (= Aneurin-) Bedarf steigert und daß dies der Grund ist für die relativ früh sich manifestierende Stoffwechselstörung im Herzen bei Mangel in der Aneurinzufuhr oder bei Blockierung der Liponsäure, obschon das Herz längst nicht so weitgehend von einer Energiegewinnung aus dem Kohlenhydratstoffwechsel abhängt wie das ZNS (s. S. 98). Über die physiologische Bedeutung der Thiaminase ist Näheres noch nicht bekannt.

Da das Thiamin Bestandteil der Cocarboxylase ist, muß es bei ihrem Fehlen zu schweren Störungen des Kohlenhydratabbaus kommen, der auf der Stufe der Brenztraubensäure stark gehemmt ist (PETERS). Da weiter die Nervenzellen im Gegensatz zu den meisten anderen Zellen des Organismus ihre Energie fast ausschließlich aus der Oxydation der Kohlenhydrate beziehen, muß Thiamin- (und Liponsäure-) Mangel zu einer Beeinträchtigung nervöser Funktionen führen.

Unabhängig von seiner Funktion als Bestandteil eines Coferments spielt das Thiamin weiter eine Rolle als Aktionssubstanz der Nerven

(v. MURALT, s. S. 441). Bei Erregung der Nerven wird es neben Acetylcholin in Freiheit gesetzt, ebenso im Herzen bei Reizung des Vagus. Es erhöht die Wirksamkeit des Acetylcholins durch Hemmung der Cholinesterase (s. S. 447).

Verständlicherweise steigt der Thiaminbedarf mit Erhöhung des Kohlenhydratanteils in der Nahrung, während er umgekehrt durch Fettzufuhr gesenkt wird. Bei einseitiger Kohlenhydraternährung (z.B. bei allgemeinem Hunger oder bei einseitigen Diätformen) oder bei Magen-Darmstörungen sind deshalb auch in unseren Breiten Hypovitaminosen bekannt geworden. Besonders bedeutungsvoll sind hier die Experimente von WILLIAMS u. Mitarb. mit ungenügender Thiaminzufuhr am Menschen. Als erstes stellten sich psychische Veränderungen ein wie Müdigkeit, Nachlassen der Merkfähigkeit, der Konzentrationsfähigkeit und des inneren Antriebs. Unter den körperlichen Symptomen fanden sich Appetitverlust, Gewichtsverlust, Herabsetzung der Magensaftsekretion, Schwäche der Wadenmuskulatur und Wadenkrämpfe. Sämtliche Symptome lassen sich rasch durch ausreichende Thiaminzufuhr beheben (Bedarf s. Tabelle 38, Gehalt der verschiedenen Nahrungsmittel an Thiamin s. Tabelle 36).

Es ist somit dafür Sorge zu tragen, daß stets bei steigender Kohlenhydratzufuhr eine entsprechende Steigerung der B_1-Verabfolgung gewährleistet ist, insbesondere wenn gleichzeitiger Fettmangel in der Kost oder gesteigerter B_1-Bedarf (Schwangerschaft, Wachstumsperiode, Fieber, Hyperthyreose usw.) oder schließlich verminderte Resorption (Magen-Darmstörungen) vorhanden sind. In Hungerzeiten wird bei uns der Kohlenhydratbedarf vorwiegend durch Kartoffeln gedeckt. Dabei ist zu berücksichtigen, daß ihr B_1-Gehalt relativ niedrig ist (Tabelle 36).

Aus diesem Grunde spielt nach wie vor die Frage der Ausmahlung des Mehles eine Rolle. Das Vollkornbrot, d.h. ein Brot aus stärker ausgemahlenem Mehl, weist einen höheren Vitamingehalt neben einem höheren Eiweißgehalt auf als feineres Brot. Auf der anderen Seite ist die Ausnutzbarkeit verschlechtert, der hohe Cellulosegehalt kann zu übermäßiger Gärung im Dickdarm führen, und außerdem kommt es zu Calciumverlusten. In Notzeiten wird immer wieder der Weg höherer Ausmahlung beschritten. Man sollte dann wenigstens eine Anreicherung des Mehles an Calcium vornehmen.

In normalen Zeiten erscheint es rationeller, das Mehl weniger auszumahlen, und über den Umweg der Verfütterung der Kleie hochwertige Nahrungsstoffe zu gewinnen; der Verlust an Calorien bei diesem Umweg wird reichlich aufgewogen durch den Gewinn an Qualität.

Es ist zu berücksichtigen, daß das Thiamin durch Erhitzung verhältnismäßig leicht zerstört wird. In der Brotrinde ist es deshalb nicht mehr enthalten. Ebenso ist es in Brotsorten, bei deren Backprozeß im Innern größere Hitzegrade auftreten, zerstört worden, wie im Pumpernickel, Knäckebrot und Zwieback.

β) Riboflavin (B_2, Lactoflavin)

Das Riboflavin kann nach der Resorption in allen Organen phosphoryliert und in die „gelben Fermente“ eingebaut werden, die bei der inneren Atmung eine wichtige Rolle spielen.

Der tägliche Bedarf des Menschen (Tabelle 38) kann in unseren Breiten leicht gedeckt werden, da es in fast sämtlichen tierischen und pflanzlichen

Tabelle 36. *Gehalt von Nahrungsmitteln an wasser-*
Alle Zahlen beziehen sich auf Milligramme

Nahrungsmittel	Aneurin	Lactoflavin	Niacin	Pyridoxin
Fleisch	0,1—0,23	0,2—0,38	4—5	0,4—0,8
Leber	0,38—0,52	1,6—3,7	10—25	0,6—2,5
Milch (Frau)	0,005—0,02	0,05—0,16	0,2—0,5	0,15
Milch (Kuh)	0,02—0,04	0,10—0,25	0,1—0,5	0,1—0,3
Ei	0,08—0,14	0,25—0,30	0,8	2,0
Weizen (Vollkorn) . .	0,5—1,0	0,18—0,25	3—8	0,4—0,7
Weizenkleie	0,5—1,0	0,6	25—40	2,5
Roggen (Vollkorn) . . .	0,24—0,42	0,15—0,20	1,3—2,7	
Mais (Vollkorn)	0,30—0,40	0,05—0,20	1,0—3,0	0,7—4,0
Hefe (Brauereihefe) . .	3,0—15,0	3,5—8,0	10—50	3,0—10,0
Erbsen (grün)	0,4—0,8	0,16—0,28	0,7—2,1	0,08—0,19
Bohnen (grün)	0,07—0,25	0,20—0,28	0,2—0,6	0,35—0,64
Sojabohnen	0,3—1,4	0,30—0,75	4—20	0,35—0,64
Spinat	0,06—0,22	0,16—0,36	0,4—1,7	0,5
Salat (Kopfsalat) . . .	0,05—0,1	0,05—0,15	0,2—0,3	0,2—0,3
Karotten	0,06—0,07	0,05—0,10	0,4—1,5	0,1—0,2
Kartoffel	0,09—0,18	0,03—0,04	1,2—1,3	0,2—0,6
Tomate	0,06—0,12	0,04—0,05	0,3—0,6	0,2—0,3
Kohlarten	0,10—0,20	0,05—0,1	0,1—0,4	0,1—0,3
Äpfel	0,001—0,04	0,004—0,02	0,09—0,5	0,05—0,2
Birnen	0,03—0,04	0,02—0,12	0,2—0,3	0,1—0,2
Zwetschgen	0,01—0,05	0,02—0,1		
Johannisbeere, rot . . .	0,06—0,1	0,01—0,02		
Johannisbeere, schwarz .	0,02—0,08	0,01—0,02		
Citrone				
Banane	0,05—0,16	0,05—0,075	0,3—0,6	0,3—0,5

Nahrungsmitteln vorkommt (Tabelle 36). Wie die meisten anderen B-Vitamine findet es sich besonders reichlich in der Hefe.

Da das Riboflavin als Bestandteil der „Atmungskette" in alle Stoffwechselbezirke eingreift, ist die rasche und dramatische Entwicklung eines tödlich endenden Krankheitsbildes bei völligem Fehlen bei einigen Species (Hund, Huhn) verständlich. Einige Stoffwechseländerungen treten früher ein als andere, so vor allem die des Eiweißstoffwechsels; es wird die Verwertung der Aminosäuren gestört, so daß die Proteinsynthese vermindert wird und eine hohe Aminosäurenausscheidung im Harn auftritt.

Nächst der Leber als Speicherorgan enthalten Hornhaut, Linse und Retina besonders viel Riboflavin. Man vermutet, daß es eine Lichtschutzwirkung ausübt, vor allem gegen kurzwelliges Licht, da es ein gelbgrünes Fluorescenzlicht aussendet. Man nimmt an, daß es somit blaues Licht in Licht einer Wellenlänge umwandle, für die das Auge wesentlich empfindlicher ist, so daß Schutzreflexe ausgelöst werden.

Weiter spielt ein Flavinenzym eine Rolle bei der fortlaufend unter Energieaufwand notwendigen Reduktion von Hämiglobin in Hämoglobin (s. S. 30).

Durch SEBRELL und BUTTLER wurde erstmals beim Menschen experimentell durch lactoflavinfreie Ernährung gezeigt, daß ein bisher nicht deutbares Krankheitsbild auf einer B_2-Hypovitaminose beruht. Es traten nach etwa 3 Monaten Fissuren an den Mundwinkeln auf, Rötung und Schwellung der Zunge, Einwachsen von Gefäßen in den Rand der Cornea, Brüchig- und Glanzloswerden der Nägel; dazu gesellte sich eine rasche Ermüdbarkeit bei geistiger und körperlicher Anstrengung. Seitdem sind Lactoflavinhypovitaminosen häufiger beobachtet worden, besonders in Nordamerika, seltener in Europa, während völlige Avitaminosen nicht beobachtet wurden. Hypovitaminosen treten vor allem auf bei Resorptionsstörungen durch Darmerkrankungen und bei bestimmten Leberkrankheiten, ferner werden sie dort häufiger beobachtet, wo die Ernährung weitgehend

löslichen Vitaminen. (Nach LANG und RANKE)
Vitamin in 100 g frischem Nahrungsmittel

Pantothensäure	Biotin	Inosit	Cholin	Pteroyl-glutaminsäure	Ascorbinsäure
0,6—2,0	0,002		100	0,01—0,03	0
4—6	0,15—0,2	100	600	0,04—0,1	15—30
0,25	0,0008			0,045	4—7
0,28—0,37	0,001—0,005	7	15	0,005	0,2—2,5
0,8—4,8	0,1		350		0
0,5—1,5			30	0,05—0,13	0—1,5
2—3					
1—2					Spur
0,3—0,8					Spur
12,0—25,0	2,0—7,5	80—160	0,2—1,2	0,2—1,2	0
0,38—1,0	0,0035		260	0,2—0,26	15—30
				0,5—0,9	5—15
1,2	0,054—0,061				20—45
0,12	0,007			0,26—0,30	30—80
				0,07—0,09	3—15
0,05—0,25	0,002—0,007			0,04—0,09	2—10
0,2—0,7	0,0006		100	0,1—0,15	6—35
0,1—0,4	0,004			0,12—0,14	10—24
0,1—1,4	0,002—0,07			0,14—0,50	10—70
0,0—0,06	0,001	1—4			1—27
0,03—0,3					3—6
0,03—0,3					3—10
					20—60
					100—400
					40—60
0,18	0,004—0,012				8—12

durch Konserven bestritten wird, da das Vitamin B_2 durch längeres Lagern zerstört wird.

Bei der jugendlichen Ratte tritt als auffälligstes Symptom des Lactoflavinmangels ein Wachstumsstillstand ein, weiter ähnliche Symptome, wie sie für den Menschen beschrieben wurden; bei länger dauernder Avitaminose kommt es schließlich zu Atrophie der Hoden, degenerativen Veränderungen in Schilddrüse und Nebennieren und schließlich auch im Nervensystem, die zu schweren Lähmungen führen. Bei Riboflavinmangel während der Trächtigkeit kommt es zu schweren Entwicklungsstörungen.

γ) Nicotinsäure und Nicotinsäureamid (Niacin, PP-Faktor)

Seit langem ist beim Menschen eine Krankheit bekannt, die besonders in den sich einseitig mit Mais ernährenden Gegenden auftritt und nach ihrem auffälligsten Symptom, einer Verdickung und dunklen Verfärbung der Haut im Nacken, am Unterarm und Handrücken, *Pellagra* genannt wurde. Gleichzeitig finden sich Rötung und Schwellung der Zunge, Durchfälle und Erbrechen. Besonders gefährlich sind die zentralnervösen Erscheinungen, da sie manchmal nur mit Defekt ausheilen: Ataxie und Psychosen.

ELVEHJEM u. a. konnten zeigen, daß es sich bei der Pellagra um eine Avitaminose handelt, wobei allerdings gleichzeitig eine Hypo- bzw. Avitaminose mehrerer Vitamine der B-Gruppe vorliegt, kombiniert mit Mangel an hochwertigem Eiweiß. Besonders hervorstechend ist jedoch dabei der Mangel an Nicotinsäure bzw. an deren Amid. Da beide gleich wirksam sind bei Verhütung und Therapie bestimmter Ausfallerscheinungen, wurden sie mit dem gemeinsamen Namen Niacin belegt.

Der Mensch vermag, wie viele Tiere, wenn auch nicht immer in ausreichendem Maße, Nicotinsäure aus Tryptophan zu bilden, wobei jedoch die Anwesenheit weiterer Vitamine der B-Gruppe (Riboflavin und Pyridoxin) unerläßlich ist. Die Nicotinsäure ist demnach ein essentieller Metabolit, der nur unter besonderen Bedingungen Vitamincharakter aufweist. Da die Umwandlung von Tryptophan in Nicotinsäure nur einen Nebenweg des Tryptophanstoffwechsels darstellt, die Ausbeute (wenigstens bei der Ratte) höchstens 10—15% des zugeführten Tryptophans beträgt, muß dieses in erheblichem Überschuß vorhanden sein. Die Nicotinsäure erhält somit dann Vitamincharakter, wenn das notwendige Ausgangsmaterial, das Tryptophan, in ungenügender Menge zugeführt wird, ferner dann, wenn der Bedarf erhöht ist. Das ist einmal in der Schwangerschaft der Fall, dann aber auch in allen Fällen, wo größere Abweichungen in der Aminosäurenzufuhr vom benötigten Gemisch auftreten. So erklärt sich, daß bei einseitiger Maisernährung ein Nicotinsäuremangel eintritt, obschon der Mais Nicotinsäure enthält: Der Mais ist ausgesprochen arm an den essentiellen Aminosäuren Tryptophan und Lysin, dagegen reich an Leucin. Bei Maisernährung wird also gleichzeitig das Angebot an Ausgangsmaterial vermindert und durch die starke Abweichung vom benötigten Aminosäurengemisch der Bedarf erhöht. Die früher übliche Annahme eines besonderen „toxischen“ Faktors im Mais ist deshalb nicht notwendig.

In Deutschland wurde eine Pellagra in ausgesprochener Form um 1946 in Holstein beobachtet bei ganz einseitiger (und gleichzeitig calorisch unzureichender) Ernährung mit getrockneten Erbsen, die gleichfalls tryptophanarm sind. Deshalb ist auch in Pellagragegenden diese Erkrankung ausgesprochen eine solche der „armen Leute“, für die hochwertiges Eiweiß zu teuer ist. Es ist dies ein deutliches Beispiel dafür, daß der Vitaminbedarf stark von der jeweiligen Ernährung abhängt und daß A- bzw. Hypovitaminosen besonders leicht eintreten bei einseitiger und gleichzeitig unzureichender Ernährung.

Nicotinsäureamid ist ein Bestandteil der beiden *Codehydrasen*, die eine so wichtige Rolle bei der inneren Atmung spielen. Bei der zentralen Bedeutung dieser Fermente wäre bei völligem Fehlen der Nicotinsäure ein rascher und vollständiger Zusammenbruch des Stoffwechsels zu erwarten. Daß dies bei Vitaminmangel nicht eintritt, beruht darauf, daß a) die Nicotinsäure im Organismus selbst gebildet werden kann und daß b) die Nahrung nie nicotinsäurefrei ist, daß also nie Avitaminosen, sondern nur mehr oder weniger schwere Hypovitaminosen eintreten mit den oben geschilderten Symptomen. (Über den Gehalt der einzelnen Nahrungsmittel an Niacin s. Tabelle 36, über den Bedarf s. Tabelle 38.)

δ) Pyridoxin (B_6, Adermin)

Es wurde schon erwähnt, daß Mensch und Tier die Aminosäure Tryptophan nur dann in Nicotinsäure umwandeln können, wenn in ausreichender Menge Pyridoxin aufgenommen wurde. Es wird so verständlich, daß eine Pellagra bei gleichzeitiger Zufuhr von Nicotinsäure und Pyridoxin oder hochwertigem Eiweiß und Pyridoxin rascher ausheilt. Da der Bedarf von 2—3 mg pro Tag bei üblicher Ernährung leicht gedeckt werden kann, ist erst in neuester Zeit unter besonderen Bedingungen das Krankheitsbild der schweren Pyridoxinhypovitaminose beim Menschen bekannt geworden, einmal bei Kindern, die mit einem Milchpräparat ernährt worden waren, dessen Pyridoxingehalt durch die technische Verarbeitung stark vermindert worden war, und andererseits bei Patienten, die mit Isonicotinsäurehydrazid behandelt worden waren, das neben seiner übrigen chemotherapeutischen Wirkung auch zu einer Blockierung des Pyridoxins führt. Zufuhr von Pyridoxin in größeren Dosen konnte diesen Effekt ohne Schwächung des gewünschten chemotherapeutischen (bei Tuberkulose) aufheben. Neben einigen nicht sehr spezifischen Erscheinungen wie Appetitlosigkeit, Übelkeit, Haut- und Bindehautentzündungen stehen Degeneration der Nervenscheiden und schließlich epileptische Krämpfe im Vordergrund des Krankheitsbildes.

Bei der Ratte tritt ein charakteristisches Krankheitsbild mit Ekzemen und Haarausfall ein (Akrodynie, Rattenpellagra), das durch Pyridoxinzufuhr geheilt werden kann.

Im tierischen Organismus kommt es fast ausschließlich in der wirksameren Form des Aldehyds (Pyridoxal) vor. Pyridoxin und auch Pyridoxamin können leicht in Pyridoxal umgewandelt werden. Man spricht deshalb auch von einer B_6-Gruppe. Das Phosphat des Pyridoxals stellt das Coferment der Transaminase, verschiedener Aminosäurendecarboxylasen und anderer Fermente dar. So wird verständlich, daß der Bedarf mit Zunahme des Eiweißgehalts in der Nahrung ansteigt. Interessanterweise hat sich herausgestellt, daß die Hauterscheinungen, die sich bei Mangel an ungesättigten Fettsäuren einstellen, gleich denjenigen bei Pyridoxinmangel sind und durch Pyridoxinzufuhr behoben werden können, während umgekehrt die Hauterscheinungen bei Pyridoxinmangel durch erhöhte Zufuhr ungesättigter Fettsäuren zum Verschwinden gebracht werden können. Es weist dies darauf hin, daß das Pyridoxin bei der Verwertung der essentiellen Fettsäuren eine Rolle spielt, doch ist der Mechanismus im einzelnen noch unbekannt.

Daß gerade zentralnervöse Erscheinungen im Vordergrund des hypovitaminotischen Bildes stehen, ist möglicherweise dadurch zu erklären, daß der Stoffwechsel der im Gehirn am reichlichsten vorkommenden Aminosäure, der Glutaminsäure, gestört ist, nämlich ihre Decarboxylierung.

ε) Pantothensäure

Bei B-Avitaminosen wie Beriberi und Pellagra scheint häufig auch noch der Mangel an Pantothensäure eine Rolle zu spielen, die, wie der Name sagt, allgemein verbreitet vorkommt und deshalb beim Menschen wohl niemals so unzureichend zugeführt wird, daß es zu einer vollständigen Avitaminose bzw. schweren Hypovitaminose und zur Ausbildung eines spezifischen Krankheitsbildes kommt. Das Erscheinungsbild bei experimentellem Pantothensäuremangel oder bei Gabe von Pantothensäure-Antagonisten wechselt stark bei verschiedenen Tierarten. Im Vordergrund der Erscheinungen stehen Wachstumsstörungen, Veränderungen des Haarkleids, Darmentzündungen und Störungen von seiten des Nervensystems, die rasch tödlich verlaufen können. Am empfindlichsten erweisen sich Küken (Hühnerpellagra). Auch beim Menschen sind ähnliche Erscheinungen unter Pantothensäure-Antagonisten zu beobachten, die bei rechtzeitiger Pantothensäure-Gabe im Überschuß rasch zurückgehen.

Pantothensäure ist Bestandteil des Coenzyms A, das im intermediären Stoffwechsel eine Schlüsselstellung einnimmt. So wird das rasch tödlich verlaufende Krankheitsbild bei völliger Blockierung der Pantothensäure verständlich.

ζ) Inosit

Inosit ist zwar schon lange als wichtiger Baustein der Zellen bekannt, doch blieb es offen, wieweit er vom Körper selbst synthetisiert werden kann, wieweit er in der Nahrung zugeführt werden muß. Die Beantwortung dieser Frage wurde dadurch erschwert, daß er von den Darmbakterien gebildet werden kann. Es scheint jedoch so zu sein, daß er unter besonderen Umständen nicht ausreichend synthetisiert werden kann, so daß der Organismus auf die Zufuhr aus dem Darm, durch Bakterientätigkeit, oder durch Zufuhr in der Nahrung, abhängig wird. WOOLLEY glückte der Nachweis, daß es sich um einen Faktor handelt, der bei Maus und Ratte sicher Vitaminnatur besitzt, und bei dessen Fehlen Wachstumsstörung, Haarausfall um die Augen und Leberverfettung unter bestimmten Diätformen auftritt. Beim Menschen ist die Vitaminnatur wahrscheinlich, aber noch nicht bewiesen.

Inosit ist ein Hexaoxycyclohexan. Theoretisch sind neun (cis-trans) Isomere denkbar, von denen nur der myo-Inosit wirksam ist (ältere Bezeichnungen meso- oder i-Inosit). Ein Inosit enthaltendes Fermentsystem ist bisher nicht bekannt geworden. Die Verhinderung der Leberverfettung bei bestimmten Diätformen (lipotrope Wirkung) scheint ähnlich, aber nicht gleich, wie bei dem unten zu besprechenden Cholin auf einer Phosphatidbildung und damit Verbesserung des Fettsäurenabtransports aus der Leber zu beruhen.

η) Cholin

BEST u. Mitarb. konnten nachweisen, daß auch Cholin als ein Vitamin zu betrachten ist, da es nicht unter allen Bedingungen ausreichend synthetisiert werden kann. Bei seinem Fehlen kommt es bei Hunden zu Leberverfettung und Nierenblutungen. Cholin spielt neben Methionin im Organismus eine wichtige Rolle als Methyldonator. Es fördert die Bildung der

Tabelle 37. *Gehalt von Nahrungsmitteln an fettlöslichen Vitaminen, bezogen auf je 100 g Frischsubstanz.* (Aus LANG und RANKE)

Nahrungsmittel	Vitamin A I E	Carotin mg	Vitamin E mg	Vitamin K mg
Fleisch	50—60	0	0,3—0,9	0,1—0,2
Leber	6000—140000		0,7—1,6	0,1—0,4
Milch (Frau)	200—300	0,02—0,03	0,5—1,8	0,004
Milch (Kuh)	200—300	0,02—0,04	0,03—0,1	0,0—0,03
Ei	400—600	0,16—0,2	0,5—1,5	0,1—0,2
Butter	800—4000	0,3—0,8	2—3	
Weizen (Vollkorn)	0	0,2—0,3	6,5—7,5	0—0,02
Weizen (Kleie)	0	0,4	15	0,01
Roggen (Vollkorn)	0		2,2—4,5	
Mais (Vollkorn)	0	0,1—0,4	1,3—10	0—0,04
Erbsen (grün)	0	0,14—0,17	4—6	0,28
Bohnen (grün)	0	0,14—0,22		
Sojabohnen	0	0,5—1	10—15	0,2—0,3
Spinat	0	2,5—8	0,2—6	0,04—3
Salat (Kopfsalat)	0	1—6	0,45—2,5	
Karotten	0	2—10	1,5—3	0,08
Kartoffel	0	0,03—0,06		0,08
Tomate	0	0,3—2,3		0,4—0,8
Kohlarten	0	0—8	2—3	0,08—3
Äpfel	0	0,05		
Birnen	0	0,08		
Zwetschgen	0	0,1—0,2		
Banane	0	0,2—0,3		

Phosphatide in der Leber, das ist die Transportform der Fette aus der Leber in die Organe. Deshalb kommt es bei seinem Fehlen zu Leberverfettung (CHAIKOFF). Der Bedarf des Menschen wird auf 1—3 g je Tag geschätzt, eine Menge, die bei durchschnittlicher Kost gedeckt wird. In der Therapie bestimmter Lebererkrankungen beim Menschen werden hohe, pharmakologische Dosen verwandt. Deshalb war hier die Untersuchung der Frage einer Hypervitaminose unerläßlich. Sie wurde dadurch erschwert, daß beim Hund schon verhältnismäßig geringe Mengen eine Anämie auslösen; das scheint jedoch beim Menschen nicht der Fall zu sein, so daß man annehmen darf, daß die giftigen Dosen immer noch das Vielfache der therapeutisch üblichen betragen.

ϑ) p-Aminobenzoesäure

Die p-Aminobenzoesäure (früher auch als H^1 bezeichnet) spielt eine wichtige Rolle als Wirkstoff von Bakterien, so auch der Darmbakterien, die als Lieferanten einer Reihe von Vitaminen bekannt sind. Bei der Ratte kann durch Zufuhr von p-Aminobenzoesäure das Ergrauen der Haare bei bestimmten Diätformen verhindert werden, nicht aber das Ergrauen der Haare beim Menschen. Ob sie auch für den Menschen die Rolle eines Vitamins spielt, ist noch nicht bekannt. Es ist anzunehmen, daß sie hier nur als Bestandteil der Folsäure (s. u.) eine Rolle spielt.

Wie in der Einleitung zu diesem Kapitel schon vermerkt, war die Entdeckung der p-Aminobenzoesäure als Wuchsstoff bestimmter Bakterien und des sehr ähnlich konstituierten Sulfanilamids als Verdrängungsstoff von großer Bedeutung für die Entwicklung der Lehre von den Antimetaboliten und für die Synthese zahlreicher therapeutisch wichtiger Bakterienhemmstoffe. Es ist nunmehr umgekehrt zu bedenken, daß die Darmbakterienflora, allein schon als Vitaminlieferant, aber auch noch aus anderen Gründen für den Menschen von großer Bedeutung ist und daß sie sich bei der Verwendung der verschiedenen Bakteriostatica stark verändert, so daß immer an eine gleichzeitige Zufuhr von ausreichenden B-Vitaminen zur Erhaltung der Darmflora gedacht werden muß.

ι) Biotin (Vitamin H)

M. BOAS beschrieb zuerst bei Ratten ein Krankheitsbild, das in schweren Hauterscheinungen und fortschreitenden Lähmungen besteht, wenn man die Tiere mit rohem Eiereiweiß füttert. Ein ähnliches Krankheitsbild wurde beim Menschen beschrieben bei exzessiver Zufuhr von rohen Eiern. Das Eiklar enthält ein Protein, Avidin, das sich mit einem unentbehrlichen Nahrungsfaktor, dem Biotin, zu einem nicht spaltbaren Komplex verbindet, so

Tabelle 38. *Vom National Research Council empfohlene Vitaminaufnahmen.* (Revision von 1948)

	A (IE)	B_1 (mg)	B_2 (mg)	Niacin (mg)	C (mg)	D (IE)
Mann, 70 kg:						
Büroarbeit	5000	1,2	1,8	12	75	
Arbeiter	5000	1,5	1,8	15	75	
Schwerarbeiter . . .	5000	1,8	1,8	18	75	
Frau 56 kg:						
Sitzend beschäftigt .	5000	1,0	1,5	10	70	
Arbeitend	5000	1,2	1,5	12	70	
Schwer arbeitend . .	5000	1,5	1,5	15	70	
In Gravidität . . .	6000	1,5	2,5	15	100	400
In Lactation	8000	1,5	3,0	15	150	400
Kinder bis zu 12 Jahren:						
Unter 1 Jahr	1500	0,4	0,6	4	30	400
1—3 Jahre.	2000	0,6	0,9	6	35	400
4—6 Jahre.	2500	0,8	1,2	8	50	400
7—9 Jahre.	3500	1,0	1,5	10	60	400
10—12 Jahre	4500	1,2	1,8	12	75	400
Kinder über 12 Jahre:						
Mädchen 13—15 Jahre	5000	1,3	2,0	13	80	400
Mädchen 16—20 Jahre	5000	1,2	1,8	12	80	400
Knaben 13—15 Jahre	5000	1,5	2,0	15	80	400
Knaben 16—20 Jahre	6000	1,7	2,5	17	100	400

daß das Vitamin nicht resorbiert werden kann. Da es beim Menschen von den Darmbakterien synthetisiert wird, ist er nur dann auf eine Zufuhr von außen angewiesen, wenn die Bakterientätigkeit gehemmt wird, z.B. durch die modernen Bakteriostatica wie Sulfonamide und Streptomycin.

Biotin katalysiert eine Reihe von Carboxylierungen bzw. Decarboxylierungen in den Zellen, wie etwa die Umwandlung von Brenztraubensäure in Oxalessigsäure oder Propionsäure in Bernsteinsäure, wobei noch nicht gesichert ist, wieweit es Bestandteil von Cofermenten ist oder in welcher Form sonst diese Katalyse geschieht.

ϰ) Folsäure (Pteroylglutaminsäure) und Vitamin B_{12}

Besonders durch die Untersuchungen BIERMERs konnte schon im letzten Jahrhundert unter den verschiedenen Formen der Blutarmut eine Form abgegrenzt werden, die durch die Ausschwemmung kernhaltiger Erythrocyten, durch die Größe und den Hämoglobinreichtum der Erythrocyten (makrocytäre, hyperchrome Anämie) und durch Degenerationserscheinungen im Zentralnervensystem charakterisiert ist. Da die nichttropische Form dieser Anämie früher regelmäßig tödlich verlief, wurde sie auch perniziöse Anämie genannt. Die wesentliche Störung besteht bei ihr darin, daß die Blutbildung auf früher Stufe im Knochenmark abwegig verläuft durch Bildung von großen Erythroblasten, sog. Megaloblasten, die verlangsamt zu Makrocyten ausreifen. Von entscheidender Bedeutung war die Entdeckung, daß Verabfolgung roher Leber die Anämie zur Abheilung und die zentralnervösen Erscheinungen zum Stillstand zu bringen vermag (MINOT und MURPHY). Bei dieser Anämieform besteht regelmäßig (durch Atrophie der Magenschleimhaut) eine histaminrefraktäre Achylie, d.h. ein Fehlen von Fermenten und HCl im Magensaft, wobei Histamininjektion keine Säurebildung auszulösen vermag (s. S. 281). CASTLE konnte weiter in seinen Untersuchungen zeigen, daß zur Bildung des wirksamen Leberstoffes 2 Faktoren notwendig sind, nämlich ein äußerer, durch die Nahrung zugeführter Faktor und ein zweiter, innerer, der mit der Funktion der

Magenschleimhaut in Zusammenhang gebracht wurde. Eine Anämie vom Perniciosatyp kann danach entstehen durch eine Avitaminose (tropische hyperchrome makrocytäre Anämie) oder durch eine Atrophie der Magenschleimhaut.

Eine Identifizierung des wirksamen Leberstoffes erwies sich jedoch trotz aller Mühen lange Zeit als unmöglich, da der als erstes notwendige Test nicht gefunden werden konnte. Eine Anämie vom Perniciosatyp ließ sich bei den Laboratoriumstieren nicht erzeugen und so war man darauf angewiesen, die Wirksamkeit von fortgesetzt weiter gereinigten Extrakten bei der Perniciosa des Menschen zu prüfen. Ein sprunghafter Fortschritt wurde erst erzielt, als die Wachstumsteste für Bakterien eingeführt wurden.

Durch Prüfung der Wirkung auf das Wachstum bestimmter Bakterien (wie Lactobacillus casei) und auf die Blutregeneration verschiedener Tiere wurde zunächst eine ganze Gruppe von Stoffen isoliert, deren wichtigster Vertreter Folsäure genannt wurde, weil zuerst die Isolierung aus grünen Blättern gelang. Es wurde bald erkannt, daß die Folsäure von den Darmbakterien synthetisiert werden kann; durch Hemmung der Darmflora mit Sulfonamiden gelang es, bei Affen und Hunden eine hyperchrome makrocytäre Anämie zu erzeugen, die durch Folsäuregabe wieder zur Abheilung gebracht werden konnte. Therapieversuche am Perniciosakranken ergaben aber, daß zwar die Anämie durch Folsäure weitgehend zu beeinflussen war, nicht aber das Fortschreiten der degenerativen Prozesse im Zentralnervensystem.

Bei der Folsäure handelt es sich um Pteroylglutaminsäure. Sie kommt in unseren Nahrungsmitteln (Blattgemüse, Fleisch, besonders Leber) meist in konjugierter Form als Pteroyl-tri- bzw. -heptaglutaminsäure vor. Der Organismus verfügt über eine Carboxypeptidase (Conjugase) zur Abspaltung der Glutaminsäurereste und damit zur Bildung der Pteroylglutaminsäure aus den Conjugaten. Neben dieser ganzen Gruppe von Folsäurederivaten wurde ein weiteres aus der Leber isoliert, das auf bestimmte Bakterien eine wesentlich stärkere Wachstumsförderung aufweist, das als Formyltetrahydrofolsäure erkannt und *Folinsäure* benannt wurde. Sowohl Leberschnitte wie Bakterien sind imstande, Folsäure in Folinsäure umzuwandeln. Es ist wahrscheinlich, daß nicht die Folsäure selbst, sondern ein Derivat der Tetrahydrofolsäure als Coferment in den Zellen benutzt wird.

Wahrscheinlich ist die Tetrahydrofolsäure Bestandteil eines Coferments, das an den Reaktionen der „aktivierten Ameisensäure" beteiligt ist („Coenzym F"), das die Freisetzung und Übertragung von C_1-Körpern wie Formylgruppen beherrscht, das also eine zentrale Stellung im intermediären Stoffwechsel einnimmt. Es spielt u.a. eine wesentliche Rolle bei der Synthese von Purinen bzw. Nucleinsäuren, von Porphyrinen (und damit auch des Hämoglobins), von Methionin und Cholin usw. Die Unentbehrlichkeit für die Synthese von Nucleinsäuren macht es verständlich, daß eine Zufuhr von Folsäureantagonisten die Zellteilung hemmt. Man versucht deshalb ihre Verwendung zur Hemmung pathologischen Wachstums bzw. abnormer Zellvermehrung (z.B. bei Geschwülsten, bei abnorm hoher Bildung von Leukocyten usw.).

Bei Folsäuremangel im Tierversuch kommt es vor allem zu Störung in der Bildung sämtlicher Blutzellen einschließlich der Thrombocyten und Lymphocyten, weiter zu schweren Schleimhautveränderungen in Mund, Zunge, Zahnfleisch, Tonsillen und Darm, die Durchfälle und Resorptionsstörungen zur Folge haben. Beim Menschen wird die Folsäure in so reichlichem Maße von den Darmbakterien gebildet, daß eine Zufuhr von außen nur bei starken Veränderungen dieser Flora notwendig ist.

Nachdem einmal durch die Untersuchungen der Folsäuregruppe der Weg gebahnt war, gelang verhältnismäßig rasch die Isolierung und Reindarstellung des *Antiperniciosafaktors*, des Vitamin B_{12}, und zwar wiederum durch Wachstumsversuche an Bakterien (SHORB, RICKES, SMITH u. a.). Zum Unterschied von der Folsäure vermag das Vitamin B_{12} bei der Perniciosa nicht nur die Anämie zu beheben, sondern auch die degenerativen Veränderungen im ZNS zum Stillstand zu bringen. Es handelt sich um eine kobalthaltige Substanz mit einem Molekulargewicht von 1360 *(Cyano-Cobalamin)*. Da es sich um eine rot gefärbte Substanz handelt, wird sie auch als *Erythrotin* bezeichnet. Sie ist sehr kompliziert zusammengesetzt. Ihr Aufbau konnte kürzlich festgestellt und durch Synthese bewiesen werden (TODD und HODGKIN). Es hat sich weiter herausgestellt, daß der CN'-Rest komplex an das Kobalt gebunden ist und durch eine Reihe anderer einwertiger Anionen ersetzt werden kann, so daß eine ganze Reihe von Cobalaminen vorliegt, die alle durch Behandlung mit Cyan in Cyano-Cobalamin übergeführt werden können.

Vor allem durch Therapieversuche mit Thymidin und Thymin ist man zu der Ansicht gelangt, daß Folsäure und B_{12} u. a. eine wichtige Rolle beim Aufbau von Nucleosiden spielen. Die Folsäure ist wesentlich für die Bildung des Thymins aus Uracil, wobei die Förderung der Übertragung einer Methylgruppe nur einen Sonderfall seiner allgemeinen Wirkung darstellt; B_{12} ist anschließend notwendig zur Bildung von Thymidin aus Thymin und Desoxyribose. Eine Gabe von Folsäure vermag deshalb eine perniziöse Anämie zu bessern, wenn auch nicht zu heilen, weil dadurch das Angebot an Thymin erhöht wird. Gleiches wird erreicht durch Gaben großer Dosen von Thymin per os. Doch ist der Wirkungsmechanismus des Cobalamins längst nicht so weitgehend geklärt wie der der Folsäure. Alle bisherigen Befunde sprechen dafür, daß es am Stoffwechsel des C_1-Fragments beteiligt ist und vor allem für die Bildung labiler Methylgruppen benötigt wird. Es sind jedoch noch keine Fermentsysteme bekannt, in denen Cobalamin als prosthetische Gruppe enthalten ist.

Der Eingriff in den Nucleotidstoffwechsel macht die Symptome bei der Perniciosa teilweise verständlich. Die beschränkte Fähigkeit zur Bildung von Ribo- und Desoxyribonucleinsäure muß sich besonders an den Zellen des Knochenmarks mit ihren hohen Mitoseraten auswirken, dann aber auch an den Zellen des Nervensystems, die zwar eine sehr geringe Mitoserate, aber einen hohen Eiweißstoffwechsel und damit einen hohen Umsatz der Ribonucleinsäure aufweisen.

Nach dieser Darstellung stellt das Vitamin B_{12} den „äußeren Faktor" nach CASTLE dar. Der „innere Faktor", der u. a. von der Magenschleimhaut produziert wird und dessen Fehlen in unseren Breiten zur Entstehung der Perniciosa Veranlassung gibt, ist ein Mucoproteid, das offenbar für die Resorption des „äußeren Faktors" notwendig ist. Worin seine Wirkung besteht, ist jedoch noch nicht geklärt. Es ist denkbar, daß sich beide Faktoren so verbinden, daß sie durch die Darmbakterien und Darmfermente unangreifbar werden und trotzdem resorptionsfähig sind.

Bei bestimmten Formen von Achylie wird möglicherweise dieses Proteid nicht gebildet und die Resorption des B_{12} ist schwer beeinträchtigt, so daß es zur Avitaminose, d.h. zur perniziösen Anämie kommt. Diese Hypothese könnte erklären, warum nicht jede Achylie zu einer Perniciosa führt und warum umgekehrt bei jeder Perniciosa eine Achylie vorliegt.

Ein „innerer Faktor" ist jedoch offenbar auch notwendig für die Wirkung des „äußeren Faktors", des Vitamin B_{12}, auf das Knochenmark selbst. Es ist seit einigen Jahren möglich, aus Knochenmarkspunktaten von Perniciosakranken durch fortgesetzte Umpflanzung reine Megaloblastenkulturen zu erzielen. Es entstehen aus ihnen nur Megaloblasten und einige Makrocyten, aber keine Normoblasten oder Normocyten. Zusatz von B_{12} zur Kultur ist wirkungslos, Zusatz von B_{12} mit Extrakten aus Magenschleimhaut führt aber sofort zu einer Umwandlung in die normalen Formen. Gleiches erreicht man auch, wenn man das Serum von Perniciosakranken zusetzt, die mit B_{12} behandelt worden sind (LAITHA). Man muß danach annehmen, daß der eigentliche hämopoetische Faktor tatsächlich aus zwei Komponenten besteht, von denen B_{12} nur den einen darstellt; der zweite kann aber wahrscheinlich nicht nur in der Magenschleimhaut gebildet werden. Beim Perniciosakranken versagt offenbar nur die Bildung in der atrophischen Magenschleimhaut, so daß das Vitamin B_{12} nicht resorbiert wird. Wird B_{12} aber unter Umgehung des Magen-Darmkanals in die Blutbahn gegeben, dann kann es auch bei ihm zusammen mit dem „inneren Faktor" aus anderen Organen den hämopoetischen Faktor bilden und so zur vollen Wirkung gelangen.

Das B_{12} wird also mit Hilfe des inneren Faktors resorbiert, wobei die resorbierte Menge zunächst mit der Konzentration im Darm ansteigt, aber ein bestimmtes Maximum nicht überschreitet. Es scheint also ein Transfermechanismus durch die Darmwand vorzuliegen, der leicht erschöpfbar ist. Der Transport im Blut erfolgt durch Bindung an die α- und β-Globuline (also nicht mehr an den „inneren Faktor"). Es wird dann in der Leber gespeichert, und zwar durch eine sehr lockere Bindung an Eiweiß.

Das vom Menschen benötigte Vitamin B_{12} wird zum großen Teil von den Darmbakterien gebildet. Die zusätzliche Aufnahme von außen geschieht fast ausschließlich durch Lebensmittel tierischer Herkunft (Fleisch, Milch, Eier). Vegetarier strengster Observanz, die alle Lebensmittel tierischer Herkunft meiden, weisen entsprechend häufig erniedrigte B_{12}-Werte im Serum und Symptome einer B_{12}-Hypovitaminose auf (Paraesthesien, Veränderungen der Zungenschleimhaut usw.), die sofort auf B_{12}-Zufuhr ansprechen. Der tägliche Bedarf scheint bei etwa 2 γ zu liegen; überhaupt handelt es sich um eine hochwirksame Substanz. So genügt bei einer bestimmten Alge schon die Zufuhr einer Konzentration von 10^{-15} g/ml zur Wachstumsanregung, entsprechend etwa 5000 Molekülen pro Algenzelle.

b) Vitamin C (Ascorbinsäure)

Als Mangelkrankheit längst bekannt aus der Geschichte der Seefahrt und der Forschungsreisen ist der *Skorbut*, der nach allen Beschreibungen immer dann auftritt, wenn über längere Zeit die Nahrung frei von frischen pflanzlichen Bestandteilen ist. Im Mittelpunkt des Krankheitsbildes stehen Blutungen in die Schleimhaut des Mundes (namentlich um die Zähne) und des Darmes, in die Haut, Gelenke und Muskeln. Auch Hämaturie wird bisweilen beobachtet. Sekundär kommt es zu schweren Anämien, zu Infektionen der blutenden Mundschleimhaut und herabgesetzter Resistenz des Gesamtorganismus gegen Krankheitserreger. Bei Kind und Jungtier findet sich gleichzeitig eine Störung der Tätigkeit von Osteoblasten und Odontoblasten, so daß an den Bildungszonen des Knochens ein Substanzschwund eintritt und Knochenbrüchigkeit auftritt; ebenso ist die Zahnbildung gestört.

Durch geringe Mengen von frischem Zitronen- oder Apfelsinensaft, durch grünen Kopfsalat, Zwiebeln, Spinat, Karotten u. dgl. läßt sich in kurzer Zeit die schwere Erkrankung beseitigen bzw. überhaupt verhüten. Eine Aufklärung des wirksamen Bestandteils in diesen Nahrungsmitteln machte deshalb zunächst Schwierigkeiten, weil das Vitamin C für die meisten Laboratoriumstiere (Ratte, Kaninchen, Katze, Hund usw.) zwar einen essentiellen Metaboliten darstellt, den sie jedoch selbst herstellen können, der also nicht Vitaminnatur trägt. HOLST und FRÖHLICH ist es jedoch gelungen, das Krankheitsbild beim Meerschweinchen experimentell auszulösen, so daß ein Test zur Verfügung stand. SZENT-GYÖRGYI konnte als erster aus Zitronen und Nebennieren eine fast völlig reine Substanz mit Schutz- und Heilwirkung gewinnen, die er als „Hexuronsäure" bezeichnete. Kurze Zeit später gelang MICHEEL und KRAFT die Konstitutionsaufklärung der *Ascorbinsäure*, und REICHSTEIN und gleichzeitig HAWORTH die Synthese.

Die Ascorbinsäure spielt eine entscheidende Rolle in der Bildung der intercellulären Substanzen. Deshalb ist im Ascorbinsäuremangel die Wundheilung, d.h. die Narbenbildung verzögert und verschlechtert, deshalb treten dann wahrscheinlich auch Blutaustritte aus den Capillaren auf (siehe aber auch unter Vitamin P).

Es ist aber noch weitgehend ungeklärt, an welchem Punkt im chemischen Geschehen die Ascorbinsäure eingreift. Die viel diskutierte Funktion als Wasserstoffüberträger ist für den tierischen Organismus unwahrscheinlich. Darauf weist auch der Umstand hin, daß die innere Atmung skorbutischer Gewebe nicht herabgesetzt ist. Neuere Untersuchungen haben es wahrscheinlich gemacht, daß die Ascorbinsäure in den Stoffwechsel der aromatischen Aminosäuren eingreift und daß sie Phosphatasen und Esterasen zu aktivieren vermag. Sie wird auch mit der Hormonbildung in innersekretorischen Organen in Zusammenhang gebracht, da man sie besonders stark in Nebennierenrinde, Hypophyse und Corpus luteum gespeichert findet. Sie vermag ferner Adrenalin vor der Oxydation weitgehend zu schützen.

Am besten gestützt ist die Annahme, daß die Ascorbinsäure vor allem in den Abbau der aromatischen Aminosäuren eingreift. Belastet man nämlich damit skorbutisch gemachte Meerschweinchen, dann scheiden sie diese als nur unvollständig oxydierte Produkte aus; Zufuhr von Ascorbinsäure bringt diese Ausscheidungsprodukte sofort zum Verschwinden. In ähnlicher Weise reagiert das Frühgeborene, das mit einem noch zu kleinen Vitamin-Depot zur Welt kommt und in der Milch eine zu geringe C-Quelle zur Verfügung hat. Es ist allerdings fraglich, ob es sich um eine direkte oder indirekte Wirkung der Ascorbinsäure handelt.

Es hat sich herausgestellt, daß Fibroblastenkulturen bei Fehlen von Ascorbinsäure kein Kollagen bilden, ebensowenig wie skorbutische Tiere. Es ist denkbar, daß sie hier als Muttersubstanz zum weiteren Aufbau benötigt wird. So wäre ihre Bedeutung zur normalen Funktion des Mesenchyms zu erklären.

Untersuchungen an durchströmten Nebennieren haben gezeigt, daß ein Zusatz von Ascorbinsäure die Synthese der Corticoide steigert. Mit Hilfe von C^{14}-markiertem Cholesterin konnte gezeigt werden, daß seine Umwandlung in Progesteron, das Hormon des Corpus luteum und die Muttersubstanz der Nebennierenrindenhormone, durch Ascorbinsäurezusatz vermehrt wird. Der Mechanismus dieser Wirkungen ist im einzelnen noch nicht aufgeklärt, doch erklären die Befunde die Tatsache einer verminderten Resistenz skorbutischer Tiere gegenüber schweren Belastungen (z.B. Kälte, Sauerstoffmangel usw.), bei welcher eine erhöhte Ausschüttung von Nebennierenrindenhormonen notwendig ist (s. S. 386).

Die Ascorbinsäure hat somit offenbar eine ganze Reihe spezifischer Funktionen zu erfüllen, wobei es allerdings noch nicht gelungen ist, einen gemeinsamen Nenner für diese Funktionen zu finden. Jedenfalls ist sie bis jetzt noch nicht als Bestandteil eines spezifischen Fermentes festgestellt worden.

Die Angaben über den *Bedarf* des Menschen an Ascorbinsäure schwanken in weiten Grenzen. Man darf annehmen, daß eine tägliche Zufuhr von 10 mg genügt, um das Auftreten eines Skorbuts zu verhüten. Wahrscheinlich liegt aber die optimale Dosis höher. Eine Festlegung dieser Dosis wäre besonders wichtig, da die Verhütung einer Hypovitaminose vor allem wegen der mit ihr verbundenen Resistenzminderung gegen Infektionen von Bedeutung, ihre Diagnose aber wegen der unspezifischen Symptome sehr schwer zu stellen ist. Man hat deshalb diejenige Menge an Ascorbinsäure bestimmt, die den Organismus „sättigt", d.h. bei der es zu einer Ascorbinsäureausscheidung im Urin kommt. Man gelangte so zu der hohen Zahl von 75 mg je Tag, wie sie in Tabelle 38 angegeben ist. Es ist aber wahrscheinlich, daß diese Gabe das notwendige Maß schon erheblich übersteigt, da dazu eine Überschreitung der tubulären Rückresorptionskapazität für Vitamin C notwendig ist (vgl. S. 319). Soviel dürfte aber feststehen, daß das Vitamin C dasjenige unter den Vitaminen ist, dessen Bedarf wir bei unserer gewohnten Ernährung am schwierigsten decken können, vor allem in den Frühjahrsmonaten. Etwa 50% unseres Bedarfes decken wir durch den Verzehr von Kartoffeln. Deren Gehalt an Vitamin C nimmt aber während der Lagerung ab. Weiter ist zu berücksichtigen, daß die Ascorbinsäure bei längerem Kochen zerstört wird (Kochkiste), daß sie bei der

Aufbewahrung geschälter Kartoffeln in Wasser, wie das in Großbetrieben üblich ist, in das Wasser übergeht und mit diesem weggeschüttet wird, und daß sie schließlich dann beim Kochen rasch zerstört wird, wenn die Kochkessel Spuren von Cu enthalten. So wird die Lagerung, Konservierung und Zubereitung der Speisen vor allem in Großbetrieben (Krankenhäuser, Werksküchen) zu einem wichtigen Problem. In den meisten Pflanzen, so vor allem im Blumenkohl, aber auch in der Milch, kommen Schutzstoffe vor, die das Vitamin vor der Zerstörung schützen, deren chemische Zusammensetzung aber noch unbekannt ist. Im durchschnittlichen Privathaushalt können wir damit rechnen, daß der C-Bedarf gedeckt wird, sofern reichlich Obst und frisches Gemüse verwandt wird; das ist aber gewöhnlich nicht der Fall, wenn eine unzureichende Ernährung vorliegt. (Über den Gehalt der verschiedenen Nahrungsmittel an Ascorbinsäure s. Tabelle 35.)

c) Vitamin P

Die erhöhte Blutungsbereitschaft bei Skorbut ist z.T. dem gleichzeitigen Fehlen von Vitamin P zuzuschreiben. Es ist dies wieder ein Beispiel dafür, daß die klinisch bekannten Avitaminosen meist nicht nur ein, sondern mehrere Vitamine betreffen.

Szent-Györgyi konnte nachweisen, daß Zitronensaft oder Paprika eine bessere Heilwirkung bei Skorbut aufweisen als Ascorbinsäure, vor allem die Capillarresistenz rascher normalisieren. Er nannte diesen in den Zitronen enthaltenen Faktor Citrin. Nach neueren Untersuchungen wird angenommen, daß es sich dabei um das Rutin handelt, das eine ausgesprochene capillardichtende Wirkung aufweist. So genügt z.B. sein Zusatz zu einer Ringerlösung, um deren Verweildauer in der Blutbahn erheblich zu verlängern. Das Rutin hat deshalb in der Medizin eine breite Verwendung gefunden. Es ist aber noch nicht gesichert, ob es sich tatsächlich um „das Permeabilitätsvitamin" handelt.

Von ähnlicher, jedoch geringerer Wirkung sind Hesperidin und Apigenin, die mit dem Rutin den Kern des Flavons gemeinsam haben, und eine Reihe weiterer Substanzen, deren Konstitution noch nicht aufgeklärt ist, deren Vitaminnatur aber ebenso umstritten ist.

d) Vitamin A (Axerophthol)

Versuche, welche darin bestanden, Tiere ausschließlich mit Kohlenhydrat und Eiweiß in reinster Form (Hopkins, Bunge) oder aber mit ätherextrahiertem Futter (Stepp) am Leben zu erhalten, gaben eindringliche Hinweise auf das Vorhandensein lebensnotwendiger *fettlöslicher* Zusatznährstoffe. Nicht der Fettmangel als solcher war die Ursache für den Wachstumsstillstand und die allgemeine Hinfälligkeit der jungen Versuchstiere, denn die Zugabe von Schweinefett oder reinstem Olivenöl u. dgl. vermochten nicht die Heilung zu bringen. Das Fehlen von Spuren bestimmter fettlöslicher Stoffe in bestimmten Naturfetten allein war für die beobachtete Mangelerscheinung verantwortlich. Es handelt sich um die *„fettlöslichen" Vitamine A, D, E und K.*

Das Fehlen des Vitamins A in der Nahrung führt bei Versuchstieren zu Wachstumsstillstand, zum Stillstand des Genitalcyclus bei weiblichen Tieren, zu eigentümlichen degenerativen Veränderungen der Schleimhäute mit Verhornung (Vagina, Auge, Darm, Blase), zu Störung in der Bildung von Knochen und Zähnen und zu einer allgemeinen Resistenzminderung gegen Infektionen. Auch beim Menschen kamen diese Symptome in Hungergebieten hier und da zur Beobachtung. Neben dem Eintreten von „Nachtblindheit" (s. S. 715) wurden — namentlich bei Kindern — schwere degenerative Prozesse an Cornea und Conjunctiva des Auges, verbunden mit Austrocknung durch Versiegen der Tränensekretion festgestellt (Xerophthalmie, daher „antixerophthalmisches" Vitamin oder Epithelschutzvitamin).

Wie aus Tabelle 37 hervorgeht, findet sich in pflanzlichen Nahrungsmitteln kein Vitamin A, wohl aber in tierischen, und hier besonders in der Leber. Es ist dies verständlich, da die Leber das Speicherungsorgan für Vitamin A darstellt. Eine wichtige Quelle zu therapeutischen Zwecken stellt deshalb der Lebertran dar. Auch bei völligem Fehlen einer Zufuhr des Vitamins braucht es noch nicht zu Mangelerscheinungen zu kommen, da der Organismus imstande ist, das Vitamin aus Vorstufen (Provitaminen) selbst zu bilden.

Als solche Provitamine kommen die verschiedenen Carotine in Frage, wobei aus einem Molekül β-Carotin 2 Moleküle Vitamin A, aus α- und γ-Carotin je ein Molekül Vitamin A gebildet werden können, meist jedoch nicht mit voller Ausbeute (v. EULER, KARRER). Die Vitamin A-Wirkung verschiedener Nahrungsmittel wird an der Gewichtszunahme avitaminotischer Tiere getestet. Die Wirkung von 0,6 γ (millionstel Gramm) β-Carotin wird dabei als eine internationale Einheit gesetzt. Die Umwandlung des Provitamins in das Vitamin erfolgt schon in der Darmschleimhaut; anschließend kommt es zur Speicherung in der Leber. Man kann damit rechnen, daß der Vorrat in der Leber nach normaler gemischter Kost beim gesunden Menschen für ein Jahr ausreicht.

Die Resorption der Carotine aus dem Darm ist im allgemeinen sehr mangelhaft (aus rohen Karotten z.B. nur zu 2—15% je nachdem, wie fein sie zerrieben wurden, aus gekochten 4—60%). Ihre Resorption, wie auch die des Vitamin A, wird durch Galle und durch gleichzeitige Gabe von Fetten stark verbessert.

Wie aus Tabelle 37 weiter hervorgeht, ist die Butter (wie auch andere tierische Fette) eine gute Quelle sowohl für das Vitamin wie für die Provitamine, wobei der Gehalt allerdings stark nach der Art der Fütterung schwankt und wesentlich höher ist bei Grün- als bei Heufütterung. Da es bei der Margarineherstellung zerstört wird, wird diese heute meist künstlich vitaminisiert.

Der tägliche Bedarf wird auf 2500 iE geschätzt. Bei der höheren Zahl in Tabelle 38 ist berücksichtigt, daß wir in der Nahrung ein Gemisch von Vitamin und Provitaminen aufnehmen, wobei die Ausnutzung des Nahrungscarotins meist recht mangelhaft ist.

Vitamin A entfaltet im Organismus eine Reihe von Wirkungen, die z.T. voneinander unabhängig sind. Es spielt einerseits eine wesentliche Rolle als Baustein des Sehpurpurs (s. u.) und andererseits offenbar im Eiweißstoffwechsel. Dies schließt man einmal aus den schweren Veränderungen der Epithelzellen von Haut und Schleimhäuten, die bei seinem Fehlen eintreten, und die bei Insekten, deren Integument nicht aus Proteinen, sondern aus Mucopolysacchariden besteht, nicht zu beobachten sind, andererseits aus den Störungen in der Bildung der organischen Matrix des Knochens, des Wachstums und der embryonalen Entwicklung bei Vitamin A-Mangel. Schließlich finden sich noch besondere Beziehungen zur Schilddrüse. Auf der einen Seite wird die Jodspeicherung in der Schilddrüse gehemmt, so daß es bei Schilddrüsenüberfunktion die Ausschüttung von Thyroxin und damit die Steigerung des Grundumsatzes vermindert. Auf der anderen Seite erhöht Thyroxin den Vitamin A-Umsatz, und zwar sowohl durch Verstärkung der Vitamin A-Bildung aus Carotinen wie durch seine Mobilisierung aus der Leber und durch Erhöhung des Verbrauchs.

Beim Menschen leidet bei Vitamin A-Mangel zuerst die Dunkelanpassung des Auges (s. S. 716), und zwar möglicherweise durch Fehlen eines Bausteins des „Sehstoffes" der Stäbchen, des Rhodopsins (Sehpurpur). Nach Belichtung zerfällt dieses Chromoproteid über mehrere Zwischenstufen in seine prosthetische Gruppe, das Retinin, und das spezifische Protein, das Opsin. Retinin ist ein Vitamin A-Aldehyd, und zwar des all-trans-Vitamin A. Dieses all-trans-Retinin vermag sich jedoch nicht erneut mit dem Opsin zu Rhodopsin zu verbinden. Hierzu muß es isomerisiert werden in eines der neun möglichen cis-trans-Isomere, das Neoretinin b genannt wird. Zu einem Teil scheint diese Isomerisierung schon in der Retina stattzufinden, zum größten Teil wird jedoch das all-trans-Retinin durch ein Ferment, das große Ähnlichkeit mit der Alkoholdehydrogenase hat, zu all-trans-Vitamin A reduziert und an das Blut abgegeben. Die Isomerisierung geschieht dann in anderen Organen, ebenso wie die des aus der Nahrung aufgenommenen all-trans-Vitamin A. Das entsprechende Isomere wird Neovitamin Ab genannt. Durch Mobilisierung aus den Depots gelangt auf dem Blutweg wieder ein Isomerengemisch an die Retina, die die Fähigkeit hat, besonders das Neovitamin Ab aufzunehmen. Unter der Wirkung der Alkoholdehydrogenase wird es zu Neoretinin b oxydiert, das sich wieder mit Opsin zu Rhodopsin verbindet. Das untenstehende Schema soll einen Überblick über diesen Kreislauf vermitteln. Bei Vitamin A-Mangel wird das Angebot an Neovitamin Ab an die Retina, somit die Bildung von Neoretinin b und Rhodopsin vermindert, so daß die Lichtempfindlichkeit der Stäbchen herabgesetzt wird.

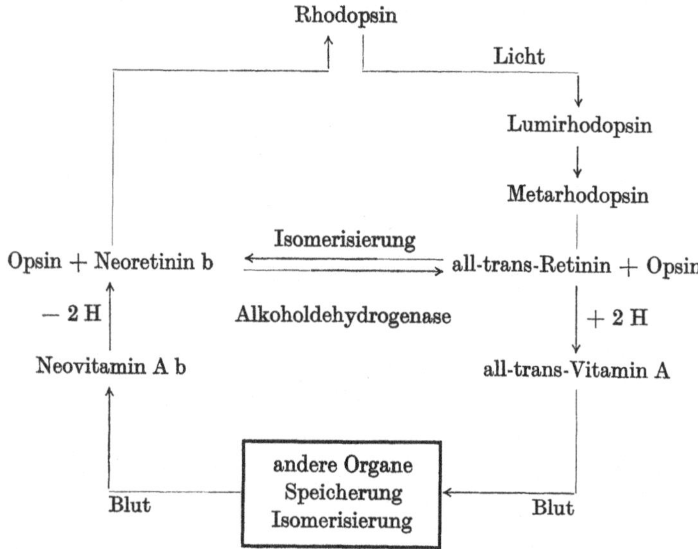

Aus der Netzhaut verschiedener Tiere konnte ein dem Rhodopsin ähnliches Chromoproteid, das *Jodopsin*, isoliert werden. Beide scheinen sich nur durch die Zusammensetzung des spezifischen Proteins zu unterscheiden. Man hat die Vermutung geäußert, daß es sich beim Jodopsin um einen „Sehstoff" der Zapfen handeln könnte, doch ist es bislang nicht gelungen, ihn aus reinen Zapfennetzhäuten zu isolieren.

In der Leber der Süßwasserfische kommt eine dem Vitamin A sehr ähnliche, ebenfalls aktive Substanz vor, die sich von ihm nur durch Besitz einer weiteren Doppelbindung unterscheidet und die Vitamin A_2 genannt wird. Der entsprechende Aldehyd wird als $Retinin_2$, dessen Verbindung mit Opsin als Porphyropsin bezeichnet.

Auch bei übermäßiger Zufuhr von Vitamin A ist eine toxische Wirkung *(Hypervitaminose)* bekannt geworden. So wird das eigenartige Krankheitsbild, das sich bei Genuß von Eisbärleber einstellen kann, auf eine toxische Wirkung des Vitamin A bezogen (Eisbärleber enthält in 100 g 2—3 Mill iE).

e) Vitamin D (antirachitisches Vitamin, Calciferol)

Ein fettlösliches Vitamin ganz anderer Art und von besonders großer praktischer Bedeutung ist das Vitamin D. Sein Fehlen führt am wachsenden Individuum zur *Rachitis* oder „Englischen Krankheit". Als auffallendstes — keineswegs einziges — Symptom finden sich Störungen im Wachstum der Knochen. Es ist die Verkalkung der provisorischen Verkalkungszone des Knochens gestört, der Säulenknorpel wuchert, die Säulen werden unregelmäßig, die Begrenzung wird unscharf (Abb. 166). Bei längerem Bestehen einer Rachitis kommt es auch zu einer zunehmenden Entkalkung des vorher normalen Knochens. Unter dem Zuge der Muskeln oder durch Belastung der Knochen kommt es zu schweren Verformungen von Wirbelsäule, Extremitäten usw. (platt-rachitisches Becken, „Hühnerbrust", O-Beine, Platt-, Spreiz-, Senkfuß, Störungen des bleibenden Gebisses usw.).

Als spezifisches Heilmittel für Rachitis gilt seit langem der *Lebertran* der Knochenfische, vor allem des Dorsches. Neuerdings fand man allerdings, daß Thunfischleber einen etwa 1000fach größeren Gehalt zeigt und

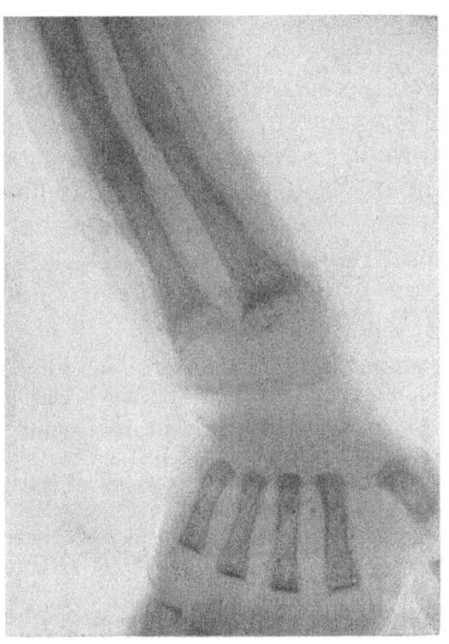

a

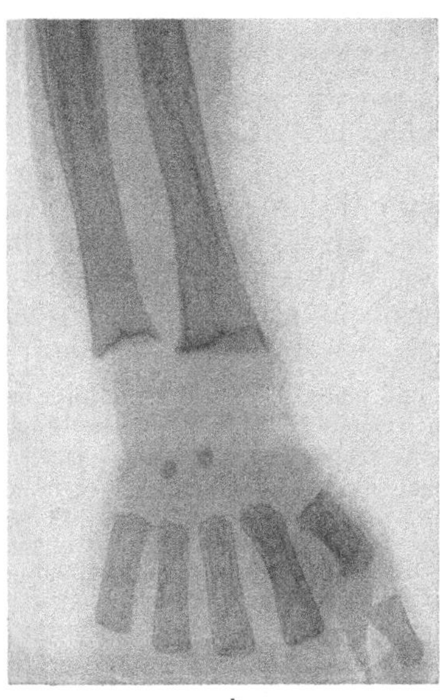

b

Abb. 166a u. b. Röntgenbild der Hand- und Unterarmknochen eines 8monatigen rachitischen Säuglings im Vergleich zum Bild nach Behandlung mit Vitamin D

daß auch der Heilbuttlebertran den Dorschtran übertrifft. Andererseits läßt sich feststellen, daß *Sonnenbestrahlung* äußerst günstige Wirkung hat, so daß die Rachitis in sonnenarmen Ländern und im Winter überwiegt. Diese zunächst scheinbar unvereinbaren Heilfaktoren ließen sich auf einen Nenner bringen, als man feststellte, daß das *Vitamin D fettlöslich* ist und im Organismus *unter der Einwirkung von kurzwelligem Licht gebildet werden kann*. Immerhin bleibt merkwürdig, daß in Pflanzen, welche dem Sonnenlicht ausgesetzt sind, sowie in der Butter, nur sehr wenig Vitamin D vorkommt.

Die Feststellung, daß nicht nur die Bestrahlung der Kranken mit ultraviolettem Licht (HULDSCHINSKY 1919), sondern auch die Verabfolgung bestrahlter fetthaltiger Nahrungsmittel Rachitis heilen kann, führte zu der Annahme, daß im Körper- und in den Nahrungsstoffen eine Vorstufe des Vitamins enthalten sein könnte, aus welcher durch die Strahlenwirkung das Vitamin entsteht. POHL und WINDAUS (1926) fanden diese Vorstufe des Vitamin D im *Ergosterin*, indem sie es durch Bestrahlung mit kurzwelligem Licht antirachitisch wirksam machen konnten. Die Bestrahlung von Ergosterin, welches, den tierischen und pflanzlichen Sterinen stets beigemengt, an vielen Stellen der Natur vorkommt, führte neben einem deutlich antirachitischen Wirkstoff, dem Vitamin D_2, in England „Calciferol", zu einer Reihe teils unwirksamer (Suprasterine), teils unerwünscht wirksamer Produkte (Toxisterine). Die Bruttoformel des Ergosterins scheint mit der des Vitamin D_2 übereinstimmend $C_{28}H_{43}OH$ zu sein. Aber in der Struktur finden sich erhebliche Unterschiede durch Eröffnung eines Ringes und Erhöhung der Zahl der Doppelbindungen auf vier.

Das Vitamin D_2 ist bei Körpertemperatur monatelang haltbar, fettlöslich und durch Erhitzung über 180° zerstörbar. Die Wirksamkeitsbestimmung der künstlich gewonnenen Präparate erfolgt an rachitisch gemachten jungen Ratten mit Hilfe des Röntgenbildes oder aber durch Bestimmung des Mineralgehaltes der Knochen. Überdosierung des Vitamins führt bei Tier und Mensch zu Hypercalcämie, Verkalkungen in Arterien, Darm, Nieren usw. Durch die Schaffung des reinen kristallisierten D_2-Vitamins und einer genauen Wirksamkeitsbestimmung ist die Gefahr der Überdosierung beseitigt worden.

Da es nicht gelang, im Versuch durch Verfütterung von Ergosterin an die Fische den Vitamingehalt der Leber zu steigern, lag die Annahme nahe, daß der Wirkstoff des Lebertranes doch anderer Natur ist als das strahlenaktivierte Ergosterin. In der Tat gelang die Isolierung des Lebertran-Wirkstoffes, des *Vitamins D_3* (Brockmann, Windaus), welches bei weit größerer Wirksamkeit die gleiche Ringeröffnung wie Vitamin D_2, aber nur 3 Doppelbindungen und die Seitenkette des Cholesterins aufweist. Vorstufe ist nicht das Ergosterin, sondern das 7-Dehydrocholesterin.

Es sind weiter noch 2 Abkömmlinge des Ergosterins bzw. des Sitosterins als Vitamine D_5 und D_4 bekannt geworden, deren antirachitische Wirksamkeit aber wesentlich geringer ist.

Der Wirkungsmechanismus der D-Vitamine ist zwar noch weitgehend unbekannt. Doch kann man nach den bisherigen Feststellungen 2 Hauptangriffspunkte feststellen, einen intestinalen und einen ossären. Es führt zu einer Erhöhung der Ca-Resorption im Darm. Mit Hilfe der Verfütterung von radioaktiv markiertem Ca ($Ca^{45}Cl_2$) konnte festgestellt werden, daß die Resorption in den obersten Dünndarmabschnitten vom Vitamin D nicht beeinflußt wird, wohl aber die in den tieferen Abschnitten. Offenbar wird durch die D-Vitamine die Ca-Resorption in erster Linie dann begünstigt, wenn die Resorptionsbedingungen ungünstig sind und in den oberen Darmabschnitten eine ungenügende Resorption erreicht wurde. Für das Ausmaß der Resorption scheint allerdings noch ein weiterer, nicht genügend bekannter endogener Faktor wesentlich zu sein.

Ebenfalls mit Hilfe von radioaktiv markiertem Ca konnte weiter festgestellt werden, daß unter dem Einfluß von Vitamin D die Austauschgeschwindigkeit von Ca im Knochen und dessen Mineralgehalt erhöht wird. Es ist jedoch noch strittig, auf welche Weise dieser Effekt zustande kommt. Einige Autoren sind der Auffassung, daß es sich um einen Sekundäreffekt der Beeinflussung der sauren Phosphatase handle. Nach ihnen ist der entscheidende Effekt des Vitamin D eine Aktivierung der sauren Phosphatase in Darm, Knochen und Urin, wodurch die Resorption von P im Darm, der Einbau im Knochen erhöht und die Ausscheidung in der Niere vermindert werden soll. Nach anderer Auffassung handelt es sich um eine primäre Wirkung auf die organische Matrix des Knochens, nach einer dritten schließlich um eine primäre Einwirkung auf den Citratstoffwechsel. Als erstes Symptom einer Rachitis konnte nämlich eine Senkung des Citronensäuregehalts im Plasma und im Knochen festgestellt werden. Möglicherweise ist das Citrat, das sich bis zu 90% des Gesamtbestandes des Organismus im Knochen findet, ein wichtiger Faktor für die Regulation der Intensität der Verkalkung bzw. für die Wiederauflösung schon abgelagerter Mineralsubstanz.

Bei Vitamin D-Mangel finden sich auch Veränderungen in der Ausscheidung von P und Ca in der Niere. Doch scheinen diese sekundär über die Nebenschilddrüsen ausgelöst zu sein (s. auch S. 379). Die Verminderung der Ca-Resorption und damit Senkung der Ca-Konzentration im Plasma bei Rachitis führt zu einer Aktivierung der Nebenschilddrüse, durch deren Hormon einerseits die „Mobilisation" von P und Ca aus dem Knochen, andererseits die P-Ausscheidung im Urin erhöht wird (durch Verminderung der Rückresorptionskapazität der Tubuli für P, s. S. 376). Die Folge ist eine Normalisierung der Ca-Konzentration bei gleichzeitiger Senkung der P-Konzentration im Plasma, wie sie typisch bei florider Rachitis gefunden wird. Bei Ausheilung der Rachitis findet sich im Gegensatz dazu eine Steigerung der P- bei gleichzeitiger Senkung der Ca-Konzentration in den Bereich einer für die Auslösung tetanischer Erscheinungen kritischen Grenze.

Ein *Bedarf* an Zufuhr von Vitamin D liegt nur im Wachstum, in der Gravidität und bei geringer Sonnenbestrahlung vor, da der Mensch imstande ist, unter den sonstigen Bedingungen genügend Provitamin (7-Dehydrocholesterin) selbst zu bilden und in der Haut unter dem Einfluß des Sonnenlichtes in Vitamin D_3 überzuführen. Ein zusätzlicher Bedarf läßt sich jedoch nur schwer decken, da es nur wenige Lebensmittel gibt, die Vitamin D enthalten (Leber, Milch, Eier). Deshalb ist eine prophylaktische Zufuhr von Calciferol bei Säuglingen und Kleinkindern und Schwangeren notwendig. Durch diese Prophylaxe ließ sich in einigen Ländern die Rachitis bis auf seltene Ausnahmen zum Verschwinden bringen.

f) Vitamin E (Tocopherol)

EVANS und BISHOP zeigten, daß Ratten zur Erhaltung ihrer Fruchtbarkeit auf die Zufuhr eines fettlöslichen Faktors angewiesen sind, der Vitamin E genannt wird und als α- bzw. β-Tocopherol erkannt wurde. In der Folgezeit wurden noch eine Reihe weiterer Tocopherole als in ähnlicher Weise wirksam erkannt. Bei seinem Fehlen kommt es zunächst zu *Infertilität*, d.h. es tritt noch Konzeption ein, aber die Früchte sterben durch mangelhafte Bildung der Eihäute und des blutbildenden Systems an Erstickung und werden resorbiert. Erst bei längerem Mangel kommt es zu Sterilität, d.h. zur Unfähigkeit der Konzeption. Männliche Tiere werden *steril* durch Schädigung des spermienproduzierenden Apparates. Als weiteres wichtiges Symptom stellt sich eine *Muskeldystrophie* ein mit erhöhter Kreatininausscheidung im Urin. Bei den einzelnen Tierarten steht bald mehr die Muskeldystrophie, bald mehr die Sterilität im Vordergrund der Symptome.

Eine deutliche Anhäufung von Vitamin E findet sich im Hypophysenvorderlappen und in der Placenta. Es wurde deshalb die Möglichkeit diskutiert, daß die Bedeutung des Wirkstoffes unter anderem in einer Anregung der Bildung der gonadotropen Hormone beruhe. Wie das Vitamin A scheint es mehrere Funktionen zu erfüllen. Es kann auf der einen Seite als Antioxydans wirken; so schützt es z.B. das Vitamin A vor Oxydation und erhöht seine Resorption und Speicherung in der Leber; es schützt weiter die ungesättigten Fettsäuren vor der Oxydation. Diese Wirkung kann auch durch andere Antioxydantien ersetzt werden. Auf der anderen Seite scheint es eine Rolle zu spielen unter der Fermentgruppe, die die Reduktion des Cytochroms c bewirkt, so daß es offenbar im intermediären Stoffwechsel von allgemeiner Bedeutung ist (vgl. Schema S. 264). Es macht dies verständlich, daß es innerhalb der Zellen in den Mitochondrien, den Trägern der „Atmungskette", angereichert gefunden wird.

Die Störung der intracellulären Oxydationen bei Vitamin E-Mangel scheint auch die Dystrophie der Muskulatur zu bedingen. Es wird die Fähigkeit vermindert, Kreatin zu phosphorylieren; es nimmt der Gehalt der Zellen an Kreatin ab, und es kommt als erstes nachweisbares Symptom zur Kreatinurie. In dieser Phase ist interessanterweise die O_2-Aufnahme der Muskulatur erhöht (und nicht erniedrigt). In der Folgezeit entwickelt sich eine hyaline Nekrose von glatten und quergestreiften Muskeln, wobei sie schließlich durch Bindegewebe ersetzt werden.

Ob Vitamin E auch für den Menschen von Bedeutung ist, ist noch nicht gesichert. Es wird therapeutisch bei verschiedenen Formen der Sterilität und bei der Muskeldystrophie versucht. Rechnet man die bei der Ratte festgestellten optimalen Zahlen des *Bedarfs* auf den Menschen um (30 mg je Tag), so stellt man nach Tabelle 37 fest, daß unsere tägliche Zufuhr bei gewöhnlicher gemischter Kost unter dieser Zahl zurückbleibt.

g) Vitamin K (antihämorrhagisches Vitamin, Phyllochinon)

Durch die Entdeckung einer mit Blutungen einhergehenden, skorbutähnlichen Mangelkrankheit, die aber durch Vitamin C-Gaben nicht zu beeinflussen ist und eine hochgradige Verzögerung der Blutgerinnung als Hauptkennzeichen hat, kam man dem *Vitamin K* (antihämorrhagisches

Vitamin) auf die Spur. Es ist fettlöslich, kommt in grünen Pflanzen vor und gehört chemisch zu den Chinonen (Phyllochinon, DAM). Es finden sich mehrere nahe verwandte Stoffe ähnlicher Wirksamkeit, die zu den Chinonen gehören. Sie lassen sich aus grünen Blattpflanzen gewinnen (α-Phyllochinon, K_1) oder aus Bakterien (β-Phyllochinon, K_2). Entsprechend kann der Bedarf durch die Nahrung oder durch die Tätigkeit der Darmbakterien gedeckt werden. Da es sich um ein fettlösliches Vitamin handelt, wird die Resorption aus dem Darm durch die Galle wesentlich gefördert. Störungen der Gallenausscheidung und der Fettresorption können daher leicht zu den Symptomen des K-Mangels führen.

Substrat
↓
Codehydrasen
↓
Flavinenzyme
↓
Cytochrom b
↓
Faktor x
↓
Cytochrom c
↓
Cytochrom a
↓
Cytochromoxydase
↓
O_2

Phyllochinon (K)

Tocochinon (E)

Das entscheidende Symptom eines K-Mangels ist die Herabsetzung bzw. Aufhebung der Bildung von Prothrombin und anderer Gerinnungsfaktoren, besonders auch des Faktors VII, in der Leber und damit eine Herabsetzung der Gerinnungsfähigkeit des Blutes (s. auch S. 9).

Es ist noch nicht geklärt, ob diese Wirkung des K-Mangels darauf beruht, daß das Vitamin Bestandteil bestimmter Enzyme der Leber ist oder ob sie auf eine allgemeine Störung des Stoffwechsels zurückzuführen ist. Nach den Arbeiten von MARTIUS scheint es sich um einen Stoff zu handeln, der als Wasserstoffüberträger in die ,,Atmungskette" eingeschaltet ist (s. nebenstehendes Schema), entsprechend der Tatsache, daß der wesentliche Teil der Moleküle, der Naphthochinonkern, ein ausgesprochenes Redoxsystem darstellt.

Es muß allerdings betont werden, daß ein endgültiger Beweis für diese Anschauung über den Wirkungsmechanismus des Phyllochinons noch aussteht. Bei Vitamin K-Mangel käme es entsprechend zu einer Herabsetzung der Atmungskettenphosphorylierung. Da nun alle Synthesen, so auch die von Proteinen einen energieverbrauchenden Prozeß darstellen, zu dem ATP benötigt wird, muß jede Verminderung der Energieerzeugung in der Zelle auch zu einer Störung der Eiweißsynthese führen. Diese Störung wird sich als erstes bei denjenigen Eiweißkörpern manifestieren, die die höchste Umsatzrate aufweisen, und das sind vor allem Prothrombin und dann auch andere Gerinnungsfaktoren (,,Halbwertzeiten" von wenigen Stunden bis höchstens Tagen gegenüber 80 Tagen bei Globulinen). Die Gerinnungsstörung führt dann zum Tode des Versuchstieres, ehe sich die übrigen Mangelsymptome manifestieren können.

Von anderer Seite wird jedoch darauf hingewiesen, daß der eben dargelegte Mechanismus nicht der entscheidende sein könne, da Substanzen bekannt sind, die ähnliche Störungen der biologischen Oxydationen und Phosphorylierungen wie das Cumarin, das das Vitamin K vom Wirkort verdrängt (s. u.), hervorrufen, wobei jedoch nicht primär die Gerinnungsfähigkeit des Blutes beeinflußt wird; diese Autoren neigen mehr zur Annahme, daß das Vitamin K an der Bildung von Cofermenten beteiligt ist, die für die Synthese von Prothrombin, Faktor VII (und auch IX) notwendig sind.

Bei der entscheidenden Bedeutung des Vitamin K für die Prothrombinbildung ist es verständlich, daß die Gerinnungsbereitschaft auch dadurch herabgesetzt werden kann, daß ein ,,Vitamin K-Antagonist" verabreicht wird, der das Vitamin K (von der ,,Vitamin K-Reduktase") verdrängt und dadurch seine Funktion blockiert. Ein solcher Antagonist wurde im **Dicumarin** gefunden, einer Substanz, die dadurch entdeckt wurde, daß bei Kühen bei Fütterung mit grünem Klee, der diesen Stoff enthält, schwere Blutungskrankheiten auftreten. Bei Neigung zu pathologischen Gerinnungen im Blut (Thrombose) wird mit Hilfe von Dicumarin unter dauernder

Kontrolle durch den Quick-Test (s. S. 10) der Prothrombingehalt des Blutes auf 20—30 % der Norm gesenkt, wobei es schon zu erheblicher Einschränkung der Gerinnung, aber noch nicht zu Blutungen kommt.

Die Vitamin K-Wirkung ist nicht an das ganze Molekül gebunden, sondern kann mit dem Naphthochinonanteil allein ebenfalls erreicht werden. Das ist deshalb von Bedeutung, weil sich wasserlösliche Salze der verschiedenen Naphthochinonderivate gewinnen lassen. Durch Gaben solcher Stoffe an die Mutter läßt sich ein erhöhter Prothrombingehalt des Blutes beim Neugeborenen erzielen, der mit einem sehr geringen Vitamin K-Depot ausgestattet ist. Auf diese Weise ließen sich Geburtsblutungen und Darmblutungen des Neugeborenen reduzieren. Diese Stoffe können jedoch nur die Rolle eines Provitamins übernehmen, das nach seiner Resorption in das wirksame Vitamin umgewandelt werden muß. Es geht dies aus der Tatsache hervor, daß bei einer Überdosierung mit Dicumarin (das das Vitamin K vom Wirkort verdrängt) dieses nur durch große Gaben von K_1, nicht aber der andern Stoffe, wieder verdrängt wird und damit eine rasche Wiederherstellung der Gerinnungsfähigkeit erreicht werden kann.

4. Die Zufuhr von Wasser und Salzen

Der erwachsene Organismus besteht zu rund 55—60 %, bezogen auf die fettfreie Körpermasse sogar zu 71—73 % aus Wasser. Alle chemischen Umsetzungen in den Zellen gehen in wäßrigen Lösungen vor sich. Jede größere Veränderung des Wassergehaltes der Zellen oder der Zwischenzellflüssigkeit muß zu schweren Störungen führen. Da durch Verdunstung (Atmung und Schweißsekretion), sowie durch die Ausscheidung von Harn und Kot fortgesetzt Wasser verlorengeht, muß für ständigen Ersatz gesorgt werden. Ist das nicht der Fall, so tritt der Tod durch *Verdursten* ein. Nach verschiedenen Beobachtungen kann dies bereits nach einer Einbuße von 12—20 % des Gesamtwassers des Körpers geschehen. Der Verdurstungstod erfolgt viel rascher als der durch Hunger. An den verschiedensten Stellen des Organismus wird für äußerste Einsparung des Wassers Sorge getragen. Die enorme Wassermenge, welche zum Zweck der Verdauungsvorgänge durch die verschiedenen Verdauungsdrüsen in das Innere des Magen-Darmtractus ergossen wird (vgl. Abb. 183), wird während der Darmpassage fast völlig rückresorbiert. Katastrophal für den Wasserbestand des Organismus kann das Versagen dieser Wasserrückresorption werden bei schweren Durchfällen, Cholera usw. Ebenso werden in der Niere die harnfähigen Stoffe zunächst mit erheblichen Mengen Wassers in die Harnwege der einzelnen Nephrone ausgeschieden, welche in deren nierenbeckenwärts gelegenen Abschnitten unter Konzentrierung des Harns wieder in das Blut übertreten (s. S. 327). Eine Mindestmenge von 500 ml Wasser pro Tag muß jedoch auch bei fehlender Wasserzufuhr täglich im Harn ausgeschieden werden, um die harnpflichtigen Substanzen aus dem Körper zu entfernen. Die meisten pflanzlichen und tierischen Nahrungsmittel enthalten reichlich Wasser, so daß u. U. eine Zufuhr reinen Wassers durch Wassertrinken gar nicht notwendig ist. Stets ist dies jedoch der Fall bei hohen Wasserverlusten im Interesse der Temperaturregulation (s. S. 223), denn die Schweißsekretion geht unabhängig von der Wasserzufuhr weiter und führt ohne entsprechenden Ausgleich zu Austrocknung des Organismus. Über die Verteilung des Wassers im Organismus und seine Ausscheidung wird S. 344 und S. 327 referiert. Die Wasseraufnahme wird u. U. erheblich gesteigert durch reichliche Salzresorption aus dem Darm. Allein schon im Interesse der Wahrung des osmotischen Druckes muß mit jeder Salzaufnahme aus dem Darm eine gewisse Wasseraufnahme erfolgen. Andererseits kann durch Salzentzug die Wasseraufnahme eingeschränkt werden (Gewichtsabnahme).

Das Trinkbedürfnis ist, wie S. 652 ausgeführt werden wird, vom Durstgefühl zu unterscheiden. Das Trinkbedürfnis ist ein „Gemeingefühl" und zeigt eine Abnahme des Wassergehaltes im Blute an. Durch intravenöse Gaben kristallinischer Stoffe kann es ebenso hervorgerufen werden wie durch Wasserentbehrung. Es ist vorläufig nicht möglich, sein Zustandekommen auf irgendwelche bestimmten Nervenendigungen oder „Zentren" zu beziehen. Es ist nach dem eben Gesagten verständlich, daß das Trinkbedürfnis durch bloßes Benetzen der Mundschleimhaut mit Wasser nicht beseitigt werden kann. Es wird hierdurch lediglich das begleitende, lästige Gefühl der Vertrocknung der Schleimhäute bekämpft.

Daß durch die Verbrennung der organischen Nahrungsstoffe H_2O gebildet wird, wurde bereits festgestellt. Dieses Oxydationswasser ist keineswegs zu vernachlässigen und erst seine Einbeziehung in die Betrachtung des *Wassergleichgewichts* macht verständlich, daß *in Harn, Schweiß, Kot und Wasserdampf der Atemluft mehr Wasser ausgeschieden werden kann, als mit Speise und Trank aufgenommen wurde.* Einen Überblick über eine normale *Wasserbilanz* eines gesunden Menschen bei normal beanspruchter physikalischer Wärmeregulation gibt die Tabelle 39. Besondere Beachtung verdient die Frage des Wasserersatzes nach starken Schweißen — nach schweren Marschleistungen, bei Feuerarbeiten u. dgl. — Es zeigt sich in solchen Fällen, daß nach Wasserverlusten von 10, 20 und mehr Liter Schweiß am Tage das Trinken von reinem Wasser den Durst nicht mehr zu löschen vermag und die allgemeine Hinfälligkeit nicht beseitigt. Die Ursache ist, daß es eben hierbei nicht nur auf den Ausgleich des Wasserverlustes, sondern zugleich auch des Kochsalzverlustes ankommt. Man hat daraus die Folgerung gezogen und verabfolgt z.B. den Hitzearbeitern NaCl-haltige Getränke, die nicht nur lieber genommen werden als reines Wasser, sondern zugleich dem fortgesetzten NaCl-Verlust entgegenwirken.

Tabelle 39

Wassserabgabe (24 Std)		Wassereinnahme	
Harn	1500 cm^3	Getränke	1300 cm^3
Haut	450 cm^3	Speise	1000 cm^3
Lunge	550 cm^3	Oxydationswasser	350 cm^3
Kot	150 cm^3		
Insgesamt	2650 cm^3	Insgesamt	2650 cm^3

Die meisten *lebensnotwendigen* **Salze** werden mit den Nahrungsmitteln pflanzlicher und tierischer Herkunft in so reichlicher Menge aufgenommen, daß eine *Aufnahme in reiner Form* nicht notwendig wird. Eine Ausnahme macht nur das *Kochsalz*, sowie u. U. *Eisen*, *Kalk*, *Jod*, *Kupfer* und *Fluor*. Eine zusätzliche Verabreichung von K ist nur unter pathologischen Bedingungen notwendig (s. S. 348 und S. 325).

Daß *NaCl* im Blute und der intercellulären Flüssigkeit (0,59—0,67 %), sowie in geringer Konzentration in allen Zellen als lebenswichtiger, funktioneller Bestandteil vorhanden ist, wurde bereits mitgeteilt. Da der Körper fortwährend erhebliche Mengen von Kochsalz durch den Harn und den Schweiß verliert, ist ständiger Ersatz notwendig. Wie für das Wasser besteht ein gewisser Antagonismus in der Ausscheidung von NaCl zwischen Schweißdrüsen und Nieren. Bei äußerst angestrengter Temperaturregulation mit starkem Schweiß und NaCl-Verlust kann die Kochsalzausscheidung im Harn trotz der Gesamteinengung des Harns auf ein Minimum reduziert werden.

Die Frage, ob es einen ausgesprochenen *Kochsalzhunger* bei Tier und Mensch unter natürlichen Verhältnissen gibt, muß durchaus bejaht werden. Wie bei der Aufnahme von Wasser in reiner Form wird der Bedarf nach NaCl in reiner Form von der unvermerkt mit den Speisen aufgenommenen

Menge abhängen. Erheblich ist die NaCl-Aufnahme in der Fleischkost, geringer dagegen in reiner Pflanzenkost. So ist es nicht verwunderlich, daß man Kochsalzhunger eigentlich niemals bei fleischfressenden, sehr wohl aber bei vielen pflanzenfressenden Tieren findet (Schafe, Rehwild usw. lecken gierig Kochsalz, während weder Katze noch Hund dazu zu bewegen sind). Wie bedeutungsvoll die Einhaltung eines bestimmten Gleichgewichtes von K und Na für die lebende Zelle ist, wurde an anderer Stelle erörtert. Während mit jeder Sorte von Nahrung stets Kalium in zulänglicher Menge aufgenommen wird, ist dies nicht der Fall für das Natrium und so wäre durchaus denkbar, daß ausgesprochener Kochsalzhunger mit einer Verschiebung dieses Gleichgewichtes in der Ernährung im Zusammenhang stehen könnte (G. v. BUNGE).

Die *Aufnahme des Ca* erfolgt wie die vieler anderer Salze in fast immer zureichender Menge mit der tierischen und pflanzlichen Kost. Die Mengen reichen offenbar aus, um die täglichen Ca-Verluste in Harn und Kot auszugleichen. Im Gegensatz zu NaCl aber ist die Resorption durch den Darm nicht eine unbegrenzte. Vor allem scheinen nicht alle Arten von Ca-Verbindungen gleich gut resorbiert zu werden.

Von Bedeutung ist vor allem die Tatsache, daß durch die Gegenwart von Oxalsäure oder Phytin die Calciumresorption schwer beeinträchtigt wird. Nahrungsmittel mit hohem Oxalsäuregehalt sind: Kakao, Rhabarber und Spinat. Spinat soll deshalb nur dann Säuglingen und Kindern verabreicht werden, wenn eine genügende Calciumzufuhr gewährleistet ist (100 g Spinat reichen aus, um das Calcium aus 200 g Milch auszufällen). Da der Phytingehalt der Kleie höher ist als der des Korns, wird Calcium schlechter ausgenutzt bei Verwendung von Schwarz- als von Weißbrot. Es ist dies einer der Gründe, warum in den Hungerjahren 1944—1948, wo die unzureichende Calorienzufuhr wesentlich durch Schwarzbrot gedeckt wurde, so häufig Störungen des Calciumhaushaltes bis zur Tetanie gefunden wurden. Ebenso ist Hafer reich an Phytin. Am leichtesten wird das Calcium aus Milch und Milchprodukten (Quark, Käse) resorbiert und ganz allgemein bei hohem Proteingehalt der Nahrung. Durch Weinsäure und Citronensäure wird die Calciumresorption erheblich verbessert, ebenso durch Vitamin D.

Man hat früher angenommen, daß dem Dickdarm eine regulatorische Funktion bei der Ausscheidung von Ca zukomme. Das ließ sich jedoch nicht bestätigen. Der Ca-Gehalt des Kotes stammt aus nicht resorbiertem Ca, aus abgeschilferten Darmzellen und aus den Verdauungssäften. Eine Regulation des Ca-Gehaltes des Blutes, d.h. Erhöhung bzw. Erniedrigung der Ausscheidung je nach Bedarf, erfolgt durch die Nieren unter Mitwirkung des Hormons der Nebenschilddrüsen (s. S. 375).

Der Knochen stellt ein großes Reservoir dar sowohl für Ca und P als auch für Na und K. Mit Hilfe dieser Depots können plötzlich auftretende Stöße und damit Störungen der Mineralbilanz abgefangen werden.

Während für gewöhnlich der Bedarf an Ca beim Kinde aus der Milch, beim Erwachsenen aus der gemischten Kost gedeckt wird, kann ein *echter Kalkhunger eintreten in den vorgeschrittenen Stadien der Schwangerschaft*, und zwar bei Tier und Mensch in gleicher Weise. Es ließ sich nachweisen, daß der Fetus in den ersten Monaten täglich etwa 0,006 g Ca aus dem mütterlichen Blute benötigt. Diese Menge steigt bis auf 0,6 g in den letzten Schwangerschaftsmonaten an. Es ist verständlich, daß hierbei eine „Hypocalcämie“ eintreten muß, wenn nicht eine entsprechende Ca-Zufuhr gesichert wird. An gesunden Frauen wurde festgestellt, daß ihr Normal-Ca-Spiegel von 10,2 mg in 100 cm^3 Blut auf durchschnittlich 8,8 mg herabsank. Unter physiologischen Verhältnissen scheint bei der schwangeren Frau Ca aus den Knochen in Spuren mobilisiert werden zu können („physiologische Osteomalacie“). Krankhafterweise kann es zu einem schweren Ca-Entzug und zur Knochenerweichung kommen (Osteomalacie). Es besteht Grund anzunehmen (MAXWELL), daß dabei der gesteigerte Ca-Bedarf der Frucht auf Kosten des mütterlichen Skelets gedeckt wird, daß gleichzeitig aber der Ca-Nachschub ungenügend ist, sei es durch ungenügendes Ca-Angebot in der Nahrung oder durch ungenügende Resorption.

Da bei Muskelarbeit der Bedarf an *Phosphat* erhöht ist, hat man versucht, durch erhöhte Phosphatzufuhr eine Leistungssteigerung zu erreichen. Die Ergebnisse waren aber recht widersprechend. Wenn überhaupt positive Effekte erzielt wurden, war dabei eine langdauernde Zufuhr notwendig.

Die bei der Oxydation der Nährstoffe freiwerdenden Säuren und Basen sind einander im allgemeinen nicht äquivalent. So ist vorwiegend animalische Nahrung „säureüberschüssig", vorwiegend pflanzliche Nahrung „basenüberschüssig". Doch ist die Variationsmöglichkeit der gesunden Niere in der Ausscheidung von Säuren und Basen so groß (s. S. 324), daß dadurch eine Acidose oder Alkalose nicht herbeigeführt werden kann. Nur unter pathologischen Bedingungen wird diesem Faktor Bedeutung zukommen.

Im menschlichen Organismus sind eine Reihe von Elementen in sehr geringen Mengen enthalten, die z. T. als Baustoffe und als Bestandteil von Wirkstoffen unentbehrlich sind, wie Eisen, Jod, Fluor, Kupfer, Kobalt, Magnesium, Mangan, Silicium und Zink. Man faßt sie gewöhnlich als **Spurenelemente** zusammen.

Der *Eisenbedarf* des Organismus wird gewöhnlich durch die übliche gemischte Kost anstandslos gedeckt. Nur nach größeren und besonders nach wiederholten Blutverlusten ist eine zusätzliche Zufuhr notwendig, da sonst nicht genügend Eisen zur Hämoglobinbildung zur Verfügung steht und eine Eisenmangelanämie eintritt. Dabei hat sich herausgestellt, daß zweiwertiges Eisen im allgemeinen wesentlich besser resorbiert wird als dreiwertiges. Unter Umständen wird auch eine Bluttransfusion notwendig, weil der stark erhöhte Eisenbedarf per os nicht gedeckt werden kann. Die Steuerung der Eisenaufnahme erfolgt auf einem grundsätzlich anderen Wege als bei anderen Mineralstoffen. Sie richtet sich nämlich ausschließlich nach dem Bedarf und nicht nach dem Angebot (Whipple), sofern ein gewisses Minimum nicht unterschritten wird. Aus Untersuchungen mit radioaktiv markiertem Eisen wurde geschlossen, daß in der Darmschleimhaut und in denjenigen Organen, die Eisen zu speichern vermögen, wie Leber, Milz und Knochenmark, ein spezifisches Protein gebildet wird, das das Eisen zu binden vermag (Apoferritin-Ferritin). Es scheint jedoch die Fähigkeit der Darmschleimhaut, Apoferritin zu bilden, beschränkt zu sein, so daß sie nur eine gewisse Maximalmenge von Ferritin enthält, die mit dem Ferritingehalt der Depotorgane im Gleichgewicht steht. Bei Eisenverlust (z.B. durch Blutverlust) erfolgt zunächst eine Nachlieferung aus den Eisendepots. Es sinkt der Eisengehalt des Serums, in dem sich das Eisen an ein Globulin gebunden als Transportform befindet, und es erfolgt eine Nachlieferung aus dem Ferritin des Darms. Bei dessen Abnahme kann nun wieder Eisen aus dem Darm bis zum möglichen Maximum aufgenommen werden. Auf diese Weise wird der Gehalt an Serumeisen zu einem Maß für den Eisenvorrat des Organismus (Heilmeyer).

Da die mittlere Lebensdauer der Erythrocyten 100—120 Tage beträgt (s. S. 22), muß ein erwachsener Mensch pro Tag 8—9 g Hämoglobin abbauen und resynthetisieren. Das bedeutet einen Eisenumsatz von 25 bis 30 mg pro Tag. Da der Serumeisengehalt nur 4 mg beträgt, muß er jeweils rasch ergänzt werden (Halbwertszeit um 100 min). Das wird dadurch möglich, daß das beim Abbau des Hämoglobins freiwerdende Eisen wieder zur Neusynthese verwendet wird.

Der Bedarf an Eisen muß für die Frau höher veranschlagt werden als für den Mann wegen des monatlichen Blutverlustes. Man rechnet mit einer Mindestzufuhr von 12 mg je Tag, obschon der Verlust (durch die Galle) nur etwa 1 mg beträgt, da die Resorption meist recht mangelhaft ist und um so Zufälligkeiten der Resorption auszuschalten. Einen Überblick über den Eisengehalt einiger Nahrungsmittel gibt Tabelle 40.

Auffallen muß dabei der geringe Eisengehalt der Milch. Das kann zu Schwierigkeiten führen, da gerade der rasch wachsende kindliche Organismus zur Blutbildung erhebliche Eisenmengen nötig hat. Die Leber neugeborener Tiere enthält nach BUNGE 5mal soviel Eisen wie die von erwachsenen. Das Kind bringt aber ein auf placentarem Wege erworbenes Eisendepot mit zur Welt. Aus diesen Eisenvorräten wird während der Saugperiode der Eisenbedarf bestritten. Mit seiner Erschöpfung muß zur Brustnahrung eisenhaltige Zukost gegeben werden, wenn sich nicht Allgemeinstörungen durch Eisenmangel einstellen sollen. Diese Periode darf unter normalen Lebensverhältnissen als die einzige gelten, in welcher eine ausgesprochene Eisenunterbilanz eintreten kann.

Tabelle 40. *Milligramm Eisen in 100 g Trockensubstanz*

Zucker . .	0	Karotten	8—9	Spargel . .	20
Reis . . .	1—2	Erdbeere	8—9,5	Eidotter .	10—24
Milch . .	2—3	Kirsche	10	Rindfleisch	15—20
Weizen .	5—6	Kohl .	17	Schweineblut	226
Kartoffel .	6—7				

Außer dem Eisen sind die Metalle Kupfer, Molybdän, Mangan und Zink notwendig als Bestandteile gewisser Fermente, Kobalt z.B. als Bestandteil des Vitamin B_{12}. Man könnte die Spurenelemente geradezu als „anorganische Vitamine" bezeichnen, die sich von den organischen durch ihre Stabilität unterscheiden. Die Gefahr eines Mangels ist beim Menschen im allgemeinen gering. Nur bei der Frühgeburt kann ein Cu-Mangel eintreten, da die Milch sehr Cu-arm ist und bei ihm die Cu-Depots noch nicht so aufgefüllt sind wie beim reifen Neugeborenen.

Eine Zufuhr von *Jod*-Salzen in reiner Form wird z. Z. auf Grund der „Jod-Mangeltheorie" der Schilddrüsenunterfunktion in Ländern geübt, in denen die gewöhnliche Kost besonders jodarm ist (s. S. 372).

Ein bestimmter Mindestgehalt des Wassers an *Fluor* hat sich für die Verhinderung der Zahncaries als wichtig erwiesen. So hat sich in Philadelphia gezeigt, daß die seit 5 Jahren durchgeführte Fluorisierung des Frischwassers den Befall der 6jährigen mit Zahncaries auf die Hälfte herunterdrückte.

Ein Mangel an *Magnesium*, das zur Wirkung der Phosphatasen im Organismus und bei der Muskelkontraktion und Erschlaffung notwendig ist, ist bei unserer landläufigen Nahrung nicht zu befürchten.

Literatur

ABDERHALDEN, E.: Die Grundlagen unserer Ernährung und unseres Stoffwechsels. Berlin 1939. — ABDERHALDEN, R.: Vitamine, Hormone und Fermente, 3. Aufl. 1946. — ABDERHALDEN, R., u. G. MOURIQUAND: Vitamine und Vitamintherapie. In Handbuch der Therapie, Bd. 1. 1948. — AMMON, R., u. W. DIRSCHERL: Fermente, Hormone und Vitamine, 2. Aufl. Leipzig 1948. — BECKMANN, R.: Vitamin E. Z. Vitam.-, Hormon- u. Fermentforsch. **7**, 153, 281 (1955). — BICKNELL, F., and F. PRESCOTT: The vitamins in medicine, 2. Aufl. London 1946. — BROCKMANN, H.: Die Chemie der antirachitischen Vitamine. Ergebn. Vitamin- u. Hormon-Forsch. **2** (1939). — BRUGSCH, TH.: Ernährungslehre und allgemeine Diätetik. 1956. — DAM, H.: Vitamin K. Vitam. and Horm. **6**, 27 (1948). — ELVEHJEM, C. A.: Relation of nicotinic acid to pellagra. Physiol. Rev. **20**, 249 (1940). — GLATZEL, H.: Nahrung und Ernährung. Berlin 1939. — GRAFE, E.: Ernährungs- und Stoffwechselkrankheiten und ihre

Behandlung, 2. Aufl. Berlin: Springer 1958. — HARRIS, L. J.: Vitamins in theory and practice, 4. Aufl. London 1955. — HEINRICH, H. C. (Herausg.): Vitamin B_{12} und Intrinsic Factor. Stuttgart: Ferdinand Enke 1957. — INHOFFEN, H. H., u. K. BRÜCKNER: Probleme und neuere Ergebnisse der Vitamin D-Chemie. Fortschr. Chem. organ. Naturstoffe 11, 83 (1954). — JOHN, W.: Physiologie und Chemie der Vitamin E-Faktoren. Ergebn. Physiol. 42, 2 (1939). — JUKES, T. H.: Choline. Ann. Rev. Biochem. 16, 193 (1947). — KARRER, P., u. E. IUCKER: Carotinoide. Basel 1948. — KEYS, A., (Edit.): Biology of human starvation. Minneapolis 1950. — KRAUT, H., u. H. ZIMMERMANN: Gesamtstoffwechsel und Ernährung. In Handbuch der physiologischen Chemie, Bd. II, Teil 2c. Berlin: Springer 1959. — KREHL, W. A.: Niacin in amino acid metabolism. Vitam. and Horm. 7, 111 (1949). — LANG, K.: Der Intermediärstoffwechsel. Berlin: Springer 1952. — Die Biochemie der Ernährung. Darmstadt: Dr. Dietrich Steinkopff 1957. — LANG, K., u. O. RANKE: Stoffwechsel und Ernährung. Berlin: Springer 1950. — LANG, K., u. R. SCHOEN: Die Ernährung. Berlin: Springer 1952. — LARDY, H. A., and R. PEANASKY: Metabolic functions of biotin. Physiol. Rev. 33, 560 (1953). — LEUTHARDT, E.: Mineralstoffwechsel (Spurenelemente). Ergebn. Physiol. 44, 588 (1941). — LICHSTEIN, H. C.: Functions of biotin in enzyme systems. Vitam. and Horm. 9, 27 (1951). — LUNDE, G.: Vitamine in frischen und konservierten Nahrungsmitteln. Berlin 1940. — MICHAELIS, L.: Ferritin und Apoferritin. Advanc. Protein Chem. 3, 53 (1947). — MOORE, T.: Vitamin A. Amsterdam 1957. — MORTON, R. A., and G. A. J. PITT: Visual pigments. Fortschr. Chem. organ. Naturstoffe 14, 244 (1957). — NOVELLI, G. D.: Metabolic function of pantothenic acid. Physiol. Rev. 33, 525 (1953). — NOCOLAYSEN, R., u. N. EEG-LARSEN: The biochemistry and physiology of Vitamin D. Vitam. and Horm. 11, 29 (1953. — REED, L. J.: Metabolic functions of thiamin and lipoic acid. Physiol. Rev. 33, 544 (1953). — Advanc. Enzymol. 18, 319 (1957). — RIEGEL, B.: Vitamin K. Ergebn. Physiol. 43, 133 (1940). — ROBINSON, F. A.: The vitamin B complex. London 1951. — ROSENBERG, H. R.: Chemistry and physiology of the vitamins. New York: Interscience Publ. 1945. — RUBNER, M.: Physiologische Verbrennungswerte, Ausnutzung und Kostmasse. In Handbuch der normalen und pathologischen Physiologie. Bd. 5, S. 134. 1927. — SAHYUN, M. (Ed.): Proteins and amino acids in nutrition. New York 1948. — SCARBOROUGH, H., and A. L. BACHARACH: Vitamin P. Vitam. and Horm. 7, 1 (1949). — SCHALL, H.: Nahrungsmittel-Tabelle, 14. Aufl. Leipzig 1942. — Kleine Nahrungsmittel-Tabelle, 4. Aufl. 1947. — SCHARRER, K.: Biochemie der Spurelemente. Berlin 1941. — SCHWIEGK, H. (Herausgeb.): Künstliche radioaktive Isotope in Physiologie, Diagnostik und Therapie. Berlin: Springer 1953. — SHERMAN, H. C.: The science of nutrition. New York: Columbia University Press 1945. — Calcium and phosphates in food and nutrition. New York: Columbia University Press 1948. — Biological evaluation of proteins. Physiol. Rev. 35, 664 (1955). — Chemistry of food and nutrition. New York 1952. — SHORR, E.: The intermediate metabolism and biological activities of ferritin. Harvey Lect. 50, 11 (1956). — SOMOGYI, J. C.: Metabolite und Antimetabolite. Ergebn. med. Grundlagenforsch. 1, 139 (1956). — STEPP, W.: Ernährungslehre. Berlin 1939. — STEPP, W., J. KÜHNAU u. H. SCHRÖDER: Die Vitamine und ihre klinische Anwendung. Stuttgart: Bd I, 1952; Bd II, 1957. — WILLIAMS, R. J., (Edit.): The biochemistry of the B-vitamins. New York 1950. — ZIEGLER-GÜNDER, I.: Pterine: Pigmente und Wirkstoffe im Tierreich. Biol. Rev. 31, 313 (1956).

VIII. Verdauung

Aufgabe der Verdauung ist einmal, die spezifische Struktur zu beseitigen, so daß aus den Einzelbausteinen die artspezifischen Stoffe aufgebaut werden können, zum zweiten die Überführung in eine zur Resorption geeigneten Form. Dies erfolgt durch mechanische und chemische Vorgänge im Verdauungsapparat. Beide sind stets miteinander gekoppelt und von gleicher Wichtigkeit. Transport und Verweildauer in den einzelnen Abschnitten des Verdauungsschlauches werden von der chemischen Beschaffenheit des Nahrungsbreies bestimmt, indem letztere die Motorik zu steuern vermag. Andererseits ist die chemische Verarbeitung nur möglich, wenn die Berührung zwischen Speisebrei und sezernierender bzw. resorbierender Schleimhaut nacheinander allen Speiseteilchen ermöglicht wird. Daher können Störungen der Motorik des Magen-Darmtractus zum Versagen der chemischen Verdauungstätigkeit führen, während umgekehrt mangelnde chemische Funktion die Motorik beeinflussen muß.

Die notwendigen chemischen Umsetzungen: Aufspaltung der Eiweiße bis zu den Aminosäuren, der Polysaccharide zu Monosacchariden, der Fette in Glycerin und Fettsäuren, der Polynucleotide in Purinbasen, Pyrimidinbasen, Zucker und Phosphorsäure, sind sämtliche *hydrolytische Spaltungen*, d.h. Spaltungen unter Wasseraufnahme. Sie würden kaum von selbst in Gang kommen und äußerst träge verlaufen. Ermöglicht werden sie durch die *Verdauungsfermente*, die, nach Art der anorganischen *Katalysatoren* wirkend, die Reaktionen in Gang bringen und unterhalten, ohne selbst im Endprodukt enthalten zu sein. Alle Verdauungsfermente sind streng spezifisch eingestellt. Je nachdem, ob sie Proteine, Fette oder Kohlenhydrate spalten, werden sie als *Proteinasen*, *Lipasen* oder *Carbohydrasen* bezeichnet.

Meistens leistet ein Ferment nur eine einzelne Stufe des Abbaues, z.B. vom Protein zu Peptiden. Die weitere Aufspaltung von den Peptiden zu den Aminosäuren aber übernimmt ein anderes. In den meisten Fällen werden die Fermente in „inaktiver“ Form von den Drüsenzellen abgeschieden und durch „Aktivatoren“ erst an jenem Orte wirksam gemacht, an dem sie schadlos ihre Aufgabe erfüllen können. Aktivierend wirkt u. U. die absolute Reaktion.

Für die optimale Wirksamkeit der einzelnen Fermente ist von großer Bedeutung das Milieu, in dem sie sich befinden (Gehalt an einzelnen Ionen, besonders H^+, usw.).

Die Verdauungsfermente werden unter normalen Bedingungen in geradezu verschwenderischer Fülle in den Verdauungstrakt abgegeben, den Bedarf um das Hundert-, ja Tausendfache übersteigend. Die vom Menschen pro Tag produzierte Menge an Pepsin würde beispielsweise ausreichen, um 25 kg Eieralbumin, die produzierte Amylasemenge, um 125 kg Stärke zu spalten. Der den Umfang der Nahrungsaufnahme begrenzende Faktor ist also nicht die vorhandene Fermentmenge, auch nicht die Resorptionsfähigkeit, sondern die Kapazität des Magen-Darm-Trakts.

1. Die Mundverdauung

a) Beißen und Kauen

Beißen und *Kauen* sind Schneide- und Mahlbewegungen der Kiefer und Zähne zur Zerkleinerung der geformten Nahrung. Die Abstufung der aufzuwendenden Bewegungsgröße und Kraft erfolgt dabei nur zum kleineren Teil „willkürlich“. Eine erhebliche Rolle spielen dabei die unbewußt ablaufenden Eigenreflexe und auch Fremdreflexe (s. S. 498 und 537) der Kaumuskulatur. Von nicht geringerer Bedeutung ist die Muskulatur der Zunge und der Wangen, welche dafür sorgen, daß die zu zermalmende Nahrung immer wieder zwischen die schmalen Mahlstreifen der Zahnreihen geschoben wird, und nicht etwa in den Backentaschen oder unter der Zunge liegenbleibt. Lähmungen des N. facialis gestalten daher trotz intakter Kaumuskulatur das Kauen äußerst beschwerlich. Genauso störend wirken sich Anaesthesien von Zungen- und Wangenschleimhaut aus. Auch hierbei geraten die Speisen fortwährend unter die Zunge, bleiben zwischen den Zähnen hängen usw., weil die zur Steuerung der Muskeltätigkeit nötigen sensiblen Kontrollorgane ausgefallen sind. Schließlich ist noch ganz entscheidend für den Kauvorgang die Sekretion des Speichels, welcher rein mechanisch dafür Sorge trägt, daß die Speisen nicht an Zähnen, Gaumen und Zunge kleben bleiben. Die Druckwirkung der Zähne ist nicht zu unterschätzen. Die absolute Kraft der gesamten Kaumuskulatur wird auf mehr als

100 kg veranschlagt. Die Zermahlung von Cellulosemembranen, bindegewebigen Hüllen u.dgl. ist mit diesen Mitteln mühelos möglich. Eine nicht weniger bedeutungsvolle Aufgabe der Kau-, Wangen- und Zungenmuskulatur ist die Durchmischung der Speise mit dem *Speichel.*

b) Der Speichel

Menge und Zusammensetzung des Speichels variieren stark mit der Art der aufgenommenen Nahrung. Wir werden noch genauer zu untersuchen haben, wie diese Veränderungen herbeigeführt werden. Die durchschnittliche Tagesmenge kann auf 1—$1^1/_2$ Liter veranschlagt werden. Stets erweist sich der Speichel als hypotonisch gegenüber dem Blut (Gefrierpunktserniedrigung —0,2 bis 0,4° C). Der Gesamtgehalt an Trockensubstanz beträgt entsprechend nur 0,5—0,6 %. Die anorganischen Bestandteile sind in Tabelle 41 angegeben. Es fällt auf, daß der Gehalt an K gegenüber dem

Tabelle 41. *Speichelbestandteile* (je 100 cm³)

Wasser	99,4 %	Total-N	67,1 mg
Ca	5—7,5 mg	Harnstoff + Ammoniak-N	11,3 mg
S	7,6 mg	Harnsäure-N	1,5 mg
Mg	0,7 mg	Zucker	0

Verhältnis Na:K 1,3⁺0,5, bei Nebenniereninsuffizienz 2,2⁺0,5

an Na überwiegt, ganz im Gegensatz zu den Verhältnissen im Blutplasma. Daraus allein geht schon hervor, daß die Speichelbildung nicht einfach auf einer Filtration aus dem Blut besteht. Ca in Form seines Bicarbonats wird als Quelle für die Bildung von Zahn- und Speichelsteinen angesehen. Der Gehalt an Cl-Ion ist wesentlich für die Aktivierung des Speichelferments. Die Reaktion des Speichels ist gewöhnlich angenähert neutral (p_H um 6,8), aber auch leicht alkalische Reaktion kann sich einstellen.

Unter den organischen Bestandteilen findet sich *Mucin,* bei dem es sich um ein Gemisch verschiedener Stoffe, hauptsächlich Glykoproteiden, handelt. Es ist wesentlicher Bestandteil des Schleimes, dessen Hauptaufgabe es ist, die Gleitfähigkeit des Bissens zu erhöhen und der zudem gewisse Abwehrfunktionen gegenüber Krankheitserregern erfüllt. Der Gehalt an Mucin ist besonders hoch bei Genuß von Milch; es sorgt für eine besonders feine Auslabung der Milch und fördert damit die Angreifbarkeit des Caseingerinnsels für die Verdauungsfermente. Der wichtigste organische Bestandteil im Speichel des Menschen ist das *Ptyalin,* eine α-Amylase, die die aus α-Glucose aufgebauten Nahrungsbestandteile, im wesentlichen also die Stärke, rasch bis zur Maltose abzubauen vermag. Der weitere Abbau muß durch eine Maltase (α-Glucosidase) erfolgen, die sich im Darm findet. Gekochte Stärke wird wesentlich schneller abgebaut als ungekochte. Die Ptyalinwirkung ist optimal bei neutraler Reaktion und bei Vorliegen einer bestimmten Kochsalz- (genauer Cl'-) Konzentration. Stärkere Säuerung und hohe Temperatur bringt sie zum Erliegen. Es kommen zwar im Speichel auch andere Fermente vor; sie sind aber von untergeordneter Bedeutung. Bei den sonstigen im Speichel vorkommenden Eiweißkörpern handelt es sich um Albumine und Globuline. Ein merkwürdiger Speichelbestandteil ist das *Rhodankalium,* bzw. Rhodannatrium. Man nimmt an, daß es sich um die Ausscheidungsform (Entgiftungsform) des im Stoffwechsel entstehenden Cyanids handelt.

Die **Speichelsekretion** erfolgt nervös-reflektorisch (LUDWIG, PAWLOW). Zum Teil handelt es sich um bedingte Reflexe (s. S. 606), die nicht angeboren vorliegen, sondern erst im Laufe des Lebens eingeschliffen werden. So kann Speichelfluß schon einsetzen beim Anblick, ja allein bei der Vorstellung einer leckeren Speise — „das Wasser läuft im Munde zusammen". Die Variation der Speichelzusammensetzung erfolgt durch unbedingte Reflexe, die schon angeboren vorliegen und die vor allem von den Geschmacksreceptoren der Zunge ausgelöst werden, aber auch von den undifferenzierten Chemoreceptoren und den Berührungs- und Schmerzreceptoren der gesamten Mundhöhle und schließlich auch von den Geruchsreceptoren. Diese Erregungen, zusammen mit denjenigen höherer Gebiete des Zentralnervensystems, wie Thalamus und Hypothalamus, rufen im Nucleus salivatorius des verlängerten Marks (s. S. 540) ein bestimmtes Erregungsmuster hervor, das über die sekretorischen Nerven den Speicheldrüsen zugeleitet wird. Der Weg dieser Nerven wird S. 540 im einzelnen besprochen. Es handelt sich um Fasern der beiden Anteile des vegetativen Nervensystems, also sowohl um parasympathische wie auch um sympathische Fasern, wobei allerdings die ersteren eine weit wesentlichere Rolle spielen. Deshalb läßt sich durch Gaben von Atropin, das die Wirkung des parasympathischen Überträgerstoffes, des Acetylcholins (s. S. 447) blockiert, die Speichelsekretion fast völlig unterdrücken.

Bei *elektrischer Reizung*, etwa der parasympathischen Fasern in der Chorda tympani, gelingt es, durch Variation des Reizes nach Stärke, Dauer und Frequenz aus dem Fasergemisch selektiv bestimmte Fasergruppen zu reizen und erhebliche Variationen der Speichelmenge und der Speichelzusammensetzung zu erzielen, vor allem den Wasser-Salzgehalt unabhängig vom Eiweißgehalt zu verändern. Man kann so künstlich das eine Mal einen reichlichen, dünnflüssigen, das andere Mal einen stark mukösen, eiweißhaltigen Speichel gewinnen. Eine weitere Variationsmöglichkeit ist gegeben, wenn man die sympathischen Fasern reizt. Man gewinnt dann allerdings nur eine sehr geringe Menge an Sekret, das aber außerordentlich mukös ist. Eine dritte Variationsmöglichkeit ist schließlich dadurch gegeben, daß einmal mehr die Sekretion der rein serösen Parotis in Gang gebracht wird, das andere Mal mehr die der serös-mukös gemischten Drüsen, wie Submaxillaris oder Sublingualis. Man kann sich nach diesen Ausführungen die Vorstellung bilden, daß je nach der Reizung der verschiedenen Receptoren in der Mundhöhle ein verschiedenes Erregungsmuster im Nucl. salivatorius entsteht, dementsprechend unterschiedliche Fasergruppen, die zu verschiedenen Zellgruppen in den Speicheldrüsen ziehen, aktiviert werden und der Speichel eine entsprechend unterschiedliche Zusammensetzung erhält.

Ebenso wie bei künstlicher, so kann auch bei natürlicher Auslösung der Speichelsekretion entweder ein reichlicher, dünnflüssiger *Spülspeichel* oder ein *Verdauungsspeichel* mit höherem Ferment- und Mucingehalt produziert werden. Auf mechanische Reizung, Einbringen von trockener Watte, Eindringen von Sand oder auch von reizenden Chemikalien erfolgt eine Ausschwemmung bzw. Verdünnung durch den Spülspeichel. Bei Aufnahme von Wasser erfolgt keine Sekretion, wohl aber bei der von Milch, wobei der Speichel besonders mucinreich wird. Bei Aufnahme trockener Nahrung wird reichlich fermenthaltiger Speichel produziert, bei der von Säuren wird das Sekret stark alkalihaltig; gleichzeitig ist auch der Gesamteiweißgehalt erhöht (Pufferwirkung).

Längere Zeit wurde angenommen, daß auch eine spontane Speichelsekretion ohne nervöse Auslösung möglich sei, da sich unter bestimmten Bedingungen nach Nervendurchschneidung eine fortdauernde Sekretion fand (paralytische Sekretion). EMMELIN konnte überzeugend dartun, daß es sich dabei um eine Sekretionsauslösung durch Adrenalin und Noradrenalin handelt, denen gegenüber die Drüse nach Entnervung empfindlicher wird. Eine „paralytische Sekretion“ tritt also nicht als Spontansekretion ein, sondern nur dann, wenn durch entsprechende Reize eine Ausschüttung der Hormone des Nebennierenmarks bewirkt wird.

Für den **Mechanismus der Speichelsekretion** ist von Bedeutung, daß der Speichel eine andere Zusammensetzung hat als das Blut. Zwar wird das Ausgangsmaterial vom Blut geliefert, aber eine einfache Filtration kann nicht in Frage kommen. Schon LUDWIG konnte zeigen, daß der Sekretionsdruck, das ist der Druck, mit welchem das Sekret in die Drüsenausführungsgänge ausgeschieden wird, höher werden kann als der Blutdruck in den Drüsengefäßen. Es kann sogar eine, wenn auch nur für kurze Zeit anhaltende Sekretion auch dann noch aufrechterhalten bleiben, wenn der Druck in den Drüsengefäßen auf Null gesenkt wird. Da das Sekret hypoton ist gegenüber dem Blut, muß osmotische Arbeit geleistet werden, die in Liter-Atmosphären angegeben werden kann. Die Sekretion kann also nur durch aktive Zellarbeit der Drüse erklärt werden. Entsprechend findet sich bei der Sekretion eine erhebliche Steigerung des Sauerstoffverbrauchs, die die Sekretion selbst deutlich überdauert. Gleiches läßt sich für die *Durchblutung* feststellen. Die Durchblutungssteigerung scheint zustandezukommen durch Produkte des lokalen Stoffwechsels. Durch Atropinisierung läßt sich zwar, wie berichtet, die Speichelsekretion unterdrücken, eine starke Steigerung der Durchblutung tritt bei Chordareizung aber immer noch ein, da sich die gefäßerweiternde Wirkung einer Reizung parasympathischer Fasern mit den üblichen sekretionshemmenden Dosen von Atropin nicht aufheben läßt.

Es ist oben, S. 128, schon darauf hingewiesen worden, daß möglicherweise die Durchblutungssteigerung bei erhöhter Sekretion durch Freisetzung von Bradykinin erfolgt, dessen Wirkung durch Atropin nicht aufgehoben wird.

Wie S. 448 dargestellt werden wird, führt der Überträgerstoff der Erregung sekretorischer Fasern, das Acetylcholin, im Gegensatz zu andern erregbaren Gebilden, nicht zu einer Depolarisation der Membran der Drüsenzelle, sondern zu einer Hyperpolarisation. Es ist wahrscheinlich gemacht worden, daß dies auf der Auslösung eines aktiven Prozesses in den Zellen beruht, der Cl′ vom Interstitium in die Zellen schafft, dem passiv Na^+ und Wasser folgen. Die Abgabe des NaCl in das Drüsenlumen könnte dann auf einer passiven Filtration beruhen. Die gleichzeitig in mehr oder minder großem Ausmaß erfolgende Abgabe von Eiweiß scheint auf einem noch ungeklärten aktiven Prozeß zu beruhen.

c) Das Schlucken

Durch die *Schluckreflexe* wird die eingespeichelte und gekaute Speise in den Magen befördert. Vor dem Eintritt in die Speiseröhre muß der zu schluckende Bissen den Luftweg der Atmung kreuzen (s. Abb. 167). Eine Fehlleitung der Speisen in Luftröhre und Nase wird unmöglich gemacht durch Verschluß des Kehlkopfes durch den Kehldeckel, indem der Kehlkopf hochgezogen wird und die Epiglottis sich darüberlegt (s. Abb. 167), und des Nasenraumes durch Hebung des weichen Gaumens. Gleichzeitig wird die Atmung stillgestellt. Dieser erste Akt des Schluckens wird rein reflektorisch ausgelöst, sobald der Bissen Zungengrund, Gaumenbögen und hintere Rachenwand berührt. Zentripetale Nerven für das Schlucken sind demnach die sensiblen Fasern des Glossopharyngicus und Larnygeus superior. Sensible Trigeminusfasern sind nicht beteiligt. Bis an die genannte Stelle wird die Speise willkürlich, durch Hebung des Zungengrundes, befördert. Der eigentliche Schluckakt kann niemals „willkürlich“ durchgeführt werden. Das sog. „Leerschlucken“ ist an das Vorhandensein zu schluckenden Speichels gebunden. Fehlt dieser, so kann der Reflex nicht ausgelöst werden, und es wird auch das willkürliche Leerschlucken unmöglich. Sobald die zu schluckende Speise bis in den Schlund geraten ist, wird sie durch Zusammenziehen der Schlundkopfmuskeln in die Speiseröhre gedrückt. Diese verhält sich keineswegs wie ein passiver Schlauch, sondern übernimmt den weiteren *aktiven Transport*, indem sich eine Einschnürung oberhalb des Bissens bildet, welche wellenförmig gegen den Magen vorwärts schreitet und die Speise vor sich hertreibt. Magenwärts von der Kontraktionswelle, die über den quergestreift-muskulären Oberteil der Speiseröhre in 3—4 sec, über den glattmuskulären Unterteil in 5—10 sec hinläuft, ist jeweils die

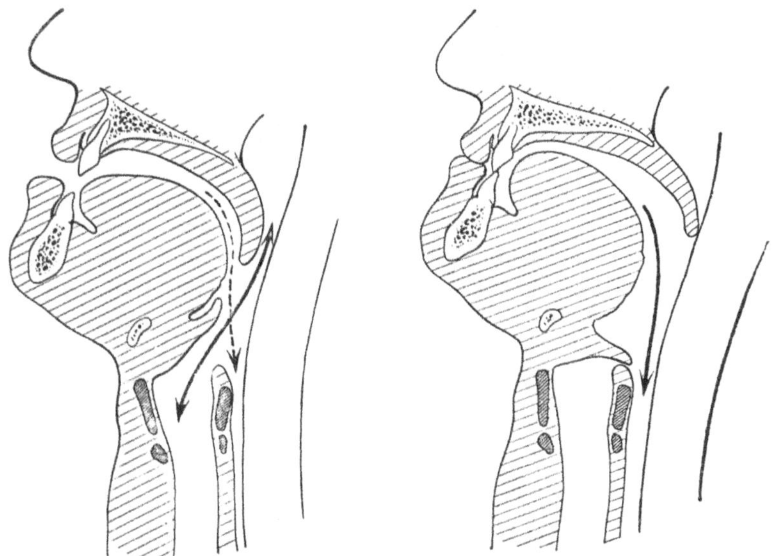

Abb. 167. Aufgabe des rein reflektorisch ablaufenden Schluckvorganges ist es, über die Kreuzungsstelle von Luft- und Speiseweg (s. links) hinweg den Bissen in die Speiseröhre zu leiten. Die Luftwege, d. h. Kehlkopfeingang und Nasenraum, werden dabei durch Kehldeckel bzw. weichen Gaumen gegen die Speisewege abgeschlossen (rechtes Schema)

Oesophagusmuskulatur erschlafft. Sobald der Bissen den Mageneingang erreicht hat, öffnet sich der Schließmuskel, so daß die Speisen in den Magen eintreten können. Selbst Flüssigkeiten laufen nicht etwa passiv durch den Oesophagus in den Magen. Sie werden durch kräftige Kontraktionswellen in den Magen gespritzt. Folgen mehrere „Schlucke“ von Flüssigkeit nacheinander, so kann eine größere Menge im unteren Abschnitt der Speiseröhre angesammelt und dann auf einmal durch den geöffneten Sphincter in den Magen befördert werden. Die Mechanik des Speisetransportes im Oesophagus hat sehr viel Ähnlichkeit mit der „Peristaltik“ des Darmes (s. S. 296).

Der gesamte Schluckmechanismus muß aufs genaueste gesteuert sein — vor allem der rechtzeitige Abschluß der Luftwege —, wenn Fehlleitung des Bissens vermieden werden soll. Das geschieht nervös-reflektorisch über das *Schluckzentrum* der Medulla oblongata (s. S. 539). Jede kleinste Störung führt zum „Verschlucken“, u. U. zur Aspiration von Speise in die Luftwege. Außer dem N. glossopharyngicus, Facialis, Hypoglossus und motorischen Trigeminusanteilen, ist der N. vagus der wichtigste motorische Schlucknerv. Auch das Fortschreiten der Kontraktionswelle über die Speiseröhre ist nervös geregelt und nicht etwa ein einfaches Hinweglaufen der Erregung über die Muskelzüge. Es ist deshalb möglich, den Oesophagus an einer Stelle quer zu durchtrennen, ohne daß magenwärts von der Schnittstelle eine Oesophaguslähmung einzutreten braucht. Die Kontraktionswelle „überspringt" sozusagen die Schnittstelle.

2. Die Magenverdauung

a) Die Einfüllung der Speise in den Magen

Der leere Magen stellt keineswegs einen schlaffen Sack dar, in welchen die Speise planlos durch die Kardia hineinstürzt. Nach Röntgenbeobachtungen darf man vielmehr annehmen, daß die Muskulatur der Magenwand sich in jedem Momente der Magenfüllung anpaßt, so daß der *leere Magen* bei stark kontrahierter Muskulatur nur einen kleinen, flüssigkeitsgefüllten langen Hohlraum umfaßt, an dessen oberstem kardialen Ende eine Luftblase (geschluckte Luft), die „Magenblase", steht. An diesem oberen Ende tritt der Nahrungsbrei in den luftgefüllten Magenabschnitt ein und fließt zwischen den eng aneinanderliegenden gefalteten Magenwänden abwärts. Mit steigender Füllung geben die muskulären Wandungen mehr und mehr nach. Das Endergebnis ist, daß bei Einführung halbfester und fester Nahrung der Mageninhalt sich in Schichten anordnet, wie dies für einen Tierversuch die Abb. 168 zeigt.

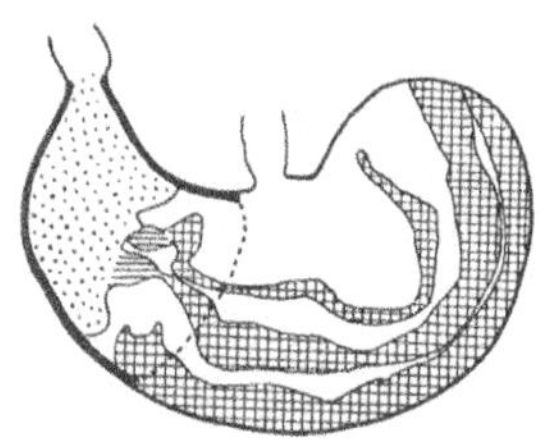

Abb. 168. Magen einer Ratte, die hintereinander im Wechsel blaues (gekreuzt schraffiertes) und weißes Futter gefressen hatte. Im Pylorustrichter altes, stark saures Futter (punktiert). Das an dasselbe anstoßende ist ebenfalls sauer (längsschraffiert), erkennbar an der Rötung des durch Lackmus blauen Futters. Nach Tötung des Tieres wurde der gefrorene Magen durchschnitten. (Nach v. FREY)

Dieser Vorgang ist insofern bedeutungsvoll, als nur ein kleiner Anteil der aufgenommenen Speise mit der Magenschleimhaut und somit dem stark sauren Magensaft sofort in Berührung kommt. Eine Durchsäuerung des Gesamtinhaltes ist erst nach $^1/_2$—1 Std erfolgt. Im Mittelpunkt des Magens kann während dieser Zeit die Speichelverdauung (Stärkeabbau) ungestört ablaufen.

Zu lebhaften Erörterungen hat immer wieder die eigenartige Faltuns der Magenschleimhaut an der kleinen Kurvatur Anlaß gegeben, welche ig der „Magenstraße" eine direkte Verbindung zwischen Kardia und Pylorun herzustellen scheint. Unter Umgehung des Magenhauptraumes sollen durch diese „Magenstraße" Flüssigkeiten, namentlich Wasser, bei gefülltem Magen direkt in den Darm gelangen können. Bei Verwendung der üblichen „Kontrastnahrung" (Brei, welcher gewöhnlich Bariumsulfat oder Wismutcarbonat enthält, die beide einen Röntgenschatten ergeben) läßt sich vor dem Röntgenschirm eine solche Bevorzugung der Magenstraße nicht mit Sicherheit beobachten.

Erst nach geraumer Zeit weicht die Ruhe der Magenmuskulatur, die, wie gesagt, keineswegs gleichbedeutend ist mit Erschlaffung oder „Atonie", einer planmäßigen Motorik, welche die chemische Magenverdauung wirksam unterstützt.

b) Die chemische Magenverdauung

wird, wenn man von dem erwähnten Fortgang der Speichelverdauung im Mageninnern absieht, geleistet durch den *Magensaft.*

Wirklich reinen Magensaft kann man niemals mit Hilfe des Magenschlauches nach Einnahme einer „Probemahlzeit" erhalten. Das so gewonnene Produkt ist „Mageninhalt", d.h. ein Gemisch aus Probemahlzeit,

Speichel und Magensaft. Kenntnis über die Zusammensetzung des reinen Sekretes der Magendrüsen erbrachten Versuche, in denen *Magenfisteln* angelegt wurden, d.h. direkte Verbindungen des Mageninneren mit der Körperoberfläche, so daß der Magensaft ohne Vermischung mit Speichel und Speisen sich direkt nach außen entleerte. Die Zusammensetzung des aus einer Magenfistel entleerten normalen Saftes vom Menschen (nach CARLSON) zeigt die Tabelle 42.

Der Magensaft ist somit nahezu dem Blute *isotonisch*. Der Gehalt an HCl und Chloriden genügt zur Erklärung dieses osmotischen Druckes. Entsprechend der hohen Konzentration an freier HCl ist die absolute Reaktion sehr stark sauer (p_H 1—2). Der Stickstoff des Magensaftes rührt von den *organischen Bestandteilen* her. Unter diesen finden sich neben wenigen Eiweißkörpern die *Magenfermente*. Die bedeutsamsten unter ihnen sind das **Pepsin** und das **Kathepsin**, die wahrscheinlich in den Hauptzellen gebildet werden.

Tabelle 42

Spezifisches Gewicht	1003—1009
Gefrierpunktserniedrigung . .	$-0,3$ bis $-0,8^0$
Gesamter Stickstoff	0,051—0,075%
Chloride (NaCl und KCl) . .	0,50—0,58%
Freie HCl	0,40—0,50%
NH_3	0,002—0,008%

Das Optimum der Wirksamkeit des Pepsins liegt je nach Eiweißart zwischen p_H 1,5 und 3, des Kathepsins zwischen p_H 4 und 5. Das Pepsin wird in einer unwirksamen Vorstufe ausgeschieden (Pepsinogen), die in Gegenwart von HCl zunächst nur langsam in das wirksame Pepsin übergeht. Die ersten kleinen Mengen Pepsin aktivieren nun größere Mengen Pepsinogen. Es handelt sich also um einen lawinenartig anschwellenden autokatalytischen Prozeß. Je größer die Wasserstoffionenkonzentration im Magen, desto rascher läuft er ab.

Es ist gelungen, sowohl Pepsinogen wie Pepsin kristallisiert darzustellen. Die ersten unter der Einwirkung von HCl entstehenden geringen Pepsinmengen spalten vom Pepsinogen Peptide ab, von denen eines Inhibitor genannt wird, da es sich mit Pepsin zu einem unwirksamen Komplex verbindet. Bei einem p_H von über 5,4 ist dieser Komplex stabil und wirksames Pepsin kann nicht entstehen. Erst bei einem p_H unter 5,4 kann der Komplex gelöst werden, die ersten geringen Mengen an Pepsin können entstehen, die zu einer weiteren Freisetzung von Pepsin führen, so daß der oben genannte autokatalytische Prozeß starten kann.

Durch ihre Ampholytnatur sind die Eiweißkörper imstande, einen Teil des HCl zu binden. Durch eine Titration des Magensafts auf den Neutralpunkt kann deshalb nur die potentielle, nicht aber die aktuelle Reaktion des Magensaftes bestimmt werden. Man titriert deshalb zunächst (mit n/10 NaOH) mit Hilfe eines Indicators, dessen Umschlagpunkt bei einem p_H von etwa 4 liegt. Bei Vorliegen von freier HCl würde nur eine winzige zusätzliche Spur von n/10 NaOH notwendig sein, um darüber hinaus einen Umschlag der Reaktion ins Alkalische zu erreichen. Bei Vorliegen von gebundener Salzsäure und anderen organischen Säuren wird zusätzlich NaOH zur Neutralisation benötigt, deren Menge mit einem zweiten Indicator geprüft wird. Üblicherweise werden die auf 100 cm^3 Magensaft umgerechneten Mengen n/10 NaOH angegeben, die jeweils notwendig waren, um die beiden Titrationsstufen zu erreichen (freie HCl und Gesamtacidität).

Pepsin und Kathepsin spalten Eiweiße zu höheren Polypeptiden (Albumosen und Peptone), bei längerer Einwirkung allerdings auch zu niedrigeren Bruchstücken. Die weitere Aufspaltung geschieht im Dünndarm durch die Fermente des Pankreas und des Dünndarmes. Eiweiß wird in denaturierter Form rascher verdaut. Diese Denaturierung geschieht normalerweise durch Kochen oder durch Salzsäure. Fehlt diese teilweise oder ganz, dann wird rohes Eiweiß schlecht verdaut (z.B. rohe Eier). Pepsin und Kathepsin wirken gleichzeitig als Labferment, d.h. sie können die durch die Salzsäure hervorgerufene grobflockige Ausfällung des Caseins in eine feinflockigere umwandeln. Im Säuglingsmagen, der noch kein Pepsin und nur sehr wenig Salzsäure enthält (p_H um 5), fällt diese Aufgabe allein dem Kathepsin zu (ob es außerdem im menschlichen Magen ein eigenes Labferment, Chymosin, gibt, ist zweifelhaft, ja sogar unwahrscheinlich). In das gebildete Gerinnsel wird in feintropfiger Form auch das Milchfett eingeschlossen, so daß es der Verdauung im Dünndarm leichter zugänglich wird.

Tabelle 43

	Hungerndes Tier	Verdauendes Tier
Cl-Gehalt des Blutes in Gewichtsprozenten	0,3270	0,3079
der Haut	0,2865	0,2519
der Magenschleimhaut . .	0,3389	0,2680

Eine untergeordnete Rolle spielt die *Magenlipase*, da diese erst durch die Galle zu voller Wirksamkeit gelangen kann und ihr p_H-Optimum bei etwa neutraler Reaktion liegt. Sie kann höchstens bei Rückfluß von Darmsaft in den Magen bedeutungsvoll werden.

Ein weiteres Produkt der Magenschleimhaut, der sog. „*innere Faktor*", der für die Resorption des Vitamin B_{12} von Bedeutung ist, wurde S. 255 besprochen.

Dadurch, daß die meisten der aufgenommenen Eiweißarten unter Einwirkung der Pepsin-Salzsäure bis zu Albumosen und Peptonen abgebaut werden, das mit tierischer Nahrung aufgenommene Bindegewebe aufgelöst und auch die Struktur der meisten pflanzlichen Nahrungsmittel zerstört wird (Auflösung des Klebergerüstes im Brot), erfolgt im Magen eine Homogenisierung der durch das Kauen nur grob zerkleinerten Nahrung. Wenn im Magen — abgesehen von Spuren von Kohlenhydrat — der Großteil der Nahrung noch keineswegs „resorptionsfähig" wird, so stellt doch die Magenverdauung ein ganz wesentliches Stadium der Vorverdauung namentlich der Eiweißkörper dar. Bindegewebe aus Fleischnahrung z.B. kann überhaupt nur im Magen aufgelöst werden. Selbst Knochen, aus denen durch die HCl das Ca herausgelöst wird, erliegen dem Angriff des Pepsins. Das Fett des Fettgewebes wird aus seinen bindegewebigen Hüllen befreit usw. Keratin und Elastin bleiben unverändert. Die gefällten Caseine der Milch verbinden sich mit Ca zu unlöslichem Käse und dieser wird, im Magen länger festgehalten, durch Pepsin abgebaut.

Neben ihrer Bedeutung für die Eiweißverdauung durch die aktivierende Wirkung auf das Pepsin ist die Salzsäure noch wesentlich für die hydrolytische Spaltung der glykosidischen Bindung der höheren Kohlenhydrate und weiter für die *Sterilisation* des Magens und Duodenums sowie für die Bakterienbesiedlung der unteren Darmabschnitte. Bei Hypacidität bzw. Anacidität besteht eine wesentlich größere Gefahr der Infektion durch Bakterien, die mit der Nahrung in den Magen gelangen; weiter kommt es zu einer Hochwanderung der Coli-Aerogenes-Flora (s. S. 299), u. U. zusammen mit fremden Keimen in höhere Darmabschnitte und schließlich sogar in den Magen.

Das Duodenum ist bei normaler Acidität des Magensafts praktisch keimfrei. Die Besiedlung beginnt im oberen Jejunum mit säuretoleranten Enterokokken. Es folgen Milchsäure-

bakterien vom Typ des Bact. lacticum und des Bact. acidophilum, die eine solche Reaktionslage verursachen, daß die im unteren Ileum lebende Coli-Aerogenes-Flora nicht heraufrücken kann. Diese letztere ist auf der anderen Seite für uns wichtig, weil sie die Produzenten mehrerer Vitamine (s. S. 243) sind. Eine Hyperacidität des Magens erhöht die Enterokokken-Flora und drängt die Coli-Aerogenes-Flora zurück, so daß leicht ein Vitaminmangel eintreten kann. Gleiches geschieht bei übermäßigem Genuß von Yoghurt; das ist der Grund, weshalb heute mehr ein Übergang auf Acidophilusmilch erfolgt, da diese wesentlich milder ist in ihrer Wirkung auf den Darm.

c) Der Sekretionsmechanismus des Magens

wurde weitgehend klargestellt dank der von HEIDENHAIN und PAWLOW entwickelten experimentellen Technik des „isolierten kleinen Magens" im Tierexperiment. Die Abb. 169 zeigt, wie es möglich ist, an der großen Kurvatur des Magens einen kalottenförmigen Teil abzutrennen, ohne daß die Benervung und Gefäßversorgung Schaden leiden, und als Blindsack mit

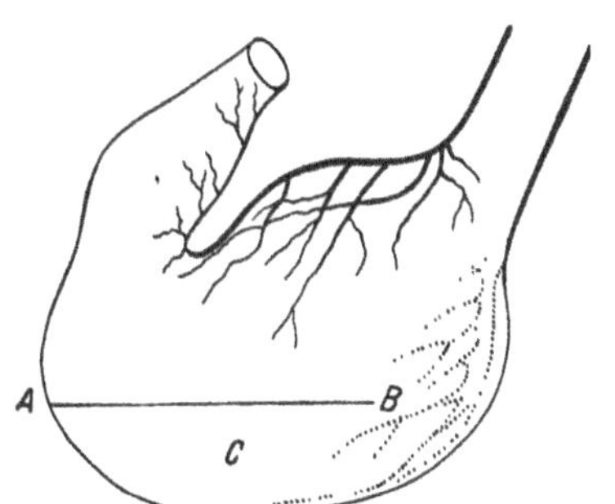

Abb. 169a. *A—B* Schnittlinie; *C* Lappen zur Bildung des Blindsackes. (Nach PAWLOW)

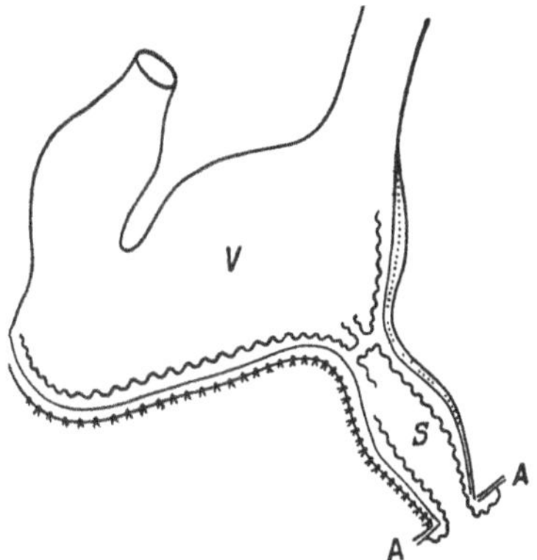

Abb. 169b. *V* Magenhöhle; *S* Blindsack; *A A* Bauchwand. (Nach PAWLOW)

der Öffnung nach der Körperoberfläche in die Bauchhaut einzunähen. Aus dem offenen Blindsack kann man jederzeit das Sekret der Schleimhaut abfangen und außerdem direkte chemische, mechanische und sonstige Reize auf die Schleimhaut setzen. Die Schleimhaut des Blindsackes wird stets gleichzeitig mit der des übrigen Magens sezernieren, ohne daß das Sekret durch Nahrungsstoffe verunreinigt werden kann.

Es zeigte sich, daß der gesunde Magen stets eine minimale *Ruhesekretion* aufweist. Das Sekret ist aber frei von HCl und Pepsin. Es zeigt im Gegenteil neutralen bis alkalischen Charakter und besteht vorwiegend aus Schleim. Die Sekretion des oben beschriebenen eigentlichen Verdauungssaftes erfolgt *nur* auf besondere Erregung hin, durch chemische und nervöse Reizung des Magens. Sofern im „ruhenden" Magen doch saures Sekret auftritt, liegt ein Reizung vor, und zwar entweder durch entzündliche Prozesse oder durch psychische Faktoren, die, wie unten mitgeteilt, von wesentlicher Bedeutung für die Magensekretion sind. Der *Magenschleim* entstammt den im Magenepithel an vielen Stellen vorhandenen Schleimzellen. Durch Reizung der aus dem N. splanchnicus stammenden sympathischen Magennerven wird die Schleimabsonderung gefördert. Magenschleim hat eindeutig stark *säurebindende* Eigenschaften und *hebt die Wirkung des Pepsins auf* (BABKIN). Es gelingt geradezu, durch Reizung der sympathischen Nervenfasern (s. S. 516) vorher sauren Mageninhalt schleimig und sogar alkalisch zu machen. Die Hauptsekretionsstätte des Schleimes scheint dabei im Pylorusanteil zu liegen (Zwischenzellen?). Es besteht die Möglichkeit, daß die inaktivierende Wirkung des Magenschleimes einer jener Faktoren ist, welche die „Selbstverdauung des Magens“ im Ruhestadium unmöglich machen (s. u.).

Die Sekretion des verdauenden Magensaftes beginnt normalerweise, sobald Speisen in den Mund genommen werden. Das läßt sich besonders deutlich zeigen bei der sog. „Scheinfütterung“ nach PAWLOW (s. Abb. 170), bei welcher die von dem Versuchstiere aufgenommene Nahrung gar nicht in den Magen gelangen kann. Es handelt sich um einen *Reflex*, bei welchem die gleichen Receptoren wie beim Speichelsekretionsreflex, die Chemoreceptoren der Mundschleimhaut, über Trigeminus, Glossopharyngicus und Vagus als „reflexogene“ Zone wirken. Über das vegetative Vaguskerngebiet und bestimmte Vagusfasern wird die Sekretion in Gang gebracht.

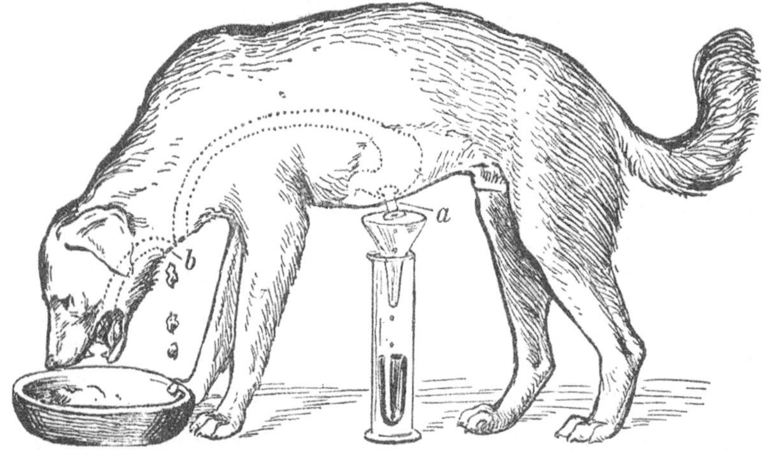

Abb. 170. PAWLOWs Scheinfütterung eines Hundes mit Magen- und Oesophagusfistel. (Nach V. FREY)

Man spricht deshalb von einer ersten, **cephalischen Phase** der Magensaftsekretion. Nach Durchtrennung der Vagusnerven ebenso wie nach Atropingaben bleibt die Sekretion aus (PAWLOW). Aber auch der *Geruch* oder Anblick von Speisen kann über den N. vagus zur Saftproduktion führen, ja sogar die bloße Vorstellung von Geruchs- und Geschmackseindrücken genügt hierfür („psychische“ Magensaftsekretion, „Appetitsaft“). Umgekehrt kann durch bestimmte psychische Vorgänge oder durch widerwärtige Gerüche und Gesichtseindrücke (Ekel) das Zustandekommen des normalen Sekretionsreflexes von den Geschmacksknospen aus unmöglich gemacht werden.

Die reflektorische Sekretion bei Nahrungsaufnahme ist aber nicht die einzige Anregung für die Magendrüsen. Die über Stunden andauernde Sekretion wird vielmehr nach dem Eingang der Speisen in den Magen vom *Magen aus* in Gang gehalten. Diese *zweite*, **gastrische** *Phase der Saftsekretion* ist *nicht reflektorischer Natur*, denn sie tritt auch noch am entnervten Magen auf. Die direkte mechanische Reizung der Magenschleimhaut führt lediglich zur Schleimsekretion. Der adäquate Reiz ist chemischer Natur und muß, um wirksam zu sein, am Pylorusteil der Schleimhaut angreifen. Am besten wirken *bereits angedaute Speisen* bei der Berührung mit der Magenschleimhaut, insbesondere Fleisch. Auch Extraktstoffe des Fleisches — LIEBIGs Fleischextrakt usw. — vermögen beim Ausbleiben der natürlichen ersten Sekretionsphase (reflektorische Sekretion von den Chemoreceptoren des Mundes aus) über die Pylorusschleimhaut eine wirksame Sekretion in Gang zu bringen. Aber auch Gemüsesäfte und verschiedene Pflanzen-Extraktivstoffe wirken in diesem Sinne und — was besonders wichtig erscheint: Pankreassaft und Galle, die u. U. durch den Pylorus in den Magen eindringen können. Es ist anzunehmen, daß in den meisten Nahrungsmitteln wirksame Erregersubstanzen enthalten sind, daß diese durch die Andauung nach der initialen reflektorischen Magensaftsekretion frei werden und nunmehr direkt von der Magenschleimhaut aus die zweite Sekretionsphase in Gang setzen. *Gründliches Kauen, Wohlgeschmack und Appetitlichkeit der Speisen*, welche diese erste Phase in Gang setzen, sind also stets die wirksamste Unterstützung der Magenverdauung, denn die zweite Phase allein liefert niemals so reichliches und verdauungskräftiges Sekret wie die sukzessive Betätigung beider Phasen. Das zeigt eindeutig die Abb. 171.

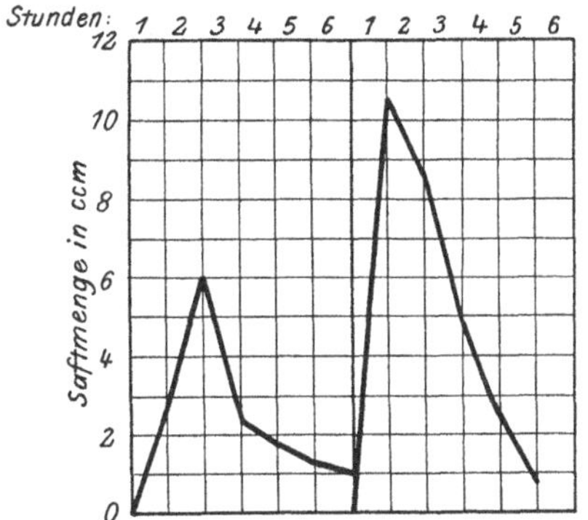

Abb. 171a. Sekretionsverlauf beim Hineinlegen von 130 g Fleisch in den Magen und Genuß von 100 g Fleisch durch den Mund. Beachte die größere Wirksamkeit bei der letztgenannten „natürlichen" Aufnahmeart. (Nach BABKIN)

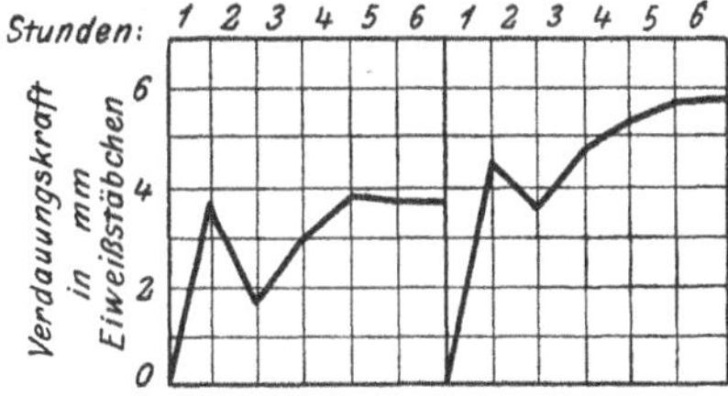

Abb. 171b. Verdauungsvermögen des Magensaftes beim Hineinlegen von 130 g Fleisch und beim Genuß von 100 g Fleisch durch den Mund. Beachte die größere Wirksamkeit bei der letztgenannten „natürlichen" Aufnahmeart. (Nach BABKIN)

Da die zweite Sekretionsphase auch noch am entnervten Magen eintreten kann, kann sie nur auf chemische Wirkungen zurückgeführt werden. Eine direkte Einwirkung der genannten Erregerstoffe auf die Drüsen scheint nicht die Ursache zu sein. Vielmehr wird unter der Einwirkung dieser Stoffe in der Pylorusschleimhaut ein Wirkstoff erzeugt, der, auf dem Blutwege an die Drüsen herankommend, diese zur Sekretion veranlaßt. Diese Ansicht stützt sich darauf, daß salzsaure wäßrige Extrakte von verdauender Pylorusschleimhaut von Tieren, in die Blutbahn eingespritzt, kräftige Magensaftsekretion hervorrufen. Auch das Blut verdauender Tiere verursacht, auf andere übertragen, Magensaftsekretion. Der in der Schleimhaut gebildete safttreibende Stoff wird als **Gastrin** bezeichnet. Eine ähnliche Wirkung läßt sich an Mensch und Tier durch die subcutane Injektion kleiner Dosen von *Histamin* erzeugen.

Beide Stoffe können fast nur die HCl-Produktion anregen, nur sehr wenig die der Fermente. Beide Substanzen sind sicher nicht identisch. Es ist aber wahrscheinlich, daß es sich bei dieser humoralen Sekretionsanregung nicht nur um einen bestimmten Stoff handelt, sondern um mehrere.

Interessant ist eine neuere Feststellung, wonach die erste nervöse Phase der Magensaftsekretion stark vermindert wird, wenn der Pylorusteil des Magens entfernt oder die Pylorusgefäße unterbunden wurden, so daß auch hier ein chemischer Anteil anzunehmen ist (UVNÄS). Weiter kann ein Extrakt aus der Pylorusschleimhaut den Effekt einer Vagusreizung erheblich steigern. Dieser Extrakt allein führt aber nur zur Bildung eines pepsinarmen Magensaftes, während Vagusreizung ein fermentreiches Sekret liefert.

An die erste, *nervöse* (cephalische), und die zweite, *gastrische* Phase, schließt sich eine dritte an, die **intestinale Phase**. Die Magensaftsekretion wird nämlich erneut angeregt, wenn Speisebrei in das Duodenum übertritt. Es wird auch hier auf Anregung durch die Extraktivstoffe im angedauten Speisebrei ein Stoff gebildet, der ins Blut resorbiert wird und auf die Magendrüsen sekretionsanregend wirkt. Diese intestinale Phase ist deshalb wichtig, weil in ihr sowohl die HCl- wie auch die Fermentproduktion und damit die verdauende Kraft des Magensaftes gesteigert wird.

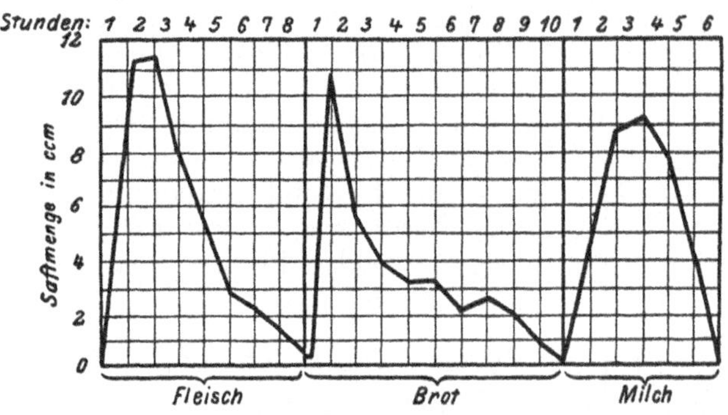

Abb. 172. Sekretionsverlauf des Magensaftes beim Genuß von Fleisch, Brot und Milch. (Nach PAWLOW)

Wie S. 286 ausgeführt, wird bei Anwesenheit von Fett im Duodenum ein im einzelnen noch nicht bekannter Stoff gebildet, das Enterogastron, das auf dem Blutwege die Magenmotorik hemmt. Gleichzeitig wird die Sekretion stillgelegt.

Ähnlich wie bei der Speichelsekretion läßt sich bei der normalen Magensekretion eine weitgehende Anpassung der Menge und Zusammensetzung an die Beschaffenheit der Nahrung beobachten. Diese Anpassung ist jedoch eine weit vollkommenere im Verlaufe der ersten reflektorischen Sekretionsphase als in der zweiten „chemischen" Phase. Die Abb. 172 und 173 zeigen den verschiedenen zeitlichen Verlauf und die verschiedene Verdauungskraft des Magensaftes nach Aufnahme verschiedener Stoffe.

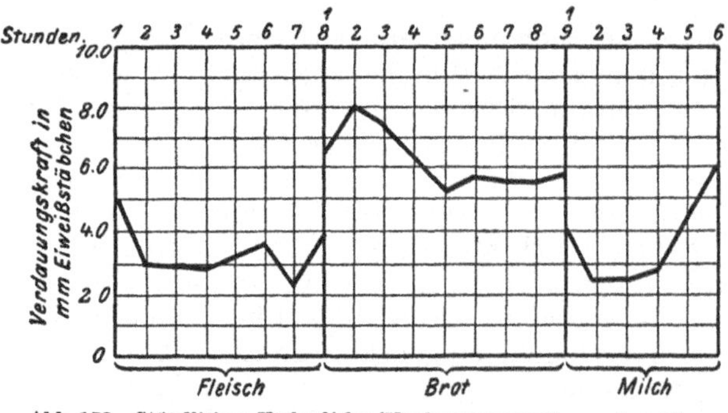

Abb. 173. Stündlicher Verlauf des Verdauungsvermögens des Magensaftes beim Genuß von Fleisch, Brot und Milch. (Nach PAWLOW)

Die Abscheidung einer n/10 Salzsäurelösung aus den lebenden Zellen (also einer hochkonzentrierten Mineralsäure, die alles Leben vernichten sollte), bleibt eine der erstaunlichsten allgemeinbiologischen Tatsachen. Da sich die besagte Konzentration im fertigen Magensaft findet, bleibt anzunehmen, daß an der Sekretionsstelle selbst die Konzentration noch viel höher sein muß. Übertroffen wird der Magen hinsichtlich der Säureproduktion übrigens durch die Speicheldrüse einer Meeresschnecke, Dolium galea, welche 3 %ige freie Schwefelsäure absondert.

Genauere Untersuchungen der einzelnen Schleimhautpartien des Magens haben ergeben, daß die **HCl-Produktion** an den *Fundusteil* gebunden ist. Der Pylorusteil, im Tierexperiment vom übrigen Magen isoliert, produziert keine Säure. Die Drüsenschläuche der Fundusdrüsen enthalten in der Tiefe 2 Zellarten: die zahlreicheren *Hauptzellen* und die an Zahl geringeren *Belegzellen*. Es liegen nunmehr genügend Beweise dafür vor, daß die Belegzellen die Salzsäure liefern. Diese Zellen sind von einem äußerst feinen Kanalnetz durchzogen (Canaliculi, Abb. 174), das in einen größeren Kanal zusammen gefaßt wird, der zwischen den anderen Zellen der Mucosa hindurchzieht und in die Krypten einmündet. Durch Injektion von Indicatoren konnte festgestellt werden, daß während der Magensaftsekretion das p_H in den Canaliculi unter 1,4 liegt, während es im Zellkörper selbst praktisch unverändert blieb. Es mußte also in der Zeit der Abgabe von H-Ionen in das Lumen der Canaliculi eine entsprechende Menge Alkali an das Blut abgegeben werden, und es mußte die Konzentrierung der H^+-Ionen an der Oberfläche der Zellen, nicht in ihnen selbst stattgefunden haben. Der zugrunde liegende Vorgang wird von verschiedenen Autoren unterschiedlich gedeutet. Nach DAVIES kann man sich folgende Vorstellungen bilden:

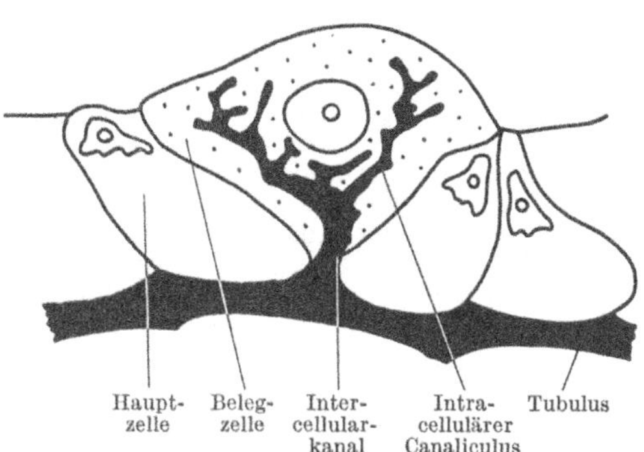

Abb. 174. Schematische Darstellung einer Belegzelle (punktiert) in ihrer Lage zwischen den Hauptzellen und ihrem intracellulären Kanalsystem (Canaliculi). Die Canaliculi werden in einem Kanal zusammengefaßt, der zwischen den Hauptzellen verläuft und in den Tubulus einmündet. (Nach RAUBER-KOPSCH, Lehrbuch der Anatomie)

Es werden auf einem noch zu besprechendem Wege H-Ionen an die Kanälchenwand herantransportiert und in das Lumen sezerniert. Aus den in äquimolarer Menge anfallenden OH-Ionen und der aus dem Stoffwechsel der Zelle oder aus dem Blut stammenden CO_2

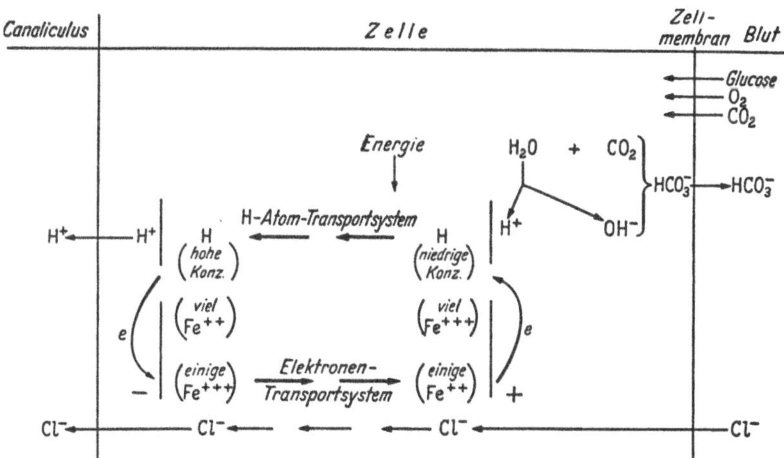

Abb. 175. Schema zur HCl-Bildung im Magen. Durch wasserstoffübertragende Fermente wird Wasserstoff an der Kanälchenseite der Belegzelle konzentriert, durch Abgabe eines Elektrons an das Ferri-Ferro-System ionisiert und ausgeschieden. Das Elektron wird zurücktransportiert und steht erneut zur Verfügung, um ein Wasserstoffion des Wassers zu entionisieren, so daß dieses als H-Atom zur Kanälchenwand geführt werden kann. Das OH'-Ion des Wassers bildet mit CO_2 (unter Einwirkung der Carboanhydrase) HCO_3-Ionen, die gegen Cl'-Ionen des Blutes ausgetauscht werden. Die Cl'-Ionen werden bei dem rückläufigen Elektronentransport über das Ferro-Ferri-System zur Kanälchenwand transportiert und dort mit dem H^+-Ion sezerniert. Auf diese Weise wird eine Säurebildung und Säureabgabe in einer Zelle möglich, ohne daß sich ihre Reaktion wesentlich ändert. [Nach CRANE, DAVIES und LONGMUIR, Biochem. J. **43**, 321 (1948)]

werden HCO_3-Ionen gebildet, die ins Blut abgegeben werden, und zwar im Austausch gegen Cl-Ionen (s. Abb. 175, vgl. auch Anionenaustausch S. 43). Daß diese Bicarbonatbildung mit der notwendigen großen Geschwindigkeit vor sich geht, wird durch den hohen Gehalt der Zellen an Carboanhydrase (vgl. S. 44) ermöglicht. So erklärt sich die der Salzsäureproduktion folgende „Alkaliflut“ — die Erhöhung des Bicarbonatgehaltes des Blutes und die erhöhte Bicarbonatausscheidung im Urin, so daß dieser u. U. sogar alkalisch werden kann. So erklärt sich weiter, daß durch Hemmstoffe der Carboanhydrase die Salzsäuresekretion fast völlig aufgehoben werden kann.

Den Wasserstofftransport an die Membran der Kanälchenseite kann man sich nach Davies folgendermaßen vorstellen: Beteiligt sind sowohl Teile der wasserstoffübertragenden wie der sauerstoffübertragenden Fermentsysteme der biologischen Oxydation. Das aus dem Wasser gebildete H-Ion oxydiert ein Fe^{++}-Ion zu einem Fe^{+++}-Ion und wird durch Aufnahme des Elektrons zu einem H-Atom; dieses wird durch das Dehydrasensystem (z. B. Codehydrase I oder II) an die Kanälchenwand transportiert und reduziert dort ein Fe^{+++}- zu einem Fe^{++}-Ion; das entstehende H-Ion wird durch die Zellmembran in das Kanälchen abgegeben, zusammen mit einem Cl-Ion, das durch die Reduktion des Fe^{+++}-Ions freigegeben wird. Diese Reduktion kam durch das Elektron des Wasserstoffs zustande, das auf diese Weise über das Cytochrom-(Ferri-Ferro-) System zurückgeschafft wird, wo es wieder zur Verfügung steht, um ein neues H-Ion als H-Atom an das Dehydrasensystem heranzuführen. Wertigkeitserfordernissen wird genügt durch die schon erwähnte gleichzeitige Passage des Cl-Ions in entgegengesetzter Richtung zum Elektron.

Die wesentlichen Vorgänge bestehen danach darin, daß mit Hilfe der Fermente der Zellatmung eine Anreicherung von Wasserstoff an der Lumenseite der Zelle bewerkstelligt wird, der unter bestimmten Sekretionsbedingungen in ionisierter Form in das Lumen abgegeben werden kann, wobei gleichzeitig und gleichlaufend eine Abgabe entsprechender Bicarbonatmengen an das Blut und ein Chlorionentransport aus dem Blut durch die Zelle in das Lumen stattfindet. Die 3 Vorgänge folgen zwangsläufig einer aus dem anderen.

Das genannte System muß durch energieliefernde Prozesse angetrieben werden; zur Bildung eines Mols HCl werden etwa 16000 Cal benötigt. Als Energielieferanten kommen die energiereichen Phosphate in Frage wie Adenosintriphosphorsäure oder Kreatinphosphorsäure, die anschließend an den exergonischen Zerfall durch oxydative Prozesse resynthetisiert werden müssen. So erklärt sich die hohe Sauerstoffempfindlichkeit der Salzsäurebildung. Wird etwa ein isolierter Froschmagen zur Sekretion angeregt, so hört diese rasch auf, wenn der umgebenden Nährlösung der Sauerstoff entzogen wird. Bei Zerfall eines Mols Adenosintriphosphorsäure wird etwa die Energiemenge frei, die zur Bildung eines Mols HCl benötigt wird. Damit würde die Lösung einer energiereichen Phosphatbindung ausreichen, um ein H^+-Ion zu sezernieren.

Mit Hilfe von Messungen der Potentiale zwischen Serosa- und Mucosaseite des isolierten Magens und deren Veränderung bei Wechsel der umgebenden Lösung konnte festgestellt werden, daß die Membran der Kanälchenseite im Ruhezustand praktisch undurchlässig ist sowohl für H- wie für Cl-Ionen. Wird die Permeabilität der Membran durch irgendwelche Einflüsse erhöht, dann tritt Sekretion ein. Eine solche Permeabilitätserhöhung ist z.B. möglich durch Histamin, das, wie wir S. 340 sehen werden, allgemein die Permeabilität, auch von Capillaren, erhöht. Auf diese Weise erklärt sich die Auslösung der HCl-Bildung des Magens durch Histamin.

Es ist verständlich, daß länger dauernder NaCl-Entzug in der Kost oder starker NaCl-Verlust durch Schwitzen zu einer Abnahme der Salzsäuresekretion des Magens führt. Ebenso ist während einer respiratorischen Alkalose (Kohlensäureverlust durch Hyperventilation) die HCl-Bildung durch sekretorische Reize herabgesetzt.

Die Tagesmenge an Magensaft beträgt bei normaler Ernährung etwa 1,5—2,5 Liter.

d) Die Motorik des Magens

macht die bisher beschriebene chemische Magenverdauung in besonders vollkommener Weise möglich. Wie oben mitgeteilt, liegt zunächst die Nahrung vom gut tonisierten, gesunden Magen fest umschlossen, still, so daß nur von den Wandungen aus ganz allmählich die Verdauung vordringen kann. Sehr bald beginnen durch ringförmige Zusammenziehung bedingte Einschnürungen des Magens sich zu bilden, welche duodenalwärts laufen. Die Abb. 176 und 177 lassen diesen Vorgang erkennen, der nach der Aufnahme von Kontrastbrei besonders schön im Röntgenschatten zu beobachten ist. Die *peristaltische Welle* schnürt zunächst einen Teil des Mageninhaltes unvollkommen ab und schiebt ihn pyloruswärts, wobei die oberflächlichsten, mit Magensaft durchtränkten Schichten des Speisebreies abgestreift und durch tiefere ersetzt werden. Da etwa alle 10—20 sec eine neue Welle beginnt, also stets mehrere hinterein ander über den Magen hin unterwegs sind, wird nach und nach der ganze Mageninhalt mit der Schleimhaut in Berührung gebracht und mit Magensaft vermischt. Der homogenisierte breiige Mageninhalt — Chymus benannt — wird schließlich durch kräftige peristaltische Schübe bei gleichzeitiger Erhöhung des Tonus der gesamten Magenmuskulatur nach und nach durch den Pylorus in das Duodenum entleert.

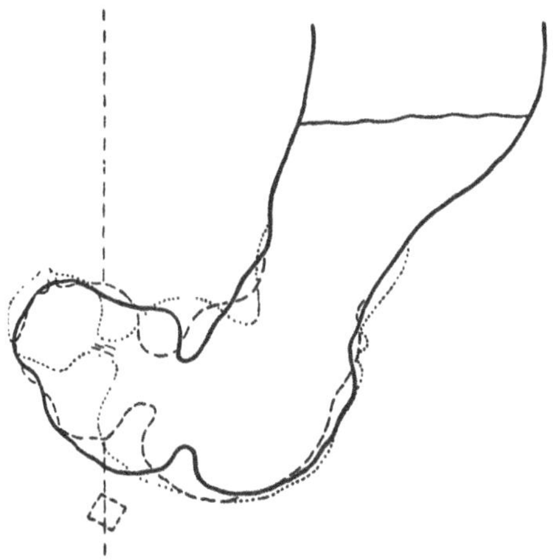

Abb. 176. Eine peristaltische Welle, in drei verschiedenen Phasen aufgenommen. Nach einer kinematographischen Serie von GROEDEL aufeinandergepaust. 1. Phase schwarz ausgezogen; 2. Phase gestrichelt; 3. Phase punktiert. Mittellinie des Körpers gestrichelt, Nabelmarke viereckig gestrichelt. Die gewellte Horizontale entspricht dem unteren Rand der Fundusblase

Die *Ursachen für die Magenbewegung* sind im Magen selbst zu suchen. Auch der völlig entnervte und sogar der isolierte Magen zeigt noch eine deutliche Peristaltik. Es handelt sich um autonome Kontraktionen der glatten Muskulatur, die durch den Plexus myentericus (AUERBACH) zwar nicht ausgelöst, aber in ihrem Ablauf gesteuert werden (vgl. unten, S. 487). Das Nervensystem hat einen fördernden (N. vagus) und hemmenden (N. splanchnicus) Einfluß. Atropin mindert die Magenmotorik, Acetylcholin regt sie an. Über die Nerven geht auch die psychische Hemmung der Motorik vor sich. Allerdings kann auch auf humoralem Weg (Adrenalin) eine geringfügige Beeinflussung stattfinden. Bei Depressionen, Ekel, Angst usw. kann der Magen atonisch und bewegungslos verharren, natürlich sehr zum Nachteil der Magenverdauung. Meistens ist die nervöse motorische Hemmung mit einem Ausfall der Magensaftsekretion verbunden.

Die Entleerung des Magens wird planmäßig gesteuert und geht so vor sich, daß Schub um Schub der angedaute Inhalt aus dem Pylorus in den Zwölffingerdarm befördert wird. Während man früher annahm, daß der im Pylorus enthaltene sphincterartige Muskelzug hierfür entscheidend wäre, und daß dieser bei Acidität im Duodenum (nach Übertritt von HCl-haltigem Speisebrei) geschlossen, nach Wiederherstellung der alkalischen Reaktion im Duodenum wieder geöffnet werde, hat sich das Bild durch die Arbeiten von THOMAS und von QUIGLEY wesentlich verändert. Der Pylorus kann zwar dadurch sphincterartig wirken, daß er gewöhnlich länger kontrahiert bleibt als das Duodenum oder der Magen, so daß u. U. durch eine peristaltische Welle des Magens Speisebrei an ihn herangeführt wird, ihn aber nicht verläßt und nur eine Durchmischung stattfindet. Wesentlicher aber für die Magenentleerung ist der Umstand, daß bei Übertritt von Speisebrei in das Duodenum z.T. durch dessen Dehnung, z.T. durch Verdauungsprodukte auf nervösem und auch auf humoralem Wege die Peristaltik des Magens stillgelegt wird und ein neuer Nachschub erst wieder

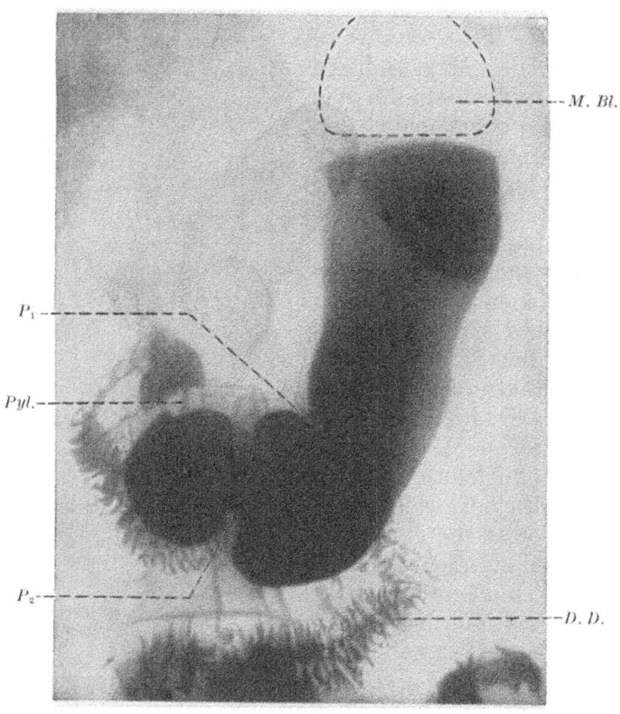

Abb. 177. Röntgenbild eines mit „Kontrastbrei" gefüllten menschlichen Magens. Man sieht bei *M.Bl.* die Luftfüllung (Magenblase), bei *Pyl.* den fest geschlossenen Pylorus, welcher den mit Kontrastbrei gefüllten Magen vom Duodenum (oberhalb des *Pyl.* sichtbar) trennt. Bei P_1 beginnt eine „peristaltische Welle", bei P_2 ist eine zweite, fortgeschrittenere sichtbar. Bei *D.D.* erkennt man die Profilierung der Dünndarmschleimhaut. (Aufnahme der Med. Klinik Greifswald)

nach Entleerung des Duodenums erfolgen kann. Der Stoff, der im Dünndarm nach Übertritt von Speisebrei gebildet wird und auf dem Blutwege Tonus, Peristaltik und Sekretion des Magens hemmt, wurde **Enterogastron** genannt. Die stärkste Hemmung kommt durch Fette zustande. Diesen folgen an Wirksamkeit verschiedene Aminosäuren, aber nur dann, wenn die Innervation durch den Vagus intakt ist. Hier spielt offenbar die nervöse Beeinflussung der Magenmotilität vom Duodenum aus eine größere Rolle als die Enterogastronbildung. Gleiches gilt für die hemmende Wirkung der HCl auf den Magen vom Duodenum aus. Am wenigsten wirksam erweisen sich Kohlenhydrate. Dementsprechend verläßt eine kohlenhydratreiche Nahrung schneller den Magen als eine eiweißreiche oder gar eine fettreiche (CANNON).

Da das Enterogastron eine starke Hemmungswirkung auf die HCl-Bildung im Magen aufweist, wurde es therapeutisch mit Erfolg angewandt bei Hyperacidität und bei Magengeschwüren. Bei diesen Untersuchungen stellte sich heraus, daß aus dem Urin zwei ähnliche, jedoch mit ihm nicht identische Faktoren gewonnen werden können, die ebenfalls experimentell hervorgerufene Magengeschwüre zur Abheilung zu bringen vermögen (Urogastron und Anthelon).

Die *Verweildauer* der Speisen im Magen hängt vor allem von ihrer Zusammensetzung ab. Während Milchnahrung bereits nach 1—2 Std restlos in den Darm übergetreten ist, bleibt die landläufige gemischte Kost bis zu 4 Std im Magen nachweisbar. Sehr fette Kost verweilt durch ihre Sekretions- und Motilitätshemmungen bis über 5 Std im Magen.

Im Hungerzustand finden sich fortgesetzte peristaltische Bewegungen des Magens, die mit der Dauer des Fastens an Frequenz zunehmen. Es wird angenommen, daß die Hungerbewegungen die wesentliche Ursache des Hungergefühls sind, da beide weitgehend parallel laufen. Es darf nur dabei Hunger nicht mit Appetit verwechselt werden. Alle möglichen sensiblen Reize, auch Kauen, z.B. von Kaugummi, vermindern beide. Insulin erhöht die Hungerbewegungen und löst gleichzeitig Hungergefühl aus, Glucosegabe kann beides wieder beseitigen. Wahrscheinlich sind aber bei der Entstehung des Hungergefühls noch andere Ursachen mitbeteiligt, die bislang noch ungenügend geklärt sind (vgl. S. 651).

Die Frage nach dem Schutze des Magens gegen *Selbstverdauung* unter der Einwirkung der Pepsin-Salzsäure hat aus praktisch medizinischen Gründen immer wieder die Forschung beschäftigt. Es ist bekannt, daß unter der Einwirkung des Magensaftes schon wenige Stunden nach dem Tode eine Selbstverdauung der Magenwände beginnt. Nur die *lebende* Schleimhaut ist widerstandsfähig gegen die verdauende Wirkung. Im Experiment ließ sich zeigen, daß lokale Schädigungen der Schleimhaut, z.B. durch Kreislaufschädigung an umschriebener Stelle, zur Selbstverdauung führen können. Man hat eine sehr häufige Erkrankung des Magens, das Magengeschwür, mit derartigen lokalen Selbstverdauungsvorgängen ursächlich in Zusammenhang gebracht (Ulcus pepticum, „peptisches" Magengeschwür). Ein Faktor zum Schutze der Schleimhaut gegen die Selbstverdauung ist sicherlich die Schleimproduktion bzw. der sich ständig erneuernde „Schleimüberzug". Auch an „Gegenstoffe" in den lebenden Zellen hat man gedacht, ohne solche bisher direkt nachweisen zu können.

3. Die Verdauung im Dünndarm

Nach dem Übertritt des sauren Chymus in den Zwölffingerdarm wirken die Sekrete des Pankreas (Bauchspeichel), der Darmdrüsen (Darmsaft) und Leber (Galle) auf diesen ein und vollbringen den wichtigsten Anteil der Gesamtverdauung: die Überführung der Kohlenhydrate, Fette und Eiweißkörper in resorbierbare, wasserlösliche Bruchstücke. Durch die anorganischen Bestandteile aller 3 Sekrete, die großen Mengen von Alkali, namentlich an Bicarbonat, wird die Salzsäure des Chymus als Alkalichlorid gebunden. Das dabei entstehende Kochsalz und die frei werdende Kohlensäure werden in das Blut resorbiert. Der während der HCl-Produktion des Magens entstehende Überschuß an Bicarbonaten und die Abnahme an Chloriden im Blute wird auf diese Weise wieder beseitigt. *Nach verhältnismäßig kurzem Aufenthalt im Dünndarm ist der Chymus nicht nur neutralisiert, sondern reagiert sogar leicht alkalisch.* Dies ist die Voraussetzung für die Wirkung der meisten Fermente des Pankreas und der Darmdrüsen. Erfüllt wird sie nicht zuletzt durch die schubweise, genau geregelte Entleerung des Mageninhaltes in den Darm (s. o.).

a) Das Sekret des Pankreas

kann im Experiment aus dem Ausführungsgang der Drüse aufgefangen werden. Es ist klar und dünnflüssig und hat bei deutlich alkalischer Reaktion ($p_H = 8$—9) eine Gefrierpunktserniedrigung von $-0{,}55$ bis $-0{,}65^0$C. Der Eiweißgehalt ist beträchtlich und wechselt stark mit der jeweiligen Zusammensetzung der aufgenommenen Nahrung. Es findet sich eine ganze Reihe von Fermenten für die Verdauung der Eiweiße, Fette und Kohlenhydrate. Die für die Eiweißverdauung wichtigsten sind: **Trypsin, Chymotrypsin** und **Pankreaserepsin.** Chymotrypsin unterscheidet sich von Trypsin vor allem durch seine Labwirkung und dadurch, daß es im Gegensatz zu diesem die Blutgerinnung nicht beschleunigt (NORTHROP). Beides sind Proteasen; sie spalten Eiweiße zu Polypeptiden; zum geringen Teil entstehen dabei auch freie Aminosäuren. Wie die Untersuchung synthetischer Polypeptide gelehrt hat, greifen die Trypsine und das Pepsin die Peptidbindungen im Innern der großen Eiweißmoleküle an verschiedenen Stellen an. Die Spaltbarkeit hängt sowohl von der Art der Aminosäuren ab wie auch von der Art ihrer Aufeinanderfolge. Deshalb werden verschiedene Eiweißkörper von Pepsin und Trypsin verschieden rasch gespalten. Die Trypsine wirken viel weniger auf die Leimsubstanzen aus Bindegewebe, Knorpel und Knochen als Pepsin. Sie vermögen deshalb die Struktur tierischer Nahrung viel weniger zu zerstören, sie zu erschließen als der Magensaft. Aus diesem Grunde kann die voraufgegangene Magenverdauung eine gründlichere und raschere Darmverdauung ermöglichen. Das Chymotrypsin ist weiter auf die voraufgegangene Wirkung des Trypsins angewiesen.

Für die optimale Wirkung ist ein *bestimmtes Milieu* im Darm von Bedeutung, das nicht allein durch das p_H gegeben ist. Für die reinen Fermente ist beim p_H des Darms ein Optimum keineswegs gegeben; doch wird dieses besonders durch Galle verschoben. Fehlen von Galle wirkt sich deshalb nicht nur für die Fettverdauung äußerst nachteilig aus, sondern auch für die tryptische Verdauung der Eiweiße.

Die tryptischen Fermente werden nicht in aktiver Form sezerniert, sondern als Profermente, als *Trypsinogen* und *Chymotrypsinogen*, die sich vom wirksamen Ferment in der Kristallform unterscheiden (KUNITZ). Auf diese Weise wird eine Selbstverdauung des Pankreas oder der Ausführungsgänge vermieden. Erst im Dünndarm findet die Umwandlung in die wirksame Form statt. Zur Einleitung dieses Vorganges wird ein Stoff benötigt, der im Darm, besonders im Duodenum, gebildet wird, und der **Enterokinase** genannt wurde. Durch die Einwirkung der Enterokinase auf Trypsinogen entsteht in kleinen Mengen Trypsin, das nun weitere Mengen Trypsinogen aktiviert. Es handelt sich also im weiteren Fortgang um einen autokatalytischen Prozeß. Das entstandene Trypsin aktiviert nun weiter das Chymotrypsinogen, auf das die Enterokinase ohne Einfluß ist. So nimmt nach kurzer Auslösung der Gehalt an aktiven Fermenten im Dünndarm lawinenartig zu.

Im allgemeinen spalten die Proteinasen wie die Trypsine Peptidbindungen, die im Innern der Moleküle liegen, wobei größere Bruchstücke entstehen. Es ist oben schon vermerkt worden, daß dabei aber auch freie Aminosäuren auftreten können, in Abhängigkeit vom strukturellen Aufbau. Wenn bei der Verdauung durch Pankreassaft aber in größeren Mengen kleinere Bruchstücke, Dipeptide und Aminosäuren entstehen, so ist das der Wirkung eines weiteren Fermentgemisches zuzuschreiben, das mit dem Namen *Erepsin* belegt wurde. Es enthält hauptsächlich eine Carboxypeptidase, d.h. ein Ferment, das Polypeptide vom Carboxylende aus angreift und die der Carboxylgruppe benachbarte Peptidbindung hydrolytisch spaltet (WALDSCHMIDT-LEITZ). Es unterscheidet sich vom Darmerepsin dadurch, daß es die anderen Peptidasen in wesentlich geringerer Menge enthält (s. dort). Auch das Erepsin wird in einer unwirksamen Vorstufe sezerniert und erst im Darm aktiviert.

Die **Pankreaslipase** *(Steapsin)*, inaktiv sezerniert, spaltet im Dünndarm nach ihrer Aktivierung durch Galle und andere Stoffe die Fette in Glycerin und Fettsäuren bzw. in Di- und Monoglyceride und Fettsäuren. Diese Monoglyceride bewirken zusammen mit Gallensäuren und den frei gewordenen Fettsäuren eine besonders feine Emulgierung des Fettes, so daß der weitere Angriff des Fermentes erleichtert wird (FRAZER). Eine einmal in Gang gekommene Fettverdauung begünstigt auf diese Weise das eigene Fortschreiten.

Die **α-Amylase** (Pankreas-Ptyalin) spaltet wie die des Speichels Glykogen und Stärke im wesentlichen bis zur Maltose. Die Maltose wird durch ein weiteres Ferment, die *Maltase,* in Glucose zerlegt. Die Maltase ist eine α-Glucosidase, d.h. sie vermag generell Glykoside hydrolytisch zu spalten, die Glucose in der α-Form enthalten, so auch den Rohrzucker, zu dessen Spaltung im Darm keine spezifische Saccharase benötigt wird. Wegen ihrer stereochemischen Spezifität vermag die Maltase aber den Milchzucker (Lactose) nicht zu spalten, der ein β-Galaktosid darstellt (s. u., S. 292).

Wenn wir uns nun den **Sekretionsbedingungen** des Pankreas zuwenden, so stellen wir fest, daß das Sekret ebensowenig wie das des Magens dauernd, sondern nur auf bestimmte Reize sezerniert wird. Die Sekretionsauslösung kommt teils nervös-reflektorisch, teils humoral-chemisch zustande.

Die reflexogene Zone sind wie für Speichel- und Magensaftsekretion die *Chemoreceptoren der Mundschleimhaut.* Schon nach 1—2 min, also längst bevor überhaupt Speise in den Darm gelangen könnte, beginnt das Sekret zu fließen. Als Sekretionsnerv muß in erster Linie der N. vagus angesprochen werden. Der Nerv führt nicht nur Fasern, welche Beginn und Größe der Sekretion, sondern auch solche, welche die Zusammensetzung bestimmen. Im Tierexperiment nimmt bei elektrischer Reizung des N. vagus (natürlich des peripheren Anteils nach Durchschneidung) nicht nur die Sekretmenge mit steigender Reizintensität zu, sondern auch der Gehalt an organischer Substanz (PAWLOW, HEIDENHAIN). Aber auch die dem N. splanchnicus entstammenden sympathischen Fasern der Pankreasnerven erfüllen neben vasoconstrictorischen Funktionen echt sekretorische Aufgaben. Jedenfalls wird das aus der Tatsache gefolgert, daß elektrische Reizung der letztgenannten Fasern im Experiment einen spärlichen, aber an organischen Stoffen reichen Bauchspeichel zur Ausscheidung kommen läßt.

Genau wie beim Magen ist unter natürlichen Bedingungen außer der zunächst einsetzenden reflektorisch-nervösen Sekretion auch noch eine „humorale" während der späteren Verdauungsperiode im Spiele. BAYLISS und STARLING fanden, daß Einfüllung 0,5%iger Salzsäurelösungen in die obersten Dünndarmabschnitte zu einer kräftigen Pankreassekretion führt. Völlige Entnervung der Drüse sowohl wie des Darmes ändert nichts an diesem Vorgange. Es kann sich also nicht um einen „Reflex" handeln. Man deutete den Vorgang so, daß durch die Einwirkung von HCl auf die

Epithelzellen des Darmes in diesen eine besondere Substanz gebildet werde, welche resorbiert und mit dem Blute der Drüse zugeführt, diese zu gesteigerter Tätigkeit veranlaßt. Dieser Stoff erhielt die Bezeichnung **Secretin** Diese Anschauung wird gestützt durch folgenden Versuch: Macht man aus der Schleimhaut des Zwölffingerdarmes eines getöteten Tieres einen salzsauren wäßrigen Auszug und injiziert diesen nach Neutralisation in die Blutbahn eines Tieres, so tritt nach $^1/_2$—1 min eine sehr kräftige Pankreassekretion ein. Einen solchen Versuch zeigt die Abb. 178. Extrakte aus tieferen Darmabschnitten sind weniger oder gar nicht wirksam. Den endgültigen Beweis für die humorale Übertragung der Secretinwirkung erbrachten IVY und FARRELL, die das Pankreas des Hundes unter die Haut verpflanzten bei Anschluß an die Halsgefäße und eine Sekretion nachweisen

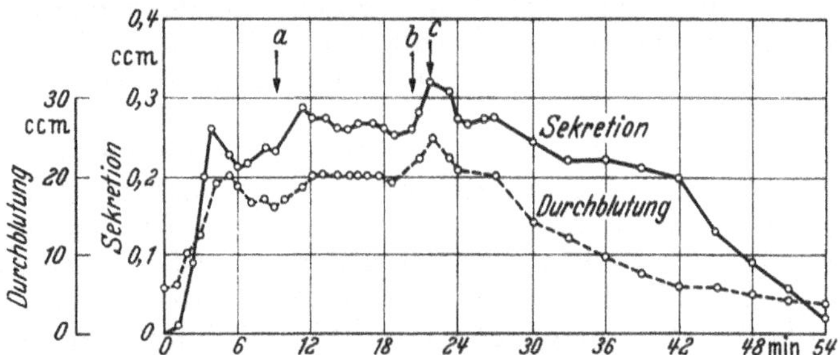

Abb. 178. Sekretions- und Durchblutungstachogramme des Pankreas während einer intravenösen Dauerinfusion von Sekretin. Bei Pfeil *a* und *b* Verstärkung der Sekretininfusion, entsprechender Anstieg von Sekretion und Durchblutung. Bei Pfeil *c* Absetzen der Infusion, gleichzeitiges Absinken von Sekretion und Durchblutung. (Nach CH. MALTESOS und R. WEIGMANN)

konnten, sobald eine isolierte, nur mit dem Gefäßnetz des Tieres im Zusammenhang stehende Darmschlinge mit Salzsäure berieselt wurde. Beim Secretin handelt es sich um ein Polypeptid, das aus 15 oder 16 Aminosäuren besteht, mit einem Molekulargewicht von 5250. Nicht nur Salzsäure kann seine Bildung anregen, sondern ganz allgemein Säuren, aber auch Galle. Bei verminderter Säurebildung des Magens scheint deshalb die Galle einen gewissen Ersatz in der Secretinbildung und damit Pankreassaftabgabe leisten zu können.

Die Latenzzeit für das Zustandekommen der Pankreassekretion bei chemischer Reizung der Duodenalschleimhaut ist 3—5mal größer als die nach intravenöser Secretininjektion. Offenbar wird eine längere Zeit benötigt, um in der gereizten Schleimhaut den Wirkstoff zu erzeugen. Die Qualität des Sekretes ist in beiden Fällen gleich. Verglichen mit dem Sekret nach elektrischer Vagusreizung ist das durch Secretin gewonnene an Menge reichlicher, aber an Fermenten viel ärmer. Da Salzsäure den Hauptreiz für die Bildung von Secretin darstellt und dieses die Ausschüttung relativ fermentarmen, aber relativ stark alkalischen Pankreassaftes auslöst, ist es also die Salzsäure selbst, die für ihre notwendige Neutralisierung im Duodenum sorgt. Allerdings ist zu berücksichtigen, daß die Schwelle einer Secretinausschüttung durch HCl im Duodenum bei einem p_H von 4—5 liegt, so daß es möglicherweise nur bei übermäßiger Säurebildung in Aktion tritt.

Während die Tatsache einer humoralen Anregung der Pankreassekretion wohl fundiert erschien, war es auffällig, daß mit fortschreitender Reinigung der aus dem Duodenum zur Secretingewinnung hergestellten Extrakte zwar die Sekretionsanregung erhalten blieb, das gewonnene Pankreassekret aber immer fermentärmer wurde. Es stellte sich heraus, daß im Duodenalextrakt ein zweiter Stoff enthalten ist, der weniger die Menge des Pankreassaftes steigert als vielmehr dessen Fermentgehalt, das **Pankreozymin** (HARPER). Es wirkt ebenso wie Vagusreiz, doch ist es nach völliger Ausschaltung des Vagus noch wirksam. Natur und Bildungsbedingungen dieses Stoffes, der wahrscheinlich das Secretin an physiologischer Bedeutung noch übertrifft, müssen aber noch genauer studiert werden.

Der normale Gang der Sekretion wird der folgende sein: Mit der Nahrungsaufnahme in den Mund wird reflektorisch über die Geschmacksnerven als afferente und über bestimmte Vagusfasern als efferente Bahn die Sekretion in Gang gebracht. Die aus dem Magen übertretenden Chymusmassen werden so bereits vom Bauchspeichel erwartet. Sie lösen anschließend durch Bildung von Pankreozymin und Secretin im Darmepithel auf dem Blutwege eine zweite Sekretionsphase aus. Bei höherem p_H-Wert wird dabei in geringen Mengen fermentreiches Sekret gebildet, bei niedrigem p_H-Wert viel fermentarmes, aber alkalireiches.

Die auf solche natürliche Weise je Tag abgegebene Bauchspeichelmenge wird etwa $^1/_2$—1 Liter betragen.

Wenn man im Versuch durch künstliche Reizung eine Dauersekretion des Pankreas hervorruft, so ändert sich allmählich der Fermentgehalt des Sekretes. Es wird fermentärmer, wobei in erster Linie die fettspaltende Fähigkeit nachläßt. Diese Erschöpfung der Drüse zeigt, daß die Fermente nicht im Augenblick der Sekretion entstehen, sondern offenbar ganz oder in Vorstufen in den Drüsenzellen während der Sekretionsruhe präformiert werden. In gleichem Sinne sprechen die feinbaulichen Veränderungen der Drüsenepithelien während der Sekretion. Durch reine „Filtration", bei der der Blutdruck treibende Kraft wäre, läßt sich die Sekretionstätigkeit der Drüse nicht erklären, obgleich die Tatsache einer Übereinstimmung des osmotischen Druckes von Blut und Bauchspeichel dazu verlockt. Es werden von den Zellen durch aktive Arbeitsleistung neue Stoffe produziert. Außerdem läßt sich zeigen, daß der Sekretionsdruck vom Blutdruck unabhängig ist.

b) Der Darmsaft

kann durch Anlage einer Fistel (Abb. 179) im Tierexperiment rein gewonnen werden. Er stellt eine dem Blut nahezu isotonische, schleimhaltige eiweißreiche Flüssigkeit dar. Der p_H-Wert liegt um 8,3; durch Vermischung mit dem Darminhalt nähert sich die Reaktion wieder dem Neutralpunkt. Die Sekretmenge des Darms ist mengenmäßig die bedeutendste des ganzen Organismus (Abb. 183, S. 299). Der Darmsaft weist einen hohen Gehalt an Fermenten auf, die z.T. von den Zellen der Krypten sezerniert werden, z.T. jedoch aus abgeschilferten Epithelzellen stammen, die im Darminhalt aufgeschlossen werden. Es läßt sich zur Zeit noch nicht aussagen, welcher Anteil der bedeutendere ist. Entsprechend findet sich im Darm eine hohe Neubildungsrate von Eiweiß und ein hoher Energieverbrauch.

Das *Darmerepsin* ist wie das Pankreaserepsin ein Gemisch von Peptidasen, das zwar nicht Eiweißkörper, aber Polypeptide bis zu Aminosäuren zu spalten vermag, das sich aber vom Pankreaserepsin in der Zusammensetzung unterscheidet. Es enthält hauptsächlich Aminopeptidasen, d.h. Fermente, die die Peptidbindung von der Seite der freien Aminogruppe im Polypeptid lösen. Das Fermentgemisch enthält ferner eine Reihe von Dipeptidasen, die Dipeptide in Aminosäuren spalten, schließlich eine

Prolinase und eine Prolidase, die prolinhaltige Peptide zu spalten vermögen. Diese Peptidasen vollenden die Eiweißverdauung. Die *Darmlipase* tritt gegenüber der Pankreaslipase ganz in den Hintergrund. An kohlenhydratspaltenden Fermenten finden sich neben kleinen Mengen von α-*Amylase* vor allem *Maltase*, eine α-Glucosidase, die Malzzucker in 2 Moleküle Glucose und Rohrzucker in Glucose und Fructose spaltet. Wie oben schon erwähnt, kann die Maltase wegen ihrer stereochemischen Spezifität Milchzucker (Lactose) nicht in Glucose und Galaktose spalten, da es sich dabei um ein β-Glykosid handelt. Im Darm des Säuglings findet sich eine *Lactase*, die als β-Glykosidase wirksam ist und diese Spaltung vollzieht. Hört man beim Tier mit der Milchfütterung auf, so verschwindet die Lactase, tritt aber wieder auf, wenn die Milchfütterung erneut aufgenommen wird. Es ergibt sich so ein besonders schönes Beispiel einer angepaßten (adaptativen) Fermentproduktion, wobei diese von dem gebotenen Substrat abhängt.

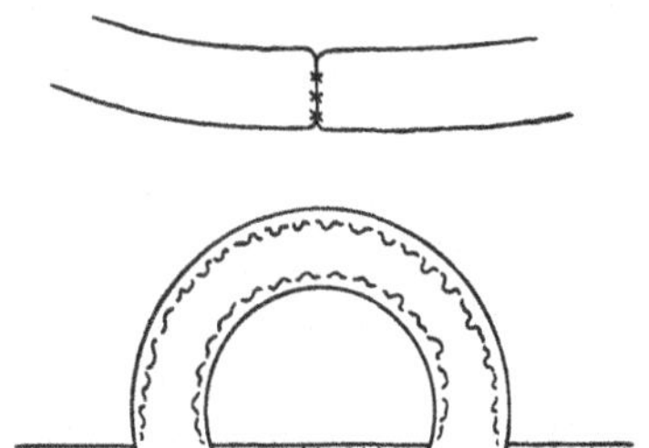

Abb. 179. Thiry-Vellasche Fistel. Beispiel für eine Dünndarmfistel zur Untersuchung der Darmsaftsekretion. Das abgesonderte Darmstück ist bei völlig erhaltener Nerven- und Gefäßversorgung so eingeheilt, daß das Darmlumen mit der Körperoberfläche in Verbindung steht

An weiteren wichtigen Stoffen werden im Darm gebildet: die *Enterokinase*, die für die Aktivierung des Trypsins notwendig ist (S. 288), das *Secretin* und das *Pankreozymin* für die Auslösung der Pankreassekretion (S. 290), das *Enterogastron* (S. 286), das die Magenmotorik und -sekretion hemmt, das *Hepatokrinin*, das die Produktion eines dünnflüssigen Gallensekretes induziert, das *Cholecystokinin* (S. 294), durch das die Gallenblase kontrahiert und entleert wird, und schließlich das *Enterokrinin*, das die Bildung von Darmsaft stimulieren soll.

Der Sekretionsmechanismus des Darmsaftes, der ebenfalls nur an der Dünndarmfistel (s. Abb. 179) untersucht werden kann (und zwar auf diese Weise auch an Menschen mit zufälliger Fistel), unterscheidet sich von dem des Magens und der Bauchspeicheldrüse dadurch, daß *lokale, mechanische Reize* am wirksamsten sind. Die Fistel-Schleimhaut zeigt keine kontinuierliche Sekretion. Geringe mechanische Reize jedoch führen zu langdauernder Sekretion. Auch chemische Reize sind wirksam, z.B. HCl oder Senföl, weniger deutlich Magensaft. Die Zusammensetzung des Darmsaftes wird von der Schleimhautoberfläche her beeinflußt. Der rein mechanische Reiz ergibt Sekretion eines verhältnismäßig dünnflüssigen Saftes, in welchem stets *Erepsin* vorhanden ist. Die *Enterokinase* tritt in größerer Konzentration dann auf, wenn Pankreassaft die Schleimhaut benetzte, die *Lipase*, wenn Galle auf die Schleimhaut gelangt.

In neuerer Zeit konnte aus Dünndarmextrakten ein Faktor isoliert werden, der, in die Blutbahn gegeben, die Sekretion des Dünndarms anzuregen vermag (Enterokrinin, NASSET). Es scheint also neben der oben genannten mechanischen auch eine humorale Sekretionsanregung eine Rolle zu spielen.

Die Durchschneidung der Nervi vagi ist ohne Einfluß auf den Sekretionsvorgang. Er kommt unter Einwirkung der oben genannten Reize auch dann noch zustande. Doch ist es möglich, durch elektrische Reizung des N. vagus die Fermentkonzentration des Sekretes zu steigern. So werden die oben genannten chemischen und mechanischen lokalen Reizungen der Dünndarmschleimhaut sicherlich nicht reflektorisch über außerhalb des Darmes gelegene Nerven wirken, aber diese Nerven können von zentralen

Tabelle 44

Bei der Verdauung gebildete Stoffe	Fermentative Spaltung von	Sonstige Funktionen
1. Speichel		
Ptyalin (α-Amylase) (Maltase)	Stärke bis Maltose	
2. Magen		
HCl.		Quellung, Eiweißdenaturierung, Pepsinaktivierung, Wirkungsoptimum für Pepsin, Desinfektion, Secretinaktivierung
Pepsin	Eiweiß bis Polypeptide	Gerinnung der Milch
Kathepsin	Eiweiß bis Polypeptide	
Labferment (Chymosin)		
(Lipase)	Eiweiß bis Polypeptide	Gerinnung der Milch
„Innerer Faktor" . . .		Resorption des „äußeren Faktors"
Gastrin		Förderung der HCl-Abgabe
3. Pankreas		
Trypsin	Eiweiß bis Polypeptide	
Chymotrypsin	Eiweiß bis Polypeptide	
Erepsin:		
Carboxypeptidasen . .	Polypeptide bis Dipeptide und Aminosäuren	
Aminopeptidasen . . .		
Dipeptidasen.	Dipeptide bis Aminosäuren	
Ptyalin (α-Amylase) . .	Stärke bis Maltose	
Maltase (α-Glucosidase) .	Maltose in Glucose; Saccharose in Glucose und Fructose	
Steapsin (Lipase). . . .	Fette in Glycerin und Fettsäuren bzw. Monoglycerid und Fettsäuren	
$NaHCO_3$.		Neutralisation des Magensaftes (p_H-Optimum für Fermente im Darm), Bedeutung für Fettresorption
4. Dünndarm		
Erepsin:		
Aminopeptidasen . . .	Polypeptide bis Dipeptide und Aminosäuren	
Dipeptidasen.	Dipeptide in Aminosäuren	
Maltase (α-Glucosidase) .	Maltose in Glucose; Saccharose in Glucose und Fructose	
Lactase (β-Galaktosidase)	Lactose in Glucose und Galaktose	
Secretin		Anregung der Pankreassekretion (Alkalimenge)
Pankreozymin		Anregung der Pankreassekretion (Fermente)
Enterokinase.		Aktivierung des Trypsins
Enterogastron		Hemmung von Motorik und Sekretion des Magens
Cholecystokinin		Galleausschüttung
Hepatokrinin		Gallebildung und -ausschüttung
Villikinin		Zottenbewegung

Stellen her den Sekretionsvorgang modifizieren. Die lokalen Reize scheinen über die in der Darmwand gelegenen Nervennetze zu wirken.

c) Die Galle

Die Galle enthält einerseits Stoffe, die auf diesem Wege ausgeschieden werden, darunter z.B. auch therapeutisch zugeführte Fremdstoffe, andererseits jedoch auch Substanzen, die für Verdauung und Resorption von wesentlicher Bedeutung sind. Sie ist also Sekret und Exkret zugleich. Die fast kontinuierlich gebildete Lebergalle wird in der Gallenblase gespeichert, wobei sie bis zum 20fachen konzentriert werden kann, und wobei ihr gleichzeitig Schleimstoffe zugeführt werden. Sie enthält zur Hauptsache gallensaure Salze, Gallenfarbstoffe, Cholesterin und Salze, wobei das Cholesterin durch Komplexbildung mit anderen Gallebestandteilen in Lösung gehalten wird.

Durch die Speicherung der Galle in der Gallenblase kann die fast kontinuierlich gebildete Galle für den Bedarfsfall bereitgestellt werden. Die *Entleerung der Gallenblase* durch Kontraktion ihrer glatten Muskulatur bei gleichzeitiger Öffnung der Sphincteren wird auf nervösem und humoralem Wege ausgelöst, vor allem bei Eintritt von Mageninhalt in das Duodenum. Als stärkste Reize haben sich Fette wie Olivenöl und Eigelb erwiesen, dann auch HCl und Eiweißspaltprodukte, schließlich auch Magnesiumsulfat, während die verschiedenen Kohlenhydrate ohne Einfluß sind. Durch Steigerung des Parasympathicustonus kommt es zu einer Zunahme des Tonus der Gallenblase, durch Sympathicusreiz zu einer Abnahme des Tonus.

Die Entleerung der Gallenblase ist jedoch auch stark abhängig von Tonus und Peristaltik des Darms; so wird sie z.B. durch die Peristaltik gehemmt. Erhöhter Parasympathicustonus des Dünndarms kann sich so wie ein Sphincterverschluß auswirken und zu Gallerückstauung führen.

Eine solche Stauung kann also sowohl bei zu hohem lokalem Parasympathicustonus wie auch bei dessen Fehlen mit gleichzeitigem hohem Sympathicustonus eintreten (hypertonische und atonische Stauung).

Eine Entleerung der Gallenblase geschieht jedoch durch die genannten Reize nicht nur auf nervösem Wege. Das geht schon aus folgendem Befund hervor: Ist bei einer Blutübertragung der Spender nüchtern, so ist die Transfusion ohne Einfluß auf die Gallenblase. Wurde jedoch zuvor dem Spender Eigelb zugeführt, so kontrahiert sich die Gallenblase des Empfängers. Der humorale Faktor, der bei Eintritt von Fett usw. in das Duodenum in der Darmwand freigesetzt, in das Blut resorbiert wird und dann auf die Gallenblase einwirkt, hat sich als ein Polypeptid erwiesen, das dem Secretin nahesteht, aber nicht mit ihm identisch ist. Es wurde **Cholecystokinin** genannt (Ivy).

Neben diesem Stoff, der die *Gallenausschüttung* fördert, wird gleichzeitig unter ähnlichen Bedingungen ein weiterer Stoff gebildet, der die *Gallebildung* stimuliert, das **Hepatokrinin.** Es wird dadurch zwar mehr die Menge der gebildeten Galle als die Menge ihrer Bestandteile beeinflußt, so daß sie dünnflüssiger und salzärmer wird. In gleicher Weise wird die Gallebildung durch die Gallensäuren angeregt, die nach ihrer Abgabe in den Darm wieder resorbiert werden und so zur Leber zurückgelangen (s. u.). Eine Gallenausschüttung aus der Gallenblase führt auf diesem Wege sekundär auch zu einer Steigerung der Gallebildung, so daß der Gallenfluß aus der Leber nicht ganz kontinuierlich, sondern in der Verdauungsphase verstärkt ist.

Die **Funktion der Galle** besteht in einer wesentlichen Beeinflussung der Fettverdauung und Resorption und damit sekundär der Eiweißverdauung. Die Galle ist zwar nicht unerläßlich für die Fettverdauung, doch wird diese durch die Anwesenheit der Galle stark beschleunigt. Die Hauptfunktion üben dabei die **Gallensäuren** aus. Es handelt sich um die Cholsäure und Desoxycholsäure in Form deren Konjugate mit Glykokoll und Taurin als Glykocholsäure und Taurocholsäure, und zwar um deren Alkalisalze. Sie vermögen die hohe Oberflächenspannung zwischen Fett und wäßriger Phase stark herabzusetzen, so daß eine feine Emulgierung bewirkt und damit die Angriffsmöglichkeit für die Lipase wesentlich erhöht wird. Gleichzeitig wirken die gallensauren Salze neben Eiweiß und anderen Stoffen als Aktivatoren der Lipase. Die Fette werden nur zu einem kleinen Teil zu Glycerin und Fettsäuren abgebaut; zum größten Teil entstehen Monoglyceride (u. U. auch Diglyceride) und Fettsäuren (FRAZER). Im Verein mit den Gallensäuren entsteht dabei eine äußerst feine Emulsion, die einmal die weitere Verdauung der Fette begünstigt, auf der anderen Seite auch als solche resorbierbar wird. $^9/_{10}$ der Gallensäuren werden wieder rückresorbiert, nur $^1/_{10}$ kommt in den Faeces zu Verlust. Es findet sich also ein *enterohepatischer Kreislauf* der Gallensäuren. Nur so wird die hohe Konzentration der Gallensäuren in der Galle verständlich.

Bei Fehlen der Galle (z.B. bei Verschluß der Gallenwege durch einen Gallenstein) findet sich jedoch nicht nur eine starke Störung der Fett-, sondern auch der Eiweißverdauung. Das unverdaute, nicht emulgierte Fett umhüllt im Darm das Eiweiß und hindert so den Zutritt der Fermente. Zu einem Teil mag bei der Störung der Eiweißverdauung noch die Tatsache eine Rolle spielen, daß bei Fehlen der Galle das p_H-Optimum für die Trypsinwirkung nicht erreicht wird (s. o.). Das nicht verdaute Eiweiß fällt im Dickdarm der Fäulnis anheim.

Die **Gallenfarbstoffe** bestehen zur Hauptsache aus *Bilirubin*, daneben in kleineren Mengen aus *Biliverdin* und möglicherweise auch *Urobilinogen*. Es handelt sich dabei um Abbauprodukte des Hämoglobins und Myoglobins (s. Physiologische Chemie). In der Gallenblase wird das Bilirubin durch die in der Galle enthaltenen Dehydrogenasen z.T. zu Urobilinogen reduziert. Das so in den Darm gelangende Urobilinogen wird zum weitaus größten Teil wieder rückresorbiert und in der Leber abgebaut. Nur ein sehr geringer Teil wird in den Faeces ausgeschieden. Ein weiterer sehr geringer Teil wird nach der Resorption im Urin ausgeschieden. Bei Lebererkrankungen kann die Leber das rückresorbierte Urobilinogen nicht genügend abfangen, so daß es vermehrt der Niere angeboten und im Urin ausgeschieden wird. Ein weiterer Teil des in den Darm gelangenden Bilirubins wird durch Bakterientätigkeit im Dickdarm stärker zu Stercobilinogen reduziert, aus dem schließlich Stercobilin entsteht, das dem Stuhl die normale Farbe verleiht. Ein kleiner Teil des Stercobilinogens wird im Colon resorbiert und durch die Niere ausgeschieden. Mit der Ehrlichschen Aldehydprobe werden gleichzeitig Stercobilinogen und Urobilinogen im Urin nachgewiesen. Leider haben sich die bisherigen Methoden des isolierten Nachweises der beiden Stoffe als noch nicht für die Praxis anwendbar erwiesen. Bei Lebererkrankungen wird diese Probe schon in der Kälte positiv, da vermehrt Urobilinogen ausgeschieden wird, bei Verschluß der Gallenwege wird sie auch bei Erwärmung nicht positiv, da der Urin kein Stercobilinogen bzw. Stercobilin enthält. Das untenstehende (vereinfachte und nicht vollständige) Schema soll den Überblick erleichtern.

Das **Cholesterin** kann eine Rolle spielen bei der Resorption der Fettsäuren aus dem Darm. Es scheint nämlich auch hier ein enterohepatischer Kreislauf vorzuliegen wie bei den Gallensäuren, indem das in den Darm gelangende Cholesterin unter der Einwirkung der Cholesterinesterase mit Fettsäuren verestert und wieder resorbiert wird. Es läßt sich allerdings schwer abschätzen, wie groß der Anteil der auf diese Weise zur Resorption kommenden Fettsäuren ist.

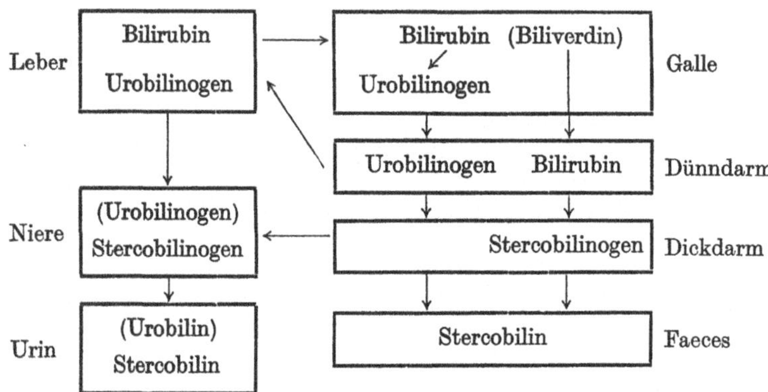

Der Cholesteringehalt der Galle kann häufig zur Bildung von *Gallenkonkrementen* führen. Diese bestehen meist aus Cholesterin mit geringen Beimengungen von Bilirubin-Kalk. Erst bei größeren Ca-Beimengungen geben sie im Röntgenbild einen deutlichen Schatten und werden so unmittelbar nachweisbar. In anderen Fällen müssen sie durch Gabe einer schattengebenden Substanz, die in die Galle ausgeschieden wird, nachgewiesen werden, und zwar durch die Aussparungen, die sich in diesem Fall ergeben. Weit seltener sind reine Bilirubin-Kalk-Steine.

d) Die Motorik des Dünndarmes

ist für die chemischen Verdauungsvorgänge, die oben geschildert wurden, unbedingte Voraussetzung, nicht nur, weil eine ständige *Durchmischung* des Darminhaltes mit den Verdauungssekreten notwendig ist, sondern weil durch einen geregelten Abtransport immer wieder für neuen, aus dem Magen eintretenden Speisebrei Platz geschaffen werden muß. Die erstgenannte Aufgabe wird durch Segmentations- oder Mischbewegungen des Dünndarms erfüllt. An verschiedenen Stellen bilden sich gleichzeitig durch Anspannung der Ringmuskulatur kräftige Einschnürungen. Der an dieser Stelle befindliche Darminhalt wird in das zwischen 2 Einschnürungen liegende, erschlaffte Darmstück verschoben. Kurz darauf wechseln erschlaffte und kontrahierte Abschnitte ihre Tätigkeit. Auf diese Weise kommt es zu einer regelrechten Hin- und Herbewegung des Darmbreies **(rhythmische Segmentierung).** Diese rhythmisch-segmentale Kontraktion findet man auch noch am überlebenden isolierten Tierdarm. Der Rhythmus ist im duodenalen Ende rascher (16—22 je min) als im cöcalen (5—15 je min). Eine andere Form der Mischbewegung ist das **Pendeln** des Darmes. Es kommt so zustande, daß sich in einer Schlinge die Längsmuskulatur rhythmisch kontrahiert und anschließend wieder erschlafft, so daß der Darminhalt auf der Schleimhaut hin- und hergeschoben wird. Bei Beobachtung eines kurzen Darmstückes allein entsteht dadurch der Eindruck, daß es sich wie ein Pendel hin- und herbewege.

Der Vorschub des Darminhaltes nach dem cöcalen Ende erfolgt durch die **peristaltischen Wellen** der Darmwandung. An einer Stelle erfolgt eine

Einschnürung der Darmwandung durch Muskelzusammenziehung, während gleichzeitig die Wandspannung cöcalwärts geringer wird. Der Kontraktionsring wandert dann, die Erschlaffung und damit den Darminhalt vor sich herschiebend, cöcalwärts. Die Peristaltik erfolgt auch noch am herausgenommenen Darm und nach Durchtrennung aller zuführenden Nerven (Nn. vagus und splanchnicus). *Die Auslösung peristaltischer Wellen gelingt durch Steigerung des Innendruckes im Darme*, mit anderen Worten, durch die *Darmfüllung*. Erhöht man an einer Stelle den Innendruck, so zieht sich die Muskulatur duodenalwärts von dieser Stelle zusammen, während sie cöcalwärts erschlafft (s. Abb. 180).

Die Rhythmik der Segmentierung und des Pendelns sowie der Ablauf der Peristaltik scheinen durch ein *Gangliengeflecht* koordiniert zu werden,

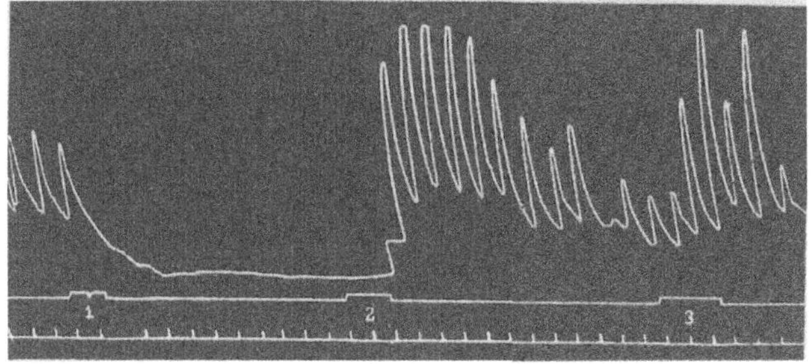

Abb. 180. Aufzeichnung der rhythmischen Darmtätigkeit bei mechanischer Reizung des Darmes. Bei *1* wird der Darm magenwärts von der Stelle gereizt, deren Bewegung aufgezeichnet wird — diese letztere erschlafft. Bei *2* und *3* wird cöcalwärts von der beobachteten Stelle gereizt. Es kommt gesteigerte Tätigkeit der letzteren zustande. (Nach BAYLISS und STARLING)

das sich zwischen Ring- und Längsmuskulatur ausbreitet, dem Plexus myentericus (AUERBACH). Das unter der Schleimhaut gelegene zweite Gangliengeflecht, der Plexus submucosus (MEISSNER) regelt dagegen die Rhythmik der Zottenbewegung und bildet die Übertragungsstätte für nervöse Erregungen zu den Darmdrüsen. Es scheint aber der Auerbachsche Plexus nicht die Ursprungsstätte der Erregungen darzustellen; diese entstehen offenbar in der glatten Muskulatur selbst (myogener Ursprung, MAGNUS, vgl. S. 487). Die Bedeutung der Gangliengeflechte erhellt aus dem folgenden Versuch: Wird die Darmmuskulatur nach Entfernung des Plexus myentericus elektrisch gereizt, dann kommt es nicht zu rhythmischen Bewegungen, sondern zu einer Dauerkontraktion. Weiter kommt es nur zu lokalen Kontraktionen, nicht mehr aber zur Fortpflanzung einer peristaltischen Welle. Dem Plexus obliegt also die Aufgabe, eine dauernde Erregung in eine rhythmische umzuwandeln und das Zusammenspiel verschiedener Muskelabschnitte zu regulieren, damit vor allem eine Peristaltik zu ermöglichen.

Die autonome Tätigkeit und der Tonus der Darmmuskulatur kann durch mechanische, chemische und nervöse Faktoren modifiziert, gefördert und gehemmt werden. Eine Verstärkung des Tonus und der Motilität kann durch Reizung des Parasympathicus (Abb. 181), eine Hemmung durch Reizung des Sympathicus bewirkt werden (Abb. 182), wobei der Parasympathicus ein deutliches Übergewicht aufweist. Entsprechend kann die Darmtätigkeit durch Acetylcholin gesteigert, durch Atropin gehemmt werden.

Wenn durch Innervation des N. vagus die Grundspannung (Tonus) der Wandmuskulatur groß ist, genügt bereits ein geringer Füllungsdruck, um sehr lebhafte Peristaltik hervorzurufen. Umgekehrt vermag den unter Einwirkung des N. splanchnicus schlaffen Darm selbst eine beträchtliche Dehnung bzw. Füllung nicht zur Peristaltik zu veranlassen (s. Abb. 182). Ist der Darm bereits in natürlicher Tätigkeit begriffen, so kann diese durch

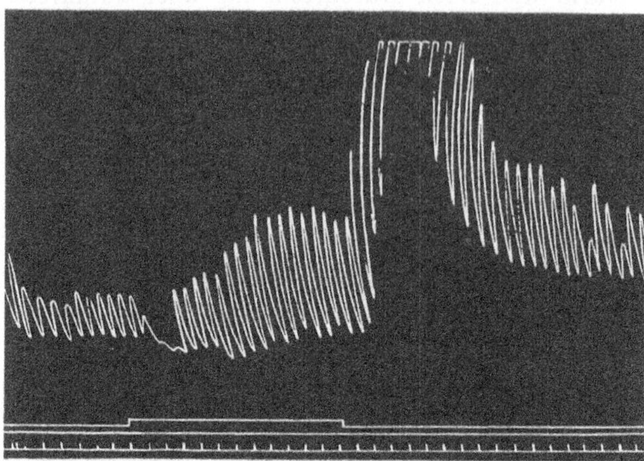

Abb. 181. Wirkung elektrischer Vagusreizung — die Reizdauer ist unten mitgeschrieben — auf die Motorik des Dünndarmes. Gesteigerte Peristaltik und Grundspannung. (Nach BAYLISS und STARLING)

Vagusreizung oder Innervation gesteigert werden (s. Abb. 181). In umgekehrtem Sinne wirkt die Innervation des N. splanchnicus. Nach alledem ist verständlich, daß voluminöse Nahrung mit festen Bestandteilen (Pflanzenkost) sehr viel lebhafter und rascher durch den Darm befördert wird als flüssige oder breiförmige, und daß andererseits durch die sympathische und

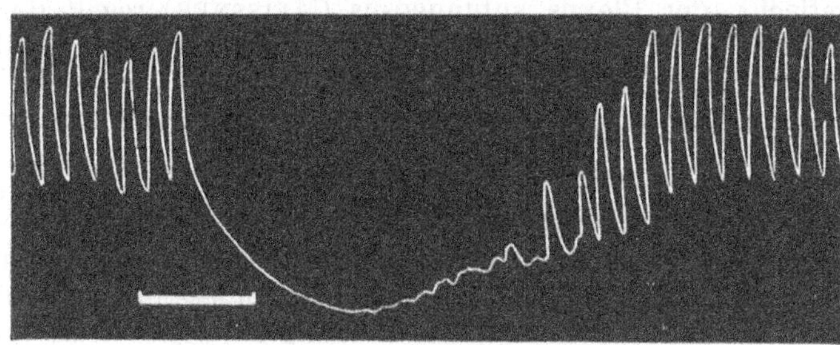

Abb. 182. Elektrische Reizung des N. splanchnicus bringt die Darmmotorik zum Stillstand und mindert die Grundspannung des Darmes. (Nach BAYLISS und STARLING)

parasympathische Benervung der ganze Vorgang gehemmt oder gefördert werden kann.

Eine *Antiperistaltik*, die vom cöcalen Ende nach dem Duodenum gerichtet ist, kommt im Duodenum unter normalen Bedingungen nicht vor. Wenn man im Experiment ein Darmstück herausnimmt und umgekehrt — mit dem cöcalen Ende duodenalwärts — einheilen läßt, so bleibt in diesem die Peristaltik in der ursprünglichen Richtung bestehen. Es kommt dadurch nicht nur zu einer Hemmung der Transportfunktion, sondern u. U. sogar zu einem Darmverschluß. Das letztere kann bereits eintreten, wenn ein Stück des Darmes motorisch gelähmt ist.

4. Die Verdauung im Dickdarm

4—5 Std nach der Aufnahme einer Mahlzeit tritt, von einer kräftigen peristaltischen Welle des Dünndarmes getrieben, der erste dieser Mahlzeit entstammende Darminhalt durch die sich öffnende Iliocöcalklappe in das Coecum des Dickdarmes über. Im Gegensatz zu den Pflanzenfressern ist beim Menschen, bei der üblichen gemischten Kost, dieser Darminhalt weitgehend frei von verdauungsfähigen und resorbierbaren Nahrungsbestandteilen. *Es hat mit anderen Worten der Dünndarm die Aufgabe der Verdauung und Resorption so weit getrieben, daß dem Dickdarm eine eigentliche Verdauungsarbeit nicht mehr übrigbleibt.* Bei rein pflanzlicher Kost allerdings kann durch Einschluß in unverdauliche Cellulosehüllen noch ein beträchtlicher Teil verdaubarer Stoffe in den Dickdarm gelangen. Dort wirken die Dünndarmfermente weiter; in geringem Umfange werden die resultierenden Spaltprodukte resorbiert. Zum größeren Teile aber fallen solche unverdaute Nahrungsstoffe im Dickdarm der Zerstörung durch *Gärung* und *Fäulnis* anheim. Eigene Verdauungsfermente vermag der menschliche Dickdarm nicht zu sezernieren. Seine einfachen tubulösen Drüsen liefern ein seröschleimiges Sekret, das wohl mehr die Bedeutung eines Gleit- und Schmiermittels hat. Eine umfangreichere Verdauungstätigkeit im Colon wäre auch unzweckmäßig, da die Fähigkeit der Colonschleimhaut, die erwünschten Spaltprodukte der Kohlenhydrate, Fette und Eiweißkörper zu resorbieren, eine geringfügige ist. — Während viele Liter von Verdauungssäften in den Darm ergossen werden, beträgt die schließlich ausgeschiedene Kotmenge nur noch 130—150 g. Durch laufende Rückresorption ist dafür gesorgt, daß die Flüssigkeit mit ihren Salzen nicht verlorengeht (Abb. 183). Durchfälle können zu erheblichen Wasser- und Salzverlusten führen (s. S. 348, Mineralhaushalt).

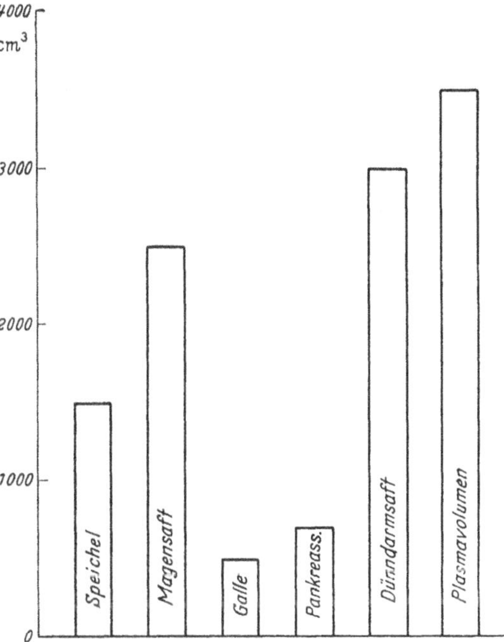

Abb. 183. Durchschnittliche Mengen der Verdauungssäfte je Tag im Vergleich zum Plasmavolumen. Die Notwendigkeit der Wasserrückresorption ergibt sich deutlich

Die auffälligsten chemischen Veränderungen des Darminhaltes im Colon sind *bakterieller Natur*. Während dank der bakterientötenden Wirkung der Magensalzsäure Magen und oberer Anteil des Dünndarmes nahezu „steril" sind, ist der cöcale Dünndarmanteil und noch viel mehr das Colon Sitz einer physiologischen Darmflora. Es handelt sich um obligate oder fakultative Anaerobier. Stets zu finden sind *Bacterium coli commune* und Bacterium lactis aerogenes sowie der *Bacillus putrificus*, daneben noch eine große Zahl anderer Bakterienarten (vgl. auch S. 278).

Das Ergebnis der Bakterientätigkeit sind *Gärung* und *Fäulnis*, wobei eine Aufspaltung der Kohlenhydrate bzw. Eiweißkörper bis zu völlig energiearmen und daher unbrauchbaren Endprodukten: z.B. H_2O, CO_2, NH_3, H_2S usw. erfolgt. Dazwischen liegt eine Reihe von Spaltprodukten, welche besonderer Erwähnung bedürfen. Aus den Kohlenhydraten entstehen durch Gärung Milchsäure, Essigsäure, Alkohol, Kohlensäure, Methan usw. Bei ausgesprochener Darmgärung nimmt daher der Darminhalt saure Reaktion an. Durch die Fermente der Bakterien wird dabei in geringem Umfange auch die Cellulose abgebaut, ohne daß dies allerdings für den Menschen von solchem praktischem Nutzen wäre wie etwa für die Pflanzenfresser. Wichtiger für den Menschen ist der Umstand, daß die durch Gärung aufrechterhaltene saure Reaktion die Entwicklung der Fäulniserreger hemmt. Umgekehrt hemmen die basischen Produkte der Fäulnis die Gärungserreger, so daß sich normalerweise ein gewisses Gleichgewicht einstellt. Im allgemeinen überwiegt im proximalen Dickdarm die Gärung, im distalen die Fäulnis. Die Bakterienstämme der verschiedenen Menschen zeigen eine recht unterschiedliche Resistenz, so daß bei dem einen eine größere Zufuhr von Pflanzennahrung notwendig ist, um genügend Gärung zu erreichen und die Fäulnis zu hemmen, um also eine Fäulnisdyspepsie zu vermeiden; bei anderen wird umgekehrt stark cellulosehaltige Nahrung eingeschränkt werden müssen, weil sonst die Gärungen die Oberhand gewinnen und Gärungsdyspepsie entsteht. Schon allein aus diesem Grunde kann vegetarische Kost nicht generell empfohlen werden, während sie andererseits in bestimmten Fällen die Rolle einer Heilnahrung spielen kann.

Die Fäulnis der Eiweißkörper führt zu überwiegend basischen Produkten (NH_3). Aus einzelnen Aminosäuren entstehen durch ihren Geruch auffallende, z.T. giftige Stoffe, so aus dem *Tryptophan* (Indolalanin) das *Skatol* (= Methylindol) und schließlich das *Indol*, beide mit ausgesprochen „faecalem“ Geruch, aus dem *Tyrosin* das *Phenol* oder auch das *Tyramin* (= Oxyphenyl-Äthylamin), aus dem *Histidin* das *Histamin* (Imidazoläthylamin), dessen starke Wirkung auf Blutgefäße und Kreislauf sowie auf die Magensaftsekretion gebührend hervorgehoben wurde. Zum Teil schon in der Darmwand, zum größeren Teil in der Leber werden sie mit Glucuron- und Schwefelsäure gepaart und im Urin ausgeschieden.

Die Darmbakterien sind jedoch auch beim Menschen nicht nur Schmarotzer, sondern es hat sich eine echte Symbiose entwickelt, besonders mit der Coli-Aerogenes-Gruppe. Sie werden auf der einen Seite durch uns ernährt, produzieren jedoch auf der anderen Seite für uns wichtige Vitamine, besonders der „B_2-Gruppe“ (s. S. 244). Eine Sterilisierung des Darms, wie sie heute durch Sulfonamide und Bacteriostatica möglich ist, führt zu unangenehmen Folgeerscheinungen.

Durch völlig sterile Aufzucht von Hühnchen konnte festgestellt werden, daß die Bakterienbesiedlung des Darms nicht lebensnotwendig ist, sofern die sonst von den Bakterien gelieferten Vitamine ausreichend in der Nahrung zugeführt werden. Es finden sich dann allerdings eigenartige Veränderungen der Darmschleimhaut.

Die **Motorik** des Dickdarmes unterscheidet sich erheblich von jener des Dünndarmes. Vor allem findet sich ab und zu eine ausgesprochene *Antiperistaltik*, welche oralwärts verlaufend den Coloninhalt fest in das Coecum hineinpackt. Der Rücktritt in den Dünndarm wird dabei durch festen Verschluß der Iliocöcalklappe verhütet. Die eigentliche, analwärts gerichtete Peristaltik verläuft sehr unregelmäßig. Ab und zu wird sie lebhaft, um dann für viele Minuten völlig zu fehlen. Besonders kräftig wird sie bei Aufnahme einer neuen Mahlzeit oder bei der Mastdarmentleerung. Die Motorik wird im Sinne einer Förderung beeinflußt durch parasympathische Fasern, im Sinne einer Hemmung durch sympathische. Die funktionelle Bedeutung der Nervengeflechte unter der Schleimhaut und zwischen den Muskelschichten scheint dieselbe zu sein wie im Dünndarm.

Nachdem der Darminhalt 8—12 Std im Dickdarm sich aufgehalten hat und dabei in *Faeces* umgewandelt worden ist, tritt er durch eine kräftige Peristaltik in das meist leere Enddarmstück, den Mastdarm, ein. Es kommt zur subjektiven Empfindung des „Stuhldranges". Bei längerer Verweildauer der Kotmassen kann dieses Gefühl wieder schwinden, um mit dem Eintritt weiteren Darminhaltes in den Mastdarm wieder aufzutreten. Der Tonus des glatten M. sphincter ani internus und des quergestreiften M. sphincter ani externus verhindert normalerweise, daß die lebhafte Peristaltik des Mastdarmes, welche durch den mechanischen Reiz der eintretenden Kotmassen verursacht wird, zum Austritt von Kot durch den After führt. Erst wenn willkürlich vom Großhirn aus der reflektorisch unterhaltene Tonus der Schließmuskeln gehemmt wird, kommt es zur Austreibung des Mastdarminhalts, zur Defäkation.

Der **Kot** enthält noch etwa 65—85% Wasser. Bis zu 25% der Trockensubstanz bestehen aus abgeschilferten Darmepithelien, bis zu 50% aus Bakterien. Es ist deshalb verständlich, daß auch im Hungerzustand eine weitere, wenn auch verminderte Kotausscheidung erfolgt.

5. Die Resorption aus dem Darm

Mit der Verdauung hält die Resorption der einzelnen Bruchstücke Schritt, so daß es nicht zu einer Ansammlung einzelner Bruchstücke und damit (nach dem Massenwirkungsgesetz) zu einer Verzögerung der weiteren Verdauung kommen kann. Unter normalen Bedingungen sind Verdauung und Resorption schon im Jejunum praktisch abgeschlossen.

Der Mechanismus der Resorption ist jedoch im einzelnen noch weitgehend ungeklärt. Weitgehend, aber nicht ausschließlich, kommt die Resorption durch *Diffusion* entsprechend einem Konzentrationsgefälle zustande, wobei verschiedene Mechanismen für die fortlaufende Aufrechterhaltung eines Konzentrationsgefälles sorgen wie sofortiger Abtransport durch das Blut, sofortiger Wiederaufbau der resorbierten Bruchstücke zu größeren Molekülen, zu Glykogen, Eiweiß und Fett. Doch liegen auf der einen Seite genügend Beispiele vor, daß die Resorption auch entgegen einem Druckgefälle weitergehen kann. Hier wird man aktive, energieverbrauchende Transportmechanismen der Zellen annehmen müssen. Auf der anderen Seite stellt sich heraus, daß verschiedene Hexosen oder verschiedene Aminosäuren sich gegenseitig in der Permeation behindern können. Auch zum Durchtritt entsprechend einem Druckgefälle, also „bergab", wird man deshalb bestimmte Transportmechanismen durch die Zellmembran annehmen müssen, die nur eine bestimmte maximale Kapazität aufweisen (vgl. dazu S. 317). Ist dieser Transportmechanismus bis zu seiner maximalen Kapazität z.B. durch Glucose beansprucht, dann wird ein Zusatz von Mannose oder Fructose die Resorption der Glucose herabsetzen, und die Resorption dieses zweiten Kohlenhydrats ist langsamer, als wenn es allein vorläge. Gleiches gilt für die verschiedenen Aminosäuren, deren Resorption ebenfalls eine obere Grenze zeigt, wobei die Aminosäuren eines Gemisches miteinander konkurrieren. Auch die Tatsache, daß die natürlichen l-Isomere schneller resorbiert werden als die d-Isomere, spricht für einen aktiven Transport durch die Darmwand. Doch ist über die Transportmechanismen, die einen Transport „bergab" und „bergauf" bewirken, im einzelnen noch so wenig Gesichertes bekannt, daß hier auf eine weitere Diskussion verzichtet wird.

Kohlenhydrate. Die Kohlenhydrate werden zu Monosacchariden gespalten, als solche resorbiert, wobei eine Beschleunigung dieser Resorption durch Phosphorylierung der Hexosen (nicht der Pentosen) anzunehmen ist, da alle Eingriffe, die die Phosphorylierung hemmen, auch die Resorption verzögern. Doch scheint eine Phosphorylierung nicht den entscheidenden Transportmechanismus darzustellen. Die Aufrechterhaltung des Konzentrationsgefälles wird durch Abgabe an das Blut bzw. Aufbau zu Glykogen in der Darmwand begünstigt.

Eiweiß. Die Eiweiße werden bis zu den Aminosäuren gespalten, so daß der Aufbau körpereigener Eiweiße möglich wird. Es scheint jedoch auch eine gewisse Resorption höherer Bruchstücke, also von Polypeptiden, möglich zu sein. Eine Resorption von nativem Eiweiß oder von Albumosen und Peptonen scheint jedoch nur bei pathologischen Veränderungen des Darms vorzukommen. Diese Resorption bildet für den Organismus eine Gefahr, weil sich sofort Antikörper bilden und eine „Sensibilisierung" gegenüber einer erneuten Resorption hervorrufen (s. S. 52).

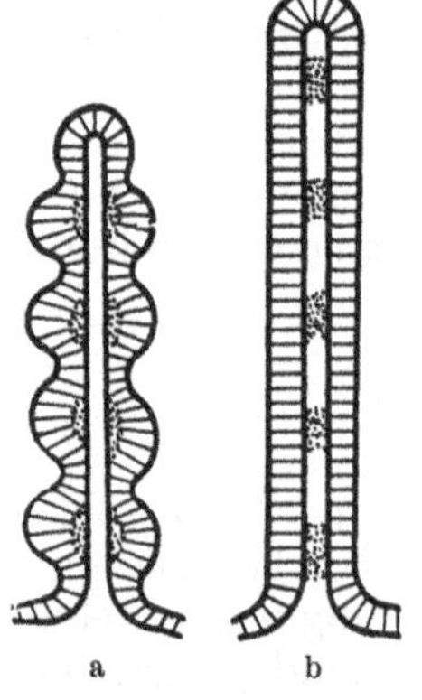

Abb. 184a u. b. Schema der Zottenkontraktion, s. Text. (Nach KOKAS)

Fett. Am wenigsten geklärt ist die Aufnahme der Fette. Die ursprüngliche Annahme von FRAZER, daß Fette zu ihrer Resorption nur emulgiert, aber überhaupt nicht gespalten zu werden brauchten, hat sich in dieser Form nicht bestätigen lassen. Doch deuten neuere Untersuchungen darauf hin, daß kein völliger Abbau zu Glycerin und Fettsäuren stattfindet, sondern daß, sobald ein Abbau bis zu einem Gemisch von Mono-, Di- und Triglyceriden und Fettsäuren bei hauptsächlicher Beteiligung von Monoglyceriden eingetreten ist, eine Resorption möglich ist. Es ist oben schon darauf hingewiesen worden, daß ein Teil der Fettsäuren durch Vereinigung mit Gallensäuren als leicht lösliche Choleinsäuren und als Ester des Cholesterins resorbiert werden kann. In gleicher Weise können auch andere Sterine resorbiert werden.

Ein großer Teil der Fette wird in der Darmwand resynthetisiert und über das zentrale Chylusgefäß der Zotten und den Ductus thoracicus in die Blutbahn gebracht. So kann nach einer fettreichen Mahlzeit das Serum milchig getrübt erscheinen. Ein Teil der Fettsäuren, vor allem kurzgliedrige, kann jedoch auch direkt in die Blutbahn gelangen und so der Leber zugeführt werden.

Es ist viel darüber diskutiert worden, wieweit die Resorption durch aktive Kontraktion der *Darmzotten* beschleunigt werden kann. Bei vielen Tieren kann man nämlich beobachten, daß sich die Zotten etwa 3—4mal in der Minute verkürzen und anschließend wieder in die Ausgangslage zurückkehren, und zwar unter Einwirkung ihrer glatten Muskulatur (Abb. 184a und b). Diese Verkürzungen nehmen in der Verdauungsphase zu, möglicherweise unter dem Einfluß eines humoral übertragenen Wirkstoffes, der bei Übertritt von Speisebrei in des Duodenum von der Darmschleimhaut gebildet wird (Villikinin, v. LUDÁNY). Auch nervöse Einflüsse sind möglich, und zwar über den Plexus submucosus. Nach dem anatomischen Bau darf man schließen, daß auch die Darmzotten des Menschen derartige rhythmische Bewegungen durchführen. Es ist nun denkbar, daß durch die Kontraktion der Zotten der Inhalt des zentralen Chylusgefäßes weiterbefördert und damit Platz geschaffen wird für einen Nachstrom von Flüssigkeit und resorbierten Stoffen aus dem Darminhalt. Auf der andern Seite ist zu berücksichtigen, daß bei der Kontraktion der Zotten deren Blutdurchströmung herabgesetzt wird, wodurch umgekehrt eine Verminderung der Resorptionsmöglichkeit verursacht wird. Wenn überhaupt durch die Kontraktion der Zotten eine Förderung der Resorption herbeigeführt wird, dann wohl am ehesten für die Fette auf Kosten derjenigen für Eiweiß und Kohlenhydrate. Insgesamt erscheint es am wahrscheinlichsten, daß durch die Zottenkontraktion dadurch eine gewisse Erhöhung der Resorptionsmöglichkeit eintritt, daß die Oberfläche der Zotten mit wechselnden Teilen des Darminhalts in Berührung kommt (daß sie also weniger einem Pumpwerk als einem Rührwerk vergleichbar sind).

Literatur

AMMON, R., u. W. DIRSCHERL: Fermente, Hormone und Vitamine, 2. Aufl. Leipzig 1948. — AUERSWALD, W.: Wirkstoffe. Wien 1948. — BABKIN, B. P.: Die äußere Sekretion der Verdauungsdrüsen, 2. Aufl. Berlin 1928. — Secretory mechanism of the digestive gland 5. New York: Hoeber 1944. — BARRON, G. E. S. (Herausg.): Modern trends in physiology and biochemistry. New York 1952. — BAUMGÄRTEL, F.: Physiologie und Pathologie des Bilirubinstoffwechsels. Stuttgart 1950. — BLOOR, W. R.: Fat transport in the animal body. Physiol. Rev. **19**, 557 (1939). — BUCHS, S.: Die Biologie des Magenkathepsins. Basel: Karger 1947. — CLARKE, H. T. (Edit.): A symposium on the use of isotopes in biology and medicine. Madison 1949. — DAVIES, R. E.: The mechanism of hydrochloric acid production by the stomach. Biol. Rev. **26**, 87 (1951). — FLOREY, H. W., R. D. WRIGHT and M. A. JENNINGS: The secretion of the intestine. Physiol. Rev. **21**, 36 (1941). — GREENWARD, H.: Hormones of the gastrointestinal tract. In G. PINCUS and K. V. THIMANN, The hormones, vol. I, p. 201. New York 1948. — GROSSMANN, M. J.: Gastro-intestinal hormones. Physiol. Rev. **30**, 33 (1950). — GUGGENHEIM, M.: Die biogenen Amine, 4. Aufl. Basel: Karger 1950. — HOFFMANN-OSTENHOF, O.: Enzymologie. Wien 1954. — JAMES, A. H.: The physiology of gastric digestion. London: Arnold 1958. — LANG, K.: Der intermediäre Stoffwechsel. Berlin: Springer 1951. Die Biochemie der Ernährung. Darmstadt: Dr. Dietrich Steinkopff 1957. — LANGENBECK, W.: Die organischen Katalysatoren und ihre Beziehungen zu den Fermenten, 2. Aufl. Berlin: Springer 1949. — LEMBERG, R., and B. W. LEGGE: Hematin compounds and bile pigments. New York 1949. — NORTHROP, J. H., u. R. M. HERRIOT: Chemistry of cristalline enzymes. Ann. Rev. Biochem. **7**, 37 (1938). — PAWLOW, J. P.: Die Arbeit der Verdauungsdrüsen. München: J. F. Bergmann 1898. — PETERS, J. P., and D. D. VAN SLYKE: Quantitative clinical chemistry: Interpretations I. Baltimore 1946. — RAUCH, S.: Die Speicheldrüsen des Menschen. Stuttgart 1959. — SCHOENHEIMER, R., and D. RITTENBERG: The study of intermediary metabolism of animals with the aid of isotopes. Physiol. Rev. **20**, 218 (1940). — SCHWIEGK, H. (Herausg.): Künstliche radioaktive Isotope in Physiologie, Diagnostik und Therapie. Berlin: Springer 1953. — SOSKIN, S., and R. LEVINE: Carbohydrate metabolism. Chicago and London 1946. — SUMMER, J. B., and K. MYRBÄCK: The enzymes, chemistry and mechanism of action. New York 1950—1952. — THOMAS, J. E.: External secretion of the pancreas. Springfield Ill. 1950. — TRENDELENBURG, P.: Bewegungen des Darmes, Handbuch der normalen und pathologischen Physiologie, Bd. 3. Berlin 1927. — VERZÀR, F., and E. J. MCDOUGALL: Absorption from the intestine. London: Longman 1936. — WOLF, S., and H. G. WOLFF: Human gastric function. Oxford University Press 1944.

IX. Niere

Zu Beginn dieses Buches ist betont worden, welche außerordentliche Bedeutung für den Organismus der Aufrechterhaltung des inneren Milieus zukommt, trotz ständigen Wechsels in der Umgebung, trotz ständig wechselnder Belastung der verschiedenen Organsysteme und trotz ständigen Um- und Abbaus in sämtlichen Zellen. In jedem Kapitel wurden neue Regulationssysteme besprochen, die bei der Aufrechterhaltung des inneren

Milieus mitwirken. Bei der Niere lernen wir nun ein Organ kennen, das in dieser Hinsicht an mehreren Punkten von ausschlaggebender Bedeutung ist, vor allem 1. durch Ausscheidung nicht mehr verwendbarer Metabolite, 2. in der Regulation des Salz-Wasserhaushalts durch wahlweise Verstärkung oder Herabsetzung der Ausscheidung von Wasser, von einzelnen Ionen und Nichtelektrolyten; 3. in der Regulation der Wasserstoffionenkonzentration a) durch Veränderung der Reaktion des Urins und b) durch Ammoniumsalzbildung. Die Niere wird so zu einem wesentlichen Organ zur Aufrechterhaltung der Isotonie, Isoionie und Isohydrie des Blutes.

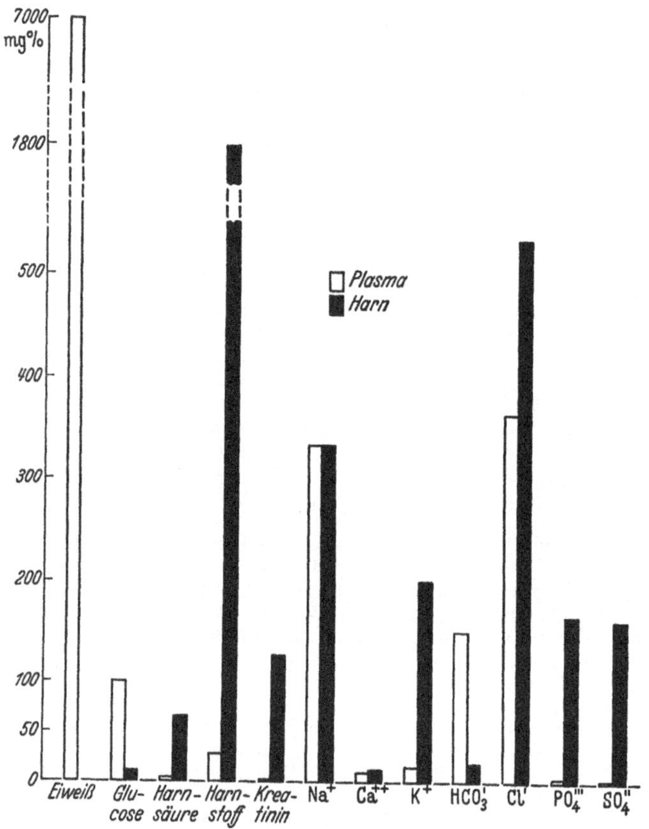

Abb. 185. Verhältnis der Konzentrationen (in Milligramm je 100 cm³) im Plasma (weiße Säulen) zu denjenigen im Urin (schwarze Säulen). Es ist der durchschnittliche Urin über 24 Std berücksichtigt; durch vorübergehend erhöhtes Glucoseangebot im Glomerulusharn nach den Mahlzeiten kommt es dabei zu einer geringen Glucoseausscheidung. Man beachte die großen Unterschiede für die verschiedenen Stoffe

1. Der Urin

Um uns ein Bild über die durchschnittlichen Anforderungen an die Nieren machen zu können und damit einen ersten Einblick in die Nierenfunktion zu erhalten, vergleichen wir zunächst die Zusammensetzung des Plasmas mit der des durchschnittlichen Urins, wobei wir nur die wichtigsten Urinbestandteile berücksichtigen. Bezüglich der Einzelheiten sei auf die Lehrbücher der physiologischen Chemie verwiesen. Aus Abb. 185 und Tabelle 45 ergibt sich allgemein, daß ganz erhebliche Unterschiede in der Konzentration der einzelnen Stoffe im Urin gegenüber der im Plasma auftreten, im einzelnen: 1. *Eiweiß*, Lipoide, kurz alle kolloidal gelösten Stoffe werden im Blutplasma bei der Nierenpassage zurückgehalten. Nur mit Spezialmethoden lassen sich äußerst geringe Spuren im Urin nachweisen. Diese können bei schwerster Arbeit oder nach langem Stehen etwas größer werden, doch handelt es sich immer noch um nur minimale Mengen. Bei Kindern, besonders Jungen, selten bei Erwachsenen, kann in Einzelfällen durch das Aufrichten eine leicht nachweisbare Eiweißausscheidung im Urin ausgelöst werden, ohne daß eine Erkrankung der Niere vorliegt. Sonstige Eiweißausscheidungen müssen als pathologisch gewertet werden und weisen auf Entzündungsprozesse oder auf Störungen der Durchblutung oder andere Versorgungsstörungen der Niere oder schließlich auf Vergiftungen hin. 2. *Glucose* erscheint ebenfalls unter normalen Ruhebedingungen nicht im

Tabelle 45.

	Mittlere Konzentration in Plasma	Mittlere Mengen in 170 Liter Glomerulusfiltrat	Mittlere Mengen, die in den Tubuli resorbiert werden	Mittlere Mengen im 24 Std-Harn	Mittlere Konzentration in Harn	Relation zwischen Plasma- und Harnkonzentration
Wasser	—	170 Liter	168,5 Liter	1,5 Liter		
	g-%	g	g	g	g-%	
Eiweiß	7,000	0	—	0	—	—
Glucose	0,100	170	169,5	0,5	0,01	1:0,1
Harnsäure	0,004	7	6,0	1,0	0,067	1:16,8
Harnstoff	0,027	46	19,0	27,0	1,800	1:66,7
Kreatinin[1]	0,001	2	0,7	1,3	0,087	1:87,0
Na	0,333	566	561,0	5,0	0,333	1:1,0
Ca (total)	0,010	17	16,8	0,2	0,013	1:1,3
K	0,016	27	24,0	3,0	0,200	1:12,5
HCO_3	0,150	255	254,7	0,3	0,018	1:0,1
Cl	0,365	620	612,0	8,0	0,533	1:1,5
PO_4 (anorganisch als P)	0,003	5	2,5	2,5	0,167	1:55,7
SO_4 (anorganisch als S)	0,002	3	2,6	2,4	0,160	1:80,0
NH_4 (als N)	—	—		0,57	0,038	

[1]) Als Kreatinin, nicht als Chromogen bestimmt.

Urin. Im 24 Std-Urin finden sich dagegen häufig geringe Spuren. Auf die Ursache dafür werden wir S. 318 eingehen. 3. *Harnstoff* und andere Plasmabestandteile, die zusammen den Nichteiweißstickstoff des Plasmas enthalten (Reststickstoff, s. S. 20), wie Harnsäure und Kreatinin, sind im Urin gegenüber dem Plasma erheblich angereichert. Eine Ausnahme machen nur die (in der Tabelle nicht verzeichneten) Aminosäuren, die praktisch vollständig im Blut zurückgehalten werden. 4. Von den *Ionen* wird unter Ruhebedingungen das Bicarbonat nicht oder nur zu einem geringen Teil im Urin ausgeschieden, während Cl- und Na-Ionen als einzige etwa in gleicher Konzentration in Urin und Plasma auftreten; sämtliche anderen Ionen erscheinen im Urin konzentrierter gegenüber dem Plasma. Besonders auffällig ist das für das K-Ion (die Angaben für SO_4 sind nicht als verbindlich anzusehen; sie werden von mehreren Seiten angezweifelt). 5. Die *Ammonium*konzentration im Urin erscheint außerordentlich hoch. Es beruht dies darauf, wie schon kurz angedeutet, daß die Niere die Fähigkeit zur Ammoniakbildung besitzt. Deshalb ist die Ammoniumausscheidung als letzte gesondert in der Tabelle 45 angeführt.

Jede Theorie der Nierenfunktion wird diese Konzentrationsdifferenzen zwischen Plasma und Urin zu deuten haben, wenn sie Anspruch auf

Vollständigkeit erheben will. Aber noch mehr: Wie Tabelle 46 zeigt, kann die Konzentration der einzelnen Stoffe im Urin je nach der Kostform usw. ganz außerordentlich schwanken. Der osmotische Druck des Urins, der durchschnittlich etwa 21 Atm. beträgt gegenüber 7 im Blut, kann beispielsweise schwanken zwischen unter 1 bis 56 Atm., d.h. er kann u.U. auch weit unter dem des Blutes liegen, unter anderen Bedingungen ihn auch extrem übertreffen. Eine reine Filtration von Blutflüssigkeit mit anschließender Eindickung durch alleinige Wiederaufnahme von Wasser kommt jedenfalls nicht in Betracht. Wir werden S. 330 darauf zurückzukommen haben.

Entsprechend den großen Schwankungen im Gehalt an gelösten Stoffen kann auch das spezifische Gewicht des Urins in weiten Grenzen variieren. Bei einem durchschnittlichen Wert von 1,015—1,020 finden sich Schwankungen von 1,001–1,030, also extreme Verdünnungen und Konzentrierungen.

Tabelle 46 (Nach G. v. Bunge.)

	Fleischkost	Brotkost
Volumen . .	1672 cm^3	1920 cm^3
	g	g
Harnstoff . .	67,2	20,6
Harnsäure . .	1,3	0,2
Kreatinin . .	2,1	0,9
K_2O	3,3	1,3
Na_2O	3,9	3,9
CaO	0,3	0,3
MgO	0,2	0,1
Cl	3,8	4,9
SO_3	4,6	1,2
P_2O_5	3,4	1,6

Die Bestimmung des spezifischen Gewichts wird dadurch bei ihrer Einfachheit zu einer wichtigen Methode, um sich einen ersten Überblick über die Funktionstüchtigkeit der Niere zu verschaffen. Man läßt zunächst innerhalb kurzer Zeit eine verhältnismäßig große Flüssigkeitsmenge trinken (1—$1^1/_2$ Liter) und prüft, in welcher Zeit und bis zu welchem Verdünnungsgrade des Urins diese Menge wieder ausgeschieden wird. Anschließend setzt man den Patienten auf Trockenkost und prüft, bis zu welcher Höhe des spezifischen Gewichts der Urin konzentriert werden kann. Als erstes leidet gewöhnlich die Konzentrierungsfähigkeit (Hyposthenurie). Bei schweren Nierenschädigungen findet sich ein Urin mit einem immer fast gleichbleibenden niedrigen spezifischen Gewicht (Isosthenurie) von 1,010 bis 1,012, entsprechend dem spezifischen Gewicht des enteiweißten Plasmas.

2. Der Bau der Niere

Weitere wichtige Indizien über die Funktionsweise der Niere erhalten wir aus dem Studium ihres anatomischen Baus (Abb. 186). Es sollen hier nur kurz die wichtigsten Tatsachen referiert werden; bezüglich der Einzelheiten sei auf die Lehrbücher der Anatomie verwiesen. Die Niere baut sich auf aus *Nephronen.* Diese bestehen aus dem tubulären Apparat, der an seinem Anfangsteil durch die *Bowmansche Kapsel* verschlossen ist. In die Einstülpung dieser Kapsel senkt sich die vielfältige Capillarverzweigung einer kurzen Arteriole relativ großen Durchmessers, das *Glomerulum.* Glomerulum und Bowmansche Kapsel zusammen bilden das *Malpighische Körperchen.* Die *Glomerulumcapillaren* bestehen wie andere Capillaren aus einer einfachen Endothellage mit lockerer Basalmembran, nur mit dem Unterschied, daß sie mit dem eingestülpten Blatt der Bowmanschen Kapsel überzogen sind, das allerdings außerordentlich dünn ausgezogen ist. Damit ist der Widerstand gegen eine Filtration von Blutflüssigkeit nicht größer als in anderen Capillargebieten (vgl. S. 337).

An das Malpighische Körperchen schließt sich der eigentliche *tubuläre Apparat,* bei dem es sich um ein Rohrsystem handelt, das im Verhältnis zu seinem Durchmesser außerordentlich lang ist. Er gliedert sich in 4 Abschnitte, die sich in ihrem histologischen Aufbau so unterscheiden, daß man hieraus auch auf funktionelle Differenzen schließen kann: 1. Der proximale Tubulus, der ein kubisches Epithel mit „Bürstensaum" aufweist. Die Außenseite enthält zahlreiche Mitochondrien, die in parallelen vertikalen

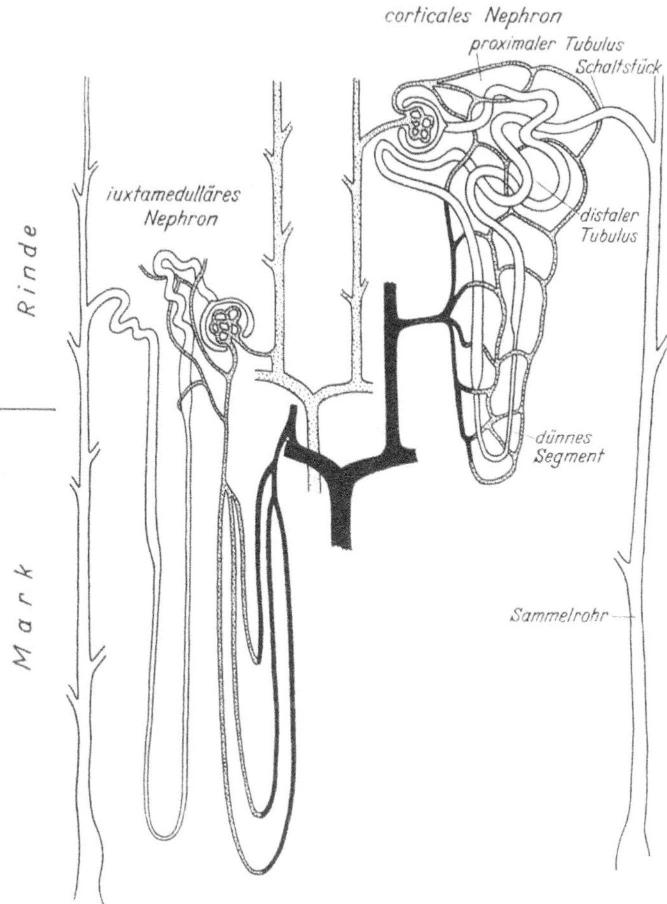

Abb. 186. Schematische Darstellung des anatomischen Baus der Niere. Man beachte, daß bei den corticalen Nephronen das Vas afferens wesentlich weiter ist als das Vas efferens, ferner daß das Vas efferens sich noch einmal in ein zweites Capillarnetz aufspaltet, das den zugehörigen Tubulusapparat umgibt. Weiteres s. Text. Arterien punktiert, Venen schwarz. (Modifikation nach H. SMITH.)

Kolonnen angeordnet sind, so daß sie ein quergestreiftes Aussehen bieten (Stäbchenstruktur). Die Mitochondrien der Zelle sind diejenigen Gebilde, die die Fermente der Zellatmung enthalten. Man wird daraus vielleicht schließen dürfen, daß in diesem Abschnitt jene Vorgänge sich abspielen, die nur unter hohem Aufwand oxydativer Energie ablaufen können. 2. Der dünne Teil der Henleschen Schleife, dessen Epithel wesentlich flacher ist, und der bis in die Tiefe des Nierenmarks reicht. 3. Der distale Tubulus, dessen Epithel wieder kubisch ist, das wiederum granulierte Strukturen aufweist, aber keine deutlichen „Stäbchenstrukturen". Der distale Tubulus steigt nach der Henleschen Schleife wieder empor aus dem Mark zur Rinde, wobei er häufig bis in die Nachbarschaft des Vas afferens zum zugehörigen Glomerulum gelangt. 4. Von den distalen Tubuli fließt der Urin über Schaltstücke und Sammelröhren zum Nierenbecken und über den Ureter in die Blase. Die Henleschen Schleifen und die Sammelröhren liegen z.T. im Mark, die anderen Teile des tubulären Apparates in der Rinde der Niere.

Die *Blutgefäße der Niere* weisen zahlreiche Besonderheiten auf, die wiederum auf Besonderheiten der Funktion hinweisen. Die Capillaren des Glomerulum münden nicht in Venolen ein, sondern in eine zweite kurze Arteriole, das Vas efferens, das im Gegensatz zur zuführenden Arteriole, dem Vas afferens, ein wesentlich engeres Lumen aufweist. Das Vas efferens speist ein zweites Capillargebiet, nämlich das der Tubuli. Es finden sich also zwei hintereinandergeschaltete Capillargebiete. Das Blut, aus dem im Glomerulum ein Ultrafiltrat des Plasmas (s. u.) abgepreßt worden ist, versorgt dieselben Tubuli, durch die dieses Ultrafiltrat nun weiterfließt.

Vas afferens und Vas efferens verfügen über eine kräftige Muskulatur. Durch eine Verengerung des Vas afferens kann so leicht der Capillardruck und damit der Filtrationsdruck im Glomerulum vermindert, durch eine Verengerung des Vas efferens dagegen erhöht werden (s.u. und Abb. 187).

Es sind weiter eine Reihe von besonderen Zellen in ihrem Verlauf beschrieben worden, unter anderem sog. Quellzellen, die ebenso die Weite des Gefäßes beeinflussen könnten, deren Bedeutung jedoch im einzelnen noch nicht klargestellt ist.

Kurz vor der Aufsplitterung des Vas afferens in die Glomerulumcapillaren zeigt es eine einseitige Verdichtung der Wand durch Erhöhung der Zahl der Zellen in Media und Adventitia (Polkissen). Es ist vermutet worden, daß es sich dabei um besondere Zellen mit innersekretorischer Funktion handle; es ist aber wahrscheinlicher, daß es sich um eine Änderung der Wand auf die besondere funktionelle Beanspruchung handelt. Es ist behauptet worden, daß die Niere zahlreiche arteriovenöse Anastomosen enthalte; dies wird von neueren Nachuntersuchern energisch bestritten.

Dadurch, daß 2 Capillarsysteme hintereinander geschaltet sind und daß das Vas afferens weit und kurz ist im Vergleich zum Vas efferens, ist der Blutdruck (und damit der Filtrationsdruck) im Glomerulum höher als in jedem anderen Capillargebiet des Organismus; die Bedingungen für eine Filtration von Flüssigkeit sind hier besonders günstig. Im Tubulusgebiet dagegen liegt der Capillardruck niedriger, und zudem ist dort der kolloidosmotische Druck der Eiweißkörper, d.h. ihre wasseranziehende Kraft größer, weil sie durch Abgabe einer eiweißfreien Flüssigkeit in den Glomerula konzentrierter vorliegen, so daß die Bedingungen für eine Rückdiffusion von Flüssigkeit dort besonders günstig sind. So wie wir S. 339 einen arteriellen und einen venösen Teil der Capillaren unterscheiden mit überwiegender Filtration im arteriellen und überwiegender Resorption von Flüssigkeit im venösen Teil, so können wir hier schon aus anatomischen Gründen ein glomeruläres Capillarnetz mit reiner Filtration und ein tubuläres mit überwiegender Resorption von Flüssigkeit unterscheiden. Auch mit diesen Tatsachen wird jede Theorie der Nierenfunktion zu rechnen haben.

Eine Besonderheit in ihrem Gefäßaufbau weisen diejenigen Glomerula auf, deren Vas afferens schon kurz nach Beginn der A. interlobularis entspringt (Abb. 186) und die an der Grenze von Rinde und Mark liegen (iuxtamedulläre Glomerula). Im Gegensatz zur Hauptmasse der Glomerula ist ihr Vas efferens nämlich weit und verteilt sich in eine in die Tiefe des Marks (und nicht um die Tubuli) verlaufende Capillarschlinge. Verengt sich die A. interlobularis nach dem Abgang der Vasa afferentia zu diesen iuxtamedullären Glomerula, dann könnte so eine Verschiebung des Blutdurchflusses von der Rinde nach dem Mark erfolgen (Trueta u. Mitarb.). Doch scheint dieser Mechanismus unter physiologischen Bedingungen keine Rolle zu spielen. Wieweit dies unter pathologischen Bedingungen möglich ist, ist noch umstritten.

3. Die Funktion der Glomerula

LUDWIG stellte 1844 eine Theorie der Nierenfunktion auf, nach der in den Glomerula ein eiweißfreies Filtrat des Blutplasmas abgepreßt wird und anschließend in den Tubuli durch Wasserrückresorption eine Konzentrierung des Urins zustande komme. Diese Theorie erweist sich von vornherein als ergänzungsbedürftig, da ja im endgültigen Urin das Verhältnis der Stoffe untereinander nicht gleich ist wie im Blut, wie es nach dieser Theorie der Fall sein müßte, sondern durchaus verschieden. Diese Ergänzung ist in den letzten Jahrzehnten vor allem durch CUSHNY, REHBERG, RICHARDS, VAN SLYKE, SMITH u. v. a. geschehen. Die *Filtrations-Rückresorptionstheorie* der Harnbildung bildet somit die Grundlage des heutigen Bildes über die Funktionsweise der Niere. Danach wird in den Glomerula ein großes Volumen von Flüssigkeit ausgeschieden, das (außer NH_4^+) alle Bestandteile des endgültigen Urins enthält, während in den Tubuli daraus vor allem Wasser, aber auch andere Bestandteile, und zwar in auswählender Form, in den Blutstrom zurückresorbiert werden. Es konnte einerseits eine ganze Reihe von entscheidenden Befunden für die Richtigkeit dieser Theorie erbracht werden, andererseits auch nicht minder wichtige, die gewisse Ergänzungen notwendig machen. Diese Ergänzung betrifft vor allem die Möglichkeit einer Sekretion von Stoffen in das Tubuluslumen hinein. Wir wollen so vorgehen, daß wir zuerst die Vorgänge im Glomerulum und anschließend die im tubulären Apparat im einzelnen analysieren.

a) Die Bildung eines Ultrafiltrats des Plasmas

Wir werden S. 339 ausführlich darlegen, daß die Filtration von Flüssigkeit, solange das Filtrat eiweißfrei bleibt, abhängig ist von der Höhe des Capillardrucks, durch den Flüssigkeit hinausgetrieben wird, und von der Höhe des kolloidosmotischen Drucks des Blutes, durch den Flüssigkeit in die Capillaren gezogen wird. Die Differenz der beiden Drucke ergibt den *effektiven Filtrationsdruck*. Wir werden weiter sehen, daß die *Permeabilität* der Capillarwand einen dritten wesentlichen Faktor darstellt. Die Durchlässigkeit für Eiweiß wechselt nämlich von Organ zu Organ. Da der Urin praktisch eiweißfrei gefunden wird, konnte man annehmen, daß die Glomerulummembran für die Eiweißkörper des Blutplasmas undurchlässig ist. Das gebildete Filtrat wäre demnach ein **Ultrafiltrat**, ein Filtrat, das sämtliche Bestandteile mit Ausnahme der Eiweißkörper in gleicher Konzentration enthält wie das Blutplasma.

Es ist WEARN und RICHARDS gelungen, mit winzigen Pipetten (Durchmesser einige Mikron) die Bowmansche Kapsel beim Frosch zu punktieren und Glomerulumfiltrat zu gewinnen. RICHARDS hat dann weiter mit seinen Mitarbeitern Methoden ausgearbeitet, um die winzigen, so erhaltenen Mengen auf ihre Bestandteile analysieren zu können. Das Ergebnis ihrer Untersuchungen war: Das Glomerulumfiltrat ist ein Ultrafiltrat. Es ist also praktisch eiweißfrei, enthält aber z.B. noch Glucose in derselben Konzentration wie das Blutplasma, die im endgültigen Urin nicht mehr enthalten ist.

Die Froschniere weist jedoch einen grundsätzlich anderen Bau auf als die der Säugetiere, so daß immer noch Bedenken gegen die Übertragbarkeit dieser Befunde bestanden. Es ist jedoch geglückt, auch beim höheren Säuger ein Glomerulumpunktat zu gewinnen. Das Resultat war zwar entsprechend dem des Frosches, so daß anzunehmen ist, daß die Glomerulumfunktion in beiden Nieren dieselbe ist, doch sind ausreichende Beweise durch die experimentellen Schwierigkeiten schwer zu erbringen. Auf anderen Wegen konnten jedoch wichtige

Stützen für die Annahme erbracht werden, daß im Glomerulum tatsächlich ein Ultrafiltrat des Blutes gebildet wird, das dann im tubulären Apparat in den endgültigen Harn umgewandelt wird. Kühlt man nämlich eine Niere stark ab, dann werden alle Stoffwechselvorgänge nach der RGT-Regel (S. 58) vermindert, während die Permeabilität eines Capillarfilters nicht wesentlich verändert wird; auf diese Weise werden die Vorgänge im tubulären Apparat stark gehemmt, während die Vorgänge im Glomerulum unverändert bleiben, sofern es sich tatsächlich um einen reinen Filtrationsprozeß handelt. Es wurde die isolierte Warmblüterniere von einem Herz-Lungenpräparat (S. 83) aus durchströmt und dann ihre Temperatur verändert. Bei niedriger Temperatur nahm tatsächlich der Urin mehr den Charakter eines Ultrafiltrats an (WINTON). Ein gleiches Resultat ergab die Ausschaltung der Tubulusfunktion mit verschiedenen Giften. Daß also im Glomerulum auch des Warmblüters Filtrationsvorgänge vorliegen, läßt sich danach annehmen.

b) Die Menge des Ultrafiltrats. Der Clearance-Begriff

Das Absolutvolumen des Ultrafiltrats wurde von WALKER u. Mitarb. beim Meerschweinchen zu 1,1—1,3 mm³ je Glomerulum und Stunde bestimmt, bei der Ratte zu 2,0—3,7. Wir werden unten eine Methode kennenlernen, um es auch beim Menschen berechnen zu können. Mit Hilfe dieser Methode wird beim Menschen eine durchschnittliche Filtratmenge beider Nieren von 120 cm³ in der Minute gefunden, das sind bei 2 Mill. Glomerula rund 0,4 mm³ je Glomerulum und Stunde. Die Werte je Glomerulum liegen also in ähnlichen sehr hohen Größenordnungen. Es wird gut sein, sich von vornherein über die Größe dieser Werte klar zu sein. 120 cm³ Filtrat der beiden Nieren je Minute beim Menschen bedeutet je Tag eine Filtratmenge von 170 Litern. Da die Urinmenge dabei nur 1—2 Liter beträgt, müssen im Verlauf der Tubuli 168—169 Liter wieder rückresorbiert worden sein, also rund 99 % des ursprünglichen Filtrats. Eine Filtratmenge von 170 Liter je Tag kann aber auch nur abgepreßt werden, wenn die Durchblutung außerordentlich hoch ist, sonst würde beim Durchfluß des Blutes durch das Glomerulum eine solche Bluteindickung eintreten, daß eine weitere Durchblutung und damit auch Filtration unmöglich würde (vgl. S. 321).

Beim Menschen läßt sich das **Filtratvolumen** nur auf indirektem Wege bestimmen, und zwar nach der folgenden Überlegung: Wird ein Stoff allein proportional seiner Plasmakonzentration im Ultrafiltrat ausgeschieden, ohne daß er nachträglich im Tubulus rückresorbiert oder zusätzlich sezerniert wird, dann entspricht diese im Urin ausgeschiedene Menge der Menge im Ultrafiltrat; bestimmt man nun die im Urin ausgeschiedene Menge und die im Plasma vorhandene Konzentration des Stoffes, dann läßt sich das Filtratvolumen in der Bestimmungszeit berechnen.

Die Menge der Substanz im Filtrat, das ist das Produkt aus Filtratvolumen (V_F) und der Konzentration der Substanz im Filtrat (C_F), ist gleich der Menge der Substanz im Urin, die in derselben Zeit ausgeschieden wurde; das ist das Produkt aus Urinvolumen (V_U) und der Konzentration der Substanz im Urin (C_U); also:

$$V_F \cdot C_F = V_U \cdot C_U$$

oder

$$V_F = \frac{V_U \cdot C_U}{C_F} = \frac{\text{im Urin ausgeschiedene Menge}}{\text{Konzentration im Filtrat}}\,.$$

Da die Konzentration im Filtrat gleich ist wie im Plasma, kann man auch schreiben:

$$\text{Filtratvolumen} = \frac{\text{im Urin ausgeschiedene Menge}}{\text{Konzentration im Plasma}}\,.$$

Ein Zahlenbeispiel möge diese Bestimmung veranschaulichen: Die Substanz sei im Plasma in einer Konzentration von 100 mg-% enthalten. Es werde eine Ausscheidung von 120 mg pro min gefunden. Dieselbe Menge mußte pro Minute im Ultrafiltrat vorgelegen haben. Da die Konzentration im Ultrafiltrat gleich der im Plasma war, mußte ein Filtratvolumen von 120 cm³/min ausgeschieden worden sein. Nach der obigen Formel ergäbe unser Zahlenbeispiel:

$$\text{Filtratvolumen} = \frac{120\ \text{mg/min}}{100\ \text{mg}/100\text{cm}^3} = 120\ \text{cm}^3/\text{min}.$$

Zur Bestimmung des Glomerulumfiltrats wird ein Polysaccharid mit dem Molekulargewicht 5200 verwandt, das **Inulin** (Smith, Richards), das in gereinigter Form auch beim Menschen injiziert werden kann. Es wird bei einer gewissen Mindestharnmenge nicht rückresorbiert. Nur bei sehr geringen Urinmengen ist eine Bestimmung des Filtratvolumens nicht mehr möglich.

Von Rehberg, dem Pionier auf diesem Gebiet, war ursprünglich das Kreatinin verwandt worden. Es wird jedoch zwar beim Hund und vielen anderen Tieren im Tubulus weder reabsorbiert noch sezerniert, aber beim Menschen bei Zufuhr von außen sezerniert, so daß es dort zur Bestimmung des Filtratvolumens ungeeignet ist.

Im einzelnen wird bei der *Bestimmung* des Filtratvolumens folgendermaßen vorgegangen: Es wird zunächst eine größere Inulinmenge stoßweise intravenös injiziert und dann dauernd langsam in der Menge nachgegeben, wie es ausgeschieden wird, so eine gleichmäßige Konzentration im Blut aufrechterhaltend. Das bringt den Vorteil, daß nicht eine Arterie punktiert werden muß, sondern eine Blutentnahme aus der Vene ausreicht. Das Filtratvolumen je Minute ergibt sich durch Division der Inulinmenge im Urin durch die Plasmakonzentration.

Es ist damit gleichzeitig dasjenige Plasmavolumen bestimmt worden, in dem die Substanz gelöst war, bzw. dasjenige Plasmavolumen, das von der Substanz befreit worden ist. In unserem Beispiel, wo es sich um eine Substanz handelt, die weder reabsorbiert noch sezerniert wird, ist dieses Plasmavolumen gleich dem Volumen des Glomerulumfiltrats, da ja in beiden Volumina die Konzentration gleich ist. Bestimmen wir jedoch das Verhältnis der ausgeschiedenen Menge zur Plasmakonzentration für eine Substanz, die reabsorbiert wird, dann gibt uns dieses Verhältnis nicht mehr das Filtratvolumen, aber immer noch diejenige Plasmamenge, die von dieser Substanz befreit worden ist. Diese muß kleiner sein als in unserem obigen Beispiel, da ja im Tubulusapparat die gleiche Substanz z.T. wieder aufgenommen wird. Im Extremfall, z.B. bei Glucose, wird diese Plasmamenge gleich Null, da die gesamte filtrierte Glucosemenge wieder reabsorbiert wurde und damit kein auch noch so kleines Plasmavolumen von Glucose „befreit" worden ist.

Dasjenige Plasmavolumen, das von einer Substanz befreit wurde, nennt man nach van Slyke die **Clearance** der betreffenden Substanz (von: to clear = reinigen). Die Clearance wird bestimmt aus dem Verhältnis der je Minute im Urin ausgeschiedenen Menge einer Substanz zu ihrer Plasmakonzentration. Es ist stets zu berücksichtigen, daß die Clearance eine rein rechnerische Größe ist. Wir werden unten noch ausführlicher auf diese vielverwendete Größe zurückkommen.

Wenn im Glomerulum ein so großes Filtratvolumen abgepreßt werden soll, so muß zunächst ein entsprechender **effektiver Filtrationsdruck** vorhanden sein. Wenn wir die Niere mit irgendeinem anderen Organ vergleichen, etwa dem Muskel, so entsprechen die Glomerulumcapillaren dem arteriellen Capillaranteil und die postglomerulären (tubulären) Capillaren dem venösen Anteil, in dem die Flüssigkeit zum großen Teil wieder resorbiert wird, die im arteriellen Teil filtriert worden ist, nur daß die beiden Anteile in der Niere durch das Vas efferens säuberlich getrennt sind. Der effektive Filtrationsdruck im Glomerulum ist gegeben durch den Capillardruck minus dem kolloidosmotischen Druck des Blutes (s. S. 339) und dem Druck in der Bowmanschen Kapsel, der ebenfalls einer Filtration entgegenwirkt. Der Druck in der Bowmanschen Kapsel liegt um etwa 10—15 mm Hg, der kolloidosmotische Druck bei rund 25 mm Hg, so daß eine Filtration erst beginnen kann, wenn ein Mindestcapillardruck von 30—40 mm Hg erreicht ist (Abb. 187). Es ist deshalb verständlich, daß die Urinsekretion bei einem „paralytischen" Blutdruck von 40 mm Hg völlig sistiert. Steigt der Druck von diesem Minimum an, so nimmt zunächst das Filtratvolumen linear mit dem Druck zu. Allerdings kommt es in den allerersten Stufen immer noch nicht zu einer Urinausscheidung, da die noch geringen Filtratmengen im Tubulusapparat vollständig rückresorbiert werden (vgl. Abb. 202, S. 333); erst bei einem arteriellen Druck von über 50 mm Hg, manchmal auch darüber, kommt es zu einer Urinausscheidung. Mit weiter steigendem arteriellen Druck steigt entsprechend der Filtrationsdruck und damit das Filtratvolumen. Ist jedoch etwa die normale Blutdruckhöhe erreicht, so steigt der Capillardruck und damit das Filtratvolumen bei weiter steigendem arteriellen Druck nicht weiter an, da, wie wir später (S. 333, Abb. 202) sehen werden, nun der Widerstand im Vas afferens gerade entsprechend zunimmt (Autoregulation der Niere). Das Glomerulumfiltrat ist insgesamt mit der in anderen Organen auf der arteriellen Seite der Capillare abgepreßten Lymphe zu vergleichen, nur mit dem Unterschied, daß es praktisch eiweißfrei ist und keine Lymphocyten enthält. Daß sein Volumen wesentlich höher ist, liegt daran, daß 1. durch die Kürze und Weite des Vas afferens der Capillardruck im Glomerulum höher liegt als in anderen Capillargebieten und daß 2. die Permeabilität des Filters sehr groß ist (s. u.).

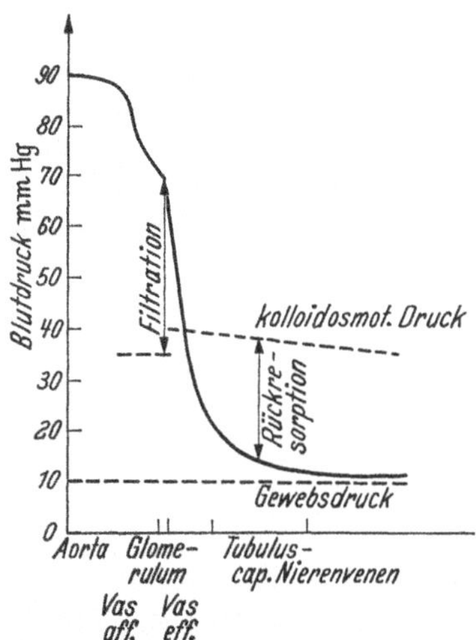

Abb. 187. Schematische Darstellung des Druckabfalls in der Niere. Der effektive Filtrationsdruck ergibt sich aus dem Capillardruck im Glomerulum abzüglich Gewebsdruck und kolloidosmotischem Druck des Blutes. In den Tubuluscapillaren liegt der Druck unter der Summe von Gewebsdruck und kolloidosmotischem Druck (= negativer Filtrationsdruck = Rückresorption). (Modifiziert nach WIRZ)

Im Tubulusgebiet liegt der Capillardruck nur wenig über dem Druck im Tubuluslumen und damit nur geringfügig über dem Gewebsdruck (Abb. 187). Da die interstitielle Flüssigkeit praktisch eiweißfrei ist, kommt nun für ihre Rückresorption in die Capillaren der volle kolloidosmotische Druck des Blutes zum Tragen, der zudem durch die Abgabe einer großen Menge fast eiweißfreier Flüssigkeit im Glomerulum deutlich erhöht ist.

Es wird also wie in anderen Organen auf der arteriellen Seite der Capillaren eine große Flüssigkeitsmenge abgepreßt, die auf der venösen Seite zum weitaus größten Teil wieder rückresorbiert wird, nur mit dem wesentlichen Unterschied, daß in der Niere die abgepreßte Flüssigkeit nicht direkt, sondern erst in das Tubuluslumen und dann nach Passage durch die Tubuluszellen in das Interstitium gelangt. Durch aktive Tätigkeit der Tubuluszellen kann die interstitielle Flüssigkeit, die zur Resorption gelangt, in ihrer Zusammensetzung verändert werden.

So wie sich ein kritischer arterieller Druck vorfindet, bei dem die Urinbildung sistiert, so findet sich auch ein *kritischer Ureterdruck*. Klemmt man im Experiment an der isolierten Niere den Ureter ab, dann sistiert die Urinbildung unter gewöhnlichen Bedingungen, wenn der Ureterdruck etwa 30 mm Hg erreicht hat. Wird vorher, z. B. durch Verdünnung des Blutes, die Harnausscheidung stark erhöht und die Wasserrückresorption in den Tubuli erniedrigt, dann kann dieser kritische Ureterdruck bis 70 mm Hg ansteigen.

c) Die Permeabilität des Filters

Wie wir S. 337 sehen werden, stellt die Capillarmembran ein Diffusionshindernis für Wasser und gelöste Stoffe dar, wobei die Diffusionsrate (ausgedrückt im Diffusionskoeffizienten) neben anderen Faktoren stark von der Molekülgröße abhängt. So läßt sich feststellen, daß gegenüber dem Durchtritt von Inulin (Molekulargewicht 5200, Kugelradius 14,8 Å) und kleineren Molekülen eine kaum merkliche Behinderung eintritt, die beim Myoglobin (Molekulargewicht 17000, Kugelradius 19,5 Å) schon deutlich wird. Beim Eieralbumin (Molekulargewicht 43500, Kugelradius 28,5 Å) sinkt die Diffusionsrate schon auf $^1/_5$ der des Inulins, beim Hämoglobin (Molekulargewicht 68000, Kugelradius 32,5 Å) auf $^1/_{1000}$. Auch gegenüber Serumalbumin ist das Capillarfilter der Glomerula nicht vollständig dicht (wohl aber gegenüber den Serumglobulinen mit ihren wesentlich höheren Molekulargewichten). Daß trotzdem unter normalen Bedingungen kein Eiweiß im Urin erscheint, liegt daran, daß es in den Tubuli wieder rückresorbiert wird. Bei Entzündung der Glomerula wird die Capillarwand so verändert, daß sie ein geringeres Diffusionshindernis darstellt, so daß wesentlich größere Eiweißmengen übertreten können, die nicht mehr vollständig rückresorbiert werden können. Bei Auftreten von Eiweiß im Urin darf allerdings nicht ohne weiteres angenommen werden, daß dieses Eiweiß im Glomerulum abgeschieden worden sei; in vielen Fällen stammt es nicht aus dem Blut, sondern aus geschädigten Tubulusepithelien.

4. Die Funktion des tubulären Apparates

a) Übersicht über die einzelnen Funktionen

Wir haben eben gesehen, daß je Tag durchschnittlich eine Menge von 170 Litern Ultrafiltrat in den Glomerula abgeschieden wird. Da die Urinmenge nur 1—2 Liter beträgt, muß eine entscheidende Funktion des tubulären Apparats die Rückdiffusion von Wasser sein. Weiter findet sich im Ultrafiltrat dieselbe Konzentration an Glucose wie im Plasma, fast keine jedoch im Urin, so daß sie fast vollständig rückresorbiert worden sein muß. Gleiches gilt (bei normal leicht saurem Urin) für das HCO_3. Mit Ausnahme von Cl′ und u. U. auch Na^+ erscheinen alle anderen Ionen regelmäßig konzentrierter im Urin als im Plasma und im Glomerulumfiltrat (Abb. 188), aber keineswegs einfach entsprechend der Plasmakonzentration, so daß auch hier teilweise eine selektive, eine auswählende Rückresorption eingetreten sein muß.

Bei der Wiederaufnahme von Flüssigkeit und gelösten Stoffen aus dem Tubulusharn muß man von vornherein unterscheiden zwischen *passiven Vorgängen* wie Filtration und Diffusion entsprechend einem Konzentrationsgefälle und einer *aktiven Resorption* oder Sekretion *entgegen* einem Konzentrationsgefälle. Die im Glomerulumfiltrat gelösten Stoffe werden zum weitaus größten Teil durch energieverbrauchende Transportvorgänge aktiv zurückresorbiert, entgegen steigenden Konzentrationsdifferenzen der einzelnen Stoffe. Nur bei Harnstoff und einigen anderen ausgesprochenen Stoffwechselschlacken, für die der Organismus keine Verwendung mehr hat, fehlt diese aktive Reabsorption. Hier findet sich, entsprechend ihrer steigenden Konzentration im Verlauf des tubulären Apparats, nur eine gewisse passive Rückdiffusion. Die Wiederaufnahme des Wassers erfolgt nicht primär durch einen aktiven Prozeß, der das Wasser entgegen einem Konzentrationsgefälle transportiert, sondern sekundär und passiv je nach der aktiven Reabsorption gelöster Teilchen. Bei dieser Rückdiffusion von Wasser können wir zwei Anteile unterscheiden: Im proximalen Tubulus diffundiert Wasser genau entsprechend der aktiven Rückresorption gelöster Teilchen in das Interstitium und in die Blutbahn zurück. Der Tubulusharn bleibt isotonisch. Die (passive) Reabsorption erfolgt also *isosmotisch*. Im distalen Tubulus dagegen kann der Tubulusharn von Fall zu Fall große Unterschiede des osmotischen Drucks aufweisen. Die (passive) Reabsorption des Wassers erfolgt hier also *nichtisosmotisch* (Abb. 189). Die recht komplizierten Mechanismen, die eine solche nicht-isosmotische Rückdiffusion des Wassers ermöglichen, werden S. 330 besprochen.

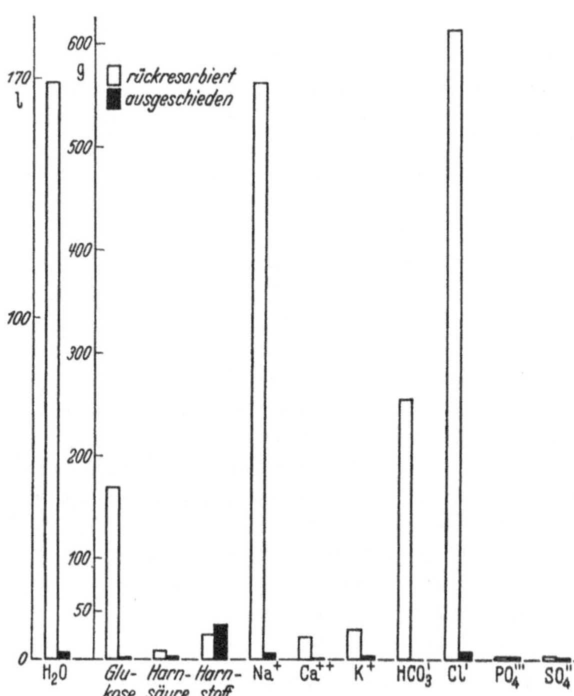

Abb. 188. Darstellung der rückresorbierten (weiße Säulen) und der ausgeschiedenen Wasser- bzw. Stoffmengen aus dem Glomerulumharn. Die Abbildung soll das außerordentliche Ausmaß der Rückresorption veranschaulichen. Zahlenangaben in Litern bzw. Gramm je 24 Std

Bei der **Rückresorption** der Glucose muß es sich zum großen Teil um einen aktiven Vorgang handeln, da sie bei normaler Konzentration im Glomerulumharn im Verlauf der Tubuluspassage vollständig verschwindet. Durch diese zusätzlichen aktiven Vorgänge, die auch andere Stoffe betreffen (s. u. S. 341), erhält der im Tubulus verbleibende Harn eine andere Zusammensetzung als der ursprüngliche Glomerulumharn, wenn er auch zunächst noch angenähert denselben osmotischen Druck beibehält. In ähnlicher Weise scheinen NaCl und $NaHCO_3$ z.T. passiv, z.T. aktiv reabsorbiert zu werden. Der aktive Prozeß scheint dabei nur das Na^+ zu betreffen, während das Anion passiv folgt und sekundär auch Wasser.

Besondere Verhältnisse ergeben sich für den Harnstoff. Da er nicht aktiv rückresorbiert wird, steigt mit der zunehmenden Flüssigkeitsresorption seine Konzentration im Tubulus fortlaufend an und überschreitet schließlich die Blutkonzentration. Dadurch kommt es bei diesem leicht diffusiblen

Stoff zu einer **Rückdiffusion** in die Tubuluszellen. Trotzdem kann seine Konzentration im Urin 100—200mal höher werden als im Blut. Es muß also eine Einrichtung vorhanden sein, die die beliebige Rückdiffusion zu hemmen vermag, über deren Mechanismus wir aber noch nicht unterrichtet sind. Wir werden unten im einzelnen auf die aktive Reabsorption und passive Rückdiffusion der verschiedenen Stoffe eingehen.

Der Hauptakzent liegt also bei der Tubulusfunktion auf der aktiven und passiven Wiederaufnahme von gelösten Stoffen und Wasser. Es ist dem vor allem von anatomischer Seite immer wieder der Einwand entgegengehalten worden, daß das Tubulusepithel ein typisch sekretorisches Epithel sei, die Hauptfunktion der Tubuli somit die sein müßte, daß sie Stoffe in das Lumen sezernierten. Dieser Einwand beruht auf einem Mißverständnis. Resorption entgegen einem Konzentrationsgefälle ist genauso gut eine sekretorische Leistung wie die Abgabe von Stoffen entgegen einem Konzentrationsgefälle, nur mit umgekehrtem Vorzeichen. Sie darf nicht verwechselt werden mit einer passiven Rückdiffusion. Glucose z.B. kann bis zur Konzentration Null aus dem Glomerulumfiltrat zurückgeholt werden, — hier liegt eine erhebliche „sekretorische" Leistung vor.

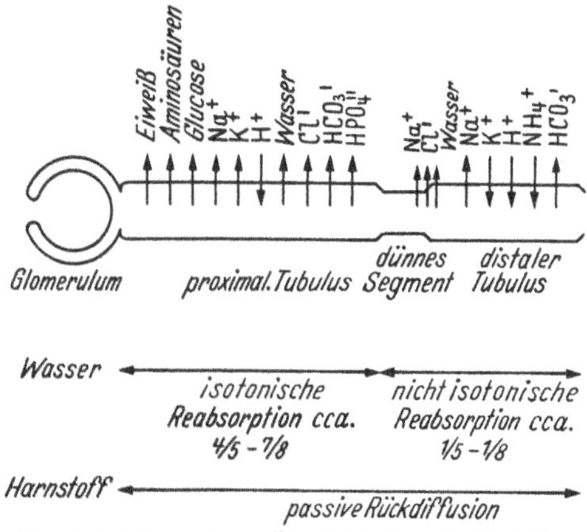

Abb. 189. Schematische Übersicht über die Funktionen einzelner Tubulusabschnitte (s. Text)

Ein weiterer Einwand betraf die Fähigkeit des tubulären Apparates, die außerordentlichen Flüssigkeitsmengen, die nach der Filtrations-Rückresorptionstheorie im Glomerulum abgeschieden werden, wieder zu resorbieren. Es ist aber oben schon darauf hingewiesen worden, daß die Tubuli im Verhältnis zu ihrem Lumen außerordentlich lang sind (3,5—5 cm bei einem Durchmesser von 20—60 μ). Denken wir uns ein Nephron so vergrößert, daß der Tubulusdurchmesser Autobahnbreite annimmt, dann hat der durchschnittliche Tubulus eine Gesamtlänge von 40 km. An jede Einzelzelle wird also keine von vornherein unwahrscheinliche Anforderung gestellt. So wird auch die Rückdiffusion und Reabsorption einer außerordentlich hohen Stoffmenge verständlich. Nach Tabelle 44 ist das die Kleinigkeit von mehr als einem Kilogramm Kochsalz, einem Pfund $NaHCO_3$ und $^1/_4$ Pfund Zucker im Tag. Zusammen mit der Reabsorption von 170 Litern Wasser erscheinen diese Größen für die ganze Niere sehr groß. Man muß sich jedoch die außerordentlich hohe Zahl der Glomerula mit zugehörigen Tubuli vor Augen halten. Es genügt für diese Gesamtleistung, daß jedes Glomerulum pro Tag einen einzigen Tropfen Ultrafiltrat bildet, der dann im Verlauf des langen tubulären Apparats zum weitaus größten Teil zurückresorbiert wird.

Es ist weiter zu berücksichtigen, daß in sämtlichen Geweben im arteriellen Schenkel der Capillaren ein insgesamt beachtliches Volumen von Wasser mit gelösten Stoffen abfiltriert und im venösen Schenkel zum größten Teil wieder rückresorbiert wird (vgl. S. 339). Durch die Zwischenschaltung der Tubuli ist an der Niere jedoch die Möglichkeit gegeben, Menge und

Zusammensetzung der reabsorbierten Flüssigkeit unter verschiedenen Bedingungen stark zu variieren.

Zu der Hauptfunktion der Rückresorption gesellt sich nun noch eine weitere, nämlich die der aktiven **Sekretion** von der Zelle in das Lumen. Dies spielt, wie wir sehen werden, für H- und K-Ionen eine wichtige Rolle, die im Austausch gegen Na^+ sezerniert werden können. Auch die Hemmung der Rückdiffusion von Harnstoff könnte man als eine Sekretion auffassen. Weiter ist von Bedeutung die Fähigkeit der Tubuli, Stoffwechselschlacken, wie Kreatinin, bei übergroßer Zufuhr von außen aktiv zu sezernieren und weiter eine große Reihe von Fremdstoffen. Wir werden sehen, daß diese Fähigkeit der Sekretion von Fremdstoffen dazu ausgenutzt werden kann, eine Methode der Messung der Plasmadurchströmung auch beim Menschen auszubauen. Klinisch ist die Sekretion körperfremder Stoffe insofern wichtig, als es dadurch oftmals schwierig wird, eine ausreichende Blutkonzentration eines Heilmittels aufrechtzuerhalten, so z. B. beim Penicillin und bestimmten Sulfonamiden. Hier konnte ein wesentlicher Fortschritt dadurch erzielt werden, daß Wege gefunden wurden, diese Sekretion mehr oder weniger selektiv zu hemmen.

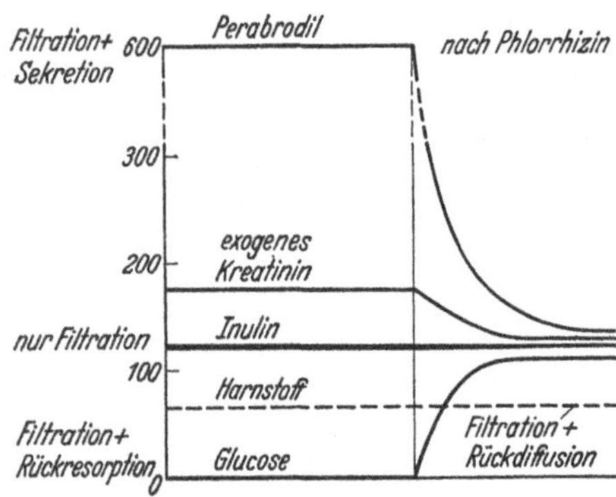

Abb. 190. Clearance einiger Stoffe vor und nach Unterbindung ihrer Sekretion bzw. Reabsorption durch Phlorrhizin. Da die Glucose völlig reabsorbiert wird, liegt ihre Clearance unter der des Inulins, wird dieser aber nach Phlorrhizin angenähert. Die Harnstoffclearance ist ebenfalls niedriger als die des Inulins und zwar durch Rückdiffusion, die durch Phlorrhizin nicht verändert wird. Stoffe, die aktiv sezerniert werden, weisen eine höhere Clearance auf als Inulin. Wird die Sekretionsfähigkeit der Tubuli durch Giftwirkung herabgesetzt, so ist auch ihre Clearance der des Inulins angenähert. (Nach WRIGHT.) (Die durch Phlorrhizin hervorgerufene Verminderung der Clearance auch für Inulin blieb im Schema unberücksichtigt)

Eine Unterscheidung, ob ein Stoff aktiv rückresorbiert oder nur passiv rückwärtsdiffundiert oder ob er schließlich aktiv sezerniert wird, wird dadurch möglich, daß man erst seine Clearance untersucht und anschließend die Energieentbindung in der Niere durch Vergiftung hemmt, so daß nur noch die passiven Vorgänge ablaufen können. Die Clearance, also das Verhältnis der im Urin ausgeschiedenen Menge zur Plasmakonzentration einer Substanz, die im Tubulusapparat aktiv rückresorbiert wird oder zurückdiffundiert, muß kleiner sein als die Clearance des Inulins; wird die Substanz jedoch zusätzlich sezerniert, so muß ihre Clearance größer werden als die des Inulins (Abb. 190). Wird allerdings die Substanz in einem Tubulusabschnitt rückresorbiert, im anderen sezerniert, dann genügt die Clearancebestimmung zur Beurteilung nicht mehr (s. z. B. unten unter Kalium). Wird durch Stoffwechselgifte die aktive Tätigkeit der Tubuluszellen weitgehend ausgeschaltet, so nähern sich die Clearances der verschiedenen Substanzen stark der des Inulins: ihre Ausscheidung im Urin entspricht jetzt angenähert ihrer Menge im Ultrafiltrat. Die Harnstoffclearance bleibt jedoch fast unverändert, da es sich hier um den passiven Vorgang einer Rückdiffusion handelt (s. Abb. 190 als Beispiel einer Phlorrhizinvergiftung). Ähnliche Resultate erhält man, wenn man in Untersuchungen an der isolierten Niere die Temperatur stark erniedrigt, so die Stoffwechselprozesse und damit die aktive Reabsorption und Sekretion von Stoffen stark einschränkt, während die Diffusionsprozesse nur wenig verändert werden (WINTON).

Wesentliche Einsichten in die Behandlung der einzelnen Stoffe durch den Tubulusapparat ergaben auch die folgenden Untersuchungen:

RICHARDS u. Mitarb. ist es gelungen, beim Frosch und bei Necturus einzelne Tubuli zu punktieren und durch Analyse des Punktats den Fortgang der Rückresorption von Wasser und gelösten Stoffen während der Tubuluspassage zu verfolgen. Weiter wurde der Tubulus an 2 Stellen punktiert, das distale und das proximale Stück durch Quecksilber blockiert, das dazwischenliegende Stück mit Lösungen verschiedener Zusammensetzung durchströmt und deren Veränderung untersucht. WALKER und OLIVER haben am Warmblüter (Ratten und Meerschweinchen) einzelne Tubuli punktiert, den Inhalt analysiert, die Einstichstelle markiert (Abb. 191), dann mit einer großartigen Technik das punktierte Nephron in seiner ganzen Länge freipräpariert, so daß der Abstand der Punktionsstelle von der Bowmanschen Kapsel festgestellt werden konnte. Meist lag die Punktionsstelle in proximalen Tubulusabschnitten, selten in distalen. In neuerer Zeit ist es weiter WIRZ, ULLRICH u.a. gelungen, auch die distalen Tubuli und deren Gefäße und die Sammelrohre beim Goldhamster zu punktieren und durch Mikroanalysen deren Inhalt zu bestimmen. Aus diesen und zahlreichen weiteren Untersuchungen läßt sich in großen Zügen ein Bild über die Behandlung der wichtigsten Stoffe im Tubulusapparat gewinnen (s. Abb. 189 und unten).

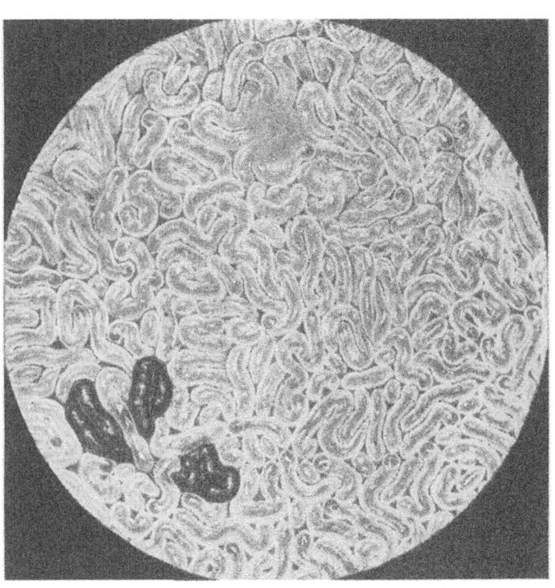

Abb. 191. Bild von der Oberfläche der Niere eines Meerschweinchens. Der runde Schatten oben ist ein Glomerulum. An einer Stelle ist ein Tubulus punktiert und eine winzige Menge Tusche injiziert worden um die Punktionsstelle leichter zu finden. Die Hauptmasse der sichtbaren Tubulusschlingen sind proximale Tubuli. Die Abbildung soll die außerordentliche Länge der Tubuli veranschaulichen. [Aus A. M., WALKER u. J. OLIVER: Amer. J. Physiol. **134**, 562 (1941).]

b) Die Behandlung der einzelnen Stoffe im Tubulusapparat

α) Glucose. Die maximale Transportkapazität (Tm).

Wie schon berichtet, wird die Glucose unter Grundumsatzbedingungen schon im proximalen Tubulus quantitativ rückresorbiert. Die Fähigkeit der Tubuli zur Rückresorption ist jedoch nicht unbegrenzt. Erhöht man laufend die Glucosekonzentration im Blut und damit die im Filtrat ausgeschiedene Glucosemenge, dann wird schließlich ein Punkt erreicht, wo die Reabsorption nicht mehr weiter erhöht werden kann, und es erscheint Glucose im Urin, und zwar proportional zur filtrierten Glucosemenge (Abb. 192), d.h. proportional zur Glucosekonzentration im Plasma, solange das Filtratvolumen konstant bleibt. Man spricht von einer **maximalen Transportkapazität** (Tm) des Tubulus, in diesem Falle für Glucose (Tm_G). So kann bei normaler durchschnittlicher Filtratmenge die Glucose bei ihrer normalen Konzentration im Plasma von 80—100 mg-% noch vollständig rückresorbiert werden, nicht mehr aber, wenn diese 140—180 mg-% übersteigt, so etwa bei Diabetes mellitus (S. 354) oder bei großer Kohlenhydratzufuhr in der Nahrung (alimentäre Glucosurie).

Die Clearance für Glucose ist also unter Grundumsatzbedingungen 0, da die ausgeschiedene Menge im Urin 0 ist (Abb. 193). Ein Anstieg der Clearance unter diesen Bedingungen bedeutet entweder eine Verminderung der tubulären Transportkapazität oder deren Überschreitung bei zu großer Beladung des Glomerulumfiltrats.

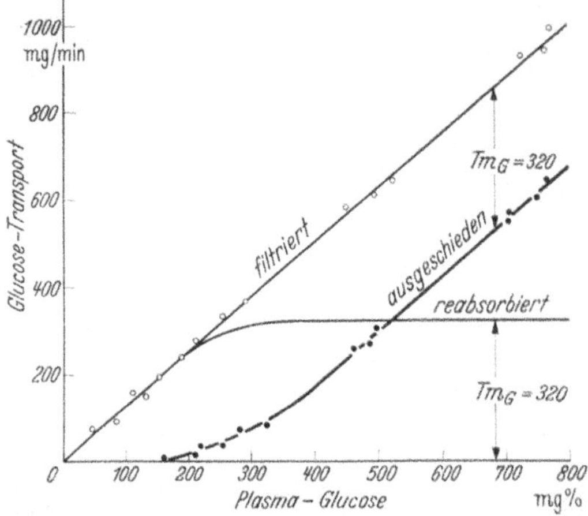

Abb. 192. Zur Definition der maximalen Transportkapazität (Tm). Mit steigender Glucosekonzentration im Blutplasma (Abszisse) steigt die je Minute filtrierte Glucosemenge proportional an, solange die Menge des Glomerulumfiltrates konstant ist. Bis zu einer gewissen Menge je Minute im Glomerulusfiltrat kann die Glucose vollständig rückresorbiert werden. Ist jedoch das tubuläre Maximum der Rückresorption für Glucose (Tm_G) erreicht, das hier 320 mg/min beträgt, bleibt diese gleich, und die Glucose wird proportional der filtrierten Menge ausgeschieden. (Die Glucoseausscheidung beginnt schon bei einer niedrigeren Plasmakonzentration, als sie nach dem Resorptionsmaximum zu erwarten wäre: Abbiegung der Kurven für ausgeschiedene und reabsorbierte Glucosemengen, s. Text)

Es wird gewöhnlich nur die Konzentration des betreffenden Stoffes im Blut angegeben, bei deren Überschreitung eine Ausscheidung im Urin erfolgt. Das ist nur so lange statthaft, als die Menge des Glomerulumfiltrats dem normalen Durchschnittswert entspricht. Nimmt z. B. die Menge des Glomerulumfiltrats ab, dann wird erst bei einer höheren Konzentration der betreffenden Substanz im Plasma und damit im Filtrat diejenige Maximalmenge dem Tubulus angeboten, die er in der Zeiteinheit reabsorbieren kann. Ein illustratives Beispiel liefert die Pathologie der Zuckerkrankheit. Hier kann es zu einer Sklerose der Glomerula kommen, so daß die Menge des Ultrafiltrats stark abfällt. Trotz sehr hoher Blutzuckerkonzentration erscheint dann kein Zucker mehr im Urin, weil die Gesamtmenge des Zuckers im Filtrat (Konzentration × Filtratvolumen) nicht die maximale Menge übersteigt, die der Tubulus in der Zeiteinheit zu reabsorbieren vermag.

Die maximale tubuläre Resorptionskapazität (Transportkapazität) für Glucose (Tm_G) beträgt 300—350 mg je min. Bei einer Filtratmenge von 120 cm³/min müßte also die Glucose bis zu einer Konzentration von 250 mg-% im Plasma noch reabsorbiert werden. Sie erscheint jedoch in Spuren schon bei niedrigeren Konzentrationen im Urin (vgl. Abb. 192). Es ist dies wahrscheinlich dadurch bedingt, daß einzelne Nephrone eine geringere Kapazität aufweisen als der Durchschnitt, vielleicht weil ihr proximaler Tubulus kürzer ist als im Durchschnitt. Es ist dies wohl auch der Grund, warum schon bei durchschnittlicher Kost mit den relativ geringen Schwankungen in der Blutzuckerkonzentration und der Filtratmenge, die auftreten können, geringe Mengen von Glucose im Urin ausgeschieden werden.

Über den **Mechanismus des Glucosetransports** durch die Tubuluszellen ist man, wie für andere Stoffe, erst recht mangelhaft unterrichtet. Ganz allgemein und grob schematisch kann angenommen werden, daß Stoffe, die aus dem Tubuluslumen in die interstitielle Flüssigkeit transportiert werden, auf der Lumenseite der Tubuluszellen mit einem „Transportstoff" verbunden werden, wobei sich auf der anderen Seite diese Verbindung wieder löst und der transportierte Stoff an das Interstitium zur Aufnahme in das Blut abgegeben wird (SHANNON, vgl. S. 343). Mindestens einer der dabei zu vollziehenden Schritte verlangt die Beteiligung eines energieliefernden Systems. Die Transportkapazität der Tubuluszelle wird begrenzt 1. von der verfügbaren Menge des Geleitstoffes, 2. von der Geschwindigkeit des

Zerfalls der neugebildeten Verbindungen, durch den der Geleitstoff neu zum Transport freigestellt wird, und 3. von der jeweils zur Verfügung stehenden freien Energie. Eine Verminderung des Transports, also eine Herabsetzung der maximalen Transportkapazität, kann ausgelöst werden einmal allgemein durch Herabsetzung der Energieentbindung und zum anderen mehr oder weniger spezifisch durch Gabe von Stoffen, die dasselbe Transportsystem benutzen, wobei jedoch die Lösung der neuen Verbindung stark verlangsamt erfolgt, also durch Verdrängung des zu transportierenden Stoffes von seinem Geleitstoff (kompetitive Hemmung). So gelingt es z.B., das Penicillin durch Benamid und andere Stoffe vom Geleitstoff zu verdrängen, damit seine Ausscheidung zu verzögern und die notwendige Blutkonzentration über längere Zeit aufrechtzuerhalten.

Für die verschiedenen Stoffe kommen offensichtlich verschiedene Transportsysteme in Frage, andererseits werden auch verschiedene Stoffe durch dasselbe System transportiert. So können sich z.B. verschiedene Zucker gegenseitig in ihrem Transport hemmen, so daß ihr im einzelnen bestimmtes *Tm* absinkt, während auf der anderen Seite etwa Aminosäuren usw. ein anderes Transportsystem benutzen, da das *Tm* der Glucose von deren Konzentration unabhängig ist.

Für den Transport der Glucose im speziellen nimmt man an, daß er durch eine Phosphorylierung an der Lumenseite der Tubuluszellen erfolge, da durch Gifte, die die Phosphorylierung hemmen (wie etwa Phlorrhizin u. a.) das Tm_G stark herabgedrückt wird und schon bei normaler Glucosekonzentration im Plasma eine Zuckerausscheidung im Urin erfolgt (renaler Diabetes). Durch die Phosphorylierung der Glucose an der Lumenseite der Tubuluszelle würde ein dauerndes Konzentrationsgefälle für Glucose aus dem Tubuluslumen in die Tubuluszellen aufrechterhalten, so daß sie bis zur Erschöpfung des Systems vollständig rückresorbiert werden könnte. Durch zahlreiche Versuche konnte jedoch gezeigt werden, daß diese Annahmen zum mindesten lückenhaft sind.

β) *Aminosäuren*

Für Aminosäuren und viele andere für den Körper notwendige Stoffe, die im Blute transportiert werden und auf diese Weise in das Glomerulumfiltrat gelangen, gilt dasselbe wir für die Glucose: Sie werden vollständig oder doch fast vollständig rückresorbiert und erst im Urin ausgeschieden, wenn die maximale Transportkapazität des tubulären Apparats überschritten wurde. Gleiches gilt z.B. für das Vitamin C. Wenn man also untersucht, wieviel Vitamin C einem Organismus zugeführt werden muß, bis es im Urin ausgeschieden wird, so bestimmt man damit in Wirklichkeit nicht die „Sättigung" des Organismus, sondern seine „Übersättigung" und wird nur dann zu einigermaßen vergleichbaren Resultaten gelangen, wenn normale und vergleichbare Nierenfunktionen vorliegen.

Die verschiedenen Aminosäuren sind offenbar auf ein gemeinsames Transportsystem angewiesen, das sie außerdem mit dem für Kreatin teilen. Kreatin wird nämlich, im Gegensatz zu seinem Abbauprodukt, dem Kreatinin, weitgehend reabsorbiert, aber dann ausgeschieden, wenn man die Konzentration der Aminosäuren im Blut künstlich erhöht und damit den gemeinsamen Transportmechanismus im Tubulus voll beansprucht. Interessant ist, daß dieses spezielle Transportsystem stark gestört wird durch Überfunktion der Schilddrüse, so daß dann auch bei normaler Plasmakonzentration Aminosäuren und Kreatin im Urin erscheinen. Möglicherweise ist auch ein gemeinsames Element im Transportmechanismus für Aminosäuren und Phosphate gegeben; denn eine erhöhte Aminosäurekonzentration im Blut erhöht die Phosphatausscheidung im Urin. Die Untersuchungen über die verschiedenen Transportsysteme befinden sich aber noch zu sehr im Anfang, als daß man über ihre gegenseitige Beeinflussung ausführlicher referieren könnte.

γ) *Harnstoff. Passive Rückdiffusion*

Harnstoff als typischer harnpflichtiger Schlackenstoff, für den der Organismus keine weitere Verwendung hat, wird nicht aktiv rückresorbiert, sondern zeigt nur eine gewisse passive Rückdiffusion, bedingt durch seine leichte Löslichkeit. Durch die Wasserrückresorption im tubulären Apparat erscheint er im Urin konzentrierter als im Plasma bzw. im Glomerulumfiltrat. Da die Ausscheidung ausschließlich von der Filtration im Glomerulum abhängt und von der Fähigkeit der Tubuli, die Rückdiffusion bis zu einem gewissen Grade zu behindern, ist verständlich, daß bei Einschränkung der Filtratmenge, etwa bei erniedrigtem Blutdruck durch Blutverlust, oder bei Nierenerkrankungen, die Harnstoffausscheidung absinkt. Als

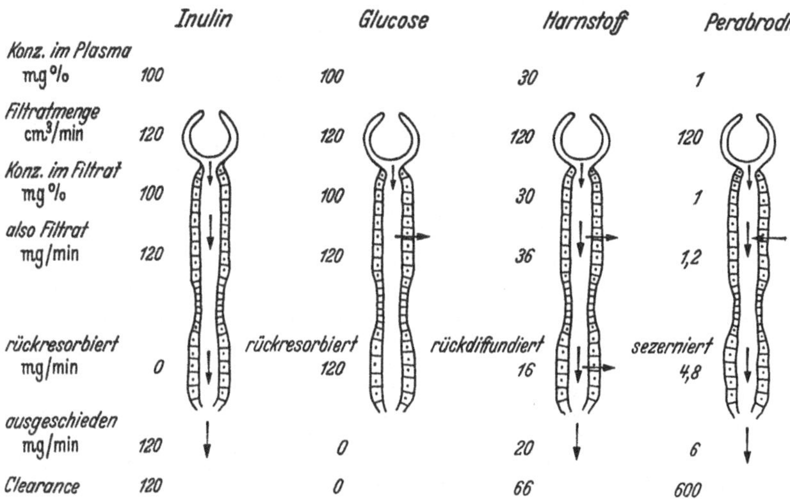

Abb. 193. Schematische Darstellung der Clearance verschiedener Stoffe. Näheres s. Text

Folge steigt die Harnstoffkonzentration im Blut, die ihrerseits wieder die Ausscheidung steigert. So sorgt der Harnstoff sozusagen jeweils für seine eigene Ausscheidung. Bei gleichbleibender Eiweißzufuhr ist deshalb die Höhe der Harnstoffkonzentration im Blut ein wichtiges Indiz für die Funktionstüchtigkeit der Niere. Eine Erhöhung dieser Konzentration wird sich finden einmal bei starker Einschränkung der Filtratmenge, aber auch bei Insuffizienz des tubulären Apparates, wenn er nicht mehr imstande ist, die passive Rückdiffusion des Harnstoffes zu hemmen. Umgekehrt wird die Harnstoffausscheidung größer bei größerem Urinfluß, da dann seine Konzentration und damit die Rückdiffusion geringer ist.

Da der Harnstoff bei seiner leichten Löslichkeit in beachtlichem Maße rückdiffundiert, liegt seine *Clearance* unter der des Inulins (Abb. 193). Die Plasmakonzentration des Harnstoffs sei 30 mg-%, im Urin wurden je Minute durchschnittlich 20 mg ausgeschieden. Mit Hilfe von Inulin wurde das Filtratvolumen zu 120 cm³/min bestimmt. Es enthielt eine Konzentration von 30 mg-%, also 36 mg Harnstoff. Davon erscheinen nur 20 mg im Urin; 36—20 = 16 mg sind somit im tubulären Apparat zurückdiffundiert. Deshalb muß die Harnstoffclearance kleiner sein als die Inulinclearance, ein entsprechend kleineres Plasmavolumen ist von Harnstoff befreit worden. Die Harnstoffclearance als ausgeschiedene Menge durch Plasmakonzentration errechnet sich in unserem Beispiel zu $\frac{20 \cdot 100}{30} = 66\ \text{cm}^3/\text{min}$.

Wir erkennen an diesem Beispiel, daß die Clearance einer Substanz eine rechnerische Größe ist, daß der Begriff ein fiktiver ist; denn es wird in Wirklichkeit das Plasma gar nicht von der untersuchten Substanz „gereinigt“ oder „befreit“. Es ist aber gleichgültig, ob wir etwa aussagen, es sei 11% des durch die Niere fließenden Plasmas vollständig von einer Substanz befreit worden, die restlichen 89% überhaupt nicht, oder ob wir aussagen, es seien 11% der im durchfließenden Plasma vorhandenen Substanz ausgeschieden worden.

Von den anderen typischen Schlackenstoffen wie *Kreatinin* und *Harnsäure* ist eine passive Rückdiffusion nicht anzunehmen. Endogenes Kreatinin wird weder rückresorbiert noch sezerniert, seine Clearance entspricht damit der des Inulins. Bei der Harnsäure wurde eine gewisse aktive Rückresorption wahrscheinlich gemacht.

δ) *Fremdstoffe. Sekretion im Tubulus. Bestimmung der Nierendurchblutung*

Es ist oben schon vermerkt worden, daß der Tubulusapparat imstande ist, auch aktiv zu sezernieren. Das gilt unter anderem für viele Fremdstoffe, die nicht nur durch Filtration allein, sondern auch durch zusätzliche Sekretion ausgeschieden werden. Ebenso wie die Rückresorption kann auch die Sekretion ein gewisses Maß nicht überschreiten. Mit Hilfe solcher Fremdstoffe läßt sich die Funktionstüchtigkeit des tubulären Apparats prüfen, indem man die maximale sekretorische Transportkapazität, die maximale Sekretionsfähigkeit, bestimmt. Man verwandte zu diesem Zweck ursprünglich das Perabrodil, ein jodhaltiges Röntgenkontrastmittel, das zur Darstellung der Harnwege benutzt wird. Heute wird mehr das Na-Salz der p-Aminohippursäure verwandt, die sich colorimetrisch rasch und genau bestimmen läßt (Bestimmung des Tm_{PAH}).

Wie Abb. 193 veranschaulicht, wird Perabrodil zunächst proportional zur Blutkonzentration im Glomerulum filtriert. Zu dieser Menge addiert sich diejenige, die im Tubulus aktiv sezerniert wird. Steigern wir fortlaufend die Perabrodilkonzentration im Blut, dann wird zunächst sowohl die filtrierte wie die sezernierte Menge erhöht, und entsprechend steigt die im Urin ausgeschiedene Menge. Wird aber die Blutkonzentration auf rund 5 mg-% erhöht, dann ist die maximale Sekretionsfähigkeit erreicht, und eine weitere Erhöhung kann nur noch die Ausscheidung durch Filtration im Glomerulum proportional erhöhen, nicht aber mehr die durch Sekretion hinzugefügte Menge. Bei Schädigung des tubulären Apparates wird dieser Verlauf schon bei niedrigerer Perabrodilkonzentration im Blut erreicht.

Aus Abb. 193 geht weiter hervor, daß die *Clearance* eines sezernierten Stoffes, wie die des Perabrodils, über der des Inulins liegt. (Die Zahlenangabe über die Perabrodilkonzentration im Plasma bezieht sich im angegebenen Beispiel nur auf das frei verfügbare, nicht auf das eiweißgebundene Perabrodil).

Die Bestimmung der Clearance für Perabrodil oder p-Aminohippursäure ist von großer Bedeutung geworden, weil es mit ihrer Hilfe gelingt, die **Plasmadurchströmung** (und damit die Durchblutung) **der Niere** auch beim Menschen zu bestimmen. Wenn nämlich das Perabrodil vollständig ausgeschieden wird, dann kennt man nach Bestimmung der arteriellen Konzentration auch die arteriovenöse Differenz, da die venöse Konzentration mit Null angenommen werden kann. Nach dem Fickschen Prinzip (S. 151) ist aber:

$$\text{Plasmavolumen/min} = \frac{\text{ausgeschiedene Menge/min} \cdot 100}{\text{arteriovenöse Differenz}}.$$

Betrug z.B. die arterielle Konzentration 1 mg in 100 cm³ Plasma und die ausgeschiedene Menge 6 mg, dann mußten 600 cm³ Plasma in dieser Zeit durch die Niere fließen, um diese 6 mg an die Niere zur Ausscheidung heranzuschaffen (Abb. 193). Die Perabrodilclearance ergibt damit das je Minute durch die Niere geflossene Volumen an Blutplasma, solange eine vollständige Ausscheidung des Stoffes angenommen werden kann. Nun wird weiter der prozentuale Anteil von Blutkörperchen und Plasma bestimmt (Hämatokrit, S. 3) und die gesamte Blutmenge errechnet, die durch die Niere geflossen ist. Das Blut habe 44 % Erythrocyten und 56 % Plasma enthalten. Dann sind

600 cm^3 Plasma und 470 cm^3 Blutkörperchen, insgesamt also 1070 cm^3 Blut in der Minute durch die Nieren geflossen. Rechnen wir das um auf 24 Std, dann würden 1500 Liter Blut je Tag durch die Nieren geflossen sein. Die Durchblutung der Niere ist also außerordentlich hoch; es wird der gesamten Blutmenge etwa 300mal im Tag Gelegenheit gegeben, durch die Nieren zu passieren und dort von Schlacken gereinigt zu werden.

Da das Perabrodil nicht vollständig bei einer Nierenpassage ausgeschieden wird, da nicht alles Blut, das die Niere durchfließt, auch mit Glomerula und Tubuli in Berührung kommt (durch Kapselgefäße, Papillengefäße usw.), ist die Voraussetzung unserer Bestimmung, nämlich daß das venöse Blut die Konzentration 0 aufweist, nicht ganz erfüllt. Die venöse Konzentration beträgt durchschnittlich noch etwa 10% der arteriellen; damit werden die Werte der Nierendurchblutung um etwa 10% zu niedrig bestimmt. Man spricht dann von einer Bestimmung der effektiven Nierendurchblutung.

Wenn wir mit Hilfe von Perabrodil oder para-Aminohippursäure den Plasmadurchfluß durch die Niere zu 600 cm^3 je Minute bestimmt haben und mit Hilfe der Inulinmethode die Filtratmenge in derselben Zeit zu 120 cm^3, dann sind wir in der Lage, die *Filtrationsfraktion* zu berechnen, d.h. wie viele Prozent dem durchfließenden Plasma als Ultrafiltrat entzogen worden sind. In unserem Zahlenbeispiel würde sie 20% betragen (120 cm^3 : 600 cm^3 = 0,20).

Auf die Durchblutungshöhe der Niere kommen wir S. 333 nochmals zurück.

ε) Natrium und Chlorid. Die hormonale Beeinflussung des Tm

Wie aus Tabelle 45 hervorging, wird eine sehr beträchtliche Menge von Natrium pro Tag im tubulären Apparat rückresorbiert. Als zugehöriges Anion fungiert weit überwiegend das Chlorid-Ion, daneben auch Bicarbonat und in viel geringerem Maße Phosphat und Sulfat. Die NaCl-Rückresorption erfolgt z.T. aktiv, zu einem weiteren, weit kleineren Teil kann sie passiv erfolgen, da durch den kolloidosmotischen Druck des Blutes in den Tubuluscapillaren Wasser aus dem Tubuluslumen, durch die Tubuluszelle und das Interstitium, zurückgesogen wird, mit dem ein entsprechender Teil osmotisch wirksamer Substanz mitwandern muß.

Während jedoch für die oben besprochenen Stoffe unter physiologischen Bedingungen die Transportkapazität der Tubuli absolut begrenzt ist und ein *Tm* angegeben werden kann, ist das für Na^+ nicht der Fall. Das liegt zunächst daran, daß nicht ein, sondern mehrere Prozesse mit unterschiedlicher Beeinflußbarkeit und Abhängigkeit beteiligt sind. Dabei spielt die jeweilige Verfügbarkeit von gleichzeitig resorbierbarem Anion eine wesentliche Rolle und, wie wir noch sehen werden, die $[H^+]$ in den Tubuluszellen, da ein Austausch von Na^+ gegen H^+ stattfinden kann. Weiter ist die Rückresorptionskapazität der Tubuluszellen für Na^+ stark abhängig vom Einfluß verschiedener Hormone.

Unter diesen ist das **Aldosteron** der Nebennierenrinde von großer Bedeutung. Dessen Wirkung betrifft nicht nur die Niere allein, wie wir S. 383 sehen werden, doch sei hier nur kurz auf die Nierenwirkung hingewiesen. Das Aldosteron erhöht die rückresorbierende Fähigkeit der Tubuli für Na^+. Sinkt die Aldosteronausschüttung aus der Nebenniere, dann wird (unter sonst gleichen Bedingungen) weniger Na^+ rückresorbiert und mehr Na^+ im Urin ausgeschieden, gleichzeitig aus osmotischen Gründen mit mehr Wasser und entsprechendem Anion. Wie wir unten sehen werden, geht diese Mehrausscheidung von Na^+ mit einer Retention von K^+ und H^+ einher. Wird umgekehrt die Aldosteronausschüttung erhöht, so wird mehr Na^+ rückresorbiert (z. T. im Austausch gegen K^+ und H^+) mit entsprechend erhöhter Rückresorption von Wasser und Anion. Da das Aldosteron rasch (innerhalb etwa 30 min) wirksam ist und rasch zerstört wird, können auf diese Weise rasche und beträchtliche Änderungen in der Na^+- (und Wasser-) Ausscheidung ausgelöst werden. Auf die Faktoren, die ihrerseits die Aldosteronausschüttung variieren, werden wir S. 346 zurückkommen. Es ist jedoch zu betonen, daß das Aldosteron keineswegs das einzige Hormon ist, das die Na^+-Rückresorption beeinflußt, ja es scheint sogar so zu sein, daß es nur in Gemeinschaft mit andern Hormonen seine Wirkung entfaltet und umgekehrt seinerseits erst die Wirkung dieser andern Hormone ermöglicht.

Über den Mechanismus der Aldosteronwirkung kann man noch wenig aussagen. Es ist denkbar, daß das *Tm* für Na^+ nicht allein durch den Na^+-Transportmechanismus begrenzt wird, sondern auch durch die Permeabilität der Grenzmembran für Na^+. Man könnte dann annehmen, daß der Transportmechanismus bis zu hohen Na^+-Konzentrationen um so mehr Na^+ transportiert, je mehr angeboten wird, daß der Transport aber durch die Grenzmembran des Tubulusrohrs gehemmt wird. Durch eine „Lockerung" der Grenzmembran unter Aldosteronwirkung würde dem Transportmechanismus mehr Na^+ angeboten und entsprechend mehr transportiert. (Zur Frage einer Verstärkung der Na^+-Ausscheidung durch geringe Konzentrationen von Mineralocorticoiden und eines „natriuretischen Hormons" der Nebennierenrinde s. S. 384.)

Neben dem Aldosteron können weitere Hormone die Na^+-Rückresorption beeinflussen, so im gleichen und im entgegengesetzten Sinne andere Hormone der Nebennierenrinde (s. S. 384), weiter auch männliche und besonders weibliche Sexualhormone; schließlich findet sich bei Mangel an Schilddrüsenhormon eine Na^+- (und Wasser-) Retention, die sich durch Hormonzufuhr beheben läßt; das Schilddrüsenhormon hat jedoch beim Gesunden keinen spezifischen Effekt auf die Na^+-Ausscheidung. Schließlich ist die Na^+-Rückresorption auch bis zu einem gewissen Grade abhängig vom Einfluß des Hypophysenhinterlappenhormons (s. u.).

Die Na^+-Rückresorption ist weiter abhängig von der „Beladung" des Tubulusharns mit osmotisch wirksamen Substanzen. Je größer diese Beladung, desto geringer wird unter sonst gleichen Bedingungen die Na^+-Rückresorption. Bei dem hohen Gehalt des Urins an Glucose bei Diabetes mellitus kommt es deshalb zu Na^+-Verlusten. Diese machen sich jedoch erst dann deutlich bemerkbar, wenn gleichzeitig weitere Na^+-Verluste auftreten (z. B. durch Durchfälle).

ζ) *Kalium. Der Kationenaustausch*

Es konnte unter entsprechenden experimentellen Bedingungen gezeigt werden, daß die K^+-Ausscheidung im Urin u. U. größer werden kann, als die K^+-Filtration im Glomerulum beträgt. Es kann also keinem Zweifel unterliegen, daß K^+ im tubulären Abschnitt sezerniert werden kann. Die heute weitgehend akzeptierte Arbeitshypothese, die allerdings keineswegs als endgültig bewiesen betrachtet werden darf, ist die, daß praktisch das gesamte filtrierte K^+ schon im proximalen Tubulus rückresorbiert wird und im distalen Tubulus im Austausch gegen Na^+ dasjenige K^+ sezerniert wird, das im endgültigen Urin erscheint. Bei diesem Austausch konkurriert das K^+ mit dem H^+, das wie das K^+ ebenfalls im Austausch gegen Na^+ ausgeschieden wird (s. u.). Bei hoher $[H^+]$ im Blut (und gleicher Na^+-Rückresorption) wird deshalb die K^+Ausscheidung geringer. Auf diese Weise wird auch verständlich, daß bei Unterfunktion der Nebennierenrinde die K^+-Ausscheidung vermindert ist und damit seine Konzentration im Plasma ansteigt, da dann die Na^+-Rückresorption vermindert ist. Umgekehrt wird durch Aldosteron die K^+-Ausscheidung mit der Zunahme der Na^+-Rückresorption erhöht. Das Aldosteron führt bei der Na^+-Rückresorption zu einem bevorzugten Austausch gegen H^+, so daß es nicht zu K^+-Verlusten kommen kann. Das ist anders bei dem therapeutisch meist verwandten Mineralocorticoid, dem Cortexon (s. S. 384), das zu einem bevorzugten

Austausch gegen K^+ führt. Hier können unter der Therapie u. U. erhebliche K-Verluste eintreten.

Bei dieser Form der Regulation der K^+-Ausscheidung wird verständlich, daß sich beim K^+ eine wesentlich geringere Parallelität zwischen Ausscheidung und Plasmakonzentration findet als bei anderen Ionen. Die Regulation des K^+-Gehalts des Organismus geschieht bei diesem Ion, das im Zellinhalt eine beherrschende Rolle spielt, mehr nach der Situation und dem Stoffwechsel der Tubuluszellen, beim Na^+ dagegen, das im Plasma die beherrschende Rolle spielt, mehr nach dem Gehalt im Plasma.

Ein weiterer Faktor für das Ausmaß der K^+-Sekretion ist die Anionenbeladung des Tubulusharns. Nur bei genügendem Vorhandensein eines nicht weiter resorbierbaren Anions kann eine entsprechende Menge an Kationen ausgeschieden, also K^+ gegen Na^+ ausgetauscht werden. Es sind mindestens 3 Faktoren, die den tubulären Austausch von K^+ gegen Na^+ begrenzen: 1. Die relative Verfügbarkeit von K^+ und H^+ in den Tubuluszellen (kompetitive Verdrängung von K^+ durch H^+), 2. das Vorhandensein von nichtresorbierbarem Anion im Tubulusharn und 3. die Tätigkeit der Nebennierenrinde.

η) Phosphat

Das Phosphation ist ein weiteres Beispiel für einen Elektrolyten, dessen *Tm* nicht fixiert ist, sondern von vielen Bedingungen abhängt, besonders von der Ausschüttung des Hormons der Epithelkörperchen, dem **Parathormon** (S. 375). Unter seiner Wirkung wird unter anderem das *Tm* für Phosphat herabgesetzt, so daß es zu einer verminderten Rückresorption und damit erhöhten Phosphatausscheidung (bei gegebener Phosphatmenge im Ultrafiltrat) kommt. Die Folge ist zunächst eine Erniedrigung der Phosphatkonzentration im Plasma und anschließend eine „Mobilisation" von Phosphat und Ca aus dem Knochen. Das führt zu einer Normalisierung der P-Konzentration, aber zu einer Erhöhung der Ca-Konzentration im Blut, so daß sekundär auch die Ca-Ausscheidung erhöht wird. (Weiteres s. S. 376, über die wichtige Rolle des Phosphats bei der p_H-Regulierung durch die Niere s. u.)

ϑ) H^+, HCO_3', NH_4^+. Die Rolle der Niere in der Regulierung des Säure-Basenhaushaltes

Neben ihren Aufgaben zur Ausscheidung von Stoffwechselschlacken und zur Aufrechterhaltung der Isotonie und Isoionie des Blutes fällt der Niere eine spezielle Rolle in der Aufrechterhaltung der Isohydrie des Blutes zu. Wir haben früher (S. 49) gesehen, daß der Organismus im allgemeinen und das Blut im speziellen über eine recht große Pufferkapazität verfügen, um bei auftretenden Säuren die Wasserstoffionenkonzentration des Blutes einigermaßen konstant zu erhalten. Diese Puffer erfüllen hier dieselben Aufgaben wie das ganze interstitielle und intracelluläre Flüssigkeitsvolumen bei der Aufrechterhaltung des osmotischen Drucks des Blutes. Sie wirken also nur als Puffer, d.h. als Stoßdämpfer; anschließend muß das den Stoß herbeiführende Agens eliminiert werden, wenn die Pufferkapazität sich nicht erschöpfen soll. Bei dieser Elimination ist, wie wir gesehen haben, die Atmung wesentlich beteiligt durch fortlaufende Abgabe von CO_2. Andere im Stoffwechsel anfallende Säuren müssen jedoch durch die Niere ausgeschieden werden. Diesen Mechanismus gilt es nun genauer zu analysieren.

Der Niere stehen eine ganze Reihe verschiedener Mechanismen zur Verfügung, um eine Acidose oder eine Alkalose wieder zu kompensieren: 1. Eine Veränderung des Verhältnisses von Na_2HPO_4 zu NaH_2PO_4 im Urin,

2. eine Veränderung in der Bicarbonat-Rückresorption oder -Ausscheidung, 3. ein Austausch von H^+ mit dem Na^+ im Tubulusharn, 4. die Ausscheidung nichtflüchtiger Säuren z. T. als Säuren und nicht als Salze unterhalb eines p_H-Wertes des Urins von 6,0; 5. Bildung von NH_4 in der Tubuluszelle und Austausch gegen Na^+. So schwankt das normale p_H des Urins normalerweise um 6,0, da die Säurebildung im Organismus die Alkaliaufnahme pro Tag um etwa 50 mÄq übersteigt. Bei Acidämien, z. B. bei schwerem Diabetes mellitus, kann dieser Überschuß jedoch auf 750 mÄq/Tag ansteigen; das p_H des Urins sinkt bis 4,8. Bei Alkaliämien kann es ansteigen bis auf 7,8. Es zeigt sich damit eine beträchtliche Regulationsbreite.

1. Der Phosphatmechanismus. Das Verhältnis von NaH_2PO_4 zu Na_2HPO_4 im Urin wechselt je nach dem p_{CO_2} bzw. p_H des Blutes. Bei hohem p_{CO_2} in der Tubuluszelle wird vermehrt H_2CO_3 gebildet, die z. T. dissoziiert.

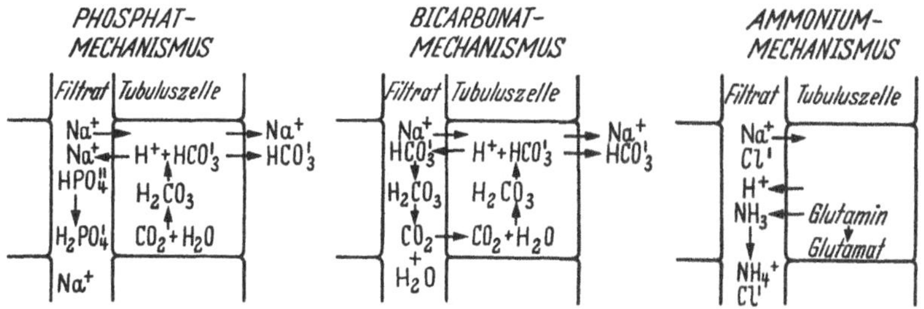

Abb. 194. Schematische Darstellung der verschiedenen Baseneinsparmechanismen durch Austausch von Na^+ gegen H^+ und unter Mitwirkung der Carbonhydrase (s. Text)

Das H^+ wird gegen Na^+ im Tubuluslumen ausgetauscht, das HCO_3' mit dem Na^+ an das Interstitium und damit an das Blut abgegeben (Pitts, Abb. 194). Es wird damit vermehrt H^+ ausgeschieden und der Gehalt des Blutes an $NaHCO_3$ erhöht, so daß sich das gestörte Verhältnis Säure zu Salz wieder normalisiert (vgl. S. 48). Voraussetzung für das Funktionieren dieses Mechanismus ist die rasche Hydratisierung der CO_2 durch die Carboanhydrase der Zelle. In der Tat konnte Berliner zeigen, daß durch das Sulfonamidderivat Diamox, das die Carboanhydrase blockiert, dieser Mechanismus fast völlig aufgehoben wird und ein erheblicher Basenverlust eintritt.

Wichtig ist nun weiter, daß das zur Verfügung gestellte Phosphat in seiner Menge ebenfalls nach dem p_H-Wert des Blutes variiert werden kann. In den Zellen liegen etwa 99% des Phosphats in organischer Bindung vor, nur etwa 1% als anorganisches Phosphat. Die großen Phosphatesteranionen können die Zellmembran nicht passieren, nur die kleinen anorganischen Phosphationen. Das Verhältnis der beiden wechselt nun aber nach dem p_H-Wert. Bei einer Acidose ist die Synthese von organischen Phosphorsäureestern vermindert, ihr Zerfall erhöht und die Reaktion verschiebt sich zugunsten der anorganischen Phosphatanionen. Diese diffundieren in das Blut zusammen mit K-Ionen und können von der Niere ausgeschieden werden. Der totale Phosphatgehalt etwa von Erythrocyten kann auf diese Weise in einer schweren Acidose auf die Hälfte absinken. In diesem Fall, bei hoher Acidität des Urins, wird das Phosphat als KH_2PO_4 bzw. NaH_2PO_4 ausgeschieden, so daß von den 2 K^+, die die Zelle verlassen haben, nur eines verlorengeht, das andere an Stelle von H^+ sich mit den nichtflüchtigen Säuren verbindet, die die Acidose verursacht haben. Der K^+-Verlust der Zellen kann allerdings bei länger dauernden acidotischen Zuständen für den Organismus gefährlich werden, so daß hier eine künstliche Kaliumzufuhr notwendig wird. Bei Alkalose tritt ein gegensätzlicher Mechanismus in Aktion.

2. Der Bicarbonatmechanismus. Bei normaler Reaktion wird praktisch das gesamte Bicarbonat aus dem Ultrafiltrat des Glomerulum in den Tubuli reabsorbiert. Bei einer Alkalose nimmt aber die Ausscheidung im Urin schließlich beträchtliche Ausmaße an (bis zu 200 Vol.-% CO_2 als Na- bzw. $KHCO_3$). Man sollte meinen, daß der umgekehrte Effekt bei Acidosen nur minimal sein könnte, da ja die maximale Resorptionskapazität von Bicarbonat schon in der Norm fast völlig ausgenutzt ist. Es stellte sich jedoch heraus, daß bei einem erhöhten CO_2-Druck des Blutes (unabhängig vom jeweils vorliegenden p_H) die Kapazität der Tubuli für eine Bicarbonatrückresorption ansteigt (PITTS).

Der zugrunde liegende Mechanismus ist derselbe wie der eben geschilderte. Durch die Carboanhydrase wird in der Tubuluszelle das CO_2 hydratisiert, H^+ wird gegen Na^+ ausgetauscht, Na^+ und HCO_3' werden in die Blutbahn aufgenommen (Abb. 194). Statt des Natriumbicarbonats wird CO_2 und H_2O ausgeschieden. Das CO_2 kann leicht in die Zelle zurückdiffundieren und den Prozeß verstärken. Je mehr CO_2 zur Verfügung steht, desto mehr Na-Bicarbonat kann resorbiert werden, so daß das T_m für Bicarbonat stark variieren kann und ausgesprochen abhängig ist von der Höhe des p_{CO_2}. Wieder wird durch Blockierung der Carboanhydrase (z.B. mit Diamox) der ganze Vorgang unterbrochen, so daß es zu großen Verlusten von $NaHCO_3$ und zur Auslösung einer Acidose kommt.

Es sind mindestens 4 Faktoren, die den Rücktransport des Bicarbonats steuern: 1. Die Höhe des Glomerulumfiltrats, 2. der CO_2-Druck im Nierenblut, 3. die Tätigkeit der Nebennierenrinde (Rückresorption von Na^+), 4. die Verfügbarkeit von K^+ zum Austausch gegen Na^+ in den Zellen. (Es ist möglich, daß 3. über 4. wirkt, indem die Höhe des Hormonspiegels die Verfügbarkeit von K^+ beeinflußt.)

3. Der Kationenaustausch. Wie oben schon dargestellt, kann im tubulären Apparat H^+ und K^+ gegen Na^+ ausgetauscht werden. Wieweit dieser Austausch gegen K^+, wieweit gegen H^+ erfolgt, hängt (neben dem Einfluß von Hormonen s. o.) von der Konzentration der beiden Ionen ab. Bei hoher $[H^+]$ wird relativ mehr H^+ ausgetauscht und so der Organismus gegen Basenverluste geschützt.

4. Die Säureausscheidung. Wenn der p_H-Wert des Urins unter die normale Höhe von 6,0 absinkt, können organische Säuren wie Acetessigsäure oder β-Oxybuttersäure z. T. auch als freie Säuren ausgeschieden werden, so daß kein entsprechender Verlust an Basen eintritt. Die Einstellung eines niedrigen p_H-Wertes über den Phosphatmechanismus ist hierbei von großer Bedeutung.

5. Der Ammoniummechanismus. Der Ionenaustausch, der zu einer H^+-Ausscheidung im Urin führt, ist begrenzt. Der maximale Gradient, gegen den die Zelle H^+-Ionen sezernieren kann, übersteigt nicht den Wert von 1000 zu 1, entsprechend einem Blut-p_H von 7,4 und einem Urin-p_H von 4,4. Dann ist eine H^+-Sekretion nicht mehr möglich und es würde ein entsprechender Basenverlust eintreten. Bei sinkendem Urin-p_H tritt dafür ein anderer Basensparmechanismus vikariierend ein, nämlich die Bildung von Ammoniak aus Glutaminsäure in den Tubuluszellen unter der Einwirkung der Glutaminase. Das NH_3 kann leicht in den Tubulus diffundieren und dort durch Aufnahme von H^+ in Ammoniumion (NH^+) übergehen, je nach dem vorliegenden p_H (Abb. 194c). Entsprechend nimmt die NaCl-Ausscheidung ab und die NH_4Cl-Ausscheidung zu. Im Endeffekt ergibt sich ein Zustand, als ob Na^+ gegen NH_4^+ ausgetauscht worden wäre, obschon die Permeabilität der Tubuluswand für NH_4^+ sehr gering ist. Auch einige andere Aminosäuren können zur NH_4^+-Bildung herangezogen werden, wahrscheinlich auch über den Weg des Glutaminats. Die Harnstoffausscheidung wird dadurch nicht berührt. Es findet sich damit eine proportionale Zunahme der NH_3-Ausscheidung mit sinkendem p_H des Urins. Auch für diesen Mechanismus ist die Wirksamkeit der Carboanhydrase Voraussetzung, da fortlaufend H^+ (zum Austausch gegen Na^+) und HCO_3' in der Tubuluszelle zur Verfügung gestellt werden muß.

PITTS konnte im Selbst- und im Tierversuch feststellen, daß bei länger bestehender Acidose die NH_3-Ausscheidung bei gegebenem Urin-p_H allmählich größer wird, daß also eine „Anpassung" an die Acidose eintritt durch Steigerung der Baseneinsparmöglichkeit. In solchen Fällen findet sich eine Steigerung des Glutaminasegehalts der Niere. Es ist dies ein Beispiel mehr für die Anpassung des Fermentbesatzes der Zellen an verschiedene Bedingungen.

ι) Wasser. Hormonale und nervöse Beeinflussung der Urinmenge

Es wurde oben schon erwähnt, daß der weit überwiegende Anteil des im Glomerulumfiltrat enthaltenen Wassers wieder rückresorbiert wird, wobei rund $^4/_5$ auf den proximalen und rund $^1/_5$ auf den distalen Tubulusabschnitt (einschließlich Sammelrohre) entfällt. Bei beiden Anteilen handelt es sich um ein passives Mitgehen des Wassers mit rückresorbierten Soluten, besonders Na^+. Der erste Anteil wird gewöhnlich als obligatorischer konstanter Anteil dem zweiten als variablem fakultativem Anteil gegenübergestellt. Das führt jedoch leicht zu Mißverständnissen. Auch der Anteil des Wassers, der im proximalen Tubulus rückresorbiert wird, kann variabel sein (enthält also einen fakultativen Anteil), wie sich allein schon aus der Variabilität der Na^+-Rückresorption ergibt. Andererseits wird auch im distalen Tubulus regelmäßig Wasser (mit Soluten) rückresorbiert, so daß auch dieser Anteil z.T. obligatorisch ist. Zu einer klareren, das Wesentliche besser treffenden Unterteilung gelangt man, wenn man eine *proximale isotonische* und eine *distale nicht-isotonische* Rückresorption unterscheidet (s. u.). Da im distalen Abschnitt auch eine Rückresorption nicht isotonischer Flüssigkeit erfolgen kann, ist dort die Variationsmöglichkeit und damit der fakultative Anteil wesentlich größer. Mit diesem Anteil müssen wir uns im folgenden ausführlicher beschäftigen.

Es ist schon seit langer Zeit bekannt, daß für die Wasserrückresorption ein Hormon von entscheidender Bedeutung ist, und zwar das **Adiuretin** (Vasopressin) des Hypophysenhinterlappens.

VON DEN VELDEN entdeckte, daß beim Menschen nach subcutaner Einspritzung von Extrakten des Hypophysenhinterlappens das getrunkene Wasser nicht mehr im Laufe von wenigen Stunden, sondern sehr verzögert ausgeschieden wird. Auch eine schon bestehende Wasserdiurese läßt sich auf diese Weise hemmen. Umgekehrt tritt im Tierversuch nach Zerstörung des Hypophysenhinterlappens mit den angrenzenden Gebieten des Hypothalamus nach einer Latenz von einigen Tagen eine Harnflut auf; der Urin kann nur noch stark verdünnt ausgeschieden werden, so daß große Wasserverluste eintreten, die heftigen Durst auslösen. Injektion von Hypophysenhinterlappenextrakten behebt diesen Zustand sehr rasch. Beim Menschen werden ähnliche Zustände bei Affektionen der Hypophyse und des benachbarten Zwischenhirns beobachtet (Diabetes insipidus). Es werden Wassermengen bis zu 15 Liter im Tag ausgeschieden und müssen durch entsprechende Wasseraufnahme ergänzt werden (Polydipsie). Auch hier ist (mit wenigen Ausnahmen) die Niere sofort wieder in der Lage, einen konzentrierten Urin in entsprechend geringerer Menge zu liefern, wenn laufend Extrakte aus dem Hypophysenhinterlappen verabfolgt werden (Substitutionstherapie) (Abb. 195).

Das Hormon wirkt direkt auf die Niere selbst. Die Wirkung ist erhalten beim decerebrierten Tier und nach Rückenmarkdurchschneidung (JANSSEN, Abb. 196), sie ist auch an der isolierten Niere im großen ganzen erhalten

(Starling und Verney). Der Effekt betrifft im wesentlichen die Fähigkeit der Niere zur nicht-isotonen Rückresorption von Wasser. Bei völligem Fehlen des Hormons ist der isotone Anteil der Wasserrückresorption noch voll erhalten; von den 170—180 Litern Glomerulumfiltrat je Tag beim Menschen diffundieren rund 160 Liter noch zurück; aber die restlichen 10 bis 20 Liter können nicht mehr resorbiert werden, so daß die genannten großen Harnmengen resultieren. Auch ohne Hypophysenhinterlappenhormon können mit der Resorption von Soluten im distalen Tubulus noch rund 8 Liter Wasser rückresorbiert werden. Wird jedoch der Organismus mit Elektrolyten belastet, so fehlt diese Rückresorption und die Urinmenge wird entsprechend stärker erhöht.

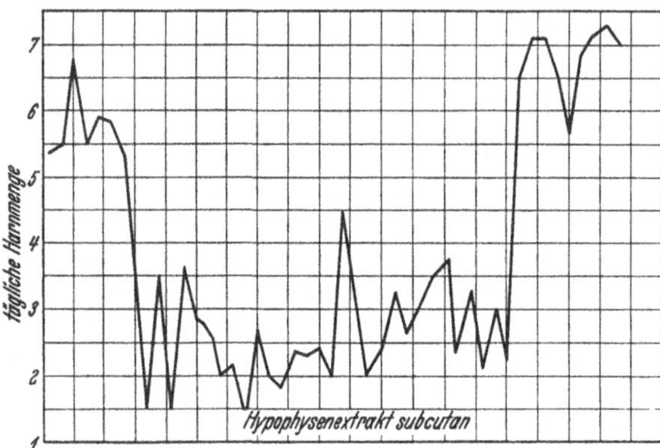

Abb. 195. Wirkung von Extrakten des Hypophysenhinterlappens bei subcutaner Injektion auf die Harnausscheidung bei einem Kind mit Diabetes insipidus. Diese sank während der Extraktzufuhr von 6 Liter täglich auf etwa 2,5 Liter; entsprechend verminderte sich die Flüssigkeitsaufnahme. Rascher Wiederanstieg der Harnausscheidung bei Aussetzen der Behandlung. (Nach Christian)

Die beschriebene antidiuretische Wirkung des Hinterlappenextraktes läßt sich von der Wirkung auf die Uterusmuskulatur weitgehend trennen (vgl. S. 415). Man nennt das Hormon deshalb Adiuretin.

Wir werden in anderem Zusammenhang (S. 413) die Befunde darstellen, die zu der Annahme geführt haben, daß das Adiuretin nicht im Hypophysenhinterlappen selbst gebildet, sondern nur dort gestapelt wird. Hier soll nur kurz auf den Ausschüttungsmechanismus eingegangen werden, den man sich nach Verney folgendermaßen vorstellt:

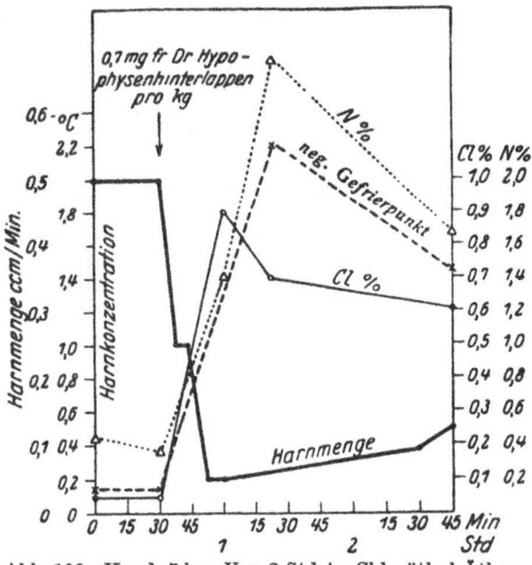

Abb. 196. Hund, 7 kg. Vor 2 Std in Chloräthyl-Äthernarkose decerebriert. Verlauf der Hypophysenantidiurese. 0,7 mg frische Drüse je Kilogramm; ●—● Harnmenge in Kubikzentimeter je Minute der linken Niere; ×---× Harnkonzentration (negativer Gefrierpunkt); ○—○ Chlorgehalt des Harns in Prozent; △—△ N-Gehalt des Harns in Prozent. (Nach S. Janssen)

Bei einer Erhöhung des osmotischen Druckes im Blut werden Osmoreceptoren im Gebiet der Carotis interna in stärkere Erregung versetzt und über den Nucleus supraopticus und die von ihm zum Hinterlappen ziehenden Fasern eine Hormonausschüttung ausgelöst. Sinkt dagegen der osmotische Druck des Blutes, so werden die Osmoreceptoren in ihrer Tätigkeit gehemmt, die Impulse zur Hypophyse hören auf und die Hormonausschüttung wird vermindert oder aufgehoben, so daß es zu erhöhter Wasserausscheidung kommt. Dieser Mechanismus ist so empfindlich, daß eine Verminderung des osmotischen Druckes im Blut um 1% genügt, um die

Harnmenge je Minute auf das Zehnfache zu erhöhen. Der Hormonspiegel des Blutes wird also dauernd auf nervösem Wege aufrechterhalten und reguliert. Wird Wasser aufgenommen und das Blut verdünnt, so dauert es eine Weile, bis das noch im Blut kreisende Hormon, das die Harnabgabe hemmt, zerstört ist, so daß erst nach einiger Zeit die Wasserausschwemmung eintreten kann. So erklärt sich die Latenz von 15—30 min, die zwischen einer Wasseraufnahme und der einsetzenden Harnflut verstreicht.

S. 150 u. 346 wurde schon darauf hingewiesen, daß wahrscheinlich gemacht worden ist, daß eine Hemmung der Adiuretinausschüttung auch von „Volumenreceptoren" im Niederdrucksystem, besonders im linken Vorhof, ausgelöst werden kann, wodurch es zu einer Normalisierung eines erhöhten intravasalen Blutvolumens infolge erhöhter Flüssigkeitsabgabe kommt.

Bei emotioneller Belastung kann es zu einer Adiuretinausschüttung und damit zu Hemmung der Diurese kommen. Als zentraler Überträgerstoff bei dieser emotionellen Ausschüttung scheint Acetylcholin zu wirken. Bei Injektion dieses Stoffes in die A. car. kann eine prompte Diuresehemmung ausgelöst werden (ABRAHAMS und PICKFORD). Nicotin führt zu Adiuretinausschüttung und Diuresehemmung, Alkohol umgekehrt zu Hemmung der Adiuretinabgabe und damit zu erhöhter Diurese.

Wird bei einem Versuchstier durch Zerstörung des Hinterlappens und des Tuber cinereum ein Diabetes insipidus erzeugt, so kann sich dieser weitgehend zurückbilden, wenn zusätzlich der *Vorderlappen* der Hypophyse zerstört wird: Es kommt nicht mehr zur Harnflut, im Gegenteil, vermehrt zugeführtes Wasser wird außerordentlich verlangsamt ausgeschieden. Ausfall des einen Hormons allein führt hier zu einer auffälligeren Störung als Ausfall von mehreren Hormonen.

Es ist unwahrscheinlich, daß der Vorderlappen der Hypophyse ein besonderes diuretisches Hormon als Antagonist des Adiuretins aus dem Hinterlappen bildet. Wahrscheinlicher handelt es sich um die kombinierte Wirkung des Ausfalls mehrerer Vorderlappenhormone mit anderer Hauptwirkung, einmal um die Folge des Ausfalls an thyreotropem Hormon mit der damit einhergehenden Einschränkung der gesamten Stoffwechselprozesse und zweitens um die Folge des Ausfalls an Wachstumshormon (Somatotropin). Die fortlaufend notwendigen Neubauvorgänge an der Niere werden verlangsamt, und damit wird die Resorptionsfähigkeit der Tubuli herabgesetzt.

Wird operativ eine Niere entfernt, so werden die Glomerula der restierenden Niere größer, und die Tubuli werden 5—10mal länger. Schließlich erreicht die eine Niere rund 80% des Normalgewichts beider Nieren. Wird jedoch der Hypophysenvorderlappen entfernt, fehlt damit dessen Wachstumshormon, dann kommt dieses kompensatorische Wachstum der Niere nicht zustande.

Eine sehr stark verlangsamte Ausscheidung des Wassers nach stoßweiser Zufuhr wird auch bei Insuffizienz der *Nebennieren* beobachtet. Diese Störung kann durch alleinige Zufuhr von Mineralocorticoiden zwar gebessert, aber nicht behoben werden, während die Zufuhr von Glucocorticoiden sehr wirksam ist. Für das Zustandekommen einer Wasserdiurese scheint das Cortisol (s. S. 384) demnach von wesentlicher Bedeutung zu sein.

Auch durch **nervöse Einflüsse** kann die Wasserausscheidung beeinflußt werden. Die Nieren werden über den Weg der Nn. splanchnici mit sympathischen und über den N. vagus mit parasympathischen Fasern versorgt, und zwar sowohl die Gefäße wie das Parenchym (vgl. S. 516). Eine direkte Beeinflussung der Harnbereitung über diese Nerven liegt nicht vor. Das geht auch schon daraus hervor, daß eine an ein anderes Gefäß transplantierte Niere normalen Urin liefert und daß die völlig isolierte, künstlich durchblutete Niere bei entsprechendem Hormonzusatz zum durchströmenden Blut ebenfalls normalen Urin bildet. Entnervung der Niere bei Belassung in ihrem Zusammenhang im Organismus ändert die Urinausscheidung nicht (BYKOW, VERNEY). Indirekte Einflüsse, besonders der Splanchnicusfasern, auf die Harnbereitung ergeben sich a) aus ihrer Beeinflussung der Gefäßweite, vor allem des Vas afferens und der Markgefäße und b) der glatten Muskulatur in den Nierenkelchen.

Auf nervösem Wege kann z.B. das Vas afferens verengt werden, somit der Filtrationsdruck und als Folge die Filtratmenge vermindert werden (s. o., S. 312). Eine Verminderung der Markdurchblutung wird den Abtransport gelöster Substanzen auf dem Blutwege vermindern und damit die Wasserrückresorption erleichtern (s. u.). Beides vermindert somit bei Sympathicusreiz die Urinmenge. Durch Reizung der Nierennerven am Hilus oder der Nn. splanchnici können weiter die glatten Muskeln um die Sammelröhren in den Nierenpapillen zur Kontraktion gebracht und so ein Rückstau des Urins ausgelöst werden. Auch dies muß zu einer Verminderung des effektiven Filtrationsdruckes führen. Im Extremfalle kann auf diese Weise eine komplette Anurie zustande kommen.

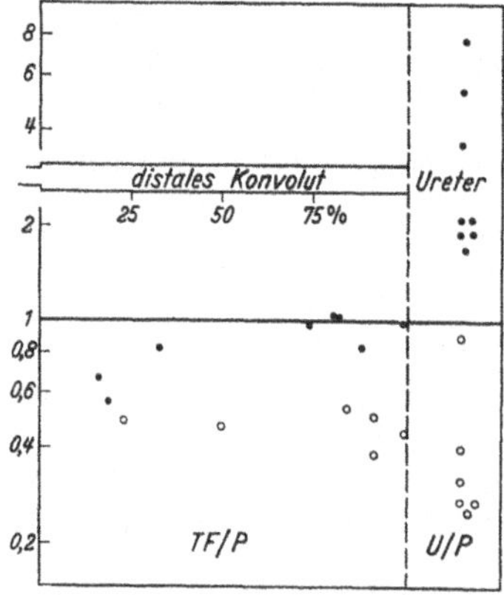

Abb. 197. Verhältnis der osmotischen Drucke zwischen Tubulusharn und Plasma (*TF/P*) bzw. Urin und Plasma (*U/P*). Man beachte die hypotonen Werte im ersten Viertel des distalen Tubulus, die im weiteren Verlauf auf isotone ansteigen. Hyperton wird der Urin erst zwischen Tubulusende und Nierenbecken, also in den Sammelrohren (Punkte). Bei Wasserdiurese bleibt der Tubulusurin über die ganze Strecke hypoton (Kreise). [Nach Wirz, H.: Helv. physiol. Acta 14, 353 (1956)]

Verney fand, daß bei schmerzhaften Reizen im Tierversuch eine Hemmung der Urinausscheidung zustande kommt und zwar in 2 Phasen, einer rasch und einer verzögert eintretenden. Die erste Phase fällt aus nach Entnervung der Niere, die zweite verzögerte nach Entfernung des Hypophysenhinterlappens mit Tuber cinereum. Es ist damit gesichert, daß unter gewöhnlichen Umweltbedingungen eine Harnverminderung auf nervösem und auf hormonalem Wege eintreten kann. Es ist denkbar daß dieser nervöse Einfluß auf den effektiven Filtrationsdruck und damit auf die Harnbildung, und auf die Markdurchblutung und damit auf die Wasserrückresorption, unter pathologischen Bedingungen noch eine weit größere Rolle spielt als unter physiologischen.

Der **Mechanismus der Wasserrückresorption** im distalen Tubulus ist noch keineswegs geklärt. Jede Hypothese muß zu erklären vermögen, wodurch die Niere imstande ist, einmal einen Urin mit einem wesentlich niedrigeren osmotischen Druck als dem des Plasma, unter andern Bedingungen jedoch mit einem wesentlich höheren osmotischen Druck abzugeben. Bei dem zweiten Vorgang muß der Anordnung der Henleschen Schleife eine entscheidende Bedeutung zukommen, da er nur bei Vögeln und Säugern gefunden wird, die über diese Schleife verfügen. Wirz ist es gelungen, distale Tubuli des Goldhamsters in ihrem Verlauf zu punktieren. Er konnte feststellen (Abb. 197), daß im Anfangsteil der distalen Tubuli, in die die aufsteigenden Schleifenschenkel münden, der osmotische Druck des Urins deutlich unter dem des Blutes liegt. Im Falle großer Wasserzufuhr oder bei Fehlen des Adiuretins und bei gleichzeitiger Deckung des Flüssigkeitsverlustes, also allgemein bei „Wasserdiurese", bleibt der osmotische Druck über den ganzen weiteren Verlauf des distalen Tubulus erniedrigt und es wird ein hypotoner Urin ausgeschieden. Unter Grundumsatzbedingungen und erst recht unter Trockenkost steigt jedoch der osmotische Druck im Verlauf des distalen Tubulus an, übersteigt allerdings nie denjenigen im Plasma. Die eigentliche Konzentrierung des Urins geschieht somit auf der Strecke zwischen Ende des Tubulus und Nierenbecken, also in den Sammelrohren. Es ist unwahrscheinlich, daß ein aktiver Transport von Wasser gegen ein osmotisches Druckgefälle erfolgt, sondern wahrscheinlicher, daß primär eine aktive Resorption von Na^+ (mit Anion) zustandekommt, der eine passive Rückdiffusion des Wassers folgt. In einer ersten Annäherung wird man die Erscheinungen durch folgende Annahmen deuten können: 1. Die Wasserdurchlässigkeit des distalen Tubulus ist an sich gering, so daß bei der fortgesetzten aktiven Rückresorption besonders von NaCl ein hypotoner Urin entsteht. Diese Wasserdurchlässigkeit wird durch Adiuretin erhöht. 2. Durch Adiuretin wird weiter ein Mechanismus in Gang gesetzt, der im Beginn des distalen Tubulus, nach der Henleschen Schleife, NaCl aus dem Tubuluslumen in das Interstitium schafft. Unter der weiteren Annahme, daß in diesem Teil die Wasserdurchlässigkeit gering bleibt, wird

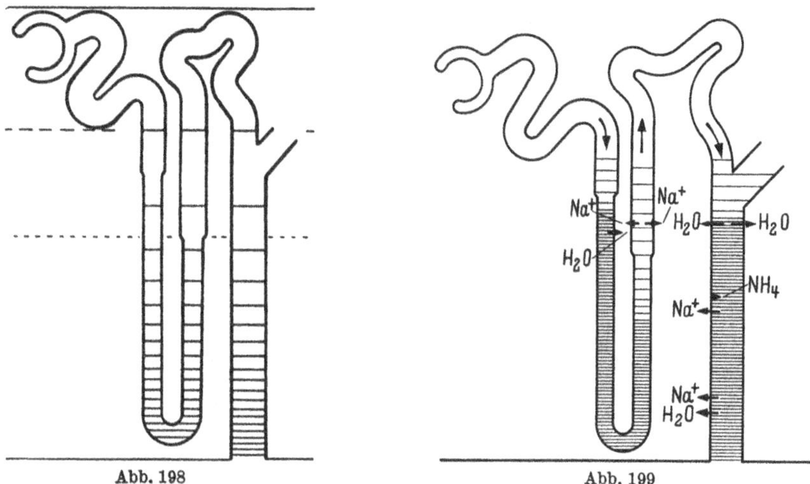

Abb. 198. Schematische Darstellung des Verlaufs des osmotischen Druckes von der Nierenrinde bis zur Papillenspitze beim Säuger. Die Dicke der Schraffur stellt die fortgesetzte Zunahme des osmotischen Drucks von der äußeren Markzone bis zur Papillenspitze dar. [Aus WIRZ, H.: Helv. physiol. Acta **11**, 20 (1953)]

Abb. 199. Schematische Darstellung der Harnkonzentrierung nach dem Prinzip des Gegenstroms in kurzer und langer Henlescher Schleife und im Sammelrohr. Im Gegensatz zu Abb. 198 gibt die Dichte der Schraffur nicht die Konzentration sämtlicher gelöster Stoffe im Tubulus, sondern nur die Konzentration von Na^+. Im aufsteigenden dicken Schenkel wird Na^+ aus der Tubulusflüssigkeit ins Interstitium transportiert. Dies führt zu osmotischem Verlust von Wasser aus dem absteigenden Schenkel und dem Sammelrohr und entsprechender Konzentrierung, während die Flüssigkeit im distalen Tubulus hypoton wird. Im Sammelrohr kann Na^+ gegen NH_4^+ ausgetauscht werden, so daß im langen Schleifenschenkel eine weitere Konzentrierung von Na^+ zustande kommt. (Nach ULLRICH)

dort der Urin hypoton, das umgebende Gewebe aber hyperton. Dadurch wird Flüssigkeit aus den Sammelrohren in das Gewebe gesogen und in ihnen der Urin konzentriert (Abb. 199). Dieser Vorgang wird unterstützt und verstärkt durch die Henleschen Schleifen. Deren Wirkung wird verständlich, wenn man sie mit KUHN als Haarnadelgegenstromsystem auffaßt.

Trennt man in einem Glasrohr eine Salzlösung durch eine semipermeable Membran (*M* in Abb. 200) und setzt eine Seite einem hydrostatischen Druck (*h*) aus, dann wird bekanntlich so lange Flüssigkeit durch die Membran abgepreßt, bis die osmotische Druckdifferenz dem ausgeübten hydrostatischen Druck entspricht. Nun werden jedoch die beiden Räume beiderseits der Membran (*a* und *b*) durch ein sehr enges Rohr (bei *D*) verbunden, so daß dauernd Flüssigkeit durch das System fließt und schließlich (bei *F*) abfließt. Die Flüssigkeit bestreicht dabei im Gegenstrom die Membran erst von der einen, dann von der anderen Seite. Wir betrachten den Augenblick, da die konzentrierte Lösung aus *a* bis zum Punkt *E* im Raum *b* vorgedrungen ist. Nun stehen beide Seiten der Membran mit Lösung gleichen osmotischen Druckes in Berührung. Die limitierende osmotische Differenz ist aufgehoben, und der hydrostatische Druck beginnt von neuem, Wasser durch die Membran zu pressen, so daß der osmotische Druck im Raum *D—E* höher wird als es durch den hydrostatischen Einzeleffekt zu erklären wäre. Im Gleichgewichtszustand nach einiger Flußzeit findet sich im Raume *a* ein schrittweise nach dem Umkehrpunkt zu zunehmender osmotischer Druck, der nach dem Umkehrpunkt ebenso schrittweise abnimmt. Im Umkehrpunkt können gegenüber dem Anfang des Rohres ganz erhebliche osmotische Druckdifferenzen gemessen werden.

In der Säugerniere sind die Henleschen Schleifen in einem ähnlichen Gegenstrom angeordnet. Allerdings fehlen hier die hydrostatischen Druckdifferenzen, um das System in Gang zu setzen. Man wird annehmen müssen, daß am Beginn oder Ende der Schleife ein Mechanismus lokalisiert ist, der entweder Wasser durch das Interstitium aus dem absteigenden in den aufsteigenden Schenkel pumpt oder $Na^{+}Cl'$ oder andere Stoffe aus dem aufsteigenden in den absteigenden.

WIRZ konnte als erster durch Punktion von Blutgefäßen und durch Untersuchung von Gewebsschnitten zeigen, daß tatsächlich entsprechend der Theorie von der äußeren Markzone bis zur Papillenspitze der osmotische Druck fortgesetzt ansteigt (Abb. 198). ULLRICH hat auf Grund zahlreicher Beobachtungen wahrscheinlich gemacht, daß in der äußeren Markzone, also im Anfangsteil des distalen Tubulus, im aufsteigenden Schenkel Na^{+} (+ Cl' oder ein anderes Anion) in das Interstitium transportiert und dadurch Wasser aus dem absteigenden Schenkel und auch dem Sammelrohr angesogen wird. Dadurch muß auch im Sammelrohr-

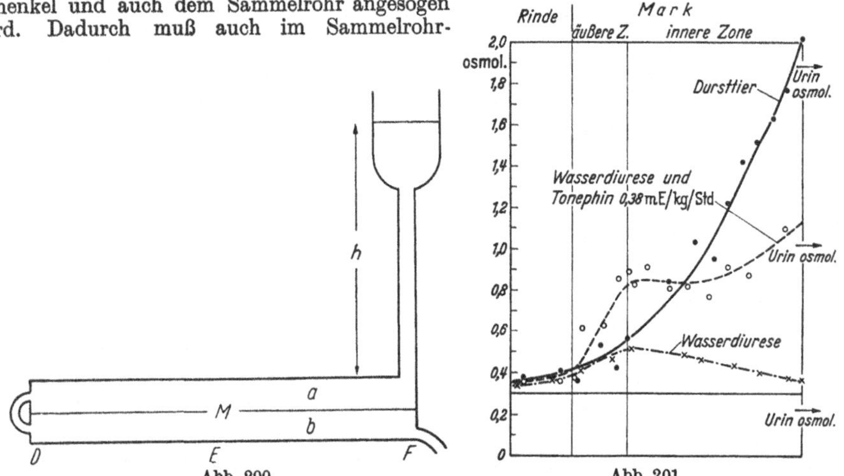

Abb. 200 Abb. 201

Abb. 200. Schematische Darstellung des Gegenstrommodells. (Aus WIRZ, H.: In Pathologische Physiologie der Nierensekretion. Berlin: Springer 1955)

Abb. 201. Osmotischer Druck der Nierenzellen bei verschiedenen Diuresezuständen (Durst: Punkte; Wasserdiurese: Kreuze; durch antidiuretisches Hormon unterbrochene Wasserdiurese: Kreise) beim Hund. Im Bereich der inneren Markzone beginnt der Anstieg des osmotischen Drucks bei allen 3 Formen. Beim Dursttier steigt der osmotische Druck in der inneren Markzone steil weiter an, in geringerem Ausmaß bei der unterbrochenen Wasserdiurese. Bei der Wasserdiurese dagegen fällt der osmotische Druck der Zellen in der inneren Markzone wieder ab. Die Endwerte am Ausgang der Papille stimmen jeweils ungefähr mit dem osmotischen Druck des Harns überein. [Nach ULLRICH, aus KRAMER, K.: Klin. Wschr. **37**, 113 (1959)]

abschnitt, der in der äußeren Markzone liegt, der Urin hyperton werden, während er im Anfangsteil des distalen Tubulus hypoton ist (Abb. 199), wie sich aus den oben besprochenen Experimenten von WIRZ schon ergab (Abb. 197, 201). Die eigentliche Konzentrationsarbeit geschieht also in der äußeren Markzone, während im Verlauf des distalen Tubulus in der Rinde Flüssigkeit aus einem zunächst hypotonen und dann (mit Soluten) aus einem isotonen Harn resorbiert wird.

In Abb. 197 fällt auf, daß bei einem stark hypotonen Urin in den Sammelrohren eher noch eine zusätzliche Verdünnung eintritt. Nach den Ergebnissen von ULLRICH darf man annehmen, daß auch die Sammelrohre noch aktiv NaCl zu resorbieren vermögen. Bei konzentriertem Urin wird allerdings die Gesamtkonzentration durch diesen Vorgang nicht verändert, da dann ein Austausch von Na^{+} gegen NH_4^{+} stattfindet.

Nach dem oben dargestellten könnte man sich den Wirkungsmechanismus des Adiuretins als einen doppelten vorstellen. 1. Erhöhung der Wasserpermeabilität im distalen Tubulus und in den Sammelrohren und 2. Steigerung des Natriumtransports durch die Tubuluszellen. Dadurch würde der osmotische Druck im Interstitium erhöht und so die Wasserrückresorption aus den Sammelrohren gesteigert. Durch die gleichzeitige Erhöhung der Permeabilität für das Wasser würde auch bei gleichbleibendem osmotischem Druckgefälle mehr Wasser rückresorbiert. Umgekehrt würde bei Fehlen von Adiuretin bei gleichbleibendem osmotischen Druckgefälle weniger Wasser resorbiert und der Urin gegenüber dem Plasma verdünnt erscheinen. Beide Effekte, sowohl eine Erhöhung des Natriumtransports wie auch der Wasserpermeabilität, konnten unter der Adiuretinwirkung an der Froschhaut und an der Harnblase von Kröten nachgewiesen werden.

Es ist hier ausführlicher auf diesen Punkt eingegangen worden, um zu zeigen, daß die Annahme eines aktiven Transports von Wasser entgegen einem osmotischen Druckgefälle, der tatsächlich auch noch nicht nachgewiesen wurde, nicht notwendig ist, daß andererseits für das Ausmaß der passiven Rückwanderung von Wasser nicht allein das osmotische Druckgefälle, entstanden durch aktive Rückresorption von Soluten, entscheidend ist, sondern auch die Wasserdurchlässigkeit der Tubuluswand.

Trotz zahlreicher wesentlicher Fortschritte auf diesem Gebiet in den letzten Jahren ist das Problem der Wasserresorption und damit das Problem einer Konzentrierung und Verdünnung des Urins gegenüber dem Plasma noch keineswegs gelöst. Der obigen Darstellung, wie überhaupt der ganzen Darstellung der Nierenfunktion haften noch stark hypothetische Züge an. Es ist nur aus Gründen der Übersichtlichkeit nicht bei jedem einzelnen Punkt auf eine Kritik eingegangen worden.

5. Durchblutung und Sauerstoffaufnahme der Niere

Die Methode der Messung der Nierendurchblutung beim Menschen mit Hilfe der p-Amino-Hippursäure-Clearance ist oben dargestellt worden (S. 321). Im Tierversuch können die weiteren, S. 119 geschilderten Methoden herangezogen werden. Die Sauerstoffaufnahme kann dann bestimmt werden durch gleichzeitige Messung der arteriovenösen Sauerstoffdifferenz, also der Ausnutzung des Blutes.

In Abb. 202 ist zunächst die Höhe der Plasmadurchströmung der Niere von der Höhe des Blutdrucks dargestellt. Sie steigt mit steigendem Druck zunächst an, um dann, von einer Druckhöhe an, die etwa dem normalen mittleren arteriellen Druck entspricht, mit steigendem Druck konstant zu bleiben (Autoregulation der Niere, WINTON, REIN). Es ist schon oben (S. 166) dargestellt worden, daß dies auf einer besonders ausgeprägten Autonomie der glatten Gefäßmuskelfasern in der Niere beruht, besonders im Vas afferens, so daß von einer bestimmten Höhe an mit steigendem Druck der Gefäßwiderstand proportional mit dem Innendruck ansteigt und die Durchströmung konstant bleibt. Eine Entnervung der Niere ändert nichts an dieser Reaktion, doch kann durch Lähmung der glatten Gefäßmuskulatur (etwa durch Papaverin) die Autoregulation aufgehoben werden. Weitere Besonderheiten in der Regulation der Nierendurchblutung s. S. 166.

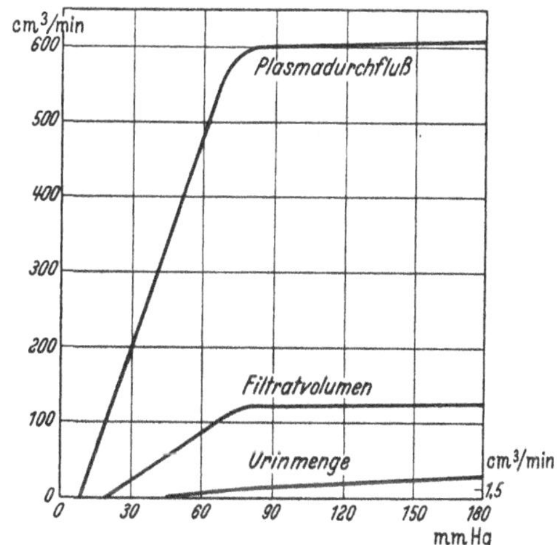

Abb. 202. Abhängigkeit der Nierendurchblutung vom arteriellen Druck. Es ist zu ersehen, daß im niedrigen Druckbereich die Durchblutung (gemessen als Plasmadurchfluß) steil ansteigt, im Normalbereich jedoch auch bei relativ großen Druckänderungen konstant bleibt. Ähnlich, wenn auch nicht gleich, verhält sich das Volumen des Glomerulusfiltrates (Näheres s. Text). Die ausgeschiedene Urinmenge zeigt eine Abhängigkeit von der Blutdruckhöhe, jedoch nicht vom Filtratvolumen. [Nach Daten von SHIPLEY, R. E., u. R. S. STUDY: Amer. J. Physiol. **167**, 676 (1951).]

Die Abb. 202 zeigt weiter, daß mit steigendem Druck in der Nierenarterie die Menge des Glomerulumfiltrats steil zunimmt, um dann ebenfalls über viele weitere Druckstufen praktisch konstant zu bleiben. Es steigt offenbar der Filtrationsdruck nur anfänglich stark an, dann aber mit weiter steigendem Blutdruck nicht mehr, weil der Widerstand im Vas afferens zunimmt und ein größer werdendes Druckgefälle auf diesen Gefäßabschnitt entfällt. Weiter fällt in Abb. 202 auf, daß bei einem Druck von etwa 30 mm Hg (also mit Überschreiten des kolloidosmotischen Drucks im Blut und des Drucks in der Bowmanschen Kapsel) schon eine Filtration von Glomerulumharn beginnt, daß aber offenbar diese Filtratmengen noch fast völlig reabsorbiert werden. Abb. 202 macht weiter ersichtlich, daß Filtratmenge und ausgeschiedene Urinmenge weitgehend unabhängig voneinander sind. Das ist auch nicht verwunderlich, da ja rund 99% des Filtrats rückresorbiert werden. Dagegen ist ein fortlaufender Anstieg der ausgeschiedenen Urinmenge mit steigendem Blutdruck unverkennbar.

Dieser Anstieg der Urinmenge mit steigendem Blutdruck läßt sich folgendermaßen deuten: Die Markgefäße besitzen nicht die weitgehende Autonomie der Rindengefäße, so daß ihre Durchblutung mit steigendem Druck zunimmt. Das macht sich an der Gesamtdurchblutung der Niere nur wenig bemerkbar, da davon nur 1% auf die des Marks entfällt. Eine Erhöhung der Markdurchblutung führt aber zu erhöhtem Abtransport von osmotisch wirksamer Substanz, vermindert damit die Wirksamkeit des Gegenstromsystems und so die Konzentrationsfähigkeit der Niere unter sonst gleichen Bedingungen, so daß die Urinmenge ansteigt (KRAMER).

Durch selektive Reizung der Nervenfasern am Nierenhilus gelingt es, Nierendurchblutung und *Harnmenge* unabhängig voneinander zu beeinflussen. Solange die Durchblutung nicht unterhalb von 50% der Norm absinkt, bleibt die Harnmenge normal. Bei weiterer Durchblutungssenkung kommt es allerdings zu einer Hemmung der Harnausscheidung, offenbar weil dann durch Konstriktion der zuführenden Gefäße der Filtrationsdruck im Glomerulum zu weit gesenkt ist.

Die Höhe der Gesamtdurchblutung beider Nieren wurde S. 321 an einem Beispiel zu 1070 cm^3 je min bestimmt.

Bei einem Gewicht beider Nieren von rund 290 g errechnet sich daraus eine Durchblutung von 3,7 $cm^3/g \cdot min$. Der Durchschnittswert wird zu $4,4 \pm 1 cm^3/g \cdot min$ angegeben. Wie aus Tabelle 19, S. 160, hervorgeht, liegt die Durchblutungshöhe der Niere mit an der Spitze der Organe und wird nur noch durch die der innersekretorischen Organe übertroffen.

Die Ausnutzung des Nierenblutes ist auffallend gering. Das venöse Blut entströmt der Niere noch hellrot, und man kann noch weit in die Cava hinein nebeneinander den hellen Strom des Blutes aus der Niere neben dem dunkleren aus den Beinen erkennen. Die arteriovenöse O_2-Differenz beträgt nur etwa 1,5 (0,9—1,9) Vol.-% gegenüber 4,6 Vol.-% im Gesamtkreislauf. Daraus errechnet sich bei Zugrundelegung einer Durchblutung von 1070 cm^3 pro min eine O_2-Aufnahme von 16 cm^3 oder 5,5 cm^3 pro 100 g Nierengewicht und Minute, also rund 6% des Grundumsatzes des Gesamtorganismus bei nur 0,4% Anteil am Gesamtgewicht.

Da es sich in den meisten Fällen im Tubulusapparat um einen Transport von Stoffen gegen ein Konzentrationsgefälle und u. U. auch gegen einen elektrischen Gradienten handelt, wird der hohe Energieverbrauch der Niere verständlich. Auch die in vielen Versuchen festgestellte relative Konstanz des Energieverbrauchs trotz starker Schwankungen in Menge und Konzentration des endgültigen Urins ist verständlich, da die Grundprozesse der Resorption, der Sekretion und des Austausches nur sehr wenig von der schließlich ausgeschiedenen Harnmenge abhängen. Es ist deshalb verfehlt, etwa den Wirkungsgrad der Nierenarbeit wie den der Muskelzelle aus Sauerstoffverbrauch und „osmotischer Arbeit" bei Vergleich der Harn- und Plasmakonzentrationen errechnen zu wollen. Zumindest muß dann zunächst der O_2-Verbrauch für den „Grundumsatz" der Niere, der recht hoch einzuschätzen ist, abgezogen werden. Schätzt man diesen zu $^1/_3$ des durchschnittlichen Umsatzes, dann findet sich eine recht gute Proportionalität zwischen O_2-Verbrauch und Na-Transport, so wie an der Froschhaut, wobei deren geringem Grundumsatz diese Proportionalität sehr deutlich ist (USSING).

6. Ausscheidung des fertigen Harns

Aus den Harnkanälen in das Nierenbecken gelangt, erleidet der Harn keine weiteren Veränderungen mehr. Vor allem wird weder im Nierenbecken noch in der Blase eine meßbare, weitere Eindickung zum Zwecke des Wassersparens vorgenommen. Der Transport aus der Niere in die Blase erfolgt unter aktiver Mitwirkung der Uretermuskulatur. In Form echter peristaltischer Wellen, die mit einer Geschwindigkeit von 20—30 mm in der

Sekunde über den Ureter hinlaufen und stets von der Niere gegen die Blase hin gerichtet sind, wird der Harn Schub um Schub aus dem Nierenbecken abtransportiert. Die Bewegungen der Harnleiter sind nicht an den Füllungszustand des Nierenbeckens gebunden, sie erfolgen auch als Leerkontraktionen und sogar am ausgeschnittenen Ureter. Der gewöhnliche Rhythmus ist 3—6 in der Minute. Doch scheint gesteigerte Diurese diese Zahl zu erhöhen. Der N. hypogastricus entfaltet fördernde, der N. splanchnicus teils fördernde, teils hemmende Wirkungen auf den Vorgang. Der Wert dieses aktiven Harntransportes darf nicht verkannt werden. Die Blase umschließt in jedem Füllungszustand mit einem gewissen „Tonus" ihren flüssigen Inhalt. Ihr Spannungszustand paßt sich sozusagen jeweils der Füllung an (Näheres s. S. 486). Daher muß aber auch der Blasenharn stets unter einem gewissen Druck stehen. Bei einer passiven Schlauchverbindung zwischen Blase und Niere würde dieser Druck, der sich überdies beim Harnlassen erhöht, auf die Niere im Sinne einer Stauung zurückwirken. Der beschriebene Vorgang der Harnbereitung würde hierdurch gehemmt werden können. Die Motorik der Ureteren macht den Innendruck der Nierenharnwege sozusagen unabhängig von dem der Blase.

Die Anpassung des Muskeltonus der Blase untersteht, ebenso wie der Entleerungsvorgang, am gesunden Individuum der Herrschaft des Sacral- und Lumbalmarkes, sowie bestimmten Eingriffen seitens höherer Zentren. Diese Vorgänge sind auf S. 523 an Hand der Abb. 330 ausführlich erörtert. Von einem gewissen Grade der Füllung an entsteht, hinter der Symphyse nach der Harnröhrenöffnung ausstrahlend, das Gefühl des „Harndranges". Erst wenn der hemmende Einfluß des Großhirns auf den äußeren Blasensphincter willkürlich unterbrochen wird und gleichzeitig die autonomen Rückenmarkszentren für die Blasenentleerung dem hemmenden Einfluß des Großhirns entzogen werden, kommt es zur Entleerung des Harns nach außen. Bemerkenswert ist, daß das Signal zur willkürlichen Einleitung dieses Aktes, der „Harndrang", nicht allein an eine bestimmte Blasenfüllung gebunden ist. Höhere Zentren können den kritischen Füllungsgrad offenbar erheblich verschieben. Bei voller Konzentration eines Menschen auf irgendwelche Arbeiten, Beobachtungen usw. können unbemerkt große Blasenfüllungen auftreten. Umgekehrt kann im Zustand der Angst, der Aufregung und Freude, aber auch im Zustand des Mißbehagens durch Schmerz, Kälteeinwirkung usw. schon ganz geringe Blasenfüllung zu Harndrang führen. Fälschlicherweise wird dann häufig an eine gesteigerte Diurese gedacht. Man wird immer zwischen einer Polyurie (= vermehrte Harnausscheidung) und einer Pollakisurie (= häufige Harnausscheidung entsprechend kleinerer Portionen) unterscheiden müssen.

Literatur

Adolph, E. F. (Edit.): Physiology of man in the desert. New York: Interscience 1947. — Beyer, K. H.: Functional characteristics of renal transport mechanisms. Pharmacol. Rev. 2, 227 (1950). — Bradley, S. E. (Herausgeb.): Renal function, J. Macy Found. New York, 1. Konf. 1949, 3. Konf. 1951. — Cushny, A. R.: The secretion of the urine. London: Longmans & Green 1926. — Dost, F. H.: Der Blutspiegel. Leipzig: Georg Thieme 1953. — Drury, D. R.: Metabolic activities of the kidney. Ann. Rev. Physiol. 17, 215 (1955). — Frey, J. (Herausgeb.): Pathologische Physiologie und Klinik der Nierensekretion. Berlin: Springer 1955. — Gamble, J. L.: Extracellular fluid. Cambridge, Mass.: Harvard University Press 1950. — Companionship of water and electrolytes in the organisation of body fluids. Stanford and London: Oxford University Press 1951. — Kramer, K.: Fortschritte der normalen Physiologie der Niere. Klin. Wschr. 37, 109 (1959). — Krogh, A.: The active and passive exchange of inorganic ions through the surface of living cells. Proc. roy. Soc.

B 133, 140 (1946). — LUDWIG, C.: Nieren und Harnbereitung. In Wagners Handwörterbuch der Physiologie, Bd. 2, S. 628. Braunschweig: F. Vieweg & Sohn 1844. — PAPPENHEIMER, J. R.: Passage of molecules through capillary walls. Physiol. Rev. 33, 387 (1953). — Über die Permeabilität der Glomerulummembran in der Niere. Klin. Wschr. 1955, 362. — PETERS, J. P.: Water exchange. Physiol. Rev. 24, 49 (1944). — PETERS, J. P., and D. D. VAN SLYKE: Quantitative clinical chemistry. Interpretation. I. Baltimore 1946. — PICKFORD, M.: Antidiuretic substances. Pharmacol. Rev. 4, 254 (1952). — PITTS, R. F.: Über aktive Transportmechanismen in den Tubuli der Niere. Klin. Wschr. 1955, 365. — PITTS, R. F.: The physiological basis of diuretic therapy. Springfield, Ill.: Thomas 1959. — ROBINSON, J. R.: Reflections on renal function. Oxford: Blackwell 1954. — ROBINSON, J. R. (Edit.): Secretion and transport of water: Symp. Soc. exp. Biol. 8 (1954). — SARRE, H.: Nierenkrankheiten, 2. Aufl. Stuttgart: Georg Thieme 1958. — SCHWIEGK, H., E. BUCHBORN u. K. D. BOCK (Herausgeb.): Diurese und Diuretica. Berlin: Springer 1959. — SELKURT, E. E.: Sodium excretion by the mammalian kidney. Physiol. Rev. 34, 287 (1954). — SHANNON, J. A.: Renal tubular excretion. Physiol. Rev. 19, 63 (1939). — SMITH, H. W.: The kidney. Structure and function in health and disease. New York: Oxford University Press 1951. — Principles of renal physiology. New York: Oxford University Press 1956. — SCHWAB, M., u. K. KÜHNS: Die Störungen des Wasser- und Elektrolytstoffwechsels. Berlin: Springer 1959. — TRUETA, J., A. E. BARCLEY, P. DANIEL, K. J. FRANKLIN and M. M. L. PRICHARD: Studies of the renal circulation. Springfield: Ch. C. Thomas 1947. — ULLRICH, K. J.: Das Nierenmark. Ergebn. Physiol. 50, 433 (1959). — VERNEY, E. B.: Antidiuretic hormone and the factors which determine its release. Croonian lecture. Proc. roy. Soc. B 125, 25 (1947). — WINTON, F. R. (Herausgeb.): Modern views on the secretion of urine. London: Ch. C. Churchill 1956. — Physical factors involved in the activities of the mammalian kidney. Harvey Lect. 47, 21 (1951/52). — WOLF, A. V.: The urinary function of the kidney. New York: Green & Stratton 1950. — WOLSTENHOLME, G. E. W. (Herausgeb.): The kidney, Ciba Symposium. London: Churchill 1954.

X. Salz-Wasserhaushalt. Stofftransport.

In den vorausgegangenen Kapiteln wurde schon z.T. auf den Stoffaustausch zwischen Blut und Gewebe eingegangen; es wurden ferner an mehreren Stellen Einzelteile des Salz-Wasserhaushalts des Organismus besprochen (z.B. S. 16 Blut, S. 223, 265 Schwitzen, S. 299 Darm, S. 327 Niere). Es sollen diese Gebiete hier kurz unter einigen Ergänzungen zusammengefaßt dargestellt werden. (Ausführliche Darstellung s. physiologische Chemie.)

1. Der Stoffaustausch durch die Capillarwand. Lymphbildung

Die Organe sind in einem *Drei-Kammer-System* angeordnet. Das Blut steht durch die Capillarwand hindurch nicht direkt mit den Zellen in Flüssigkeits- und Stoffaustausch, sondern zunächst mit der Flüssigkeit, die sich zwischen den Zellen, im Interstitium, befindet, aus dem die Lymphgefäße ihren Ausgang nehmen. Zwischen dem Blutraum einerseits und dem Zellraum andererseits ist also der interstitielle Raum zwischengeschaltet. Wir werden uns zunächst mit den Gesetzen des Flüssigkeits- und Stoff-Austausches zwischen Blut- und Interstitium und anschließend mit den Besonderheiten dieses Austausches zwischen Interstitium und Zellen beschäftigen. Es ist bei allen Überlegungen zum Stoffaustausch zwischen Blut und Gewebe zu berücksichtigen, daß die Capillaren in verschiedenen Organen große Unterschiede nicht nur in ihrer Anordnung (s. S. 121), sondern auch in ihrem Bau aufweisen.

Die Capillaren bestehen aus einem Endothelrohr, das von einer dünnen Basalmembran umschlossen ist, die aus einem Gefüge von Eiweißmicellen mit eingelagerten Lipoidlamellen besteht. Innerhalb oder auf der Basalmembran finden sich aufgelagerte Zellen (Pericyten) oder außerhalb der Basalmembran ein Zellbelag, der geschlossen sein kann, wie in den Alveolen, oder mit Schlitzen versehen, wie im Nierenglomerulum. Das Endothelrohr kann völlig geschlossen sein, wie in den Alveolen, oder mit relativ großen Poren ausgestattet sein, wie in den endokrinen Organen. Es ist danach anzunehmen, daß die Durchlässigkeit der Capillaren in verschiedenen Organen unterschiedlich ist.

Die Gesetze, die den Stoffaustausch zwischen Blut und Gewebe durch die Capillarwand hindurch beherrschen, sind noch wenig bekannt. Für die Atemgase O_2, CO_2, N_2 liegen die Verhältnisse relativ einfach. Sie können durch ihre Lipoidlöslichkeit sowohl das Endothelrohr wie die Basalmembran an allen Stellen leicht passieren. Schwieriger ist die Beurteilung des Durchtritts von Kristalloiden und Kolloiden. Hier stehen sich 2 Annahmen gegenüber: 1. Der Austausch soll durch präformierte Poren zwischen den Endothelzellen und dann durch Lücken zwischen den Proteinmicellen der Basalmembran erfolgen. Das Endothelrohr wird also als ein *Porensieb* aufgefaßt (PAPPENHEIMER). 2. Der Durchtritt von Kristalloiden und Kolloiden erfolgt durch die gesamte oder angenähert die *gesamte Oberfläche* (CHINARD). Eine endgültige Entscheidung für die eine oder andere dieser Annahmen ist noch nicht erfolgt, doch neigt sich z.Z. die Waage stark zugunsten der zweiten. Nach beiden Annahmen handelt es sich bei dem Stoffdurchtritt durch die Capillarmembran um einen rein passiven Vorgang entsprechend einem chemischen oder elektrochemischen Gefälle; ein Transport entgegen einem elektrochemischen Gradienten, also aktive, energieverbrauchende Transportvorgänge von gelösten Substanzen wurden bislang an den Capillarwänden nicht mit Sicherheit nachgewiesen.

Der Stoffaustausch erfolgt ganz überwiegend durch **Diffusion.** Die Struktur der Capillarwand kann als ein Netzwerk aufgefaßt werden, das für den Durchtritt der verschiedenen Stoffe ein gewisses Hindernis darstellt, abhängig von einer ganzen Reihe von Faktoren (Größe und Form der durchtretenden Moleküle, bei den Ionen Anzahl und Verteilung der Ladungen, Löslichkeit in der Membran, Temperatur usw.). Diese Faktoren können angenähert durch das Ficksche Diffusionsgesetz ausgedrückt werden, woraus sich bei gegebener Temperatur der *Diffusionskoeffizient* für die einzelnen Stoffe errechnen läßt. Er kann für einzelne Stoffe, vor allem kleinmolekulare, so groß sein, daß die Diffusion angenähert so rasch erfolgen kann wie im reinen Lösungsmittel, während er, besonders für große Moleküle (z.B. Eiweiß) so klein werden kann, daß die Diffusion ganz geringfügig wird.

Als weiterer Faktor kommt neben der Diffusion noch ein Transport durch *hydrodynamische Strömung* in Betracht, und zwar durch Filtration von Flüssigkeit im arteriellen Teil der Capillaren und Resorption bzw. Lymphabfluß im venösen Teil der Capillaren. Diese ist für die Nettoflüssigkeitsverschiebung durch die Membran von entscheidender Bedeutung (s.u.), trägt jedoch zum Stoffaustausch nur relativ wenig bei. Spannt man etwa durch einen langsam fließenden Bach ein grobmaschiges Netz, so wird dessen Strömung für die Zahl der kleinen Fische, die in einer gegebenen Zeit infolge ihrer eigenen wesentlich schnelleren Fortbewegung das Netz in beiden Richtungen passieren, von ganz untergeordneter Bedeutung sein. Auch für die Passage der großen Fische ist die Strömung des Baches nicht von ausschlaggebender Bedeutung, sondern vielmehr die Weite der Maschen im ausgespannten Netz.

Die Diffusion ist bei den hier in Betracht kommenden kurzen Strecken ein sehr rascher Vorgang. Mit Hilfe der Diffusionskoeffizienten läßt sich errechnen, wie groß die Austauschrate für die verschiedenen Stoffe durchschnittlich liegt. Es ergibt sich, daß das Plasmawasser in den Capillaren von 100 g Gewebe in der Minute rund 300 mal mit der interstitiellen Flüssigkeit ausgetauscht wird, Kochsalz 120mal, Harnstoff 100mal und Glucose

40mal. Die Durchschnittsgeschwindigkeit der kleinmolekularen Stoffe ist stets höher als die Raten, mit denen sie vom Blut an- bzw. abtransportiert werden, so daß der An- und Abtransport der begrenzende Faktor für den Stoffaustausch ist und nicht die Durchtrittsgeschwindigkeit durch die Capillarwand.

Der Diffusionskoeffizient nimmt im allgemeinen mit steigender Molekülgröße erst langsam und dann rascher ab, so daß in einzelnen Capillargebieten, wie in der Niere und in den Plexus chorioidei, ein nur ganz minimaler Eiweißdurchtritt möglich ist (vgl. S. 313, wo einige Vergleichsdaten für die Glomerula der Niere gegeben wurden). Aber nicht nur je nach Molekülgröße können unterschiedliche Diffusionshindernisse bestehen, sondern u. U. auch für Stoffe sehr ähnlicher Struktur, wobei der Mechanismus im einzelnen noch wenig geklärt ist.

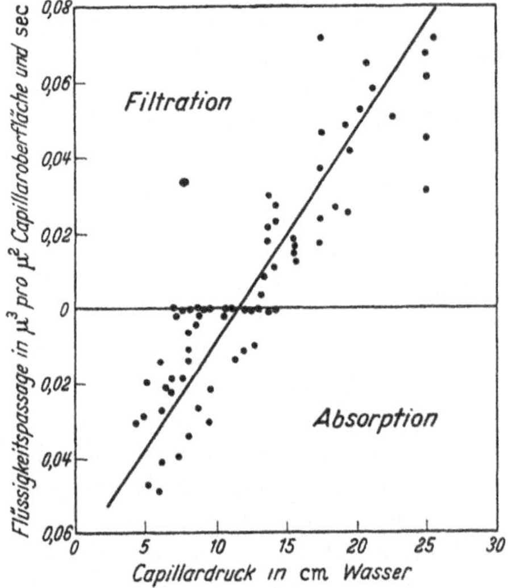

Abb. 203. Abhängigkeit der Filtration und Absorption von Flüssigkeit in den Capillaren vom Capillardruck. Versuche am Frosch. Der Mittelwert des Capillardruckes, bei dem weder (Netto-)Filtration noch Absorption stattfindet (rund 11 cm H_2O), entspricht dem kolloidosmotischen Druck des Blutes beim Frosch. (Nach Landis)

Dieses Diffusionshindernis, das die Capillarwand darstellt, wechselt von Organ zu Organ, ja innerhalb eines einzelnen Organs und von Gewebeart zu Gewebeart. Man spricht von einer **Blut-Gewebs-Schranke,** wobei man unter Schranke nicht etwa eine völlige Verlegung, sondern ein mehr oder weniger starkes Hemmnis für den Durchtritt verschiedener Stoffe versteht. Ganz besonders dicht ist z. B. die Blut-Gehirn-Schranke, wobei sie in den ersten Lebensmonaten erst ihr volles Ausmaß erreicht; die Blut-Leber-Schranke weist eine weit geringere Dichtigkeit auf; die Blut-Placentar-Schranke gewinnt mit zunehmender Schwangerschaftsdauer an Dichtigkeit usw.

Wie oben schon gesagt, sind Filtration und Resorption für die *Nettovolumenverschiebung von Flüssigkeit* von ausschlaggebender Bedeutung. Ihr Mechanismus bedarf deshalb noch einer ausführlichen Besprechung. Sie kann nach Starling bzw. Landis folgendermaßen gemessen werden, wobei aber stets zu berücksichtigen ist, daß der Bruttoaustausch in beiden Richtungen wesentlich größer ist:

Es wird am Mesenterium des Frosches unter dem Mikroskop eine gut durchströmte Capillare aufgesucht und durch Aufdrücken einer feinen Glascapillare blockiert. Strömen die in der Capillare enthaltenen Erythrocyten in Richtung der Blockstelle, dann ist Flüssigkeit in das Gewebe abgegeben worden, strömen sie in umgekehrter Richtung, wurde Flüssigkeit in die Capillaren aufgenommen. Nun wird eine feine Glascapillare in die Capillare eingestochen, mit einem Wassermanometer verbunden und der Capillardruck gemessen.

Abb. 203 gibt das Resultat zahlreicher solcher Versuche. Bei einem Capillardruck von durchschnittlich 10 cm Wasser findet im Endeffekt weder Netto-Filtration noch Netto-Absorption von Flüssigkeit statt, d. h. Filtration und Absorption halten sich die Waage. Mit steigendem Druck nimmt die Filtration rasch zu, mit sinkendem Druck erhöht sich umgekehrt rasch die Absorption, wobei, wie im folgenden, immer nur deren Netto-Wert gemeint ist. Der durchschnittliche Druck, bei dem weder Resorption noch Filtration erfolgt, liegt nun recht genau in der Höhe des kolloidosmotischen Druckes (der beim Frosch niedriger liegt als beim Warmblüter). Der die Flüssigkeit abpressenden Kraft des Blutdruckes in der Capillare wird hier die Waage gehalten durch die wasseranziehende Kraft der Eiweißkörper (vgl. S. 14), solange diese die Capillaren nicht zu verlassen vermögen. Übersteigt der Blutdruck den kolloidosmotischen Druck, dann kommt es zum Austritt von Flüssigkeit, liegt er niedriger, dann tritt Absorption ein. Entscheidend ist also der **effektive Filtrationsdruck,** der gegeben ist durch die Differenz von Capillardruck und kolloidosmotischem Druck des Blutes. Da der Blutdruck in der Capillare an ihrem arteriellen Ende höher liegt, kommt es zur Filtration, an ihrem venösen Ende dagegen zur Absorption (s. Abb. 210A). Diese schon von STARLING aufgestellte Gesetzmäßigkeit wird jedoch mehrfach durchbrochen: 1. Die Capillarwand ist in verschiedenen Organen verschieden durchlässig für Eiweißkörper. Besonders hoch ist die Durchlässigkeit in Leber und Darm. Deshalb wird nur ein Teil des gesamten kolloidosmotischen Druckes des Blutes wirksam; die Filtration muß dort gegenüber der Absorption überwiegen. Im Darm kommt hinzu, daß dort der Capillardruck relativ hoch ist, da noch ein zweites Capillargebiet, das der Leber, nachgeschaltet ist. Aber auch in anderen Organen findet sich eine gewisse Eiweißdurchlässigkeit, so etwa im Muskel. Am geringsten ist sie im Gehirn. 2. Die Eiweißdurchlässigkeit der Capillarwand ist variabel. Sie nimmt z.B. im Muskel bei dessen Tätigkeit zu usw. (s.u.). Sie nimmt ferner zu vom arteriellen Ende zum venösen im Verlauf ein und derselben Capillare. (Das wirkt sich besonders dann aus, wenn es sich um längere Capillaren handelt.) Interessanterweise bleibt dies erhalten, wenn man die Strömungsrichtung umkehrt. Es handelt sich also offenbar nicht um Besonderheiten im Bau der Capillare am arteriellen und venösen Ende, sondern wohl eher um Einflüsse von seiten des venösen Blutes (ZWEIFACH). 3. Der Gewebsdruck, der ebenfalls einer Filtration entgegenwirkt, kann variieren. Mit diesen Einschränkungen läßt sich die Starlingsche Gesetzmäßigkeit immer wieder bestätigen.

Trotz einer gewissen Durchlässigkeit der Capillarwand für Eiweiß ist die interstitielle Flüssigkeit jedoch stets eiweißärmer als das Plasma; im Durchschnitt ergeben sich sogar ganz erhebliche Differenzen (s. Abb. 204). Das hat zur Folge, daß auch die Elektrolytzusammensetzung von Plasma und interstitieller Flüssigkeit differiert. In einem System nämlich, das zu beiden Seiten der Membran unterschiedliche Konzentrationen einer Ionensorte (hier der Riesenionen des Eiweiß) aufweist, muß aus Gründen der Elektroneutralität eine Differenz auch der übrigen Ionen eintreten, auch wenn diese Membran für diese Ionen voll passierbar ist (Donnan-Gleichgewicht, s. Physiologische Chemie).

Netto-Filtration und Resorption von Flüssigkeit halten sich nicht ganz die Waage; es überwiegt mehr oder weniger die Filtration. Die im Überschuß filtrierte Flüssigkeit stellt die **Lymphe** dar, die auf dem Wege der Lymphgefäße wieder dem Blut zugeführt wird. Auf diesem Wege können auch die Eiweißkörper, die die Capillaren verlassen haben, wieder in das Blut zurückgebracht werden.

Die *Lymphe* stellt also die im Überschuß filtrierte Flüssigkeit dar. Entsprechend dem relativ leichten Durchtritt der Kristalloide ist deren Konzentration in der Lymphe etwa gleich der im Blutserum, entsprechend dem erschwerten Durchtritt der Eiweißkörper ist deren Konzentration dagegen erheblich niedriger und nach dem oben besprochenen sehr variabel: 1—2% in der Lymphe vom subcutanen Gewebe, bis 5% von der Leber, etwas weniger vom Darm, dagegen nur 0,02% im „Lymphersatz“ des Gehirns, dem Liquor cerebrospinalis. Entsprechend enthält sie mit Ausnahme der Blutplättchen alle Bestandteile, die zur Gerinnung notwendig sind, so daß sie ähnlich wie das Plasma, nur verlangsamt, gerinnen kann. Auf ihrem Wege passieren die Lymphgefäße die Lymphdrüsen, wo Lymphocyten zugeführt, und umgekehrt eingedrungene Fremdkörper, wie Bakterien, aber auch Leukocyten, abgefangen werden.

Nach dem oben Besprochenen hängt die Menge der Lymphe ab: 1. von der Höhe des Capillardruckes; 2. vom kolloidosmotischen Druck des Blutes, wobei die verschiedene Durchlässigkeit der einzelnen Capillargebiete für Eiweißkörper zu berücksichtigen ist; 3. von der Differenz des osmotischen Druckes zwischen Gewebe und Capillaren und 4. von der Capillarweite und anderen Einflüssen auf die Permeabilität der Capillarwand. Die tägliche Gesamtmenge wird auf 2 Liter geschätzt. Bei jeder Aktivität von Organen (Drüsen, Muskel usw.) muß ein erhöhter Lymphstrom resultieren, wenn auch die Erhöhung nach neueren Untersuchungen nicht so groß ist wie man früher annahm.

Die möglichen *Änderungen in der Permeabilität* der Capillaren verschiedener Organe sind im einzelnen noch wenig bekannt. Nach den Untersuchungen von LANDIS scheint vor allen Dingen ein Sauerstoffmangel des Gewebes die Netto-Filtrationsrate aus den Capillaren zu erhöhen. Auch die Dichtigkeit der Blut-Gehirn-Schranke scheint im Sauerstoffmangel abzunehmen, wobei von Bedeutung ist, daß die volle Wiederherstellung der einmal gestörten Schrankenfunktion lange Zeit in Anspruch nimmt. Die Wirkungen des Sauerstoffmangels sind mittelbar durch die auftretenden Metabolite verursacht. Ganz allgemein kann eine Reihe von Metaboliten des Stoffwechsels die Permeabilität der Capillaren erhöhen. Besonders wirksam in dieser Hinsicht ist Histamin. Durch Muskelarbeit wird somit die Lymphbildung erhöht, einmal weil durch die Metabolite die Permeabilität der Capillaren gesteigert wird, gleichzeitig aber auch dadurch, daß durch sie die Gefäße erweitert und damit der Capillar- und so der Filtrationsdruck erhöht werden.

In manchen Fällen einer „Permeabilitätsprüfung“ wird der Durchtritt von Erythrocyten aus den Capillaren untersucht. Hier handelt es sich um ein pathologisches Phänomen, das mit der normalen Filtration von Stoffen nichts zu tun hat, sondern wo schwere Capillarschädigungen bis zur Zerreißung auftreten. Man sollte in solchen Fällen nicht von Permeabilität sprechen, sondern von *Fragilität.*

CHAMBERS und ZWEIFACH haben zeigen können, daß in den Capillaren des Mesenteriums die einzelnen Endothelzellen miteinander durch besondere Kittleisten verbunden sind. Die Kittsubstanz muß von den Endothelzellen selbst laufend erneuert werden. Ihre Stabilität ist damit von der Unversehrtheit der Zellfunktion abhängig. Eine Verminderung im Calciumgehalt des Blutes erhöht die Durchlässigkeit der Kittsubstanz, da die stabileren Calciumsalze durch die leicht löslichen Na- und K-Salze ersetzt werden. Ähnliches geschieht bei Zunahme der Acidität durch Erhöhung der Ionisation des Kitts und damit seiner Auflösbarkeit. Für die Festigkeit des Kitts ist weiter von Bedeutung die Anwesenheit der Vitamine C und P (S. 258), ferner der Gehalt des Gewebes an Hyaluronidase, jenes Ferments, das das Bindegewebe vom Gel- in den Solzustand überzuführen vermag. Es scheint so zu sein, daß die Eiweißkörper des Blutes durch Absorption eine kolloidale Schicht auf der Innenseite der Capillaren bilden und so den Kitt vor seiner Auflösung zu schützen vermögen; bei einer Erniedrigung des Eiweißgehaltes wird dieser Schutz entsprechend verringert. Eine ähnliche Schutzfunktion wird den Blutplättchen zugeschrieben. Diese Kittsubstanz hat sich jedoch in den Capillaren von Muskel und Niere nicht nachweisen lassen. Es scheint sich um eine Besonderheit des Mesenteriums, eventuell der Bindegewebscapillaren, zu handeln. Man ersieht aber daraus, daß sich von Organ zu Organ, ja von Organteil zu Organteil nicht nur

Unterschiede in Zahl und Anordnung der Capillaren finden, so daß jedes Organ sein eigenes Capillarmuster aufweist, sondern daß auch der feinere Bau der Capillarwand erhebliche Differenzen aufweist. Deshalb dürfen Ergebnisse an einem Organ oder Capillargebiet nicht verallgemeinert werden.

Durch die Überführung des Überschusses an filtrierter Flüssigkeit aus dem interstitiellen Raum auf dem Lymphweg in das Blut wird dieser konstant gehalten. Weiteres zu seiner Regulation s. u., S. 344. Die Möglichkeit des Abtransports interstitieller Flüssigkeit auf dem Lymphwege ist jedoch durchaus beschränkt. Bei übermäßiger Bildung bleibt sie deshalb im Gewebe als *Ödem* liegen. Auf die Ödembildung kommen wir unten, S. 348, zurück.

Der wichtigste Fördermechanismus für die **Lymphbewegung** im Lymphgefäßsystem besteht in aktiven rhythmischen Kontraktionen der Lymphgefäße, die segmentweise von distal nach proximal verlaufen, wobei ein Rückfluß durch die zahlreichen Klappen in den Lymphgefäßen verhindert wird. Dazu treten noch eine Reihe unterstützender Mechanismen, wie die Kontraktion der Darmzotten, eine Kompression bei der Muskelkontraktion, die Atembewegungen und schließlich die Pulsation der großen Arterien, auf denen die großen Lymphstämme entlangziehen.

2. Der Stoffaustausch zwischen Interstitium und Zellen

Der Durchtritt von Flüssigkeit und gelösten Stoffen durch die Zellmembran in die Zelle hinein oder aus der Zelle heraus wird offenbar zunächst von denselben Gesetzmäßigkeiten beherrscht wie der Durchtritt durch die Capillarwand, wobei jedoch noch einige Besonderheiten hinzutreten. Zunächst ist auch hier festzustellen, daß dem Durchtritt von lipoidlöslichen Stoffen, also der Atemgase (und auch z.T. des Wassers), wegen des Lipoidgehaltes der Membran ein nur geringes Permeationshindernis entgegensteht. Anders verhält es sich jedoch für echt und kolloidal gelöste, nichtlipoidlösliche Stoffe, deren Permeation dagegen ganz wesentlich verlangsamt wird, so daß sich die Zellmembran bei raschen Änderungen der Außenkonzentration angenähert wie eine semipermeable Membran verhält; die Wanderung des Wassers ist so wesentlich rascher als die der meisten Solute, daß eine Erhöhung der Außenkonzentration zu einer Schrumpfung, ihre Erniedrigung zur Schwellung der Zelle führt (s. S. 24, Hämolyse). Von einer Semipermeabilität der Zellmembran kann jedoch keineswegs die Rede sein; es findet im Gegenteil ein fortgesetzter Austausch auch nichtlipoidlöslicher Stoffe statt. Bei diesem Austausch handelt es sich wieder (wie beim Austausch durch die Capillarmembran) vorwiegend um eine Diffusion, die jedoch abgewandelt ist. Einmal können aktive Zelleistungen modifizierend eingreifen. Weiter kann der Transport durch experimentell belegte, aber noch nicht weiter geklärte passive Vorgänge bis zu einem gewissen Maximum erhöht werden, so daß dadurch das vorhandene Diffusionshindernis wieder vermindert wird.

Aus Abb. 204 geht hervor, daß die intracelluläre Flüssigkeit (z.B. der Muskelzelle) eine wesentlich andere Zusammensetzung aufweist als die interstitielle, mit der sie im Austausch steht. Diese großen Differenzen lassen sich nicht mehr allein auf die Differenzen im Eiweißgehalt (also auf die Ausbildung von Donnan-Gleichgewichten, s. o.) beziehen. Hier muß man besondere, aktive Transportmechanismen annehmen, die einzelne Ionen entgegen einem elektrochemischen Gradienten transportieren. Das gilt besonders für Na^+ und K^+: Die intracelluläre Na^+-Konzentration ist wesentlich niedriger als die extracelluläre, und umgekehrt ist die K^+-Konzentration intracellulär wesentlich höher als extracellulär. Dabei ist die Zellmembran, wie Versuche mit radioaktivem K^+ und Na^+ gezeigt haben, in beiden Richtungen verhältnismäßig rasch passierbar. Es findet also zwar ein dauernder Austausch zwischen intra- und extracellulärem Na^+ und K^+ statt, aber das Na^+ wird offenbar fortlaufend entgegen dem Konzentrationsgefälle und entgegen einem elektrischen Potentialgefälle aus der Zelle herausgepumpt (**Na^+-Pumpe,** DEAN) und dafür K^+ zurückgehalten. Dieser Pump-Mechanismus ist ein aktiver, energieverbrauchender Prozeß. Eine Verminderung der Energieentbindung der Zellen führt entsprechend zu einer Senkung in der Aktivität des Pump-Mechanismus: es strömt isotonische Lösung in die Zelle ein, und diese schwillt, Na^+- und K^+-Gehalt gleichen sich mehr und mehr dem interstitiellen Gehalt an.

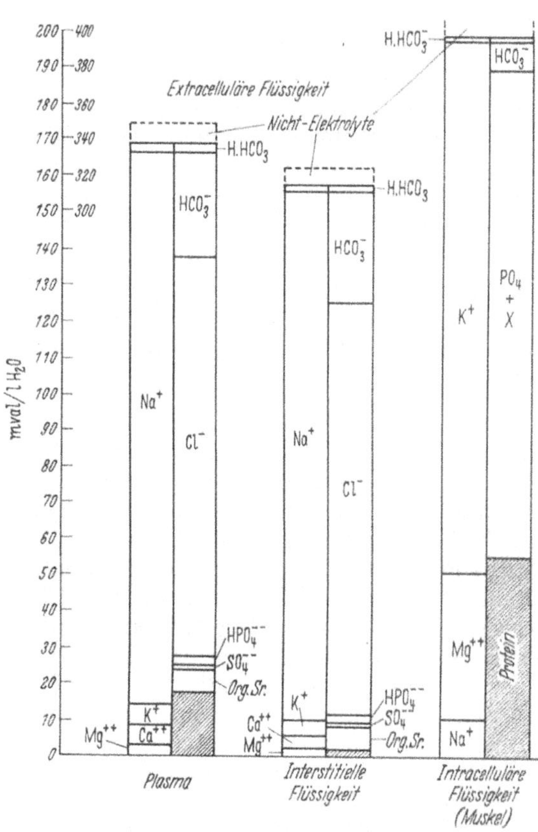

Abb. 204. Die Elektrolytzusammensetzung des Plasmas, der interstitiellen und der intracellulären Flüssigkeit. (Nach GAMBLE aus SCHWAB und KÜHNS)

Die Zurückhaltung von K^+ in den Zellen wird von der einen Seite als passive Folge des primären Na^+-Transports in entgegengesetzter Richtung gedeutet, von anderer Seite ebenfalls als Folge eines besonderen aktiven Transportvorgangs in den Zellen (K^+-Pumpe, LING). Weiter scheint gesichert, daß die Zellen befähigt sind, auch Ca^{++} und Mg^{++} aktiv nach außen zu schaffen. Die Verteilung des Wassers im Organismus scheint dagegen durch osmotische Kräfte zu geschehen. Es ist in der ganzen, auch vergleichenden Physiologie kein sicherer Fall bekannt, in dem Wasser aktiv, also entgegen einem osmotischen Druckgefälle transportiert würde, wenn auch zur Deutung einzelner Befunde auf die Annahme eines solchen aktiven Wassertransports (Wasserpumpe, ROBINSON) zurückgegriffen wurde.

Die Folge der aktiven Transporte von Ionen durch die Zellmembran ist auch eine Differenz der elektrischen Potentiale zu beiden Seiten der Zellmembran (s. S. 425). Eine weitere Folge des aktiven Auswärtstransports von Na^+ aus der Zelle ist die Tatsache, daß bei einer Erhöhung des NaCl-Gehaltes im extracellulären Raum die NaCl-Konzentration im Zellinneren nicht oder nur sehr wenig ansteigt und umgekehrt der Zelle Wasser entzogen wird, sofern der osmotische Druck des extracellulären Raumes erhöht wurde, obschon die Zellmembran sowohl für Na^+ wie auch für Cl' verhältnismäßig leicht passierbar ist.

Der **aktive Transport** von Nichtelektrolyten in die Zelle kann am besten verfolgt werden bei ihrer Resorption aus dem Darm, wobei es sich um einen

Transport durch die Zelle in das Interstitium handelt. Hier kommt es zu einem *Bergauf-Transport* entgegen einem chemischen Gradienten, z.B. für Glucose (aber auch für Aminosäuren usw.). Daß dieser Transport mehr durch biochemische Reaktionen als durch physikalische Gesetzmäßigkeiten beherrscht wird, läßt sich am folgenden Befund erkennen (Abb. 205). Der Glucosedurchtritt steigt nicht linear mit der angebotenen Konzentration an, sondern wesentlich steiler, bis schließlich von einer bestimmten Maximalkonzentration an eine weitere Zunahme der Transportrate nicht mehr erreicht wird (vgl. damit die Glucoserückresorption im Tubulus, das T_m der Glucose, Abb. 192, S. 318). Werden die entscheidenden biochemischen Reaktionen durch Sauerstoffentzug ausgeschaltet, dann findet sich nur noch eine lineare Abhängigkeit der Transportrate von der angebotenen Konzentration, gleichzeitig ist sie wesentlich geringer (Abb. 205, untere Kurve).

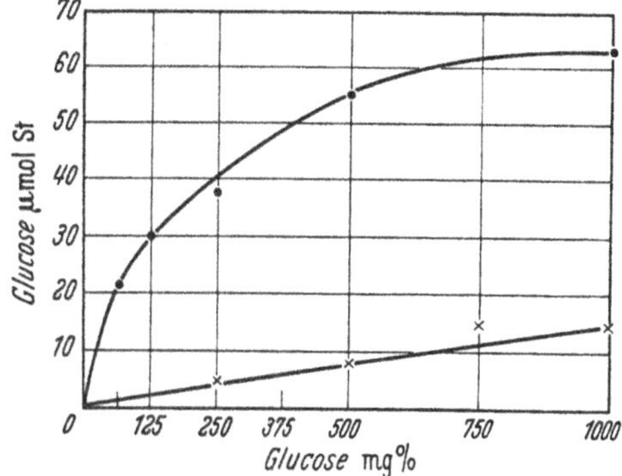

Abb. 205. Glucosedurchtritt durch die Darmschleimhaut in Abhängigkeit von der Glucosekonzentration im Darmlumen, oben unter aeroben, unten unter anaeroben Bedingungen. Unter aeroben Bedingungen ist der Glucosedurchtritt wesentlich größer und erreicht bei hohen angebotenen Konzentrationen ein Maximum (Sättigungskurve). Nach RIKLIS und QUASTEL aus RUMMEL, W.: Permeabilität; in LINNEWEH, F.: Physiologische Entwicklung des Kindes. Springer 1959)

Weitere Kriterien für einen solchen aktiven Transport sind die folgenden: 1. Konkurrenz zwischen gleichzeitig durchtretenden ähnlichen Stoffen, die offenbar denselben Transportmechanismus beanspruchen (vgl. S. 319). 2. Hemmung und Aktivierung durch Stoffwechsel-Inhibitoren und -Aktivatoren. 3. Strukturelle Spezifität. So finden sich für Fructose und Galaktose dieselben Sättigungskurven wie für die Glucose in Abb. 205, für Sorbose, Mannose und Xylose jedoch eine direkte Proportionalität zwischen Durchtritt und angebotener Konzentration wie in der unteren Kurve der Abb. 205. Es findet sich somit eine sterische Spezifität, die bei Aminosäuren besonders deutlich ist, wo die L-Form aktiv transportiert wird, die D-Form jedoch nur passiv diffundiert. 4. Hohe Temperaturabhängigkeit, wie sie für chemische Prozesse, aber nicht für rein physikalische Diffusionsvorgänge typisch ist.

In letzter Zeit sind einige Hinweise erhalten worden, daß nicht nur beim Bergauf-, sondern u.U. auch beim Bergab-Transport einzelner Stoffe aktive biochemische Prozesse mitwirken. Es wird dadurch zwar der Transport beschleunigt, doch kann dann die Innenkonzentration nicht die Außenkonzentration überschreiten.

Den *Mechanismus des aktiven Transports* kann man sich etwa folgendermaßen vorstellen: Die penetrierende Substanz wird unter dem Einfluß eines Fermentes mit einem Träger (Carrier) gekoppelt; auf diese Weise wird ihre Penetrationsfähigkeit stark erhöht (z.B. durch Erhöhung der Lipoidlöslichkeit) und gleichzeitig wird sie auf ein höheres Konzentrationsniveau gehoben. Der entstandene Komplex aus Substrat und Träger penetriert durch die Membran und diffundiert durch die Zelle. Bei der Darm- und Tubuluszelle wird an der andern Seite der Zelle durch ein anderes Ferment der Substrat-Träger-Komplex wieder gespalten. Das Substrat wird in das Interstitium freigesetzt, der Träger wandert entweder zurück oder wird verbraucht. Eine Rückdiffusion der transportierten Substanz ist dann nicht mehr möglich. Entscheidend für diesen Prozeß sind die ausreichende Bereitstellung von Energie und eine ausreichende Konzentration der beiden Fermente und der Trägersubstanz. Diese Konzentration begrenzt die mögliche Kapazität des Systems, so daß die Transportrate ein bestimmtes Maximum nicht überschreiten kann.

3. Die Regulation des Salz-Wasserhaushalts

Bei der Bestimmung des Wassergehalts des menschlichen Organismus erhält man sehr unterschiedliche Werte (Schwankungsbreite zwischen 40 und 70%, Mittelwert rund 60% des Gesamtgewichts). Bezieht man jedoch den Wassergehalt auf die fettfreie Körpermasse (Körpergewicht abzüglich dem mit Hilfe von Propangas bestimmten Fettgehalt), lassen sich sehr gut übereinstimmende Werte von 71—73% berechnen. Dieselben Werte, jeweils bezogen auf die fettfreie Körpermasse, erhält man bei den verschiedenen Laboratoriumstieren.

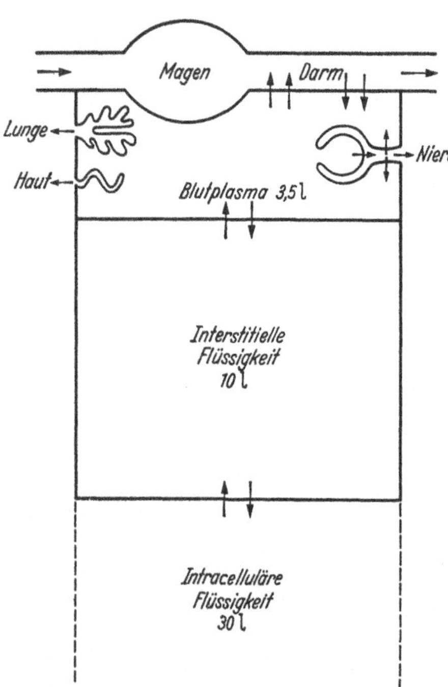

Abb. 206. Schematische Darstellung der Wasserbilanz und der Größe der verschiedenen Flüssigkeitsräume des Organismus. Blutplasma und interstitielle Flüssigkeit bilden zusammen den extracellulären Flüssigkeitsraum (Zahlen abgerundet). Es ist ein Körpergewicht von 70 kg angenommen. (Nach GAMBLE)

Die **Verteilung des Wassers** auf den extra- und intracellulären Raum und die Verteilung innerhalb des extracellulären Raums auf das Plasma einerseits und die interstitielle Flüssigkeit andererseits kann folgendermaßen bestimmt werden.

1. *Plasmavolumen* (s. S. 141). 2. Gesamtes *extracelluläres Volumen.* Die ideale Substanz hierzu wäre eine solche, die frei durch die Capillarwand durchzutreten vermag, die sich im interstitiellen Raum gleichmäßig verteilt, aber nicht in die Zellen eindringt. Eine solche Substanz ist bisher nicht gefunden worden. Am nächsten kommt dieser Idealsubstanz das Inulin, ein Polysaccharid mit dem Molekulargewicht 5200, das leicht in die interstitielle Flüssigkeit übertreten, aber nicht von den Zellen aufgenommen werden kann. Man infundiert eine genau bekannte Menge in eine Vene und bestimmt nach einer gewissen Zeit die Konzentration im Blut. Je größer die extracelluläre Flüssigkeitsmenge, auf die sich insgesamt dieses Inulin verteilt, um so geringer seine Konzentration im Blut. Man spricht dann vom „Inulin-Raum", um anzudeuten, mit welcher Methode die Bestimmung vorgenommen wurde. Zieht man von dem erhaltenen Volumen der extracellulären Flüssigkeit das Plasmavolumen ab, erhält man das der interstitiellen Flüssigkeit. Man findet so eine extracelluläre Flüssigkeitsmenge von 20% des Körpergewichts. Man hat dieselbe Bestimmung auch versucht durch Verwendung von NaCl mit einem bestimmten Gehalt von radioaktivem Na^{24} oder Cl^{38}, doch werden die so gefundenen Werte wesentlich zu hoch, weil die Verluste durch Austausch mit dem Na bzw. Cl der Zellen zu groß sind. Gesamtes extracelluläres Volumen minus Plasmavolumen ergibt dann das interstitielle Volumen. 3. *Intracelluläres Flüssigkeitsvolumen.* Zu seiner Bestimmung benötigt man eine Substanz, die frei aus den Capillaren diffundiert und ebenso rasch in die Zellen zu permeieren vermag. Als günstigste kommt das Wasser in Betracht. Man verwendet „markiertes" Wasser mit einem bestimmten Gehalt an D_2O (D = Deuterium = schwerer Wasserstoff mit dem Atomgewicht 2), dessen Verdünnung nach Einbringen in die Blutbahn bestimmt wird. Auf diese Weise wird der Gesamtwassergehalt des Körpers bestimmt. Zieht man davon das Volumen des extracellulären Wassers ab, erhält man das des intracellulären.

Über die Verteilung des Wassers auf die drei verschiedenen „Räume" unterrichtet Abb. 206. Der größte Anteil an intracellulärem Wasser entfällt auf die Muskulatur, an interstitiellem Wasser auf das Bindegewebe der Haut. Dort finden sich auch die größten Schwankungen bei Aufnahme von größeren Flüssigkeitsmengen. Die einzelnen Räume kommunizieren mehr oder weniger miteinander. Dadurch können sie als Puffer wirken, die Stöße im Wasser-(oder Salz-)Gehalt des Blutes abzufangen vermögen.

Wird z.B. plötzlich eine große Flüssigkeitsmenge aufgenommen, so verteilt sich diese nicht nur auf die 3 Liter Plasma, sondern mehr oder weniger gleichmäßig auf den gesamten Flüssigkeitsraum von 45 Liter des Gesamtorganismus. Es stellt sich ein neues Gleichgewicht ein, wobei der osmotische Druck des Blutes nur geringfügig verschoben wird. Es wurde oben (S. 328) schon dargestellt, daß diese geringfügigen Veränderungen jedoch genügen, um eine erhöhte Wasserausscheidung durch die Nieren in Gang zu bringen. Durch seinen Gesamtgehalt von rund 45 Liter Wasser enthält der Organismus einen beachtlichen ,,Puffer", der auch größere Stöße abzufangen vermag, ohne daß es zu wesentlichen Änderungen des osmotischen Druckes im Blute käme. Die Abb. 207 soll das grob schematisch veranschaulichen.

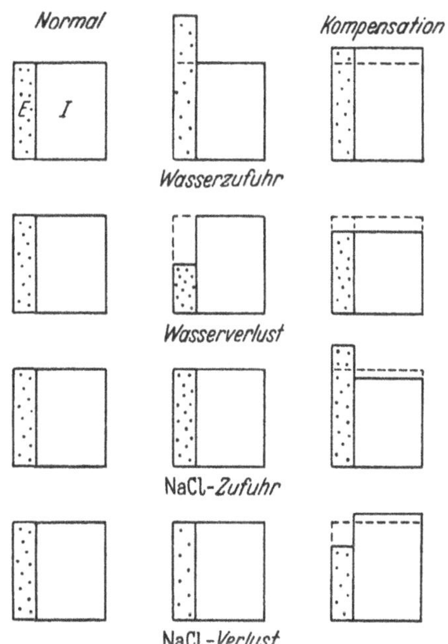

Abb. 207. Schema der Wasserverschiebungen zwischen extracellulärem Raum (*E*) und intracellulärem Raum (*I*) unter verschiedenen Bedingungen. Die Zahl der Punkte soll die Konzentration der gelösten Stoffe im extracellulären Raum andeuten. (Modifikation nach GAMBLE)

Wird vermehrt Kochsalz aufgenommen, so wird wiederum der Stoß durch Wasserwanderung vom intra- in den extracellulären Raum abgepuffert (Abb. 207).

Ein Zahlenbeispiel möge den Umfang der Stoßdämpfung dartun. Es seien 15 g Kochsalz aufgenommen worden in einer zu vernachlässigenden Flüssigkeitsmenge. Wir nehmen grob schematisierend an, die Resorption erfolge so rasch, daß unterdessen eine Ausscheidung noch nicht stattfinde. In den 3,5 Liter Plasma zusätzlich gelöst, würde das den osmotischen Druck um 50% erhöhen. Da das NaCl leicht aus den Capillaren in die interstitielle Flüssigkeit diffundiert, steht zur Lösung das gesamte extracelluläre Volumen von 14 Litern zur Verfügung, so daß der osmotische Druck nicht um 50%, sondern um nur 13% ansteigen würde. Das NaCl kann zwar nicht vom interstitiellen in den intracellulären Raum diffundieren, da das Na^+ durch die Tätigkeit der ,,Natriumpumpe" fortlaufend wieder herausgeschafft wird, aber umgekehrt diffundiert Wasser durch die Erhöhung des osmotischen Druckes im Interstitium aus den Zellen, bis ein neues Gleichgewicht erreicht ist. Im Endeffekt erhalten wir einen Zustand, in dem das NaCl im Gesamtflüssigkeitsvolumen von 45 Litern gelöst erscheint, so daß der osmotische Druck um nur 3% erhöht ist. Hierzu mußte 1,2 Liter Wasser aus dem intracellulären Raum in den extracellulären abgegeben werden. Wiederum genügt die geringe Steigerung im osmotischen Druck, um die Niere zur Ausscheidung eines konzentrierteren Urins zu veranlassen.

Das Wasser befindet sich im Organismus ständig in Bewegung. Untersuchungen mit radioaktivem Wasser haben ergeben, daß pro Minute etwa 70% des Plasmawassers mit der interstitiellen Flüssigkeit ausgetauscht werden. Es werden weiter große Mengen von Flüssigkeit in den Glomerula der Niere und mit den Verdauungssäften abgegeben (s. Abb. 183, S. 299) und anschließend zum größten Teil wieder resorbiert.

Im allgemeinen wird die **Wasserbilanz** über größere Zeiträume konstant gehalten. Die Zufuhr besteht 1. aus dem in Getränken und flüssiger Nahrung enthaltenen Wasser, 2. aus dem in der ,,festen" Nahrung enthaltenen, das zu 60—70% des Nahrungsgewichts veranschlagt werden kann, und

3. aus dem „Oxydationswasser“. Die Ausfuhr erfolgt im Harn, im Kot, durch die Haut (als perspiratio insensibilis und sensibilis, s. S. 222) und die Lunge. Als Beispiel einer Bilanz s. o. S. 266, Tabelle 39.

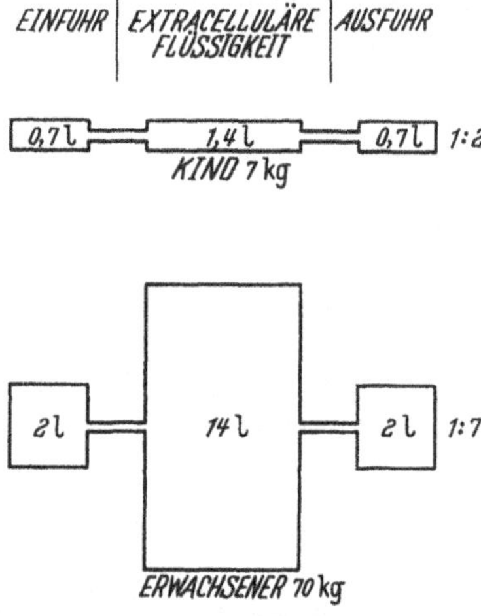

Abb. 208. Vergleich der Wasserbilanzen von Kind und Erwachsenem. Es ist ersichtlich, daß die Stoßdämpfung beim Kind wesentlich geringer ist

Störungen der Wasserbilanz können eintreten einmal bei mangelnder Steigerung der Zufuhr, bei größerem Verlust durch Schwitzen in heißem Klima, dann vor allem durch Durchfälle und Erbrechen. Beim Säugling treten solche Austrocknungen (Exsiccosen) wesentlich leichter und rascher ein als beim Erwachsenen, weil die tägliche Zufuhr und Ausfuhr im Verhältnis zum Gesamtflüssigkeitsgehalt des Körpers größer und damit die Stoßdämpfung geringer ist (Abb. 208). Fast noch gefährlicher als Volumenmangel ist ein Volumenüberschuß, wie er bei zu wenig kontrollierter oraler oder intravenöser Zufuhr von isotonischer Kochsalzlösung aus therapeutischen Gründen eintreten kann.

Die Regulation der Wasserausfuhr durch die Niere ist oben, S. 327, ausführlich dargestellt worden, die Regulation der Ausfuhr der für den osmotischen Druck des Blutes und des Gewebes wichtigsten Ionen Na^+ und Cl' S. 322. Es ist dort die Regulation des Wasser- und des Salzhaushalts getrennt besprochen worden, weil sich so leichter ein Überblick gewinnen ließ und weil sie tatsächlich bis zu einem gewissen Grade auch getrennt erfolgen kann. Es ist jedoch stets zu berücksichtigen, daß etwa eine Zurückhaltung von Flüssigkeit im Organismus aus osmotischen Gründen auch stets eine solche von Salzen mitbedingt und umgekehrt eine primäre Zurückhaltung von Salzen eine solche von Flüssigkeit. Weiter ist zu berücksichtigen, daß die Regulation des Salz- und des Wasserhaushalts auch deshalb nicht vollständig unabhängig erfolgen kann, weil die Faktoren, die eine Änderung in der Ausschüttung derjenigen Hormone, die die Salzausscheidung verändern, gleichzeitig auch eine Änderung in der Ausschüttung derjenigen Hormone bewirken, die die Wasserausscheidung beeinflussen. Es soll dies am Beispiel von 2 Hormonen, dem Adiuretin und dem Aldosteron (Abb. 209 , dargestellt werden, wobei ausdrücklich zu betonen ist, daß es nicht die beiden einzigen

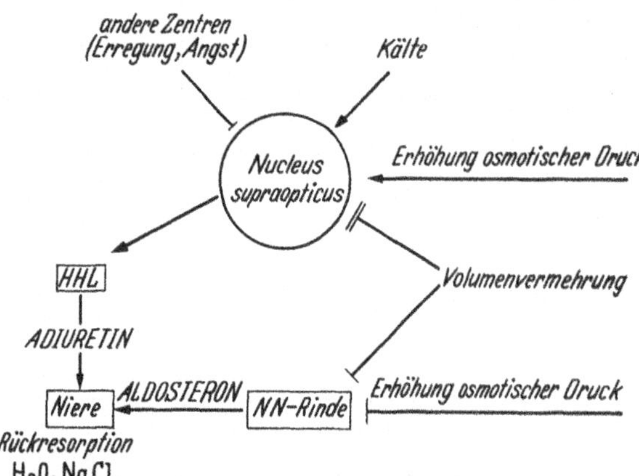

Abb. 209. Schematische Darstellung der augenblicklichen Vorstellungen über die Regulation des extracellulären Flüssigkeitsvolumens und des osmotischen Drucks mit Hilfe von Adiuretin und Aldosteron. Pfeil = erhöhte Ausschüttung; Querbalken = verminderte Ausschüttung; *HHL* Hypophysenhinterlappen. Bei Verminderung des osmotischen Drucks bzw. des Blutvolumens sind die Zeichen umzukehren

sind, die in den Salz-Wasserhaushalt eingreifen und daß die Darstellung mehr die von Arbeitshypothesen betrifft als die von gesicherten Tatsachen.

Eine Erhöhung des osmotischen Drucks in den Zellen des Nucl. supraopticus führt zu einer Ausschüttung von Adiuretin und damit zu vermehrter Wasserrückresorption und Abgabe eines konzentrierten Urins. Die gleichzeitig erfolgende Erhöhung des osmotischen Drucks in den Zellen der Nebennierenrinde führt u.a. zu einer Verminderung der Ausschüttung von Aldosteron und zu einer Senkung der Na^{+}-(und Cl')-Rückresorption.

Tabelle 47

Blut	Abgabe		Rückresorption		Urin	
	Adiuretin	Aldosteron	Wasser	NaCl	Menge	NaCl-Konzentration
Verdünnung . .	vermindert	erhöht	vermindert	erhöht	erhöht	niedrig
Eindickung . .	erhöht	vermindert	erhöht	vermindert	vermindert	hoch
Volumenverminderung	erhöht	erhöht	erhöht	erhöht	vermindert	normal
Volumenerhöhung . .	vermindert	vermindert	vermindert	vermindert	erhöht	normal

Beide Faktoren zusammen bewirken eine verstärkte NaCl-Ausscheidung unter Wassereinsparung und damit eine Normalisierung des osmotischen Druckes in den Geweben. Ist dagegen nicht der osmotische Druck verändert, sondern ist das Volumen der extracellulären Flüssigkeit erhöht, so wird dadurch sowohl die Ausschüttung von Adiuretin wie die des Aldosterons gehemmt, stärker die des Adiuretins. Das führt einmal zu einer Verminderung der Wasserrückresorption und zu erhöhter Nierenausscheidung und andererseits gleichzeitig zu verminderter NaCl-Rückresorption und damit erhöhter NaCl-Ausscheidung im Urin. Im Endeffekt wird eine erhöhte Menge isotonen Urins ausgeschieden und so die Erhöhung des extracellulären Volumens normalisiert. Über die Auslösung dieser Mechanismen ist man allerdings noch sehr wenig unterrichtet. Über einen vorgeschlagenen Teilmechanismus s. S. 149.

Bei einer Erniedrigung des osmotischen Drucks im Gewebe wird umgekehrt die Adiuretinausschüttung gehemmt und die Aldosteronausschüttung gefördert, so daß eine vermehrte Menge eines hypotonen Urins ausgeschieden wird. Bei Verminderung der extracellulären Flüssigkeit wird sowohl die Adiuretin- wie die Aldosteronausschüttung gefördert, so daß sowohl die Wasser- wie die NaCl-Rückresorption verstärkt und die Ausscheidung vermindert wird.

Es ist zu betonen, daß die Salz- und Volumregulation keineswegs allein hormonal erfolgt, sondern ganz wesentlich gleichzeitig abhängt von der Funktion der Niere, vor allem von deren Durchblutung. Eine Verminderung des Glomerulumfiltrats führt, von einem gewissen Grenzbereich an, zu einer Verminderung der Ausscheidung, eine Herabsetzung der Markdurchblutung zu einer Erhöhung der Rückresorption und damit ebenfalls zu Herabsetzung der Ausscheidung.

Gewisse Störungen in der Ausscheidungsfunktion der Niere können auf hormonalem Wege kompensiert werden und umgekehrt gewisse Störungen der Hormonbildung durch Änderungen in der Nierenfunktion. Wir werden jedoch sehen, daß gerade eine Herzinsuffizienz besonders leicht zu einer Salz-Wasser-Retention führt, weil dort die Mechanismen von seiten der Niere und diejenigen von seiten der Hormone in derselben Richtung wirksam sind und eine gegenseitige Kompensation nicht erfolgt.

Bezüglich der anderen Ionen sei auf die anderen Kapitel, besonders Niere und innere Sekretion, verwiesen. Es sei hier nur nochmals auf die früher schon dargestellte Tatsache hingewiesen, daß der Knochen nicht nur ein Depot für Calcium und Phosphat darstellt, sondern auch für Natrium und, wenn auch geringer, für Kalium, und daß mit seiner Hilfe ebenfalls eine Stoßdämpfung im Salzhaushalt möglich ist.

Es sei weiter nochmals darauf hingewiesen, daß der K^+-Gehalt des Blutes nicht immer ein ausreichendes Maß für den K^+-Gehalt der Zellen darstellt, also etwa für die Frage, ob ein Kaliummangel oder ein Kaliumüberschuß vorliegt, da sich das K^+ vorwiegend intracellulär befindet und die Regulation des K^+-Haushalts weniger über den K^+-Gehalt des Blutes als vielmehr über denjenigen in den Zellen (Tubulus, innersekretorische Drüsen) erfolgt.

Da K^+-Mangel oder -Überschuß rasch zu gefährlichen Zuständen, vor allem zu Herzschädigung, führen kann, an die häufig nicht gedacht wird, seien hier kurz einige Möglichkeiten der Entstehung angedeutet. Ein *Kaliummangel* kann vor allem eintreten durch gehäuftes Erbrechen oder Diarrhoen, da Speichel, Magen- und Darmsaft und Galle K^+ in der $1^1/_2$ bis 3fachen Konzentration des Plasmas enthalten und in diesen Fällen die Verluste durch die fehlende Rückresorption rasch großes Ausmaß annehmen können. Große Kaliumverluste können auch bei Nierenerkrankungen eintreten, vor allem bei relativ großer Flüssigkeitszufuhr, da die bei einer Wasserdiurese notwendige Na^+-Retention eine erhöhte Abgabe von K^+ erfordert. Schließlich kann ein Kaliummangel eintreten bei Überfunktion der Nebennieren oder bei chronischer Zufuhr von Nebennierenrindenhormonen aus therapeutischen Gründen, da diese Hormone, im einzelnen allerdings in unterschiedlichem Ausmaß (s. S. 384), gleichzeitig mit der Na^+-Retention zu einer K^+-Ausscheidung führen. Aus demselben Grunde (s.u.) kann bei chronischer Herzinsuffizienz ein Kaliummangel eintreten. Auch bei der noch vielfach geübten therapeutischen Infusion von isotonischer Kochsalzlösung zur Deckung eines Flüssigkeitsverlusts können durch die so ausgelöste Diurese u.U. gefährliche Kaliummangelzustände eintreten, ebenso bei einseitigen Diätformen mit kaliumarmer Kost (einseitige Zucker-Fett-Ernährung).

Ein *Kaliumüberschuß* tritt dagegen weit seltener auf, am häufigsten dann, wenn durch Zellzertrümmerung der K^+-Gehalt des Plasmas ansteigt und eine gleichzeitige Nierenschädigung vorliegt. Weiter tritt er schließlich regelmäßig auf bei Nebenniereninsuffizienz.

4. Anhang: Ödementstehung

Eine Vermehrung des interstitiellen Flüssigkeitsvolumens über die physiologische Schwankungsbreite hinaus, ob lokal oder generalisiert, wird als Ödem bezeichnet. Sie kann auf unterschiedliche Ursachen zurückgeführt werden, von denen einige hier in groben Zügen aufgeführt seien.

Ödem durch Erhöhung der Capillardurchlässigkeit. Bei Entzündung kann es durch die entstehenden Polypeptide (s. S. 28) zu einer vermehrten Durchlässigkeit der Capillarwand für Eiweiß kommen, möglicherweise durch Vergrößerung der Poren. Dadurch wird die Differenz im kolloidosmotischen Druck zwischen Blutplasma und interstitieller Flüssigkeit vermindert; es überwiegt (bei gleichbleibendem oder sogar erhöhtem Capillardruck) die Netto-Filtration gegenüber der Reabsorption von Flüssigkeit so stark, daß die Kapazität des Lymphtransports überschritten wird und Ödem entsteht. Gleichzeitig damit kann es, wie auch bei anderen Vergiftungen, zu einer Verminderung der Energieentbindung in den Zellen kommen (Hypoxydose, s. S. 200); die aktiven Pumpmechanismen der Zellen werden vermindert und diese schwellen. Insgesamt kommt es zu einer Erhöhung des Gewebsdrucks, die den Zustand weiter verschärft.

Ödem durch Erhöhung des effektiven Filtrationsdrucks. Der effektive Filtrationsdruck kann einerseits erhöht werden durch Zunahme des Venendrucks (Abb. 210B) oder durch Verminderung des kolloidosmotischen Drucks des Blutes (Abb. 210C). In beiden Fällen überwiegt die Netto-Filtration gegenüber der Reabsorption so stark, daß das interstitielle Volumen erhöht wird, wobei im Gegensatz zu der oben genannten Entstehungsursache der Eiweißgehalt niedrig bleibt. Bei aufrechter Körperhaltung ist aus hydrostatischen Gründen der venöse Druck in den Beinen erhöht (s. S. 146 und Abb. 110); auch beim Herzgesunden wird deshalb das interstitielle Volumen in den abhängigen Partien erhöht und das Plasmavolumen (bei gleichzeitiger Bluteindickung) vermindert. Ein typisches Beispiel ist das Anschwellen der Füße bei langen Eisenbahnfahrten. Die Verminderung des Plasmavolumens im Stehen wird z.T. wieder rückgängig gemacht durch eine Verminderung der Urinausscheidung infolge Senkung der Nierendurchblutung. Die geringe Blutdrucksenkung, die oft im Stehen eintritt, ist zwar nicht ausreichend, um die Filtratmenge merklich zu erniedrigen, aber doch die Markdurchblutung, die nicht autonom reguliert wird, so daß die Rückresorption erhöht wird. Im Liegen wird dieser Vorgang wieder rückgängig gemacht. Bei Herzinsuffizienz ist der Vorgang verstärkt (s. S. 172); es kommt hinzu, daß der Venendruck insgesamt erhöht wird (s. u.), so daß es dort zu ausgesprochener Ödembildung, zunächst vorwiegend in den abhängigen Partien, kommt.

Eine Verminderung des kolloidosmotischen Drucks tritt ein bei Eiweißmangel, vor allem bei Albuminmangel, so z.B. bei Nierenerkrankungen und bei schwerem Hunger (s. S. 14) Die Abnahme des Albumingehaltes des Blutes ist demnach einer der Gründe, warum es bei schwerem Hunger zu Hungerödem kommen kann. (Eine weitere Ursache ist die rasche Einschmelzung von Körpergewebe.) Dieses Ödem ist im Gegensatz zum eben genannten überwiegend dort lokalisiert, wo der Gewebsdruck am niedrigsten liegt, z.B. in den Augenlidern.

Ödem durch hormonale Ursachen. Alle Faktoren, die zu einer Erhöhung der NaCl-Rückresorption in der Niere und damit schließlich zu NaCl-Retention im Organismus führen,

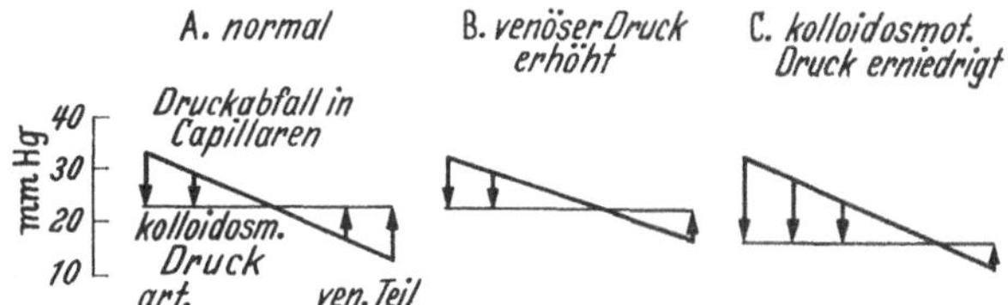

Abb. 210. Grob schematische Darstellung der Starlingschen Gesetzmäßigkeiten der Lymph- und Ödembildung. *A.* normal: Im arteriellen Teil der Capillare überwiegt der Capillardruck über den kolloidosmotischen Druck des Plasmas, der effektive Filtrationsdruck ist positiv, und es kommt entsprechend zu Netto-Filtration von Flüssigkeit. Im venösen Teil der Capillare liegt der Capillardruck unter dem kolloidosmotischen Druck des Plasmas, der effektive Filtrationsdruck ist negativ und es kommt entsprechend zu Netto-Resorption von Flüssigkeit in die Capillare. *B.* Bei erhöhtem Venen- (und damit Capillar-) Druck, aber gleichbleibendem kolloidosmotischem Druck des Plasmas, überwiegt die Netto-Filtration gegenüber der Resorption, u. U. so stark, daß die Kapazität des Lymphsystems überschritten wird und Ödembildung eintritt. *C.* Bei erniedrigtem kolloidosmotischem Druck des Plasmas, aber gleichbleibendem Capillardruck überwiegt ebenso die Netto-Filtration so stark gegenüber der Resorption, daß es zu Ödembildung kommen kann

können zu Ödembildung Anlaß geben, da das NaCl durch die Wirkung der Na-Pumpe extracellulär liegenbleibt unter entsprechender Zurückhaltung von Wasser. So bewirkt z.B. eine übermäßige Zufuhr von Mineralocorticoiden eine Retention von NaCl und schließlich Ödembildung.

Es ist oben, S. 172, ausgeführt worden, daß bei Herzinsuffizienz der Flüssigkeitsverlust in die abhängigen Partien unter Tage größer ist als beim Herzgesunden, so daß, bezogen auf 24 Std, das Blutvolumen zunächst niedriger liegt. Diese Volumenerniedrigung bewirkt u. a. eine erhöhte Ausschüttung von Adiuretin aus dem Hypophysenhinterlappen und von Aldosteron aus der Nebennierenrinde (vgl. oben S. 346 und Abb. 209). Damit kommt es zu einer Erhöhung der Rückresorption von Wasser und Kochsalz in der Niere und zu einer Erhöhung des abgesunkenen Blutvolumens im Stehen, aber auch zu einer Erhöhung des interstitiellen Volumens. Dieser Vorgang wird verstärkt dadurch, daß im Stehen das Filtratvolumen der Niere und damit ihr Ausscheidungsvermögen absinkt, gleichzeitig auch die Markdurchblutung der Niere, wodurch die Reabsorption erhöht wird. Auf diese Weise kann eine Kompensation des Volumverlustes im Stehen erreicht werden, aber im Liegen ist dann das Blutvolumen erhöht, d.h. im Verhältnis zur Herzgröße und zu der Kapazität des Niederdrucksystems zu hoch, so daß der Venendruck gesteigert ist. Das erbringt auf der einen Seite eine Erhöhung des Auswurfvolumens des Herzens (s. S. 171), auf der anderen Seite eine Verminderung der Rückresorption von Flüssigkeit aus dem interstitiellen Raum, so daß die Ödembildung verstärkt wird. Sicherlich ist damit der Mechanismus der Ödementstehung bei Herzinsuffizienz nicht vollständig beschrieben; es treten noch eine ganze Reihe weiterer Mechanismen hinzu. Hier kam es nur darauf an, an einem Teilmechanismus zu zeigen, daß das Ödem bei Herzinsuffizienz nicht primär durch „Rückstauung" und auch nicht durch Niereninsuffizienz bedingt ist, sondern, zumindest in den ersten Stadien, eine Folge der Volumenregulation darstellt.

Literatur

Black, D. A. K.: Essentials of fluid balance. Oxford: Blackwell 1957. — Bland, J. H.: Störungen des Wasser- und Elektrolythaushaltes. Stuttgart: Georg Thieme 1959. — Dohrmann, R.: Prä- und postoperative Wasser- und Elektrolyttherapie. Berlin: Springer 1959. — Elkinton, J. R., and T. S. Danowski: The body fluids. Baltimore: Williams & Wilkins

Company 1955. — GAMBLE, J. L.: Chemical anatomy, physiology and pathology of extracellular fluid, 6. Aufl. Cambridge, Mass.: Harvard University Press 1954. — HÖBER, R.: Die physikalische Chemie der Zellen und Gewebe. Bern: Stämpfli 1947. — HOLLEY, H. L., and W. C. CARLSON: Potassium metabolism in health and disease. London: Grune & Stratton 1955. — KERPEL-FRONIUS, E.: Pathologie und Klinik des Salz- und Wasserhaushaltes. 1959. — KÜHNS, K., u. H. WEBER: Störungen des Kaliumstoffwechsels und ihre klinische Bedeutung. Ergebn. inn. Med. Kinderheilk., N.F. **10**, 185 (1958). — LE FEVRE, P. G.: Active transport through animal cell membranes. In: Handbuch der Protoplasmaforsch. Bd. 8. Wien: Springer 1955. — MARIOTT, H. L.: Water and salt depletion. Springfield: Ch. C. Thomas 1950. — MURPHY, Q. R. (Edit.): Metabolic aspects of transport across cell membranes. Madison 1957. — NETTER, H.: Theoretische Biochemie. 1959. — RENKIN, E. M., u. J. R. PAPPENHEIMER: Wasserdurchlässigkeit und Permeabilität der Capillarwände. Ergebn. Physiol. **49**, 59 (1957). — ROBINSON, I. R.: The active transport of water in living systems. Biol. Rev. **28**, 158 (1953). — SARRE, H.: Nierenkrankheiten, 2. Aufl. Stuttgart: Georg Thieme 1958. — SCHÜTTE, E.: Wasserstoffwechsel. Mineralstoffwechsel. In: Handbuch der physiologischen Chemie. II. Berlin: Springer 1954. — SCHWAB, M., u. K. KÜHNS: Die Störungen des Wasser- und Elektrolytstoffwechsels. Berlin: Springer 1959. — SMITH, H. W.: Salt and water volume receptors. Amer. J. Med. **23**, 623 (1957). — SNIVELY, W. D., u. M. J. SWEENEY: Elektrolyt- und Wasserhaushalt. München: Urban & Schwarzenberg 1958. — STRAUSS, M. B.: Body water in man. Toronto: Little Brown & Co. 1957. — USSING, H. H.: Ion transport across membranes. Herausgeb. E. T. CLARKE. New York 1954. — USSING, H. H.: Ionic movements in cell membranes in relation to the activity of the nervous system. Ergebn. Physiol. **50**, 159 (1959). — ZÖLLNER, N. (Herausgeb.): THANNHAUSERS Lehrbuch des Stoffwechsels und der Stoffwechselkrankheiten, 2. Aufl. Stuttgart: Georg Thieme 1957.

XI. Drüsen mit innerer Sekretion

In den vorhergehenden Abschnitten wurden wiederholt Stoffe beschrieben, die als Abfallstoffe oder aber auch zu speziellem Zwecke gebildet werden, und, auf dem Blutwege abtransportiert, die Funktion verschiedenster Organe beeinflussen. Es wurde dann gewöhnlich von „chemischer Steuerung" dieser Organe gesprochen. In besonderem Maße war hierzu z.B. die Kohlensäure befähigt, welche ja nicht nur weitgehend die Tätigkeit der Atmung, sondern auch die gegenseitige Zuordnung von Atmung und Kreislauf beeinflußt. Daneben dienten zur „chemischen Steuerung" Stoffe, welche zu einem ganz bestimmten Zwecke an sehr vielen Stellen des Körpers gebildet werden können. Erinnert sei an das Histamin und besonders an das Acetylcholin, das überall dort, wo parasympathische und motorische Nerven endigen, als Mittlersubstanz zwischen Nerv und Erfolgsorgan auftritt (s. S. 446).

Wenn nachfolgend von den *Hormonen* oder der inneren Sekretion berichtet wird, so handelt es sich um ganz ähnliche Vorgänge, nämlich die *chemische Fernsteuerung* verschiedener Organe und die richtige Einordnung ihrer Funktion durch hochwirksame körpereigene Stoffe, welche aber im Gegensatz zur Kohlensäure und zu Histamin und Acetylcholin nur in bestimmten Organen oder Zellgruppen von charakteristischem Feinbau erzeugt werden, nämlich in den Drüsen mit innerer Sekretion (Hormondrüsen, inkretorische Drüsen oder auch Blutdrüsen genannt).

Unter Hormonen verstehen wir also *spezifische Substanzen*, die von einem spezifischen Organ oder einer Zellgruppe unter physiologischen Bedingungen gebildet werden und auf dem Blutwege in spezifischer Weise auf andere Organe oder Zellgruppen einwirken. Bei diesen Organen bzw. Zellgruppen handelt es sich um die folgenden: 1. Hypophyse, 2. Langerhanssche Inseln des Pankreas, 3. Schilddrüse, 4. Nebenschilddrüsen (Epithelkörperchen), 5. Nebennieren, 6. Zwischenzellen der Hoden, 7. Follikel und Corpus luteum des Ovars. Die biologische Bedeutung ist nicht bei allen Hormonen gleich groß. Einzelne sind absolut *lebenswichtig*, nämlich Insulin (aus dem Pankreas), Epithelkörperchenhormon und Nebennierenrindenhormone. Die anderen, wie Keimdrüsenhormone, Schilddrüsenhormone, Hypophysenstoffe, sind zwar nicht unmittelbar lebensnotwendig, aber für die optimale Tätigkeit des Organismus und für die Breite seiner *Anpassungsfähigkeit* an die äußeren Umstände des Lebens, sowie für die *Erhaltung der Art*, ebenfalls *unentbehrlich.*

Zu ihnen gesellen sich noch innersekretorisch tätige Zellgruppen in Magen, Darm und Placenta, wobei aber entweder die spezifischen Zellen noch nicht bekannt sind oder die betreffenden Zellen nicht so weitgehend spezialisiert sind und daneben noch andere Aufgaben erfüllen. Dadurch erfahren die Begriffe innersekretorische Drüsen und Hormone eine Ausweitung, die die Gefahr einer ungenügenden Abgrenzung zu Stoffwechselprodukten, die ebenfalls Fernwirkungen aufweisen, mit sich bringt. Wir werden, um diese Grenze nicht völlig aufzulösen, die Überträgerstoffe einer Nervenerregung auf das Erfolgsorgan nicht zu den Hormonen zählen und ebenso nicht die sog. Organisatoren, die die Differenzierung bestimmter Organe und Zellverbände bewirken.

Eine wichtige *Aufgabe der Hormone* besteht in ihrer Mitwirkung bei der *Aufrechterhaltung des inneren Milieus* im Organismus, von dessen Bedeutung immer wieder die Rede war. So war es in den vorausgehenden Kapiteln denn auch notwendig, auf die Rolle etwa der Hypophyse und Nebennierenrinde im Wasser-Salzhaushalt, der Schilddrüse im Gesamtumsatz, des Pankreas und der Nebennieren im Kohlenhydrathaushalt, der Epithelkörperchen im P- und Ca-Haushalt usw. hinzuweisen. Eine noch wichtigere Rolle spielen die Hormone in der *Zusammenfassung der einzelnen Organe zu einer einheitlichen Leistung.* In beide Aufgabenbereiche teilen sich die innersekretorischen Drüsen mit dem Nervensystem. Dort wo es auf die Schnelligkeit der Übertragung einer Anregung oder Hemmung auf das Erfolgsorgan ankommt und auf die Möglichkeit, innerhalb einer gleichartigen Zellgruppe (z.B. Muskelfasern) nur einen Teil zu beeinflussen, ist diese Aufgabe vorwiegend dem Nervensystem zugefallen. Dort wo es auf Dauerwirkungen ankommt und vor allem auf Beeinflussung derjenigen Stoffwechselprozesse, die zur Aufrechterhaltung von Struktur und Leistungsbereitschaft der Zellen und Organe dienen, weniger zur Auslösung einer augenblicklichen Leistung, ist die Aufgabe vorwiegend, wenn auch keineswegs ausschließlich, dem innersekretorischen System übertragen worden. In vielen Punkten ergänzen sich jedoch die beiden Systeme, ja, noch mehr, stehen sie sogar in einer ausgesprochenen Wechselwirkung. So kann die Ausschüttung von Hormonen in einigen Fällen vom vegetativen Nervensystem ausgelöst oder modifiziert werden und umgekehrt wirken viele Hormone auf das vegetative Nervensystem zurück.

Es ist medizinhistorisch interessant, daß dem ersten einwandfreien Nachweis einer Hormonwirkung durch BERTHOLD (Behebung der sekundären Kastrationsfolgen beim Hahn durch Hodenimplantation unter die Haut) 1849 keine Beachtung geschenkt wurde, da man zu dieser Zeit noch zu sehr unter dem Eindruck der eben gemachten Entdeckungen über die Nervenfunktion stand. Ebenso interessant ist es, daß erst dann das allgemeine Interesse erwachte und der Stein ins Rollen gebracht wurde, als 1889 BROWN-SÉQUARD in der Pariser Akademie der Wissenschaften seine Mitteilungen über die verjüngende Wirkung von Testis-Extrakten machte; dabei müssen wir heute annehmen, daß mit großer Wahrscheinlichkeit seine Extrakte sehr wenig oder gar keine Hormone enthielten und ihre Wirkung wohl allein auf Suggestion beruhte.

Ihrer Aufgabe, die Zusammenarbeit der Organe zu überwachen, können die innersekretorischen Drüsen nur dann gerecht werden, wenn ihr Zusammenspiel untereinander fortlaufend durch gegenseitige *Förderung und*

Hemmung reguliert wird. So werden wir sehen, daß die Thyroxinbildung in der Schilddrüse und die Follikelhormonbildung im Ovar durch den Vorderlappen der Hypophyse angeregt wird, daß aber umgekehrt ein Rückmeldesystem insofern besteht, als diese Hormone ihrerseits die Tätigkeit des Vorderlappens hemmen. Wir sehen den Einbau in *Funktionskreise*, die als ganzes bei Ausfall eines Gliedes gestört werden. So kommt es, daß Ausfall auch der nichtlebenswichtigen Hormone eine schwere Beeinträchtigung der Regulationsbreite des Organismus, seiner Anpassungsfähigkeit an verschiedene Bedingungen, herbeiführt.

Es ist bislang noch nicht gelungen, den *Angriffspunkt der Hormone* im einzelnen aufzuklären. Man hat zwar experimentelle Hinweise für die Annahme gewinnen können, daß sie bestimmte fermentative Vorgänge in den Zellen beschleunigen, doch handelt es sich wahrscheinlich dabei um weit komplexere Vorgänge als ursprünglich vermutet. Wir bezeichnen Hormone gern als *Effektoren*, d.h. Aktivatoren und Inhibitoren von Fermenten oder ganzen Fermentreihen; die Reaktionsgeschwindigkeit einer durch eine Reihe von Fermenten bewirkten Umsetzung ist ja nur so schnell wie die Reaktionsgeschwindigkeit der Umsetzungen im langsamsten Glied der Fermentkette. Für ein Zwischenprodukt des Intermediärstoffwechsels sind meistens mehrere alternative Wege möglich, von denen je nach den Umständen der eine oder andere Weg bevorzugt wird. Viele Wirkungen der Hormone auf den Stoffwechsel kann man heute mit dieser Mehrgleisigkeit des Intermediärstoffwechsels erklären: Hormone beeinflussen bestimmte Fermente und bewirken so, daß jetzt für den Metaboliten ein anderer Schicksalsweg bevorzugt wird. Hormone wirken also ähnlich wie der Rangiermeister auf einem Verschiebebahnhof (GRAB).

Um die *Funktion der einzelnen Drüsen zu erkennen*, gibt es eine Reihe bewährter Wege. Nach *operativer Entfernung* werden die Ausfallserscheinungen beobachtet. Unter Umständen bietet die Natur (namentlich am Menschen, an dem ja operative Entfernungen zu Forschungszwecken ausgeschlossen sind) gleiche Experimente dar durch angeborenes Fehlen oder krankhafte Rückbildung einzelner Hormondrüsen. In den meisten Fällen läßt das Schwinden der Ausfallserscheinungen bei Zufuhr der lebendfrischen Drüsensubstanz durch *Verfütterung oder Einspritzung von Extrakten* bindende Schlüsse über die Funktion des fehlenden Organs zu. Auf diese Weise läßt sich schließlich auch ermitteln, welche *chemischen Individuen* in der Drüsensubstanz die eigentlichen Wirkstoffe sind. Diese Einsicht ist stets das Ziel der Forschung. Vermittelt sie doch nicht bloß Verständnis für die Abkunft der Wirkstoffe von anderen körpereigenen Substanzen und damit u. U. Möglichkeiten einer wirksamen „biologischen" Bekämpfung hormonaler Unter- und Überfunktionen auf indirektem Wege, sondern vor allem die Möglichkeit der künstlichen chemischen Synthese. Letztere macht den Arzt unabhängig von den meist kostspieligen Organpräparaten.

Neben der dosierten Darreichung spielen eine große Rolle die *Transplantationsversuche*. Sie sind von besonderem Wert dann, wenn Entscheidungen darüber getroffen werden sollen, inwieweit nervöse Einflüsse die Hormonbildung oder -ausschüttung eines Organs beeinflussen. Wie die Bluttransfusion ist die wirklich erfolgreiche Drüsenüberpflanzung nur zwischen ganz bestimmten Individuen möglich. Eine Transplantation lebenswichtiger Drüsen zwischen Tier und Mensch ist somit ausgeschlossen. Allerdings wird unmittelbar nach der Überpflanzung einer nicht arteigenen Drüse ein gewisser Erfolg eintreten. Er wäre aber genauso gut zu erreichen durch Einspritzung des Drüsenextraktes. Die überpflanzte Drüse wird im Fremdorganismus abgebaut und resorbiert. Sie bleibt nicht über längere Zeit funktionsfähig und ihre momentane Wirkung ist verursacht durch das in ihr bereits enthaltene Hormon. Das ist nur möglich dadurch, daß die meisten Hormone nicht artspezifisch, sondern nur funktionsspezifisch sind. Das ist um so bemerkenswerter, als sie ja weitgehend die „Konstitution" und hochkomplexe Vorgänge, wie Psyche und Charakter eines Individuums bestimmend beeinflussen können. Wie sooft hat die Natur bei den verschiedensten Lebensvorgängen zur Erreichung eines ganz bestimmten Zweckes ein und dasselbe Grundprinzip herausgefunden. Besonders eindringlich kommt das bei den Sexualhormonen zum Ausdruck, deren Wirksamkeit bei übereinstimmendem Bau des Moleküls über alle Tierreihen hinweg sich sogar bis in das pflanzliche Leben erstreckt.

Es ließ sich weiter in neuerer Zeit feststellen, daß die funktionsspezifische Wirkung von einigen Hormonen weitgehend nachgeahmt werden kann durch *synthetische Stoffe*, die nur entfernte konstitutionelle Verwandtschaft mit dem betreffenden Hormon aufweisen (z.B. die Stilbene an Stelle von Follikelhormon).

Während anfänglich das Bestreben nur dahin ging, die einzelnen Hormone rein darzustellen und wenn möglich zu synthetisieren und gleichzeitig den Bedarf des Organismus festzustellen, um bei Mangelzuständen eine Substitutionstherapie zu erreichen, geht neuerdings die Tendenz auch dahin, Hormone als Pharmaka zu verwenden. Zu diesem Zwecke wird versucht, das von der Natur gebildete Molekül so zu verändern, daß seine gesamten Wirkungen möglichst genau den therapeutischen Wünschen entsprechen, so daß z.B. einzelne Wirkungen zurückgedrängt, andere dagegen verstärkt werden, wobei es u. U. gelingt, bestimmte Nebenwirkungen einerseits als Hauptwirkung auszunutzen oder andererseits ganz auszuschalten.

Bei *hoher Hormonzufuhr* können Wirkungen beobachtet werden, die sich physiologischerweise nicht nachweisen lassen. Wir werden S. 415 darstellen, daß wahrscheinlich der physiologische Effekt des Adiuretins ausschließlich in seiner Wirkung auf die Niere besteht und daß der bei Extraktzufuhr beobachteten vasopressorischen Wirkung unter physiologischen Bedingungen keine Bedeutung zukommt. Man wird jedenfalls immer zwischen der Wirkung der kleinen physiologischen Konzentrationen und den hohen Konzentrationen, die zu therapeutischen Zwecken zugeführt werden, unterscheiden müssen.

Weiter sei betont, daß keineswegs jedesmal bei Feststellung einer reproduzierbaren Wirkung eines Organextraktes der Schluß auf ein Hormon gerechtfertigt ist. Es kann sich jeweils durchaus um *unspezifische Wirkungen von Stoffwechselprodukten* handeln oder gar von Zerfallsprodukten, die durch die angewandte Methode der Extraktion entstehen.

In neuerer Zeit gewinnt die künstliche Herstellung und therapeutische Verwendung von sog. *Antihormonen* zunehmende Bedeutung. Man versteht darunter Stoffe, welche die an der Hormonbildung beteiligten Fermente hemmen oder blockieren, so daß die Bildung des betreffenden Hormons herabgesetzt wird. Da bei fortlaufender Injektion von Drüsenextrakten mit denjenigen Hormonen, die Eiweißkörper darstellen (Proteohormone), die Wirkung abnimmt und schließlich versiegt, nahm man auch hier eine Antihormonbildung an. In anderen Fällen handelt es sich um die Wirkung unspezifischer Begleitstoffe, die eine Antikörperbildung auslösen, da diese Effektabnahme um so geringer wird, je reiner die Darstellung des Proteohormons gelingt.

Wir werden im folgenden so vorgehen, daß wir diejenigen Hormone des Hypophysenvorderlappens, die die Tätigkeit anderer innersekretorischer Drüsen anregen (glandotrope Hormone), bei den betreffenden Organen besprechen und zum Schluß die Hormone des Vorderlappens schematisch zusammenfassen.

1. Die Inselzellen des Pankreas und der Kohlenhydrathaushalt

a) Das Insulin

1889 entdeckten MERING und MINKOWSKI, daß beim Hund nach *vollständiger Entfernung des Pankreas* ein Krankheitsbild auftritt mit Erscheinungen, die der schweren Form der menschlichen Zuckerkrankheit *(Diabetes mellitus)* weitgehend ähnlich sind: 1. Erhöhung des Blutzuckers (Hyperglykämie), 2. Zuckerausscheidung im Urin (Glykosurie) bei vermehrter Harnmenge (Polyurie), 3. Acidose (s. S. 49), 4. vermehrte Stickstoffausscheidung im Urin, z.T. in Form von Ammoniumsalzen (s. S. 326), 5. erhöhter Fettgehalt des Blutes, 6. Verfettung der Leber. Sie deuteten das Krankheitsbild ganz richtig nicht als eine Folge des Ausfalls in der äußeren Sekretion des Pankreas, also des Ausfalls an Verdauungsfermenten, sondern als Folge des Ausfalls in der inneren Sekretion.

Der nächste Schritt war der Versuch, durch Gewinnung und Injektion von *Pankreasextrakten* die Folgen der Pankreasexstirpation zu beheben. Die Extraktgewinnung gestaltete sich insofern sehr schwierig, als das wirksame Hormon durch die Pankreasfermente abgebaut wird. ZUELZER gelang es zwar, durch Extraktion von Kälberpankreas, deren Fermentgehalt sehr niedrig ist, wirksame Extrakte zu erhalten. Er beging aber den entscheidenden Fehler, seine Extrakte vor der Verwendung beim Diabetiker nicht auf ihre Wirksamkeit auf den Blutzucker im Tierversuch zu testen. So mußte er die Versuche wegen schwerer Nebenwirkungen seiner Extrakte abbrechen. Wir wissen heute, daß es sich dabei um eine Überdosierung, die zu tiefem Abfall des Blutzuckers führte (hypoglykämischer Schock, s. u.), gehandelt hat. Erst 1921 gelang BANTING und BEST die Bereitung wirksamer Extrakte, die sie vor der Anwendung am Menschen im Tierversuch testeten, wobei sie sich auf den Rat besonderer Kenner auf diesem Gebiet stützen konnten, von MACLEOD und von COLLIP. Zuvor hatten SSOBELEW und SCOTT gezeigt, daß nach Unterbindung des Pankreasgangs das Drüsenparenchym des Pankreas zugrunde geht, nicht aber die Langerhansschen Inseln. Dabei trat ein Diabetes nicht auf; das vermutete Hormon wurde offenbar in diesen Inseln gebildet und wurde deshalb *Insulin* genannt. Zuerst bedienten sich BANTING und BEST ebenfalls dieser etwas umständlichen Methode, das Insulin ohne eine Zerstörung durch die Verdauungsfermente zu extrahieren; später benutzten sie eine Extraktion in der Kälte mit salzsaurem Alkohol, wodurch eine Fermentwirkung aufgehoben war.

Insulin ist ein Protein, dessen kleinste wirksame Einheit ein Molekulargewicht von rund 6000 aufweist. Je nach p_H und Zn-Gehalt können zwei und mehr solcher Einheiten zu größeren (stabilen) Molekülen verbunden werden. Die Einheit besteht aus 2 Peptidketten, die durch 2 Disulfidbrücken verbunden sind, mit 20 bzw. 30 Aminosäuren (SANGER). Durch mühsame Kleinarbeit ist es gelungen, die Folge der einzelnen Aminosäuren aufzuklären (Strukturformel und Einzelheiten der Konstitution s. LEHNARTZ: Chemische Physiologie). Die Insuline verschiedener Tierarten stimmen in den entscheidenden Punkten überein (deshalb die artunspezifische Wirkung); nur etwa in der Mitte der ersten Kette unterscheiden sie sich in 3 Aminosäureresten. Bei seiner Proteinnatur wird die leichte Zerstörbarkeit durch die Pankreasfermente verständlich. Deshalb kann es nicht per os gegeben, sondern muß subcutan eingespritzt werden. Neue Extraktchargen werden in ihrer Wirkung auf den Blutzucker mit einem kristallisierten Standardinsulin verglichen. Diejenige Menge, die der Wirkung von 1/22 mg dieses Standardinsulins entspricht, wird eine Einheit genannt.

Hauptsächlich in der Leber, aber auch in andern Organen, findet sich ein Agens, das Insulin unwirksam macht und bei dem es sich wahrscheinlich um ein Ferment handelt (Insulinase), ferner ein weiteres Agens, das die Wirksamkeit der Insulinase hemmt und das als Insulinase-Inhibitor bezeichnet wird.

In den B-Zellen der Langerhansschen Inseln, die als Bildungsstätte des Insulins in Frage kommen (s. u.), läßt sich histochemisch Zink in besonders hoher Konzentration nachweisen. Es bildet mit Insulin schwer lösliche Komplexsalze (wobei in alkalischem Milieu mehrere der oben genannten Einheiten zu einem Insulin von höherem Molekulargewicht assoziieren). Deshalb vermutet man seine Aufgabe darin, das Insulin in eine schwer lösliche Depotform zu überführen, aus der es auf noch nicht geklärte Weise bei Erhöhung des Blutzuckergehalts mobilisiert werden kann. Daß der Zinkgehalt der B-Zellen für deren normale Tätigkeit unerläßlich ist, geht daraus hervor, daß es nach Blockierung des Zinks (durch Oxin und andere Stoffe) zu schwerer B-Zellenschädigung und u. U. zu Diabetes mellitus kommt (KADOTA).

Insulin senkt den Blutzucker durch Verbesserung der *Glucoseverwertung* in den Geweben, wodurch a) der *Glucoseabbau* im Gewebe *beschleunigt* und b) die *Bildung von Glucose* aus Glykogen und Eiweiß (Glykogenolyse und Gluconeogenese) *zurückgedrängt* und die Glykogendeponierung in der Leber gefördert wird.

Um die Wirkung des Insulins und anderer Hormone auf den Kohlenhydrathaushalt verständlich darlegen zu können, müssen wir uns kurz und schematisch mit dem Umsatz der Kohlenhydrate beschäftigen (ausführlich s. Physiologische Chemie).

Der Glucosegehalt des Blutes liegt um 100 mg-% (80—120 mg-%). Da die Glucose verhältnismäßig leicht diffundiert, können wir annehmen, daß die Konzentration im intracellulären Flüssigkeitsraum etwa dieselbe ist wie im extracellulären. In diesen 40—45 Litern (s. S. 344) würde sich also ein Gesamtgehalt an Glucose von rund 40 g finden, eine Menge, die bei ausschließlicher Glucoseverbrennung nur ausreichen würde, um den Energiebedarf für etwa 3 Std zu decken. Daraus allein folgt schon, daß eine *Vorratsform* der Glucose notwendig ist, um große Schwankungen zwischen den Mahlzeiten zu verhüten. Eine solche Vorratsform stellt zunächst das *Glykogen* dar. Wir finden diesen Vorrat hauptsächlich in der Leber (bis maximal 20% des Lebergewichts; durchschnittliche Gesamtmenge 180 g), und im Muskel (bis maximal 0,5% des Muskelgewichts; durchschnittliche Gesamtmenge 300 g) und weiter in geringen Mengen in anderen Organen. Je nach der Höhe des Zuckergehalts in den Geweben wird entweder Glykogen aufgebaut oder dieses zu Glucose abgebaut *(Glykogenolyse)*. Hauptumschlagplatz ist die Leber, Zwischenstufe ist jeweils das Glucose-6-phosphat. Dieser rasch mobilisierbare Vorrat an Glykogen würde beim hungernden Organismus 1—2 Tage ausreichen, um den Bedarf zu decken.

Da ein längeres Hungern ohne bedrohlichen Blutzuckerabfall möglich ist, bestehen offensichtlich weitere „Vorratsformen", d.h. es kann Glucose aus anderen Quellen zur Verfügung gestellt werden. Man spricht dann von einer *Gluconeogenese.* Eine Gluconeogenese ist zunächst möglich aus Milchsäure, dann aber auch aus Aminosäuren, die in verschiedenem Ausmaß „glucoplastisch" wirksam sind, und schließlich auch aus Fett (vgl. das Sammelbecken, das metabolic pool, für Acetylreste).

Eine Gluconeogenese aus Fett wird allerdings eine geringere Rolle spielen gegenüber einer direkten Mobilisierung und Verbrennung von Fett bei Kohlenhydratmangel, wobei entsprechend Glucose eingespart wird. Umgekehrt wird bei überschüssigem Angebot von Glucose nicht nur Glykogen gebildet, sondern auch Fett und schließlich über das metabolic pool mit seinen Acetylresten und Aminogruppen auch Eiweiß. Dieser letztere Weg spielt allerdings eine geringere Rolle gegenüber der „eiweißsparenden" Wirkung der Kohlenhydrate: Bei erhöhtem Glucoseangebot wird die Eiweißverbrennung auf das jeweils mögliche Minimum eingeschränkt. Hauptumschlagplatz ist wieder die Leber, Zwischenstufe wieder das Hexose-6-phosphat.

Die Größe des Umschlags in der einen oder anderen Richtung wird einmal von der Leber selbst reguliert, und zwar je nach der Höhe ihres Gehalts an Glucose, dann aber auch in weitgehender Weise durch hormonelle Einflüsse auf die Leber und andere Organe.

α) Folgen des Insulinmangels

1. Bei Entfernung des Pankreas wird die *Zuckerverbrennung im Gewebe erniedrigt.* Es ließ sich dies so nachweisen, daß radioaktiv markierte Glucose (mit C^{14}) verfüttert und die Konzentration von C^{14} in der Blutglucose und in der ausgeatmeten CO_2 bestimmt wurde. Diese Untersuchungen bewiesen, daß zwar auch bei Abwesenheit von Insulin noch Glucose vollständig abgebaut werden kann, daß aber der Gesamtumsatz beim Hund, der sich hierin sehr ähnlich verhält wie der Mensch, auf 40 % der Norm abfällt. Insulingabe bringt den Glucoseumsatz sofort wieder auf die Norm. Im Insulinmangel liegt also eine Störung der Zuckerverwertung vor, die vor allem die Leber, aber auch den Muskel und andere Organe zu betreffen scheint.

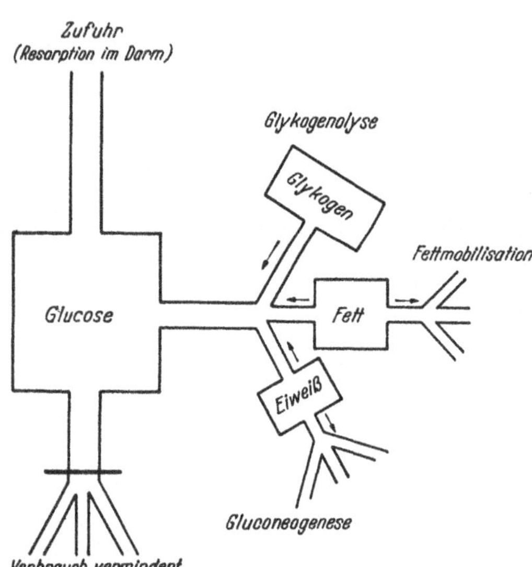

Abb. 211. Schema zur Regulation des Kohlenhydratumsatzes, speziell bei Insulinmangel. Zwischen Glucoseresorption und Verbrauch ist ein Stausee (in der Leber) eingeschaltet, der durch ein Schleusensystem mit weiteren Stauseen verbunden ist (die Größenverhältnisse blieben unberücksichtigt!). Vom Spiegel des Stausees hängt die Höhe des Blutzuckers ab. Bei Insulinmangel: Glucoseverbrauch im Gewebe vermindert (Schleuse staut zurück); Glykogen- und Fettmobilisierung, Erhöhung des Eiweißumsatzes: Spiegel des Stausees steigt bei gleichbleibender Glucosezufuhr an

2. Gleichzeitig damit wird die *Zuckerbildung erhöht,* und zwar sowohl *durch Glykogenolyse* (Abbau von Glykogen) wie auch *durch Gluconeogenese* (Abb. 211). Obwohl durch die Verminderung des Zuckerabbaus in den Geweben der Zuckergehalt des Blutes und der Organe angestiegen ist, verhält sich der gesamte Organismus und vor allem die Leber wie im schwersten Hunger: Es werden alle verfügbaren Quellen zur Mobilisation von Glucose herangezogen und der Fett- und Eiweißumsatz erhöht. Erst bei dem so

erreichten hohen Zuckergehalt scheint die Leber wieder in die Lage zu kommen, die Verwertung einer ausreichenden Menge von Zucker aufrechtzuerhalten. Der primär auslösende Vorgang scheint also auch hier die Störung der Zuckerverwertung zu sein.

3. Der *erhöhte Eiweißumsatz* a) als Ersatz für den verminderten Kohlenhydratumsatz und b) zur Bildung von Glucose aus Eiweiß führt zu einer *Erhöhung des Reststickstoffgehalts* im Blut und der N-Ausscheidung im Urin, z.T. in Form von Harnstoff, z.T. in Form von Ammoniumsalzen (Basensparmechanismus bei Acidose; s. S. 326).

4. *Die Fettsynthese ist herabgesetzt,* während der Fettabbau ungestört ablaufen kann. Der erhöhte Fettabbau bei gleichzeitiger Verminderung der Glucoseverbrennung verursacht einen erhöhten Anfall von Ketonkörpern (β-Oxybuttersäure und Acetessigsäure, Aceton), d.h. eine Ketose, und damit gleichzeitig eine Acidose (vgl. S. 49).

Bei der normalen Fettmobilisierung bei gleichzeitigem entsprechendem Glucoseabbau wird von vornherein die Entstehung von Acetessigsäure verhindert, weil die beim Fettsäureabbau entstehende „aktivierte" Essigsäure in den Citronensäurecyclus eingefädelt wird (Näheres s. physiologische Chemie). Bei mangelnder Glucoseverbrennung und damit ungenügender Bereitstellung von Oxalessigsäure, mit der die aktivierte Essigsäure zu Citronensäure kondensiert wird, kondensiert sie dagegen zu Acetessigsäure. Insofern trifft das von Naunyn geprägte Wort „Die Fette verbrennen im Feuer der Kohlenhydrate" zu. Wie jedes andere Schlagwort bringt es aber die Gefahr mit sich, daß es einen mehrgliedrigen Tatbestand nur eingliedrig verallgemeinert, und daß es, am falschen Orte angewandt, Mißverständnisse heraufbeschwört. Das vermehrte Auftreten von Acetessigsäure bei Insulinmangel ist vor allem auf den erhöhten Fettabbau bei gleichzeitiger Hemmung der Überführung von Glucose in Fett zurückzuführen. Man hat eine Zeitlang geglaubt, daß bei Insulinmangel die Verbrennung der Ketonkörper in den Geweben vermindert sei. Es hat sich jedoch herausgestellt, daß das keineswegs der Fall ist. Sie werden aber schon normalerweise nur sehr langsam abgebaut, und die normale oder sogar erhöhte Abbaugeschwindigkeit kann mit dem erhöhten Angebot bei Insulinmangel nicht Schritt halten. Der Abbau findet vorzugsweise in der Muskulatur statt, die Leber ist hierzu nur in geringem Maße befähigt. Mangelnder Glucoseabbau führt also dazu, daß die Ketonkörper überhaupt auftreten, die gleichzeitige Fettmobilisierung bei verminderter Fettsynthese bewirkt die Erhöhung ihrer Menge, so daß der Abbau in der Muskulatur sie nicht mehr ausreichend beseitigt und sie sich im Blute anhäufen und im Urin ausgeschieden werden.

Die Acetonausscheidung im Urin ist immer ein Zeichen beginnender Acidose, weil dann gleichzeitig schon eine gewisse Menge von Acetessigsäure vorhanden ist. Die Ausscheidung der Acetessigsäure im Urin entzieht dem Organismus Alkali. Wenn auch ein Teil dieses Alkali von der Niere in Form von Ammoniumsalzen zur Verfügung gestellt wird (s. S. 326), so führen doch diese Alkaliverluste zu einer *dekompensierten Acidose* (S. 49). Ausscheidung von Acetessigsäure im Urin ist also ein Alarmsignal. Wird in diesem Zustand beim menschlichen Diabetes nicht therapeutisch eingegriffen, so kommt es schließlich zum Koma und zum Tode. Die dekompensierte Acidose führt zu einer schweren Störung des gesamten Stoffwechsels, da die Zellfermente auf ein bestimmtes p_H-Optimum eingestellt sind. Gleichzeitig scheint die Acetessigsäure auch spezifische Giftwirkungen auf das Gehirn zu entfalten.

5. Bei Insulinmangel ist der *Blutfettgehalt* erhöht als Ausdruck der verstärkten Mobilisierung des Depotfetts (Lipämie), so daß die Leber nicht imstande ist, mit dem erhöhten Angebot Schritt zu halten. Es ist noch nicht geklärt, auf welche Weise im einzelnen die Fettmobilisierung zustande kommt. Möglicherweise ist dabei das Wachstumshormon des Hypophysenvorderlappens (s. S. 409) beteiligt, da man durch seine vermehrte Zufuhr einen erhöhten Fettgehalt des Blutes hervorrufen kann.

6. Bei länger bestehendem Diabetes mellitus des Menschen findet sich, auch bei dauernden Insulingaben, ein erhöhter *Fettgehalt der Leber* (Fettinfiltration). Es ist aber nicht geklärt, ob das eine Folge des Insulinmangels ist. Zufuhr von Cholin in großen Mengen kann diese Fettinfiltration verhindern (s. S. 251). Dragstedt berichtete, daß es ihm gelungen sei, aus Pankreas einen Extrakt herzustellen, der die benötigte Cholinmenge ganz erheblich reduziere. Er vermutet ein spezifisches weiteres Hormon im Pankreas, dem er die barbarische Bezeichnung Lipocaic gab. Neuere Untersuchungen lassen es wahrscheinlicher erscheinen, daß es sich nicht um die Wirkung eines spezifischen Hormons in diesen Extrakten handelt, sondern um eine unspezifische Wirkung bestimmter Aminosäuren.

7. Es muß jedoch schon hier betont werden, daß die Symptome des schweren Diabetes mellitus beim Menschen nicht immer mit denjenigen einer Pankreasentfernung übereinstimmen. Der Hund ist nach Pankreasentfernung durch gleichmäßige tägliche Insulingaben verhältnismäßig leicht in einem recht guten Gleichgewichtszustand des Kohlenhydrathaushalts zu erhalten. Ähnlich ist beim Menschen dann, wenn etwa wegen eines Krebses das Pankreas vollständig entfernt werden mußte, nur die Injektion einer verhältnismäßig kleinen Insulinmenge erforderlich. Bei einigen schweren Diabetesfällen werden weit größere Mengen benötigt und gestaltet sich die Einstellung auf ein Gleichgewicht viel schwieriger. Es ist also zu vermuten, daß in diesen Fällen nicht allein ein Insulinmangel eine Rolle spielt (s. S. 364).

β) Folgen einer erhöhten Insulinzufuhr

Wie schon berichtet, lassen sich durch Injektion von Insulin alle eben aufgezählten Erscheinungen nach Pankreasentfernung mit Ausnahme der Fettinfiltration der Leber beheben. Erhöht man jedoch die zugeführte Insulinmenge über diejenige, die zur Aufrechterhaltung der normalen Höhe des Blutzuckers ausreicht, kann u.U. ein schweres Krankheitsbild ausgelöst werden, der *hypoglykämische Schock*. Er tritt auf, wenn der Blutzucker mit einer gewissen Mindestgeschwindigkeit fällt oder eine gewisse Mindesthöhe unterschreitet. Da das Gehirn zur Energiegewinnung fast ausschließlich auf Kohlenhydrate angewiesen ist und nur über geringe Vorräte verfügt, treten bei ihm zuerst die Erscheinungen des Zuckermangels auf: Verminderung des inneren Antriebs, der Konzentrations- und der Merkfähigkeit, schließlich, bei schwereren Graden, Bewußtseinsverlust und Krämpfe.

Der Diabetiker neigt besonders zu schweren Reaktionen, während der Gesunde befähigt ist, auch bei hohen Insulingaben den Blutzuckergehalt auf einer bestimmten Mindesthöhe über lange Zeit aufrechtzuerhalten. Dies spricht dafür, daß beim Diabetiker mehr gestört ist als nur die Insulinausschüttung. Aber auch beim Gesunden stellen sich zentralnervöse Ausfallserscheinungen ein, wenn auch in milderer Form. Gleichzeitig kommt es zu Steigerung des Atemvolumens, des Herzminutenvolumens und der peripheren Durchblutung, besonders in Haut und Muskel, ferner zu Pulsverlangsamung, Schwitzen und erhöhter Magensaftproduktion. Durch SEKEL wurde die absichtliche Herbeiführung eines hypoglykämischen Schocks zur Behandlung bestimmter Erscheinungen bei Geisteskranken eingeführt. Dabei stellte sich heraus, daß auch hier häufig eine erhöhte „Insulinempfindlichkeit" vorliegt, d.h., daß durch geringere Mengen als beim Gesunden ein schwerer Schockzustand mit Krämpfen auszulösen ist.

γ) Regulation der Insulinabgabe aus dem Pankreas

Führt man einem Organismus eine größere Glucosemenge zu, so vermag die Leber das plötzliche hohe Angebot nicht zu bewältigen und als Glykogen bzw. Fett zu deponieren; es kommt zu Hyperglykämie. Innerhalb der kurzen Zeit von etwa 2 Std sinkt jedoch der Blutzucker wieder ab und unterschreitet sogar die Ausgangslage (STAUB-TRAUGOTT): es kommt zu einer hypoglykämischen Nachphase. Wird in dieser Nachphase dieselbe Glucosemenge zugeführt, so steigt der Blutzucker nur noch geringfügig an (Abb. 212).

Es ist dies lange Zeit als Beweis dafür angesehen worden, daß durch die Erhöhung des Blutzuckers eine Ausschüttung von Insulin bewirkt werde, das den Blutzucker senke und bei einer 2. Gabe eine erneute Blutzuckersteigerung verhindere. SOSKIN hat jedoch gezeigt, daß es sich hier um einen doppelten Mechanismus handelt. Er entfernte einem Hund das Pankreas und hielt durch fortlaufende Insulininfusion den Blutzucker konstant. Führte er jetzt eine größere Glucosemenge zu, so erhielt er fast die gleiche Kurvenform. Die hypoglykämische Nachphase kann hier nicht durch eine Insulinausschüttung bewirkt sein, da das Pankreas ja entfernt und die Insulinzufuhr konstant ist. Es hat offenbar die Leber für sich die Fähigkeit, sich einem größeren Glucoseangebot anzupassen (homöostatischer Mechanismus). Erhöhtes Glucoseangebot führt zu erhöhter Deponierung, gesenktes Angebot zu Mobilisierung, wobei die Ausschläge jeweils über den Normalstand hinausgehen. Möglicherweise beruht dieser Regulationsmechanismus auf einer Fermenthemmung durch das Produkt der Fermentreaktion: durch Glucose wird der Glykogenabbau, d.h. die Glykogenolyse, gehemmt und der Blutzucker sinkt ab. Auf der anderen Seite kann aber auf anderem Wege nachgewiesen werden, daß tatsächlich eine Blutzuckererhöhung eine Insulinausschüttung bewirkt: Verpflanzt man ein Pankreas an die Halsgefäße, so daß sämtliche nervösen Verbindungen unterbrochen sind und injiziert eine geringe Zuckermenge, die bei intravenöser Gabe keine Blutzuckeränderung herbeiführt, direkt in die Pankreasarterie, so bewirkt dies eine Senkung des Blutzuckers als Folge einer Insulinausschüttung.

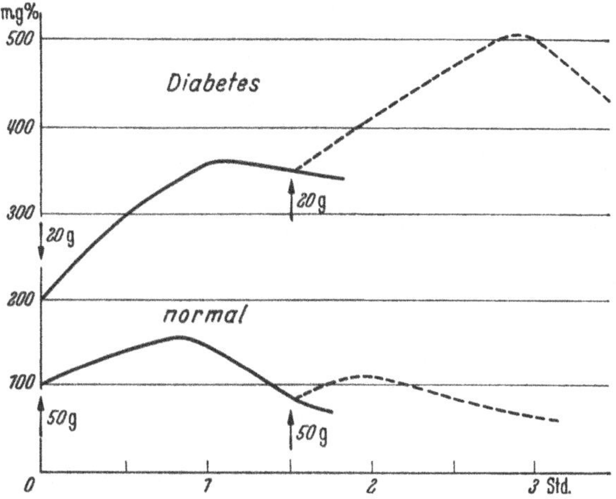

Abb. 212. Zum Staub-Traugott-Effekt. Untere Kurve: Im Versuchsbeginn wurden 50 g Glucose per os gegeben. Der Blutzucker steigt deutlich an und sinkt anschließend unter die Ausgangslage. Wird jetzt (gestrichelte Kurve) dieselbe Glucosegabe wiederholt, hat sie einen wesentlich geringeren Effekt auf die Blutzuckerhöhe. Obere Kurve: Bei schwerem Diabetes mellitus ist der Anstieg des Blutzuckers (trotz geringerer Zuckergabe) höher und verlängert. Bei der zweiten Gabe weiterer Anstieg

Die Regulation des Zuckergehalts in Blut und Gewebe erfolgt also offenbar in zwei übereinandergeschalteten Stufen. In der 1. Stufe geschieht die *Regulation durch die Leber selbst*, die je nach der Höhe des Zuckergehalts vermehrt Zucker als Glykogen (oder Fett) deponiert oder umgekehrt vermehrt Zucker mobilisiert. In der 2. Stufe wird die Fähigkeit der Leber, mit größeren Zuckermengen rascher fertig zu werden, bei einer stärkeren Blutzuckersteigerung durch *Insulinausschüttung* erhöht. Außerdem wird die *Schwelle*, bei der die Reaktionen der Leber erfolgen, durch das Insulin und andere Hormone, die wir noch zu besprechen haben werden, auf eine bestimmte Höhe eingestellt. Bei Insulinmangel wird sie erhöht und es erfolgt eine dauernde Mobilisation, bei überhöhter Zufuhr von Insulin eine zu weitgehende Deponierung von Glykogen.

Da das Pankreas eine reichliche Versorgung mit vegetativen Fasern aufweist, hat man schon früh die Möglichkeit einer Insulinausschüttung auf *nervösem Wege* in Betracht gezogen. Es konnte tatsächlich der Beweis geführt werden, daß über den N. vagus eine Insulinausschüttung bewirkt werden kann (GELLHORN). Doch scheinen nervöse Einflüsse unter physiologischen Bedingungen stark gegenüber anderen zurückzutreten, was sich allein schon daraus ergibt, daß ein Tier mit einem an die Halsgefäße transplantierten Pankreas einen normalen Kohlenhydrathaushalt und normale Belastungsreaktionen aufweist.

δ) Mechanismus der Insulinwirkung

Das Insulin weist offenbar in den verschiedenen Organen unterschiedliche Angriffspunkte auf, wobei der Wirkungsmechanismus im einzelnen noch ungeklärt ist. Man kann 2 Hauptwirkungen unterscheiden: 1. auf die Durchtrittsgeschwindigkeit von Glucose *durch* die Zellmembran und 2. auf enzymatische Prozesse *in* der Zelle. Vor allem im Muskel (und Fettgewebe) findet sich eine rasche Steigerung der Durchtrittsgeschwindigkeit von Glucose durch die Zellmembran (LUNDSGAARD, PARK). Ausgeschnittenes Rattenzwerchfell bindet Insulin in wenigen Sekunden und gewinnt dadurch die Fähigkeit, rascher Glucose aufzunehmen und in erhöhtem Maße umzusetzen. In der Leber scheint dieser Mechanismus dagegen eine untergeordnete Rolle zu spielen. Während der durch Insulinmangel gestörte Stoffwechsel im Muskel rasch durch Insulingabe in vivo und in vitro wiederhergestellt wird, dauert dies in der Leber mehrere Stunden. Hier scheint sich die Hauptwirkung auf bestimmte fermentative Abläufe zu erstrecken. Der Wirkungsgrad der oxydativen Phosphorylierung wird erhöht, Glucoseabbau und Glykogendeponierung werden beschleunigt, ebenso die Fettsynthese, während die Gluconeogenese zurückgedrängt wird.

ε) Andere Pankreashormone

Schon bald nachdem Insulin in den Handel gekommen war, hatte man beobachtet, daß verschiedene Insulinpräparate erst den Blutzucker steigern, bevor sie ihn dann endgültig senken. Mit fortschreitender Reinigung der Präparate ging dieser Effekt zurück. Man vermutete ein zweites, dem Insulin entgegengesetzt wirkendes Hormon im Pankreas, das man **Glucagon** nannte (MURLIN, BÜRGER). In jüngster Zeit ist seine chemische Isolierung und Reindarstellung geglückt (STAUB, SINN u. BEHRENS). Es handelt sich um ein Polypeptid mit dem Molekulargewicht 4200. Die Glucagonausschüttung soll durch Senkung des Blutzuckergehaltes ausgelöst werden. Es soll die Phosphorylierung des Leberglykogens aktivieren und auf diese Weise Glykogenolyse und Steigerung des Blutzuckers auslösen, während das Muskelglykogen unbeeinflußt bleibt. Es scheint somit die Aufgabe zu haben, durch Glykogenolyse in der Leber Glucose zur peripheren Verwertung unter Insulin bereitzustellen. Als Einheit wird diejenige Menge bezeichnet, die bei der Katze nach intravenöser Gabe den Blutzucker um 30 % steigert.

Es gelingt, mit Alloxan eine bestimmte Zellform der Langerhansschen Inseln, die B-Zellen, erst zu erhöhter Tätigkeit anzuregen und dann zu erschöpfen, so daß sie schließlich degenerieren, während die A-Zellen erhalten bleiben. Dabei treten ebenso Insulinmangelsymptome auf wie bei vollständiger Entfernung des Pankreas. Man darf danach wohl annehmen, daß das Insulin in den B-Zellen gebildet wird. Extrakte aus diesem Pankreas mit zerstörten B-, aber erhaltenen A-Zellen wirken noch blutzuckersteigernd. Man nimmt deshalb als Bildungsort des Glucagon die A-Zellen an.

Glucagon wird jedoch offenbar nicht nur in den A-Zellen des Pankreas gebildet, sondern auch in ähnlich gebauten Zellen des Pankreasganges und der Darmdrüsen. Deshalb wird es von einigen Seiten abgelehnt, das Glucagen unter die Hormone im strengen Sinne einzureihen.

Aus dem Pankreas kann man noch weitere wirksame Faktoren extrahieren, so z.B. das schon erwähnte Lipocaic, ferner ein gefäßerweiterndes Prinzip (*Kallikrein*, FREY), doch ist es unwahrscheinlich, daß es sich um Hormone im Sinne der einleitend gegebenen Definition handelt.

b) Die Rolle anderer Hormone im Kohlenhydrathaushalt

α) Hypophysenvorderlappen

Wird ein Tier durch Entfernung des Pankreas diabetisch gemacht, dann verschwindet der Diabetes, wenn anschließend auch die Hypophyse entfernt wird (HOUSSAY). Es stellt sich bei weiterer Untersuchung heraus, daß die Hypophyse, und zwar deren Vorderlappen, Hormone bildet, die mindestens z.T. antagonistisch zum Insulin wirken, d.h. die Glucoseverbrennung in den Geweben hemmen und die Gluconeogenese aus Aminosäuren und den Fettabbau fördern; auf diese Weise führen sie zu einer Steigerung des Blutzuckers; umgekehrt löst ihr alleiniger Ausfall eine Senkung des Blutzuckers aus (Abb. 213, 214). Die Hypophyse muß demnach einen oder mehrere „*diabetogene Faktoren*" produzieren. Die normale Blutzuckerhöhe ist offenbar die Resultante von entgegengesetzten Einflüssen, so des Insulins einerseits, der diabetogenen Faktoren des Vorderlappens andererseits. Solange beide vorhanden sind, kann eine erhöhte Zufuhr oder ein erhöhter Verbrauch den Blutzucker nur in geringem Maße verändern. Es ist dies in Abb. 213 so versinnbildlicht, daß beide Schalen der Waage des Zuckerhaushalts durch Federzüge in ihrer Exkursion beschränkt sind. Fällt das Pankreas aus, so ist 1. das Gleichgewicht dauernd zugunsten der diabetogenen Faktoren verschoben (Resultat: Hyperglykämie) und 2. wird bei jeder Belastung der Ausschlag der Waage größer als zuvor. Fallen die diabetogenen Faktoren aus, so resultieren Neigung zu Hypoglykämie und wiederum vergrößerte Ausschläge bei Belastung in der einen oder anderen Richtung. Fallen beide aus, dann ist zwar unter günstigen Pflegebedingungen kein Diabetes vorhanden, der Blutzucker normal. Jede geringste Belastung nach der Seite der Zufuhr oder des Verbrauchs bringt aber sofort große Ausschläge hervor. Das Houssay-Tier ist zwar nicht mehr diabetisch; es unterscheidet sich aber entscheidend von einem Normaltier, indem seine Regulationsbreite ganz außerordentlich eingeschränkt ist. Ein Fasten von 24 Std kann schon eine tödliche Hypoglykämie hervorrufen, Kohlenhydratzufuhr führt sofort zu solchen Steigerungen des Blutzuckers, daß Glucosurie auftritt.

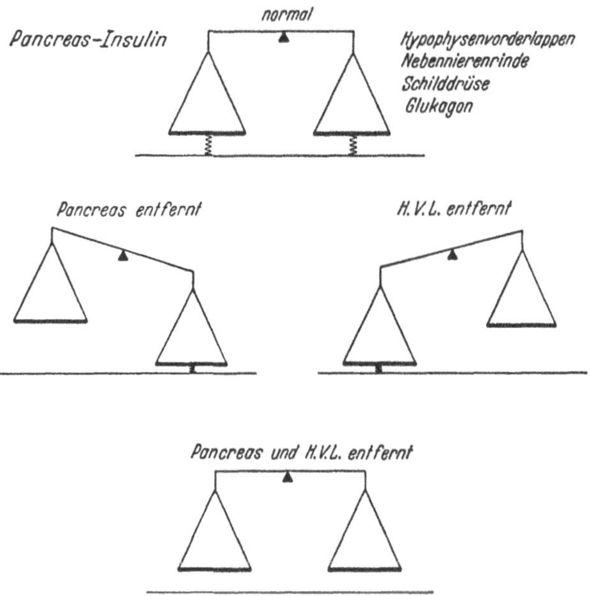

Abb. 213. Schema zur hormonalen Steuerung der Blut- und Gewebszuckerhöhe (s. Text)

Das Schema der Waage darf nicht zu der Annahme verführen, daß der Antagonismus zwischen Insulin einerseits und diabetogenen Faktoren andererseits ein durchgehender sei, d.h., daß die beiden Einflüsse den gleichen Angriffspunkt hätten, nur der eine im fördernden, der andere im hemmenden Sinne. Der gesamte Mechanismus ist zweifellos sehr viel komplizierter. Es ist jedoch trotz großer Mühen noch nicht gelungen, ihn vollständig aufzuklären.

Die Zufuhr reiner Hypophysenhormone hat gezeigt, daß die Hypophyse mehrere diabetogene Faktoren liefert, d.h. mehrere Faktoren, die Hyperglykämie und Ketose hervorrufen. Die Hormone des Hypophysenvorderlappens können in 2 Gruppen eingeteilt werden. Die erste umfaßt diejenigen Hormone, deren Wirkung in der Stimulierung anderer innersekretorischer Drüsen besteht, die *glandotropen Hormone*, die zweite diejenigen, die ihre Wirkungen direkt auf den Stoffwechsel der Erfolgsorgane entfalten, die *Stoffwechselhormone*. Unter diesen ist bis jetzt nur das *Wachstums-*

hormon **(Somatotropin)** genauer bekannt. Dieses Wachstumshormon stimuliert das Wachstum und den Eiweißansatz. Es hemmt die Glucoseoxydation und fördert den Glykogenanbau in der Muskulatur und vor allem die Fettmobilisierung (Abb. 214a). Dadurch könnte es ketogen wirken. In der Tat ruft weitgehend gereinigtes Wachstumshormon eine Erhöhung des Ketonkörpergehalts des Blutes hervor bei gleichzeitiger leichter Hyperglykämie.

Ein weiterer Mechanismus, über den das Wachstumshormon blutzuckererhöhend wirken kann, scheint eine Anregung der Glucagonausschüttung aus dem Pankreas zu sein. Es ließ sich nämlich unter seinem Einfluß ein blutzuckersteigernder Stoff im Pankreasvenenblut nachweisen, der in der Leber abgefangen wird und dort zu Glykogenolyse führt.

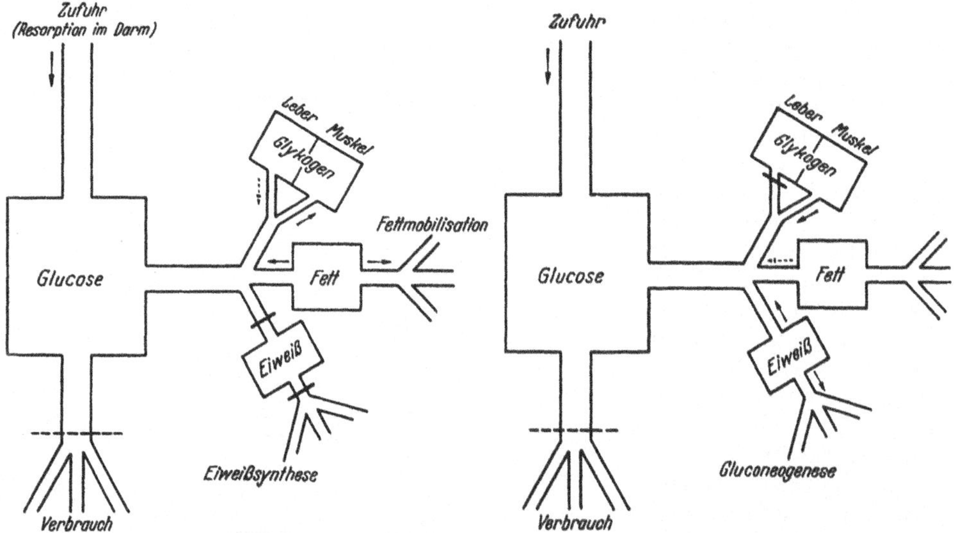

Abb. 214a. Schema zur Wirkung des Wachstumshormons auf den Blutzucker. Geringe Minderung des Glucoseverbrauchs; Mobilisierung von Glykogen aus der Leber und besonders von Fett (ketoplastische Wirkung), andererseits Verminderung des Eiweißabbaus und damit der Gluconeogenese. Resultante: Leichter Anstieg des Spiegels im Stausee (und damit des Blutzuckers)

Abb. 214b. Schema zur Wirkung der Glucocorticoide auf den Blutzucker. Geringe Minderung des Glucoseverbrauchs; Mobilisierung von Glykogen aus dem Muskel, Erhöhung des Eiweißabbaus und damit der Gluconeogenese: insgesamt Erhöhung des Spiegels im Stausee

Aber auch zwei der glandotropen Hormone können blutzuckererhöhend wirken, nämlich 1. das *adrenocorticotrope Hormon* (ACTH), das die Bildung und Abgabe der Glucocorticoide in der Nebennierenrinde anregt (S. 408), und 2. das *thyreotrope Hormon*, das die Bildung und Abgabe des Schilddrüsenhormons stimuliert (S. 369), wobei es sich aber wiederum nicht um einen reinen Antagonismus zur Insulinwirkung handelt.

Die *Glucocorticoide*, die unter dem Einfluß des adrenocorticotropen Hormons ausgeschüttet werden, erhöhen dadurch den Blutzuckerspiegel, daß sie den Glucoseabbau vermindern und den Eiweißabbau verstärken, damit die Gluconeogenese aus Aminosäuren (Abb. 214, s. auch S. 384).

Obschon somit das Wachstumshormon den Eiweiß*ansatz*, die Glucocorticoide dagegen den Eiweiß*abbau* fördern, sie also in dieser Hinsicht Antagonisten sind, führen sie doch beide zu einer Erhöhung des Blutzuckerspiegels, und zwar schon allein durch Einsparung an Kohlenhydratverbrennung, das eine durch Fettmobilisierung, die anderen durch Eiweißmobilisierung. Hierzu tritt noch eine direkte Hemmung der Glucoseverbrennung. Sie vermindern z.B. die Bindungsfähigkeit des Gewebes für Insulin (geprüft am isolierten Rattenzwerchfell, das kurz in Insulinlösung getaucht wird); in dieser Hinsicht sind sie echte Antagonisten des Insulins, indem sie seine Wirkungsmöglichkeit vermindern. Auf der andern

Seite hemmen die Glucocorticoide die Glykogenolyse in der Leber, verhalten sich also in dieser Hinsicht synergistisch zum Insulin.

Das Thyroxin, das unter dem Einfluß des thyreotropen Hormons abgegeben wird, steigert den Umsatz in sämtlichen Zellen des Organismus. Es steigert vor allem die Glykogenolyse in der Leber und wirkt dadurch blutzuckererhöhend. Diese Wirkung wird verstärkt durch den erhöhten Eiweißabbau, der die Gluconeogenese fördert. So findet sich insgesamt eine Blutzuckererhöhung, obschon gleichzeitig der Glucoseverbrauch erhöht ist, wiederum im Gegensatz zum Insulinmangel.

Es ist mehrfach gezeigt worden, daß durch Zufuhr von Gesamtextrakten des Hypophysenvorderlappens bei Hund und Katze ein Bild ausgelöst werden kann, das in großen Zügen dem bei Pankreasentfernung gleicht. Bei anderen Tierarten muß zur Auslösung dieser Bilder das Pankreas reduziert werden. An dieser Wirkung ist hauptsächlich, wie oben gesagt, das Wachstumshormon beteiligt (und möglicherweise ein mit ihm gewöhnlich gleichzeitig ausgeschütteter ,,glucotroper“ Faktor), daneben auch das die Ausschüttung der Glucocorticoide bewirkende adrenocorticotrope Hormon (ACTH).

Wird die Extraktzufuhr nur für Tage oder höchstens einige Wochen durchgeführt, so normalisiert sich der Blutzucker wieder innerhalb weniger Tage nach dem Absetzen. Wird sie jedoch über Monate fortgesetzt, dann bleiben die Tiere auch nach Absetzen der Extraktzufuhr permanent diabetisch (metahypophysealer Diabetes). Das Bild unterscheidet sich vom Pankreas-Diabetes nur darin, daß die Tiere eine längere Zeit ohne Insulinzufuhr überleben. Mikroskopische Untersuchungen haben bei diesen permanent diabetischen Tieren schwere Veränderungen (Sklerosierung) an den B-Zellen des Pankreas ergeben und verminderte Insulinproduktion. Da sich dies verhüten läßt entweder durch dauernde Insulinzufuhr während der Injektionszeit des Hypophysenextrakts oder durch scharfe Reduktion der Kohlenhydrate in der Ernährung unter Ersatz durch Eiweiß, wird angenommen, daß es unter der Zufuhr des Hypophysenextrakts zunächst zu einer Überbelastung und schließlich zu einer Erschöpfung der Inselzellen komme. Es gibt allerdings eine Reihe von Befunden, die dafür sprechen, daß neben den bekannten Hormonen des Hypophysenvorderlappens noch ein weiterer Faktor bei dieser Produktion eines permanenten Diabetes beteiligt ist, der aber noch nicht isoliert werden konnte.

β) Nebennierenmark

Durch Injektion der Hormone des Nebennierenmarks (S. 391), Adrenalin und Nor-Adrenalin, kann eine kurzfristige Steigerung des Blutzuckers ausgelöst werden, wesentlich stärker durch Adrenalin als durch Nor-Adrenalin. Es findet sich auf der einen Seite eine Erhöhung der Glucoseoxydation, aber gleichzeitig auf der anderen Seite eine relativ stärkere Mobilisierung von Glykogen, vor allem aus dem Muskel, weiter findet sich eine Verstärkung der Gluconeogenese, vor allem aus Fett. Das Leberfett wird beschleunigt mobilisiert.

Die erhöhte Glykogenmobilisierung und der erhöhte Glucoseabbau im Muskel unter der Einwirkung von Adrenalin führen zu einem Austritt von Milchsäure ins Blut. Diese wird von der Leber abgefangen und zum Aufbau von Glykogen benutzt. Als Endresultat erhält man eine deutliche Glykogenverschiebung vom Muskel in die Leber, obschon anfänglich auch der Glykogengehalt der Leber abgenommen hatte (Cori).

Obschon das Nebennierenmark dauernd Hormone in die Blutbahn abgibt, kommt es doch nicht als Antagonist des Pankreas bei der dauernden Regulierung der Blutzuckerhöhe in Frage, wie das früher häufig angenommen wurde. Die dauernd abgegebenen Mengen sind 1. sehr gering (s. S. 393) und 2. handelt es sich dabei etwa zur Hälfte um Nor-Adrenalin mit seinem geringen Einfluß auf den Kohlenhydrathaushalt. Nur im Notfall, bei schwerer Belastung des Organismus, z.B. bei Schreck und Angst, bei starker Hypoglykämie oder im Sauerstoffmangel werden vermehrt Hormone ausgeschüttet und wird vor allem der Anteil an Adrenalin mit seinem stärkeren Einfluß auf den Kohlenhydrathaushalt erhöht (Notfallfunktion, Cannon). Da die Hormonmobilisierung auf nervösem Wege, also rasch, geschieht, und da die Wirkungen rasch eintreten und flüchtig sind, ist das Adrenalin für diese Notfallfunktion bei Hypoglykämie sehr gut geeignet. Der Einbau einer solchen Sicherung gegen eine plötzlich eintretende Hypoglykämie erweist sich als sehr zweckmäßig, da diese für den Bestand des Organismus viel gefährlicher ist als eine Hyperglykämie.

c) Entstehung des Diabetes mellitus

Es wurde schon oben dargestellt, daß die Grundsymptome der Zuckerkrankheit, des Diabetes mellitus, beim Menschen mit den Grundsymptomen einer Pankreasentfernung übereinstimmen. Vor der Insulinära ging der an einer schweren Form erkrankte Diabetiker an einer Acidose bzw. Acetessigsäurevergiftung zugrunde. Durch das Insulin ist die Lebenserwartung erheblich erhöht worden, um so mehr, je milder die Form und je besser durch Diät und Insulin ein dauernder Ausgleich erhalten wurde. Trotzdem erliegt ein großer Teil der Diabetiker bestimmten Folgekrankheiten, vor allem der Gefäße (Arteriosklerose). Bei nicht ausreichend mit Insulin substituierten Diabetikern kommt es weiter auch zu erheblichen Störungen der Leberfunktionen. Es finden sich auf der einen Seite Zunahmen, auf der anderen Seite Abnahmen in der Konzentration bestimmter Fermente, wahrscheinlich als Folge des dauernd erhöhten Eiweißabbaus. Damit wird das Ferment- und so auch das Stoffwechselmuster der Leber wesentlich verändert.

Trotz der Ähnlichkeit des Krankheitsbildes mit dem nach einer Pankreasentfernung ist der *Entstehungsmechanismus* des Diabetes noch weitgehend ungeklärt. In einer Reihe von Fällen, besonders bei jugendlichem Diabetes, konnte zwar eine Erniedrigung des Insulingehalts im Blut und im Pankreas festgestellt werden, d.h. eine Funktionsaufhebung der B-Zellen des Pankreas, in andern Fällen eine Verschiebung der Relation zwischen A- und B-Zellen zuungunsten der insulinproduzierenden B-Zellen. Es wurden jedoch, besonders beim Diabetes des mittleren und höheren Alters, auch Fälle mit normalem Insulingehalt der Pankreasinseln gefunden. In diesen Fällen ist für das Auftreten der Erkrankung nicht oder nicht allein ein Versagen der inneren Sekretion des Pankreas anzuschuldigen. Es lassen sich Hinweise finden, wonach hier primär entweder eine erhöhte Insulinzerstörung (z.B. erhöhte Insulinasewirkung) und dadurch ein erhöhter Insulinverbrauch vorliegt, oder eine verminderte Insulinbindung durch das Gewebe, oder schließlich eine verminderte Insulinausschüttung bei normalem Insulingehalt der B-Zellen (s. u.). Hier scheint eine Hemmung der Insulinausschüttung vorzuliegen. Man unterscheidet deshalb auch einen *Hemmungsdiabetes* (Regulationsdiabetes) vom primären *Insulinmangeldiabetes*. Da, wie oben dargestellt, eine vermehrte Ausschüttung bestimmter Hormone des Hypophysenvorderlappens die Insulinbindung herabsetzt, ist man geneigt, in einzelnen Fällen eine Überfunktion der Hypophyse anzunehmen.

Es ist weiter oben schon darauf hingewiesen worden, daß in besonders schweren Fällen von Diabetes der Insulinbedarf zur Normalisierung des Blutzuckers wesentlich höher ist als bei Pankreasentfernung. Von einigen Seiten wird dies darauf zurückgeführt, daß in diesen Fällen nur die B-, jedoch nicht die A-Zellen ausgefallen seien, die durch Glucagonausschüttung eine zusätzliche Steigerung des Blutzuckers bewirkten. Als Stütze für diese Annahme wird angeführt, daß bei gleichmäßigem Schwund der A- sowie der B-Zellen (z.B. bei Gefäßerkrankung des Pankreas) eine wesentlich mildere Form des Diabetes resultiere. Es könnte dies jedoch auch darauf zurückzuführen sein, daß in diesen Fällen noch eine Restfunktion der B-Zellen erhalten blieb. Deshalb wird im allgemeinen angenommen, daß es sich in solchen Fällen primär um einen erhöhten Insulinverbrauch handle, entweder durch erhöhte Zerstörung oder ungenügende Insulinbindung des Gewebes, so daß einerseits die dauernd erhöhte Beanspruchung zu einer Erschöpfung der B-Zellen führt, andererseits zur Substitution eine besonders hohe Insulindosis notwendig bleibt. Neben den oben angeführten Befunden läßt sich für diese Deutung auch anführen, daß der erst in höherem Alter auftretende Diabetes besonders häufig mit Fettsucht verbunden ist. Die übermäßige Nahrungszufuhr hat zu einem erhöhten Insulinbedarf, dadurch zu einer übermäßigen Beanspruchung des Inselzellapparats und schließlich zu dessen Erschöpfung geführt. Die nach Nahrungsaufnahme anfänglich erhöhte Insulinausschüttung führte zu sekundärer Hypoglykämie (s. o. und Abb. 212), so daß kurze Zeit nach der Nahrungsaufnahme Heißhunger auftrat, der trotz schon überhöhter Nahrungsaufnahme zu weiterem Nahrungsbedürfnis führt. Aber auch in diesen Fällen von Diabetes wie in allen andern ist eine erbliche Konstitutionsanomalie als Grundlage anzunehmen.

In einigen Fällen kommt es bei langdauernden Insulingaben zur Entwicklung einer Allergie (s. S. 53), wobei es zur Bildung echter Antikörper gegen Insulin kommt, so daß es unwirksam wird. Hier hat die Verwendung von Cortisol zur Unterdrückung der Allergie (s. S. 385) große Fortschritte gebracht. Andere Fälle von „Insulinresistenz" ohne Antikörperbildung harren noch der Aufklärung.

Eine Erschwernis der Diabetestherapie durch Insulin liegt darin begründet, daß es nicht per os gegeben werden kann, sondern injiziert werden muß. Es wird dadurch nicht, wie das Eigeninsulin, zunächst dem Hauptwirkungsort, der Leber, angeboten, ganz abgesehen davon, daß es nicht so exakt nach dem jeweiligen Bedarf abgestuft gegeben werden kann, wie das physiologischerweise geschieht. Man suchte deshalb schon lange nach ähnlich wirkenden Stoffen, die per os gegeben werden können und damit nach ihrer Resorption zuerst der Leber zufließen. Diesem Ziel scheint man in letzter Zeit um einen Schritt näher gekommen zu sein.

Es war schon länger bekannt, daß gewisse *Sulfonamide*, d.h. Substanzen, die eine Hemmung der Entwicklung bestimmter Bakterien bewirken und deshalb bei zahlreichen Infektionskrankheiten angewandt werden, eine Senkung des Blutzuckers bewirken. Es konnte das Molekül so verändert werden, daß dieser Effekt verstärkt, der bakteriostatische dagegen zurückgedrängt wurde (*Sulfonylharnstoffderivate*, ACHELIS). Unter der Wirkung dieser Substanzen kommt es zu Proliferationsvorgängen in den Inselzellen mit Vergrößerung der Inseln, Kernschwellung und Granulaverminderung der B-Zellen, also zum Bild einer erhöhten Tätigkeit der B-Zellen. Sie scheinen danach über eine vermehrte Insulinausschüttung zu wirken, allerdings auf einem anderen Wege als die oben besprochenen Hypophysenhormone; denn dann wäre nach einiger Zeit eine Erschöpfung des Pankreas zu erwarten und die Substanzen wären therapeutisch unbrauchbar. Bis jetzt sind in den richtig ausgewählten Fällen Zeichen einer solchen sekundären Erschöpfung noch nicht beobachtet worden, eher sogar eine gewisse Erholung des Pankreas. Voraussetzung der Wirkung dieser Substanzen ist also ein noch funktionsfähiger, noch nicht völlig erschöpfter Inselzellapparat, wodurch ihr Indikationsbereich wesentlich eingeschränkt wird. Immerhin ist es nunmehr schon seit einigen Jahren geglückt, eine große Zahl von Diabetikern, vor allem der mittleren Lebensjahre, durch diese orale Behandlung in einem Stoffwechselgleichgewicht ohne Glucosurie zu halten. Umgekehrt wird man daraus schließen können, daß in diesen Fällen der Stoffwechselstörung eine herabgesetzte Tätigkeit der B-Zellen oder eine verminderte Ausschüttung aus den B-Zellen Ursache der Erkrankung war.

Die augenblicklich vertretene Arbeitshypothese über den Wirkungsmechanismus ist der folgende: Wir haben oben gesehen, daß der „Receptor", der auf einen erhöhten Glucosegehalt des Blutes reagiert und der eine Insulinausschüttung veranlaßt, in den Inselzellen selbst gelegen ist. Da in den auf Sulfonylharnstoffe ansprechenden Fällen der Insulingehalt der B-Zellen zwar größere Schwankungen als in der Norm aufweist, im Mittel aber nicht erniedrigt ist, nimmt man an, daß hier der „Receptor" eine verminderte Empfindlichkeit aufweise, so daß er erst bei einem höheren Blutzuckergehalt anspreche (Hemmungsdiabetes). Die Wirkung der Sulfonylharnstoffe soll darin bestehen, daß die Empfindlichkeit dieses Receptors wieder erhöht werde. Als Stütze für diese Annahme wird angeführt, daß laufende Gaben von Sulfonylharnstoff in diesen Fällen den Blutzucker normalisiert, jedoch im Tierversuch nur nach der ersten Injektion eine starke Reaktion der Inselzellen eintritt, während diese in der Folge (bei nun normalisiertem Blutzucker) ein normales Aussehen zeigen.

2. Die Schilddrüse

Ursprünglich hatte die Schilddrüse die Funktion einer Verdauungsdrüse, die, längst verlorengegangen, in der Ontogenese jedoch noch deutlich erkennbar ist. Sie besteht zur Hauptsache aus einzelnen Acini, deren Epithel im aktiven Zustand kubisch, im Ruhezustand flacher erscheint; es finden sich Mitochondrien in großer Zahl und ein gut ausgebauter Golgi-Apparat, der bei Aktivität deutliche Änderungen aufweist. Der Inhalt der Acini, das Kolloid, stellt im wesentlichen eine Vorratsform des Hormons dar (s. u.).

Die Durchblutung wurde zu etwa 3,5—6 cm^3 pro g und Minute bestimmt; das entspricht rund 5 Litern pro Stunde für die ganze Drüse. Im Verhältnis zum Gewicht ist damit die Schilddrüse wohl das am stärksten durchblutete Organ des Organismus. Das wird dadurch möglich, daß die zuführenden Arterien, die Arteriolen und Capillaren verhältnismßig weit sind und damit einen geringen Strömungswiderstand bieten. Bei bestimmten Formen der Überfunktion findet sich nicht nur eine Hypertrophie des Drüsengewebes, sondern auch der Gefäße. Die Strömungsgeschwindigkeit des Blutes kann dann so hoch werden, daß der kritische Punkt überschritten wird und Turbulenz eintritt (vgl. S. 105); die aufgelegte Hand fühlt dann ein eigenartiges Schwirren.

Durch das Studium der Ausfallserscheinungen bei angeborenem Fehlen beim Menschen oder bei operativer Entfernung sowie durch Exstirpation und Transplantation im Tierversuch, schließlich durch Behebung der Ausfallserscheinungen durch immer mehr gereinigte Extrakte konnten die Funktionen und Hormone der Drüse aufgeklärt werden. Nach der Entdeckung in den 90er Jahren, daß Schilddrüsensubstanz die Ausfallserscheinungen beim Menschen zu beheben vermag, begann eine intensive chemische Erforschung. Zunächst gelang BAUMANN 1895 die Feststellung einer ungewöhnlich hohen Jodkonzentration in der Drüse; sie enthält die mehrhundertfache Konzentration derjenigen in anderen Organen. Bald danach wurde festgestellt, daß das Jod zur Hauptsache in organischer Bindung vorliegt. OSTWALD beschrieb 1899 als erster das jodhaltige Protein des Kolloids, das er Thyreoglobulin benannte. Nach der Hydrolyse dieses Proteins gewann KENDALL 1915 eine kristalline Substanz, die sich im Therapieversuch als wirksam erwies und die er Thyroxin nannte. 1926 erfolgte die Strukturaufklärung durch HARINGTON.

a) Die Hormone der Schilddrüse und ihre Wirkung

Das Thyroxin ist der Dijod-Oxy-Phenyläther des Dijod-Tyrosins, das Tetra-Jod-Thyronin.

$$\mathrm{OH{-}C_6H_2J_2{-}O{-}C_6H_2J_2{-}CH_2 \cdot CHNH_2 \cdot COOH}$$

Daneben wurde in der Schilddrüse und im Blut auch Tri-Jod-Thyronin gefunden:

$$\mathrm{OH{-}C_6H_3J{-}O{-}C_6H_2J_2{-}CH_2 \cdot CHNH_2 \cdot COOH}$$

Es ist etwa 5mal wirksamer als Thyroxin und vermag schneller in die Zellen zu penetrieren, so daß anzunehmen ist, daß trotz seiner geringeren Konzentration die Hauptwirkung auf diesen Stoff entfällt. Das Thyreoglobulin enthält ein Gemisch des (praktisch unwirksamen) Dijodtyrosins mit Tri- und Tetrajodthyronin, so daß es wirksamer ist als Thyroxin.

Eine **Thyroxinbildung** kann zwar unter besonderen Versuchsbedingungen auch aus Casein und anorganischem Jod eintreten, so daß die Möglichkeit einer afermentativen Thyroxinbildung außerhalb der Schilddrüse nicht von der Hand zu weisen ist. Doch scheint sie, wenn sie überhaupt eintritt, so geringfügig zu sein, daß sie keine wesentliche Rolle zu spielen vermag. Die Thyroxinbildung in der Schilddrüse erfolgt in mehreren Schritten, die jeder für sich anregbar und hemmbar sind.

Zunächst besitzt die Schilddrüse die Fähigkeit, anorganisches Jodid aus dem Blut an sich zu reißen und im Epithel zu speichern, möglicherweise durch Adsorption an hochmolekulare Substanzen (vgl. Abb. 215). Dies kann besonders schön demonstriert werden nach der Applikation von radioaktivem J^{131} in Spurendosen. In einem zweiten Schritt wird das Jodid zu Jod oxydiert, das mit dem Tyrosinrest des Drüseneiweiß zu jodhaltigen Produkten weiterreagiert. Es treten nacheinander Monojodtyrosin, Dijodtyrosin und dann Trijodthyronin und schließlich Tetrajodthyronin auf. Das so entstandene Gemisch, das Thyreoglobulin, wird entweder im Kolloid gespeichert und dort später bei Bedarf hydrolytisch abgebaut oder schon sofort beim Sekretionsvorgang. Das dabei freiwerdende Mono- und Dijodtyrosin wird durch eine Dehalogenase dejodiert, so daß das Jod zur weiteren Verwendung bereitsteht, während Tri- und Tetrajodthyronin nicht angegriffen und in die Blutbahn abgegeben werden können. Der Transport ins Blut erfolgt dann unter lockerer Bindung an die Plasmaeiweiße (vgl. S. 13, Vehikelfunktionen). Die Bestimmung des eiweißgebundenen Jods im Blut ist deshalb zu einer wichtigen Methode geworden, um die Menge des zirkulierenden Schilddrüsenhormons beurteilen zu können; bei Schilddrüsenüberfunktion ist es vermehrt, bei Unterfunktion vermindert. Insgesamt handelt es sich somit bei der Hormonbildung und -abgabe um eine ganze Reihe hintereinandergeschalteter fermentativer Prozesse, die, wie wir noch sehen werden, weitgehend vom Hypophysenvorderlappen gesteuert werden, und die einzeln oder zusammen hemmbar sind.

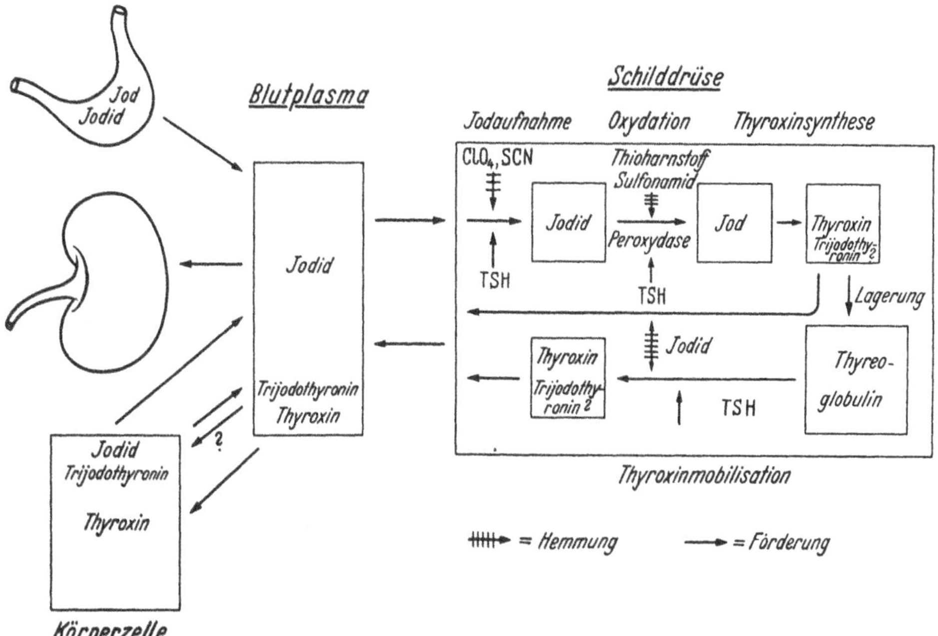

Abb. 215. Schema des Jod- und Thyroxinstoffwechsels. Pfeile = Förderung; durchstrichene Pfeile = Hemmung; *TSH* thyreotropes Hormon des Hypophysenvorderlappens. (Vereinfacht nach STANBURY aus LABHART, A.: Klinik der inneren Sekretion. Springer 1957)

Die **Wirkung** des Schilddrüsenhormons besteht vor allem in einer Beschleunigung der **oxydativen Prozesse** sämtlicher Zellen. Es kommt somit zu einer Erhöhung des Grundumsatzes (Abb. 216). Die Beschleunigung des Umsatzes betrifft gleichermaßen Kohlenhydrate, Fette und Eiweiße. Die Folge ist eine Mobilisierung der Fett- und Glykogendepots mit Gewichtsabnahme (Abb. 216) und eine erhöhte N-Ausscheidung im Urin.

Trotz stark erhöhten Fettumsatzes kommt es nicht zur Ketose (S. 357), da der Citronensäurecyclus auf vollen Touren läuft. Auffällig ist allerdings die Tatsache, daß die Glykogenreserven übermäßig mobilisiert werden, so daß der Glucosegehalt des Blutes erhöht ist; die Glucosetoleranz ist erniedrigt, d.h. bei Glucosebelastung findet sich eine überhöhte Steigerung des Blutzuckers. Es könnte dies auf einer Leberschädigung beruhen. Eine Folge des gesteigerten Umsatzes ist eine Erhöhung der Durchblutung der meisten Organe und des Herzminutenvolumens. Die Steigerung des Herzminutenvolumens ist größer, als sie allein nach der Zunahme des O_2-Verbrauchs (und damit Abnahme des peripheren Widerstandes) zu erwarten wäre. Dies beruht auf einer besonders starken Erhöhung der Herzfrequenz. Diese ihrerseits ist nicht nur auf eine erhöhte Impulsaussendung über den Sympathicus zurückzuführen, sondern auch darauf, daß durch die Schilddrüsenhormone die Schwelle für die Wirkungen der Überträgerstoffe des Sympathicus erniedrigt wird. Ungeklärt ist die merkwürdige Tatsache, daß zwar bei Fehlen der Schilddrüse die Sauerstoffaufnahme des Gehirns wie die anderer Organe erniedrigt ist und durch Schilddrüsengabe normalisiert werden kann, daß sie aber durch übermäßige Hormonzufuhr nicht wie bei anderen Organen über die Norm gesteigert werden kann.

Das ist um so auffälliger, als weitere Wirkungen des Schilddrüsenhormons gerade das gesamte *Zentralnervensystem* betreffen, die allerdings unabhängig von der Umsatzsteigerung und bei Thyroxinzufuhr vor derselben eintreten können. Es kommt zu gesteigerter Erregbarkeit mit Erhöhung der Reflexe und einem feinschlägigen Zittern (Tremor) der Muskulatur, besonders der Hände und Augen und zu schweren psychischen Alterationen, die sich vornehmlich in gesteigerter Erregbarkeit und Unruhe äußern, aber auch in Depressionen umschlagen können. Die Schwelle für Erregungen innerhalb des vegetativen Nervensystems ist herabgesetzt. Die Folgen sind eine

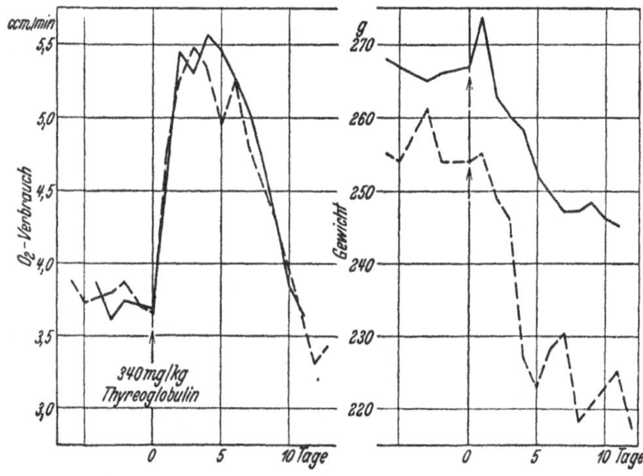

Abb. 216. Das Verhalten des Sauerstoffverbrauches (linke Kurven) und des Körpergewichtes (rechte Kurven) an Ratten nach Einspritzung von 340 mg Thyreoglobulin je Kilogramm. (Nach GADDUM)

Tachykardie mit „Herzklopfen", Pupillenerweiterung, plötzliche Schweißausbrüche, erhöhte Darmtätigkeit usw. Früher wurde auch der in bestimmten Fällen zu beobachtende Exophthalmus auf eine verstärkte Sympathicuswirkung zurückgeführt, da bei einigen Tierarten durch Reizung des Halssympathicus eine Kontraktion des Müllerschen Orbitalmuskels ausgelöst werden kann, wodurch die Bulbi vorgedrängt werden. Daß dieser Mechanismus beim Menschen nicht in Frage kommt, ergibt sich schon allein aus der Tatsache, daß der Exophthalmus im Tode nicht schwindet. Hier handelt es sich um eine Wirkung der EPS aus dem Hypophysenvorderlappen (s. u.).

Zusammen mit dem Wachstumshormon des Hypophysenvorderlappens (Somatotropin, S. 409) haben die Schilddrüsenhormone tiefgreifende Wirkungen auf das **Wachstum.** Schilddrüsenentfernung führt zu Wachstumsverlangsamung, besonders des Gehirns (s. u., S. 373). Die Entwicklung der Geschlechtsorgane bleibt zurück. Auch die Blutregeneration ist vermindert, und es kommt zu einer schweren Anämie.

Die bedeutsame Einwirkung der Schilddrüse auf Wachstum und *Entwicklung* zeigt sich auch darin, daß Froschlarven, die mit Schilddrüse gefüttert werden, vorzeitig metamorphosieren und sehr kleine Jungfrösche entstehen. Entfernt man umgekehrt den Kaulquappen die Schilddrüse, so wird die *Metamorphose* verzögert und es bilden sich Riesenkaulquappen. Beim Axolotl wird durch Schilddrüsenfütterung die nur in der Anlage vorhandene Lunge stark entwickelt, während sich die Kiemen zurückbilden, so daß dieses typische Wassertier ertrinkt, wenn es keine Möglichkeit findet, an Land zu gehen. Es wird hier eine Metamorphose bewirkt, die nur in der Anlage vorhanden ist, unter gewöhnlichen Bedingungen aber nicht zur Entwicklung kommt.

Bei Gabe von Schilddrüsensubstanz oder auch bei Injektion von Thyroxin tritt die Wirkung erst mit einer *Latenz* von mehreren Stunden ein, deren Ursache noch ungeklärt ist. Es ist möglich, daß das Thyroxin erst innerhalb der Zellen in die eigentlich wirksame Substanz umgewandelt werden muß.

Der *Wirkungsmechanismus* der Schilddrüsenhormone ist noch ungeklärt. Es steht zwar fest, daß der Angriffspunkt in den Zellen selbst liegt und eine Vermittlung etwa auf nervösem Wege nicht erfolgt.

Das geht schon daraus hervor, daß bei Transplantation von Teilen einer schilddrüsengefütterten Larve auf eine andere das Transplantat eine frühere Metamorphose aufweist. Gewebeschnitte von Tieren, die mit Thyroxin vorbehandelt sind, weisen einen erhöhten Sauerstoffverbrauch auf. Es ist allerdings nicht gelungen, durch Zusatz von Thyroxin zu Gewebeschnitten normaler Tiere deren O_2-Verbrauch zu erhöhen. Es hängt dies wahrscheinlich mit der Latenz von vielen Stunden zusammen, die verstreicht, bis die Thyroxinwirkung eintritt; in dieser Latenz ist schon eine weitgehende Schädigung der isolierten Schnitte erfolgt. Es ist eine Beschleunigung einer ganzen Reihe von fermentativen Prozessen durch Thyroxin nachgewiesen worden. Es scheint weiter so zu sein, daß das Thyroxin die Koppelung von Oxydation und Aufbau energiereicher Phosphatbindungen z.T. unterbricht (MARTIUS). Um die notwendige Konzentration z.B. von Adenosintriphosphorsäure in den Geweben zu erhalten, muß deshalb unter Thyroxinwirkung eine größere Menge an Substrat oxydiert werden. Für die Bedeutung dieses Faktors spricht zwar, daß sich die Leber wie im Hungerzustand verhält, d. h. trotz hoher Blut- und Gewebsglucosekonzentration weiter Glykogen mobilisiert, ähnlich wie im Insulinmangel. Wie oben schon gesagt, kommt es dann trotzdem nicht zur Ketose wie im Insulinmangel, weil die Kohlenhydratverbrennung im Gewebe nicht gehemmt, sondern sogar erhöht ist. Auf der anderen Seite lassen sich mit anderen Substanzen, wie etwa Dinitrophenol, die eine ähnliche Entkoppelung der Phosphorylierung von den Oxydationen herbeiführen und den Sauerstoffverbrauch steigern, die sonstigen Wirkungen des Thyroxins nicht nachahmen. Damit wird es unwahrscheinlich, daß diese „Entkoppelung" von zentraler Bedeutung für die Thyroxinwirkung ist.

b) Die Regulierung der Thyroxinbildung und -abgabe

Der *Thyroxinbedarf* des Organismus ist unter verschiedenen Umwelts- und Belastungsbedingungen sehr unterschiedlich. Er wurde z.B. von DEMPSEY und ASTWOOD bei Kaninchen bei einer Umgebungstemperatur von 1^0 zu $9{,}5\,\gamma$ (millionstel Gramm), von 25^0 zu $5{,}2\,\gamma$ und bei 35^0 zu $1{,}7\,\gamma$ bestimmt. Es muß deshalb eine rasch erfolgende Anpassung der Thyroxinbildung und -ausschüttung an den Bedarf vorhanden sein. Diese Anpassung erfolgt im wesentlichen auf humoralem Wege.

Bildung und Ausschüttung des Schilddrüsenhormons unterstehen weitgehend der Wirkung eines der glandotropen Hormone des Hypophysenvorderlappens (S. 407), des *thyreotropen Hormons* oder **Thyreotropins** (TSH, Abb. 217). Das Thyreotropin aktiviert mehrere Stufen des oben geschilderten Prozesses. Es befähigt die Schilddrüse, in weit stärkerem Maße als andere Gewebe, Jod aufzunehmen (Abb. 215). Es beschleunigt die Oxydation von Jodid zu Jod und die Bildung von Tri- und Tetrajodthyronin aus Dijodtyrosin (Abb. 215), und es beschleunigt schließlich den Abbau des gebildeten Thyreoglobulins. Es erhöht somit nicht nur die Bildung der Schilddrüsenhormone, sondern beschleunigt auch deren Ausschüttung ins Blut. Hypophysenentfernung führt deshalb in kurzer Zeit zum Bilde der ruhenden Schilddrüse; das sonst kubische Epithel wird flach, die Menge des Kolloids nimmt zu (Abb. 218). Die Menge des eiweißgebundenen Jods im Blut sinkt ab. Es bleibt nur noch eine geringe Restausschüttung von Schilddrüsenhormonen. Zufuhr von Extrakt mit thyreotropem Hormon führt wieder zur Umwandlung in eine aktive Schilddrüse mit kubischem Epithel und verflüssigtem Kolloid (Abb. 219); die Menge des eiweißgebundenen Jods im Blut steigt wieder an (Abb. 220).

Wichtig ist nun der folgende Befund: Wird einem Tier die Schilddrüse entfernt, dann steigt sehr rasch die im Blute kreisende Menge an thyreotropem Hormon; injiziert man jetzt Thyroxin, dann nimmt sie wieder ab. Es wird also zwischen Hypophyse und Schilddrüse ein *Rückmeldekreis* geschlossen. Die Hypophyse produziert so lange thyreotropes Hormon, bis ein genügender Thyroxinspiegel erreicht wird. Durch diesen wird ihre

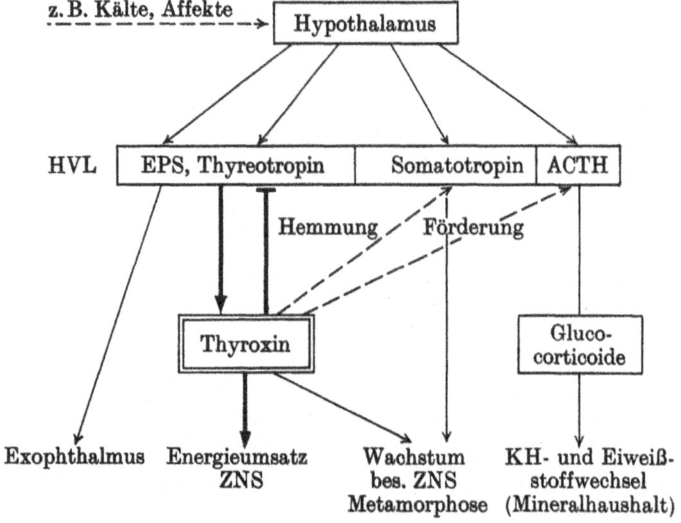

Abb. 217. Schematische Darstellung der Wirkungen des Thyroxins und des Regelkreises, der mit der Hypophyse geschlossen wird. Einzelheiten s. Text. HVL = Hypophysenvorderlappen; EPS = Exophthalmus produzierende Substanz, die mit dem Thyreotropin zusammen ausgeschüttet wird

Hormonbildung wieder eingeschränkt, so daß im Normalfall die Thyroxinbildung und -ausschüttung ein gewisses Maß nicht unter- oder überschreiten kann. Diese Regelung ist der Grund, daß bei Schilddrüsenausfall und bei Hemmung der Schilddrüsentätigkeit durch Schilddrüsengifte (s. u.) die Ausschüttung von thyreotropem Hormon erhöht ist, da dann die Vollzugsmeldung seiner Wirkung — der steigende Thyroxinspiegel — ausbleibt. Es scheint allerdings das Thyroxin selbst auch direkt im hemmenden Sinne auf die Schilddrüse zurückwirken zu können.

Die Bildung und Abgabe des thyreotropen Hormons aus der Hypophyse untersteht jedoch weiter auch den *vegetativen Zentren des Hypothalamus* (Abb. 217). Es wird dies aus den folgenden Versuchsergebnissen gefolgert: Werden Versuchstiere in kalter Umgebung gehalten, so wird die Schilddrüse aktiviert. Diese Aktivierung bleibt nicht nur nach Hypophysektomie aus, sondern auch dann, wenn nur der Hypophysenstiel durchschnitten wird. Es ist dabei noch nicht gesichert, auf welchem Wege diese Beeinflussung der Hypophyse vom Hypothalamus erfolgt. Es wird angenommen, daß es sich um die Bildung bestimmter Stoffe handelt, die auf dem Blutwege (über den Hypophysenstiel) zum Vorderlappen gelangen (vgl. S. 401 und S. 413). Ist diese Deutung richtig, dann ergäbe sich so eine Möglichkeit, den öfter erhobenen Befund zu erklären, daß bei entsprechender Veranlagung durch psychische Einwirkung eine Überfunktion der Schilddrüse (Basedowsche

Krankheit, s. u.) ausgelöst werden kann. (Auf den Zusammenhang zwischen Affektäußerungen und Hypothalamus wird S. 568 eingegangen.)

Mit dem Thyreotropin vergesellschaftet wird aus dem Hypophysenvorderlappen eine weitere Substanz ausgeschüttet, die sich vom Thyreotropin trennen läßt, von der jedoch noch nicht bekannt ist, welche physiologischen Funktionen sie zu erfüllen hat. Sie führt bei übermäßiger Ausschüttung zu einer eigenartigen Fettablagerung in der Muskulatur (sowie zu fibröser Umwandlung der Muskelfasern), besonders in den Augenmuskeln und daneben in der Orbita, aber auch im Herzen. Bei zu hoher Ausschüttung von Thyreotropin kommt es deshalb zu einer Vordrängung des Augenbulbus, zum *Exophthalmus* (Abb. 217), mit Hebung des Oberlids, bei gleichzeitiger Schwäche der Muskulatur und Herzschwäche.

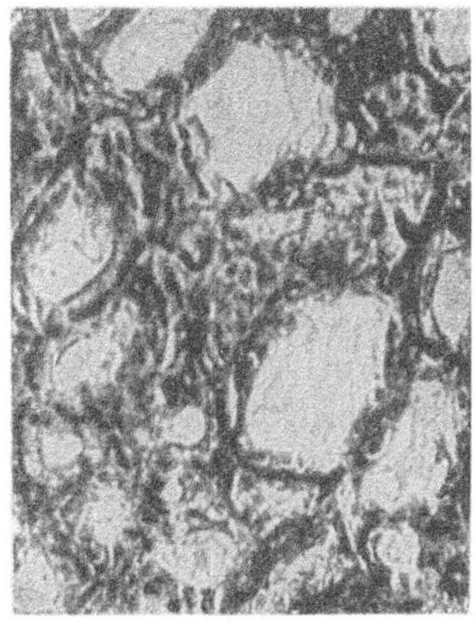

Abb. 218a. Schilddrüse einer normalen Ratte. Hohes Epithel; Kolloid zum größten Teil resorbiert. Vergr. 120fach. (Nach LOESER und THOMPSON)

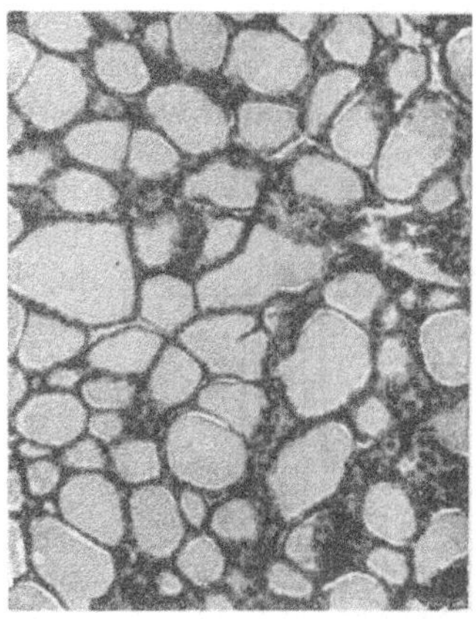

Abb. 218b. Schilddrüse einer hypophysenlosen Ratte 20 Tage nach der Hypophysektomie. Flaches Epithel, hoher Kolloidgehalt. Vergr. 120fach. (Nach LOESER und THOMPSON)

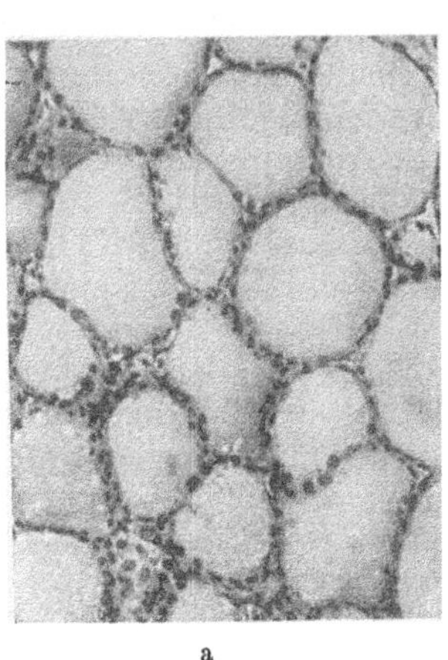

a

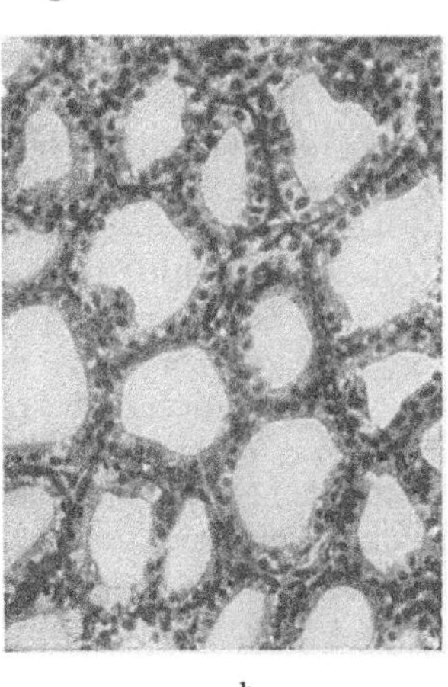

b

Abb. 219a u. b. Schilddrüse. Meerschweinchen. Wirkung der Injektion von thyreotropem Extrakt des Vorderlappens der Hypophyse auf die Schilddrüsenstruktur. a Schilddrüse vor dem Versuch (Körpergewicht des Tieres 500 g); b Schilddrüse nach täglicher subcutaner Injektion von je 2 mg Extrakt an 5 aufeinanderfolgenden Tagen. Das flache Epithel wird wieder kubisch; der Kolloidgehalt wird vermindert (Körpergewicht des Tieres 300 g). (Nach O. KRAYER)

Die Substanz wird vorläufig exophthalmusproduzierende Substanz (EPS) genannt. Als Test für das Vorhandensein dieser Substanz in Blut und Gewebsextrakten wird die Veränderung des Cornealabstands bei bestimmten Fischen verwandt. Ihre Menge wird im Blut von Patienten mit Exophthalmus erhöht gefunden.

Mit einem weiteren Hormon des Hypophysenvorderlappens, dem *Wachstumshormon (Somatotropin)*, und der Schilddrüsenfunktion scheint ein weiterer wichtiger Zusammenhang zu bestehen. Nach Schilddrüsenentfernung ist auf der einen Seite die Zahl der basophilen Zellen des Hypophysenvorderlappens, die unter anderem als Bildungsort des thyreotropen Hormons angesehen werden, stark vermehrt, auf der anderen Seite die Zahl der eosinophilen Zellen stark vermindert; sie verlieren schließlich vollständig ihre Granulation. Da diese Zellen als Bildungsstätte des Somatotropins angesprochen werden, wird angenommen, daß das Thyroxin die Bildung und Ausschüttung dieses Hormons anrege. Dies ist in Abb. 217 durch einen Pfeil angedeutet. Es ist jedoch auch denkbar, daß die Anregung der Somatotropinbildung und -ausschüttung durch einen erhöhten Verbrauch unter dem gesteigerten Stoffwechsel nach Thyroxingabe erfolgt.

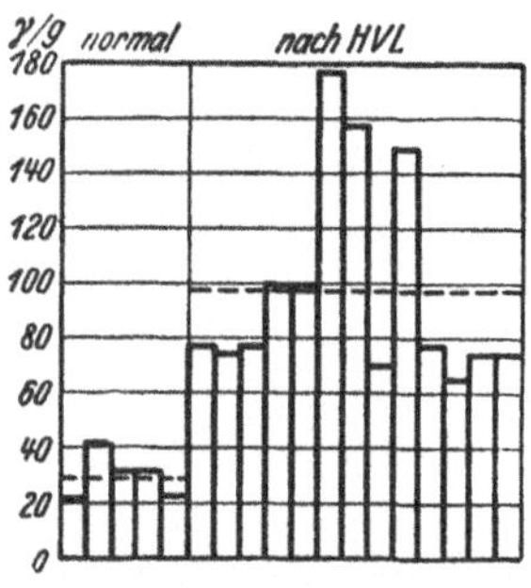

Abb. 220. Jodgehalt von Blut bzw. Blutserum normaler und mit thyreotropem Vorderlappenhormon vorbehandelter Hunde. Angabe des relativen Jodgehaltes je Gewichtseinheit Trockensubstanz. (Nach GRAB)

Auf der anderen Seite verliert das Thyroxin seine Wachstumswirkung, wenn die Hypophyse entfernt wurde. Sie kann an geeigneten Versuchstieren wieder hergestellt werden, wenn gleichzeitig mit dem Thyroxin Somatotropin verabreicht wird. Für eine volle Wachstumswirkung ist somit die Einwirkung beider Hormone notwendig.

Wie bei allen schweren Belastungen des Organismus findet sich auch bei einer Schilddrüsenüberfunktion eine vermehrte Ausschüttung von *adrenocorticotropem Hormon* des Hypophysenvorderlappens (ACTH, S. 408). Umgekehrt ist bei Schilddrüsenunterfunktion die Abgabe von ACTH herabgesetzt, so daß es zu einer Atrophie der Zona fasciculata der Nebennierenrinde kommen kann.

Neben der hormonalen tritt die *nervöse Steuerung* der Schilddrüsentätigkeit stark zurück. Es ist anzunehmen, daß es sich bei den Fasern des Vagus und Grenzstrangs, die zur Schilddrüse ziehen, um sensible und vasomotorische, aber nicht um sekretorische Fasern handelt.

CANNON konnte jedoch folgendes zeigen: Er verband den N. phrenicus einer Seite präganglionär mit Fasern des Sympathicus, die unter anderem auch zur Schilddrüse ziehen. Bei jeder Einatmung gelangte so eine Impulsserie zur Schilddrüse. Bei einem Teil der Versuchstiere trat nach einiger Zeit eine Steigerung des Grundumsatzes ein, so daß anzunehmen ist, daß es zu einer verstärkten Hormonausschüttung kam. Leider ist bislang der Versuch noch nicht wiederholt worden. Auf der anderen Seite darf eine erhöhte Aktivität des sympathischen Systems in ihren Symptomen trotz mancher Ähnlichkeit nicht mit einer Schilddrüsenüberfunktion verwechselt werden. Es fehlt dabei das Kardinalsymptom einer Erhöhung des eiweißgebundenen Jods im Blut. Kürzlich konnte weiter SÖDERBERG zeigen, daß durch eine Reihe von zentralerregenden Stoffen die Thyroxinabgabe an das Blut gesteigert werden kann und daß diese Steigerung nach Entnervung der Schilddrüse unterbleibt. Es scheint also auf nervösem Wege die Ausschüttung gespeicherter Schilddrüsenstoffe erhöht werden zu können.

c) Kropf und Kropfbildner

Bei einer übermäßigen Tätigkeit der Schilddrüse, etwa bei der Basedowschen Erkrankung, wird meistens eine Vergrößerung und vermehrte Blutfülle der Thyreoidea festgestellt (Abb. 222).

Man sollte solche Schilddrüsenvergrößerungen nicht als „Kropf" bezeichnen. Echte Kropfbildung tritt dann ein, wenn bei ungenügender Zufuhr des Ausgangsmaterials, z.B. des Jods, oder aus anderen Gründen die Schilddrüse nicht in der Lage ist, mit ihrem vorhandenen Gewebe einen ausreichenden Thyroxinspiegel aufrechtzuerhalten und damit eine dauernde Antreibung durch den Hypophysenvorderlappen erfährt. Es kommt dabei zu einer Schilddrüsenvergrößerung durch vermehrte Bildung von Follikeln und durch Bindegewebswucherung. Auf diese Weise kann u. U. eine gewisse Kompensation erreicht werden. In anderen Fällen bietet dann die Schilddrüse das Bild des „erschöpften" Zustandes mit der Unfähigkeit, überhaupt noch Hormon zu bilden, in anderen schließlich kann sie nachträglich zur Überfunktion gelangen, etwa durch überhöhte Jodzufuhr, und „basedowifizieren".

Kropf findet sich gehäuft (endemisch) in jenen Gegenden, wo das Wasser und damit auch die Nahrungsmittel jodarm sind, so besonders in manchen Gebirgsgegenden. Dieser Kropf weist gleichzeitig die Zeichen verminderter Aktivität auf. So ist es nicht verwunderlich, daß in denselben Gebieten auch der Kretinismus (s. u.) endemisch vorkommt. Den besten Beweis für die pathogenetische Bedeutung des Jodmangels lieferte die Jodprophylaxe. Seitdem dem Kochsalz in diesen Gebieten kleinste Jodmengen (0,0005% KJ) zugefügt werden, ist die Kropfhäufigkeit außerordentlich zurückgegangen (im kropfreichsten Kanton der Schweiz, der Waadt, z.B. von 77% bei der Gesamtbevölkerung 1924 auf 21% 1937). Bayern lieferte das Kontrollexperiment. Durch unverständige Gegenpropaganda war die Jodprophylaxe vorübergehend stark zurückgegangen, mit dem Erfolg, daß die Kropfhäufigkeit bei Schulkindern von 6% 1928 auf 52% 1933 wieder anstieg.

Jodmangel ist jedoch nicht die einzige Ursache einer Kropfentstehung. So konnten Chesney u. Mitarb. zeigen, daß bei ausschließlich mit Brassica-Arten (Kohl, Steckrüben) gefütterten Kaninchen ein Kropf mit allen Zeichen der Schilddrüseninsuffizienz eintritt. Diese Pflanzen enthalten Hemmstoffe für die Schilddrüse, die in der Folgezeit isoliert und in ihrer chemischen Natur erkannt worden sind. Es handelt sich um Abkömmlinge des Thioharnstoffs, des Thiouracils und des Thiocyanats. Methyl- und Propyl-thio-uracil hemmen die Oxydation des Jodids zu elementarem Jod (Abb. 215), so daß weniger Thyroxin gebildet wird. Die verminderte Thyroxinbildung hat eine vermehrte Ausschüttung von thyreotropem Hormon zur Folge, wie nach den obigen Darlegungen verständlich ist. Durch Zufuhr dieser Hemmstoffe kann also zwar eine Überfunktion der Schilddrüse gebremst werden, so daß man diese Stoffe therapeutisch anwenden kann, aber gleichzeitig vergrößert sich auch die Schilddrüse infolge der reaktiven Ausschüttung von thyreotropem Hormon. Gibt man jedoch gleichzeitig mit den Thiouracilen auch Thyroxin oder andere jodhaltige Stoffe, so kann man auch die Mehrbildung von thyreotropem Hormon unterdrücken und dessen nachteilige Auswirkungen bleiben aus. Die rationellste Hemmung der Schilddrüse wird durch niedrige, untoxische Dosen von Chlorat erreicht, das die Jodaufnahme der Schilddrüse hemmt (Abb. 215). Da dadurch der Jodspiegel des Blutes nicht absinkt, kommt es nicht zu einer reaktiven Erhöhung der Thyreotropin-Ausschüttung.

Es hat sich weiter herausgestellt, daß auch in Gegenden, die nicht jodarm sind, Kropf endemisch auftreten kann, wenn nämlich unhygienische Trinkwasserverhältnisse vorliegen. Man spricht geradezu von „Kropfbrunnen". Es fand sich in diesem Wasser ein relativ hoher Gehalt an Urochrom, das ebenfalls kropferzeugend wirkt. Es ist also in der Kropfprophylaxe mit einer Jodkaligabe allein nicht getan, sondern es müssen auch die Trinkwasserverhältnisse saniert werden.

d) Über- und Unterfunktion der Schilddrüse beim Menschen

Die Krankheitsbilder, die bei Über- und Unterfunktion der Schilddrüse beim Menschen entstehen, lassen sich nach unseren bisherigen Kenntnissen über die Wirkung der Schilddrüsenhormone und deren Zusammenhang mit der Ausschüttung von Thyreotropin und Somatotropin zu einem großen Teil verstehen, wenn auch noch ein weiterer Teil zahlreiche Rätsel aufgibt.

Hypothyreosen

Bei der Unterfunktion durch erworbene Schädigungen oder durch angeboren verminderte oder fehlende Entwicklung der Schilddrüse entsteht ein Bild, dessen Kardinalsymptome in der Einschränkung sämtlicher Stoffwechselprozesse bestehen, verbunden mit schwerer Verminderung der geistigen Fähigkeiten bis zur völligen Idiotie und mit Störungen des Wachstums. Das Wachstum des Gehirns und auch das der Knochen, besonders an den Epiphysenenden, ist verlangsamt; die Knochen werden kurz und plump. Weiter tritt ein sulziges Ödem der Haut hinzu, das der Krankheit den Namen gab: **Myxödem** (Abb. 221). Durch rechtzeitige dauernde Zufuhr von Schilddrüsenhormon lassen sich sämtliche Erscheinungen beheben.

In Kropfgegenden (s. oben) kann es durch Jodmangel auf bisher noch nicht geklärte Weise zu einer Entwicklungsstörung kommen, die auf einer irreversiblen Schädigung von

Schilddrüse und Organismus des Kindes im Fetalleben beruht und die zu Zwergwuchs und geistigen Störungen führt, wobei das Myxödem der Haut fehlt. Es entwickelt sich das Bild des **Kretinismus,** charakterisiert durch Zurückbleiben im Längenwachstum, in der geistigen und sexuellen Entwicklung, durch trockene, rissige Haut, eingesunkene Nasenwurzel usw.

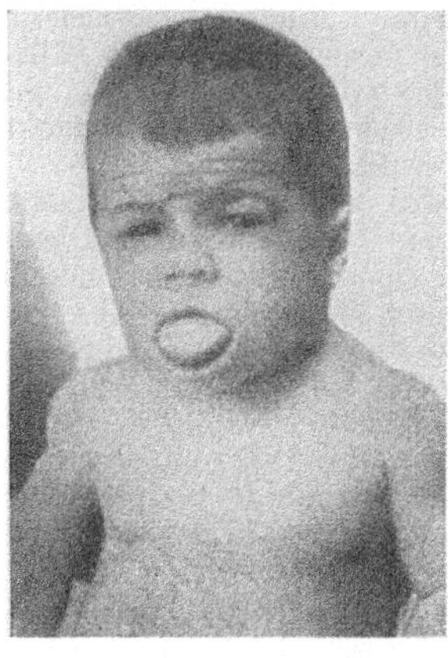

a

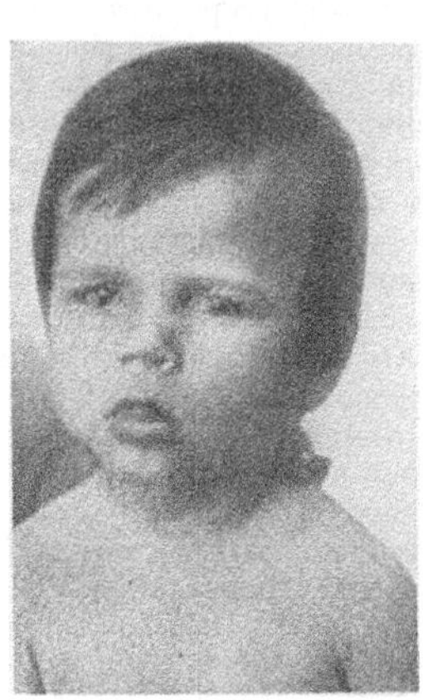

b

Abb. 221a u. b. Myxödem. Weiblich. 4 Jahre alt. Wirkung der Schilddrüsenbehandlung. Links am 3. 4., rechts am 15. 7. nach Schilddrüsenzufuhr seit 1. 4. (Nach HOFMEISTER)

Eine Behandlung mit Schilddrüsenhormon kann nur noch die eventuellen Ausfallserscheinungen von seiten der Schilddrüse beheben, nicht aber die schon fetal gesetzten irreversiblen Schäden. Entscheidend ist hier die Prophylaxe durch Jodgabe an die Mutter.

Hyperthyreosen

Man kann zunächst zwei verschiedene Formen von Hyperthyreose unterscheiden, je nachdem ob es sich um eine primäre Hyperplasie eines einzelnen Knotens handelt (Adenom) oder um eine vermehrte Anregung der gesamten Schilddrüse (**Basedowsche Krankheit,** Abb. 222). In beiden Fällen muß jedoch gleichzeitig auch eine Störung des Funktionskreises zwischen Schilddrüse und Hypophyse vorliegen, da hier die Hemmung der Thyreotropinausschüttung durch das kreisende Thyroxin unterbleibt. Es ist noch völlig ungeklärt, wie der Zusammenbruch dieses Regelkreises zustandekommt. Es scheint sich dabei vor allem um konstitutionelle Faktoren zu handeln, da beobachtet werden konnte, daß eineiige Zwillinge auch unter ganz verschiedenen Umweltbedingungen gleich häufig erkranken. Wenn auf dem oben geschilderten Wege über den Hypothalamus durch schwere körperliche oder psychische Belastung eine Basedowsche Erkrankung ausgelöst wird (Schreckbasedow, Infektbasedow), so ist das nur auf dem Boden einer bestimmten Konstitution möglich, da normalerweise nach einer übermäßigen Thyreotropinausschüttung diese durch den folgenden Thyroxinanstieg im Blut zurückgedämmt wird.

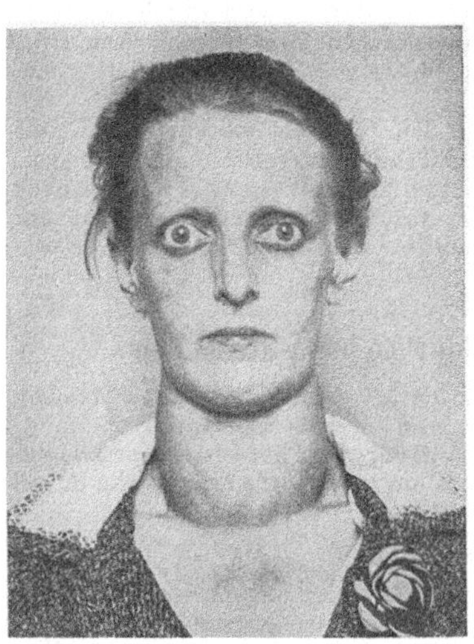

Abb. 222. Basedowsche Krankheit. Schilddrüsenvergrößerung, Lidspaltenerweiterung, Exophthalmus

Man neigt heute mehr dazu, die Ursache für den Zusammenbruch des Regelkreises in der Schilddrüse selbst zu suchen, mit der Annahme, daß diese in solchen Fällen nach vorheriger starker Anregung durch das Thyreotropin anschließend trotz normalen oder gar gesenkten Thyreotropingehaltes weiter vermehrt tätig bleibe.

Die Symptome ergeben sich aus der oben geschilderten Wirkung der Schilddrüsenhormone: Grundumsatz, Pulsfrequenz und Herzminutenvolumen sind erhöht, es besteht erhöhte nervöse Reizbarkeit, die sich einerseits in Unruhe und Angst, andererseits besonders in Störungen von seiten des vegetativen Nervensystems äußert. Ein weiteres Symptom der Basedowschen Krankheit kann jedoch durch Thyroxin nicht nachgeahmt werden, wohl aber durch Injektion von Extrakten des Hypophysenvorderlappens, nämlich der Exophthalmus, verbunden mit Retraktion des Oberlids und seltenem Lidschlag. Er ist hervorgerufen durch eine das Thyreotropin begleitende Substanz (EPS, s. o.). Er fehlt beim Adenom der Schilddrüse (da hier keine primäre Anregung vom Hypophysenvorderlappen aus erfolgt), er kann sich verstärken, wenn durch die Therapie eine zu starke Hemmung der Schilddrüsentätigkeit eintritt und damit eine übermäßige Ausschüttung von Thyreotropin mit dem begleitenden EPS ausgelöst wird, er kann jedoch auch isoliert, ohne gleichzeitige Schilddrüsenerkrankung, beobachtet werden.

Es ist zu berücksichtigen, daß das äußere Symptomenbild der Basedowschen Erkrankung einschließlich der Grundumsatzerhöhung recht häufig bei psychosomatischen Erkrankungen weitgehend nachgeahmt wird, ohne daß eine Hyperthyreose vorliegt. Als entscheidendes Kriterium findet sich hier keine Erhöhung des organisch gebundenen Jods im Blut. Eine Unterscheidung der beiden Formen ist in der Klinik aus therapeutischen Gründen wichtig.

3. Die Nebenschilddrüsen (Parathyreoideae, Epithelkörperchen)

Die Nebenschilddrüsen sind lebenswichtige innersekretorische Drüsen, die eine wesentliche Rolle bei der Konstanterhaltung des inneren Milieus in bezug auf den Mineralhaushalt spielen. Werden sie absichtlich im Tierexperiment oder unbeabsichtigt bei Schilddrüsenresektionen beim Menschen entfernt oder geschädigt, dann kommt es zu einer starken *Erniedrigung des Ca-Gehalts im Blut bei gleichzeitiger Erhöhung des P-Gehalts* (Abb. 223). Die Erniedrigung des Ca^{++}-Gehalts führt zu einer schweren Übererregbarkeit der Nerven und zu Krämpfen, die schließlich tödlich enden können *(Tetanie)*. Zufuhr von Extrakten der Nebenschilddrüse kann anfänglich die Erscheinungen in Stunden bis Tagen völlig beheben (Abb. 224, Einschränkung s. u.).

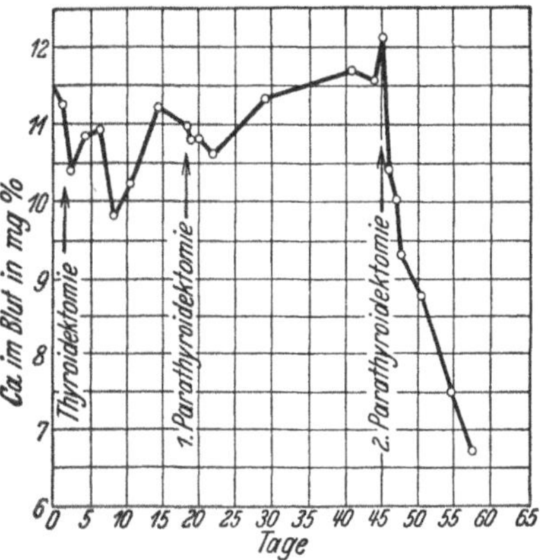

Abb. 223. Einfluß der Exstirpation der Schilddrüse und der nacheinander vorgenommenen Exstirpation der beiden Nebenschilddrüsen auf den Calciumgehalt im Blute des Hundes. (Nach CHEYMOL und QUINQUAUD)

Einmalige Zufuhr von Nebenschilddrüsenextrakt beim normalen Tier führt umgekehrt zu einer verstärkten Phosphatausscheidung im Urin mit Senkung des P-Gehalts und zu Erhöhung des Ca-Gehalts im Blut. Bei hoher fortgesetzter Dosierung kommt es zu einem schweren Vergiftungsbild. Die hohe Phosphatausscheidung führt automatisch zu einem entsprechenden Na- und Wasserverlust, so daß eine Bluteindickung mit Versagen des Kreislaufs und der Nieren eintritt. In diesem Stadium ist das Filtratvolumen der Niere so gering, daß die Phosphatausscheidung sehr gering wird und der Phosphatgehalt des Blutes wieder ansteigt.

COLLIP gelang es als erstem, eine gewisse Reinigung der Nebenschilddrüsenextrakte zu erreichen. Das so erhaltene Hormon nannte er **Parathormon.** Es besitzt Eiweißnatur (Proteohormon), so daß es bei Gabe per os im Verdauungskanal zerstört wird und nur bei parenteraler Gabe zur Wirkung kommt. In neuerer Zeit hat sich bei weiteren Reinigungsversuchen herausgestellt, daß es sich offenbar um zwei verschiedene Faktoren mit unterschiedlichen Eigenschaften und verschiedenen Angriffspunkten handelt. Der eine Faktor weist ein Molekulargewicht um 20000 auf und ist entsprechend dialysabel, der zweite mit einem Molekulargewicht um 500000 ist entsprechend nicht dialysabel.

Der *Wirkungsmechanismus* ist noch weitgehend ungeklärt. Die meisten Autoren nehmen heute zwei Faktoren mit verschiedenen **Angriffspunkten** an, und zwar 1. einen *ossären* und 2. einen *renalen*. Der erste führt zu einer Mobilisierung von Ca und Phosphat aus dem Knochen, der zweite zu einer Verminderung der Transportkapazität der Tubuli für Phosphat und damit zu erhöhter Phosphatausscheidung (Abb. 225).

Früher wurde nur ein einheitliches Hormon mit alleinigem renalem Angiffspunkt angenommen. Es wurde dabei angenommen, daß die erhöhte

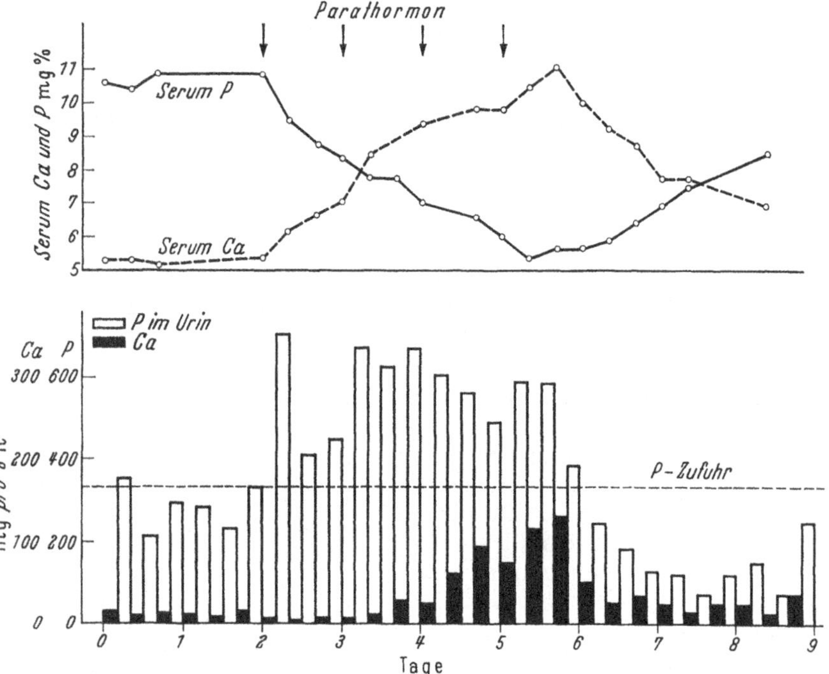

Abb. 224. Wirkung von Parathormon (50 E/d) bei einem Patienten mit Hypoparathyreoidismus. Der Ca-Gehalt des Serums ist zunächst stark erniedrigt, der P-Gehalt erhöht. Durch Parathormon wird (bei gleichbleibender Zufuhr in der Nahrung) die Phosphatausscheidung sofort erhöht (negative Phosphatbilanz); gleichzeitig sinkt der erhöhte P- und steigt der erniedrigte Ca-Gehalt des Serums zur Norm. Wesentlich später wird auch die Ca-Ausscheidung im Urin erhöht. Nach Absetzen der Parathormonbehandlung wird die Phosphatbilanz rasch wieder positiv, der P-Gehalt des Serums steigt wieder an und der Ca-Gehalt sinkt ab. [Nach ALBRIGHT und ELLSWORTH: J. clin. Invest. 7, 183 (1929)]

Phosphatausscheidung und damit Senkung des Phosphatgehalts im Blut für sich allein eine so starke Mobilisierung von Ca und P aus dem Knochen zu bewirken vermöge, daß der Ca-Gehalt des Blutes in dem festgestellten beträchtlichen Ausmaß ansteige. Gegen diese Annahme spricht unter anderem der folgende Befund: Werden Versuchstieren beide Nieren entfernt und werden sie durch sog. ,,künstliche Nieren“ (Peritonealdialyse) am Leben erhalten, was heute für mehrere Monate glückt, so findet sich bei Injektion von Parathormon immer noch eine Auflösung von Knochen und Steigerung des Ca-Gehalts im Blut, obschon der Phosphatgehalt unverändert oder sogar leicht erhöht erhalten werden kann (GROLLMAN). Nur bei sehr hohem Phosphatspiegel bleibt die Parathormonwirkung aus (Überschreitung des Löslichkeitsprodukts für Ca und P).

Strittig ist weiter noch die Frage, wie die Ca-Mobilisierung aus dem Knochen erfolgt. Neuere Ergebnisse haben zu der Ansicht geführt, daß der

Angriffspunkt des Parathormons das organische Grundgerüst des Knochens, die Knochenmatrix selbst, betrifft. Die Glucoproteide werden z.T. depolymerisiert und dadurch herausgelöst. Damit wird automatisch die Bindungsmöglichkeit für Ca und P vermindert und der Ca-Gehalt des Blutes steigt an. Umgekehrt wird bei Mangel an Parathormon vermehrt Knochenmatrix gebildet und dem Blut Ca und P entzogen.

Auch die **Ausschüttungsbedingungen** für das Parathormon sind nur z. T. geklärt. Bei einer Senkung des Ca-Gehalts im Blut nimmt die Ausschüttung beider Faktoren des Parathormons zu, bei Erhöhung dagegen ab.

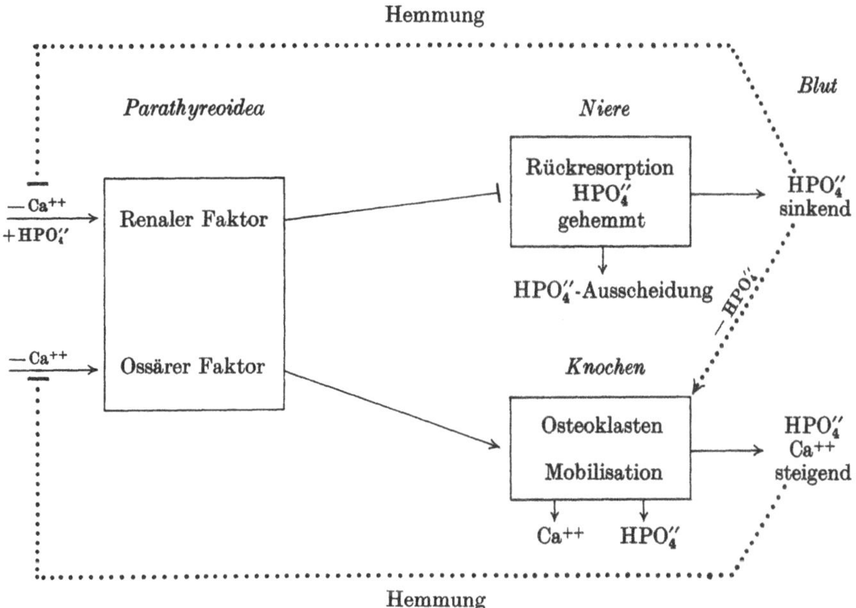

Abb. 225. Schematische Darstellung zu den Ausschüttungsbedingungen von Parathormon und dessen Auswirkungen. Pfeile = Förderung; Querbalken = Hemmung. Bei steigendem P-Gehalt des Blutes wird vermehrt renaler Faktor ausgeschüttet. Das führt zu erhöhter P-Ausscheidung in der Niere und Sinken des P-Gehalts im Blut. Das führt wieder zu Hemmung der Parathormonausschüttung und Mobilisation von P und Ca aus dem Knochen. Bei sinkendem Ca-Gehalt des Blutes wird die Ausschüttung sowohl des renalen wie des ossären Faktors erhöht. Dadurch wird Ca aus dem Knochen mobilisiert a) durch direkten Angriff an der Knochenmatrix, b) als Folge des sinkenden P-Gehalts im Blut infolge erhöhter Phosphatausscheidung im Urin. Der damit steigende Ca-Gehalt des Blutes hemmt die weitere Ausschüttung von Parathormon

Entsprechend läßt sich eine Gewichtszu- bzw. -abnahme der Epithelkörperchen nachweisen. Eine Erhöhung des P-Gehalts im Blut führt dagegen nur zu einer Ausschüttung des renalen Faktors, damit allein zu erhöhter Phosphatausscheidung mit geringerer sekundärer Ca-Mobilisierung (Abb. 225).

Es läßt sich damit etwa folgendes Bild von Bedeutung und *Funktionsweise der Epithelkörperchen* entwerfen: Durch das nach rein physikalisch-chemischen Gesetzen vorhandene Gleichgewicht zwischen Mineralien des Blutes und des Knochens wird ein Ca-Gehalt des Blutes von nur rund 7 mg-% erreicht. Dieser Stand ist zu niedrig und es besteht eine erhebliche Übererregbarkeit des Nervensystems. Durch die Tätigkeit der Nebenschilddrüsen wird er auf rund 10 mg-% gesteigert und gehalten. Weitere Voraussetzungen hierfür sind unter anderem ein genügendes Angebot von Ca in der Nahrung und eine ausreichende Resorption unter der Wirkung des Vitamins D (s. S. 260). Unterfunktion der Nebenschilddrüsen führt trotz ausreichenden Angebots zu einer Senkung des Gehalts des Blutes an Ca, völliges Versagen schließlich bis auf 7 mg-%, Überfunktion durch Mobilisierung von Ca aus dem Knochen auf Werte über 10 mg-%. Bei normaler Funktion wird sofort bei einem Anstieg des Blut-Ca die Tätigkeit der Nebenschilddrüsen so weit gedrosselt, daß der Normalwert von rund 10 mg-% erreicht wird, bei einem Abfall des Blut-Ca die Tätigkeit so weit gesteigert, daß Ca mobilisiert wird bis zum Erreichen des Normalwertes; der dabei gleichzeitig mobilisierte P gelangt zur Ausscheidung, da durch gleichzeitige Ausschüttung des renalen Faktors die P-Rückresorption in der Niere herabgesetzt wird. Steigt aus irgendeinem Grunde der P-Gehalt des Blutes über den Normalspiegel, dann wird allein der renale Faktor ausgeschüttet und durch erhöhte Phosphatausscheidung der Normalspiegel wieder eingestellt.

Anhangsweise sei erwähnt, daß vom Calciumgehalt des Serums von 9—11, im Mittel rund 10 mg-% etwa die Hälfte an Eiweiß, besonders an Albumin, gebunden vorliegt und deshalb nicht diffusibel ist; nur die andere Hälfte, die diffusible Form, ist physiologisch von direkter Bedeutung. Da sich zwischen beiden Anteilen ein Gleichgewicht einstellt, kann bei Kenntnis des Serumproteingehalts und des Gesamt-Serum-Ca die Konzentration des diffusiblen Ca näherungsweise errechnet werden (Weiteres s. Physiologische Chemie).

Bei *Überfunktion* der Nebenschilddrüsen, z.B. bei Geschwülsten (Adenomen), findet sich ein dauernd stark erhöhter Ca-Gehalt des Blutes und eine gesteigerte Ca-Ausscheidung im Urin. Durch die Auflösung der Knochenmatrix mit folgender Entmineralisierung kommt es leicht zu Knochen-Verbiegungen und -Brüchen. Dabei erscheint er stellenweise aufgetrieben (*Ostitis fibrosa*, RECKLINGHAUSEN). Die Ausscheidung von relativ kleinmolekularen Eiweißkörpern mit vielen Salzen in der Niere ergibt einen günstigen Boden für Steinbildung im Nierenbecken oder sogar Nierengewebe selbst, so daß dessen Funktion schwer geschädigt wird. Bei der Entfernung des Adenoms treten relativ häufig parathyreoprive Erscheinungen auf, weil die restlichen (an sich normalen) Nebenschilddrüsen, die durch den erhöhten Ca-Gehalt des Blutes stillgelegt waren, nicht rechtzeitig wieder ihre Funktion aufnehmen können.

Bei *Unterfunktion* der Nebenschilddrüsen kommt es zu erniedrigtem Ca-Gehalt im Blut und in dessen Gefolge zu einer fortgesetzten Steigerung der Reizbarkeit der peripheren Nerven, damit zu latenter und schließlich manifester **Tetanie.**

Eine hypocalcämische Tetanie kann auch aus andern Ursachen entstehen, z.B. bei mangelnder Ca-Resorption (s. z.B. D-Avitaminose, S. 262). Hierbei kann es zunächst zu einer Überfunktion der Nebenschilddrüsen kommen (Anregung durch erniedrigten Ca-Gehalt des Blutes) mit anschließendem Versagen. Ein ähnliches Bild kann auch entstehen bei erhöhter Oestrogenausschüttung bei gleichzeitigem absolutem oder relativem Ca-Mangel, z.B. in der Gravidität.

In der Hungerzeit kamen recht häufig latente und manifeste Tetanien vor durch die verminderte Ca-Resorption bei ungenügender und einseitiger Ernährung mit Brot aus stark ausgemahlenem Mehl (vgl. S. 267).

Es sei hinzugefügt, daß eine Tetanie auch bei normalem Gehalt des Serums an diffusiblem Ca eintreten kann, nämlich bei Alkalose (s. S. 50), so z.B. bei großen Säureverlusten durch häufiges Erbrechen (Magentetanie) oder durch CO_2-Verlust bei Hyperventilation usw. Umgekehrt kann eine Acidose die Manifestation einer Tetanie unterdrücken.

Die Diagnose einer beginnenden, noch latenten Tetanie kann Schwierigkeiten bereiten, weil die subjektiven Beschwerden zunächst recht uncharakteristisch sind. Neben der Fahndung nach anderen Zeichen (s. klinische Lehrbücher) kann hier die objektive Prüfung der elektrischen Erregbarkeit der peripheren Nerven mit Hilfe des elektrischen Stroms weiterhelfen. Bei Gleichstromreizung findet sich die Schwelle stark erniedrigt und die „Akkommodationsfähigkeit" vermindert (s. S. 436), u. U. so stark, daß bei Einschaltung eines Gleichstroms nicht nur eine Schließungszuckung resultiert, sondern ein Tetanus des Muskels.

Zur *Behandlung der menschlichen Tetanie* wird nicht mehr Parathormon verwandt, da nach kurzer Zeit seine Wirkung stark nachläßt; es entwickelt sich eine *Resistenz*, die wahrscheinlich auf Begleitstoffe der noch nicht völlig gereinigten Drüsenextrakte, jedoch nicht auf Antikörperbildung beruht. (Man sollte in diesem Fall deshalb auch nicht von einer Antihormonbildung sprechen.) Die Parathormonzufuhr kann ersetzt werden durch hohe intravenöse Gaben eines wasserlöslichen Vitamin D-Präparates (bei anfänglicher gleichzeitiger intravenöser Zufuhr wasserlöslicher Kalksalze) oder Dihydrotachysterin per os (*A*nti*t*etanischer Faktor 10 = AT 10, HOLTZ).

Das Dihydrotachysterin steht in seiner Wirkung zwischen dem Vitamin D und dem Gesamtkomplex des Parathormons. Es erhöht die Ca-Resorption aus dem Darm, wenn auch geringer als Vitamin D, so doch wesentlich stärker als Parathormon. Auf der anderen Seite erhöht es die Phosphatausscheidung im Urin, zwar geringer als Parathormon, aber stärker als Vitamin D. Es mobilisiert ähnlich, wenn auch in geringerem Ausmaß, Ca aus den Knochen wie Parathormon. Deshalb kann es auch auf lange Dauer zur Substitutionstherapie bei Unterfunktion oder Fehlen der Nebenschilddrüsen verwandt werden.

Tabelle 48

	Wirkung auf:					Mangelfolge	
	Ca-Mobil. Knochen	Ca-Aufnahme im Darm	P-Ausscheidung im Urin	Ca-Gehalt im Blut	P-Gehalt im Blut	Ca-Gehalt im Blut	P-Gehalt im Blut
Vitamin D		++++ stark	+ schwach	steigend	steigend	sinkend	sinkend
AT 10 . .	+	++ mittel	+++ mittel	steigend	sinkend		
Parathormon	++	(+) schwach	++++ stark	steigend	sinkend	sinkend	steigend

4. Die Thymusdrüse

Die Drüse zeigt bis zum Beginn der Pubertät ein fortschreitendes Wachstum und wandelt sich dann in einen von lymphatischem Gewebe durchsetzten *Fettkörper* um, während sie bei Kastraten persistiert. Es legte das die Vermutung nahe, daß sie bestimmte Funktionen in der Steuerung des Wachstums und der Geschlechtsreife zu erfüllen haben könnte. Bei Exstirpation der Drüse werden zwar häufig Störungen im Knochenwachstum gefunden, doch sind die Resultate bei verschiedenen Species recht unterschiedlich und meist wenig spezifisch; weiter sind auch bei der Untersuchung von Extrakten aus der Drüse zwar reproduzierbare Wirkungen gefunden worden, z.B. eine Senkung des Grundumsatzes und des Ca-Gehaltes des Blutes (weiter s. u.), doch ist bis jetzt der Beweis für eine physiologische Funktion und die Hormonnatur der extrahierten Stoffe noch nicht erbracht worden.

Die einzige voll gesicherte Funktion ist die einer *Produktionsstätte von Lymphocyten.* Im Hunger nimmt ihre Größe wie die der andern Lymphdrüsen ab. Sie scheint danach eine Art Eiweißdepot darzustellen, reich an labilen Eiweißen, die rasch zu Aminosäuren abgebaut werden können, die ihrerseits zum Abtransport in lebenswichtigere Organe und zur Gluconeogenese verwandt werden. Die Mobilisierung des Eiweißes erfolgt wahrscheinlich durch die Nebennierenrindenhormone, da sie nach Exstirpation der Nebennieren ausbleibt.

Da einzelne *Aminosäuren* nicht nur Bausteine zum Zellaufbau darstellen, sondern auch spezifische Wirkungen entfalten (wie etwa die steigernde Wirkung des Arginins auf die Kontraktion des ermüdeten Herzens, MISLIN), so hat man daran gedacht, daß bei einer Mobilisation des labilen Eiweißes aus Thymus, Milz und Lymphknoten Stoffe mit besonderen Wirkungen auftreten, die dann allerdings nicht als Hormone im strengen Sinne der Definition bezeichnet werden können. Es ist weiter denkbar, daß diese Stoffe nur unter besonderen Bedingungen ihre spezifischen Wirkungen entfalten, so wie das Arginin nur unter der Bedingung der Insuffizienz des Herzens, so daß sich erklären würde, warum sich bei Zufuhr von Extrakten aus dem Thymus so widerspruchsvolle Resultate ergeben.

Von erheblicher klinischer Bedeutung ist der Befund geworden, daß sich aus Thymusextrakten eine Fraktion gewinnen läßt, die die Erregungsübertragung vom motorischen Nerven auf den Muskel in der Muskelendplatte hemmt, also curareähnlich wirkt (s. S. 450). Aber auch hier ist der Beweis nicht geführt worden, daß es sich um ein Hormon mit physiologischen Funktionen handelt.

Beim Menschen kennt man eine Erkrankung, die Myasthenia gravis, die oft im Kindesalter beginnt und nach der Pubertät dann milder verläuft, bei der es zu rascher „Ermüdung“ der Muskeln, d.h. zu zunehmender Blockierung der neuromuskulären Erregungsübertragung, ähnlich wie unter Curare, kommt (s. auch S. 450). In diesen Fällen wurde gleichzeitig häufig eine Senkung des Ca-Gehalts im Blut und Besserung durch Gabe von Ca zusammen mit Vitamin D oder AT 10 festgestellt. Recht häufig wurden nun Tumoren des Thymus gefunden, deren Exstirpation meist wesentliche Besserung brachte. Eine Besserung konnte auch in einigen Fällen durch Thymusexstirpation erreicht werden, in welchen kein Tumor gefunden wurde. In diesen Fällen scheint es sich tatsächlich um die Mehrausschüttung von Stoffen gehandelt zu haben, die den Ca-Gehalt senkten und die curareähnlich wirkten.

Die Thymusdrüse wird vom Wachstumshormon der Hypophyse zum Wachstum angeregt, durch Sexualhormone dagegen gehemmt. Dadurch kommt wahrscheinlich in der Pubertät die Involution zustande. Eine Wachstumsanregung erfolgt auch durch das thyreotrope Hormon des Hypophysenvorderlappens. Entsprechend finden sich Thymushyperplasien bei denjenigen Formen der Hyperthyreoidosen, bei welchen primär eine erhöhte Ausschüttung von thyreotropem Hormon vorliegt.

5. Die Nebennierenrinde

Die Nebenniere baut sich aus 2 entwicklungsgeschichtlich verschiedenen Abschnitten auf, der Rinde und dem Mark. Bei Fischen findet sich noch eine Teilung in 2 völlig getrennte Organe. Die Rinde gliedert sich nach ihrem Aufbau und ihrer Hormonproduktion in drei verschiedene Abschnitte (von außen nach innen: Zona glomerulosa, fasciculata und reticularis). Das Mark ist gleichen Ursprungs wie die Ganglienkette des Sympathicus. Deshalb sind die zuführenden Fasern des Grenzstrangs präganglionäre Fasern (s. S. 521). Die Markzellen zeichnen sich durch ihre besondere Affinität zu Chromsalzen aus (chromaffines Gewebe).

a) Folgen der Nebennierenentfernung

Die vollständige Exstirpation der Nebennieren ist ein unbedingt tödlicher Eingriff. *Lebenswichtig* ist jedoch nur die Rinde, nicht das Mark. Die Hauptsymptome nach Nebennierenausschaltung sind Appetitverlust und Muskelschwäche (Adynamie); allmählich oder auch krisenartig kommt es zu Senkung des Blutdrucks; der Tod erfolgt schließlich unter dem Bild des Kreislauf- und Nierenversagens. Ein ähnliches Bild kann beim Menschen eintreten, wenn, z.B. durch Tuberkulose, die Nebennierenfunktion ausfällt (Addisonsche Krankheit). Hier tritt häufig eine verstärkte braune Pigmentierung hinzu, deren Entstehung S. 389 besprochen wird.

Eine nähere Analyse erweist schwere Störungen im Salz-Wasserhaushalt und im Kohlenhydrat-, Eiweiß- und Fettstoffwechsel (Abb. 226), die aus den Hormonwirkungen verständlich werden.

1. Salz-Wasserhaushalt. Die Zellen halten vermehrt K^+ mit entsprechendem Anion zurück, dadurch kommt es zu einem Wassereinstrom aus dem extra- in den intracellulären Raum. Besonders ausgesprochen ist die Quellung des Herz- und Skeletmuskels. Auf der anderen Seite wird die Fähigkeit der Niere, Na^+ (und auch Cl') aus dem Glomerulumfiltrat zu reabsorbieren, eingeschränkt; dadurch kommt es zu NaCl-Verlust und gleichzeitig zu einem weiteren Wasserverlust des gesamten extracellulären Raums, damit auch zu einer Verminderung der Plasmamenge. Das eingedickte Blut enthält weniger Na^+ und mehr K^+ als in der Norm, da die K^+-Sekretion in der Niere (im Austausch gegen Na^+) vermindert ist. Die Bluteindickung (Hämokonzentration) führt zu einer Erschwerung der Durchströmung der Organe, unter anderem auch zu einer Verminderung der Nierendurchblutung und damit zu einer Verschärfung der Störungen im Wasserhaushalt. Der Blutdruck ist erniedrigt. Zufuhr einer kochsalzreichen, kaliumarmen Kost kann die Störungen weitgehend mildern. Die Bluteindickung schwindet, der Blutdruck wird wieder normal, ja steigt sogar über die Ausgangslage an. Die Versuchstiere weisen aber immer noch eine schwere Verminderung der Anpassungsbreite gegen alle möglichen Belastungen auf; schon hieraus ergibt sich, daß die Störung im Elektrolythaushalt nicht die einzige Folge des Fehlens der Nebenniere darstellt.

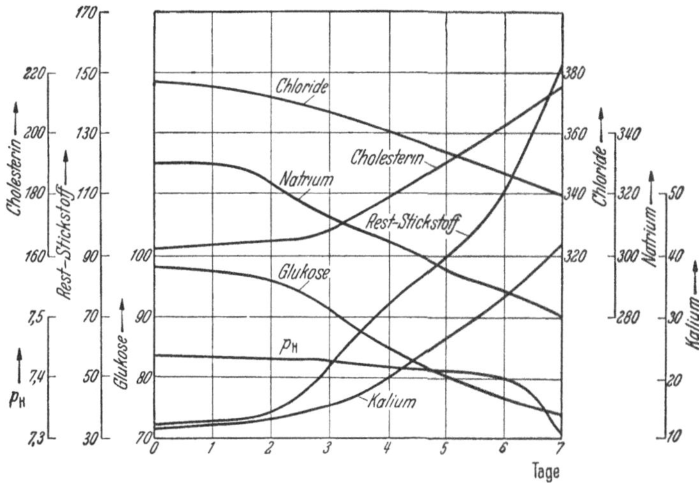

Abb. 226. Veränderungen im Blut nach Nebennierenentfernung beim Hund. Werte in mg je 100 cm³ Blut. Tod des Tieres nach 7 Tagen. (Nach GROLLMAN)

2. *Stoffwechselstörungen.* Eiweiß und Fettumsatz sind herabgesetzt, vor allem ist eine Verminderung der Gluconeogenese ausgeprägt. Die Leber verliert ihren Glykogenvorrat. Der Blutzucker ist erniedrigt, manchmal krisenartig so stark, daß es zu hypoglykämischen Erscheinungen kommt. Als Ursache der schweren Störung in der Tätigkeit von Skelet- und Herzmuskel ist wahrscheinlich sowohl die Störung im Zellstoffwechsel wie im Mineralhaushalt anzusprechen. Die Steigerung des Reststickstoffes im Blut und die schließlich hochgradige Acidämie sind im wesentlichen Folge des Versagens der Nierenfunktion.

3. *Störungen der Genitalfunktion* (s. u.).

4. *Verminderung der Regulationsbreite.* Bei den vorliegenden schweren Störungen im gesamten Stoffwechsel ist es nicht verwunderlich, daß nebennierenlose Tiere eine stark verminderte Regulationsbreite aufweisen. So ist ihre Fähigkeit, bei Variation der Außentemperatur die Körpertemperatur normal zu erhalten, stark eingeschränkt, sie sind widerstandslos gegen Infektionen usw.

b) Hormone der Nebennierenrinde

Bei den Hormonen der Nebennierenrinde handelt es sich um Steroide, die als **Corticoide** zusammengefaßt werden. Es konnten bis jetzt 30 verschiedene Steroide aus der Nebennierenrinde extrahiert werden, von denen

7 das Leben adrenalektomierter Tiere zu erhalten, allerdings, einzeln gegeben, nicht alle Ausfallserscheinungen zu beheben vermögen (PFIFFNER, KENDALL, REICHSTEIN, WETTSTEIN u. a.). Der Hauptanteil der an das Blut abgegebenen Steroide wird durch das **Cortisol** gebildet (rund 70 %), etwa 15 % durch das **Corticosteron,** 1—2 % durch das **Aldosteron** (Formelbilder s. Abb. 227). Der Rest verteilt sich auf 11-Hydroxy-Androstendion und

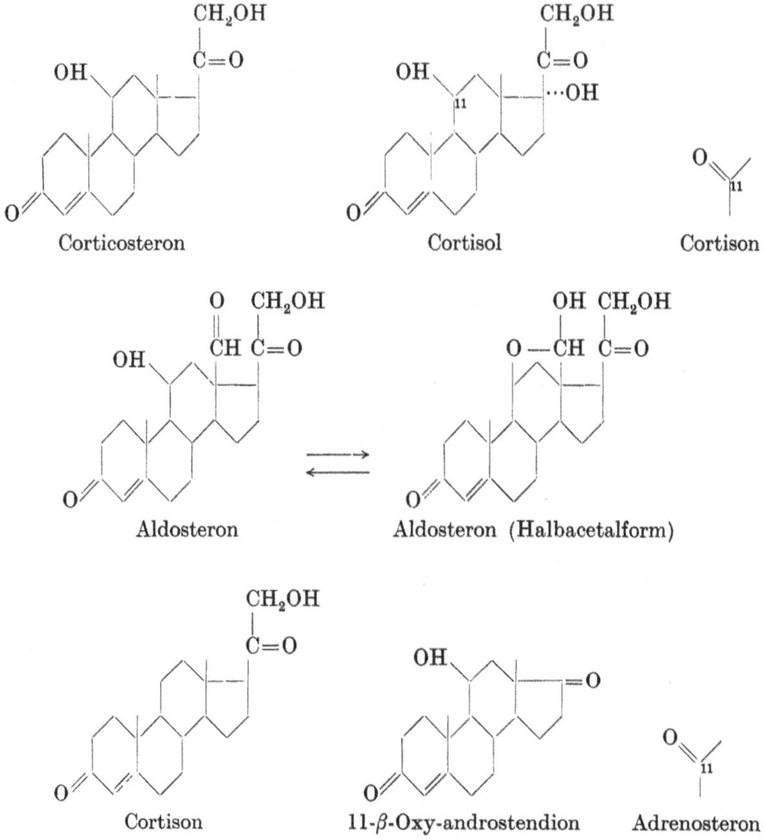

Corticosteron — Cortisol — Cortison

Aldosteron ⇄ Aldosteron (Halbacetalform)

Cortison — 11-β-Oxy-androstendion — Adrenosteron

Abb. 227. Strukturformel der wichtigsten Nebennierenrindensteroide. Die Methylgruppen in Stellung 10 und 13 sind der Übersichtlichkeit wegen nur durch einen senkrechten Strich angedeutet

eine ganze Reihe noch nicht identifizierter weiterer Steroide. Obwohl die Ausfallserscheinungen nach Adrenalektomie durch die eben genannten Steroide zusammen fast vollständig aufgehoben werden können, ist noch ungewiß, ob sich nicht unter den noch nicht identifizierten Steroiden solche mit wichtigen physiologischen Funktionen befinden. Wenn sie in geringeren Mengen ausgeschüttet werden, so kann das keineswegs als Hinweis auf eine geringere Bedeutung gewertet werden, da sich zwischen den einzelnen Hormonen starke Wirkungsunterschiede finden (s. u., Tabelle 49).

Neben den Nebennierenrindensteroiden mit lebenserhaltender Wirkung am adrenalektomierten Tier konnten 6 weitere hormonal aktive Steroide aus der Nebenniere isoliert werden: 4 mit androgener Wirkung (s. u.), weiter Oestron und Progesteron, das eine Art Depotstoff für die Bildung der Corticoide darstellt.

Je nachdem, ob mehr die Wirkung auf den allgemeinen Stoffwechsel oder mehr auf den Mineralhaushalt im Vordergrund steht, spricht man von *Glucocorticoiden* einerseits und *Mineralocorticoiden* andererseits. Obschon die sog. Mineralocorticoide auch Stoffwechselwirkungen aufweisen und umgekehrt die Glucocorticoide auch den Mineralhaushalt beeinflussen (s. Tabelle 49), hat sich diese Einteilung doch bewährt, da das wirksamste Mineralocorticoid, das Aldosteron, in therapeutisch verwendeter Dosis

Tabelle 49. *Vergleich der Wirkung verschiedener Rindensteroide in bezug auf Natriumretention, Kaliumausscheidung, Lebenserhaltung und Glykogenspeicherung.* (Aus GROSS, F.: Klin. Wschr. **34**, 929 (1956)

	Na^{24}/K^{42} Urin nebennierenlose Ratte	Na-Retention (ED 50) nebennierenlose Ratte	K-Ausscheidung (ED 50) nebennierenlose Ratte	Lebenserhaltung nebennierenloser Hund	Glykogenspeicherung Leber nebennierenlose Maus
11-Desoxycorticosteron (Cortexon)	100	100	100	100	1
11-Desoxy-17-hydroxy-corticosteron (S)	8	3	1,5	7	10
Corticosteron (B)	14	0,5	15	14	50
11-Dehydrocorticosteron (A)	7	0,3	10	14	50
11-Dehydro-17-Hydroxy-corticosteron (Cortison) (E)	6	0,01	14	2,5	100
17-Hydroxycorticosteron (Cortisol) (F)	8	0,03	24	10	155
Aldosteron	10000	2500	500	2500	30

praktisch keine Stoffwechselwirkungen besitzt und synthetische Abwandlungen des wirksamsten Glucocorticoids, des Cortisols, gefunden werden konnten, deren Mineralocorticoidwirkung bei therapeutisch üblicher Dosierung vernachlässigt werden kann. Wird u. U. die übliche Dosierung weit überschritten, so ist jedoch immer daran zu denken, daß dann auch die andere Wirkung zum Tragen kommen kann.

α) Die Mineralocorticoide

Das weitaus wirksamste der bisher identifizierten Mineralocorticoide ist das **Aldosteron.** Es vermag die Ausfallserscheinungen bei Nebenniereninsuffizienz weitgehend, aber nicht vollständig zu beheben. So bleibt eine deutliche Senkung des Blutzuckergehalts und eine verzögerte Ausscheidung bei Wasser- oder Kochsalzbelastung. *Die Na^+-Rückresorption und K^+- und H^+-Sekretion der Niere werden erhöht.* In gleicher Weise wie im Urin wird der Gehalt des Schweißes und Speichels an Na^+ erniedrigt und an K^+ erhöht. Die Wirkung auf andere Zellarten scheint nicht so einheitlich zu sein. Im allgemeinen geben sie vermehrt K^+ mit entsprechendem Anion und Wasser an die extracelluläre Flüssigkeit ab. Die vermehrte Zurückhaltung von NaCl und Wasser durch die Niere und die vermehrte Abgabe von Flüssigkeit aus den Zellen führt zu einer Zunahme des extracellulären Flüssigkeitsvolumens, das bei Nebenniereninsuffizienz vermindert ist. Dadurch wird die Blutdrucksenkung (und die Senkung der Nierendurchblutung) weitgehend rückgängig gemacht.

Es ist noch nicht geklärt, wieweit es sich bei diesen Wirkungen des Aldosterons um eine direkte, spezifische Wirkung auf die Zellen, besonders die des Tubulus, handelt, wieweit um eine Ermöglichung der Einwirkung anderer Faktoren („permittive“, „erlaubende“ Wirkung).

Die Verminderung der Abwehrkraft des Organismus, vor allem gegenüber Infektionen, die bei Nebenniereninsuffizienz vorliegt, wird durch Aldosteron weitgehend rückgängig gemacht.

Ein weiteres Corticoid, das aus der Nebenniere selbst extrahiert, aber nicht im Nebennierenvenenblut nachgewiesen werden kann, das also offenbar nur ein Stoffwechselprodukt der Nebennierenrinde darstellt, ist das **Cortexon** *(Desoxycorticosteron)*. Es ist jedoch leichter synthetisierbar als das Aldosteron und spielt deshalb in der Therapie eine wichtige Rolle. Es ist wesentlich weniger wirksam als das Aldosteron (s. Tabelle 49), muß also entsprechend höher dosiert werden, wird aber auf der andern Seite langsamer zerstört, so daß es leichter zu Überdosierungserscheinungen kommen kann. Seine gleichzeitigen Wirkungen auf den Stoffwechsel sind *relativ* (nicht absolut) stärker als die des Aldosterons, außerdem führt es zu einer relativ stärkeren K^+-Sekretion der Niere, so daß das gesamte Wirkungsbild von dem des Aldosterons in einigen Punkten abweicht. So führt es leichter zu K^+-Verarmung der Zellen einerseits und zu einer solchen Steigerung des extracellulären Volumens andererseits, daß Ödembildung eintritt.

Diese Ödembildung ist beim Gesunden, auch bei Zufuhr weit höherer Dosen, wesentlich seltener und in geringerem Ausmaß zu beobachten. Möglicherweise führt hier, bei intakter Nebenniere, die Natriumretention zur kompensatorischen Mehrausschüttung eines weiteren, kürzlich entdeckten Mineralocorticoids, das in mehreren Punkten dem Aldosteron und dem Cortexon entgegengesetzt wirkt, nämlich eine vermehrte Natriumausscheidung durch die Nieren herbeiführt (**natriuretisches Hormon,** WETTSTEIN, NEHER). Es handelt sich dabei um ein noch nicht näher identifiziertes Corticoid, das ebenfalls aus der Nebennierenrinde extrahiert werden kann, wahrscheinlich unter besonderen Bedingungen auch in das Blut abgegeben wird und das von den bisher bekannten Corticoiden verschieden ist. Auf das Fehlen dieses Hormons bei Nebennierenrindeninsuffizienz wird die Erscheinung zurückgeführt, daß dort trotz dauernden Kochsalzverlustes bei einer Kochsalzbelastung nur eine verzögerte Ausscheidung des so hervorgerufenen Kochsalzüberschusses eintritt.

β) Die Glucocorticoide

Das wirksamste und gleichzeitig auch in größter Menge an das Blut abgegebene Glucocorticoid ist das **Cortisol** (Hydrocortison, s. Formelbild oben). Neben einer immerhin noch deutlichen Mineralocorticoidwirkung (s. Tabelle 49) übt es seine Hauptwirkungen auf den *Eiweiß- und Kohlenhydratstoffwechsel* aus. Es findet sich vor allem ein erhöhter Eiweißabbau mit starker *Neoglucogenese* und gleichzeitig eine gesteigerte *Glykogendeponierung in der Leber* (s. auch S. 362 und Abb. 214b).

Die verstärkte Gluconeogenese führt zu mäßiger Erhöhung des Blutzuckers, eine gleichzeitig eintretende Verminderung des Tm für Glucose in den Nierentubuli bei höheren Dosen zur Glucosurie. Der erhöhte Eiweißabbau führt an sich schon zu einer Einsparung im Kohlenhydratabbau; es tritt jedoch noch eine direkte Hemmung des Kohlenhydratabbaus hinzu (INGLE). Die gleichzeitigen Einflüsse auf den Fettstoffwechsel sind noch weitgehend ungeklärt, da sich die bisherigen Resultate in vielen Punkten widersprechen. Die Glucocorticoidwirkung eines Nebennierenrindenhormons wird meist durch seine Wirkung auf den Glykogengehalt der Leber geprüft. Läßt man ein Tier bei gleichzeitiger Cortisolzufuhr fasten, dann werden nur die Kohlenhydratreserven des Muskels angegriffen, nicht die der Leber *(glucostatischer Mechanismus)*. Die Erhaltung des Glykogenbestands ist für die Funktion der Leber so wichtig, daß sie von einem eigenen Hormon reguliert wird.

Die Erhöhung des Eiweißumsatzes durch Cortisol findet sich jedoch nicht unter allen Umständen. Das hat zu der Arbeitshypothese geführt, daß es nicht direkt in den Eiweißstoffwechsel eingreife, sondern die eiweißabbauende Wirkung anderer Faktoren, z.B. Trauma, Hunger usw., verstärke (permittive Wirkung).

Mit dem erhöhten Eiweißabbau hängt wahrscheinlich die Atrophie der Thymusdrüse und der übrigen lymphatischen Gewebe zusammen; die Zahl der Lymphocyten im Blut nimmt deutlich ab, die der Granulocyten wird insgesamt gesteigert, wobei jedoch die Zahl der Eosinophilen deutlich vermindert wird. Dieser *Eosinophilensturz* kann als Test für die Nebennierenfunktion benutzt werden (s. Thorn-Test, S. 389).

Die Wirkung des Cortisols auf den *Salz-Wasserhaushalt* unterscheidet sich in einigen Punkten von dem des Aldosterons und Cortexons. Bei niedriger Dosierung fördert es im Gegensatz zu diesen die Na^+-Ausscheidung in der Niere und erst in größeren Dosen führt es ebenfalls zu verstärkter Na^+-Rückresorption. Da es oft therapeutisch in sehr hohen Dosen gegeben werden muß (s. u.), kann es dort zu starker NaCl- (und Wasser-) Retention kommen und zu Ödembildung.

Die verzögerte Wasserausscheidung bei Nebenniereninsuffizienz bei großer Wasserzufuhr kann durch Aldosteron allein nicht behoben werden, wohl aber durch gleichzeitige Zufuhr von Cortisol. Der Mechanismus dieser Wirkung ist noch nicht geklärt. Sie scheint z.T. darauf zu beruhen, daß unter Cortisolwirkung das Adiuretin rascher inaktiviert wird, z.T. auf einem direkten Einfluß auf die Tubuluszellen, z.T. auch auf einer Verhinderung des Wasserabstroms in die Körperzellen.

Von besonderer ärztlicher Bedeutung ist die *Wirkung des Cortisols auf das* **Mesenchym.** Vor allem wenig differenziertes Bindegewebe wird in seinem Wachstum rasch gehemmt. Am deutlichsten kommt diese Bindegewebshemmung bei *entzündlichen* Prozessen zum Ausdruck, weiter bei der Bildung von Narben, die unter Cortisol weich und elastisch erhalten werden. Die entzündungshemmende (antiphlogistische) Wirkung betrifft jedoch mehr als nur den proliferativen Prozeß. Ganz allgemein werden hyperergе (s. S. 52) Reaktionen gehemmt, wobei es sich um eine Verminderung der Reaktivität des Gewebes handelt, während die Antigen-Antikörper-Reaktion (s. S. 52) unbeeinflußt bleibt und die unspezifische Resistenz sogar gehoben wird. Es wird deshalb vom Cortisol (und seinen Abkömmlingen) ausgiebig Gebrauch gemacht, wenn es gilt, hyperergе Reaktionen zu hemmen, so z.B. bei bestimmten Rheumatismusformen usw. Trotz Steigerung der unspezifischen Resistenz (z.B. gegen Giftwirkungen) kann durch die antiphlogistische Wirkung allerdings u.U. einer Verbreitung einer Infektion Vorschub geleistet werden, wobei sich zeigt, daß die Verhinderung einer entzündlichen Reaktion keineswegs immer nützlich ist.

Da in vielen Fällen sehr hohe Dosen verwandt werden müssen, machen sich die Mineralocorticoidwirkungen unerwünscht stark bemerkbar, u.U. auch Wirkungen auf das Zentralnervensystem, die sich vor allen Dingen in gehobener Stimmungslage, bei Absetzen in schweren Depressionen äußern können. Man versucht deshalb, zu synthetischen Abwandlungen des Cortisolmoleküls mit geringeren Mineralocorticoidwirkungen zu gelangen. Einen wesentlichen Fortschritt in dieser Richtung brachten das Prednison und das Prednisolon, bei welchen es sich um nicht natürlich vorkommende, fast reine Glucocorticoide handelt, so daß ihnen die Na-retinierende Wirkung fast völlig abgeht. Die auch bei ihnen noch festzustellende erhöhte K^+-Ausscheidung ist auf die beim Gewebsabbau gesteigerte K-Freisetzung aus den Zellen zurückzuführen. Die Überdosierungserscheinungen bei zu großer Glucocorticoidzufuhr treten ebenso ein wie bei zu großer Cortisolausschüttung (s. u.).

Ein weiteres Corticoid, das aus der Nebennierenrinde und auch aus dem abfließenden Venenblut extrahiert werden kann und das eine relativ starke Glucocorticoidwirkung ausübt, ist das **Corticosteron.** Es hat jedoch noch deutlichere Mineralocorticoidwirkung (s. Tabelle 49) und vermag bei Nebennierenrindeninsuffizienz die Störungen im KH-Stoffwechsel nicht einmal in so hoher Dosierung zu kompensieren, daß schon eine erhebliche Natrium- und Wasserretention eintritt. Zudem fehlt ihm die therapeutisch so wichtige antiphlogistische (entzündungswidrige) Wirkung des Cortisols fast ganz.

γ) Die Androgene

Im Nebennierenvenenblut finden sich mehrere Stoffe mit Wirkungen, die denjenigen des männlichen Sexualhormons (s. S. 405) sehr ähnlich sind, sich von diesem jedoch in quantitativer und auch, in geringerem Maße, qualitativer Hinsicht unterscheiden. Sie scheinen von Bedeutung zu sein für Ausbildung und Aufrechterhaltung der Sexualbehaarung beim weiblichen Geschlecht und möglicherweise als Ausgangsmaterial für die Synthese des Testosterons in den männlichen Gonaden.

Sie können von klinischer Bedeutung werden bei ihrer Überproduktion (s. u.). Unter pathologischen Bedingungen können auch weibliche Prägungsstoffe in größeren Mengen von der Nebennierenrinde ausgeschüttet werden (s. u.).

c) Steuerung der Rindenhormonbildung

Die Nebennierenhormone werden nicht im Organ deponiert, sondern nach Bedarf gebildet und sofort ausgeschüttet. Die in einer Minute produzierte Hormonmenge übertrifft den Gesamtgehalt der Drüse an ausschüttbaren Hormonen. So kommt es, daß die zur Aufrechterhaltung des Lebens nebennierenloser Tiere benötigte Extraktmenge sehr groß ist. M. Vogt hat gezeigt, daß die Menge an Hormon, die ein nebennierenloser Hund täglich verbraucht, in 17 kg Nebenniere enthalten ist. Es war deshalb von großer Bedeutung, daß Desoxycorticosteron frühzeitig synthetisiert werden konnte, dem dann die Synthese des Cortisols und in neuester Zeit des Aldosterons folgte.

Es haben sich Anhaltspunkte dafür gewinnen lassen, daß die verschiedenen Hormone in verschiedenen Teilen der Nebennierenrinde gebildet werden.

Zieht man nämlich bei Ratten die Kapsel ab, so geht ein Teil der Zona glomerulosa mit, der Rest wird zerstört. Die übrigbleibende Nebenniere ist nicht mehr imstande, nachweisbare Mengen von Aldosteron zu bilden, wohl aber noch Cortisol und Corticosteron; die an der Kapsel anhaftenden Zellen vermögen dagegen noch nachweisbare Mengen von Aldosteron, nicht aber von Cortisol zu bilden. Es wurde aus diesen und anderen Untersuchungen geschlossen, daß das Aldosteron zum mindesten vorwiegend in der Zona glomerulosa, Cortisol und Corticosteron zum mindesten vorwiegend in der Zona fasciculata gebildet werden (Deane und Greep). Demgegenüber sind andere Autoren der Auffassung, daß die Glomerulosa ein Nachschubgebiet für die als Produktionsstätte aller Hormone geltende Fasciculata darstelle (Tonutti).

Die Hormonausschüttung ist keineswegs konstant, sondern wechselt rasch mit dem Bedarf. Volumenabnahme des extracellulären Raums und Senkung des osmotischen Drucks (bzw. der Relation Na/K in den Zellen) führen rasch zu einer erhöhten Ausschüttung von Hormonen, besonders von Aldosteron (vgl. S. 346 und Abb. 209); schwere Belastungen des Organismus, wie Kälte und Hitze, Sauerstoffmangel, Kohlenhydratmangel, Trauma, Narkose und Operation usw., führen ebenfalls zu einer schnell einsetzenden Hormonausschüttung, vorwiegend von Glucocorticoiden.

Eine direkte nervöse Regelung der Hormonproduktion der Nebennierenrinde entfällt, da die Rindenzellen im Gegensatz zum Mark nicht innerviert sind. Die Regulation muß also hormonal geschehen. Wiederum spielt der *Hypophysenvorderlappen* eine wesentliche Rolle. Wird er entfernt, dann atrophiert die Nebennierenrinde (Abb. 228), wobei die Schichtung stark verwischt wird und die restlichen Zellen den früheren Glomerulosazellen ähneln. Die Hormonausschüttung, besonders von Glucocorticoiden, ist stark vermindert, versiegt jedoch nicht vollständig, so daß das hypophysenlose Tier auch ohne Hormonzufuhr von außen überlebt, solange es nicht zusätzlich belastet wird. Extrakte des Hypophysenvorderlappens machen die Atrophie rückgängig, übermäßige Extraktzufuhr führt zu

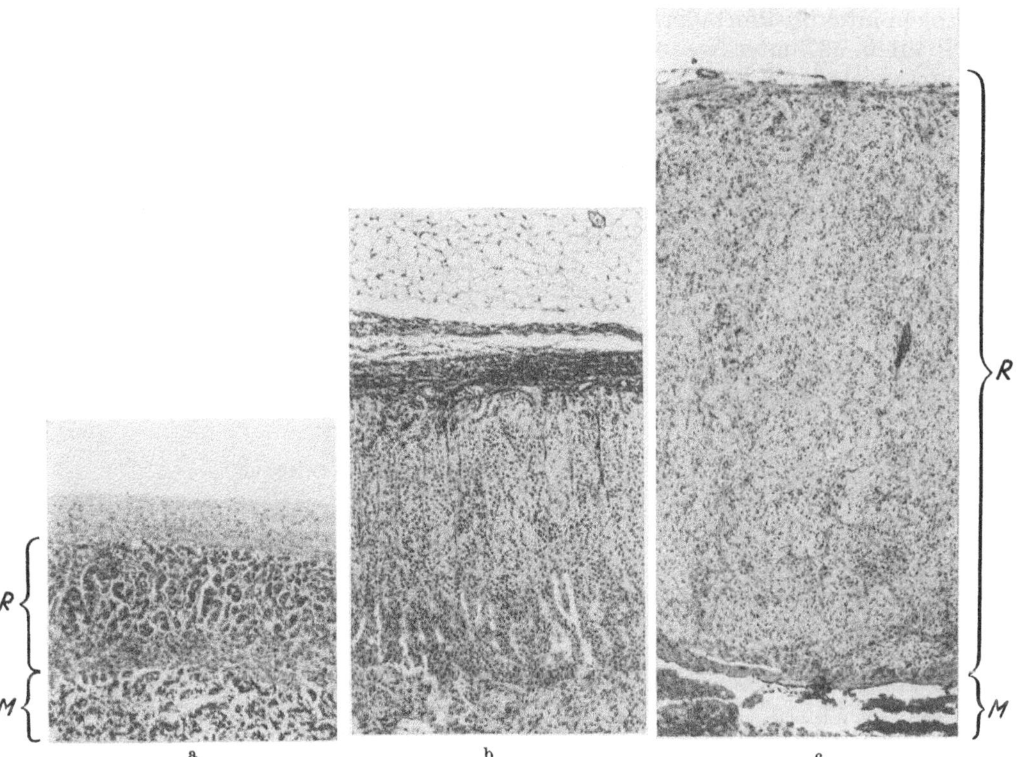

Abb. 228a—c. b Normale Nebennierenrinde mit ihrer typischen Schichtung. a Atrophie der Nebennierenrinde bei Ausfall der Hypophyse und damit des ACTH (Sheehan-Syndrom s. S. 412). Die Rindenzonen sind stark verschmälert. Die Reste erinnern an die Zona glomerulosa. c Hochgradige Hypertrophie der Nebennierenrinde (Cushing-Syndrom, s. S. 389). Die Rindenschichtung ist völlig verwischt. (Alle Präparate gleiche Vergrößerung 40:1.) (Aus LABHART, A.: Klinik der inneren Sekretion. Berlin: Springer 1957)

Hypertrophie mit erhöhter Hormonausschüttung, vorwiegend von Glucocorticoiden. Es handelt sich um die Wirkung des **adrenocorticotropen Hormons** (abgekürzt ACTH, s. S. 408).

In ähnlicher Weise wie bei der Regulierung der Schilddrüsentätigkeit wird zwischen Nebennierenrinde und Hypophyse ein *Wirkungskreis* geschlossen (Abb 229): Die Hypophyse bewirkt über das ACTH eine Ausschüttung von Nebennierenrindenhormonen und diese hemmen ihrerseits die Ausschüttung des ACTH, so daß ein bestimmter Spiegel an Nebennierenrindenhormon eingestellt wird. Bei großer Zufuhr von Cortisol kann es auf diese Weise zu einer völligen Unterbindung der ACTH-Ausschüttung und Atrophie der Nebenniere kommen. Plötzliche Unterbrechung der Cortisolzufuhr kann dann zum Bild der Nebenniereninsuffizienz führen; durch Zufuhr von ACTH für mehrere Tage kann jedoch auch nach Jahren die Nebennierenfunktion wieder voll hergestellt werden. Dieser Mechanismus würde jedoch für eine Anpassung an den Bedarf nicht ausreichen. Die sofortige ACTH-Ausschüttung bei verstärkter Belastung des Organismus scheint vom Hypothalamus aus gesteuert zu sein, denn nach seiner Zerstörung ist zwar die ACTH-Ausschüttung der Hypophyse noch groß genug, um eine Atrophie zu verhindern, aber die rasche Steigerung der ACTH- und Glucocorticoidausschüttung bei schwerer Belastung unterbleibt. Es scheint sich dabei um eine humorale Übermittlung vom Hypothalamus zur Hypophyse zu handeln, denn sie ist an ein intaktes Pfortadersystem der Hypophyse gebunden (HARRIS, s. auch S. 401 u. 567 unter Neurokrinie). Man kann das entsprechende Hypothalamusgebiet als ein Integrationszentrum auffassen, das Einflüsse aus der Peripherie und von höheren Zentren zu einem bestimmten Erregungsmuster

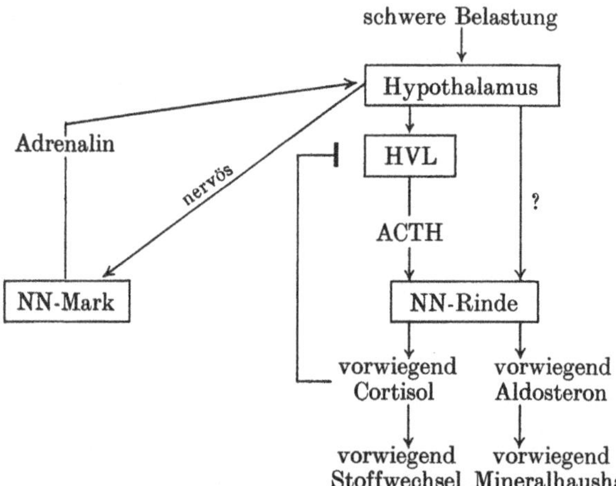

Abb. 229. Schematische Darstellung der heutigen Anschauung über die Steuerung der Ausschüttung von Nebennierenrindenhormonen. Pfeil = Förderung, Querstrich = Hemmung; Hypothalamus = vorwiegend Tuberkerne; *HVL* Hypophysenvorderlappen; *NN* Nebenniere. Jede schwere Belastung führt über den Hypothalamus zu einer vermehrten Ausschüttung von ACTH und damit von Glucocorticoiden, als deren Hauptrepräsentant das Cortisol angegeben ist. Eine Selbsthemmung tritt dadurch ein, daß der erhöhte Cortisolgehalt des Blutes zu einer Hemmung der ACTH-Ausschüttung führt, eine Art Selbstverstärkung ist auf nervösem Wege möglich: Erhöhung der Ausschüttung von Adrenalin aus dem Nebennierenmark, das seinerseits auf den Hypothalamus als Reiz wie eine schwere Belastung zurückwirkt. Eingetragen ist auch die noch hypothetische Anregung der Aldosteronausschüttung vom Hypothalamus auf hormonalem Wege ohne Zwischenschaltung der Hypophyse

zusammenfaßt, dieses weiter nach dem eigenen Stoffwechselzustand variiert und entsprechend durch Ausschüttung von Hormon die weitere ACTH-Ausschüttung modifiziert.

Eine ACTH-Ausschüttung erhöht besonders stark die Produktion und Abgabe von Cortisol über die auch ohne ACTH noch mögliche geringe Basalsekretion, bedeutend weniger die von Aldosteron. Umgekehrt bewirkt Cortisol eine wesentlich stärkere Hemmung der ACTH-Ausschüttung aus der Hypophyse als Aldosteron. Corticosteron nimmt in beiden Fällen eine Zwischenstellung ein. Es ist die Vermutung geäußert und auch experimentell gestützt worden, daß die Aldosteronproduktion ebenfalls vom Hypothalamus aus gesteuert werden könne, allerdings nicht auf dem Umweg über die Hypophyse, sondern dadurch, daß das gebildete Neuroinkret, auf dem Blutweg zur Nebenniere gelangend, unmittelbar die Aldosteronproduktion erhöhe (Abb. 229, FARRELL).

Das Studium der Steuerung der Aldosteronproduktion begegnet großen Schwierigkeiten. Wird unter dem Einfluß von ACTH vermehrt Cortisol und Corticosteron ausgeschüttet, so führen diese zu einer Vermehrung des extracellulären Volumens, wodurch eine Hemmung der Aldosteronproduktion eintritt und die anfängliche Förderung unter der ACTH-Wirkung unterbrochen wird. Das Hauptproblem ist nach wie vor die Frage, welche „Receptoren" eine Vergrößerung des extracellulären Volumens melden und wie diese Meldung zu einer Hemmung der Aldosteronproduktion führen kann.

Das Reaktionsvermögen der Nebennierenrinde auf eine Injektion von adrenocorticotropem Hormon ist zu einer **Funktionsprüfung** ausgebaut worden. Es wird dabei geprüft, ob auf eine solche Injektion die Zahl der eosinophilen Leukocyten innerhalb einer bestimmten Zeit um mehr als die Hälfte sinkt, als Ausdruck der Auswirkung ausgeschütteter Glucocorticoide *(Thorn-Test)*. Bei Ausfall der Nebennierenrindenfunktion sinkt die Eosinophilenzahl nicht oder nur unerheblich ab.

Die Nebennierenrindenhormone und ihre Umwandlungsprodukte werden z.T. im Urin ausgeschieden, wo sie durch bestimmte Gruppenreaktionen auf C-17-Ketosteroide und als Urincorticoide nachgewiesen und durch Papierchromatographie getrennt werden können. Vor allem bei Geschwülsten der Nebenniere ist diese Untersuchungsmethode wichtig geworden, da sich hier erhebliche Steigerungen der Hormonausscheidung nachweisen lassen. Umgekehrt ist sie bei Addisonscher Krankheit vermindert. Die Ausscheidung ist bei ein und demselben Menschen recht konstant, von Mensch zu Mensch finden sich jedoch erhebliche Schwankungen. Es muß berücksichtigt werden, daß von der gesamten Hormonmenge der Nebennierenrinde nur rund 1% ausgeschieden wird, und es ist dann schwierig, aus Schwankungen dieser Menge im Urin auf Änderungen in der Bildung oder im Verbrauch an Hormonen zu schließen.

Die 17-Ketosteroide im Urin können in 2 Typen getrennt werden, wovon der erste, α-Typ, sowohl von der Nebenniere wie vom Hoden, der zweite, β-Typ, der etwa 10% der Gesamtmenge ausmacht, ausschließlich von den Nebennieren herrühren. Bei der Frau stammen sämtliche aus den Nebennieren, beim Mann etwa $^2/_3$. Bei denjenigen Geschwülsten, die bei der Frau ausgesprochene Vermännlichung auslösen, wird der Androgengehalt im Urin erhöht gefunden.

d) Unter- und Überfunktion der Nebenniere beim Menschen

Man unterscheidet eine **primäre** von einer **sekundären Nebenniereninsuffizienz.** Bei der primären Form handelt es sich um eine Erkrankung der Nebenniere selbst, bei der sekundären um eine mangelnde Stimulation durch ACTH (bei Hypophysenerkrankungen bzw. bei Hemmung der ACTH-Ausschüttung durch hohe, über längere Zeit verabreichte Dosen von Cortisol). Bei der sekundären Insuffizienz verbleibt immer noch eine gewisse Basalsekretion, vor allem von Aldosteron, die das Leben zu erhalten vermag, allerdings bei Belastungen nicht ausreicht. Bei der primären Insuffizienz entwickelt sich dann, wenn mehr als $^9/_{10}$ des Nebennierengewebes ausfällt, ein schweres chronisches Krankheitsbild, das gewöhnlich durch akute Krisen verschlimmert wird, und das schließlich tödlich endet, wenn nicht eine dauernde Substitutionstherapie betrieben wird (Addisonsche Krankheit).

Beide Formen unterscheiden sich laboratoriumsmäßig im unterschiedlichen Gehalt des Blutes an ACTH. Bei Hypophyseninsuffizienz ist der ACTH-Gehalt vermindert bzw. auf Null reduziert, bei der primären Nebenniereninsuffizienz ist er dagegen erhöht, da die Hemmung der ACTH-Ausschüttung durch das Cortisol (und Corticosteron) fehlt. Das führt zu einem wesentlichen Unterschied in der Hautfärbung. In allen Fällen einer länger dauernden Vermehrung von ACTH findet sich nämlich eine verstärkte, bei seinem Fehlen eine verminderte Pigmentierung der Haut. Deshalb fällt der Addison-Kranke oft durch seine starke Pigmentierung auf, der hypophysär Erkrankte dagegen durch seine Blässe. Die verstärkte Pigmentierung beruht auf einer Zunahme des normalen Hautpigments Melanin und seiner Abbaustufe Melanoid, besonders an den belichteten Hautstellen und besonders auffällig auch an den Handlinien. Es stellt sich heraus, daß das ACTH gleiche Wirkungen entfaltet wie das S. 416 besprochene *melanocytenstimulierende Hormon* (MSH, Intermedin) aus dem Hypophysenmittellappen von Fischen und Amphibien, das die Melaninbildung fördert und die Chromatophoren expandiert. Es ist dies wohl dadurch verursacht, daß die 13 ersten Aminosäuren des ACTH dieselbe Sequenz aufweisen wie das α-MSH (das aus Schweinehypophysen extrahiert werden kann, vgl. S. 408). Möglicherweise kann dieser Teil aus dem ACTH-Molekül abgespalten werden und die Wirkung auf die Pigmentierung entfalten. Durch Cortisol in hohen Dosen und damit Hemmung der ACTH-Ausschüttung läßt sich beim Addison-Kranken die erhöhte Pigmentierung rückgängig machen, soweit es noch nicht zur Melanoidablagerung gekommen ist.

Die **Überfunktion** der Nebennierenrinde, z.B. bei Geschwülsten, ergibt ganz verschiedene Krankheitsbilder, je nachdem, welche der 3 Gruppen von Hormonen gegenüber den andern überwiegt, wobei verständlicherweise auch Mischformen auftreten.

1. Eine Überproduktion von Hormonen in annähernd normaler Zusammensetzung, also mit einem mengenmäßigen Überwiegen des Cortisols, führt zum Cushingschen Syndrom: Es kommt als äußerlich auffälligstes Symptom zu Fettansatz an Rumpf und Gesicht (Vollmondgesicht), der manchmal zu grotesken Entstellungen des Gesichtsausdrucks führen kann. Die Entstehung dieser Erscheinung ist nicht geklärt und kann im Tierversuch nicht nachgeahmt werden. Die Erhöhung des Eiweißumsatzes führt zu Abmagerung der Muskulatur, zu Osteoporose durch Auflösung der organischen Matrix des Knochens und zu Verdünnung

der Haut. Gleichzeitig findet sich eine leichte Erhöhung des Blutzuckers, besonders bei Kohlenhydrat-Belastung, ferner eine deutliche Unterfunktion der Gonaden, die auf eine direkte hemmende Wirkung des hohen Cortisolspiegels auf Testes und Ovarien zu beruhen scheint. Ein weiteres, noch nicht geklärtes Symptom ist eine Blutdrucksteigerung (Hypertonie), die möglicherweise auf eine Steigerung der Empfindlichkeit gegenüber kreislaufaktiven Stoffen durch Cortisol zurückzuführen ist. Im Urin ist der Gehalt an 17-Hydroxy-corticoiden deutlich erhöht. Im Blut läßt sich eine Hypokaliämie und Alkalose feststellen.

Normalverhalten. ACTH Sekretion wird durch Cortisol reguliert.

Adrenogenitales Syndrom. Blockierung der 21-Hydroxylase. Cortisol wird in ungenügender Menge gebildet. Erhöhte ACTH Sekretion.

Adrenogenitales Syndrom. Behandlung mit Cortison. ACTH Sekretion wird wieder gebremst.

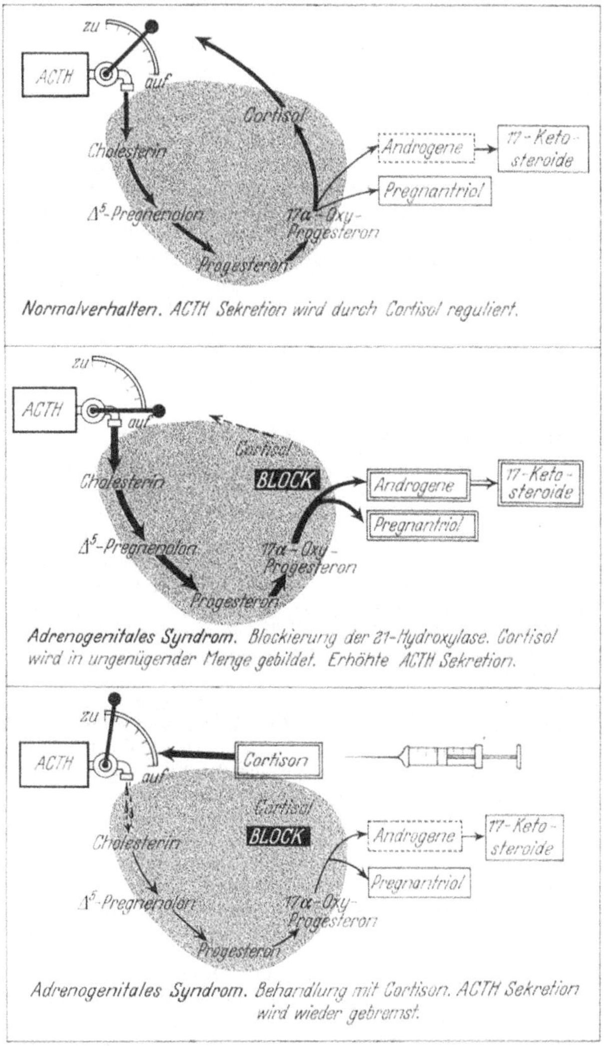

Abb. 230. Schematische Darstellung der Cortisol-Synthese in der Nebennierenrinde, ihre Störung beim adrenogenitalen Syndrom und dessen Behandlung durch Cortisolzufuhr. [Nach I. T. BRADBURY: Clin. Obstet. Gynec. **1**. 257 (1958)]

Ein ähnliches Bild kann sich bei Hypophysentumoren entwickeln, vornehmlich von solchen der basophilen Zellen, die als Bildungsstätte des ACTH in Frage kommen (basophiler Pituitarismus, CUSHING). Die hohe Produktion von ACTH führt zu Hypertrophie der Nebennieren und starker Ausschüttung der Glucocorticoide.

2. Bei Tumoren mit bevorzugter Aldosteronausschüttung und in milderer Form bei Herzinsuffizienz und gewissen Leberschäden kommt es hauptsächlich zu Störungen im Mineralhaushalt mit Muskelschwäche und Lähmungen (Conn-Syndrom).

3. Bei den hereditären Formen schon fetal, bei den erworbenen Formen später, kann es zu einer Blockierung der Cortisolbildung in den Nebennieren kommen (Abb. 230). Die Folge des verminderten Cortisolgehalts im Blut ist eine stark vermehrte ACTH-Ausschüttung, die ihrerseits eine Nebennierenrindenhypertrophie auslöst, wobei sich vermehrt eine Vorstufe anhäuft, die zu erhöhter Bildung und Ausschüttung von Androgenen und Oestrogenen und dadurch zum *adrenogenitalen Syndrom* führt. Beim weiblichen Geschlecht tritt eine typische Virilisierung des äußeren Habitus ein: verstärktes Clitoriswachstum, männlicher Typ des Skelets, der Muskulatur, der Körperbehaarung. Die gleichzeitige, aber relativ geringere Ausschüttung von Oestrogenen reicht aus, um die Ausschüttung der gonadotropen Hormone der Hypophyse zu hemmen (s. S. 400), so daß Amenorrhoe eintritt bzw. besteht. Bei männlichen Kindern kommt es zu Pseudopubertas praecox, d.h. zu vorzeitigem Peniswachstum, vorzeitiger Schambehaarung, jedoch mit gleichzeitiger Hodenatrophie, da die erhöht kreisenden Androgene eine Hemmung der Ausschüttung von Gonadotropinen aus der Hypophyse verursachen (hypogonadotroper Hypogonadismus, s. S. 406). Die nicht durch Tumoren hervorgerufenen

Fälle bedürfen keiner operativen Behandlung; hier kann, entsprechend der Auslösungsursache, eine weitgehende Normalisierung durch dauernde Substitutionstherapie mit Cortisol erreicht werden.

6. Das Nebennierenmark

Als erstes aller Hormone konnte aus Extrakten des Nebennierenmarks schon 1901 **Adrenalin** in kristallisierter Form gewonnen werden (ALDRICH, TAKAMINE, v. FÜRTH). Kurz darauf gelang die Aufklärung seiner Konstitution (FRIEDMANN) und seine Synthese (STOLZ). In neuerer Zeit hat sich herausgestellt, daß es nicht das einzige Hormon ist, sondern daß ein Homologes des Adrenalins, das **Nor-Adrenalin** (**N** ohne **R**adikal = Nor) oder Arterenol gleichzeitig gebildet und in einem bestimmten Mischungsverhältnis mit Adrenalin in das Blut abgegeben wird (HOLTZ, BLASCHKO, v. EULER).

OH OH
OH⟨ ⟩CH · CH₂ · N⟨H H OH⟨ ⟩CH · CH₂ · N⟨H CH₃
OH OH

Nor-Adrenalin Adrenalin

Beide Stoffe werden im Gewebe schnell zerstört, sind deshalb nur von kurzer Wirkung. Auch in der Luft werden sie rasch oxydiert.

Obschon Adrenalin aus Nor-Adrenalin in Gegenwart von ATP gebildet werden kann, so scheint doch in der Nebenniere ein eigener Zelltyp besonders dazu befähigt zu sein. Es lassen sich nach dem färberischen Verhalten gegenüber Fuchsin und Pikrotoxin histologisch 2 Zelltypen unterscheiden, die F- und die P-Zellen. Von diesen scheinen die P-Zellen vorwiegend Adrenalin, die F-Zellen vorwiegend Nor-Adrenalin zu bilden.

Wir werden später sehen, daß beide Stoffe eine wichtige Rolle bei der Erregungsübertragung sympathischer Nerven auf das Endorgan spielen. Dort ist das Mischungsverhältnis beider Stoffe so, daß regelmäßig das Nor-Adrenalin gegenüber dem Adrenalin überwiegt; es beträgt etwa 80—90% Nor-Adrenalin und 10—20% Adrenalin (v. EULER). Bei Ausschüttung aus der Nebenniere findet sich dagegen mehr Adrenalin (etwa 30—50% zu 50—70% Nor-Adrenalin). Obschon beide Stoffe sich nur durch eine Methylgruppe am N unterscheiden, weisen sie deutliche Unterschiede in ihrer Wirkung auf. Eine allgemeine Steigerung des Sympathicustonus mit Freisetzung von Nor-Adrenalin und Adrenalin an den Nervenendigungen muß also etwas andere Wirkungen auslösen als eine Hormonausschüttung aus dem Nebennierenmark, wenn sie auch verständlicherweise in vielen Punkten ähnlich sind: Erhöhung von Frequenz und Kraft der Kontraktion des Herzens (s. S. 88), Verengerung der arteriellen Gefäße, besonders der Haut (s. S. 128), Mobilisierung von Blut durch Venoconstriction (s. S. 130). Hemmung der Darmtätigkeit (s. S. 297), Erweiterung der Pupille (s. S. 700) usw. Gleichzeitig wird unter der Adrenalinwirkung der Blutzucker durch Mobilisierung von Glykogen erhöht und der Sauerstoffverbrauch sämtlicher Organe gesteigert. Diese Stoffwechselwirkungen weist das Nor-Adrenalin in weit schwächerem Maße auf. Neben diesen peripheren Wirkungen kommt dem Adrenalin noch eine zentrale Wirkung zu, die dem Nor-Adrenalin fehlt: Steigerung der Bewußtseinshelligkeit (Erhöhung der Reaktionsgeschwindigkeit), in höheren Konzentrationen bis zu einem sehr unangenehmen Zustand der Erregung, ja der Angst.

Diese gesamten Wirkungen sind ähnlich denjenigen, die bei einer Steigerung des Sympathicustonus eintreten und ermöglichen durch Antreibung des Kreislaufs und Mobilisierung von Brennstoff bei gleichzeitiger Stilllegung der Darmtätigkeit eine Erhöhung der Arbeitsbereitschaft, eine Steigerung der Fähigkeit zu Angriff oder Flucht (*ergotrope Reaktion*, HESS, s. S. 526, Bereitschaftsreaktion, v. BRÜCKE).

Die Wirkungen von Adrenalin und Nor-Adrenalin sind sehr kurzfristig, da sie beide rasch in den Organen zerstört werden, besonders in der Leber. Deshalb sind sie auch bei oraler Gabe unwirksam, da sie schon bei der Leberpassage zerstört werden. Gerade ihre rasche Zerstörbarkeit in den Geweben macht sie geeignet, als lokale Überträger von Erregungen wirksam zu sein, da ihre Wirkungen stark lokalisiert bleiben und eine Verschleppung in andere Organe im allgemeinen nur in unbedeutendem Ausmaß eintreten kann.

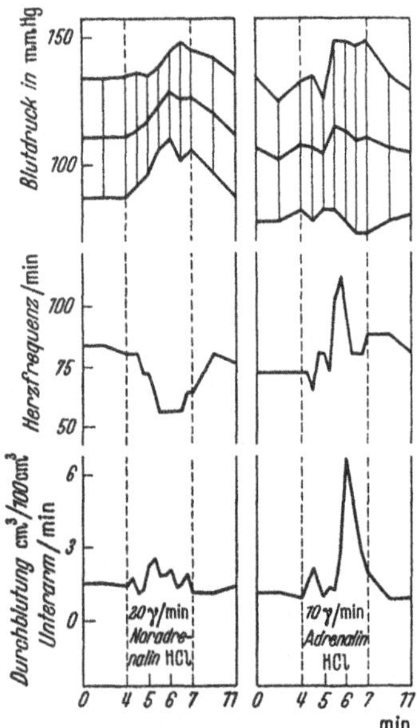

Abb. 231. Unterschiede in der Kreislaufwirkung von Nor-Adrenalin (Arterenol) und Adrenalin. Zwischen den gestrichelten Linien intravenöse Infusion für 3 min. [Nach BARCROFT, H., u. H. KONZETT: Helv. Physiol. Acta 7 (1949)]

Die *Stoffwechselwirkung* des Adrenalins ist wahrscheinlich nicht auf das Adrenalin selbst zurückzuführen, sondern auf ein Oxydationsprodukt, das Adrenochrom. Sie besteht nicht nur aus einer erhöhten Glykogenmobilisierung, sondern auch in einer Verstärkung der Gluconeogenese aus Fett.

Die *Gefäßwirkung* bedarf noch einer näheren Besprechung. Sie ist eine doppelte und sich entgegengesetzt auswirkende: Durch direkten Angriff an der glatten Muskulatur der Gefäßwand kommt es zu einer Gefäßverengerung, durch die Antreibung des Stoffwechsels mit Erhöhung von pCO_2 und anderer Metabolite im Gewebe dagegen zu einer Gefäßerweiterung. Unter Grundumsatzbedingungen überwiegt bei der Adrenalinwirkung die gefäßerweiternde Komponente, so daß nur in der Haut und, in geringerem Maße, in Darm und Niere eine Gefäßverengerung eintritt, vor allem in der Muskulatur dagegen eine Gefäßerweiterung. Die Folge ist eine Änderung der *Blutverteilung* im Organismus. Da gleichzeitig Blut durch Venoconstriction mobilisiert und die Herztätigkeit angetrieben wird, resultiert eine Erhöhung des Herzminutenvolumens. Abb. 231 zeigt, daß unter der Wirkung von Adrenalinmengen, wie sie maximal ausgeschüttet werden können, beim Menschen der diastolische Druck, im wesentlichen durch die Abnahme des peripheren Strömungswiderstandes, absinkt, der systolische Druck, im wesentlichen durch eine Steigerung des Schlagvolumens des Herzens, ansteigt, so daß der arterielle Mitteldruck unverändert bleibt. Es ist also ungerechtfertigt, das Adrenalin als eine blutdrucksteigernde Substanz zu bezeichnen. Nur durch unphysiologische Dosen, wie sie therapeutisch benutzt werden, kann eine Steigerung auch des arteriellen Mitteldrucks erreicht werden. Es handelt sich nicht um ein Hormon der Blutdrucksteigerung, sondern mehr um ein Stoffwechselhormon und ein Hormon der Blutverteilung. Anders das Nor-Adrenalin. Hier überwiegt die gefäßverengernde Wirkung so stark, daß der diastolische Blutdruck und der arterielle Mitteldruck ansteigen und das Herzminutenvolumen absinkt (Abb. 231). Hier handelt es sich tatsächlich um ein blutdrucksteigerndes Hormon.

Bei jeder Steigerung des Stoffwechsels in einem Organ, z.B. im Muskel bei Muskelarbeit oder bei Auskühlung („Frierreaktion“), steigt die Schwelle der gefäßverengernden Wirkung der beiden Hormone an, so daß die gefäßerweiternde immer deutlicher in Erscheinung tritt (S. 129). Auf diese Weise kommt eine „kollaterale Vasoconstriction“ zustande, eine Blutverschiebung aus den ruhenden in die tätigen Organe (S. 130). Bei Auskühlung eines Tieres wird sogar auch das Nor-Adrenalin zu einer Substanz, bei der die gefäßerweiternde gegenüber der gefäßverengenden Wirkung überwiegt, weil sich dann die an sich geringe Stoffwechselwirkung gegenüber der nun schwächer werdenden direkten Gefäßwirkung durchzusetzen vermag.

Eine „Umkehr“ der blutdrucksteigernden Wirkung hoher Adrenalindosen kann auch durch Vorbehandlung mit Alkaloiden des Mutterkorns (Ergotamin, Ergotoxin) erreicht werden, da diese die direkte Gefäßwirkung hemmen, während die Stoffwechselwirkung sich allein noch auswirken kann. Das stärker direkt auf die Gefäße wirkende Nor-Adrenalin kann mit Dosen, die noch nicht zu Vergiftungserscheinungen führen, in seiner Wirkung auf den Blutdruck nur abgeschwächt werden, so daß, zumal die Stoffwechselwirkung geringer ist, eine „Wirkungsumkehr“ hier nicht erfolgt.

Großes Interesse beansprucht auch die Wirkung der beiden Substanzen auf die *Herzfrequenz* (Abb. 231). Adrenalin erhöht zunächst die Herzfrequenz; auf der Höhe der systolischen Drucksteigerung geht sie wieder zurück. Es handelt sich hier um eine Auswirkung von Reflexen über die Pressoreceptoren des Carotissinus und der Aorta; nach deren Ausschaltung steigt die Herzfrequenz beträchtlich stärker an. Unter Nor-Adrenalin nimmt dagegen die Herzfrequenz von vornherein ab, bevor es überhaupt zu einer Steigerung des Blutdrucks kam. Diese stark gefäßverengernde Substanz führt durch eine Gefäßverengerung auch in der Aorta und im Carotissinus zu einer Steigerung der Impulszahl von den Pressoreceptoren, auch bei gleichbleibendem Innendruck, und damit zu Herzhemmung (Heymans).

Der *Mechanismus der Hormonabgabe* unterscheidet sich ganz wesentlich von demjenigen anderer Drüsen mit innerer Sekretion; sie wird viel weniger auf dem Blutwege, sondern fast ausschließlich auf dem Nervenwege ausgelöst, und zwar durch sympathische Fasern über Grenzstrang-N. splanchnicus. Da diese Fasern dauernd Impulse von den Zentren des Zwischenhirns und der Medulla oblongata dem Organ zuführen („tonische Einflüsse“), unterhalten sie eine dauernde Hormonabgabe aus dem Nebennierenmark. Diese dauernd abgegebene Menge wurde zu 0,07 γ (millionstel Gramm) je Kilogramm Körpergewicht und Minute gemessen (v. Brücke, v. Euler).

Sie kann bei Steigerung des Sympathicustonus auf 0,35 γ/kg und min ansteigen. Das Mischungsverhältnis der beiden Hormone hängt dabei stark von der Art des auslösenden Reizes ab. Bei einer Blutdrucksenkung und damit Entlastung der Pressoreceptoren (s. S. 136) wird vorwiegend die Hormonausschüttung aus den F-Zellen und damit des blutdrucksteigernden Nor-Adrenalins erhöht, bei einer Hypoglykämie dagegen die Hormonausschüttung aus den P-Zellen und damit des glykogenmobilisierenden Adrenalins. Auch bei psychischer Erregung kommt es überwiegend zu einer Adrenalinausschüttung mit seiner stärkeren zentralen Wirkung. Die Reaktion ist also in feiner Weise der Art der Auslösung angepaßt.

7. Die Keimdrüsen

Entfernung der Keimdrüsen beim jugendlichen Tier verhindert den Eintritt der *Geschlechtsreife* mit ihrer Ausbildung der primären und sekundären Geschlechtsmerkmale und ihren psychischen Veränderungen; Entfernung beim erwachsenen Tier führt nur z.T. zu Schwund der Geschlechtsmerkmale, so z.B. zu Atrophie des Uterus und der Vagina bzw. der Prostata und der

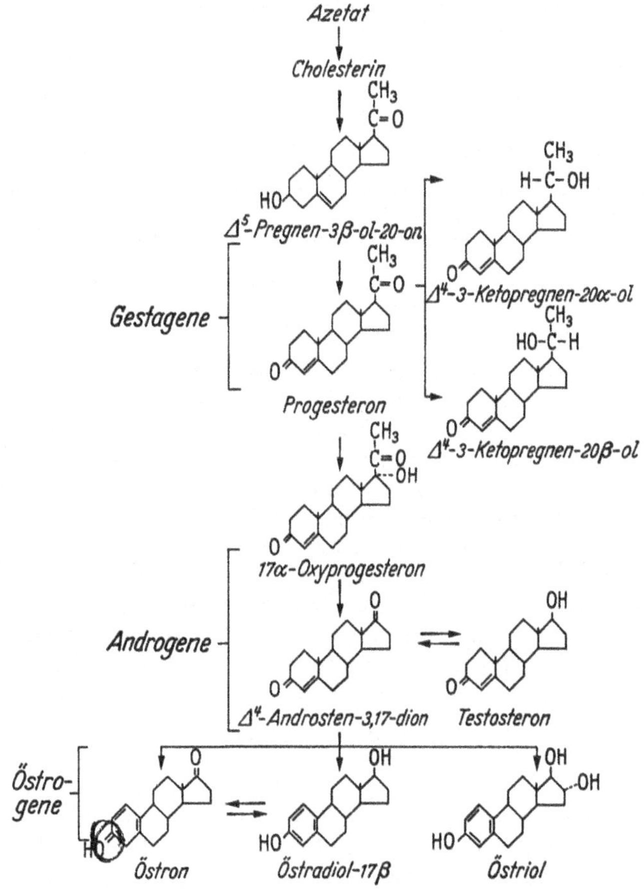

Abb. 232. Biosynthese der Gestagene, Androgene und Oestrogene. [Aus J. Zander: Geburtsh. u. Frauenheilk. **13**, 876 (1957)]

Samenblase. Beim Tier erlöschen Libido und Potenz vollkommen, beim Menschen jedoch keineswegs regelmäßig, entsprechend der größeren Bedeutung, die hier den psychischen Faktoren zukommt. Zur Ausbildung bestimmter Reflexe und psychischer Veränderungen sind zwar die Keimdrüsenhormone auch beim Menschen unentbehrlich, ihre Aufrechterhaltung ist aber auch ohne diese bis zu einem gewissen Grade möglich. Zufuhr von Keimdrüsenhormonen behebt die Kastrationsfolgen, natürlich ohne Wiederkehr der Fruchtbarkeit, da dadurch der keimzellenproduzierende Apparat nicht ersetzt wird.

Dasselbe Resultat wie eine Entfernung der Keimdrüsen selbst auf die Entwicklung der Geschlechtsorgane und der sekundären Geschlechtsmerkmale hat eine Entfernung des *Hypophysenvorderlappens.* Die Hormonproduktion der Gonaden wird also offensichtlich durch Hormone des Hypophysenvorderlappens bewirkt und unterhalten. Wir werden auf diese Zusammenhänge ausführlich zurückkommen, ebenso auf die Beeinflussung der Hormonproduktion des Hypophysenvorderlappens durch den *Hypothalamus*, durch dessen periodische Einflüsse beim weiblichen Geschlecht ein periodischer Wechsel in der Hormonproduktion des Ovars bewirkt wird.

Unter den Keimdrüsenhormonen lassen sich zunächst schematisch die männlichen *(Androgene)* und weiblichen Prägungsstoffe unterscheiden, unter den weiblichen weiter die beiden Gruppen der *Oestrogene* und *Gestagene*. Unter Oestrogenen versteht man allgemein solche Stoffe, die am infantilen Nagetier eine Brunst *(Oestrus)* auslösen, unter Gestagenen diejenigen Sexualhormone, die (außer den Oestrogenen) für den Eintritt und die Aufrechterhaltung einer Schwangerschaft unerläßlich sind. Sowohl Androgene, wie Oestrogene und Gestagene sind Sterine, und zwar Umwandlungsprodukte des Cholesterins. Bezüglich der chemischen Einzelheiten sei auf die Lehrbücher der chemischen Physiologie verwiesen. In Abb. 232 ist nur summarisch der Weg der Synthese im Organismus dargestellt. Es ergibt sich daraus, daß die hormonbildenden Zellen des Ovars auch Androgene und die der Testes auch Oestrogene produzieren. Ob vermehrt die eine oder die andere Gruppe gebildet wird, ist eine nur quantitative Frage. Der Unterschied zwischen Ovar und Testes in bezug auf die Hormonbildung ist durch die relative Dominanz bestimmter Enzymsysteme gegeben, und die Verteilung der die sekundären Geschlechtsmerkmale bei Mann und Frau prägenden Sexualhormone ist in erster Linie ein quantitatives und nicht ein qualitatives Problem.

Es kommt hinzu, daß, wie wir noch sehen werden, Androgene und Oestrogene wenig konstitutionsspezifisch sind.

Ja, es gibt einige Stoffe aus dieser Stoffklasse, die sowohl männliche wie weibliche Prägungswirkung aufweisen, die also *bisexuell* wirksam sind. Es ist bei diesen Stoffen jeweils eine Frage der Dosierung, welche der beiden Wirkungen stärker hervortritt. Potentiell scheint ein Organismus trotz der Festlegung der Geschlechtlichkeit schon bei der Befruchtung die Entwicklungsmöglichkeit sowohl für maskuline wie für feminine Züge zu besitzen, wobei jeweils die einen oder anderen stark überwiegen. Darauf ist es möglicherweise zurückzuführen, daß beim weiblichen Organismus nach der Menopause häufig eine gewisse Maskulinisierung eintritt. Die Ausprägung körperlicher wie auch psychischer Merkmale erweist sich damit stark abhängig von einem bestimmten hormonalen Gleichgewicht.

a) Die weiblichen Keimdrüsenhormone

Aus dem reifenden Follikel und aus dem Urin lassen sich eine ganze Reihe von oestrusauslösenden Stoffen extrahieren, von denen Oestradiol, Oestron und Oestriol die wirksamsten sind. Das **Oestradiol** wird als das eigentliche Follikelhormon angesprochen.

Es ist jedoch damit zu rechnen, daß auch das Oestron im Ovar selbst entsteht, zum mindesten in Oestradiol umgewandelt werden kann, während das Oestriol nur einen Metaboliten darstellt. Die 3 Stoffe unterscheiden sich zwar am jeweils gleichen Erfolgsorgan nur in der Wirkungsstärke, doch ist die Empfindlichkeit der verschiedenen Organe sehr unterschiedlich, so daß das Wirkungsverhältnis von Organ zu Organ wechselt und im gesamten jeweils ein etwas unterschiedliches Wirkungsbild resultiert. Das wird noch deutlicher bei einer Reihe von künstlichen Abwandlungsprodukten.

Es werden zahlreiche verschiedene oestrogene Stoffe gefunden, die z.T. keinerlei chemische Verwandtschaft zeigen. Diejenigen oestrogenen Stoffe, die sich vom Oestradiol ableiten, werden zum großen Teil in der Leber zerstört bzw. in der Galle ausgeschieden. Deshalb ist ihre Wirksamkeit bei Gabe per os gering. Es war deshalb von Bedeutung, daß oestrogene Stoffe synthetisiert werden konnten, die in der Leber nur wenig zerstört werden, so daß sie bei oraler Gabe ihre Wirksamkeit behalten (z.B. *Stilbene*).

Schon aus dem reifenden Follikel, mehr noch nach seinem Sprung und seiner Umwandlung in ein Corpus luteum läßt sich eine zweite Substanzgruppe extrahieren, die Gestagene, unter denen das **Progesteron** (s. Abb. 232) das wichtigste ist. Etwa 10% des gebildeten Progesterons erscheinen im Urin als unwirksames Ausscheidungsprodukt *(Pregnandiol)*.

Die in Abb. 232 weiter angeführten Isomeren unterscheiden sich vom Progesteron in der Wirkungsstärke, wobei jedoch wiederum das Wirkungsverhältnis an verschiedenen Organen unterschiedlich ist.

a

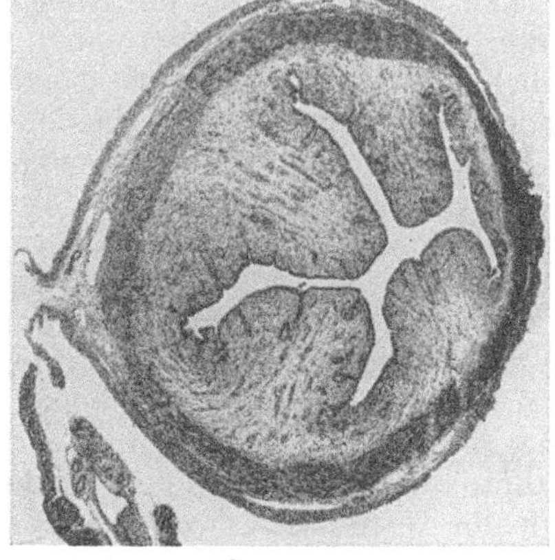

b

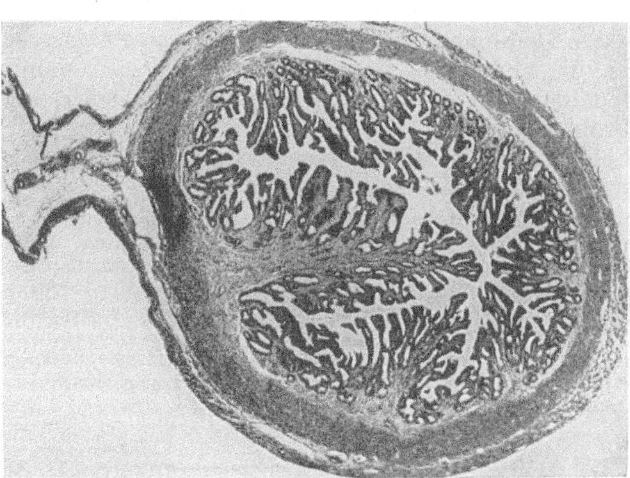

c

Abb. 233a—c. Wirkung der Keimdrüsenhormone auf den Uterus beim infantilen Kaninchen. a Ohne Behandlung. b Nach Follikelhormon allein: Wachstum der Muskulatur und Proliferationsphase der Schleimhaut. c Nach Follikelhormon und Corpus luteum-Hormon: Sekretionsphase. (Nach CLAUBERG)

Oestrogene und Gestagene bewirken in synergistischer Weise (zusammen mit anderen Faktoren) die volle Entwicklung der weiblichen Geschlechtsorgane und der sekundären Geschlechtsmerkmale. Dabei ist allgemein zu beobachten, daß die Wirkungen der Gestagene nur dann eintreten, wenn zuvor oder gleichzeitig Oestrogene wirksam sind.

Die Wirkungen auf den **Uterus** ergeben sich aus Abb. 233. Die Oestrogene bewirken in der Pubertät ein *Wachstum der Uterusmuskulatur* und der Uterusgefäße sowie der Tuben. Sie bewirken weiter nach der Menstruation die erste Phase des Wiederaufbaus der *Uterusschleimhaut*, die sog. *Proliferationsphase*, in der die Schleimhaut beträchtlich an Dicke zunimmt, die Drüsenschläuche aber noch gestreckt verlaufen (Abb. 233). Durch die kurz vor und besonders nach dem Follikelsprung einsetzende Wirkung des Progesterons erfolgt die zweite Phase im Wiederaufbau der Uterusschleimhaut, die *Sekretionsphase*, in der die Schleimhaut weiter an Dicke zunimmt, gleichzeitig aber ein weiteres Wachstum der Drüsenschläuche erfolgt, so daß sie gewunden erscheinen (Abb. 233, 237); dabei kommt es zu einer reichlichen Einlagerung von Glykogen und anderer Nährstoffe in die Zellen. Nun ist der Uterus zur Nidation eines befruchteten Eis vorbereitet. Vom befruchteten Ei aus wird auf einem noch zu besprechenden Wege das Corpus luteum so beeinflußt, daß es (und damit die Oestrogen- und Progesteronbildung) erhalten bleibt. Das Progesteron erfüllt weitere Funktionen beim Aufbau der *Decidua*. Bei seinem Fehlen tritt Abort ein. Beim Menschen

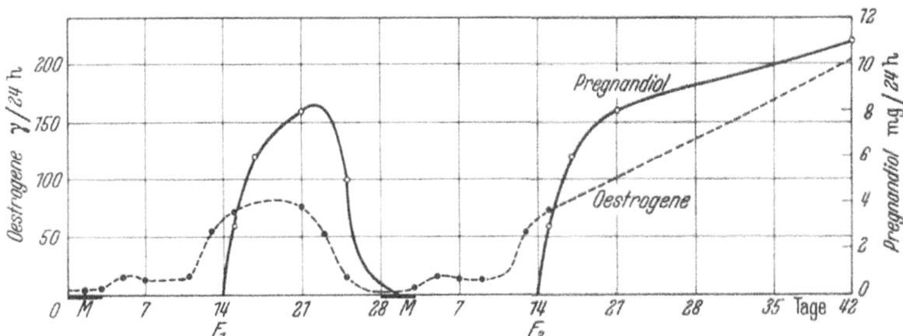

Abb. 234. Ausscheidung von Oestrogenen und Pregnandiol (Ausscheidungsform des Progesterons) im Urin während des mensuellen Cyclus und bei eintretender Gravidität (schematische Darstellung von Durchschnittswerten). Man berücksichtige den verschiedenen Maßstab: Für Pregnandiol mg/24 Std, für Oestrogene γ/24 Std. F_1 und F_2 Follikelsprung; *M* Menstruation. (Nach neueren Untersuchungen erfolgt die Oestrogenausscheidung zweigipflig, mit einem ersten Gipfel zur Zeit des Follikelsprungs und einem zweiten kurz vor der Menstruation)

übernimmt, wie bei einer ganzen Reihe anderer Lebewesen, schon innerhalb weniger Wochen die *Placenta* die Bildung von Progesteron, so daß dann eine Entfernung des Ovars mit dem Corpus luteum nicht mehr zur Abstoßung der Frucht führt. Progesteron ist aber zur Aufrechterhaltung der Schwangerschaft während ihrer ganzen Dauer unentbehrlich. Durch seine künstliche Zufuhr kann die Schwangerschaftsdauer verlängert werden.

Die notwendige Vorbereitung der *Uterusschleimhaut* zur Nidation geschieht also durch beide Hormone, die zeitlich nacheinander in einer bestimmten Menge gebildet werden müssen. Über die zeitliche Beziehung in der Ausscheidung der beiden Hormone unterrichtet Abb. 234. Erfolgt keine Befruchtung des Eis, dann stirbt es innerhalb etwa 6 Std ab, die Rückwirkung auf das Corpus luteum unterbleibt, so daß sich dieses zurückbildet; die Progesteronbildung hört auf, und es tritt eine *Menstruation* ein, in der im Laufe einiger Tage stückweise die obersten Schichten der Uterusschleimhaut ausgestoßen werden. Dieser Vorgang wiederholt sich cyclisch im Laufe von etwa 28 Tagen (s. u.).

Die Menstruation tritt ein durch Senkung der Hormonkonzentration im Blut. Der Zusammenbruch der Uterusschleimhaut wird mehrere Tage vor dem Eintritt der Blutung durch einen Schrumpfungsvorgang eingeleitet. Diese Schrumpfung führt zu einer nachweisbaren Störung der Durchblutung, wahrscheinlich durch Kompression der sog. Spiralarterien (Barthelmez, Markee).

Waren Oestrogene vorhanden und fehlte die Luteinisierungsphase, dann kam es nur zur Proliferation der Uterusschleimhaut, und bei Entzug des Hormons tritt eine Sickerblutung ein (Diapedesisblutung gegenüber der Rhexisblutung bei normaler Menstruation). Werden dagegen (z.B. bei der kastrierten Frau) beide Hormone in entsprechender zeitlicher Reihenfolge und Menge verabfolgt, dann läßt sich ein voller Wiederaufbau der Schleimhaut erreichen, und bei Entzug der Hormone kommt es zu Rhexisblutung wie bei der normalen Menstruation (Abbruchblutung).

Durch Zufuhr von Oestrogenen in steigenden Konzentrationen kann die Ovulation gehemmt werden. Durch Gestagene in niedriger Konzentration kann sie beschleunigt, in hoher Konzentration, vor allem zusammen mit Oestrogenen, völlig unterbunden werden. Bei Abbruch der Hormonzufuhr kommt es dann zur Abbruchblutung. Bei cyclischer Wiederholung kann der normale Menstruationscyclus nachgeahmt werden, ohne daß es zu einer Ovulation kommt. Es wird in bestimmten Fällen von diesem Verfahren Gebrauch gemacht, um den Eintritt einer Schwangerschaft zu inhibieren.

Wie die Schleimhaut des Uterus, so weisen auch **Vagina** und *Cervix* charakteristische, wenn auch weniger ausgesprochene Änderungen im mensuellen Cyclus auf.

Die Untersuchung des Cervixepithels ist deshalb von Bedeutung geworden zur Diagnose hormonaler Störungen und der Beobachtung des Erfolges einer eingeleiteten Therapie (PAPANICOLAOU). Beim Nager, dessen Cyclus sich allerdings in prinzipiellen Punkten von dem des Menschen und der Primaten unterscheidet, sind die Veränderungen im Scheidenepithel unter dem Einfluß des Oestradiols so deutlich und charakteristisch, daß sie als Test zur Auswertung von oestrogenen Wirkstoffen häufig benutzt werden (Umwandlung des Epithels in kernlose Schollen [Allen-Doisy-Test)].

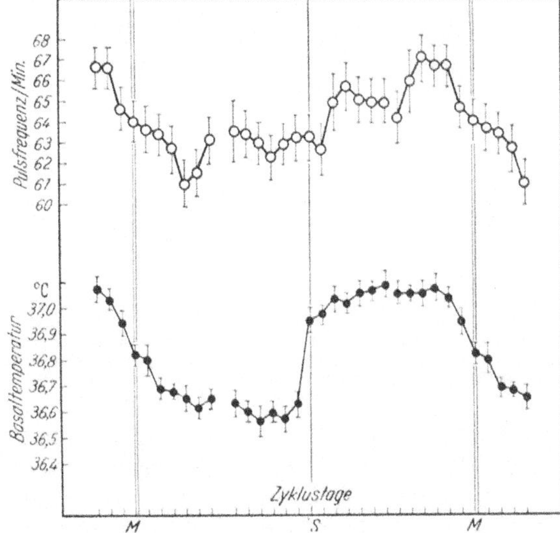

Abb. 235. Anstieg von Pulsfrequenz und Rectaltemperatur nach erfolgtem Follikelsprung (*S*) am 14. Tag des Cyclus. [Aus DÖRING, G. K., u. E. FEUSTEL: Klin. Wschr. **31**, 1000 (1953)]

Die beiden weiblichen Keimdrüsenhormone, Oestradiol und Progesteron, sind weiter von Bedeutung für den Aufbau der **Brustdrüse.** Unter der Wirkung des Oestradiols kommt es zur Ausbildung des *Milchgangsystems*, unter der des Progesterons zur Ausbildung des *Drüsengewebes.* Einige *extragenitale Wirkungen* sind im Schema S. 404 angeführt, auf das wir unten zurückkommen. Die Gestagene weisen weiter eine charakteristische **zentrale Wirkung** auf: Steigerung von Atmung, Pulsfrequenz und Körpertemperatur. Entsprechend der erhöhten Progesteronausschüttung nach dem Follikelsprung steigt die Körpertemperatur um einige $^1/_{10}°$ (Abb. 235), um kurz vor Einsetzen der Menstruation, entsprechend dem Absinken der Progesteronausschüttung, wieder abzufallen und zur Zeit der erneuten Ovulation einen Tiefstpunkt zu erreichen. Die Messung der morgendlichen Rectaltemperatur (Aufwachtemperatur) ist zu einer wichtigen Methode geworden, um Konzeptionsoptimum und -pessimum festzulegen. Das Optimum liegt zur Zeit der Temperaturtiefe; 24 Std nach dem Temperaturanstieg kann in der Regel eine Konzeption nicht mehr erfolgen.

Anhangsweise sei erwähnt, daß die Oestrogene schon in der *fetalen Entwicklung* von großer Bedeutung sind. Zwar entwickeln sich die Müllerschen Gänge auch ohne Oestrogene, aber sie bleiben atrophisch; die Hormone scheinen also zu ihrer vollen Entwicklung notwendig zu sein. Werden beim männlichen Embryo Oestrogene zugeführt, so wird die Entwicklung der

Wolffschen Gänge gehemmt, so daß keine Nebenhoden und Samenstränge ausgebildet werden, auf der andern Seite bleiben die Müllerschen Gänge erhalten und bilden eine Art Vagina (Weiteres s. Entwicklungsgeschichte).

b) Die Wirkung der gonadotropen Hormone der Hypophyse auf die Keimdrüsen

Nach Entfernung des Hypophysenvorderlappens beim geschlechtsreifen Tier kommt es zur Atrophie der Gonaden und, davon abhängig, der Geschlechtsorgane; beim jugendlichen Tier unterbleibt die sexuelle Entwicklung, die Tiere bleiben infantil. Durch Zufuhr von Extrakten kann diese Entwicklung nachgeholt werden. Durch Zufuhr beim normalen jugendlichen Tier kann vorzeitige Geschlechtsreife herbeigeführt werden. Der Hypophysenvorderlappen produziert also ein oder mehrere Hormone, die auf die Keimdrüsen einwirken, ihre hormonale Tätigkeit anregen und unterhalten. Entsprechend werden diese Hormone *gonadotrope Hormone* (oder auch Gonadotrophine) genannt. Nach tierexperimentellen Untersuchungen schließt man auf das Vorhandensein dreier verschiedener gonadotroper Hormone und unterteilt sie in: 1. das follikelstimulierende Hormon (FSH), 2. das Luteinisierungshormon (LH), das identisch ist mit dem die interstitiellen Zellen des Hodens stimulierenden Hormon (ICSH), und 3. das luteotrophe Hormon (LT oder LTH), das außerdem nach der Geburt die Lactation in Gang bringt und deshalb auch Lactationshormon oder lactotropes Hormon genannt wird. Es haben sich aus Hypophysen Fraktionen gewinnen lassen, die mehr follikelstimulierende, und solche, die mehr interstitielle Zellen stimulierende Wirkungen aufweisen, doch ist eine völlige Trennung noch nicht geglückt. Aus dem Blut schwangerer Stuten hat sich ein Hormon isolieren lassen, das vorwiegend follikelstimulierende Wirkungen aufweist, das aber mit dem FSH der Hypophyse nicht identisch ist. Aus dem Harn schwangerer Frauen läßt sich dagegen eine Fraktion gewinnen, die vorwiegend luteinisierende Wirkungen besitzt (Choriongonadotropin, s. u.). die aber ebenfalls mit dem LH (= ICSH) der Hypophyse nicht identisch ist, Beim FSH und LH handelt es sich um gut wasserlösliche Glykoproteide, während das Lactationshormon ein einfaches, kaum wasserlösliches Protein darstellt. Daß das Lactationshormon gleichzeitig luteotrophe Funktionen aufweist, ist für die Ratte sehr wahrscheinlich gemacht worden, weniger jedoch für den Menschen.

Nach den Untersuchungen an den üblichen Laboratoriumstieren läßt sich über die Funktionsweise dieser gonadotropen Hormone etwa die folgende Arbeitshypothese aufstellen, die wir der leichteren Übersicht wegen hier auf den Menschen übertragen, obschon sie sicherlich noch mehrerer Korrekturen bedarf. Das **follikelstimulierende Hormon** (FSH) bewirkt Wachstum eines (oder mehrerer) Follikels, kann ihn jedoch nicht so weit führen, daß er die Produktion von Follikelhormon (Oestrogenen) aufnimmt bzw. nach den Ergebnissen anderer Arbeitsgruppen über eine geringe Basalsekretion erhöhen kann. Hierzu ist das zweite der gonadotropen Hormone notwendig, das **Luteinisierungshormon** (LH = ICSH, Abb. 236). Zur vollen Reifung und zur vollen Hormonbildung des Follikels ist somit ein bestimmtes Mischungsverhältnis der beiden Hormone notwendig, wobei das zweite ohne vorherige Einwirkung des ersten offenbar unwirksam ist. Unter dem fortgesetzten Einfluß der beiden Hormone kommt es zu einer zunehmenden Bildung und Ausschüttung von Oestrogenen sowie von Progesteron, wobei noch nicht gesichert ist, ob letzteres auch schon in den Kreislauf abgegeben wird. Schließlich kommt es zum sog. *Follikelsprung*, bei dem es sich allerdings nicht um ein plötzliches, sprunghaftes, sondern um ein relativ langsam fortschreitendes Ereignis handelt. Die Reste des Follikels wandeln sich um in ein *Corpus luteum*, das neben der Oestrogenbildung in verstärktem Maße zu Bildung und Abgabe der Gestagene befähigt ist. Die Eröffnung des Follikels mit Freigabe des Ovum *(Ovulation)* ist offenbar wiederum von einem bestimmten Mischungsverhältnis der beiden gonadotropen Hormone abhängig. Für die Ratte ist wahrscheinlich gemacht worden, daß für die Ovulation und Luteinisierung mit Vermehrung der Progesteronbildung ein drittes Hormon notwendig ist, das **luteotrophe Hormon** (LTH = Luteotrophin = lactotropes Hormon = Prolactin). Ob das auch für den Menschen zutrifft, ist unbekannt.

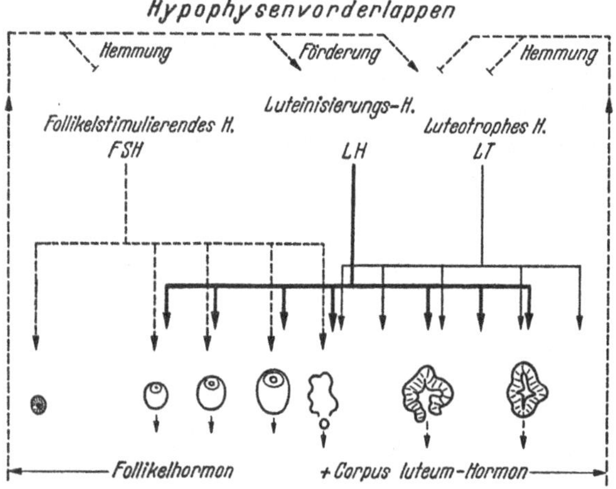

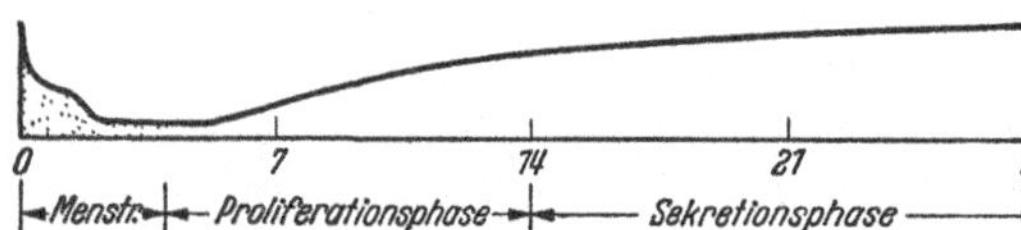

Abb. 236. Schema zur hormonalen Steuerung des mensuellen Cyclus. Das unter dem Einfluß der gonadotropen Hormone gebildete Follikelhormon hemmt die weitere Ausschüttung von FSH und fördert die Ausschüttung von LH und LT. Umgekehrt hemmt wahrscheinlich das gebildete Corpus luteum-Hormon die Ausschüttung von LH und LT und fördert diejenige von FSH; doch ist dies noch nicht gesichert. (Modifiziert nach EDLBACHER-LEUTHARDT: Lehrbuch der Physiologischen Chemie, 10. Aufl. 1952)

Unter der Einwirkung der gonadotropen Hormone ist es also zunächst zu vermehrter Follikel- und dann zur Corpus luteum-Hormonbildung gekommen, damit zur Vorbereitung des Uterus zur Nidation. Von großer Bedeutung ist nun die Tatsache, daß das Follikelhormon auf die Hypophyse zurückwirkt und die Bildung von weiterem follikelstimulierendem Hormon hemmt, so daß weitere Follikel nicht heranreifen können und die Bildung von Follikelhormon zeitlich begrenzt ist. Umgekehrt wird die Bildung von Luteinisierungshormon gefördert, damit die volle Ausreifung des einen Follikels und sein Sprung ermöglicht (Abb. 236). Man nimmt weiter an, daß das vom Corpus luteum gebildete Progesteron nun seinerseits auf die Hypophyse zurückwirkt und die Bildung von Luteinisierungs- und luteotrophem Hormon hemmt, so daß es schließlich zum Versiegen der Progesteronbildung und damit zur Menstruation kommt. Es ist möglich, aber noch nicht gesichert, daß das Progesteron die Abgabe von follikelstimulierendem Hormon fördert, so daß es schon in der 2. Hälfte des Cyclus zur Heranbildung eines neuen Eis kommt und nach eingetretener Menstruation ein neuer Cyclus beginnt. Jedenfalls ist für den cyclischen Ablauf des Menstruationsvorgangs die Antreibung des Ovars durch die Hypophyse und die Rückwirkung der Ovarialhormone auf die Hypophyse entscheidend. Diese Rückwirkung der Ovarialhormone scheint direkt auf die Hypophyse zu erfolgen, da sie auch an transplantierten Hypophysen beobachtet wird. Sie ist so stark, daß bei einer künstlichen Zufuhr von Follikelhormon für deren ganze Dauer die Bildung von follikelstimulierendem Hormon unterbunden wird und eine Eireifung nicht mehr zustande kommt. Man spricht dann von einer „temporären Kastration". Umgekehrt findet sich bei Kastration eine vermehrte Tätigkeit der Hypophyse (Kastrationszellen). Auch in der Menopause läßt sich bei der Frau eine vermehrte Bildung und Ausscheidung gonadotroper Hormone nachweisen, da dann die Ovarien erschöpft sind und kein Hormon mehr zu bilden vermögen, so daß die Rückwirkung auf die Hypophyse unterbleibt.

Daß mit einer gewissen Streuung eine Cyclusdauer von ungefähr 28 Tagen eingehalten wird, kann jedoch nicht allein auf den oben besprochenen Mechanismus zurückgeführt werden. Es treten offensichtlich

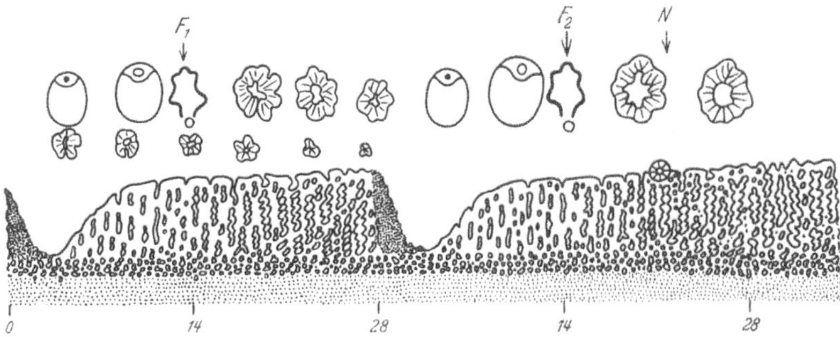

Abb. 237. Schema der Veränderungen von Follikel, Corpus luteum und Uterusschleimhaut im normalen Cyclus und bei eingetretener Gravidität. Cyclus von 28 Tagen. Bei der Menstruation wird im Laufe einiger Tage der größte Teil der Uterusschleimhaut abgestoßen. Unter dem Einfluß des Follikelhormons proliferiert sie wieder und wird nach dem Follikelsprung (F_1 am 14. Tag) durch gleichzeitige Einwirkung des Corpus luteum-Hormons drüsig umgewandelt (Sekretionsphase). Das Ei ist nicht befruchtet worden, stirbt ab; das Corpus luteum bildet sich zurück; am 28. Tag tritt wieder eine Menstruation ein. Nach dem Follikelsprung F_2 ist Gravidität eingetreten. Das Corpus luteum entwickelt sich weiter; es kommt zur Nidation (*N*); die Uterusschleimhaut bleibt erhalten und wächst weiter. (Modifiziert nach SCHRÖDER)

rhythmische Schwankungen in der Produktion der gonadotropen Hormone unter dem Einfluß höherer Gebiete im **Hypothalamus** hinzu. Wird die Hypophyse eines neugeborenen Tieres einem erwachsenen hypophysenlosen Tier transplantiert, dann ist sie befähigt, die Produktion gonadotroper Hormone wie beim erwachsenen Tier aufzunehmen, aber nur dann, wenn sie so unter den Hypothalamus verbracht wird, daß die portalen Gefäße einwachsen können (HARRIS). Die entscheidenden Impulse zur Aufnahme der Hormonproduktion scheinen also vom Hypothalamus zu stammen, und zwar wahrscheinlich auf hormonalem Wege (vgl. S. 413, 568). Beim weiblichen Tier entwickelt sich in dieser transplantierten Hypophyse eine cyclische Hormonproduktion, gleichgültig, ob sie von einem männlichen oder weiblichen Tier stammt. Man schließt aus solchen Versuchen, daß beim weiblichen Tier der Hypophyse vom Hypothalamus aus ein cyclischer Wechsel in der Hormonproduktion aufgeprägt wird und daß dieser Cyclus erst anschließend durch das oben dargestellte Rückmeldesystem modifiziert wird. Dabei scheint die Höhe des Hormonspiegels nicht allein auf die Hypophyse zurückzuwirken, sondern auch auf den Hypothalamus. Das wird besonders deutlich aus der Tatsache, daß hohe Zufuhr von Androgenen bei der weiblichen neugeborenen Ratte deren Fähigkeit irreversibel zerstört, später einen Cyclus zu entwickeln.

In den Abb. 234, 237 ist jeweils die Cyclusdauer mit 28 Tagen und die Ovulation am 14. Tag angenommen, also gleiche Dauer der prä- und postovulatorischen (Luteinisierungs-) Phase. Wenn auch in vielen Fällen über längere Zeit durchschnittlich eine Cyclusdauer von

28 Tagen festgestellt werden kann, so finden sich doch im einzelnen recht große Schwankungen. Beide Phasen können unabhängig voneinander verkürzt oder verlängert sein. Die postovulatorische (Luteinisierungs-) Phase ist zwar sehr selten über 15 Tage verlängert; sie kann jedoch häufig verkürzt ablaufen, in seltenen Fällen so stark, daß die Menstruation schon vor erfolgter Nidation eintritt und ohne künstliche Gestagenzufuhr Unfruchtbarkeit resultiert. Die präovulatorische Phase zeigt im allgemeinen die größeren Schwankungen, häufiger im Sinne einer Verlängerung; sie kann aber auch verkürzt ablaufen, u. U. so stark, daß die Ovulation schon in den letzten Tagen der Menses erfolgt. Über den Zeitpunkt der Ovulation und die Dauer der beiden Phasen erhält man am leichtesten Aufschluß durch Messung der rectalen Aufwachtemperatur (s. o.).

c) Die Hormone der Placenta

Die geschilderten Vorgänge laufen nur dann in cyclischer Weise ab, wenn es nicht zur Befruchtung des Eis kam. Tritt dagegen Schwangerschaft ein, dann muß dafür gesorgt werden, daß das Corpus luteum und dessen Progesteronbildung mindestens für einige weitere Wochen aufrechterhalten bleiben (Abb. 237). Dies geschieht durch eine Art Rückmeldesystem des implantierten Eis. Sobald sich unter dem Einfluß des Progesterons die Decidua gebildet hat, nehmen deren Zellen nun ihrerseits die Hormonproduktion auf. Während der Gravidität etabliert sich in Form der Placenta ein neues, autonomes innersekretorisches Organ, das gegen Ende der Schwangerschaft schließlich eine außerordentlich hohe Hormonproduktion erreicht und die Regulationsbreite des Organismus bei dieser Belastung stark erhöht.

Das erste Hormon, das in der Gravidität in größeren Mengen in utero gebildet wird und auch in Blut und Urin nachweisbar ist, weist starke luteotrope Wirkung auf. Unter seinem Einfluß entwickelt sich das Corpus luteum weiter zum Corpus luteum graviditatis mit erhöhter Gestagenbildung. Es hat also große Ähnlichkeit mit einem weitgehend gereinigten Luteinisierungshormon der Hypophyse, ist jedoch mit ihm nicht identisch. Die von den Entdeckern, Aschheim und Zondek, vorgeschlagene Bezeichnung *Prolan*, die leider häufig fälschlicherweise auch für die gonadotropen Hormone verwandt wurde, wird jetzt mehr und mehr durch die Bezeichnung **Choriongonadotropin** ersetzt (oder HCG = Human Chorionic Gonadotrophin). Da es beim infantilen Tier mit intakter Hypophyse die Ausschüttung des follikelstimulierenden Hormons anregt, ist dort die künstliche Zugabe dieses Hormons nicht notwendig. Diese Anregung der ovariellen Tätigkeit läßt sich an der Maus oder Katze nach Injektion von Schwangerenurin leicht nachweisen. Aschheim und Zondek haben darauf eine Schwangerschaftsreaktion aufgebaut. Eine wesentliche Vereinfachung und Beschleunigung der Diagnose ist in neuerer Zeit durch die Entdeckung erreicht worden, daß männliche Wasserfrösche nach Injektion von Gonadotropin bzw. Schwangerenharn (Prolan) innerhalb weniger Stunden zur Ablage von Spermatozoen veranlaßt werden. Die Reaktion ist so empfindlich, daß eine Schwangerschaft schon wenige Tage nach der Nidation des Eis, also etwa zur Zeit der ersten ausfallenden Menstruation, nachgewiesen werden kann.

Als eine weitere Funktion des Choriongonadotropins ist zu erwähnen, daß es zu denjenigen Faktoren gehört, die den Descensus der Hoden beim männlichen Fetus bewirken. Im 3. Schwangerschaftsmonat fallen Bildung und Ausscheidung des Choriongonadotropins rapide ab (Abb. 238). Es bleibt schließlich noch eine kleine Restausscheidung, die u. U. so gering sein kann, daß die oben genannte Schwangerschaftsreaktion nicht mehr auszulösen ist. Zu dieser Zeit soll es auch eine schwache follikelstimulierende

Komponente enthalten. Schon nach wenigen Wochen wird auch der Hauptangriffspunkt des Hormons, das Corpus luteum, gegen seinen Einfluß unempfindlich und stellt schließlich die Gestagenproduktion mehr und mehr ein.

Auf der andern Seite ist die Placenta befähigt, in steigenden Mengen selbst **Gestagene** und **Oestrogene** zu bilden. Entsprechend steigt auch die Oestrogen- und Pregnandiolausscheidung im Urin laufend an (Abb. 238). Die gewaltige synthetische Leistung der Placenta erhellt daraus, daß sie

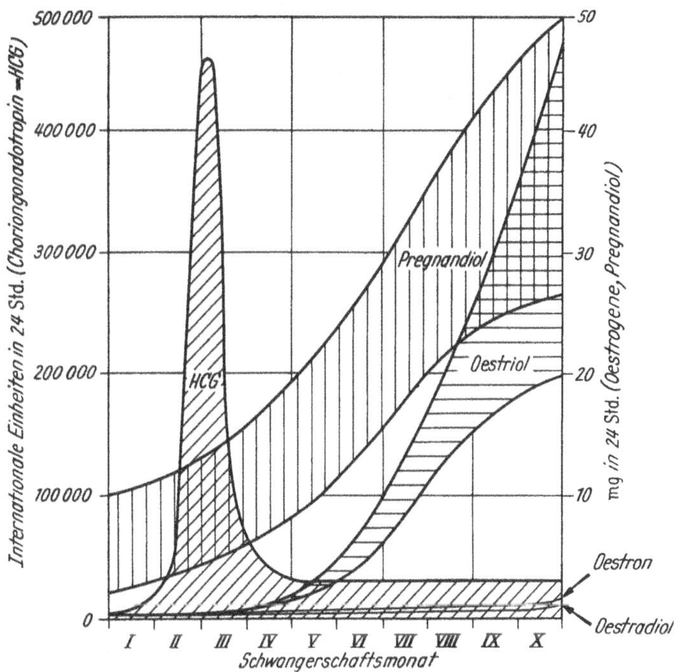

Abb. 238. Schematische Darstellung der Ausscheidung von Placentahormonen und ihrer Metabolite im Urin während der Schwangerschaft mit ihrer Streubreite. *HCG* Choriongonadotropin. Pregnandiol = Ausscheidungsform des Progesterons. Nach der Geburt findet sich ein rasches Absinken. Ob die Pregnandiolausscheidung schon kurz vor der Geburt abzusinken beginnt, ist bei der großen Streubreite schwer zu entscheiden. Man beachte die großen ausgeschiedenen Mengen, besonders an Oestrogenen (Angaben in mg in 24 Std!) am Ende und an Choriongonadotropin im Beginn der Schwangerschaft (Möglichkeit einer Frühdiagnose der Schwangerschaft). (Aus Zander, I.; in Labhart, A.: Klinik der inneren Sekretion. Springer 1957)

gegen Ende der Schwangerschaft in jeweils $3^1/_2$ min die gesamte zirkulierende Progesteronmenge im Organismus ersetzt. Das Corpus luteum graviditatis hat somit nur eine kurzdauernde Überbrückungsfunktion zu erfüllen, bis die Oestrogen- und Gestagenproduktion der Placenta ausreichend geworden ist.

Die Hauptwirkungen der Oestrogene und Gestagene in der Gravidität bestehen in der Verhinderung weiterer Eireifungen, Ovulationen und der menstruellen Blutung und in der Ausbildung der Decidua (einerseits durch Einwirkung auf die Uterusschleimhaut und andererseits auf die Hypophyse durch Hemmung der Ausschüttung von follikelstimulierendem Hormon), weiter in der Förderung des Wachstums der Uterusmuskulatur, damit den Uterus zum Fruchthalter befähigend und zum Fruchtaustreiber vorbereitend. Ob dabei, wie auf Grund von Versuchen an Kaninchen meist angenommen wird, dem Progesteron die Sonderaufgabe zufällt, den Tonus der Uterusmuskulatur zu erniedrigen und ihre Empfindlichkeit gegenüber dem wehenerregenden Oxytocin (s. S. 415) herabzusetzen, ist für den Menschen zweifelhaft geworden. Unter dem Einfluß der hohen zirkulierenden Konzentrationen von Oestrogenen und Progesteron kommt es weiter zu einem Wachstum der Brust und zu ihrer Vorbereitung zur Lactation.

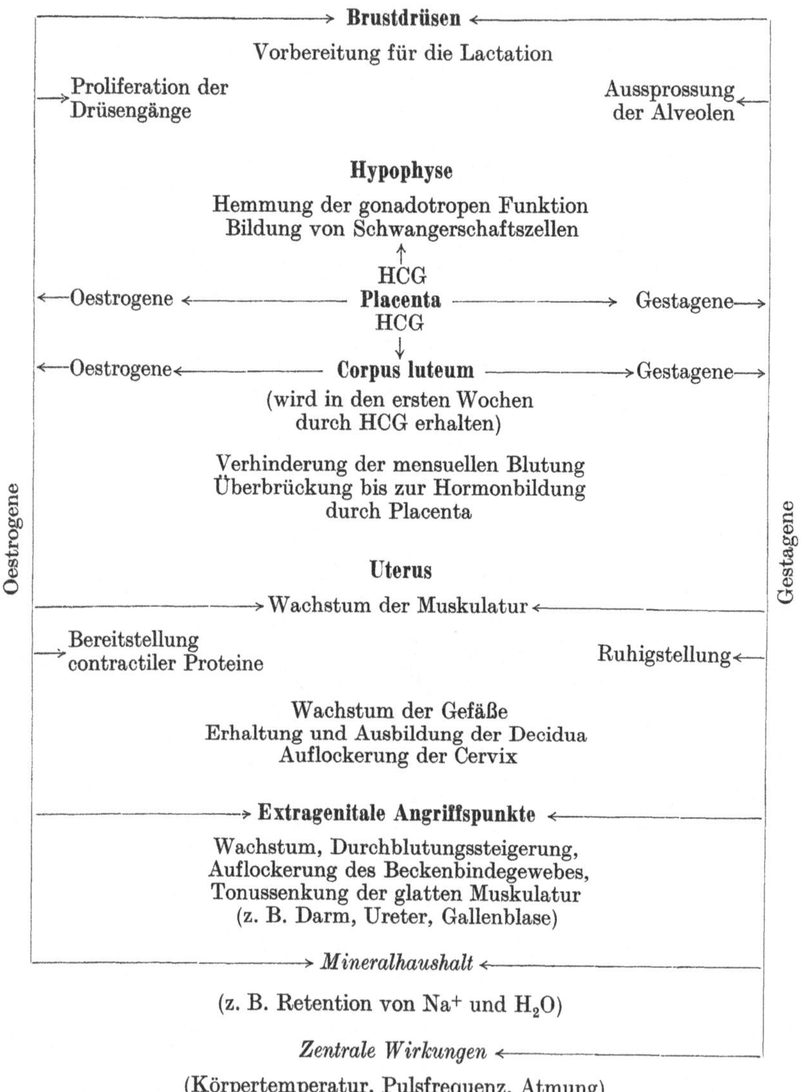

Diese Wirkungen sind in dem obenstehenden Schema (nach Zander) nochmals zusammengefaßt. Man muß sich allerdings stets vor Augen halten, daß diese Veränderungen nicht allein durch die Hormone der Placenta bewirkt, sondern durch eine ganze Reihe weiterer Faktoren mitbedingt werden. Die im Schema weiter angeführten extragenitalen Wirkungen dienen im wesentlichen der Erleichterung der Fruchtaustreibung. Die Steigerung der Körpertemperatur, die sich nach der Ovulation unter dem Einfluß der erhöhten Progesteronausschüttung einstellt, bleibt in den ersten Monaten der Gravidität bestehen; etwa in der Mitte der Gravidität wird jedoch trotz hoher Progesteronbildung die präovulatorische Temperatur wieder erreicht.

d) Das männliche Keimdrüsenhormon

Das männliche Keimdrüsenhormon ist das **Testosteron** (Strukturformel Abb. 232). Das im Blut kreisende Testosteron wird rasch um- und abgebaut, vorwiegend in der Leber. Die Metabolite haben z.T. noch ähnliche Wirkungen, so vor allem eines der Ausscheidungsprodukte im Urin, das *Androsteron*. Man faßt die gesamten Stoffe mit männlicher Prägungswirkung als **Androgene** zusammen. Zu ihnen gehört auch das *Adrenosteron* der Nebennierenrinde und dessen Ausscheidungsprodukt, das Dehydroiso-Adrenosteron. Die gesamten übrigen Androgene besitzen an sich dieselben Angriffspunkte wie das Testosteron, doch sind sie im allgemeinen schwächer wirksam, und vor allem ist die Wirkungsrelation an verschiedenen Organen unterschiedlich, so daß im Gesamtbild nicht nur quantitative, sondern auch qualitative Unterschiede auftreten, ähnlich wie bei Oestrogenen und Gestagenen. Als *Bildungsstätten* des Testosterons sind nicht der samenbildende tubuläre Apparat, sondern die Leydigschen Zwischenzellen des Hodens anzusprechen (Abb. 239).

Das Testosteron ist unentbehrlich für die Entwicklung der primären und sekundären männlichen Geschlechtsmerkmale, damit auch (zusammen mit anderen Faktoren) für die Spermatogenese. Das Testosteron bewirkt auch das zusätzliche Wachstum des Larynx in der Pubertät und damit den „Stimmbruch". Zusammen mit den Nebennierenhormonen bewirkt es ferner den männlichen Behaarungstyp. Es fördert das Längenwachstum der Röhrenknochen sowie das periostale Knochenwachstum und gibt damit dem männlichen Skelet seine charakteristische Form. Gleichzeitig fördert es das Wachstum der Muskulatur. Diese letztgenannten Wirkungen sind Ausdruck seiner Wirkung auf eine Reihe von Fermenten des Eiweißstoffwechsels und damit der Förderung der Eiweißsynthese *(anabole Wirkung)*. Wie andere Steroide, wenn auch in wesentlich geringerem Ausmaß als etwa die Mineralocorticoide, führt es zu Retention von Na^+ und H_2O.

Fehlen die Androgene auf einer bestimmten fetalen Stufe, dann persistieren die Müllerschen Gänge, und die Entwicklung der Wolffschen Gänge unterbleibt. Das Geschlecht wird durch die Befruchtung vorbestimmt; alle somatischen Zellen sind geschlechtlich differenziert; so kann aus jeder Körperzelle das chromosomale Geschlecht eines Individuums bestimmt werden, z.B. durch Untersuchung von Leukocyten oder von Schleimhautzellen. Bei Gonadenmangel ist ganz allgemein die Ausbildung der Geschlechtsorgane weiblich, auch bei testikulärer Agenesie. Das Allgemeinverhalten ist weiblich, wobei aber gewisse virile Züge charakteristisch sind, auch bei Ovarienmangel. Auch in Tierversuchen konnte gezeigt werden (Jost), daß sich bei Zerstörung der Gonaden auf früher fetaler Stufe, also vor ihrer Differenzierung, unabhängig vom genetischen Geschlecht in jedem Fall ein phaenotypisch weibliches Individuum ergibt. Fehlen die Androgene auf einer späteren Stufe, dann entwickeln sich zwar Penis, Prostata, Samenblasen usw., bleiben aber infantil; es fehlt dann die zusätzliche Entwicklung in der Pubertät.

Ebenso wie die weiblichen, so sind auch die männlichen Gonaden in ihrer Entwicklung und in ihrer Tätigkeit entscheidend abhängig von den **gonadotropen Hormonen** des Hypophysenvorderlappens. Auch hier werden 2 Hormone angenommen, wobei allerdings eine völlige Trennung noch nicht geglückt ist. Das follikelstimulierende Hormon ist notwendig zur Entwicklung des tubulären Apparates und damit der *Bildung von Spermatozoen*. Das Luteinisierungshormon bewirkt eine Stimulierung der Leydigschen Zwischenzellen (Abb. 239) und damit die *Testosteronbildung*. Es bewirkt weiter den Descensus der Hoden. Ist dieser Descensus fetal unter der Wirkung des Choriongonadotropins (s. o.) nicht erfolgt, so kann er in Einzelfällen in der Pubertät unter dem Einfluß der erhöhten Ausschüttung der gonadotropen Hormone noch nachgeholt werden, wenn nicht ein mechanisches Hindernis vorliegt.

Auch beim Mann findet sich, wie bei der Frau, eine Rückwirkung des Gonadenhormons auf die Hypophyse, doch ist hier der Vorgang komplexer und noch weniger aufgeklärt. Bei Zufuhr hoher Dosen von Testosteron wird die Ausschüttung gonadotroper Hormone reversibel gehemmt, so daß die Spermatogenese sistiert; nach Absetzen des Testosterons wird die

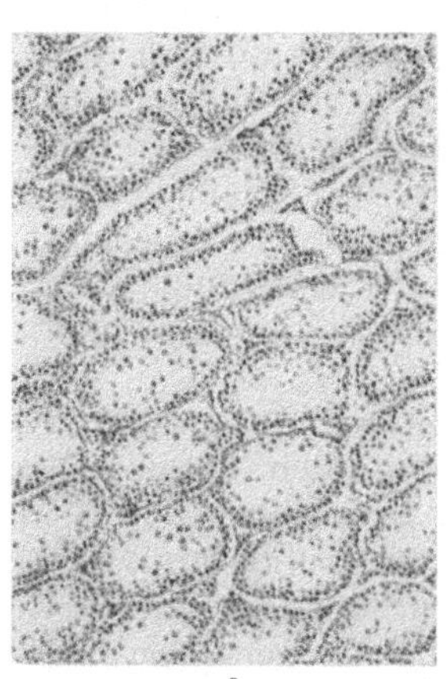

a

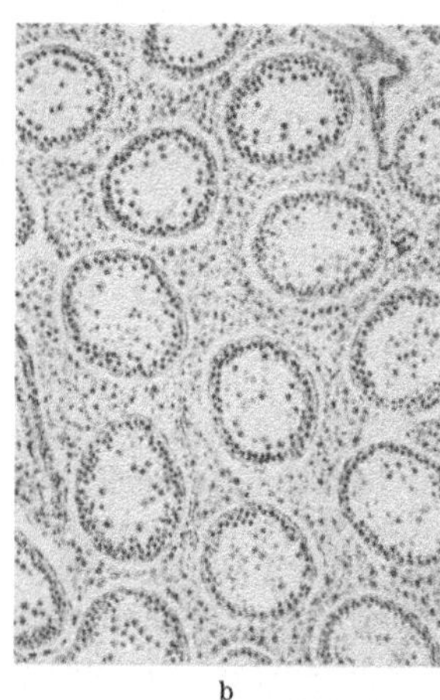

b

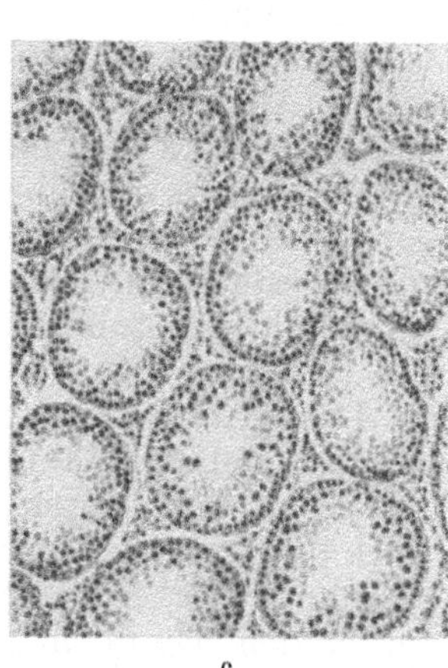

c

Abb. 239a—c. Schnitt durch den Rattenhoden. a 4 Wochen nach Hypophysektomie sind die Samenkanälchen und Leydigschen Zwischenzellen atrophisch. b Wie a, jedoch nach subcutaner Gabe von Luteinisierungshormon. Die Samenkanälchen sind immer noch atrophisch, doch deutliche Proliferation der Leydigschen Zwischenzellen. c Wie a, jedoch nach Gabe von follikelstimulierendem und Luteinisierungshormon gleichzeitig: Atrophie sowohl des samenbildenden Apparates wie der Zwischenzellen behoben. (Aus SELYE, H.: Textbook of Endocrinology. Montréal 1947)

Spermatogenese überschießend wieder aufgenommen (sog. Rebound-Effekt); das Verfahren wird deshalb als Therapie in Fällen von Oligospermie versucht. Umgekehrt findet sich beim Kastraten eine erhöhte Gonadotropinbildung. Durch Testosterondosen, wie sie physiologischerweise vorkommen und wie sie beim Kastraten zur Ausbildung der sekundären Geschlechtsmerkmale ausreichen, wird jedoch die Gonadotropinbildung nicht herabgesetzt.

Zur Deutung dieses Befundes werden 2 Arbeitshypothesen vorgeschlagen: 1. Bei der natürlichen Bildung des Testosterons werden gleichzeitig auch Oestrogene gebildet (vgl. Abb. 232), die die Gonadotropinbildung beim Mann zu hemmen vermögen. Bei der Testosteronzufuhr beim Kastraten fehlt diese Hemmung durch die Oestrogene. 2. Es wird ein zweites, in den Tubuli (Sertoli-Zellen) gebildetes Hormon (X-Hormon, Inhibin) postuliert, das die Ausschüttung von FSH hemme, gleichzeitig aber die von LH stimuliere, während Testosteron nur die Ausschüttung von LH hemmt. Ein solches Hormon hat sich bis jetzt jedoch nicht nachweisen lassen.

Der Zustand nach Kastration mit ihren Folgen wird als *Eunuchismus* bezeichnet, die angeborene oder erworbene Keimdrüseninsuffizienz dagegen als *Eunuchoidismus*. Unter den Fällen von Testesinsuffizienz lassen sich 2 Hauptformen unterscheiden, je nachdem, ob die Störung primär die Testes betrifft oder sekundär durch Ausfall oder Unterfunktion der Hypophyse bedingt ist. Beim primären Hypogonadismus ist durch die fehlende Hemmung der Hypophyse die Gonadotropinbildung und -ausscheidung erhöht *(hypergonadotroper Hypogonadismus)*, bei der sekundären Form dagegen erniedrigt *(hypogonadotroper Hypogonadismus)*.

Bei einzelnen Fällen von hypogonadotropem Hypogonadismus, wo es sich um eine Verzögerung der Pubertät handelt, kann durch Zufuhr gonadotroper Hormone ein Nachholen der Pubertät und Fertilität erreicht werden. Hier handelt es sich möglicherweise um ein vermindertes Ansprechen der Gonaden auf die Gonadotropine. Bei völligem Fehlen der Hypophyse (z.B. nach operativer Entfernung wegen eines Tumors) kann heute nur ein vorübergehender Effekt und keine Fertilität erreicht werden, da die künstlich zugeführten Hormonpräparate bald ihre Wirkung verlieren oder da sich Antikörper ausbilden. In diesen Fällen können durch eine Substitutionstherapie mit Testosteron wie beim primären Hypogonadismus die Geschlechtsmerkmale aufrechterhalten werden, ohne daß eine Spermatogenese eintritt.

8. Die Hypophyse

Die Hypophyse besteht aus zwei entwicklungsgeschichtlich verschiedenen Anteilen, dem drüsigen Anteil oder *Vorderlappen* aus der Rathkeschen Tasche und dem nervösen Anteil oder *Hinterlappen*, der ein Gehirnteil ist. (Der Zwischenlappen, der wie der Vorderlappen der Rathkeschen Tasche entspringt, ist beim Menschen nur wenig entwickelt und praktisch ein Teil des Vorderlappens.) Im Vorderlappen lassen sich nach der Färbbarkeit mit sauren und basischen Farbstoffen 3 Hauptgruppen von Zellen unterscheiden, 1. die acidophilen oder eosinophilen, 2. die basophilen und 3. die chromophoben, bei denen es sich wahrscheinlich um jugendliche, noch nicht so weitgehend differenzierte Zellen handelt. Man besitzt heute genügend Anhaltspunkte dafür, daß die eosinophilen und die basophilen Zellen verschiedene Hormone bilden.

a) Die Hormone des Hypophysenvorderlappens

Fast in jedem Abschnitt dieses Kapitels mußte auf die zentrale Stellung der Hypophyse bei der Aufrechterhaltung des hormonalen Gleichgewichts hingewiesen werden. Wir haben gesehen, daß der Vorderlappen durch seine glandotropen Hormone die Tätigkeit einer ganzen Reihe von Drüsen mit innerer Sekretion überhaupt erst ermöglicht und unterhält. Umgekehrt haben wir gesehen, daß die in den untergeordneten Drüsen auf den übergeordneten Reiz von der Hypophyse her produzierten Hormone auf diese zurückwirken und die Ausschüttung des übergeordneten Hormons hemmen, so daß sich jeweils ein bestimmtes Gleichgewicht einstellt.

Die Einwirkung dieser Hormone auf die Hypophyse scheint direkt zu erfolgen, da sie auch an der transplantierten Drüse noch eintritt. Doch scheint die Beeinflussungsmöglichkeit des Vorderlappens nicht nur auf diesen Weg beschränkt zu sein, sondern ergänzt zu werden durch Einflüsse der benachbarten Abschnitte des Zentralnervensystems, des Hypothalamus. Der Zusammenhang zwischen Hypophyse einerseits und vegetativen Zentren andererseits stellt für das Verständnis der Umstellung und Anpassung des Organismus bei verschiedenen Belastungen ein Problem ersten Ranges dar. Leider sind die Deutungen experimenteller und klinischer Befunde durch die Interferenz zahlreicher Vorgänge außerordentlich erschwert, so daß sich ein klares Bild bis jetzt nicht gewinnen läßt. Direkte oder reflektorische Reizung bestimmter Anteile des Hypothalamus führt zu einer Ausschüttung gonadotroper und corticotroper Hormone sowie auch des thyreotropen Hormons. Es sind jedoch keine Nervenfasern zu den inkretorischen Zellen des Vorderlappens festgestellt worden, nur marklose Fasern zu den Blutgefäßen (über den Halssympathicus) und markhaltige zwischen hypothalamischen Kernen und Hinterlappen bzw. der Grenzzone zwischen Hinter- und Vorderlappen. Es ist nach vielen

Befunden anzunehmen, daß das Zwischenhirn durch Absonderung hormonaler Stoffe auf die Hypophyse einwirkt („Neurokrinie") und daß umgekehrt der Vorderlappen auf nervösem Wege die vegetativen Zentren beeinflußt (von „Chemoreceptoren" aus, SPATZ; vgl. auch S. 567).

Sämtliche Hormone des Vorderlappens stellen Eiweißkörper bzw. Polypeptide dar. Die einzelnen bis jetzt bekannten *glandotropen Hormone* seien hier noch einmal kurz zusammengefaßt:

1. Das **adrenocorticotrope Hormon** (ACTH, Corticotropin) unterhält die Zellen der Nebennierenrinde, vor allem der Zona fasciculata (vgl. Abb. 228, S. 387) und bewirkt eine Hormonproduktion über die auch ohne dieses Hormon mögliche Basalsekretion. Während die Basalsekretion vorwiegend aus Aldosteron besteht, wird unter ACTH vorwiegend die Produktion von Glucocorticoiden verstärkt (ausführlich s. S. 386).

Das Corticotropin (ACTH) wird in den basophilen Zellen gebildet. Schon vor längerer Zeit konnten aus der Hypophyse Eiweißkörper mit Corticotropinwirkung isoliert werden, bei deren Spaltung in Polypeptide die Wirkung erhalten blieb. In neuerer Zeit konnten aus Schweine- und Schafshypophysen wirksame Polypeptide mit dem Molekulargewicht 4600 aus 39 Aminosäuren isoliert und deren Sequenz aufgeklärt werden (BELL). Beide unterscheiden sich nur dadurch, daß das Polypeptid aus Schafshypophyse ein Molekül Serin mehr und ein Molekül Leucin weniger aufweist als dasjenige aus Schweinehypophyse.

Durch peptische Verdauung für kurze Zeit können von diesen 39 Aminosäuren noch 11 ohne Wirkungsverlust abgespalten werden, wahrscheinlich noch 4 weitere dazu; Produkte mit weniger als 24 Aminosäuren sind unwirksam. Die ersten 24 sind also unerläßlich; sie werden in allen Präparaten verschiedenster Herkunft gefunden. Die Unterschiede, die sich fanden, bezogen sich stets auf die restlichen 11—15 Aminosäuren. Deren Gegenwart hängt wahrscheinlich mit dem Entstehungsmechanismus zusammen. Es ist nämlich anzunehmen, daß diese Peptide nicht primär aus verschiedenen Aminosäuren gebildet werden, sondern sekundär durch proteolytische Fermente aus komplizierten Eiweißkörpern abgespalten werden. Dabei könnten an sich noch weitere Aminosäuren abgespalten werden; daß das nicht geschieht, liegt offenbar am Spezifitätsbereich der beteiligten Fermente.

2. Das **thyreotrope Hormon** steuert die Tätigkeit der Schilddrüse, indem es diese befähigt, das aufgenommene Jod zu binden, Jodid zu Jod zu oxydieren und indem es die Umbildung von Dijodtyrosin in Thyroxin und die Auflösung gespeicherten Kolloids beschleunigt. Es greift somit wesentlich ein in die Bildung und in die Abgabe des Thyroxins (s. S. 369). Es handelt sich um ein Glucoproteid mit einem Molekulargewicht von rund 10000.

3. Die **gonadotropen Hormone** (s. S. 399).

a) Das *follikelstimulierende* Hormon (FSH) bewirkt im Ovar eine Vermehrung und Vergrößerung der Follikel und regt im Hoden die Spermatogenese an.

b) Das *luteinisierende* Hormon (LH) bewirkt zusammen mit dem FSH eine Reifung des Eis, die Bildung von Follikel- und Corpus luteum-Hormon und den Follikelsprung. Beim männlichen Organismus bewirkt und unterhält es die Bildung des Testosterons in den Leydigschen Zwischenzellen.

c) Das *luteotrophe* Hormon (LT, Prolactin, Lactationshormon) bewirkt bei der Ratte zusammen mit dem LH die Umwandlung der Reste des gesprungenen Follikels zum Corpus luteum, bewirkt und unterhält die Bildung von Progesteron. Wieweit diese Ergebnisse am Versuchstier auf den Menschen übertragen werden dürfen, ist jedoch noch nicht geklärt. Möglicherweise genügen dort zur Progesteronbildung, zur *Ovulation* und Luteinisierung die beiden eben genannten Hormone in jeweils bestimmtem

Mischungsverhältnis (ausführlicher s. S. 399). Auf seine Bedeutung auch beim Menschen weist jedoch die Tatsache hin, daß die Konzentration im Blut (und Harn) bei der Frau cyclisch schwankt und in der Luteinisierungsphase am höchsten liegt. Das luteotrophe Hormon hat weiter eine doppelte Wirkung auf die *Brustdrüsen:* Es bewirkt einerseits eine *Proliferation* des milchsezernierenden Epithels durch Auslösung zahlreicher Zellteilungen, und es greift andererseits *katalytisch* in die Vorgänge der Milchbildung ein. Seine Bildung und Ausschüttung kann durch geringe Dosen von Oestrogenen gehemmt werden; es ist anzunehmen, daß durch die hohen Konzentrationen von Oestrogenen (und Gestagenen) im Blut während der Schwangerschaft seine Ausschüttung bzw. Auswirkung gehemmt wird, so daß es erst nach der Geburt, nach dem rapiden Abfall der Oestrogene und Gestagene voll zur Wirkung kommt.

Bei der hormonalen Regelung der **Lactation** kann man 3 Stadien unterscheiden: 1. Die Entwicklung und der Aufbau der Milchdrüsen zum funktionsfähigen Organ *(Mammogenese)*. Hierzu ist die gegenseitige Unterstützung durch mehrere Hormone notwendig, und zwar neben Oestrogenen, Gestagenen und luteotrophem Hormon auch das Wachstumshormon (s. u.) sowie die Hormone der Nebennierenrinde. Das besonders starke Wachstum in der Schwangerschaft ist auf die hohen kreisenden Konzentrationen von Oestrogenen und Gestagenen aus der Placenta zurückzuführen, neben geringeren Konzentrationen von luteotrophem Hormon. 2. Die Auslösung der Milchsekretion in den Drüsenzellen *(Lactogenese)* und 3. die Aufrechterhaltung einer bestehenden Lactation. Bei beiden Vorgängen ist das Lactations-(luteotrophe) Hormon von entscheidender Bedeutung. Für die Aufrechterhaltung der Lactation hat sich der Reiz des Saugens auf die Brustwarze als wesentlich erwiesen. Nichtbesaugen führt rasch zum Stillstand der Lactation und zur Involution der Drüsen. Verhindert man bei Tieren mit zahlreichen Brustdrüsen das Besaugen einer Drüse, z.B. durch Abdecken mit Collodium, so kommt es nicht zur Involution der Drüse, wenn die andern besaugt werden. Da der Saugreiz ersetzt werden kann durch luteotrophes Hormon (bei der Kuh allerdings durch Wachstumshormon), wird angenommen, daß der Saugreiz über das hypothalamo-hypophysäre System zur Wirkung kommt. Durch den Saugreiz wird über dasselbe System auch eine verstärkte Ausschüttung von Oxytocin herbeigeführt, das eine Milchejektion auslöst (s. S. 415).

Der wichtigste Test für das luteotrophe Hormon ist die Entwicklung der *Kropfmilchdrüsen* bei Tauben. Interessant ist die weitere Fähigkeit des LT, bei Hühnervögeln die *Brütigkeit* auszulösen, d.h. das Brüten und die nachfolgende Sorge um die Jungen nach dem Schlüpfen.

Den glandotropen werden die **Stoffwechselhormone** gegenübergestellt, die nicht über andere innersekretorische Drüsen, sondern direkt ihre spezifischen Wirkungen entfalten. Bis jetzt ist allerdings nur ein Hormon dieser Art gesichert, das Wachstumshormon **(Somatotropin)**. Bei anderen Sonderwirkungen von Extrakten des Hypophysenvorderlappens könnte es sich um Wirkungen von mehreren der bekannten Hormone in besonderem Mengenverhältnis handeln. [Auch für die exophthalmusproduzierende Substanz (EPS), ist nicht gesichert, ob es sich um ein eigenes Hormon handelt, vgl. S. 371.]

Das Somatotropin ist von wesentlicher Bedeutung für das *Wachstum* im allgemeinen und für den *Fett- und Eiweißstoffwechsel* im besonderen. Fehlt dieses Hormon, z.B. durch Entfernung des Vorderlappens oder durch Fehlen der eosinophilen Zellen wie bei der Zwergmaus, so tritt Zwergwuchs auf. Charakteristisch für diese Form des Zwergwuchses (im Gegensatz etwa zum Kretinismus) ist, daß der gesamte Körper dabei wohlproportioniert erscheint, da die Wachstumshemmung sämtliche Organe betrifft. Durch Zufuhr von Wachstumshormon kann beim hypophysektomierten Tier normales Wachstum erreicht werden, durch übermäßige fortgesetzte Zufuhr bei normalen Tieren in einigen Fällen Riesenwuchs (Abb. 240). Durch Verabreichung über mehrere Generationen ist es z.B. gelungen, Ratten vom 3fachen des normalen Durchschnittsgewichts zu erhalten. Ein wichtiger Angriffspunkt des Hormons bildet der Knochen, wobei offenbar primär die Chondrogenese angeregt wird.

Das Wachstumshormon führt zu einer Mobilisierung von Fett und zu *erhöhtem Eiweißansatz*, besonders im Muskel, bei gleichzeitiger Hemmung der Glucoseoxydation (vgl. Abb. 214). Die vermehrte Synthese von Eiweiß konnte mit Hilfe radioaktiv markierten Methionins bewiesen werden (FRIEDBERG und GREENBERG). Zu der erhöhten Eiweißsynthese paßt durchaus, daß unter dem Einfluß des Wachstumshormons das Gewicht der Thymusdrüse ganz besonders stark steigt. Wir haben ja (S. 379) gesehen, daß diese Drüse eine Art Depot von besonders leicht mobilisierbarem Eiweiß darstellt.

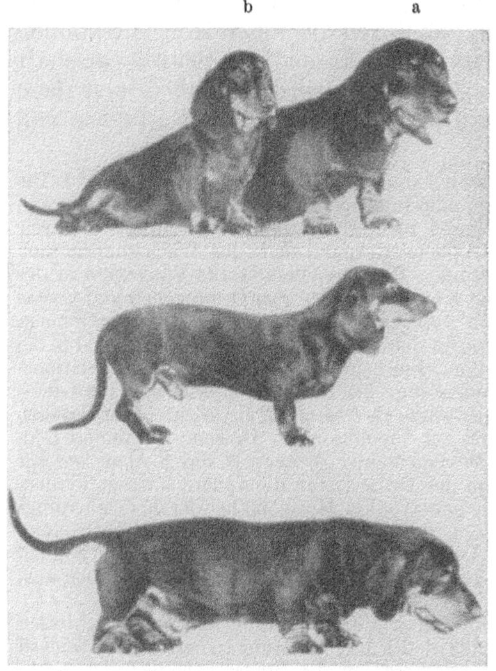

Abb. 240a u. b. Akromegaler Riesenwuchs eines 1jährigen Dackels nach fortgesetzter Injektion von Wachstumshormon für 35 Wochen (a) im Vergleich zum normalen Kontrolltier aus demselben Wurf (b). Dieser Effekt läßt sich nicht bei allen Hunderassen in gleicher Weise erzielen. (Nach EVANS u. Mitarb.)

Das Somatotropin wird wahrscheinlich in den eosinophilen Zellen gebildet. Ratten-, Schweine- und Rinder-STH ist beim Menschen und Affen nicht wirksam, während bei der Ratte nicht nur STH aus Ratten-, sondern auch aus Rinderhypophysen wirksam ist. Es konnten in neuerer Zeit hochgereinigte Präparate von menschlichen Hypophysen, die operativ entfernt werden mußten, gewonnen werden. Das Molekulargewicht erwies sich als wesentlich niedriger als beim Rinder-STH (27100 gegenüber 46000); es hatte einen anderen isoelektrischen Punkt (bei p_H 6,85 gegenüber 5,5) und es fand sich ein unterschiedlicher Aminosäurenaufbau (LI). Zudem erweist sich die Polypeptidkette des Rinder-STH als verzweigt. Im Gegensatz zu anderen Hormonen scheint hier somit eine weitgehende Artspezifität vorzuliegen, wobei Rinder-STH die größten Abweichungen, Menschen- und Rhesusaffen-STH die größten Ähnlichkeiten aufweisen.

Möglicherweise vermögen Ratten aus dem verzweigten Rinder-STH die für sie wirksame Molekülgruppe herauszuspalten, während Menschen und Affen diese Fähigkeit nicht besitzen. Möglicherweise ist jedoch auch im Rinder-STH ein für den Menschen wirksamer Molekülkomplex enthalten; in diesem Falle würde eine gewisse Möglichkeit bestehen, Wege zu finden, um auch ein für den Menschen brauchbares Hormonpräparat zu gewinnen.

Es ist oben schon mehrfach darauf hingewiesen worden, daß die volle Wirkung des Wachstumshormons von der Gegenwart anderer Hormone abhängig ist, so z.B. des Thyroxins, der Nebennierenrindenhormone, der Sexualhormone usw. Umgekehrt ist die Wachstumswirkung der anderen Hormone nicht möglich oder zum mindesten stark herabgesetzt bei Fehlen von Wachstumshormon. So ist das Wachstum der Brust nur möglich bei gleichzeitiger Anwesenheit von Oestrogenen und Wachstumshormon, während beide für sich allein unwirksam sind.

Es ist noch nicht völlig geklärt, ob die Hemmung des Kohlenhydratabbaus bei Injektion von Wachstumshormon ausschließlich auf dieses oder auf einen noch nicht näher bekannten Begleitstoff zurückzuführen ist. Es ist immer wieder darüber berichtet worden, daß sich ein eigener „diabetogener Faktor" abtrennen lasse. In neuester Zeit ist es jedoch gelungen, das Wachstumshormon als ein nach den üblichen Kriterien einheitliches Protein zu gewinnen: Dieses zeigte dieselben „diabetogenen" Wirkungen, so daß sich die Wirkungen wahrscheinlich doch auf einen einheitlichen Körper zurückführen lassen.

Tabelle 50

	Wachstumshormon	Adrenocorticotropes Hormon (ACTH)
Wachstum	Förderung	Hemmung
Eiweißstoffwechsel	Steigerung der Synthese	Steigerung des Abbaus
Stickstoffbilanz	positiv	negativ
Aminosäurengehalt des Blutes	erniedrigt	erhöht
Thymusdrüse	vergrößert	verkleinert
Phosphatasegehalt des Blutes	erhöht	erniedrigt
Respiratorischer Quotient	erniedrigt	erhöht
Galaktopoese	erhöht	vermindert
Glucostase	Muskel	Leber
Glykogenmobilisierung	Leber	Muskel

Die leichte Blutzuckersteigerung und die deutliche Zunahme im Gehalt des Blutes an Ketonkörpern scheint im wesentlichen auf der Mobilisierung von Fett zu beruhen. Läßt man ein Tier hungern unter gleichzeitiger Zufuhr von Wachstumshormon, so wird das Glykogen der Leber mobilisiert, nicht aber das des Muskels (glucostatischer Effekt), während bei Zufuhr

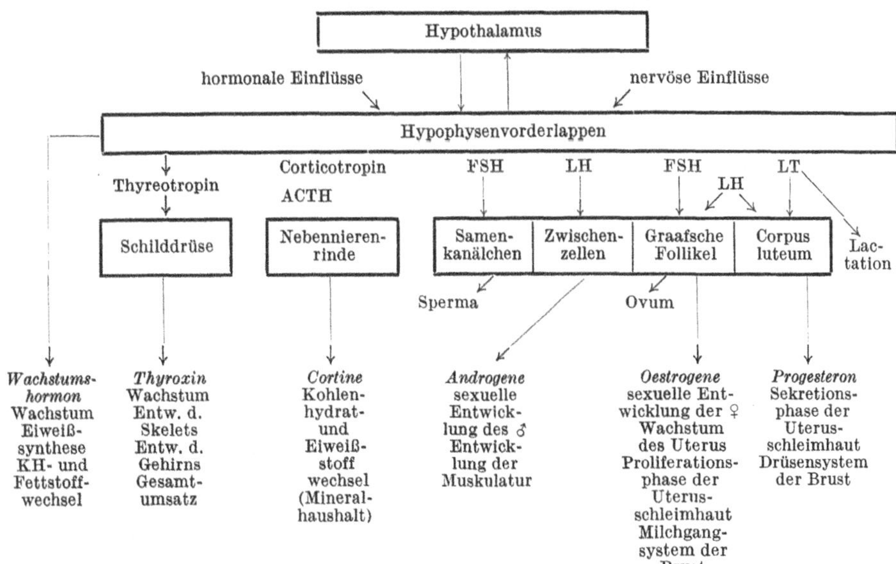

Abb. 241. Schematische Zusammenfassung der Hormone des Hypophysenvorderlappens (leicht modifiziert nach EDLBACHER-LEUTHARDT)

von Glucocorticoiden oder von adrenocorticotropem Hormon (ACTH) umgekehrt das Leberglykogen geschützt, das Muskelglykogen mobilisiert wird. Wachstumshormon und ACTH wirken überhaupt in mehrfacher Weise antagonistisch (Tabelle 50). Es ist interessant, daß hier in einer Drüse mit innerer Sekretion in 2 verschiedenen Zellarten 2 Hormone mit so weitgehend gegensätzlicher Wirkung gebildet werden. Es wird so verständlich, daß bei Zufuhr der Gesamtextrakte der Hypophyse u. U. sehr verschiedene Wirkungen erhalten werden.

Der Antagonismus der beiden Hormone ist hier deshalb in der Tabelle 50 ausführlich dargestellt worden, um noch einmal zu zeigen, daß eine Blutzuckersteigerung, wie sie durch beide Hormone ausgelöst wird, auf völlig verschiedenen Wegen zustande kommen kann. Die Höhe des Blutzuckers ist abhängig von der Interferenz zahlreicher Vorgänge und eine Deutung seiner Bewegungen ist nur möglich durch genaues Studium dieser Einzelvorgänge.

In Abb. 241 sind nochmals die bekannten Hormone des Hypophysenvorderlappens mit ihren Hauptwirkungen zusammengestellt.

b) Erkrankungen der Hypophyse

Die Klinik und Pathologie der Hypophysenerkrankungen, besonders der Tumoren, hat wesentliche Erkenntnisse vermittelt und die Erforschung der Hypophysenhormone entscheidend angeregt. Es ist jedoch zu berücksichtigen, daß eine Geschwulst, die etwa mit Vermehrung einer Zellart und vermehrter Produktion bestimmter Hormone einhergeht, durch Druckwirkung auf andere Zellen und auf das Zwischenhirn ein sehr vielfältiges Bild ergeben kann.

Bei bestimmten Geschwülsten ergibt sich häufig ein ähnliches Bild wie bei Geschwülsten der Nebennierenrinde, und zwar durch die vermehrte Ausschüttung von adrenocorticotropem Hormon, mit Fettansatz an Gesicht (Mondgesicht) und Rumpf, Entwicklung blutiger Striae, Entmineralisierung des Knochens (Osteoporose) und Blutdrucksteigerung. Häufig ist der Blutzucker leicht erhöht, ebenso der Gehalt des Blutes an Ketonkörpern, Libido und Potenz sind meist vermindert. Die Ausscheidung von 17-Keto-Steroiden im Urin ist stark erhöht (Cushingsche Krankheit; vgl. S. 389). In anderen Fällen resultiert dagegen ein Bild, das Ähnlichkeit mit der Addisonschen Krankheit aufweist mit Adynamie, Appetitlosigkeit, Blutdrucksenkung und Blutzuckersenkung.

Andere Geschwülste (vor allem der eosinophilen Zellen) rufen, wenn sie vor Abschluß des Wachstums auftreten, durch die vermehrte Ausschüttung von Wachstumshormon Riesenwuchs *(Gigantismus)* hervor. Treten sie nach abgeschlossenem Wachstum auf, dann kommt es zu einer eigenartigen Verdickung der Knochen, die sich vor allem an der Wirbelsäule, an der Nase, dem Unterkiefer, an Händen und Füßen äußert, also an den Acren (Spitzen). Daher stammt die Bezeichnung *Akromegalie.* Sie ist häufig verknüpft mit einem leichten Diabetes mellitus (S. 362), ferner mit einem Exophthalmus durch vermehrte Ausschüttung von thyreotropem Hormon. Bei Unterfunktion kommt es im Gegenteil zu *Zwergwuchs* bzw. Akromikrie. Bei dieser Form des Zwergwuchses ist besonders auffällig die erhaltene Proportion der einzelnen Körperteile. Er ist häufig, aber nicht immer verknüpft mit Infantilismus, d.h. mangelnder Ausbildung der primären und sekundären Geschlechtsmerkmale.

Neben dem Ausfall einzelner Hormone kann es auch zur Insuffizienz oder zum völligen Ausfall der gesamten Hypophyse kommen, am häufigsten durch Tumoren oder durch Nekrose nach einer Geburt (postpartuale Nekrose, Sheehan-Syndrom); diese Nekrose ist verursacht durch eine Thrombose der Hypophysengefäße, ausgelöst durch eine starke Durchblutungsverminderung bei Entblutungskollaps (s. S. 173), weiter begünstigt durch die schon normalerweise mit der postpartualen Hypophyseninvolution einsetzende Durchblutungsdrosselung.

Die Ausfallssymptome entwickeln sich in der Regel langsam, im Laufe von Wochen und Monaten. Sowohl eine minimale Schilddrüsenfunktion als auch die Basalsekretion von Mineralocorticoiden der Nebennierenrinde bleiben erhalten. Dadurch ist der völlige Hypophysenausfall mit dem Leben, wenn auch einem schwer beeinträchtigten Leben, vereinbar. Als erstes Symptom treten Verlust von Libido und Potenz ein und allmählicher Verlust der Körperbehaarung (Atrophie der Gonaden durch Fehlen der gonadotropen Hormone und Versiegen der Androgenproduktion der Nebennieren), ständiges Frieren (starke Einschränkung der Schilddrüsenfunktion durch Fehlen des thyreotropen Hormons), Auftreten einer fahlen Blässe und allgemeinen Pigmentverlusts (Fehlen des melanocytenstimulierenden Hormons, S. 416), zu denen sich Adynamie und psychische Indolenz gesellen. Es entwickelt sich eine Gleichgültigkeit, die zur Vernachlässigung sowohl der Umgebung wie der eigenen Person führt. Deshalb kommen die Patienten häufig relativ spät in Behandlung. Die Substitutionstherapie kann dann zwar den Ausfall weitgehend kompensieren, doch werden die psychischen Störungen nicht immer gebessert oder behoben, vor allem, wenn sie längere Zeit bestanden haben. Die Substitutionstherapie besteht vor allem in der Zufuhr von Glucocorticoiden und geringen Mengen Thyroxin. In einigen Fällen, in welchen trotz völliger Zerstörung der Hypophyse die Symptome weniger schwerwiegend waren, konnte beobachtet werden, daß die „Rachendachhypophyse“ ihre Funktion wieder aufgenommen hatte.

c) Hormone des Hypophysenhinterlappens

Aus dem Hypophysenhinterlappen lassen sich 2 Hormone gewinnen, die sich neuerdings auch synthetisch herstellen lassen (DU VIGNEAUD), das

Adiuretin und das *Oxytocin.* Es handelt sich um Peptide aus je 8 Aminosäuren, die sich nur durch den Gehalt an 2 verschiedenen Aminosäuren unterscheiden. Adiuretin befähigt die Niere zur Wasserrückresorption aus dem Tubulus gegen ein osmotisches Druckgefälle (Näheres S. 327). Oxytocin hat eine wehenerregende Wirkung, besonders wenn der Uterus durch Follikelhormon sensibilisiert worden ist, und führt an der hormonal vorbereiteten Brustdrüse zu Milchabgabe. Das Adiuretin besitzt allerdings ebenfalls eine oxytocische Wirkung; wenn es auch 20mal weniger wirksam ist, so ist die Wirkung immer noch stärker als die anderer wehenerregender Substanzen. Es gelang die Synthese eines „Zwitterhormons", das das Phenylalanin des Adiuretins und das Leucin des Oxytocins enthält und beide

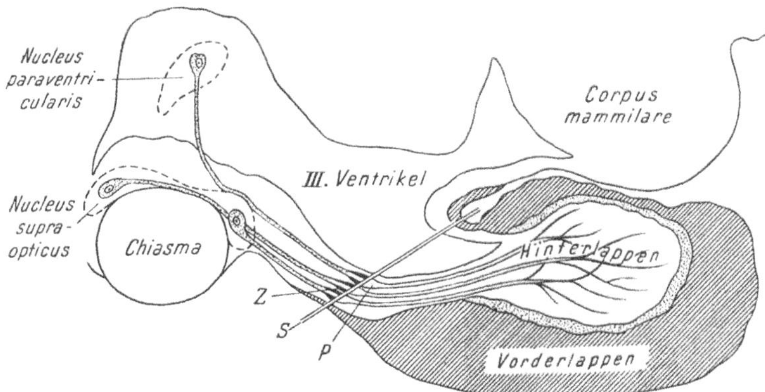

Abb. 242. Schematische Darstellung der neuroinkretorischen Bahn zum Hypophysenhinterlappen beim Hund. *S* Lage des Operationsschnittes, *Z* zentraler, *P* peripherer Stumpf des Tractus. In *Z* ist die Anstauung der Trägersubstanz mit den Hormonen angedeutet. [Aus HILD, W., u. G. ZETLER: Pflügers Arch. **257**, 169 (1953)]

Wirkungen, wenn auch abgeschwächt, entfaltet. Beide Hormone werden durch Trypsin zerstört, sind also bei Gabe per os unwirksam.

α) Das **Adiuretin.** Die Wirkung des Adiuretins auf die Niere ist ausführlich S. 327 geschildert worden. Fehlt Adiuretin, so kann die Niere nicht mehr den Harn konzentrieren, und es tritt Diabetes insipidus ein mit Harnmengen bis zu 20 Liter im Tag. Zerstörung des Hypophysenhinterlappens allein bewirkt keinen Diabetes insipidus; dieser tritt erst auf, wenn mindestens auch der Hypophysenstiel und das Tuber cinereum zerstört werden. Zerstörung des Nucleus supraopticus im Hypothalamusgebiet oder des Tractus supraoptico-hypophyseus hebt die Hormonabgabe ebenfalls weitgehend auf und führt zu Diabetes insipidus.

Nach neueren Untersuchungen ist es wahrscheinlich geworden, daß das Hormon im Zwischenhirn gebildet („Neurokrinie") und dann erst in den Hinterlappen transportiert wird, wo es nach Bedarf gespeichert oder an das Blut abgegeben wird (SCHARRER, MELVILLE und HARE, COLLIN, BARGMANN). Die Zellen des Nucleus supraopticus und paraventricularis, der Tractus supraoptico-hypophyseus und die Neurohypophyse bilden ein geschlossenes System, dessen Unterbrechung zu Funktionsausfällen führt, um so mehr, je näher die Läsion den Nervenzellen liegt oder diese selbst trifft.

Das Hormon oder seine „Trägersubstanz" läßt sich in den Zellen durch eine Farbreaktion (Gomori-Färbung) nachweisen, die allerdings nicht ganz spezifisch ist. Die Reaktion fällt nicht nur im Gebiet des Hinterlappens, sondern auch in mehreren Kernen des Hypothalamus und deren Bahnen zum Hinterlappen (s. Abb. 242) positiv aus. HILD und ZETLER haben nun zeigen können, daß sich das Neuroinkret nach einer Durchschneidung des Hypophysenstiels (Abb. 242) in den aufgequollenen Fasern des Tractus supraoptico-hypophyseus *oberhalb* der Schnittstelle anstaut (Abb. 243), während die Fasern *unterhalb* der Schnittstelle an Neuroinkret verarmen (Abb. 244). Sie konnten weiter nachweisen, daß Extrakte aus dem Gewebe oberhalb der Schnittstelle eine größere, aus dem Hinterlappen dagegen eine geringere Adiuretinwirkung aufweisen als bei Normaltieren. Es ist also wohl der Schluß gerechtfertigt,

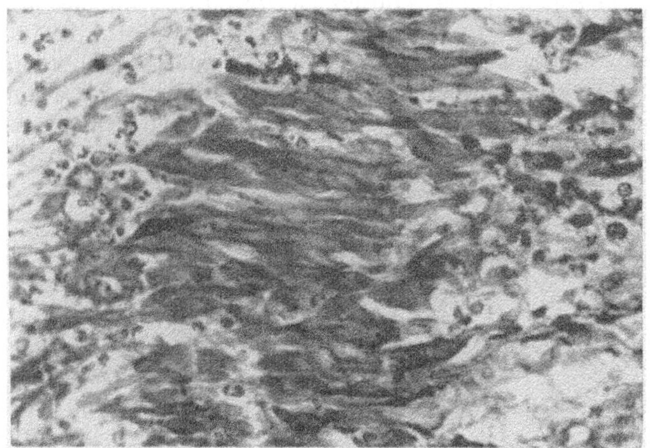

Abb. 243

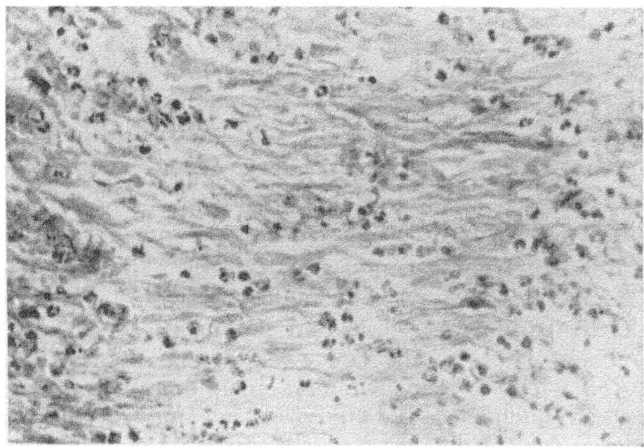

Abb. 244

Abb. 243 u. 244. Vier Tage nach der Durchschneidung des Hypophysenstiels sind die durchtrennten Fasern des Tractus supraopticohypophyseus gequollen. Die Fasern des zentralen Stumpfes (oben) sind reich an „Neuroinkret", die Fasern des peripheren Stumpfes (unten) dagegen arm. Dies läßt den Schluß zu, daß es weiter oberhalb gebildet und in den Fasern nach dem Hinterlappen transportiert wird (s. Text). (Aus HILD und ZETLER)

daß das Hormon gar nicht in der Hypophyse selbst gebildet wird, sondern in Kerngebieten des Hypothalamus und von dort entlang bestimmter Nervenbahnen in die Hypophyse transportiert wird. Weiter lassen sich mit derselben Färbemethode Granula in den Zellen des Nucleus supraopticus und paraventricularis nachweisen, deren Zahl vom funktionellen Zustand abhängig ist. Bei osmotischer Belastung oder im Durst nimmt die Größe der „Nervenzellen" dieses Kerngebiets zu, ebenso die Zahl der Granula, während distalwärts und vor allem in der Hypophyse der Gehalt an neurosekretorischer Substanz ebenso wie der an nachweisbarem Adiuretin abnimmt. Das neurosekretorische Neuron kann somit als Nervenzelle in einer Drüsenzelle oder als Drüsenzelle mit der Gestalt einer Nervenzelle aufgefaßt werden.

Die neurosekretorische Substanz ist nicht identisch mit den ausgeschütteten Hormonen. Nach histochemischen Untersuchungen ist anzunehmen, daß es sich um ein Lipoglykoproteid handelt, an das die hormonal aktiven Stoffe als an eine Trägersubstanz gebunden sind. Aus dem Hinterlappen ließ sich ein einheitlicher Eiweißkörper vom Molekulargewicht 30000 mit konstantem Hormongehalt extrahieren. Es ist jedoch noch ungewiß, welche physiologische Bedeutung einem solchen „Trägereiweiß" zukommt.

VERNEY hat zeigen können, daß schon bei einer geringen Erhöhung des osmotischen Drucks im Blut Receptoren gereizt werden, die im Aufspaltungsgebiet der Carotis interna, wahrscheinlich in der Gegend des Hypothalamus, liegen, von denen aus die Adiuretinbildung angeregt wird. Nach neueren Untersuchungen ist es sogar wahrscheinlich geworden, daß die Nervenzellen des Nucleus supraopticus und paraventricularis selbst gleichzeitig die Receptoren darstellen, da deren Aktionspotentiale („Erregungsmuster") sich mit der osmotischen Belastung verändern. Bei Senkung des osmotischen Drucks im Blut wird die Adiuretinbildung vermindert und die ausgeschiedene Harnmenge vergrößert. Eine Änderung des osmotischen Drucks im Blut um 1% genügt bereits zur Auslösung einer Änderung der Harnmenge um das 10fache. Die Hemmung der Diurese durch Affekte kommt ebenfalls durch eine Einwirkung auf den Nucleus supraopticus mit folgender Adiuretinausschüttung zustande (s. auch S. 329).

Da das Hormon in entsprechender Dosierung auch zu einer Gefäßverengerung (und u. U. Blutdrucksteigerung) führt, nennt man es auch *Vasopressin*. HARRIS hat jedoch am Kaninchen gezeigt, daß es gelingt, durch schwache elektrische Reize des Hypophysenhinterlappens und des Tuber cinereum die typische antidiuretische Wirkung auszulösen, und zwar ohne jede Gefäßverengerung und Blutdruckänderung. Danach scheint die wesentliche physiologische Wirkung des Hormons die antidiuretische zu sein, die vasopressorische eine mehr pharmakologische bei künstlicher Einverleibung höherer Konzentrationen als sie physiologischerweise ausgeschüttet werden, wenn man von der Möglichkeit absieht, daß eine lokale Wirkung auf die Hypophysengefäße von Bedeutung sein könnte.

Es ist denkbar, daß das Adiuretin zu einer Verengerung der Portalgefäße der Hypophyse führt und damit die Einwirkungsmöglichkeit des Hypothalamus auf den Hypophysenvorderlappen vermindert. Als Hinweis in dieser Richtung wird der Befund gewertet, daß unter Adiuretin gehaltene Tiere nicht mehr wie die Kontrolltiere auf Kältereiz mit Ausschüttung von thyreotropem Hormon und damit Erhöhung des eiweißgebundenen Jods im Blut (vgl. S. 369) reagieren. Doch läßt dieser Befund auch andere Deutungen zu.

β) **Oxytocin.** Wie schon kurz vermerkt, *vermag es den Uterus zu Kontraktionen anzuregen* (Abb. 245). Diese Wirkung wird durch Vorbehandlung mit Follikelhormon verstärkt, durch Vorbehandlung mit Corpus luteum-Hormon (Progesteron) beim Kaninchen unterdrückt. Bei einigen Tieren (z.B. bei der Katze, aber nicht bei der Ratte) wird durch Zerstörung des Hypophysenhinterlappens mit Tuber cinereum der Geburtsvorgang stark erschwert. Es ist nach vielen Hinweisen anzunehmen, daß das Oxytocin auch beim Menschen zur Wehenauslösung von Bedeutung ist. Während der Schwangerschaft ist seine Wirkung unterdrückt durch das kreisende Progesteron aus Corpus luteum bzw. Placenta. Außerdem soll es während der Schwangerschaft schneller zerstört (WEHRLE), an deren Ende dagegen vermehrt ausgeschüttet werden (BELL).

Die obengenannte Auslösung der *Milchabgabe* durch Oxytocin aus der durch Oestrogene, Gestagene und luteotrophem Hormon während der Schwangerschaft vorbereiteten Brust beruht auf einer constrictorischen Wirkung auf die myoepithelialen Elemente in den Ausführungsgängen der Milchdrüsen. Es handelt sich somit nicht um eine Förderung der Sekretion, sondern um eine *Ejektion* der Milch.

Adiuretin und Oxytocin können bis zu einem gewissen Grade, jedoch nicht vollkommen, unabhängig voneinander gebildet werden. Zunächst ist der Sekretionsreiz für das eine Hormon gleichzeitig der für das andere. Der stärkste *Sekretionsreiz* für das Oxytocin ist der Saugakt. So kommt es während der Stillperiode nicht nur zu einer vermehrten Ausschüttung von Oxytocin, sondern auch von Adiuretin und damit zu einer Diuresehemmung; diese Ausschüttung von Adiuretin scheint jedoch schneller zurückzugehen als die von Oxytocin, so daß sich im Laufe von Tagen das Verhältnis der

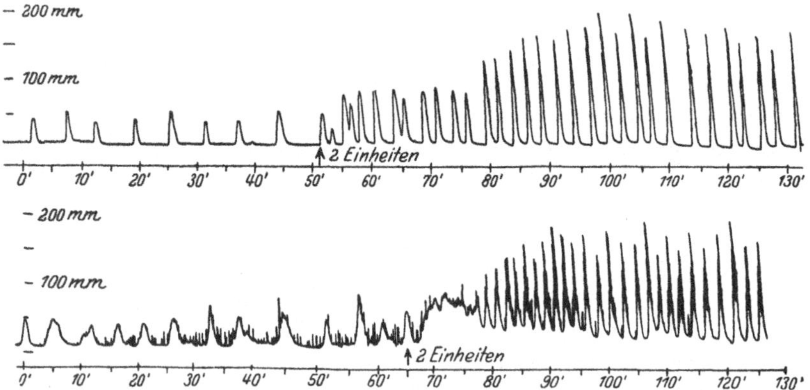

Abb. 245. Wirkung der subcutanen Injektion von Hinterlappenauszug (2 E) auf die Wehen der gebärenden Frau. (Nach BOURNE und BURRN)

beiden Hormone doch verschiebt. Entsprechendes findet sich bei einer osmotischen Belastung, die anfänglich nicht nur zu Ausschüttung von Adiuretin, sondern auch von Oxytocin und damit zu Milchejektion und Uteruskontraktionen führt.

Die größten Unterschiede in der Relation der beiden Hormone finden sich in der Wachstumsperiode. So ist bei neugeborenen Ratten das Verhältnis von adiuretischer zu oxytocischer Wirksamkeit von Hinterlappenextrakten etwa gleich 20:1, im Alter von 40 Tagen dagegen etwa gleich 1:1.

d) Das Chromatophorenhormon des Hypophysenzwischenlappens

Bei Fischen und Amphibien ist für den Farbwechsel je nach dem Untergrund ein Hormon des Hypophysenzwischenlappens von Bedeutung, das Chromatophorenhormon (melanocytenstimulierendes Hormon = MSH = Intermedin = Pigmenthormon). Es bewirkt eine Steigerung der Melaninbildung und eine Verteilung der Pigmentgranula in den pigmentierten Zellen. Fehlt das Hormon, so verteilen sich die Granula nicht (oder es geht den Zellen sogar Farbstoff verloren), und die Tiere bleiben unabhängig vom Untergrund bzw. Lichteinfluß blaß. Bei der Elritze bleibt die Färbung des Hochzeitskleides aus. Bei Lichteinfall von oben (dorsal), wenn nur ein ventraler Teil der Retina belichtet wird, kommt es zur Hormonausschüttung und Expansion des Pigments, bei diffuser Belichtung der Retina dagegen zur Abblassung, möglicherweise durch Hemmung der Hormonausschüttung. Es ist auch vermutet worden, daß hier 2 antagonistische Hormone zur Wirkung kommen, doch ist diese Frage noch nicht geklärt. Bei Fischen und Amphibien wird das Hormon im Hypophysenzwischenlappen gebildet (daher die gelegentlich gebrauchte Bezeichnung Intermedin), der beim Menschen vollständig in den Vorderlappen einbezogen ist.

Aus den Hypophysen von Rind und Schwein konnten 2 etwas verschiedene melanocytenstimulierende Faktoren mit 18 bzw. 13 Aminosäuren mit etwas unterschiedlicher Sequenz isoliert werden. Dabei stimmt die Sequenz der 13 Aminosäuren des Schweine-MSH (α-MSH) genau mit der Sequenz der 13 ersten Aminosäuren im ACTH überein. So läßt sich möglicherweise deuten, daß beim Morbus Addison mit seiner erhöhten Ausschüttung von ACTH eine verstärkte Pigmentierung (S. 389), bei Ausfall der Hypophyse dagegen ein Pigmentmangel eintritt, der sich besonders an den der Belichtung ausgesetzten Hautstellen und an den normalerweise stärker pigmentierten Stellen, wie den Mamillen und den perigenitalen und perianalen Regionen, bemerkbar macht.

9. Hormone der Darmschleimhaut

Im Kapitel Verdauung ist über eine ganze Reihe von Wirkstoffen berichtet worden, die vom Magen-Darmkanal während der Verdauung gebildet werden können, in das Blut aufgenommen werden und auf die Sekretion von Magen und Pankreas einwirken. Da diese Wirkstoffe ebenfalls auf dem Blutwege spezifische Wirkungen an spezifischen Zellen entfalten, rechnet man sie gewöhnlich zu den Hormonen, obschon sie nicht in spezifischen Organen gebildet werden. Es darf aber damit gerechnet werden, daß sie nur in spezifischen Zellen gebildet werden können und nicht nur ein Stoffwechselprodukt unspezifischer Zellen darstellen.

Es handelt sich 1. um das Gastrin, das die Salzsäureproduktion des Magens steigert, 2. um den duodenalen Faktor, der in der intestinalen Phase der Magensekretion die Fermentbildung des Magens anregt, 3. um das Enterogastron, das Motilität und Sekretion des Magens hemmt, 4. um das Pankreozymin, das die Fermentausschüttung aus dem Pankreas anregt, 5. um das Sekretin, das die Produktion eines reichlichen, fermentarmen, aber alkalireichen Pankreassaftes anregt, 6. um das Cholecystokinin, das die Gallenblasenentleerung fördert und um eine weitere Reihe von Wirkstoffen, deren Wirkungsmechanismus noch nicht genauer bekannt ist. Näheres S. 281, 286, 290, 294 und 293.

10. „Gewebshormone“

Zu dieser Gruppe wird eine Reihe von Wirkstoffen gerechnet, die ihre Wirkungen am Ort der Entstehung selbst entfalten, also nicht in das Blut abgegeben werden, um an anderer Stelle ihre Funktionen auszuüben. Nur unter besonderen Umständen, etwa bei Hemmung ihrer Zerstörung am Wirkungsort durch pharmakologische Mittel oder pathologische Prozesse, können sie in die Blutbahn gelangen und Fernwirkungen ausüben. Es scheint deshalb besser, hier den spezifischen Ausdruck „lokale Wirkstoffe“ zu gebrauchen. Es ist eine große Zahl solcher lokaler Wirkstoffe beschrieben worden.

Unter ihnen spielen zunächst diejenigen Substanzen eine wichtige Rolle, die an der Erregungsübertragung von einem Neuron auf das andere oder vom Nerven auf ein Endorgan eine Rolle spielen. Von diesen werden Adrenalin und Nor-Adrenalin zu den Hormonen gerechnet (s. S. 391). Besonders wichtige Aufgaben erfüllt das *Acetylcholin*. Wir werden auf die Funktion des Acetylcholins bei der Erregungsleitung im Nerven, bei der Erregungsübertragung von einer Nervenzelle auf die andere und vom Nerven auf das Erfolgsorgan, wie Muskel oder Drüse, noch ausführlich eingehen. Es ist jedoch gezeigt worden, daß es noch, unabhängig von Ganglienzellen und Nervenfasern, von Bedeutung ist zur Aufrechterhaltung der Tätigkeit derjenigen Gebilde, die zu autonomer rhythmischer Tätigkeit befähigt sind, wie etwa des Sinusknotens im Herzen (Burn und Vane) oder der glatten Muskulatur des Darms (Feldberg und Lin).

Es stellt sich heraus, daß sowohl der Sinusknoten wie auch der Darm nur so lange zu rhythmischer Tätigkeit befähigt sind, als sie imstande sind, Acetylcholin zu synthetisieren, und zwar unabhängig von der Acetylcholinfreisetzung bei der Erregung parasympathischer Fasern. Ja, es sind Befunde beigebracht worden, die es wahrscheinlich machen, daß das in der glatten Muskulatur des Darms freigesetzte Acetylcholin umgekehrt auf die Ganglienzellen in der Darmwand einwirkt und so deren Empfindlichkeit gegenüber einlaufenden Impulsen erhöht (Feldberg).

Über die Bedeutung des Acetylcholins in der Regulation der peripheren Durchblutung ist S. 125 berichtet worden.

Bei einem anderen lokalen Wirkstoff, dem *Histamin*, ist es fraglich, ob es sich um einen physiologischen Stoff handelt, da viele Befunde darauf hinweisen, daß es nur dann freigesetzt wird, wenn die Zellen geschädigt werden (zusammen mit Leukotoxin, Necrosin und anderen Polypeptiden). Es ist allerdings auffällig, daß die Fähigkeit, Histamin zu bilden, in den verschiedenen Geweben sehr verschieden ist; weiter kann es, etwa an bestimmten Nervenendigungen, in so großen Mengen nachgewiesen werden, daß eine physiologische Funktion an diesen Stellen doch nicht ausgeschlossen erscheint. Weiter sei vermerkt, daß es sich in allen adrenergen Fasern des Sympathicus (S. 521) neben Nor-Adrenalin und Adrenalin nachweisen läßt (v. EULER).

Möglicherweise spielt ein Polypeptid mit hohem Histidingehalt (vorläufige Bezeichnung: *Substanz P*), dessen Wirkung in einigen Beziehungen der des Histamins ähnelt, ebenfalls eine Rolle bei der Erregungsübertragung innerhalb des Nervensystems.

Zu den lokalen Wirkstoffen kann man auch alle diejenigen Stoffe rechnen, die die lokale Gefäßerweiterung bei erhöhter Tätigkeit eines Organs auslösen, wobei allerdings auch Stoffwechselprodukte, wie Kohlensäure und Milchsäure, eine wichtige Rolle spielen, die man nicht in diese Gruppe aufnehmen wird (ausführlicher s. S. 124). Es hat sich herausgestellt, daß sich aus verschiedensten Geweben eine große Reihe gefäßaktiver Stoffe mit gefäßerweiternder und gefäßverengernder Wirkung extrahieren läßt.

In der Medizin wird wegen der Häufigkeit pathologischer Blutdruckerhöhungen (Hypertonie) den gefäßverengernden Stoffen besonderes Interesse entgegengebracht. Auf der Suche nach solchen Stoffen konnte festgestellt werden, daß sich in kurzer Zeit eine Hypertonie entwickelt, wenn beide Nieren entfernt werden und das Versuchstier durch Verwendung einer „künstlichen Niere“ am Leben erhalten wird *(renoprive Hypertonie)*. Es wird daraus geschlossen, daß die Niere dauernd gefäßerweiternde blutdrucksenkende Stoffe an den Kreislauf abgebe, die allerdings im einzelnen noch nicht genauer identifiziert werden konnten.

Weiter konnte nachgewiesen werden, daß bei starker Drosselung beider Nierenarterien eine chronische Hypertonie ausgelöst werden kann, die allerdings mit derjenigen des Menschen nur bedingt und auch da nur in Einzelfällen verglichen werden kann. Dieser Mechanismus konnte weitgehend aufgeklärt werden: Bei schwerem Durchblutungsmangel (Ischämie) der Nieren geben diese eine Protease an den Blutkreislauf ab *(Renin)*, die aus einem α-Globulin (Hypertensinogen) des Serums 2 Polypeptide von 8 bzw. 10 Aminosäuren abspaltet (**Hypertensin** I bzw. II), die dann ihrerseits eine starke Gefäßverengerung und Blutdrucksteigerung auslösen. Die beiden Hypertensine konnten neuerdings auch synthetisch gewonnen werden. Weiter läßt sich feststellen, daß eine ischämisch geschädigte Niere die aus Aminosäuren entstehenden Amine nur mangelhaft weiter zu oxydieren vermag; so kann z.B. aus Dioxyphenylalanin (Dopa) durch Decarboxylierung das *Oxytyramin* entstehen, das dann nicht weiter oxydiert, sondern an das Blut abgegeben wird, und das deutliche gefäßverengernde und blutdrucksteigernde Wirkungen entfaltet. Diese Ergebnisse vermögen einiges Licht zu werfen auf den möglichen Mechanismus der Hypertonieentstehung bei bestimmten Nierenkrankheiten; der Mechanismus der Entstehung anderer Hypertonieformen, bei denen primär die Hypertonie auftritt und die Niere erst sekundär geschädigt wird, ist dadurch noch nicht aufgehellt worden.

Durch Trypsin (und bestimmte Schlangengifte) wird aus der gleichen Globulinfraktion, aus der das Renin Hypertensin bildet, ein Polypeptid (Oktopeptid) freigesetzt, das den Blutdruck senkt und die Darmmuskulatur zur Kontraktion bringt und das *Bradykinin* genannt wird. Es werden also je nach der Spezifität der Fermente aus demselben Eiweiß entgegengesetzt wirksame Aminosäurenkombinationen herausgeschält. Die Nierenrinde enthält ein Ferment, das bei normalem p_H das Bradykinin rasch inaktiviert.

In die Gruppe der „Gewebshormone“ läßt sich möglicherweise auch ein bisher noch nicht identifizierter Stoff einreihen, der sich aus der Leber extrahieren läßt und der am Herzen, das durch Verminderung der Coronardurchblutung insuffizient geworden ist, die Kraft der Kontraktion wieder steigert (REIN).

Von großem medizinischem Interesse ist ein Stoff geworden, der vorwiegend von den hellen gelben Zellen (enterochromaffinen oder argentophilen Zellen) des Magen-Darmkanals, wahrscheinlich aber auch im ZNS, aus Tryptophan gebildet wird, das 5-Hydroxytryptamin (**Serotonin,** Enteramin), da es bei Wucherung dieser Zellen (Carcinoid) vermehrt ausgeschüttet wird und zu einem charakteristischen Krankheitsbild führt. Die Vermutungsdiagnose, die sich vor allem auf anfallsweise auftretende Beklemmung, Atemnot und Cyanose des Gesichts stützt, kann gesichert werden durch den Nachweis der stark vermehrten Ausscheidung des Abbauprodukts im Urin, der Hydroxyindolessigsäure. Die Blutungszeit (s. S. 7) ist regelmäßig verkürzt, wahrscheinlich durch Capillarkontraktion (Serotonin wird in oder an den Thrombocyten transportiert, s. S. 7). Die allgemeinen Kreislaufwirkungen sind stark wechselnd und weitgehend dosisabhängig. Von Interesse ist, daß Serotonin auch im ZNS, besonders in bestimmten Gebieten des Hypothalamus, nachgewiesen werden kann, daß es durch ein Alkaloid, das durch Hemmung der Vasomotorenzentren blutdrucksenkend und allgemein dämpfend auf das ZNS einwirkt, das Reserpin, in Freiheit gesetzt wird und daß schließlich durch antagonistisch wirkende Substanzen Halluzinationen ausgelöst werden können. Es wird deshalb vermutet, daß es bei der Erregungsübertragung hemmender Neurone im ZNS eine Rolle spiele. Doch läßt sich bis jetzt noch kein klares Bild über seine physiologische Funktion gewinnen.

Literatur

ABDERHALDEN, R.: Vitamine, Hormone, Fermente, 3. Aufl. Basel: Benno Schwabe & Co. 1946. — Die Hormone. Berlin: Springer 1952. — ACHER, R., et C. FROMAGEOT: Chimie des hormones neurohypophysaires. Ergebn. Physiol. **48**, 286 (1955). — ALBRIGHT, F., and E. C. REIFENSTEIN: The parathyreoid glands and metabolic bone disease. Baltimore: Williams & Wilkins Company 1948. — AMMON, R., u. W. DIRSCHERL: Fermente, Hormone, Vitamine, 2. Aufl. Leipzig 1948. — BARGMANN, W.: Das Zwischenhirn-Hypophysensystem. Berlin: Springer 1954. — BARGMANN, W., u. a. (Herausgeb.): 2. Internat. Symposium über Neurosekretion. Lund 1957. — BERSIN, TH.: Hormone der Schilddrüse. Arzneimittel-Forsch. **7**, 19, 133, 185 (1957). — Biochemie der Hormone. Leipzig: Geest u. Portig 1959. — BERTRAM, F.: Die Zuckerkrankheit, 4. Aufl. Stuttgart: Georg Thieme 1953. — BEST, C. H.: Diabetes and insulin and the lipotropic factors. Springfield, Ill.: Thomas 1948. — BLEULER, M.: Endokrinologische Psychiatrie. Stuttgart: Georg Thieme 1955. — BUDDENBROCK, W. v.: Vergleichende Physiologie. Bd. IV: Hormone. Basel 1950. — BURN, J. H., (Edit.): A discussion on the action of local hormones. Proc. roy. Soc. B **137**, 281 (1950). — COLLIP, J. B., H. SELYE and D. L. THOMSON: The antihormones. Biol. Rev. **15**, 1 (1940). — DIRSCHERL, W.: Über die Einwirkung von Stereoidhormonen auf Gewebsstoffwechsel und Fermente. Ergebn. Physiol. **48**, 112 (1955). — DORFMAN, R. I., and R. A. SHIPLEY: Androgens. New York: Wiley 1956. — EULER, U. S. v.: Noradrenaline (Arterenol), adrenal medullary hormone and chemical transmitter of adrenergic nerves. Ergebn. Physiol. **46**, 261 (1950). — Noradrenalin. Chemistry, physiology, pharmacology and clinical aspects. Springfield, Ill.: Thomas 1956. — EVANS, H. M.: Recent advances in our knowledge of the anterior pituitary hormones. New Haven: Yale Univ. Press 1947. — FALTA, W., u. F. HÖGLER: Die Zuckerkrankheit, 4. Aufl. Halle a. d. Saale: Carl Marhold 1953. — FELIX, K. (Herausgeb.): Hormone und ihre Wirkungsweise. 5. Colloquium Moosbach. Berlin: Springer 1955. — FELLINGER, K.: Die innersekretorischen Krankheiten. Wien: Urban & Schwarzenberg 1959. — FERNER, H.: Das Inselsystem des Pankreas. Stuttgart: Georg Thieme 1952. — FRANK, E.: Pathologie des Kohlenhydratstoffwechsels. Basel: Benno Schwabe & Co. 1949. — FRIEDGOOD, H. B. (Edit.): Endocrine function of the hypophysis. New York: Oxford University Press 1945. — GADDUM, J. H. (Edit.): Polypeptids which stimulate plain muscle. Edinburgh: Livingstone 1955. — GORDAN, G. S. (Edit.): Yearbook of endocrinology. Chicago: The Yearbooks Publ., erscheint jährlich. — GRAB, W., u. K. OBERDISSE: Die medikamentöse Behandlung der Schilddrüsenerkrankungen. Stuttgart: Georg Thieme 1959. — GROLLMAN, A.: Essentials of endocrinology, 2. Aufl. Philadelphia: J. B. Lippincott Company 1947. — HALL, P. F.: The functions of the endocrine glands. London: W. B. Saunders Company 1959. — HALLER, H., u. S. E. STRAUZENBERG: Perorale Diabetestherapie. Jena: Gustav Fischer 1959. — HAMBLEN, E. C.: Endocrinology of woman. Springfield: Ch. C. Thomas 1947. — *Handbuch* der inneren Medizin, 4. Aufl. Bd. VII/1: Innersekretorische Krankheiten. Berlin: Springer 1955. — HANC, O.: Hormone. Einführung in ihre Chemie und Biologie. 1959. — HARRIS, G. W.: Neural control of the pituitary gland. London: Arnold 1958. — HAUSBERGER, F. X.: Die Pathophysiologie des Diabetes mellitus. Ergebn. inn. Med. Kinderheilk. **3** (1952). — HEUSNER, A.: Die Chemie der Hormone. Leipzig: Johann Ambrosius Barth 1954. — HOFFMANN, F.: Die Sexualhormone in der Gynäkologie, 3. Aufl. Leipzig 1959. — HOLT, C. v.: Glukagon. Z. Vitamin-, Hormon- u. Fermentforsch. **7**, 138 (1955). — JORES, A.: Klinische Endokrinologie, 3. Aufl. Berlin: Springer 1949. — KAUFMANN, C.: Über Sexualhormone der Frau. Klin. Wschr. **36**,

1145 (1958). — KETTERER, B., P. J. RANDLE and F. G. YOUNG: The pituitary growth hormone and metabolic processes. Ergebn. Physiol. **49**, 127 (1957). — KNEER, M.: Die Sexualhormone. Stuttgart 1951. — KOLLER, G.: Hormone und ihre Wirkungsweise. Berlin: Springer 1955. — LABHART, A. (Herausgeb.): Klinik der inneren Sekretion. Berlin: Springer 1957. — LI, C. C.: The biochemistry of pituitary growth hormone. New York: Academic Press Inc. 1949. — LI, C. H.: Hormones of the anterior pituitary gland: Growth and adrenocorticotropic hormones. Advanc. Protein Chem. **11**, 101 (1956). — MCLEAN, F. C.: Epithelkörperchen und Knochengewebe. In: 7. Colloquium Ges. phys. Chem. Berlin: Springer 1956. — MÖLLENDORFF, W. v. (Herausgeb.): Handbuch der mikroskopischen Anatomie. Bd. 6: Die innersekretorischen Drüsen. 1953. — NOWAKOWSKI, H. (Herausgeb.): Symposien der Dtsch. Ges. Endokrinol. Berlin: Springer. 1. Zentrale Steuerung der Sexualfunktionen. Die Keimdrüsen des Mannes. 1955. 2. Stoffwechselwirkung der Steroidhormone 1955. 3. Probleme der fetalen Endokrinologie 1956. — PINCUS, G., and K. V. THIMAN (Herausgeb.): The hormones. New York: Academic Press Inc., vol. I. 1948, vol. II 1950, vol. III 1955. — PITT-RIVERS, R., and I. R. TATA: The thyreoid hormones. London: Pergamon 1959. — RANSON, S. W., u. H. W. MAGOUN: The hypothalamus. Ergebn. Physiol. **41**, 56 (1939). — RIDDLE, O. (Edit.): Studies on carbohydrate and fat metabolism. Washington 1947. — ROBSON, J. M.: Recent advances in sex physiology, 3. Aufl. London 1947. — ROCHE, J., and R. MICHEL: Nature, biosynthesis and metabolism of thyreoid hormones. Physiol. Rev. **35**, 583 (1955). — ROSS, E. J.: Aldosterons in clinical and experimental medicine. 1959. — ROUSSY, G., et M. MOSINGER: Traité de neuro-endocrinologie. Paris: Masson et Cie. 1946. — SAYERS: ACTH. Physiol. Rev. **30**, 241 (1950). — SCHARRER, E., u. B. SCHARRER: Neurosekretion. In Handbuch der mikroskopischen Anatomie des Menschen, Bd. 6. 1954. — SELYE, H.: Textbook of endocrinology. Montreal 1947. — The general adaptation syndrome and the diseases of adaptation. Montreal 1949. — The physiology and pathology of exposure to stress. Montreal 1950. — Einführung in die Lehre vom Adaptationssyndrom. Stuttgart: Georg Thieme 1953. — SMITH jr., R. W. (Edit.): The hypophyseal growth hormone. Nature and actions. New York: Blakiston 1955. — SOSKIN, S., and R. LEVINE: Carbohydrate metabolism. Chicago: University Press 1946. — SWINGLE, W. W., and J. W. REMINGTON: The role of the adrenal cortex in physiological processes. Physiol. Rev. **24**, 89 (1944). — STADIE, C.: Zur Biochemie der Insulinwirkung. Diabetes **5**, 263 (1956). — TALBOT, N. B. (Edit.): Functional endocrinology from birth through adolescence. Cambridge, Mass.: Harvard University Press 1952. — TESSERAUX, H.: Physiologie und Pathologie des Thymus, 2. Aufl. Leipzig: Johann Ambrosius Barth 1959. — THORN, G. W.: Nebenniereninsuffizienz. Bern u. Stuttgart: Huber 1953. — VERZÁR, F.: Lehrbuch der inneren Sekretion. Liestal: Ars medici 1948. — VOSS, H. E.: Bildung, Schicksal und Ausscheidung der Hypophysenvorderlappenhormone. Z. Vitamin-, Hormon- u. Fermentforsch. **6**, 298 (1954). — VOSS, H. E.: Prolactin. Ergebn. Physiol. **44**, 96 (1941). — WEISSBECKER, L. (Herausgeb.): Probleme des Hypophysen-Nebennierenrindensystems. Berlin: Springer 1953. — Klinik der Nebenniereninsuffizienz und ihre Grundlagen. Stuttgart: Ferdinand Enke 1954. — WERNER, S. C.: The thyreoid. New York: Hoeber 1955. — WERTH, G.: Die gonadotropen Hormone. Arzneimittel-Forsch. **5**, 409 (1955); **6**, 79 (1956). — WILKINS, L.: Endocrine disorders in childhood and adolescence. Springfield, Ill. 1950. — WILLIAMS, R. H.: Textbook of endocrinology, 2. Aufl. Philadelphia: W. B. Saunders Company 1955. — ZIMMERMAN, B.: Endocrine functions of the pancreas. Springfield, Ill.: Ch. C. Thomas 1952. — ZONDEK, H.: Die Krankheiten der endokrinen Drüsen, 5. Aufl. Basel: Benno Schwabe & Co. 1953.

Zweiter Teil

Die sog. animalische Physiologie

XII. Peripheres Nervensystem
Entstehung, Fortpflanzung und Übertragung der Erregungen

1. Einleitung

Zu den charakteristischen Erscheinungen des lebenden Organismus gehört nicht nur eine bestimmte, in sich geschlossene Form, ein bestimmter Aufbau aus anorganischen und organischen Stoffen, ein Stoffwechsel, der sich bis zu einem gewissen Grade Veränderungen in den äußeren Bedingungen anzupassen vermag, die Fähigkeit, sich zu vermehren und zu

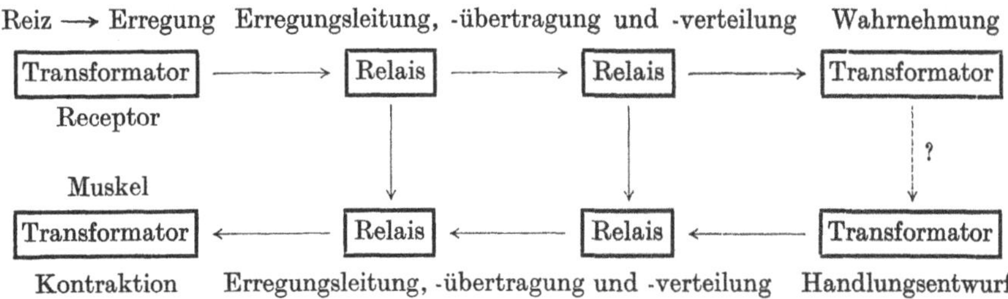

Abb. 246. Schema zu einem ersten Überblick über die Funktion des Zentralnervensystems (s. Text)

wachsen, sondern auch die *Irritabilität*, also die Fähigkeit, auf eine äußere Zustandsänderung (Reiz) mit einer Erregung zu antworten, ja u.U. sogar in bestimmten Zellen oder Zellgruppen selbst Erregungen zu bilden (Excitabilität).

Im höheren Organismus wurde nun ein System entwickelt, das besonders leicht erregbar ist und das entstandene Erregungen besonders schnell fortzuleiten und an andere Strukturen zu übertragen vermag, das Nervensystem. Der Organismus wird dadurch in die Lage versetzt, je nach Bedarf rasch verschiedene Organe miteinander zu verknüpfen und in einer koordinierten Weise auf Veränderungen in der Umgebung zu reagieren.

Es sind spezialisierte Transformationsorgane ausgebildet worden, Receptoren, die schon auf äußerst geringe Energiezufuhr reagieren und eine Veränderung in der Umgebung der Receptoren, den *Reiz*, in eine *Erregung* umzuwandeln vermögen (Abb. 246). Wir müssen jeweils scharf den Vorgang, der eine Erregung bewirkt, von dem Vorgang trennen, der dadurch bewirkt wird. Die im Receptor auf den Reiz entstandenen Erregungen werden durch die zugehörige Nervenfaser zentralwärts geleitet (zentripetale Leitung in der sensiblen Nervenfaser). Im Rückenmark und in höheren Zentralstellen wird die Erregung jeweils auf neue Nervenzellen mit ihren Fortsätzen übertragen. Wie wir sehen werden, handelt es sich bei diesen Übertragungsstellen, den *Synapsen*, um Relais, die eine Verteilung der einlaufenden Erregungen auf verschiedene Neurone ermöglichen, die dafür sorgen, daß die Übertragung der Erregung jeweils nur in einer Richtung erfolgen kann, und die schließlich z.T. das Zustandekommen von fortpflanzungsfähigen Erregungen auch unterdrücken können. (Als Erregungsverteiler und Erregungsbegrenzer sind hier noch weitere Relais dazwischen geschaltet [Zwischenneurone], die im Schema der Abb. 246 noch unberücksichtigt blieben; s. S. 503.) In den höchsten Zentralstellen kommt es zur Transformation von einlaufenden Erregungen in bewußte Wahrnehmungen und umgekehrt bewußter Handlungsentwürfe in Erregungen, deren Zustandekommen uns aber völlig unbekannt ist.

Die neu entstandenen Erregungen werden auf anderen, zentrifugalen Nervenfasern über ein oder mehrere Relais dem Effektor zugeleitet, der wiederum einen Transformator darstellt, indem die einlaufende Erregung eine Kontraktion etwa des Muskels oder eine Sekretion einer Drüse herbeizuführen vermag.

Wir wollen uns im folgenden nach einer kurzen anatomischen Vorbemerkung zunächst der Erregungsbildung und Erregungsleitung im peripheren Nerven zuwenden, weil er das geeignetste Objekt zum Studium bestimmter Fundamentalvorgänge darstellt. Anschließend werden wir die Erregungsübertragung von einer Nervenzelle auf eine zweite und vom Nerven auf das Erfolgsorgan und schließlich die Erregungsbildung in Receptoren besprechen. Der Umwandlung der Erregung in eine Kontraktion ist ein besonderes Kapitel gewidmet. Erst dann werden wir uns den Gesetzen zuwenden, die die höheren Zentralstellen beherrschen.

2. Anatomische Vorbemerkungen

Das Nervensystem baut sich auf aus *Neuronen*, d.h. aus Nervenzellen mit ihren Fortsätzen. Die Fortsätze einer Zelle können sich mit denen anderer Zellen innig durchflechten, so wie das Strauchwerk benachbarter Büsche, ohne dabei miteinander zu verschmelzen. Diese „Neuronentheorie" darf heute als anatomisch und physiologisch gesichert gelten.

Wir können hier nicht auf die Vielgestalt der Nervenzellen eingehen, sondern wollen nur kurz am Beispiel der motorischen Vorderhornzelle die wesentlichsten Punkte rekapitulieren. Wir sehen in Abb. 247 eine Nervenzelle mit zahlreichen kürzeren, sich verjüngenden Fortsätzen, den Dendriten, und einem langen Fortsatz, dem Neuriten, der die periphere motorische Nervenfaser darstellt. Im Anfangsteil ist der Neurit noch sehr dünn und markarm, dann ist er im weiteren Verlauf von einer relativ dicken Markscheide umgeben, die in regelmäßigen Abständen unterbrochen ist (Ranviersche Schnürringe) und die kurz vor den peripheren Endverzweigungen verlorengeht. Es ist dies deshalb von Bedeutung, weil dadurch, wie wir noch sehen werden, die Geschwindigkeit der Erregungsleitung in den verschiedenen Abschnitten der Neuriten verschieden sein muß: langsamer in den marklosen und schneller in den markreichen Teilen. Es ist schon hier zu sehen, daß sich der Neurit mehrfach verzweigt, und zwar gibt er 1. schon innerhalb des Rückenmarks eine oder mehrere rückläufige Kollateralen ab (s. S. 452) und 2. teilt er sich in der Peripherie so, daß er nicht nur eine, sondern mehrere Muskelfasern innerviert, mit diesen eine motorische Einheit bildend.

Auf der Nervenzelle und im Anfangsteil der Dendriten endigen Nervenfasern anderer Neurone mit ihren Endknöpfen, wobei niemals zu einer solchen Faser nur ein Endknopf, sondern, durch die Verästelung der Faser, eine ganze Gruppe gehört, die meist recht geschlossen nebeneinanderliegt. Die Endigungen können in verschiedenen Gebieten recht verschieden sein, doch ist immer dasselbe Prinzip gewahrt, daß nämlich eine direkte protoplasmatische Kontinuität von einem Neuron zum anderen nicht statthat, sondern daß die Synapse zweier Neurone auch anatomisch eine besondere Stellung einnimmt. Zellkörper und Anfangsteile der Dendriten stellen also das Empfangsorgan des Neurons dar, in dem die Erregung des einen am nächsten Neuron diejenigen Reaktionen bewirkt, welche es seinerseits zu einer Impulsaussendung befähigen. Der Neurit ist das Leitungsorgan, in dem die neu entstandene Erregung fortgeleitet wird.

Neben den pericorpusculären Endigungen können auch paradendritische festgestellt werden, d.h. Einzelkontakte von zuführenden Einzelfasern an den distalen Enden der Dendriten. Zulaufende Erregungen über diese Fasern können an der Vorderhornzelle nicht die ganze Nervenzelle erregen; sie können nur (durch elektrotonische Änderungen, s. u.) deren Erregbarkeit ändern. Die Membran der Dendriten ist hier nicht konduktil (s. u.). Das scheint jedoch bei den Dendriten bestimmter Nervenzellen des Gehirns bis zu einem bestimmten Grade der Fall zu sein. Hier können auch über paradendritische Endigungen Erregungen der Nervenzelle ausgelöst werden.

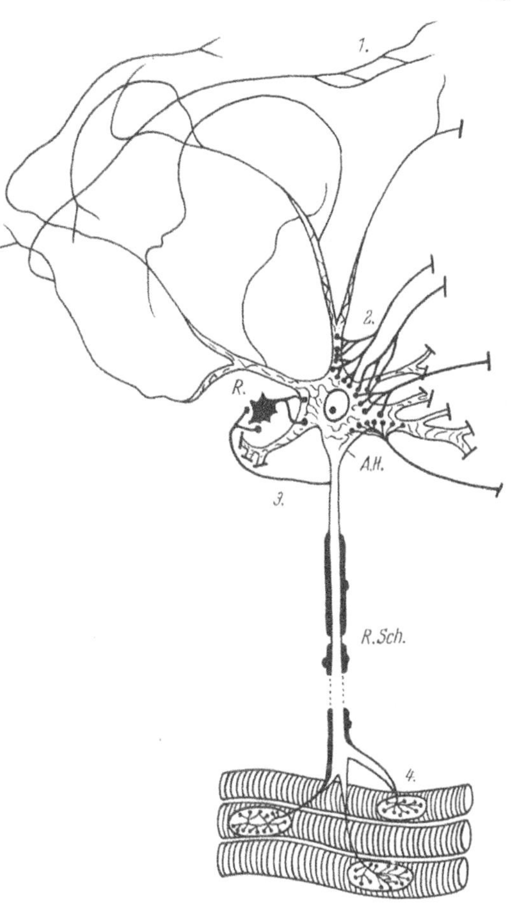

Abb. 247. Schema eines Neurons. Nervenzelle des Vorderhorns mit ihren Dendriten (Receptorsystem) und ihrem Neuriten (Axon: Effectorsystem). *1* Endigungen an Dendriten; *2* Endknöpfe von afferenten Nervenfasern an Soma und Wurzel der Dendriten; *3* rückläufige Kollaterale zu Renshaw-Zellen (Eigenhemmung über Zwischenneurone); *4* motorische Endplatten; *AH* Axonhügel: Beginn des Axons; hier startet die fortgeleitete Erregung über das Axon; *R. Sch.* Ranvierscher Schnürring der peripheren markhaltigen Nervenfaser. Die starke Verzweigung der Dendriten ist nur auf der einen Seite dargestellt; auf der anderen sind sie abgeschnitten

Die Nervenzellen sind sowohl im Gehirn wie in den peripheren Ganglien von Hüllzellen umgeben, deren Aufgabe nicht geklärt ist. Es kann nur vermutet werden, daß sie eine Funktion als ernährende und modulierende Zellen haben.

Nicht alle Neuriten sind mit einer Markscheide umgeben. Vor allem die Fasern des vegetativen Nervensystems sowie bestimmte sensible Fasern sind markarm bzw. marklos (s. S. 517).

3. Elektrische Erscheinungen bei der Erregung des Nerven

Wenn wir die Erscheinungen der Erregungsbildung, -fortleitung und -übertragung auf andere erregbare Gebilde studieren wollen, so benötigen wir zunächst ein Kriterium, das uns die Erregung und ihr Fortschreiten im jeweils untersuchten Objekt anzuzeigen imstande ist. Ein solches Kriterium ergibt sich aus der Ableitung der elektrischen Potentiale, die schon in Ruhe ableitbar sind und bei jeder Erregung jeden erregbaren Gebildes, sei es Receptor oder Nerv oder Muskel oder Drüse usw., entstehen. Der Organismus benutzt diese bei Erregung entstehenden Potentiale zur Signalübermittlung u. U. über weite Distanzen.

Wir wollen uns hier zunächst allgemein mit der Entstehung bioelektrischer Erscheinungen befassen und wählen dazu den peripheren Nerven, weil hier die Verhältnisse am übersichtlichsten sind, obwohl auf der anderen Seite schon eine gewisse Spezialisierung vorliegt. Wir werden den hier gewonnenen Gesetzmäßigkeiten immer wieder begegnen. Im Anschluß daran werden wir die Gesetzmäßigkeiten bei künstlicher, insbesondere elektrischer Reizung eines Nerven untersuchen, da wir dadurch eine Grundlage zum Verständnis der Umwandlung von Reizen in Erregungen und der Erregungsübertragung von einer Nervenzelle auf eine andere oder auf ein Erfolgsorgan erhalten.

a) Das Ruhepotential

Bringen wir auf einen unverletzten Nerven oder noch besser auf eine einzelne isolierte Nervenfaser 2 Elektroden und verbinden sie durch ein stromanzeigendes Instrument, so bleibt dieses in Ruhe. Die gesamte Oberfläche des ruhenden Nerven befindet sich auf demselben Potential. Bilden wir jedoch die eine Elektrode so fein aus, daß wir sie in das Innere der Nervenfaser einführen können und verbinden wir sie über dasselbe Instrument mit einer Elektrode, die auf der unverletzten Oberfläche derselben Faser ruht, so zeigt das Instrument einen Ausschlag (Abb. 248). Es besteht also ein Potentialsprung zwischen dem Innern und der Oberfläche der Nervenfaser, so daß sich ein Strom ableiten läßt, den man gewöhnlich *Ruhestrom* nennt. Der Nerv erweist sich als polarisiert, wobei sich das Innere negativ gegenüber der Oberfläche verhält. Um das vorhandene Potential nicht zu erschöpfen, wird heute nicht mehr mit stromempfindlichen Instrumenten abgeleitet, sondern mit solchen, die möglichst wenig Strom entnehmen, d.h. eine direkte Messung des Potentials gestatten. Man mißt also das **Ruhepotential.**

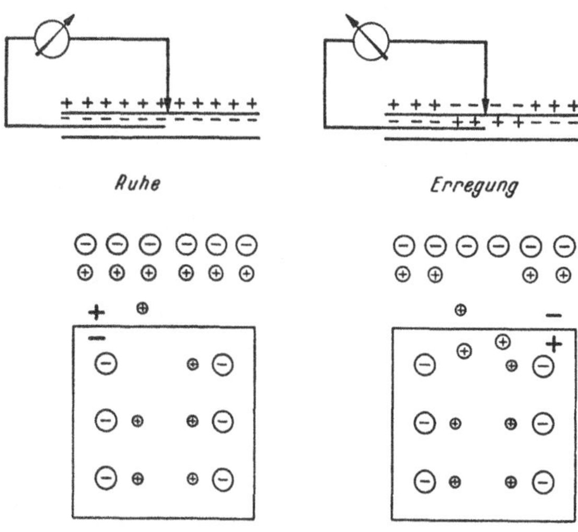

Abb. 248. Schematische Darstellung der Membranpolarisation in der ruhenden Nervenfaser und ihrer Umpolarisation bei Erregung. Im unerregten Nerven ist das Innere negativ gegenüber der Oberfläche, die Oberfläche überall auf etwa gleichem Potential. Die erregte Stelle verhält sich negativ gegenüber dem Innern der Faser, aber auch gegenüber jedem Oberflächenpunkt an den unerregten Stellen (weiteres s. Text)

Als besonders geeignet haben sich die modernen Verstärker erwiesen, in deren Ausgang ein Oscillograph (s. S. 66) oder noch besser ein Elektronenstrahloscillograph (Abb. 249) geschaltet wird und mit dessen Hilfe auch sehr rasche Änderungen der Potentiale beobachtet und photographisch registriert werden können. Zur Messung des Ruhepotentials wird allerdings eine andere Verstärkeranordnung benötigt, als es Abb. 249 angibt.

Die Größe des Potentials ist bei den verschiedenen erregbaren Gebilden erstaunlich ähnlich und beträgt etwa 40—80 mV. Das Potential ist in erster Linie durch Konzentrationsunterschiede der einzelnen Ionen im Innern der Faser gegenüber denjenigen in der interstitiellen Flüssigkeit verursacht, dadurch verstärkt, daß diese Ionen durch eine Oberfläche, eine Membran, getrennt sind, die bis zu einem gewissen Grade ein Hindernis für die freie Diffusion der Ionen darstellt (**Membranpotential**, BERNSTEIN).

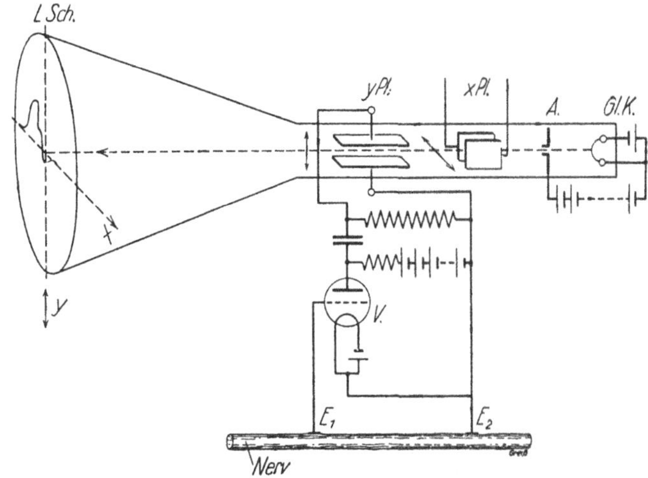

Abb. 249. Schematische Darstellung eines Kathoden- oder Elektronenstrahl-*Oscillographen* zur Beobachtung von Aktionspotentialen. In der evakuierten Glasröhre an einem Ende als Elektronenquelle eine Glühkathode (*Gl.K.*). Zur zentral durchbohrten Anode (*A*) fließt (aus einer Gleichstromquelle) im Innern der Röhre ein kontinuierlicher Strom durch Elektronenleitung. Durch die zentrale Bohrung der Anode fliegt ein Teil der Elektronen als geschlossenes Bündel weiter bis auf den Leuchtschirm (*L.Sch.*) am anderen Ende der Röhre. Wo er auf den Schirm auftrifft, entsteht ein leuchtender Punkt. Der masse- und trägheitslose „Elektronenstrahl" kann zwischen den beiden Plattenpaaren (*yPl.* und *xPl.*) abgelenkt werden, sobald zwischen diesen ein elektrisches Feld erzeugt wird. Für die *x*-Platten geschieht dieses in regelmäßigen kleinsten Zeitabständen. Dadurch wird aus dem zunächst inmitten des Leuchtschirmes stehenden Punkt eine gerade Linie im Sinne der *x*-Achse. Verbindet man nunmehr die *y*-Platten über einen entsprechenden Verstärker (*V*) mit den beiden Ableitungselektroden (E_1 und E_2) am Nerven, so wird je nach Größe und Richtung des Potentials der Elektroden E_1 und E_2 der Elektronenstrahl senkrecht zur *x*-Achse, also im Sinne der Ordinate *y* abgelenkt bzw. bewegt. So entsteht ein Kurvenbild des Ablaufes der Aktionspotentiale auf dem Leuchtschirm, das irgendwie photographisch festgehalten werden kann. Die Einstellgeschwindigkeit dieses „Oscillographen" ist praktisch unbegrenzt

Es wurde S. 342 schon darüber referiert, daß die genannten Konzentrationsunterschiede der einzelnen Ionen durch aktive Stoffwechselprozesse unterhalten werden, durch eine „Na-Pumpe", die Na^+ entgegen einem Gefälle aus der Zelle in das Interstitium schafft und, mehr oder weniger damit verknüpft, eine „K^+-Pumpe", die umgekehrt K^+ aus dem Interstitium entgegen einem Konzentrationsgefälle in die Zelle transportiert. Im folgenden soll die Entstehung des Membranpotentials noch etwas näher erläutert werden.

Schichten wir zwei verschieden konzentrierte Lösungen eines Salzes (oder einer Säure bzw. Lauge) übereinander, so wird mit der Zeit durch *Diffusion* ein Konzentrationsausgleich erfolgen, indem Ionen aus der konzentrierten in die weniger konzentrierte wandern. Nun ist aber die Wanderungsgeschwindigkeit der verschiedenen Ionen nicht gleich; in verschieden konzentrierten Lösungen von z.B. HCl wird das H^+-Ion wesentlich rascher wandern als das Cl'-Ion. Es eilt das H^+-Ion dem Cl'-Ion voraus, und die verdünntere Lösung nimmt die Ladung des rascher diffundierenden Ions an; in unserem Beispiel wird sie positiv gegenüber der konzentrierten Lösung — es entwickelt sich ein *Diffusionspotential*, das so lange bestehenbleibt, als ein Konzentrationsunterschied der Lösungen vorhanden ist, und dessen Größe von der Differenz in der Wanderungsgeschwindigkeit der Ionen abhängt. Trennen wir die beiden verschieden konzentrierten Lösungen zusätzlich durch eine Membran, die für das langsamere Ion ein stärkeres Permeationshindernis darstellt als für das raschere, dann wird das Diffusionspotential noch erheblich verstärkt, und wir erhalten ein *Membranpotential*, wobei auf der Seite der konzentrierteren Lösung die Ladung des langsameren, auf der Seite der verdünnteren Lösung die Ladung des schnelleren Ions überwiegt — die Membran ist *polarisiert*.

In ähnlicher Weise können an den Zellmembranen Diffusionspotentiale entstehen, da, wie schon mehrfach berichtet, die einzelnen Ionen intra- und extracellulär nicht gleichmäßig verteilt sind, sondern deutliche Konzentrationsunterschiede aufrechterhalten werden: Im Innern der Zelle ist durch die oben genannten Pumpen die Konzentration an K^+ größer, die an Na^+ und Cl′ dagegen geringer als in der umgebenden interstitiellen Flüssigkeit (Zahlenangaben s. Abb. 257). An sich ist die Membran bis zu einem gewissen Grade in beiden Richtungen diffusibel für beide Ionen, wie sich durch Untersuchung mit radioaktiv markiertem Na^{24} und K^{42} zeigen ließ. Dieser *passive* Austausch ist in der schematischen Abb. 250 durch punktierte Kanäle symbolisiert. Die

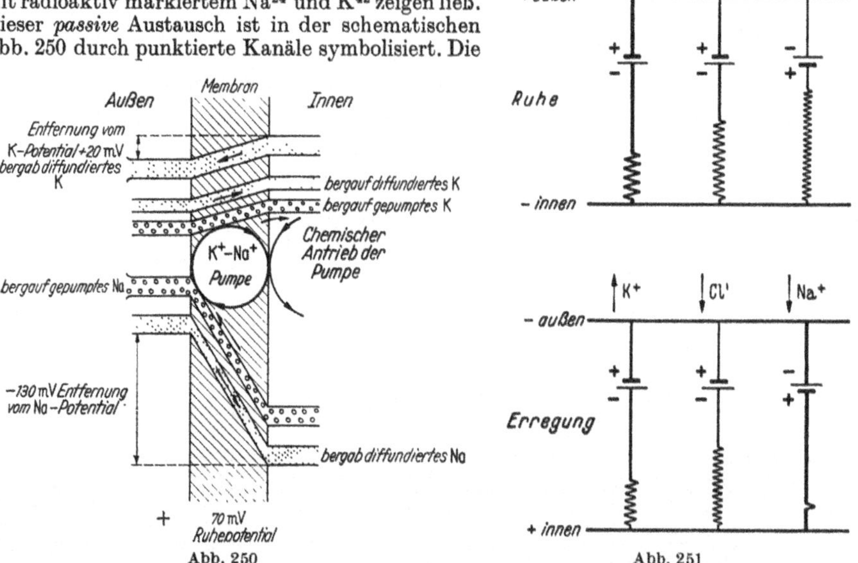

Abb. 250

Abb. 251

Abb. 250. Schema der Natrium-Kalium-Pumpe. Der elektrochemische Gradient zwischen außen und innen ist als Höhenunterschied schematisch zur Darstellung gebracht. Die Diffusion (passiver Transport) verläuft in beiden Richtungen, ist jedoch für Natrium von innen nach außen so klein, daß sie nicht gezeichnet wurde. Der aktive Transport wird durch die Pumpe bewerkstelligt, die Kalium von außen nach innen „bergauf" pumpt und Natrium gegen das sehr viel größere Gefälle von innen nach außen befördert. Der Querschnitt der entsprechenden Kanäle ist so gezeichnet, daß er die in der Zeiteinheit beförderten Mengen angenähert darstellt. Die Pumpe wird durch Lieferung freier Energie aus chemischen Prozessen betrieben. Der Ionenstrom durch passive Diffusion ist durch Punkte, durch aktiven Transport durch Kreise symbolisiert. (Nach ECCLES aus A. v. MURALT: Neue Ergebnisse der Nervenphysiologie. Berlin: Springer 1958)

Abb. 251. Schematische Darstellung der „Konzentrationselemente", die durch die Konzentrationsunterschiede der verschiedenen Ionen zwischen Zellinnerem und Zelläußerem gebildet werden. Die Zahl der Widerstandswindungen veranschaulicht die Größe des Permeationshindernisses (reziproker Wert der Permeabilitätskonstanten), die Dicke der Striche die Leistungsfähigkeit der Batterien. In Ruhe ist das Membranpotential im wesentlichen ein K^+- (oder Cl′-)Potential. Da im Innern die K^+-Konzentration höher ist, K^+ nach außen wandert, ist die äußere Platte der Batterie positiv gegenüber der inneren. Bei Erregung nimmt die Permeationsgeschwindigkeit des Na^+ vorübergehend 500fach zu. Das Aktionspotential ist daher im wesentlichen ein Na^+-Potential. Da die Na^+-Konzentration außen höher ist und Na^+ nach innen wandert, ist nun die äußere Platte der Batterie negativ gegenüber der inneren: Die Membran ist umpolarisiert. [Nach STÄMPFLI, R.: Erg. Physiol. 47, 70 (1952)]

Breite der Kanäle soll dabei angenähert die passiv beförderten Mengen in der Zeiteinheit darstellen. Infolge der nicht unwesentlichen Na-Permeabilität der Membran strömt auch in Ruhe etwas Na^+ in das Innere der Zelle. Dadurch ist das Ruhepotential etwas kleiner als das durch die K^+-Verteilung bedingte K^+-Gleichgewichtspotential, was zu einem Ausstrom von K^+-Ionen führt. Dieser K^+-Verlust sowie die ständige Na^+-Aufnahme werden durch aktive Ionentransporte wettgemacht (Kanäle mit Kreisen in Abb. 250). Diese aktiven Prozesse sind es, die auf die Dauer den elektrochemischen Gradienten zwischen innen und außen aufrechterhalten und damit das Membranpotential.

Daß das Membranpotential nicht statisch, passiv in einem stationären Zustand erhalten wird, nicht allein durch die Eigenschaften der Membran bedingt ist, sondern daß es sich um einen labilen Ordnungszustand handelt, der durch aktive Stoffwechselvorgänge unterhalten wird, ergibt sich auch daraus, daß es bei Sauerstoffmangel und bei Blockierung der beteiligten Fermente allmählich verschwindet. Zwar kann der Nerv noch über längere Zeit Erregungen bilden und fortleiten (s. u.), aber schließlich erlischt diese Fähigkeit.

Mit Hilfe der radioaktiv markierten Ionen läßt sich der Einwärts- und Auswärtsstrom der einzelnen Ionen getrennt bestimmen und damit deren Netto- oder effektive Permeation. Beim Riesenaxon des Tintenfisches fand sich ein Verhältnis der „Permeabilitätskonstanten“ von $P_K : P_{Cl} : P_{Na} = 1:0{,}45:0{,}04$.

Wir können damit *formal* die Zelle mit einer Summe von gleich- und entgegengesetzt geschalteten Batterien vergleichen, deren Leistungsfähigkeit vom inneren Widerstand, in unserem Fall von der effektiven Permeabilität der Membran für die einzelnen Ionen, abhängt (s. Abb. 251 mit ihrer Legende). Bei dem oben genannten Verhältnis der „Permeabilitätskonstanten“ ist die Spannung der K^+ und Cl'-Batterie gegenüber der der (umgekehrt geschalteten) Na^+-Batterie wesentlich größer. Die Unterschiede sind in Abb. 251 durch die Größe der Widerstände veranschaulicht. Berechnet man die Spannung der K^+- oder Cl'-Batterie, so erhält man angenähert, wenn auch nicht ganz, das in Wirklichkeit an der Nervenfaser gemessene Potential. Man hat deshalb das Ruhepotential als K^+-Diffusionspotential oder Cl'-Diffusionspotential bezeichnet. Das führt jedoch leicht zu einem Mißverständnis: Es ist ja gerade nicht die passive Verteilung des Cl', die die *Entstehung* das Membranpotentials bewirkt, sondern diese Bewirkung geschieht durch den aktiven Transport einer oder mehrerer Ionensorten. Es soll mit dem Ausdruck Cl'-Diffusionspotential nur ausgesagt werden, daß die (passive) Cl'-Verteilung recht genau den durch aktive Prozesse bewirkten elektrochemischen Gradienten entspricht. Der Vergleich mit der Batterie hinkt also (übrigens auch in anderer Hinsicht); er wurde hier nur gebraucht, um die Größenverhältnisse zu veranschaulichen.

b) Das Aktionspotential

Gerät eine Zelle, z.B. durch äußeren Reiz, in Erregung, dann geschieht etwas völlig Neues. Wir benutzen zunächst dieselbe Versuchsanordnung wie in Abb. 248, indem wir eine Elektrode an die Außenfläche anlegen, eine zweite in das Innere der Nervenfaser einführen und zu einem strom- bzw. spannungsanzeigenden Instrument ableiten. Wir registrieren so das oben geschilderte Ruhepotential. Nun wird zusätzlich die Nervenfaser erregt (z.B. durch elektrischen Strom, s.u.). Wir beobachten (Abb. 252), daß das Membranpotential zunächst abnimmt, die Membran also depolarisiert wird. Dieser Vorgang nimmt plötzlich geradezu explosiv zu (Aufstrich in Abb. 252). Das Potential fällt rasch auf 0, ja überschreitet die Nulllinie: Die Membran wird umpolarisiert; nunmehr ist an der erregten Stelle das Äußere negativ gegenüber dem Inneren und jeder anderen unerregten Stelle der Membran (Abb. 248). Sehr rasch kehrt sich dieser Vorgang wieder um (vgl. Zeitmarken in Millisekunden!), und nach einer vorübergehenden Überschreitung des ursprünglichen Ruhepotentials wird dieses wieder erreicht. Wir sprechen von einem **Aktionspotential,** das aus einem Spitzenpotential und mehr oder weniger deutlichen Nachpotentialschwankungen besteht.

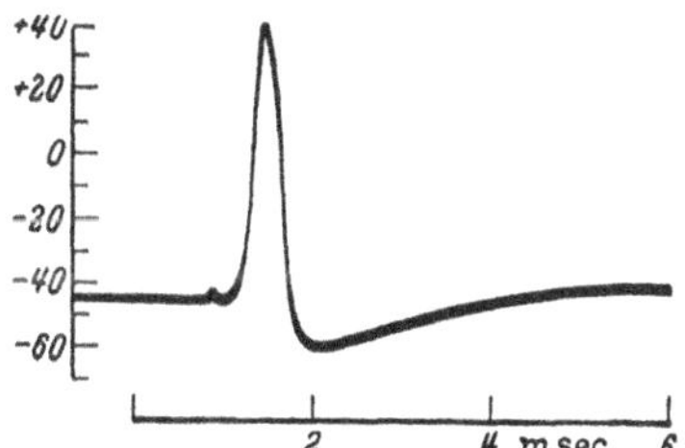

Abb. 252. Registrierung des Ruhe- und Aktionspotentials von einer Einzelfaser (Riesenaxon des Tintenfisches in der Anordnung wie in Abb. 248. Links Eichkurve in mV. Das Ruhepotential beträgt —45 mV. Bei Erregung des Axons schlägt das Potential vorübergehend auf + 40 mV um, die Membran ist umpolarisiert. Danach steile Rückkehr, wobei ein Überschreiten der Polarisation über den Ausgangswert eintritt. Unten Zeitmarken: Abstand der Zacken in msec. [Aus HODGKIN, A. L., u. A. F. HUXLEY: J. Physiol. **104**, 176 (1945)]

Nach den Untersuchungen von HODGKIN u. Mitarb. entsteht das Aktionspotential am Nerven durch eine plötzliche kurzdauernde *selektive Erhöhung der Membrandurchlässigkeit für* Na^+. Die Permeabilität für Na^+ wird auf das über 500fache erhöht, so daß Na^+ plötzlich entsprechend seinem Konzentrationsgefälle und dem elektrischen Gefälle von außen in das Zellinnere einströmen kann. Dieser *Netto-Einstrom positiver Ionen* führt zu einer Positivierung des Zellinnern, so daß die Außenfläche sich jetzt negativ gegenüber dem Innern und der unerregten Umgebung verhält (Abb. 248). Die Permeabilität für Na^+ geht jedoch rasch zurück auf das ursprüngliche Niveau, während allmählich die Permeabilität für K^+ ansteigt. Damit fließt auch dieses Ion stärker „bergab“, aber nun von innen nach außen und hebt durch seinen Austritt die Potentialumkehr wieder auf. Anschließend werden durch die fortlaufende Tätigkeit der Na^+- und K^+-Pumpe unter Energieaufwand die eingedrungenen Na^+-Ionen wieder hinausgepumpt und die K^+-Ionen zurückgeholt, so daß sich der ursprüngliche Zustand wieder herstellt. An die passiven Ionenbewegungen schließt sich also ein aktiver Erholungsprozeß an (Abb. 250). Wird dieser Erholungsprozeß durch Sauerstoffmangel oder Fermentgifte blockiert, so können zwar noch eine längere Zeit weiter Aktionspotentiale gebildet werden, da der Na^+-Einstrom und der K^+-Ausstrom im Beginn des Aktionspotentials nur etwa ein Millionstel der vorhandenen Konzentration beträgt. Mit der Zeit muß es jedoch zu einem Erlöschen der Auslösbarkeit von Aktionspotentialen und damit der Erregbarkeit kommen. (Die hier gewählte, stark schematisierende Darstellung muß allerdings noch in einigen Punkten ergänzt werden; s. u., S. 432, Kleindruckabschnitt).

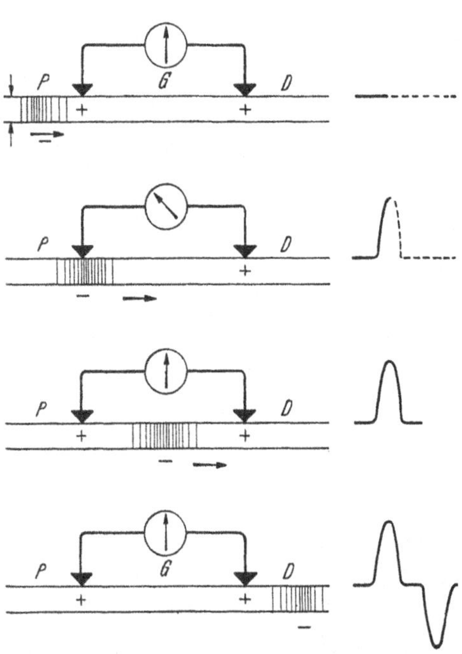

Abb. 253. Entstehung eines „diphasischen“ Aktionspotentials. *P* proximales Ende der abgeleiteten Faser; *D* distales Ende der abgeleiteten Faser; *G* Galvanometer. Rechts: graphische Darstellung der Galvanometerausschläge. Die ablaufende Erregungswelle ist durch Strichelung angedeutet

Durch seine leichte Meßbarkeit wird das Aktionspotential zu einem wichtigen Kriterium der Erregung. Man wird überall dort Aktionspotentiale zu registrieren versuchen, wo man den Ablauf von Erregungen erwartet, und wird aus ihrem Auftreten auf eingetretene Erregungen schließen können. Wir werden im folgenden immer wieder diese Methode verwenden.

Man wird jedoch nicht immer vom Innern einer Zelle nach dem Äußeren ableiten können. In den meisten Fällen wird man sich damit begnügen, mit beiden Elektroden von der unverletzten Oberfläche oder gar nur aus der Umgebung abzuleiten. Das bedingt eine veränderte Form des Aktionspotentials.

Wie wir später (S. 442) sehen werden, pflanzt sich die Erregung und damit der Bezirk einer vorübergehenden Negativität der Oberfläche mit einer bestimmten Geschwindigkeit über den Nerven fort. Legen wir zwei Elektroden auf eine isolierte Nervenfaser, so wird die Erregungswelle erst die eine und dann die andere Elektrode erreichen. Abb. 253 zeigt im Schema die sich dabei abspielenden Vorgänge. Die Erregungswelle erreicht zuerst die Ableiteelektrode *P*, so daß diese negativ wird gegenüber der zweiten. Wir messen das Aktionspotential an dieser Stelle. Kurze Zeit später sind die Verhältnisse unter der Elektrode wieder restituiert, der Ausschlag des Instruments kehrt auf die Nullage zurück. In einem noch späteren Stadium erreicht die Erregungswelle die zweite Elektrode, so daß nun diese negativ wird gegenüber der ersten und ein Ausschlag des Galvanometers in der entgegengesetzten Richtung erfolgt. Wir erhalten ein **diphasisches Aktionspotential,** *das aus der Summe der beiden monophasischen Aktionspotentiale* unter den beiden Elektroden *besteht* (Abb. 254). Liegen die Ableitelektroden näher zusammen, dann verschmelzen die beiden

Phasen und heben sich z.T. gegenseitig auf. Die Form des diphasischen Aktionspotentials ist also wesentlich abhängig von den Ableitungsbedingungen.

Verletzen wir den Nerven unter der distalen Elektrode, zerstören wir dort die Membran, so steht die Elektrode mit dem Innern der Fasern in Verbindung und wir erhalten zunächst einen dauernden Ausschlag des Galvanometers *(Verletzungspotential)*. An dieser Stelle ist der Nerv unerregbar. Bei einer Erregung des Nerven werden wir nur die 1. Phase des Aktionspotentials (herrührend von der proximalen Elektrode) ableiten. Wir leiten also ein *monophasisches Aktionspotential* ab.

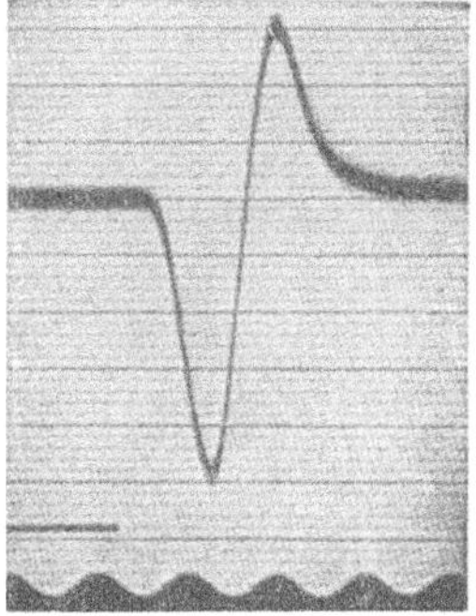

Abb. 254. Aufzeichnung eines „diphasischen Aktionsstromes" mit Hilfe des Saitengalvanometers, abweichend von der heutigen Konvention anders gepolt geschrieben. (Nach DITTLER)

Leiten wir nicht vom isolierten, sondern vom Nerven in situ ab, ändert sich die Form des Aktionspotentials. Selbst wenn winzige Mikroelektroden in das Gewebe eingestochen werden, werden die mono- und diphasischen Aktionspotentiale deformiert; sie nehmen dann meist triphasische Form an, da das umgebende Medium einen Elektrolytleiter (Volumleiter) großer Ausdehnung darstellt. Die biphasische Form erhalten wir dann am ehesten, wenn sich unsere Ableiteelektroden möglichst nahe am Ursprungsort der Erregung befinden.

Abb. 252 zeigt, daß nach Ablauf einer Erregung nicht sofort der alte Zustand wieder erreicht ist, sondern daß das Spitzenpotential von *Nachpotentialschwankungen* gefolgt ist. Nach Ablauf des Spitzenpotentials, in der Phase der Repolarisation, überschreitet die Polarisation vorübergehend die Ausgangslage, nimmt dann langsam wieder ab, um vorübergehend diese Ausgangslage in Richtung Depolarisation zu unterschreiten. Diese Nachpotentialschwankungen führen zu entsprechenden Schwankungen der Erregbarkeit.

4. Die künstliche, insbesondere die elektrische Reizung der Nerven

a) Schwelle, Alles-oder-Nichts-Gesetz, Refraktärzeit

Zum Studium der Transformation von Reizen in Erregungen und der Erregungsfortpflanzung benötigen wir die Möglichkeit einer genau dosierbaren künstlichen Reizung. An sich ist der Nerv auch erregbar durch mechanische, chemische, thermische usw. Reize; doch ziehen wir den elektrischen Reiz bei weitem vor, weil er genau dosierbar und voll reversibel ist, da er offenbar denjenigen Vorgängen, die zur natürlichen Erregungsbildung führen, am nächsten kommt.

Um möglichst übersichtliche Verhältnisse zu schaffen, gehen wir wiederum von der isolierten Nervenfaser aus. Wir führen dieser Faser aus einer Batterie über eine „Potentiometerschaltung" (Abb. 255) und Elektroden durch Schließen und Öffnen des Schalters Gleichstromstöße zu, die wir durch Verschieben des Schleifkontaktes in ihrer Stärke variieren und mit geeigneten Instrumenten messen können. Ob an der Nervenfaser eine fortgeleitete Erregung zustande kam oder nicht, können wir dadurch nachweisen, daß wir eine Ableiteelektrode (rechts in Abb. 255) auf die Oberfläche auflegen, eine zweite in das Innere der Faser einstechen. Wir leiten damit bei jeder Erregung ein monophasisches Aktionspotential ab.

Steigern wir die zur Reizung verwandte Stromstärke Schritt um Schritt, so stellen wir fest, daß von einer gewissen Höhe des Reizstromes ab eine fortgeleitete Erregung im Nerven entstanden ist (kenntlich am Aktionspotential). Diese Stromstärke, von der ab eine fortgeleitete Erregung ausgelöst wird, nennen wir die *Schwellenstromstärke.* Sie liefert uns ein relatives Maß für die Erregbarkeit des Nerven: Je erregbarer der Nerv, desto niedriger ist die Stromstärke, die zu seiner Erregung notwendig ist, und damit desto niedriger die Schwelle. Die Schwelle ist nicht ein- für allemal festgelegt, sondern wechselt unter verschiedenen Bedingungen, da sie Ausdruck eines labilen Gleichgewichtszustandes an der Membran ist, der unter ständigem Energieverbrauch aufrechterhalten und gegen störende Einflüsse verteidigt werden muß.

Steigern wir die Stärke der Reizströme über die Schwelle hinaus, dann ändert sich das Aktionspotential nicht. Es wird also entweder überhaupt keine fortgeleitete Erregung ausgelöst, wenn der Reiz unterschwellig ist, oder es erfolgt gleich die maximale, im gegebenen Augenblick mögliche Antwort, die sich nicht mehr steigern läßt. Es gilt für die fortgeleitete Erregung der Einzelfaser die *Alles-oder-Nichts-Regel* (s. auch S. 431). Wie wir noch sehen werden, hat die Einzelfaser durchaus die Möglichkeit, ein Mehr an Reizung, etwa ihres zugehörigen Receptors, der Nervenzelle zu melden, aber nicht durch Steigerung der Einzelerregung, sondern nur durch eine Erhöhung der Zahl der Erregungen in der Zeiteinheit. Untersuchen wir dieselbe Frage an einem ganzen Nerven, der aus einer Vielzahl von Fasern besteht, so steigt das abgeleitete Gesamtaktionspotential des Nerven mit zunehmender Reizstärke an, aber nicht deshalb, weil etwa die Alles-oder-Nichts-Regel hier nicht gültig wäre, sondern deshalb, weil die einzelnen Fasern verschiedene Schwellen haben. Mit schwachen, eben überschwelligen Reizströmen werden nur wenige Fasern, mit steigender Reizstromstärke immer mehr Fasern erregt (rekrutiert), so daß sich die Aktionspotentiale von einer größeren Faserzahl an unserer Ableiteelektrode summieren.

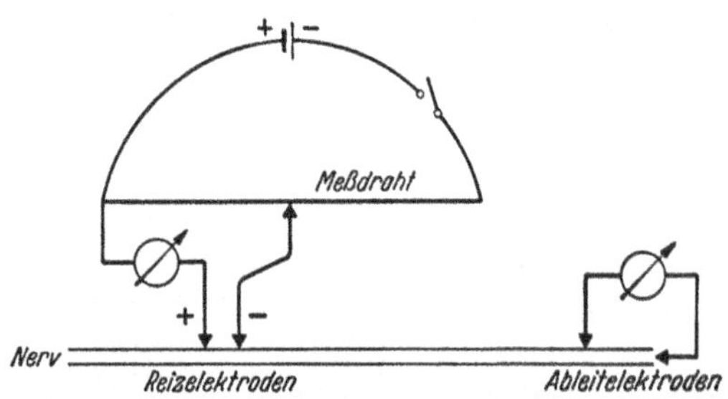

Abb. 255. Potentiometerschaltung zur Reizung des Nerven. Durch Verschieben des Schleifkontakts auf dem Meßdraht kann die Reizspannung verändert und leicht gemessen werden. Wird die Reizschwelle überschritten, so läuft eine Erregung über den Nerven, die durch Ableitung des Aktionspotentials mit Hilfe der Ableitelektroden (rechts) nachgewiesen werden kann

Lassen wir einem ersten Reiz in einem gewissen Abstand einen zweiten folgen, so entsteht eine zweite Erregung. Verkürzen wir jedoch den Reizabstand sehr stark, so wird der zweite Reiz nicht mehr beantwortet, der Nerv ist *refraktär.* Im Gegensatz etwa zum Herzmuskel (S. 61) ist jedoch diese Refraktärzeit sehr kurz und liegt in der Größenordnung von $^1/_{1000}$ sec, d. h. sie dauert etwa solange wie das Spitzenpotential. In dieser Zeit ist die Membran umpolarisiert und läßt sich durch neue Reize nicht verändern.

Wieder im Gegensatz zum Herzmuskel steigt die Erregbarkeit nach Ablauf der absoluten Refraktärphase sehr schnell an; auch die relative Refraktärphase ist sehr kurz. In der Zeit der Nachpotentialschwankungen finden sich entsprechende Schwankungen der Erregbarkeit. Am Axon sind auch diese rasch vorübergehend. An den Nervenzellen selbst können sie jedoch länger andauern und dort von großer Bedeutung werden.

Da für jede fortgeleitete Erregung die Alles-oder-Nichts-Regel gilt und da jede Erregung gleichzeitig zu einer Refraktärphase führt, können alle Signale nur in Form einer Signal*folge* weitergegeben werden, wobei die Stärke des Reizes in der Häufigkeit (Frequenz) der Signale seinen Ausdruck findet *(Transformation einer Nachricht in eine Signalfolge)*. Das Zentralnervensystem bedient sich für seine Nachrichtenübermittlung nur eines einzigen Signals, der Erregungswelle, meßbar als Aktionspotential, das nur in Gesamtzahl, Frequenz und Rhythmizität der Aufeinanderfolge variiert wird.

Das Vorhandensein einer Refraktärphase hat zur Folge, daß sich eine Erregung nur in einer solchen Richtung ausbreiten kann, wo nicht kurz zuvor schon eine Erregung eingetreten ist. Reizt man einen Nerven an beiden Enden gleichzeitig, so laufen 2 Erregungswellen aufeinander zu, löschen sich dann aber gegenseitig aus, weil jede Erregung auf eine nicht erregbare Stelle im Gefolge der andern Erregung trifft.

Das Vorhandensein einer absoluten Refraktärzeit hat weiter zur Folge, daß der Nerv nicht eine beliebige Zahl von Erregungen in der Zeiteinheit zu leiten vermag. Da die Refraktärzeit etwa $^1/_{1000}$ sec beträgt, liegt die Höchstzahl an Erregungen, die in einer Nervenfaser geleitet werden können, bei etwa 1000 in der Sekunde. Dieses Maximum kann nur für kurze Zeit aufrechterhalten werden. In motorischen Nervenfasern finden sich gewöhnlich nur Entladungsfrequenzen von 10—50 bis höchstens 120/sec (s. S. 472), in sensiblen bis 300/sec.

b) Umwandlung eines Reizes in eine Erregung

Durchströmen wir eine Nervenfaser mit Gleichstrom, so erhalten wir lokale Veränderungen, die teils physikalischer, teils physiologischer Natur sind und gewöhnlich als *Elektrotonus* bezeichnet werden. Sie bleiben nicht auf das Gebiet der angelegten Elektroden beschränkt, sondern greifen nach beiden Seiten um einige Millimeter bis Zentimeter darüber hinaus. Die Veränderung an der Kathode ist der an der Anode entgegengesetzt. An der Kathode wird die Membranpolarisation und damit das Membranpotential (Ruhepotential) vermindert; an der Anode wird es umgekehrt erhöht. Die Veränderungen an Kathode und Anode sind jedoch nur bei schwachen, weit unterschwelligen Reizen (oder bei Dauerdurchströmung) gleich groß (Abb. 256). Mit wachsender Reizstärke wird diejenige an der Kathode zunehmend größer als die entgegengesetzt gerichtete an der Anode. Zu der passiven Veränderung an Kathode und Anode kommt offenbar an der Kathode noch etwas Neues hinzu, nämlich eine aktive Antwort auf den Reiz. Hier handelt es sich nicht mehr allein um einen passiven physikalischen Elektrotonus, sondern um physiologische, aktive Vorgänge (physiologischer Elektrotonus). An der Kathode entwickeln sich also zwei Veränderungen: Eine passive, die ebenso groß ist wie die entgegengesetzte an der Anode, und eine aktive, **lokale Antwort** des Nerven auf den Reiz. Mit zunehmender Reizstärke steigt diese lokale Antwort mehr und mehr an, bis, wie das Abb. 256 zeigt, bei einer gewissen Höhe dieser noch lokal beschränkten Depolarisation das Membranpotential scharf abfällt und eine fortgeleitete Erregung entsteht.

Das Anwachsen der „lokalen Antwort“ mit zunehmender Reizstärke macht eine etwas allgemeinere Formulierung der oben genannten *Alles-oder-Nichts-Regel* notwendig. Es erfolgt ja auch bei unterschwelligem Reiz eine Antwort, die allerdings lokalisiert bleibt und nicht fortgeleitet wird und die je nach Reizstärke graduiert ist. Nur die fortgeleitete Erregung ist unabhängig von der Reizstärke. Man sagt also besser aus: Ein Reiz löst je nach Stärke eine unterschwellige oder überschwellige Erregung aus. Oder: Ein Reiz führt je nach Stärke entweder nur zu einer graduierten lokalen Antwort oder zu einer fortgeleiteten Erregung, die unabhängig ist von einer weiteren Erhöhung der Reizstärke.

Damit durch einen Reiz eine fortgeleitete Erregung ausgelöst wird, muß eine lokale Antwort solcher Größe entstehen, daß eine bestimmte kritische Schwelle an der Membran überschritten wird. Die lokale Antwort entsteht durch die depolarisierende Wirkung der angelegten Kathode. Sie nimmt zu mit der Stärke des Reizes und klingt je nach der Membranstruktur rascher oder langsamer wieder ab, sofern sie nicht in eine fortgeleitete Erregung übergeht. Lassen wir nun auf einen ersten unterschwelligen Reiz in sehr kurzem Abstand einen zweiten folgen, so werden sich die Veränderungen, die durch beide Reize bewirkt werden, miteinander addieren können (Weiteres über Summation s. S. 505). So kann der zweite Reiz, der für sich allein ebenfalls unterschwellig war, die lokale Antwort überschwellig machen und zu einer Erregung führen.

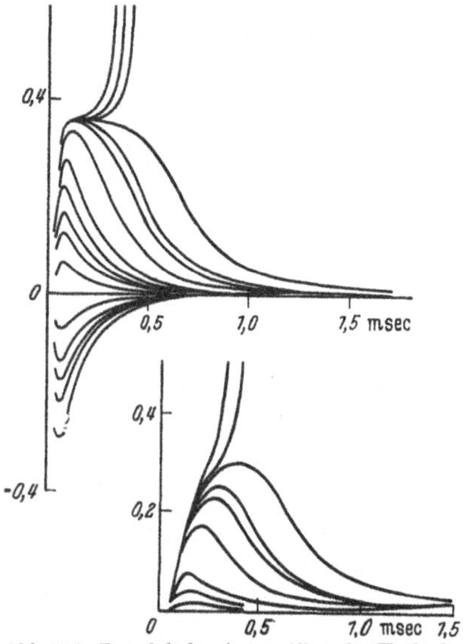

Abb. 256. Zur „lokalen Antwort" an der Kathode. Oberer Teil: Potentialänderungen an der Kathode (Ausschläge nach oben) und an der Anode (Ausschläge nach unten) bei Steigerung der Reizspannung. Reizung mit kurzen Stromstößen. Unterer Teil: „Lokale Antwort" an der Kathode, errechnet durch Substraktion der Potentialänderungen an der Anode von denjenigen an der Kathode. Man sieht, wie mit zunehmender Reizspannung die „lokale Antwort" steiler ansteigt und größer wird und wie nach Erreichen einer gewissen Höhe plötzlich ein steiler weiterer Anstieg erfolgt — eine fortgeleitete Erregung ist ausgelöst worden. [Aus HODGKIN, A. L.: Proc. Roy. Soc. Lond. B **126**, 87 (1938)]

Um die Phänomene der Alles-oder-Nichts-Regel, der Refraktärphase, der Schwelle usw. zu deuten, müssen wir uns noch etwas eingehender, als das oben geschehen ist, mit der **Ionentheorie der Erregung** (HODGKIN, HUXLEY, KATZ) befassen und damit auch mit der Entstehung des Aktionspotentials.

Nach der obigen Darstellung sind daran mehrere Vorgänge an der Membran beteiligt, die besonderen Gesetzmäßigkeiten unterliegen. 1. Eine selektive Steigerung der Permeabilität für Na^+, 2. ein Vorgang, der diese Steigerung unterbricht bzw. rückgängig macht oder von vornherein verhindert und 3. eine verzögert beginnende Steigerung der Permeabilität auch für K^+, die wir im folgenden vernachlässigen.

Eine Depolarisation der Membran, z.B. als Folge eines äußeren Reizes, erhöht sogleich die Na-Permeabilität. Das führt zu einem Na-Einstrom und zu einer weiteren Depolarisation, die ihrerseits wieder die Na-Permeabilität erhöht usf. Es handelt sich also (von einer gewissen Höhe der Depolarisation an, s. u.) um einen sich selbst unterhaltenden lawinenartig anschwellenden Prozeß. So erklärt sich das explosive Auftreten der fortgeleiteten Erregung und die Steilheit im Anstieg des Aktionspotentials. Dieser sich selbst unterhaltende Prozeß wird jedoch erst von dem Augenblick an überschießend, wenn der Na-Einstrom gerade eben den K-Ausstrom übertrifft. So läßt sich der Begriff der **Schwelle** als *Membranschwelle* präziser fassen: Die Schwelle ist derjenige kritische Wert des Membranpotentials, bei dem die beiden entgegengesetzt gerichteten Netto-Ionenströme gleich groß sind. Ist das lokale Potential (die lokale Depolarisation) geringer, so steigt zwar ebenfalls die Permeabilität für das Na^+ an, aber der Na-Einstrom bleibt geringer als der K-Ausstrom, weil die Permeabilitätssteigerung für Na^+ von einem geringeren Ruhewert beginnen muß; der sich selbst unterhaltende Prozeß kann nicht eintreten, der anlaufende Prozeß sinkt wieder ab, und die Erregung bleibt unterschwellig.

Der Befund einer *selektiven* Permeabilitätserhöhung für Na^+ stellt bei der markhaltigen Nervenfaser ein besonderes Problem dar. Nimmt man etwa eine „Porenmembran" an, so müßte man Hilfsannahmen machen, um zu erklären, daß mit der Steigerung der Permeabilität für Na^+ nicht gleichzeitig die für K^+ zunimmt. Die Erhöhung der

K+-Permeabilität macht sich erst später bemerkbar und ist wesentlich geringer. Das hat zu der Annahme eines besonderen **Na-Transportsystems** bzw. von Na-Trägern geführt, die bei Erregung aktiviert würden (Abb. 258). Wir werden dieser Annahme aus Gründen der Anschaulichkeit folgen, da sie am ehesten gestattet, die bisherigen Befunde zu ordnen, auch wenn sie aus kinetischen Gründen in der jetzigen Form noch änderungsbedürftig ist.

Nach dieser Annahme liegt der „Träger" in 3 verschiedenen Zustandsformen vor: 1. ruhend, aber durch Depolarisation aktivierbar (*R* in Abb. 258); 2. aktiv, Na-transportierend (*A*); 3. inaktiv, nicht aktivierbar (*J*). Mit dem Überschreiten der Membranschwelle werden die ruhenden Träger aktiviert und Na kann rasch in die Zelle einströmen; die Membran wird umpolarisiert. Dadurch kommt es jedoch zu einer immer stärker werdenden Inaktivierung der Träger, die Na-Permeabilität sinkt wieder ab, die Membran wird repolarisiert. Nachträglich müssen die inaktivierten Träger wieder in ruhende, aktivierbare (*R*) umgewandelt werden. Hat einmal die lokale Depolarisation die „Membranschwelle" überschritten und ist der oben geschilderte lawinenartig ablaufende Prozeß in Gang gekommen, so werden sämtliche vorhandenen ruhenden Träger aktiviert; weitere Träger sind nicht mehr aktivierbar *(Alles-oder-Nichts-Regel)*, eine zweite Reizung bleibt völlig wirkungslos (absolute Refraktärphase). Mit der Zunahme an aktivierbaren, ruhenden Trägern steigt auch die Erregbarkeit wieder an, wenn sie auch anfänglich noch deutlich erniedrigt bleibt, da die Zahl der aktivierbaren Träger noch erniedrigt ist (relative Refraktärphase). *Die* **Refraktärphase** *ist also bedingt durch einen Mangel an aktivierbaren Trägern* (v. MURALT).

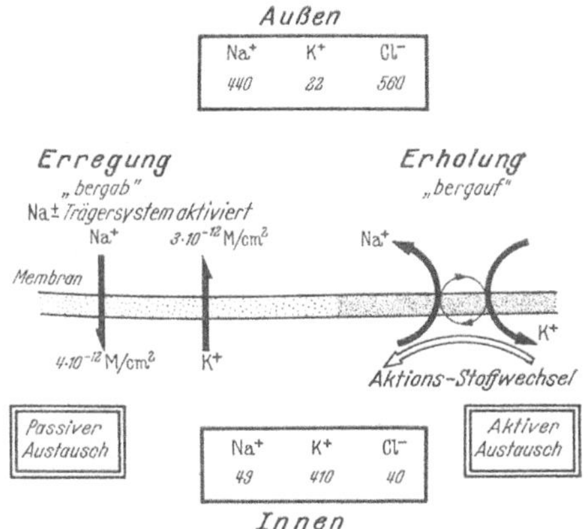

Abb. 257. Schematische Darstellung zum (passiven) Na-Trägersystem und zur (aktiven) Na-Pumpe. Die erregbare Membran ist schematisch als Trennwand zwischen „innen" und „außen" gezeichnet. In der Erregungsphase (gerade Pfeile) fließen die Ionen „bergab", d.h. es findet ein *passiver Transport* unter dem Einfluß des treibenden elektrochemischen Gradienten statt Natrium strömt mit Hilfe des Trägersystems ein, Kalium strömt anschließend aus. In der Erholung müssen die Ionen in umgekehrter Richtung *aktiv* „bergauf" gepumpt werden (gekrümmte Pfeile). Die dazu notwendige freie Energie stammt aus dem Aktions-Stoffwechsel. Hier sind chemische Vorgänge mit den Ionenverschiebungen gekoppelt. Die angegebenen Ionenkonzentrationen entsprechen der marklosen Faser im Meerwasser. (Nach HODGKIN u. KEYNES aus A. v. MURALT: Neue Ergebnisse der Nervenphysiologie. Berlin: Springer 1958)

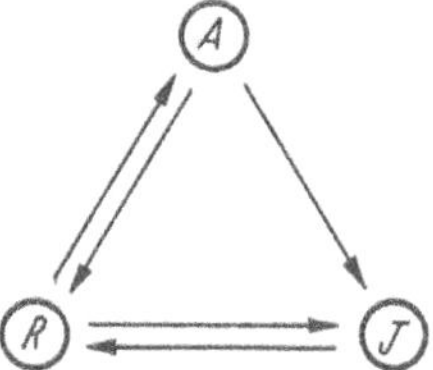

Abb. 258. Schema zum Natrium-Trägersystem. *R* ruhende, aktivierbare Träger; *A* aktive Träger; *I* inaktive, nicht aktivierbare Träger. Bei Depolarisation durch Reiz werden ruhende Träger in aktive umgewandelt, gleichzeitig, aber langsamer anlaufend, ruhende in inaktive Träger. Anschließend werden aktive Träger inaktiviert. In der Erholung müssen die inaktiven und die noch vorhandenen aktiven Träger in ruhende, wieder aktivierbare Träger umgewandelt werden. Solange keine ruhenden, noch aktivierbaren Träger vorhanden sind, ist der Nerv absolut refraktär. Die relative Refraktärphase dauert so lange, bis wieder genügend ruhende, aktivierbare Träger vorhanden sind

Das Gleichgewicht: ruhende, aktivierbare Träger und inaktive, nicht aktivierbare Träger ($R \rightleftharpoons J$ in Abb. 258) ist zunächst von der Höhe des Membranpotentials abhängig und wird bei Dauerdepolarisation in Richtung inaktive Träger verschoben (s. auch unten, S. 435).

Um Mißverständnisse zu vermeiden, wird man das hypothetische Na-Träger-System scharf unterscheiden müssen vom System der Na-Pumpe. Das erstere ist ein System, das den *passiven* Einstrom von Na+ entsprechend einem Gefälle, also bergab, bei der Erregung ermöglicht und entsprechend unabhängig ist von zusätzlicher Energielieferung, das zweite ist ein *aktives*, durch Energielieferung aufrechterhaltenes System, das dauernd die eindiffundierten Na-Ionen hinauspumpt und so auch nach der Erregung die überschüssig eingedrungenen Na-Ionen wieder hinausschafft (Abb. 257).

Trotz allen Fortschritts muß zugegeben werden, daß die Auslösung der Aktivierung des Na-Träger-Systems noch weitgehend ungeklärt ist. NACHMANSOHN hat auf Grund zahlreicher Untersuchungen die Hypothese aufgestellt, daß dabei dem Acetylcholin *intra*cellulär eine entscheidende Funktion zufalle. Es ist allerdings nicht geglückt, durch Injektion winziger Mengen Acetylcholin im Mikrostrahl in die Nervenfaser eine Depolarisation auszulösen; es führt dies im Gegenteil zu einer Blockierung. Wir werden deshalb auf die Bedeutung des Acetylcholins erst zurückkommen, wenn wir dessen *extra*celluläre Wirkung besprechen.

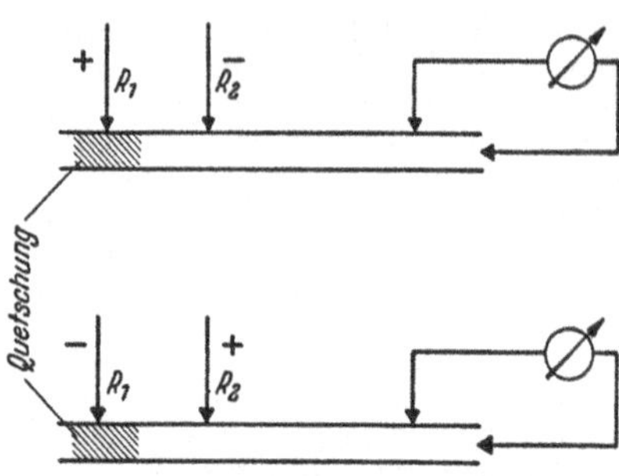

Abb. 259. Schematische Darstellung zum Gesetz der polaren Erregung. Der Nerv wird durch Quetschung an einem Ende lokal unerregbar gemacht. Liegt die Kathode des Reizstromes auf dem erregbaren Teil, so wird nur bei Stromschluß eine Erregung erzielt, handelt es sich um die Anode umgekehrt nur bei Stromöffnung. Erregend wirkt die Ausbildung eines Katelektrotonus oder das Verschwinden eines Anelektrotonus

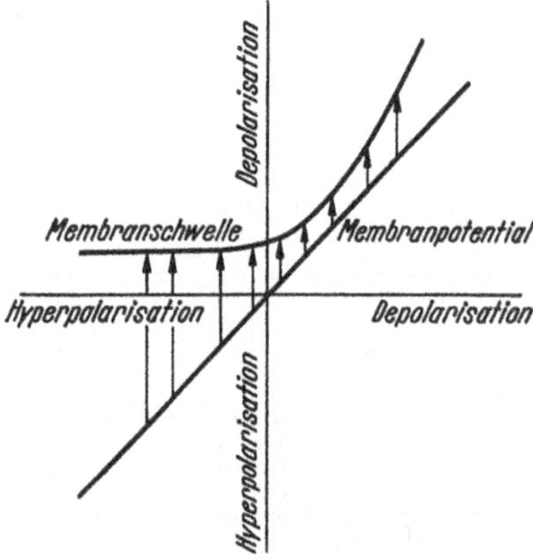

Abb. 260. Schematische Darstellung des Membran- und Schwellenpotentials (Ordinate) bei verschiedener Vorpolarisation (Abszisse). Durch eine angelegte Spannung wird das Membranpotential zunächst auf eine bestimmte Höhe gebracht. *0* bezeichnet das normale, unbeeinflußte Membranpotential. Die Pfeilhöhen geben dann die benötigte Größe des zusätzlichen Reizes, um die Membranschwelle zu überschreiten und eine fortgeleitete Erregung auszulösen. Beim normalen Membranpotential sind etwa 90% der Träger als ruhende aktivierbare Träger vorhanden. Bei einer Hyperpolarisation kann diese Zahl auf 100% gebracht werden — die Membranschwelle wird zwar erniedrigt, aber der von außen zugeführte Reiz muß trotzdem stärker sein, weil die Membran hyperpolarisiert ist und die Differenz zwischen Membranpotential und Schwellenpotential größer wird. Schließlich wird die Differenz so groß, daß die lokale Antwort die notwendige Höhe nicht mehr erreichen kann nnd Block eintritt. Bei Vordepolarisation ist die notwendige Stärke des äußeren Reizes zunächst erniedrigt, dann erhöht, bis auch hier Block eintritt. (Nach H.-D. Henatsch: in Landois-Rosemann, Lehrbuch der Physiologie, im Druck)

c) Gesetz der polaren Erregung

Legen wir, wie in Abb. 259, die Reizelektroden einmal so an einen Nerven, daß die Kathode auf einem erregbaren Teil ruht, die Anode jedoch auf einem durch Quetschen unerregbar gemachten Teil, und dann umgekehrt, so stellen wir fest, daß beim Schließen des Stromes nur im ersten Fall eine Erregung eintritt und das Meßinstrument fortgeleitete Aktionspotentiale anzeigt. Bei Stromschließung nimmt also die Erregung ihren Ausgang von der Kathode (**Gesetz der polaren Erregung**, Pflüger). Es ist dies nach den obigen Ausführungen durchaus verständlich: Die lokale Depolarisation, die lokale Antwort, entwickelt sich nur an der Kathode (Abb. 256), und nur dort kann sie schließlich die notwendige Größe erreichen, um eine fortgeleitete Erregung auszulösen. An der Anode wird die Membran im Gegenteil hyperpolarisiert, so daß dort sogar die Schwelle für einen zusätzlichen Reiz ansteigt, ja schließlich der Nerv völlig unerregbar, blockiert wird.

Eine Fortführung des Versuchs führt nun jedoch zu 2 überraschenden Feststellungen: 1. Auch wenn wir den Strom längere Zeit geschlossen halten, erhalten wir im Regelfall nur bei der Schließung eine Erregung, nicht aber erneut während des weiteren Stromflusses. Wir hätten erwartet, daß im Anschluß an die Refraktärphase jeweils erneut Erregungen ausgelöst würden. Wir werden uns im Abschnitt d) mit diesem Phänomen auseinandersetzen. 2. Wenn wir den Stromkreis öffnen, können wir, jedenfalls am gesamten Nerven, wenn auch mit größeren Reizstärken, erneut eine fortgeleitete Erregung erhalten, diesmal aber nur in der 2. Anordnung der Abb. 259, also ausgehend von der vorherigen Anode. Allgemein und rein formal können wir die Befunde so zusammenfassen: *Die Erregung kommt zustande durch das Entstehen eines Katelektrotonus oder durch das Verschwinden eines Anelektrotonus.*

Der Deutung der Anodenöffnungserregung stehen noch erhebliche Schwierigkeiten gegenüber, so daß wir ihre Entstehung hier nicht weiter diskutieren wollen.

Auf Grund der oben dargestellten Ionentheorie der Erregung und der Hypothese eines Na-Trägers, der bei Erregung aktiviert wird, können wir zu etwas vertiefteren Vorstellungen über das Gesetz der polaren Erregung und die Schwellenänderungen an der Kathode und Anode kommen. Damit können auch die obigen Darstellungen über die **„Schwelle"** wesentlich erweitert werden.

Wenn wir das Ruhepotential als Ausgangspunkt mit 0 bezeichnen und von außen an die Nervenfaser eine positive oder negative Spannung anlegen und in ihrer Höhe festhalten, so ändern wir damit jeweils entsprechend das Membranpotential (um 45° gegen die Abszisse geneigte Gerade in Abb. 260). Nun prüfen wir, wie groß jeweils der zusätzliche Reiz sein muß, damit eine fortgeleitete Erregung entstehen kann, damit also der Na-Einstrom gerade eben den K-Ausstrom übertrifft und die *Membranschwelle* überschritten wird. Die Größe der Pfeile in Abb. 260 gibt uns die Größe des hierzu notwendigen Reizes (oder die *„äußere" Schwelle* im üblichen Sinn).

Es ist zunächst zu ersehen, daß die „innere" Schwelle (Membranschwelle) im Anelektrotonus über weite Strecken gleichbleibt, dann bei Annäherung an den Normalwert des Membranpotentials (0) zu steigen beginnt und im Katelektrotonus zunehmend steiler ansteigt. Das führt dazu, daß zwar bei einem mäßigen Katelektrotonus die durch einen Reiz aufzubringende Depolarisation zunächst abnimmt, dann aber steil anwächst, so daß schließlich eine Erregung überhaupt nicht mehr ausgelöst werden kann. Trotz anfänglich noch sinkender „Membranschwelle" mit zunehmendem Anelektrotonus muß dagegen der von außen experimentell gesetzte Reiz laufend größer werden, bis auch hier schließlich die lokale Antwort die geforderte Größe überhaupt nicht mehr erreichen kann und Unerregbarkeit eintritt.

Die Ursache für diesen Verlauf der Membranschwelle kann im folgenden erblickt werden: Die Zahl der jeweils vorhandenen ruhenden und damit aktivierbaren „Träger" hängt in gesetzmäßiger Weise vom Membranpotential ab (ausführliche Darstellung s. v. Muralt). Beim Normalwert des Membranpotentials sind rund 90% der Träger aktivierbar, rund 10% inaktiviert. Eine Hyperpolarisation kann die restlichen 10% inaktivierte Träger in ruhende, aktivierbare verwandeln. Eine Depolarisation verschiebt dagegen mehr und mehr das Gleichgewicht zwischen ruhenden und inaktiven Trägern ($R \rightleftharpoons J$ in Abb. 258) in Richtung Inaktivierung. So läßt sich der steile Anstieg der Membranschwelle bei Depolarisation deuten. Wenn man von einer Beeinflussung der „Erregbarkeit" spricht, wird man sich immer darüber klar sein müssen, ob man damit eine Veränderung der „Membranschwelle" meint oder eine Veränderung der Ansprechbarkeit auf einen von außen herangeführten Reiz. Aus experimentellen Gründen wurde bislang immer nur die zweite Form berücksichtigt, was jedoch u.U. zu Fehldeutungen führen kann.

d) Das Einschleichen: Steilheitsbedarf

Mit der Versuchsanordnung der Abb. 255 machen wir, wie oben schon berichtet, die Feststellung, daß in der Regel am Nerven nur bei Stromschluß eine Erregung auszulösen ist und gegebenenfalls mit höherer Schwelle auch bei Stromöffnung, nicht aber während der fortgesetzten weiteren Durchströmung. Diese Erscheinung kann zunächst rein formal am ehesten gedeutet werden mit der Annahme, daß gleichzeitig mit dem Prozeß, der die Erregung auslöst, ein zweiter, entgegengesetzt gerichteter, aber langsamer anlaufender Prozeß in Gang gesetzt wird, der den ersten hemmt. Mit Stromschluß steigt gleichzeitig die „Schwelle" so an, daß nur gerade eine einzige Erregung ausgelöst wird; nachher ist sozusagen die Schwelle davongelaufen, und diese wird nicht mehr erreicht (Abb. 261). Nernst hat für diesen Prozeß die Bezeichnung **Akkomodation** eingeführt, um damit zum Ausdruck zu bringen, daß sich der Nerv an die durch den Reiz gesetzte Veränderung anpasse.

Schließen wir den Strom nicht plötzlich, sondern lassen ihn langsam ansteigen (z.B. durch allmähliches Verschieben des Schleifkontakts am Potentiometer in Abb. 255), dann treiben wir dadurch die Schwelle laufend in die Höhe, und wir können keine Erregung auslösen, obschon wir schließlich eine Stromstärke erreichen, die bei steilem Anstieg weit überschwellig wäre. Wir können uns also mit dem Strom *einschleichen* und dem Nerven eine große Elektrizitätsmenge zuführen, ohne daß er erregt wird. Die

Akkommodationsfähigkeit ist bei verschiedenen erregbaren Gebilden durchaus unterschiedlich. Sie kann deshalb zur Charakterisierung dieser Gebilde dienen. Sie wird bestimmt durch Messung der Erhöhung der Schwelle, die bei langsam ansteigenden Strömen gegenüber derjenigen bei senkrechtem Stromanstieg eintritt (**Steilheitsbedarf**). Für die Auslösung einer Erregung durch den elektrischen Strom kommt es also nicht allein auf die Stromstärke an, sondern auch auf die Änderung der Stromstärke in der Zeit (dA/dt).

Nach der Trägerhypothese läßt sich ein besseres Verständnis dieser Gesetzmäßigkeit gewinnen als nach der obigen rein formalen Beschreibung. Nach der obigen Darstellung führt eine Depolarisation gleichzeitig einerseits zu einer Aktivierung der vorhandenen ruhenden Träger, andererseits aber auch zu einer Verschiebung des Gleichgewichts zwischen ruhenden und inaktiven Trägern in Richtung der inaktiven. Der zweite Prozeß entwickelt sich langsamer als der erste. Schaffen wir jedoch eine langsam zunehmende Depolarisation durch langsame Steigerung der angelegten Spannung, dann hat dieser Prozeß genügend Zeit zur Entwicklung. Der Effekt ist derselbe wie der verschiedener Vordepolarisationen in Abb. 260. Wir rücken immer mehr nach rechts in das Gebiet der höheren Membranschwelle, ein überschüssiger Na^+-Einstrom kommt nicht mehr zustande und der Einschleicheffekt ist vollständig. Ganz entsprechend konnte bei längerem Stromfluß an der Kathode eine verminderte „Na^+-Permeabilität“ festgestellt werden (WEIDMANN).

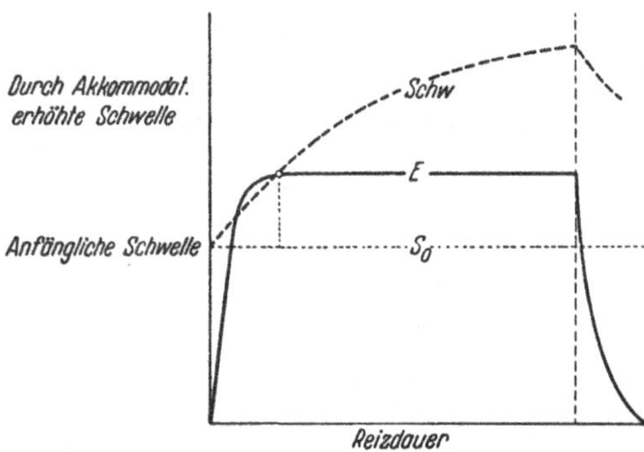

Abb. 261. Schema zur Akkommodation des Nerven. Bei Stromschluß steigt an der Kathode durch die Depolarisation der Erregungsprozeß *E* rasch (exponentiell) an. Gleichzeitig steigt jedoch die Schwelle *Schw* durch die Akkommodation (hier mit 16mal längerer Halbwertzeit) ebenfalls an. Eine Erregung kann nur eintreten, wenn der Erregungsprozeß die forteilende Schwelle eingeholt und überschritten hat. Ist er nach Ablauf der Refraktärphase noch überschwellig, so tritt wiederholte Erregung ein. Am motorischen Nerven ist meist die Akkommodation so groß, daß bei Stromschluß eine einzige Erregung ausgelöst wird, nicht aber mehr während des weiteren Stromflusses. (Nach SCHAEFER, H.: Elektrophysiologie I. Wien: Franz Deuticke 1941)

Der Steilheitsbedarf des Nerven ist stark abhängig von der Umgebung, vor allem vom pCO_2 und dem Gehalt an Ca^{++}. Der Nerv in Luft mit ihrem sehr niedrigen pCO_2 verliert rasch an Akkommodationsfähigkeit. Einen gleichen Verlust bringt eine Verminderung an Ca-Ionen. Bei Ca-Mangel kann der Nerv seine Akkommodationsfähigkeit vollständig verlieren. In diesem Fall können während der ganzen Dauer des Stromflusses von der Kathode fortlaufend Erregungen ihren Ausgang nehmen. Bei Tetanie (S. 375) erhält man deshalb bei Gleichstromreizung des Nerven nicht nur eine Einzelzuckung des zugehörigen Muskels, sondern eine anhaltende Kontraktion, einen Tetanus.

Es ist weiter zu berücksichtigen, daß die Membran nach Ablauf einer Erregung nicht sofort ihren alten Status wieder erreicht, sondern erst nach einigen Schwankungen um die Ausgangslage. So kann vorübergehend die Polarisation über die Ausgangslage hinausschießen, worauf eine gewisse Depolarisation folgt usf. Ist nun von vornherein das Ruhepotential nahe der kritischen Membranschwelle, bei der fortgeleitete Erregungen ausgelöst werden, dann kann u. U. auf einen einzelnen Reiz eine rhythmisch wiederholte Antwort folgen, weil dann die auf die Repolarisation folgende Depolarisation ausreichen kann, um eine erneute fortgeleitete Erregung auszulösen. Diese *Oscillationsfähigkeit* der Membran wird stark erhöht durch CO_2-Mangel (z. B. respiratorische Alkaliämie, s. S. 51) oder auch mechanischen Druck auf den Nervenstamm. In solchen Fällen kann es leicht zum Auftreten von Mißempfindungen (Paraesthesien) und Schmerzen kommen. Umgekehrt wirkt Ca^{++}-Zufuhr und Erhöhung des pCO_2 dämpfend.

e) Gleichstromreizung am Menschen

Wir haben bislang nur die Vorgänge bei elektrischer Reizung eines isolierten Nerven besprochen. Wenn wir nun eine Reizung des Nerven in situ, etwa zu diagnostischen Zwecken beim Menschen, vornehmen wollen, so müssen wir zunächst berücksichtigen, daß wir die Reizelektroden nicht mehr direkt an den Nerven anlegen können, sondern nur in einiger Entfernung von ihm auf die Haut oder Schleimhaut. Es werden sich dann zwischen den beiden Elektroden Stromschleifen ausbilden, von denen nur ein Teil in den Nerven mit seinem größeren Widerstand eintritt, und zwar sind beim markhaltigen Nerven die Schnürringe Stromeintritts- und -austrittsstellen (Abb. 262). In Abb. 262 sind nur solche Stromfäden eingezeichnet, die den Nerven für eine gewisse Strecke längs durchströmen; denn nur diese werden an den Schnürringen Erregungen auslösen können, die anderen bleiben wirkungslos.

Um lokalisierte Effekte zu erzielen, bildet man die Reizelektroden verschieden groß aus, nämlich die eine möglichst klein, damit sich in ihrer Umgebung die Stromfäden konzentrieren, und die andere erheblich größer, so daß dort die Stromfäden weiter auseinandergezogen sind. Je größer die *Stromdichte* (I/cm^2), desto größer wird die Reizwirkung des elektrischen Stromes sein, da ja ein bestimmter Ionentransport durch die Membran erfolgen muß. Eine Reizwirkung wird nur an der kleinflächigen Elektrode eintreten, die deshalb die *differente* genannt wird, die größere, unwirksame entsprechend *indifferente*. Statt Stromstärke (I) hätten wir oben also jeweils genauer den Ausdruck Stromdichte (I/cm^2) benutzen müssen. Für die Reizwirkung des elektrischen Stromes kommt es also an *1. auf die Stromdichte, 2. auf die Flußdauer des Stromes in einer Richtung und 3. auf die Anstiegsgeschwindigkeit des Stromes.*

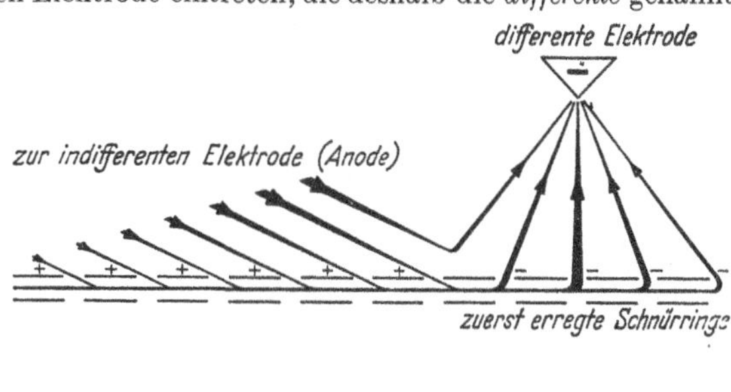

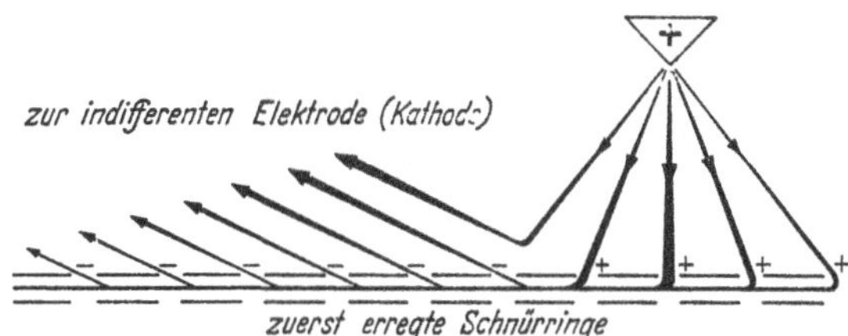

Abb. 262. Schema zur Gleichstromreizung am Menschen nach R. STÄMPFLI, Physiol. Inst. Homburg/Saar. Oben: Die Kathode ist als differente Elektrode verwandt, während die großflächige Anode entfernt angelegt ist. Es kommt zur Ausbildung von Stromschleifen, von denen ein kleiner Teil in Schnürringen des markhaltigen Nerven eintritt, in anderen wieder austritt. Unter der differenten Kathode wird die Erregung mit geringster Stromstärke eintreten, da dort der Strom austritt und die Stromfäden am dichtesten beieinander liegen. Unten: Wird umgekehrt die Anode als differente Elektrode verwandt, so ist die Schwelle höher, weil nun die austretenden Stromfäden an den Schnürringen nicht mehr so dicht gepackt sind. Es werden andere Schnürringe zuerst erregt als im ersten Fall (weiteres s. Text)

Legen wir beim Menschen eine große indifferente Elektrode etwa auf die Handfläche, eine kleine differente auf die Haut des Unterarmes über einem kleinen Muskelast des Nerven, so werden wir prüfen können, welche Stromstärken wir benötigen, um bei Schließung und Öffnung des Stromes eine Erregung des Nerven und damit eine Zuckung der zugehörigen Muskelfasern zu erhalten. Es ist dies in vielen Fällen für die klinische Diagnostik von großer Bedeutung. Gleichgültig, ob wir die Kathode (Abb. 262 oben) oder die Anode (Abb. 262 unten) als differente Elektrode ausbilden, in beiden Fällen wird die Erregung nach dem Gesetz der polaren Erregung bei Stromschluß von der Kathode ausgehen. Ist die Kathode die differente Elektrode, so erhalten wir bei genügender Stromdichte eine Kathodenschließungszuckung (KSZ), wobei die unmittelbar unter ihr liegenden Schnürringe zuerst so ausreichend depolarisiert werden, daß eine fortgeleitete Erregung ausgelöst wird. Ist die Anode die differente Elektrode, so erhalten wir bei Stromschluß ebenfalls eine Zuckung, allerdings mit etwas höherer Schwelle, die Anodenschließungszuckung (ASZ) genannt wird. Die Erregung startet nun keinesfalls von den unmittelbar unter der Anode liegenden Schnürringen, sondern von solchen, die wenige Millimeter kathodenwärts verschoben sind (Abb. 262 unten). Da hier die Stromdichte geringer ist, muß die Schwelle höher liegen.

Bei der Stromöffnung muß zunächst die Schwelle allgemein höher liegen als bei der Stromschließung, da hier nicht der Strom selbst, sondern ein nach seiner Öffnung sich auswirkender Gegenprozeß die Erregung hervorruft. Außerdem tritt die Erregung bei niedrigerer Schwelle ein, wenn die differente Elektrode Anode als wenn sie Kathode ist; denn jetzt tritt die Erregung ja an der vorherigen Anode ein, und dort war die Stromdichte am größten. Diese Ergebnisse werden gewöhnlich als „Zuckungsformel“ dargestellt:

$$\text{KSZ} < \text{ASZ} < \text{AÖZ} < \text{KÖZ}$$

Die KÖZ ist nur bei Übererregbarkeit des motorischen Nerven ohne gleichzeitige starke Schmerzauslösung zu erhalten. Bei Degeneration des Nerven sind sämtliche Schwellen stark erhöht, gewöhnlich aber die für die KSZ stärker als für die ASZ, so daß sich eine „Umkehr der Zuckungsformel“ ergibt. Es könnte dies möglicherweise darauf beruhen, daß in der Umgebung der Anode solche Fasern, die durch Depolarisation schon vollständig unerregbar geworden sind, durch die polarisierende Wirkung des sich ausbreitenden Anelektrotonus wieder erregbar werden. Es fällt nämlich auf, daß in diesen Fällen bei „anodischer Reizung" andere Muskelfasern zucken als bei „kathodischer Reizung". Man spricht von einer restitutiven Anodenwirkung.

f) Zeitbedarf des Nerven. Nutzzeit und Chronaxie

Neben den bisher besprochenen Faktoren der Stromdichte und der Anstiegsgeschwindigkeit des Stroms spielt noch ein weiterer eine wichtige Rolle bei der Reizung des Nerven mit elektrischem Strom, nämlich die **Flußzeit des Stromes.** Schließen wir nämlich bei unserem Versuch wie in Abb. 255 den Stromkreis für immer kürzer werdende Zeit, verkürzen wir die *Flußzeit des Stromes* immer mehr, dann bemerken wir, daß wir unterhalb einer Flußzeit von etwa 10 msec die Spannung erhöhen müssen, wenn wir noch einen Reizerfolg erreichen wollen, und zwar um so mehr, je mehr wir die Flußzeit weiter verkürzen (Abb. 263). Es ist also außer der Stromstärke bzw. Spannung des angelegten Stromes auch die Flußzeit des Stromes von Bedeutung. Diejenige Zeit, die ein angelegter Strom fließen muß, um eine Erregung auszulösen, nennen wir die Nutzzeit des Stromes. Derjenige *Strom*, der bei längerer Gleichstromreizung eben eine Schwellenerregung herbeiführt, wird als *Rheobase* bezeichnet. Diejenige *Zeit*, die ein Strom der doppelten Rheobase fließen muß, um eine Erregung auszulösen, wird *Chronaxie* genannt (Abb. 263). Die Chronaxie ist also die Nutzzeit der doppelten Rheobase. Die Chronaxie ist ein wichtiges Charakteristikum der Nervenfaser. Sie liegt, wie wir noch sehen werden (S. 443), höher bei den dünneren als bei den dickeren Fasern. Beim motorischen Nerven liegt sie in der Größenordnung von Zehntelmillisekunden, bei marklosen Nervenfasern von Millisekunden. Durch krankhafte Prozesse, z. B. bei Degeneration eines Nerven, kann sie sprunghaft ansteigen, so daß lange Flußzeiten notwendig werden, um noch Erregungen auszulösen.

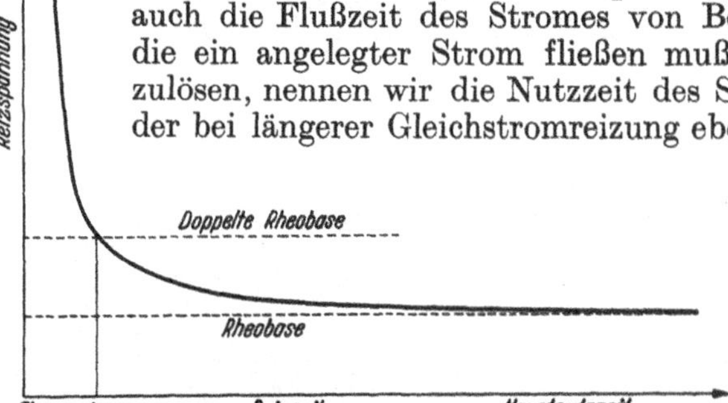

Abb. 263. Schema zur Bestimmung der Chronaxie des Nerven. Es wird zunächst die Schwelle bei länger dauerndem Stromschluß bestimmt (Rheobase); dann wird die Zeit des Stromschlusses schrittweise verkürzt. Die Schwelle steigt dabei zunächst langsam, dann steiler an. Die stärkste Biegung in der Kurve liegt bei der doppelten Rheobase. Hier läßt sich die Schwelle am leichtesten bestimmen. Die Flußzeit des Stromes von der doppelten Rheobase nennt man die Kennzeit oder Chronaxie des Nerven

Wir haben oben (Abb. 431) gesehen, daß die lokale Antwort an der Kathode nicht senkrecht ansteigt, sondern Zeit bis zur Entwicklung braucht, und ferner, daß sie eine Mindestzeit bestehen muß, um eine fortgeleitete Erregung auszulösen. Je höher die Reizspannung, je höher die lokale Antwort war, desto früher startet die fortgeleitete Erregung. Je höher also die angelegte Spannung, desto kürzer kann die Reizzeit werden. Im Bereich der ganz kurzen Reizzeiten können wir die Reizspannung halbieren, wenn wir die Reizzeit verdoppeln (Anfangsteil der Kurve in Abb. 263 mit den kürzesten Reizzeiten). Nach der Ionentheorie der Erregung müßte an sich die bewegte Elektrizitätsmenge wirksam sein, d. h. das Produkt aus Stromstärke (bzw. Spannung) mal Flußzeit ($I \times t$). Die ausgelöste Änderung der Ionenkonzentration ruft jedoch Gegenwirkungen durch Rückdiffusion von Ionen usw. hervor, die mit fortschreitender Zeit zunehmen. So kommt es, daß sich die Schwelle bei zunehmender Reizzeit nicht mehr umgekehrt proportional zur Reizzeit verhält — die Kurve der Abb. 263 flacht sich stark ab, bis wir schließlich einen Punkt erreichen, wo trotz weiteren Anstiegs der Reizzeit die Reizspannung nicht mehr erniedrigt werden kann. Die hier vorliegende Schwellenstromstärke bzw. -spannung nennen wir die *Rheobase*. Sie ist also die Schwellenspannung bei länger dauerndem Reiz. Es wird zur Erregungsauslösung nur eine gewisse Flußzeit des Stromes ausgenutzt, darüber hinaus fließt der Strom nutzlos (was die Erregungsauslösung anbetrifft). Man spricht deshalb von der *Nutzzeit* des Stromes und bezeichnet die Flußzeit der Rheobase, die zur Erregung führt, als Hauptnutzzeit.

Die Hauptnutzzeit ist nun für verschiedene Nervenfasern durchaus verschieden; ihre Ermittlung wäre wichtig zur Kennzeichnung dieser Nervenfasern. Ihre Bestimmung bereitet jedoch große Schwierigkeiten, da, wie das aus Abb. 263 ohne weiteres ersichtlich ist, geringe Änderungen in der Schwelle schon große Änderungen der gemessenen Zeit ergeben. Die beste Charakterisierung der Erregbarkeit einer Nervenfaser ergäbe die Bestimmung der gesamten Reizzeitspannungskurve, also die Ermittlung der Schwelle für eine ganze Reihe kurzer Flußzeiten des Stromes. Da diese Kurve jedoch einen exponentiellen Verlauf nimmt, genügt in manchen Fällen die Bestimmung von 2 Punkten, um ihren gesamten Verlauf konstruieren zu können. Man bestimmt dazu 1. die Rheobase, also die Schwelle bei längerer Flußzeit des rechtwinklig ansteigenden Stromes, und 2. diejenige Zeit, die ein Strom von der doppelten Rheobase fließen muß, um eine Erregung auszulösen. Diese Zeit nennt man *Chronaxie* (Kennzeit der Nervenfaser). Man wählt gerade die doppelte Rheobase, weil man dann in die größte Krümmung der Kurve trifft, wobei man optimale Bedingungen sowohl zur Bestimmung der Schwelle wie der Flußzeit findet. Gleichzeitig gibt die Chronaxie eine theoretisch wichtige Größe, nämlich die Halbwertzeit desjenigen Membranprozesses, der zur Erregung führt.

Bei der Chronaxiebestimmung am Menschen geht man so vor, daß man mit einem länger fließenden Strom die Rheobase aufsucht und dann durch Anwendung von Rechteck-Stromstößen immer kürzer werdender Flußzeit diejenige Zeit bestimmt, die ein Strom von der doppelten Rheobase fließen muß, um eine Erregung auszulösen. Statt der Rechteck-Stromstöße werden vielfach auch Kondensatorentladungen benutzt, wobei die Kapazität der verwandten Kondensatoren variiert wird. Bei der Chronaxiebestimmung an einem Gesamtnerven muß jedoch berücksichtigt werden, daß er aus vielen Einzelfasern mit unterschiedlicher Rheobase und Chronaxie besteht. Bei der „Chronaxiebestimmung" am Gesamtnerven kann es sehr wohl geschehen, daß die Rheobase einer Fasergruppe bestimmt wird, dann mit Hilfe der doppelten Rheobase jedoch die „Chronaxie" einer anderen Gruppe von Fasern, die eine höhere Rheobase, aber eine kürzere Chronaxie aufweist („Auskreuzen" von Fasern). Trotzdem hat sich die Chronaxiebestimmung beim Menschen bei Nervenläsionen durchaus bewährt.

g) Die Reizung durch Wechselströme

Die Reizwirkung von Wechselströmen kann man sich verständlich machen, indem man sie als Serie von Stromstößen auffaßt, für deren jeden einzelnen die oben beschriebenen Gesetzmäßigkeiten der Gleichstromreizung Geltung haben, so das Gesetz von der „polaren Erregung". Bedeutungsvoll wird ferner sein die Geschwindigkeit des Stromanstieges bzw. die Stromform und endlich vor allen Dingen die Flußdauer des Stromes in einer Richtung, was hier gleichbedeutend ist mit der Phasendauer (oder aber dem halben reziproken Wert der Frequenz des Wechselstromes). Die Abb. 264 zeigt, wie man sich den Wechselstrom in seiner physiologischen Reizwirkung etwa umzudeuten hat. Stromanstieg und Abfall entsprechen jeweils Schließung und Öffnung der Gleichstromstöße, dann erfolgt ein Polwechsel und wiederum das gleiche Spiel. Man hat sich darüber klar zu sein, daß bei Verwendung „sinusförmiger" Wechselströme nach der Art der Abb. 264 mit jeder Frequenzänderung auch die „Anstiegsgeschwindigkeit" des Stromes in der einzelnen Phase geändert wird. Für die Reizwirkung solcher Ströme, namentlich die Lage der Schwellenintensitäten, werden also maßgebend sein: 1. die Anstiegsgeschwindigkeit des Stromes in der Einzelphase (sie wird bei sehr niederen Frequenzen die Schwelle im Sinne einer Erhöhung beeinflussen); 2. die Flußdauer des Stromes in einer Richtung in der Einzelphase (sie wird die Schwelle beeinflussen, wenn sie

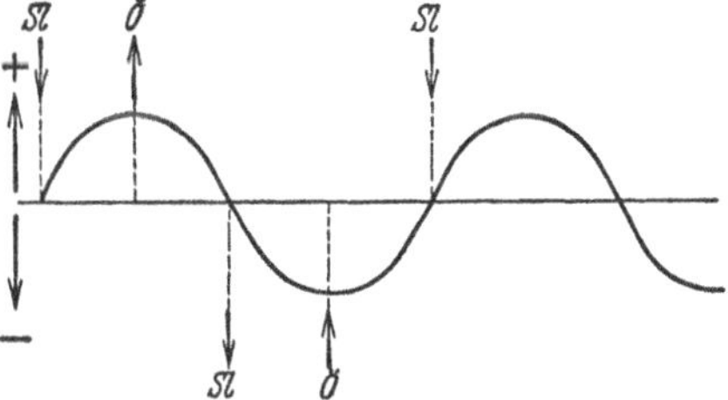

Abb. 264. Die Reizwirkung elektrischer Wechselströme wird verständlich, wenn man sie als aneinandergereihte Gleichstromstöße wechselnder Richtung auffaßt mit Schließung (*Sl*) und Öffnung (*Ö*). Entscheidend für die Reizwirkung eines Wechselstromes ist seine Phasendauer oder besser seine Flußzeit in *einer* Richtung und die Anstiegsgeschwindigkeit der Spannung. Beide aber hängen zwangsläufig von der „Frequenz" des Wechselstromes ab (s. Text)

in die Größenordnung der „Nutzzeit" der untersuchten Objekte fällt, die Schwelle wird also mit steigender Frequenz stark ansteigen müssen); 3. der Abstand der einzelnen Reize, also die Frequenz des Stromes, und zwar deshalb, weil jeder Nerv durch einen vorhergehenden Reiz in seiner Erregbarkeit verändert wird (s. o. Refraktärzeit) usw.

Die Beziehungen zwischen Wechselstromfrequenz und Lage der Reizschwelle für einen motorischen Nerven des Warmblüters (Ischiadicus) gibt die Abb. 265 wieder. Man sieht sehr deutlich, daß die Reizschwelle ein Optimum bei einer bestimmten mittleren Frequenz hat und daß sie ansteigt für sehr niedere Frequenzen („Einschleichwirkung" der mit der Frequenz abnehmenden „Anstiegsgeschwindigkeit" des Stromes in der Einzelphase), sowie vor allem für hohe Frequenzen, wo sie schließlich sogar praktisch unendlich groß wird durch die starke Verkürzung des Stromflusses in einer Richtung. Geht man schließlich über zu sog. hochfrequenten Wechselströmen mit Frequenzen der Größenordnung 10^5/sec, so wird die Einzelflußzeit so kurz, daß eine Reizschwelle praktisch nicht mehr zu erreichen ist. Es ist daher ohne weiteres möglich, bei Frequenzen von 10^6/sec Stromstärken von mehreren Ampère durch den menschlichen Körper zuschicken, ohne daß es zu einer Erregung kommt. Der Strom wird jedoch dabei entsprechend den Gesetzen der Elektrizitätslehre im lebenden Gewebe „Stromwärme" entwickeln. Die je Zeiteinheit gebildete Wärmemenge Q kann aus der Stromstärke I und dem wirksamen Widerstand W des Körpers zwischen den Zuleitungselektroden berechnet werden. Es ist: $Q = I^2 \cdot W \cdot \text{konst.}$ Diese Möglichkeit der künstlichen Durchwärmung von lebendem Gewebe wird von der praktischen Medizin ausgenützt in *Diathermie-* und *Kurzwellen-*Geräten. Durch entsprechende Gestaltung der Elektroden läßt sich die Stromdichte unter den Elektroden so verstärken, daß es dort zu einer Verkochung des Gewebes kommt (Anwendung in der „Elektrochirurgie" zur planmäßigen Gewebszerstörung).

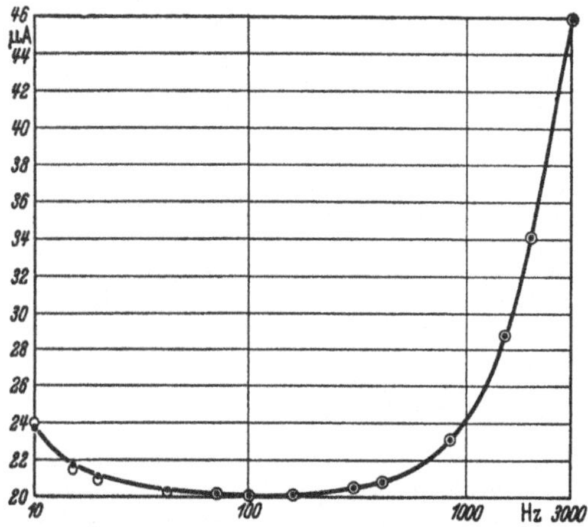

Abb. 265. Beziehungen zwischen Reizschwelle (in µAmp.) und Frequenz eines sinusförmigen Wechselstromes, bestimmt am N. ischiadicus eines Hundes

Für das ganze Problem der Wechselstromreizung ist, wie oben betont wurde, grundlegend wichtig die Beziehung zwischen Wechselstromfrequenz und Chronaxie des zu reizenden Objektes. Da die Chronaxien verschiedener Nervenarten recht beträchtlich differieren, werden auch ihre Wechselstromreizschwellen große Unterschiede zeigen. Ein Wechselstrom höherer Frequenz, der einen Nerven von kleiner Chronaxie eben erregt, wird z.B. einen solchen von großer Chronaxie überhaupt noch nicht erregen können. Es ist auf diese Weise möglich geworden, in einem gemischten Nerven, der Fasern verschiedener Chronaxie enthält, durch Wahl entsprechender Frequenzen die verschiedenen Bestandteile isoliert zu reizen.

Eine solche auswählende, „selektive", Reizung kann auch dadurch ermöglicht werden' daß die Fasern unterschiedliche Membranschwellen und einen unterschiedlichen Steilheitsbedarf aufweisen. So hat sich z.B. gezeigt, daß das Frequenzoptimum für vegetative Fasern zwischen 10 und 30 Hz liegt, für die dickeren markhaltigen Fasern dagegen zwischen 100 und 200 Hz. Diese Auswahlmöglichkeiten können nun noch erhöht werden durch Anwendung von lokalanaesthetischen Substanzen und durch Kompression. Die dünnen markarmen Fasern werden nämlich durch lokalanaesthetische Substanzen rascher reversibel ausgeschaltet als die markreichen, während umgekehrt bei Kompression zuerst die dicken, dann die dünnen markhaltigen und erst zuletzt die marklosen Fasern unerregbar werden. (Auch die Aufhebung der Erregbarkeit durch Kompression ist reversibel; man kann damit rechnen, daß eine starke Kompression des Oberarms oder Oberschenkels bis zur Unterbrechung des arteriellen Blutstroms bei schweren Verletzungen bis zu 2 Std aufrechterhalten bleiben kann; bei darüber hinausgehenden Kompressionszeiten kommt es allerdings zu irreversiblen Schäden.)

Bei einer Degeneration des Nerven steigt seine Chronaxie (und auch die des degenerierenden Muskels) an, so daß er schon auf Wechselströme der gewöhnlich technisch benutzten Frequenz von 50/sec nicht mehr anspricht. Eine Muskelzuckung läßt sich dann nur noch durch Gleichstromreiz mit höherer Schwelle erzielen, wobei die Zuckungsform stark abgewandelt ist (träge, wurmartige Zuckung, s. S. 469).

5. Chemische Vorgänge bei der Nervenerregung

Der Nerv weist eine bestimmte Struktur, also Ordnung der Moleküle, auf; es muß fortgesetzt freie Energie zur Verfügung gestellt werden, um diese Ordnung aufrechtzuerhalten (Erhaltungsumsatz, s. S. 204). Der Nerv erweist sich ferner als polarisiert, d.h. es besteht eine bestimmte Differenz in der Konzentration der Ionen im Innern gegenüber der umspülenden Lösung; die Aufrechterhaltung dieser Konzentrationsdifferenzen ist notwendig, wenn der Nerv erregbar, d.h. leistungsbereit sein soll; auch dies erfordert laufende Energiezufuhr (Bereitschaftsumsatz). Erhaltungsumsatz und Bereitschaftsumsatz ergeben zusammen den Ruhe- oder Grundumsatz des Nerven.

Für den markhaltigen Froschnerven wurde er bei 20° zu rund 0,4 cal/100 g und Minute bestimmt. Durch Messung des O_2-Verbrauchs und direkte Messung der Wärmebildung wurden übereinstimmende Werte gefunden (bei einem calorischen Äquivalent [S. 207] von 5 cal/cm^3 Sauerstoff). Beim marklosen Nerven, der gegenüber Diffusionsverlusten weniger gut geschützt ist, ist der Ruheumsatz entsprechend höher, noch wesentlich höher bei den synaptischen Ganglienzellen mit ihrer durch die Dendriten bedingten außerordentlichen Vergrößerung der Oberfläche (vgl. S. 423). So wie ein Land mit weiten offenen Grenzen viele Zollbeamte einstellen, d.h. ernähren und kleiden muß, um diese Grenze zu bewachen, so muß diejenige Zelle am meisten Energie aufwenden, um das notwendige Konzentrationsgefälle zur Umgebung aufrechtzuerhalten, die ceteris paribus die größte Oberfläche aufweist.

In dieser Hinsicht ist die Nervenzelle (wie andere Zellen) einer aufgeladenen Batterie zu vergleichen, die sofort leistungsbereit ist. Es kostet zwar Energie, die unvermeidlichen Ladungsverluste dauernd auszugleichen, aber dafür gewinnt der Organismus außerordentlich an Reaktionsvermögen. Bei Eintreffen eines Reizes muß nicht erst die Batterie aufgeladen, d.h. reaktionsbereit gemacht werden, sondern sie steht zur sofortigen Antwort stets bereit.

Durch den Reiz wird ein sich selbst katalysierender Prozeß ausgelöst, der zur Umpolarisation der Membran führt; nachträglich wird die vorherige Polarisation wieder hergestellt. Beide Vorgänge erfordern zusätzlich Energie *(Tätigkeitsumsatz)*.

Die energieliefernden Substrate werden wir S. 476 ausführlicher besprechen. Hier sei aber schon darauf hingewiesen, daß die Auslösung einer Erregung und ihre Fortleitung nicht denkbar ist ohne gleichzeitigen Ablauf ganz bestimmter spezifischer chemischer Reaktionen. Das oben besprochene Aktionspotential ist ein sehr gutes Kriterium der stattfindenden Erregung, aber es ist nicht das einzige. Gleichzeitig damit laufen chemische Prozesse ab; chemische und physikalische Prozesse verlaufen streng gekoppelt und sind beide meßbare Teiläußerungen des Fundamentalvorganges. Wir können den Erregungsvorgang sowohl elektrisch wie chemisch beschreiben. Wir haben oben die elektrische Beschreibung vorangestellt, weil man ganz allgemein dort, wo die Erregung sich rasch entwickelt und vergeht, leichter den Nachweis auf elektrischem Wege erbringen kann. Wir werden später (z.B. S. 446) umgekehrt dort die chemische Beschreibung in den Vordergrund stellen, wo der Nachweis der Erregungsbildung besser auf chemischem als auf elektrischem Wege durchgeführt werden kann, nämlich bei den langsamer sich entwickelnden Erregungsformen.

Außer den energieliefernden Prozessen spielen sich also noch jeweils spezifische Prozesse ab, wobei allerdings End- oder Zwischenprodukten der energieliefernden Vorgänge noch spezifische Wirkungen zukommen können, wie wir das bei Besprechung des Muskelstoffwechsels noch sehen werden. Nach dem Vorschlage v. MURALTs werden alle spezifischen Stoffe, deren Bildung oder Freisetzung eine Teilerscheinung des Aktionszustandes sind, *Aktionssubstanzen* genannt. Durch Einschießen von Nerven in verschiedenem Erregungszustand in flüssige Luft und nachträgliche Analyse der chemischen Änderungen, also sozusagen durch „Einfrieren der Erregung", konnte er den Nachweis erbringen, daß beim markhaltigen Nerven regelmäßig als eine solche Aktionssubstanz Acetylcholin auftritt. Es wird offenbar mit großer Geschwindigkeit aus einer Vorstufe (z.B. aus einer Bindung mit Eiweiß) bei der Erregung in Freiheit gesetzt und anschließend sehr rasch zerstört (oder vielleicht zurückgebunden). Wir werden (S. 448) bei Besprechung der Erregungsübertragung im sympathischen System sehen, daß dort in den meisten Fällen die Rolle des Acetylcholins als Aktionssubstanz von Adrenalin und Nor-Adrenalin übernommen wird. Als eine solche Aktionssubstanz wurde auch das Thiamin (Aneurin, Vitamin B_2) erkannt; es scheint wichtig zu sein für die Umladung der Membran bei Erregung (möglicherweise für das Na-Transportsystem), nicht aber für die Aufrechterhaltung des Ruhepotentials. Diese Wirkung ist unabhängig von seiner Wirkung als Bestandteil der Cocarboxylase (s. S. 246). Es wird im Nerven ständig verbraucht und muß dauernd nachgeliefert werden (v. MURALT). Außerdem wird noch von einer Reihe weiterer Substanzen vermutet, daß sie eine Rolle als Aktionsssubstanzen spielen könnten.

6. Die Fortpflanzung der Erregung im Nerven

Wir sahen oben, daß bei elektrischer Reizung des Nerven der angelegte Strom eine gewisse Mindestdauer fließen muß und in einer bestimmten Mindestzeit eine gewisse Höhe erreicht haben muß, um eine ausreichende lokale Antwort und damit eine Erregung auszulösen. Es läßt sich zeigen, daß das bei jeder Erregung entstehende Aktionspotential alle Voraussetzungen erfüllt, um eine genügende lokale Antwort des benachbarten Nervenabschnittes auszulösen. Genau wie eine künstlich angelegte Kathode zu ausgreifenden elektrotonischen Stromschleifen über eine gewisse Distanz des Nerven führt (S. 431), so greift auch das Aktionspotential auf die Nachbarschaft über; dadurch wird dort die Membran depolarisiert, damit derselbe zur Erregung führende Prozeß ausgelöst wie zuerst an der Stelle des Reizes.

Es ist damit der alte Grundgedanke von HERMANN festgehalten worden, wonach sich die Potentialdifferenzen zwischen einer erregten Stelle und der unerregten Nachbarschaft durch lokale „Strömchen" ausgleichen (*„Strömchen-Theorie" der Erregungsleitung*, Abb. 266). Man darf nur nicht die auftretenden „Strömchen" für die Erregung selbst halten; durch ihre depolarisierende Wirkung lösen sie erst eine Erregung aus, zu der, wie wir oben sahen, nicht nur physikalische, sondern auch bestimmte chemische Voraussetzungen notwendig sind.

Wie aus Abb. 266 weiter hervorgeht, breitet sich die Erregung von einer erregten Stelle nach beiden Seiten über den Nerven aus. Der Nerv besitzt *doppelsinniges Leitvermögen.* Da aber die Synapsen die Erregungen nur in einer Richtung zu übertragen vermögen, wird unter physiologischen Bedingungen jeweils nur eine Fortpflanzungsrichtung benutzt.

Die *Fortpflanzungsgeschwindigkeit* der Erregung läßt sich so bestimmen, daß man an zwei möglichst entfernten Punkten die Aktionspotentiale ableitet und die zeitliche Differenz ihres Auftretens bestimmt. Bei solchen Messungen stellt sich heraus, daß die Fortpflanzungsgeschwindigkeit für verschiedene Nervenfasern durchaus unterschiedlich ist (von 0,5—120 m/sec), wobei sie 1. um so größer wird, je dicker die Nervenfaser ist, und 2. eine sprunghafte Beschleunigung erfährt, wenn die Nervenfaser mit einer Markscheide versehen ist (Abb. 267, Weiteres s. u.). Mit der erhöhten Leitungsgeschwindigkeit findet sich ein steilerer Anstieg und eine größere Höhe des Aktionspotentials, eine Verkürzung der Chronaxie und eine Abnahme der Schwelle, also eine größere Erregbarkeit (ERLANGER und GASSER).

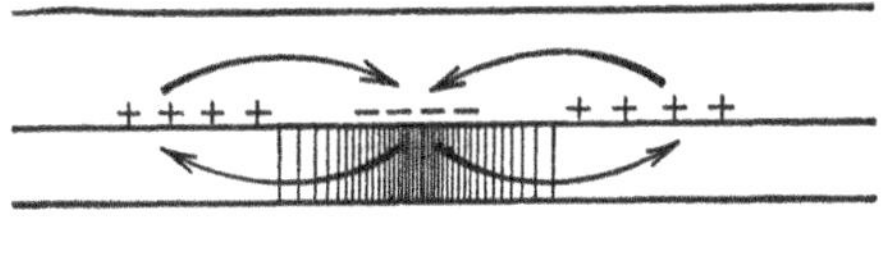

Abb. 266. „Strömchen-"Theorie der Erregungsleitung. Zwischen der jeweils erregten (negativen) Stelle einer Nervenfaser und der unerregten Nachbarschaft (positiv) kommt es zum elektrischen Spannungsausgleich. Die auftretenden „Strömchen" sollen nach dieser Vorstellung zur Erregung der unerregten Nachbarschaft führen

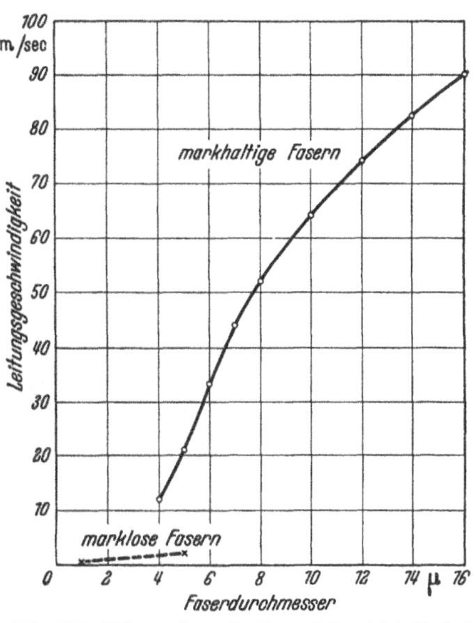

Abb. 267. Mit zunehmender Faserdicke steigt die Leitungsgeschwindigkeit der Erregung an, steiler bei markhaltigen als marklosen Fasern. Bei Fasern gleichen Durchmessers (z. B. 4 μ) nimmt die Leitungsgeschwindigkeit bei markhaltigen gegenüber marklosen Fasern sprunghaft zu. (Nach KORNMÜLLER, A. E.: Die Elemente der nervösen Tätigkeit. Stuttgart 1947)

Wird nicht eine Einzelfaser gereizt, sondern ein ganzer Nervenstamm, der sich ja aus ganz verschiedenen Fasern zusammensetzt, so macht sich die unterschiedliche Leitungsgeschwindigkeit darin bemerkbar, daß das Aktionspotential um so mehr auseinandergezogen wird, je reizferner es abgeleitet wird (Abb. 268), da die Erregung in den langsamer leitenden Fasern mit wachsender Verspätung eintrifft (Abb. 269). Es ist dabei bemerkenswert, daß in einem peripheren Nerven nicht alle möglichen Faserdurchmesser und damit Leitungsgeschwindigkeiten gleichmäßig verteilt vorkommen, sondern eine gewisse Gruppierung vorliegt. So lassen sich die einzelnen Gruppen durch „Buckel" im Aktionspotential leicht verfolgen (Abb. 269).

Nach ERLANGER und GASSER werden die einzelnen Fasergruppen unterteilt in A-, B-, C-Fasern, wobei die A-Gruppe nochmals in 4 Untergruppen zerfällt. Die schnellstleitende Gruppe Aα findet sich bei motorischen Nervenfasern und sensiblen Fasern von den Muskelspindeln (80—120 m/sec, beim Warmblüter), Aβ sind afferente Fasern von den Berührungsreceptoren der Haut (um 60 m/sec); die wesentlich langsamer leitenden Aγ-Fasern sind wieder efferente Fasern zu den Muskelspindeln, die Aδ-Fasern kommen von Warm-, Kalt- und Schmerzreceptoren der Haut (20—40 m/sec). Die B-Gruppe (um 10—20 m/sec) wird im wesentlichen gebildet von den präganglionären vegetativen Fasern, die C-Gruppe (0,5 bis 2 m/sec) von den postganglionären und den afferenten Fasern des Grenzstrangs. Zur C-Gruppe gehören aber auch sensible Fasern von der Haut und diejenigen der Hinterwurzel nach dem Spinalganglion, die sich von den übrigen C-Fasern durch ihre ungewöhnlich hohen Nachpotentiale unterscheiden (GASSER). Die unterschiedliche Leitungsgeschwindigkeit ist vor allem auf der sensiblen Seite für die Meldung nach den Zentren von großer Bedeutung.

Wir werden sehen, daß durch Fortleitung von Erregungen in Fasern verschiedener Leitungsgeschwindigkeit zu den zugehörigen Rindengebieten dort unterschiedliche Erregungsmuster entstehen, die der Wahrnehmung als Grundlage dienen. Durch Benutzung von Fasern verschiedener

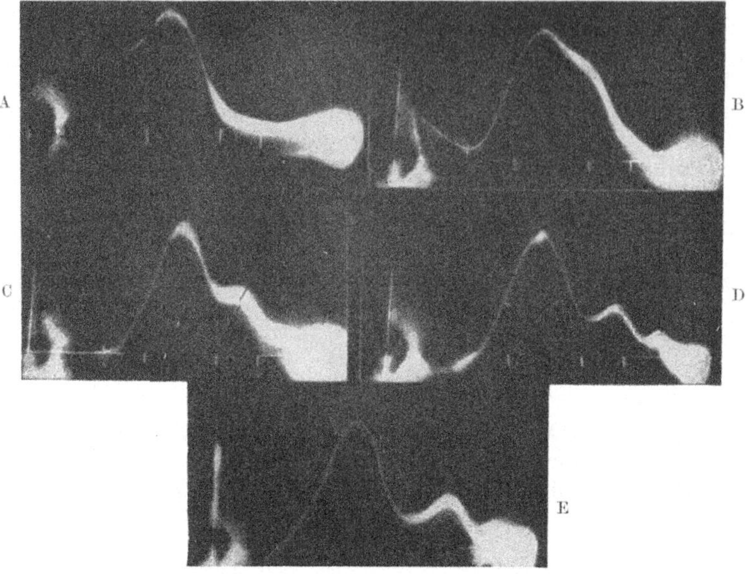

Abb. 268A—E. Oscillogramme von Aktionsströmen des Ischiadicusnerven eines Ochsenfrosches. Abstand des Ableitungspunktes vom Reizort in Millimetern: A 12,0, B 31,0, C 46,5, D 62,5, E 82,0. 26° C. Zeitmarkierung auf der Basislinie in msec. Man beachte, wie mit wachsendem Abstand der Reizstelle vom Ableitungspunkte die Aktionsstromkurve auseinandergezogen und immer vielgipfeliger wird. (Nach ERLANGER, GASSER und BISHOP)

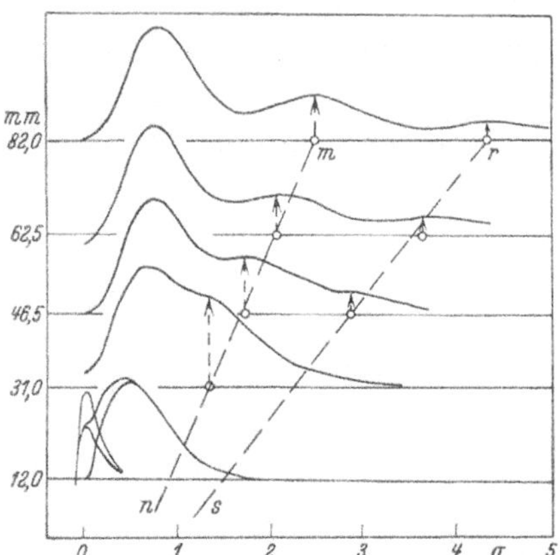

Abb. 269. Umzeichnung von Oszillogrammen, wie sie die Abb. 268 zeigte. Ordinate: Abstand zwischen Reizstelle und Ableitungsstelle. Abszisse: Zeit in msec. Die Linien *m—n* und *r—s* verbinden die Gipfel der langsameren Nebenwellen, welche um so deutlicher werden, je weiter der Abstand zwischen Reizstelle und Ableitungspunkt ist. Die verschieden rasch laufenden Wellen ziehen sich auf dem längeren Weg weiter auseinander. (Nach ERLANGER, GASSER und BISHOP)

Leitungsgeschwindigkeit zu gleichen Rindengebieten kann so die Grundlage verschiedener Sinnesqualitäten gegeben sein.

Wir haben oben an Hand von Abb. 267 gesehen, daß mit dem Auftreten der Markscheide die Leitungsgeschwindigkeit gegenüber den marklosen Fasern plötzlich stark ansteigt. Auf die Ursache dieser Erscheinung müssen wir noch etwas ausführlicher eingehen. Es hat sich herausgestellt, daß in diesen Fasern die Erregung nicht kontinuierlich fortgeleitet, sondern sprunghaft von Schnürring zu Schnürring weitergegeben wird (*saltatorische Erregungsleitung*, Abb. 270, ERLANGER und BLAIR, TASAKI, v. MURALT, STÄMPFLI). An jedem einzelnen Ranvierschen Knoten (oder Schnürring) ist die Markscheide unterbrochen, die das Zwischenstück (Internodium) isolierend umgibt. Nur an diesen Schnürringen ist die Axonmembran nackt mit dem umgebenden Medium in Kontakt. Nur dort wird bei Anlegen einer Kathode oder bei Fortleitung eines Aktionspotentials ein ausreichender

Ionenstrom entstehen können, um eine Erregung auszulösen. Abb. 271 zeigt im Vergleich zu Abb. 266, wie nunmehr die „Strömchen" von einem Nervenabschnitt zum anderen verlaufen. Es werden zwar, wie das die gestrichelten Linien andeuten, auch durch die Markscheide gewisse Verluste eintreten, aber die entscheidenden Wirkungen können nur an den Schnürringen eintreten, so daß die Erregung mit hoher Fortpflanzungsgeschwindigkeit von Schnürring zu Schnürring springt.

Die internodale Strecke wird durch rein passiv-physikalische Stromschleifen überbrückt, die vom erregten Schnürring (N_1 in Abb. 271) ausgehen, im Achsenzylinder bis zum nächsten Schnürring (N_2) reichen, dort austreten und im Außenleiter (Elektrolytschicht auf der Markscheide) zum 1. Schnürring zurückkehren.

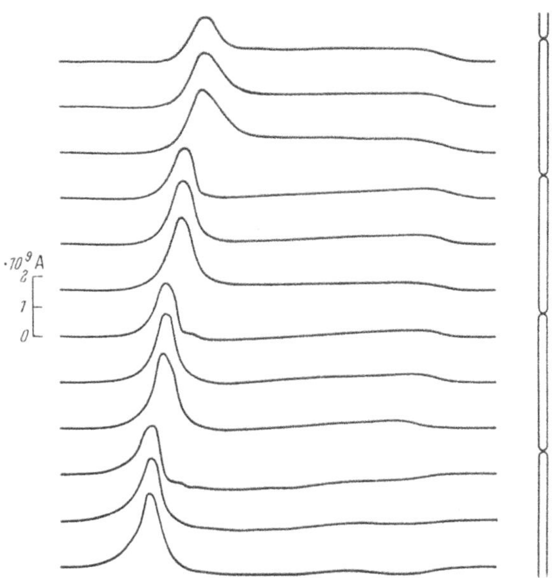

Abb. 270. Die Erregungsleitung im markhaltigen Nerven erfolgt sprunghaft, saltatorisch. Registrierung von Aktionsströmen einer isolierten markhaltigen Nervenfaser, wobei schrittweise die Ableiteelektrode von der Reizstelle entfernt wird. Rechts schematisch die Nervenfaser mit ihren Schnürringen, von der abgeleitet wird. Die Erregung läuft von unten nach oben. Man sieht, daß auf allen Teilen eines Internodiums die Aktionsströme zu gleicher Zeit abgeleitet werden, daß aber bei Verschiebung über einen Schnürring hinweg eine Verspätung eintritt. (In der Eichung links soll es heißen: 10^{-9} A.) [Nach Huxley, A. F., u. R. Stämpfli: J. Physiol. **108**, 315 (1949)]

Durch die Erfindung der Markscheide mit ihren Unterbrechungen hat die Natur nicht nur eine bessere Isolation der Faser gegen Ionenverluste erreicht und damit den Energieverbrauch in Ruhe und bei Tätigkeit erniedrigt, sondern auch hohe Leitungsgeschwindigkeiten in verhältnismäßig dünnen Kabeln ermöglicht. Es muß ja jeweils das Aktionspotential eines Elements im nächsten eine erneute Erregung herbeiführen, die dann wieder ein Nachbarelement erregt usf. Deshalb muß die Fortpflanzungsgeschwindigkeit der Erregung um so größer werden, je größer der Abstand der Einzelelemente ist. Durch die Schnürringe wird erreicht, daß dieser Abstand vergrößert wird, u. U. auf mehrere Millimeter. Verlängert man in Abb. 267 die Gerade für die Beziehung zwischen Faserdicke und Leitungsgeschwindigkeit so, daß man auch bei marklosen Fasern schließlich solche von 80 bis 120 m/sec erreichen würde, so ergibt sich ein außerordentlich hoher Faserdurchmesser. Unser N. femoralis etwa müßte den Umfang eines starken Schiffstaus annehmen, wenn er bei gleicher Faserzahl und gleicher Leitungsgeschwindigkeit nur aus marklosen Fasern bestünde.

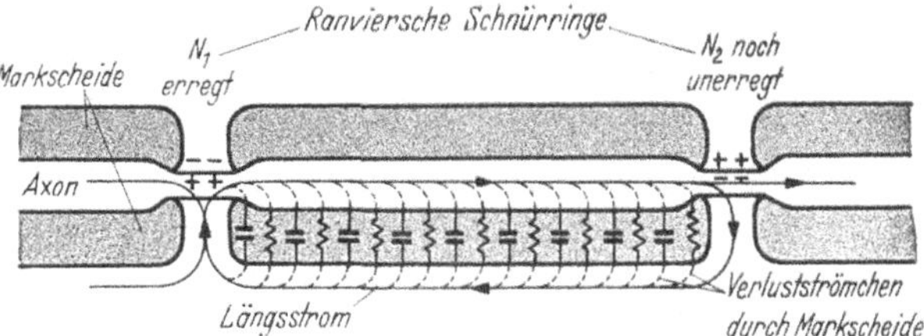

Abb. 271. Schema zur saltatorischen Erregungsleitung in den markhaltigen Nervenfasern (nicht maßstäblich!). Der Schnürring N_1 ist im Gegensatz zu N_2 erregt (s. Text). [Aus Stämpfli, R.: Erg. Physiol. **47**, 70 (1952)]

Der Haupteinwand gegen die Befunde, die für die dargestellten Folgerungen sprechen, war bisher die Tatsache, daß die höchsten Leitungsgeschwindigkeiten im Rückenmark gefunden werden (z.B. im Tractus spino-cerebellaris 135 m/sec), dessen Fasern man vielfach als frei von Schnürringen hielt. In jüngster Zeit konnten aber auch hier Ranviersche Schnürringe oder Äquivalente von Schnürringen festgestellt werden, die gerade in einigen Bahnen besonders große Abstände aufweisen, so daß die hohe Leitungsgeschwindigkeit erklärlich ist.

Bei dieser Sachlage erhebt sich die Frage, ob denn nicht eine Faser die Nachbarfaser beeinflussen könne, zumal häufig die Ranvierschen Schnürringe benachbart liegen. Das ist nun tatsächlich der Fall. Zwar kann unter normalen Bedingungen nicht eine Erregung von einem Schnürring auf den einer Nachbarfaser überspringen, aber es finden sich deutliche Veränderungen in der Erregbarkeit. Die Erregung verläuft also isoliert in den einzelnen Fasern, beeinflußt aber gleichzeitig die Erregbarkeit und damit die Erregungsleitung in benachbarten Fasern, so daß eine Synchronisation des Erregungsablaufs in benachbarten Fasern eintreten kann. Das ist besonders deutlich der Fall bei marklosen Nerven, und es ist durchaus denkbar, daß in zahlreichen Fällen der Synchronisation von Erregungen im ganzen Zentralnervensystem diese gegenseitige Erregbarkeitsbeeinflussung der einzelnen Fasern eine wesentliche Rolle spielt (ADRIAN). Bei Schädigungen der Markscheide, z.B. bei Nervenverletzungen, kann jedoch sogar ein Überspringen der Erregung von einer Faser, z.B. von einer motorischen auf eine Schmerzfaser, erfolgen. Man spricht dann von einer (pathologischen) peripheren Synapse oder Ephapse (ARVANITAKI, GRANIT).

7. Die Erregungsübertragung in Synapsen

Unter Synapsen verstehen wir allgemein die Übertragungsstellen von Erregungen von einem Neuron auf ein anderes Neuron oder auch auf Endorgane, sofern eine gesonderte Übertragungsformation vorliegt wie bei der Endplatte des motorischen Nerven. Lange Zeit hat man versucht, die gesamte Erregungsleitung und Erregungsübertragung auf rein physikalische (elektrische) Vorgänge zurückzuführen. Aber wir haben schon oben gesehen, daß dies zur Deutung der Erregungsleitung nicht ausreicht, sondern daß auch chemische Vorgänge berücksichtigt werden müssen; erst recht gilt das für die Erregungsübertragung. Diese kann nämlich in einigen Fällen so lange Zeiten in Anspruch nehmen, daß die elektrischen Erscheinungen im zuführenden Neuron schon abgeklungen sind, bevor eine Erregung etwa im Endorgan nachweisbar wird. Hier ist von vornherein zu vermuten, daß die chemischen Vorgänge noch stärker hervortreten als bei der Erregungsleitung. Wir wählen deshalb mit Absicht als erstes die Besprechung der Erregungsübertragung in einem System. wo die Übertragungszeit der Erregung besonders lang ist.

a) Die Erregungsübertragung auf vegetativ innervierte Endorgane

Ein entscheidender Fortschritt wurde erzielt durch die schon S. 78 erwähnte Entdeckung von LOEWI, daß sich bei Reizung des Herzvagus im isolierten Froschherzen ein Stoff bildet, der in die Nährlösung übergeht und, mit dieser auf ein zweites Herz übertragen, dort dieselben Wirkungen auslöst wie ein Vagusreiz. In der Folgezeit konnte nachgewiesen werden, daß es sich bei diesem „Vagusstoff" um **Acetylcholin** handelt. Es wird jedoch im Gewebe und im Blut mit sehr großer Geschwindigkeit zerstört, d.h. verseift in das viel weniger wirksame Cholin und Essigsäure. Die Hydrolyse kann einmal geschehen durch unspezifische Esterasen, wie man sie im Plasma und im Gewebe in recht großer Konzentration findet, dann aber auch, und zwar besonders rasch, durch eine spezifische *Acetylcholin-Esterase*, die in den Blutkörperchen und überall dort enthalten ist, wo Acetylcholin freigesetzt wird und in das Gewebe diffundieren kann. An einer Nervenendigung frei werdendes Acetylcholin kann deshalb immer nur für kurze Zeiten wirksam sein.

Man hat so die Vorstellung entwickelt, daß, wie im ganzen Verlauf einer bestimmten Nervenfaser, so auch an der Nervenendigung im Gewebe, bei der Erregung Acetylcholin aus einer Vorstufe in Freiheit gesetzt wird, aus der Nervenendigung in das innervierte Gewebe diffundiert, dort eine Erregung auslöst und rasch wieder zerstört wird, so daß eine räumlich und zeitlich beschränkte Erregungsübertragung vom Nerven auf das Endorgan zustande kommt. (Im Spezialfall der Vagusreizung wird allerdings am Herzen nicht eine Förderung, sondern eine Hemmung ausgelöst (vgl. S. 75).

Alle Nervenfasern, bei deren Erregung Acetylcholin als Erregungsüberträger fungiert, werden **cholinerge Fasern** genannt. Als cholinerge Fasern stellten sich fast alle Fasern des Parasympathicus (S. 520), die markhaltigen motorischen Fasern und die präganglionären Fasern des Sympathicus (S. 521) heraus. Der Nachweis konnte einmal dadurch geführt werden, daß bei Mikroinjektion winziger Mengen von Acetylcholin durch sehr dünne Glascapillaren dieselben Reaktionen ausgelöst werden konnten wie bei Einlaufen einer Erregung über den Nerven, und weiter durch den Nachweis von Acetylcholin im abströmenden Blut nach elektrischer oder reflektorischer Erregung der betreffenden Nerven.

Bei der raschen Zerstörbarkeit des Acetylcholins hat sich sein *Nachweis* nur dadurch ermöglichen lassen, daß im *Physostigmin* (Eserin) ein Stoff gefunden wurde, der seine Zerstörung verhindert, so daß es im abströmenden Blut nachgewiesen werden konnte.

Das **Physostigmin** verbindet sich mit der Cholinesterase, wird aber durch sie im Gegensatz zum Acetylcholin nur sehr langsam zerstört, so daß in dieser ganzen Zeit eine Fixation des Acetylcholins durch die Cholinesterase nicht stattfinden und seine Zerstörung nicht eingeleitet werden kann. Es handelt sich also um eine „Verdrängungswirkung“, um eine Verdrängung des Acetylcholins von seinem „Receptor“ am Ferment.

Die Acetylcholinwirkung wird erklärt durch seine depolarisierende Wirkung auf die Zellmembran, so daß es in der betreffenden Zelle eine Erregung auslöst. Normalerweise wird es sehr rasch zerstört, so daß nach Ablauf dieser Erregung die Membran wieder voll polarisiert wird und erneut erregbar ist. Wird jedoch die Acetylcholinzerstörung durch Physostigmin blockiert, dann häuft es sich lokal an, es kommt zu einer dauernden Depolarisierung der Zelle und damit zu ihrer Unerregbarkeit. Durch bestimmte Gifte läßt sich die Cholinesterase irreversibel zerstören, gebildetes Acetylcholin wird nicht mehr zerstört, und es kommt zum Erlöschen der Erregbarkeit von Nerven und Endorganen und damit zum Untergang des vergifteten Organismus.

In vielen Fällen kann weiter umgekehrt die Acetylcholinwirkung auf das Endorgan durch das Gift der Tollkirsche, das **Atropin,** aufgehoben werden. Wiederum handelt es sich um eine „Verdrängungswirkung“, wobei das Acetylcholin durch das Atropin von seinem „Receptor“ im Endorgan, z.B. im Sinusknoten des Herzens oder in der Speicheldrüse oder im glatten Muskel, verdrängt wird und nicht zur Wirkung kommen kann.

Die jeweils gebildeten Acetylcholinmengen sind so gering, daß sie sich auf chemischem Wege nicht nachweisen lassen, sondern nur im biologischen Test, d.h. in seiner Wirkung auf das Froschherz oder auf die glatte Muskulatur der Froschlunge oder schließlich auf die (glatte) Rückenmuskulatur des Blutegels. Wenn die zu prüfende Lösung auf alle 3 Testobjekte gleich wie eine Testlösung von Acetylcholin wirkt, diese Wirkung jedoch nach Behandlung mit Alkali bzw. Zusatz von Blut (Cholinesterase) aufgehoben wird, wird dies im allgemeinen als ausreichender Beweis für die Anwesenheit von Acetylcholin angesehen.

Auf den **Mechanismus der Acetylcholinwirkung** müssen wir noch etwas ausführlicher zurückkommen, da er bei verschiedenen Endorganen offenbar unterschiedlich ist. Wir werden sehen, daß in der Endplatte des *quergestreiften Muskels* und in der Membran bestimmter Nervenzellen unter den synaptischen Endknöpfen die Permeabilität für *alle* Ionen (also nicht selektiv) erhöht ist. Dadurch wird eine gewisse lokale Depolarisation ausgelöst, die elektrotonisch auf die Umgebung übergreift. Wenn sie groß genug ist, löst sie dort den oben besprochenen lawinenartig anwachsenden Prozeß der Permeabilitätserhöhung von Na^+ aus, also eine fortgeleitete Erregung. Im *Herzen* und im glatten *Muskel* scheint es sich bei der Acetylcholinwirkung um eine selektive Erhöhung der K^+-Permeabilität zu handeln.

Beim glatten Muskel können die Stromschleifen des Aktionsstromes der einen Faser in den Nachbarfasern u. U. ausreichende lokale Antworten herbeiführen, so daß auch dort eine fortgeleitete Erregung (und damit eine Kontraktion) resultiert. Eine gleiche Depolarisation wie durch Acetylcholin kann nun am glatten Muskel, jedenfalls des Darms und des Ureters, auch durch *Dehnung* hervorgerufen werden. Wird durch Kontraktion einer Fasergruppe eine benachbarte gedehnt, dann kann auf diese Weise dort u. U. eine Erregung ausgelöst werden (vgl. S. 487).

An *Drüsenzellen* scheint jedoch der Wirkungsmechanismus ein völlig anderer zu sein. Hier wird durch Acetylcholin nicht eine Depolarisation, sondern überraschenderweise eine *Hyperpolarisation* ausgelöst. Sie scheint dadurch zustande zu kommen, daß hier das Acetylcholin spezifische aktive Transportmechanismen in Gang setzt. Es wird aktiv Cl′ aus dem Interstitium in das Zellinnere geschafft, dem passiv zugehöriges Kation folgt. Dadurch steigt in der Drüsenzelle der osmotische Druck, so daß auch Wasser passiv eintritt. Wahrscheinlich erfolgt dann die Abgabe von Wasser und Salzen passiv durch Filtration an der Lumenseite der Drüsenzelle.

Die meisten postganglionären Fasern des Sympathicus erweisen sich jedoch nicht als cholinerg. Hier kommt ein anderer Modus der Erregungsübertragung in Betracht, nämlich die Bildung von **Nor-Adrenalin** (Arterenol) neben einem geringen Anteil von Adrenalin. Wiederum findet sich, daß die Nervenfaser in ihrem ganzen Verlauf bei Erregung Nor-Adrenalin und Adrenalin in Freiheit setzt; an der Nervenendigung diffundiert die Substanz in das innervierte Gewebe und übt nun dort ihrerseits ihre spezifischen Wirkungen aus (s. S. 521). Im Gegensatz zu den cholinergen Fasern werden diese **adrenerg** genannt. Die Zerstörung des Nor-Adrenalins (durch Amino-Oxydasen und Phenol-Oxydasen) erfolgt langsamer als die des Acetylcholins durch die Cholinesterase, außerdem nur im Gewebe und nicht im Blut. Es kann deshalb etwas vom Überträger der Nervenerregung in die Capillaren diffundieren und auf dem Blutweg an andere Stellen verschleppt werden. Die Wirkungen werden deshalb nicht immer so streng lokalisiert sein wie bei den cholinergen Fasern.

Nicht alle Nervenfasern lassen sich in eine der beiden Gruppen als cholinerg oder adrenerg einordnen, vor allem nicht die sensiblen Nervenfasern. Bei ihrer Reizung läßt sich eine Substanz feststellen, die dem Histamin in mancher Hinsicht ähnlich, aber mit großer Wahrscheinlichkeit nicht mit ihm identisch ist. Es erscheint also verfrüht, von histaminergen Nervenfasern zu sprechen. Man hat angenommen, daß ein bestimmtes histidinhaltiges Polypeptid (Substanz P) als Überträgersubstanz der sensiblen Nerven wirken könne, doch ist auch diese Frage noch unentschieden.

b) Die Erregungsübertragung auf den quergestreiften Muskel

Zu jedem Muskel ziehen in großer Zahl motorische, sensible und autonome Nervenfasern. Hier sollen uns nur die motorischen interessieren und der Mechanismus ihrer Erregungsübertragung.

Bei ihrem Eintritt in den Muskel spalten sich die motorischen Fasern auf, so daß eine einzelne Nervenfaser mehrere Muskelfasern innerviert, diese mit der Vorderhornnervenzelle zu einer motorischen Einheit verbindend. Je kleiner die Zahl der Fasern einer solchen Einheit, desto exakter wird die Bewegung des Muskels abstufbar. Am kleinsten ist sie in den äußeren Augenmuskeln, wo sich 5—10 Muskelfasern auf eine Nervenfaser finden, gegenüber 70—160, ja in Einzelfällen bis zu 500 bei den Skeletmuskeln.

Die Nervenfaser endigt nicht direkt an den contractilen Elementen, sondern in einer *Endplatte* (Abb. 247), die sich zwischen den beiden Strukturen ausgebildet hat. Nahe der Endplatte verliert die Nervenfaser ihre Markscheide, verbreitert und verdickt sich, bildet ein Netz und vermittelt so eine große Kontaktfläche.

Wird der Muskel einmal direkt gereizt und das andere Mal indirekt durch Reizung der Nerven in Erregung versetzt, so verstreicht im zweiten Fall eine längere Zeit bis zur Muskelerregung. Es läßt sich dies nachweisen, wenn die Kontraktion des Muskels als Indicator der stattgefundenen Erregung gewählt wird. Noch exakter läßt sich der Nachweis durch Ableitung der Aktionspotentiale von Nerv und Muskel führen. Diese Übertragungszeit in der Endplatte liegt bei etwa 1—2 msec. Schon diese Beobachtung weist darauf hin, daß nicht etwa das Aktionspotential des Nerven direkt den Muskel zu erregen vermag, sondern daß ein besonderer Prozeß dazwischengeschaltet ist.

Daß nicht etwa der Aktionsstrom der Nervenfaser direkt die Muskelfaser erregen kann, geht 1. daraus hervor, daß der Aktionsstrom des Muskels erst beginnt, wenn der des Nerven schon erloschen ist, und 2. daß die Membran zwischen Endplatte und Muskel durch elektrischen Reiz nicht erregt werden kann.

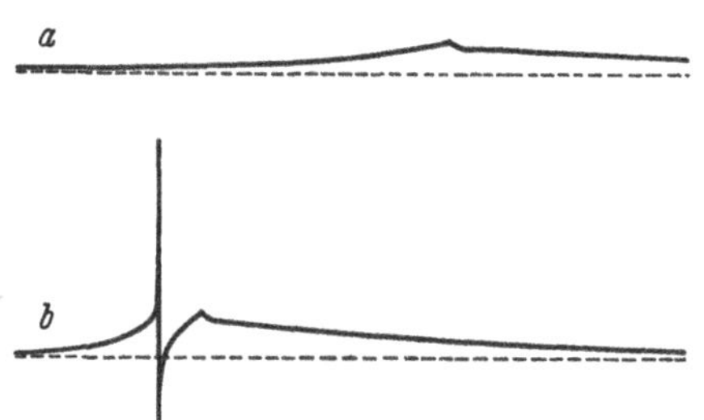

Abb. 272. Endplattenpotentiale einer einzelnen Muskel faser bei Aufbringen von Acetylcholin. Konzentration in *a* 10^{-4}: Es entsteht eine kleine lokale Antwort (Depolarisierung). Bei höherer Konzentration in *b* steigt die lokale Antwort rascher und höher an; es tritt eine fortgeleitete Erregung ein, zu erkennen am Aktionspotential, das von benachbarten Teilen der Muskelmembran einstreut. [Umgezeichnet nach KUFFLER, S. W.: J. Neurophysiol. 6), 99 (1943)]

Mit denselben Methoden, die oben geschildert wurden, konnte festgestellt werden, *daß die motorischen Nervenfasern cholinerg sind*, daß also bei Ablauf einer Erregung *Acetylcholin* in Freiheit gesetzt wird und in die Umgebung diffundiert. Die motorische Faser ist in ihrem ganzen Verlauf cholinerg; wird sie durchschnitten, so häuft sich am proximalen Ende Acetylcholin an und wird bei Einlaufen einer Erregung an die Umgebung abgegeben. Das Acetylcholin bewirkt nun an der Endplattenmembran eine Erhöhung der Permeabilität für alle Ionen und damit eine *Depolarisation*. Es entsteht also an der Endplattenmembran ein *Endplattenpotential* (Abb. 272), das jedoch an der Endplattenmembran selbst keine fortgeleitete Antwort auszulösen vermag. Das Endplattenpotential greift elektrotonisch auf die angrenzenden Teile der Muskelmembran über und bewirkt dort wiederum eine Depolarisation. Ist diese groß genug, dann kommt es an der Muskelmembran zur Auslösung einer fortgeleiteten Erregung, die über die Muskelfaser abläuft und normalerweise von einer Kontraktion gefolgt ist.

Der ganze Vorgang kann nachgeahmt werden durch Injektion kleiner Mengen von Acetylcholin in die zum Muskel führende Arterie oder, noch überzeugender, durch Einbringen winziger Mengen von Acetylcholin im Mikrostrahl in die Endplatte selbst (Abb. 272).

Die chemische Übertragung der Erregung vom motorischen Nerven auf die Endplatte ist bedeutungsvoll für die „Einbahnwirkung“ dieser Synapse. Es kann beim Einlaufen einer Erregung vom Muskel her eine Erregung des Muskels eintreten, nicht aber umgekehrt bei Erregung des Muskels eine solche des Nerven. Die Endplatte wirkt als Ventil, das die Erregung nur in einer Richtung durchläßt.

Elektronenmikroskopische Untersuchungen der Endplatte wie der synaptischen Endknöpfe einer Nervenfaser haben kleine Bläschen (Vesikel) gezeigt, die sich offenbar von Zeit zu Zeit entleeren. Die Annahme liegt nahe, daß es sich um Anhäufungen von Überträgerstoff handelt, die jeweils in der Endplatte bzw. in der Synapse abgegeben werden, weiter, daß es sich im Falle der Endplatte um Acetylcholin handelt. Entsprechend konnten FATT und KATZ feststellen, daß ganz unregelmäßig *Miniaturpotentiale* an der Endplatte auftreten, die jedoch zu klein und von zu kurzer Dauer sind, um an der Muskelmembran eine fortgeleitete Antwort auszulösen. Sie vermögen nur die ,,Ruhepolarisation" herabzusetzen, aber nicht so weit, daß die Membranschwelle überschritten würde. Ihre Zahl wird vermindert durch Hyperpolarisation und erhöht durch Depolarisation. Bei Einlaufen einer Erregung ist die Freisetzung von Acetylcholin groß genug, um die Miniaturpotentiale zu einem größeren Endplattenpotential verschmelzen zu lassen, das nun durch Übergreifen auf die eigentliche Muskelmembran dort eine fortgeleitete Antwort auszulösen vermag.

Die Muskelmembran besteht offenbar aus 2 Teilen: 1. Die Membran zur Endplatte ist elektrisch nicht erregbar; Depolarisation, z.B. durch Acetylcholin, erhöht die Permeabilität nicht selektiv, sondern generell für alle Ionen; es scheint ihr das Na-Transportsystem zu fehlen; sie vermag damit nicht den lawinenartig anschwellenden Prozeß in Gang zu setzen, der zu einer fortgeleiteten Erregung führt. Diese entsteht nur, wenn das lokale Potential groß genug ist, um elektrotonisch ausreichend auf die übrige Muskelmembran übergreifen. Man kann diesen Anteil als *nichtkonduktil* bezeichnen. 2. Die übrige Muskelmembran verhält sich ähnlich wie die des Schnürrings; sie besitzt das Na-Trägersystem; deshalb können fortgeleitete Erregungen entstehen. Man kann diesen Anteil als *konduktil* bezeichnen.

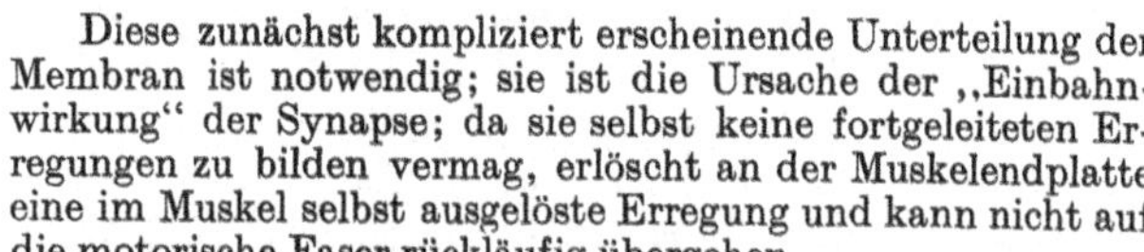

Diese zunächst kompliziert erscheinende Unterteilung der Membran ist notwendig; sie ist die Ursache der ,,Einbahnwirkung" der Synapse; da sie selbst keine fortgeleiteten Erregungen zu bilden vermag, erlöscht an der Muskelendplatte eine im Muskel selbst ausgelöste Erregung und kann nicht auf die motorische Faser rückläufig übergehen.

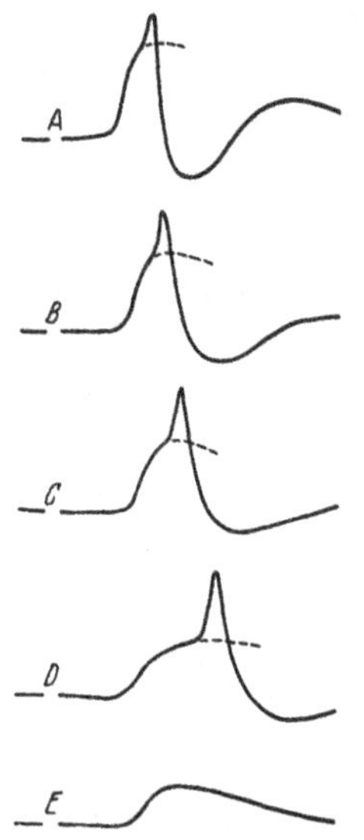

Abb. 273. Endplattenpotentiale im Muskel nach Erregung des motorischen Nerven. Ableitung von einzelnen Endplatten. Bei Einlaufen einer Erregung an der Endplatte entsteht eine lokale Depolarisierung. Hat sie eine bestimmte Größe erreicht und eine bestimmte Zeit angedauert, dann startet eine fortgeleitete Antwort von der Muskelmembran, die durch Einstreuen auch von der Elektrode in der Endplatte abgeleitet wird (aufgesetztes Aktionspotential). Der weitere Verlauf des Endplattenpotentials allein ist gestrichelt gezeichnet. In *A* normal, in *B—E* zunehmende Vergiftung mit Curare. Das Endplattenpotential wird verkleinert, so daß die fortgeleitete Erregung zunehmend später einsetzt und schließlich in *E* die Schwelle nicht mehr erreicht wird. [Umgezeichnet nach KUFFLER, S. W.: J. Neurophysiol. **5**, 18 (1942)]

Das an der Endplatte bei Einlaufen einer Erregung in Freiheit gesetzte Acetylcholin verbindet sich möglicherweise mit dem Eiweiß der Membran und verändert dadurch grundlegend deren Permeabilität. Es wird wie am glatten Muskel (s. o.) durch die lokal angehäufte Acetylcholinesterase rasch abgebaut und damit praktisch unwirksam gemacht. Nachträglich kann es durch eine Acetylase wieder verestert und durch Bindung an ein Trägereiweiß gestapelt werden, von dem es bei Einlaufen einer Erregung erneut gelöst werden kann (NACHMANSOHN).

Im Gegensatz zum glatten Muskel kann Atropin die Acetylcholinwirkung auf die Endplatte nicht aufheben. Das geschieht jedoch durch das Pfeilgift **Curare** bzw. durch das darin enthaltene, heute synthetisch herstellbare Curarin. Nach Vergiftung mit Curarin ist sowohl der Nerv wie der Muskel noch erregbar, die Erregungsübertragung vom Nerven auf den Muskel an der Synapse der Endplatte wird jedoch blockiert. Zwar entsteht noch Acetylcholin in gleichen Mengen wie zuvor, aber seine Wirkung ist so vermindert, daß mit steigenden Dosen Curarin das Endplattenpotential (die lokale Depolarisierungswirkung des entstehenden Acetylcholins) mehr und mehr vermindert wird, so daß es schließlich unterschwellig ist (Abb. 273).

Durch eine unphysiologisch rasche Folge von Reizen kann das Endplattenpotential sukzessiv erhöht werden (Summation, S. 505), so daß dann doch noch eine Zuckung resultiert. Bei der Curarewirkung handelt es sich wiederum um eine Verdrängungsreaktion. Das Curare verdrängt das Acetylcholin von seinem ,,Receptor" an der Membran, an dem es angreift; umgekehrt kann durch Acetylcholin in höherer Konzentration wiederum das Curare verdrängt werden. So läßt sich die Curarewirkung sofort durch Eserin aufheben, weil dann das gebildete Acetylcholin durch die Blockierung der Esterase nicht mehr so rasch zerstört wird, sich anhäuft und das Curare verdrängt. Dadurch ist die Anwendung von Curarin und seinen Verwandten in der Narkosetechnik möglich, da man jederzeit seine Wirkung durch Eserin wieder aufheben kann.

Durch Gabe von Curarin kann die Tiefe einer Narkose niedriger gehalten werden. Bei einer flachen Narkose kommt es nur zur Schmerzausschaltung, noch nicht aber zur Ausschaltung der Rückenmarkreflexe. Eine Operation wäre dann noch nicht möglich, weil unter dem Reiz der Operation die Rückenmarkreflexe zu einer Kontraktion der Muskulatur führen würden (Muskelspannung). Durch Gabe von Curarin wird diese jedoch aufgehoben und eine Operation in sehr flacher Narkose, die die lebenswichtigen Zentren der Medulla oblongata nur sehr wenig beeinflußt, möglich. Da das Curarin, wenn auch später als in der übrigen Muskulatur, auch zu einer Ausschaltung der Atmungsmuskulatur führt, muß die Operation bei künstlicher Beatmung durchgeführt werden.

Außer dem Curarin sind in neuester Zeit noch eine Reihe weiterer Stoffe synthetisiert worden, die die Erregungsübertragung in der Endplatte reversibel blockieren (Relaxantien = Muskelerschlaffer). Unter ihnen findet sich eine Gruppe mit einem völlig anderen Mechanismus: Durch sie wird die Endplatte lang anhaltend völlig depolarisiert, so daß die Erregungsübertragung blockiert wird, wie bei starker kathodischer Durchströmung (Abb. 260) (Succinylcholin, Decamethonium und Acetylcholin in hoher Dosierung selbst).

Das Vorhandensein der Endplatte ist für die Muskelfaser lebenswichtig. Wird der zuführende motorische Nerv zerstört, so überlebt die Endplatte noch Monate bis Jahre. Durch Lähmung des Muskels, dadurch, daß er funktionell nicht mehr in Anspruch genommen wird, kommt es zu einer *Atrophie* der Muskelfasern, die jedoch bei Wiederkehr der Innervation voll reversibel ist. Dauert jedoch der entnervte Zustand über Jahre hinaus, dann zerfällt schließlich die Endplatte und ebenso die zugehörige Muskelfaser und wird durch Bindegewebe ersetzt (*Degeneration*).

c) Die Erregungsübertragung von einem Neuron auf das andere

Im Prinzip handelt es sich hier um denselben Vorgang wie bei der Synapse des Nerven mit dem Muskel in der Endplatte. Wir müssen jedoch von vornherein berücksichtigen, daß an den Nervenzellen einlaufende Erregungen dort nicht nur erneute Erregungen auslösen oder zum mindesten die Erregbarkeit erhöhen, sondern umgekehrt die Erregbarkeit vermindern und zu einer vollständigen Hemmung führen können. Der Übertragungsmodus der Erregung wird in beiden Fällen unterschiedlich sein müssen.

α) Antwortprozeß in erregenden Synapsen

Jede in den Endknöpfen an einer Nervenzelle einlaufende Erregung führt wie in der Muskelendplatte zu einer Freisetzung eines Überträgerstoffes, der aber nicht Acetylcholin ist und dessen Natur noch nicht bekannt ist. Dieser Stoff führt an den unter den Endknöpfen liegenden Teilen der Membran zu einem lokalen Potential, aber nicht zu einer fortgeleiteten Erregung. Das lokale Potential greift jedoch auf die umgebenden Membranbezirke über (durch elektrotonische Ausgleichströme) und bewirkt dort eine fortgeleitete Erregung, wenn es groß genug war. Das wird durch das Einlaufen einer Erregung an einem einzelnen Endknopf niemals erreicht. Stets müssen zahlreiche Endknöpfe gleichzeitig erregt werden, so daß sich die lokalen Antworten addieren können. Es muß zu einer *Summation* unterschwelliger Erregungen kommen (s. S. 505).

Wie die Muskelendplatte, so wirkt auch die Synapse der Nervenzelle durch den dazwischengeschalteten Überträgermechanismus wie ein Ventil, das die Übertragung der Erregung nur in einer Richtung zuläßt. Wird, z.B. durch künstlichen Reiz des Neuriten, eine Erregung rückwärts in die Nervenzelle gefeuert (antidrome Erregung), dann kann zwar die Nervenzelle in Erregung gebracht werden, aber diese kann nicht auf das vorgeschaltete Neuron überspringen.

Wenn wir wir also der Kürze wegen von Erregungsübertragung sprechen, so ist das nicht ganz korrekt. Es wird die Erregung nicht einfach übertragen, sondern es muß ein besonderer Prozeß ausgelöst werden, der dann erst seinerseits über die Potentialbildung in den umgebenden Membranteilen einen zweiten Prozeß startet, der schließlich zur Erregung führt. Es wird auf diese Weise die Gleichmäßigkeit der Erregungsübertragung der Signale von den Receptoren zu den Zentren usw. garantiert.

Durch Untersuchung mit Mikroelektroden, die in die Nervenzelle selbst eingestochen wurden, konnte nachgewiesen werden, daß die Erregung des Neurons stets im ersten noch marklosen Stück (Axonhügel, Abb. 247) beginnt. Dort ist offenbar die Schwelle am niedrigsten. Die Erregung ergreift von dort aus rückläufig die ganze Nervenzelle und schließlich auch die Endverzweigung der Dendriten.

Jedes afferente Neuron verzweigt sich so, daß es Endknöpfe und damit Synapsen mit mehreren Nervenzellen bildet *(Divergenzprinzip)*. Umgekehrt erhält jede Nervenzelle synaptische Endigungen von mehreren zuführenden Nervenfasern *(Konvergenzprinzip)*. Um das zweite, postsynaptische Neuron zu erregen, müssen, wie schon gesagt, mehrere zuführende Nervenfasern erregt sein. Wenn also etwa eine einlaufende Erregung über die Pyramidenbahn zu einer fortgeleiteten Antwort des zweiten Neurons führen soll, so muß dieses schon von anderer Seite unterschwellig erregt sein, einen „Erregungshintergrund“ aufweisen. Wir kommen S. 505 auf die damit zusammenhängenden Fragen zurück.

Gegen die Annahme, daß die einlaufende Erregung erst zur Freisetzung eines bestimmten Stoffes führen müsse, der dann seinerseits die Erregung der Nervenzelle auslöse, ist häufig die sehr kurze Übertragungszeit in den zentralen Synapsen ins Feld geführt worden. Während sie in den vegetativen Ganglien noch 2—3 msec beansprucht, liegt sie in den zentralen Synapsen bei etwa 0,5 msec. Da sich aber gerade dort, wo Acetylcholin freigesetzt wird, in hoher Konzentration diejenigen Fermente finden, die es aufzubauen und zu zerstören vermögen (Acetylcholin-Acetylase und -Esterase), da die Umsatzgeschwindigkeit der Fermente sehr hoch ist, da es weiter denkbar ist, daß mindestens z. T. das Acetylcholin nur aus einer Bindung an Eiweiß freigesetzt zu werden braucht und nachträglich zurückgebunden werden kann, und da schließlich die Endknöpfe der Neuriten von der Nervenzelle nur durch einen sehr schmalen subsynaptischen Spalt getrennt sind, so daß keine weiten Diffusionsstrecken zurückgelegt werden müssen, ist die Geschwindigkeit des Vorgangs durchaus verständlich.

β) Antwortprozeß in hemmenden Synapsen

Erregungen der zuführenden Neuriten mit ihren Endknöpfen können in der nächstfolgenden Nervenzelle nicht nur Erregungen auslösen, sondern auch Hemmungen. Es handelt sich dabei jeweils um spezifische Neurone mit einem besonderen Übertragungsmechanismus. Wir wählen als Beispiel die Renshaw-Zellen des Vorderhorns, weil dort (durch ECCLES) die Verhältnisse am besten durchuntersucht sind, obschon hier zusätzliche Besonderheiten vorliegen, die wir vernachlässigen müssen. Die Renshaw-Zellen liegen im seitlichen Vorderhorn und erhalten ihre zuführenden Fasern von Kollateralen der motorischen Neuriten, die schon im noch marklosen Initialstück rückläufig zum Vorderhorn ziehen (Abb. 247). Diese Fasern müssen cholinerg sein, da die motorische Faser insgesamt und in jedem Abschnitt cholinerg ist. Die Erregungsübertragung auf die Renshaw-Zelle geschieht also durch Freisetzung von Acetylcholin, wie in der Tat nachgewiesen werden konnte. Der Neurit der Renshaw-Zelle zieht zurück zu motorischen Vorderhornzellen und bewirkt dort eine Hemmung. Bei den Renshaw-Zellen handelt es sich also um kurze, hemmende Zwischenneurone (vgl. S. 508). Jede Vorderhornzelle feuert also nicht nur eine Erregung zur Muskelendplatte ab, sondern gleichzeitig durch die Kollaterale auch rückläufig zur Renshaw-Zelle, über die vor allem synergistische Motoneurone und das zuerst erregte motorische Neuron gehemmt werden.

Das Zustandekommen der Hemmung kann folgendermaßen erklärt werden: Bei Reizung einer Renshaw-Zelle entsteht an der folgenden Nervenzelle unter der Synapse wieder ein lokales Potential, das sich elektrotonisch auf die Umgebung ausbreitet, aber es ist dem bei Reizung erregender Neurone entgegengesetzt gerichtet: Es entsteht eine **Hyperpolarisation** (vgl. Abb. 322, S. 508). Diese führt (wie eine anodische Durchströmung) zu einer Verminderung der Erregbarkeit, u. U. so weit, daß eine vollständige Blockierung eintritt.

Die Entstehung der lokalen Hyperpolarisation an der Synapse kann folgendermaßen gedeutet werden: Es kommt zu einer spezifischen Permeabilitätserhöhung nur für kleine Ionen, so vor allem für das K^+ und Cl', jedoch nicht für Na^+. Dadurch wird der K^+-Ausstrom aus der Zelle und so das „Ruhepotential" erhöht. Ob es sich dabei um einen spezifischen Bau der Membran unter den Endknöpfen oder um die besondere Wirkung des Überträgers (der dann nicht Acetylcholin sein könnte) handelt, ist noch nicht entschieden.

Formal könnte die unterschiedliche Wirkung der verschiedenen Überträgerstoffe bei Bahnung und Hemmung folgendermaßen beschrieben werden: Beide führen zu einer Eröffnung von „Poren", der hemmende Überträger aber nur so weit, daß die Permeabilität für kleine Ionen erhöht wird. Das führt zu überwiegendem Austritt von K^+ und zu Hyperpolarisation. Der bahnende Überträger eröffnet die „Poren" weiter, so daß die Permeabilität für alle Ionen erhöht ist, auch für das Na^+. Das führt zu überwiegendem Eintritt von Na^+ und zu Depolarisation.

Die hemmende Wirkung der Hyperpolarisation ging schon aus Abb. 260 hervor: Der Abstand zwischen Membranpotential und Membranschwelle wird erhöht wie bei anodischer Durchströmung. Das lokale Potential an den konduktilen Elementen der Membran muß nun höher ansteigen, damit die Membranschwelle überschritten wird und eine fortgeleitete Erregung starten kann.

Das „Ruhepotential" der Nervenzelle ist somit in seiner Höhe durchaus variabel: Es wird fortgesetzt erniedrigt durch einlaufende, noch unterschwellige Erregungen bahnender Neurone und erhöht durch die einlaufenden Erregungen hemmender Neurone.

Die Bedeutung der oben geschilderten *Selbsthemmung* geht eindrucksvoll aus folgendem Versuch hervor: Injiziert man einem Versuchstier **Strychnin,** dann kommt es bei Auslösung von Entladungen der motorischen Vorderhornzelle (auf dem Reflexweg oder durch Willkürinnervation) zu schweren *Krämpfen.* So wie Curarin die Erregungsübertragung durch Acetylcholin an der motorischen Endplatte unterbricht, so wird sie an den Renshaw-Zellen durch Strychnin aufgehoben. Die Selbsthemmung unterbleibt und es resultiert der Krampf. Wir werden im folgenden immer wieder darauf hinzuweisen haben, daß für den normalen Erregungsablauf im ZNS hemmende Impulse genauso erforderlich sind wie erregende.

Ob das hier besprochene Modell der direkten Hemmung von Nervenzellen auf alle hemmenden Neurone des ZNS übertragen werden darf, ist allerdings noch nicht geklärt. Man wird sich aber die Vorstellung machen können, daß die direkte Hemmung jeweils in ähnlicher Weise erfolgt. Im übrigen kommen wir S. 508 ausführlich auf das Problem der Hemmung zurück.

In ähnlicher Weise wie durch Strychnin kann durch das Tetanustoxin der Wundstarrkrampf ausgelöst werden. Bei den Krämpfen, die bei bestimmten Lebensmittelvergiftungen (Botulinustoxin) ausgelöst werden, handelt es sich zwar auch um die Blockierung von Hemmungen, in diesem Falle allerdings durch Verminderung der Acetylcholinfreisetzung an den Endigungen cholinergischer Fasern; anschließend kommt es dann durch denselben Mechanismus zu einer Blockierung der Erregungsübertragung in der motorischen Endplatte und damit zu Lähmung wie unter Curarin.

γ) Antwortprozeß in vegetativen Ganglien

Bei Reizung präganglionärer Fasern, die zu Ganglien des vegetativen Nervensystems führen, wie etwa zu denjenigen des Grenzstrangs, läßt sich in der Spülflüssigkeit Acetylcholin nachweisen und umgekehrt durch lokale Acetylcholininjektion in die zuführende Arterie eine Erregung des Ganglions auslösen. Es ist also anzunehmen, daß die präganglionären Fasern cholinerg sind. Ihre Wirkung läßt sich durch Eserin etwas verstärken; durch Atropin ist sie jedoch nicht aufhebbar, wohl aber durch Nicotin. Nicotin führt zwar in geringer Dosierung zu einer gewissen Depolarisation der Ganglienzellen, so daß es erregbarkeitssteigernd wirken kann, aber in größeren Dosen wird die Depolarisation so stark und überdauernd, daß eine weitere Erregung nicht mehr eintreten kann und die Erregungsübertragung blockiert ist. Man spricht deshalb von einem **Ganglienblocker.** Es haben sich zahlreiche verschiedene Substanzen mit ganglienblockierender Wirkung finden lassen, deren Wirkungsmechanismus jeweils etwas verschieden ist. Sie spielen in der praktischen Medizin eine wichtige Rolle dann, wenn es gilt, ein Übermaß von Erregungen, das von den vegetativen Zentren ausgesandt wird, zu unterdrücken. Über weitere Einzelheiten der Erregungsausbreitung im vegetativen System wird S. 518 berichtet.

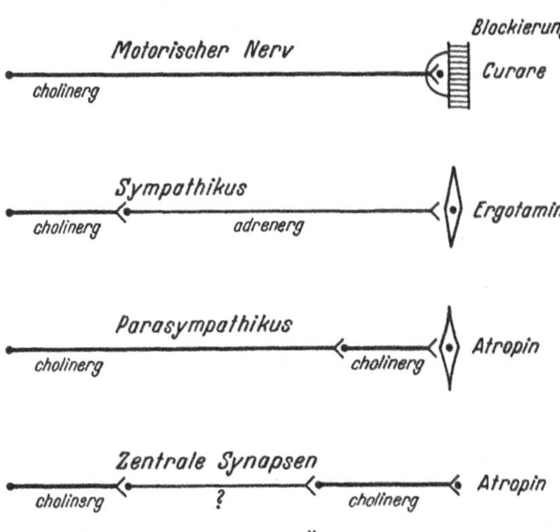

Abb. 274. Schema zur chemischen Übertragung der Erregung auf Ganglienzellen und Endorgane. Rechts sind Substanzen genannt, die die Erregungsübertragung auf das Endorgan zu blockieren vermögen

Abb. 274 soll zum Schluß dieses Kapitels nochmals einen Überblick über die verschiedenen Möglichkeiten der Erregungsübertragung geben. Die Darstellung einer Abwechslung von cholinerger und nichtcholinerger, noch fraglicher Übertragung in zentralen Synapsen ist wahrscheinlich inkorrekt. Es ist heute wahrscheinlich, daß bei jeder Erregung, die ins ZNS einläuft oder dieses verläßt, sowohl hemmende wie erregende Neurone aktiviert werden, wobei die Erregungsübertragung auf die erregenden Neurone noch unbekannt ist, auf die hemmenden möglicherweise durch Acetylcholin erfolgt. Entsprechend kann bei zentraler Erregung vermehrt Acetylcholin im Liquor cerebrospinalis nachgewiesen werden.

8. Die Erregungsbildung in Receptoren

In der Einleitung dieses Kapitels wurde ausgeführt, daß der Organismus über spezielle Transformatoren verfügt, die eine Änderung ihres Milieus (bzw. des eigenen Stoffwechsels) in Erregungen umzuwandeln vermögen. Es ist heute gesichert, daß die Grundlage für die verschiedenen Wahrnehmungen und Empfindungen durch Erregungsbildung in *spezifischen Receptoren* und Fortleitung der Erregung zu spezifischen Gehirnarealen gegeben ist. Man pflegt seit SHERRINGTON die Receptoren einzuteilen in Exteroceptoren und Interoceptoren, je nachdem, ob die Reizung durch

Veränderungen in der Umwelt oder durch solche im Körper selbst entsteht. Die Verschlüsselung der Nachricht geschieht durch Umwandlung in elektrische Signale, wobei aber nicht deren Größe von Stärke und Art des Reizes verändert wird, die zu stark von Zufälligkeiten der Leitungsbahn abhängen würden, sondern deren Folge. Eine Verstärkung des Reizes wird gemeldet durch eine Erhöhung der Zahl der Signale in der Zeiteinheit; dabei können u.U. gleichzeitig auch noch mehr Receptoren der Umgebung miterfaßt werden, und die Zahl der Signale steigt weiter an. Die Variationsmöglichkeit durch Singale verschiedener Frequenz über anatomisch festgelegte Bahnen wäre wahrscheinlich zu gering. Nun ist aber zu berücksichtigen, daß die Erregungsfolge selten regelmäßig ist, sondern eine mehr oder weniger deutliche Gruppierung aufweist, die ebenfalls unter den verschiedensten Einflüssen variiert werden kann, und daß ferner die Leitungsgeschwindigkeit der verschiedenen Fasern unterschiedlich ist. So ergibt sich eine große Variationsmöglichkeit der Meldungen.

Die Umwandlungen des Reizes in Erregungen der vom Receptor wegführenden Faser erfolgt in der Regel dadurch, daß zunächst an der Membran des innerhalb des Receptors befindlichen marklosen Teils der Nervenfaser ein lokales Potential ausgelöst wird, das jedoch seinerseits noch nicht zu einer fortgeleiteten Antwort führt; erst wenn es durch elektrotonische Ausbreitung ein besonderes Element, z.B. den ersten Schnürring der Nervenfaser, erreicht hat, wird dort eine fortgeleitete Antwort ausgelöst. Da das lokale Potential schließlich zur Ausbildung der fortgeleiteten Antwort führt, nennt man es auch **Generatorpotential.** Von Größe und Dauer dieses Generatorpotentials hängt es ab, für welche Zeit und mit welcher Frequenz die fortgeleiteten Aktionspotentiale entstehen. Da innerhalb des physiologischen Bereichs das Generatorpotential direkt proportional zur Reizgröße zunimmt, kann diese eine entsprechende Folge von Aktionspotentialen auslösen. Der Receptor fungiert als Energiewandler (Transduktor, transducer) unter gleichzeitiger hoher Verstärkung. Der Energiezufuhr durch den Reiz kommt nur eine Auslösefunktion zu, so daß sie sehr klein im Verhältnis zu der dadurch schließlich entbundenen sein kann. Die Energie zur Bildung der Erregungen entstammt dem Receptor und nicht dem Reiz. Es kostet den Organismus zwar Energie, den Receptor dauernd wie eine Batterie aufgeladen und entladungsbereit zu halten; das ergibt aber den großen Gewinn einer sofortigen Reaktionsbereitschaft, auch bei kleinsten Reizen.

Die hier erfolgte Darstellung ist allerdings bis jetzt nur für die Pacinischen *Lamellenkörperchen* sichergestellt und auch für andere Mechanoreceptoren gut fundiert.

Die „Schmerzfasern", die nur aus nackten, marklosen Nervenendigungen ohne besonderen Receptor bestehen, scheinen in ihren letzten Verzweigungen ebenfalls eine nichtkonduktile Membran aufzuweisen (ähnlich wie etwa die Dendritenverzweigungen der motorischen Vorderhornzelle). Es ist jedoch noch nicht bekannt, an welcher Stelle die nichtkonduktile Membran in die konduktile Membran mit dem Na-Trägermechanismus übergeht, wo also der fortgeleitete Impuls durch das Generatorpotential ausgelöst wird.

Es ist noch nicht bekannt, auf welche Weise das Generatorpotential bei Beanspruchung des Receptors entsteht. Es wird diskutiert, ob zunächst durch den Reiz eine Bildung von *Acetylcholin* ausgelöst werde, das nun seinerseits seine depolarisierende Wirkung auf die Membran entfalte. Doch wird z.Z. von den meisten Autoren eine solche Annahme nicht für zwingend gehalten.

Im folgenden sollen einige allgemeine Gesetzmäßigkeiten der Receptoren vorwegnehmend besprochen werden, da wir in den folgenden Kapiteln immer wieder darauf zurückkommen müssen (ausführliche Besprechungen S. 625ff.).

a) Adäquater Reiz. Die Receptoren sind jeweils so spezialisiert gebaut, daß sie bevorzugt auf ganz bestimmte Änderungen in ihrer Umgebung reagieren. Es ist dann jeweils bei einer bestimmten Reizart nur eine minimale Energiezufuhr notwendig, um das Generatorpotential aufzubauen, während es bei andern, nicht adäquaten Reizformen überhaupt nicht oder erst bei sehr hoher Energiezufuhr gebildet wird.

Als *adäquate Reize* je nach der Bauart der Receptoren gelten für die Receptoren der Netzhaut: Lichteinfall bestimmter Wellenlänge; des Ohrs: Schwingungen der Luft usw. bestimmter Frequenz; der Berührungsempfänger der Haut an den Haarbälgen: Bewegung des Haars (S. 637); der Druckempfänger der Haut: tangentiale Zerrung der Haut (S. 638); der Kalt- und Warmreceptoren der Haut: die Absoluttemperatur (S. 646). Bei den Schmerzempfängern der Haut und in tiefen Organen finden wir kein spezielles Transformationsorgan, sondern es handelt sich um stark verzweigte, sehr dünne marklose Faserendigungen, die leicht auf alle möglichen Arten von Schädigungen ansprechen können, wobei jedoch die Energiezufuhr schon erheblich größer sein muß als bei spezifisch gebauten Receptoren. Auf der einen Seite wurde so vermieden, daß geringste Änderungen in den Umweltbedingungen schon Abwehrmaßnahmen und Schmerzen auslösen können, auf der anderen Seite jedoch erreicht, daß eine Vielzahl von verschiedenen Einwirkungsmöglichkeiten Abwehrmaßnahmen auslösen kann, nämlich immer dann, wenn eine Gewebsschädigung, unabhängig von der speziellen Ursache, beginnt. Bei den Muskelspindeln stellt die Dehnung den adäquaten Reiz dar; es handelt sich also um Dehnungsreceptoren, wie wir sie auch an anderen Stellen und mit anderem Bau etwa in der Lunge oder bei den *Pressoreceptoren* des Carotis-Sinus und der Aorta finden.

Neben der adäquaten ist auch eine inadäquate Reizung möglich, z.B. eine elektrische, allerdings nur unter erheblich größerem Energieaufwand. Daß dabei im Prinzip gleiche Empfindungen auftreten wie bei adäquater Reizung ist dadurch bedingt, daß die Art dieser Empfindung durch den anatomischen Verlauf der Nervenfasern und der weiteren Neurone zu bestimmten Großhirnarealen gegeben ist (vgl. S. 627).

b) Die *autonome* **Rhythmizität** ist in verschiedenen lebendigen Strukturen in sehr unterschiedlichem Maße vorhanden. Wir haben bei Besprechung des sog. Erregungsbildungs- und Erregungsleitungssystems des Herzens gesehen (S. 59), daß dieses unter Normalbedingungen rhythmisch eine lokale Depolarisation entstehen läßt, die bei einer bestimmten Höhe („Schwelle") jeweils zu einer fortgeleiteten Erregung führt. Unter normalen Bedingungen finden sich zwar an den Nervenzellen und den meisten Receptoren nur rhythmische Erregbarkeitsschwankungen, die allerdings unter besonderen Bedingungen zu autonomer Erregungsbildung führen können; es gibt jedoch auch Receptoren, bei denen die autonome Rhythmizität noch stärker ausgeprägt ist, so daß sie unter bestimmten Stoffwechselbedingungen dauernd in gleichbleibendem Rhythmus tätig sind. So werden wir im Innenohr Receptoren kennenlernen (S. 545), die fortdauernd Erregungen abfeuern, wobei der Rhythmus je nach der Lage des Kopfes oder bei Erteilung einer Beschleunigung variiert wird. Wir werden weiter bei den Warm- und Kaltreceptoren der Haut Gebilde kennenlernen (S. 646), die bei einer bestimmten Absoluttemperatur fortgesetzt rhythmisch tätig sind, wobei der Rhythmus bei verschiedenen Temperaturen unterschiedlich ist. Man spricht auch hier gewöhnlich von der Temperatur als einem adäquaten Reiz, obschon keine zusätzliche Energiezufuhr notwendig ist, sondern eine Variation eines autonomen Rhythmus je nach der Geschwindigkeit der Stoffwechselprozesse bei verschiedenen Temperaturen eintritt. Am Auge sind die Verhältnisse noch komplizierter, weil in der Netzhaut Receptoren vorhanden sind, die erst bei Reizung erregt werden, neben solchen, die auch in Ruhe dauernd tätig sind.

Es wurde oben schon darauf hingewiesen, daß die hohe Rhythmusfähigkeit offenbar durch besondere Eigenschaften beim Übergang von der nichtkonduktilen zur konduktilen Membran bedingt ist und daß sie die Ursache für eine u.U. langdauernde wiederholte Antwort auf den „Gleichstromreiz" des Generatorpotentials darstellt.

c) Adaptation. Die meisten Receptoren vermögen auf einen Dauerreiz auch mit fortgesetzten Erregungen zu reagieren. Eine gewisse „Gewöhnung" an den Reiz kann jedoch bei allen in mehr oder weniger starkem Ausmaß festgestellt werden, indem ihre Erregungszahl im Beginn der Reizung sehr hoch ist und sich erst nach einer gewissen Zeit eine gleichbleibende Impulsfrequenz einstellt (Abb. 275). Dieser als Adaptation bezeichnete Vorgang ist bei den Berührungsreceptoren der Haut an den Haarbälgen (s. S. 638) besonders stark ausgeprägt, so sehr, daß die Impulsaussendung nach recht kurzer Zeit bei weiter bestehendem Reiz u.U. völlig erlischt. Sie weisen also nur eine Empfindlichkeit gegenüber *Änderungen* in der Umgebung auf. Die geringste Adaptation findet sich bei den Schmerzreceptoren. Die meisten Receptoren weisen neben dieser besonderen Empfindlichkeit gegenüber Änderungen des Reizes gleichzeitig eine *Absolutempfindlichkeit* auf, indem das nach Adaptation erreichte Impulsniveau der jeweiligen Reizstärke angenähert proportional gehalten wird. Wenn wir, aus der Kälte kommend, die Hand in warmes Wasser stecken, so empfinden wir dieses zunächst als heiß; doch „gewöhnen" wir uns rasch an die höhere Temperatur und bezeichnen dann das Wasser als warm, aber nicht mehr als heiß. Die anfänglich stark erhöhte Impulsfrequenz von den Receptoren ist zurückgegangen, wenn sie auch so lange auf einem erhöhten Niveau verbleibt, als eine höhere Temperatur vorhanden ist (Weiteres s.u. im Kapitel Sinnesphysiologie).

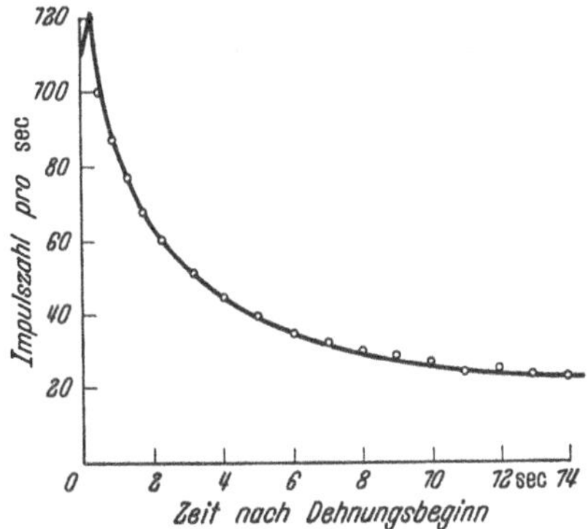

Abb. 275. Adaptation der Muskelspindeln bei gleichförmiger Dehnung. Ein Froschmuskel wird bei 15° mit einem Gewicht von 2 g belastet und damit gedehnt. Die Impulsfrequenz im sensiblen Nerven ist anfänglich sehr hoch, fällt aber in wenigen Sekunden auf einen Endwert, der dann konstant beibehalten wird. Das Sinnesorgan hat sich z.T. an einen gleichbleibenden Reiz „gewöhnt", adaptiert. [Nach MATTHEWS: J. Physiol. **71**, 64 (1931)]

d) Lokalisierbarkeit von Reizen. Für die *Lokalisierbarkeit* eines Reizes erweist sich die Dichte der zur Verfügung stehenden Receptoren als von ausschlaggebender Bedeutung. Stechen wir z.B. mit einer Nadel in die Haut, so werden dadurch mindestens 4 Schmerzreceptoren gereizt (nackte Nervenendigungen von verschiedenen sich durchflechtenden und überlappenden Nervenfasern), und es entsteht eine genau lokalisierbare Wahrnehmung. Nimmt jedoch die Zahl der Nervenfasern bei Schädigung des Nerven ab, dann ist die Lokalisierbarkeit stark herabgesetzt, und es entsteht eine diffuse, quälende Schmerzempfindung; es ist also gleichzeitig der Schmerzcharakter verändert (Weiters s. S. 631, 642).

e) Um uns ein Bild über den **Auslösungsmodus von Erregungen** in Receptoren zu machen, wollen wir hier als ein Beispiel diejenigen in den *Receptoren des Muskels* besprechen.

Wie die Abb. 276 darstellt, finden sich im Muskel eine ganze Reihe verschiedener Sinnesorgane: 1. Die Muskelspindeln. Es handelt sich um Gebilde, die aus einigen modifizierten Muskelfasern in einer gemeinsamen Scheide bestehen, die von sehr dünnen Fasern innerviert werden und deren motorische Endplatte sich von denjenigen anderer Fasern unterscheidet („traubenförmige Endigung"). Sie sind in der Mitte umsponnen von den Endigungen einer dicken sensiblen Nervenfaser (annulospiralige Endigungen) und enthalten weiter „blütendoldenartige" Endigungen einer dünneren sensiblen Faser. Beides sind Dehnungsreceptoren. Sie werden erregt durch eine Dehnung des Muskels und bleiben unerregt, wenn sich der übrige Muskel kontrahiert, weil sie dann entspannt werden. Die annulospiraligen Endigungen werden auch erregt, wenn sich die Spindelfasern selbst kontrahieren. 2. „Sehnenorgane" (GOLGI), die am Übergang des Muskels in der Sehne liegen, die sowohl bei Dehnung des Muskels wie bei seiner Kontraktion erregt werden, also ausgezeichnete „Spannungsanzeiger" darstellen, die allerdings mit höherer Schwelle reagieren als die Spindelfasern. 3. Receptoren in der Fascie, bei welchen es sich wahrscheinlich um Druckreceptoren handelt. 4. Freie Nervenendigungen in den Gefäßen des Muskels, die Schmerzempfindungen auszulösen vermögen.

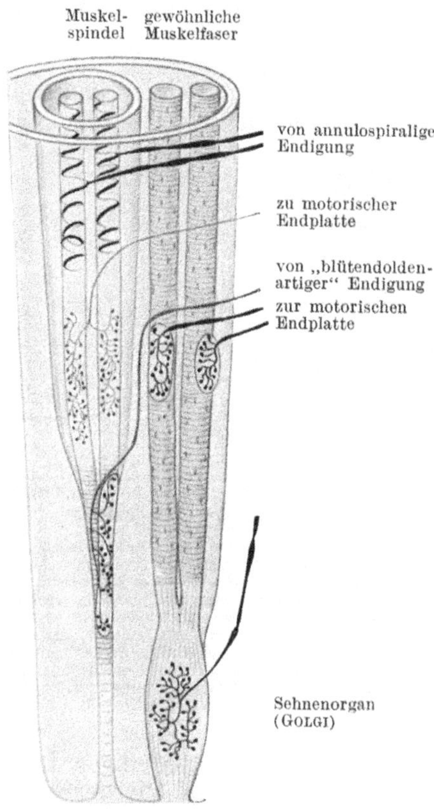

Abb. 276. Schematische Darstellung der Sinnesorgane im Muskel. Es ist eine Muskelspindel gezeichnet mit ihren modifizierten Endplatten und ihren Receptoren. Die Receptoren der Fascie und der Gefäße sind weggelassen. (Modifiziert nach KRIEG, W. J.: Functional Neuroanatomy, Philadelphia 1947)

Eine verschieden starke Dehnung und damit Erregung des Receptors kann die zugehörige Nervenfaser nicht durch Veränderung der Stärke ihrer Erregung übermitteln, da für sie die Alles-oder-Nichts-Regel gilt (s. o. S. 430). Wie Abb. 277 zeigt, geschieht diese Meldung durch Zunahme der Zahl der fortgeleiteten Erregungen mit Anwachsen der Reizstärke.

Wir erkennen auch, daß anfänglich die Impulsaussendung zahlreicher ist als im weiteren Verlauf: Das Sinnesorgan hat sich an den Reiz adaptiert. Diese Adaptation kommt noch deutlicher zum Ausdruck, wenn wir die Dehnung immer langsamer vornehmen (Abb. 278). Es entfällt dann die anfänglich hohe Impulsbildung, und es stellt sich von vornherein diejenige

Zahl an Impulsen ein, die bei dauernder Dehnung aufrechterhalten wird. Abb. 275 soll den Zusammenhang von Erregungsaussendung und Reizdauer und damit das Ausmaß der Adaptation der Muskelspindeln deutlich machen.

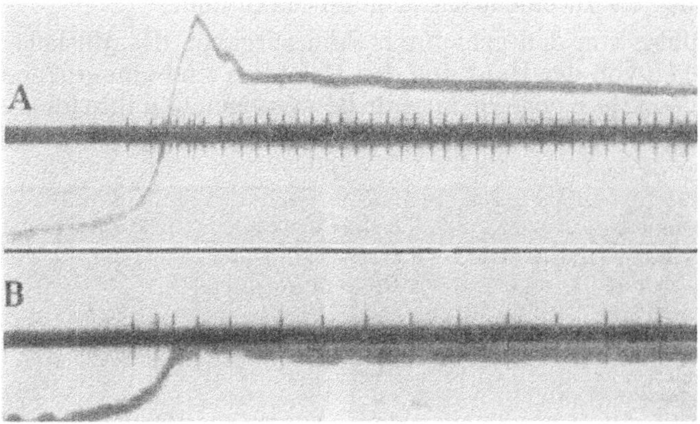

Abb. 277. Aktionspotentiale im sensiblen Nerven des Muskels bei dessen Dehnung mit verschiedener Stärke (Peronaeus longus der Katze, Ableitung von einer einzigen sensiblen Faser, von einem „Sehnenorgan" stammend), Aktionspotentiale = kleine Zacken auf der dicken horizontalen Linie, andere Kurve = Muskelspannung. Bei der stärkeren Muskelspannung in *A* gegenüber *B* ist die Folge der Aktionspotentiale rascher. Man beachte, daß sie im Beginn der Dehnung rascher ist als bei gleichbleibender Dehnung (Adaptation). (Nach MATTHEWS)

Um klare Verhältnisse zu gewinnen, ist in Abb. 277 mit Absicht von einer einzelnen Nervenfaser abgeleitet worden. Da bei einer Dehnung des Muskels viele Muskelspindeln und Sehnenorgane in Erregung geraten, wird

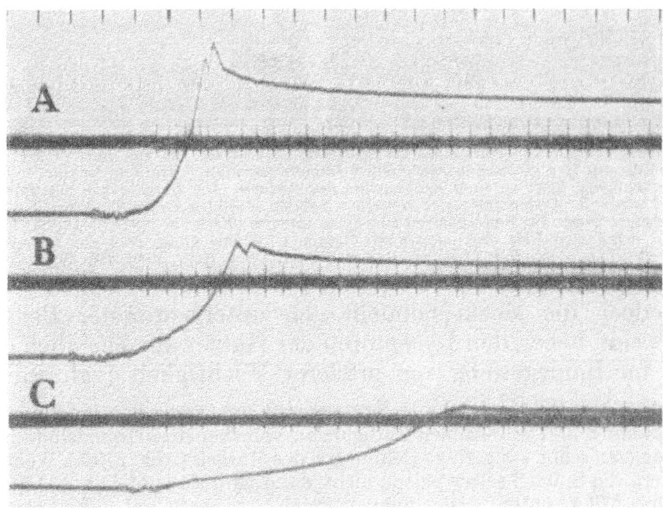

Abb. 278. Aktionspotentiale im sensiblen Nerven des Muskels bei dessen Dehnung mit abnehmender Geschwindigkeit, aber gleichbleibender endgültiger erreichter Stärke. Ableitung von einer einzelnen sensiblen Faser (von einem „Sehnenorgan" stammend). Je rascher die Dehnung erfolgt, desto höher ist anfänglich die Impulsfrequenz. Sie stellt sich in allen Fällen schließlich auf dasselbe Niveau ein, entsprechend dem Grad der gleichbleibenden Dehnung. [Nach MATTHEWS, B. H. C.: J. of Physiol. 78, 1 (1933)]

das Bild bei Ableitung vom gesamten Muskel wesentlich komplizierter. Die verschiedenen Receptoren zeigen nun eine unterschiedliche Schwellenlage. Deshalb wird mit steigender Dehnung nicht nur die Zahl der Impulse über jede einzelne Faser größer, sondern es treten auch mehr und mehr Fasern in Aktion. Jedes Sinnesorgan als Ganzes hat also 2 Möglichkeiten, eine Verstärkung des Reizes zu melden: *1. durch Zunahme der Impulsfrequenz über die Einzelfaser und 2. durch Erhöhung der Zahl der erregten Fasern,* beides bis zu einem bestimmten Maximum.

Die Impulse von den genannten Sinnesorganen des Muskels zusammen mit denjenigen von der Haut und den Gelenken sind von großer Bedeutung für die fortgesetzte Kontrolle unserer Bewegungen und ihre feine Abstufbarkeit (vgl. S. 512). Für die bewußte Wahrnehmung der Gliederstellung

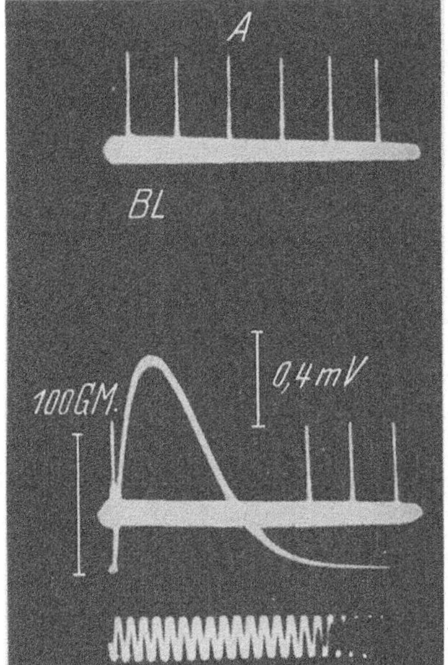

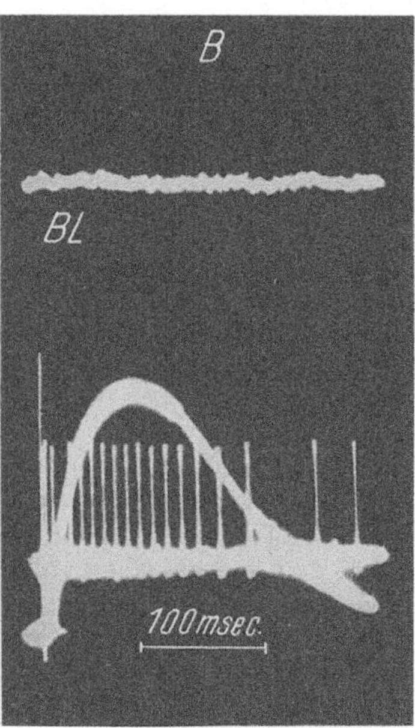

Abb. 279. Aktionspotentiale von einer einzelnen sensiblen Nervenfaser, die von einer Muskelspindel stammt In *A* oben Belastung mit 10 g: Dauernde gleichmäßige Impulsaussendung. *A* unten: Maximaler Reiz der dicken motorischen Nervenfasern führt zu einer Kontraktion des Muskels. Die Impulse von der Spindel hören auf, da sie entspannt wird. *B*: Aktionspotentiale von einer anderen sensiblen Faser, die wahrscheinlich von einem Sehnenorgan stammt. Oben: Bei Belastung mit 20 g keine Impulse (höhere Schwelle!). Unten: Bei Kontraktion des Muskels auf maximalen Reiz des motorischen Nerven wird eine große Zahl von Impulsen abgefeuert. [Aus KUFFLER, S. W., u. C. C. HUNT: Research Publ. Assoc. Nerv. Ment. Dis. **30**, 24 (1952)]

scheinen jedoch die Muskelspindeln von untergeordneter Bedeutung zu sein; hierzu sind neben den Receptoren der Haut wahrscheinlich die Druckreceptoren im Bindegewebe von größerer Wichtigkeit (vgl. auch S. 650).

Es handelt sich jedoch um mehrere Sinnesorgane, die, wie schon kurz angedeutet, verschieden funktionieren. Die sensiblen Endigungen von den Muskelspindeln (annulospiralige Endigung) reagieren schon auf geringe Dehnungen des Muskels (Abb. 279 A). Wenn der Muskel sich kontrahiert, die Spindel selbst jedoch nicht, dann wird sie entdehnt, und die Meldungen hören auf (Abb. 279 A, unten). Die „Sehnenorgane" reagieren mit einer höheren Schwelle (Abb. 279 B). Wenn sich jedoch der Muskel kräftig isometrisch kontrahiert, dann treten sie in Aktion, da sie jetzt stark genug gedehnt werden.

Nun stellt sich weiter heraus, daß beim Warmblüter rund $^1/_3$ der motorischen Fasern sehr kleinkalibrig sind und zu den Muskelspindeln ziehen. Impulse über diese Fasern führen zu Kontraktionen der Muskelspindeln selbst, wobei allerdings eine nur geringe Spannungsentwicklung und keine sichtbare Kontraktion des ganzen Muskels eintritt (das ist nur beim Frosch der Fall). Die dadurch bewirkte Verkürzung der Spindelfasern führt dazu, daß sie bei gleicher Dehnung wie zuvor mehr Impulse über die sensiblen Fasern abfeuern (Abb. 280 B) oder bei einer gleichzeitigen Kontraktion des Muskels nicht stillgelegt werden (Abb. 280 D), sondern weiter Erregungen aussenden (Abb. 280 C).

Wir ersehen aus diesen Befunden, daß die *Empfindlichkeit* des Receptors nicht gleichmäßig ist, sondern durch efferente Erregungen *verstellt werden kann.* Wir werden im Kapitel Sinnesphysiologie sehen, daß zu zahlreichen Receptoren efferente Fasern ziehen, über die sich Einflüsse höherer Gebiete auf den Receptor auswirken können und seine Empfindlichkeit entsprechend einstellen.

Ein Wechsel in der Innervation der Muskelspindeln ändert also ausgesprochen die Meldungen, die von dort ihren Ausgang nehmen. Es muß dieser Mechanismus von großer Bedeutung sein für die feine Abstufbarkeit unserer Bewegungen (KUFFLER, GRANIT. Es zeigt

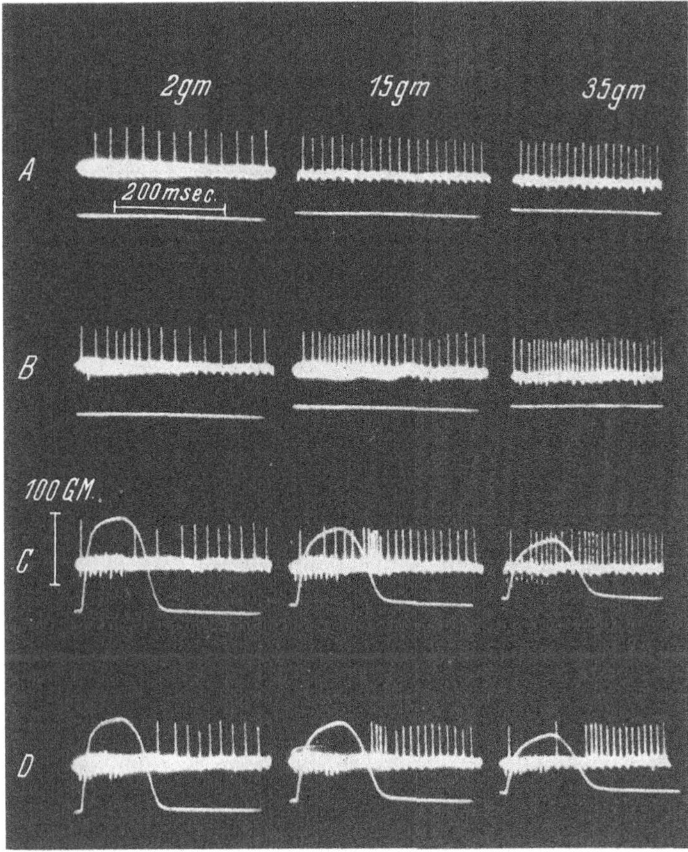

Abb. 280. Ableitung der Aktionspotentiale von einer einzelnen Nervenfaser einer Muskelspindel. *A*: Von links nach rechts zunehmende Impulszahl bei steigender Belastung und damit Dehnung. *B*: Bei Reizung der dünnen motorischen Fasern, wodurch sich nur die Muskelfasern der Spindel selbst kontrahieren, sendet diese Impulse von höherer Frequenz aus als in *A*. Die Gesamtspannung des Muskels ist dabei nicht verändert. *D*: Bei Reizung der dicken motorischen Fasern steigt die Spannung des Muskels stark an (Kontraktionskurve!); während der Kontraktion ist die Spindel entlastet, die Impulse hören auf. *C*: Gleichzeitige Reizung der dicken und dünnen motorischen Fasern. Während der Kontraktion des Muskels feuern die Spindeln weiter, da sie sich nun selbst ebenfalls kontrahieren und nicht so stark entlastet werden. Nur bei geringen Belastungen (2 g) ist die Verminderung der Impulsaussendung noch deutlich. [Aus HUNT, C. C., u. S. W. KUFFLER: J. Physiol. **113**, 283 (1951)]

sich nämlich, daß bei Einlaufen von Erregungen über die γ-Fasern zu den Muskelspindeln jeweils nicht die ganze zugehörige Muskelfaser sich kontrahiert, sondern daß nur eine lokalisierte Kontraktion entsteht, die nicht dem Alles-oder-Nichts-Gesetz folgt, sondern mit zunehmender Impulszahl verstärkt wird, also graduiert werden kann; durch diese Abstufung der lokalen Kontraktion werden abgestufte Impulse aus den Muskelspindeln ausgelöst, die dem Rückenmark zufließen und zu abgestuften Kontraktionen der eigentlichen Muskelfasern führen (s. S. 512, Abb. 324).

Bei Dehnung bzw. Kontraktion der Muskelspindel werden gleichzeitig mit den annulospiraligen auch die blütendoldenartigen Receptoren erregt. Ihr Auswirkungsgebiet ist jedoch ein unterschiedliches (s. S. 502).

9. Die trophische Funktion des Nerven

Die Nervenfasern haben nicht nur eine erregungsleitende, sondern auch eine ernährende Funktion. Wird ein Nerv durchschnitten, so verfallen die distalen Anteile der Fasern der Degeneration. Vom proximalen Abschnitt, der noch mit der Nervenzelle in Verbindung steht, kommt es anschließend zur Regeneration. Diese nimmt ihren Ausgang von der Nervenzelle. Es konnte nachgewiesen werden, daß bei Verletzung eines Nerven die Nucleoproteidbildung des Nucleolus nach anfänglichem Abfall erhöht wird und daß sie durch Stoffe, die die Regeneration des Nerven beschleunigen, eine weitere Steigerung erfährt (v. Muralt). Aus diesen und zahlreichen weiteren Versuchen kann man annehmen, daß von der Nervenzelle aus ein ständiger langsamer Stoffstrom über den Nerven nach der Peripherie zieht (v. Euler, P. Weiss, vgl. den Abschnitt über Neurokrinie, S. 567). Diese Stoffe beeinflussen nicht nur den Nerven selbst, sondern auch den Fermentgehalt des innervierten Gewebes. So hat Burn gezeigt, daß nach Ausschaltung der sympathischen Innervation eines Organs dieses an Aminooxydasen verarmt. Nor-Adrenalin oder Adrenalin, das auf dem Blutwege oder durch Diffusion von der Nachbarschaft in den entnervten Bezirk gelangt, wird deshalb langsamer zerstört und wirkt länger und stärker. So erklärt es sich, daß der entnervte Bezirk gegenüber der Wirkung von Nor-Adrenalin und Adrenalin empfindlicher wird (Gesetz der Denervation, Cannon). In analoger Weise wird die motorische Endplatte des Muskels einige Tage oder Wochen nach einer Nervendurchschneidung empfindlicher gegenüber Acetylcholin. Es kommt dann zu fibrillären Zuckungen, d.h. völlig regellosen Kontraktionen einzelner Muskelfasern (nicht motorischer Einheiten). Wir haben oben schon darauf hingewiesen, daß in der Endplatte auch ohne einlaufende Erregung dauernd etwas Acetylcholin in Freiheit gesetzt wird. Ist nun seine Zerstörung durch Verarmung des Gewebes an Cholinesterase verlangsamt, dann kann es sich anhäufen und diese fibrillären Zuckungen auslösen. Sie werden verstärkt, wenn man die Cholinesterasewirkung vollständig blockiert durch Eserin.

Der Anfang des *Neuauswachsens* bei durchschnittenem Nerven besteht in einer Aussprossung der proximalen Nervenfasern, so daß im neu auswachsenden Stück mehr Nervenfasern gefunden werden, von denen allerdings nach kurzer Zeit einige degenerieren, andere anschließend nicht mit Markscheiden versehen werden. Bei großer Lücke verzweigen sich die aussprossenden Fasern nach allen Richtungen, auch nach rückwärts, und es bleibt dem Zufall überlassen, wie viele Fasern den „richtigen" Weg finden. Durch „Nervennaht" wird nicht etwa eine Vereinigung der durchschnittenen Fasern erreicht, aber es wird dafür gesorgt, daß die auswachsenden Fasern den richtigen Weg finden und daß so die Wiederherstellung komplett werden kann. Wenn im Gehirn eine sehr schlechte Regeneration von Fasern nach Verletzung festgestellt wird, so liegt dies möglicherweise daran, daß durch die Reaktion der Glia der Weg verlegt wird und die aussprossenden Fasern das Ziel nicht erreichen.

Von großem Interesse ist die Tatsache, daß bei länger dauerndem Fehlen von Erregungen in den zuführenden Fasern die zugehörigen Endknöpfe schrumpfen und weniger Überträgerstoff liefern. Bei nachträglicher Wiederaufnahme des Erregungszuflusses wird der Schrumpfungsprozeß wieder rückgängig gemacht. Es sind Hinweise dafür beigebracht worden, daß ein besonders starker Gebrauch von Synapsen zu einer Vergrößerung der Endknöpfe und zu erhöhter Produktion von Überträgerstoff führt. Doch lassen die bisherigen Befunde auch eine andere Deutung zu. Eine Erweiterung dieser Befunde erscheint besonders wichtig, weil sich hier möglicherweise eine Basis für die Vorgänge des Lernens finden könnte (s. S. 609).

Literatur

ADRIAN, E. D.: The mechanism of nervous action. London 1935. — BETHE, A.: Allgemeine Physiologie. Berlin: Springer 1952. — BRAZIER, M. H. B.: The electrical activity of the nervous system. London: Pitman 1951. — BRINK, F.: The role of calcium ions in neural processes. Pharmacol. Rev. **6**, 243 (1954). — BURKHARDT, D.: Die Sinnesorgane des Skeletmuskels und die nervöse Steuerung der Muskeltätigkeit. Ergebn. Biologie **20** (1958). — CANNON, W. B., and A. ROSENBLUETH: The supersensivity of denervated structures. A law of denervation. New York: Macmillan & Co. 1949. — DALE, H. H.: Reizübertragung durch chemische Mittel im peripheren Nervensystem. Wien: Urban & Schwarzenberg 1935. — ECCLES, J. C.: The physiology of nerve cells. Baltimore: Johns Hopkins Press 1957. — The neurophysiological basis of mind. Oxford: Clarendon Press 1953. — ERLANGER, J., and H. S. GASSER: Electrical signs of nervous activity. Philadelphia: University Press 1937. — EULER, U. S. v.: Noradrenaline (Arterenol), adrenal medullary hormone and chemical transmitter of adrenergic nerves. Ergebn. Physiol. **46** (1950). — FATT, P.: Biophysics of junctional transmission. Physiol. Rev. **34**, 674 (1954). — FELDBERG, W.: Central and sensory transmission. Pharmacol. Rev. **6**, 85 (1954). — FELDBERG, W.: Gegenwärtige Probleme auf dem Gebiet der chemischen Übertragung von Nervenwirkungen. Naunyn-Schmiedeberg's Arch. exp. Path. Pharmak. **212**, 64 (1950). — FIELD, J., H. W. MAGOUN and V. E. HALL (Edit.): Neurophysiology, vol. I. Handbook of physiology. Baltimore, Md.: Williams & Wilkins Company 1959. — FLECKENSTEIN, A.: Der Kalium-Natrium-Austausch als Energieprinzip in Muskel und Nerv. Berlin: Springer 1955. — GLASSER, O. (Herausgeb.): Medical physics. Chicago: Year book Publ. Bd. I, 1944; Bd. II, 1950. — GOTTSCHICK, J.: Die Leistungen des Nervensystems. Jena: Gustav Fischer 1952. — GRANIT, R.: Receptors and sensory perception. New Haven: Yale University Press 1955. — GUGGENHEIM: Biogene Amine, 3. Aufl. Basel 1952. — GUTH, L.: Regeneration in the mammalian peripheral nervous system. Physiol. Rev. **36**, 441 (1956). — HARRIS, E. J.: Transport and accumulation in biological systems. London: Butterworths & Co. 1956. — HENATSCH, H.-D.: Allgemeine Elektrophysiologie der erregbaren Systeme. In LANDOIS-ROSEMANN, Lehrbuch der Physiologie, 28. Aufl. im Druck. — HODGKIN, A. L.: The ionic basis of electrical activity in nerve and muscle. Biol. Rev. **26**, 339 (1951). — HÖBER, R.: Physikalische Chemie der Zellen und Gewebe. Bern: Stämpfli 1947. — HUXLEY, A. F.: Electrical processes in nerve conduction. In: Ion transport across membranes. New York: Academic Press 1954. — HYDÉN, H.: Protein metabolism in the nerve cell during growth and function. Acta physiol. scand. **6**, Suppl. **17** (1943). — *Internat. Symposium* über den Mechanismus der Erregung. Berlin: VEB Dtsch. Verlag der Wissenschaft 1956. — JUNG, R.: Die Tätigkeit des Nervensystems. In Handbuch der inneren Medizin, Bd. V/I, S. 1. 1953. — KORNMÜLLER, A. E.: Die Elemente der nervösen Tätigkeit. Stuttgart: Georg Thieme 1947. — KUFFLER, S. W.: Transmission processes at nerve-muscle junctions. In: Mod. Trends Physiol. Biochem., S. 227. 1952. — LORENTE DE NÓ, R.: A study of nerve physiology. Stud. Rockefeller Inst. 131, 132 (1947). — LÜTTGAU, H.-C.: Die Physiologie der markhaltigen Nervenfaser. In BAUER, K. F.: Med. Grundlagenforschung II. Stuttgart: Georg Thieme 1959. — LULLIES, H.: Über „Reizgesetze" und unsere Vorstellungen von den Vorgängen bei der Erregung des Nerven. Ergebn. Physiol. **47**, 1 (1952). — MINZ, B.: The role of humoral agents in nervous activity. Springfield, Ill.: Ch. C. Thomas 1955. — MONNIER, A. M.: Die funktionelle Bedeutung der Dämpfung in der Nervenfaser. Ergebn. Physiol. **48**, 230 (1955). — MURALT, A. v.: Neue Ergebnisse der Nervenphysiologie. Berlin: Springer 1958. — Die Signalübermittlung im Nerven. Basel: Birkhäuser 1946. — NACHMANSOHN, D.: Die Rolle des Acetylcholins in den Elementarvorgängen der Nervenleitung. Ergebn. Physiol. **48**, 575 (1955). — Chemical and molecular basis of nerve activity. New York: Academic Press 1959. — NACHMANSOHN, D. (Herausgeb.): Nerve impulse. New York: J. Macy Found. 1951. — ROSENBLUETH, A.: The local responses of axons. Ergebn. Physiol. **47**, 24 (1953). — The transmission of nerve impulses at neuroeffector junctions and peripheral synapses. New York: J. Wiley 1950. — SCHAEFER, H.: Elektrophysiologie, 2 Bde. Wien: Franz Deuticke 1940 u. 1942. — SHANES, A. M.: Elektrochemical aspects of physiological and pharmacological action in excitable cells. Pharmacol. Rev. **10**, 59, 165 (1958). — STÄMPFLI, R.: Die Ionentheorie des Erregungsvorganges. Naunyn-Schmiedeberg's Arch. exp. Path. Pharmak. **228**, 29 (1956). — Bau und Funktion isolierter markhaltiger Nervenfasern. Ergebn. Physiol. **47**, 70 (1952). — TASAKI, I.: The nervous transmission. Springfield, Ill.: Ch. C. Thomas

1953. — USSING, H. H.: Ionic movements in cell membranes in relation to the activity of the nervous system. Ergebn. Physiol. 50, 159 (1959). — WEISS, P. (Herausgeb.): Genetic neurology. Chicago: University Press 1950. — WINDLE, W. F. (Edit.): Regeneration of the central nervous system. Springfield, Ill.: Ch. C. Thomas 1955.

XIII. Muskel

Zu den grundlegenden Fähigkeiten lebender Organismen gehört auch die der Beweglichkeit, wobei eine Fülle der verschiedensten Bewegungsformen mit unterschiedlichsten Einrichtungen erreicht wird. Hier soll nur von den Muskeln die Rede sein, wie sie der höhere Organismus entwickelt hat, und bei welchen es sich um Gebilde besonderer Struktur handelt, die im Leben befähigt sind, sich in der Längsrichtung zusammenzuziehen und wieder zu erschlaffen. Es findet sich je nach den besonderen Aufgaben eine Spezialisierung in quergestreiften, glatten und Herzmuskeln: Diese Muskeln unterscheiden sich sowohl in ihrem Bau wie in ihrer Funktionsweise.

Während wir beim *quergestreiften Muskel* gewöhnlich eine rasche Kontraktionsfähigkeit finden und eine rasche Erschlaffung nach der Kontraktion bzw. eine rasche Rückkehr zur Ausgangslage nach einer Dehnung (Elastizität), findet sich am *glatten Muskel* eine stark verlangsamte Kontraktionsform und weiter die eigenartige Fähigkeit, bei Dehnung in eine neue Ruhelage überzugehen und in dieser zu verharren (Plastizität). Der *Herzmuskel* steht in seinen Eigenschaften zwischen den beiden, ist aber außerdem dadurch ausgezeichnet, daß die einzelnen Fasern unmittelbar aneinandergrenzen (Glanzstreifen) ohne durch Bindegewebe getrennt zu werden, so daß eine Erregungsausbreitung von Faser zu Faser möglich ist. Wir werden zunächst nur die Gesetzmäßigkeiten des quergestreiften Muskels untersuchen und dann gesondert die Abweichungen des glatten besprechen.

Um die experimentellen Bedingungen zu vereinfachen, gehen wir zunächst aus vom isolierten Muskel. Wir werden uns anschließend der Untersuchung noch mehr vereinfachter Modelle zuwenden, weil wir so eher die Möglichkeit haben, den Fundamentalvorgang der Muskelkontraktion studieren zu können. Erst zuletzt werden wir den Skeletmuskel im Zusammenhang mit dem Gesamtorganismus besprechen.

1. Die Reaktion des isolierten Muskels bei passiver Dehnung und bei Einzelreizen

Wenn wir einen isolierten Muskel (etwa in der Versuchsanordnung der Abb. 281) mit einem Gewicht belasten, dann wird er gedehnt und kehrt nach Wegnahme des Gewichts nach einiger Zeit wieder in seine alte Ausgangslage zurück. Er ist fast vollkommen elastisch. Ein gewisser Dehnungsrückstand kann allerdings, vor allem im Beginn des Versuchs, noch bestehenbleiben: In geringem Ausmaß sind also auch noch plastische Eigenschaften vorhanden, die wir aber hier vernachlässigen wollen (vgl. dagegen unten S. 489, 486).

Vergrößern wir das Gewicht in gleichbleibenden Schritten, dann erhalten wir in den ersten Schritten einen größeren Längenzuwachs als in den späteren: Die Dehnbarkeit nimmt mit zunehmender Vordehnung ab (**Ruhedehnungskurve** der Abb. 284). Das bedeutet, daß z. B. bei einer Beugung des Oberkörpers die Spannung der Rückenstrecker entsprechend wächst und damit dieser Beugung Widerstand geleistet wird. Diese Grundeigenschaft des Skeletmuskels erweist sich von großer Bedeutung für die Aufrechterhaltung des Körpergleichgewichts (vgl. S. 513).

Bei jeder einzelnen Belastungsstufe prüfen wir nun die Arbeitsleistung bei einem maximalen künstlichen Reiz. Wir können dabei im einen Extremfall den Muskel sich frei verkürzen lassen, wobei seine Spannung gleich bleibt und nur die Länge sich ändert (*isotonische Kontraktion*, Abb. 281), im anderen Extremfall lassen wir ihn sich gegen eine starke Feder kontrahieren, so daß er nur seine Spannung ändern kann, nicht aber seine Länge (*isometrische Kontraktion*, Abb. 282). Die gefundenen Werte tragen wir

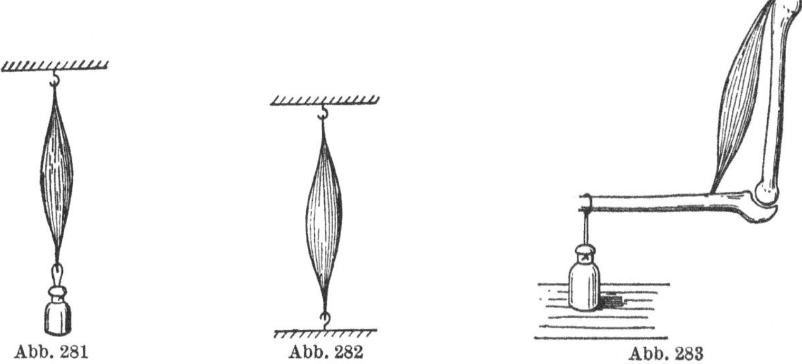

Abb. 281 Abb. 282 Abb. 283

Abb. 281. Einfachste Art der Muskelbetätigung: Freihängendes Gewicht wird gehoben. Geleistete Arbeit ist dabei Gewicht mal Hubhöhe. Die Spannung ist bestimmt durch das angehängte Gewicht und bleibt während der Arbeit konstant. Daher *isotonische Betätigung*

Abb. 282. Muskel, zwischen 2 starren Punkten montiert, kann sich nicht verkürzen, sondern lediglich Kraft entwickeln oder, mit anderen Worten, nur seine Spannung verändern. Da die Abmessung des Muskels dabei gleichbleibt: *isometrische Betätigung*

Abb. 283. In normaler Anordnung arbeitet der Muskel meistens nicht rein isometrisch oder isotonisch, sondern beide Betätigungsweisen sind kombiniert. Um das Gewicht von der Unterlage zu heben, muß der Muskel zunächst nur seine Spannung erhöhen, bis die am Hebelende verfügbare Kraft das Gewicht abhebt (rein isometrische Phase). Bei stärkerer Beugung allerdings wird sich durch die Verlagerung der Angriffspunkte des Gewichtes und der Muskelkraft zum Drehpunkt die Spannung während weiterer Verkürzung verringern können

in das Diagramm der Abb. 284 ein und erhalten durch Verbindung der Einzelpunkte die Kurve der isotonischen und der isometrischen Maxima. Es ist zu ersehen, daß die Kurve der isometrischen Maxima über der der isotonischen liegt.

Nun arbeiten unsere Muskeln in situ praktisch nie isotonisch. Wenn wir ein Gewicht zu heben haben, so wird sich der Muskel erst anspannen, ohne sich zu verkürzen (isometrische Phase), und wird sich dann anschließend, sobald die Kraft genügt, um das Gewicht von der Unterlage abzuheben, bei gleichbleibender Spannung verkürzen (isotonische Phase Abb. 283). Die Punkte dieser „Unterstützungszuckungen“ würden dann zwischen den beiden Kurven der isotonischen und isometrischen Maxima liegen. Die meisten unserer Muskelkontraktionen kann man jedoch als angenähert isometrisch bezeichnen: Die Verkürzung ist verhältnismäßig klein gegenüber der Spannungsentwicklung.

Eine gewisse Schwierigkeit bereitet hierbei die Berechnung der geleisteten Arbeit, da diese ja aus dem Produkt von Kraft × Weg gegeben ist, bei rein isometrischer Kontraktion jedoch der eine Faktor, der Weg, fehlt. Dabei wird zwar „innere“ Arbeit geleistet; es werden die elastischen Elemente gedehnt; es wird jedoch keine „äußere“ Arbeit („Nutzarbeit“) geleistet. Die isometrische Betätigung, also Kraftentwicklung ohne Verkürzung bzw. Bewegung unter ständigem Energieaufwand, findet ein Analogon im Hubschrauber, der, in der Luft stehend, ständig unter Energieaufwand der Schwerkraft eine Gegenkraft entgegensetzt, oder im Elektromagneten, der unter ständigem Energieverbrauch ein Gewicht festhält, ohne aber wirkliche Nutzarbeit zu leisten.

Zu einer Gesetzmäßigkeit von großer Bedeutung gelangen wir nun, wenn wir die *Arbeit des isolierten Muskels bei verschiedener Belastung*, d.h. Vordehnung, berechnen. Für eine Reihe von Belastungen messen wir die jeweils erreichte Hubhöhe bei isotonischer Arbeitsweise (Querlinien in Abb. 284) und tragen sie in die Tabelle 51 ein. Wir ersehen aus ihr, daß mit zunehmender Last zwar die Hubhöhe absinkt, in den Anfangsschritten jedoch keineswegs proportional, so daß bei einer Verdoppelung der Last die Hubhöhe bei weitem nicht auf die Hälfte sinkt. Das bedeutet aber, daß die Arbeit = Kraft × Weg mit zunehmender Vordehnung ansteigt. Der Anstieg ist anfangs sehr steil, dann wird ein flaches Maximum durchlaufen: schließlich sinkt die Arbeit mit weiter steigender Last wieder ab, bis sie schließlich an dem Punkt 0 wird, wo der Muskel nicht mehr imstande ist, das Gewicht zu heben. Dieser Punkt stellt gewöhnlich auch die Grenze der Reißfestigkeit des Muskels bzw. der Sehnenansätze dar. *Es ist also der Muskel imstande, bis zu einem Maximum eine um so größere Arbeit zu leisten, je mehr er belastet wurde.* Auf die große Bedeutung dieser Tatsache für die Förderleistung des Herzens sind wir früher schon ausführlich eingegangen (S. 83).

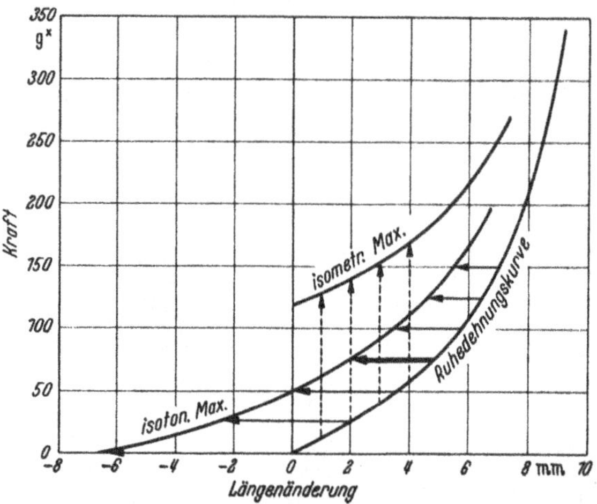

Abb. 284. Beziehung zwischen Spannung und Länge des Muskels (Frosch). Mit zunehmender Belastung des Muskels nimmt seine Länge erst rasch, dann langsamer zu (Ruhedehnungskurve). Auf jeder Dehnungsstufe wird die Längenänderung bei isotonischer Kontraktion (ausgezogene Pfeile) und die Spannungsänderung bei isometrischer Kontraktion (gestrichelte Pfeile) gemessen. Berechnung der geleisteten Arbeit in Tabelle 51. [Nach REICHEL, H.: Erg. Physiol. 47, 469 (1952).]

Tabelle 51.

Kraft g	× Weg mm	= Arbeit mmg
1	× 6	= 6
20	× 5,5	= 110
40	× 4	= 160
60	× 3	= 180
80	× 2,3	= 184
100	× 2	= 200
150	× 1,2	= 180
200	× 0,85	= 170
250	× 0,6	= 150
300	× 0,2	= 60

Unsere Skeletmuskeln befinden sich in ihrer Normallage schon in einem gewissen Zustand der Vordehnung entgegen ihrer Elastizität. Wird bei einem Unfall die Sehne abgerissen, so schnurrt der Muskel zusammen. Wir können damit rechnen, daß die meisten Muskeln bis rund zur Hälfte ihrer maximal möglichen Dehnung bei Ruhelage des Körpers vorgedehnt sind (dicke Querlinie in Abb. 284). Das aber bedeutet, daß unsere Muskeln normalerweise nahe dem ihnen möglichen Maximum arbeiten.

Die Dehnbarkeit des Muskels ändert sich bei seiner Kontraktion nicht (REICHEL). Bei der Prüfung dieser Frage muß allerdings streng darauf geachtet werden, daß nur Punkte gleicher Spannung bei Ruhe und Arbeit miteinander verglichen werden. Es ist danach anzunehmen, daß die contractilen und die elastischen Elemente verschieden sind. Man kann so die Modellvorstellung der Abb. 285 entwickeln. Bei isotonischer und isometrischer Kontraktion kommt es demnach zu gleicher Verkürzung des contractilen Elements, während das elastische bei isotonischer Kontraktion seine Dehnung beibehält, bei isometrischer dagegen um denselben Betrag zusätzlich gedehnt wird, um den sich das contractile Element verkürzt. Daß dann die Maxima bei beiden Kontraktionsformen nicht zusammenfallen, hat wohl folgenden Grund: Mit zunehmender Ausgangsspannung (höhere Punkte auf der Ruhedehnungskurve der Abb. 284) nehmen die Verkürzungen der contractilen Elemente ab (Pfeile in Abb. 284). Die innere Verkürzung bei einer isometrischen Kontraktion, die von einer geringen Ausgangs-

spannung ausgeht (z. B. 1. senkrechter Pfeil), ist daher größer als die äußere Verkürzung einer isotonischen Kontraktion, die von einer höheren Ausgangsspannung ausgeht (z. B. dick ausgezogener Querpfeil in Abb. 284). Deshalb liegt die Kurve der isometrschen Maxima allgemein höher als die der isotonischen Maxima (vgl. auch unten, S. 484).

Mit der gleichen Versuchsanordnung können wir noch eine Reihe von Grundgesetzmäßigkeiten prüfen, die schon bei Besprechung der Herzphysiologie abgehandelt wurden, die deshalb hier nur kurz gestreift seien.

Schreiben wir in der Anordnung der Abb. 286 eine Muskelzuckung auf und markieren den Augenblick der künstlichen, in diesem Fall elektrischen Reizung, dann ergibt sich, daß die Zuckung erst nach einer gewissen Latenz erfolgt. Ihre Größe wird in unserer Anordnung allerdings übertrieben dargestellt durch die Trägheit der Apparatur. (Sie beträgt beim Warmblüter rund $^1/_{1000}$ sec, vgl. Abbildung S. 479.) Wichtig ist aber nun, daß sie mit sinkender Temperatur länger wird. Dies weist darauf hin, daß zwischen dem Reiz und der Kontraktion temperaturempfindliche chemische Prozesse ablaufen müssen. Nach dem beim Nerven Besprochenen (S. 441) müssen wir annehmen, daß die Umwandlung eines Reizes in eine Erregung und vielleicht auch die Umwandlung der Erregung in eine Kontraktion solche zeitverbrauchenden chemischen Prozesse benötigt. Die Kürze der Latenz weist jedoch darauf hin, daß diese Prozesse mit außerordentlicher Geschwindigkeit ablaufen.

Ruhe isoton. isometr

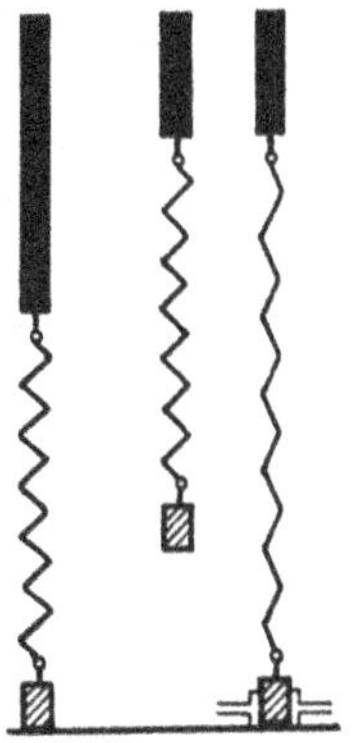

Abb. 285

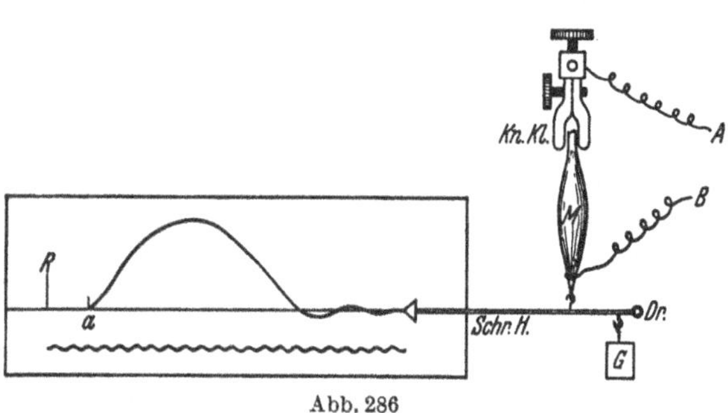

Abb. 286

Abb. 285. Modell zur Elastizität des Muskels. Säule = contractiles Element, Feder = elastisches Element. Isotonische Kontraktion: Verkürzung des contractilen Elements, keine Veränderung des elastischen Elements. Isometrische Kontraktion: Verkürzung des contractilen Elements und Dehnung des elastischen Elements. [Aus REICHEL, H.: Erg. Physiol. 47, 469 (1952)]

Abb. 286. Ein isolierter, überlebender Muskel (*M*) wird in einer Knochenklemme (*Kn.Kl.*) so festgehalten, daß sein unteres, freies sehniges Ende an einem sehr leichten Schreibhebel (*Schr.H.*) befestigt werden kann. Letzterer hat seinen Drehpunkt bei *Dr.* und ist nahe bei diesem mit Gewichten (*G*) belastbar. An der Schreibspitze des Hebels kann eine berußte Fläche vorbeigezogen werden, so daß alle Bewegungen des Hebels bzw. Muskels automatisch aufgezeichnet werden. Bei *A* und *B* wird die Stromquelle für die elektrische Reizung angeschlossen. Die Registrierung zeigt die Aufzeichnung einer „Einzelzuckung". Unten die Stimmgabelschwingungen zeigen $^1/_{100}$ sec an. Bei *R* erfolgt der Reiz, dann folgt die Latenzzeit, die allerdings hier durch die Trägheit der Apparatur übertrieben lang zur Darstellung kommt, bis bei *a* die Verkürzung des Muskels einsetzt

Die Latenz wird unterschiedlich sein müssen, wenn wir den Muskel einmal durch Reizung des Nerven über die Endplatte zur Erregung bringen („indirekte Reizung"), das andere Mal durch Anlegung der Elektroden an den Muskel selbst, unter Ausschaltung der Endplatte, etwa mit Hilfe von Curare (s. S. 450) („direkte Reizung"). Bei direkter Reizung wird die Latenz kürzer sein, da dann die Übertragungszeit der Erregung in der Synapse entfällt.

Wird die Zuckungskurve des Muskels mit sehr großer Empfindlichkeit aufgenommen, so findet sich vor der Kontraktion eine geringfügige Spannungsabnahme, die etwa in der Mitte der Latenzzeit beginnt.

Planmäßige Abstufung der Reizstärke ergibt ein sehr charakteristisches Verhalten des Muskels. Zunächst muß verständlicherweise der Reiz die „*Reizschwelle*" erreicht haben, um überhaupt einen Erfolg in Form einer „Zuckung" zu zeitigen. Fortschreitende Verstärkungen eines „überschwelligen" Reizes sind alsdann von steigenden „Hubhöhen" des Muskels gefolgt. Von einer bestimmten sog. „*maximalen Reizstärke*" an jedoch bleibt weitere Verstärkung wirkungslos. Der Muskel hat eine maximale Hubhöhe für die einfache Zuckung erreicht. Dabei ist von Wichtigkeit, daß der zeitliche Verlauf der Zuckungen als solcher fast unverändert bleibt. Eine Erklärung dieses eben geschilderten Verhaltens ist folgendermaßen möglich: Der quergestreifte Skeletmuskel, um den es sich hier handelt — der Herzmuskel zeigt ein ganz anderes Verhalten —, ist keineswegs ein einfaches Organ, sondern sozusagen eine Vielheit von Einzelorganen: Muskelfasern, die jeweils mit zugehöriger motorischer und sensibler Benervung in sich abgeschlossene Einheiten bilden und nicht alle die gleiche Reizempfindlichkeit besitzen. Durch die schwachen elektrischen Reize werden zunächst nur wenige Muskelfasern erfaßt und in Tätigkeit gesetzt. Je stärker aber der Reizstrom wird, um so mehr Einheiten geraten in Funktion, bis schließlich alle beteiligt sind. Jede überhaupt tätige Faser scheint unabhängig von der Reizstärke mit ihrer maximalen Leistung einzugreifen. Sie gibt „alles" oder „nichts" her, es gilt für die fortgeleitete Erregung der Einzelfaser das **Alles-oder-Nichts-Gesetz.** Eine Abstufung der Muskelkraft wäre demnach möglich durch Veränderung der Zahl der kontrahierten Fasern. In der Tat wird später beschrieben werden, daß die Kraftabstufung bei der „Willkürbetätigung" der Muskeln durch Benervung verschieden vieler Muskelfasern vorgenommen werden kann. Vorwegnehmend sei bemerkt, daß eine Totalinnervation des Muskels, d.h. eine Innervation seiner sämtlichen Fasern gleichzeitig, auf dem Wege der Willkürinnervation nicht möglich ist.

Lassen wir weiter in unserer Versuchsanordnung nach dem ersten in kurzem Abstand einen zweiten Reiz folgen, so wird er nicht beantwortet: Der Muskel ist **refraktär.** Im Gegensatz zu den Verhältnissen am Herzmuskel ist jedoch am Skeletmuskel die Refraktärzeit außerordentlich kurz und liegt in der Größenordnung von tausendstel Sekunden (d.h. der Latenzzeit). Es wäre also dem Skeletmuskel an sich möglich, viele Hunderte von Malen nacheinander in einer einzigen Sekunde in Erregung zu geraten. Wie wir noch sehen werden, wird diese hohe Erregungszahl allerdings unter natürlichen Bedingungen nicht erreicht.

Das Vorhandensein einer Refraktärphase läßt die Folgerung zu, daß es eine „Dauererregung" des Muskels im eigentlichen Sinne gar nicht geben kann, daß vielmehr nur intermittierende Erregungsvorgänge möglich sind. Dauerkontraktionen des Skeletmuskels sind nur möglich bei fortgesetztem intermittierendem Erregungszufluß vom Nerven.

Zu einer exakten Definition und besseren Deutung von Alles-oder-Nichts-Gesetz und Refraktärphase s.o. S. 431 und S. 433. Wir haben S. 449 gesehen, daß es bei Einlaufen einer Erregung zu der Muskelendplatte zunächst unter dieser zu einem *lokalen* Erregungsprozeß kommt, der dann erst durch elektrotonisches Übergreifen auf die Umgebung dort eine fortgeleitete Erregung auslöst. Dieser lokale Erregungsprozeß erfolgt graduiert und nimmt zu mit steigender Reizstärke, folgt also nicht dem Alles-oder-Nichts-Gesetz in der obigen Formulierung, das in dieser Form nur für die fortgeleitete Erregung gilt. Diese lokalen Erregungen können nun u.U. zu *lokalen Kontraktionen* führen, die entsprechend ebenfalls graduiert erfolgen.

Beim Frosch kann man 2 Formen von Skeletmuskelfasern unterscheiden, „*schnelle*" und „*langsame*". Die schnellen werden von dicken Motoneuronen innerviert, die langsamen von dünnen, die zudem eine stark verzweigte („traubenförmige") Endplatte bilden. Die Membran ist nichtkonduktil, d. h. es fehlt ihr das Na-Trägersystem, so daß fortgeleitete Erregungen nicht entstehen können. Es kommt nur zu lokalen Erregungen, die zu lokalisiert bleibenden, nicht fortgeleiteten Kontraktionen führen. Diese verlaufen ausgesprochen langsam, so daß eine große Summationsfähigkeit vorliegt (s.u.) und eine niedrige Erregungsfrequenz genügt, um Dauerkontraktionen auszulösen. Je nach der Frequenz der einlaufenden Impulse wird die Größe der Kontraktion graduiert. Eine solche Form der Muskelfasern findet sich beim *Warmblüter* nur noch in der *Muskelspindel*, die auf Erregungen verschiedener Frequenz über das γ-Motoneuron graduiert zu antworten vermag und dadurch in feiner Abstufung auf reflektorischem Wege α-Motoneurone bahnt bzw. aktiviert (s. S. 458 und S. 512). Ob eine ähnliche Reaktionsform auch im Sphincter ani ext. vorliegt, ist noch strittig.

Unter pathologischen Bedingungen können lokale, träge Kontraktionen bei allen Skeletmuskeln auch beim Warmblüter im Rahmen der *Entartungsreaktion* beobachtet werden (S. 441). Wahrscheinlich handelt es sich hier um Schädigungen der Membran.

Eine weitere lokalisiert bleibende Kontraktionsform des Muskels ist die *Kontraktur*. Wir kommen S. 489 darauf zurück.

2. Die Reaktion des Muskels bei wiederholter Reizung

Die bisher besprochene Betätigungsart des Muskels, die einfache *Zuckung*, wie sie etwa ein elektrischer Stromstoß am isolierten Organ hervorbringt, erscheint bei näherem Zusehen als eine unnatürliche, d.h. sie ist durch ihren heftigen und raschen Ablauf nicht vergleichbar mit den natürlicherweise

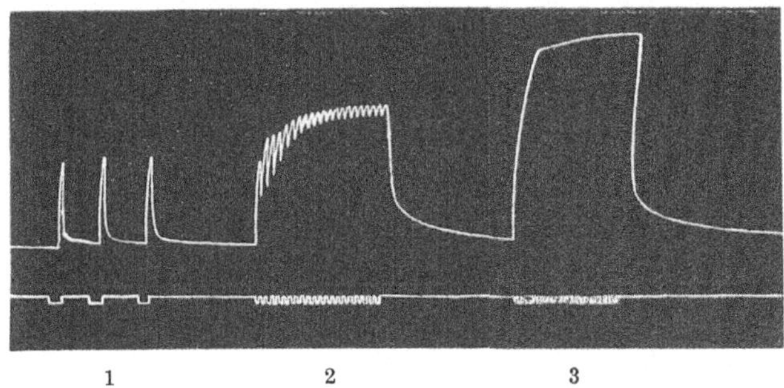

Abb. 287. Aufzeichnung der Kontraktionen eines Muskels: 1 bei Setzung dreier einzelner Reize mit großem zeitlichem Abstand; 2 bei Setzung einer Reizserie mit etwa 20 Reizen, sec (unvollkommener Tetanus); 3 bei Setzung einer Reizserie von etwa 50 Reizen, sec (vollkommener Tetanus). Die untere Linie zeigt die Reizmarkierung]

zu beobachtenden Muskelbewegungen. Eine gewisse Ähnlichkeit zeigen höchstens einige reflektorische Erscheinungen, z.B. die phasischen Eigenreflexe. Daß diese in der Tat nichts anderes als „einfache Zuckungen" sind, wird später mitgeteilt werden (s. S. 503). Die gewöhnliche Willkürbetätigung der Skeletmuskulatur verläuft stets zeitlich gedehnter, weicher. Außerdem ist es dabei möglich, den Kontraktionszustand über lange Zeit festzuhalten. Die Frage liegt nahe, ob dieser zeitlich so ganz andere Verlauf nicht auch einer völlig anderen Betätigungsweise des Muskels entspricht.

Durch ein einfaches Experiment läßt sich zeigen, daß eine ruhige *Dauerkontraktion* über beliebige Zeitabschnitte auch am isolierten Organ, also gleichsam im Modellversuch, erreichbar ist. Schickt man dem Präparat der Abb. 286 nicht nur einen einzelnen Stromstoß zu, sondern mehrere nacheinander in größerem Abstand, so erhält man eine Serie von Einzelzuckungen (Abb. 287, 1). Verkürzen wir nun den Abstand der einzelnen Reize (Abb. 287, 2), so können wir einen Punkt erreichen, wo der Muskel nach der ersten Kontraktion noch nicht völlig erschlafft ist, wo jedoch schon der 2. Reiz wirksam wird: Die beiden Zuckungen setzen sich aufeinander; es kommt zur **Superposition oder Summation der Zuckungen**. Das kommt auch deutlich in Abb. 288 zum Ausdruck. Durch diese Superposition der Zuckungen steigen die Fußpunkte der Kontraktionen immer weiter an bis zu einem Maximum, das über der Zuckungshöhe bei der Einzelzuckung liegt. Die einzelnen Zuckungen werden jedoch an sich dabei immer niedriger. Das Ergebnis ist also, daß der Muskel wohl mit Einzelzuckungen auf die einzelnen Reize reagiert, daß aber gleichzeitig eine Art Dauerverkürzung als Grundzustand sich einstellt (**unvollkommener Tetanus**). Weitere Erhöhung der Reizfrequenz bewirkt den gleichen Vorgang, nur mit dem Unterschied, daß die einzelnen Zuckungen, aus der sich die Dauerkontraktion zusammensetzt, immer undeutlicher zum Ausdruck kommen. Schließlich läßt sich eine Frequenz erreichen, bei welcher von Einzel-

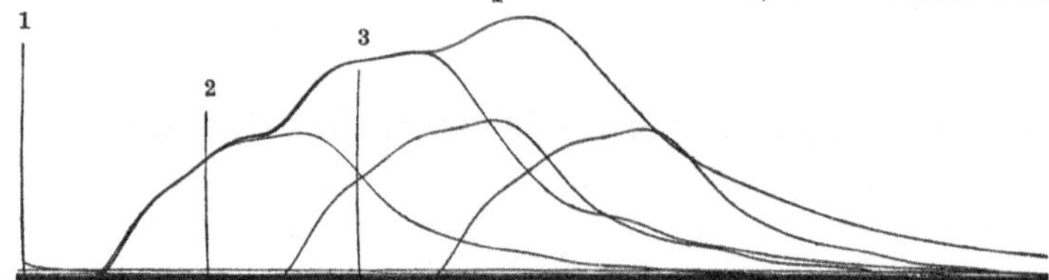

Abb. 288. Die „Summation" oder Superposition von Einzelzuckungen eines Muskels bei künstlicher Reizung. Die Zuckungskurven werden mit einer Einrichtung, ähnlich der Abb. 286, automatisch registriert. Auf den Muskel werden 3 elektrische Reize gesetzt. Der Moment, in welchem jeweils ein Reiz erfolgt, ist durch eine Senkrechte (1, 2 und 3) gekennzeichnet. Mit entsprechender Latenzzeit müßte jedem Reiz eine Zuckungskurve folgen, so wie das auch durch die 3 unten hintereinanderfolgenden Kurven angedeutet ist. Läßt man die 3 Reize aber so schnell aufeinanderfolgen, daß der Reiz 2 eintritt, noch bevor die Zuckung des Reizes 1 abgelaufen ist, so setzt die neue Zuckung auf die erste auf und bei Setzung des Reizes 3 schließlich auf diese auch noch die dritte. Es ergibt sich eine zeitlich gedehnte und überhöhte Zusammenziehung des Muskels. (Nach v. Frey)

zuckungen überhaupt nichts mehr zu bemerken ist, der Muskel vielmehr eine glatte, allmählich einsetzende und dann festgehaltene Kontraktion auszuführen scheint *(vollkommener Tetanus)*.

Diese zuletzt aufgezeigte Form der Kontraktion hat schon weitgehende Ähnlichkeit mit jener Betätigungsform des Muskels, wie wir sie von der Willkürkontraktion der Muskeln unseres Körpers gewohnt sind. Neben der Dauer der Kontraktion, die nach dem eben Gesagten nur abhängig ist von der Dauer des periodischen Reizes, ist beachtenswert die *Höhe* der Kurve. Man sieht, daß die Verkürzung des Muskels im Tetanus Grade annehmen kann, die bei der Einzelzuckung mit maximaler Reizstärke, d.h. bei Beteiligung aller Fasern, nicht erreicht wird.

Die Superposition der Zuckungen, die dann eintritt, sobald der Reizabstand kürzer wird als die volle Kontraktion, wenn also der 2. Reiz in die Anstiegs- oder Erschlaffungsphase gesetzt wird, wird ebenfalls deutlich im Experiment der Abb. 288. Es laufen dann über die Muskelfaser hintereinander 2 Erregungs- und Kontraktionswellen her, die für die ganze Faserlänge eine stärkere Verkürzung bzw. Spannungsentwicklung zur Folge haben müssen. Aber auch 3 und mehr Wellen können gleichzeitig hintereinander herlaufen, je nach der Länge der Faser. So wird verständlich, daß langfaserige Muskeln bei gleicher Frequenz der Reizfolge zu stärkerer Verkürzung befähigt sind als kurzfaserige. Aber auch eine Abstufung der Spannungsentwicklung bzw. Kraftabstufung durch Änderung der Frequenz der Erregungen wird auf diese Weise möglich.

Der Ablauf der Einzelzuckung, d.h. aber auch die Ablaufgeschwindigkeit der einzelnen Kontraktionswellen über die Muskelfaser ist stark *temperaturabhängig*. Die zugrunde liegenden chemischen Prozesse laufen mit steigender Temperatur rascher ab. Es ist darum nicht verwunderlich, daß am isolierten Muskel für die Festhaltung einer bestimmten Verkürzung bei bestimmter Spannungsentwicklung um so mehr Energie umgesetzt werden muß, je höher die Temperatur ist. Dies zeigt die Abb. 289. Der Elementarvorgang muß eben zur Festhaltung der Verkürzung um so öfter vor sich gehen, je rascher er über die Faser hinläuft. Schließlich wird so auch verständlich, daß Muskeln, welche von sich aus die Eigenschaft langsamerer Kontraktion, d.h. also auch einen langsameren Ablauf der Kontraktionswelle haben, bei gleicher Spannungsentwicklung im Tetanus weniger Energie verbrauchen als rasche Muskeln.

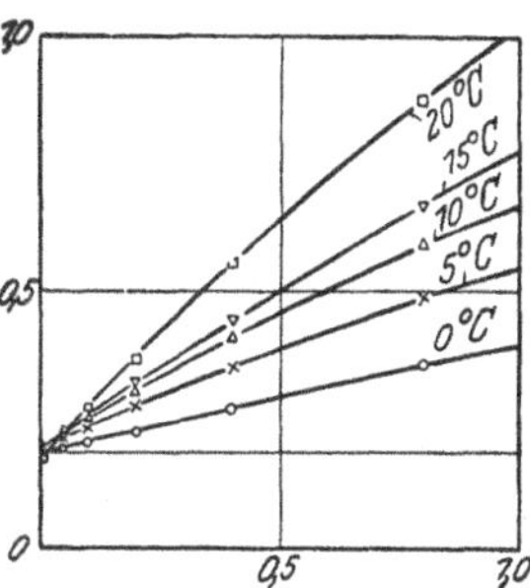

Abb. 289. Wärmeentwicklung, die bei Aufrechterhaltung einer bestimmten Spannung auftritt (Ordinate = Wärmebildung je Zeiteinheit, Abszisse = Zeit in Sekunden), wenn der Muskel auf verschiedenen Temperaturen gehalten wird. Je höher dabei die Temperatur des Muskels ist, um so mehr Energie muß zur Aufrechterhaltung einer bestimmten Spannung umgesetzt werden. (Nach HARTREE und HILL.)

Daß die Willkürkontraktion unserer Skeletmuskeln einen inhomogenen periodischen Vorgang, analog dem eben beschriebenen künstlichen Tetanus, darstellt, läßt sich auf verschiedene Weise belegen. Jede starke Kontraktion eines willkürlichen Muskels geht mit *Geräuschen* einher, die durch direkte Behorchung leicht wahrgenommen werden können. Das einfachste Verfahren ist, am Biceps mit Hilfe eines gewöhnlichen Stethoskops bei starker Kontraktion diesen **Muskelton** abzuhorchen. Aber auch ohne instrumentelle Hilfe und besondere Beobachtungsabsicht tritt mitunter der „Muskelton" in Erscheinung. Es genügt, mit dem Finger beide Ohren zu verschließen und die Zähne fest aufeinander zu beißen. Man hört dann eindeutig den Muskelton der Kaumuskulatur. Verantwortlich für das Auftreten dieser Muskeltöne sind verständlicherweise diskontinuierliche mechanische Effekte entsprechender Frequenz, die nirgends anders als innerhalb des Muskelgewebes selbst vor sich gehen können.

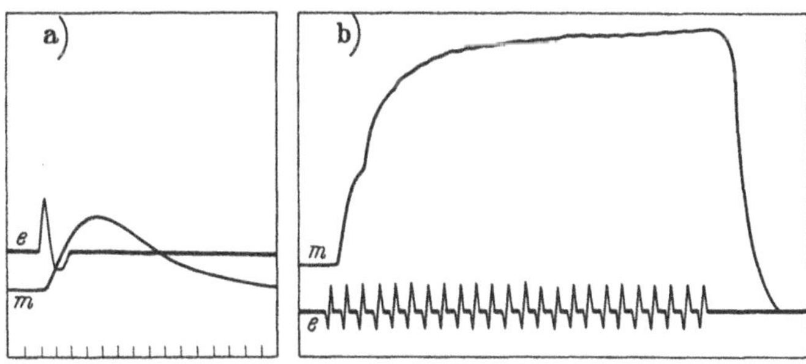

Abb. 290. Beziehung zwischen Aktionsstrom (*e*, diphasische Ableitung) und Kontraktion (*m*) des Muskels. In a) Einzelzuckung. Der Aktionsstrom beginnt vor der Kontraktion. b) Reizung mit Stromstößen einer Frequenz von 67 in der Sekunde. Es kommt zu einem fast kompletten Tetanus, in dem die Superposition der Einzelzuckungen eben noch sichtbar ist. Die Aktionsströme sind dagegen isoliert und folgen der Reizfrequenz. (Aus CREED et al.: Reflex activity of spinal cord. 1932)

Am elegantesten läßt sich die innere Diskontinuität eines äußerlich glatten Tetanus mit Hilfe der Ableitung der Aktionspotentiale nachweisen. Sie zeigen, daß während eines Tetanus fortlaufend Erregungswellen über den Muskel ablaufen (Abb. 290).

3. Die Kontraktion des Muskels bei natürlicher Innervation

Die beste Möglichkeit, den Innervationsmodus der Muskulatur zu studieren, ergibt sich durch die Ableitung der Aktionspotentiale (**Elektromyographie**), entweder durch die Haut oder besser durch konzentrische

Elektroden, die in die Muskulatur eingestochen werden. Diese Methode hat klinisch große Bedeutung erlangt. Es können mit ihrer Hilfe Störungen in der Koordination der höheren Zentren, die auf die Vorderhornzelle Einfluß nehmen, Schädigungen der Vorderhornzellen, des peripheren Nerven oder der Endplatte genauer diagnostiziert und lokalisiert werden. Wir werden in den nächsten Kapiteln mehrfach auf diese Ergebnisse zurückkommen.

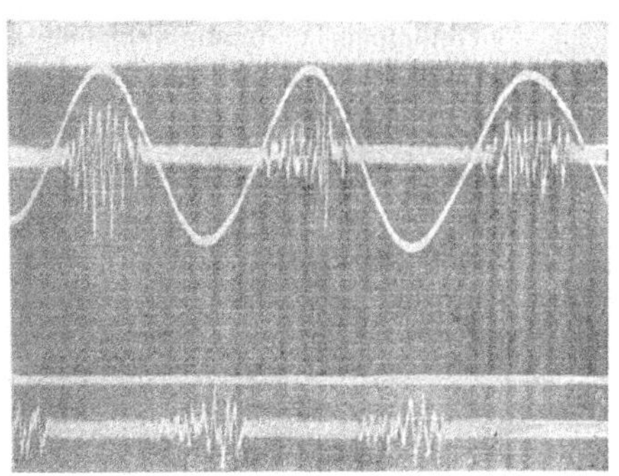

Abb. 291. Aktionsströme des Flexor carpi rad. (oben) und des Extensor carpi rad. (unten) gleichzeitig mit dem Bewegungsvorgang aufgezeichnet. Schnelles Hin- und Herbewegen der Hand. Bewegung nach oben: Streckung. Beachte Einsetzen der Ströme vor Bewegungsumkehr. Zeit in $^1/_{100}$ sec. (Nach WACHHOLDER)

Abb. 291 zeigt, daß unsere Willkürbewegungen, auch wenn sie kurz und rasch erfolgen, immer tetanisch sind und nicht aus Einzelzuckungen bestehen. Abb. 292 belegt weiter, daß, wie oben schon erschlossen, 2 Möglichkeiten bestehen, die Kraft der Kontraktion abzustufen, 1. durch Veränderung der Zahl der aktiven motorischen Einheiten und 2. durch Änderung der Impulsfrequenz zu diesen Einheiten. Es werden die Aktionspotentiale einer eng umschriebenen Fasergruppe registriert. Zuerst wird bei einer zunehmend stärker werdenden Kontraktion (zufällig) gerade diese Fasergruppe aktiviert (a). Bei stärkerer Innervation nimmt 1. die Frequenz der Entladungen zu und 2. tritt eine weitere Fasergruppe in Aktion (b) und schließlich so zahlreiche, daß eine genauere Analyse nicht mehr ohne weiteres möglich ist (c).

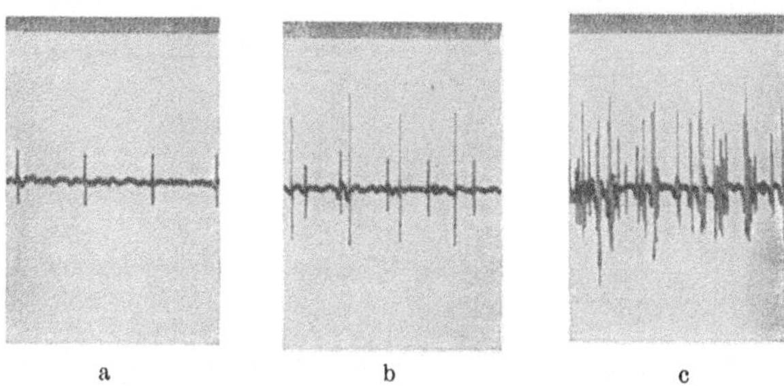

Abb. 292 a—c. Aktionsströme der Einzelfaser vom M. inteross. dors. I. a Bei schwächster Innervation (5—6 Impulse/sec). b Bei stärkerer Anspannung (Hinzutreten von Aktionsströmen der Nachbarfasern unter gleichzeitiger Frequenzzunahme). c Bei noch größerer Spannung weitere Frequenzzunahme und Hinzukommen zahlreicher Nachbarfasern. (Nach E. JALAVISTO, LUIKKONEN, REENPÄÄ und WILSKA. 1938)

Die Entladungsfrequenz der Vorderhornzellen wechselt tatsächlich zwischen 5—10 und 100—150 je Sekunde, und entsprechend wird bei gleicher Zahl der aktivierten Einheiten die Kraft der Kontraktion verändert. Die niedrigere Impulszahl ist bei weitem häufiger anzutreffen. Bei derjenigen von 5—10 sec kann eine motorische Einheit dauernd tätig sein, ohne jemals zu ermüden. Auf alle Fälle wird nie die maximal mögliche Frequenz an Impulsen über die motorische Faser gefunden, die durch die Dauer der Refraktärzeit gegeben ist.

Die Entladungen erfolgen meist auch nicht gleichzeitig in der ganzen Gruppe der tätigen Vorderhornzellen, sondern ungleichzeitig, *asynchron.*

Die erregten Muskelfasern befinden sich damit in verschiedenen Stadien der Aktivität: Während die einen erschlaffen, sind die anderen kontrahiert, und die asynchrone Tätigkeit führt im Mittel zu einer gleichmäßigen Spannungszunahme des Muskels (Abb. 293).

Im tiefen Schlaf lassen sich von den Skeletmuskeln keine Aktionspotentiale ableiten: sie sind in Ruhe. Im Wachzustand finden sich aber auch beim liegenden und erst recht beim sitzenden oder stehenden Menschen fortdauernd asynchrone Erregungen in zahlreichen Muskeln, vor allem in solchen, die der Aufrechterhaltung der normalen Gelenkstellung und des Körpers dienen. Es kommt dabei nicht zu sichtbaren Bewegungen, sondern nur zu verstärkter Haltung in den Gelenken. Unsere Muskulatur befindet sich im Wachzustand dauernd in einem gewissen aktiven Spannungszustand.

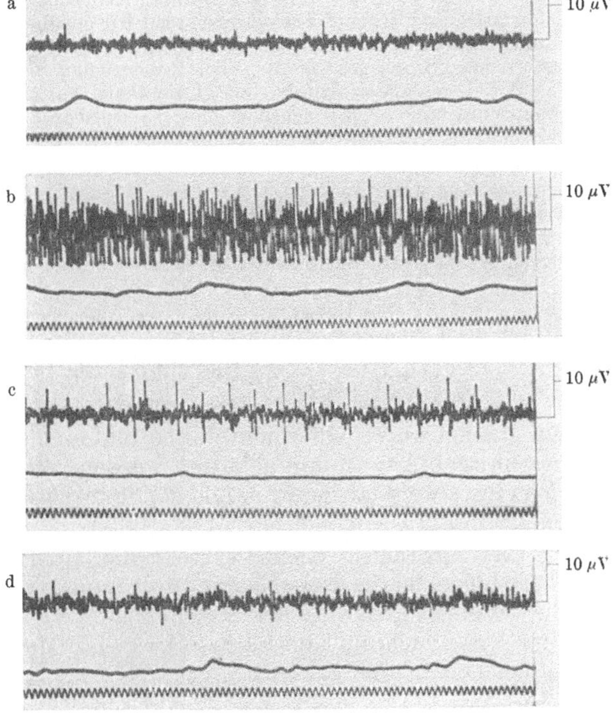

Abb. 293 Abb. 294

Abb. 293. Zur Deutung des „contractilen Tonus". Schematische Darstellung einer Verschmelzung der asynchronen unvollkommenen Tetani von 2 Fasergruppen in eine gleichmäßige Gesamtkontraktion. Die Fasergruppen A und B vollführen nur unvollkommene Tetani, jedoch zeitlich gegeneinander verschoben (asynchron), so daß die kombinierte Kontraktion der beiden nicht nur zu einer erhöhten, sondern auch zu einer gleichmäßigen Kontraktion führt (Kurve C). (Aus WRIGHT, S.: Applied Physiology, Oxford Univ. Press., 9. Aufl. 1952)

Abb. 294. Zunahme des Muskeltonus bei geistiger Anspannung. Sehr empfindliche Registrierung der Muskelaktionsströme im ruhenden, entspannten Unterarm, a bei geistiger Entspannung, b während der Lösung einer Rechenaufgabe, c sofort nach Lösung der Aufgabe, d 1 min später. Die dauernd vorhandene asynchrone Ruheaktivität (contractiler Tonus) wird durch geistige Anspannung erheblich verstärkt. Im Mechanogramm (jeweils unten, glatte Kurve) nur geringe Veränderungen. Die Zacken sind fortgeleitete Pulsschläge. [Aus GÖPFERT, H., A. BERNSMEIER u. R. STUFLER: Pflügers Arch. **256**, 304 (1953)]

Dieser Zustand wird *Tonus* genannt. Wir werden später sehen, daß der Ausdruck Tonus auch für einen völlig anderen Vorgang benutzt wird (plastischer Tonus). Das, was in der Klinik unter Tonus der Skeletmuskulatur verstanden wird, ist stets die hier gemeinte Form des **contractilen Tonus** (vgl. S. 488). Wir müssen daran festhalten, daß der Tonus der Skeletmuskeln auf aktivem Wege zustande kommt und durch die Verschmelzung zahlreicher asynchroner Erregungen, d.h. unvollkommener Tetani, entsteht. Für die Gelenkstellung und die Körperhaltung bildet das Vorhandensein und die richtige Verteilung des Muskeltonus ein Problem ersten Ranges für den Organismus. Wir werden S. 554, 594 ausführlich auf die Tonusregulation zurückkommen.

Aber auch unsere Willkürbewegungen bestehen gewöhnlich nicht in vollkommenen, sondern in unvollkommenen tetanischen Kontraktionen, so daß sich ein weiter Spielraum zur Abstufung der Kraft der Kontraktion ergibt 1. durch Variation der Impulsfrequenz und 2. durch Variation der Zahl der aktivierten Neurone.

Wenn im Schlaf der Grundumsatz absinkt, so ist das im wesentlichen darauf zurückzuführen, daß die Aufrechterhaltung des normalen Muskeltonus im Wachzustand den Energieverbrauch erhöht hatte. Umgekehrt erhöht sich bei geistiger Anspannung der Muskeltonus (Abb. 294). Der erhöhte Energieverbrauch bei geistiger Leistung ist nicht etwa auf einen erhöhten Energieverbrauch des Gehirns zu beziehen, sondern im wesentlichen auf den erhöhten Muskeltonus (Göpfert). Bei Erniedrigung der Umgebungstemperatur steigt, wie das S. 217 geschildert wurde, der Muskeltonus an, so daß damit die Wärmebildung im Organismus erhöht wird, zunächst ohne zu sichtbaren Bewegungen zu führen; das ist erst bei schwerer Frierreaktion im Kältezittern oder gar im Schüttelfrost der Fall.

Die Zuckungsdauer der verschiedenen quergestreiften Muskeln ist durchaus unterschiedlich. Je länger die Zuckungsdauer, desto weniger Impulse sind je Zeiteinheit notwendig, um eine Superposition der Einzelzuckungen zu erreichen; solche Muskeln werden stärker „tonisch" reagieren. Der Fundamentalvorgang der Kontraktion ist zwar in allen Muskeln gleich, aber er wird durch einen verschiedenen Bau des Muskels abgewandelt.

4. Chemische und thermische Vorgänge bei der Muskelkontraktion

a) Das contractile Substrat

Die Muskelfasern bauen sich auf aus *Muskelfibrillen*, die im quergestreiften Muskel durch Quermembranen und eine Hüllmembran *(Sarkolemm)* in bestimmter Anordnung gehalten werden. Zwischen den Fibrillen befindet sich eine eiweißhaltige Flüssigkeit *(Sarkoplasma)*, die durch ihren Fermentreichtum ausgezeichnet ist.

Das contractile Element stellt die Muskelfibrille dar. Die fibrillären Gerüsteiweiße, die diese Elemente aufbauen, werden als *Myosine* bezeichnet. Sie unterscheiden sich bei verschiedenen Tierarten in ihren Eigenschaften. Ihre Untersuchung zur Klarstellung der Muskelkontraktion kann in verschiedenen Stufen erfolgen:

1. Extraktion mit Salzlösungen (KCl) und darauffolgende Verdünnung, so daß Untersuchung der chemischen Eigenschaften, Bruchstücke usw. möglich ist. Durch Einspritzen der Lösungen in Wasser lassen sich Fäden herstellen, die sich zu kontrahieren vermögen, die also als contractiles Modell benutzt werden können *(Fadenmodell)*. Die verschiedensten Untersuchungen, besonders der Doppelbrechung, haben dabei gezeigt, daß bestimmte Myosine das contractile Element darstellen.

2. In einer weiteren Stufe wird der Muskel bei niedriger Temperatur mit Glycerin extrahiert, so daß nur das contractile Element in strukturierter Form übrigbleibt, und geprüft, welche Zusätze an Ionen, Fermenten und anderen Substanzen notwendig sind, um eine reversible Kontraktion auszulösen *(Fasermodell)*.

3. Es folgen histochemische, polarisationsoptische, röntgenoptische und elektronenmikroskopische Untersuchungen an diesen Modellen oder an Schnitten von Muskeln in verschiedenem Dehnungs- und Kontraktionszustand.

Diese Untersuchungen haben zunächst ergeben, daß es sich bei dem entscheidenden Substrat um ein hochviscöses, schwer lösliches Myosin *(S-Myosin)* handelt, das nach Abspaltung einer Komponente in leicht lösliches *L-Myosin* übergeht (H. H. Weber). Szent-Györgyi und Straub erkannten später, daß es sich bei der abgespaltenen Komponente um ein Globulin handelt, das in einer globären Form vorliegen kann und unter geeigneten Bedingungen durch Aggregation in eine fibrilläre Form übergeht, die sich mit dem L-Myosin reversibel zum S-Myosin vereinigt. Diese Komponente nannten sie **Actin;** den Komplex von Actin mit L-Myosin **Actomyosin.** Wenn wir im folgenden von Myosin sprechen, ist das L-Myosin gemeint. ENGELHARDT und LJUBIMOVA machten die grundlegende Entdeckung, daß das Actomyosin die Fähigkeit hat, Adenosintriphosphorsäure zu spalten, also als Ferment zu wirken (ATPase), wobei der Actomyosinfaden schrumpft, und daß Zusatz von ungespaltener ATP die Schrumpfung wieder aufhebt. Wir kommen unten auf diese Befunde ausführlich zurück. Weitere Untersuchungen, vor allem von HUXLEY, ließen vom Einbau dieser Stoffe in den Fibrillen und ihren Veränderungen bei der Kontraktion konkrete Vorstellungen entwickeln.

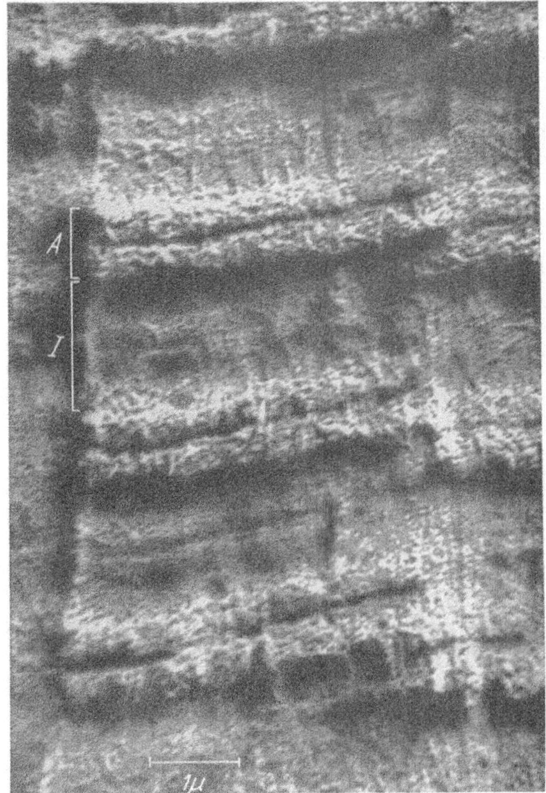

Abb. 295. Elektronenmikroskopisches Bild der Oberfläche eines quergestreiften Muskels. *A* anisotrope, *I* isotrope Schicht. (Aus REED und RUDALL)

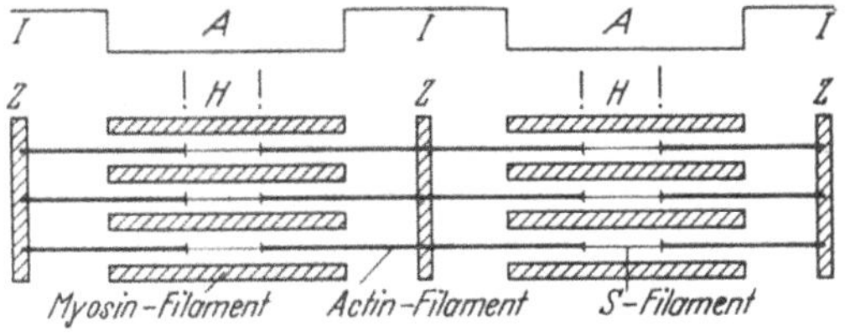

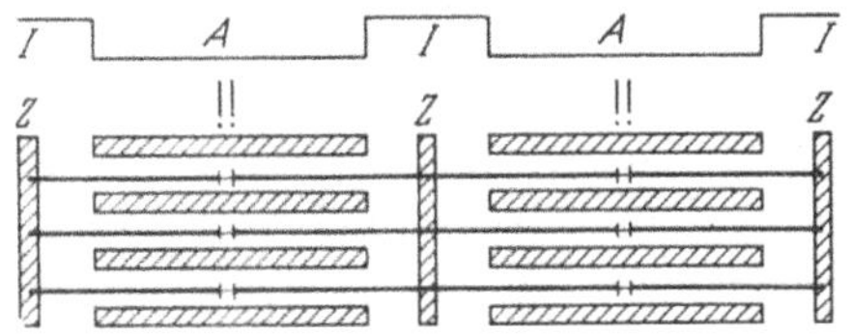

Abb. 296. Schematische Darstellung der Anordnung der Actin- und Myosin-Filamente im quergestreiften Muskel. Oben in Ruhe, unten bei leichter Kontraktion des Muskels. Einzelheiten s. Text. Die Breite ist im Verhältnis zur Länge stark übertrieben dargestellt. [Nach HUXLEY, H. E.: Brit. Med. Bull. **12**, 171 (1956)]

Der quergestreifte Muskel zeigt über die ganze Länge der Fasern einen Wechsel von doppelbrechenden (anisotropen) Schichten (A-Abschnitte, Abb. 295 und 296) und isotropen bzw. schwach doppelbrechenden Schichten (I-Abschnitte), wobei die I-Abschnitte durch eine Quermembran (Z) in 2 gleich große Abschnitte unterteilt werden. Das Fach zwischen 2 Z-Linien wird auch als *Sarkomer* bezeichnet.

Die weit stärkere Doppelbrechung des A-Abschnitts ist durch den Gehalt an Myosin bedingt; es bildet die dicken Filamente (Abb. 296), die nur im A-Abschnitt vorliegen. Jedes dicke *Myosinfilament* ist von je 6 dünnen *Actinfilamenten* umgeben. Diese bilden den I-Abschnitt, wo sie durch die Z-Membran gehalten werden, und fehlen im Zentrum des A-Abschnitts (H). Hier werden sie durch ein im einzelnen noch unbekanntes, leicht dehnbares S-Filament miteinander verbunden.

Es ist noch strittig, ob sich die Actinfilamente an der Z-Membran anheften oder sie durchlaufen. Neben der Z-Membran findet sich in der Mitte des H-Abschnitts noch eine ähnlich gebaute Membran. Die Funktion dieser beiden Membranen ist ebenfalls noch strittig. Zumeist wird angenommen, daß sie die achsenparallele Anordnung der Actinfilamente bewirken bzw. aufrechterhalten.

Bei isotonischer **Kontraktion** verschieben sich die Myosin- und Actinfilamente so gegeneinander, daß die Actinfilamente tiefer in den A-Abschnitt hineingezogen werden, wobei zunächst der H-Abschnitt schmäler wird und das S-Filament verschwindet (Abb. 296 unten). Das Actin gleitet also am Myosin vorbei. Bei stärkerer Kontraktion erscheinen an Stelle des H-Abschnitts im Phasenkontrastbild dunkle Linien, die auf einer Auffaltung der Actinfilamente beruhen können. Dabei berühren die Z-Membranen den A-Abschnitt, der I-Abschnitt verschwindet vollständig. Bei noch weiterer Verkürzung erkennt man auch an der Anheftungsstelle der Actinfilamente an der Z-Membran solche ,,Kontraktionswülste“. Ein solches ,,Hineinziehen“ der Actinfilamente in den A-Abschnitt könnte möglicherweise durch wechselnde Bindungen zwischen Myosin- und Actin-Molekülen bedingt sein. Wir kommen unten, S. 483, darauf zurück. Es sei hier schon hinzugefügt, daß sich ein ähnlich übersichtliches Bild bei isometrischer Kontraktion nicht ergeben hat.

b) Die energieliefernden Substrate

Ebenso wie jede andere Zelle benötigt auch die Muskelzelle schon bei völliger Ruhe eine dauernde Zufuhr von Energie zur Aufrechterhaltung der Struktur und der Leistungsbereitschaft. Der Umsatz der Zelle erhöht sich meßbar über diesen Grundumsatz bei Aktivität, und zwar wird einmal zusätzlich Energie verbraucht für die Wiederherstellung der Erregbarkeit und zweitens für die Kontraktion. Wir wollen uns hier nur ein grob schematisiertes Bild über die Energiequellen verschaffen. Bezüglich der Einzelheiten sei auf Lehnartz verwiesen.

Als einzige Energiequelle, die *direkt* in den Zellen genutzt werden kann, scheinen die *energiereichen Phosphate* in Frage zu kommen, unter ihnen vor allem die **Adenosintriphosphorsäure** (ATP). Wir werden weiter sehen, daß sie sowohl beim Vorgang der Kontraktion wie dem der Erschlaffung eine entscheidende zusätzliche Rolle spielt. Es sei von vornherein betont, daß die ATP nicht das einzige energiereiche Phosphat darstellt. Wir werden im folgenden der Kürze halber nur von ATP sprechen; sie soll dabei aber nur als ein Beispiel aus einer ganzen Gruppe betrachtet werden.

Jede Zelle enthält einen gewissen, wenn auch kleinen Vorrat an ATP, so daß bei ihrem Zerfall in Adenosindiphosphorsäure (ADP) und Phosphorsäure, wobei eine der beiden energiereichen Phosphatbindungen gelöst wird, jeweils zur rechten Zeit und am rechten Ort die notwendige Energiemenge zur Verfügung gestellt werden kann. Die ATP spielt damit nicht nur eine wichtige Rolle als Energielieferant, sondern auch als *Energieverteiler*. Nachträglich muß durch Energiezufuhr aus anderen Quellen der Vorrat wieder aufgefüllt, d.h. ATP aus ADP und Phosphorsäure resynthetisiert werden (s. Schema Abb. 297). Mit großer Geschwindigkeit ist das möglich aus einer zweiten Vorratsform an energiereichem Phosphat, der **Kreatinphosphorsäure**, bei deren Zerfall in Kreatin und Phosphorsäure wieder eine große Energiemenge frei wird. Es ist offenbar die Übertragung der energiereichen Phosphatbindung von der Kreatinphosphorsäure auf die ADP mit nur geringen Verlusten möglich. Als weitere Energievorräte fungieren die Glucose und das *Glykogen*, wobei letzteres im Muskel durch seine größere Menge die wesentlichere Rolle spielt. Beim stufenweisen Abbau des Glykogens wird Energie zur Verfügung gestellt, um energiereiches Phosphat zu bilden, das seine Phosphorsäure ebenfalls auf die ADP übertragen kann, damit die Resynthese von ATP herbeiführend. Es kommen noch einige weitere Energielieferanten in Betracht, wie etwa die Ketonkörper (S. 357). Doch wird deren Mobilisation länger dauern, da erst Fett mobilisiert und in der Leber abgebaut werden muß.

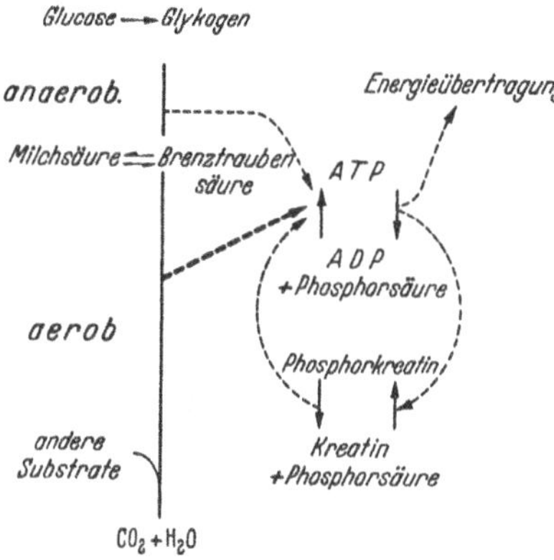

Der Energiebedarf kann also zunächst durch Zerfall von ATP in ADP gedeckt werden; dieses wird resynthetisiert durch Kohlenhydratabbau und im Falle der Notwendigkeit durch Phosphokreatinabbau. Nachträglich wird über die ATP der Vorrat an Phosphokreatin durch Kohlenhydratabbau wieder aufgefüllt (s. Pfeilrichtungen in Abb. 297). Im Endeffekt sind die Vorräte an energiereichem Phosphat wieder aufgefüllt, der Vorrat an Glykogen muß durch Glucosezufuhr wieder gedeckt werden.

Abb. 297. Schema der energieliefernden Substrate im Muskel (s. Text). (Nach WRIGHT)

Da bei einer Muskelarbeit häufig der Energiebedarf sofort ansteigt, die Mechanismen, die einen erhöhten Sauerstofftransport bewirken, jedoch erst allmählich anlaufen, da weiter bei einem maximalen Tetanus die Durchblutung des Muskels durch Capillarkompression nicht ansteigt, sondern absinkt, genügt die Sauerstoffzufuhr nicht immer dem Bedarf (Weiteres s. u. S. 490). Es ist deshalb von größter Bedeutung, daß ein Teil der Energielieferung auch unter *anaeroben* Bedingungen stattfinden kann. Zunächst kann der Gesamtvorrat an Phosphokreatin herangezogen werden. Aber auch beim Zerfall des Glykogens bis zur Stufe der Brenztraubensäure wird kein Sauerstoff benötigt. Bei Anwesenheit von Sauerstoff läuft der Abbau von Brenztraubensäure weiter, bei seinem Fehlen wird sie reduziert zu Milchsäure. Genügende O_2-Zufuhr sorgt also dafür, daß die Milchsäure gar nicht erst auftritt, bei Fehlen von O_2 häuft sie sich jedoch an. Es kann also der Muskel, solange der Vorrat reicht, auch anaerob arbeiten, und erst nachträglich kann unter O_2-Aufnahme die Milchsäure zu Brenztraubensäure oxydiert und zu CO_2 und H_2O abgebaut werden. Diesen Abbau der Milchsäure besorgt der Muskel allerdings im intakten Organismus nur zum ganz geringen Teil selbst; sie diffundiert in das Blut und wird in Leber und Herz verbrannt bzw. zur Synthese von Glykogen verwandt. Der Organismus vermag also während einer schweren Muskelarbeit eine *Sauerstoffschuld* einzugehen und sie dann nachträglich abzudecken (vgl. S. 490).

Beim anaeroben Zerfall von Kohlenhydrat zu Milchsäure wird nur $^1/_{18}$ der Energiemenge frei, die beim vollständigem Abbau zur Verfügung gestellt wird. Da der Glykogenvorrat im Muskel recht beträchtlich ist, ist das für ihn nicht von ausschlaggebender Bedeutung. Sehr viel kritischer ist dieser Punkt für das Gehirn.

Tabelle 52 bringt eine Übersicht über die Energie, die im Skeletmuskel im Vergleich zu einigen anderen Organen in Form energiereicher Phosphate gespeichert vorliegt.

Tabelle 52. *Energiegehalt verschiedener Organe an Phosphokreatin (PKr), Adenosin-di- und -triphosphat (ATP+ADP) in cal/g Gewebe bei normalem* p_H. [Nach THORN, W., u. a.: Pflügers Arch. **296**, 214 (1959)]

	PKr	ATP+ADP	Gesamt
Muskel . .	0,22	0,13	0,35
Herz . . .	0,07	0,1[illegible]	0,17
Gehirn. . .	0,04	0,04	0,08
Leber . . .	—	0,06	0,06

Das folgende Schema soll eine Übersicht über die energetischen Verhältnisse beim Kohlenhydratabbau geben.

Die zugeführte freie Glucose wird zunächst unter ATP-Verbrauch in Glucose-6-Phosphat umgewandelt und zu Glykogen aufgebaut. Der Glykogenabbau (eine Phosphorolyse) verläuft über phosphorylierte Zwischenstufen bis zur Brenztraubensäure. Bei diesem Abbau wird Sauerstoff nicht benötigt. Bis zur Stufe der Brenztraubensäure werden pro Mol freier Glucose 2 Mol Adenosintriphosphorsäure und damit 20000 cal gewonnen, während die freie Energie der Wasserstoffabspaltung pro Mol H_2O 56700 cal beträgt. Der Nutzeffekt dieser anaeroben Stufe des Kohlenhydratabbaus ist also

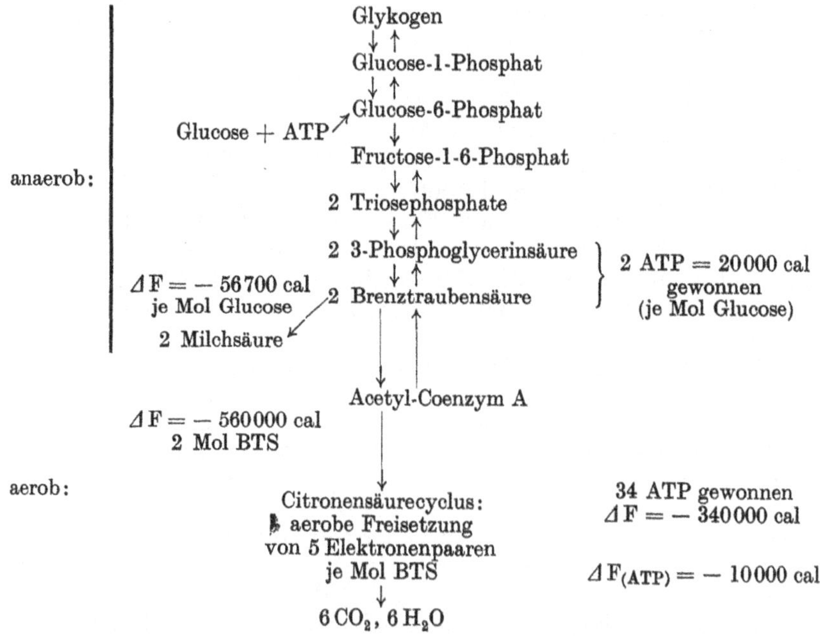

verhältnismäßig gering, verglichen mit dem des weiteren aeroben Abbaus. Der aerobe Abbau der Brenztraubensäure über den Citronensäurecyclus erbringt eine freie Energie von 560000 cal. Es können pro Mol Brenztraubensäure 17 bzw. pro Mol Glucose 34 Mol ATP gewonnen werden. Der Energiegewinn entspricht 340000 cal. Der Nutzeffekt liegt gegenüber dem anaeroben Abbau wesentlich günstiger. Die vollständige Oxydation von 1 Mol Glucose zu CO_2 und H_2O erbringt somit 38 Mol ATP = 380000 cal; davon werden 2 Mol ATP für die Anfangsphosphorylierung verbraucht. Das Verhältnis aerober Abbau/anaerober Abbau lautet demnach 360000 cal : 20000 cal = 18:1. Geht man vom Glykogen aus, so steht 1 Mol ATP mehr für den Bedarf der Zelle zur Verfügung, das vorher beim Glykogenaufbau investiert wurde.

Das eben Besprochene soll noch durch ein primitives Beispiel veranschaulicht werden.

Wir können den ATP-Vorrat des Muskels vergleichen mit dem Bargeld im Portemonnaie, den (größeren) Phosphokreatinvorrat mit einem Bankkonto. Ist das Bargeld erschöpft, dann kann es durch Abzug vom Konto ergänzt werden. Das kann aber nicht beliebig fortgesetzt werden, sondern es muß eine laufende Bargeldeinnahme durch Arbeitsverdienst erfolgen, deren Überschüsse wieder auf das Konto eingezahlt werden. Diese Einnahme entspräche der fortlaufenden Glucosezufuhr. Ein Teil der Einnahme wird in Wertgegenständen und langfristigen Anlagen angelegt, die nicht so rasch mobilisierbar sind wie das Bankkonto, dieses aber, wenn genügend Zeit zur Verfügung steht, ergänzen können (Glykogen). Im Fall größten und eiligsten Bedarfs (Sauerstoffmangel bei Arbeit) wird zunächst das Bargeld, dann das Konto herangezogen. Die Wertgegenstände sind nicht rasch genug mobilisierbar. Sie werden deshalb zum Leihhaus getragen und zu einem sehr niedrigen Satz ($^1/_{18}$ des Wertes) verpfändet. Unter physiologischen Bedingungen ist jedoch der Muskel in einer sehr günstigen Position; er verfügt nämlich über reiche Verwandte (Leber und Herz), die die Pfandscheine rasch wieder einlösen, so daß der volle Wert der verpfändeten Gegenstände erhalten bleibt, abzüglich einiger Geschäftsunkosten.

c) Die thermischen Vorgänge bei der Muskelkontraktion

Die chemischen und physikalischen Änderungen im Muskel sind die Resultante zahlreicher energieliefernder und energieverbrauchender Prozesse. Kontrahiert sich ein Muskel isometrisch, dann wird keine äußere

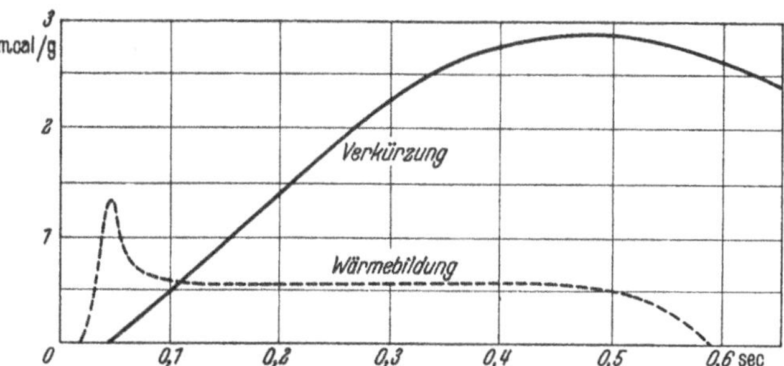

Abb. 298. Wärmeentwicklung des Muskels bei der Kontraktion. Die Wärmebildung beginnt vor der Kontraktion und zeigt zunächst einen raschen Anstieg (Aktivierungswärme), bleibt während der Verkürzung konstant (Kontraktionswärme) und fällt im Beginn der Erschlaffung ohne erneuten Anstieg rasch ab. Einzelzuckung des Froschsartorius in isotonischer Anordnung bei 0°. [Umgezeichnet nach Hill, A. V.: Proc. Roy. Soc. Lond. B **136**, 195, 420 (1949/50)]

Arbeit geleistet, und die im Muskel umgesetzte Energie erscheint schließlich vollständig als Wärme. Kontrahiert er sich isotonisch, so wird bei der Verkürzung äußere Arbeit geleistet; bei der Erschlaffung durch das angehängte Gewicht wird eine gleiche Arbeit *am* Muskel geleistet, und diese wird ebenfalls als Wärme zerstreut. Messung der Wärmeentwicklung kann wichtige Aufschlüsse über die zeitliche Verteilung der Reaktionen geben, die in der Bilanz Wärme freisetzen, wenn auch nicht darüber, aus welchen Quellen sie stammt.

Für derartige Untersuchungen mußte eine Methode entwickelt werden, die nicht nur sehr empfindlich, sondern möglichst trägheitslos ist, um die in $^1/_{1000}$ sec ablaufenden Veränderungen in der Wärmebildung verfolgen und messen zu können. Es ist A. V. Hill gelungen, thermoelektrische Methoden (s. Physik) so weit zu entwickeln, daß sie für diesen Zweck verwendbar wurden, und durch bestimmte Eichungsmethoden zu erreichen, daß die thermometrischen Werte direkt in calorische umgewertet werden können. Als Versuchsobjekt werden träge reagierende Frosch- oder noch besser Schildkrötenmuskeln benutzt, die außerdem auf 0° C abgekühlt werden, um sämtliche Prozesse noch mehr zu verlangsamen, so daß die Untersuchung einer Einzelzuckung möglich wurde.

Bei solchen Untersuchungen läßt sich feststellen, daß Wärme sowohl während wie nach der Kontraktion frei wird. Man stellt deshalb eine **initiale Wärmebildung** der *verzögerten* oder **Erholungswärme** gegenüber. Die initiale Wärmebildung ist bei einer Einzelzuckung in Stickstoffatmosphäre gleich groß wie in Sauerstoff. Sie kann also anaerob gebildet werden. Sie ist ferner bei Hemmung des Kohlenhydratabbaus nicht verändert, stammt also nicht aus diesem. Die verzögerte Wärmebildung ist dagegen sehr stark von der Zufuhr von Sauerstoff abhängig und zieht sich über längere Zeit hin (Abb. 299). Sie gibt die Summe aller endergonischen und exergonischen Vorgänge wieder, die sich in der Erholung abspielen und die zum größten Teil aerob verlaufen. Durch ihre lange Dauer ist sie etwa ebenso groß wie die während der Kontraktion und Erschlaffung entwickelte Wärme.

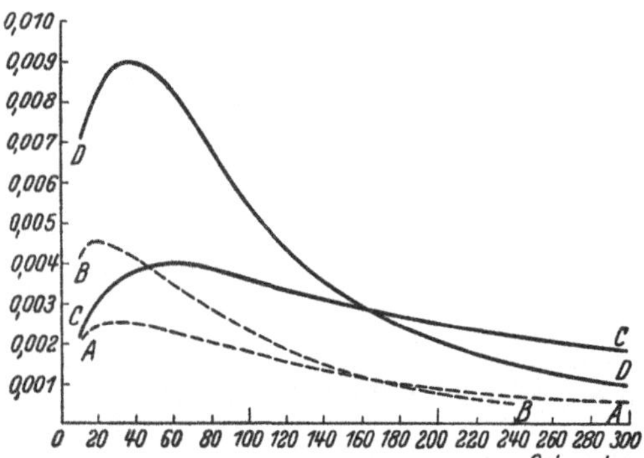

Abb. 299. Verlauf der „nachhinkenden" Wärmeentwicklung in einem isolierten Muskel. *A* nach einer Kontraktion von 0,03 sec Dauer in reinem Stickstoff; *B* nach einer Kontraktion von 0,20 sec Dauer in reinem Stickstoff; *C* und *D* dasselbe in Sauerstoff. Man beachte, daß die „nachhinkende Wärme" um so größer ist, je länger die Kontraktion dauerte, ferner, daß sie durch Sauerstoffmangel stark eingeschränkt wird. (Nach HARTREE und HILL)

Die initiale Wärmebildung läßt sich in mehrere Phasen unterteilen: 1. Die Wärmeentwicklung beginnt schon vor der Kontraktion (*Aktivierungswärme*, Abb. 298). 2. Auf sie folgt eine Wärmebildung während der Kontraktion (*Verkürzungswärme*). 3. Wird nicht eine Einzelzuckung, sondern ein Tetanus ausgelöst, so findet sich während der ganzen Dauer der Kontraktion eine Wärmebildung (*Erhaltungswärme*). 4. Bei der Erschlaffung

Tabelle 53

	Arbeitsphase		Erholungsphase		
Mechanisch	Verkürzung		Erschlaffung		Ruhe
Thermisch	Aktivierungswärme	Kontraktionswärme			verzögerte Wärme
Chemisch	ATP in ADP + Phosphorsäure		Kreatinphosphat in Kreatin und Phosphorsäure	Glykogen in Brenztrauben- bzw. Milchsäure	Brenztrauben- bzw. Milchsäure in $CO_2 + H_2O$
Vorrat je Gramm Muskel in cal	0,09		0,22	1—5	30—60
Energie verbraucht zu	mechanischer Arbeit		Resynthese von ATP	Resynthese von Kreatinphosphorsäure über ATP	zum Teil Resynthese von Glykogen
	anaerob				aerob

wird dann, wenn der Muskel nicht belastet ist, keine zusätzliche Wärme frei. Nur wenn der Muskel belastet ist, wird die dann am Muskel geleistete Arbeit quantitativ in Wärme übergeführt.

Der Befund, daß die Wärmebildung vor der Kontraktion einsetzt und daß bei der Erschlaffung (ohne Belastung) keine zusätzliche Wärme frei wird, ist ein starker Hinweis, wenn auch in keiner Weise ein Beweis dafür, daß *die Erschlaffung den thermodynamisch freiwilligen und die Kontraktion den thermodynamisch unfreiwilligen Vorgang darstellt.* Wir kommen unten auf diese Frage zurück, ebenso auf weitere Einzelbefunde bei Untersuchungen der thermischen Vorgänge.

Es muß aber betont werden, daß die Trennung in initiale und Erholungswärme nur am isolierten, nicht durchbluteten Muskel möglich ist. Beim Muskel in situ mit seinem Sauerstoffvorrat am Myoglobin (S. 40) beginnen oxydative Erholungsvorgänge schon spätestens im Beginn der Erschlaffung (MILLICAN). Am Herzen läßt sich die Steigerung der O_2-Aufnahme schon gleich zu Beginn der Kontraktion nachweisen und die Spitze des Verbrauchs wird noch während der Kontraktion erreicht, während beim Skeletmuskel auch unter günstigen Versorgungsbedingungen die Verbrauchsspitze erst nach Beendigung der Kontraktion erreicht wird.

Zum Schluß dieses Kapitels soll in einem unverbindlichen Schema (Tabelle 53) nochmals die Zuordnung der chemischen Reaktionen zu den thermischen und mechanischen Vorgängen dargestellt werden. Es ist dabei eine ungünstige Sauerstoffversorgung angenommen, so daß zunächst Milchsäure entsteht, die nachträglich zum Teil oxydativ beseitigt, zum Teil zur Resynthese von Glykogen benutzt wird. Unter Normalbedingungen greifen die einzelnen, hier getrennt dargestellten Phasen ineinander.

d) Verknüpfung von chemischen und mechanischen Vorgängen

α) Die Rolle des ATP bei der Muskelkontraktion

Sowohl am Faden- wie am Fasermodell hat das ATP, wie oben schon kurz angedeutet, eine doppelte Wirkung (ATP soll hier wie im folgenden nicht nur Adenosintriphosphat symbolisieren, sondern auch einige weitere, nahe verwandte Nucleosidtriphosphate): 1. als Weichmacher und 2. als Kontraktionsauslöser.

1. Weichmacherwirkung des ATP. Fehlt im Modell oder am ganzen Muskel das ATP oder sinkt seine Konzentration unter eine bestimmte kritische Höhe, dann verfällt der Muskel in einen Zustand der Starre, die offenbar auf einer Assoziation der Myosin- und Actinfilamente beruht, so daß sie nicht mehr gegeneinander verschieblich sind. Der Muskel vermag sich nicht mehr zu kontrahieren oder, falls er in diesem Augenblick kontrahiert ist, nicht mehr zu erschlaffen (Abb. 300). Wird ATP zugesetzt und vor Zerfall geschützt, so wird diese Form der Assoziation der Myosin- und Actinfilamente wieder gelöst, und der Muskel gewinnt wieder seine Kontraktions- und Erschlaffungsfähigkeit (Abb. 301). Da nach dem Tode die anaeroben energieliefernden Vorgänge im Muskel weitergehen, kommt es schließlich zu einer Erschöpfung des ATP-Vorrats und der Muskel verfällt in **Totenstarre,** die sich erst durch Selbstauflösung des Gewebes, durch völligen Strukturzerfall, wieder löst. Je geringer von vornherein die anaeroben Reserven, desto rascher reicht die Energieentbindung zur Resynthese des ATP nicht mehr aus, und desto schneller tritt die Totenstarre ein, so z.B. beim gehetzten Wild.

Diese Weichmacherwirkung kann das ATP nur so lange entfalten, als es an das Actomyosin gebunden ist, als eine geeignete Ionenkonzentration vorliegt und als es vor dem Zerfall geschützt ist. Aus dem Sarkoplasma ließen sich mehrere *Hemmstoffe* gewinnen, die den Zerfall von ATP hemmen. Eine gleiche Hemmung kann durch Blockierung von SH-Gruppen im Actomyosin erreicht werden, z.B. durch Salyrgan.

2. ATP als Kontraktionsauslöser. In den Faden- und Fasermodellen konnte gezeigt werden, daß das ATP nicht nur eine wichtige Rolle spielt als Energielieferant und Energieverteiler und nicht nur gleichzeitig als Weichmacher, sondern auch bei der Auslösung der Kontraktion. Diese Auslöserfunktion kann das ATP nur ausüben, wenn es an das Actomyosin gebunden ist und wenn es zerfällt. Setzt man dem Modell (in Gegenwart von Mg^{++}) ATP zu, so kommt es zu einer Kontraktion. Wird die ATP-Spaltung blockiert (z. B. mit dem aus dem Sarkoplasma isolierbaren Hemmstoff), so kommt es zur Erschlaffung (Abb. 300, 301). Solange das ATP am Zerfall gehindert ist, kann sich das Modell nicht mehr kontrahieren. Ist umgekehrt das ATP zerfallen, so kann das Modell nicht mehr erschlaffen, weil dann die Weichmacherwirkung fehlt.

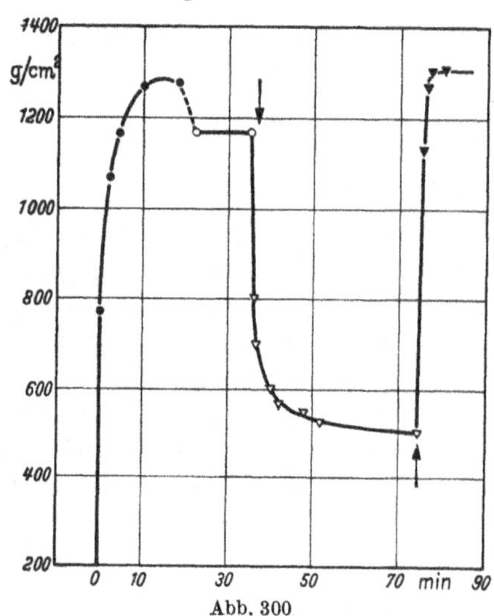

Abb. 300

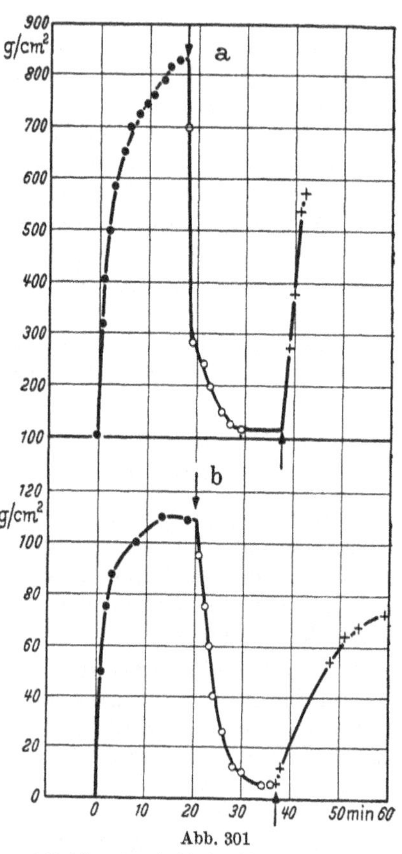

Abb. 301

Abb. 300. ATP als Kontraktionssubstanz. Versuch am Fasermodell (glycerinextrahierter Muskel). Ordinate: Spannung, Abszisse: Zeit. Auf Zusatz von Adenosintriphosphorsäure kontrahieren sich die Muskelfasern (durch den ATP-Zerfall, s. Text). ---- Auswaschen der ATP, o—o ohne ATP: Der Muskel verharrt in Kontraktur. Auf Zusatz von Pyrophosphat (↓), das eine ähnliche „Weichmacherwirkung" besitzt wie die ATP, tritt Erschlaffung ein, auf erneuten Zusatz von ATP (↑) wieder eine Kontraktion. [Aus PORTZEHL, H.: Naturforsch. 7b, 1 (1952)]

Abb. 301. ATP als Kontraktions- und gleichzeitig Erschlaffungssubstanz. Fasermodell des Muskels. Ordinate: Spannung, Abszisse: Zeit. Auf Zusatz von ATP erfolgt eine Kontraktion (durch ATP-Zerfall). Bei ↓ wird durch Salyrganzusatz der ATP-Zerfall verhindert (Blockierung von SH-Gruppen). Es erfolgt Erschlaffung. ATP wirkt als „Weichmacher", wenn sein Zerfall blockiert ist. Ihre Anwesenheit ist für die Erschlaffung notwendig, sonst tritt Starre ein. Wird der ATP-Zerfall wieder ermöglicht durch Cysteinzusatz (↑), tritt wieder Kontraktion ein. [Nach PORTZEHL, H.: Naturforsch. 7b, 1 (1952)]

ATP und contractile Strukturen reagieren unmittelbar miteinander; wie schon oben kurz bemerkt, wirkt das Myosin als ATP-spaltendes Ferment (ATPase). Mit keiner anderen Substanz des Gewebes konnte bisher eine gleiche Wirkung auf das contractile Gewebe erzielt werden wie durch ATP, und umgekehrt bringt ATP keine andere Eiweißstruktur zur Kontraktion außer den contractilen Strukturen der Lebewesen. Danach kann man die Vorstellung entwickeln, daß auch beim intakten Muskel der Kontraktionscyclus ausgelöst wird durch Zerfall und Resynthese von ATP, daß der entscheidende Vorgang in einem bestimmten Zusammenwirken zwischen ATP und dem Hemmstoff des Muskels besteht. Die Erregung würde danach auf noch unbekanntem Wege dazu führen, daß vorübergehend die Hemmwirkung des Hemmstoffes aufgehoben wird. Dadurch kommt es zu ATP-Zerfall und Kontraktion. Sobald die Hemmwirkung wieder einsetzt, wird die weitere ATP-Spaltung unterbrochen und die Erschlaffung kann eintreten.

Über das Zusammenwirken von ATP-Zerfall und Hemmstoff und damit über das Eintreten von Kontraktion einerseits und Erschlaffung andererseits sind zwar schon recht konkrete Vorstellungen entwickelt worden. Sie sollen hier jedoch nicht dargestellt werden, da sie noch weitgehend spekulative Momente enthalten.

Ein endgültiger Beweis für die Annahme, daß der ATP-Zerfall die Kontraktion am Muskel in situ auslöse und nicht etwa eine besondere ATP-Bindung oder ein anderer Vorgang, konnte jedoch noch nicht geliefert werden. Es ist nicht gelungen, einen ATP-Zerfall in strenger Koppelung mit der Kontraktion des Muskels in situ nachzuweisen. Bei solchen Untersuchungen besteht eine große Schwierigkeit darin, daß das ATP sehr rasch resynthetisiert wird (s. o. S. 477), wobei die Geschwindigkeit der Resynthese der des Zerfalls sehr nahe kommt, so daß der Nachweis des Zerfalls schwer zu führen ist. Es ist weiter zu berücksichtigen, daß auch in Ruhe im Muskel ein ständiger ATP-Zerfall mit folgender Resynthese zur Deckung des Energiebedarfs notwendig ist und daß dieser Zerfall nicht nur während der Kontraktionsphase, sondern auch während der Erholungsphase erhöht ist, entsprechend dem erhöhten Energieumsatz während der ganzen Zeit. Zwischen Ruhe und Aktivität bestehen hier nur quantitative Unterschiede, so daß der Nachweis einer strengen Koppelung von ATP-Zerfall und Kontraktion sehr schwer zu erbringen ist.

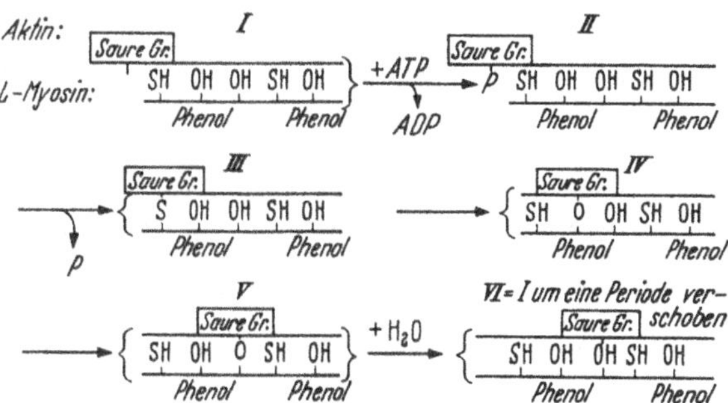

Abb. 302. Denkmöglichkeit einer chemischen Reaktionskette, die gleichzeitig zu ATP-Spaltung und Verschiebung der Actin- gegen die Myosinmoleküle führt. I—IV = aufeinanderfolgende chemische- und Verschiebungszustände. Einzelheiten s. Text. [Aus Weber, H. H.: Verh. Dtsch. orthopäd. Ges. **44**, 13 (1957)]

Auch wenn man gewillt ist, einen engen Zusammenhang zwischen ATP-Zerfall und Kontraktion auch beim Muskel in situ anzunehmen, so kann man doch über den weiteren Schritt, die Umsetzung chemischer Energie in Muskelarbeit, nur spekulieren. Eine solche Denkmöglichkeit sei hier kurz dargestellt (nach H. H. Weber).

Mit Hilfe von radioaktiv markiertem P^{32} konnte wahrscheinlich gemacht werden, daß das endständige P des ATP auf das Actin übertragen wird, daß aber zur Abspaltung dieses Phosphats die Mitwirkung des Myosins notwendig ist. Dabei wird weiter wahrscheinlich der endständige Phosphatrest an eine saure Gruppe des Actins gebunden, wobei eine etwa ebenso energiereiche Bindung entsteht wie bei der ursprünglichen Bindung im ATP. Diese Phosphorylierung des Actins und die gleichzeitige Freisetzung des ATP-Restes (ADP) ist durch den Übergang vom Zustand I in Zustand II in Abb. 302 symbolisiert. Durch Austausch des Phosphats gegen den Schwefel-Rest der SH-Gruppe rückt das Actin am Myosinmolekül um eine Stufe weiter (Zustand III der Abb. 302). Durch Austausch des Schwefelrestes erst gegen die danebensitzende phenolische und dann gegen die alkoholische OH-Gruppe (IV und V) rückt das Actin um 2 zusätzliche Stufen weiter. So wäre eine Deutung der oben geschilderten Verschiebung von Actin gegenüber Myosin bei der Muskelkontraktion möglich. Bei dieser

Verschiebung leistet der Muskel Arbeit. Die dazu notwendige Energie wird dadurch geliefert, daß die 1. Stufe die energiereichste, die letzte die energieärmste darstellt. Nach dem Schema müßte schließlich durch Hydrolyse die Esterbindung des Zustandes V gelöst und die frei werdende saure Gruppe des Actins erneut phosphoryliert werden (Zustand VI), so daß die gleiche Reaktionsfolge mit weiteren Verschiebungen des Actinfilaments von neuem beginnen könnte. Derartige Kettenreaktionen wären auch auf andere Weise denkbar; es handelt sich bei diesem Schema mehr um ein Denkbeispiel als um die konkrete Darstellung der einzelnen Reaktionsschritte.

Diese Vorstellungen vermögen am ehesten zu deuten, warum eine gute Korrelation besteht zwischen Wärmebildung und Energieverbrauch des Muskels und seiner Verkürzung bei isotonischer Kontraktion, nicht aber mit der Spannung bei isometrischer Kontraktion, und warum bei isotonischer Kontraktionsform mehr Energie verbraucht wird als bei isometrischer. Bei der isometrischen Kontraktion wird Arbeit gegen den Zug der elastischen Elemente geleistet und dabei das Vorbeigleiten des Actins am Myosin gehemmt, so daß die Energiefreisetzung beim Fortschreiten von Stufe zu Stufe früher sozusagen steckenbleibt.

β) Die Koppelung zwischen Erregung und Kontraktion

Es ist bisher noch nicht bekannt, in welcher Weise die Erregung des Muskels zu seiner Kontraktion führt, und ebenso nicht, wie die Erregung das Innere der Muskelfasern erreicht.

Wenn man der oben skizzierten und, wie betont, noch nicht bewiesenen Vorstellung folgt, daß die Auslösung der Kontraktion durch die Spaltung von ATP geschieht, die ihrerseits dadurch zustande kommt, daß die Hemmung dieser Spaltung durch einen Hemmstoff unterbrochen wird, so wird man daran denken können, daß durch die Erregung Ionenverschiebungen auf sehr kleiner Strecke zustande kommen, die die Aktivität des Hemmstoffes verändern. So können Mikroinjektionen von Ca^{++} in das Innere von Fasern lokale Kontrakturen hervorrufen, und andererseits können Fasermodelle, wenn sie durch Zusatz von nichtspaltbarem ATP zur Erschlaffung gebracht werden, sich wieder kontrahieren, wenn geringe Konzentrationen von Ca^{++} hinzugefügt werden. Doch sind hierbei die Zusammenhänge im einzelnen noch ungeklärt.

Als Substrat für die Fortleitung der Erregung an die Filamente im Innern der Fasern wird an das endoplasmatische Reticulum gedacht, doch liegen schlüssige Beweisführungen nicht vor.

γ) Theorien der Muskelkontraktion

Seit Jahrzehnten stehen sich die Ansichten darüber, ob die Verkürzung des Muskels oder seine Erschlaffung der aktive, energieverbrauchende (thermodynamisch unfreiwillige) Vorgang sei, schroff gegenüber. Nach der einen Ansicht wird die bei der Spaltung von ATP *freigesetzte Energie unmittelbar zur Verkürzung der Eiweißketten verwandt.* Diese Theorie hat den Vorteil, daß sie die einzelnen Befunde, vor allem auch die thermischen Vorgänge, mit Hilfe einfacher Zusatzannahmen zu erklären vermag. Wir sind oben schon auf eine Reihe solcher Punkte eingegangen. Deshalb neigt sich z.Z. die Waagschale stark zugunsten dieser Theorie. Es ist jedoch oben schon betont worden, daß sie keineswegs bewiesen ist.

Nach der zweiten Theorie dient die bei der ATP-Spaltung freiwerdende Energie zur *Aufladung eines Energiespeichers*, der die Energie z.B. als elastische Energie oder in irgendeiner anderen Form bereithält und erst nach der Kontraktion wieder aufgeladen werden muß. Der Muskel wäre dann etwa einer gespannten Feder vergleichbar, die durch Wegnahme einer Sperre entspannt werden kann und nachträglich wieder gespannt werden muß. Nach dieser Ansicht weist die Ruhephase den höheren Ordnungszustand der Moleküle auf, der bei der Kontraktion in einen geringeren übergeht und nachträglich bei der Erschlaffung wieder hergestellt werden muß. (Nach der ersten Ansicht werden dagegen die Moleküle bei der Kontraktion nicht in einen Zustand geringerer Ordnung gebracht, sondern unter Energieaufwand in den Zustand einer neuen Ordnung.)

Diese Theorie erfordert eine ganze Reihe von Zusatzannahmen, vor allem zur Deutung der thermischen Erscheinungen. Nach ihr müßte die Aktivierungswärme, die schon vor der Kontraktion entsteht, nicht dem Kontraktions-, sondern dem Erschlaffungsprozeß zugeordnet werden. Es müßte also schon gleichzeitig mit dem Kontraktionsprozeß ein Desaktivierungsprozeß beginnen. Weiter steht dieser Theorie der Befund entgegen, daß die Erschlaffung als solche ohne Wärmeentwicklung vor sich geht.

In den letzten Jahren ist eine Theorie aufgestellt worden, die eine vermittelnde Stellung zwischen den beiden entgegengesetzten obengenannten einnimmt und die man als *Transmutationstheorie* bezeichnen könnte. Sie nimmt an, daß sowohl die Kontraktion wie die Erschlaffung auf chemischen energieliefernden Reaktionen beruhe. Nach ihr befinden sich die einzelnen Elemente entweder in einem „langen“ oder „kurzen“ Zustand, wobei sich ein dynamisches Gleichgewicht zwischen beiden Zuständen ausbildet, von dem die jeweilige Länge der einzelnen Filamente abhängt. Die Kontraktion bestünde darin, das Gleichgewicht in Richtung „kurz“, die Erschlaffung darin, es in Richtung „lang“ zu verschieben. Diese Theorie vermag den relativ hohen Energieverbrauch auch im Ruhezustand zu erklären, der bei Annahme einer statischen „Sperre“ nach der obengenannten zweiten Theorie schwer deutbar wäre. Sie vermag die festzustellende Tatsache sehr schön zu deuten, daß allein schon eine Dehnung eines Muskels zu erhöhtem Energieverbrauch und zur Wärmeentwicklung führt. Auch sie vermag aber nicht, alle thermischen Erscheinungen zu deuten.

Insgesamt ergibt sich, daß eine allgemeingültige Theorie der Muskelkontraktion noch nicht aufgestellt werden kann und daß die genannten Theorien noch ganz den Charakter von Arbeitshypothesen aufweisen, denen vor allem heuristischer Wert zukommt: Sie dienen der Abgrenzung neuer Fragestellungen.

5. Besonderheiten des glatten Muskels

Der glatte Muskel unterscheidet sich in mehrfacher Hinsicht vom bisher besprochenen quergestreiften Muskel. Die Hauptschwierigkeit besteht darin, daß sich außerordentlich starke Variationen finden, so daß man nicht mehr wie beim Skeletmuskel von einem einheitlichen System mit einheitlichen Gesetzmäßigkeiten sprechen kann.

1. Anatomische Unterschiede. Der glatte Muskel enthält zwar dieselben contractilen Proteine, also Myosin und Actin, wie der Skeletmuskel, wenn auch in einer wesentlich niedrigeren Konzentration ($^1/_{10}$); zudem sind sie offenbar in einen anderen Rahmen eingebaut und lassen sich wesentlich schwerer voneinander trennen. Glatte Muskelfasern lassen sich am besten vergleichen mit den anisotropen (A-) Abschnitten des Skeletmuskels. Der unterschiedliche Einbau der contractilen Proteine muß auch Unterschiede in der Kontraktionsform zur Folge haben.

Unterschiede in der *Erregungsform* müssen sich dadurch ergeben, daß eine spezifisch gebaute Endplatte fehlt. Vegetative Fasern umspinnen die glatten Muskelzellen und dringen mit feinen Nervenendigungen auch in sie ein, bilden aber nicht typische Endplatten. Unterschiede in der *Erregungsausbreitung* ergeben sich auch schon daraus, daß die glatte Muskulatur mehr oder weniger syncytial aufgebaut ist. Das ist im Extremfall beim Uterus verwirklicht, der ein Muskelgefüge von miteinander anastomosierenden Fasern darstellt. So kann u. U. eine fortgeleitete Erregung sehr weite Fasergebiete erfassen (s. u.).

Der Ausdruck syncytial darf jedoch nicht in dem Sinne verstanden werden, daß etwa die Fibrillen ohne Unterbrechung von einer Zelle zur andern durchlaufen könnten und die Zellgrenzen aufgehoben wären. Ein Syncytium einer solchen Art gibt es bei keinem Muskel, auch nicht im Herzen, wo die sog. „Glanzstreifen" echte Zellgrenzen darstellen, wenn auch mit veränderter Membran. Mit dem Ausdruck syncytial soll nur die Besonderheit hervorgehoben werden, daß immer wieder einzelne Muskelzellen mit andern in direkten Kontakt kommen, ohne daß, wie beim Skeletmuskel, einzelne Zellen oder Zellgruppen durch das Bindegewebe in isolierte „Pakete" unterteilt werden. Dieser enge Kontakt einzelner Zellen bedingt beim glatten Muskel, daß durch muskuläre „Erregungsleitung" eine Einzelerregung u. U. eine weite Ausbreitung erfahren kann.

2. Kontraktionsdauer. In den meisten Fällen erfolgt die Kontraktion und vor allem die Erschlaffung langsamer als beim quergestreiften Muskel, wenn auch der schnellste glatte Muskel schneller ist als der langsamste quergestreifte, z.B. der Schildkröte. Zwar finden sich schon beim quergestreiften Muskel erhebliche Unterschiede in der Kontraktionsdauer auf einzelne Reize bei den verschiedenen Typen, sie sind jedoch beim glatten Muskel erheblich verstärkt. So hat bei 20° der Wadenmuskel des Frosches eine Zuckungsdauer von 0,12, der des Magens dagegen von 100 sec. Es ist verständlich, daß dann nur Erregungen in großen Zeitabständen notwendig sind, um Dauerkontraktionen (Tetani) zu erreichen, und daß so ein System geschaffen wurde, das bei relativ geringem Energieverbrauch zu großer Halteleistung befähigt ist. Entsprechend finden wir glatte Muskulatur überall da, wo es nicht auf rasche Bewegungen und nicht auf große Spannungsentwicklung ankommt, sondern auf langdauernde Aufrechterhaltung einer bestimmten, nicht allzu großen Spannung, wie etwa an den Blutgefäßen, an den Eingeweiden, an der Pupille usw. Die Betätigung dieser Muskulatur wird also insgesamt mehr „*tonischen*" Charakter haben; entscheidend wird der Wechsel in einem dauernd vorhandenen Spannungszustand sein und weniger ein Wechsel zwischen Ruhe und Kontraktion.

Die Kontraktionsdauer ist noch wesentlich länger bei *lokalbleibenden, nicht fortgeleiteten Kontraktionen*, wie sie für die „langsamen" Froschmuskeln beschrieben wurden (S. 468). Diese lokalen Kontraktionen finden sich am glatten Muskel weit häufiger. Sie werden ausgelöst durch eine solche lokale Depolarisation, die noch nicht die Bedingung für eine fortgeleitete Erregung erfüllt. Dauert die Depolarisation lange Zeit an, z.B. unter längerer Einwirkung von Acetylcholin (s. S. 447), dann können langdauernde lokale Kontraktionen entstehen, die als *Kontrakturen* bezeichnet werden (s.u.). Diese Kontrakturen können sich im glatten Muskel häufig an fortgeleitete Kontraktionsserien (Tetani) anschließen.

3. Elastizität und Plastizität. Im Verhalten der elastischen Elemente finden sich keine sehr großen Abweichungen von denen des quergestreiften Muskels. Die Ruhe-Dehnungskurve (vgl. S. 466, Abb. 284) verläuft im allgemeinen flacher. Sehr große Unterschiede finden sich dagegen in der Plastizität. Wir haben oben gesehen, daß der Muskel nach Dehnung nicht vollkommen elastisch ist, sondern noch in einem gewissen Grade gedehnter gegenüber der Ausgangslage verharrt und einen neuen Ruhezustand erreicht. Wir haben dies oben vernachlässigt und müssen jetzt darauf zurückkommen. Diese *plastische* Veränderung spielt sich nicht an den elastischen, sondern an den contractilen Elementen ab. Es kommt offenbar zu einer dauernden Umordnung der Moleküle, die durch einfache Entlastung des gedehnten Muskels nicht zu beheben ist. Sie kann jedoch sofort behoben werden durch eine (isotonische) Kontraktion des Muskels.

Füllt man etwa rasch die Blase mit Flüssigkeit, dann steigt der Blaseninnendruck relativ schnell an. Wiederholt man dagegen den Vorgang langsam, dann kommt es zu einer weit stärkeren Dehnung mit jedem Füllungszuwachs, so daß nur geringe Drucksteigerungen eintreten. Ist dann die plastische Dehnbarkeit erschöpft, so steigt mit weiterer Füllung der Druck rasch an, und es kommt zum Gefühl des Harndrangs. Durch die bei Entleerung der Blase erfolgende Kontraktion wird die plastische Nachdehnung wieder rückgängig gemacht, und das Spiel kann von neuem beginnen.

Auch der umgekehrte Vorgang kann beobachtet werden, nämlich ein plastisches Verharren in einem verkürzten Zustand bei einer tetanischen Kontraktion, ein Vorgang, den man als *Sperrung* oder als Sperrtonus bezeichnet. Welcher Vorgang jeweils überwiegt, hängt ganz von den jeweiligen Bedingungen ab.

Der plastisch gedehnte Muskel geht, wie eben berichtet, durch isotonische Kontraktion auf die Ausgangslänge zurück, der plastisch verkürzte („gesperrte") neigt dagegen zu Verlängerung unter einer isometrischen Kontraktion. Wenn etwa die Muschel ihre Schalen schließt, so kann sie das nur durch eine tetanische Kontraktion, und sie kann auch nur durch diesen aktiven energieverbrauchenden Vorgang den Schluß aufrechterhalten. Durch den gleichzeitig eintretenden Sperrtonus ist sie jedoch durch einen passiven, nicht zusätzlich energieverbrauchenden Vorgang befähigt, gegen eine Öffnung Widerstand zu leisten. Sie kann so weit größere Gewichte tragen, als sie das ohne Sperrung könnte. Wir müssen also 2 Formen von „Tonus" unterscheiden: einen contractilen und einen plastischen (s. u.).

4. Erregungsbildung und Erregungsausbreitung. Der glatte Muskel zeichnet sich im allgemeinen aus durch seine erhöhte Fähigkeit zu **spontaner Erregungsbildung**. Voraussetzung zur spontanen Erregungsbildung ist, daß das Membranpotential nahe demjenigen kritischen Potential liegt, bei dem eine fortgeleitete Erregung entsteht (S. 432). Das ist bei glatten Muskeln häufig der Fall. Das Membranpotential liegt im allgemeinen niedriger als beim Skeletmuskel und damit näher dem kritischen Potential. Die spontane Erregungsbildung kann durch humorale und neurale Einflüsse verstärkt oder herabgesetzt werden; sie kann auch durch neurale Einflüsse in verschiedenen Teilen des Muskels synchronisiert werden, wird jedoch nicht etwa primär durch neurale Einflüsse ausgelöst, so daß der Ausdruck „spontane Erregungsbildung" (Autonomie) zu Recht besteht. Entsprechend ist der glatte Muskel nach Entnervung nicht gelähmt, und er atrophiert und degeneriert nicht wie der quergestreifte nach Zerstörung der Endplatte.

Am Darm wird z.B. durch erhöhten Vagustonus oder den Überträgerstoff Acetylcholin eine Depolarisation und damit verstärkte spontane Erregungsbildung und Steigerung der Motorik ausgelöst, durch Atropin in geeigneter Dosierung wird eine Hyperpolarisation und damit Erlöschen der spontanen Erregungsbildung bewirkt. Am Uterus hängt die spontane Erregungsbildung vor allem vom Gehalt an Oestrogenen und Gestagenen ab. Durch Oestrogene wird sie erhöht, durch Gestagene erniedrigt.

Nach Entnervung nimmt die Empfindlichkeit des glatten Muskels gegenüber den Überträgerstoffen stark zu (Gesetz der Denervation, Cannon), einmal, weil eine Permeabilitätserhöhung der Membran gegenüber allen Ionen eintritt, und außerdem, weil das Gewebe an Fermenten, die die Überträgerstoffe abbauen, verarmt (s. S. 462).

Von großer Bedeutung vor allem für Hohlorgane, wie Darm und Gefäße, ist nun die Tatsache, daß auch durch **Dehnung** eine Depolarisation der Membran des glatten Muskels ausgelöst und dadurch die spontane Erregungsbildung erhöht wird. Die gesteigerte Darmmotorik bei erhöhter Füllung wurde S. 297 besprochen, auf die Autonomie des Gefäßtonus und deren Verstärkung bei erhöhtem Innendruck ist im Kapitel Kreislauf immer wieder hingewiesen worden, gleichzeitig auch, daß das Ausmaß der Autonomie von Gefäßgebiet zu Gefäßgebiet wechselt. (Vgl. z.B. Abb. 202, die zeigt, daß von einer gewissen Blutdruckhöhe an in der Niere die Durchblutung mit steigendem Druck konstant bleibt, weil der autonome, contractile Tonus der arteriellen Rindengefäße entsprechend der Innendruckzunahme ansteigt und damit der

Strömungswiderstand. Hier ist die Zunahme des autonomen Tonus bei Dehnung besonders ausgesprochen.) Es handelt sich also bei diesem autonomen Tonus stets um einen contractilen Tonus, um Tetani der glatten Muskulatur; doch kann bei dem langsamen Verlauf der Einzelzuckung die notwendige Zahl an Einzelzuckungen relativ gering bleiben.

Die spontanen Erregungen sind ihrer Natur nach *lokale Erscheinungen.* Sie können am glatten Muskel zu lokalbleibenden Kontraktionen führen, die graduiert mit der Stärke des Reizes, z.B. der Dehnung, zunehmen, also nicht Alles-oder-Nichts-Reaktion aufweisen. Auf der anderen Seite können sie sich u. U. über große Bezirke ausbreiten, indem sie in der Umgebung *fortgeleitete* Erregungen auslösen. Die Ausbreitung hängt vor allem von der Schwelle in der Umgebung ab. Diese wiederum ist abhängig von humoralen und neuralen Einflüssen, so daß die fortgeleiteten Erregungen das eine Mal nur kurze Teile des Muskelgefüges erfassen, das andre Mal über den ganzen glatten Muskel fortgeleitet werden können. Die an sich myogene Fortleitung der Erregung wird also neural und humoral gehemmt und gebahnt. Auf diese Weise kommen z.B. die verschiedenen motorischen Erscheinungen der Darmmuskulatur zustande, wie Peristaltik einerseits, Pendeln und rhythmische Segmentierung andererseits (S. 296). Während bei der quergestreiften Muskulatur anatomisch festgelegte motorische Einheiten vorliegen, bestehend aus Nervenfaser und zugehörigen Endplatten und Muskelfasern, finden wir im glatten Muskel jeweils nur *funktionelle Einheiten,* die zudem stark wechseln können, so etwa unter nervösen Einflüssen.

Von humoralen und nervösen Einflüssen hängt nicht nur die Größe der jeweiligen motorischen Einheiten ab, sondern auch deren *Synchronisation* und damit die Abstufung der Kontraktion. Soll etwa der Innenraum eines größeren Darmgebiets insgesamt verkleinert werden, so ist das nur möglich, wenn sehr zahlreiche motorische Einheiten gleichzeitig ihren contractilen Tonus erhöhen. Eine solche Synchronisation ist nicht möglich bei Organen oder Organteilen, bei welchen die Erregungswelle die ganze Länge des Muskels erfaßt, wie beim Ureter, der nur mit Peristaltik, aber nicht mit abgestufter Kontraktion antworten kann.

Die Steigerung der spontanen Erregungsbildung durch Dehnung kann zu einer eigenartigen, besonders langsamen Form der „Fortleitung" der Erregungen führen. Bei lokaler Kontraktion einer Faser oder Fasergruppe wird die Nachbargruppe gedehnt und dadurch u.U. erregt. Die dadurch ausgelöste lokale Erregung führt zu lokaler Kontraktion einer weiteren benachbarten Fasergruppe usw. Es kommt so nicht zu einer Fortleitung der Erregung durch fortgeleitete Aktionspotentiale, sondern zu einer mechanischen fortgesetzten Neuerregung in immer weiteren Fasergruppen.

Die hohe Empfindlichkeit auf Dehnungsreize zeigt sich auch in der Reaktion vor allem der kleineren Gefäße gegen mechanische Berührung oder Verletzung oder Dehnung durch Tumoren. Auf diese Weise können u.U. langdauernde extreme Gefäßverengerungen bis zum Verschluß ausgelöst werden, ein Vorgang, der große Bedeutung hat für die vorläufige Blutstillung (s. S. 7).

6. Tonus, Starre, Kontraktur

Wir sind diesen Ausdrücken oben mehrfach begegnet. Sie sollen aber hier nochmals definiert werden, da sie sehr häufig mißverständlich verwendet werden.

Unter *Tonus* verstehen wir einen Zustand dauernder Verkürzung (verschiedenen Ausmaßes, wobei mehr oder weniger schnelle Kontraktionen aufgesetzt sein können). Man kann Tonus auch definieren als Widerstandsvermögen des Muskels gegen eine Last bei veränderlicher Länge. Von vornherein muß man nun 2 verschiedene Tonusformen unterscheiden: 1. Ein **contractiler Tonus,** der durch dauernd einlaufende Erregungen unterhalten wird und sich am contractilen Substrat abspielt; es handelt sich also um mehr oder weniger vollkommene Tetani (s. o. S. 473) mit entsprechender Steigerung des Energieverbrauchs. 2. Ein **plastischer Tonus,** der ebenfalls das contractile Substrat betrifft, aber einen passiven Vorgang darstellt. Es handelt sich um eine passive Umordnung der Moleküle bei Dehnung bzw. um das passive Verharren in einem umgeordneten Zustand bei Kontraktion. Es handelt sich somit um Veränderungen der Ruhelänge ohne veränderten Energieverbrauch. Wir haben oben gesehen, daß der plastische Tonus nur am glatten Muskel eine größere Rolle spielt. Beim Skeletmuskel müssen wir dagegen annehmen, daß unter normalen Bedingungen der Tonus, die wechselnde Grundspannung, durch variierte Dauererregung vom Nerven aus zustande kommt. Wenn wir also kurz vom Tonus des Skeletmuskels sprechen, so ist immer der contractile Tonus gemeint. Beim *Sperrtonus* (s. o.) handelt es sich um eine Kombination der beiden Formen, da Voraussetzung zu seinem Auftreten und der Beibehaltung der plastischen Verkürzung ein dauernd unterhaltener Tetanus ist.

In der Klinik wird unter **Kontraktur** jeder erhöhte Widerstand der Muskulatur gegenüber einer passiven Bewegung verstanden, gleichgültig, wie er zustande gekommen ist, unter **Starre** (Rigor) eine bestimmte Form dieses Widerstands. Hierbei handelt es sich um eine Störung der Innervation (s. S. 574) wie auch bei den meisten übrigen Fällen von Kontrakturen im klinischen Sinn. In der Physiologie werden diese Ausdrücke für spezielle Zustände verwandt, die nur durch Veränderungen am Muskel selbst hervorgerufen werden.

Unter *Starre* verstehen wir die Unfähigkeit des Muskels, sich zu kontrahieren oder gedehnt zu werden (ohne Zerreißung). Sie tritt vor allem ein, wenn der Vorrat an Adenosintriphosphat erschöpft ist (s. o. z. B. Totenstarre, S. 481). Unter *Kontraktur* verstehen wir eine überdauernde *lokale* Verkürzung des Muskels, die ohne fortgeleitete Aktionspotentiale eintritt und nicht fortgeleitet ist. Solche Kontrakturen treten besonders leicht ein bei Schädigungen der Membran durch Energiemangel, z. B. durch Sauerstoff- oder Glucosemangel. Andererseits kann eine Kontraktur bei vollständigem Energiemangel nicht mehr zustande kommen. Bei der Kontraktur handelt es sich somit um eine aktive, wenn auch lokale Kontraktion, die deshalb mit erhöhtem Energieverbrauch einhergeht und mit dem Sperrtonus nicht verwechselt werden darf. Obschon es sich um einen lokalen Vorgang am Muskel handelt, können ganze Muskelgruppen oder schließlich fast die gesamte Muskulatur in Kontraktur verfallen, wenn die Bedingungen ihres Eintritts verbreitet auftreten.

Durch eine ganze Reihe von Substanzen (Veratrin, Coffein, Acetylcholin) lassen sich Kontrakturen auslösen. Trotz einiger Unterschiede im einzelnen scheint der Mechanismus in allen Fällen ähnlich zu sein. Vergiftet man den Muskel mit Veratrin, dann antwortet die Endplatte mit einer langdauernden, immer mehr zunehmenden Depolarisation (Kuffler). Die Folge ist zunächst eine Serie von Aktionspotentialen und ein Tetanus des Muskels. Sobald die Depolarisation jedoch vollständig ist, ist die Endplatte unerregbar geworden, neue Aktionspotentiale können nicht mehr starten, und es wird das normale Ruhepotential nicht mehr aufgebaut. Dabei bleiben die betroffenen Muskelfasern in verkürztem Zustand. Gleiches kann mit Eserin bei gleichzeitiger Reizung des Nerven erreicht werden, wobei das gebildete Acetylcholin nicht mehr zerstört wird und schließlich nach einer Serie von Erregungen eine Kontraktur eintritt. Offenbar kann, solange die Endplatte völlig depolarisiert ist, derjenige Vorgang nicht mehr ablaufen, der dafür zu sorgen hat, daß der Zerfall von Adenosintriphosphorsäure am Actomyosin (S. 482) aufhört. Solange dieser Zerfall weitergeht, bleibt der Muskel verkürzt. Solange muß aber auch ein erhöhter Energieverbrauch vorliegen. Wird der ganze Vorrat an ATP erschöpft, z. B. durch Hemmung der Energie zuführenden Vorgänge, dann wird die Kontraktur irreversibel.

7. Veränderungen im Gesamtorganismus bei Muskelarbeit.

Es ist in mehreren Kapiteln immer wieder am Beispiel der Muskelarbeit gezeigt worden, wie weitgehend die Umstellungen im Gesamtorganismus sind, die dadurch hervorgerufen werden, so daß wir hier auf Einzelheiten nicht mehr eingehen können. [Kreislauf s. S. 100, HMV (S. 157), Nutritionsreflex (S. 125), Car. Sin. (S. 147), Übersicht S. 139, Atmung s. S. 195, Lymphbildung s. S. 340, innere Sekretion s. S. 388, Stress, Erhöhung der Körpertemperatur s. S. 218.] Die Bestimmung des Wirkungsgrades der Muskelarbeit wurde S. 213 dargestellt.

Es soll hier nur kurz auf die Frage der **Sauerstoffschuld** eingegangen werden. Es ist oben schon darauf hingewiesen worden, daß mit Beginn der Muskelarbeit schlagartig der Mehrbedarf an Energie einsetzt, daß jedoch die Umstellungen des Gesamtorganismus zur Erhöhung des O_2-Angebotes einer gewissen Anlaufzeit bedürfen. In der Zwischenzeit reicht das O_2-Angebot nicht aus, um den Bedarf zu decken. Nun hat jedoch der Organismus die Fähigkeit, eine *Sauerstoffschuld* einzugehen, da ja anaerobe Energiereserven vorhanden sind, die zunächst zur Bedarfsdeckung herangezogen werden und erst nachträglich wieder aufgefüllt werden müssen. Als solche anaerobe Energiereserven haben wir 1. den geringen Vorrat an Adenosintriphosphorsäure, 2. den etwas größeren an Kreatinphosphorsäure und 3. den größten an Glykogen kennengelernt. Das Glykogen wird dann nur bis zur Stufe der Brenztraubensäure abgebaut, und es entsteht Milchsäure, die erst nachträglich aerob beseitigt wird. Abb. 303 stellt dies Eingehen einer Sauerstoffschuld und ihre nachträgliche Abdeckung schematisch dar.

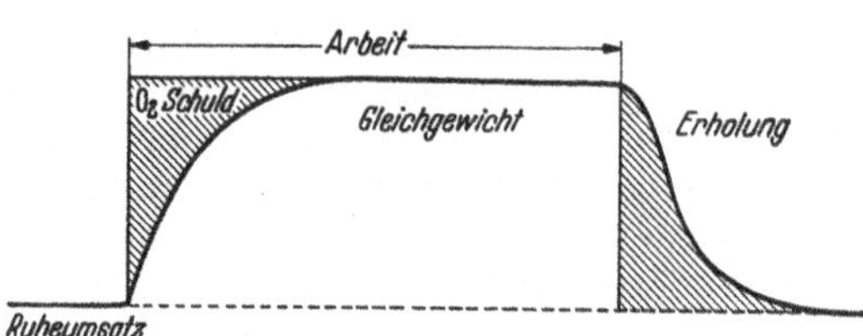

Abb. 303. Sauerstoffschuld und ihre Abdeckung. Im Beginn der Aufnahme hinkt die Sauerstoffaufnahme hinter dem Bedarf nach, da die Umstellung von Atmung und Kreislauf Zeit beansprucht. Es wird eine O_2-Schuld eingegangen. Diese wird nach der Arbeit, in der Erholung, wieder abgedeckt

Die Sauerstoffschuld, die ein Organismus maximal einzugehen vermag, beträgt etwa 15—20 Liter. Bis zu einer Schuld von rund 4 Litern steigt dabei der Milchsäuregehalt des Blutes nicht an. Man darf annehmen, daß bis dahin noch der Vorrat an Kreatinphosphorsäure ausgereicht hat. Er wird nachträglich durch Kohlenhydratverbrennung wieder aufgefüllt. Wird jedoch das Mißverhältnis zwischen O_2-Angebot und Bedarf größer, dann steigt der Milchsäuregehalt des Blutes linear mit der wachsenden Sauerstoffschuld an, bis bei einem Gehalt um 150 mg-% im Blut das tolerierte Maximum erreicht ist. Durch die Milchsäure kommt es zunächst zu einer kompensierten, dann zu einer dekompensierten *Acidose* (S. 49) und damit schließlich zu einem Zusammenbruch, der die Beendigung der Arbeit erzwingt.

Will man z. B. bei einem 3000 m-Lauf die persönliche Bestzeit erreichen, so kommt es darauf an, das Maximum an Sauerstoffschuld einzugehen, es aber nicht zu überschreiten. Gewöhnlich ist sie bei etwa 800 m in der Nähe des Maximums angelangt — die Atmung wird keuchend und ein Gefühl der Atemnot tritt ein (Dyspnoe), die Muskulatur wird starrer, und nur mühsam wird der Lauf unter Geschwindigkeitsherabsetzung fortgesetzt. Man spricht von einem toten Punkt. Plötzlich löst sich dieser qualvolle Zustand unter Schweißausbruch, wobei im Schweiß eine recht beachtliche Menge an Milchsäure weggeschafft werden kann, und der Lauf kann mit höherer Geschwindigkeit fortgesetzt werden. Es hat sich ein Gleichgewichtszustand zwischen Milchsäurebildung und -verbrennung bzw. -ausscheidung ausgebildet (steady state). Im Endspurt darf dann gerade wieder das tolerierte Maximum an Milchsäure angehäuft werden, sonst wird entweder nicht die mögliche Bestzeit erreicht, oder es kommt zum Zusammenbruch vor dem Ziel.

Die **Ermüdung** bei Körperarbeit ist im wesentlichen ein zentralnervöser Vorgang. Doch kann auch eine lokale Ermüdung der Muskulatur eintreten, vor allem bei Hemmung der Blutzufuhr. Bei Unterbrechung der Blutzufuhr zum Arm durch eine unter Druck gesetzte Blutdruckmanschette beim Menschen sinkt die maximale Kraft der Kontraktion schon innerhalb 2 sec ab und innerhalb 10 sec ist die Kontraktionsfähigkeit fast völlig erloschen; durch Freigabe des Blutstroms ist innerhalb weniger Sekunden wieder Erholung eingetreten (Abb. 304). Da bei kräftiger Kontraktion des Muskels der Blutstrom durch Capillarkompression vermindert wird (s. S. 163), tritt bei Haltearbeit rasch lokale Ermüdung ein, bei rhythmischer Arbeit mit

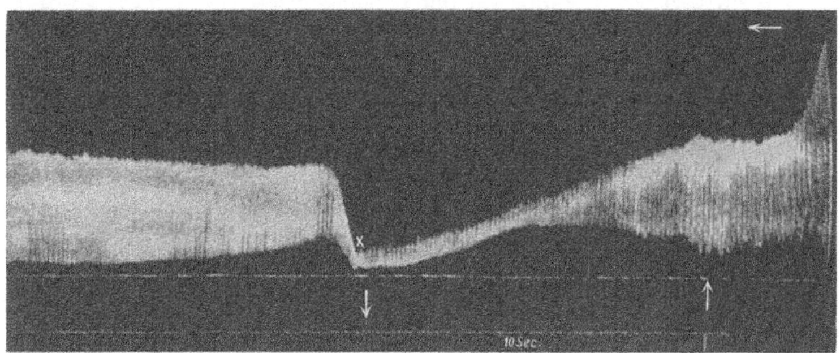

Abb. 304. Muskelermüdung bei Unterbrechung der Durchblutung. Von rechts nach links zu lesen. Untermaximale elektrische Reizung der Muskulatur des Daumenballens. Zwischen den Pfeilen Unterbrechung der Durchblutung durch Aufblasen einer Blutdruckmanschette am Oberarm für 10 sec. Rascher Abfall der Kontraktionshöhen. Bei × Freigabe der Durchblutung und rasche Erholung. (Nach KELLER u. LOESER)

ihrem Wechsel von Kontraktion und Erschlaffung wesentlich langsamer. Im einzelnen ist noch nicht geklärt, wieweit die Ermüdung primär durch Veränderung in den Muskelfibrillen, an der Muskelmembran, an der Endplatte oder anderen nervösen Strukturen bedingt ist. Bezüglich der Einzelheiten zum Problem der Allgemein- und Lokalermüdung muß auf die Arbeitsphysiologie verwiesen werden.

Literatur

ADAMS, R. D. (Edit.): Diseases of muscle. New York: Hoeber 1953. — AUBERT, X.: Le couplage énergétique de la contraction musculaire. Bruxelles: Arscia 1956. — BETHE-BERGMANN (Herausgeb.): Energieumsatz I, Muskelphysiologie. In Handbuch der normalen und pathologischen Physiologie, Bd. 8. 1925. — BOURNE, G. H. (Edit.): Structure and function of muscle. New York: Academic Press. 1960, 3 Bde. — BOZLER, E.: Conduction, automacity and tonus of visceral muscles. Experientia (Basel) **4**, 213 (1948). — BRECHT, K.: Muskeltonus. Fortschr. Zool. **9**, 500 (1952). — BUCHTHAL, F.: Einführung in die Elektromyographie. München: Urban & Schwarzenberg 1958. — BURN, J. H.: Relation of motor and inhibitor effects of local hormones. Physiol. Rev. **30**, 177 (1950). — BURN, J. H. (Edit.): A discussion on the action of local hormones. Proc. roy. Soc. B **137**, 281 (1950). — DUBUISSON, M.: Muscular contraction, Springfield, Ill.: Ch. C. Thomas 1954. — FISCHER, E.: Vertebrate smooth muscle. Physiol. Rev. **24**, 467 (1944). — GELFAN: Muscle. Ann. Rev. Physiol. **20**, 69 (1958). — GREVEN, K.: Die Mechanik der glatten Muskulatur der Wirbeltiere. Klin. Wschr. **29**, 685 (1951); **33**, 241 (1955). — HANSON, J., and H. E. HUXLEY: The structural basis of contraction in striated muscle. In: Symp. Soc. exp. Biol. IX. Fibrous Proteins and their biological significance. Cambridge 1955. — HILL, A. V.: Adventures in biophysics. Philadelphia 1931. — HILL, A. V. (Edit.): A discussion on muscular contraction and relaxation: their physical and chemical basis. Proc. roy. Soc. B **137**, 40 (1950). — HUNT, C. C., and S. W. KUFFLER: Pharmacology of neuromuscular junction. Pharmacol. Rev. **2**,

96 (1950). — Huxley, A. F.: Interpretation of muscle striation: evidence from visible light microscopy. Brit. med. Bull 12, 167 (1956). — Jung, R.: Elektromyogramm in: Neurophysiologische Untersuchungsmethoden. In Handbuch der inneren Medizin, Bd. V/1, S. 1206. 1953. — Katz, B.: The role of the cell membrane in muscular activity. Brit. med. Bull. 12, 210 (1956). — Lehmann, G.: Praktische Arbeitsphysiologie. Stuttgart; Georg Thieme 1953. — Morales, M. F. et al.: Elementary processes in muscle action: an examination of current concepts. Physiol. Rev. 35, 475 (1955). — Perry, S. V.: Relation between chemical and contractile function and structure of the muscle cell. Physiol. Rev. 36, 1 (1956). — Ranke, O.: Arbeits- und Wehrphysiologie mit Hinweisen auf die Sportphysiologie. Leipzig: Quelle & Meyer 1941. — Reichel, H.: Muskelelastizität: Ergebn. Physiol. 47, 469 (1952). — Reichel, H.: Muskelphysiologie. Berlin: Springer 1960. — Szent-Györgyi, A.: Chemistry of muscular contraction, 2. Aufl. New York: Academic Press 1951. — Nature of life. A study on muscle. New York: Academic Press 1948. — Chemical physiology of contraction in body and heart muscle. New York 1953. — Bioenergetics. New York 1957. — Wachholder, K.: Willkürliche Haltung und Bewegung. Berlin: Springer 1928. — Weber, H. H., u. H. Portzehl: Kontraktion, ATP-Cyclus und fibrilläre Proteine des Muskels. Ergebn. Physiol. 47, 369 (1952). — Weber, H. H.: Die molekularen Vorgänge bei der tierischen Bewegung. Verh. dtsch. orthopäd. Ges. 44, 14 (1957). — Weber, H. H.: Motility of muscle and cell. Cambridge, Mass.: Harvard University Press 1958.

XIV. Rückenmark

Das ZNS bildet ein geordnetes Ganzes, das mit unterschiedlicher Betonung der Einzelteile arbeitet. Wenn wir jedoch die einzelnen Gesetzmäßigkeiten studieren wollen, die dieses Ganze beherrschen, so können wir das nur an Einzelteilen tun. Diese getrennte Untersuchung von Einzelteilen bildet allerdings nicht nur einen Notbehelf, weil sich nämlich im ZNS ein gewisser *Schichtenaufbau* manifestiert, wobei jeweils die nächsthöhere Schicht die untere nicht etwa vollständig beherrscht (so wie am Herzen der Sinusknoten den Atrioventrikularknoten), wohl aber ihre möglichen Funktionen einerseits einschränkt und andererseits erweitert. Umgekehrt wirken die tieferen auf die höheren Schichten zurück und deren Möglichkeiten sind um so größer, je differenzierter die tieferen Schichten sind. Es finden sich Einzelteile, die sich jedoch gegenseitig bedingen und dabei eine aufsteigende Kette bilden. Wir werden deshalb im allgemeinen in den folgenden Kapiteln von den unteren Schichten nach den oberen aufsteigen und beginnen mit der Besprechung des Rückenmarks. Es bringt dies den Vorteil mit sich, daß wir eine ganze Reihe von Gesetzmäßigkeiten, die für das ganze ZNS Gültigkeit haben, leichter studieren können als in den noch komplizierteren höheren Schichten. Man muß sich nur immer bewußt bleiben, daß ein isoliert funktionierendes Rückenmark gegenüber den normalen Bedingungen eine weitgehende Abstraktion darstellt. Im Gegensatz zum peripheren Nerven, wo wir Einzelneurone untersucht haben, wird es uns hier hauptsächlich darauf ankommen, *Neuronenverbände* in ihren Gesetzmäßigkeiten zu studieren.

Die weiße Substanz des Rückenmarks enthält die Nervenfasern, dient also der *Erregungsleitung*, die graue Substanz enthält außerdem eine große Zahl von Nervenzellen mit ihren Synapsen, dient also als eine Ansammlung von *Relaisstationen*, in welchen einlaufende Erregungen übertragen bzw. neu verteilt werden. Durch diese Ansammlung von Nervenzellen treten besondere Gesetzmäßigkeiten, die wir im Prinzip schon am peripheren Nerven erkennen konnten, so stark in den Vordergrund, daß sie einer erweiterten Besprechung bedürfen.

Die *Untersuchungsmethoden* des Rückenmarks lassen sich in 3 Gruppen einteilen: 1. Anatomische Methoden. Hier spielt eine wesentliche Rolle die Degenerationsmethode. Es ist schon dargestellt worden (S. 462), daß eine von ihrer Nervenzelle abgetrennte Nervenfaser degeneriert. Nach experimentell gesetzter Läsion läßt sich so der Verlauf der Nervenbahnen feststellen (Abb. 308), vor allem, ob eine Bahn im Rückenmark auf- oder absteigt. 2. Neurophysiologische Untersuchung durch Prüfung einmal des Ausfalls von Funktionen nach experimentell gesetzter lokalisierter Schädigung am Versuchstier und durch Ableitung der Aktionspotentiale an verschiedenen Stellen des Rückenmarks nach natürlicher oder künstlicher Erregung. Hierzu gehört auch die Neuronographie nach DUSSER DE BARENNE. Es wird lokal eine geringe Menge einer Strychninlösung injiziert oder ein kleines Stück Filtrierpapier, das mit Strychninlösung getränkt ist, aufgelegt; Strychnin blockiert die hemmenden Neurone (s. S. 453), so daß die Bahnung das Übergewicht erhält und bestimmte Nervenzellgruppen zu maximaler, synchronisierter Entladung gebracht werden; es wird dann mit Hilfe der Aktionsstromuntersuchung geprüft, welchen Weg die so ausgelösten Erregungen nehmen (Kritik s. S. 583). 3. Klinische Untersuchung des Ausfalls und der Umwandlung von Funktionen am Menschen nach Verletzungen und Prüfung des Sitzes der Läsionen nach dem Tode oder bei Operationen. Diese Methode ist deshalb von besonderer Bedeutung, weil innerhalb des Tierreichs, selbst beim höheren Warmblüter, eine außerordentliche Entwicklung des Rückenmarks wie des ganzen ZNS stattgefunden hat, eine Übertragung der Resultate vom Tierversuch auf den Menschen also nur in beschränktem Maße möglich ist. Diese klinische Methode ist aber auf der andern Seite voller Fallstricke, weil gewöhnlich nicht nur ein einzelner ganz circumscripter Ausfall stattfindet, so daß die umgestalteten Restfunktionen sehr variabel und die beobachteten Symptome allemal vieldeutig sind.

1. Die Leitungsfunktion des Rückenmarks

Es kann hier nur ein schematisierter Überblick über die Leitungsbahnen des Rückenmarks gegeben werden. Bezüglich der Einzelheiten sei auf die Lehrbücher der Anatomie verwiesen (schematische Übersicht in Abb. 305).

a) Die sensiblen Bahnen

Mit ganz geringen Ausnahmen treten alle sensiblen, afferenten Fasern in die Hinterwurzel des Rückenmarks ein und alle effektorischen, efferenten Fasern aus der Vorderwurzel aus (Bell-Magendische Regel). Die eintretenden markhaltigen Fasern verlieren an der Eintrittsstelle vorübergehend ihre Markscheide, sind also an dieser Stelle gegenüber Gifteinwirkungen besonders empfindlich. Alle sensiblen Fasern teilen sich zunächst in einen auf- und einen absteigenden Ast und können auf diese Weise mit Nervenzellen in verschiedenen Schichten des Rückenmarks Kontakt nehmen.

Ein Teil der eintretenden Fasern, nämlich solche von Druck- und Berührungsreceptoren der Haut und solche von den Sinnesorganen des Muskels und Bindegewebes (S. 458), durchziehen ununterbrochen nach Abgabe von Kollateralen im **Hinterstrang** (Tr. spinobulbaris = Tr. cuneatus und Tr. gracilis) das ganze Rückenmark bis zu den Kernen der Medulla oblongata. Erst dort findet die Übertragung auf ein II. Neuron statt, das nach Kreuzung zum Thalamus bzw. zum Kleinhirn zieht. Das III. zugehörige Neuron überträgt die einlaufende Erregung vom Thalamus auf bestimmte Gebiete der Großhirnrinde. Die Fasern geben dabei schon im Eintrittssegment Kollateralen ab, die z.T. direkt, z.T. über Zwischenneurone Erregungen zu den motorischen Vorderhornzellen vermitteln können. Auf deren Bedeutung werden wir unten, S. 498, zurückkommen.

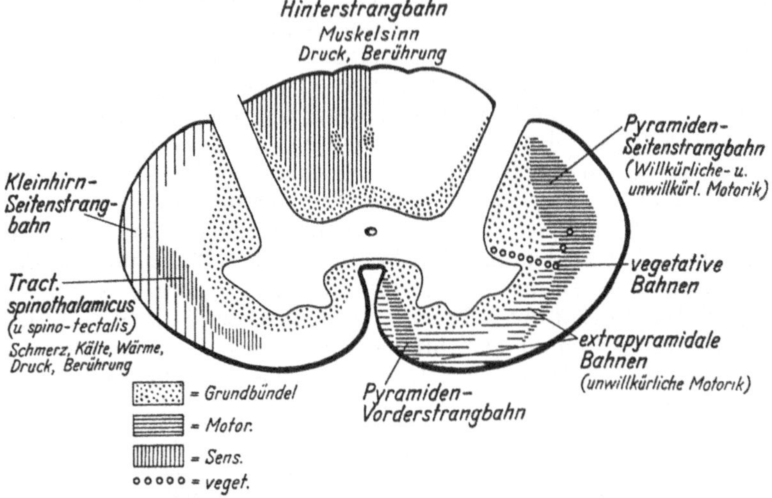

Abb. 305. Schema der Leitungsbahnen im Rückenmark
(Anmerkung: Der Bezirk der Pyramidenseitenstrangbahn reicht nur bis etwa zu den vegetativen Bahnen. Der davor liegende stärker schraffierte Bezirk stellt eine Massierung extrapyramidaler Bahnen dar)

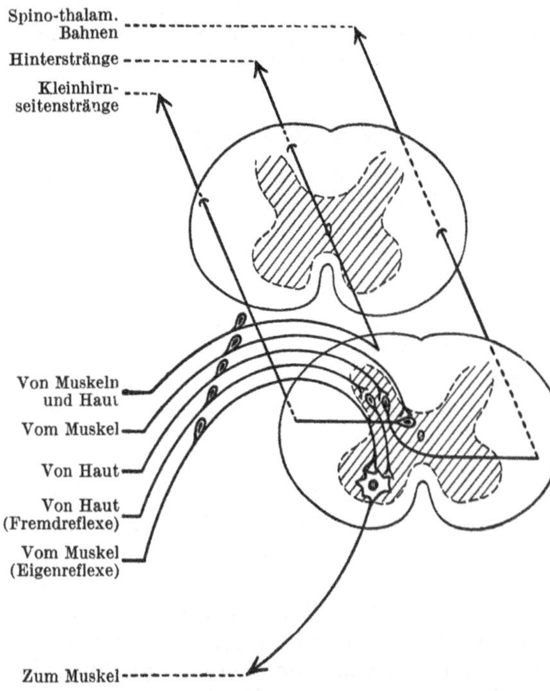

Abb. 306. Schematische Übersicht über die Verbindungen, welche die Hinterwurzeln des Rückenmarks vermitteln

Diese lange aufsteigende Bahn ist beim höheren Warmblüter stärker ausgebildet, ganz besonders aber beim Menschen.

Die Fasern von den Schmerz-, den Kalt- und Warmempfängern der Haut und tieferer Organe sowie ein Teil der Fasern von den Druck- und Berührungsreceptoren enden schon nach Abgabe kürzerer Kollateralen im Hinterhorn des Rückenmarks, wo eine Erregungsübertragung auf ein II. Neuron erfolgt (Abb. 306). Die Neuriten dieses II. Neurons laufen durch die vordere Commissur in den **Vorderseitenstrang** *der Gegenseite* (also gekreuzt), wo sie den Tractus spino-thalamicus (bzw. den Tr. spino-tectalis) bilden. Nur ein kleiner Teil verläuft im gleichseitigen Vorderseitenstrang. Die Erregungsübertragung auf ein III. Neuron zur Großhirnrinde erfolgt wiederum in bestimmten Teilen des Thalamus.

Weitere Fasern von den Receptoren der Muskeln, Bänder und Gelenke enden ebenfalls schon im Hinterhorn, wo die Erregungsübertragung auf II. Neurone erfolgt, die z.T. gekreuzt, z.T. ungekreuzt im *Seitenstrang* als Tractus spino-cerebellaris dors. und ventr. zum Kleinhirn ziehen. Diese Fasern halten mit 135 m/sec den Rekord der Leitungsgeschwindigkeit im Rückenmark.

Für die Feststellung der Leitung der verschiedenen Sinnesmodalitäten von Haut und Muskel haben sich Beobachtungen bei *Halbzerstörungen des Rückenmarks* als wichtig erwiesen (Abb. 307). Wenn wir die Störungen in den der Zerstörung benachbarten Segmenten unberücksichtigt lassen, so ergibt sich für die caudalen Körperregionen: praktisch völliger Ausfall der Willkürmotorik auf der Seite der Zerstörung, vasomotorische Störungen und sensible Störungen eines besonderen Typs. Der „Muskelsinn" ist auf der Seite der Läsion völlig ausgefallen (Leitung im gleichseitigen Hinterstrang). Die Druckempfindung ist auf beiden Seiten zwar vorhanden, aber weist deutliche Verminderung auf (Leitung sowohl im ungekreuzten Hinterstrang wie im gekreuzten Tr. spinothalamicus). Schmerz-, Kalt- und Warmempfindungen können auf der gelähmten Seite noch ausgelöst werden, nicht aber auf der nichtgelähmten Seite (Leitung im gekreuzten Tr. spinothalamicus). Man spricht dann von einer **dissoziierten Empfindungslähmung.**

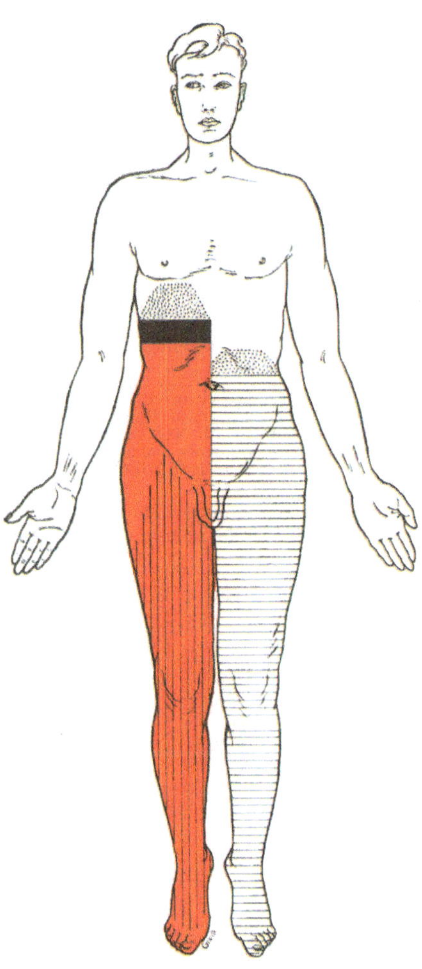

Abb. 307. Schema der sog. Brown-Séquardschen Halbseitenlähmung des Rückenmarks (rechtsseitige Brustmarkverletzung). [rot] Motorische und vasomotorische Lähmung. [waagerecht schraffiert] Verlust des Schmerz-, Kalt- und Warmempfindens (Analgesie und Thermanaesthesie). [senkrecht schraffiert] Verlust der Muskelsensibilität (Störung der Lage- und Bewegungsempfindungen). [schwarz] Radikuläre oder segmentale Anaesthesie für alle Empfindungsqualitäten am Rumpf. [punktiert] Hyperaesthetische Zonen am Rumpf. (Nach E. MÜLLER)

b) Die motorischen Bahnen

Man pflegt die absteigenden Bahnen des Rückenmarks in pyramidale und extrapyramidale zu unterscheiden. Beim Menschen sind die ersteren, die *Pyramidenbahnen*, ganz besonders entwickelt. Sie verlaufen als ungewöhnlich lange, ununterbrochene Neurone von der Großhirnrinde zum größten Teil in der **Pyramidenseitenstrangbahn** (Tr. corticospinalis lat.) der Gegenseite (fast alle Fasern gekreuzt) und zum kleineren Teil ungekreuzt in der *Pyramidenvorderstrangbahn* (Tr. corticospin. ventr.) zu Vorderhorn- bzw. Hinterhornzellen der verschiedenen Rückenmarkssegmente. Zu einem Teil entspringen diese Fasern von der sog. primären motorischen Rinde im Gyrus praecentralis (Feld 4, s. S. 590), z. T. auch von anderen Rindengebieten; sie verlaufen über die innere Kapsel und die Pyramide und degenerieren nach Zerstörung dieser Gebiete (Abb. 308). Diese Bahn dient in erster Linie den willkürlichen Bewegungen, d.h. den feinst abgestuften, dem Willen unterworfenen motorischen Leistungen. Nur ein sehr kleiner Teil der Fasern der Pyramidenbahn endigt direkt an den Zellen des Vorderhorns; der größere Teil endigt an Zellen des Hinterhorns, von denen dann erst durch kurze Zwischenneurone die Erregungen zu den Vorderhornzellen weitergeleitet werden.

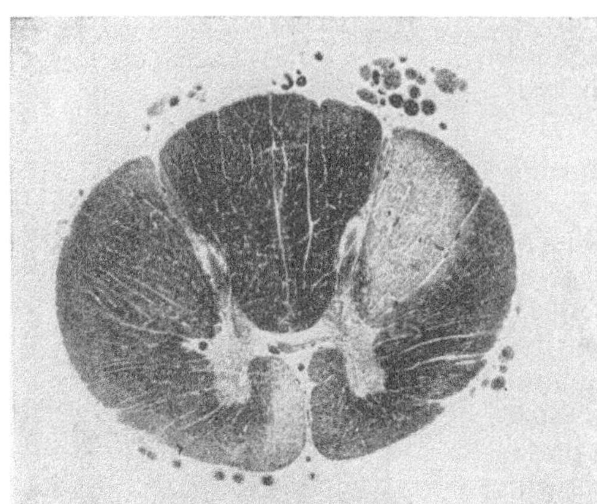

Abb. 308. Degeneration des Pyramidenseiten- und Vorderstrangs (helle Stellen) nach Unterbrechung in der inneren Kapsel. Es sind dabei die von verschiedenen Rindengebieten absteigenden motorischen Bahnen unterbrochen worden. (Aus O. Foerster)

Dies ist von Bedeutung, weil auf diese Weise die Pyramidenbahn Einfluß auf den sensiblen Zustrom zum Rückenmark gewinnt und diesen u.U. zu blockieren vermag. Schon auf dem Niveau des Rückenmarks sehen wir anatomisch einen engen Zusammenhang zwischen motorischem und sensiblem System; wir werden ihm besonders in der Region der Großhirn rinde, aber auch an vielen andern Stellen begegnen. Eine isolierte Betrachtung der Sensibilität oder der Motorik ist also schon anatomisch, erst recht funktionell eine weitgehende Abstraktion und Vereinfachung, die den tatsächlichen Verhältnissen nicht gerecht werden kann.

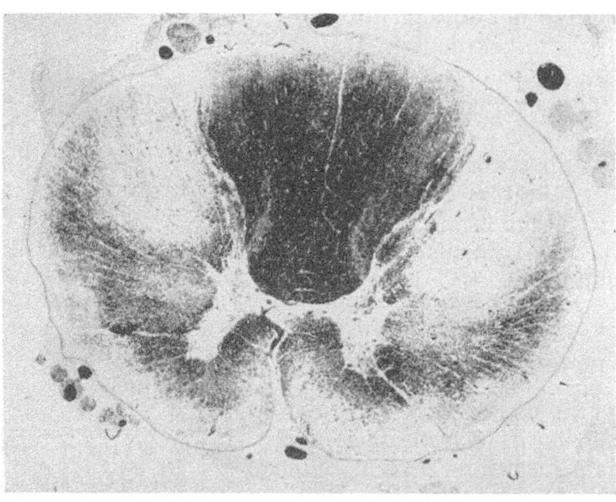

Abb. 309. Degeneration der absteigenden Bahnen nach Querdurchtrennung des Rückenmarks. Die Degeneration (helle Stellen) ist weit ausgedehnter als in Abb. 308, da nun auch die extrapyramidalen Bahnen ausgefallen sind. Man beachte vor allem die Vergrößerung der Ausfälle im Seiten- und im Vorderstrangfeld. (Aus O. Foerster)

Wenn man von Pyramidenbahn spricht, so meint man den Tractus corticospinalis. In Wirklichkeit sind beide Begriffe nicht identisch; denn die Pyramide enthält auch Fasern, die nicht zum Tractus corticospinalis gehören, sondern z. T. kürzere Neurone des extrapyramidalen Systems darstellen, ja sogar aufsteigende Fasern. Der Tractus corticospinalis stellt zum großen Teil einen Neuerwerb dar, der nur beim Primaten eine dominierende Rolle spielt.

In der Nachbarschaft der Pyramidenseitenstrangbahn verlaufen auch diejenigen Bahnen, die den Zellen des Seitenhorns Erregungen von den vegetativen Zentren der Medulla oblongata und des Zwischenhirns zuführen. Wir werden auf diese *vegetativen Bahnen* erst unten bei der Besprechung des vegetativen Systems eingehen.

Den Pyramidenbahnen stellt man alle anderen motorischen Bahnen als **extrapyramidale Bahnen** gegenüber. Es handelt sich dabei allerdings nicht um ein einheitliches Bahnensystem. Sie sind dadurch charakterisiert, daß sie auf ihrem Wege von der Großhirnrinde bis zum Rückenmark mindestens einmal (z.B. in der Brücke) eine Unterbrechung erleiden. Wenn sie auch z. T. mit der Einleitung grober willkürlicher Bewegungskomplexe (Synergien) betraut sind, so liegt ihre Hauptaufgabe doch in der Auslösung unwillkürlicher Bewegungen, in der Dämpfung oder Förderung der willkürlichen Bewegungen und in der Verteilung des Muskeltonus (Abb. 378, s. S. 594). Bei den höheren Warmblütern und erst recht beim Menschen verlieren sie teilweise den Charakter von längeren, geschlossenen Bahnen. Hier kommt es offenbar zu einer mehrfachen Unterbrechung und Umschaltung der Erregung, d. h. die längeren Neurone sind z. T. durch hintereinander geschaltete kurze ersetzt. Was durch die Erregungsübertragung in diesen Synapsen an Zeit verlorengeht, wird dadurch aufgeholt, daß die Leitungsgeschwindigkeit in diesen kurzen Neuronen sehr hoch ist.

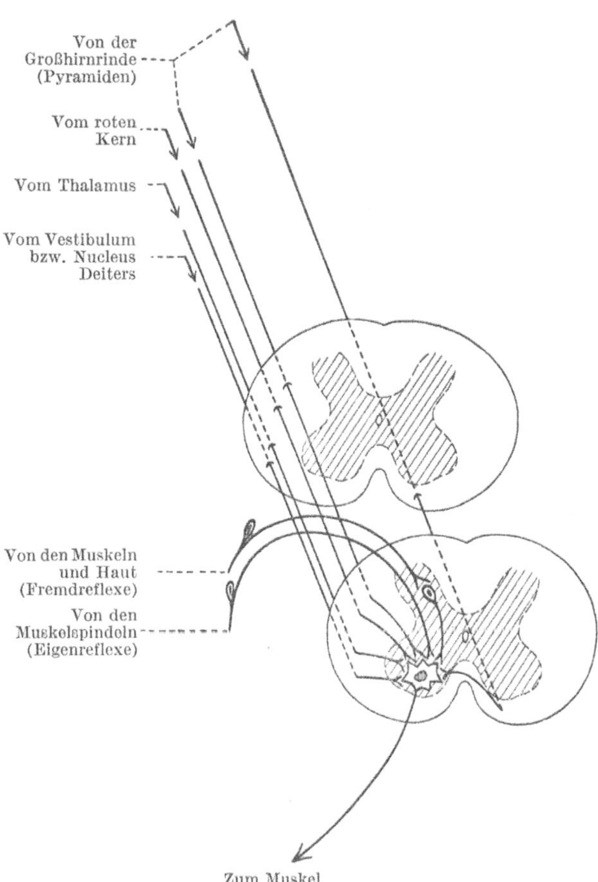

Abb. 310. Schematische Übersicht über die Vielheit der Leitungsbahnen, welchen das motorische Neuron der Rückenmark-Vorderhörner als „gemeinsame Endstrecke" dient

Als solche extrapyramidale Bahnen kommen in Betracht: Der Tr. rubrospinalis und olivo-spinalis, der Tr. vestibulo-spinalis, der Tr. tecto-spinalis, der Tr. reticulo-spinalis lat. und ventr. u.a. Über das extrapyramidale System als Ganzes und seine Funktion wird S. 554, 594 referiert.

Eine motorische Vorderhornzelle erhält also Impulse von einer großen Zahl verschiedener Neurone aus unterschiedlichen Ursprungsgebieten, zu denen sich noch weitere aus den Relaisstationen des Rückenmarks selbst gesellen (s.u. und Abb. 310). Das periphere motorische Neuron stellt damit eine *letzte gemeinsame Strecke* für zahlreiche zufließende Erregungen dar, die sich an der Vorderhornzelle begegnen und sich gegenseitig fördern oder hemmen.

Wir können hier schon bei der Besprechung der Leitungsbahnen erkennen, daß es offenbar nicht genügt hat, den Menschen mit einer größeren „Willkürbahn“ auszustatten, um ihm eine feinere willkürliche Motorik gegenüber dem Tier zu verleihen (man denke nur an die Bewegungsmöglichkeiten der Hand!), sondern daß dazu auch die Entwicklung derjenigen Bahnen gehörte, die über den jeweiligen Zustand der Muskulatur unterrichten (Hinterstrang), und schließlich auch eine Neuanordnung des Systems der unwillkürlichen Motorik; durch die mehrfache Unterbrechung dieses Systems sind die Möglichkeiten einer Differenzierung des Tonus gewachsen, weil die Verteilungsmöglichkeiten der Erregungen größer geworden sind.

c) Das Binnensystem des Rückenmarks

Im Rückenmark findet sich eine große Zahl von Nervenzellen mit ihren Neuriten, die sich nicht an der Bildung langer Bahnen beteiligen, sondern nur im gleichen Segment oder über mehr oder weniger Segmente hinweg verschiedene Rückenmarksabschnitte miteinander verbinden. Diese *Schaltzellen* **(Zwischenneurone)** spielen eine wichtige Rolle bei der Erregungsverteilung im Rückenmark bei Einlaufen sensibler Impulse und damit sowohl für den Ablauf von Reflexen (s.u.) wie für die gesamte Koordination der Rückenmarksfunktionen. Ihre Neuriten verlaufen zum großen Teil in den *sog. Grundbündeln*, die die graue Substanz von den Leitungsbahnen trennen, z.T. auch als absteigende Bahnen im Gebiet des Hinterstrangs.

2. Die Eigenfunktion des Rückenmarks. Eigen- und Fremdreflexe

Wenn wir zufällig einen heißen Gegenstand berühren, dann ziehen wir sofort die Hand zurück, bevor wir überhaupt eine Empfindung hatten; diese stellt sich erst nachträglich ein. *Eine solche unwillkürliche nervöse Antwort auf einen sensiblen Reiz nennen wir einen Reflex.* Im Gegensatz zu einer Willkürbewegung verläuft der Reflex in ganz bestimmten, jeweils weitgehend gleichen Bahnen, so daß der Reaktionsform trotz gewisser Modifikationsmöglichkeiten (s.u. S. 511) etwas maschinenmäßiges anhaftet und daß man den Reflexerfolg bei bestimmten Reizen innerhalb gewisser Grenzen voraussagen kann. Die Rückenmarkreflexe spielen nicht nur als Schutzmechanismen eine wichtige Rolle, sondern auch für die Aufrechterhaltung des Gleichgewichts, für die Körperhaltung und für die Koordination der Bewegungen.

a) Die Reflexbahn

Jeder Reflex durchläuft einen weitgehend vorgebildeten *Reflexbogen* (Abb. 311). Er besteht 1. aus sensiblen afferenten Neuronen mit ihren Receptoren, 2. aus motorischen oder sekretorischen efferenten Neuronen und 3. aus einer oder mehreren Übertragungsstellen **(Synapsen)** der Erregung von den afferenten auf die efferenten Neurone. Im allgemeinen sind in den Reflexbogen mehrere Synapsen eingeschaltet, indem die einlaufenden Erregungen erst auf Schaltzellen (Zwischenneurone) übertragen werden, von denen sie dann auf die Zellen des Vorderhorns (oder Seitenhorns) in verschiedenen Segmenten verteilt werden (Abb. 312). Es handelt sich danach um polysynaptische Reflexe. Zu diesen gehört der eben besprochene Fluchtreflex. Nur in einem Sonderfall findet sich eine einzige Synapse (monosynaptischer Reflex), nämlich bei den reflektorischen Kontraktionen von Skeletmuskeln, die jeweils durch Bewegungsimpulse aus ihren eigenen Muskelspindeln ausgelöst werden können. Hier werden die einlaufenden Erregungen durch Kollateralen der sensiblen Fasern im gleichen Rücken-

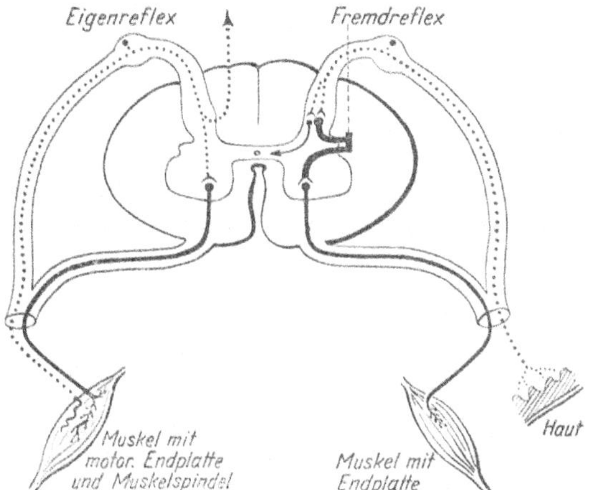

Abb. 311. Links: Schema des Eigenreflexbogens. Sensibler Schenkel von den Muskelspindeln, effektorischer zum gleichen Muskel. Nur eine Synapse (monosynaptisch). Rechts: Schema des Fremdreflexbogens. Sensibler Schenkel von Receptoren der Haut, effektorischer zum Muskel. Polysynaptisch: Zwischenschaltung von Zwischenneuronen. Aus Gründen der Übersichtlichkeit nur eine Schaltzelle im Hinterhorn eingezeichnet und nur im gleichen Rückenmarksegment. Vgl. Abb. 316

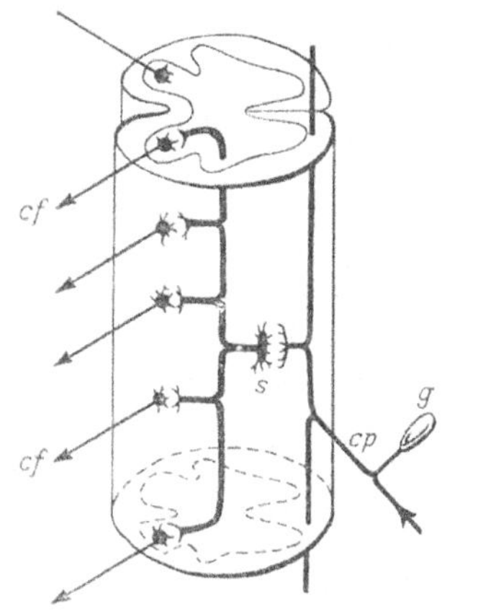

Abb. 312. Schematische Darstellung zum Reflexbogen des Fremdreflexes. *cp* Zentripetales Neuron; *g* Spinalganglienzelle; *S* Schalt- (Zwischen-) Neuron, das die einlaufende Erregung auf mehrere Rückenmarkssegmente überträgt; *cf* zentrifugales Neuron = Vorderhornzelle mit motorischer Nervenfaser. In Wirklichkeit ist jeweils eine ganze Anzahl von Schaltneuronen hintereinander geschaltet zu denken

markssegment direkt den Vorderhornzellen übermittelt (Abb. 311). Dieser Sonderfall findet sich stärker ausgeprägt bei den Skeletmuskeln des Warmblüters, weniger bei niedrigeren Species.

Nach dem Vorschlag von P. HOFFMANN nennt man diejenigen Reflexe, bei welchen gereiztes Organ und Erfolgsorgan makroskopisch identisch sind, **Eigenreflexe.** Sie können monosynaptisch, u.U. auch polysynaptisch sein. Diejenigen, bei welchen gereiztes und Erfolgsorgan nicht identisch sind, bezeichnet man als **Fremdreflexe.** Sie sind stets polysynaptisch. Bei unserem obigen Beispiel des Fluchtreflexes handelt es sich um einen typischen Fremdreflex: Gereizt wurden Receptoren der Haut, die Reaktion trat in einem anderen Organ, den Beugern des Armes, ein; unter Umständen kann der Reflex auch weit ausgebreitete Gebiete erfassen. Die einlaufenden Erregungen müssen deshalb durch Schaltneurone (Zwischenneurone) auf viele Rückenmarkssegemente übertragen werden. Wie wir noch sehen werden, bedingt das Vorhandensein der Schaltneurone deutliche Unterschiede in den Eigenschaften der Fremd- gegenüber den Eigenreflexen.

b) Die Reflexauslösung

Die Zahl der auslösbaren Reflexe ist außerordentlich groß. Ein großer Teil der Lebensäußerungen unseres Körpers ist reflektorisch bedingt. Auf eine Reihe von Reflexen, deren efferenter Schenkel zum vegetativen Nervensystem gehört, sind wir schon bei den Kapiteln Kreislauf und Ernährung eingegangen. Weitere werden wir in den nächsten Kapiteln kennenlernen, vor allem auch die lebenswichtigen Reflexe, die über die Medulla oblongata auslösbar sind. Im folgenden werden wir uns nur mit denjenigen Reflexen befassen, bei welchen die Reflexantwort in einer Kontraktion von Muskeln besteht.

Die klinisch routinemäßig geprüften *Fremdreflexe*, die über das Rückenmark ablaufen und von denen hier einige als Beispiele angeführt seien, kann man zum großen Teil als *Schutzreflexe* zusammenfassen. Zu ihnen gehört unser eingangs angeführtes Beispiel, d.h. das Wegziehen des Fußes oder Armes bei schmerzhafter Reizung. Es kommt dabei zu einer Innervation der gleichseitigen Beuger bei gleichzeitiger Hemmung der Strecker (s.u.). Es wird nicht nur ein einzelner Muskel innerviert, sondern eine ganze synergistische Muskelgruppe, ja, bei hoher Reizstärke kann eine Ausbreitung auf weit entfernte Muskelgruppen erfolgen. Es sind überwiegend die *funktionellen Beuger*, die für polysynaptische Erregungen prädestiniert sind. Als weitere Beispiele seien angeführt: Der *Fußsohlenreflex:* Bei Bestreichen der Haut der Fußsohle kommt es zu einer Plantarflexion der Zehen. Der *Bauchdeckenreflex:* Bei Bestreichen der Bauchhaut tritt eine Kontraktion der Bauchmuskulatur ein; dies ist wiederum ein Beispiel für einen Schutzreflex; es sind die Eingeweide durch die Anspannung der Bauchdecken besser geschützt gegen andringende mechanische Gewalt. In direktem Zusammenhang mit diesem Reflex ist der *Cremasterreflex* beim Manne zu nennen. Der Cremaster kann ja als direkte Fortsetzung des M. obliquus int. angesehen werden. Auf Bestreichen der Innenfläche der Oberschenkel kommt es zu einer Kontraktion des Cremasters und damit zur Hebung der Teste. In den Extremitäten liefert die Reflexbewegung die Innervationsschablone für Bewegungstypen, die über das Wegziehen hinaus zu Flucht- und Kletterbewegungen führen.

Die *Eigenreflexe* des Muskels werden von den Muskelspindeln bei ihrer Dehnung ausgelöst. Es handelt sich also um *Dehnungsreflexe* die von allen Muskeln auslösbar sind, die über Muskelspindeln verfügen, bevorzugt allerdings von den funktionellen Streckern. Wir haben S. 458 gesehen, daß bei einer Dehnung des Muskels die Spindeln eine zunächst rasche Folge von Impulsen abfeuern, die dann durch Adaptation langsamer wird, daß aber die Impulsaussendung so lange anhält, als die Dehnung dauert. Entsprechend kann man 2 Formen von Dehnungsreflexen unterscheiden, nämlich 1. phasische und 2. tonische. Die **phasischen Dehnungsreflexe** bestehen in einer einzelnen Muskelzuckung bei rascher Dehnung des Muskels, die **tonischen** dagegen in einer andauernden Erhöhung der Grundinnervation (Tonus) während der ganzen Zeit der Dehnung. Die phasischen Dehnungs- oder Eigenreflexe lassen sich von den meisten Muskeln unter bestimmten Bedingungen der Bahnung (s.u.) leicht durch ruckartige Bewegung im Gelenk oder durch raschen Schlag auf die Sehne auslösen. Die hohe Impulsfrequenz von den Muskelspindeln im Beginn einer raschen Dehnung reicht auch bei geringer Bahnung der motorischen Vorderhornzelle aus, um eine deutlich sichtbare phasische Reflexantwort auszulösen. Die langsamere Impulsaussendung nach Adaptation des Receptors reicht zwar unter normalen Bedingungen aus, um die Grundspannung (Tonus) des Muskels zu ändern, nachweisbar durch Ableitung der Aktionsströme, meist aber nicht zur Auslösung einer sichtbaren Bewegung. Klinisch wird deshalb meist nur die phasische Form des Eigenreflexes geprüft. Wir werden unten auf die wichtige Funktion der tonischen Reflexe zurückkommen.

Unter physiologischen Bedingungen sind diese Reflexe dauernd mit der Gesamtmotorik verwoben. Ihre Funktion besteht darin, unsere Bewegungen zu koordinieren, weiter eine übermäßige Dehnung in einem Gelenk zu verhindern, d. h. eine überschießende Bewegung abzubremsen, ferner fortgesetzt, zusammen mit anderen Einflüssen, dem Einfluß der Schwerkraft entgegenzuwirken und damit das Zusammenknicken unter der Last des Körpers zu verhindern. Wir werden unten nochmals darauf zurückkommen.

Eine Prüfung der Dehnungs- oder Eigenreflexe der Muskeln ist klinisch ebenso bedeutungsvoll wie die der Fremdreflexe, weil damit eventuelle Störungen in der Bahn des jeweiligen Reflexes selbst oder in übergeordneten Gebieten, die den Ablauf des Reflexes beeinflussen, aufgedeckt werden können.

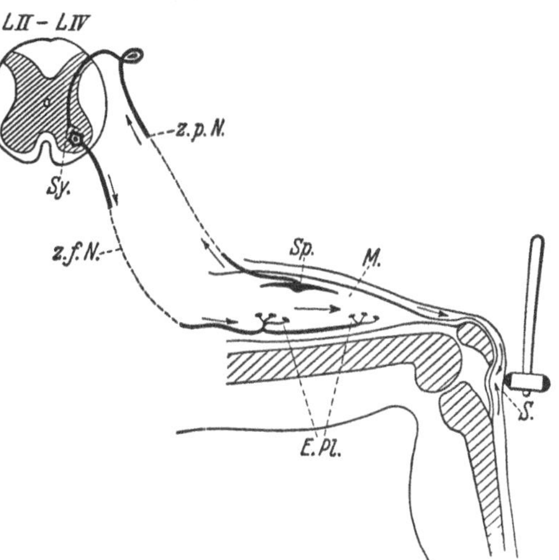

Abb. 313. Auslösung des sog. Patellarsehnen- und Achillessehnenreflexes. Durch Schlag auf die Sehne *S* kommt eine Längszerrung des Muskels *M* zustande. Hierdurch werden die Muskelspindeln *Sp* erregt. Über das zentripetale Neuron *z.p.N.* und das zentrifugale Neuron *z.f.N.* läuft die Erregung zu den motorischen Endplatten *E.Pl.* des gleichen Muskels zurück und bringt ihn zu einer Einzelzuckung. In der Synapse *Sy*, die für den Patellarsehnenreflex im 2.—4. Lumbalsegment liegt, für den Achillessehnenreflex im 5. Lumbal- bis 2. Sacralsegment, findet sich eine direkte Übertragung vom zentripetalen zum zentrifugalen Neuron

Es sollen hier nur als Beispiele einige klinisch häufig geprüfte Eigenreflexe genannt werden. Durch kurzen Schlag auf die Patellarsehne wird der Quadriceps gedehnt (Abb. 313), und es erfolgt eine ruckartige Kontraktion dieses Muskels und damit eine Streckung im Kniegelenk. Gewöhnlich spricht man von einem **Patellarsehnenreflex:** dieser Name ist mißleitend, da der Reflex gar nicht von der Sehne ausgelöst wird; der Receptor sitzt nicht in der Sehne, sondern im Muskel selbst. Gleiches gilt für den **Achillessehnenreflex:** Durch Dehnung des Gastrocnemius und Soleus bei Schlag auf die Achillessehne kommt es zu einer Plantarflexion des Fußes (physiologische Streckung). Wiederum sitzen die Receptoren nicht in der Sehne, sondern werden von den Muskelspindeln dargestellt. Ebenso hat der sog. *Vorderarmperiostreflex* nichts mit dem Periost zu tun: Durch Schlag auf den gebeugten Unterarm kommt es zu einer Dehnung des Biceps und zur reflektorischen Kontraktion mit Beugung und Supination des Arms. Wiederum stellen die Muskelspindeln die Receptoren dar; es handelt sich also um einen Eigenreflex des Biceps, der ebenso durch Schlag auf die Bicepssehne ausgelöst werden kann (Abb. 314).

Nicht alle Eigenreflexe sind monosynaptisch. Es ist wahrscheinlich gemacht worden, daß auch von den Muskelspindeln aus polysynaptische Reflexe auf den gedehnten Muskel ausgelöst werden können, die jedoch durch den mit niedrigerer Schwelle eintretenden monosynaptischen Reflex gehemmt werden, aber bei dessen Ausfall (z. B. nach Nervenentzündungen) deutlich zum Vorschein kommen und die Funktion des ausgefallenen Reflexes ersetzen können. So erklärt sich in diesen Fällen die geringe Störung der Bewegungen, die trotz Ausfalls der monosynaptischen Eigenreflexe resultiert (MAGLADERY).

Es lassen sich weiter auch vom Muskel Reflexe auf andere Muskeln auslösen, die alle charakteristischen Erscheinungen der Fremdreflexe aufweisen, so vor allem von der Halsmuskulatur. Diese Reflexe, die noch beim höheren Säugetier eine wesentliche Rolle spielen, sind jedoch beim erwachsenen Menschen unter normalen Bedingungen von untergeordneter Bedeutung (s. S. 549).

Der Reflexerfolg bei Dehnung der **Sehnenorgane** (S. 460 und Abb. 276) scheint in einer Hemmung der Kontraktion des zugehörigen Muskels zu bestehen (GRANIT), bevorzugt in den Streckern, mit gleichzeitiger Bahnung in den Beugern. Wir haben oben gesehen (Abb. 279B), daß die Schwelle dieser Receptoren höher liegt als die der Muskelspindeln. Bei stärkerer Dehnung oder bei Kontraktion eines Muskels feuern sie dauernd Impulse ab, und zwar um so mehr, je stärker sie z. B. durch die Kontraktion gedehnt werden. Je stärker damit eine Kontraktion wird, um so stärker hemmt sie sich selbst, vor allem im Beginn der Kontraktion. Dies ist einer der Gründe, warum willkürlich nicht sämtliche Fasern eines Muskels gleichzeitig innerviert werden können. Das ist jedoch beim phasischen Eigenreflex möglich, so daß es hier u.U. zu Muskelabrissen oder Zerreißung der Patella kommen kann, da der Eigenreflex so schnell abläuft, daß die langsamer eintretende Hemmung sich noch nicht entwickeln konnte und da es dabei zu einer synchronisierten Entladung sämtlicher

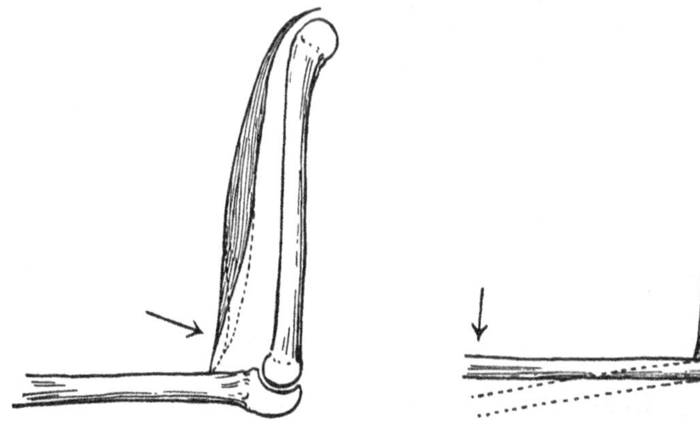

Abb. 314. Die Auslösung des sog. „Bicepsreflexes“ und „Vorderarmperiostreflexes“ erfolgt durch Schlag im Sinne der Pfeile. Beide sind ein und dasselbe, nämlich Eigenreflexe des Biceps, und der adäquate Reiz ist Längszerrung dieses Muskels durch den auslösenden Schlag. Mit dem Periost hat der letztgenannte der beiden Reflexe nichts zu tun. (Nach HOFFMANN)

Motoneurone des betreffenden Muskels kommt. Wir können also sagen, daß durch diese Reflexe von den Sehnen unsere Bewegungen dauernd gebremst werden. Sie sind eine der wesentlichen Ursachen dafür, daß *die Frequenz der Impulsaussendung von Vorderhornzellen* relativ *niedrig* liegt. Die Hemmung von den Sehnenorganen ist weiter eine der zahlreichen Ursachen, daß nach Ablauf einer reflektorischen Kontraktion eines Streckers die Grundinnervation dieses Muskels gehemmt ist (Innervationsstille = „silent period“). Die bevorzugte Hemmung der Strecker mit gleichzeitiger Bahnung der Beuger ist möglicherweise weiter von Bedeutung für die Lokomotion, nämlich etwa für die Überleitung von der Streckung zur Beugung beim Gehen.

Noch wenig geklärt sind die Auslösungsbedingungen von Erregungen und des Reflexerfolges von der zweiten Form der Receptoren in den Muskelspindeln, den **blütendoldenartigen** *Endigungen*. Es finden sich Hinweise, daß ihre Erregung sich im wesentlichen auf die Beuger auswirkt.

c) Eigenschaften der Reflexe

α) Reflexzeit und Reflexantwort

So rasch einzelne Reflexe auch abzulaufen vermögen, so verstreicht doch zwischen dem Augenblick des Reizes und der reflektorischen Reizbeantwortung eine meßbare Zeit, die **Reflexzeit.**

Sie setzt sich zusammen 1. aus den Zeiten zur Transformierung eines Reizes im Receptor zur Erregung des sensiblen Nerven und der Erregung im motorischen Nerven in eine Kontraktion des Muskels, 2. aus den Zeiten, die zur Fortleitung der Erregung im afferenten und efferenten Neuron benötigt werden, und 3. aus der Zeit, die verstreicht, um die Erregung vom afferenten auf das efferente Neuron zu übertragen (Synapsenzeit, reine Reflexzeit). Diese wird vor allem davon abhängen, wie viele einzelne Synapsen jeweils durchlaufen werden müssen. Auf Grund elektrophysiologischer Untersuchungen ist es P. HOFFMANN gelungen nachzuweisen, daß beim phasischen Eigenreflex des normalen Menschen eine einzige Synapse beteiligt ist, bei den Fremdreflexen dagegen mehrere (vgl. Abb. 311). LORENTE DE NO hat dann die Synapsenzeit sehr genau zu messen vermocht. Sie beträgt 0,6 msec, ist also außerordentlich kurz. Da die Übertragungszeit in den Synapsen bei vielen Fremdreflexen rund 3 msec beträgt, müssen in diesen Fällen 5 Synapsen beteiligt, also jeweils 5 Zwischenneurone dazwischengeschaltet sein.

Die **Reflexantwort** besteht bei den phasischen Eigenreflexen in einer einzelnen Muskelzuckung, bei den Fremdreflexen dagegen in einer tetanischen Kontraktion. Abb. 315 zeigt, daß bei Reizung der Fasern von den Muskelspindeln durch einen einzelnen Stromstoß eine einzige Salve von Erregungen in den motorischen Fasern der Vorderwurzel abgefeuert

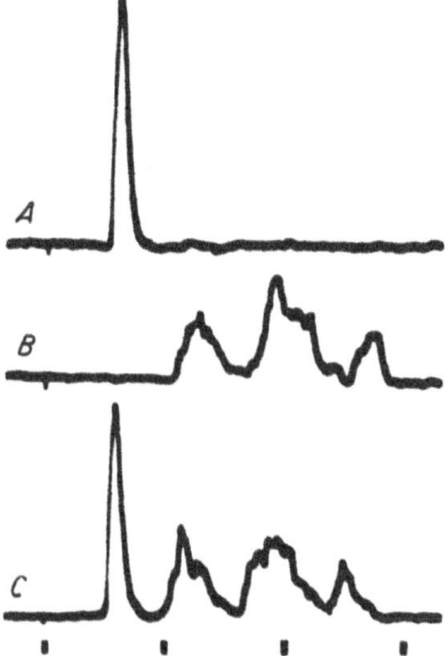

Abb. 315. Aktionspotentiale in der Vorderwurzel bei Auslösung *A* eines Eigenreflexes vom Muskel allein; *B* eines Fremdreflexes von der Haut allein und *C* von beiden gleichzeitig. Man beachte die längere Reflexzeit des Fremdreflexes und die mehrfache, stärker auseinandergezogene Entladung der motorischen Vorderhornzellen beim Fremdreflex. [Nach LLOYD, D.P.: J. Neurophysiol. 6, 293 (1943) aus JUNG]

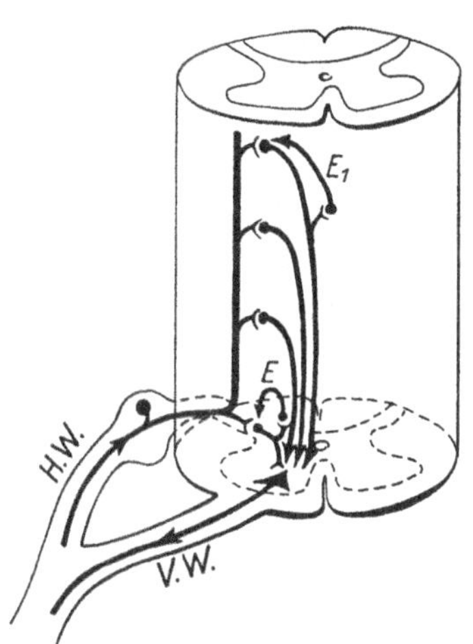

Abb. 316. Schema der „Verzögerungswege" durch Schaltneurone beim Fremdreflex. Es ist jeweils nur ein Schaltneuron gezeichnet. In Wirklichkeit sind mehrere hintereinandergeschaltet. Bei *E* und E_1 ist dargestellt, daß sich „Erregungskreise" etablieren können dadurch, daß eine Nervenzelle über eine zweite sich selbst Erregungen zuführen kann. *H.W.* Hinterwurzel; *V.W.* Vorderwurzel. (Nach WRIGHT)

wird. Die synchronen Aktionspotentiale der einzelnen Neurone addieren sich zu einem großen, rasch vorübergehenden Gesamtpotential. Bei Reizung eines sensiblen Hautastes dagegen erfolgt die Antwort 1. später (längere Reflexzeit), und 2. besteht sie in mehreren Entladungen, die stärker auseinandergezogen sind. Ein einziger einlaufender Erregungsschwarm über sensible Nervenfasern hat also zu mehrfachen Entladungen von Vorderhornzellen geführt. Dadurch kommt es nicht nur zu einer Einzelzuckung, sondern zu einem Tetanus des Muskels.

Die Deutung dieser Erscheinung ist die folgende: Wir haben oben gesehen, daß die einlaufenden Erregungen auf ganze Ketten von Zwischenneuronen übertragen werden. Die Wege, die dabei zurückzulegen sind, sind verschieden lang, so daß die Erregungen zu unterschiedlichen Zeiten und nicht mehr angenähert gleichzeitig an den Vorderhornzellen einlaufen (*Verzögerungswege*, Abb. 316). Aber mehr noch: Wie Abb. 316 und 317 schematisch darstellen, stehen die Zwischenneurone unter sich in rückläufiger Verbindung. Eine von einer Schaltzelle startende Erregung kann deshalb auf Umwegen wieder zu derselben Nervenzelle zurückkehren —

es werden *Erregungskreise* geschlossen. Der einlaufende Erregungsschwarm erreicht damit auf kürzeren und längeren Umwegen, die mehrfach durchlaufen werden, wiederholt dieselben Vorderhornzellen und löst länger anhaltende Entladungen dieser Zellen aus.

Die Erregungskreise könnten allerdings dazu führen, daß eine einmal gestartete Erregung sich mehr und mehr ausbreitet und immer wieder Vorderhornzellen erregt bis zur Ermüdung des Muskels oder bis zum Krampf. Ein Mechanismus, der dies z.T. verhindert, ist in Abb. 317 schematisch wiedergegeben. Es genügt die Erregung über eine einzige Faser nicht, um die nächste Nervenzelle zu erregen; es müssen weitere Erregungen gleichzeitig von anderen Fasern dazukommen. Ist das nicht der Fall, dann erlischt die Erregung. Eine noch bedeutendere Rolle

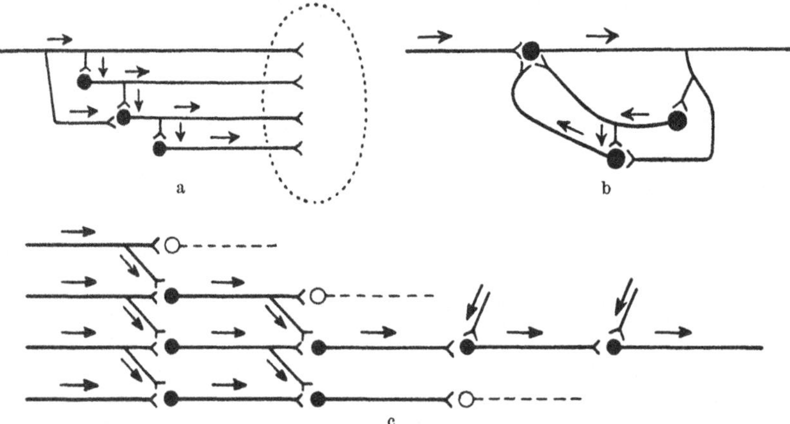

Abb. 317a—c. a Schema zur Erregungsausbreitung: Durch die Kollateralen gibt jedes Neuron die Erregung an mehrere andere weiter. (Nach LORENTE DE NÓ.) b Schema zur Bildung von Erregungskreisen: Über Schaltneurone kehrt die Erregung zur zuerst erregten Nervenzelle zurück, wodurch sie u.U. erneut erregt werden kann (s. Text). (Nach LORENTE DE NÓ.) c Schema zur Erregungsbegrenzung: Eine Nervenzelle wird nur erregt, wenn mehrere Neuriten gleichzeitig oder sehr rasch nacheinander Erregungen zuführen, sonst kommt es zum *Erlöschen* der Erregung. Das Schema zeigt, daß bei der Art der angenommenen Verknüpfung die Erregungen von 3 von 4 einlaufenden Neuriten schließlich erlöschen. (Aus JUNG, R.: Handbuch der inneren Medizin, Bd. V/1, 1. 1953)

spielt die Tatsache, daß Erregungen in bestimmten Fasern das nächstfolgende Neuron nicht erregen, sondern hemmen (s. u., S. 508). Ein Fehlen oder ein Zuviel dieser Hemmung wird eine schwere Störung des Reflexablaufs und der gesamten Motorik zur Folge haben.

Früher wurde häufig für die weiter fortgesetzte Aussendung von Impulsen nach Aufhören des Reizes der Ausdruck *Nachentladung* verwandt. Man reserviert ihn nur noch für den Fall, daß eine Nervenzelle fortgesetzt rhythmisch aktiv bleibt, auch nach Aufhören von einlaufenden Erregungen. Ein Auftreten von Nachentladungen ist bisher einwandfrei nur an vegetativen Ganglien des Grenzstranges (wo es keine Zwischenneurone gibt) nachgewiesen worden (BRONK), aber auch da nur dann, wenn zuvor Reizfrequenzen verwandt wurden, die das physiologisch vorkommende Maß bei weitem überschreiten.

β) Summation und Bahnung

Während die Reflexzeit bei den phasischen Eigenreflexen unabhängig von der Reizstärke sehr konstant ist, ist sie bei den Fremdreflexen durchaus variabel, und zwar in Abhängigkeit von der Reizstärke. Je geringer die Reizstärke, desto länger wird die Reflexzeit. Diese Erscheinung bedarf noch einer Besprechung in einem größeren Rahmen.

Wir gehen aus von einem einfachen Versuch. Wir verwenden einen sog. spinalen Frosch, bei dem wir oberhalb des Rückenmarks das gesamte ZNS zerstört haben. Kneifen wir ihn leicht in eine Zehe, dann erfolgt ein Flucht- (Beuge-) Reflex — das Bein wird durch Beugung dem Reiz entzogen. Verstärken wir den Reiz, wodurch (s. S. 430) die Zahl der erregten Fasern und die Zahl der Impulse je Zeiteinheit in jeder Faser erhöht werden, dann wird 1. der Reflexerfolg stärker und 2. tritt der Reflex schneller ein. Es haben sich offenbar die einzelnen gesetzten Reize miteinander zu einem stärkeren Erfolg addiert (**Summation** überschwelliger Reize). Schwächen wir umgekehrt den einzelnen Reiz so stark ab, daß er als solcher unwirksam wird, dann erreichen wir doch noch einen Reflexerfolg, wenn wir ihn rasch genug wiederholen (Summation unterschwelliger Reize, Abb. 318). Erinnert sei hier etwa an den Nießreflex: Ein ganz schwacher Reizzustand der sensilben Nervenendigungen in der Nasenschleimhaut führt schließlich, wenn er lange genug einwirkt, zur Entladung des Reflexes. Dieses Summationsvermögen ist der Hauptgrund für die Verkürzung der Latenzzeit des Reflexes, wenn entweder die Reize verstärkt oder wenn sie schneller nacheinander gegeben werden.

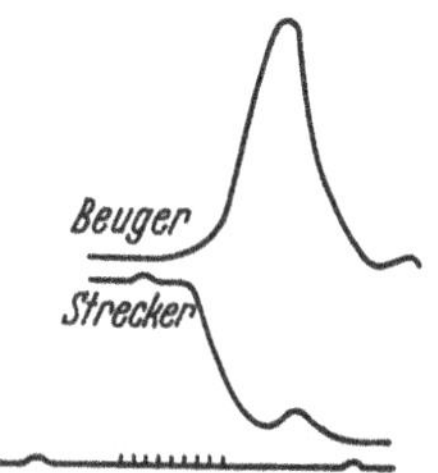

Abb. 318. Kontraktion der Beuger und gleichzeitige Erschlaffung (Hemmung) der Strecker bei Reizung des N. saphenus. Senkrechte Striche auf der untersten Linie bezeichnen die Reize. Der Erfolg tritt erst nach mehrfacher Reizung ein (Summation) und überdauert diese deutlich. (Nach SHERRINGTON)

Wenn wir nun untersuchen wollen, was in diesen Fällen im Rückenmark geschieht, so werden wir den Ausdruck Summation von vornherein zurücktreten lassen, weil er zu der Vorstellung verleitet, daß fortgeleitete Erregungen von verschiedenen Seiten einfach additiv zusammengesetzt werden. Das ist unmöglich und würde der Alles-oder-Nichts-Regel widersprechen. Es können sich nur die Teilbeträge des lokalen Potentials, die durch die einzelnen afferenten Erregungen an der Nervenzelle ausgelöst werden, miteinander addieren. Wir verwenden lieber den allgemeinen Begriff der **Bahnung** und verstehen darunter die zeitlich begrenzte Förderung einzelner Leistungen im ZNS durch zusätzliche Erregungen. Es wird durch eine einlaufende Erregung sozusagen der Weg gebahnt für eine zweite gleichzeitig oder kurz danach eintreffende. Damit eine Nervenzelle in Erregung gerät, muß ihre Oberfläche um einen bestimmten Mindestbetrag depolarisiert werden (s. S. 451). *Eine einlaufende Erregung über wenige Endknöpfe genügt hierzu nicht. Es müssen Erregungen von mehreren Seiten eintreffen,* und es kommt zu einer Summation ihrer Wirkungen (nicht der Erregungen selbst) auf die Nervenzelle. Wir haben ja oben mehrfach gesehen, daß viele Fasern von ganz verschiedenen Seiten mit ihren Endknöpfen auf der Vorderhornzelle enden. Nur bei gleichzeitigem Erregungszufluß über mehrere dieser Fasern kommt es zur Aktivierung der Vorderhornzelle und Aussendung von Impulsen über das Axon.

Man unterscheidet gewöhnlich eine *räumliche Bahnung* bei gleichzeitigem Eintreffen verschiedener Impulse über verschiedene Nervenfasern von einer *zeitlichen Bahnung* bei nacheinander erfolgendem Eintreffen von Impulsen über die gleichen Nervenfasern. In Abb. 319 ist jeweils in der oberen Kurve (a) das Potential einer Vorderhornzelle durch eine eingestochene winzige Elektrode registriert. Die untere Kurve zeigt die Aktionspotentiale der sensiblen Fasern in der hinteren Wurzel. Kurz nach dem Einlaufen des Erregungsschwarms entsteht das S. 431 besprochene lokale Potential an der Membran der Nervenzelle, z.B. durch Freisetzung eines chemischen Überträgerstoffes an den Nervenendigungen. Das lokale Potential fällt jedoch rasch, innerhalb weniger Millisekunden, wieder ab, mit einer Geschwindigkeit, die teils von der raschen Zerstörung des Überträgerstoffes, teils von den elektrischen Eigenschaften der Membran abhängen dürfte. Bevor jedoch das lokale Potential völlig verschwunden ist, trifft nun eine zweite Erregung ein. Der noch vorhandene Restzustand des lokalen Potentials addiert sich mit dem neugebildeten: Nun reicht es in seiner Größe aus, um eine fortgeleitete Erregung der Nervenzelle auszulösen. Die zunächst unterschwellige Antwort wurde über die Schwelle gehoben. Nun wird der Versuch wiederholt, aber der zweite Reiz eine ganze Kleinigkeit später gesetzt (b). Zwar kommt es wieder zu einer Addition der lokalen Potentiale, aber es wird die Schwelle für eine fortgeleitete Erregung gerade eben nicht mehr erreicht. Der Abstand der beiden Reize betrug 5 msec. Nur innerhalb einer so kurzen Zeit ist die Bahnung durch die erste einlaufende Erregung noch groß genug, um die zweite wirksam werden zu lassen. Unter physiologischen Bedingungen kommt eine so rasche Folge von Erregungen über eine Nervenfaser sehr selten vor. Wenn wir oben gesehen haben, daß durch wiederholte Reizung schließlich ein sonst nicht eintretender Fremdreflex auslösbar ist, so muß das auf eine andere Weise zustande kommen (s. u.).

Von größerer Bedeutung ist die *räumliche Bahnung*. In Abb. 320 wird die Reizung der sensiblen Nerven schrittweise verstärkt; damit werden mehr und mehr Fasern aktiviert (größeres Gesamtaktionspotential). Das lokale Potential steigt schrittweise damit an, bis es

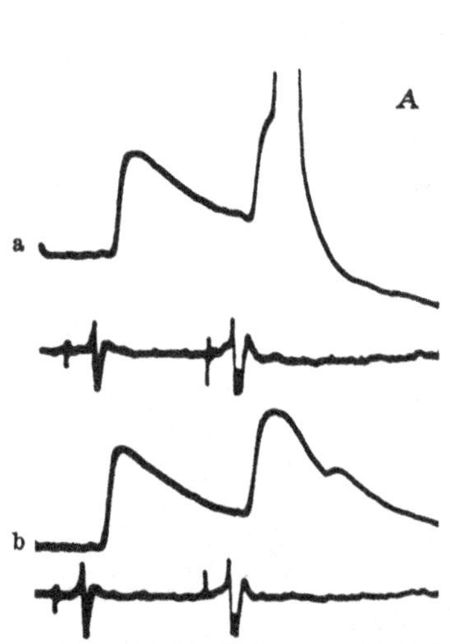

Abb. 319 a u. b. Zeitliche Bahnung. a Die postsynaptischen Potentiale der Vorderhornzelle addieren sich, wenn eine zweite Erregung zeitig genug einläuft, so daß sie (durch Übergreifen auf die Nachbarschaft) zu einer fortgeleiteten Erregung führen, erkennbar an der großen aufgesetzten Aktionspotentialspitze. In b ist der Reizabstand nur minimal vergrößert: Die Schwelle für die fortgeleitete Erregung wird nicht mehr erreicht. [Nach Brock, Coombs und Eccles: J. Physiol. **117**, 431 (1952)]

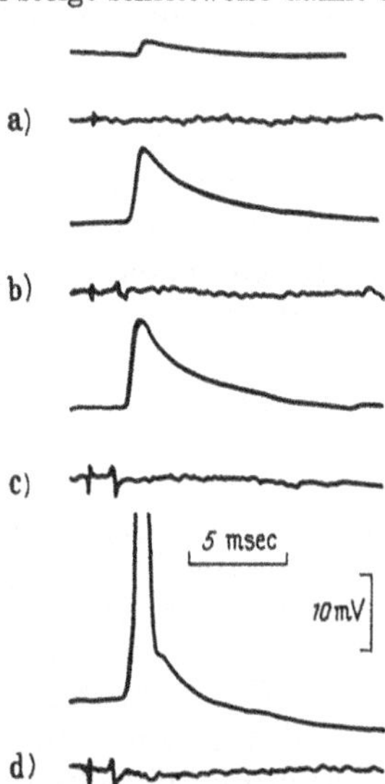

Abb. 320 a—d. Räumliche Bahnung. Von a—d wird stufenweise der Reiz auf einen sensiblen Nerven verstärkt und damit die Zahl der erregten Fasern erhöht. Entsprechend steigt die Summe der Aktionspotentiale in der Hinterwurzel an (jeweils untere Kurve). Gleichzeitig werden die Potentiale in einer Nervenzelle des Vorderhorns durch eine eingestochene winzige Elektrode registriert. Das lokale Potential an der Nervenzelle nimmt stufenweise zu, bis in d eine fortgeleitete Erregung ausgelöst wird. [Nach Brock, Coombs und Eccles: J. Physiol. **117**, 431 (1952)]

schließlich so groß geworden ist, daß es zu einer fortgeleiteten Antwort kommt. Es endigen ganz offensichtlich die Nervenfasern jeweils nicht an einer einzigen Nervenzelle, sondern an einer ganzen Gruppe, und umgekehrt erhalten die Nervenzellen Erregungen von einer großen Zahl verschiedener Nervenfasern.

Wird ein Fremdreflex ausgelöst, so stehen die zugehörigen Vorderhornzellen durch die Erregung von Zwischenneuronen, d.h. durch Benutzung von Verzögerungswegen und durch Etablierung von Erregungskreisen, längere Zeit unter einem Bombardement von einlaufenden Erregungen. Folgt in gewissem Abstand ein zweiter Reiz, so kommt es zu einer Summation, weil bisher nur unterschwellig erregte Zwischenneurone nun zur Entladung kommen, so daß die Vorderhornzellen in großer Zahl und wiederholt Impulse abfeuern. Die gesamte Summationszeit wird auf diese Weise wesentlich länger als die eigentliche Summationszeit der Vorderhornzelle. Es wird sozusagen die zeitliche Aufeinanderfolge der Reize in eine räumliche Folge umgewandelt. Trotz sehr kurzer Summationszeit der Einzelelemente ist die Summationszeit des ganzen Systems recht lang. In den höheren Zentren mit ihrer großen Zahl langer Verzögerungswege und Erregungskreise können so außerordentlich lange Summationszeiten erreicht werden. Noch nach langer Zeit erweist sich ein bestimmtes einlaufendes Erregungsmuster als gebahnt durch ein gleiches vorher eingetroffenes. Das spielt wahrscheinlich bei den Vorgängen des Lernens eine gewisse Rolle (vgl. S. 609).

Man darf aus allen bisherigen Untersuchungen schließen, daß nicht einmal beim Eigenreflex die Erregung einer einzelnen Faser genügt, um eine Erregung in der zugehörigen Nervenzelle auszulösen, da eine Faser mit nur wenigen Endknöpfen jeweils an einzelnen Nervenzellen endigt; das lokale Nervenzellpotential bleibt unterschwellig. Es müssen weitere — bahnende — Einflüsse dazukommen, um es über die Schwelle zu heben, entweder von weiteren sensiblen Fasern, die an derselben Nervenzelle enden, oder von Fasern des pyramidalen oder extrapyramidalen Systems oder von Neuriten der Zwischenneurone (Abb. 317c). Ohne zusätzliche bahnende Einflüsse kann ein Eigenreflex meist nicht ausgelöst werden.

Eine wesentliche *Bahnung der phasischen und tonischen Eigenreflexe* geschieht durch efferente Innervation der Muskelspindeln in denjenigen Muskeln, von denen die Reflexe ausgelöst werden. Dadurch werden die sensiblen Endorgane der Spindeln erregt und befeuern die Motoneurone, die die eigentliche Arbeitsmuskulatur innervieren (vgl. Abb. 324, S. 512). Bei Dehnung des Muskels treffen die dadurch ausgelösten Erregungen auf ein schon gebahntes motorisches Neuron, und der Reflexerfolg wird verstärkt. Eine solche Spindelinnervation tritt bei jeder Willkürkontraktion eines

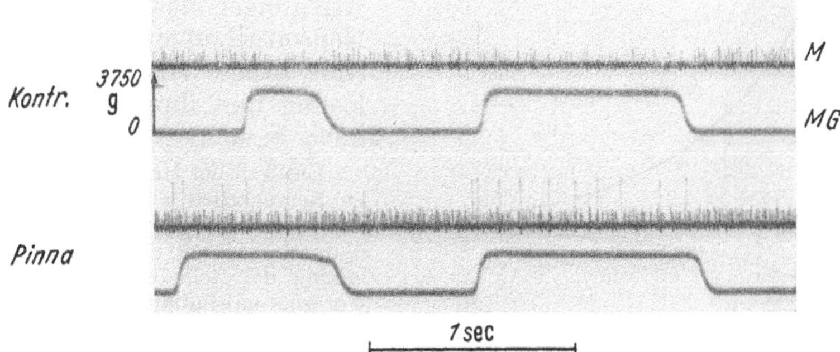

Abb. 321. Umwandlung eines phasischen Reflexes bei Muskeldehnung in einen tonischen durch Bahnung. *M* Motoneuronenimpulse, kleine Potentiale von γ-Fasern, große von α-Fasern; *MG* Mechanogramm bei Dehnung des Muskels. Wird (im 2. Streifen) die Ohrmuschel (Pinna) mechanisch gereizt, so feuern die γ-Motoneurone mehr Impulse zu den Muskelspindeln, und von diesen aus werden die α-Motoneurone gebahnt. Nun reagieren sie bei gleicher Dehnung nicht nur mit einer Einzelantwort, sondern mit Erregungen während der ganzen Dauer der Dehnung. [Aus H.-D. HENATSCH u. Mitarb.: Pflügers Arch. ges. Physiol. **270**, 161 (1959)]

Muskels ein. *Die Eigenreflexe werden deshalb gebahnt bei Kontraktion des Agonisten.* Dieselbe Bahnung kann auch erreicht werden durch den sog. Jendrassikschen Handgriff. Ist z. B. der Patellarreflex schwer auslösbar, so läßt man eine ruckartige Bewegung der Armmuskulatur ausführen. Es kommt dabei durch „Mitinnervation“ zu Impulsaussendung zu den Muskelspindeln des Quadriceps, so daß diese schon Erregungen geringer Frequenz abfeuern, die dann bei Dehnung des Muskels durch Schlag auf die Sehne erheblich vermehrt werden.

Ein Beispiel einer ähnlichen Bahnung gibt Abb. 321. Es werden die (monophasischen) Aktionspotentiale einiger Nervenfasern eines motorischen Nerven abgeleitet (*M*). Die zahlreichen kleinen Aktionspotentiale stellen die Erregungen über dünne γ-Fasern zu Muskelspindeln des zugehörigen Muskels dar. Wird nun der Muskel belastet und dadurch gedehnt (Mechanogramm *MG*), dann erkennt man im Beginn der Dehnung die größere Zacke eines Aktionspotentials von der dicken α-Faser. Reflektorisch kommt es zu einer Einzelzuckung des gedehnten Muskels. Während der Dehnung werden die Ausflüsse zu der Muskelspindel leicht gehemmt. Nun wird (im 2. Streifen) die Ohrmuschel (Pinna) mechanisch gereizt. Es laufen wesentlich mehr γ-Impulse zu den Muskelspindeln und damit von diesen zurück zu den großen α-Motoneuronen, so daß diese gebahnt werden. Wird nun dieselbe Dehnung vorgenommen wie im ersten Streifen, dann dauert die reflektorische Aktivierung des α-Motoneurons und damit die Aussendung des großen Aktionspotentials während der ganzen Dauer der Dehnung an. Das zuvor nur phasisch reagierende Motoneuron ist in ein tonisch reagierendes umgewandelt worden, und zwar durch entsprechende Bahnung von anderer Seite. Man kann zwar unter den Motoneuronen solche unterscheiden, die bevorzugt phasisch, und solche, die bevorzugt tonisch reagieren, aber der Unterschied besteht wahrscheinlich weitgehend in einer Verschiedenheit der Bahnung. Der Unterschied ist also wohl vorwiegend ein quantitativer.

γ) Hemmung

Es ist nicht nur die Aufgabe einlaufender Erregungen zu einer Nervenzelle, an dieser weitere Erregungen auszulösen, sondern in bestimmten Fällen auch *Hemmungen.* Wir verstehen darunter eine zeitlich begrenzte Aktivitätshinderung ohne Gewebsschädigung (GASSER). Die Hemmungsmöglichkeit ist von ganz entscheidender Bedeutung für eine geordnete Tätigkeit des ZNS. Die vorhandenen Erregungskreise würden sich nach einem Anstoß fortgesetzt aufschaukeln, es würde zu einer immer weiteren Ausbreitung der Erregungen kommen, eine isolierte Tätigkeit einzelner Muskelgruppen würde unmöglich werden, und das Ende wäre ein generalisierter Krampf, wenn nicht auch durch einlaufende Erregungen das nächstfolgende Neuron gehemmt werden könnte. (Zur Frage der Hemmungsauslösung und ihrer Bedeutung s. auch S. 453.)

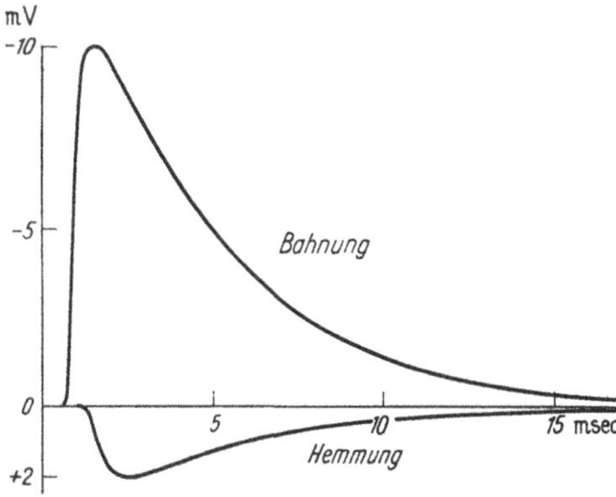

Abb. 322. Ableitung der Potentiale in einer Vorderhornzelle. Bei Reizung der Fasern von den Muskelspindeln der Kniebeuger kommt es zu einer Depolarisation (Bahnung), bei Reizung der Strecker dagegen zu einer Hyperpolarisation (Hemmung). [Nach BROCK, COOMBS u. ECCLES: Proc. Roy. Soc. London B **140**, 170 (1952)]

Ein Teil der Hemmungsphänomene an Nervenzellen bei nacheinander einlaufenden Erregungssalven läßt sich dadurch erklären, daß der ersten Entladung der Zelle ein Refraktär- und Unternormalstadium folgt, ähnlich wie am peripheren Nerven, nur wesentlich ausgeprägter. Dadurch findet die nächste einlaufende Salve die Zellen bereits in einem Zustand verminderter Erregbarkeit vor („indirekte Hemmung"). Darüber hinaus wurden aber durch elektro-physiologische Untersuchungen auch unmittelbare Hemmungswirkungen einlaufender Impulse, also ohne vorausgehende Erregung, nachgewiesen („direkte Hemmung").

Die Auslösung von Hemmungen der Nervenzellen durch einlaufende Erregungen läßt sich wiederum am besten studieren am einfachen Modell des Eigenreflexes, so wie das durch ECCLES geschehen ist. Wird durch einen Schlag auf die Patellarsehne der Quadriceps ruckartig gedehnt, so tritt nicht nur, wie das bisher als auffälligstes Symptom geschildert wurde, eine reflektorische Zuckung des Quadriceps ein, sondern gleichzeitig auch eine Hemmung der Beuger, also der Antagonisten. Diese Hemmung kann verständlicherweise dann am leichtesten nachgewiesen werden, wenn der Muskel schon unter einer gewissen Grundinnervation steht.

Sticht man wiederum feine Elektroden in die zugehörigen Nervenzellen selbst ein und leitet über ein Registrierinstrument zu irgendeinem indifferenten Punkt ab, so stellt sich heraus, daß in diesem Fall lokal die Membranpolarisation zunimmt (Abb. 322), was einem „anelektrotonischen" Zustand entspricht (s. Kapitel peripherer Nerv). Es wird dadurch die Schwelle für andere depolarisierende Impulse erhöht, so daß sie nicht mehr oder doch schwerer ein lokales Potential (Depolarisierung) eines solchen Ausmaßes hervorrufen können, daß eine fortgeleitete Erregung entsteht.

In Abb. 322 ist das Membranpotential als 0 (Ausgangslage) eingetragen, Depolarisation nach oben, Hyperpolarisation nach unten. Eine fortgeleitete Erregung kann nur entstehen, wenn lokal an der Synapse eine Depolarisation von einer bestimmten Größe auf einer bestimmten Fläche (zahlreiche Endköpfe) entsteht (s. S. 451). Durch Verschiebung des Membranpotentials in Richtung Depolarisation (in Abb. 322 nach oben) wird es dem kritischen Potential, bei dem eine fortgeleitete Erregung entstehen kann, genähert, die Zelle also gebahnt.

Umgekehrt wird durch Hyperpolarisation (Ausschlag nach unten in Abb. 322) das Membranpotential von diesem kritischen Potential entfernt, die Zelle also gehemmt.

Die afferenten Fasern von den Muskelspindeln wirken offenbar einerseits durch direkte Kollateralen zu den Vorderhornzellen und weitere zu Zwischenneuronen bahnend auf die Vorderhornzellen des Agonisten und andererseits gleichzeitig über ein Zwischenneuron hemmend auf die Vorderhornzellen des Antagonisten.

Es ist oben schon dargestellt worden, daß von den *Sehnenorganen* eines Muskels *hemmende* Einflüsse auf die Motoneurone dieses Muskels ausgeübt werden. Wie weiter schon S. 453 ausgeführt, gibt das efferente Axon der Vorderhornzellen rekurrierende Kollateralen ab zu Zwischenneuronen (sog. Renshaw-Zellen), deren Aktivierung die betreffende und die umgebenden Vorderhornzellen zu hemmen vermag. Die Dauer dieser rückläufigen Hemmung beträgt pro Einzelimpuls des Motoneurons etwa 50—60 msec. Bei starker Aktivität hemmen sich dadurch die Motoneurone selbst. Der Sinn dieser Einrichtung darf in einem Schutz vor Überbeanspruchung erblickt werden.

Wir werden später sehen, daß die Eigenreflexe dauernd durch *hemmende Einflüsse höherer Gebiete* gezügelt werden. Wir werden sehen, daß sowohl die Pyramiden- wie die extrapyramidalen Bahnen hemmende und fördernde Wirkungen ausüben. Bei Blutungen in die innere Kapsel, wo willkür- und reflexhemmende Bahn nebeneinanderliegen, kommt es zunächst zu einer völlig schlaffen Lähmung auf der Gegenseite, wie etwa bei Durchschneidung der motorischen Nerven. Nach Abklingen eines Schockzustandes treten gewisse Bewegungsmöglichkeiten wieder ein; gleichzeitig treten die Eigenreflexe wieder auf und erweisen sich sogar als gesteigert, enthemmt. Es tritt eine „spastische Lähmung" ein; die gelähmten Muskeln weisen einen erhöhten contractilen Tonus auf (s. S. 596). Bei bestimmten Fremdreflexen scheint bis zu einem gewissen Grade eine Umkehrung vorzuliegen. Der Bauchdeckenreflex z.B. schwindet gerade dann, wenn die Eigenreflexe enthemmt sind. Wenn also bei Blutungen in der inneren Kapsel und anderen Störungen im gesamten höheren motorischen System der Bauchdeckenreflex ausfällt, so bedeutet das nicht, daß der Reflexbogen über Zentren geschlossen würde, die höher als das Rückenmark liegen, sondern daß er von höheren Gebieten dauernd gebahnt werden muß. Streicht man nach Pyramidenbahnläsion über die Fußsohle des Patienten, so erhält man keine Plantarflexion, sondern im Gegenteil eine Dorsalflexion der Zehen (Babinskisches Zeichen). Es kommt ein primitiver Reflex wieder zum Vorschein, der durch einen anderen überbaut und damit gehemmt war. (Es handelt sich um ein Teilphänomen einer Beugereflexsynergie: Klettertyp.)

Daß auch hemmend wirkende Impulse sich summieren können, ist schon oben an Hand der Abb. 318 kurz berichtet worden.

Die gute Hemmungsmöglichkeit der Fremdreflexe ist leichter zu demonstrieren. Es ist allgemein bekannt, daß durch schmerzhafte Reize etwa der Niesreflex gehemmt werden kann. So läßt sich etwa bei Niesreiz in ungelegenem Moment durch starken Druck der Oberlippe gegen die Zähne die Entladung auf einen gelegeneren Zeitpunkt verschieben.

Bei den Fremdreflexen können wir dieselbe Erscheinung beobachten wie bei den Eigenreflexen, nämlich daß mit Reflexeintritt eine Hemmung des „Ruhetonus" im gleichseitigen Antagonisten eintritt. Übt man einen starken Druck oder schmerzhaften Reiz auf die Fußsohle aus, so kommt es zum oben beschriebenen Beuge- oder Fluchtreflex: Es wird das Bein gebeugt, wobei die Beuger innerviert, gleichzeitig aber die Strecker gehemmt werden. Am Spinaltier mit hoher Reflexerregbarkeit werden umgekehrt außerdem auf der Gegenseite die Strecker innerviert und die Beuger gehemmt („gekreuzter Streckreflex"). Abb. 323 gibt ein grobes Schema dieser „reziproken Innervation". Bei einem schmerzhaften Reiz auf den Fuß eines Tieres wird dieses Bein weggezogen und gleichzeitig die Standfestigkeit des anderen Beines erhöht.

Bei hoher Reflexerregbarkeit am Spinaltier ist es möglich, auf diese Weise eine Art Laufbewegung zu erzielen, indem bei Druck auf das jeweils gestreckte Bein dieses wieder gebeugt und das andere gestreckt wird. Dieser Mechanismus ist möglicherweise ein Element (unter vielen andern, s. u. S. 594) zur Koordination bei den willkürlichen Bewegungen, vor allem beim Gehen. Möglicherweise handelt es sich dabei um eine primitive Urform der Bewegung, auf der sich die höhere Motorik aufbaut. Dieses Grundschema wird jedoch, das muß betont werden, sehr weitgehend modifiziert, einmal durch die Einflüsse von Receptoren der Peripherie und dann durch hemmende und bahnende Einflüsse von höheren Gebieten. Vor allem wird die „reziproke Innervation" von höheren Gebieten stark gehemmt. Das Grundschema als solches kann nur beobachtet werden, wenn diese Hemmung entfällt.

δ) Ausbreitung

Es ist oben schon darauf hingewiesen worden, daß die Eigenreflexe streng isoliert auf den ihnen anatomisch zugewiesenen Bereich beschränkt bleiben, während die Fremdreflexe mit stärker werdendem Reiz sich mehr und mehr ausbreiten. Diese Möglichkeit ist ihnen gegeben durch die auf- und absteigenden Kollateralen mit zahlreichen Schaltneuronen. Je stärker der Reiz, je mehr Erregungen dem Rückenmark zufließen, desto größer ist durch Summationswirkung die Ausbreitungsmöglichkeit. Daß aber nicht wahllos alle Muskeln ergriffen werden, sondern eine mehr oder weniger koordinierte Bewegung größerer Muskelgruppen entsteht, das beruht darauf, daß diese Erregungen von einlaufenden Fasern in den Synapsen z.T. auch Hemmungen auslösen.

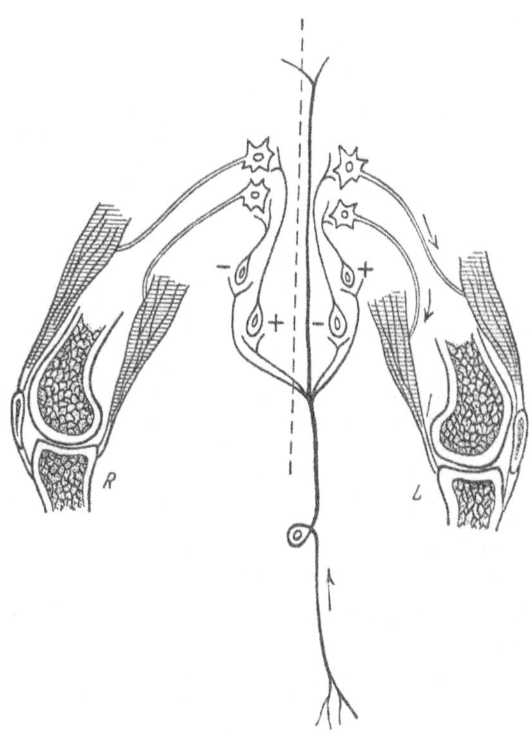

Abb. 323. Schematische Darstellung der funktionellen Beziehungen eines afferenten (sensiblen) Neurons (Schmerznerv) zu den Beugern und Streckern beider Knie. Reizung dieses Nerven ergibt Beugung des gleichseitigen und Streckung des gegenseitigen Beines; + bedeutet erregende, — hemmende Wirkung (in Anlehnung an SHERRINGTON)

ε) Rückschlag

Nach Auslösung eines Eigenreflexes verschwindet vorübergehend die Grundinnervation des Muskels (Reflexhemmung, Innervationsstille). Anschließend kommt es zu einer stärkeren Synchronisierung der Entladungen der Vorderhornzellen, so daß eine Art zweite Reflexzuckung entsteht (Rückschlag, Rebound). Wie beim peripheren Nerven, so sind auch hier die Erregbarkeitsverhältnisse nach Ablauf einer Erregung nicht sofort völlig gleichmäßig wiederhergestellt, sondern es kommt zu einer Art Schwingungsvorgang, der allerdings unter normalen Bedingungen stark gedämpft verläuft und nur unter pathologischen entdämpft ist. Immerhin erkennen wir hier schon eine deutliche **Rhythmizität** der Vorgänge, die wesentlich stärker ist als am einzelnen isolierten Neuron. Bei allen rhythmisch ablaufenden Reflexen kann man beobachten, daß der sog. „Drehpunkt", in dem die Kontraktion der Beuger von der der Strecker abgelöst wird, in allen Muskeln gleichzeitig eintritt. Das weist eindringlich auf die zentrale Natur des Rhythmus und seine Bedeutung hin.

Der Zusammenschluß von zahlreichen Neuronen zu Neuronenverbänden hat die Rhythmizität erheblich gesteigert. Sie wird jedoch durch Einflüsse von der Peripherie und von höheren Gebieten modifiziert und dirigiert. Bei Zerstörung oder Abschaltung des höheren Gebiets kann die ursprüngliche Rhythmizität z.B. in Form von Zitterbewegungen (Tremor) deutlicher zum Vorschein kommen (s. S. 574).

Wegen ihrer klinischen Bedeutung seien die *Unterschiede von Eigen- und Fremdreflexen* nochmals summarisch aufgezählt:

	Phasischer Eigenreflex	Fremdreflex
Zahl der Synapsen . .	monosynaptisch	polysynaptisch
Reflexzeit	kurz, konstant	länger, abhängig von Reizstärke
Reflexbahn	isoliert	Ausbreitung je nach Reizstärke
Reflexerfolg	Einzelzuckung	Tetanus
Reizsummation . . .	gering	ausgesprochen
Ermüdbarkeit	sehr gering	ausgesprochen

d) Koordination im Rückenmark. Schaltung

Legen wir eine Katze auf die Seite und kneifen sie leicht in die Schwanzspitze, so wird diese gehoben. Legen wir sie auf die andere Seite und setzen den gleichen Reiz, so tritt wieder eine Hebung ein. Es sind also ganz andere Muskelgruppen betätigt worden, je nach der Körperlage. *Die Innervation wird offenbar je nach der Ausgangslage ganz verschieden geschaltet* (Magnus). Bei den Eigenreflexen mit ihrer starren Fixierung der Bahn finden wir nur geringe Schaltungsmöglichkeit, eine größere dagegen bei den Fremdreflexen. Durch die Schaltung werden sie bei jeder Veränderung der Körper- oder Gliederstellung modifiziert und können auf diese Weise auch unter stark wechselnden Bedingungen die willkürlich ausgelösten Bewegungen verändern (Weiteres s. S. 592, 604).

Das fast Maschinenmäßige, das einem Reflex bei Auslösung unter jeweils gleichen Bedingungen anhaftet, kann dazu verführen, die Variationsmöglichkeit durch die Schaltung zu gering einzuschätzen. Den Vorderhornzellen werden nicht einfach auf stets gleichen Bahnen die einlaufenden sensiblen Erregungen übermittelt. Zahlreiche verschiedene sensible Erregungen aus unterschiedlichen Organen und von unterschiedlichen Receptoren werden mit Erregungen von übergeordneten Gebieten zu einem neuen Erregungsmuster zusammengefaßt, das dann den Vorderhornzellen übermittelt wird. Dabei spielen die Vorgänge der Bahnung und Hemmung eine wesentliche Rolle, aber auch die Rhythmizität der Nervenzellverbände des Rückenmarks selbst. Es wurde dies deutlich aus Untersuchungen von v. Holst an den Flossenbewegungen der Fische und an den unwillkürlichen Armbewegungen des Menschen.

Bei rhythmischen Bewegungen, wie etwa beim Gehen, sind außer den motorischen Nervenzellen rhythmisch tätige Nervenzellen übergeordnet beteiligt, die gruppenweise zusammengeordnet sind derart, daß jeweils 2 Gruppen alternierend antagonistisch wirken. Diese Gruppen können sich in ihren Rhythmen gegenseitig beeinflussen, was bei Verschiedenheit des Rhythmus das Zustandekommen komplizierter Bewegungsbilder ermöglicht. Die verschiedenen Rhythmen können sich überlagern, so daß sie sich gegenseitig verstärken oder abschwächen, sie können aber auch sich gegenseitig koppeln oder sogar abwechselnd die Führung übernehmen. Es handelt sich hier um Gesetzmäßigkeiten, die ebenso für die rhythmische Tätigkeit höherer Zentren gelten.

e) Funktion der Reflexe

Wenn wir die Bedeutung der Reflexe und vor allem der Eigenreflexe für unsere Motorik abschätzen wollen, so genügt dazu die Betrachtung der klinisch gebräuchlichen Reflexe als abgesprengter Teilstücke nicht, sondern wir müssen sie im Zusammenhang mit Haltung und Bewegung des Gesamtkörpers und der einzelnen Gelenke untersuchen.

Es ist oben dargestellt worden, daß die Vorderhornzellen fortgesetzt unter einem Bombardement von Impulsen stehen, sowohl fördernden wie hemmenden, sowohl von solchen von peripheren Receptoren wie auch von solchen von höheren Gebieten. Ohne diesen fortgesetzten Erregungszufluß würde z.B. eine einlaufende Impulsserie über die Pyramidenbahn nicht zu einer Erregung von Vorderhornzellen und entsprechender Kontraktion des Muskels führen können. Die dauernd einlaufenden bahnenden und hemmenden Impulse addieren sich zu einer unterschwelligen lokalen Erregung; überwiegen insgesamt die fördernden Einflüsse allein, so kann sich die Vorderhornzelle rhythmisch entladen, solange etwa von zugehörigen Muskelspindeln überhaupt Impulse einlaufen. Überwiegen die hemmenden Einflüsse allein, so kann in dieser Zeit die Vorderhornzelle nicht in Tätigkeit versetzt werden.

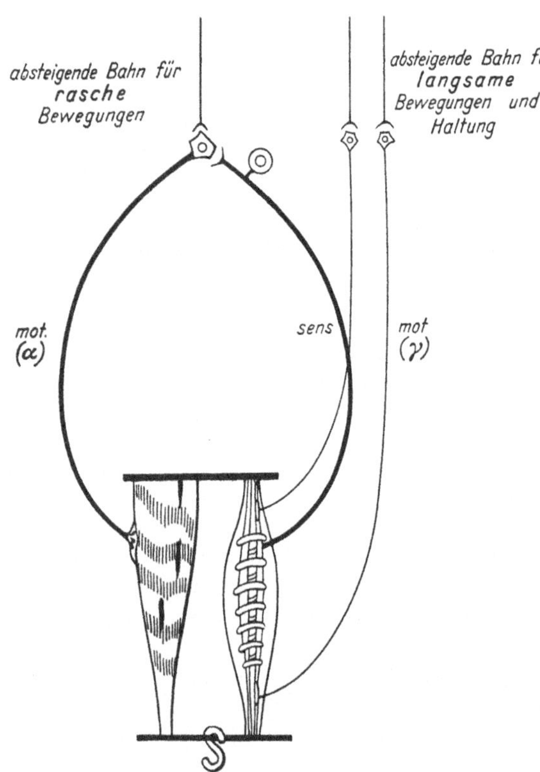

Abb. 324. Schematische Darstellung des α- und γ-Systems mit dem Reflexbogen des Eigenreflexes. Bei Dehnung des Muskels wird die Muskelspindel gedehnt, und bei genügender Bahnung der Vorderhornzelle kommt es zu einer Kontraktion des Muskels über die α-Fasern. Dabei wird die Spindel entdehnt, und ihre Impulsaussendung hört auf. Wird jedoch die Spindel durch die dünnen γ-Fasern innerviert, dann führt das zu ihrer Erregung und anschließend reflektorisch zu einer Kontraktion des Muskels über die α-Fasern. Weiteres s. Text. (Modifiziert nach MERTON, in: The spinal cord. London 1953)

Normalerweise halten sich die beiden so weit das Gleichgewicht, daß nur bei einer raschen Dehnung des Muskels und damit hoher Impulsfrequenz von den Muskelspindeln eine Entladung von Vorderhornzellen eintritt — es kommt zu einer einzigen kurzen Zuckung des gedehnten Muskels. Unter pathologischen Bedingungen, wenn etwa die hemmenden Impulse ausgefallen sind, kommt es zu fortgesetzten Entladungen der Vorderhornzellen, auch bei der anschließend niedrigeren einlaufenden Impulsfrequenz von den Spindeln (vgl. Abb. 275, S. 457), solange nur der Muskel gedehnt wird — die Eigenreflexe werden gesteigert, es tritt Spastizität auf (s. S. 596).

Nun ist aber weiter folgendes zu berücksichtigen: Es wurde schon S. 458 an Hand der Abb. 276 dargestellt, daß wir dickere Nervenfasern zu den eigentlichen Muskelfasern von dünneren zu den Muskelspindeln unterscheiden. Da die ersteren nach ihrer Dicke und Leitungsgeschwindigkeit zu den Aα-Fasern (S. 443) gehören, die letzteren überwiegend zu den

Aγ-Fasern, wollen wir ein α-System einem γ-System der motorischen Innervation gegenüberstellen (Abb. 324). Das γ-System führt nur zu einer lokalen Kontraktion der Spindeln, nicht zu einer merklichen Kontraktion des Gesamtmuskels, gleichzeitig aber zu einer Erregung der sensiblen Endigungen und damit anschließend reflektorisch über die α-Fasern zu einer Kontraktion des Muskels.

Da nun das γ-System leichter aktiviert werden kann (z. B. bei einer beginnenden willkürlichen Innervation), so kommt die Kontraktion des Muskels bei gewöhnlichen Bewegungen wahrscheinlich gar nicht primär durch Innervation der Arbeitsmuskelfasern zustande, sondern erst sekundär reflektorisch über die Innervation der Spindeln. Nur bei raschen Bewegungen ist eine primäre Innervation der Muskelfasern notwendig (MERTON, GRANIT). Da die Innervation der Spindeln feiner graduiert werden kann, resultiert bei den meisten Bewegungen eine feinere Abstufbarkeit. Bei der relativ geringen Zahl von Pyramidenbahnfasern mit zugehörigen α-Vorderhornzellen wären unsere Bewegungen viel zu grob. Es besteht gleichzeitig auch eine bessere Möglichkeit der Anpassung an die jeweilige Grundspannung und deren Veränderung.

Schnelle Bewegungen, die von einer primären Aktivierung des α-Systems herrühren, würden leicht über das Ziel hinausschießen. Sie werden jedoch gebremst dadurch, daß dabei der Antagonist rasch gedehnt wird und von den gedehnten Spindeln aus ein Eigenreflex einschießt, und auch dadurch, daß im Agonisten die Spannungsreceptoren (Sehnenorgane) erregt werden und eine Hemmung des Agonisten bewirken. Hier ist die reflektorische Kontrolle zwar sekundär, aber ebenso bedeutungsvoll.

Durch Muskelzug müssen unsere Gelenke in einer bestimmten Stellung festgehalten werden (kontraktiler **Tonus**). Dieser Tonus muß bei Wechsel der Haltung entsprechend verändert werden. Diese „Anpassung“ geschieht z.T. schon ganz peripher dadurch, daß bei zunehmender Dehnung eines Muskels dessen Spannung zunimmt (s. S. 464). Dazu treten die tonischen Reflexe von den Muskelspindeln (Dehnungsreflex). Je stärker die Dehnung des Muskels, desto größer ist die schließlich (nach Adaptation) erreichte Impulsaussendung (Abb. 277) und damit Aktivierung von α-Motoneuronen. So wird zusätzlich erreicht, daß die Spannung des Muskels auch bei ganz verschiedener Länge angenähert gleich bleiben kann. Dadurch kann eine bestimmte Stellung aufrechterhalten werden, ohne daß eine dauernde bewußte Kontrolle notwendig ist. Besonders die Überwindung der Schwerkraftwirkung beim Stehen kommt im wesentlichen auf diese Weise reflektorisch zustande. Das γ-System erlangt damit eine doppelte Bedeutung. Durch seine Aktivierung mit anschließender Auslösung von reflektorischer Kontraktion der eigentlichen Muskelfasern kann sowohl die Grundspannung der Muskulatur wie auch die Bewegung besonders fein abgestuft werden.

Die Eigenreflexe des Muskels sind auf diese Weise von Bedeutung für die *Aufrechterhaltung* des Körpers und der Stellung der *einzelnen Gelenke* und für die feinere Abstufbarkeit der Bewegungen, wenn auch nicht allein, sondern zusammen mit anderen Reflexen, die teils über das Rückenmark, teils über höhere Gebiete ablaufen.

Die Bedeutung dieser anderen Reflexe über das Rückenmark, der Fremdreflexe, für unsere Bewegungen können wir recht klar aus der Ungeschicktheit unserer Bewegungen bei kalten Händen erkennen. Durch die Abkühlung sind die Receptoren der Haut in ihrer Tätigkeit eingeschränkt worden, die zugehörigen Muskeln selbst liegen wohlgeborgen in der Tiefe, besonders im Unterarm. Wieweit allerdings an der Verminderung der Bewegungskoordination dann nur der Ausfall von Rückenmarkreflexen, wieweit auch der Ausfall von Meldungen an höhere Zentren beteiligt ist, das läßt sich jeweils im einzelnen schwer abschätzen.

In letzter Zeit konnte festgestellt werden, daß die Muskelspindeln z.T. auch von schnellleitenden, dicken α-Fasern innerviert werden, die jedoch stets nur einen kurzdauernden (phasischen) Erregungszufluß aufweisen. Sie können im Beginn einer Bewegung zu einer raschen Aktivierung der Spindelreceptoren führen, so daß eine Innervation anfänglich auf dem Umweg über den Reflexbogen sich selbst verstärken kann, etwa zur Überwindung der Schwerkraft (Granit). So wird anfänglich eine Bewegung verstärkt, wobei die obengenannte reflektorische Hemmung der Antagonisten unterstützend mitwirkt, anschließend wird die Bewegung durch die hemmenden Impulse auf die Vorderhornzellen über die Renshaw-Zellen (s. S. 452) und von den Sehnenorganen gebremst, bei gleichzeitiger Aktivierung der Antagonisten, so daß sie nicht über das Ziel hinausschießen kann.

Die Pathologie liefert zahlreiche Beispiele für die Bedeutung der fortgesetzten sensiblen Kontrolle und reflektorischen Modifikation der Motorik, so etwa die Tabes dorsalis, bei der im Gebiet der Hinterwurzel eine Zerstörung von eintretenden sensiblen Fasern vorliegt. Der Gang wird ausfahrend, stampfend (Ataxie), das Kniegelenk wird nach hinten durchgebogen (Genu recurvatum) usw.: Es fehlt sowohl die fortgesetzte reflektorische Kontrolle der Bewegung wie auch der reflektorische Tonus der Muskulatur, der für die richtige Gelenkstellung sorgt.

In diesem Zusammenhang muß darauf hingewiesen werden, daß Ausfall der sensiblen Fasern nicht nur alle Meldungen von den Muskelspindeln bei Bewegung des Muskels aufhebt, sondern auch weitgehend die Möglichkeit der tonischen Beeinflussung der Muskeln von höheren Zentren, weil diese auf dem Umweg der Innervation von Muskelspindeln zustande kommt, von denen aus erst reflektorisch die eigentlichen Muskelfasern aktiviert werden. Unterbrechung sensibler Fasern vermindert durch Zerstörung des Reflexbogens damit auch weitgehend die Auswirkung der motorischen Zentren des Großhirns auf die Muskulatur (Granit). Wieder erkennen wir den fast untrennbaren Zusammenhang von Sensibilität und Motorik.

f) Folgen einer Rückenmarkverletzung

Bei einer Querschnittsverletzung des Rückenmarks wird verständlicherweise die Leitungsfunktion an der Schnittstelle dauernd unterbrochen. Die Folge ist somit eine dauernde Lähmung der Willkürmotorik und ein vollständiger Sensibilitätsausfall für alle Gebiete unterhalb der Schnittstelle. Obschon der Eigenapparat des Rückenmarks noch intakt bleibt, so fallen doch die Reflexe zunächst vollständig aus, die Lähmung ist schlaff (spinaler Schock). Es müssen offenbar von höheren (supraspinalen) Gebieten dauernd bahnende Einflüsse ausgeübt worden sein, die nunmehr entfallen. Ohne diesen dauernden „Erregungshintergrund" sind die Motoneurone reflektorisch nicht erregbar. Nach einiger Zeit, die um so länger dauert, je höher das betreffende Versuchstier in der Tierreihe steht und die entsprechend beim Menschen am längsten ist, kommt es jedoch zu einer **Reorganisation** der Funktionen in dem auf sich selbst gestellten Rückenmark. Als erstes stellen sich die autonomen Reflexe wieder ein (reflektorische Blasenentleerung usw.); es folgen die Fremd- (Beuge-) Reflexe. Es überwiegen dadurch die Beuger so sehr, daß bei Bestreichen der Fußsohle nicht eine Plantarflexion der Zehen (physiologische Streckung), sondern eine Dorsalflexion unter Spreizung der Zehen (physiologische Beugung; Zeichen von Babinski) eintritt. Mit der Zeit kommt es auch zu Beugehaltungen und Beugekontrakturen. Erst später treten auch Streckreflexe wieder auf, wie etwa der „Patellarsehnenreflex".

Literatur

Bard, Ph. (Herausgeb.): Patterns of organization in the central nervous system. (Beiträge von Kuffler, Lloyd, Bernhard, Magladery u. a.) Res. Publ. Ass. nerv. ment. Dis. **30** (1952). — Bremer, F., V. Bonnet et J. Moldaver: Contributions à l'étude de la physiologie générale des centres nerveux. Arch. int. Physiol. **52**, 1—248 (1942). — Brink jr., F.: Synaptic mechanisms. In Stevens' Handbook of exp. Psychology. New York: Wiley 1951. — Creed, R. S., D. Denny-Brown, J. C. Eccles, E. G. T. Liddell and C. S. Sherrington: Reflex activity of the spinal cord. Oxford: Clarendon Press 1932. — Delmas, J., et A. Delmas: Voies et centres nerveux. Paris: Masson & Cie. 1949. — Eccles, J. C.: The neurophysiological basis of mind. Oxford: Clarendon Press 1953. — The physiology of nerve cells. Baltimore: Johns Hopkins Press 1957. — Eccles, J. C. (Edit.): A discussion on excitation and inhibition. Proc. roy. Soc. B **140**, 169 (1952). — Fulton, J. F.: Physiologie des

Nervensystems. Stuttgart: Ferdinand Enke 1952. — GELLHORN, E.: Physiological foundations of neurology and psychiatry. Minneapolis: University of Minnesota Press 1953. — GRANIT, R.: Receptors and sensory perception. Yale University Press 1955. — Über die absteigenden Einflüsse der Formatio reticularis, in Med. Grundlagenforschung II, Stuttgart: Georg Thieme 1959. — HILLER, F.: Rückenmark. In Handbuch der inneren Medizin, Bd. V/1, S. 278. 1953. — HOFFMANN, P.: Die physiologischen Eigenschaften der Eigenreflexe. Ergebn. Physiol. **36**, 15 (1934). — Allgemeine Physiologie der Reflexe. Fortschr. Neurol. Psychiat. **13**, 331 (1941). — HOLST, E. v.: Die relative Koordination als Phänomen und als Methode zentralnervöser Funktionsanalyse. Ergebn. Physiol. **42**, 228 (1939). — Das Muskelspindelsystem der Säuger. Fortschr. Zool. **10**, 382 (1956). — JUNG, R.: Die Tätigkeit des Nervensystems. In Handbuch der inneren Medizin, Bd. V/1, S. 1. 1953. — LEKSELL, L.: The action potential and excitatory effects of the small ventral root fibres to skeletal muscle. Acta physiol. scand. **10**, Suppl. **31** (1945). — PAILLARD, J.: Réflexes et régulations d'origine proprioceptive chez l'homme. Paris 1955. — SHERRINGTON, C. S.: The integrative action of the nervous system. London 1906. — WARTENBERG, R.: Die Untersuchung der Reflexe. Stuttgart: Georg Thieme 1952. — WINTERSTEIN, H.: Grundbegriffe der allgemeinen Nervenphysiologie. In Handbuch der Neurologie, Bd. 2, S. 69. 1937. — WOLSTENHOLME, G. E. W. (Herausgeb.): The spinal cord. Ciba Foundation Symposium. London: Churchill 1953.

XV. Peripheres vegetatives Nervensystem

1. Definition und Einteilung

Als vegetatives Nervensystem fassen wir diejenigen effektorischen Nerven zusammen, die die Drüsen, die glatten Muskeln und das Herz versorgen, also alle effektorischen Fasern mit Ausnahme derjenigen, die zu den quergestreiften Muskeln ziehen. Alle vegetativen Nerven enthalten auch sensible Nervenfasern, z.B. von den inneren Organen; so besteht z.B. der Grenzstrang des Sympathicus bis zu 50% aus sensiblen Fasern; diese Fasern unterscheiden sich jedoch nicht prinzipiell von anderen markarmen, sensiblen Fasern, etwa von der Haut; sie verlaufen ebenso wie jene ohne periphere Unterbrechung durch die sensiblen Spinalganglien.

Die Fasern des vegetativen Nervensystems verlassen das ZNS mit den motorischen Wurzeln der Rückenmarks- und Hirnnerven, werden jedoch auf ihrem Wege zum Endorgan sämtlich unterbrochen. Diese Unterbrechung kann in der Nähe des Rückenmarks, in den Ganglien des Grenzstrangs, erfolgen oder schon etwas ferner in den unpaaren Ganglien der Eingeweide oder schließlich ganz peripher in der Nähe der innervierten Organe selbst (s.u.). Wir unterscheiden demnach ein I. und II. peripheres Neuron und nennen die Faser des I. Neurons präganglionär, die des II., die von einer Ganglienzelle außerhalb des Rückenmarks stammt, postganglionär.

Während eine Skeletmuskelfaser zerfällt, degeneriert, wenn die zuführende motorische Nervenfaser zerstört ist, degenerieren die von vegetativen Fasern innervierten Zellen nicht. Zwar kommt nach Durchschneidung der Fasern zu den Speicheldrüsen oder den Schweißdrüsen eine nervösreflektorische Sekretion nicht mehr zustande, aber die Drüsentätigkeit läßt sich weiter auf chemischem Wege anregen. Die glatten Muskeln verlieren zwar gewöhnlich zuerst nach Entnervung ihren Tonus weitgehend, doch stellt er sich nach einiger Zeit z. T. wieder her. Es stellt sich eine gewisse selbständige Leistung wieder ein (s. auch S. 487). Hierzu kommt eine große Regenerationskraft innerhalb des vegetativen Systems, so daß in manchen Fällen schon wenige Wochen nach einer weitgehenden vegetativen Entnervung wieder ein gewisser Ersatz der Innervation zustande kommt.

Es wurde hier mit Absicht eine rein anatomische Definition des vegetativen Nervensystems zugrunde gelegt, da sich so leichter ein Überblick erzielen läßt; denn sämtliche funktionellen Definitionen müssen mit zahlreichen Ausnahmen rechnen, die sich dem starren

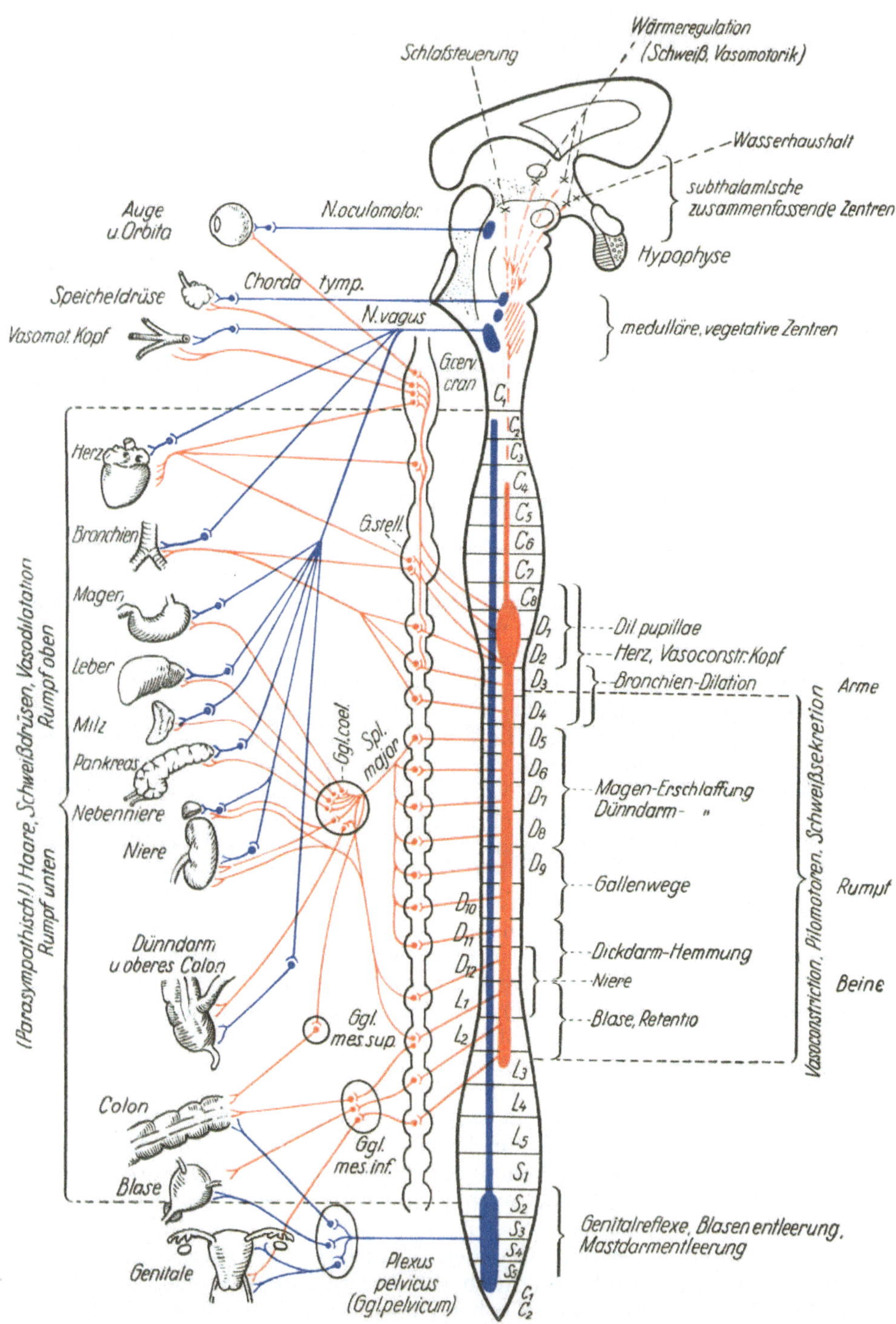

Abb. 325. Übersicht über Ursprung und Verlauf der vegetativen Innervation. Rot: thorakolumbaler Teil = Sympathicus. Blau: bulbosacraler Teil = Parasympathicus. Die Verbindungen des Grenzstrangs zu den Schweißdrüsen und den Gefäßen von Haut und Muskeln sind nicht eingezeichnet. (Nach H. H. MEYER und GOTTLIEB, modifiziert)

Schema nicht fügen. So wird häufig auch das animale Nervensystem als das Umweltnervensystem dem vegetativen als dem Innenweltnervensystem gegenübergestellt, da das erstere die Ordnung der Beziehungen des Organismus zu seiner Umwelt garantiere, dem letzteren dagegen die Konstanthaltung des inneren Milieus, die Steuerung der Lebensvorgänge, obliege. Diese Einteilung ist zwar in großen Zügen brauchbar, weist jedoch viele Ausnahmen auf. So wird z. B. die Pupille bei einem Reiz von der Außenwelt, nämlich bei Lichteinfall, verengt; die effektorische Bahn dieses Reflexes gehört jedoch dem vegetativen Nervensystem an. Auf andere funktionelle Einteilungsversuche werden wir unten noch zurückkommen.

Häufig wird auch das vegetative Nervensystem als autonomes oder unwillkürliches bezeichnet, weil sich meist seine Funktionen der willkürlichen Beeinflussung entziehen. Auf der einen Seite gibt es jedoch Menschen, die willkürlich die Schlagfrequenz des Herzens verlangsamen und beschleunigen können oder willkürlich Blutgefäße zu verengen vermögen (wenn auch möglicherweise auf dem Umweg über Emotionen), auf der andern Seite erfolgt ein großer Teil unserer Skeletmuskelmotorik ebenfalls unwillkürlich.

Nach Ursprung und Verlauf wird das vegetative Nervensystem unterteilt in 2 Untergruppen, die, wie wir noch sehen werden, meist auch funktionelle Unterschiede zeigen und sich bis zu einem Grade geradezu gegensätzlich verhalten. Als **Sympathicus** bezeichnen wir denjenigen Anteil des vegetativen Nervensystems, der im Thorakal- und Lumbalmark entspringt, und stellen ihn dem bulbo-sakralen Anteil als dem **Parasympathicus** gegenüber (s. Abb. 325).

Es ist noch umstritten, ob auch parasympathische, d. h. nicht über den Grenzstrang laufende Fasern (z. B. gefäßerweiternde) das Thorakolumbalmark verlassen.

a) Verlauf des Sympathicus

Ausgangsort der sympathischen Fasern sind Nervenzellen des Rückenmarks, die im Gebiet des Seitenhorns bis in die Gegend des Zentralkanals liegen. Diese Nervenzellen erhalten Impulse von höheren Zentren in der Medulla oblongata, im Zwischenhirn und in der Rinde des Frontal- und Temporalhirns, die sie nach mehrmaliger Umschaltung und Neuverteilung unter anderem über Fasern des Seitenstrangs (s. Abb. 325 und 326) erreichen. Sie werden dadurch dauernd in einem gewissen, wechselnden Erregungszustand gehalten. Man spricht dann von tonischen Einflüssen der höheren Zentren und versteht unter *Sympathicustonus* das Ausmaß der fortgesetzt ausgesandten Erregungen. Zu diesen Einflüssen von höheren Zentren gesellen sich solche von den sensiblen Fasern aus der Peripherie (s. u.).

Die Neuriten von den Seitenhornzellen verlassen das Rückenmark in der Vorderwurzel mit den motorischen Neuriten (Abb. 326) und ziehen als Ramus communicans albus zu der Ganglienkette des **Grenzstrangs,** die beiderseits der Wirbelsäule angelagert ist. Die Faser kann ein oder mehrere Ganglien durchlaufen, ja ununterbrochen bis in die Peripherie ziehen, wo dann erst eine Umschaltung auf ein weiteres Neuron stattfindet. Dies ist allerdings die Ausnahme. In der Regel erfolgt schon im Grenzstrang oder in den unpaaren Ganglien (z. B. Ggl. mes. sup. oder inf.) eine Erregungsübertragung auf neue Nervenzellen. Dabei weist jede einzelne Faser Endigungen an zahlreichen Nervenzellen auf, so daß eine erhebliche Erregungsausbreitung möglich ist. Diejenigen postganglionären Fasern, die nicht zu den Eingeweiden, sondern zu Knochen, Haut, Muskel usw. ziehen, verlaufen als sehr markarme Rami communicantes grisei zu den gemischten Nerven und erreichen mit diesen ihren Bestimmungsort. Charakteristisch für vegetative Fasern ist also ihre Markarmut mit Fehlen der Ranvierschen Schnürringe, ja Marklosigkeit, wodurch sich das graue Aussehen ergibt, aber auch funktionelle Besonderheiten, wie langsame Erregungsleitung, hohe Chronaxie usw. (s. S. 443).

Der Sitz der Unterbrechung, also die *Synapse*, kann mit Hilfe der von LANGLEY eingeführten Nicotinmethode festgelegt werden. Es genügt die Bepinselung des Ganglions mit Nicotin, um die Synapsen zunächst zu erregen und dann zu blockieren, während die ununterbrochen durchziehenden Fasern unbeeinflußt bleiben (s. S. 454).

Nach Bepinselung mit Nicotin können also zunächst diejenigen Fasern festgelegt werden, die im Ganglion unterbrochen werden, weil die postganglionäre Faser erregt wird. Anschließend, nach eingetretener Blockierung der Synapse, können diejenigen Fasern, die ununterbrochen durch das Ganglion weiterziehen, durch präganglionäre Reizung festgelegt werden, weil die Fasern durch Nicotin nicht beeinflußt werden.

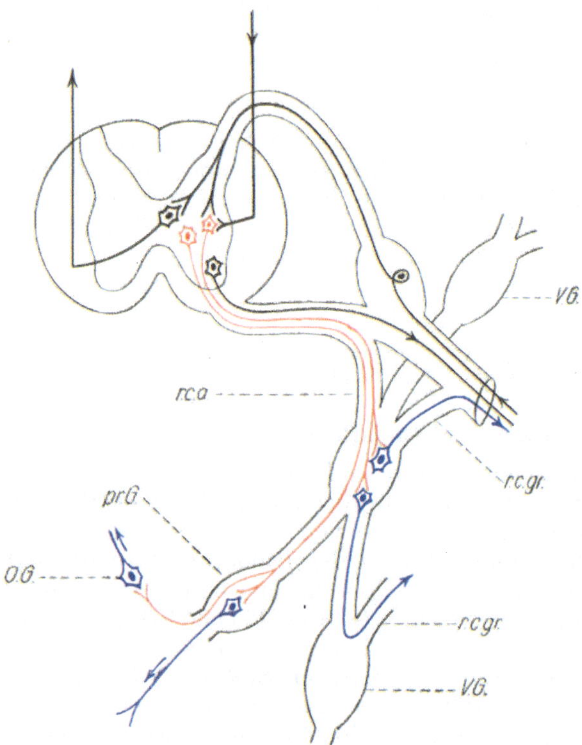

Abb. 326. Verlauf der Sympathicusfasern. Ursprung der präpanglionären Fasern von Nervenzellen des Seitenhorns (rot). Übergang auf den Grenzstrang durch die Rami communicantes albi (*r.c.a.*). Umschaltung auf das periphere Neuron (blau) entweder in den Grenzstrangganglien (*V.G.*) oder prävertebralen Ganglien (*pr.G.*) oder aber in Organen gelegenen Ganglien (*O.G.*). Nach Muskeln, Haut, Schweißdrüsen usw. ziehen die peripheren Neurone über die grauen Verbindungsäste (*r.c.gr.*) zu den gemischten Nervenstämmen, mit denen sie neben spinalmotorischen und sensiblen Fasern (schwarz) ihr Ziel erreichen. Im Gebiet des Rückenmarks gehen Impulse aus den vegetativen Zentren des Gehirns über die Seitenstränge (schwarz) auf das System über. Dort ist auch die Möglichkeit zu reflektorischen Eingriffen über die sensiblen Körpernerven (Schmerz- und Temperaturnerven) gegeben. (Zwischenneurone weggelassen)

Die postganglionären Neurone weisen eine starke Aufsplitterung auf, so daß sie nicht Einzelzellen innervieren, sondern ganze Zellverbände. Durch die Erregungsausbreitung in den Ganglien, durch die starke Aufsplitterung der Endigungen, durch das Fehlen von Endplatten, so daß eine Diffusion des Überträgerstoffs der Erregung eintreten kann, schließlich auch durch die Verbindung zahlreicher Seitenhornsegmente durch Reflexkollateralen, so daß auf reflektorischem Wege zahlreiche Neurone gleichzeitig aktiviert werden können, kommt es also im Sympathicusbereich zu einer relativ starken *Ausbreitung der Erregung*. Trotzdem ist daran festzuhalten, daß die Erregungen auch im vegetativen System nicht wahllos ausgestreut werden, sondern daß bestimmte Fasern bestimmte Zellgruppen innervieren. So kann z. B. durch verschiedene Reizung der Geschmacksreceptoren der Zunge oder unterschiedlicher Fasern in den Sekretionsnerven der Speicheldrüsen eine Variation der Speichelzusammensetzung erzielt werden (s. S. 273); so kann bei Reizung verschiedener Fasern im Nierenhilus bis zu einem gewissen Grade die Durchblutung und die Harnausscheidung der Niere unabhängig voneinander beeinflußt werden usw. (s. S. 329).

Auf Grund lichtmikroskopischer Untersuchungen ist die Annahme vertreten worden, daß die peripheren Verzweigungen der sympathischen Fasern ein völliges Netzwerk bildeten (Terminalreticulum). Elektronenmikroskopische Untersuchungen haben jedoch gezeigt, daß es sich dabei um ein Gerüst von Schwannschen Elementen handelt, in dem die einzelnen, u. U. sehr dünnen Fasern (bis zu 25 pro μ^2) zwar merkwürdige Kreuz-und-Quer-Wege einschlagen, aber niemals miteinander anastomosieren.

Neben den paaren und unpaaren Ganglien des Grenzstrangs gibt es noch sog. intermediäre Ganglien in den Rami communicantes, in der Nähe der motorischen Nerven. Deshalb gelingt es nicht, durch Resektion der untersten Grenzstrangganglien eine völlige sympathische Denervation der Beine zu erreichen.

Es ist oben schon darauf hingewiesen worden, daß ein großer Teil des Grenzstrangs aus sensiblen Fasern besteht, die vor allem Erregungen von den Schmerz-, aber auch den Kalt-, Warm-, Druck- usw. -Empfängern der tieferen Organe übermitteln. Diese Fasern können ihre Erregungen durch Kollateralen über Zwischenneurone auch auf die Nervenzellen des Seiten-

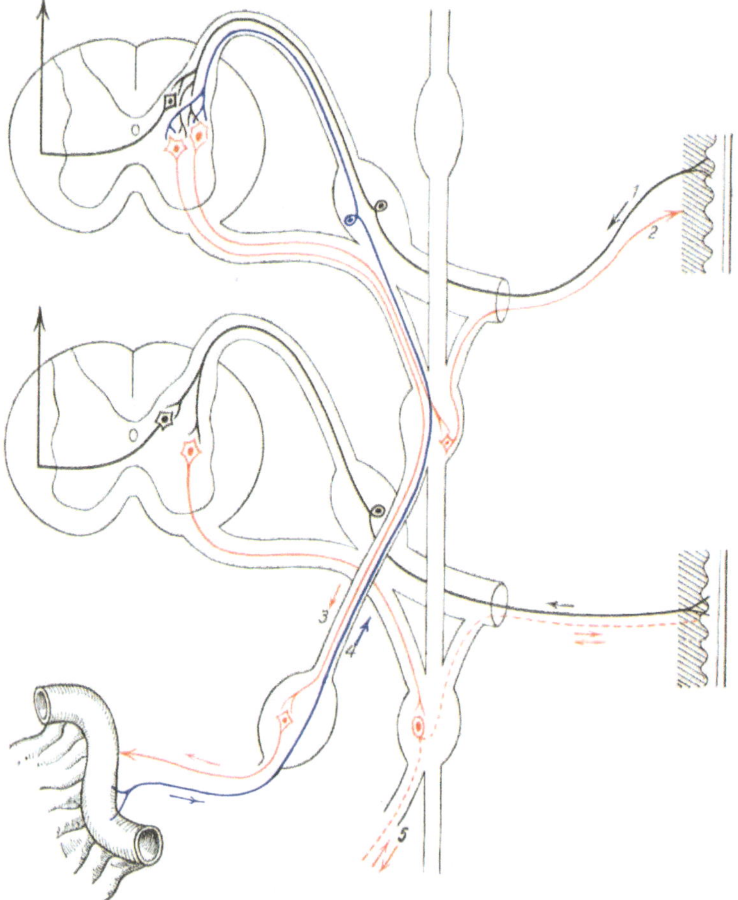

Abb. 327. Die Möglichkeiten für reflektorische Beziehungen zwischen Körperperipherie (namentlich Haut) und Eingeweiden. *1* Schmerz und Temperaturnerven der Haut; *2* sympathische Fasern zur Haut; *3* sympathische Fasern zu Eingeweiden; *4* afferente Fasern aus den Eingeweiden, über den Grenzstrang zur Hinterwurzel verlaufend; *5* peripheres vegetatives Neuron, welches gleichzeitig Haut und Eingeweide versorgt. Derartige Neurone sollen der Leitung „viscerocutaner Axonreflexe" dienen. Viscerocutane Reflexe verlaufen mit Sicherheit über *4* nach *2*

horns übertragen (Abb. 327) und damit *Reflexbögen* schließen. Von den Schmerzfasern der Eingeweide können wir annehmen, daß ihre Hauptaufgabe die Auslösung oder Hemmung von Reflexen auf dieser Reflexbahn ist (s. S. 641). Auch von den Receptoren der Haut können Reflexe über den Sympathicus ihren Ausgang nehmen. Auch dieser Reflexbogen ist (unter Weglassung der Schaltneurone) im Schema der Abb. 327 dargestellt. Auf reflektorischem Wege können sich also Reize an der Haut auf die Eingeweide auswirken und umgekehrt Prozesse in den Eingeweiden auf die Haut, ja sogar auf die Innervation der Skeletmuskeln.

Auf diese Weise kann es bei Entzündungen etwa bestimmter Darmabschnitte zu Hyperämie und Überempfindlichkeit bestimmter Hautareale kommen. Durch die segmentale Gliederung des Rückenmarks und die Zuordnung der vegetativen Benervung sowohl der Haut wie der Eingeweide zu bestimmten Rückenmarkssegmenten sind diese überempfindlichen und vasomotorisch gestörten Hautzonen zwangsläufig bestimmten visceralen Bezirken zugeordnet *(Headsche Zonen)*. Diese Tatsache kann in der klinischen Diagnostik ausgenutzt werden.

Die Möglichkeiten für die wichtigen reflektorischen Beziehungen zwischen Haut und Eingeweide sind in der Abb. 327 angedeutet. Nicht eingezeichnet ist dort eine für den Arzt wichtige reflektorische Beziehung zwischen Skeletmuskeln und Eingeweiden: die *visceromotorischen Reflexe*. Die Bahn Nr. 4 der Abb. 327 hat mit Wahrscheinlichkeit auch Eingriffsmöglichkeiten in das motorische Vorderhornneuron der Rückenmarkssegmente. So wird bei abnormen Reizzuständen der Eingeweide beispielsweise eine bestimmt lokalisierte „Muskelspannung" der Bauchdecken hervorgerufen, die als diagnostisches Hilfsmittel bei abdominalen Entzündungsvorgängen wichtig ist.

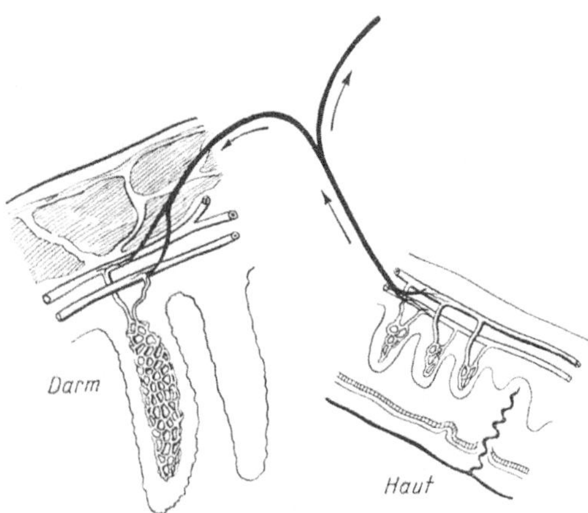

Abb. 328. Schema zum „Axonreflex"

Zahlreiche Befunde weisen darauf hin, daß bei Beeinflussung der Nervenendigung einer marklosen Faser gleichzeitig auch Veränderungen an ihren Kollateralen auftreten. In Abb. 328 wird angenommen, daß ein und dieselbe Faser (z.B. „Schmerzfaser") ein Gefäß der Haut und ein Gefäß des Darms innerviere. Ein Reiz in der Haut wird eine Erregungswelle über die Faser zentralwärts hervorrufen, die dann rückläufig auch die Kollaterale zum Darmgefäß ergreift. An den Nervenendigungen wird Überträgerstoff frei, der sich auf das Darmgefäß auswirkt. Da hier eine unwillkürliche nervöse Antwort auf einen Reiz in einem einzigen Axon ohne Zwischenschaltung einer Synapse zustande kommt, nennt man solche Vorgänge auch *Axonreflexe*. Es ist durchaus die Frage, ob damit der Reflexbegriff nicht unzulässig ausgedehnt wird. Diesen Mechanismus werden wir höchstens dort annehmen können, wo nicht durch die Ausbildung spezifischer Receptoren oder Endplatten eine „Einbahnleitung" der Erregung (s. z.B. S. 449) erreicht worden ist, also nur innerhalb des vegetativen Systems und bei Schmerzfasern, bei welchen es sich ebenfalls nur um nackte Nervenendigungen handelt. Dieser noch stark hypothetische Axonreflex vermag jedoch eine ganze Reihe von sonst nicht deutbaren Erscheinungen in diesen beiden Systemen zu erklären.

b) Verlauf des Parasympathicus

Der bulbosacrale Anteil des vegetativen Systems, der Parasympathicus, gibt einerseits seine Fasern mit einer Reihe von Kranialnerven, besonders dem N. oculomotorius, dem N. intermedius, dem N. glossopharyngicus und dem N. vagus ab, andererseits aus dem Sacralmark über den N. pelvicus zum Plexus pelvicus (s. Schema Abb. 325). Für diese Fasern ist charakteristisch, daß die Umschaltung vom prä- auf das postganglionäre Neuron erst relativ spät (in den Kopfganglien) oder gar erst im Ganglion im innervierten Gewebe selbst geschieht. (Einzelheiten zum Verlauf der Fasern mit den Kranialnerven werden bei den entsprechenden Organen geschildert.) Auch mit parasympathischen Nerven verlaufen sensible Fasern aus den Eingeweiden, vor allem mit dem N. vagus und dem N. pelvicus (s. S. 643).

c) Die Erregungsübertragung im vegetativen Nervensystem

Es ist schon S. 446ff. dargestellt worden, daß sämtliche präganglionären Fasern des vegetativen Systems *cholinerg* sind, daß also die Erregungsübertragung auf die nächste Nervenzelle in der Synapse durch Freisetzung von Acetylcholin erfolgt. Die postganglionären Fasern des Parasympathicus sind ebenfalls cholinerg, die des Sympathicus in den meisten Fällen dagegen *adrenerg*, d.h. es erfolgt die Erregungsübertragung auf das Endorgan durch Freisetzung von Arterenol (Nor-Adrenalin) neben einer weit geringeren Menge von Adrenalin. Die Begriffe Sympathicus und adrenerges System decken sich jedoch nicht ganz; denn eine gewisse Zahl von postganglionären Fasern des sympathischen Grenzstrangs ist nicht adrenerg, sondern cholinerg (schematische Übersicht in Abb. 329).

1. Die wichtigste Ausnahme bildet die Innervation der *Schweißdrüsen.* Sie werden von sympathischen Fasern des Grenzstrangs innerviert, die cholinerg sind. Durch Acetylcholin oder Eserin kann deshalb Schweißsekretion ausgelöst werden, nicht aber durch Arterenol und Adrenalin. Umgekehrt kann sie durch Atropin gehemmt werden, wie etwa die Speichelsekretion.

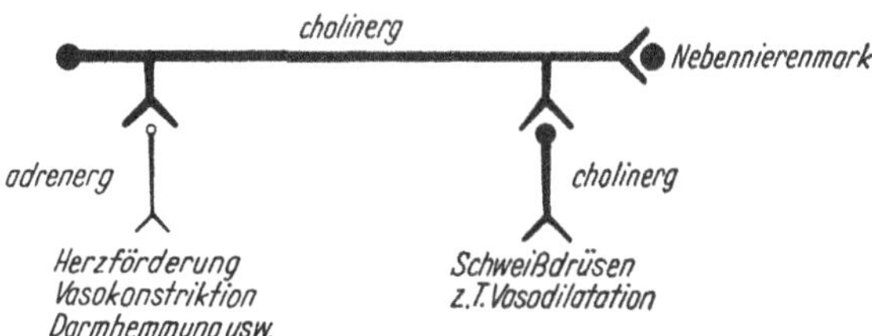

Abb. 329. Schema zur Erregungsübertragung im Sympathicus. Cholinerge Fasern dick, adrenerge dünn ausgezogen

Es ist interessant, daß beim Pferd die Innervation der Schweißdrüsen adrenerg und nicht cholinerg ist.

Nach einer Zerstörung der zentralen oder peripheren Bahnen, über die Schwitzen ausgelöst wird, ist die Schweißsekretion zwar auf nervösem Wege, z. B. bei Verbringen in hohe Außentemperatur, in den betroffenen Gebieten aufgehoben. Sie ist aber noch auszulösen durch chemische Anregung, z. B. nach Injektion von Acetylcholin oder von Stoffen, die die Zerstörung des von anderen Fasern in der Umgebung gebildeten Acetylcholins hemmen. Es wird deshalb auch heute noch in der Klinik von einem „sympathischen und einem parasympathischen Schwitzen" gesprochen. Diese Unterscheidung sollte verlassen werden. Ein recht großer Unterschied in Zusammensetzung und Lokalisation des Schwitzens findet sich je nachdem, ob es durch Zunahme des gesamten sympathischen Tonus hervorgerufen wurde, z. B. bei Angst, oder im Dienste der Wärmeregulation. Im ersteren Fall ist der Schweiß wesentlich konzentrierter und mehr auf Stirn und Handflächen beschränkt.

2. Im Uterus finden sich in ähnlicher Weise nur sympathische, aber cholinerge Fasern, während eine parasympathische Innervation fehlt.

3. Im Grenzstrang der Warmblüter finden sich weiter auch cholinerge Fasern zu den *Gefäßen*, besonders der Beine, die dort eine Hemmung des Tonus der Gefäßmuskeln und damit eine Gefäßerweiterung auslösen. Die Hauptmasse der vasomotorischen Fasern ist jedoch adrenerg (S. 448).

4. Das *Nebennierenmark* stellt ein umgewandeltes sympathisches Ganglion dar. Die zuführenden Fasern des Grenzstrangs sind deshalb präganglionär und damit cholinerg.

Umgekehrt finden sich auch in den parasympathischen Nerven einzelne adrenerge Fasern, während die Hauptmasse cholinerg ist, so etwa im N. vagus. Wird z. B. durch Atropin die Erregungsübertragung cholinerger Fasern blockiert, dann findet sich bei Vagusreiz eine Beschleunigung des Herzens und eine Hemmung der Darmtätigkeit, da jetzt allein noch die in ihm enthaltenen adrenergen Fasern zur Auswirkung kommen (Hoffmann u. Hoffmann, Burn).

2. Wirkungen der vegetativen Innervation

Die Wirkung der vegetativen Nerven wird in den zugehörigen Kapiteln ausführlich besprochen. Hier sollen sie nur noch einmal tabellarisch zusammengestellt werden (Tabelle 54). Es sei auch kurz daran erinnert, daß

Tabelle 54. *Wirkungen der vegetativen Nerven*

(Leicht modifiziert nach W. FELDBERG, in: WINTON-BAYLISS, Human Physiology 1948)
(— bedeutet: keine Innervation)

Organ	Sympathicus	Parasympathicus
Herz:	Förderung	Hemmung
Erregungsbildung	beschleunigt	verlangsamt
Überleitungszeit	verkürzt	verlängert
Kraft der Kontraktion		
Vorhof	erhöht	vermindert
Kammer	erhöht	—
Gefäße:	im allgemeinen Tonuserhöhung	im allgemeinen Tonusabnahme
Haut	Verengerung	—
Muskel	Verengerung und Erweiterung	—
Zunge	Verengerung	Erweiterung
Coronarien	Verengerung und Erweiterung	Erweiterung und Verengerung
Gehirn	geringe Verengerung (nur weiße Substanz)	Erweiterung
Lunge	geringe Verengerung	geringe Erweiterung und Verengerung
Bauchgefäße	Verengerung	
Leber	Depotentleerung	
äußere Genitalien	Verengerung	Erweiterung (Erektion)
Andere glatte Muskeln:		
Darm	Hemmung	Förderung
Sphincter ani int.	Kontraktion	Erschlaffung
Bronchien	Erschlaffung	Kontraktion
Arrectores pilorum	Kontraktion	—
Blase (Detrusor)	Erschlaffung	Kontraktion } Entleerung
Sphincter int. und Trigonum	Kontraktion	Erschlaffung } Entleerung
Vasa deferentia und Samenblase	Kontraktion (Ejaculation)	—
Uterus	Erschlaffung	
gravid	Kontraktion	
Auge, Pupille	Erweiterung (Dilatator +)	Verengerung (Sphincter +)
Ciliarmuskel	Erschlaffung	Kontraktion
Oberlid (M. tarsi)	Kontraktion	—
Drüsen:		
Schweißdrüsen	Sekretion (cholinerg)	—
Speicheldrüsen	geringe muköse Sekretion	Sekretion
Magen-, Pankreas-, Darm-Drüsen		Sekretion
Tränendrüsen		Sekretion
Leber	Glykogenolyse	Gallenentleerung
Nebennierenmark	Ausschüttung (präganglion., cholinerg)	
Pankreasinseln		Ausschüttung

einzelne Organe unter einem tonischen Einfluß der sympathischen Innervation stehen, also von den höheren Zentren einen dauernden, wenn auch wechselnden Erregungszufluß erhalten, während das bei anderen nicht der Fall ist. So stehen die meisten Blutgefäße, das Herz, die Binnenmuskulatur des Auges und die Muskulatur des Oberlides unter fortgesetztem tonischem Einfluß. Wird z.B. der Halssympathicus durchschnitten, dann „hängt“ das

Oberlid (Ptosis), und die Pupille ist stark verengt, da nunmehr die tonischen Einflüsse entfallen. Auf der andern Seite werden die glatten Muskeln des Haarbalgs und des Verdauungskanals, die Schweißdrüsen und das Nebennierenmark nicht tonisch innerviert. Hier erfolgt eine Impulsaussendung nur von Fall zu Fall.

Ergänzend seien noch kurz die Reflexbahnen der *Blasen- und Darmentleerung und der Genitalreflexe* dargestellt. Abb. 330 gibt eine schematische Übersicht über die *Blaseninnervation*. Vom Sacralmark ziehen über die Nn. pelvici parasympathische Fasern zur Blase, über die der Tonus der Blasenmuskulatur erhöht, der des inneren Schließmuskels gehemmt werden kann, so daß bei ihrer Erregung eine Entleerung der Blase zustande kommt. Wie wir schon sahen (S. 335 und 486), steigt mit zunehmender Blasenfüllung der Innendruck zunächst nur sehr langsam, dann aber rasch an. Dabei kommt es zu Erregungen von sensiblen Nervenfasern in der Blasenwand, die in die gleichen Segmente des Sacralmarks einstrahlen und mit dem sympathischen N. hypogastricus auch das Lumbalmark erreichen können. Beim Säugling kommt es bei einer bestimmten Füllung der Blase reflektorisch zu deren Entleerung. Bei ihm und ebenso beim Erwachsenen stellt sich bei höheren Rückenmarksdurchtrennungen nach vorübergehendem Verlust (Schock) der Blasenentleerungsreflex wieder ein. Das Reflexzentrum, d.h. seine entscheidenden Synapsen im Sacralmark, können von höheren Zentren des Großhirns und anderer Gehirngebiete gebahnt und gehemmt werden.

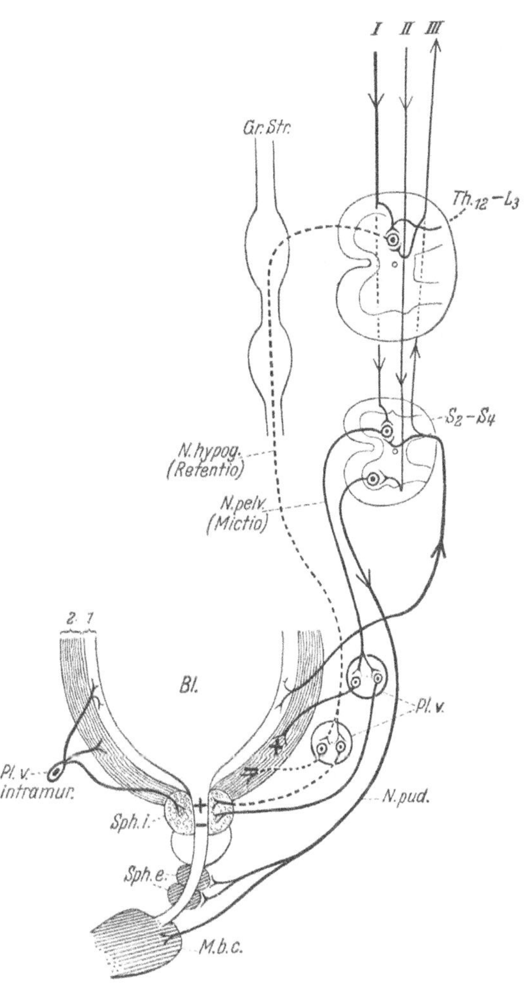

Abb. 330. Übersicht über die Innervation der Harnblase (*Bl.*). *1* Schleimhaut; *2* Muskelschicht; *Gr.Str.* Grenzstrang; *N. hypog.* N. hypogastricus (sympathisch); *N.pelv.* N. pelvicus (parasympathisch); *N.pud.* N. pudendalis; *Sph.i.* Sphincter internus; *Sph.e.* Sphincter externus und Sphincter urethrae membranaceae; *Pl.v.* Plexus vesicalis; *M.b.c.* M. bulbocavernosus; + bedeutet Konstriktion; — bedeutet Erschlaffung; *I* vom Großhirn und Hirnstamm kommende Beeinflussung der spinalen Blasenzentren; *II* Willkürbahn für die äußeren Blasenschließmuskeln; *III* sensible Bahn von der Blase. Man sieht, daß die Blasenentleerung von einem parasympathischen Reflexzentrum im Sacralmark beherrscht wird (Mictio) und daß ein Blasenverschluß durch ein sympathisches Reflexzentrum im Lumbalmark bewirkt werden kann (Retentio)

Das wesentliche Areal hierfür liegt in der primären motorischen Rinde (S. 616), die Bahn zum Sacralmark verläuft mit der Pyramidenseitenstrangbahn. Das Kleinkind „lernt“, den Blasenentleerungsreflex zu hemmen, so daß größere Blasenfüllungen erreicht werden. Auf noch nicht genau bekannten Bahnen kommt dabei das Gefühl des Harndrangs zustande. Es kann nun auf der einen Seite willkürlich trotz Harndrangs die Blasenent-

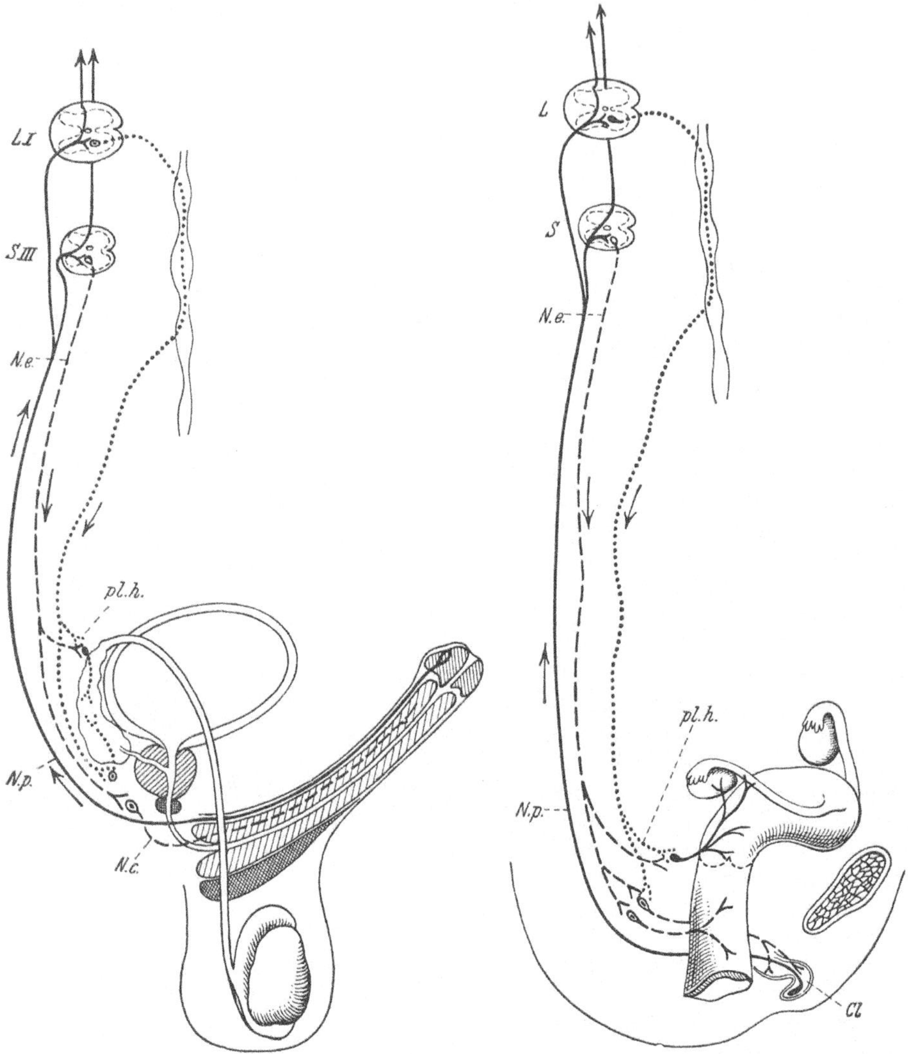

Abb. 331. Die Genitalreflexe des Mannes. Der Erektionsreflex hat sein Zentrum im Sacralmark (*S.III*). Ausgelöst wird er durch mechanische Reizung der sensiblen Endigungen (Genitalkörperchen) des N. pudendalis (*N.p.*) in der Glans penis. Efferenter Nerv ist der parasympathische N. erigens (*N.e*), der nach peripherer Umschaltung auf ein postganglionäres Neuron über den N. cavernosus (*N.c.*) die Erektion einleitet und aufrecht erhält. Der Ejaculationsreflex hat die gleichen afferenten Bahnen. Sein Zentrum liegt im Lumbalmark (*L.I.*). Efferente Bahnen sind über den sympathischen Grenzstrang gehende Fasern, welche über den Plexus hypogastricus (*pl.h.*) die Samenblasen und die an der Samenausschleuderung beteiligten glatten Muskeln erreichen. (Im Anschluß an L. R. MÜLLER)

Abb. 332. Weibliche Genitalreflexe. Die afferenten Bahnen liegen im N. pudendalis (*N.p.*) und gehen aus von den sensiblen Endigungen in der Klitoris (*Cl*) und den Labien. Im Sacralmark (*S*) findet sich ein Zentrum für die Erektion der Klitoris und die Sekretion der Schleimhautdrüsen, mit efferenten Fasern im parasympathischen N. erigens (*N.e.*). Ein Zentrum im Lumbalmark (*L*) vermittelt über sympathische Bahnen und den Plexus hypogastricus (*pl.h.*) die Kontraktionen der Scheidenmuskulatur im „Orgasmus". Afferenter Nerv ist auch hierfür der N. pudendalis. Von diesem ausgehende sensible Bahnen steigen in den Rückenmark-Seitensträngen zu den Zentren des Gehirns. (Im Anschluß an L. R. MÜLLER)

leerung weiter gehemmt werden, u. U. auch durch Kontraktion des quergestreiften äußeren Sphincters. Auf der anderen Seite kann ebenso willkürlich die Hemmung beseitigt und eine Blasenentleerung eingeleitet werden.

Während eine Durchschneidung des N. pelvicus eine schwere Störung der Blasenentleerung verursacht, verläuft sie nach der des N. hypogastricus ungestört. Die Verschlußmöglichkeit der Blase über die sympathische Innervation spielt hauptsächlich eine Rolle während der Ejaculation (s.u.).

Auch nach Zerstörung des Sacralmarks findet sich noch ein gewisser Rhythmus zwischen Füllung und Entleerung der Blase, doch wird dabei eine völlige Entleerung der Blase nicht mehr erreicht. Die glatte Muskulatur mit dem Ganglienzellplexus in der Blasenwand kann also eine gewisse Selbständigkeit (Autonomie) aufweisen.

Um ganz ähnliche Mechanismen handelt es sich bei der Entleerung des Mastdarms, bei der *Defäkation.* Die parasympathischen Fasern aus dem Sacralmark erhöhen den Tonus der Muskulatur des Mastdarms und hemmen gleichzeitig den Tonus des Sphincter ani int., auf diese Weise eine Darmentleerung auslösend. Umgekehrt führen die Impulse über die sympathischen Fasern aus dem Lumbalmark zu einem Sphincterverschluß. Hemmung und Bahnung der Reflexe in höheren Zentren erfolgen ganz ähnlich, wie bei der Blaseninnervation.

Die Reflexbahnen für die *Genitalreflexe* stellen die Abb. 331 und 332 schematisch dar. Afferenter Nerv des Reflexbogens ist vor allem der N. pudendus. Bei mechanischer Reizung der zugehörigen Receptoren kommt es über den parasympathischen N. erigens zur Erektion und nach einer gewissen Summationszeit über den sympathischen N. hypogastricus zur Ejaculation (unter gleichzeitigem Verschluß des Sphincter vesicae int., wodurch ein Rückfluß von Sperma in die Blase verhindert wird). Dabei tritt eine starke Irradiation der Erregungen auf das Gesamtgebiet des Sympathicus ein. Umgekehrt ist das receptive Feld zur Auslösung der Reflexe keineswegs nur auf den N. pudendalis beschränkt. Diese Reflexe können auch nach Querschnittsläsionen des Rückenmarks in Segmenten, die über dem Lumbalmark liegen, noch ausgelöst werden, wobei jedoch ein Orgasmus nicht mehr eintritt. Dieser fällt ebenso aus nach beidseitiger Durchschneidung des Tr. spinothalamicus. Beim Menschen spielen allerdings Förderungen und Hemmungen über höhere Zentren, besonders durch psychische Faktoren, eine ganz ausschlaggebende Rolle, so weitgehend, daß der reflektorische Ablauf in den Hintergrund treten kann, solange nur die effektorischen Bahnen intakt sind.

3. Antagonismus und Gesamtfunktion des vegetativen Systems

Die schematische Zusammenstellung der Wirkungen der vegetativen Nerven auf einzelne Organe in Tabelle 54 könnte den Anschein erwecken, als ob der sympathische und der parasympathische Anteil sich als reine Gegenspieler verhielten. Das ist aber keineswegs der Fall.

Zunächst schon nicht aus anatomischen Gründen, da in manchen Fällen der eine oder andere der beiden Anteile fehlt. Das ist besonders deutlich an den Herzkammern, wo der Sympathicus eine wichtige Funktion durch Steigerung der Kraft der Kontraktion erfüllt, eine parasympathische Innervation jedoch nicht vorliegt (s. S. 77).

Die Weite der Gefäße wird, soweit sie nervös gesteuert wird, ganz überwiegend durch einen Wechsel im Tonus des Sympathicus variiert. Das Vasomotorenzentrum in der Medulla oblongata ist ein sympathisches Zentrum. Eine generelle Gefäßerweiterung kommt nicht etwa durch Steigerung des Parasympathicustonus zustande, sondern durch Abnahme des Sympathicustonus. Durch Einflüsse parasympathischer Impulse kann zwar ebenfalls eine Tonusabnahme der Gefäßmuskulatur und damit eine Erweiterung in einer Reihe von Gefäßgebieten ausgelöst werden, doch geschieht das nie generell, sondern nur lokalisiert in Einzelgebieten auf reflektorischem Wege. Der Tonus des Parasympathicus wird nur reflektorisch von der Peripherie her aufrechterhalten, so etwa der Vagustonus am Herzen von den Pressoreceptoren des Carotissinus und der Aorta. Wir können uns allgemeiner ausdrücken: Während beim *Sympathicus* eine Neigung zu *diffuser Erregungsausbreitung* vorliegt, zur Auswirkung als Gesamtsystem, überwiegt beim *Parasympathicus* die *lokalisierte Reaktion* von Einzelteilen. (Wenn man in der Klinik von einem Parasympathicotoniker spricht, so handelt es sich gewöhnlich entweder um einen isoliert erhöhten Parasympathicustonus am Herzen oder um einen insgesamt herabgesetzten Sympathicustonus, also eigentlich um einen Sympathicusatoniker.)

Sogar innerhalb des sympathischen Systems kann in bestimmten Fällen eine „antagonistische" Aktivierung festgestellt werden. So wird z.B. bei Überschreiten einer bestimmten Temperatur die Schweißsekretion aktiviert (s. S. 222), aber gleichzeitig wird der sympathische Erregungszufluß zu den Gefäßen der Haut nicht erhöht, sondern sogar vermindert. Werden beide sympathischen Anteile gleichzeitig aktiviert, so bei extremem Schrecken, dann bricht der „kalte Schweiß" aus, wobei das Kältegefühl durch die gleichzeitige Vasoconstriction der Haut ausgelöst wird.

Es sind in den vorangegangenen Kapiteln immer wieder Beispiele dafür angeführt worden, daß das vegetative Nervensystem für die *Konstanthaltung des inneren Milieus* und für die *Umstellungsreaktionen des Organismus bei Belastung* verantwortlich ist. Hier läßt sich eine gewisse Arbeitsteilung der beiden Systeme feststellen (W. R. Hess): Bei erhöhtem Sympathicustonus wird die Bewußtseinshelligkeit erhöht, Herz und Kreislauf aktiviert, Glykogen mobilisiert, dagegen die Aktivität des Verdauungskanals gehemmt, also die Fähigkeit zu Arbeitsleistung, zu Angriff oder Flucht, erhöht **(ergotrope Reaktion)**. Nimmt dagegen der Sympathicustonus ab, überwiegt an mehreren Organen der Parasympathicustonus, so wird die Kreislaufleistung herabgesetzt, das Herz schlägt im „Schongang", dafür wird auf der anderen Seite die Tätigkeit der Verdauungsdrüsen und der Darmmuskulatur erhöht, alles Vorgänge, die der Restitution, der Erholung, dienen *(trophotrope Reaktion)*. Was das Ziel, nämlich die Leistungsfähigkeit des Organismus zu erhöhen und zu erhalten, anbetrifft, ist die eine Reaktion genauso notwendig wie die andere. Ein einseitiges Überwiegen der einen Reaktion wird auf die Dauer die Leistungsfähigkeit des Organismus genauso herabsetzen wie ein Überwiegen der anderen. Auf einer höheren Ebene sind die beiden Systeme nicht mehr Antagonisten, sondern Synergisten.

Bei *nervös-reflektorischer Auslösung* der Reaktionen von der Peripherie kann nun festgestellt werden, daß die beiden Systeme gegensätzlich (reziprok) aktiviert werden. Bei Senkung des Blutdrucks im Carotissinus wird z. B. der Sympathicustonus erhöht und gleichzeitig der Vagustonus herabgesetzt. Bei *emotioneller Auslösung* dagegen, z.B. bei Angst, Schreck usw., werden beide Systeme gleichzeitig aktiviert, wobei allerdings der Sympathicus bei weitem überwiegt, weil er, wie wir oben gesehen haben, eher als Gesamtsystem in Tätigkeit tritt.

Lassen wir etwa eine Katze durch einen Hund verbellen, dann zeigt sie Pupillenerweiterung, Aufrichtung der Nackenhaare, Herzbeschleunigung, Blutdrucksteigerung usw., kurz alle Zeichen eines erhöhten Sympathicustonus. Wird ihr jedoch der gesamte Grenzstrang exstirpiert und der Versuch wiederholt, dann findet sich in der gleichen Situation erhöhte Peristaltik, Insulinausschüttung und eine starke Herzhemmung bis zum Herzstillstand. Die Katze ärgert sich buchstäblich ohnmächtig. Es zeigt dies, daß auch die parasympathische Innervation aktiviert wird, daß ihr Erfolg aber durch den überwiegenden Effekt der gleichzeitigen Aktivierung des Sympathicus überdeckt wurde. Auf der anderen Seite kommt nicht einmal bei dieser maximalen Aktivierung des vegetativen Systems durch Angst und Schreck eine wahllose Streuung der Erregung zustande. Bei psychischer Emotion tritt ein Schwitzen nur an Stirn, Hand- und Fußflächen ein, nicht, wie bei temperaturregulatorischer Auslösung, am ganzen Körper.

Prüfen wir die *Lebensnotwendigkeit* des Sympathicus, indem wir ihn bei Hund oder Katze vollständig entfernen (Cannon), so stellen wir zu unserer Überraschung fest, daß die Tiere den Eingriff relativ gut überstehen und unter den günstigen Pflegebedingungen des Laboratoriums kaum Ausfälle zeigen. Bacq hat sogar einen sympathicuslosen Hund mit seinem normalen Bruder um einen Knochen raufen lassen, wobei er sich keineswegs als unterlegen erwies. Nun ist der Hund in Herz und Kreislauf so überdimensioniert, daß er bei akuter Arbeitsbelastung ohne feinere Regulation auskommt. Belastet man ihn allerdings chronisch oder durch Sauerstoffmangel oder durch starke Veränderung der Umgebungstemperatur, dann erweist sich das sympathicuslose Tier als weit unterlegen. Es ist also seine **Anpassungsbreite** stark eingeschränkt. Das wird bei den höheren Affen noch wesentlich auffälliger. Der Mensch wird zwar von jeder Tierspecies in irgendeinem Punkt an Leistungsfähigkeit weit übertroffen; aber keine weist eine so allgemeine Anpassungsfähigkeit auf. Es ist danach anzunehmen, daß bei ihm das vegetative System, obschon es sich um ein primitives System handelt, eine wesentlich größere Rolle spielt als bei den Tieren. Weiteres, besonders über höhere Zentralstellen des vegetativen Systems, s.u. und S. 563 und S. 616.

Literatur

Burn, J. H.: Function of autonomic transmitters. Baltimore, Md.: Williams & Wilkins 1956. — Cannon, W. B.: Bodily changes in pain, hunger, fear and rage. New York: Appleton 1929. — The wisdom of the body. New York: Norton 1932. — Cannon, W. B., and A. Rosenblueth: Autonomic neuro-effector systems. New York: Macmillan 1937. — Dale, H. H.: Reizübertragung durch chemische Mittel im peripheren Nervensystem. Wien u. Berlin 1935. — Transmission of effects from nerve endings. Oxford 1952. — Adventures in biochemistry. London 1953. — Euler, U. S. v.: Noradrenalin (Arterenol), adrenal medullary hormone and chemical transmitter of adrenergic nerves. Ergebn. Physiol. **46** (1950). — Gagel, O.: Vegetatives System. In Handbuch der inneren Medizin, Bd. 5/1, S. 453. Berlin: Springer 1953. — Gellhorn, E.: Autonomic regulations: New York: Interscience Publ. 1943. — Gottschick, J.: Die Leistungen des Nervensystems. Jena: Fischer 1952. — Hansen, K., u. H. von Staa: Reflektorische und algetische Krankheitszeichen der inneren Organe. Leipzig: Thieme 1938. — Hess, W. R.: Die Organisation des vegetativen Nervensystems. Basel: Benno Schwabe & Co. 1948. Weiteres s. S. 576. — Holtz, P.: Allgemeine Physiologie der nervalen und humoralen Regulation des Kreislaufs. Verh. Dtsch. Ges. Kreislauff. **28** (1959). — Kuntz, A.: The autonomic nervous system, 3. Aufl. Philadelphia: Lea u. Febiger 1945. — Langley, J. N.: The autonomic nervous system. Cambridge 1921. — Müller, L. R.: Lebensnerven und Lebenstriebe, 3. Aufl. Berlin: Springer 1931. — Rothschuh K. E.: Vorkommen und Funktion des Acetylcholin im Herzen. Klin. Wschr. **32**, 1 (1954). — White, J. C., R. H. Smithwick and F. A. Simeone: The autonomic nervous system. New York: Macmillan 1952.

XVI. Hirnstamm

Unter Hirnstamm verstehen wir anatomisch das Gebiet von verlängertem Mark, Brücke und Mittelhirn (klinisch wird der Begriff häufig erweitert gebraucht und die Kerngebiete des Zwischenhirns und des Striatum mit einbezogen). Wir werden hauptsächlich auf die Reflexzentren dieses Gebiets eingehen; bezüglich der Leitungsfunktion sei auf die Lehrbücher der Anatomie verwiesen.

Durchtrennt man das Halsmark eines Warmblüters, dann ist die gesamte Körpermuskulatur gelähmt, die Atmung sistiert, und der Blutdruck sinkt auf niedrige Werte. Legt man jedoch die Schnittebene in das Mittelhirn (Abb. 337), dann geht die Atmung fast unverändert weiter, ebenso bleiben die Höhe des Blutdrucks und des Herzminutenvolumens unverändert. Sie zeigen nach wie vor eine exakte Anpassung an einen unterschiedlichen Bedarf. Nur die Temperaturregulation mit ihren Veränderungen von Atmung und Kreislauf erweist sich als entscheidend gestört. Wir können aus diesem Experiment schließen, daß im Gebiet der Medulla oblongata lebenswichtige Zentren gelegen sind, so

1. das Atemzentrum,

2. Zentren für die Kreislaufregulation.

Wir können weiter schließen, daß für die zur Aufrechterhaltung der Körpertemperatur notwendige Zusammenfassung von Teilfunktionen die Unversehrtheit höherer Zentren Bedingung ist.

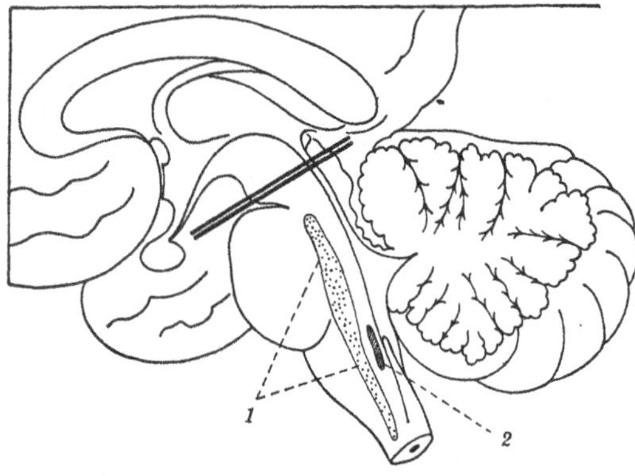

Abb. 333. Enthirnung durch Schnitt in der Ebene der Vierhügel. Atmung und Blutkreislauf sind in ihrer Funktion zwar verändert, aber nicht entscheidend gestört.
1 Lage der Atemzentren innerhalb der Substantia reticularis, *2* parasympathischer Anteil des Vaguskerngebietes

Bei dieser Schnittführung zeigt das Tier keine Anzeichen für bewußte Empfindungen auf äußere Reize und ebenso keinerlei Willkürmotorik. Die hierzu notwendigen Zentralstellen müssen also ebenfalls höher gelegen sein. Die Tonus verteilung der Muskulatur zeigt Besonderheiten, auf die in anderem Zusammenhang eingegangen wird (S. 554).

Die funktionellen Aufgaben des Stammhirns erschöpfen sich jedoch keineswegs mit der Tätigkeit der atem- und kreislaufregulatorischen Zentren. Wir werden nach deren Besprechung noch eine ganze Reihe weiterer lebenswichtiger Reflexe kennenlernen, für deren Ablauf die Integrität des Stammhirns Voraussetzung ist. Als Ursprungsgebiet der Hirnnerven erlangt es eine besondere Bedeutung, da diese Nerven die Überwachung aller jener Apparate der Kopf-, Brust- und Abdominalorgane zu besorgen haben, die der Atmung, der Nahrungsaufnahme und der Nahrungsverarbeitung dienen. Darüber hinaus ist es, wie wir noch sehen werden, von wesentlicher Bedeutung für die Kontrolle der gesamten Motorik, ja der Tätigkeit des ganzen Großhirns (S. 552).

Insgesamt sind es also 2 Anteile des Hirnstamms, die hier von Bedeutung sind, einmal die Hirnnervenkerne und dann die Fortsetzung des Eigenapparats des Rückenmarks, die **Formatio reticularis.** Es handelt sich dabei um einen dichten Filz kurzer Neurone mit ganz außerordentlich zahlreichen Verbindungsmöglichkeiten. Dadurch ist bedingt, daß einlaufende Erregungen von tieferen oder höheren Gebieten ein ganzes System zu aktivieren vermögen. Auf der anderen Seite finden sich Anhäufungen von Nervenzellen zu kernartigen Gebilden, von welchen auch längere Axone ihren Ausgang nehmen können, so daß doch spezialisiertere Funktionen möglich sind. Es handelt sich also weder um ein rein diffus reagierendes Gebiet noch um ein solches mit einer klaren Unterteilung in Einzelteile, sondern jeweils um ein Mehr oder Weniger der beiden extremen Möglichkeiten. Wir werden somit zwar spezialisierte Kerngebiete mit speziellen Aufgaben erwarten können, wobei aber immer zu berücksichtigen ist, daß hier relativ leicht eine weite Ausbreitung (Irradiation) von Effekten eintreten kann. Wir kommen darauf S. 552 ausführlich zurück.

1. Das Atemzentrum

Durch Reiz- und Ausschaltungsversuche (LUMSDEN, GESELL, COMROE, PITTS) und durch Ableitung von Aktionspotentialen von Einzelzellen mit Mikroelektroden unter nachträglicher histologischer Kontrolle des Elektrodensitzes (v. BAUMGARTEN) konnten innerhalb der Formatio reticularis des Hirnstamms diejenigen Gebiete, die für die Steuerung der Atmung entscheidend sind, recht genau abgegrenzt werden. Es ließ sich dabei ein **Inspirations-** von einem **Exspirationszentrum** in der Medulla oblongata trennen, mit Ausläufern nach rostral in die Brücke und nach kaudal bis in

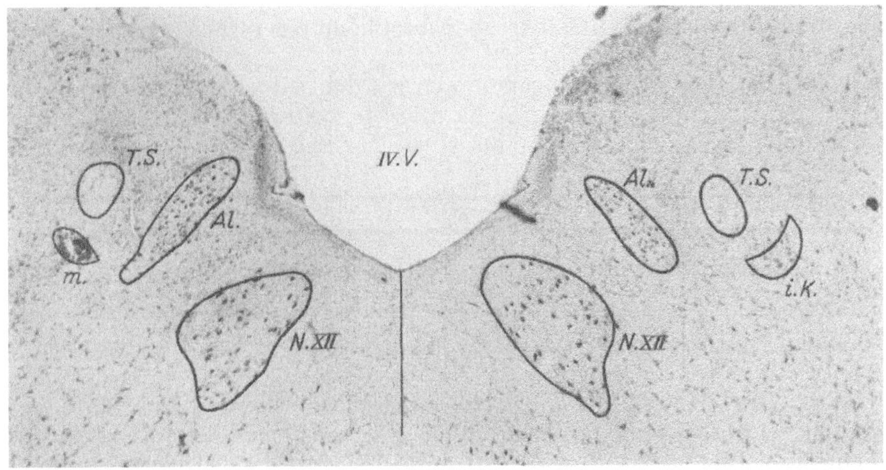

Abb. 334. Lage des Inspirationszentrums. Auf der linken Seite bezeichnet *M* die Lage der Stelle, an der sich mit Hilfe der eingeführten Elektrode ein Prädilektionspunkt inspiratorisch tätiger Neurone fand. Diese Stelle wurde nachträglich coaguliert. Ihr entspricht auf der rechten Seite die als *i.K.* bezeichnete Zellanhäufung. *Al* Nucleus alaris; *N. XII* Hypoglossuskern; *T. S.* Tractus solitarius; *IV. V.* vierter Ventrikel; *m.* Markierungspunkt. [Aus v. BAUMGARTEN, BALTHASAR und KOEPCHEN: Pflügers Arch. ges. Physiol. 270 (1960)]

die Medulla spinalis (Abb. 333), wobei allerdings jeweils die Beurteilung schwierig sein wird, ob es sich um Neurone handelt, die dem Atemzentrum zugehören oder um Atembahnen.

Eine Häufung der rhythmisch *inspiratorisch* tätigen Neurone findet sich im Gebiet des Obex in der Nachbarschaft des Tractus solitarius, wobei sich auch histologisch ein Kerngebiet abgrenzen ließ (Abb. 334); die rhythmisch *exspiratorisch* tätigen Neurone fanden sich caudal und lateral davon in der Nachbarschaft des Nucl. ambiguus.

Die Zentren sind doppelseitig angelegt, wobei die ausgehenden Neurone teilweise gekreuzt, teilweise ungekreuzt verlaufen, so daß nach Zerstörung einer Seite die Atmung weitergeht.

Durch Aktionsstromableitung ließ sich weiter nachweisen, daß die Kerngebiete auch in weitgehend isoliertem Zustand (Durchschneidung oberhalb und unterhalb der Kerngebiete bei gleichzeitiger Durchtrennung aller zu- und abführenden Bahnen des intakt gelassenen Stücks) tätig sind **(Autonomie)**, ja daß diese Tätigkeit nicht fortgesetzt gleichmäßig, sondern rhythmisch unterbrochen erfolgt **(Autorhythmie)**.

Die Ableitung der Potentiale von einzelnen Neuronen des Inspirationskerns zeigt, daß in der Atempause eine langsame Depolarisation der Membran erfolgt (entsprechend etwa einem langsam ansteigenden Generatorpotential in einem Receptor). Hat diese lokale Antwort eine bestimmte Höhe erreicht, dann kommt es zu einer fortgeleiteten Antwort. Auf das Aktionspotential folgt eine stark überschießende Hyperpolarisation, an die sich wieder eine langsamere

Depolarisation anschließt; sobald diese wieder ein bestimmtes Ausmaß erreicht hat, erfolgt eine erneute Antwort usw. Das Bild ähnelt also sehr stark dem Schrittmacherpotential im Erregungsbildungssystem des Herzens (Abb. 31, S. 59). Es entsteht eine rhythmische Entladungsserie, die nach einer gewissen Zeit unterbrochen wird, weil die langsame Depolarisation nach der letzten Entladung nicht mehr eine ausreichende Höhe erreicht, und zwar durch hyperpolarisierende, hemmende Vorgänge (s. u.).

Die Aktivität des autonomen Atemzentrums hängt dabei einerseits ab vom eigenen Stoffwechsel (p_H, p_{CO_2}), weiter von zahlreichen fördernden und hemmenden Einflüssen von der Peripherie und von höheren Zentralgebieten. Es ist S. 190ff. schon ausführlich dargestellt worden, welche chemischen und nervösen Einflüsse zusammen die *Reizsumme* bilden, die für die jeweilige Höhe der Atmung verantwortlich ist, wobei Einflüsse über die Muskelreceptoren und Veränderungen des Blutes in p_H, CO_2-Druck und O_2-Druck teils unmittelbar, teils mittelbar über die Chemoreceptoren die Hauptrolle spielen.

Diese Einflüsse zusammengenommen würden jedoch nur den Tonus des Inspirationszentrums verändern. Es müssen weitere Mechanismen hinzutreten, um einen *rhythmischen Wechsel von In- und Exspiration* auszulösen.

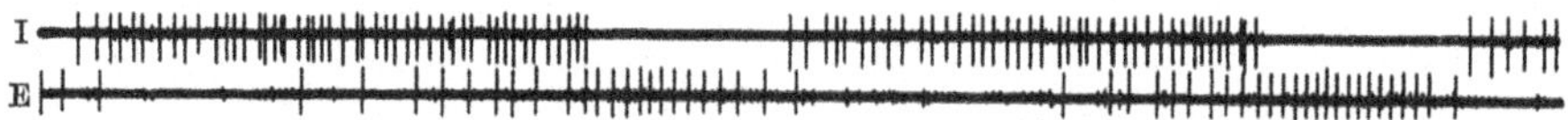

Abb. 335. Gleichzeitige Ableitung mit Mikroelektroden aus einem inspiratorisch tätigen (oben) und einem exspiratorisch tätigen Neuron aus den entsprechenden Kerngebieten der Med. obl. Alternieren der inspiratorischen und exspiratorischen Entladungsperioden. Das exspiratorische Neuron beginnt bereits während der Inspirationsperiode zu feuern, steigert seine Frequenz nach Ende der Inspiration und stoppt sofort bei Beginn der nächsten Inspiration. [Aus v. BAUMGARTEN, BALTHASAR und KOEPCHEN: Pflügers Arch. ges. Physiol. **270** (1960)]

Abb. 335 zeigt, daß die inspiratorisch tätigen Neurone eine Salve von Erregungen abfeuern, dann für einige Zeit schweigen, um anschließend erneut ihre Tätigkeit aufzunehmen. Die exspiratorisch tätigen Neurone beginnen mit ihrer Aktivität schon gegen Ende der Inspiration, verstärken sie nach Ende der Inspiration und hören ganz im Beginn der erneuten Inspiration auf. Auf diese Weise wird jeweils ein glatter Übergang von Inspiration und Exspiration erreicht. Das plötzliche Aufhören der Aktivität der Neurone beruht offenbar auf einer vorübergehenden *Hemmung*, die mehrere Ursachen hat.

1. Jedes Motoneuron hemmt sich über Kollateralen zu hemmenden Zwischenneuronen selbst (Renshaw-Hemmung, S. 452). Wie im motorischen Vorderhorn liegen neben den großen motorischen Zellen kleinere (hemmende) Zwischenzellen.

2. Die beiden Halbzentren sind miteinander reziprok verbunden: Eine Aktivität des Inspirationskerns führt zu einer Aktivierung des Exspirationsgebiets, das seinerseits in hemmendem Sinn auf den Inspirationskern zurückwirkt. So sorgen die beiden Halbzentren durch ihre reziproke Hemmung für eine rhythmische Folge von In- und Exspiration.

3. Eine zusätzliche Hemmung der Inspiration kann über sensible Vagusfasern eintreten, die bei Dehnung der Lunge erregt werden und ihre Impulse zu hemmenden Zwischenneuronen (u.a. im Inspirationskern selbst) führen. Dieser als *Selbststeuerung der Atmung* bezeichnete Effekt ist schon S. 198 ausführlich dargestellt worden. Es wurde dort darauf hingewiesen, daß die Übertragungszeit innerhalb des Reflexbogens stark vom CO_2-Druck des Blutes abhängt, so daß die Inspirationshemmung bei hohem CO_2-Druck später einsetzt und eine Vertiefung der Atmung möglich wird.

4. Starke Einflüsse auf das Atemzentrum und damit auch auf die jeweilige Dauer von In- und Exspiration gehen von den später zu besprechenden

Hemmungsgebieten der Medulla oblongata und den Bahnungsgebieten der Formatio reticularis der Brücke und des Mittelhirns aus. Über diese Gebiete wirken sich auch Einflüsse der vegetativen Zentren des Großhirns und des Hypothalamus aus. Zwischen dem Atemzentrum und dem Bahnungsgebiet der Brücke wird häufig ein Rückmeldekreis postuliert: Mit jeder Impulsserie des Inspirationszentrums werden danach rückläufige Impulse zum pontinen Gebiet gesandt (Abb. 336), wo sie mit andern Einflüssen höherer Zentren zusammengefaßt werden und von wo dann das Exspirations-

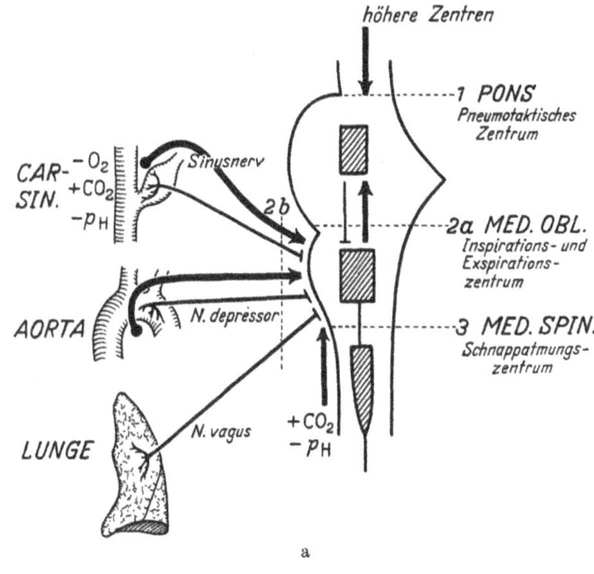

a

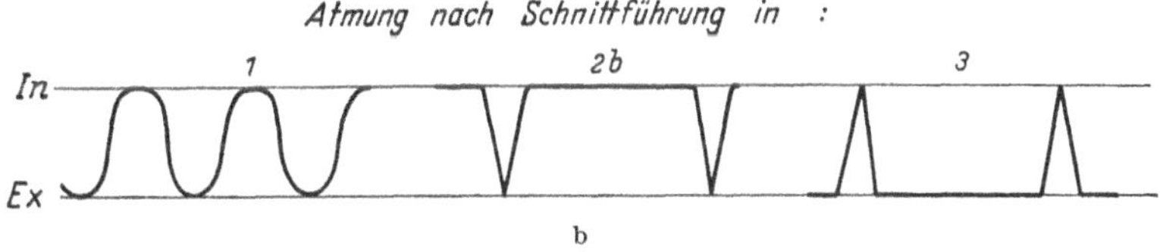

b

Abb. 336a u. b. Schematische Darstellung des Atemzentrums, seiner einzelnen Abteilungen und der chemischen und nervösen Antriebe. → = Atmungsantrieb; —| = Atmungshemmung. Das Zentrum der Medulla oblongata wurde nicht in In- und Exspirationszentrum unterteilt. Unten: Veränderung der Atemform bei Ausschaltung der sensiblen Zuflüsse und bei Durchschneidung der Medulla oblongata (s. Text)

zentrum angetrieben wird, wodurch seinerseits das Inspirationszentrum gehemmt wird. Wegen seines modulierenden Einflusses auf die Atmung wird dieses Gebiet nach dem Vorschlag von LUMSDEN auch *pneumotaktisches Zentrum* genannt. In neuerer Zeit wird die Annahme eines eigenen „pneumotaktischen Zentrums" zwar als nicht notwendig bezeichnet. Wir behalten den Ausdruck hier bei als Symbol für die Rückmeldekreise mit höheren Gebieten, ob sie nun in einem eigenen Zentrum zusammengefaßt sind oder nicht.

Die Wertigkeit der beiden Steuerungen über den Vagus einerseits, über das „pneumotaktische Zentrum" andererseits ist unter verschiedenen Bedingungen unterschiedlich. Unter Normalbedingungen scheint der vagale Hemmungsmechanismus eine überwiegende Rolle zu spielen, denn Durchschneidung der Vagi vertieft und verlangsamt sofort die Atmung (S. 198 und Abb. 145). Bei Tieren, die hecheln können, wie der Hund, zeigt sich jedoch, daß das pneumotaktische Zentrum dann die Führung übernimmt, wenn die Atmung stärker zu temperaturregulatorischen Vorgängen herangezogen wird, also zu Vorgängen, deren

Zusammenfassung auf einem übergeordneten zentralen Niveau erfolgt. Man kann annehmen, daß bei hoher Außentemperatur der intrazentrale Reflex zwischen Atemzentrum und „pneumotaktischem Zentrum" gebahnt wird, so daß eine Hemmung der Einatmung von dort aus schon eintritt, bevor eine vagale Hemmung ins Spiel kommen kann. So wird die Atmung sehr flach und dafür entsprechend sehr frequent — es kann eine große Wasserdampfmenge verdunstet werden, ohne daß eine übermäßige Ventilation der Lunge eintritt.

Wird die Brücke unterhalb des „pneumotaktischen Zentrums" durchtrennt (Schnitt 2a in Abb. 336), dann ergibt sich ein Inspirationskrampf (Apneusis) mit übermäßig langer Inspiration, die von Zeit zu Zeit durch kurze, ruckartige Exspirationen unterbrochen wird. Der tiefen Inspiration können auch stark verkleinerte rhythmische Atemzüge aufgesetzt sein. Das Bild wird verschärft, wenn gleichzeitig auch die peripheren hemmenden Antriebe infolge Vagusdurchschneidung ausgeschaltet werden (Schnitt 2b, Atemform unten Mitte der Abb. 336). Es ist jedoch nicht notwendig, ein eigenes „apneustisches" Atemzentrum anzunehmen. Wir werden später sehen, daß bei Schnitt durch die Brücke der Tonus der gesamten Muskulatur, so auch der Atemmuskulatur, extrem gesteigert wird, da auf diese Weise durch Ausschaltung des höher gelegenen Hemmungsgebiets sich nur noch das tiefer gelegene Förderungsgebiet auswirken kann.

Regulierend und modifizierend können außer dem schon genannten pneumotaktischen Zentrum weitere höhere Zentren in die Tätigkeit des medullären Zentrums eingreifen. (Über eine Beeinflussung von den vegetativen Zentren des Zwischenhirns, s. S. 563, des Großhirns s. S. 616 und S. 618.) Stärker als die andern Zentren der Medulla oblongata untersteht das Atemzentrum auch dem Einfluß durch die Willkür. Das erweist sich als wichtig z.B. in Fällen schwerer Schlafmittelvergiftung, wo nach dem ersten Aufwecken und nach der Rückkehr zum Bewußtsein oft ein erneutes Einschlafen mit Sistieren der Atmung erfolgt. Es genügt dann, den Patienten zu wecken und immer wieder zur Atmung aufzufordern, um die gefährliche Phase zu überbrücken. Im Beginn einer Muskelarbeit erfolgt häufig augenblicklich eine vertiefte Inspiration. Es ist anzunehmen, daß es sich dabei um eine Irradiation von Impulsen über Pyramidenbahn — extrapyramidales System handelt.

Bei Ausfall des Atemzentrums in der Medulla oblongata wird eine besondere Form der Atmung *(Schnappatmung)* von *tieferen spinalen Zentren* übernommen, dem primitiven Atemzentrum der Fische, das in der Entwicklungsreihe vom höheren Atemzentrum überbaut worden ist. Es ist nicht in der Lage, einen normalen, gleichmäßig rhythmischen Atemablauf zu garantieren, sondern es kommt zu einem Atemstillstand, der in größeren Abständen von tiefen schnappenden Atemzügen unterbrochen wird (Abb. 336,3). Das so geförderte Luftvolumen reicht beim Erwachsenen nicht aus, den Bedarf zu decken, so daß seine Tätigkeit bei fortschreitender Erstickung bald erlischt. Bei Frühgeburten kann seine Tätigkeit aber lebensrettend sein. Ist es nur in seinen untersten Abschnitten tätig und ausgereift, dann kommt es in größeren Abständen zu krampfhaften Innervationen der Thorax- und Zwerchfellmuskulatur, wodurch ein Atemtyp ähnlich dem „Schluckauf" ausgelöst wird (Singultusatmung). Übernehmen dann auch höhere Anteile des Schnappatmungszentrums die Funktion, dann werden bei jedem Atemzug die Kiefer schnappend aufgerissen, wodurch dieser Atemtyp seinen Namen erhalten hat. Die Schnappatmung ermöglicht für einige Zeit die Aufrechterhaltung des Lebens, bis das höhere Zentrum der Medulla oblongata seine Funktion übernimmt. Beim älteren Kind oder Erwachsenen wird dieser Atemtyp aber nur sub finem beobachtet.

Dieser Typus der ruckartigen, maximalen Inspiration, die weit über die bei Eupnoe erreichte Höhe hinausgeht und die auch als *Alles-oder-Nichts-Atmung* bezeichnet wird, wird dauernd von höheren Zentralstellen gehemmt. Eine gewisse Enthemmung erfolgt beim Versuchstier schon bei Abtragung des Großhirns oder bei Durchschneidung oberhalb der Brücke (Schnitt 1 in Abb. 336). Auf eine Serie von normalen Atemzügen folgt von Zeit zu Zeit ein Atemzug dieses Alles-oder-Nichts-Typs. Bei nervösen Menschen kann dieser Atemtyp *(Seufzeratmung)* gelegentlich im Zustand der Erwartung oder Angst beobachtet werden. Bei Coma diabeticum, also bei Vergiftung mit Acetessigsäure, kann die Atmung nur aus einer rhythmischen Folge solcher Atemzüge bestehen *(Kussmaulsche große Atmung)*. Hier wie auch bei kleinen Blutungen in die Medulla oblongata oder besonders im Fall des schweren Sauerstoffmangels kann noch eine weitere Modifikation hinzutreten, indem diese Atemzüge sich nicht rhythmisch, sondern in **Perioden** folgen. In den meisten Fällen tritt nach einem Atemstillstand eine Anzahl an Tiefe bis zum Maximum zunehmender Atemzüge auf, die dann wieder abnehmen und von einer neuen längeren Atempause gefolgt sind (Cheyne-Stokessche Atmung).

Es handelt sich dabei meist um eine starke Herabsetzung der Empfindlichkeit des Atemzentrums bei gleichzeitig stark gesteigerten Atemreizen, also etwa dann, wenn ein O_2-Mangel schon so weit geht, daß das Atemzentrum geschädigt wird, wobei gleichzeitig durch den O_2-Mangel die Antriebe von den Chemoreceptoren stark erhöht sind. Nimmt der O_2-Mangel weiter zu, dann folgt final die oben geschilderte Schnappatmung. Beim Kleinkind kann eine schwächere Andeutung des Cheyne-Stokesschen Atemtyps auch im Schlaf mit seiner Herabsetzung der Erregbarkeit des Atemzentrums (s. S. 559) auftreten.

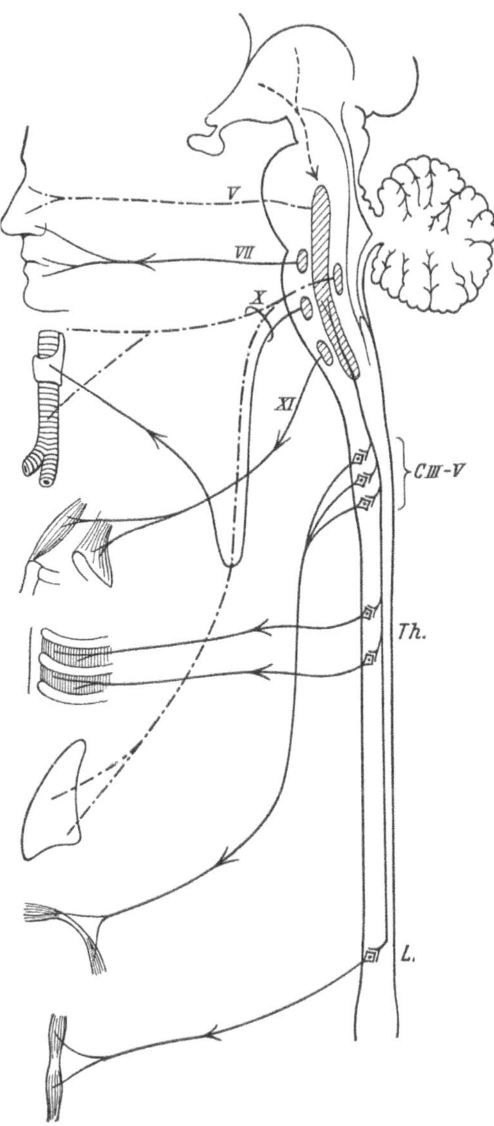

Abb. 337. Verbindungen des Atemzentrums zur Atemmuskulatur und seine reflexauslösenden sensiblen Zuflüsse über Trigeminus und Vagus (—·—·). Aufgabe des Atemzentrums ist die Koordination einer Vielzahl verschiedener Muskeln zu einer gemeinsamen Leistung

Das Atemzentrum ist nach unserer obigen Darstellung Teil eines großen Systems, das unter anderem den *Tonus der gesamten Muskulatur* beeinflußt und das in seiner Tätigkeit durch die Willkür modifiziert werden kann, aber ihr nicht primär unterworfen ist. Es ist deshalb nicht überraschend, daß bei zunehmenden Antrieben (z. B. bei CO_2-Überladung des Blutes oder O_2-Mangel) eine Ausbreitung auf weitere Muskelgruppen erfolgen kann. Betroffen werden vor allem das Gebiet des N. facialis (Mund- und Nasenflügel), die Muskulatur des Halses, des Schultergürtels und die Bauchmuskeln (s. Abb. 337). Die Mitbeteiligung der „*auxiliären*“ *Atemmuskulatur* deutet stets auf schwere Atemnot. Umgekehrt findet sich bei extremer Hemmung des Atemzentrums nicht nur eine Tonusabnahme der Atemmuskulatur (also eines Teils der Haltemuskulatur des Körpers), sondern der gesamten Skeletmuskulatur, so daß es zu einem Zusammenbruch kommen kann (s. S. 135). Auf das Hemmungsgebiet der Medulla oblongata für die Motorik werden wir unten ausführlich zurückkommen.

Die chemische und nervöse Anregung der Atmung ist letzten Endes auch die Ursache für den *ersten Atemzug nach der Geburt*. Während des intrauterinen Lebens wird der chemische Zustand des fetalen Blutes durch die mütterliche Beatmung kontrolliert. Es besteht keine Ursache dafür, daß das fetale Atemzentrum in diesem Lebensstadium in Erregung gerät. Sobald jedoch nach Unterbrechung der Nabelschnurgefäße die placentare Blutregeneration unterbunden ist, werden der Anstieg des CO_2-Drucks, die Abnahme des O_2-Drucks und andere Atemantriebe (Kälte!) die notwendige Reizsumme erreichen und damit den ersten Atemzug auslösen müssen. Dadurch wird verständlich, daß jede vorzeitige Unterbrechung des Placentarkreislaufes durch vorzeitige Lösung der Placenta, Einklemmung der Nabelschnur u. dgl. auch zu einer vorzeitigen Auslösung des ersten Atemzuges, also z. B. noch vor Geburt des Kopfes, führen kann, wobei es zu Aspiration von Fruchtwasser kommen kann.

Es wurde schon erwähnt, daß von der Haut, den Schleimhäuten und von der Muskulatur aus die Atmung reflektorisch beeinflußt werden kann. Bestimmte reflexogene Zonen erhalten hierbei eine besondere Bedeutung durch die Auslösung wichtiger Schutzreflexe, so besonders das Trigeminusgebiet. Auf chemische, mechanische oder thermische Reize kommt das **Niesen** zustande, ein Schutzreflex, der darin besteht, daß der regelmäßige Rhythmus der Atmung unterbrochen wird durch eine abnorm tiefe Einatmung, gefolgt von einer heftigen Exspiration unter Zuhilfenahme der Bauchmuskeln und Abschluß des Nasenraumes gegen den Schlundkopf durch Hebung des weichen Gaumens. Dieser Verschluß wird während der Exspiration plötzlich gesprengt, und es kommt zur Ausschleuderung der reizenden Fremdkörper aus der Nase. Bei Einatmung ätzender Stoffe oder Dämpfe in die Nase kann es über den Trigeminus zu einem vorübergehenden völligen Stillstand der Atmung kommen, gleichfalls ein Schutzreflex.

Ein noch wichtigerer Schutzreflex ist der **Hustenreflex**. Als afferenter Nerv dienen die sensiblen Vagusfasern der Kehlkopf- und Trachealschleimhaut. Wie beim Niesen können unterschwellige Reize, wenn sie nur lange genug die Schleimhaut reizen, „summiert" werden und zum Ergebnis des Hustenstoßes führen. Auf eine tiefe Inspiration unter Zuhilfenahme aller „auxiliären" Atemmuskeln folgt bei Kehlkopfverschluß eine stoßartige Exspiration, wobei dieser Verschluß gesprengt wird und die reizenden Fremdkörper ausgestoßen werden.

Reflektorische Beeinflussung der Atmung ist schließlich auch möglich über die Schmerz- und Temperaturnervenendigungen der Haut von Brust und Rücken. Plötzliche starke Kälte- oder Schmerzeinwirkung führt zu einer tiefen Inspiration.

Am Atemzentrum lassen sich sehr schön die *allgemeinen Gesetzmäßigkeiten der Funktionsweise eines Zentrums* studieren, denen wir später immer wieder begegnen werden. *Aufgabe des Atemzentrums ist die Zusammenfassung der Funktion bestimmter Muskelgruppen zu einem Funktionskomplex.* Unter normalen Bedingungen wird nur die spezifische Inspirationsmuskulatur, bei forcierter Atembeanspruchung auch die auxiliären In- und Exspirationsmuskeln und schließlich die gesamte Skeletmuskulatur aktiviert. Das Atemzentrum ist weiter Teil anderer Zentren, wie etwa des Hustenzentrums, das schon komplizierter zusammengesetzt sein muß, da es außer der Atemmuskulatur noch die des Kehlkopfes zu einem besonderen Funktionskomplex zusammenschließen muß. Entsprechend der komplizierteren Funktionsweise erweist sich dieses Zentrum unter pathologischen Bedingungen als leichter störbar. Die Zahl der Synapsen, die funktionstüchtig sein müssen, um die Funktion intakt zu erhalten, ist größer, infolgedessen wird z. B. bei Sauerstoffmangel die Wahrscheinlichkeit größer sein, daß einige der notwendigen Synapsen nicht mehr durchgängig sind und der Funktionskomplex zusammenbricht.

Wir konnten weiter eine Reihe spezieller Eigenschaften eines Zentrums studieren: So erkannten wir die Neigung der Nervenzellen zu *Spontantätigkeit*, also die Fähigkeit, in sich selbst rhythmische Erregungen zu bilden, wobei diese Fähigkeit stark milieuabhängig ist (p_H, bestimmte Ionen, Fermentbesatz, Energieentbindung usw.). Die Aufrechterhaltung eines bestimmten „inneren Milieus" erweist sich auch hier als Grundvoraussetzung einer geregelten Tätigkeit. Es ist allerdings für die meisten Fälle nicht entschieden, wieweit diese Eigentätigkeit reicht, wieweit sie eines äußeren Antriebes bedarf, wieweit sie primär vorhanden ist und durch chemische und nervöse Antriebe nur modifiziert wird; es ist noch strittig, wo man die Grenze zwischen *reflektorischer* und *autonomer* Tätigkeit abstecken kann. Überwiegend handelt es sich um nervöse Antriebe durch Erregungen von seiten anderer Zentren und über sensible Nerven aus den verschiedensten Gebieten des Organismus. Wir erkannten weiter die Notwendigkeit, daß vom beeinflußten Organ eine fortgesetzte Rückmeldung über den Tätigkeitszustand erfolgt: *sensible Reafferenz.* Durch diese Rückmeldung erst wird eine koordinierte Tätigkeit möglich; ohne sie wird die Tätigkeit unkoordiniert, ataktisch. Zu dieser nervös-reflektorischen Kontrolle durch die Peripherie gesellen sich intrazentrale Reflexe: Es wird vom Zentrum nicht nur ein Erregungsmuster in die Peripherie gesandt, sondern gleichzeitig auch rückwärts in höhere Zentren, die ihrerseits auf das tiefere Zentrum einwirken *(Rückmeldung mit Aussendung einer Efferenzkopie*, von HOLST). Es schließen sich intrazentrale *Erregungskreise.* Als Aufgabe dieser Erregungskreise wurden ersichtlich einmal die Verbesserung der Koordination und außerdem die Möglichkeit der Einordnung eines Vorgangs in andere Funktionskomplexe, so etwa der Atmung in den Vorgang der Temperaturregulation. Weiter wurde deutlich, daß für die geregelte Tätigkeit eines Zentrums nicht nur die Bahnung, sondern auch die *Hemmung* von seiten anderer Zentren (oder durch sensible Impulse) von wesentlicher Bedeutung ist. Schematisiert können wir ein Zentrum auffassen als eine Zusammenfassung von Nervenzellen, die Erregungen und Hemmungen aus verschiedenen anderen Zentren und der Peripherie erhalten, diese zusammenfassen zu einem Erregungsmuster, das sie in die Peripherie oder in ein anderes Zentrum aussenden. In diesem Erregungsmuster stecken sowohl die Besonderheit der Reaktionsform dieses Zentrums wie auch die Besonderheiten der afferenten Einflüsse, also sowohl ein autonomer wie ein reflektorischer Anteil. *Wir können danach ein Zentrum definieren als denjenigen Teil des ZNS, der für das Zustandekommen eines zentralnervösen Vorgangs eine ausschlaggebende Bedeutung besitzt* (WINTERSTEIN).

2. Kreislaufregulierende Zentren

Im Kreislaufkapitel ist schon darauf hingewiesen worden, daß sich im Hirnstamm Zentren für die Kreislaufregulation befinden. Es handelt sich um weit ausgebreitete Kerngebiete des Sympathicus am Boden des IV. Ventrikels, die sich innerhalb der Formatio reticularis abgrenzen lassen. Innerhalb dieses Gebiets lassen sich weiter Bezirke abgrenzen, von denen mehr die Herztätigkeit (**Herzregulationszentrum**), und andere, von denen mehr der nervöse Tonus der Gefäße (**Vasomotorenzentrum**) beeinflußt werden kann. Dieses letztere Feld liegt lateral vom Boden des IV. Ventrikels; medial und caudal davon liegt ein zugehöriges Hemmungsfeld *(Depressorzone)*, das die Einlaufzone von Erregungen von den Pressoreceptoren des Carotissinus und der Aorta darstellt. Dieses Hemmungsgebiet muß zu seiner Aktivität stets erst von der Peripherie her angetrieben werden. Im Vasomotorenzentrum lassen sich weiter Gebiete finden, von denen jeweils bevorzugt eine Gefäßverengerung etwa in der Haut oder im Darm usw. ausgelöst wird, wenn auch die Abgrenzung keineswegs scharf ist.

Die Impulse von diesen Gebieten verlaufen über Fasern im Seitenstrang (Abb. 326) zum Seitenhorn der einzelnen Rückenmarkssegmente und von dort über Ganglien des Grenzstrangs (S. 517) zum Endorgan. Es läßt sich feststellen, daß dauernd, meist in mehr oder weniger rhythmischen Salven, diese Erregungen ausgesandt werden. Die Zentren weisen also einen „*Tonus*“ auf. Er wird vorwiegend durch chemische Einflüsse von seiten des Blutes (p_H, CO_2-Druck) und nervöse Einflüsse von peripheren Receptoren (Chemo- und Pressoreceptoren des Carotis-Sinus und der Aorta) und höheren Zentren aufrechterhalten (Näheres s. S. 139). Es sei gleichzeitig daran erinnert, daß der Tonus der Gefäße nicht nur nervös, sondern gleichzeitig auch autonom unterhalten wird (ausführlich S. 130).

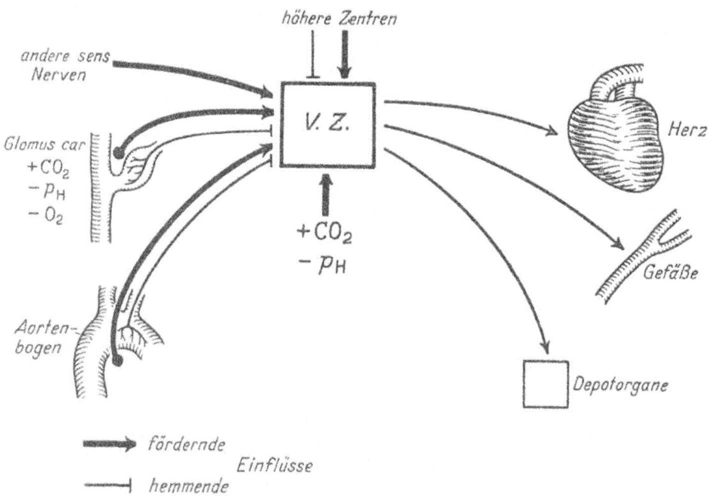

Abb. 338. Schematische Darstellung der Vasomotorenzentren, ihrer Auswirkungsgebiete und der nervösen und chemischen Einflüsse. → = fördernde Einflüsse; —| = hemmende Einflüsse. Als Wirkung auf „Depotorgane“ ist beim Menschen die Einwirkung auf die Venomotorik zu verstehen

Eine Steigerung des Tonus dieser Zentren führt 1. zu Antreibung des Herzens (besonders Frequenz und Kraft der Kontraktion s. S. 74); 2. zu Gefäßverengerung in vielen Gebieten des Organismus, wobei jedoch die Schwelle in tätigen Organen höher ist als in ruhenden, so daß eine „kollaterale Vasoconstriction“ (S. 129) eintritt; 3. zu einer Venoconstriction, so daß die Kapazität des Niederdrucksystems vermindert wird (s. S. 136); 4. unter Umständen zu Ausschüttung von Adrenalin und Nor-Adrenalin aus dem Nebennierenmark, wodurch sich eine Verstärkung des Effektes ergibt (Abb. 338).

Alle diese Vorgänge zusammen könnten nun eine Erhöhung des Blutdrucks über die Norm bewirken. Wie S. 133 geschildert, nimmt jedoch dabei sofort die Zahl der Impulse von den Pressoreceptoren zu und der Tonus der sympathischen Zentren wird vermindert, der des parasympathischen Vagus erhöht, so daß der Blutdruck wieder absinkt. Es ist also auch hier ein Rückmeldekreis zwischen Zentrum und Peripherie geschlossen, der für eine genaue Einregulierung sorgt. Wir sehen einen geschlossenen Regelkreis vor uns, der große Ähnlichkeit hat mit den üblichen technischen Reglern, z.B. mit der Regelung der Temperatur am Dampfkessel der Zentralheizung. Sinkt die Temperatur, so wird automatisch die Luftzufuhr erhöht, so daß die Verbrennungen und damit die Temperatur zunehmen. Mit dem Temperaturanstieg wird aber automatisch die Luftzufuhr gedrosselt, und die Verbrennungen nehmen wieder ab. An der Zentralheizung muß aber zunächst durch den Hausvater der Regler auf eine bestimmte Temperatur eingestellt werden, die geregelt werden soll. Wer ist hier der Hausvater? Man könnte versucht sein, in einer Art neovitalistischer Ausdrucksweise zu sagen: Der Hausvater ist das Funktionsziel, das Ziel einer ungestörten Funktion des Gesamtorganismus. Man würde sich aber damit von vornherein aller Möglichkeiten der Kausalanalyse begeben, wollte man sich mit einer solchen „Erklärung" begnügen. Bei näherer Betrachtung löst sich der „Hausvater" auch tatsächlich auf in eine ganze Reihe von verschiedenen Mechanismen. Einer ihrer wichtigsten ist die Tätigkeit höherer Zentren im Zwischenhirn und in der Großhirnrinde (s. dort), von denen aus unter anderem das Reglerniveau des Blutdrucks eingestellt werden kann. Im chronischen Hungerzustand wird z.B. der gesamte Energieumsatz des Organismus gedrosselt, gleichzeitig damit das Reglerniveau des Blutdrucks niedriger eingestellt. Die Regelung funktioniert nach wie vor, aber auf einem niedrigeren Stand.

Abb. 338 soll diese Vorgänge schematisch zusammenfassen (vgl. auch die erweiterte Darstellung in Abb. 106, S. 140).

3. Das Mündungsgebiet der Hirnnerven als Sitz lebenswichtiger Reflexe

Dem caudalen Abschnitt des Rautenhirnes gehen von den verschiedensten sensiblen Empfängern Impulse zu über den N. vagus, über den N. glossopharyngicus, den N. acusticus, den N. facialis und den N. trigeminus.

Die sensiblen Fasern der Einstrahlungszone des *Vagus* kommen in der Hauptsache aus den Meningen (Rami meningeae), dem Gebiete des äußeren Gehörganges (Rami auriculares), den oberen Luftwegen, der Kehlkopfschleimhaut, der Schleimhaut des Schlundes, aus der Lunge sowie von der Schleimhaut des Oesophagus und des Magens.

Der *N. glossopharyngicus* bringt sensible Impulse aus der Schleimhaut der Zunge und Gaumenregion, vor allen Dingen von den Geschmacksreceptoren des hinteren Zungendrittels. Auch die sensiblen Anteile des *N. facialis* tragen über die Chorda tympani zur Vermittlung von Geschmacksempfindungen bei.

Der *N. octavus* (N. stato-acusticus), eigentlich keine Einheit, sondern zwei funktionell völlig verschiedene Anteile, nämlich der N. cochlearis und der N. vestibularis, bringt Erregungen vom Gehörorgan und vom „Gleichgewichtsorgan" des inneren Ohres in das Gebiet des Rautenhirnes.

Der *N. trigeminus* endlich als weitest verbreiteter sensibler Nerv des Kopfes erhält seine Erregungen von den sensiblen Empfängern der Meningen, der Gesichtshaut, der Schleimhaut des Mundes, der Nase und des Auges.

Alle diese genannten zentripetalen Gehirnnerven spielen eine große Rolle nicht nur zur Vermittlung von Sinneseindrücken, sondern vor allen Dingen als *afferente Anteile wichtiger Reflexbögen*. Die efferenten Bahnen aller dieser Reflexe verlaufen in den *zentrifugalen Hirnnervenfasern*. Solche finden sich im N. hypoglossus, im N. accessorius, im N. glossopharyngicus und im N. facialis. Besonders bedeutungsvoll aber ist der N. vagus, der als „weitschweifender" Nerv, bis in die Eingeweide des Brust- und Bauchraumes vordringend, Atmung, Nahrungsaufnahme und Verdauung sowie den Kreislauf in gleichem Maße regulierend beeinflußt.

Alle diese Reflexe sind Fremdreflexe im oben (s. S. 499) beschriebenen Sinn. Von irgendwelchen engumschriebenen Haut- oder Schleimhautbezirken aus werden komplizierte, stets zweckmäßig geordnete Muskelbetätigungen ausgelöst. Die „Reflexzeit" (s. S. 502) hängt von der Intensität der Reize ab. Auch unterschwellige Reize können durch entsprechend lange Wirkungsdauer schließlich zum Erfolg führen, so vor allem beim Husten-, Nies- und Cornealreflex. Auch Intensität und Ausbreitung des Ergebnisses schwanken mit der Reizstärke. Ein Teil der Reflexe hat als zentrifugale Bahnen „parasympathische" Fasern, welche den oben (s. S. 515) beschriebenen besonderen Gesetzen dieses Systemes unterworfen sind.

Es lassen sich dabei 2 Gruppen von Reflexen unterscheiden:

1. Schutzreflexe für die Eingänge des Atmungs- und Verdauungstractus sowie für die wichtigsten Sinnesorgane des Körpers: Auge und Ohr.
2. Reflexe, die im Dienste der Nahrungsaufnahme und -verarbeitung stehen.

Die wichtigsten der Schutzreflexe sind:

1. Der *Hustenreflex,* der in seinem Ablauf (als modifizierte Atemtätigkeit aufgefaßt) auf S. 534 beschrieben wurde. Als afferenter Nerv wirken Vagusfasern, als efferente Nerven: Vagus, Facialis, Trigeminus, Glossopharyngicus, Hypoglossus und Accessorius, dazu die Gesamtheit der Atemmuskeln.

2. Der *Niesreflex,* gleichfalls auf S. 534 beschrieben, mit sensiblen Trigeminusästen der Nasenschleimhaut als afferente Reflexbahnen.

3. Ein anderes sensibles Trigeminusgebiet, nämlich die Receptorenfelder der Cornea und der Konjunktiven des Auges, vermitteln den *Lidschluß- oder* **Cornealreflex.** Mechanische, chemische oder thermische Reize der Cornea führen zu einem momentanen Lidschluß, der je nach der Intensität des Reizes als kurzer Lidschlag oder krampfhafter Dauerschluß ausfallen kann. Der motorische Anteil des Reflexes verläuft im N. facialis. Schon die dauernde geringfügige Austrocknung der Cornea und der Konjunktiven, die bei geöffnetem Lid durch Berührung mit der Luft eintritt, wirkt sich als Reiz aus und führt zum regelmäßigen *Lidschlag,* dessen Zweck die Wiederbefeuchtung der Schleimhäute und Cornea mit Tränenflüssigkeit ist. Je trockener und wärmer die Luft, um so lebhafter die Lidschlagtätigkeit. Auf eine weitere Bedeutung des Lidschlages kommen wir S. 546 zurück.

Die Wichtigkeit dieses Schutzreflexes wird dadurch beleuchtet, daß nach einer Zerstörung des sensiblen Trigeminus, etwa Ausschaltung des Ganglion Gasseri, sehr bald Entzündungen und Zerstörungen der Cornea einsetzen, die durch Austrocknung, mechanische, thermische oder chemische Schädigungen hervorgerufen werden. Bei Dauererregungen des Trigeminus, die zu sehr heftigen Schmerzreaktionen führen (Trigeminusneuralgie), darf zu ihrer Beseitigung deshalb der 1. Ast des Trigeminus nicht im Ganglion semilunare unterbrochen werden, sondern diese Unterbrechung darf erst im 2. Neuron erfolgen.

4. Der **Tränen-Sekretionsreflex** sorgt für die nötige Produktion von Tränenflüssigkeit zur Befeuchtung der Cornea und zur Ausschwemmung von chemisch oder mechanisch wirkenden Fremdkörpern aus dem Konjunktivalsack.

Die Abb. 339 zeigt das Schema dieses Reflexes. Die gleichen Reize, die zum Lidschluß führen (chemische und mechanische bzw. Austrocknung der Konjunktiven), vermitteln über den sensiblen Trigeminus (N. nasociliaris) die Tränensekretion. Efferente Bahnen sind Fasern des Facialis, die nach dem Ganglion sphenopalatinum (Ganglion pterygopalatinum) und von da als postganglionäres Neuron über den N. zygomat. temporalis die Tränendrüse innervieren. Angedeutet ist die enge Verbindung dieses Reflexes mit Sekretionsreflexen der Nasenschleimhaut, wie auch umgekehrt von der Nase aus die Tränensekretion in Gang gesetzt werden kann. Die Nasensekretion ist gleicherweise als Schutzreflex aufzufassen: Verhütung von Vertrocknung, Ausschwemmung chemischer Wirkstoffe u.dgl. Durch Atropin wird der efferente Anteil dieses Sekretionsreflexes in seiner Wirkung blockiert. Er ist demnach cholinerg wie andere parasympathische Nerven. Man müßte ihn demnach dem parasympathischen System (siehe S. 447, 520) zurechnen.

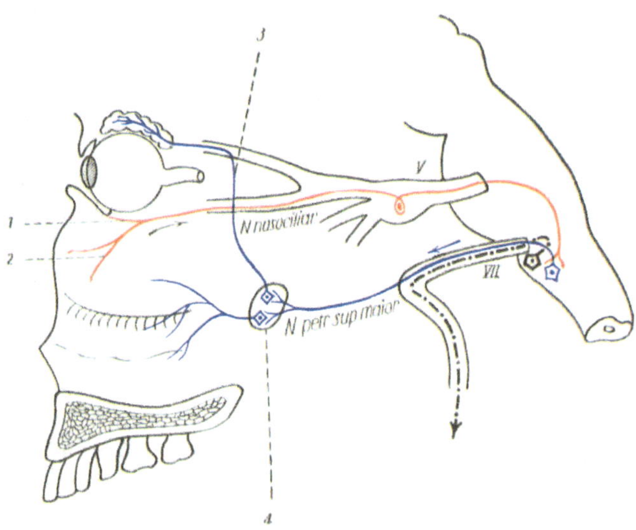

Abb. 339. Der Tränensekretionsreflex wird über sensible Trigeminusfasern des Auges (*1*) und der Nasenschleimhaut (*2*) ausgelöst. Die Sekretionsfasern entstammen dem N. intermedius und erreichen über den N. petr. superf. major Tränendrüsen und Nasenschleimhaut. *3* *N.* zygomat. temporal.; *4* Ganglion sphenopalatinum (Ganglion pterygopalatinum)

Der Nahrungsaufnahme und -verarbeitung dienen folgende Reflexe:

1. Der **Schluckreflex,** der in seinen Einzelheiten auf S. 274 beschrieben worden ist. Willkürlich ist lediglich die Einleitung, die Beförderung des Bissens bzw. beim „Leerschlucken“ des Speichels, bis an die reflexauslösende Zone, die Schleimhaut der Zungenwurzel, des weichen Gaumens und der Rachenwand. Die mechanische Reizung der in den genannten Gegenden liegenden Empfänger des Glossopharyngicus und des Vagus bringt den Mechanismus des Schluckens in Gang. Als zentrifugale Wege wirken: Vagus, Facialis, motorische Trigeminusanteile, Glossopharyngicus, Hypoglossus und Accessorius, außerdem wird die gesamte Atemmuskulatur bzw. das Atemzentrum stillgelegt, solange der geschluckte Bissen die Kreuzungsstelle zwischen Luft- und Speiseweg bei geschlossenem Kehldeckel passiert. — Die geringste Störung der Koordination des komplizierten Reflexes, wie sie bei bulbären Erkrankungen eintreten kann, führt zur Aspiration von Speise in die Luftwege und kann lebensgefährdend werden.

2. Der **Saugreflex** der Säuglinge. Diese unterstehen nicht der Herrschaft des in diesem Lebensalter ja noch unfertigen Großhirnes; so sind

sie im ersten Lebensstadium mit ihrer Ernährung ganz auf die Intaktheit dieses Reflexes angewiesen. Die Ernährungsschwierigkeiten nichtausgetragener Kinder können auf dem Fehlen desselben beruhen. Der Reflex kommt erst im allerletzten Abschnitt des intrauterinen Lebens zur Ausbildung und wird manchmal nach erfolgter Geburt als Zeichen der „Reife" der Frucht gewertet. Berührt man mit dem Finger Lippen und Zungenspitze eines Neugeborenen, so stellt sich, und zwar auch im Schlafe, „Saugen" ein. Als zentripetale Reflexbahnen sind die sensiblen Fasern des Trigeminus und Glossopharyngicus anzusehen. Die Motorik des Saugens besorgen die vom N. facialis, N. hypoglossus und N. trigeminus innervierten Muskeln in der Weise, daß unter Fixierung der Wangenmuskulatur die Zunge rachenwärts und der Mundboden abwärts bewegt wird, dem Stempel einer Spritze vergleichbar, wodurch der zum Saugen ausgenutzte Unterdruck in den vorderen Anteilen der Mundhöhle entsteht. Gleichzeitig mit dem Saugvorgang wird nach dem Eintritt von Flüssigkeit in die Mundhöhle der eben beschriebene Schluckreflex betätigt, sobald nur die Flüssigkeit den Zungengrund und die Gaumenbogenregion erreicht hat.

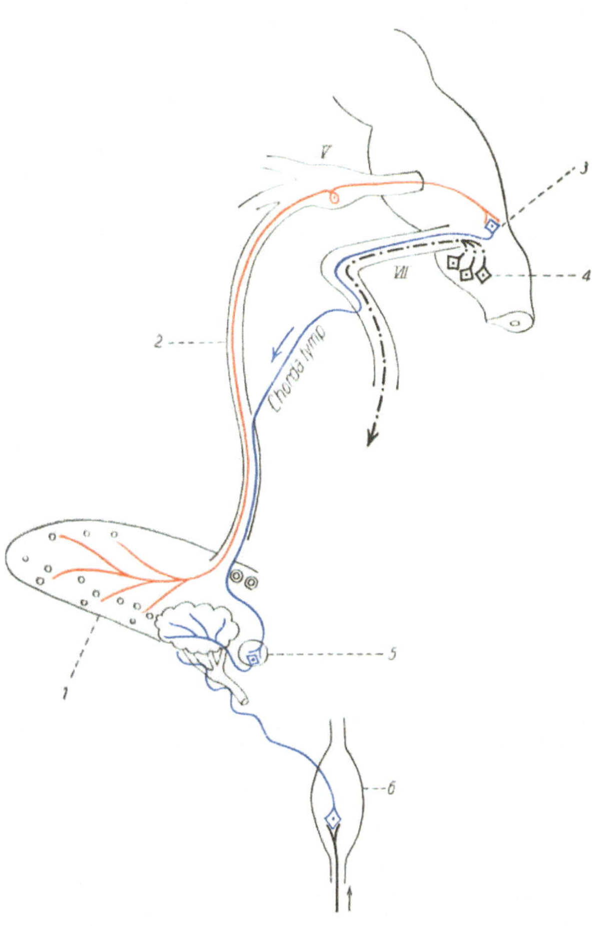

Abb. 340. Reflektorische Erregung der Submaxillardrüse. Reizung der sensiblen Endorgane der Zungenschleimhaut (*1*) erbringt über den N. lingualis (*2*) und den Nucleus salivatorius (*3*), die Chorda tympani und das Ganglion submaxillare (submandibulare) (*5*) die Sekretion. Aus dem Ganglion cervicale sup. (*6*) gelangen sympathische Fasern zur Drüse, welche den Eiweißgehalt des sezernierten Speichels beeinflussen

3. In die Reihe der zur Nahrungsverarbeitung wichtigen Reflexe zu zählen sind die **Speichelsekretionsreflexe.** Die Speicheldrüsen weisen neben den oben erwähnten, sympathischen Fasern (Halssympathicus) parasympathische Sekretionsfasern aus den Hirnnerven (Chorda tympani und glossopharyngicus) auf. Diese Fasern entstammen letzten Endes dem Nucleus salivatorius des Rautenhirnes. Als zentripetale Reflexbahn dienen die Fasern von den Geschmacksreceptoren der Zunge, welche über den N. facialis bzw. Chorda tympani, N. trigeminus und N. glossopharyngicus die Nuclei salivatorii reflektorisch erregen. Daneben sind die von den Tangoreceptoren der Mundschleimhaut ausgehenden

Fasern des Trigeminus und Glossopharyngicus gleichfalls zur Auslösung der Sekretion befähigt. Nicht nur Dauer und Größe der Sekretion wird auf diese Weise gesteuert, sondern vor allen Dingen *auch die Zusammensetzung des Sekretes.* Ermöglicht wird dies durch die Fähigkeit der Geschmacksreceptoren, die chemische Zusammensetzung der aufgenommenen Nahrungsstoffe zu kontrollieren und darauf mit verschiedenen Impulsen die Zentren zu erregen (s. S. 273, 655).

Die reflektorische Steuerung der Submaxillardrüse ist in der Abb. 340 schematisch dargestellt. Die sekretorischen Fasern gelangen vom N. facialis über die Chorda tympani und den N. lingualis zum Ganglion submaxillare. Von dort läuft das „postganglionäre Neuron" nach der Drüse. Es handelt sich um parasympathische cholinerge Fasern. Ihre Wirkung auf die Drüse wird demnach durch Atropin aufgehoben, durch Physostigmin gesteigert. Die Qualität des Speichels wird mitbestimmt durch sympathische Fasern, welche aus dem Ganglion cervicale supremum (Ganglion cervicale craniale) des Grenzstranges heraufsteigen.

Von den gleichen Receptoren aus wird über den N. vagus reflektorisch die *Magensaftsekretion* eingeleitet.

Der Nucleus salivatorius kann auch durch den N. olfactorius zur Tätigkeit veranlaßt werden. Wie alle autonomen Fasern und Zentren unterstehen die Speichelsekretionsnerven und ihre Kerne der Einwirkung der Psyche. Geschmacks- und Geruchsvorstellungen können genügen, um die Sekretion einzuleiten oder (bei Ekelgefühlen) zu unterdrücken.

Als wichtiger Reflexmechanismus sei schließlich noch der Vorgang des **Erbrechens** erwähnt. Als motorische Bahnen dieses komplizierten Reflexvorganges dienen N. vagus und glossopharyngicus, daneben aber auch die gesamten Atembahnen und die Nerven für die Muskulatur der Bauchdecken. Als zentripetale Bahnen kommen sensible Fasern des N. vagus und des Glossopharyngicus in Frage. Der Brechakt kann ausgelöst werden von der Schleimhaut des Schlundkopfes oder von der Magenschleimhaut aus. Aber auch die Geschmacks- und Geruchsnerven vermögen bei entsprechender Reizung den Vorgang einzuleiten oder ihn zu fördern. Bei direkter Einwirkung, etwa mechanischer oder chemischer Reizung im Gebiete des Reflexzentrums, im Rautenhirn, tritt *„cerebrales Erbrechen"* auf. Auch chemische Erregung des bulbären „Brechzentrums" auf dem Blutwege ist möglich (z.B. Schwangerschaftserbrechen). Erwähnt sei schließlich noch die Auslösung von Erbrechen durch Vestibularisreizung (See- und Luftkrankheit).

4. Labyrinth-Reflexe

Das Labyrinth beherbergt wichtige Sinnesorgane, die als Ausgangsort von Reflexen, deren Erfolgsgebiet die äußeren Augenmuskeln und die gesamte Skeletmuskulatur darstellen, von Bedeutung sind. Sie dienen der Aufrechterhaltung oder Wiederherstellung normaler Körper- und Kopfhaltung sowie der Augenstellung, zusammen mit Reflexen, die ihren Ausgang von der Retina nehmen. Beim Tier spielen die ersteren gewöhnlich eine übergeordnete Rolle, beim Menschen die letzteren.

1. Geben wir einem Tier willkürlich verschiedene Körperlagen (Abb. 341), so bleibt der Kopf im Schwerefeld der Erde „justiert". Wird das Labyrinth zerstört, dann entfällt diese Reaktion, und der Kopf hängt schlaff herunter (Abb. 342); die Halsmuskulatur ist tonuslos. Vom Labyrinth werden also offensichtlich Reflexe ausgelöst, die a) den Tonus der Muskulatur, besonders

der Halsmuskulatur, aufrechterhalten und b) diesen Tonus je nach Körperlage modifizieren **(Halte- und Stellreflexe).**

2. Fahren wir im Auto auf schlechter Straße, so sind wir imstande, den Fixierpunkt „festzuhalten“, so daß die Umgebung nicht bewegt erscheint. Bewegen wir rasch den Kopf, so vermögen wir ebenfalls den Fixierpunkt erst festzuhalten und dann rasch auf die neue Kopflage einzustellen, so daß eine Falschmeldung der „Raumbewegung“ unterbleibt. Die Augenstellung bleibt zunächst etwas zurück und springt dann rasch in die neue Lage. Diese Reaktion wird durch Fixieren unterstützt, ist aber auch dann noch erhalten, wenn etwa undurchsichtige Gläser vor das Auge gesetzt werden. Auch diese Reaktionen entfallen bei Zerstörung des Labyrinths oder des N. vestibularis. Bei rascher Kopfbewegung scheint sich dann die Umgebung in entgegengesetzter Richtung zu bewegen, weil das Auge passiv mitgenommen wird und der Fixierpunkt nicht festgehalten werden kann. Bei Autofahren auf schlechter Straße scheint die Umgebung auf und ab zu tanzen; das Lesen in der Eisenbahn wird unmöglich usw. In beiden Fällen tritt leicht „Schwindelgefühl“ auf.

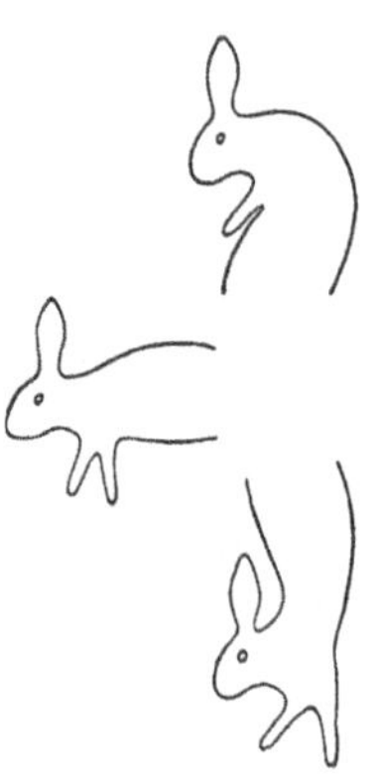

Abb. 341. In welche Haltung man auch das Tier bringen mag, der Kopf wird in „Normalstellung“ gehalten. Der Körper dreht sich sozusagen um den nach der Erde „justierten“ Kopf wie ein Schiff um eine nach dem Pol „justierte“ Kompaßrose. Dies ist eine reflektorische Leistung des Labyrinthes

Diese zunächst nur roh skizzierten Reaktionen bzw. Ausfallserscheinungen sind auf zwei verschiedene Sinnesorgane im Innenohr zurückzuführen: 1. auf die Cupulaorgane in den Ampullen der Bogengänge und 2. auf die Maculaorgane in Utriculus und Sacculus.

Die Erregungen von diesen Sinnesorganen verlaufen über den N. vestibularis zentralwärts. Dessen Kerngebiet, der Bechterewsche und der Deiterssche Kern, stellen vielfältige Beziehungen vor allem zu den Augenmuskelkernen und zu der extrapyramidalen Motorik

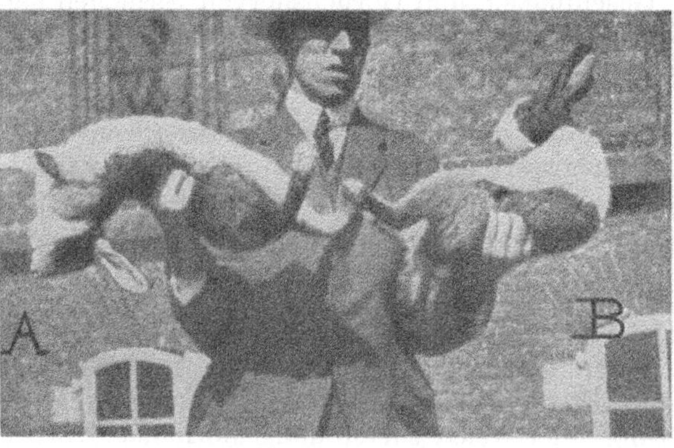

Abb. 342. Kaninchen A (labyrinthlos) nimmt in Rückenlage nicht mehr „normale“ Kopfhaltung ein wie das Vergleichstier B. (Nach RADEMAKER)

her (Abb. 343). Das Vestibulariskerngebiet, das gleichzeitig Impulse von der Hörbahn, vom ältesten Teil des Kleinhirns und vom Rückenmark erhält, sendet den Tr. vestibulospinalis, eine Bahn des extrapyramidalen Systems, zum Rückenmark, hauptsächlich zu den Halssegmenten, weiter Fasern zum Kleinhirn, zu den Augenmuskelkernen, zu den Haubenkernen, zu den vegetativen Zentren des Zwischenhirns und schließlich auch über den Thalamus zum Großhirn. Im Verhältnis zu den anderen sensorischen Bahnen ist diese letztere jedoch verhältnismäßig geringfügig.

Die vom Vestibularisapparat ausgelösten Erregungen scheinen vor allen Dingen jene Vorderhornzellen zu erreichen, die die Muskelspindeln innervieren (γ-System, Abb. 324, S. 512). Es kommt auf diesem Wege zu erhöhter Impulsaussendung von den Muskelspindeln und erst sekundär reflektorisch zur Kontraktion der eigentlichen Muskelfasern. Es läßt sich dies unter anderem daraus schließen, daß nach Durchschneidung der sensiblen Fasern zum Rückenmark die Labyrinth-Stell- und Lagerreflexe stark abgeschwächt werden.

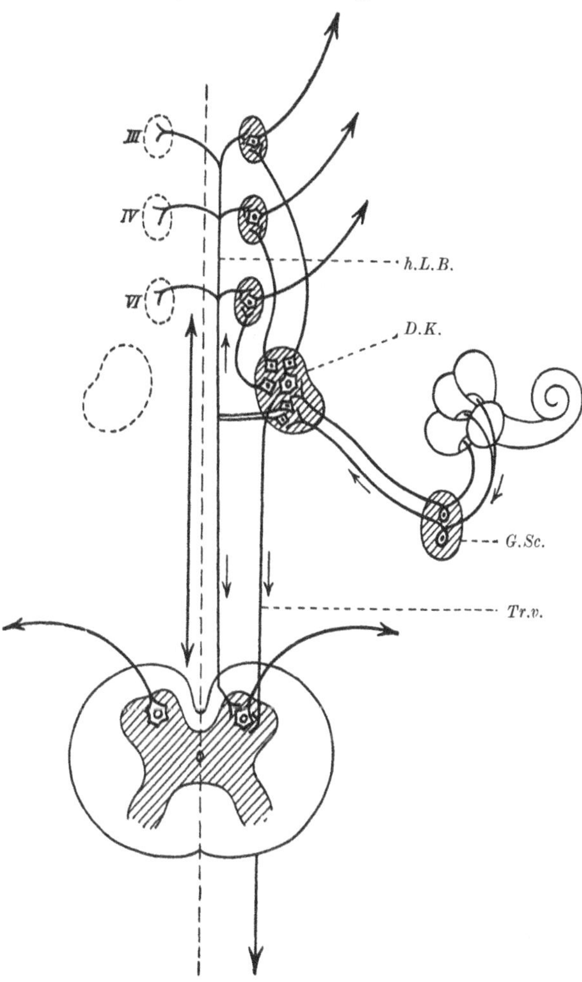

Abb. 343. Übersicht über die funktionelle Verknüpfung der Bogengänge mit Augen- und Skeletmuskeln. Die Fasern erreichen direkt oder mit einer Umschaltung in dem hier weggelassenen Hauptkern des N. vestibularis den Deitersschen Kern (*D.K.*). Von hier aus gehen direkte Verbindungen zu den Augenmuskelkernen *III*, *IV* und *VI*, außerdem können diesen Erregungen über das mediale Längsbündel (*h.L.B.*) zugehen. Letzteres vermittelt die Verbindung zu den motorischen Vorderhornzellen des Hals- und Brustmarkes. Diese und die tieferen Rückenmarkssegmente erhalten außerdem labyrinthäre Impulse über den Tractus vestibulospinalis (*Tr.v.*)

a) Die Cupulaorgane der Bogengänge

Lage und Erregungsbedingungen. Die Bogengänge des Innenohrs liegen in den 3 Ebenen des Raumes (Abb. 344, 345). In ihre Ampullen springen Knochenleisten vor, die Cristae, die das Sinnesepithel tragen. Die Sinneszellen sind mit langen, untereinander verklebten Härchen versehen, die den Endolymphkanal unterteilen. Bei einer **Drehbewegung** bewegt sich zwar der Bogengang mit dem Schädel mit, aber die Endolymphe des horizontalen Bogengangs bleibt infolge ihrer Trägheit zurück und wird erst im weiteren Verlauf der Drehung mitgenommen, so daß dann ihre Beschleunigung der des Schädels entspricht. Es kommt damit im Beginn der Drehung zu einer Endolymphbewegung, entgegengesetzt der Drehrichtung (Breuer, Mach). Dadurch wird die Cupula ausgelenkt (Abb. 346, 347) und entsprechend das Generatorpotential der Sinneszelle und damit die zentripetalen Impulse verändert (s.u.). Das Umgekehrte tritt ein bei plötzlichem Stillstand: Die

Endolymphe bleibt bei Stillstand der Wand nach Drehung noch für einige Sekunden in Bewegung, und es kommt zur Auslenkung der Cupula nach der

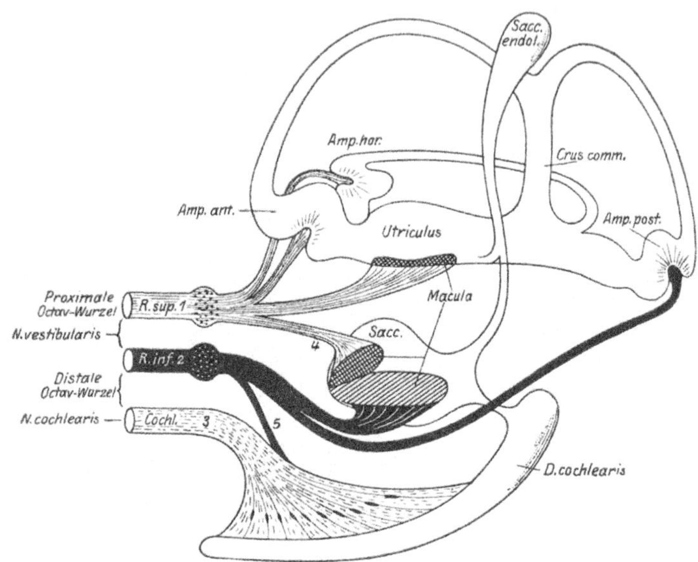

Abb. 344. Schema der Innervation der Sinnesendstellen des Säugetierlabyrinths. (Nach DE BURLET)

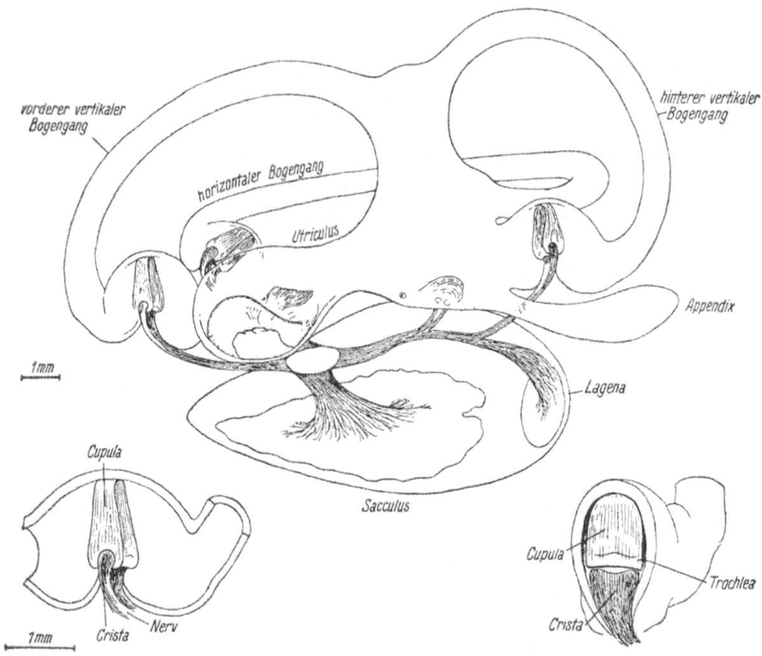

Abb. 345. Rechtes Labyrinth vom Hecht von innen gesehen mit eingezeichneten Sinnesendstellen. Darunter eine isolierte Ampulle, links die Cupula von der Schmalseite, rechts von der Breitseite gesehen. Für die Zeichnung der äußeren Umrisse des Labyrinths ist eine Abbildung von RETZIUS aus seinem Werk, Das Gehörorgan der Wirbeltiere, mitbenutzt worden. (Nach W. STEINHAUSEN)

andern Seite mit entsprechender Änderung ihrer zentripetal ausgesandten Erregungen. Die veränderten Erregungsbedingungen sind erst dann behoben, wenn die Cupula wieder ihre Normallage eingenommen hat. Da ihr Aufrichten wegen ihrer geringen Elastizität relativ lange (etwa 20 sec) dauert, kommt es also zu relativ lange überdauernden Veränderungen des Erregungszuflusses zu den Zentren. *Jede Drehbeschleunigung führt also vorübergehend zu Endolymphbewegung im entsprechenden Bogengang und zu Änderung der Erregungsbedingungen der Cupula.* Bei den verschiedenen Winkelbeschleunigungen des Kopfes werden bei der Anordnung der Bogengänge 1 oder 2 Cupulaorgane in Erregung versetzt. Auch eine Progressivbeschleunigung wird zu Cupulaerregung führen können, da eine Ausweichmöglichkeit der Endolymphe in den Saccus endolymphaticus besteht.

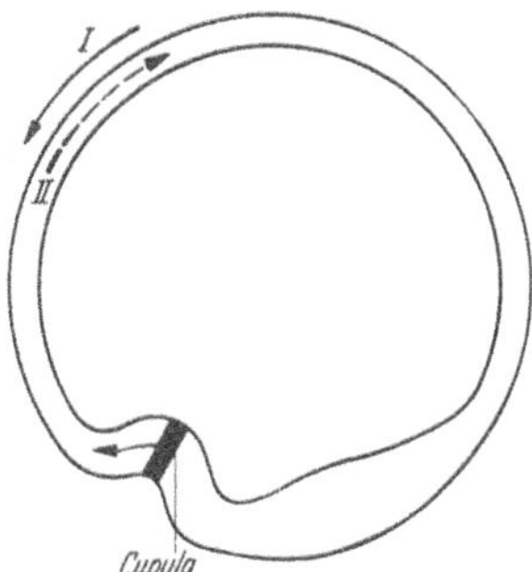

Abb. 346. Schema der Reizung des Sinnesepithels der Bogengänge. *I* Drehrichtung des Schädels; *II* relative Bewegung der Bogengangsflüssigkeit. Diese bleibt durch ihre Trägheit erst zurück und wird allmählich durch die innere Reibung mitgenommen. Der Endolymphstrom muß dabei die Cupula verschieben. Der Pfeil deutet die Ablenkung der Cupula an. (Nach STEINHAUSEN)

Die Ableitung der Aktionspotentiale des N. vestibularis (ADRIAN, LÖWENSTEIN, GERNANDT) ergab, daß in „Ruhestellung“ eine große Zahl der Sinneszellen fortgesetzt Impulse in gleichmäßigem Rhythmus abfeuert. Bei Rotation ändert sich die Frequenz dieser Impulse (Abb. 348). Bei Rotation in Richtung der Ampulle vermindert sie sich (u. U. bis zum völligen Verschwinden), um nach Anhalten vorübergehend vermehrt aufzutreten. Bei umgekehrter Rotation

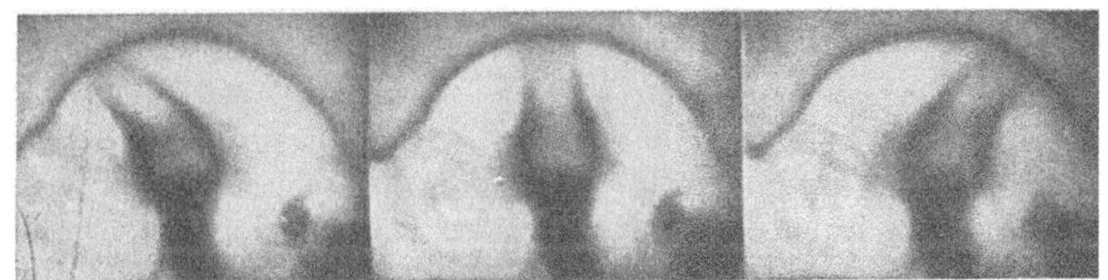

Abb. 347. Mikrokinematographische Aufnahme einer Cupula i n verschiedenen Ablenkungsstellungen. (Nach W. STEINHAUSEN)

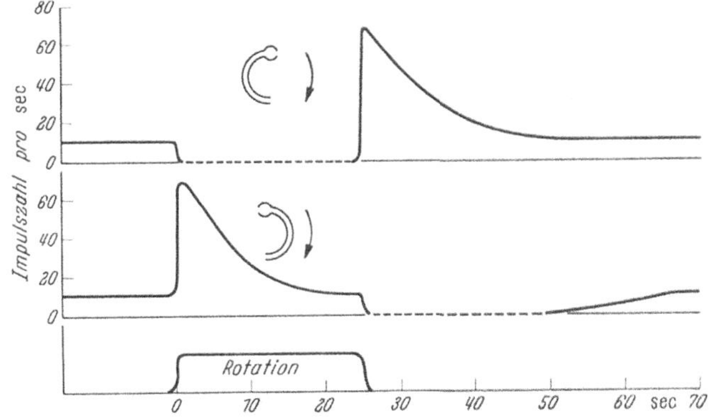

Abb. 348. Änderung in der Frequenz der Aktionspotentiale in Fasern vom horizontalen Bogengang der Katze bei Rotation. (Nach ADRIAN)

in ampullofugaler Richtung wird die Impulsfrequenz anfänglich stark erhöht, nimmt aber dann rasch wieder ab, da nun die Geschwindigkeit der Endolymphströmung etwa der der Rotation entspricht und eine Ablenkung der Cupula nicht mehr eintritt. Bei plötzlichem Anhalten hören die Impulse wieder für einige Zeit auf, entsprechend der Cupulaablenkung nach der anderen Seite.

GERNANDT hat gezeigt, daß man unter den Vestibularisfasern verschiedene Typen unterscheiden muß. Die eben geschilderte Reaktion findet sich bei 83% der Fasern, in den restlichen Fällen tritt bei Drehung nach beiden Richtungen eine Vermehrung (Typ II) oder eine Verminderung (Typ III) der Impulszahl auf. Die Auswirkung der Impulse über die verschiedenen Fasertypen ist jedoch noch nicht genügend bekannt.

Auswirkung der Cupulaerregungen. Entsprechend der dauernden Impulsaussendung von den Cupulaorganen findet sich eine dauernde (tonische) Beeinflussung der Körpermuskulatur, besonders der Augenmuskeln, die bei Kopfdrehung verändert wird. Unter dem Einfluß der veränderten Impulsaussendung von den Cupulaorganen kommt es bei Drehung zu einem langsamen Abweichen der Augenstellung entgegen der Drehrichtung; die Augen bleiben zurück; dann werden sie ruckartig in die Normalstellung gebracht. Diese Augenbewegungen werden als **Nystagmus** bezeichnet (Abb. 349). Nur die 1., langsame Phase ist labyrinthär bedingt, die 2., rasche Phase ist eine im wesentlichen vom optischen Apparat ausgelöste Korrekturbewegung. Trotzdem wird die Richtung des Nystagmus nach der raschen Phase benannt. Bei Drehung des Kopfes können somit die Augen leichter ihren Fixierpunkt beibehalten und dann rasch zu einem neuen überspringen, so daß das Bild nicht unscharf wird oder gar der angeblickte Gegenstand eine Scheinbewegung ausführt. Dies wird dadurch unterstützt, daß gewöhnlich gleichzeitig mit der raschen Phase ein Lidschlag ausgelöst wird, so daß diese „abgedeckt“ ist. Eine ähnliche Augenbewegung kann bei Betrachten der Landschaft aus einem fahrenden Eisenbahnzug auftreten. Dieser „Eisenbahnnystagmus“ ist jedoch rein optisch, durch Festhalten und dann sprunghaften Wechsel des Fixierpunktes bedingt, und ist nicht labyrinthär ausgelöst.

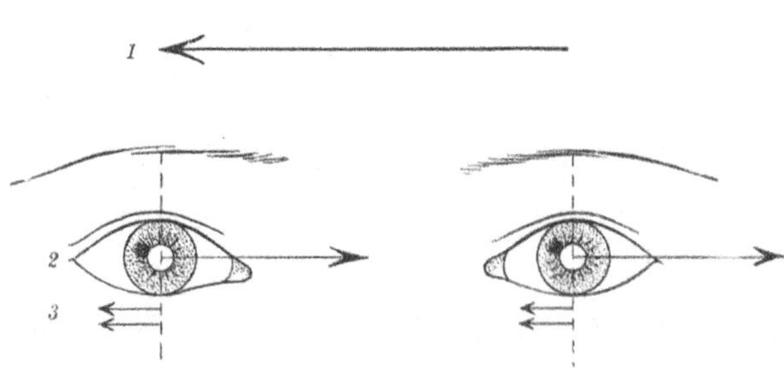

Abb. 349. Schema der als „Nystagmus“ bezeichneten labyrinth-reflektorischen Augenbewegungen. *1* Drehrichtung des Kopfes; *2* gleichzeitige langsame Augenbewegung (Festhaltung der Blicklinie); *3* rasche Rückbewegung der Augen (=Nystagmus), nach welcher *2* aufs neue beginnt

Bei Gehen mit seiner Auf- und Abbewegung des Kopfes sind die Beschleunigungen nicht groß genug, um einen deutlich sichtbaren Nystagmus auszulösen; sie sind jedoch groß genug, um die langsame Phase in demjenigen Ausmaß hervorzurufen, das notwendig ist, um zu verhindern, daß das Auge mit den Weichteilen der Orbita „mitgenommen“ wird. *Dadurch wird erreicht, daß die Sehachsen auf das fixierte Objekt ausgerichtet bleiben.* Bei einseitigem oder doppelseitigem Ausfall des Labyrinths unterbleibt diese Augenbewegung, die Augen machen die Bewegung des Kopfes mit, und es kommt zu Scheinbewegungen der Raumbilder. Es kommt zu Verzerrungen, so wie die im photographischen Bild, wenn die Kamera im Augenblick des Auslösens senkrecht nach oben bzw. unten bewegt wird (JATHO).

Wird die Rotation nicht langsam abgebremst, sondern rasch gestoppt, kommt es, wie oben beschrieben, zu einer Endolymphströmung und dadurch zur Auslösung eines Nystagmus in der entgegengesetzten Richtung. Es entsteht dabei die subjektive Empfindung einer Drehung, die der anfänglichen entgegengesetzt ist, mit Scheinbewegung der Umwelt. Obschon in relativ geringer Zahl Verbindungen der Vestibulariskerne über den Thalamus mit dem Parietallappen des Großhirns festgestellt werden konnten, ist es noch strittig, ob diese subjektiven Empfindungen unmittelbar oder erst mittelbar als Folge der auftretenden Reflexe ausgelöst werden. Gewöhnlich werden uns die Erregungen des Vestibularisapparats erst bewußt, wenn es zu abweichenden Meldungen von denjenigen anderer Sinnesorgane kommt, was schon stark für ihre sekundäre Natur spricht. Unterschiedliche Meldungen verschiedener Sinnesorgane führen häufig zu Schwindel, im Falle des plötzlichen Anhaltens nach Rotation mit seiner Auslösung von Nystagmus zu **Drehschwindel** (Vertigo: von vertere, drehen). Die Auswirkung der Labyrinthreflexe auf die Gesamtmuskulatur ist daran zu erkennen, daß die Versuchsperson nicht mehr in der Lage ist, geradeaus zu gehen *(Vorbeigehen)* oder mit gestrecktem Arm auf einen vorgehaltenen Gegenstand zu zeigen *(Vorbeizeigen)*. Dieser Nystagmus mit seinen Folgen tritt nur bei sehr hohen positiven und negativen Beschleunigungen ein, so daß er nur in Sonderfällen auftreten kann. Seine Kenntnis ist jedoch wichtig, weil sich durch die Prüfung seines Eintritts feststellen läßt, ob der labyrinthäre Apparat normal oder untererregbar ist.

Neben den Tonusänderungen und reflektorischen Bewegungen der Muskulatur treten auch reflektorische Reaktionen von seiten des vegetativen Nervensystems auf, wie Blutdruck- und Herzfrequenzänderungen, Verschiebungen im weißen Blutbild, im Elektrolytgehalt des Blutes usw., die von Mensch zu Mensch stark wechseln. Es ist deshalb die Rotation als Funktionsprüfung des vegetativen Nervensystems ausgebaut worden (Mies). Die starke vegetative Beeinflussung läßt sich auch am Eintreten der *Seekrankheit* (Luftkrankheit, Autokrankheit) bei heftiger Beanspruchung des labyrinthären Apparats erkennen, wobei jedoch eine übermäßige Reizung der unten zu besprechenden Maculaorgane die Hauptrolle spielt. Allerdings sind daran noch bestimmte Gebiete des Kleinhirns als Verbindungsweg zwischen Labyrinth und Brechzentrum beteiligt, wie sich daraus ergibt, daß nach Ausfall von Nodulus und Flocculus eine Seekrankheit nicht mehr eintritt (s. S. 576).

Eine *Prüfung der Erregbarkeit* der Cupulaorgane und Intaktheit der zugehörigen Reflexbahn kann nicht nur durch Auslösung des Nystagmus durch Rotation geschehen, sondern auch durch Ausspritzen des Gehörgangs mit kaltem oder warmem Wasser. Die so ausgelöste Erwärmung oder Abkühlung des Promontoriums genügt, um eine Endolymphströmung in den Bogengängen und damit reflektorisch Nystagmus auszulösen *(calorischer Nystagmus)*. Ein solcher Nystagmus kann u. U. auch durch Eindringen von kaltem Wasser in den Gehörgang beim Schwimmen, besonders bei defektem Trommelfell, auftreten und durch Schwindel, Orientierungsverlust den Schwimmer gefährden.

Auch durch inadäquate Reizung, bei Querdurchströmung des Kopfes mit Gleichstrom kann Nystagmus ausgelöst werden *(galvanischer Nystagmus)*.

Das Vestibulariskerngebiet erweist sich als besonders empfindlich gegenüber der Giftwirkung des Alkohols. Es läßt sich deshalb unter steigender Alkoholwirkung auch ein zunehmender Nystagmus nachweisen mit seinen Folgen für die Aufrechterhaltung des Gleichgewichts und für die Gesamtmotorik.

b) Die Maculaorgane in Utriculus und Sacculus

Bei den Maculaorganen handelt es sich um Anhäufungen von Sinneszellen in Utriculus und Sacculus, die kurze Sinneshaare tragen, welche durch eine gallertige Masse beschwert und gleichzeitig verklebt sind (Abb. 344). Auch hier ergab die Untersuchung der Aktionspotentiale vom N. vestibularis, daß in Normalstellung dauernd gleichmäßig Erregungen zentralwärts gefeuert werden. Weiter zeigte sich, daß sich die Impulsfrequenz mit der Lage des Kopfes ändert, bei Schräghaltung auf der einen Seite zu-, auf der anderen abnimmt, wobei sich Unterschiede in den benutzten Fasern ergaben, je nachdem, ob die Veränderung der Kopflage seitlich oder nach vorn-hinten vorgenommen wurde. Es ist möglich, daß das eine Mal die Impulse mehr aus dem Maculaorgan des Utriculus, das andere Mal mehr aus dem des Sacculus stammen.

Es handelt sich also um Sinnesorgane, die die **Lage des Kopfes** im Raume zu signalisieren vermögen und die, wie aus dem in der Einleitung zu diesem Kapitel genannten Versuch hervorgeht, den Kopf durch Auslösung entsprechender Reflexe im Schwerefeld der Erde justieren. Diese Reflexe spielen allerdings beim Tier eine wesentlich größere Rolle als beim Menschen, wo sie durch höhere Vorgänge überbaut sind. Bei einem Teil der Säuglinge können sie noch in gleicher Weise wie beim Tier ausgelöst werden. Auch späterhin spielt jedoch eine reflektorische Änderung der Augenstellung bei Änderung der Kopflage im Verhältnis zur Umwelt eine wichtige Rolle, wie etwa das „Festhalten" des Fixierpunktes beim Treppensteigen. Weiter können diese Sinnesorgane die Beurteilung des Steigens und Fallens bei Progressivbeschleunigung vermitteln, wenn auch wohl erst sekundär über die dadurch ausgelösten Änderungen des Muskeltonus.

Bei bestimmten Krebsen, die bei der Häutung den Statolithen verlieren und ihn durch Zuführung eines Sandkorns wieder ersetzen, konnten die Tonusänderungen am ersten klar studiert werden, indem ihnen im Aquarium statt Sandkörner feine Eisenpfeilspäne angeboten wurden, die durch einen Magneten abgelenkt werden konnten. Jede Näherung des Magneten führt zu einer Änderung der Tonusverteilung, die so lange beibehalten wird, als die „Falschmeldung" über die Kopfstellung durch Verschiebung dieses „Statolithen" aufrechterhalten bleibt. Die *tonische Natur* dieser Reflexe ist damit klargestellt. Entsprechend kommt es bei Tieren durch einseitige Entfernung des Labyrinths zu dauernder Schräghaltung des Kopfes und schließlich sogar zu Verkrümmungen der Wirbelsäule.

Bei der „decerebrierten" Katze (S. 554), bei der durch Wegfall von Hemmungsgebieten ein übermäßig bahnender Einfluß besonders auf die Strecker vorliegt, konnte weiter festgestellt werden, daß diese tonischen Einflüsse bei Normallage am geringsten, bei Rückenlage dagegen maximal sind, kenntlich an einem Maximum des Streckertonus (Magnus). Ebenso führt eine Linearbeschleunigung nach der Erde bei normaler Kopfhaltung zu maximalem Strecktonus, da dann in gleicher Weise wie bei Rückenlage die Sinnesorgane auf Zug beansprucht werden. Es genügt, ein Tier, das in normaler Haltung auf der flachen Hand sitzt, plötzlich nach unten zu bewegen, um ein Strecken der Beine mit Zehenspreizung zu erzielen. Die Erscheinung des „Zehenspreizens" kann man an sich selbst bei einem stark beschleunigten Fahrstuhl (z. B. Einfahren eines Förderkorbs) beobachten.

Insgesamt handelt es sich also bei den Cupula- und Maculaorganen um Sinnesorgane, die beim Tier für die Aufrechterhaltung des Muskeltonus, der Augen- und Kopfstellung und des Gleichgewichts von entscheidender Bedeutung sind, ganz besonders dann, wenn es sich um Tiere mit Fortbewegung in den 3 Dimensionen des Raumes handelt, wie Fische und Vögel. Beim Menschen sind für die Aufrechterhaltung des Gleichgewichts Auge und Hautsensibilität von weit wesentlicherer Bedeutung. Hier sind die Reflexe von diesen Sinnesorganen vor allem wichtig, um ein Fixieren der Raumdinge auch bei Gehen oder bei Erschütterungen zu ermöglichen.

c) Tonische Halsreflexe

Eine tonische Beeinflussung der gesamten Rumpfmuskulatur tritt in ganz ähnlicher Weise wie über das Labyrinth durch die sensiblen Empfänger der Halsmuskeln ein. *Passive Kopfdrehung führt bei Tieren auch dann noch, wenn deren Vestibularapparat künstlich entfernt wurde, zur Einstellung eines charakteristischen Tonus in Rumpf- und Extremitätenmuskulatur* in dem Sinn, daß eine Streckung auf der Kinnseite, eine Beugung auf der Hinterhauptseite zustande kommt, wie es die schematische Abb. 350 zeigt.

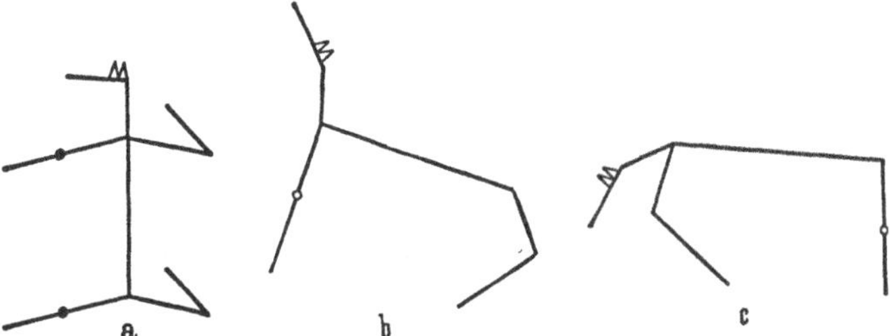

Abb. 350a—c. Schema der Tonusänderung in den Extremitäten von Tieren bei passiver Kopfdrehung bzw. Beugung. Gestreckte Extremitäten bedeuten Zunahme des Streckertonus

Der Tonus wird festgehalten, solange die auslösende Kopfstellung besteht. Aber auch Beugung und Streckung des Kopfes bleiben nicht ohne Einfluß (b und c). Diese tonischen Halsreflexe sind gebunden an die Intaktheit des 1. und 2. Cervicalsegmentes, also *unabhängig vom Gebiet der Medulla oblongata*. Löst man bei einem Tier die tonischen Halsreflexe durch Kopfdrehung aus, so ergreift die beschriebene Tonusänderung die Rumpf- und Extremitätenmuskulatur nacheinander, vom Hals anfangend bis zu den hinteren Extremitäten. Dreht man z.B. einem in normaler Haltung sitzenden Tier gewaltsam den Kopf zur Seite, so werden nacheinander Schultergürtel, Arm-, Rumpf- und Beinmuskulatur so bewegt, daß das Tier sich auf die Seite „wälzt". Man nimmt an, daß vom Labyrinth her (s. oben) bei Abweichungen der Gesamtkörperlage von der „Normallage" zunächst der *Kopf* reflektorisch in die Normalstellung im Raume gebracht wird. Hierdurch werden notwendigerweise die Halsmuskeln angespannt und sorgen nun ihrerseits in der eben beschriebenen Weise dafür, daß der Gesamtkörper in die „Normalstellung" im Raume zurückkehrt. So stellen also die Halsreflexe mit den Labyrinthreflexen letzten Endes ein größeres funktionelles Ganzes dar.

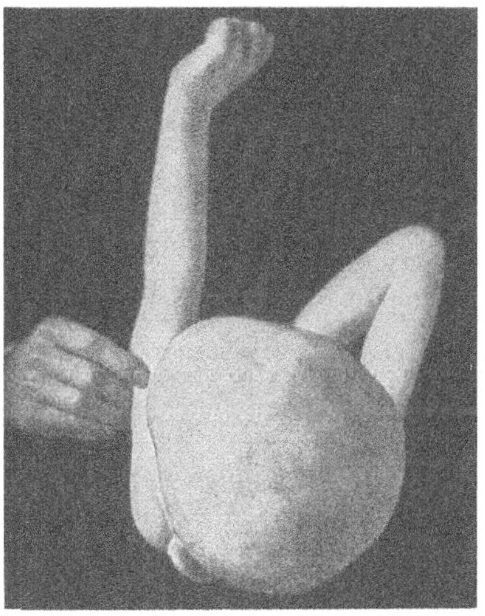

Abb. 351. An einem Kinde mit schwerer Funktionsunfähigkeit des Großhirns (Wasserkopf) ergibt passive Drehung des Kopfes deutliche Steigerung des Streckertonus auf der Kinnseite. (Nach Magnus)

Als nervöse Empfangsorgane für die tonischen Halsreflexe können nur die sensiblen Nervenendigungen der Halsmuskeln, also in erster Linie die Muskelspindeln, gelten.

Wie immer steht die Frage im Vordergrund, ob die tonischen Halsreflexe *am Menschen* in Erscheinung treten. Beim gesunden Menschen werden sie kaum jemals beobachtet werden. Jedenfalls sind sie in der einfachen Form wie beim Tiere niemals auslösbar. Sie mögen wohl durch höhere Zentren in ihrer Funktion gehemmt sein. Mitunter aber gelingt es, bei Defekten des Großhirns oder Hirnstammes Erscheinungen zu beobachten, welche den beschriebenen Halsreflexen der Tiere sehr ähnlich sind (Abb. 351).

5. Das Gebiet der Augenmuskelkerne

wurde vorhergehend als Teil eines größeren Reflexsystemes betrachtet (s. Abb. 343). Ganz unabhängig von den beschriebenen Beziehungen zum

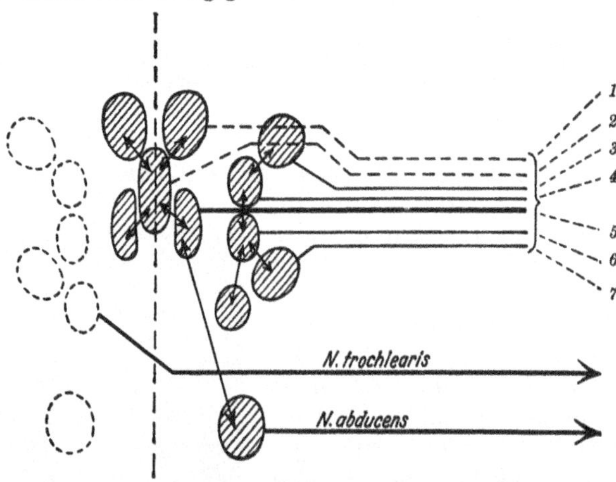

Abb. 352. Die funktionelle Gliederung des N. oculomotorius und seines Kerngebietes. Die funktionellen Verknüpfungen sind durch Pfeile angedeutet. *1* Pupillenverengerung; *2* Akkommodation; *3* Lidheber; *4* M. rect. sup.; *5* M. rect. internus (Konvergenz! Verknüpfung mit *2*!); *6* M. obliquus inf.; *7* M. rect. inf. (Nach Brouwer)

Labyrinth stellt es in sich selbst wiederum eine funktionelle Einheit dar. Für das „zweiäugige Sehen" des Menschen (s. S. 729) ist eine mit äußerster Präzision durchgeführte Zusammenarbeit aller äußeren Augenmuskeln notwendig. Während der 6. Hirnnerv nur die Recti externi, der 4. die oberen Obliqui steuert, werden alle übrigen vom Oculomotorius versorgt. Eine Verbindung aller dieser Kerne untereinander vermittelt das hintere Längsbündel und andere Fasergruppen (Abb. 343).

Der Vorgang des „Blickens" besteht nun aber keineswegs in einer nur jeweils entsprechenden Einstellung der „Blicklinie" im Raum, und zwar so ,daß die Sehlinien beider Augen sich am fixierten Raumpunkte schneiden („Konvergenz" der Augen durch die Recti interni), sondern gleichzeitig muß auch die Nah-Fern-Einstellung des optischen Apparates im Auge der Entfernung des „Fixierpunktes" entsprechen („Akkommodation", s. S. 694).

Mit dieser Nah-Fern-Einstellung geht parallel eine „Abblendung" der Pupille durch die Betätigung des Sphincter und Dilatator pupillae. Alle diese Einzelheiten werden über Fasern des N. oculomotorius bewirkt. Nerv und Kerngebiete des Oculomotorius stellen also eine Vereinigung ganz verschiedener Einzelapparate dar, die aber stets koordiniert zusammenarbeiten müssen.

Der Oculomotoriuskern (Abb. 352) besteht aus den doppelseitig lateral angeordneten äußeren Augenmuskelkernen, zwischen denen medial die Binnenmuskelkerne (für Sphincter pupillae und Akkommodationsmuskel) und der Konvergenzkern gelagert sind. So kommt es, daß bei Schädigungen im Gebiete des Oculomotoriuskernes nicht immer der ganze Vorgang des „Blickens" unmöglich zu werden braucht, sondern einzelne Komponenten, etwa die Akkommodation oder aber die Konvergenz (Schielen, Strabismus, S. 699), gestört sein können.

Nicht zu übersehen ist ferner eine gewisse funktionelle Koppelung zwischen Levator palpebrae und Rectus superior. Bei Senkung und Hebung

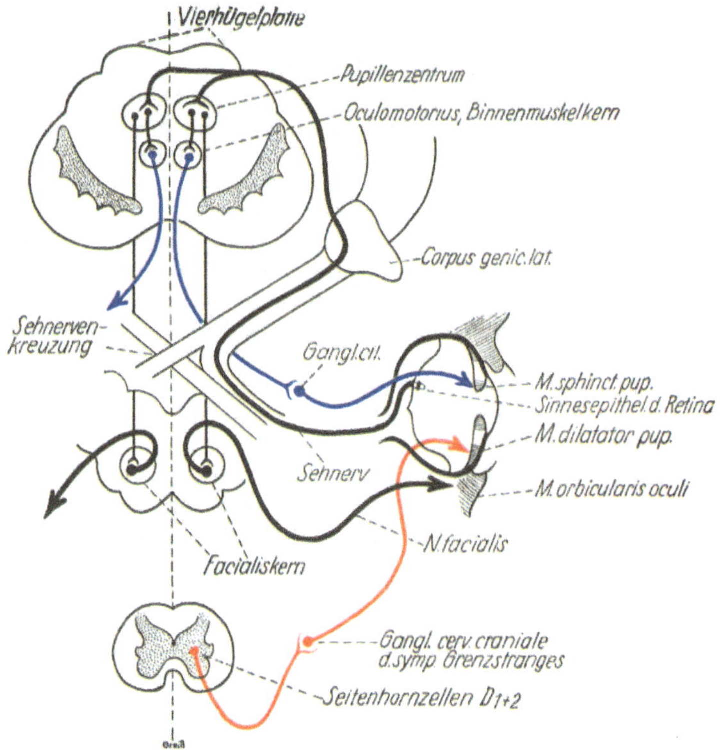

Abb. 353. Die wichtigsten Verbindungen des Pupillen-Lichtreflexes und des Blendungsreflexes. Die Reflexe sind beidseitig konsensuell. Das rechte Auge ist fortgelassen

der Augäpfel pflegt das Oberlid beim gesunden Menschen jeweils so mitzugehen, daß die weiße Sklera oberhalb der Iris nicht sichtbar wird. Auch eine Koppelung der Recti superiores mit dem Kerngebiet des N. facialis ist vorhanden und findet ihren Ausdruck in der Aufwärtsbewegung der Bulbi beim Augenschluß.

Im Gebiet des N. oculomotorius liegt auch das Reflexzentrum für den *Pupillenreflex*. Sobald in eine der beiden Pupillen Licht einfällt, kommt es zu beiderseitiger Verengerung der Pupillen. Dieser Abblendungsvorgang ist rein reflektorischer Natur und hängt in seiner Intensität von der Stärke des einfallenden Lichtes ab. Den Verlauf der Reflexbahn zeigt das Schema der Abb. 353. Ursprungsort des Reflexes sind die Photoreceptoren der Netzhaut. Über den Tractus opticus und die seitlichen Kniehöcker gelangen Impulse in das Mittelhirn, und zwar in die Gegend des Oculomotoriuskernes, um von hier nach Umschaltung auf ein weiteres Neuron zu den Binnenmuskelkernen des N. oculomotorius weiterzulaufen. Die partielle Kreuzung des Sehnerven im Chiasma opticum sorgt für die Beteiligung beider Seiten. Der Pupillarreflex bei Lichteinfall ist konsensuell (vgl. S. 700). Als efferente Bahn dienen jene Fasern des N. oculomotorius, welche im Ganglion ciliare eine Unterbrechung erleiden und von dort als „kurze Ciliarnerven" nach dem Sphincter pupillae verlaufen. Wie gelegentlich der Besprechung des vegetativen Systems erwähnt wurde, unterstehen diese Fasern nicht der Willkürbetätigung, werden vielmehr den parasympathischen Nerven zugezählt. Die Erregungsübertragung wird infolgedessen wie bei diesen durch Atropin ausgeschaltet. Die Pupille des atropinisierten Auges ist „lichtstarr" und dauernd erweitert (Mydriasis) durch Wegfall des tonischen Einflusses auf den Sphincter pupillae. Eine zusätzliche Erweiterung ist dann noch möglich durch Impulse über den Halssympathicus zum Dilatator pupillae. Der Tonus des Oculomotoriuskerngebiets weist dauernd geringe Schwankungen auf, so daß sich ein fortgesetztes *Pupillenspiel* beobachten läßt.

Bei Erblindungen vermag die Prüfung des Pupillen-Lichtreflexes Auskunft über den Sitz der Störung zu geben (vgl. Abb. 382). Nur dann, wenn die Netzhaut, der N. opticus oder der Tractus opticus beschädigt sind, wird der Reflex fehlen, während er bei Erblindung durch weiter zentral gelegene Zerstörungen (zentrale Sehstrahlung, Sehrinde usw.) vorhanden ist. Eine Unterbrechung des Reflexbogens mit folgender *Pupillenstarre* bei wechselndem Lichteinfall findet sich auch bei Ausfall des kurzen Zwischenneurons in der Gegend der Oculomotoriuskerne.

Ein weiterer Schutzreflex im Gebiete der Augen ist der *Blendreflex*. Bei Einfall sehr starken Lichtes wird nicht nur die Pupille verengert, sondern das ganze Auge geschlossen, was auf eine Mitwirkung des N. facialis bzw. des M. orbicularis oculi hinweist. Das Entstehungsgebiet des Reflexes sind wiederum die Photoreceptoren der Netzhaut. Die Erregung gelangt zunächst zu den vorderen Vierhügeln, von dort durch die Vierhügel-Vorderstrangbahn nach dem Facialiskerngebiet und über den N. facialis zum Orbicularis oculi.

6. Die Vierhügelplatte

Die Lamina quadrigemina enthält in den Colliculi caudales noch ein Kerngebiet, das im wesentlichen eine Umschaltstelle eines Teils der Hörbahn darstellt, während die Colliculi rostrales schon einen ähnlichen Schichtenaufbau aufweisen wie etwa das Klein- oder Großhirn. Unter den afferenten Fasern überwiegen hier diejenigen aus der Sehbahn. Beim Menschen tritt ihre Bedeutung weit gegenüber den Großhirnarealen zurück. Sie scheinen beim Tier vor allem wichtig zu sein bei reflektorischen Änderungen der Augen-, Kopf- und Körperstellung bei Licht- bzw. Schallreizen.

Es ist denkbar, daß dieses Gebiet aber zu besonderen Ersatzleistungen bei Ausfall der Rindenfunktion befähigt ist. Bei der großhirnlosen Taube kann festgestellt werden, daß sie ihren Futternapf noch erkennt und einzelne Körner zu picken vermag. Vielleicht kann hier schon diese uns noch so rätselhafte Transformation von Erregungen in Wahrnehmungen stattfinden, wobei schon aus quantitativen Gründen die Trennschärfe eine relativ geringe sein müßte (vgl. Kapitel Großhirn).

7. Die Formatio reticularis, motorische Funktionen, Schlaf-Wach-Rhythmus

Die Formatio reticularis stellt eine Fortsetzung des S. 498 geschilderten Eigenapparats des Rückenmarks dar, also des Neuronenfilzes von kurzen Zwischenneuronen, und zieht sich durch das gesamte Stammhirn bis zum

Zwischenhirn, wobei sie im Gebiet des Tegmentums ihre mächtigste Ausbildung erfährt. Es handelt sich jedoch nicht um ein in sich geschlossenes Gebiet, das nur geschlossen aktivierbar wäre, sondern es lassen sich Kerngebiete mit spezifischen Funktionen abgrenzen, von denen auch längere Axone ihren Ausgang nehmen, wie etwa der oben besprochene Inspirationskern. Durch die zahlreichen Zwischenverbindungen ist jedoch hier eine besonders große Möglichkeit der Ausbreitung von Erregungen gegeben. Der Begriff der Formatio reticularis ist leider sowohl anatomisch wie physiologisch recht verwaschen und schwer abgrenzbar. Er wird mit fortschreitender Erkenntnis durch einen besseren ersetzt werden müssen. Auf der einen Seite

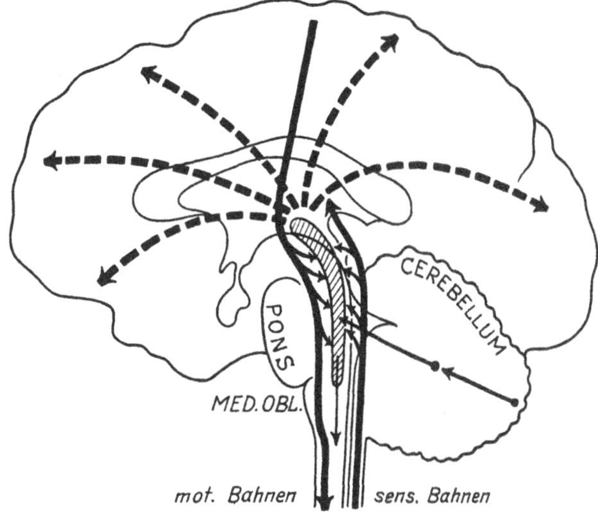

Abb. 354. Schematische Darstellung des reticulo-thalamo-corticalen Systems. Die Formatio reticularis des Hirnstamms (schraffiert) erhält Impulse über alle sensiblen Bahnen (ebenso von den akustischen und optischen Bahnen), ferner fördernde und hemmende Impulse von den Pyramiden- und extrapyramidalen Bahnen und vom Kleinhirn. Sie wirkt sich diffus auf fast die ganze Großhirnrinde aus (unterbrochene Pfeile) und auf die Vorderhornzellen des Rückenmarks (dünner Pfeil nach unten). (Nach MAGOUN, leicht modifiziert)

entwickelt sich dieser Eigenapparat mehr und mehr zu einem *Koordinationsapparat*, der mitwirkt bei der Tonusverteilung der Muskulatur und der Koordination der Bewegungen, vor allem der Zusammenfassung mehrerer Muskeln zu einer gemeinsamen Leistung; als Beispiel sei wieder das Atemzentrum genannt; die efferenten Bahnen zur Peripherie gehören dem extrapyramidalen System an. Auf der anderen Seite übt dieses Gebiet einen tiefgreifenden Einfluß auf die *Tätigkeit des Großhirns* aus, und zwar vorwiegend über Verbindungen, die über die reticulären Kerne des Thalamus (S. 571, 610) fast alle Gebiete des Großhirns erreichen.

Die Formatio reticularis steht zunächst durch Kollateralen mit der gesamten Peripherie in Verbindung (schematische Darstellung in Abb. 354). Sämtliche sensorischen Bahnen geben auf ihrem Wege zu den Kernen des Thalamus Kollateralen zur Formatio reticularis ab. Aber nicht nur dies: Hierzu gesellen sich Kollateralen der Pyramidenbahn (Abb. 354), aus extrapyramidalen Kerngebieten und Neurone aus dem Thalamus. Schließlich treten noch Faserverbindungen vom Kleinhirn dazu. Die Formatio reticularis stellt also zunächst in sich ein ganzes Netz für mögliche Erregungskreise dar, zudem besteht die Möglichkeit der Etablierung von Erregungskreisen mit dem Thalamus, dem Großhirn und dem Kleinhirn. Man kann geradezu von einem reticulo-thalamo-corticalen System sprechen, in das, wie wir später (S. 569) sehen werden, auch der Hypothalamus eingeschlossen wird. Dieses System ist nicht nur für Tonusverteilung und Koordination der Muskulatur von Bedeutung, sondern auch durch die rückläufige Verbindung mit dem Großhirn für die Bewußtseinshelligkeit und für die Möglichkeit, die Aufmerksamkeit zu verändern.

a) Motorische Funktionen

Es wurde oben, S. 514, kurz darauf hingewiesen, daß bei Rückenmarksdurchtrennung nach Ablauf des Schockstadiums und Reorganisation der Funktion ein Überwiegen der Beuger eintritt. Wir haben daraus geschlossen, daß die Motoneurone der Strecker von höheren Gebieten dauernd gebahnt werden müssen. Wird beim Versuchstier eine Querschnittsläsion in der Gegend der Vierhügelplatte gesetzt, so ergibt sich eine entscheidende Veränderung im Tonus der Skeletmuskulatur, in diesem Fall jedoch mit einem starken Überwiegen der *Strecker*. Die Eigenreflexe sind stark gesteigert, der Strecktonus so stark erhöht, daß man das Tier, dessen Willkürmotorik ausgefallen ist, aufrecht hinstellen kann, wobei es eine Karikatur des normalen Stehens bietet (**Decerebrierungsstarre**).

Elektrophysiologische Untersuchungen haben gezeigt, daß es sich vor allem um eine verstärkte Impulsaussendung zu den γ-Motoneuronen des Rückenmarks handelt, die die Muskelspindeln zur Kontraktion bringen, erst in zweiter Linie um direkte Aktivierung von α-Motoneuronen. Schon bei der normalen Dehnung des Muskels bei normaler Gelenkstellung werden deshalb fortgesetzt Impulse zu den α-Motoneuronen von den Muskelspindeln gesandt (Abb. 324, S. 512), so daß der Streckertonus erhöht wird und bei geringster zusätzlicher Dehnung eine synchronisierte Reflexzuckung eintritt. Versucht man, ein Bein zu beugen, so fühlt man durch die so einschießenden Reflexe einen federnden Widerstand, der plötzlich überwunden werden kann (Taschenmesserphänomen). Eine solche Lähmung, bei der die Willkürbewegung aufgehoben, der Muskel jedoch nicht schlaff, sondern tonisch kontrahiert ist, nennt man eine *spastische Lähmung*.

Unterhalb der Schnittstelle befindet sich offenbar ein **Bahnungsgebiet** für die Muskulatur, besonders der Strecker, das durch die Durchschneidung von höheren hemmenden Einflüssen befreit, also enthemmt worden ist. Als efferente Bahn kommt vor allem der Tr. reticulospinalis ventralis in Frage. Zusammen mit andern Bahnen des extrapyramidal-motorischen Systems, vor allem dem Tr. vestibulospinalis, z.T. auch über eine Kette kurzer Neurone, wird über sie der Streckertonus erhöht und damit die Aufrechterhaltung des Körpers entgegen der Schwerkraft ermöglicht.

Weitere Reiz- und Ausschaltungsversuche haben gezeigt, daß das Bahnungsgebiet caudal bis zur Med. obl. und rostral bis zum Subthalamus reicht. Dabei konnten jedoch bei lokalisierter Ausschaltung durchaus unterschiedliche Effekte erzielt werden. So fand sich rostral vom Nucleus niger ein Gebiet, bei dessen beidseitiger Zerstörung eine besondere Form des erhöhten Muskeltonus eintritt, indem nicht die Streckreflexe für sich gebahnt werden, sondern gleichzeitig der Tonus der Beuger und Strecker erhöht ist. Es verleiht dies der Muskulatur eine wächserne Starre (*Rigor*). Bei Beugung wird nicht wie beim Spasmus ein federnder, sondern ein gleichmäßig vorhandener Widerstand verspürt. Gleichzeitig findet sich bei diesen Versuchstieren ein eigentümliches Muskelzittern auch in Ruhestellung (*Ruhetremor*, Weiteres s. S. 574).

Bei der Entstehung eines Rigors scheint es sich wenigstens z.T. darum zu handeln, daß Bahnung und Hemmung der γ-Motoneurone nicht mehr koordiniert verläuft, so daß Agonist und Antagonist gleichzeitig ein Übermaß von kontraktilem Tonus aufweisen. Eine solche Störung tritt offenbar dann auf, wenn subcorticale extrapyramidale Ausfälle eintreten. Bei Störung des corticalen Anteils des extrapyramidalen Systems bzw. Unterbrechung der cortico-subcorticalen Bahnen kommt es im Gegensatz dazu eher zu Spastik (s. S. 596).

Das Bahnungsgebiet wird vor allem angetrieben über die Kollateralen der sensiblen Bahnen (Abb. 354) und z.T. auch vom Kleinhirn (Abb. 355). Auf der anderen Seite wird es von höheren Gebieten (Rinde, Striatum) gehemmt. Reizversuche haben weiter ergeben, daß sich diese Hemmung von einem **Hemmungsgebiet** in der Medulla oblongata erzielen läßt (MAGOUN). Dieses wirkt sich einerseits auf das Bahnungsgebiet aus, andererseits, im wesentlichen über den Tractus reticulospinalis lateralis, auch auf hemmende Zwischenneurone im Gebiet des Rückenmarks. So vermag es, für die S. 452

genannten Renshaw-Zellen einen ausreichenden Erregungshintergrund zu schaffen, so daß diese ihre Hemmungsfunktionen erfüllen können.

Man darf sich allerdings das Hemmungsgebiet nicht als ein geschlossenes Gebiet ausschließlich hemmender Neurone vorstellen. Viel eher läßt es sich mit dem Ausatmungszentrum im gleichen Gebiet vergleichen, das ja ebenfalls einerseits das Inspirationszentrum hemmt, andererseits jedoch gleichzeitig die Ausatmungsmuskulatur aktiviert. Umgekehrt ist auch das Bahnungsgebiet mit hemmenden Neuronen durchsetzt. Auch bei Ausschaltung der höheren Gebiete bleibt eine Grundaktivität der Hemmungsgebiete bestehen. Sie genügt jedoch nicht, um bei Decerebrierung die Streckstarre zu hemmen; das ist erst der Fall bei zusätzlicher elektrischer Reizung dieses Gebiets.

Beim intakten Tier kann das Hemmungsgebiet laufend aktiviert werden von höheren Gebieten (Rinde, Striatum, Kleinhirn, Abb. 355, vgl. auch S. 573). Bei Reizversuchen innerhalb des Bahnungs- und Hemmungsgebiets mit eingeheilten Elektroden am unnarkotisierten und unverletzten Tier konnten weder reine Bahnungen noch reine Hemmungen von Rückenmarksfunktionen bewirkt werden, sondern Änderungen der Körperhaltung. Insgesamt handelt es sich um ein System, das, zusammen mit anderen Gebieten, für die *Tonusverteilung in der Muskulatur (Haltefunktion)* von großer Bedeutung ist. Zusammen mit den Rückenmarksreflexen sorgt es dafür, daß der ungefähre Bewegungsimpuls, der über die Pyramidenbahn abläuft, je nach den im Augenblick gegebenen Umständen so modifiziert wird, daß eine koordinierte Bewegung erfolgt, und weiter, daß die bei jeder Bewegung notwendige Neuverteilung des Tonus in den Haltemuskeln regelrecht erfolgt. Über die für dieses Zusammenspiel notwendigen höheren Gebiete s. S. 594.

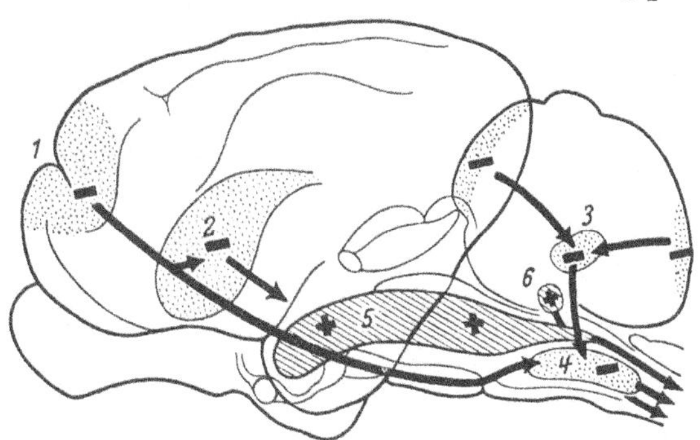

Abb. 355. Schematische Darstellung des Katzengehirns mit den bahnenden und hemmenden extrapyramidalen Systemen. Hemmungsfelder schwach punktiert: *1* Großhirnrinde; *2* Striatum; *3* Kleinhirn; *4* Formatio reticularis der Medulla oblongata. Bahnungsfelder stark schraffiert: *5* Formatio reticularis; *6* Vestibulariskerngebiet (bei Tieren übt dieses Gebiet mit dem Tractus vestibulo-spinalis viel mehr als beim Menschen einen mächtigen bahnenden Einfluß auf die Vorderhornzellen aus). Die höheren bahnenden Systeme sind weggelassen (Pyramidenbahn), ebenso die Rückwirkung auf die Rinde. [Aus LINDSLEY, SCHREINER u. MAGOUN: J. of Neurophysiol. *12*, 197 (1949)]

Während ein decerebriertes Tier (Querschnitt in der Gegend der Vierhügelplatte), wenn es in Rückenlage verbracht wird, reglos und mit starker Streckstarre in dieser Stellung verharrt, vermindert sich sofort die Starre und das Tier bewegt sich langsam in normale Liegestellung, ja kann sich sogar aufsetzen, wenn die Erregbarkeit der verbleibenden Gebiete, z. B. durch Injektion von Amphetamin oder anderer Stoffe, erhöht wird. Dies zeigt, daß die Potenzen dieses wichtigen Gebiets wesentlich erhöht werden, wenn durch Steigerung der Hemmungen ein besseres Gleichgewicht gegenüber der Bahnung erreicht werden kann. Für Körperhaltung und Körperstellung muß unter den verschiedensten Bedingungen jeweils ein exakt funktionierendes Gleichgewicht zwischen Hemmung und Bahnung gefunden werden. Durch die Ausbildung der höheren Gebiete werden die Möglichkeiten der tieferen Gebiete jeweils stark erweitert.

b) Die „Weckwirkung“

MAGOUN u. Mitarb. entdeckten, daß die Formatio reticularis neben ihren motorischen Funktionen in ihrer Abhängigkeit von peripheren und corticalen

Einflüssen gleichzeitig eine „Weckwirkung“ auf die Großhirnrinde ausübt, wieder in Abhängigkeit sowohl von peripheren wie von corticalen Einflüssen und dadurch von wesentlicher Bedeutung ist für die jeweilige **Bewußtseinshelligkeit.**

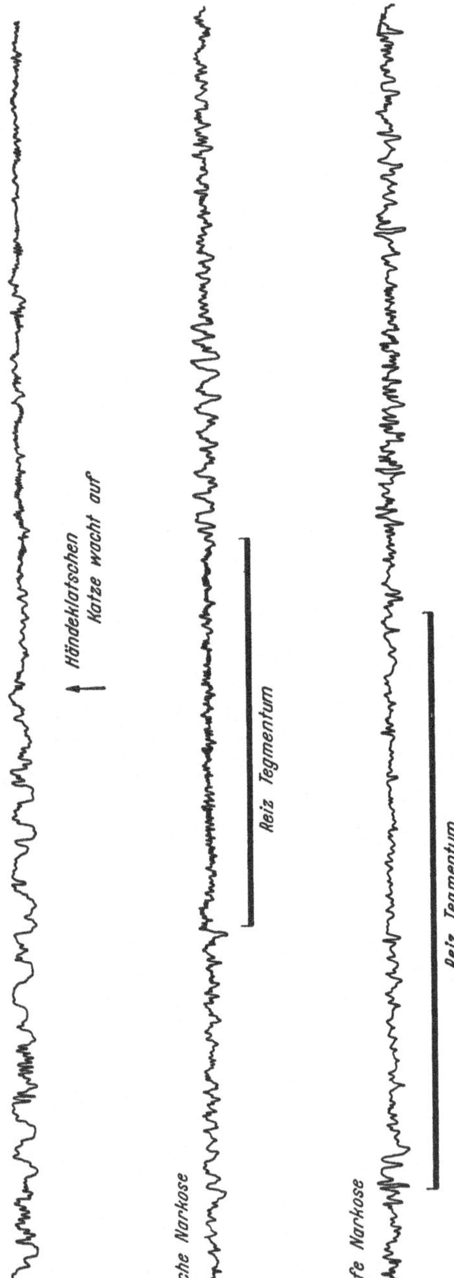

Wie wir später sehen werden, ist beim stark corticalisierten Menschen für das Erkennen, z.B. von Gesehenem oder Gehörtem, unter anderem die Intaktheit bestimmter Großhirnareale Voraussetzung. Es handelt sich um die sog. sensiblen Projektionsfelder der Großhirnrinde. Das Einlaufen von Erregungen in einem solchen Areal (und nicht nur in diesem, vgl. ausführliche Darstellung S. 589) kann z.B. durch Ableitung der Potentiale von der Großhirnrinde nachgewiesen werden (Abb. 357). Das ist jedoch auch in Narkose möglich, wo die ausgelöste Antwort sogar noch deutlicher werden kann, wobei sie allerdings auf dieses Areal beschränkt bleibt. Wenn eine bewußte Wahrnehmung eintreten soll, so müssen weitere Voraussetzungen erfüllt sein.

Bremer sowie Magoun u. Mitarb. konnten nun zeigen, daß nach Ausschaltung des Tegmentum im Mittelhirn, d. h. nach Ausschaltung der Formatio reticularis dieses Gebiets bei Intaktbelassung der durchziehenden sensiblen Bahnen, das Tier *ohnmächtig* zusammenbricht. Das EEG (s. S. 584) zeigt ein ähnliches Bild wie im Schlaf oder in bestimmten Narkosen, d. h. es besteht aus langsamen großen Wellen, gelegentlich unterbrochen von einer Serie schnellerer Wellen, sog. Spindeln, während der Wachzustand (mit Aufmerksamkeitszuwendung)

Abb. 356. Weckwirkung einer Reizung der Formatio reticularis im Mittelhirn. Elektrische Spontanschwankungen von der Großhirnrinde der Katze. *A* Im Schlaf: langsame, große Wellen mit dazwischen auftretenden schnellen spitzen Zacken. Beim Pfeil wird das Tier durch akustischen Reiz geweckt, das Wellenbild wird frequenter, die Amplituden kleiner = Weckreaktion. Eine ähnliche Weckreaktion ist auch in Narkose zu erzielen, wenn mit Hilfe versenkter Elektroden das Gebiet der Formatio reticularis im Mittelhirn durch elektrischen Strom gereizt wird. *B* flache, *C* tiefe Narkose. [Nach Lindsey, Schreiner, Knowles u. Magoun: EEG. Clin. Neurophysiol. 2, 483 (1950)]

durch rasche kleinere Wellen charakterisiert ist (Abb. 356). Auf diese Weise läßt sich mit Hilfe des EEG nachweisen, ob eine **„Weckreaktion“** vorliegt oder nicht. Diese Weckreaktion läßt sich am normalen schlafenden Tier stets durch Sinnesreiz nachweisen, unterbleibt jedoch nach Zerstörung des Tegmentum, obschon die Leitungsbahnen von den Receptoren zu den entsprechenden Rindenfeldern noch intakt geblieben sind. Wird dann die Formatio reticularis rostral von der Schnittstelle elektrisch gereizt, dann tritt die „Weckreaktion“ prompt ein. Bei starken Reizen tritt die „Weckreaktion“ *diffus* über der ganzen Großhirnrinde ein mit einer gewissen Bevorzugung des Frontalhirns. Bei Schwellenreizen können jedoch auch mehr *lokalisierte Effekte* erzielt werden (s.u.). Es handelt sich dabei, wie Ableitung mit Mikroelektroden von einzelnen Nervenzellen gezeigt haben, nicht etwa um eine Erhöhung der Gesamtzahl der Erregungen, sondern um eine *Neuverteilung der Erregungen*, so daß man annehmen darf, daß gleichzeitig sowohl bahnende wie hemmende Zwischenneurone aktiviert werden.

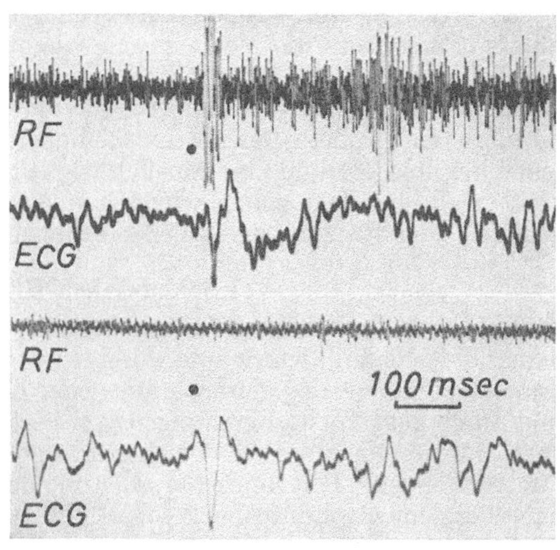

Abb. 357. Reaktion der Formatio reticularis (*RF*) und der Hörrinde (*ECG*) auf einen einzelnen akustischen Reiz (Knack), oben ohne, unten mit (mitteltiefer) Narkose. (*ECG* Ableitung mit kleinen Elektroden von der Großhirnoberfläche.) Bei Sinnesreiz kommt es zu einer ausgelösten Antwort in der Großhirnrinde, gleichzeitig aber auch zu einer länger dauernden Aktivierung der Formatio reticularis. In Narkose fehlt diese Aktivierung bei insgesamt verminderter Spontanaktivität (unten *RF*). Die ausgelöste Antwort der Rinde tritt noch ein, aber sie ist nicht mit einer Wahrnehmung verknüpft. [Aus H. CASPERS u. E. LERCHE: Laryngologie **38**, 36 (1959)]

Insgesamt darf man sich folgendes Bild machen: Bei Einlaufen von Erregungen über eine sensible oder sensorische Bahn wird nicht nur eine spezifische Antwort in bestimmten Großhirnarealen hervorgerufen, sondern es wird gleichzeitig über Kollateralen die Formatio reticularis aktiviert (Abb. 354) und von dieser aus eine mehr oder weniger spezifische Weckreaktion ausgelöst, so daß der uns noch unbekannte Prozeß der Transformation von Erregungen in bewußte Wahrnehmungen ermöglicht wird. Unter der Wirkung bestimmter Pharmaka unterbleibt die Aktivierung der Formatio reticularis bei Sinnesreiz (Abb. 357), und eine Wahrnehmung ist nicht mehr möglich.

In neuerer Zeit konnte nun gezeigt werden, daß bei wiederholter Reizung ein und desselben Sinnesorgans, z. B. durch wiederholte akustische Reizung mit gleicher Tonhöhe, die dabei anfänglich stattfindende Aktivierung der Formatio reticularis allmählich schwächer wird und schließlich ganz unterbleibt. Es ist **„Gewöhnung“** eingetreten. Wird dann eine andere Tonhöhe gegeben, tritt sofort die Aktivierung wieder auf. Weiter konnte festgestellt werden, daß einerseits mit Schwellenreizen von unterschiedlichen Stellen der Formatio reticularis an verschieden lokalisierten Stellen des Großhirns jene Neuverteilung der Erregungen ausgelöst werden kann, die als „Weckreaktion“ bezeichnet wird, und andererseits, daß verschiedene Nervenzellen innerhalb der Formatio reticularis von unterschiedlichen Stellen der Großhirn- (oder Kleinhirn-) Rinde aktiviert werden können. Hier ergibt sich möglicherweise (zusammen mit dem limbischen Cortex, S. 617) das Substrat für die Fähigkeit, die Aufmerksamkeit zu konzentrieren oder wandern zu lassen, bestimmte Signale von den Sinnesorganen zu unterdrücken und andere zu bevorzugen. Wenn ein Tier einen bestimmten Vorgang lernen soll, so ist es vor allem notwendig, daß es auswählen lernt zwischen wesentlichen und unwesentlichen Reizen; das gilt sogar für den Schlaf, wo das Tier „lernt", welche Reize wecken und welche nicht wecken sollen.

Es erscheint von großer Bedeutung, daß ein und dasselbe nervöse Substrat einerseits die Motoneurone bahnt und andererseits die Bewußtseinshelligkeit erhöht und daß umgekehrt dieses Substrat durch die einlaufenden Afferenzen vom Muskel und vom Großhirn aktiviert werden kann. So führt eine größere Bewußtseinshelligkeit gleichzeitig zu erhöhter motorischer Bereitschaft und eine Muskeltätigkeit zu erhöhter Bewußtseinshelligkeit. Vielleicht darf man darin den weckenden Effekt des morgendlichen Dehnens und Räkelns der Glieder erblicken.

c) Schlaf-Wach-Rhythmus

Der noch vor einigen Jahren bestehende Streit, ob das ZNS an sich dauernd „schlafen" würde und durch zusätzliche Erregungen von bestimmten Gebieten geweckt werden müsse oder ob es an sich dauernd wach wäre und durch zusätzliche Erregungen von bestimmten Zentren aktiv in Schlaf gebracht werden müsse, hat sich sozusagen von selbst aufgelöst, seit sich die weitgehende Rhythmizität aller biologischen Vorgänge herausgestellt hat. Bei dem rhythmischen Wechsel von Wach- und Schlafzustand handelt es sich um einen ererbten endogenen Rhythmus. Eine solche endogene Rhythmizität kommt an sich jeder einzelnen Zelle zu (selbst der Einzeller weist schon zahlreiche rhythmische Vorgänge auf); sie kann durch das Vorhandensein eines ZNS erheblich verstärkt werden. Einem „Schlaf-Wach-Zentrum" kommt somit nicht die Fähigkeit zu, diesen Rhythmus ausschließlich zu induzieren, wohl aber, ihn zeitlich zu binden und darüber hinaus mehrere rhythmische Vorgänge miteinander zu koordinieren.

Wie andere Rhythmen, so kann auch der Schlaf-Wach-Rhythmus durch zahlreiche äußere und innere Faktoren *(Zeitgeber)* modifiziert werden, wobei beim Menschen das Problem besonders dadurch kompliziert wird, daß eine große Zahl von Zeitgebern zusammenwirkt, die experimentell nicht oder kaum faßbar sind, wie z.B. psychische oder soziologische. Es wurde oft versucht, die Auslösung des Schlafens auf einen einzelnen Zeitgeber oder Faktor zurückzuführen: Schlaf durch Wegfall äußerer Reize, als bedingte Reaktion, durch „Ermüdungsstoffe" usw. Dabei handelt es sich stets nur um einzelne beeinflussende, den Eintritt des Schlafes begünstigende Faktoren, aber nicht um die Schlafursache selbst.

So wird z.B. die Fernhaltung äußerer Reize stets schlafbegünstigend wirken, da durch diese über die Kollateralen der sensiblen Bahnen ja eine Aktivierung des „Weckgebiets" der Formatio reticularis und eine „Weckreaktion" ausgelöst wird. Doch können psychische Faktoren dieselbe Rolle spielen. Ein peinlicher Einfall kann genausogut schlafverscheuchend wirken wie ein knatterndes Motorrad vor dem Haus. Wir können uns nur noch kein rechtes Bild darüber machen, wie diese psychischen Faktoren in den Weckmechanismus eingreifen. Als physiologisches Substrat werden wohl die Erregungskreise vom limbischen Cortex (S. 617) über den Hypothalamus (S. 568) zu den Weckgebieten in Frage kommen. Ebenso bleibt unklar, wie der eigenartige Rapport des Schlafenden zu seiner Umgebung (im Gegensatz zum Ohnmächtigen) zustande kommt. Es ist ja bekannt, daß eine Mutter im tiefen Schlaf vom vorüberdonnernden Lastwagen nicht geweckt wird, wohl aber vom leisesten Wimmern des Säuglings. Auf ein mögliches Substrat dieses Vorgangs ist oben schon eingegangen worden.

Auch erlernte Reaktionen sind für den Schlafeintritt von großer Bedeutung, doch handelt es sich hier nicht um einen erlernten, sondern um einen angeborenen Vorgang.

Ein besonders wichtiger Zeitgeber des Rhythmus scheint die Ortszeit zu sein. Bei einer langsamen Reise um die Welt ändert er sich langsam mit, während bei einer raschen Reise mit dem Flugzeug der Rhythmus des alten Standorts vorübergehend beibehalten wird.

Mit dem Schlaf-Wach-Rhythmus gekoppelt sind eine große Reihe weiterer rhythmisch ablaufender Vorgänge: ASCHOFF nennt 40 derartige Vorgänge, wie Abnahme des Sympathicustonus, der Körpertemperatur, der Empfindlichkeit des Atemzentrums in den frühen Morgenstunden, Zunahme der Schweißsekretion, des Vagustonus am Herzen usw. Diese Koppelung geht bei plötzlichem Übergang etwa von der Tages- zur Nachtschicht verloren. MENZEL führt darauf die erhöhte Unfallgefährdung in der Nachtschicht zurück und empfiehlt längere Beibehaltung der einen oder der anderen Schicht, um eine bessere erneute Koordination der Einzelrhythmen zu erreichen. Diese Koppelung mehrerer Rhythmen mit jeweils für sich allein etwas unterschiedlicher Periodenlänge scheint durch die Mitwirkung eines **„Schlafzentrums“** zu geschehen.

HESS entdeckte ein solches Zentrum in der Wand des III. Ventrikels, innerhalb der reticulären Kerne des Thalamus (S. 571). Wird dieses Gebiet mit Hilfe zuvor implantierter Elektroden mit bestimmten Stromformen bei der Katze gereizt, so nimmt dieses Tier Schlafstellung ein und schläft, wobei es durch ungewohnte Reize jederzeit erweckbar bleibt. Es handelt sich also um echten Schlaf und nicht um Ohnmacht wie bei der Zerstörung des Weckgebiets in der Formatio reticularis des Stammhirns. Daß jedoch dieses „Schlafzentrum“ zu demselben Gebiet gehört bzw. einen Teil der Durchgangsstelle zum Großhirn darstellt, ergibt sich aus den Untersuchungen japanischer Autoren, die bei Reizung mit höherfrequenten Strömen an derselben Stelle nicht Schlaf, sondern eine Weckreaktion auslösen konnten. Entsprechend kann durch die Zerstörung dieser Stelle nicht etwa ein dauernder Wachzustand ausgelöst werden, sondern nur eine Störung der Schlafkoordination. Offenbar kann von dieser Stelle aus eine gewisse Blockierung des Erregungszustroms von der Formatio reticularis zum Großhirn und umgekehrt erfolgen. Die Hessschen Versuche weisen jedoch eindringlich darauf hin, daß der Schlafeintritt genauso ein aktiver Vorgang ist wie das Aufwachen und nicht einfach ein passives Erlöschen von Erregungen.

Dem entspricht die von KETY u. Mitarb. festgestellte Tatsache, daß der Sauerstoffverbrauch des Gehirns im Schlaf nicht niedriger, sondern gleich ist wie bei ruhigem entspanntem Dösen. Ein Vergleich des Schlaf- und Wachzustands etwa mit Ruhe und Aktivität des Muskels ist deshalb von vornherein unzureichend. Eher ist schon ein Vergleich möglich mit den Verhältnissen bei verschiedenen Aktivitätsgraden des Gehirns von einem entspannten Dösen über den Zustand bei Anspannung zu dem von Angst und Schreck und schließlich im Krampf. (In einer gespannten Erwartungssituation steigt der O_2-Verbrauch des Gesamtgehirns gegenüber dem im

Schlaf und bei entspanntem Dösen um etwa 10—20% und bei Schreck und Angst um etwa 20—30%, im Krampf vorübergehend bis zu 100%.) Bei dem Gegensatzpaar Schlaf und Wachen handelt es sich somit um etwas völlig anderes als beim Gegensatzpaar Ruhe und Aktivität. Schlaf läßt sich eher mit der Umschaltung auf ein anderes System vergleichen, das zur Regeneration der Zentren für ihre Wachtätigkeit notwendig ist. Es handelt sich möglicherweise um eine andere Verteilung der bahnenden und hemmenden Erregungen, wobei die Gesamtzahl der Erregungen gleich bleibt.

Man könnte spekulierend annehmen, daß das Schlaf-Wach-Zentrum wie andere vegetative Zentren (Atmungs-, Thermoregulations-, Hunger-, Sättigungszentren usw.) als Doppelzentrum mit reziproker Beeinflussung angelegt ist. Größe und zeitlicher Verlauf der rhythmischen Schwankungen im „Tonus" dieses Doppelzentrums würde dann wie bei anderen vegetativen Zentren abhängen einmal vom endogenen Rhythmus und außerdem von chemischen und nervösen fördernden und hemmenden Antrieben, so von der Formatio reticularis und vom Cortex und hier besonders vom limbischen Cortex. Es wäre dann nicht ein entscheidender Faktor wirksam, der als der schlafauslösende bezeichnet werden könnte, sondern auf dem Boden einer endogenen Rhythmik eine Reizsumme, wobei unter verschiedenen Bedingungen die Wertigkeit der einzelnen Faktoren wechselt. Diese einzelnen Faktoren brauchen sich nicht einfach miteinander zu addieren, sondern sie sind jeweils voneinander abhängig und haben unter verschiedenen Bedingungen wechselnde Schwellen, so wie die atemantreibende Wirkung einer Abnahme des O_2-Drucks vom gleichzeitigen CO_2-Druck abhängig ist und umgekehrt.

So wie wir verschiedene Grade der Bewußtseinshelligkeit feststellen können, so auch verschiedene *Stufen der Schlaftiefe*. Beide scheinen weitgehend abzuhängen von der Tätigkeit der Zentren im Thalamusgebiet und in der Formatio reticularis. Diese ihrerseits hängt wesentlich ab von den verschiedenen Erregungszuflüssen einmal von der Peripherie und dann von höheren Gebieten. So ist es verständlich, daß durch äußere Reize, und damit Antrieb der Formatio reticularis, der Schlaf unterbrochen werden kann und daß je nach dem Ermüdungszustand und nach den einlaufenden Erregungen ein fortwährender Wechsel in der Schlaftiefe feststellbar ist. Dabei findet sich eine durchaus unterschiedliche Wirksamkeit der verschiedenen Sinnesorgane. Am stärksten wirken als Weckreize Erregungen von Auge, Ohr, den Schmerzreceptoren und den Muskelreceptoren, am schwächsten solche von Berührungs- und den Kalt- und Warmreceptoren der Haut. Wenn wir durch Kälte erwachen, dann nicht durch Erregungen von den Kaltreceptoren, sondern von solchen der Tiefe, die bei der Tonussteigerung der Muskulatur vom Erwärmungszentrum aus erregt worden sind.

Man wird deshalb auch bei verschiedenen Methoden der *Schlaftiefenmessung* unterschiedliche Resultate erhalten. Man verfolgt entweder die elektrischen Spontanschwankungen der Rinde durch Ableitung durch die Schädeldecke oder (besser gleichzeitig) die Spontanbewegungen, die bei geringerer Schlaftiefe zunehmen, oder schließlich die Höhe des CO_2-Drucks in der Alveolarluft, der mit zunehmender Schlaftiefe ansteigt, weil das Reglerniveau des Atemzentrums höher eingestellt wird. Die gleichzeitige Untersuchung mit verschiedenen Methoden ergibt auch Anhaltspunkte für eine Störung der *Schlafkoordination*. So findet sich bei Arbeitern in der Nachtschicht ein „Teilschlaf" im Wachzustand (z.B. insgesamt niedrigerer Sympathicustonus, höherer CO_2-Druck der Alveolarluft) und kein voll koordinierter Schlaf am Tage. Sie sind deshalb auch bei ihrer Arbeit erhöht unfallgefährdet. Der tageszeitlich bedingte Rhythmus läßt sich willkürlich nur in längeren Zeiträumen vollständig abändern.

Es lassen sich individuell verschiedene *Schlaftypen* unterscheiden: Im Extremfall auf der einen Seite der Kurzschläfer, bei dem schon nach kurzer Zeit die größte Schlaftiefe erreicht wird und bei dem sie dann wellenförmig absinkt, auf der andern Seite der Langschläfer, bei dem dauernd größere und kleinere Wellen der Schlaftiefe abwechseln, wobei häufig erst nach längerer Zeit größere Schlaftiefen erreicht werden. Bei diesem Typus finden sich in den frühen Morgenstunden häufig sehr niedrige Schlaftiefen, die erst nachher wieder zunehmen, so daß geringe Weckreize genügen, um ein Durchschlafen zu verhindern und daß nach erneutem Einschlafen der Wecker in eine besonders große Schlaftiefe schrillt. Dieser Schlaftyp findet sich häufig gerade bei geistig Arbeitenden. Es ist interessant, daß in einem Urlaub mit kräftiger körperlicher Betätigung dieser Schlaftyp dem ersten weitgehend angenähert wird, mit der größten Schlaftiefe kurz nach dem Einschlafen.

Aber auch abgesehen vom Schlaftypus finden sich sehr große Unterschiede im *Schlafbedarf*. Im allgemeinen kann man feststellen, daß bei künstlicher Wachhaltung innerhalb weniger Tage schon geistige Störungen auftreten; es ist auch unter Anwendung heftigster äußerer Reize gewöhnlich nicht möglich, ein Tier oder einen Menschen dauernd wach zu halten. Doch gibt es im Extremfall Individuen, für die ein kurzdauerndes entspanntes Dösen ebenso restituierend wirkt wie echter Schlaf.

Diese Extremfälle sind jedoch äußerst selten. In den meisten Fällen von Berichten eines Menschen, daß er seit Wochen nicht geschlafen habe, handelt es sich darum, daß der Betreffende nicht bemerkte, daß er in Wirklichkeit schlief und daß er sehr leicht erweckbar blieb. In diesen Fällen läßt sich durch häufiges Wecken innerhalb einer gewissen Zeit die „Überzeugung" hervorrufen, geschlafen zu haben, gleichzeitig damit auch eine größere Schlaftiefe erreichen, da kurz nach dem Einschlafen gewöhnlich die größte Schlaftiefe erreicht wird.

Wie oben schon betont, ist der natürliche Schlaf streng von der *Ohnmacht* und der *Narkose* zu trennen.

Beim Eintritt einer *Ohnmacht* kann es sich um eine zu geringe Energieversorgung des Gehirns handeln, z.B. bei Blutdrucksenkung, in der Hypoglykämie usw., auf der anderen Seite auch um eine Blockierung des „Wecksystems", z.B. bei starken Erregungen über die Pressoreceptoren (s. S. 135, 138).

Bei der *Narkose* handelt es sich um eine gewisse Blockierung zentralnervöser Synapsen. Wenn gewisse Narkosemittel, vor allem die Barbiturate, besonders dadurch zur Bewußtseinsausschaltung führen, daß sie das „Weckgebiet" blockieren, so ist nicht unbedingt eine spezifische Affinität gerade zu diesen Synapsen anzunehmen. Wenn ein Teil der Synapsen sowohl in der Rinde wie im Hirnstamm blockiert wird, so wird sich das in der Formatio reticularis besonders stark auswirken, weil es sich um besonders zahlreiche, hintereinandergeschaltete Synapsen handelt. Immerhin finden sich deutliche Unterschiede zwischen den einzelnen Narkosemitteln, was sich schon darin zeigt, daß der Cornealreflex bei gleicher sonstiger Narkosetiefe bei verschiedenen Narkosearten unterschiedlich vermindert wird bzw. ausfällt.

Die *Schlafmittel* sind alle Narkotica. Der Schlaf im Beginn der Schlafmittelwirkung ist somit mit dem normalen Schlaf nicht vergleichbar. Es wird deshalb Gewicht darauf gelegt, Schlafmittel zu synthetisieren, die nur von kurzdauernder Wirkung sind und im Körper rasch abgebaut werden, so daß nur der Schlafeintritt begünstigt und möglichst bald der Schlafmittelschlaf durch normalen Schlaf abgelöst wird. In vielen Fällen erweist es sich als vorteilhafter, einen zu hohen Sympathicustonus zu dämpfen und damit die Schlafkoordination zu verbessern.

Insgesamt müssen wir zugeben, daß wir von einer wirklichen Schlaftheorie noch weit entfernt sind, wenn wir auch schon einiges sagen können über Schlafeintritt und Schlafkoordination. Eine Lösung der noch ausstehenden Fragen wäre sehr wesentlich für das *Ermüdungsproblem*. Auch dort kennen wir zwar eine Reihe von Vorgängen, die die Ermüdung beschleunigen, ohne aber zu wissen, welche zentralen Mechanismen zugrunde liegen. Wegen Einzelheiten zum Ermüdungsproblem sei auf die Arbeitsphysiologie verwiesen.

Literatur

BREMER, F.: Some problems in neurophysiology. London: Athlone Press 1953. — DELAFRESNAYE, J. F. (Edit.): Brain mechanism and consciousness. Oxford: Blackwell 1954. — GESELL, R.: A neurophysiological interpretation of the respiratory act. Ergebn. Physiol. **43**, 477 (1940). — GÜTTICH, A.: Neurologie des Ohrlabyrinths. Leipzig: Georg Thieme 1944. — HASSLER, R.: Erkrankungen der Oblongata, der Brücke und des Mittelhirns. In Handbuch der inneren Medizin, Bd. V/3, S. 552. 1953. — HESS, W. R.: Regulierung des Blutkreislaufes. Leipzig: Georg Thieme 1930. — Die Regulierung der Atmung. Leipzig: Georg Thieme 1931. Weiteres s. S. 576. — JASPER, H. H. (Edit.): Reticular formation of the brain. Boston: Little, Brown & Co. 1958. — MAGNUS, R.: Körperstellung. Berlin: Springer 1924. — MAGNUS, R., u. A. DE KLEYN: Funktionen des Bogengangs- und Otolithenapparates beim Säuger. In Handbuch der Physiologie, Bd. 11/I, S. 868 u. 1002. 1926. — MAGOUN, H. W.: Caudal and cephalic influences of brain stem reticular formation. Physiologic. Rev. **30**, 459 (1950). — The ascending reticular activating system. In: Patterns of organization in the central nervous system. Baltimore: Williams & Wilkins Company 1952. — OBERHOLZER, R. J. H.: Kreislaufzentren. Verh. dtsch. Ges. Kreisl.-Forsch. **25**, 57 (1959). — PITTS, R. F.: Organisation of the respiratory center. Physiologic. Rev. **26**, 609 (1946). — WYSS, O. A. M.: Excitatory and inhibitory pathways involved in lower reflex integration. Experientia (Basel) **2**, 1 (1946). — Die Organisation des Atemzentrums. Vjschr. naturforsch. Ges. Zürich **100**, 171 (1955).

Weitere Literatur s. bei Kreislauf, Atmung und in den folgenden Kapiteln.

XVII. Zwischenhirn und Stammganglien

Bei der Betrachtung der Funktionen dieser Hirngebiete können wir drei verschiedene Abteilungen voneinander sondern, so sehr sie auch im einzelnen zusammenhängen: 1. Die vegetativen Zentren des Hypothalamus. 2. Der Thalamus. 3. Kerngebiete, deren Funktion entscheidend mit der Motorik verknüpft ist und die gewöhnlich als „Stammganglien" zusammengefaßt werden. Zu ihnen rechnen allerdings auf der einen Seite Kerngebiete, die entwicklungsgeschichtlich zum Endhirn gehören, und auf der anderen Seite solche in tieferen Abschnitten, also in Mittelhirn, Brücke und Medulla oblongata.

1. Der Hypothalamus

Hier handelt es sich um Nervenzellanhäufungen unterhalb und in der Wand des 3. Ventrikels und um den Aquaeductus Sylvii. Durch Reiz- und Ausschaltungsversuche konnte festgestellt werden, daß diese Gebiete eng mit vegetativen Funktionen des Organismus verknüpft sind. Sie erhalten einmal Impulse von den Receptoren der Peripherie über Kollateralen zentripetaler Neurone, die zum Thalamus verlaufen, ferner direkt von zahlreichen Rindengebieten, besonders des Frontalhirns, und indirekt von der Rinde über Thalamus und Stammganglien. Ihre efferenten Neurone gewinnen Anschluß an die vegetative Bahn im Seitenstrang des Rückenmarks und so über das Seitenhorn zum Grenzstrang des Sympathicus, ferner zu den parasympathischen Kernen und zum Hinterlappen der Hypophyse; sie verlaufen aber ebenso auf direktem und indirektem Wege, besonders über den Thalamus, zurück zur Rinde. Zwischen Großhirnrinde und Hypothalamus werden somit Erregungskreise geschlossen: Es laufen sowohl Erregungen vom Großhirn zum Hypothalamus wie von dort zurück zur Rinde. Dies bewirkt eine außerordentliche Erschwerung der Analyse der Funktionen, der wir bei Besprechung höherer Gebiete immer wieder begegnen. Vegetative Zentren der Rinde und des Hypothalamus modifizieren sich gegenseitig in ihrer Tätigkeit.

Ausschaltungsversuche haben gezeigt, daß bei akuter Zerstörung circumscripter Gebiete des Hypothalamus ein Ausfall oder eine Änderung bestimmter vegetativer Funktionen eintritt, daß jedoch bei langsamer Zerstörung derselben Gebiete eine weitgehende Ersatzleistung zustande kommt (THAUER, GAMPER, BODECHTEL). Wenn wir im folgenden darstellen, daß diese oder jene Funktion im Zwischenhirn „lokalisiert" sei, so ist dies jedesmal nur mit Einschränkung aufzunehmen. Es sei dies vorweg betont, um es nicht jedesmal wiederholen zu müssen. Unser Bild ist noch so unvollständig, daß wir für klinische Bedürfnisse nur eine grobe Schematisierung vornehmen können, die an sich weitgehender Ergänzung bedarf.

a) Beeinflussung von Blutdruck, Atmung und Temperaturregulation

Durch systematische Reizversuche im Zwischenhirn konnte HESS zeigen, daß sich Felder abgrenzen lassen, die sich zwar gegenseitig teilweise überdecken, von denen aber im allgemeinen Reaktionen einerseits des sympathischen, andererseits des parasympathischen Systems auszulösen sind. Bei Reizung mehr caudal gelegener Gebiete erhält man überwiegend sympathische Effekte, wie Pupillenerweiterung, Blutdrucksteigerung durch Gefäßverengerung, Herzbeschleunigung usw., verstärkt durch eine gleichzeitig erfolgende Hormonausscheidung aus dem Nebennierenmark, bei Reizung mehr rostral gelegener Gebiete dagegen überwiegend parasympathische Effekte, wie Pupillenverengerung, Sekretion von Drüsen, lokalisierte Gefäßerweiterung, Herzhemmung usw. (Abb. 358). Eine genauere Analyse zeigt, daß man kaum je entweder nur sympathische oder parasympathische Reizeffekte erzielt, sondern jeweils bestimmte Kombinationen, zudem jeweils gleichzeitig auch fördernde oder hemmende Wirkungen auf die Atmung. Dies zeigt sich besonders deutlich bei Untersuchung der **Temperaturregulation.**

Es ist S. 224 ausführlich dargelegt worden, daß so viele Faktoren bei der Aufrechterhaltung der Körpertemperatur auf rund 37° zusammenwirken müssen, daß von vornherein eine zentrale Zusammenfassung anzunehmen ist. In der Tat verliert ein Warmblüter nach akuter Zerstörung des Hypothalamus weitgehend die Fähigkeit, unter wechselnden Außentemperaturen die Körpertemperatur konstant zu erhalten. Er wird zwar keineswegs poikilotherm; in der Nähe der Indifferenztemperatur kann die Körpertemperatur noch einreguliert werden. Die vegetativen Reflexe über das Rückenmark und die Medulla oblongata sowie die rein peripheren Einflüsse genügen hierzu. Bei stärkeren Abweichungen der Umgebungstemperatur jedoch wird die Temperaturregulation völlig ungenügend, es kommt zu Auskühlung bzw. Überwärmung. Derselbe Effekt tritt ein bei lokalisierten Ausschaltungen im Gebiet des caudalen Hypothalamus, es kommt vor allen Dingen zur Senkung der Körpertemperatur.

Umgekehrt wird durch Reizung dieses Gebiets die Körpertemperatur erhöht: Durch Aktivierung bestimmter Anteile des sympathischen Systems kommt es zu Gefäßverengerung in der Haut, damit zu Abnahme der Wärmeabgabe bzw. zur Bewahrung der im Körper gebildeten Wärme. Gleichzeitig wird jedoch auch das motorische System aktiviert (über das noch zu besprechende extrapyramidale System); es kommt zu Steigerung des Muskeltonus bis zum Kältezittern, damit zu erhöhter Wärmebildung. Zusammen mit der verminderten Wärmeabgabe führt das zu einem raschen

Anstieg der Körpertemperatur. Wir haben dieses Gebiet S. 226 als *Erwärmungszentrum* bezeichnet. Es wird aktiviert von den Kaltreceptoren aus durch Senkung der Außentemperatur.

Wir sehen, daß von einem Reizgebiet innerhalb des sympathicusaktivierenden Bezirks nicht etwa das gesamte sympathische System in erhöhte Aktivität versetzt wird, sondern nur ein Teil, hier aber nicht etwa nur der periphere Kreislauf oder das Herz, sondern beide in bestimmter Zusammenordnung gleichzeitig mit anderen, z.B. motorischen Funktionen.

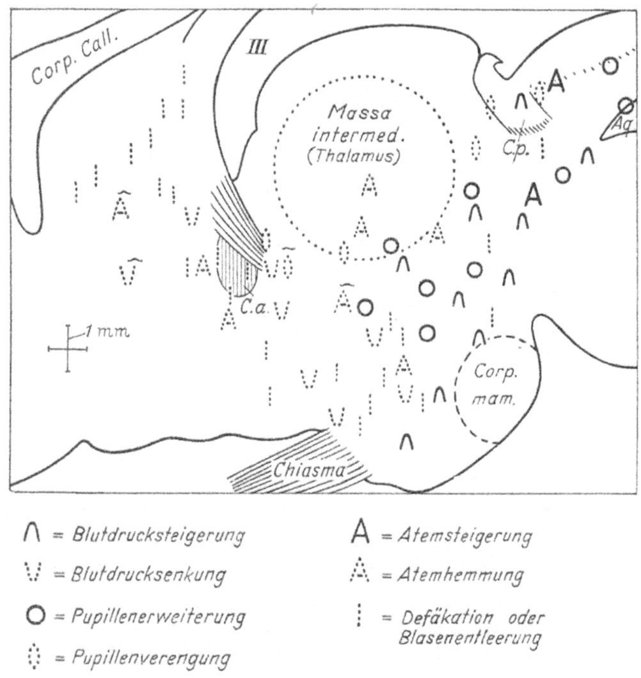

Abb. 358. Zur Lage der vegetativen Zentren des Zwischenhirns. Sagittalschnitt durch das Zwischenhirn der Katze. Ausgezogen sympathische (bzw. ergotrope) Reizpunkte, punktiert parasympathische (bzw. trophotrope) Reizpunkte. Die sympathischen Zentren liegen mehr caudal, die parasympathischen mehr rostral, wobei ein gewisses Übergreifen statthat. Die starke Überlappung der Reizpunkte für Defäkation und Blasenentleerung beruht möglicherweise auf einer Reizung von Faserzügen. (Nach HESS, W. R.: Das Zwischenhirn. Basel 1949)

Offensichtlich ist die Aufgabe der einzelnen Kerngebiete des Hypothalamus nicht die Steuerung einzelner Funktionen, sondern die Zusammenfassung größerer Funktionskomplexe zu einer einheitlichen Leistung.

Von umgekehrter Auswirkung auf die Körpertemperatur ist ein zweites Gebiet, das innerhalb der parasympathischen Reizfelder, also rostral gelegen ist. Bei Zerstörung kommt es zu Hyperthermie, bei Reizung zu Temperatursenkung, und zwar sowohl durch Gefäßerweiterung in der Haut als auch durch Verstärkung der Schweißsekretion. Gleichzeitig treten bestimmte motorische Effekte ein, nämlich eine Änderung der Atmung im Sinne des Hechelns. Dieses Zentrum haben wir S. 225 als *Kühlzentrum* bezeichnet. Wiederum wird nur ein Teil des parasympathischen Systems aktiviert, und zwar die „Vasodilatatorenbahn", daneben schweißsekretorische Bahnen, die anatomisch zwar dem Sympathicus zugehören, die aber cholinerg sind (S. 521). Wiederum werden einzelne Teilfunktionen zu einem größeren Funktionskomplex zusammengefaßt.

Es ist S. 225 ausgeführt worden, daß die Tätigkeit der Zentren der Temperaturregulation von ihrer Eigentemperatur und damit von der Bluttemperatur abhängt, zusätzlich aber auch von sensiblen Einflüssen, besonders der Kalt- und Warmreceptoren der Haut. Wie beim Atemzentrum (S. 534) müssen wir einen autonomen Rhythmus annehmen, der durch nervöse und chemische Einflüsse modifiziert wird. Das Zentrum faßt die eigenen und die ihm zufließenden Erregungen zu einem Erregungsmuster zusammen, das unter Benutzung der zugehörigen efferenten Bahnen in die Peripherie gesandt wird. Wir sprechen deshalb von einem speziellen Integrationsgebiet. Seine Arbeitsweise besteht vor allem in Hemmung und Bahnung von Reflexbögen im vegetativen und extrapyramidalen System. So ist schon S. 537 darauf hingewiesen worden, daß von den Gebieten des Hypothalamus das *Reglerniveau*, auf das der Blutdruck durch die Reflexe über die Presso- und Chemoreceptoren eingeregelt wird, in seiner Höhe verändert werden kann. In welchem Grade dies erfolgt, ist nicht nur abhängig von der jeweiligen Rückmeldung aus der Peripherie, sondern unter Umständen auch von den Signalen aus anderen Zentren.

Trägt man beim Versuchstier das *Großhirn* ab, so bleibt zwar die Temperaturregulation intakt, aber sie zeigt doch deutliche Veränderungen. So unterbleibt die sonst regelmäßig eintretende Einstellung der Körpertemperatur auf höhere Werte bei Muskelarbeit. Auf die Existenz und Wirkungsweise vegetativer Repräsentationsgebiete des Großhirns werden wir jedoch erst in anderem Zusammenhang zurückkommen (S. 616).

Am Beispiel der Temperaturregulation wurde schon deutlich, daß das Zwischenhirn bei der *Abstimmung vegetativer und motorischer Vorgänge* mitwirkt. Bei Tieren lassen sich noch eine ganze Reihe solcher Beispiele beibringen. So finden sich bei der Katze Reizgebiete, von denen sich Blasen- oder Darmentleerung unter Einnahme der entsprechenden Defäkationsstellung auslösen lassen, andere, von denen Freß- und Kaubewegungen gleichzeitig mit Speichelsekretion bewirkt werden usw. Es zeigt sich jedoch, daß in der aufsteigenden Tierreihe diese Funktionen mehr und mehr zurücktreten. Hier sind sie in größerem Maße von der Großhirnrinde übernommen worden, die Funktionen werden zunehmend corticalisiert (wobei allerdings damit zu rechnen ist, daß diese corticalen Auswirkungen zum mindesten überwiegend über die Aktivierung entsprechender Zwischenhirngebiete zustande kommen, vgl. S. 617).

b) Beeinflussung des Stoffwechsels und der endokrinen Funktionen

Bei Ratten tritt nach bestimmten Läsionen im Nucleus ventromedialis des Hypothalamus ausgesprochene *Fettsucht* ein. Es stellte sich heraus, daß die Tiere nicht fettsüchtig werden, wenn ihnen die freie Futterwahl genommen und ihnen nur die Futtermenge gereicht wird, die die unbehandelten Kontrolltiere in der gleichen Zeit aufnehmen. Gleichzeitig konnten Änderungen im hormonalen Gleichgewicht nicht festgestellt werden. Es handelt sich also um eine Erhöhung der Freßlust, die zu einer Futteraufnahme über den Bedarf hinausführt. Die experimentell ausgelöste Fettsucht gehört damit nicht, wie früher vermutet wurde, in das Gebiet der durch den Hypothalamus gesteuerten Stoffwechselvorgänge, sondern in das Gebiet der durch ihn ausgelösten Veränderungen im Gesamtverhalten. Die Fettsucht ist eine im wesentlichen psychisch bedingte Erscheinung, ist also wohl in der überwiegenden Mehrzahl der Fälle Folge einer schlechten Gewohnheit.

Das beweist auch der durchschlagende Erfolg einer Diäteinhaltung. Das schließt jedoch nicht aus, daß es Fälle gibt, bei welchen die Fettsucht primär durch Störungen der Funktion hypothalamischer Gebiete ausgelöst wurde. In diesen Fällen ist sie allerdings meist kombiniert mit anderen, besonders endokrinen Störungen, wie etwa Störungen des Kohlenhydrathaushalts mit Glykosurie oder Unterfunktion der Keimdrüsen. Diese Fälle haben die Anregung gegeben, dem *Zusammenhang zwischen Hypothalamus und endokrinen Funktionen*, besonders der Hypophyse, erhöhte Aufmerksamkeit zu schenken.

Während es bei Zerstörung des Nucleus ventromedialis zu Fettsucht kommt, führt die der mehr lateral gelegenen Gebiete umgekehrt zu einer starken Verminderung der Nahrungsaufnahme. Man kann danach ein hypothalamisches **Zentrum der Nahrungsaufnahme** annehmen, das als Doppelzentrum angelegt ist, mit einem aktivierenden lateralen und einem hemmenden medialen Anteil (Brobeck). Man spricht auch von einem „Fütterungs- bzw. *Appetit-Zentrum*" und einem „*Sättigungszentrum*", das seinerseits das Fütterungszentrum hemmt. Fettsucht kann sowohl entstehen durch Aktivierung des Fütterungszentrums wie durch Hemmung oder Ausschaltung des Sättigungszentrums.

Dieses Doppelzentrum scheint das Zentrum eines Regelkreises zu sein, dessen Aufgabe es ist, eine gewisse Konstanz des Körpergewichts und damit der Körpervorräte zu wahren, nur daß kein Fühlorgan für das Körpergewicht vorliegt, sondern die Regelung auf einem indirekten Wege erfolgt. Vorläufig kennen wir nur eine Reihe von Mechanismen, die auf diesen Regler Einfluß nehmen, ohne daß wir sie auf einen gemeinsamen Nenner bringen könnten und ohne daß wir imstande wären, die Wertigkeit der einzelnen Faktoren gegeneinander abzuwägen. Auch über das Zusammenspiel mit den höheren Gebieten, vor allem des limbischen Cortex (s. S. 617), sind wir noch ungenau unterrichtet.

Wie die andern Zentren des Hypothalamus und der Medulla oblongata, so scheint auch dieses sowohl durch chemische wie durch nervöse Antriebe gehemmt oder gefördert zu werden. Ein wesentlicher Faktor scheint der Gehalt des Blutes an Fettsäuren, Aminosäuren und besonders Glucose usw. zu sein (Kennedy). Dazu gesellen sich Antriebe und Hemmungen auf nervösem Wege, z.B. von den Dehnungsreceptoren des Magens, die bei Füllung und damit Dehnung des Magens vermehrt Impulse über den Vagus zentralwärts senden und zu einer Hemmung der Nahrungsaufnahme führen, auch wenn die Nahrung calorisch nicht ausreichend war, wie auch Impulse aus der Mundhöhle.

Fütterungsversuche an Ratten haben ergeben, daß das „Sättigungszentrum" auch unter stark wechselnden äußeren Bedingungen, wie Temperaturänderung, Zusammensetzung des Futters usw., ganz ausgezeichnet funktioniert, so daß bei diesen Tieren bei frei gewähltem Futter der Fettgehalt des Gesamtkörpers sehr konstant bleibt. Nur bei älteren Ratten scheint es teilweise zu versagen, so daß es zu übermäßiger Nahrungsaufnahme und Verfettung kommt. Mit erstaunlichem Instinkt wählen in entsprechenden Versuchen die Ratten ihr Futter, sowohl was den Caloriengehalt wie auch was den Gehalt an essentiellen Nahrungsstoffen anbetrifft (s. S. 655).

Ist die experimentell gesetzte Zerstörung im Gebiet des Hypothalamus nicht zu ausgedehnt, dann kann sich nach einiger Zeit wieder eine Normalisierung einstellen, und die Fettsucht verschwindet. Es fehlen aber noch genauere Untersuchungen über die „Ersetzbarkeit" dieses Zentrums.

Deutlicher als bei den obengenannten einzelnen Fällen von Fettsucht wird der Zusammenhang zwischen den Funktionen des Hypothalamus und der **Hypophyse** bei Untersuchung des *Wasserhaushalts*. Es ist S. 327 dargestellt worden, daß ein Hormon des Hypophysenhinterlappens, das Adiuretin, von entscheidender Bedeutung für die Fähigkeit der Niere ist, den Urin zu konzentrieren, und daß bei seinem Fehlen ein Diabetes insipidus eintritt. Es ist weiter S. 413 ausgeführt worden, daß der Hypophysenhinterlappen wahrscheinlich nicht den Bildungsort, sondern nur den Stapelplatz für das Adiuretin darstellt, das in bestimmten Kerngebieten des Hypothalamus, im Nucleus supraopticus u.a., gebildet wird. Der Sinn dieser Maßnahme des Organismus, die Bildung des Hormons in den Hypothalamus zu verlegen, darf vielleicht darin erblickt werden, daß auch für den Wasserhaushalt eine Vielzahl von vegetativen Einzelfunktionen zusammengefaßt werden muß: Es gilt, Kreislauf, Blut, Atmung, Schweißsekretion, Stoffwechsel, Darmresorption und innersekretorische Tätigkeit zu einer funktionellen Einheit zusammenzuführen. Diese Zusammenfassung scheint in einem im vorderen medialen Teil des Hypothalamus liegenden Gebiet zu erfolgen, das entsprechend „*Durstzentrum*“ genannt wird. Durch seine Reizung, etwa mit Hilfe schwacher Gleichstromstöße, läßt sich eine erhebliche Wasseraufnahme auslösen, auch wenn das Versuchstier vorher kein Trinkbedürfnis aufwies, und umgekehrt findet sich bei seiner Ausschaltung eine zu geringe Wasseraufnahme und entsprechend Austrocknung. Wie das hypothalamische Zentrum für die Nahrungsaufnahme, so scheint auch das *Zentrum für die Flüssigkeitsaufnahme* aus einem mehr lateral gelegenen fördernden und einem mehr medial gelegenen hemmenden Anteil zu bestehen. Beide Anteile scheinen sich teilweise mit den entsprechenden Gebieten für die Nahrungsaufnahme zu überschneiden, können jedoch unabhängig von diesen ausgeschaltet oder in ihrer Funktion angetrieben werden.

Ähnliches gilt für die Beeinflussungsmöglichkeit des *Hypophysenvorderlappens* vom Hypothalamus aus, nur daß hier die Wege, auf denen dies geschieht, noch weniger geklärt sind. Es ist durch UOTILA gezeigt worden, daß die Ausschüttung von *thyreotropem Hormon* des Hypophysenvorderlappens, die an sich bei Kälteeinwirkung auf die Versuchstiere auftritt, unterbleibt, wenn der Hypophysenstiel durchschnitten wird. Man kann daraus schließen, daß der Hypothalamus für die Hormonabgabe des Hypophysenvorderlappens von Bedeutung ist. In ähnlicher Weise ist wahrscheinlich gemacht worden, daß die Bildung der gonadotropen Hormone vom Hypothalamus abhängig ist. So läßt sich feststellen, daß Kaninchen sich nach bestimmten Zerstörungen im Gebiet des Tuber cinereum wie kastrierte Tiere verhalten (SPATZ). Umgekehrt kann es bei Tumoren des Hypothalamus zu sexueller Frühreife kommen.

Weiter ist gezeigt worden, daß es bei allen schweren Belastungen des Organismus, die die Grenze des Physiologischen erreichen oder gar überschreiten (Hitze, Kälte, O_2-Mangel, Infektionen, Geburt, Operationen usw.) und die man nach dem Vorschlag SELYEs als *Stress* zusammenfaßt, zu einer Ausschüttung von *adrenocorticotropem Hormon* (ACTH) kommt. Diese Ausschüttung von ACTH unter schweren Belastungen wird unter Vermittlung des hinteren Hypothalamus (Nuclei hypothalamici ventro- und dorsomediales) ausgelöst. Die Signalübermittlung vom Hypothalamus zur Hypophyse geschieht offenbar auf hormonalem Wege, denn sie ist an ein intaktes Pfortadersystem der Hypophyse gebunden (HARRIS vgl. auch S. 386).

Kürzlich konnte ein weiterer schwerwiegender Hinweis für die hormonale Auslösung der ACTH-Ausschüttung beigebracht werden. Züchtet man Hypophysenzellen von jungen, aber eben ausgewachsenen Tieren in der Kultur, dann geben sie nur in den ersten Tagen ACTH ab. Dann versiegt die Hormonabgabe, obschon die Kultur weiter wächst. Fügt man nun Gewebe aus dem hinteren Hypothalamus so zu der Kultur, daß es mit dieser nur über die Kulturflüssigkeit in Verbindung steht, dann nehmen die Hypophysenzellen die Hormonbildung wieder auf, nicht aber bei Zusatz anderer Organteile (GUILLEMIN und ROSENBERG). Bei dem wirksamen Agens scheint es sich um ein Polypeptid zu handeln, das jedoch mit den bekannten Hormonen des Hypophysenhinterlappens nicht identisch ist (SAFFRAN).

Man kann sich etwa folgendes Bild über die Auslösung des „Stress-Syndroms“ machen: Bei einer schweren Belastung des Organismus kommt es zunächst auf nervösem, vielleicht auch auf hormonalem Wege zu einer

Aktivierung bestimmter Hypothalamusgebiete, die ein spezifisches Polypeptid bilden, das nun seinerseits auf dem Blutwege an den Hypophysenvorderlappen gelangt und eine Ausschüttung von ACTH bewirkt. Da der Hypophysenvorderlappen von demselben Capillarsystem umsponnen wird wie der untere Hypothalamus, könnte auf diesem Wege der dort gebildete Stoff in relativ hoher Konzentration den Hypophysenvorderlappen erreichen.

Insgesamt wird man als gesichert annehmen dürfen, daß sich der Hypothalamus nicht nur auf nervösem Wege auswirkt, sondern auch auf hormonalem (**Neurokrinie**), daß er also nicht nur als wichtige nervöse Zentralstelle, sondern auch als endokrine Drüse fungiert, wobei die Aktivierung sowohl auf nervösem wie auf hormonalem Wege möglich zu sein scheint. Es hat sich nämlich eine Reihe von Hinweisen ergeben, daß die Tätigkeit des Hypothalamus umgekehrt auch von der Aktivität anderer innersekretorischer Drüsen abhängig ist, so z.B. in seiner cyclischen Anregung der Ausschüttung gonadotroper Hormone beim weiblichen Geschlecht nach der Geschlechtsreife (s. S. 401). Es werden so Regelkreise innerhalb des endokrinen Systems geschlossen, die auch zum Teil auf nervösem Wege durchlaufen werden können.

Über die Befunde, die für eine direkte Beeinflussung der Aldosteronausschüttung vom Hypothalamus aus sprechen, s. S. 388, über eine weitere Diskussion der Beeinflussung der Ausschüttung von Hormonen des Hypophysenvorderlappens s. bei den einzelnen Hormonen, über die nervöse Beeinflussung der Adrenalinausschüttung aus dem Nebennierenmark s. S. 393.

c) Beeinflussung des Gesamtverhaltens

Hess konnte zeigen, daß elektrische Reizung bestimmter posterolateraler Strukturen des Hypothalamus bei Katzen sofortige Wutreaktionen erzeugt. Das Tier springt affektgeladen sofort alles an, was sich nur im leisesten bewegt. Gleichzeitig finden sich alle vegetativen Zeichen einer Wutreaktion: Erweiterung der Pupille, Sträubung der Nackenhaare, Herzbeschleunigung usw. Eigenartig ist dabei, daß diese durch künstliche Reizung im Hypothalamus hervorgerufene Wutreaktion isoliert, ohne Einwirkung auf das übrige Verhalten, zustande kommt. Wird z.B. die Reizung in einem Augenblick durchgeführt, in dem das Tier eben seine Milch schleckt, dann wird diese Beschäftigung mit gesträubtem Nackenhaar und weiten Pupillen fortgesetzt; plötzlich kann sie dann unterbrochen werden, wenn sich etwas in der Umgebung bewegt. Nach Aufhören des Reizes ist auch die Wutreaktion verschwunden; es fehlen die bei „echter“ Wut überdauernden Begleiterscheinungen. Man spricht dann auch von Pseudowut.

Bard, Wheatley u.a. zeigten weiter, daß bei Zerstörung anderer Strukturen ähnliche Wutreaktionen eintreten. Das vorher freundliche, umgängliche Tier wurde ausgesprochen wild und bösartig. Wird das gesamte Großhirn zusätzlich abgetragen, so ändert sich nichts an dieser Reaktionsweise. Sie verschwindet jedoch sofort bei Entfernung des ganzen Hypothalamus. Es scheint also die Fähigkeit der Wutäußerung an Strukturen des Hypothalamus gebunden zu sein. Bei Versuchen mit nur teilweiser Abtragung von Großhirnfeldern ergab sich, daß die Wutreaktion von verschiedenen Gebieten entweder im fördernden oder hemmenden Sinn beeinflußt wird. So wurde durch Zerstörung der fördernden Gebiete allein aus dem wilden wieder ein ruhiges, friedliches Tier; allerdings wird das Tier dann extrem ruhig, so daß man schon von Stumpfheit sprechen muß.

Soweit sich das heute übersehen läßt, verlaufen die hemmenden corticalen Einflüsse auf das emotionelle Verhalten ganz oder überwiegend durch den „Trichter" der Nucl. amygdalae weiter zu den hypothalamischen Gebieten, während die Förderwirkungen des Neocortex an den Amygdalae vorbei den Hypothalamus erreichen.

Wir dürfen daher mit aller gebotenen Vorsicht schließen, daß die hypothalamischen Zentren von wesentlicher Bedeutung für emotionelle Äußerungen sind. Vor allem scheint im Hypothalamus auf einem bisher unbekannten Wege die Möglichkeit der psychischen Beeinflussung vegetativer Funktionen (und umgekehrt) gegeben zu sein (vgl. auch die Ausführungen über vegetative Rindengebiete, S. 617).

d) Beeinflussung des Schlaf-Wach-Rhythmus

S. 556 wurde dargestellt, daß bei Reizung der Formatio reticularis des Stammhirns eine Weckreaktion des Großhirns eintritt. Ähnliches kann erreicht werden durch Reizung bestimmter Teile des caudalen Hypothalamus. Es scheint also der Hypothalamus eingeschlossen zu sein in das reticulo-thalamo-corticale Wecksystem. Weiter haben wir gesehen, daß im natürlichen Schlaf der Sympathicustonus gleichzeitig mit dem Muskeltonus absinkt und an einzelnen Organen der Parasympathicustonus überwiegt. Für diese Koordination einzelner Teilvorgänge im Schlaf scheint ein thalamisches Zentrum entscheidend zu sein (S. 559). Bei der Beeinflussungsmöglichkeit der hypothalamischen Funktionen durch psychische Vorgänge ist es denkbar, daß die Veränderung des Wach-Schlaf-Rhythmus durch Änderungen in der emotionellen Lage über den Hypothalamus erfolgt.

e) Zusammenfassung

Bei den vegetativen Zentren des Hypothalamus handelt es sich um Gebiete, die das innere Milieu des Organismus auf eine dem jeweiligen Bedarf angepaßte Höhe einstellen (z.B. bei Arbeit oder bei Ruhe oder bei Wechsel in den Umweltbedingungen, wie Temperaturänderung, Abnahme des Sauerstoffdrucks in der Höhe usw.) und auf dieser Höhe konstant erhalten (Homoeostase). Dies geschieht durch Zusammenfassung von hormonalen, vegetativ-nervösen und motorischen Teilfunktionen zu gemeinsamen Funktionskomplexen. Obwohl sie relativ unabhängig von den an die Großhirnrinde gebundenen Bewußtseins- und Willkürprozessen ablaufen (daher: „autonome" Funktionen), bestehen enge Wechselbeziehungen zwischen emotionalen und vegetativen Leistungen, die auf Erregungskreise schließen lassen, welche zwischen Cortex, subcorticalen Kerngebieten und hypothalamischen Zentren geschlossen werden.

2. Der Thalamus

Diese Kernanhäufung stellt zunächst durch ihre Faserverbindungen eine große Umschaltstation dar für fast alle sensorischen Impulse nach der Großhirnrinde und ein Reflexzentrum für höhere Reflexe über das extrapyramidal-motorische und das vegetative Nervensystem. Damit sind jedoch die Funktionen des Thalamus keineswegs erschöpft. Es stellt sich nämlich heraus, daß fast alle Kerne des Thalamus in reziproker Verbindung zu bestimmten Großhirnarealen stehen. Dieselben oder benachbarte Großhirngebiete, die Erregungen aus einem Kerngebiet des Thalamus erhalten, können ebenso Erregungen zum Thalamus zurückführen, so daß zahlreiche Erregungskreise geschlossen werden. Ja, es gibt in ihm ganze Kerngebiete, die keine direkten Faserverbindungen von den großen sensiblen Bahnen aufweisen, sondern nur solche von anderen Thalamuskernen, aus der Formatio reticularis des Stammhirns und aus dem Hypothalamus, die über besonders starke Faserzüge von und zur Großhirnrinde verfügen. Dabei handelt es sich nicht um diejenigen Großhirngebiete, in die die Erregungen aus der Peripherie über den Thalamus direkt einlaufen (sensorische Projektionsfelder), sondern um die sog. Assoziationsfelder im Parietal-, Temporal- und Frontalhirn. Man stellt deshalb auch den thalamischen *Projektions*- die *Assoziationskerne* gegenüber.

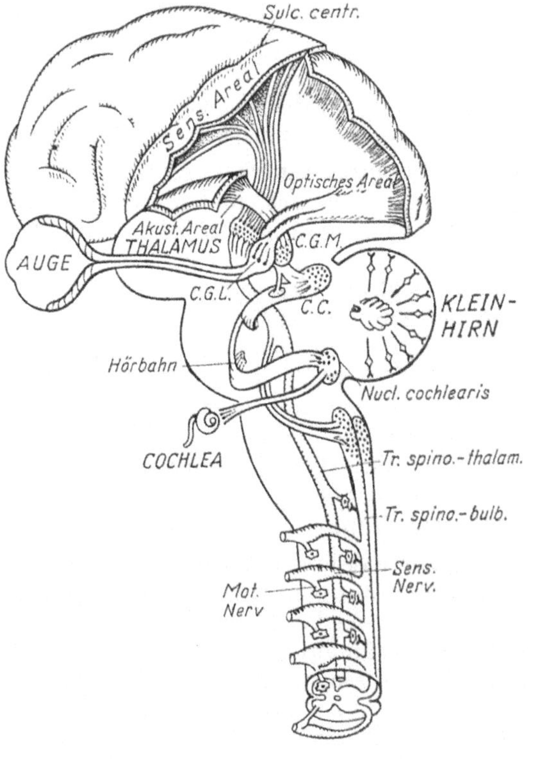

Sowohl die Projektionskerne wie auch die Assoziationskerne weisen eine recht genaue Punkt-zu-Punkt-Projektion ihrer Fasern zur Rinde auf, d.h. daß ein bestimmter Zellkomplex des betreffenden Kerns seine Fasern nur zu einem ganz bestimmten Zellkomplex der gleichen Großhirnseite abgibt. Diesem *spezifischen System* kann nun ein mehr *unspezifisches System* der reticulären Thalamusgebiete gegenübergestellt werden, das seine Erregungen vom reticulären System des Stammhirns (S. 552) erhält und diffus über große Teile des ganzen Großhirns, und zwar jeweils doppelseitig, projiziert.

Abb. 359. Schematische Darstellung der sensorischen Bahnen mit den Projektionskernen des Thalamus und den zugehörigen Projektionsfeldern der Großhirnrinde. *C.G.L.* Corpus geniculatum laterale; *C.G.M.* Corpus geniculatum mediale; *C.C.* Colliculus caudalis. Es ist angedeutet, daß die Hörbahn z.T. gekreuzt, z.T. ungekreuzt verläuft. Tr. spinothalamicus und Tr. spino-bulbaris verlaufen im Rückenmark noch getrennt im Vorderseiten- bzw. Hinterstrang, projizieren jedoch segmentweise auf gleiche Thalamuskerngebiete und gleiche Abschnitte des Rindenfeldes. (Nach PAPEZ: Human growth and development. New York 1948, leicht modifiziert)

Wie schon gesagt, findet sich in den spezifischen **Projektionskernen** eine sehr genaue *Punkt-zu-Punkt-Verbindung von Thalamuskernen zum zugehörigen Rindenabschnitt* (Abb. 359). So läßt sich im Corpus geniculatum laterale eine Repräsentation der gesamten Retina in genauer topographischer Anordnung feststellen, wobei z. B. die Fovea centralis ein größeres Gebiet einnimmt, entsprechend der größeren Zahl von Fasern aus diesem Gebiet, die im Sehnerven enthalten sind, und eine gleiche Anordnung in der „Sehrinde" des Occipitalhirns. Eine ähnliche Punkt-zu-Punkt-Beziehung findet sich zwischen den einzelnen Teilen der Basilarmembran im Innenohr einerseits, dem Corpus geniculatum mediale und der Hörrinde andererseits. Gleiches findet sich in den Kerngebieten, in welchen die zweiten Neurone von sensiblen Receptoren der gegenseitigen Körper- und Kopfhälfte einstrahlen, und zwar in genauer segmentaler Gliederung.

Im Rückenmark findet sich allerdings noch eine Trennung in zwei verschiedene sensible Bahnen für die Leitung der verschiedenen Modalitäten (vgl. S. 493 und die „dissoziierte Empfindungslähmung" S. 495). Diese Trennung ist hier nicht mehr so scharf. Sämtliche zu einem Segment zugehörigen Receptoren der Oberfläche und der Tiefe senden ihre Impulse zum gleichen Thalamusbezirk und zu den gleichen Bezirken der Großhirnrinde.

Es wäre jedoch falsch, anzunehmen, daß im Thalamus nur eine *Umschaltung* der einlaufenden Impulse auf neue Neurone stattfinde. Es findet schon auf diesem Niveau eine erhebliche gegenseitige *Beeinflussung* der einlaufenden Erregungen von verschiedenen Receptoren statt, etwa von der Haut und vom Darm aus demselben Rückenmarkssegment. Der Thalamus übermittelt der Rinde damit keineswegs ein getreues Abbild des einlaufenden Erregungsmusters, sondern ein neu zusammengefügtes. Damit wird der Thalamus zu einem großen *Integrationszentrum* (HEAD). Weiter s. S. 597 und S. 610.)

Bei Ausfällen im Kerngebiet, das zum Gyrus postcentralis projiziert, kommt es einmal zu Störungen in der Koordination der Bewegungen, vor allem der Hand und der Finger, da die sensible Kontrolle gestört ist bzw. Falschmeldungen über den Gyrus postcentralis zu den motorischen Feldern gelangen. Außerdem kommt es zu Änderungen im Schmerzcharakter. Wie immer bei einem Teilausfall der Schmerzbahn tritt Hypalgesie mit Dysaesthesie bei gleichzeitiger Hyperpathie auf (ausführlich S. 642). In manchen Fällen treten außerordentlich schwere, pharmakologisch nicht zu beeinflussende Schmerzzustände auf. Diese können nur behoben werden durch Ausschaltung des Kerngebiets, das zum prämotorischen Frontalhirn projiziert. Es handelt sich dabei um die Ausschaltung einer weiteren (extralemniskischen) Schmerzbahn und gleichzeitig um so gesetzte Veränderungen in der emotionellen Schmerzreaktion (s. ausführlich unter limbischem Cortex, S. 618ff., und speziell im Abschnitt zur Leukotomie).

Die Funktion der **Assoziationskerne** kann erst geschildert werden, wenn die Großhirnfunktionen besprochen sind. Wir kommen S. 610 ausführlich darauf zurück. Wir werden sehen, daß eine Wahrnehmung oder eine Handlung nur zustande kommen kann, wenn eine enge wechselseitige Zusammenarbeit zwischen Großhirn und Thalamus möglich ist.

Die **reticulären Kerne** stellen einerseits eine Fortleitung des reticulären Systems des Stammhirns dar und können so bei entsprechendem Erregungseinlauf eine diffuse „Weckwirkung" auf das Großhirn bewirken. Bei Schwellenreizen können jedoch auch lokalisierte Effekte erzielt werden. Es ist S. 557 schon dieses Phänomen ausführlich besprochen worden als mögliche Grundlage der Fähigkeit, die Aufmerksamkeit wandern zu lassen, der Fähigkeit des Lernens usw. Andererseits wird die Funktion der reticulären Kerne des Thalamus gegenüber denjenigen des Stammhirns stark erweitert durch die Bahnverbindungen mit den hypothalamischen Kernen und dem limbischen Cortex, so daß sie eine wichtige Rolle spielen bei der affektiven Färbung von Sinneseindrücken usw. (ausführl. s. S. 619).

Auch bei elektrischer Reizung zeigen sich deutliche Unterschiede in den jeweils ausgelösten Antworten gegenüber den von der Formatio reticularis des Hirnstamms bewirkten. Doch ist bisher noch nicht genauer bekannt, welches die dabei entstehenden Unterschiede in der Funktion der Großhirnfelder sind. Sicherlich spielen sie eine besondere Rolle in der Beeinflussung der Gesamterregbarkeit und damit auch in der Genese des epileptischen Anfalls.

Klinisch wird dieses System außerdem von besonderer Bedeutung, weil es durch seine weiten Bahnverbindungen einen epileptischen Anfall, sei er wo auch immer ausgelöst, zu generalisieren vermag.

Anatomisch können wir nach der Lage der Kerne 5 Kerngruppen unterscheiden (in der Einteilung nach WALKER):

1. Die vorderen Kerne. Sie erhalten unter anderem Fasern von den Corpora mammillaria und geben solche zum Gyrus cinguli ab. Es handelt sich dabei nicht, wie früher angenommen wurde, um eine „Riechbahn", sondern um eine vegetative Bahn.

2. Die Kerne der Mittellinie weisen vor allem Verbindungen zu den vegetativen Zentren des Hypothalamus auf. Im wesentlichen handelt es sich um „*Assoziationskerne*", die Fasern zu weiten Rindengebieten abgeben.

3. Die medialen Kerne. Hier handelt es sich um *Assoziationskerne*, die vor allem nach dem vorderen Stirnhirn und dem Hypothalamus projizieren und die in der aufsteigenden Tierreihe an Größe und Bedeutung zunehmen (vgl. S. 603).

4. Die lateralen Kerne. Sie lassen sich in die folgenden Kerne unterteilen: a) Ein Kern, der vor allem Verbindung mit den Stammganglien aufweist und so von Bedeutung wird für die extrapyramidale Motorik (s. u.). b) Ein Kern, der Fasern vom Kleinhirn (über und durch den roten Kern des Mittelhirns verlaufend) erhält und solche zu den motorischen Feldern des Großhirns abgibt (S. 577 und S. 591). c) Kerne, die die Umschaltstellen der sensiblen Bahnen von Kopf und Körper nach dem Gyrus postcentralis und zum Lobus parietalis darstellen.

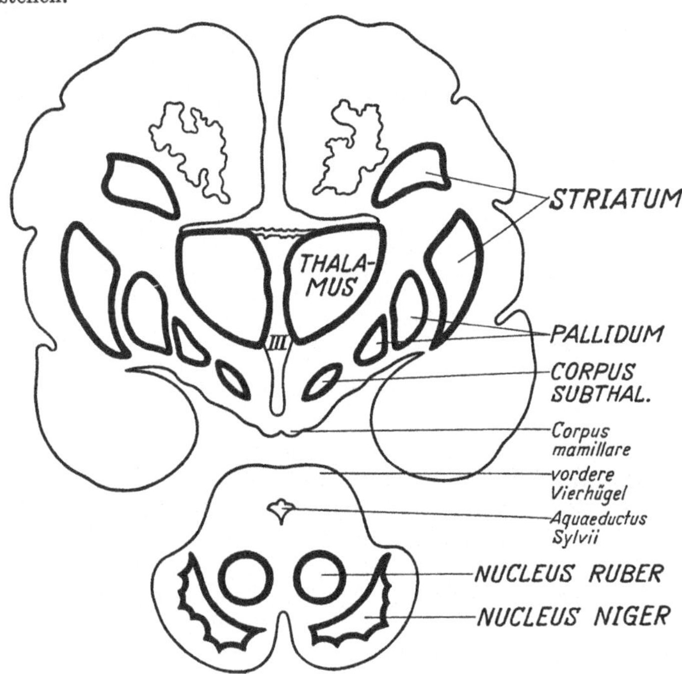

Abb. 360. Schematische Darstellung der Lage der Stammganglien. Oben Frontalschnitt durch Groß- und Zwischenhirn, unten Schnitt durch das Mittelhirn in der Vierhügelplatte. (Nach SPATZ)

5. Die hinteren Kerne: a) das Pulvinar, das zu den Assoziationsfeldern des Parietallappens projiziert, also zu den *Assoziationskernen* gehört; b) das Corpus geniculatum laterale. das eine Station der Sehbahn (S. 599) und c) das Corpus geniculatum mediale, das eine Station der Hörbahn (S. 601) darstellt.

6. Innerhalb dieser Kerngruppen finden sich reticuläre Kerne, wie Centrum medianum, Nucleus reticularis, die interlaminären Kerne usw., die dem unspezifischen thalamischen System angehören.

3. Die Stammganglien

Unter dem Sammelnamen Stammganglien wird eine Reihe von Kernen zusammengefaßt, die zwischen Thalamus und Hirnrinde liegen (Abb. 360): der Nucleus caudatus, der Nucleus lentiformis, zerfallend in Putamen und Pallidum. Wegen ihrer engen Faserverbindungen werden auch Nucleus ruber und Nucleus niger des Hirnstamms und das Corpus subthalamicum gewöhnlich in den gleichen Sammelbegriff einbezogen. Von den erstgenannten Kernen ist nur das Pallidum ein eigentlicher Bestandteil des Zwischenhirns, während die anderen Teile Abkömmlinge des Endhirns sind. Nucleus caudatus und Putamen des Nucleus lentiformis werden wegen ihrer gleichen Entwicklung und Struktur als Striatum zusammengefaßt, wenn sie auch nur am Kopfteil zusammenhängen und im übrigen durch die innere Kapsel getrennt sind.

Zu den Stammganglien gehören an sich auch das Claustrum und der Nucleus amygdalae. Auf dessen Sonderfunktion kommen wir in anderem Zusammenhang zurück (s. S. 619).

Für alle obengenannten Kerne ist charakteristisch, daß sie aus einem phylogenetisch älteren, großzelligen und einem phylogenetisch jüngeren, kleinzelligen Anteil aufgebaut sind. Dieser Aufbau als Doppelkerne macht die Beurteilung von Reiz- und Ausschaltungsexperimenten und einen Überblick über ihre Funktion außerordentlich schwierig. Sämtliche Kerne erhalten direkt und indirekt Erregungen von der Großhirnrinde und geben Erregungen via Thalamus zurück zur Großhirnrinde (Abb. 361). Weiter sind sie durch doppelläufige Verbindungen mit den verschiedenen Arealen der Formatio reticularis des Hirnstamms verknüpft. Kompliziert wird dieses Schema dadurch, daß jeweils Faserverbindungen vom kleinzelligen Anteil des tiefer gelegenen zum großzelligen Anteil des höher gelegenen Kerns vorhanden sind, so z.B. vom Pallidum zum Striatum, vom Nucleus niger zum Pallidum (in Abb. 361 nicht eingezeichnet.)

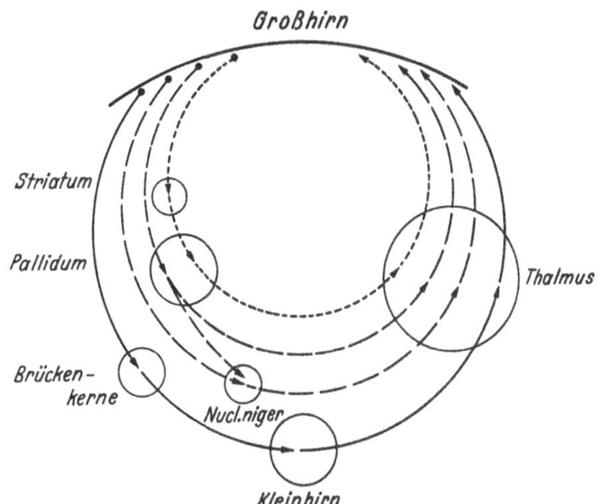

Abb. 361. Schematische Darstellung der Erregungskreise, die zwischen Großhirn und Stammganglien geschlossen werden, ohne Berücksichtigung der Überschneidungen und der abführenden Bahnen. Die Erregungskreise über den roten Kern (Nucleus ruber) sind weggelassen

Reiz- und Ausschaltungsexperimente lassen Effekte auf die Sensibilität vermissen, decken jedoch wichtige Funktionen innerhalb des motorischen Systems auf, wobei durch Reizungen zwar nur geringe und sehr langsame Bewegungen, vor allem jedoch Abänderungen anderweitig induzierter Bewegungen, besonders in Richtung einer *Hemmung*, auftreten. Es handelt sich also z.T., wenn auch nicht ausschließlich, um ein Kerngebiet, das einen tiefgreifenden Einfluß auf die Koordination der Bewegungen ausübt, und zwar auf doppeltem Wege: einmal durch Rückwirkung auf die motorischen Rindenareale und außerdem durch Beeinflussung des Hemmungs- und Bahnungsgebiets der Formatio reticularis.

Die Bedeutung der einzelnen Kerngebiete innerhalb des motorischen Systems lassen sich deshalb noch schwer abschätzen, weil sich in der aufsteigenden Tierreihe nicht nur die Gewichtsrelation der einzelnen Kerne zueinander verschiebt, sondern auch die der großzelligen zu den kleinzelligen Anteilen. So lassen sich aus Tierexperimenten nur schwer Schlüsse auf die Bedeutung und Funktion beim Menschen ziehen. Nur beim Schimpansen ergeben sich bei Ausschaltung Symptome, die mit den Ausfallserscheinungen beim Menschen vergleichbar sind.

Die am klarsten lokalisierbaren **Ausfallserscheinungen** beim Menschen ergeben sich bei einem Ausfall des *kleinzelligen Anteils des* **Striatum** (Chorea major, HUNTINGTON), die in ähnlicher Weise beim sog. Veitstanz (Chorea minor) beobachtet werden.

Es treten kurze zuckungsartige Muskelkontraktionen auf, also rasche, unwillkürliche Bewegungen, die den Charakter von Verlegenheitsbewegungen haben können (choreatische Bewegungen). Oft sind auch die Mitbewegungen verstärkt, so daß insgesamt eine starke Bewegungsunruhe resultiert, die sich bei psychischer Inanspruchnahme noch steigert. Gleichzeitig ist der Tonus der Muskulatur meist stark erniedrigt, so daß die Gelenke überdehnt werden können. Dieser Symptomenkomplex wird als *hyperkinetisch-atonisches Syndrom* bezeichnet.

Bei der Huntingtonschen Chorea findet sich allerdings nicht rein eine Degeneration des kleinzelligen Anteils des Striatum, sondern auch eine solche der Pyramidenzellen der motorischen Großhirnrinde.

Neben der oben geschilderten choreatischen Hyperkinese findet sich bei Ausfallserscheinungen im Gebiet der Stammganglien eine zweite Form, die *Athetose*. Dabei handelt es sich um träge, wurmförmige Bewegungen, die vor allem die Hände bzw. die Finger erfassen, wobei oft bizarre Verrenkungen der Glieder auftreten. Eine dritte Form, der *Ballismus*, bei dem es sich um plötzliche, schlagende Bewegungen einer Extremität handelt, tritt vor allem auf bei Zerstörung des Corpus subthalamicum (LUYS).

Die choreatische Hyperkinese wird von einigen Autoren gedeutet durch die Annahme eines Ausfalls von *hemmenden* Rückwirkungen des Striatum auf die motorische Großhirnrinde, von anderen durch die Annahme eines Ausfalls von Hemmungen auf das Pallidum. Da das äußere Pallidumglied der am frühesten markreif werdende Teil des motorischen Systems darstellt, wird ihm gewöhnlich die Herrschaft über die Säuglingsmotorik zugeschrieben und angenommen, daß dieses Kerngebiet für sich alleine imstande sei, auch beim Menschen eine wenig koordinierte unwillkürliche Motorik auszulösen, die dann durch das Striatum „gezügelt" werde. Es ist jedoch zu berücksichtigen, daß auch noch nicht markreife Fasern Erregungen zu leiten vermögen, so daß die Annahme, die Säuglingsmotorik sei eine reine Pallidummotorik, auf schwachen Füßen steht. Wenn diese Motorik so wenig koordiniert ist, ist das wohl mehr darauf zurückzuführen, daß die Dendriten der Nervenzellen des Großhirns noch nicht genügend ausgewachsen sind.

Man wird aber auf Grund der auch unten zu schildernden Befunde annehmen dürfen, daß es sich bei den kleinzelligen Anteilen der Stammganglien um ein großes Hemmungssystem handelt, das sich a) auf die motorische Großhirnrinde, b) auf die großzelligen Anteile der Stammganglien und c) auf die Formatio reticularis des Hirnstamms in hemmendem Sinne auswirkt. Je nach den Faserverbindungen der einzelnen Kerne sind die Effekte eines Ausfalls zwar verschieden, immer jedoch im Sinne einer Enthemmung.

Die Entstehung der gleichzeitig beobachteten Hypotonie ist im einzelnen noch ungeklärt.

Die Ausfallserscheinungen von seiten des **Nucleus niger** ergeben ein völlig anderes Bild. Sie treten nach einem Intervall von Wochen bis Jahren durch Zelluntergang im Gefolge einer Gehirnentzündung auf und sind charakterisiert durch die folgenden Symptome: 1. *Rigor*, d.h. eine Starre der Muskulatur, die einer passiven Bewegung einen dauernden „zahnradartigen" Widerstand entgegensetzt (s. S. 554). Dabei sind die Muskelreflexe meist zwar lebhaft, aber nicht gesteigert wie bei der Spastizität. 2. *Tremor*, d.h. fortgesetzte, unwillkürliche Bewegungen, vor allem ein grobes „Schütteln" der Hand, das in der Ruhe dauernd vorhanden ist, bei Willkürbewegungen gewöhnlich vermindert und im Schlaf ganz aufgehoben ist. 3. *Fehlen von Mitbewegungen*, z.B. des mimischen Ausdrucks bei Lachen und Weinen, so daß das Gesicht eine eigenartige maskenartige Starre aufweist, Fehlen der Mitbewegungen der Arme beim Gehen usw. Es handelt sich also um eine eigenartige Kombination von erhöhtem Muskeltonus mit einem Zuwenig an Bewegung auf der einen Seite und einem Übermaß an Bewegung auf der andern Seite. Nicht ganz zu Recht spricht man (im Gegensatz zum hyperkinetisch-atonischen Syndrom) von einem *akinetisch-hypertonischen Syndrom.*

Wiederum scheint es sich bei diesen Ausfallserscheinungen im wesentlichen um den Wegfall von Hemmungen zu handeln. Das geht vor allem aus den folgenden klinischen Befunden hervor: Einmal lassen sich Rigor und Tremor weitgehend beheben durch Ausschaltung bestimmter Teile der motorischen Großhirnrinde. Wenn auch diese Besserung erkauft wurde durch schwere Lähmungserscheinungen, so daß diese Operation rasch verlassen wurde, so zeigt sie doch, daß die Erscheinungen nur auf dem Hintergrund einer Aktivierung von seiten der Rinde auftreten. Neuerdings werden weit bessere Erfolge erzielt durch Ausschaltung des Pallidum bzw. der von ihm ausgehenden Bahnen. Hierbei kommt es meist zu einer weitgehenden Besserung von Rigor und Tremor ohne Lähmungen. Es ist wahrscheinlich, daß es dabei auf die Ausschaltung der großzelligen Anteile des Pallidum und seiner ausgehenden Bahnen ankommt. Danach wird angenommen, daß die kleinzelligen Anteile des Nucleus niger einen ständigen hemmenden und kontrollierenden Einfluß auf den großzelligen Anteil des Pallidum ausüben, durch dessen Enthemmung Rigor und Tremor zustande kämen. Für diese Annahme einer dem Pallidum übergeordneten Funktion des Nucleus niger spricht auch das Vorhandensein starker Bahnverbindungen vom Niger zum Pallidum und die Tatsache, daß der Niger phylogenetisch jünger ist und später ausreift als das Pallidum. Die Auswirkung des großzelligen Anteils des Pallidum seinerseits wäre wiederum in einer solchen auf die motorische Rinde einerseits und auf bestimmte Anteile der Formatio reticularis andererseits zu suchen.

Der wichtigste Weg scheint dabei derjenige über die Ansa lenticularis, durch den Fasciculus lenticularis und thalamicus zum oralen Ventralkern des Thalamus und von da zur motorischen Rinde (Feld 6 a α) zu sein.

Die Nigerdegeneration im Gefolge einer Gehirnentzündung im Gebiet des Mittelhirns führt nicht nur zu den obengenannten (und weiteren) motorischen Symptomen, sondern auch zu charakteristischen *psychischen Störungen.* Unter diesen fällt vor allem eine psychische ,,Starre“, ein Mangel an Antrieb auf, wobei andererseits plötzliche (als Ich-fremd empfundene) Impulse zu Drang- und Triebhandlungen führen. Es ist dabei nicht der Persönlichkeitskern mit der angeborenen Trieb- und Charakterstruktur gestört, sondern die *psychische Efferenz.* Gleichzeitig mit der körperlichen ist auch die psychische ,,Haltung“ gestört, sowohl das körperliche wie das seelische Ausdrucksvermögen. Auch diese Störungen lassen sich durch operative Ausschaltung des Pallidum weitgehend beheben. Wahrscheinlich sind sie zurückzuführen auf die starken Bahnverbindungen (vor allem des Pallidum) zum Hypothalamus und zum limbischen Cortex (s. dort).

Neben den oben geschilderten motorischen Störungen bei Ausfall von Anteilen der Stammganglien können noch eine ganze Reihe weiterer motorischer Symptome beobachtet werden, die hier jedoch nicht weiter besprochen seien. Abweichend von unserem sonstigen Vorgehen sind wir hier in der

Darstellung von pathologischen Beobachtungen ausgegangen, da sich bei der besonderen Entwicklung der Stammganglien und besonders des Nucleus niger beim Menschen vorläufig nur indirekte Schlüsse auf die Funktion dieser Gebiete ziehen lassen.

Zusammenfassend handelt es sich bei den Stammganglien um Gebiete, die in besonderer, vorwiegend hemmender Weise auf die Motorik einwirken. Wir werden nach Besprechung der motorischen Zentren der Großhirnrinde nochmals auf dieses System zurückzukommen haben.

Literatur

Assoc. Res. Nerv. a. Ment. Dis. **20** (1940): The hypothalamus. **21** (1941): The diseases of the basal ganglia. — Bremer, F.: Physiopathologie des syndromes choréiques athétosiques et parkinsoniens. Rev. Méd. Pharm. **7**, 3 (1951). — Denny-Brown, D.: Diseases of the basal ganglia and subthalamic nuclei. Oxford Univ. Press 1945. — Gellhorn, E.: Physiological foundations of neurology and psychiatry. Minneapolis: Univ. of Minnesota Press 1953. — Hassler, R.: Extrapyramidal-motorische Syndrome und Erkrankungen. In Handbuch der inneren Medizin. Bd. V/3, S. 676. 1953. — Hess, W. R.: Über die Wechselbeziehungen zwischen psychischen und vegetativen Funktionen. Zürich u. Leipzig: Füssli 1925. — Beiträge zur Physiologie des Hirnstammes. Leipzig: Georg Thieme Bd. I, 1932, Bd. II, 1938. — Das Zwischenhirn und die Regulation von Kreislauf und Atmung. Leipzig: Georg Thieme 1938. — Vegetative Funktionen und Zwischenhirn. Helv. physiol. Acta Suppl. **4** (1947). — Zwischenhirn und Motorik. Helvet. physiol. Acta Suppl. **5** (1948). — Die funktionelle Organisation des vegetativen Nervensystems. Basel: Benno Schwabe & Co. 1948. — Das Zwischenhirn. Syndrome, Lokalisationen, Funktionen. Basel: Benno Schwabe & Co. 1949. — Magoun, H. W., and R. Rhines: Spasticity. The stretch reflex and extrapyramidal systems. Springfield: Thomas 1947. — Müller, L. R.: Über den Schlaf. Berlin u. München: Urban & Schwarzenberg 1948. — Selye, H.: The physiology and pathology of exposure to stress. Montréal: Acta Inc. 1950. — Spatz, H.: Physiologie und Pathologie der Stammganglien. In Handbuch der normalen und pathologischen Physiologie, Bd. 9, S. 318. 1927. — Walker, A. E.: The primate thalamus. Univ. of Chicago Press 1938.

Weiteres s. S. 623.

XVIII. Kleinhirn

Das Kleinhirn leitet sich phylogenetisch von den Vestibulariskernen ab. Daraus ergeben sich einige, auch beim Menschen noch beibehaltene Hauptfunktionen, die hier allerdings mit fortschreitender Großhirncorticalisierung der Motorik einen wesentlichen Umbau erfahren haben. Sie dienen: 1. der Gleichgewichtserhaltung, 2. der Tonusverteilung in der Muskulatur und 3. der Bewegungskoordination. Nach Larsell kann man 3 Hauptabschnitte unterscheiden (Abb. 362):

1. Der *Lobus flocconodularis* (oder das *Archicerebellum*), der hauptsächlich afferente und efferente Verbindungen mit dem Vestibulariskerngebiet aufweist und dementsprechend von Bedeutung bei der Aufrechterhaltung des Gleichgewichts ist. Dieses Gebiet ist etwa bei Vögeln noch stark entwickelt, spielt jedoch unter physiologischen Bedingungen beim Menschen nur eine untergeordnete Rolle. Bei akutem ein- oder doppelseitigem Ausfall können sich ganz erhebliche Störungen entwickeln, etwa so, als ob das Labyrinth dauernd gereizt würde (S. 546). Es kommt dann entsprechend zu starkem Schwanken beim Stehen *(Astasie)* und Gehen *(Abasie)* und zu *Nystagmus* mit Schwindel (Gesamtbild: *cerebellare Ataxie*).

Es sind dies die relativ häufigsten Symptome von seiten des Kleinhirns, so klein das Gebiet beim Menschen auch ist, weil es bei den Kleinhirn-Brückenwinkeltumoren besonders betroffen wird und weil bei bestimmten disseminierten Erkrankungen des Rückenmarks und Stammhirns das Vestibularis-Kleinhirngebiet frühzeitig geschädigt wird (z. B. multiple Sklerose).

Neuerdings ist im Tierexperiment gezeigt worden, daß man (am Hund) durch isolierte Abtragung des Nodulus vollständige Immunität gegen See-, Karussell- oder Luftkrankheit erreichen kann, deren vestibuläre Genese ja allgemein angenommen wird.

2. Der *Vorderlappen*, der ungefähr dem *Palaeocerebellum* entspricht, erhält hauptsächlich afferente Fasern von den Tractus spinocerebellares, aber auch über die zweiten Neurone und Kollateralen Meldungen von allen Receptoren des Körpers.

3. Der *Hinterlappen*, der ungefähr dem *Neocerebellum* entspricht, erhält seine Erregungszuflüsse hauptsächlich, aber nicht ausschließlich, von den Brückenkernen (s. u.).

Die Verbindungen vom Großhirn zum Kleinhirn scheinen im wesentlichen über die Brückenkerne zu verlaufen (Tr. cerebro-ponto-cerebellaris), diejenigen vom Kleinhirn zum Großhirn über und durch den roten Kern über den Thalamus (Tr. cerebello-thalamo-cerebralis). Außerdem gibt das Kleinhirn noch efferente Fasern ab zum Striatum und Pallidum (via Thalamus), und weiterhin wird über den roten Kern und die Olive ein eigenartiger Erregungskreis vom Kleinhirn und zurück zum Kleinhirn geschlossen. Schließlich verfügt das Kleinhirn über efferente Verbindungen zu den Kernen der Formatio reticularis und kann damit in die Bahnungs- und Hemmungssysteme der Motorik eingreifen (Abb. 363).

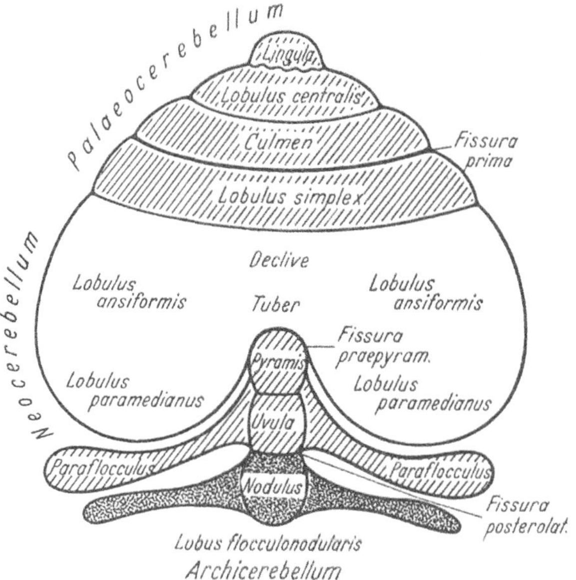

Abb. 362. Schematische Darstellung des Kleinhirns nach LARSELL, wobei die gesamte Oberfläche auf die Papierebene ausgebreitet gedacht ist. Schwarz = Archicerebellum (zum Vestibularissystem gehörend); gestreift = Palaeocerebellum; weiß = Neocerebellum

Es hat sich jedoch herausgestellt, daß man bestimmte Kleinhirnregionen bestimmten Körperabschnitten zuordnen kann und daß dabei die Einteilung in Vorder- und Hinterlappen unwesentlich wird. Der Hinterlappen stellt ein Einstrahlungsgebiet von den Sinnesorganen des Gesichts dar, besonders für Auge und Ohr, und deshalb sind hier keine Zuflüsse aus den Rückenmarksbahnen festzustellen. Wir werden diese beiden Teile im folgenden zusammen besprechen, obschon dabei erheblich schematisierend vorgegangen wird. Wir werden den oben kurz angeführten Lobus flocconodularis (Archicerebellum) weiterhin unberücksichtigt lassen und ebenso Uvula und Paraflocculus, deren Funktionen noch unbekannt sind.

1. Die Projektionsfelder des Kleinhirns

Das Kleinhirn erhält zunächst auf direktem oder indirektem Wege Impulse von sämtlichen Receptoren des Organismus, wobei sich eine bestimmte Gliederung feststellen läßt, wie das Abb. 364 für Berührungsreize von der Körperoberfläche darstellt. Man spricht daher von *Projektionsfeldern* der Kleinhirnrinde. Die Felder für Erregungen von den tieferen Receptoren (z.B. vom Muskel) decken sich dabei vollständig mit denjenigen von der Oberfläche. Wie in der Großhirnrinde (s. nächstes Kapitel, S. 591), findet sich eine doppelte Vertretung für jedes Körperareal in der Kleinhirnrinde; wie dort ist die Vertretung im Areal I vorwiegend einseitig (hier jeweils für die gleiche Körperseite) und im Areal II vorwiegend doppelseitig. Hier wie dort sind die beiden Areale miteinander verbunden. Die Grenzen der Felder sind allerdings nicht so scharf, wie sie in unserer Skizze dargestellt sind. Vor allem das Areal II greift auf die Nachbarschaft über, so auch auf den Wurm, hält sich also keineswegs an die üblichen anatomisch dargestellten, auf entwicklungsgeschichtlichen Studien basierenden Grenzen. Durch Ableitung der Aktionspotentiale bei elektrischer Reizung konnte festgestellt werden, daß dieselben Areale Verbindungen aufweisen von und zu den entsprechenden sensiblen und motorischen Arealen der Großhirnrinde (Abb. 365), wenn sich auch im einzelnen gewisse Verschiebungen ergeben. Beim Menschen sind die Projektionsfelder noch weniger gut bekannt. Es ist anzunehmen, daß ihre Lage etwa der entspricht, die in den Abb. 364 und 365 vom Affen gegeben wurde.

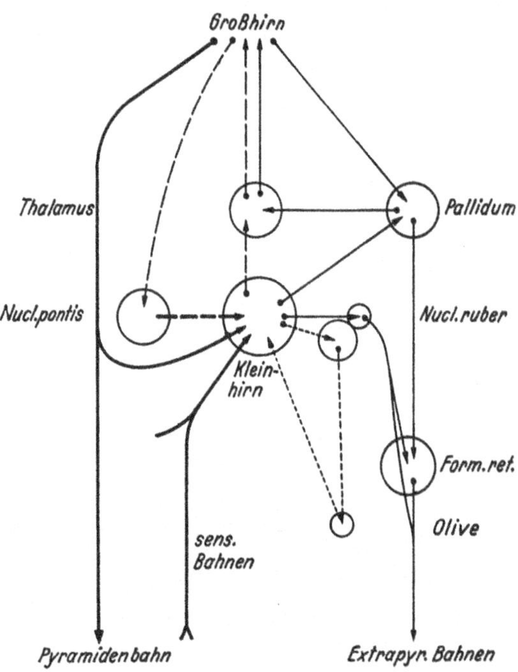

Abb. 363. Stark schematisierte Darstellung der wichtigsten Kleinhirnverbindungen

Zwischen den skizzierten Arealen für die Kopfhaut, ebenfalls auf den Wurm übergreifend, finden sich die Areale für Erregungen von Auge und Ohr, die sich beide vollständig decken. Abb. 365 gibt einen schematischen Überblick über die entsprechenden Felder von Groß- und Kleinhirn des Affen. Die mediale Fläche des Großhirns ist dabei sozusagen aufgeklappt dargestellt, so daß die gesamte Oberfläche vom Corpus callosum (oben) bis zur Insel (unten) in eine Ebene gelegt ist. Das Kopffeld I weist z.B. Verbindungen auf vom und zum gegenseitigen Sehfeld I im Occipitalhirn, vom und zum gegenseitigen Hörfeld I im Temporalhirn, vom und zum gegenseitigen Kopffeld I im Frontal- und Parietalhirn, vom und zum Augenbewegungsfeld und Pupillenfeld im Frontalhirn, die Felder II mit den jeweils gegenseitigen Feldern II der Großhirnrinde.

2. Funktionen des Kleinhirns

Wir haben oben gesehen, daß das Kleinhirn sehr reich mit Informationen versorgt wird, so über sämtliche Erregungen, die in peripheren Receptoren entstanden sind, dann aber zusätzlich nochmals nach deren Eintreffen im Großhirn und außerdem über sämtliche Erregungen, die auf motorischen Bahnen das Großhirn verlassen. Durch seine efferenten Bahnen hat das Kleinhirn auf mehreren Stufen die Möglichkeit, in die Motorik einzugreifen: 1. durch Einwirkung auf die Großhirnrinde, 2. durch Einwirkung auf die Stammganglien und 3. durch Einwirkung auf die Bahnungs- und Hemmungsgebiete des Hirnstamms.

Es kann zwar keine Willkürbewegung auslösen, kann jedoch in vielerlei Form in den Ablauf dieser Willkürbewegungen modifizierend und regulierend eingreifen. Es wird so zu einer Art Aufsichtsorgan der Motorik. Wenn wir etwa die Finger zur Faust schließen wollen, so genügt dazu keineswegs nur eine Innervation der Fingerbeuger. Es müssen gleichzeitig für eine bestimmte Zeit die Strecker, also die Antagonisten, gehemmt werden (reziproke Innervation). Es muß weiter, wenn ein kräftiger Schluß erreicht werden soll, das Handgelenk dorsalflektiert und festgestellt werden, u.U. auch das Ellbogengelenk und schließlich der Schultergürtel. Das erfordert gleichzeitig eine Veränderung der Tonusverteilung im gesamten Körper. Entscheidend ist dabei nicht nur das Ausmaß der Kontraktion in Agonist und Synergist und der Hemmung im Antagonisten, sondern auch das richtige **zeitliche Zusammenspiel** im Einsatz. Wenn wir etwa rasch nacheinander die Faust öffnen und schließen, dann muß der Einsatz der einzelnen Muskeln je nach dem gewählten Tempo zu verschiedenen Zeiten erfolgen, wenn die Bewegung rhythmisch und nicht über das Ziel hinausschießend erfolgen soll. Kraft und besonders zeitlicher Einsatz werden nun ganz entscheidend durch die Einflüsse des Kleinhirns geregelt.

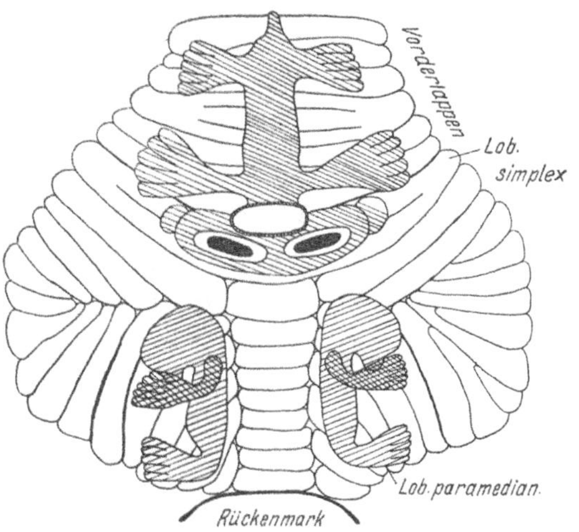

Abb. 364. Schematische Darstellung der Projektionsfelder für Berührungsreize im Kleinhirn beim Affen. Die Oberfläche des Kleinhirns ist dabei auf die Papierebene ausgebreitet gedacht. Man beachte, daß die Feldergrenzen nicht so scharf sind, wie hier schematisch dargestellt, sondern daß sich die einzelnen Felder überlappen, z.B. auch auf den Wurm übergreifen. Zwischen den 3 Kopffeldern, auf sie übergreifend, liegen die Felder für optische und akustische Reize, die sich beide überdecken. Im Vorderlappen und Lob. simplex findet sich Feld I mit jeweils gleichseitiger Projektion, im Lob. paramedian. (Feld II) dagegen eine bilaterale Projektion. (Nach SNIDER, R. S.: In Patterns of organization in the central nervous system. Baltimore 1952)

Bei akutem Kleinhirnausfall kommt es deshalb zu schwerer Bewegungsstörung, obschon die Muskulatur nicht gelähmt und obschon die sensible Kontrolle intakt ist (**cerebellare Asynergie,** bei einseitigem Ausfall vorwiegend gleichseitig). Sie äußert sich vornehmlich in einer Verzögerung des Bewegungsbeginns und in falschem Bewegungsausmaß *(Dysmetrie)*, wobei die einzelnen motorischen Akte über das Ziel hinausschießen. Durch die Störung im zeitlichen Einsatz von Agonist und Antagonist können Wechselbewegungen (z.B. Pronation und Supination) nicht mehr prompt durchgeführt werden *(Adiadochokinese)*. Durch die fehlende Feststellung in den Gelenken und den zeitlich falschen Einsatz der Innervation von Agonist und Synergist ist die Kraft der Bewegung herabgesetzt *(Asthenie)*. Die cerebellare Asynergie kommt wegen der Störung in der zeitlichen Koordination auch in einem *Intentionstremor* zum Ausdruck, einem Zittern etwa der Hand, das nur bei Willkürbewegung auftritt und sich im Laufe der Bewegung verstärkt. So ist ein solcher Patient nicht mehr in der Lage, den Löffel rasch zum Munde zu führen; je mehr der Arm gehoben wird, um so intensiver wird die Zitterbewegung, um so mehr geht die Bewegung am Ziel vorbei. Das häufig vorhandene Augenzittern beruht ebenfalls auf einem Intentionstremor der Augenmuskeln, ist also mit einem echten Nystagmus nicht vergleichbar. Die Asynergie führt auch zu einem verstärkten Rückschlag nach Auslösung von Eigenreflexen (S. 510), so daß sich schon bei relativ geringen Kleinhirnschädigungen deutliche Änderungen im Reflexverlauf ergeben.

Beim Menschen und bei Primaten macht sich die mangelnde Förderung der Motorik (Einfluß auf die Rindenzentren und das Bahnungsgebiet des Hirnstamms) auch in allgemeiner Verminderung des Tonus der Muskulatur bemerkbar *(Hypotonie)*. Es ist anzunehmen, daß die Hypotonie vorwiegend durch Ausfall der Beeinflussung des Hirnstamms, die Asynergie vorwiegend durch Ausfall der Beeinflussung der motorischen Rindengebiete entsteht, während die oben beschriebenen Folgen eines einseitigen Ausfalls des Archicerebellum (Nodulus und Flocculus) durch die fehlende Beeinflussung des Vestibulariskerngebiets eintreten.

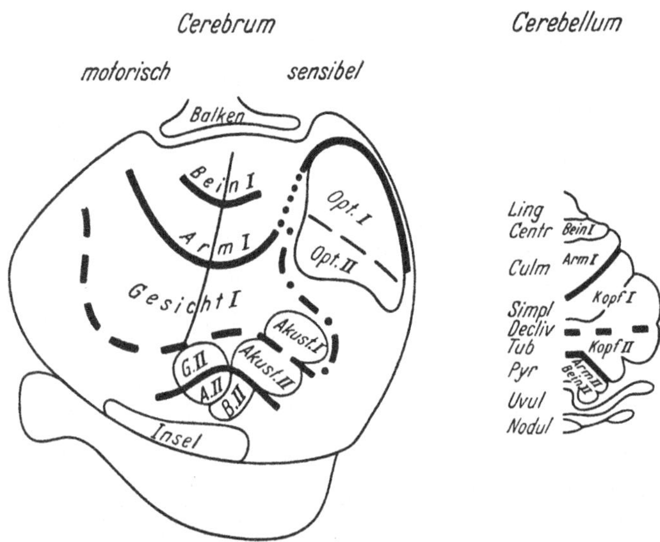

Abb. 365. Schematische Darstellung der Projektionsfelder des Großhirns mit den zugehörigen Projektionsfeldern des Kleinhirns beim Affen. Die Großhirnoberfläche vom Balken bis zur Insel und die rechte Kleinhirnoberfläche sind auf die Papierebene ausgebreitet gedacht. Die dicken ausgezogenen und unterbrochenen Linien trennen in beiden Fällen homologe Felder. Zwischen den beiden dicken ausgezogenen Linien liegen die Felder für den Kopf einschließlich der optischen und akustischen Gebiete. Man erkennt weiter in beiden Fällen die doppelte Vertretung aller Körperteile (das motorische Feld II ist weggelassen). (Aus WOOLSEY, C. N.: In Patterns of organization in the central nervous system. Baltimore 1952)

Bei diesen schwerwiegenden Folgen eines akuten Kleinhirnausfalls und bei der Bedeutung des Kleinhirns für die Koordination der Bewegungen scheint es zunächst verwunderlich, daß angeborenes Fehlen des Kleinhirns völlig symptomlos sein kann. Auch bei vollständiger Entfernung des Kleinhirns (z.B. wegen Geschwülsten) wird ein annähernd richtiger Bewegungsablauf nach einiger Zeit neu erlernt. Es können andere Mechanismen des pyramidalen und extrapyramidal-motorischen Systems den Kleinhirnausfall ersetzen. GÜTTICH berichtete von einem Artisten, der es nach vollständiger Entfernung des Kleinhirns erneut lernte, im Handstand eine Treppe hinauf- und herunterzusteigen. Wenn man ihm allerdings eine Rechenaufgabe stellte, dann mußte er sich zu ihrer Lösung erst hinsetzen. Diese beiden schwierigen Aufgaben: Erhaltung des Gleichgewichts und Kopfrechnen gleichzeitig waren für sein Großhirn zuviel.

Bei teilweisem Ausfall sind auf die Dauer die Störungen gewöhnlich schwerwiegender als bei totalem. Auch hier wie bei so manchen anderen Aufsichtsbehörden ist eine schlecht funktionierende schlimmer als gar keine.

Es ist oben schon vermerkt worden, daß das Kleinhirn auch effektorische Bahnen zu den Rindengebieten für vegetative Funktionen aufweist. Wahrscheinlich kann es auch auf tiefere vegetative Zentren Einfluß nehmen. So führt Reizung des Vorderlappens zu Hemmung der Darmperistaltik, zu Abschwächung der Carotis-Sinus-Reflexe. Doch befindet sich die Untersuchung des Zusammenhangs von Kleinhirn- und vegetativen Funktionen erst im Anfangsstadium.

Bei Besprechung der Hemmungs- und Bahnungssysteme des Hirnstamms ist schon kurz vermerkt worden, daß bei Reizung des Kleinhirns sowohl Bahnungen wie Hemmungen ausgelöst werden können. Es scheint so zu sein, daß man durch Reizung der lateralen Abschnitte des Vorderlappens eine Bahnung der Strecker und Hemmung der Beuger, der mehr medialen umgekehrt eine Bahnung der Beuger und eine Hemmung der Strecker bewirkt. Da sich die beiden Felder erheblich überlappen, kann es geschehen, daß man von ein und demselben Punkt je nach Wahl der Reizart (z.B. Änderung der Reizfrequenz) bald Bahnung, bald Hemmung erhält.

Von den Kleinhirn*kernen* sendet der Nucleus dentatus vorwiegend hemmende, der Nucleus fastigii (und die anderen Dachkerne) vorwiegend bahnende Efferenzen aus, und zwar über die entsprechenden Hemmungs- und Bahnungszonen der Formatio reticularis. Bei Hund und Katze überwiegt der hemmende Einfluß, so daß nach Kleinhirnentfernung meist eine Hypertonie eintritt, bei Primaten und Mensch überwiegt dagegen der fördernde Einfluß, so daß bei Kleinhirnausfall meist eine Hypotonie resultiert, wie das oben berichtet wurde.

Literatur

Bard, Ph. (Herausgeb.): Patterns of organization in the central nervous system. Baltimore: Williams & Wilkins 1952. (Beiträge von Snider, Walker, Woolsey u. a.). — Dow, R. S., and G. Moruzzi: The physiology and pathology of the cerebellum. 1958. — Fulton, J. F.: Functional localization in the frontal lobes and the cerebellum. Oxford: Clarendon Press 1949. — Hassler, R.: Erkrankungen des Kleinhirns. In Handbuch der inneren Medizin, Bd. V/3, S. 620. 1953. — Moruzzi, G.: Problems in cerebellar physiology. Oxford: Blackwell 1950.

Weiteres s. S. 623.

XIX. Großhirn

Eine Darstellung der Funktionen des Großhirns bereitet deshalb größte Schwierigkeiten, weil wir über seine interessanteste Fähigkeit, die es in weit stärkerem Maße besitzt als niedere Gebiete, nämlich die Transformation von Erregungen in Gefühle und Wahrnehmungen und von Handlungsentwürfen in Erregungen, nichts wissen und auch nichts wissen können. Unsere Denkmöglichkeiten sind offenbar so eingerichtet, daß das Leib-Seele-Problem sie übersteigt. Griesinger hat das plastisch so ausgedrückt: ,,Und wenn ein Engel herniederstiege und uns die Lösung brächte — wir würden ihn nicht verstehen.“ Unsere Schilderung kann damit nur gleichsam flächenhaft erfolgen; es fehlt eine ganze Dimension. Wir werden nur mit Hilfshypothesen arbeiten können, deren Unzulänglichkeit uns stets bewußt bleiben muß; einmal mit einer dualistischen, wonach das Körperliche Voraussetzung des Seelischen ist, oder anders ausgedrückt: die niedrigere Schicht, die das Seelische trägt; ein andermal mit einer monistischen, nach der Körper und Seele Ausdruck ein und desselben Urphänomens sind, so wie man seinerzeit Gaurisankar und Mt. Everest als ein und denselben Berg bezeichnete, nur jeweils von verschiedenen Tälern gesehen. Wir werden nur eine Art Werkzeugkunde treiben können; über die Hand jedoch, die diese Werkzeuge führt, werden wir nichts aussagen können. Damit ist jedoch schon viel gewonnen, einmal für das Verständnis der Lebensvorgänge überhaupt, dann auch für die Weiterentwicklung der klinischen diagnostischen und therapeutischen Möglichkeiten. Je differenzierter die Werkzeuge ausgebildet sind, um so besser wird ein und dieselbe Hand damit arbeiten können. Trotz der uns von vornherein auferlegten Beschränkung werden wir weiter versuchen müssen, die Grenzen unseres Wissens hinauszuschieben, wenn wir diese auch niemals überspringen können. Dabei wird man das Problem gleichzeitig mit 2 grundsätzlich verschiedenen Methoden angehen, einer neurophysiologischen und einer psychologischen. Der eine Beobachter schildert dabei sozusagen die Vorderseiten der Münzen, der andere die Rückseiten, wobei wir allerdings leider nicht wissen, wieweit es sich um die gleichen, wieweit um völlig verschiedene Münzen handelt. Ja, es ist durchaus denkbar, daß bei diesem Vorgehen der eine das Aussehen von Münzen und der andere deren Kaufkraft schildert, also etwas prinzipiell Verschiedenes. Es sollte dabei eine Durchmischung sowohl der Methoden wie auch der verwandten Ausdrücke möglichst vermieden werden. Das ist vorläufig deshalb noch nicht durchführbar, weil aus unserem täglichen Sprachgebrauch und aus der früheren Hirnforschung zu viele psychologische Ausdrücke in die Physiologie übernommen worden sind und weil sich schwierige physiologische Tatbestände oft wesentlich leichter und verständlicher in einer psychologischen Sprache umschreiben lassen. Man muß sich dabei nur immer der prinzipiellen Verschiedenheit der beiden Kategorien bewußt bleiben.

1. Methoden

Die Methoden sind zunächst im Prinzip dieselben, die wir schon bei der Untersuchung der Rückenmarksfunktionen geschildert haben, nur daß sie hier noch feiner ausgebildet wurden und daß sie ergänzt werden durch Beobachtung des Verhaltens von Tieren und Menschen in normalem Milieu, unter bestimmten Abwandlungen dieses Milieus und bei bestimmten Läsionen.

a) Anatomische Methoden

Es ist schon länger bekannt, daß der Aufbau der verschiedenen Rindenschichten in unterschiedlichen Arealen variiert. Am ehesten fiel der Unterschied des Occipitalfeldes mit seinem deutlich sichtbaren Gennarischen Streifen auf gegenüber dem Gyrus praecentralis mit seinen großen Pyramidenzellen (die den Ursprung eines Teiles der Pyramidenbahn bilden, Abb. 366). Mit einer weiteren Differenzierung erhoffte man sich eine weitergehende Lokalisationsmöglichkeit von Funktionen im Großhirn, eine Hoffnung, die sich auch zum Teil erfüllt hat. Anatomische Unterschiede im Zell- und Faseraufbau von benachbarten Arealen sind für den Physiologen stets ein Anreiz gewesen, auch nach funktionellen Unterschieden zu suchen. Nach dem Zellbild *(Cytoarchitektonik)* und nach dem Faserbild *(Myeloarchitektonik)* können eine große Zahl von Feldern unterschieden werden, die sich zum Teil überlappen, zum Teil aber auch scharf gegeneinander abgegrenzt sind (s. z. B. die „Sehrinde“ in Abb. 386, S. 605). Man hat danach cyto- und myeloarchitektonische Karten der gesamten Rinde aufgestellt und die verschiedenen Felder zum Zwecke des Vergleichs und der Verständigung durchnumeriert. Abb. 367 bringt die Karte von BRODMANN, die in neuerer Zeit in Einzelheiten mehrfach ergänzt und korrigiert worden ist, die aber als Verständigungsgrundlage nach wie vor geeignet ist. Es muß aber hinzugefügt werden, daß sich zwar die Endigungsgebiete der sensorischen Bahnen und die Ursprungsgebiete der motorischen Bahnen, also die sog. Projektionsfelder, deutlich im Aufbau untereinander und gegenüber anderen Gebieten unterscheiden, daß aber die Unterschiede der anderen Gebiete, also der sog. Assoziationsfelder, untereinander nur sehr gering sind, so daß mit Recht Zweifel an der Berechtigung einer so weitgehenden Aufteilung wie in Abb. 367 geäußert werden. Statt einer Art Staatenkarte wie Abb. 367 mit scharfen Grenzen und stark unterschiedlicher Kennzeichnung der einzelnen Länder müßte man eher zum Vergleich ein Aquarell mit ineinanderfließenden Farben wählen, in dem ein Grundton vorherrscht und nur an einigen Punkten einzelne Teile schärfer hervortreten.

Abb. 368 soll an Hand des Schemas einer geringen Zahl von Fasern der Rinde anschaulich machen, welche ungeheure Zahl von Verbindungsmöglichkeiten gegeben ist, und soll in Ergänzung der Abb. 317 und der Ausführungen S. 504 den allgemeinen Bauplan mit seinen Erregungskreisen darstellen.

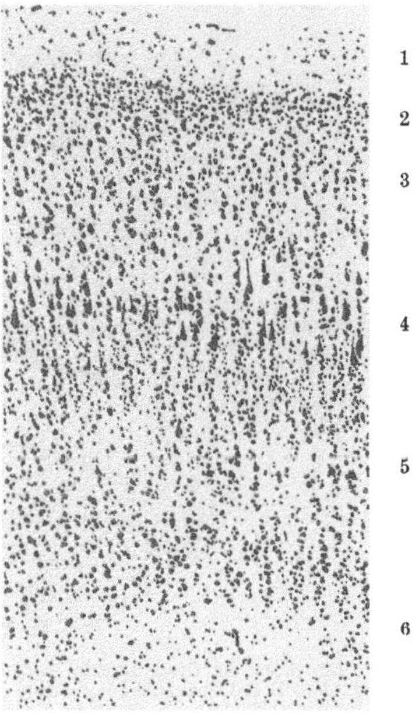

Abb. 366a u. b. Unterschiede im Zellbild (Cytoarchitektonik) zwischen 2 Projektionsfeldern der Großhirnrinde. Links motorisches Feld im Gyrus praecentralis, rechts Sehfeld in der Area striata des Occipitalhirns (Fissura calcarina). (Nach v. ECONOMO)

b) Physiologische Methoden. Die Elektroencephalographie

Neben den anatomischen Untersuchungen des Faserverlaufs durch Imprägnationsverfahren und nach der Degenerationsmethode spielt die *Neuronographie mit Strychnin* eine zunehmend größere Rolle (S. 493). Es muß allerdings nochmals betont werden, daß diese Methode nur die maximal möglichen Ausbreitungswege von Erregungen darstellt, die über die normalerweise bevorzugten weit hinausgehen. Sie vermag also über die „Wertigkeit" der einzelnen Projektionssysteme nichts auszusagen. Um so wichtiger ist die Ergänzung durch Ableitung der elektrischen Potentiale von kleinen Arealen oder gar einzelnen Ganglienzellen und das Studium der *Veränderungen des Grundrhythmus bei künstlicher Reizung oder natürlicher Erregung von Receptoren oder anderen Zentren.*

Berger hat gezeigt, daß es möglich ist, die elektrischen Potentiale der Großhirnrinde beim Menschen auch durch die uneröffnete Schädelkapsel abzuleiten.

Die **Elektroencephalographie** (EEG) hat sich mehr und mehr zu einer bedeutungsvollen physiologischen und klinischen Methode entwickelt. Zwar wirkt der Knochen als eine Art Filter für bestimmte Frequenzen. Ein Vergleich bei Ableitung von der freigelegten Gehirnoberfläche bei der Operation (Elektrocorticogramm) zeigt jedoch, daß die hierdurch eintretenden Abänderungen für klinische Zwecke nicht entscheidend sind. Im leitenden

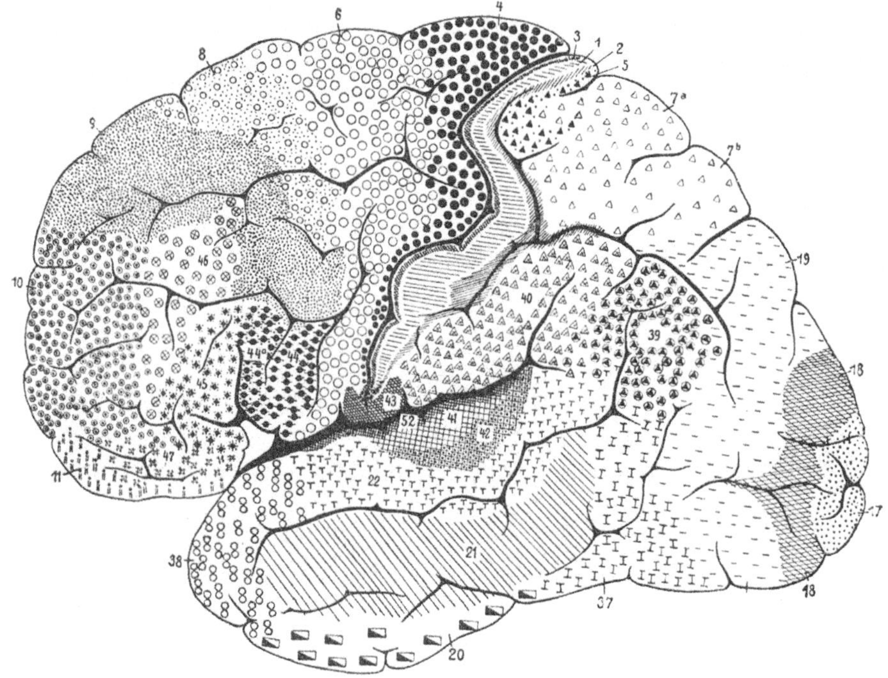

Abb. 367. Einteilung der Großhirnfelder nach ihrem anatomisch-mikroskopischen Bau nach Brodmann. Diese Einteilung und die Zahlenbezeichnung wurde als Verständigungsgrundlage beibehalten, obschon nur zwischen den sog. Projektionsfeldern so deutliche Unterschiede wie in Abb. 366 bestehen, nicht zwischen den sog. Assoziationsfeldern

Gewebe findet eine gewisse physikalische Ausbreitung lokal entstehender Potentiale durch elektrische Feldschleifen statt. Trotzdem ist eine recht genaue Lokalisation der Quelle gegenüber der Norm veränderter Potentiale möglich. Durch die Ableitung mit Hilfe relativ großer Elektroden von der Schädeldecke wird stets die Interferenz der elektrischen Prozesse in zahlreichen Elementen, die Potentiale produzieren, abgeleitet.

Die Ableitung geschieht durch Metallplättchen, die mit Stoff überzogen und mit Salzlösung befeuchtet sind und z.B. durch Federdruck gegen die Kopfhaut gedrückt werden. Es werden nach einem bestimmten Schema zahlreiche Punkte des Schädels gegen einen Punkt abgeleitet, an dem eine möglichst geringe eigene Spannungsproduktion und eine möglichst geringe Einstreuung von Fremdpotentialen, etwa der Muskulatur, vorliegt, so z.B. gegen das Ohrläppchen (sog. „unipolare" Ableitung). Anschließend wird eine Reihe von jeweils symmetrisch gelegenen Punkten über dem Gehirn abgeleitet (sog. „bipolare" Ableitung). Da die zu erhaltenden Potentiale nur in einer Größenordnung von einigen bis 100 millionstel Volt liegen, muß der Verstärkungsgrad wesentlich höher gewählt werden als bei

Ableitung des Elektrokardiogramms (S. 64). Da weiter oft von vielen Punkten und über längere Zeiten abgeleitet werden muß, verzichtet man meistens allein schon aus Kostengründen auf eine optische Registrierung und verwendet mechanische Schreibsysteme. Das bedingt, daß die Eigenfrequenz der Instrumente wegen ihrer Masse verhältnismäßig niedrig ist und sehr schnelle Ausschlagsänderungen nicht getreu wiedergegeben werden. Da es jedoch vorwiegend auf die Registrierung langsamer Abläufe ankommt, kann dieser Nachteil leicht in Kauf genommen werden. Man verwendet zur leichteren Übersicht gleichzeitig mehrere Verstärker mit zugehörigem Registriersystem.

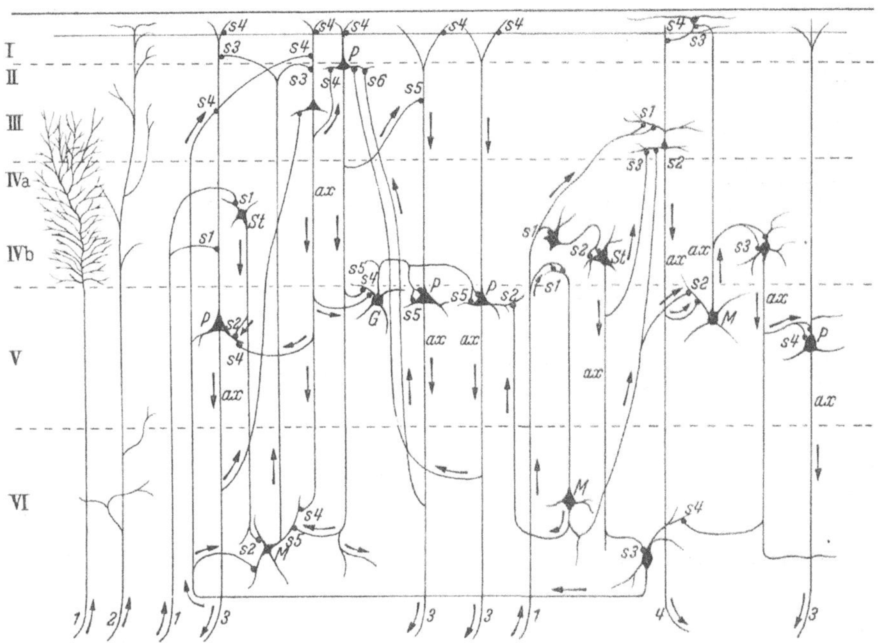

Abb. 368. Schema der Neuronenverbindungen in der Großhirnrinde. Afferentes System: *1* Fasern aus dem Thalamus (Projektionsfasern); *2* Fasern aus anderen Rindengebieten (Assoziationsfasern). Sie enden in den oberen Rindenschichten. Efferentes System: *3* Projektionsfasern, z.B. der Pyramidenbahn; *4* Assoziationsfasern zu anderen Rindengebieten. Sie verlassen die unteren Rindenschichten. Zwischenneuronen: *s1—s6*. Sie bilden die Grundlage zur Bildung von Erregungskreisen in verschiedenen Schichten. *P* Pyramidenzellen; *St* Sternzellen; *G* granulierte oder Körnerzellen. (Nach LORENTE DE NÓ u. LARSELL aus JUNG, R.: Handbuch der inneren Medizin, Bd. V/1, S. 1. 1953)

Abb. 369 zeigt ein typisches Elektroencephalogramm des Menschen bei Ableitung über dem Occipitalhirn (Augen geschlossen). Man erkennt, daß eine fortwährende rhythmische Spannungsproduktion vorliegt, auch bei vollständiger äußerer Ruhe. Man spricht von elektrischen „**Spontanschwankungen**“. Sie sind auch im tiefen Schlaf, wenn auch in abgeänderter Form, noch vorhanden und verschwinden nur bei lebensgefährlicher Lähmung der Gehirnfunktionen bzw. am sterbenden Gehirn. Schon eine oberflächliche Betrachtung ergibt, daß ein bestimmter *Rhythmus* vorherrschend ist. Eine genauere Analyse der vorliegenden Frequenzen (untere Kurve in Abb. 369) ergibt, daß zwar einzelne Frequenzen von 1,5—30 je Sekunde über den ganzen analysierten Bereich in der Kurve enthalten sind, daß jedoch die Frequenzen von 8—10 stark dominieren (α-Rhythmus nach BERGER, gewöhnlich von 8—12, also um 10 je Sekunde liegend); die einzelnen Frequenzbänder werden nach griechischen Buchstaben bezeichnet, wie das die Abb. 369 angibt. Dieser *α-Rhythmus* ist am deutlichsten über dem Occipital- und Parietalhirn festzustellen, wobei an verschiedenen Stellen die vorherrschenden Frequenzen leicht variieren können. Bei geistiger

Konzentration, wie beim Formensehen, tritt er sehr stark zurück, und an seiner Stelle werden raschere Frequenzen vorherrschend (Abb. 370). Wird nach Dunkeladaption das Auge nur diffus belichtet, dann bleibt er noch bestehen; wird jedoch ein Formerkennen versucht, dann zerfällt er.

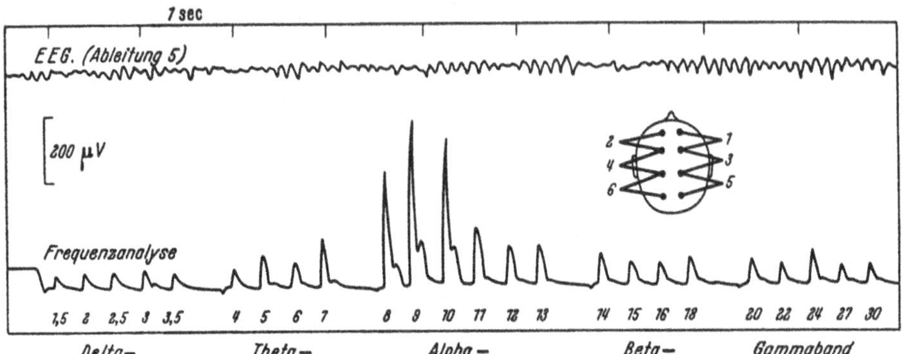

Abb. 369. Beispiel eines EEG. Ableitung vom Occipital- gegen das Parietalhirn (s. eingetragenes Ableitschema Mitte rechts). Augen geschlossen. Obere Kurve EEG, untere Kurve Analyse der darin enthaltenen Frequenzen. Die Höhe der Ausschläge gibt jeweils ein relatives Maß für die Häufigkeit der angegebenen Frequenzen. Es überwiegen die Frequenzen zwischen 8—11 Hz, die im sog. α-Band liegen. (Diese Kurve stellt also keine Potentialschwankungen dar, sondern ist die graphische Aufzeichnung einer automatisch durchgeführten Frequenzanalyse für den in der oberen Kurve wiedergegebenen Ausschnitt aus der Originalregistrierung). (Nach WRIGHT)

Beim Kind herrschen noch niedrigere Frequenzen vor; erst mit etwa 10 Jahren wird das Erwachsenenbild erreicht. Bis etwa zum 40. Lebensjahr finden sich hochfrontal und occipital in einem gewissen Prozentsatz noch vermehrt Wellen aus dem ϑ-Band.

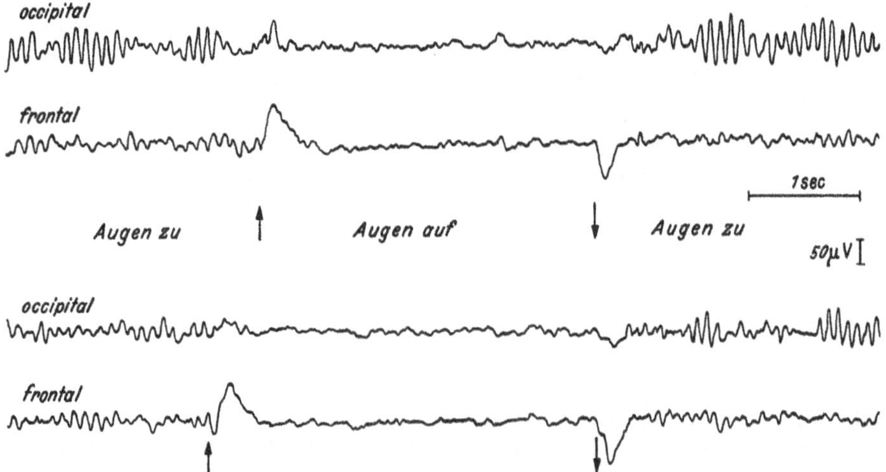

Abb. 370. Veränderung des EEG beim Formensehen. Beim Augenöffnen und Fixieren zerfällt der α-Rhythmus) Es treten die niedrigeren Frequenzen gegenüber den höheren zurück, die Amplituden nehmen ab (Desynchronisierung. Ein Vergleich zwischen der Ableitung vom Occipitalhirn (oben) gegenüber der vom Frontalhirn (unten) zeigt ein sehr ähnliches Bild, aber doch auch deutliche Unterschiede in den vorherrschenden Frequenzen. Occipital ist gewöhnlich der α-Rhythmus ausgeprägter. (Die großen Ausschläge in der Ableitung vom Frontalhirn bei Öffnen und Schließen der Augen sind durch die Bulbusbewegungen verursacht, also Artefakte)

Im *Sauerstoffmangel*, im Kohlensäuremangel (z. B. bei Hyperventilation) und bei Zuckermangel (Hypoglykämie, Abb. 371) wird eine Verminderung der Wellenzahl bei gleichzeitiger Vergrößerung der Amplituden deutlich, während sich umgekehrt bei Temperaturerhöhung und damit Stoffwechselbeschleunigung das Frequenzband nach höheren Frequenzen verschiebt.

Für die Lokalisation krankhafter Prozesse ist die Untersuchung des Elektroencephalogramms neben den sonstigen klinischen Untersuchungs-

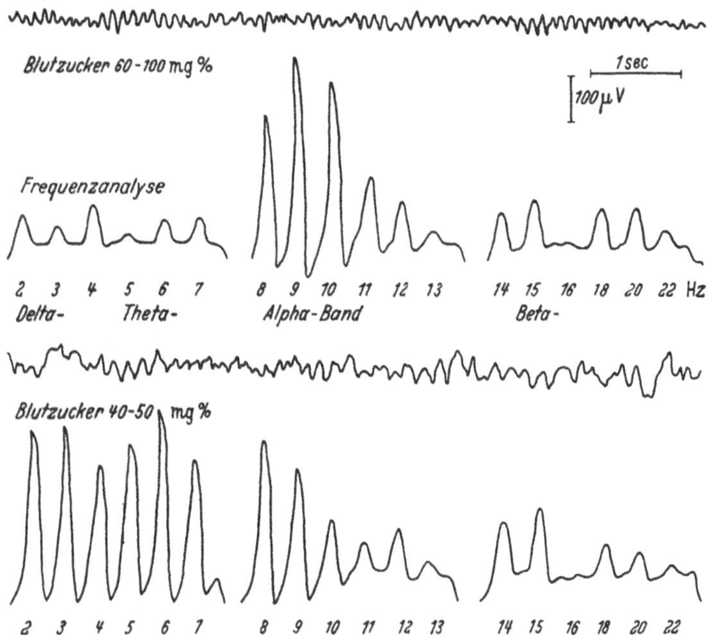

Abb. 371. Veränderung des EEG durch Senkung des Blutzuckers. Oben Blutzucker normal, unten auf 40 bis 50 mg-% gesenkt. Jeweils obere Kurve Registrierung des EEG, untere zugehörige Frequenzanalyse. In der Hypoglykämie findet sich eine Vergrößerung der Amplituden unter gleichzeitig stärkerem Hervortreten der langsamen Frequenzen. Letzteres zeigt besonders deutlich die Frequenzanalyse. (Nach HEPPENSTALL u. GREVILLE in HILL u. PARR: Electroencephalography. London 1950)

methoden von großem Wert geworden. Über einer Geschwulst oder einem Absceß findet sich eine Verminderung der Spannungsproduktion, über dem

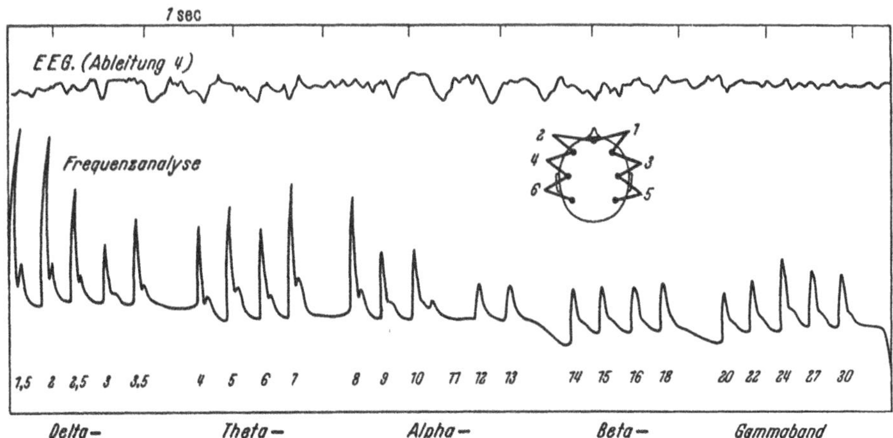

Abb. 372. Veränderung des EEG bei Ableitung von einem durch Tumordruck gestörten Gebiet. Gegenüber dem Normalbild sind die Amplituden vergrößert und die sehr niederen Frequenzen aus dem δ-Band bevorzugt, während die normalerweise vorherrschenden aus dem α-Band zurücktreten. (Nach WRIGHT)

durch den Tumordruck geschädigten Nachbargewebe eine Erniedrigung der Frequenzen (Abb. 372). Symmetrische Ableitungen können völlig verschiedene Bilder ergeben, wenn ein einseitiger Tumor vorliegt. Neben der

Frequenzanalyse ist unter pathologischen Bedingungen auch die Untersuchung der Rhythmizität von Bedeutung, d.h. das Ausmaß im Wechsel der verschiedenen Frequenzen und der Synchronisation, wie sie sich schon im Normalbild (Abb. 369) ergibt. Von Bedeutung wurde die Ableitung des EEG auch zur Differentialdiagnose der verschiedenen Epilepsieformen, worauf aber hier nicht näher eingegangen werden kann.

Trotz zahlreicher Bemühungen ist jedoch die *Entstehung der geschilderten Spontanschwankungen* noch nicht geklärt. Das liegt wohl daran, daß mehrere Faktoren dazu beitragen, deren Wertigkeit im einzelnen noch nicht genügend abgeschätzt werden kann.

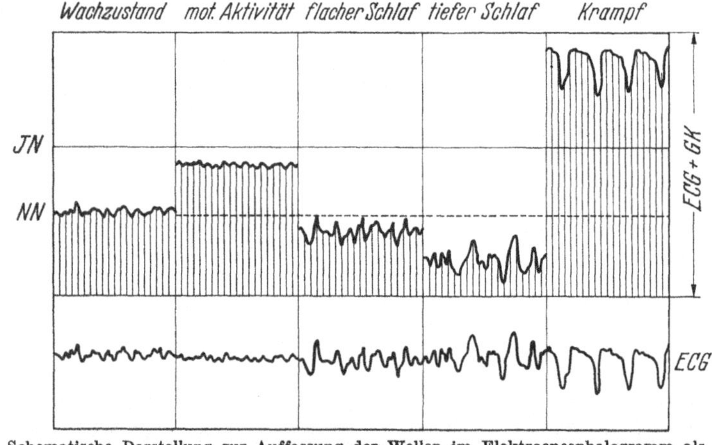

Abb. 373. Schematische Darstellung zur Auffassung der Wellen im Elektroencephalogramm als Amplitudenmodulation einer Gleichspannungskomponente. Ableitung der elektrischen Spontanpotentiale von der Großhirnoberfläche (unten ECG = Elektrocorticogramm) und dasselbe gleichzeitig mit der Gleichstromkomponente (ECG + GK, oben). *NN* Normalniveau; *IN* Indifferenzniveau. Die elektrischen Wellen unterscheiden sich bei verschiedenen Aktivitätszuständen außer in ihrer Frequenz und Amplitude auch in ihrer „Höhenlage". Weiteres s. Text. [Aus H. CASPERS u. H. SCHULZE: Pflügers Arch. ges. Physiol. **270**, 103 (1959)]

Daß es sich nicht einfach um eine Summe von Aktionspotentialen der Nervenzellen handelt, ergibt sich schon aus der relativ langen Dauer der einzelnen Wellen (vgl. Abb. 375).

Nach neueren Untersuchungen ist es wahrscheinlich geworden, daß es sich um langsame rhythmische Schwankungen des Ruhepotentials der Dendriten handelt, die jeweils durch die einlaufenden Axonerregungen modifiziert werden, aber nicht diese selbst darstellen. Es stellt sich weiter heraus, daß die Gehirnoberfläche gegenüber einem extracorticalen Indifferenzpunkt ein Potential aufweist (gewöhnlich positiv gegenüber diesem Indifferenzpunkt, Abb. 373), das abhängig ist von den jeweils einlaufenden Erregungen. So scheint das EEG im wesentlichen eine Amplitudenmodulation der Gleichspannungskomponente der Dendriten darzustellen.

Bei erhöhtem Erregungszufluß aus den subcorticalen Gebieten („Weckreaktion", z.B. bei motorischer Aktivität, vgl. S. 556) werden die Dendriten stärker depolarisiert, das Potential verschiebt sich damit in Richtung zum Indifferenzpunkt (Abb. 373), die Amplitudenmodulation wird kleiner und frequenter. Im Schlaf nimmt umgekehrt die Potentialdifferenz zwischen Gehirnoberfläche und extracorticalem Indifferenzpunkt zu und um so größer wird die Amplitudenmodulation. Wird durch elektrischen Reiz oder bestimmte Pharmaka die Vordepolarisation der Dendriten rasch erhöht, dann kann es zum Krampf kommen (Abb. 373). Das ist um so leichter möglich, je weiter die Gleichspannung vom Indifferenzpunkt entfernt ist. Wenn bei der normalen Lage der Gleichspannung durch „Wecken" eine Annäherung an das Indifferenzniveau erreicht wird, so bedeutet das einen wesentlichen *Sicherungsmechanismus*, der die Entwicklung abnorm steiler Potentialschwankungen bei einer plötzlichen Steigerung des corticopetalen Erregungszustroms (z.B. während des Aufwachens) verhindert (CASPERS). Damit stimmt überein, daß einerseits im Schlaf (mit seiner Vergrößerung der Gleichspannungskomponente) die Krampfbereitschaft gesteigert ist und daß andererseits mit Medikamenten, die die Gleichspannung vom Indifferenzpunkt in der einen oder anderen Richtung verschieben, die Krampfbereitschaft erhöht, durch solche, die sie dem Indifferenzpunkt annähern, die Krampfbereitschaft verringert wird. Es muß allerdings zugegeben werden, daß die hier erfolgte Darstellung noch in mehreren Punkten hypothetisch ist, noch weiterer experimenteller Stützung bedarf und keineswegs allgemein anerkannt ist. Bezüglich einer weiteren Diskussion sei auf die Spezialliteratur verwiesen.

Von großer Bedeutung zur Untersuchung des Erregungsverlaufs bei Reizung von Receptoren hat sich auch die Ableitung der dabei **ausgelösten Antworten** durch eingestochene oder auf die Gehirnoberfläche angelegte dünne Elektroden erwiesen. Abb. 374 zeigt die Form einer solchen ausgelösten Antwort in der primären Sehrinde (S. 599) bei Reizung des Tractus opticus. Ein ähnliches Bild ergibt sich auch bei Belichtung des Auges. Es handelt sich dabei vorwiegend um die Ableitung der Veränderung des Dendritenpotentials im betreffenden Areal. Auch diese Antworten sind also nicht mit den Aktionspotentialen einzelner Neurone zu vergleichen. Wesentlich war die Feststellung, daß bei Reizung von Receptoren nicht nur im betreffenden primären Rindenfeld solche lokalen Antworten abgeleitet werden können, sondern aus weiten Gebieten der Rinde. Nur bei Fehlen einer Aktivierung über das „Weckgebiet" der Formatio reticularis fehlt diese Ausbreitung, es kommt dann auch nicht zu einer bewußten Wahrnehmung (vgl. Abb. 357, S. 557).

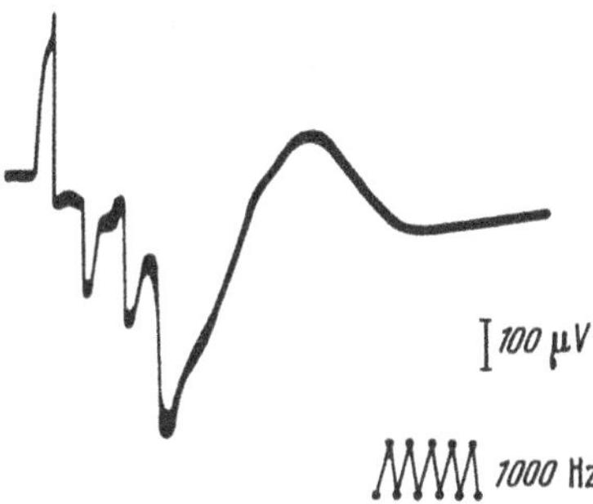

Abb. 374. „Ausgelöste Antwort" von der Sehrinde (Area striata) der Katze bei elektrischer Reizung des Tractus opticus. Die 1. Zacke nach oben ist ein Artefakt durch den Reiz. (Originalaufnahme HIRSCH, Köln)

Große Fortschritte hat auch die neuerdings erarbeitete Möglichkeit erbracht, mit winzigen Mikroelektroden von einzelnen Nervenzellen abzuleiten, wobei nun tatsächlich deren **Aktionspotentiale** erfaßt werden können (Abb. 375).

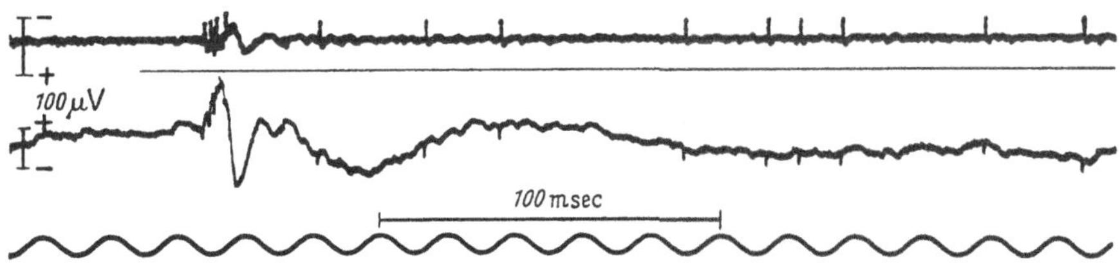

Abb. 375. Ableitung einzelner Neuronenentladungen mit Mikroelektroden von der optischen Rinde bei Belichtung des Auges. Die Apparatur (d.h. ihre Zeitkonstante) ist oben so eingestellt, daß die raschen Potentialänderungen, unten so, daß die langsamen bevorzugt zur Darstellung kommen. 20 msec nach der Belichtung tritt eine rasche Entladungsserie auf, die von weiteren Entladungen desselben Neurons gefolgt ist, welche allerdings in größeren Abständen und unregelmäßig erfolgen (sog. B-Typ nach JUNG). Es finden sich keine sicheren Beziehungen des Rhythmus dieser Entladungen zu den langsamen Potentialänderungen desselben Neurons. [Aus JUNG, V. BAUMGARTEN u. BAUMGARTNER: Arch. f. Psychiatr. u. Z. Neur. **189**, 521 (1952)]

Die bisherigen Untersuchungen etwa im optischen Projektionsgebiet (Sehrinde, Area striata, vgl. S. 599) haben dabei sehr komplizierte Verhältnisse ergeben. Etwa die Hälfte an Nervenzellen ist auch ohne Belichtung des Auges fortdauernd tätig, wobei jedoch offenbar ein Wechsel der Tätigkeit zwischen verschiedenen Neuronengruppen erfolgt. Es finden sich dabei Neurone, die unabhängig vom vorherrschenden Rhythmus und daneben solche, welche abhängig davon, hauptsächlich entweder im Anstieg oder auf dem Gipfel der langsamen Wellen des EEG entladen (JUNG).

Wird das Auge belichtet, so finden sich mehrere verschiedene Reaktionstypen (ähnlich, aber nicht gleich wie bei den verschiedenen Reaktionstypen der Netzhaut, S. 707). Es finden sich Neurone, die auf Belichtung ihre Entladungszahl nicht ändern (A-Typ in der Einteilung von JUNG), solche, die durch Belichtung gehemmt werden (C-Typ), solche, die erst nach Wiederverdunkelung vermehrt tätig sind (D-Typ), und schließlich solche, die mit Einsetzen der Belichtung aktiviert werden (B-Typ). Die Zahl der Nervenzellen, die durch Belichtung aktiviert und gehemmt werden, hält sich etwa die Waage. Es zeigt dies wiederum, daß die Hemmung ein ebenso wichtiger Vorgang ist wie die Erregung. Abb. 375 zeigt die Reaktionsform dieses B-Typs. Bei Einschalten des Lichts findet sich eine sehr rasche Folge von Einzelentladungen, die aber dann offensichtlich gebremst wird und an die sich langsamere, unregelmäßige Entladungen anschließen, solange die Belichtung anhält. Bei Wiederauslöschen des Lichts (in der Abbildung nicht dargestellt) hört die Aktivität für etwa $^1/_{10}$ sec vollständig auf, um dann wieder erneut anzusteigen. Hier ergeben sich Beziehungen zu dem S. 706, 709 geschilderten positiven Nachbild. Wie Abb. 375 weiter zeigt, finden sich neben den Aktionspotentialspitzen der Einzelentladungen auch langsame Schwankungen vor und besonders im Beginn der Belichtung. Es lassen sich jedoch keine deutlichen Beziehungen zwischen den Einzelentladungen und diesen langsamen Schwankungen erkennen.

Die oben beschriebenen Methoden der Gehirnforschung werden weiter auf der einen Seite durch Untersuchung der Besonderheiten in der *chemischen Zusammensetzung* und im Stoffwechsel der Nervenzellen ergänzt und durch die Feststellung von Abänderungen der Funktionen unter Einwirkung bestimmter Stoffwechselgifte, auf der anderen Seite durch Methoden aus dem *psychologischen Grenzgebiet*, so der experimentellen Psychologie, ferner durch Beobachtung des *Verhaltens* von Tieren und Menschen im normalen Milieu und bei *bestimmten Läsionen*, schließlich durch das Studium der erlernten Reaktionen („bedingten Reflexe"). Hierauf werden wir ausführlich S. 606 zurückkommen.

2. Die motorischen Projektionsfelder

Von FRITSCH und HITZIG konnte 1870 gezeigt werden, daß durch elektrische Reizung der Großhirnrinde an vielen Stellen motorische Effekte ausgelöst werden können. Beim Menschen entspricht die wesentlichste primäre motorische Zone dem Gyrus praecentralis (Feld 4 und 6 in Abb. 367, S. 584). Damit begann eine neue Ära in der Erforschung der Großhirnfunktionen.

Es hat sich herausgestellt, daß das Ursprungsgebiet der Pyramidenbahn größer ist als man früher annahm, daß zwar vom Feld 4 die Fasern besonders dicht entspringen, daß sie jedoch zum Teil, wenn auch in geringerer Dichte, von den davor- und dahinterliegenden Gebieten ihren Ursprung nehmen. Wir werden die Gebiete des Gyrus postcentralis als primäre sensible Rinde kennenlernen. Auch von diesen Gebieten entspringen also Fasern der Pyramidenbahn, und wir erkennen wieder den engen Zusammenhang von Motorik und Sensibilität. Weiter ist bei allen Reiz- und Ausschaltungsversuchen zu berücksichtigen, daß aus denselben Gebieten, wenn auch in anderer Dichteverteilung, die Fasern des extrapyramidalen Systems entspringen.

Wenn hier und im folgenden von der Pyramidenbahn gesprochen wird, so ist damit der Tractus corticospinalis gemeint, also eine lange, durchgehende efferente Bahn von der Großhirnrinde bis zum Rückenmark. Unter extrapyramidalen Fasern werden alle anderen motorischen Fasern zusammengefaßt. Die Fasern der Pyramide, von der die „Pyramidenbahn" ursprünglich ihren Namen erhalten hat, gehören keineswegs sämtlich zum Tr. corticospinalis. Von den rund 1 Million Pyramidenfasern stammen rund 30000 (dicke Fasern zu den α-Motoneuronen) von den Betzschen Riesenpyramidenzellen der Area 4, rund 300000 von anderen Zellen der Area 4 und 6, rund 100000 von den Feldern 1—3 (Gyrus postcentralis). Vom Ursprung der anderen Hälfte der Fasern ist noch so gut wie nichts bekannt. Das zeigt schon, wie lückenhaft unser Wissen ist und daß unsere folgende Darstellung recht unvollständig bleiben muß.

a) Reizversuche

Bei einer *Reizung* eines bestimmten Feldes wird man gleichzeitig in unterschiedlicher Mischung Pyramiden- und extrapyramidale Fasern aktivieren. Eine elektrische Reizung in einem bestimmten Feld dieses Gebiets führt zwar zu einer Bewegung in einer jeweils bestimmten Muskelgruppe, doch ist diese Bewegung nur entfernt einer Willkürbewegung verwandt. Das Erregungsmuster, das wir mit unserer elektrischen Reizung hervorrufen, ist wesentlich verschieden von dem, das bei Willkürbewegungen entsteht.

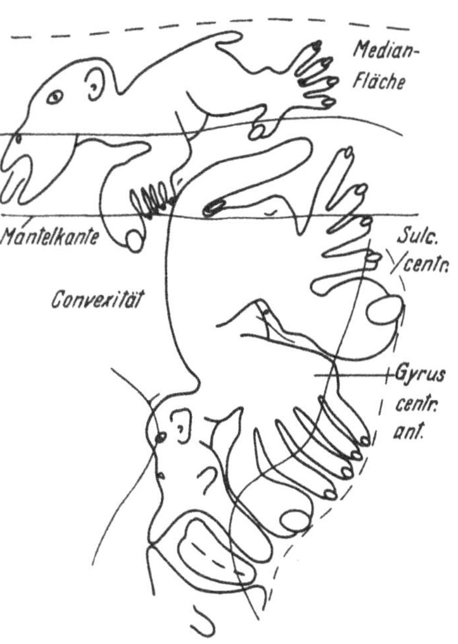

Abb. 376. Lage der motorischen Reizpunkte im primären motorischen Feld des Affen. Die Gehirnoberfläche ist dabei auf die Papierebene projiziert, so daß sich oben in der Abbildung die Medianfläche, unten die Konvexität befindet. Man erkennt 1. die doppelte Repräsentation der Peripherie in der Großhirnrinde, 2. die umgekehrte Projektion des Körpers in Feld I, 3. die relativ großen Felder für Finger-, Zehen-, Kiefer- und Zungenbewegungen im Vergleich zu denjenigen für die Rumpfmuskulatur. Die Abgrenzung der einzelnen Felder ist allerdings nicht so scharf, wie sie hier aus Gründen der Übersichtlichkeit dargestellt ist. (Nach WOOSLEY u. Mitarb.: In Patterns of organization in the central nervous system. Baltimore 1952)

Immerhin ist es durch schrittweises Abtasten der Gehirnoberfläche gelungen, ganz bestimmte Areale zu finden, von denen bestimmte Bewegungen in isolierten Muskelgruppen ausgelöst werden können. Abb. 376 stellt das Ergebnis solcher Versuche an Affen dar, Abb. 377 am Menschen. Die letztere Abb. 377 kann allerdings nur ungefähre Anhaltspunkte liefern, weil gerade die so wichtigen Aktivierungsfelder für Fingerbewegungen schlecht erreichbar in der Tiefe des Sulcus centralis liegen. Es ist aus den Abbildungen zu ersehen, erstens daß die gesamte Körpermuskulatur in der motorischen Rinde jeder Seite *doppelt repräsentiert* ist. Diese Repräsentation ist vorwiegend *gegenseitig*, d. h. daß die linke Rinde mit der rechten Körperhälfte in Verbindung steht (Folge der Kreuzung des größten Teiles der Pyramidenbahnen). Es werden nur geringe gleichseitige Reizeffekte erhalten (s. u.). Die beiden Felder stehen durch zahlreiche Verbindungen in sehr enger Verbindung. Das Feld I erstreckt sich über den ganzen Gyrus praecentralis, bis in die Tiefe des Sulcus centralis (Feld 4 und 6); nur ein Teil liegt auf der Medianfläche; das Feld II liegt fast ganz auf der Medianfläche. Zweitens ist zu ersehen, daß die Felder für *Fingerbewegungen* relativ sehr groß sind. Das wird noch wesentlich deutlicher beim Menschen. Drittens zeigt die Abb. 376, daß im Areal I eine *umgekehrte Repräsentation* des Körpers vorliegt. Die Abb. 376 und 377 bringen allerdings die Gefahr eines Mißverständnisses mit sich: Sie könnten zu der Ansicht verleiten, daß sich scharfe Grenzen für die einzelnen Reizfelder, etwa für die Bewegung der Hand, ergeben, daß also wie in einem Mosaikkästchen einzelne Muskeln in der Rinde repräsentiert wären. Das ist keineswegs der Fall. Es findet sich im Gegenteil ein ganz erhebliches *Überlappen der einzelnen Reizfelder*. Das gilt besonders für das Rumpffeld, weniger für die Fingerfelder. Eine isolierte Fingerbewegung erfordert keine zusätzliche Stützreaktion der übrigen Muskulatur, wohl aber eine Bewegung etwa im Schultergürtel. So ist es verständlich, daß von dem Focus, von dem z.B. Bewegungen im Schultergürtel ausgelöst werden, auch gleichzeitig solche im Beckengürtel eingeleitet werden können und daß sich vom Schulterfeld Fasern der Pyramidenbahn in die tiefen Rückenmarkssegmente verfolgen lassen. Dem entspricht, daß die Rindenfelder für die Fingerbewegungen in Feld 4 liegen, von dem überwiegend Pyramidenfasern entspringen, die für den Rumpf und die großen Gelenke aber mehr in Feld 6, von dem relativ mehr extrapyramidale Fasern ausgehen.

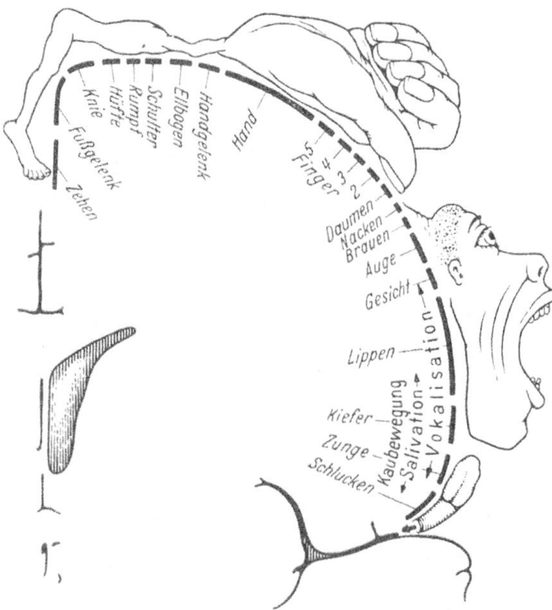

Abb. 377. Motorische Repräsentation des Körpers im Gyrus praecentralis beim Menschen. Die Darstellung erfolgt als Projektion auf eine Ebene. Die Zeichnung soll die Größenverhältnisse der Repräsentation einzelner Gebiete veranschaulichen (motorischer Homunculus). Man beachte die Größe der Felder für die Hand und einzelne Finger. (Nach PENFIELD u. RASMUSSEN: The cerebral cortex of man. London: Macmillan & Co. 1950)

Die Reizerfolge bei Rindenreizung unterscheiden sich in mehrfacher Hinsicht von denjenigen etwa bei Reizung motorischer Nerven. 1. Wie schon betont, kommt eine mehr oder weniger *koordinierte Bewegung* zustande und nicht ein einfacher gleichmäßiger Tetanus in einem bestimmten Muskel. Eine gewisse Ausnahme bilden die Reizfelder für Finger und Zehen, von denen aus einzelne Muskeleinheiten isoliert aktiviert werden können. Eine solche Bewegung verlangt auch keine Tonusverlagerung im Gesamtorganismus, wie das etwa bei einer Armbewegung der Fall ist. 2. Ferner ist das Phänomen der *Schaltung* (S. 511) besonders deutlich. Je nach der Körperlage, je nach der Ausgangsstellung des Gelenkes, das bewegt wird, ist der Reizerfolg durchaus verschieden. Man gewinnt den Eindruck, daß bei Reizung ein und desselben Punktes eine Bewegung bis zu einer ganz bestimmten Position durchgeführt wird. Ist dies z.B. eine geringe Beugung im Ellbogengelenk, solange der Arm gestreckt ist, so wird dieselbe Stellung erreicht, wenn er vorher stark gebeugt wurde — so daß jetzt das Resultat der Reizung eine Streckung ist. Diese Endstellung wird dann modifiziert bei Änderung der Körperlage, der Kopfstellung usw. (WARD). Dies und das Überlappen der einzelnen Rindenfelder führt zu dem Phänomen der *Instabilität* der Reizerfolge bei elektrischer Reizung, d. h. daß z.B. auf einen punktförmigen Reiz das erste Mal eine Daumenbewegung, bei der zweiten Reizung nichts oder sogar eine Handbewegung erfolgen kann. Die Phänomene der *Bahnung und Hemmung* (S. 451, 504) sind stark vorhanden. Auffällig ist ihre besonders lange Nachdauer, so daß nach der Reizung eines Punktes im Armfeld noch nach vielen Minuten bei Reizung anderer Felder gleichzeitig Armbewegungen eintreten können.

Zwischen den beiden Feldern, die man gewöhnlich als motorisches Feld I und II bezeichnet oder auch als prämotorische und supplementäre motorische Rinde, bestehen einige *Unterschiede im Reizerfolg*. Das Feld I zeigt eine wesentlich längere Subnormalphase, so daß die Reizung nur etwa alle 1—2 min wiederholt werden kann, während im Feld II viele Reizerfolge je Minute zu erhalten sind. Entsprechend sind hier die Bahnungserscheinungen besonders ausgeprägt, so daß eine nach der Reizung durch Bewegung erreichte neue Stellung noch mehrere Sekunden beibehalten wird, während bei Reizung von Feld I die Bewegungen stets rasch (phasisch) verlaufen und rasch beendigt sind (Woolsey u. Mitarb.). Es ist danach möglich, daß Feld I eine mehr phasische, Feld II eine mehr tonische Funktion zukommt. Klinisch wichtig ist weiter der Befund, daß das Feld II durch Narkose leichter ausschaltbar ist (Woolsey).

Es finden sich noch einige weitere *motorische Felder* auf der Großhirnrinde, so weiter rostral im Frontalhirn und im Occipitalhirn sog. *Augenfelder*, bei deren Reizung Augenbewegungen ausgelöst werden.

Bei Reizung aller motorischen Felder erhält man gleichzeitig auch *vegetative Effekte*, wie Blutdrucksteigerung, Schwitzen, Gefäßverengerung oder -erweiterung usw. Wir werden in anderem Zusammenhang darauf zurückkommen (S. 616).

b) Ausschaltungsversuche

Nach Zerstörung der primären motorischen Rinde (Feld 4 und 6) bei Schimpansen und Menschen tritt anfangs eine vollständige Lähmung der Gegenseite ein, die nach kurzer Zeit spastisch (S. 596) wird. Beschränkt sich die Zerstörung auf die Randgebiete des Sulcus centralis (Feld 4), so findet sich eine vollständige Lähmung der Muskulatur der Extremitätenenden, wobei in diesem Fall die Lähmung schlaff bleibt, da dann die extrapyramidalen Felder verschont blieben (s. u.). Nach einiger Zeit stellt sich eine gewisse Funktion wieder her, wobei allerdings die feinen Fingerbewegungen dauernd schwer gestört bleiben. Es kommt zu einem gewissen *Umbau der Restfunktionen*. Dies erklärt sich zum Teil aus der Tatsache, daß nicht alle Pyramidenfasern kreuzen. Die Funktion dieser Fasern tritt unter normalen Bedingungen weit zurück, sie kann sich aber nach solchen Läsionen deutlich manifestieren, und zwar um so besser, je jünger der betroffene Organismus ist.

Fällt z.B. durch Gefäßverschluß vor oder kurz nach der Geburt eine ganze Hemisphäre vollständig aus, dann macht sich die Funktion der ungekreuzten Fasern besonders deutlich bemerkbar, wenn auch in diesem Fall eine schwere dauernde Beeinträchtigung der willkürlichen Betätigungsmöglichkeit auf der Gegenseite bestehen bleibt. Wird nach einseitiger Ausschaltung der motorischen Rinde und nach dem Umbau der Funktion beim Schimpansen die andere primäre motorische Rinde ebenfalls vollständig entfernt, so verschwindet die partielle Wiederherstellung völlig, und die spastische Lähmung wird wieder komplett.

An dem Umbau der Restfunktionen nach Entfernung der Hemisphäre ist jedoch nicht nur die gegenseitige motorische Rinde beteiligt, sondern auch die tieferen Gebiete des extrapyramidalen Systems. Der Affe, der die gelähmte Extremität nicht mehr beim Fressen benutzt, verfügt z.B. über ihre volle Beweglichkeit beim Klettern, wenn er erschreckt und zur Flucht veranlaßt wird. Hier werden Synergien benutzt, für deren Zustandekommen die tieferen Kerngebiete ausreichen. Ähnlich können beim Menschen noch Synergien auftreten, die normalerweise durch das Großhirn gehemmt sind. Klinisch wichtig ist auch die Tatsache, daß der Sphincter ani und der Sphincter urethrae doppelseitig innerviert sind, so daß es bei einseitigem Ausfall nicht zu Inkontinenz kommt.

Klinisch-diagnostisch sind bei Läsionen der „prämotorischen Rinde“ (Feld 6) auch bestimmte *Enthemmungen* älterer Reflexe des Säuglings von Bedeutung, die mit der Ausreifung des Großhirns unterdrückt werden und deren Reflexzentrum im Hirnstamm liegt, so z.B. der Saugreflex und der Greifreflex, das ist das reflektorische Schließen der Finger beim Berühren der Handfläche, usw.

Bei Zerstörung des obengenannten Augenfeldes (Feld 8) kommt als auffälligstes Symptom eine Unfähigkeit zu willkürlichen Augenbewegungen ohne entsprechende Sehreize zustande.

Zur Auslösung einer normalen Willkürbewegung genügen die hier dargestellten Projektionsfelder der motorischen Bahnen nicht. Das normale Erregungsmuster, das dann über diese Bahnen nach der Peripherie ausgesandt wird, kommt nur im Zusammenwirken mit anderen Rindenfeldern (und auch mit tieferen Gebieten, z.B. Thalamus, Formatio reticularis) zustande. Zerstört man z.B. beim Schimpansen beidseitig die vor dem motorischen Projektionsfeld gelegenen Rindengebiete, so findet sich eine nur geringe

Störung in der Grundbewegung der einzelnen Glieder, aber die Ausführung von Bewegungsfolgen, also die *Organisation von Bewegungen*, ist ganz erheblich gestört. Vor allem bei beidseitiger Zerstörung der Felder 44 in der 3. Frontalwindung (Abb. 388) tritt eine Unfähigkeit ein, *komplexe motorische Handlungen* auszuführen, obschon die dazu notwendigen Einzelbewegungen nur geringgradig gestört sind (*Apraxie*, im Gegensatz zu Lähmung). Wir kommen S. 613 auf den damit zusammenhängenden Fragenkomplex zurück.

c) Kurzer Überblick über die Motorik als Ganzes

Im folgenden soll kurz noch einmal das motorische System zusammenfassend besprochen werden, da die einzelnen Teile bisher in verschiedenen Abschnitten behandelt wurden.

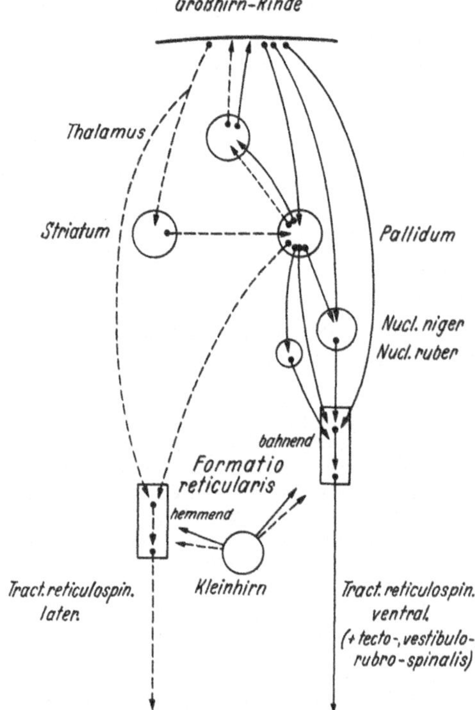

Abb. 378. Schema eines Teiles der extrapyramidalen Bahnen. Links (punktiert) das hemmende, rechts (ausgezogen) das fördernde System. Die rückläufigen Bahnen des fördernden Systems zur Großhirnrinde sind z. T. weggelassen, ebenso die Verbindungen des Corpus subthalamicum und des Nucleus ruber. Weiteres s. Text

Von der motorischen Rinde werden dauernd (mit Ausnahme des Schlafzustandes) kurzdauernde Impulssalven sowohl über den Tractus corticospinalis wie auch über andere motorische Bahnen ausgesandt. Diejenigen über den Tractus corticospinalis erreichen über kurze Zwischenneurone im Rückenmark die γ-Motoneurone. Diese führen ihrerseits zu lokalisierten Kontraktionen der Muskelspindeln, von denen aus die α-Motoneurone bombardiert und so *gebahnt* werden. Der Tractus corticospinalis übt somit einen dauernden bahnenden Einfluß auf die Motoneurone aus; er erhöht so den Tonus der Muskulatur, besonders der Strecker. Dieser Vorgang wird unterstützt durch Impulse über extrapyramidale Bahnen zum Förderungsgebiet der Formatio reticularis und über Einflüsse des Kleinhirns auf dasselbe Gebiet (Tr. reticulospinalis ventralis, Tr. vestibulospinalis usw.).

Diesen bahnenden Systemen stehen nun *hemmende* Systeme gegenüber (Abb. 378 und 379). Zwar bestehen die hemmenden Neurone jeweils nur aus kurzen Zwischenneuronen; sie können jedoch durch längere Neurone aktiviert werden, die man deshalb als Hemmungsbahnen bezeichnen kann. Solche hemmenden Zwischenneurone finden sich zunächst in den motorischen Rindenfeldern selbst und im Vorderhorn des Rückenmarks. Sie werden durch rückläufige Kollateralen der zentrifugalen Neurone gebahnt und können bei ausreichender Bahnung von anderer Seite deren Aktivität wieder unterbrechen (s. Renshaw-Hemmung S. 452). Hierzu gesellen sich weitere Rückmeldekreise vorwiegend hemmender Art: von der Rinde über die Stammganglien, vorwiegend das Striatum, und weiter über den Thalamus zurück zur Rinde (S. 573), von der Rinde über die Brückenkerne zum Kleinhirn und von diesem über den Thalamus zurück zur Rinde (S. 577), wobei auf jeder Zwischenstufe durch die einlaufenden Signale aus den peripheren Receptoren (der Haut, der Muskeln, des Vestibularapparates, der Augen) eine Modifikation eintreten kann. Der Erregungskreis über das Kleinhirn hat dabei vor allem die Aufgabe, die zeitliche Koordination der Aktion in verschiedenen Muskelgruppen zu überwachen (S. 579). Der Erregungskreis über die Stammganglien gewinnt Anschluß an die Impulse vom limbischen Cortex, wodurch zusätzlich eine Beeinflussung der Motorik durch die Affektlage zustande kommt. Von Neuronen der Rinde und der Stammganglien kann weiter ein Hemmungsgebiet der Formatio reticularis aktiviert werden, das (vorwiegend über den Tractus reticulospinalis lateralis, Abb. 378) hemmende Zwischenneurone des Rückenmarks aktiviert. Diese Zwischenneurone unterliegen neben den supraspinalen Einflüssen auch denjenigen von den rückläufigen Kollateralen der Motoneurone selbst und schließlich von den peripheren Receptoren, besonders denjenigen in Muskeln und Sehnen (S. 460).

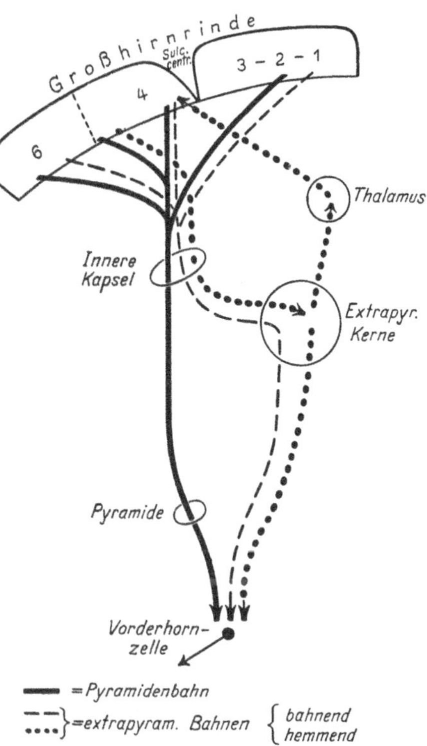

Abb. 379. Schema des Ursprungs der Pyramiden- und extrapyramidalen Bahnen. In der inneren Kapsel verlaufen sie noch auf engem Raum zusammengedrängt und werden dort bei Schädigungen gemeinsam betroffen. In Höhe der Pyramide sind sie jedoch getrennt. Weiteres s. Text

Bei einer zusätzlichen Impulsaussendung von der motorischen Rinde über die tonische Grundinnervation hinaus, z. B. bei einer *Willkürbewegung*, wird somit ein großes System in seiner Aktivität verändert, das auf mehreren Stufen eine Kontrolle je nach der peripheren Gesamtsituation erlaubt. Für eine gezielte Willkürbewegung sind zwar die Impulse über den Tractus corticospinalis unerläßlich; bei seinem Wegfall können nur noch grobe Massenbewegungen ausgeführt werden; für die Koordination der Bewegung ist jedoch der übrige Teil des motorischen Systems, den man gewöhnlich als extrapyramidales System zusammenfaßt, ebenso unerläßlich. Zusammen mit den Eigenreflexen der Muskulatur sorgt es dafür, daß der ungefähre Bewegungsimpuls, der über den Tractus corticospinalis („Pyramidenbahn") abläuft, je nach den im Augenblick gegebenen Umständen so modifiziert wird, daß die Bewegung koordiniert abläuft und das Bewegungsziel erreicht wird. Darüber hinaus ist das extrapyramidale System von größter Bedeutung für die Tonusverteilung in der Muskulatur (Haltefunktion), die entsprechend dem Ausmaß einer Bewegung variiert werden muß, und schließlich für die unwillkürlich ablaufenden Mitbewegungen bei jeder Willkürbewegung.

Für alle erlernten Bewegungsformen (etwa beim Radfahren, Skilaufen und anderen sportlichen Betätigungen), die zunächst bewußt willkürlich erlernt werden und dann fast automatisch, nur noch unter fortgesetzter Kontrolle der Willkür ablaufen, ist das extrapyramidale System von wesentlicher Bedeutung. Bei diesen *automatischen Bewegungsabläufen* handelt es sich keineswegs um ,,Reflexe" über das System der Stammganglien, wie häufig fälschlicherweise angenommen wird. Wenn die fleißigen Hände der Großmutter fortgesetzt weiterstricken, obschon gleichzeitig eine heftige Debatte geführt wird, so könnte man meinen, daß die Gesamtbewegung unwillkürlich ablaufe. Daß dem nicht so ist, erkennt man jedoch sofort, wenn doch einmal eine Masche fällt. Es wird dies gleich bemerkt und korrigiert. Die Automatisierung von Bewegungsvorgängen spielt eine wichtige Rolle, nicht nur deshalb, weil dann der Bewegungsablauf flüssiger wird, sondern auch deshalb, weil dabei das ,,Ermüdungsgefühl" wesentlich geringer wird. Es muß aber in diesem Zusammenhang auf die Darstellungen der Arbeitsphysiologie verwiesen werden.

Bei einem Ausfall des Tr. corticospin. (,,Pyramidenbahn") an irgendeiner Stelle des Verlaufs kommt es zu einer fast vollständigen Lähmung der Willkürbewegung; es stellt sich nur ein Rest von groben und komplexen Synergien wieder her, die weiter willkürlich auslösbar sind. Alle feineren Willkürbewegungen, etwa der Hand und der Finger, sind dauernd ausgefallen. Die Lähmung ist *schlaff* und bleibt schlaff, sofern eine reine Unterbrechung des Tr. corticospin. vorliegt, d.h. die gelähmte Muskulatur ist tonuslos; die Muskelreflexe sind fast vollständig ausgefallen. Dies ist nach der obigen Darstellung zu erwarten, wonach dieser Tractus die feinere Willkürmotorik vermittelt und außerdem dauernd einen bahnenden Einfluß auf die Motoneurone des Vorderhorns ausübt.

Bei einer Unterbrechung der ,,Pyramidenbahn" in der inneren Kapsel, der weitaus häufigsten Form ihres Ausfalls, tritt jedoch als Dauerzustand nicht eine schlaffe, sondern eine *spastische* Lähmung der Muskulatur ein: Der Tonus, vor allem der Strecker in den Beinen, ist erhöht, die Muskelreflexe sind gesteigert, so sehr, daß während der ganzen Dauer einer Dehnung des Muskels Reflexserien ablaufen. Dem Versuch einer Beugung wird ein federnder Widerstand entgegengesetzt. Diese Lähmungsform wird wahrscheinlich dadurch hervorgerufen, daß bei einer Blutung in die innere Kapsel nicht nur die ,,Pyramidenbahn", sondern gleichzeitig die obengenannte ,,Hemmungsbahn" unterbrochen wird (Abb. 379). Diese verläuft, von der Rinde kommend, dort noch in unmittelbarer Nachbarschaft der ,,Pyramidenbahn". Im Hirnstamm trennt sie sich jedoch von ihr und zieht nicht durch die Pyramide, sondern endet im Gebiet der Med. obl. im ,,Hemmungsfeld". Sie aktiviert vor allem Neurone des Tr. reticulospin. lat., die ihrerseits die hemmenden Zwischenneurone des Rückenmarks bahnen. Unterbrechung dieser Bahn allein ergibt im Tierversuch folgerichtig Spastik ohne Lähmung. Es überwiegen dann die gesamten fördernden Einflüsse so sehr gegenüber den hemmenden, daß ein zu hoher Grundtonus resultiert und gleichzeitig die Durchgängigkeit des Reflexbogens für Dehnungsreflexe übermäßig gebahnt und diese stark gesteigert werden (vgl. Decerebrierungsstarre S. 554).

Diese Hemmungsbahn von der Rinde wird ergänzt durch ein großes subcorticales Hemmungssystem, an dem besonders die kleinzelligen Anteile der Stammganglien und hier wieder besonders die des Nucl. niger beteiligt sind. Bei Ausfall dieses Anteils des Hemmungssystems kommt es zu einer anderen Form der Störung in der Tonusverteilung der Muskulatur, nicht zur Spastik, sondern zu *Rigor* (S. 574).

3. Die sensorischen Projektionsfelder

a) Die somato-visceral sensiblen Projektionsfelder

Es ist schon (S. 570 und Abb. 359) berichtet worden, daß die großen Bahnen von den Receptoren der Körperoberfläche und der inneren Organe in bestimmten Thalamuskernen eine zweite Unterbrechung erfahren und von dort hauptsächlich in den Gyrus postcentralis (Feld 3—1—2 der Abb. 367, S. 584) einstrahlen. Es verlaufen allerdings auch Fasern, wenn auch in geringerer Dichte, sowohl zu caudaleren Feldern als auch zu rostraleren, also z.B. in den Gyrus praecentralis. Das Hauptgebiet wird entsprechend die *primäre sensible Rinde* genannt.

Durch Registrierung der ausgelösten Potentiale bei künstlicher oder natürlicher Erregung der verschiedenen Receptoren konnten die *Projektionsfelder* ebenso abgegrenzt werden wie auf der primären motorischen Rinde (Abb. 380, 381). Wie dort findet sich eine doppelte Vertretung jeder Körperregion in einem Feld I und einem Feld II, wobei Feld I im Prinzip dieselbe Anordnung wie bei der motorischen Projektion zeigt, nur in komplementärer Stellung, so daß sich z.B. die sensiblen und motorischen Felder für die Finger in der Tiefe des Sulcus centralis berühren. Die Felder für Zeigefinger und Daumen sind sehr groß, größer als für den gesamten Arm. Das Daumenfeld kommt (wie in Abb. 376) in die Nachbarschaft des Mundfeldes, so daß bei zentralem Ausfall der Sensibilität des Daumens durch einen Herd in dieser Gegend meist auch die des Mundes gestört ist. Auch hier können sich die einzelnen Felder gegenseitig überlappen, wiederum wesentlich stärker die des Rumpfes als etwa die der Hand. Es liegt also auch hier kein reines Mosaikmuster vor.

Das Feld II ist bis jetzt nur beim Affen in seiner Ausdehnung und Anordnung genauer bekannt. Es liegt im Gegensatz zum motorischen Feld II nicht auf der Medianfläche des Gehirns, sondern im Fuß des Gyrus postcentralis bis in die Tiefe der Fissura Sylvii, wobei sich Kopffeld I und II berühren; dann schließt sich basalwärts das Armfeld II und schließlich das Beinfeld II an (vgl. Abb. 365, S. 580). Klinisch wichtig ist, daß dieses Feld II eine doppelseitige Vertretung der Körperperipherie, besonders des Kopfes, aufweist. Wir werden unten darauf zurückkommen.

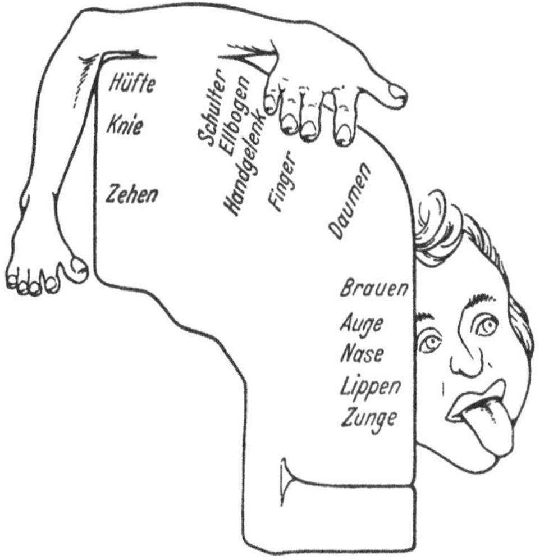

Abb. 380. Sensible Repräsentation des Körpers im Gyrus postcentralis. Dieser Homunculus ist weniger genau als der entsprechende für die motorische Repräsentation in Abb. 377, dafür aber hübscher. (Nach LANGLEY u. CHERASKIN: Physiology of man. New York 1954)

Interessant ist, daß bei dieser Anordnung *keine Trennung nach einzelnen Modalitäten* erfolgt. Die Fasern aus einem Rückenmarkssegment strahlen alle in ein und dasselbe Feld ein (Abb. 381), gleichgültig ob sie Erregungen von Schmerz- oder Berührungs- oder Kalt- oder Warmreceptoren usw. übermitteln, gleichgültig ob sie von der Tiefe oder von der Oberfläche stammen. So findet sich im Feld für die Zunge auch das primäre Projektionsgebiet für Erregungen von den *Geschmacksreceptoren.* Die Felder für Berührungs- und Geschmacksreize der Zunge überlappen sich zum größten Teil. Es ist danach sehr wohl denkbar, daß Erregungen von ganz verschiedenen Receptoren in ein und derselben Nervenzellgruppe einlaufen. Das läßt die Frage nach der Unterscheidbarkeit laut werden, d.h. nach der Grundlage für das „Gesetz der spezifischen Sinnesenergien“ (S. 627). Es ist denkbar, daß eine Unterscheidbarkeit nach dem einlaufenden Erregungsmuster möglich ist, doch fehlen darüber noch Unterlagen, da es sich um die Resultate von Tierversuchen handelt.

Bei dieser Sachlage wird die *Untersuchung der gegenseitigen Beeinflussung der Erregungen von verschiedenen Receptoren* aus gleichen Segmenten besonders wichtig. Es stellt sich heraus, daß eine solche Beeinflussung in ausgesprochenem Maße eintritt, vor allem im Sinne der Blockierung einer einlaufenden Erregung durch eine kurz zuvor eingelaufene von anderen Receptoren. Schon im Thalamus können die in verschiedenen Fasern von unterschiedlichen

Receptoren einlaufenden Erregungswellen auf ein und dieselbe Nervenzellgruppe übertragen werden, so daß eine die andere ausschließen kann (Occlusion). Dasselbe scheint auch in der Rinde der Fall zu sein. Bei Reizung des Beinfeldes I können z. B. einlaufende Impulse vom gegenseitigen Bein im Beinfeld II unterdrückt werden (AMASSIAN).

Ausschaltungsversuche an Affen und Untersuchungen am Menschen bei herdförmigen Läsionen (Schußverletzungen usw.) ergeben, daß nach einseitiger Zerstörung der Parietalrinde zunächst auf der Gegenseite ein vollständiger Ausfall aller Sinnesmodalitäten eintritt. Ein Erkennen von Gegenständen durch Betastung, von Gewichtsunterschieden, der Lage der Extremitäten bei geschlossenen Augen ist unmöglich geworden. Das Fehlen der sensiblen Kontrolle macht sich in starker Ungeschicklichkeit aller Bewegungen bemerkbar. Nach und nach stellt sich aber eine gewisse Restitution

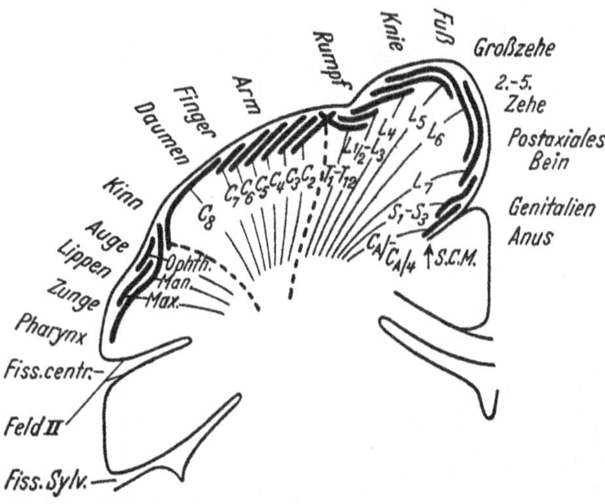

Abb. 381. Sensible Projektionsgebiete des Gyrus postcentralis beim Affen (schematischer Frontalschnitt) mit Darstellung der Projektion von einzelnen Rückenmarkssegmenten. Es ist zu ersehen, daß eine umgekehrte Körperprojektion vorliegt und daß die Erregungen von den verschiedensten Receptoren der Haut und der Tiefe aus einem Rückenmarkssegment in ein und dasselbe zentrale Feld einstrahlen können. L_{1-7} Lumbal-, T_{1-12} Thorakal- nnd C_{2-8} Cervical-Segmente. Opht., Man., Max. entsprechende Rami des N. trigeminus. *S.C.M.* Sulcus callosomarginalis. [Nach WOOLSEY, MARSHALL u. BARD: Bull. Johns Hopkins Hosp. *70*, 399 (1942)]

ein, vor allem für Schmerzempfindungen. Das Unterscheidungsvermögen etwa für Gewichte, einmal bei festliegendem Arm (Druckreceptoren der Haut) und dann bei bewegtem Arm (tiefere Receptoren, vgl. S. 650), bleibt dauernd schwer gestört. Es sind nur noch „grobe Empfindungen" möglich, die schlecht lokalisierbar sind und nicht mehr als rohe Unterscheidungsmöglichkeiten geben. Es ist durchaus möglich, daß es sich dabei um Empfindungen handelt, die der Thalamus im Zusammenwirken mit anderen Rindenfeldern vermittelt (vgl. S. 610), ebenso aber auch, daß diese Wiederherstellung (z. B. durch Aufhebung von Blockierungen) durch die doppelseitige Vertretung ermöglicht wird. In beiden Fällen kann die Wiederherstellung schon aus rein quantitativen Gründen nicht komplett sein, da die Zahl der zur Verfügung stehenden Nervenzellen mit ihren Verbindungen geringer geworden ist.

Für die erste Deutung spricht der folgende Befund: Wird beim Affen das Parietalhirn der einen Seite abgetragen, der Umbau der Funktion abgewartet und dann das Parietalhirn der Gegenseite zusätzlich entfernt, so tritt nur ein Sensibilitätsausfall auf der vorher normalen Gegenseite ein, die umgebaute Funktion auf der zuerst geschädigten Seite wird jedoch nicht affiziert. Für die zweite Deutung spricht dagegen der folgende Befund: Wird bei einem Kinde, bei dem durch Gefäßverschluß die eine Hemisphäre zerstört ist, wegen der von dort ausgelösten epileptischen Krämpfe diese Hemisphäre einschließlich des Thalamus entfernt, so ändert sich nichts an der vorhandenen „rohen" Sensibilität der Gegenseite. Das Kind vermag z. B. nach wie vor eine Berührung der rechten Hand von der der linken zu unterscheiden. Der Unterschied in beiden Befunden beruht wahrscheinlich auf Speciesunterschieden. Beim Affen sind die primären Projektionsfelder noch weniger eng lokalisiert als beim Menschen. Entsprechend sind auch gewöhnlich die Ausfälle bei Zerstörung dieser Felder weniger schwer.

Von Interesse ist der folgende Befund, der bei *lokalisierten* Ausschaltungsversuchen am Affen erhoben wird: Bleibt der Gyrus postcentralis geschont, wird jedoch das dahinterliegende Parietalhirn entfernt (Lobus parietalis, Feld 5 und 7 der Abb. 384), dann ist die Schädigung des Unterscheidungsvermögens von Gewichten fast ebenso groß wie bei Zerstörung des Gyrus postcentralis. Wird umgekehrt nach dessen alleiniger Zerstörung der Lobus parietalis zusätzlich entfernt, ist die Störung wesentlich schwerwiegender. Dieses Gebiet erhält zwar nur sehr wenige direkte Projektionsfasern von den Umschaltstellen des Thalamus, dagegen zahlreiche von den Assoziationskernen (Abb. 387, S. 611). Wir werden S. 614 auf die Bedeutung dieser Areale zurückkommen. Hier wurde der Befund nur dargestellt, um darauf hinzuweisen, daß sensible Impulse nicht nur den Gyrus postcentralis, sondern weitere Gebiete des Großhirns erreichen können. Hinzu kommt, daß der Gyrus postcentralis durch Faserverbindungen mit zahlreichen anderen Gehirnteilen verbunden ist.

b) Die optischen Projektionsfelder

Abb. 382 gibt ein Schema zum Verlauf der *Sehbahn.* Die gesamten Opticusfasern strahlen in bestimmter Ordnung in das Corpus geniculatum laterale ein, wobei die Fasern von den nasalen Netzhauthälften im Chiasma kreuzen. 70% der Fasern enden im Corpus geniculatum laterale und übertragen ihre Erregungen auf ein weiteres Neuron, das durch die Gratioletsche Sehstrahlung die Fissura calcarina (Area striata, Feld 17, Abb. 383) des Occipitalhirns erreicht.

Die restlichen Fasern verlaufen a) zum Colliculus rostralis, wo die einlaufenden Erregungen mit anderen zusammengefaßt werden und von wo aus einerseits reflektorisch die Augenstellung und die Körpermuskulatur beeinflußt werden kann (Tr. tecto-bulbaris, Tr. tecto-spinalis), andererseits auch Erregungen zum optischen Feld des Occipitallappens übermittelt werden können. b) Weitere Fasern verlaufen zur Gegend des Oculomotoriuskerns, wo die Erregungsübertragung auf kurze Zwischenneurone erfolgt, deren Neuriten die parasympathischen Anteile des Oculomotoriuskerns erreichen (Pupillenreflex). c) Fasern zur Formatio reticularis (S. 553). d) Fasern zu den reticulären Kernen des Thalamus.

In der Sehbahn finden sich nicht nur zentripetale Fasern, sondern auch zentrifugale, von der Rinde zum Corpus geniculatum laterale, von diesem zur Netzhaut. Über sie kann möglicherweise durch unterschwellige Bombardierung der Nervenzellen der Netzhaut deren Erregbarkeit verändert werden. Vor allem könnten auf diesem Wege Erregungen von einem Auge die Erregbarkeit des anderen beeinflussen.

Schließlich finden sich im Sehnerven auch vegetative Fasern von vegetativen Ganglienzellen der Retina zu bestimmten Kernen des Hypothalamus. Über diese Fasern wird möglicherweise die Hormonbildung des Hypothalamus (s. S. 567) und damit die des Hypophysenvorderlappens bei Belichtung des Auges beeinflußt.

Durch die Kreuzung der Opticusfasern von den nasalen Netzhauthälften ist es bedingt, daß bei einseitiger Unterbrechung proximal der Kreuzung nicht ein Auge ganz, sondern beide Augen je zur Hälfte erblinden (Hemianopsie). Trifft der Zerstörungsprozeß (z. B. durch einen Hypophysentumor, 1 in Abb. 382) die Kreuzungsstelle, dann fallen die beiden nasalen Netzhauthälften und damit die beiden temporalen Gesichtsfeldhälften aus (bitemporale = heteronyme Hemianopsie). Trifft der Prozeß den Tractus opticus oder die Sehstrahlung (2 und 3 in Abb. 382), dann fällt auf derselben Seite die temporale, am anderen Auge die nasale Netzhauthälfte aus (schraffiert in Abb. 382, homonyme Hemianopsie). Bei Unterbrechung in 2 ist gleichzeitig vom erblindeten Netzhautareal der Pupillenreflex nicht mehr auslösbar, wohl aber nach Unterbrechung in 3. Bei diesen Unterbrechungen in der Sehbahn wird der Gesichtsfeldausfall sofort deutlich bemerkt, da sich an das noch normale Gesichtsfeld ein schwarzer (bzw. grauer) Bezirk anschließt. Fehlen von einlaufenden Erregungen zu den Zentren führt im

Wachzustand zu einer Empfindung, nämlich „dunkel". Trifft der Prozeß jedoch die Sehrinde selbst (4 in Abb. 382), so fällt diese Empfindung aus, es wird halbseitig „nichts" gesehen. Es kann deshalb vorkommen, daß die erhebliche Einschränkung des Gesichtsfeldes nicht bemerkt wird.

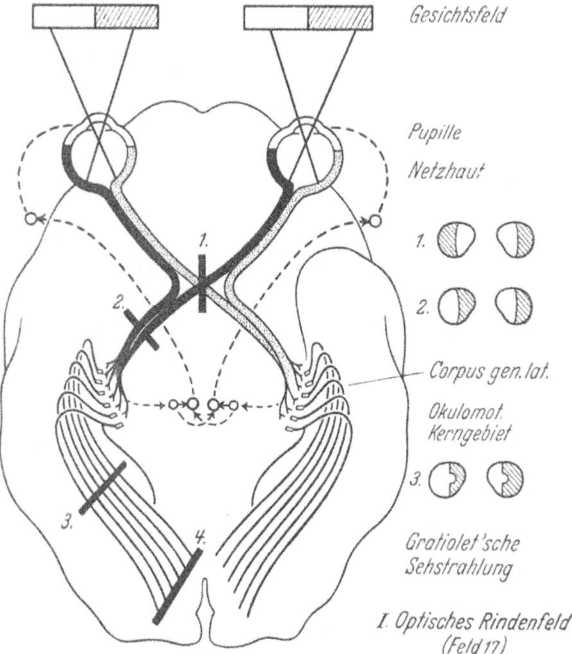

Abb. 382. Schema der Sehbahn. Die Zahlen geben die Unterbrechungsstellen an, die Figuren rechts die resultierenden Gesichtsfeldausfälle. Weiteres s. Text

Die Opticusfasern endigen im Corpus geniculatum laterale in ganz bestimmter topographischer Anordnung und ebenso die sich anschließenden Neurone in der Sehrinde. Es findet sich eine recht genaue Punkt-zu-Punkt-Projektion. Da die Zahl der Fasern von der Fovea centralis sehr viel größer ist als von den peripheren Anteilen der Netzhaut, sind damit sowohl im Corpus geniculatum laterale wie in der Sehrinde die Projektionsfelder für die Fovea ebenfalls erheblich größer, wie das aus Abb. 383 hervorgeht. Das optische Feld für die Fovea centralis ist rund 10000mal größer als diese selbst. So kommt es, daß bei zentral bedingten Hemianopsien auf der blinden Seite die Fovea centralis häufig nicht vollständig erblindet, sondern nur eine verminderte Sehschärfe aufweist, da bei umschriebenen Läsionen nicht das gesamte Gebiet für die Fovea zerstört wird. Gleiches gilt bei Schädigungen der Gratioletschen Sehstrahlung. Auch hier weisen diejenigen Fasern, die Erregungen von der Macula leiten, eine so weite Ausbreitung auf, daß sie äußerst selten sämtlich unterbrochen werden.

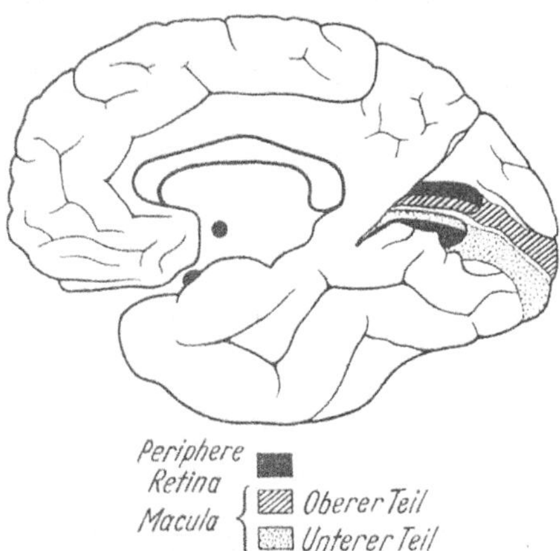

Abb. 383. Lage der primären optischen Rinde auf der Medianfläche des Gehirns beim Menschen. Es ist ersichtlich, daß das Projektionsfeld der Fovea centralis wesentlich größer ist als das für die anderen Retinagebiete. (Nach BREUWER u. VAN HEUVEN aus WRIGHT)

Es ist neuerdings mitgeteilt worden, daß sich bei vollständiger operativer Ausschaltung eines Occipitallappens immer noch die Fovea und ein Teil der angrenzenden Gebiete ausgespart finde, wenn zur Prüfung die moderne Methodik der quantitativen Perimetrie verwandt wurde; dies würde für eine doppelseitige Vertretung dieses Gebietes in der primären Sehrinde sprechen; doch wurde dieser Befund von anderer Seite bestritten.

Wenn soeben von einer Punkt-zu-Punkt-Projektion gesprochen wurde, dann darf diese Aussage nicht zu eng aufgefaßt werden. SHOLL hat berechnet, daß von einer Thalamusfaser etwa 5000 Neurone der Sehrinde direkt aktiviert werden können und daß umgekehrt ein Neuron des Cortex durch Impulse von 4000 andern Neuronen beeinflußt werden kann. Es kommt offenbar darauf an, daß jeweils einem Schwerpunkt der Erregung in der Netzhaut ein Schwerpunkt der Erregung in der Sehrinde entspricht.

Auch das optische Feld ist auf der Großhirnrinde doppelt vertreten. Die Lage des II. Feldes ist in Abb. 365 für den Affen schematisch dargestellt; für den Menschen ist zwar das Vorhandensein eines II. Feldes ebenfalls gesichert, doch ist seine räumliche Ausdehnung noch nicht genauer bekannt.

Auch für die optischen Wahrnehmungen genügt das Vorhandensein des primären Rindenfeldes nicht. Auch hier schließen sich sekundäre Rindenfelder an, deren Bedeutung S. 610ff. besprochen wird.

c) Die akustischen Projektionsfelder

Die Hörbahn setzt sich aus mindestens 4 Neuronen zusammen. Die Cochlearisfasern teilen sich dichotom und enden sowohl im dorsalen wie im ventralen Cochleariskern der Medulla oblongata. Die von dort ausgehenden 2. Neurone schicken ihre Fasern entweder in das Corpus trapezoides, die oberen Oliven, die Brücke oder die caudalen Vierhügel. Von dort erhalten sie einerseits Anschluß an die Kerne der motorischen Gehirnnerven (besonders Abducens) und an extrapyramidale Kerngebiete (Vermittlung von Reflexen auf Hörreize; Weckwirkung von Hörreizen S. 557). Die 3. Neurone verlaufen zum Corpus geniculatum mediale und von dort die 4. Neurone zur Rinde des Temporallappens. Von beiden Ohren verlaufen die Bahnen dabei sowohl ungekreuzt zum gleichseitigen wie auch gekreuzt zum gegenseitigen Corpus gen. med. Schädigungen der Hirnbahn müssen deshalb doppelseitig vorliegen, wenn es zu zentraler Hörstörung kommen soll; Ausfall einer Hemisphäre führt nicht zu Schwerhörigkeit.

Da jedoch auch die Feststellung einseitiger Störungen im Verlauf der gesamten Hörbahn aus Gründen der Herdlokalisation wichtig ist, bedient man sich des folgenden Weges: Es wird eine Wortreihe auf 2 Tonbänder aufgenommen und beiden Ohren einzeln dargeboten, wobei jedoch bei dem einen die Frequenzen zwischen 300 und 800 Hz und bei dem andern zwischen 1500 und 2400 Hz herausgefiltert werden (Matzker). Jedes dieser Bänder ist für sich nicht verständlich, während bei völlig intakter Hörbahn ein Zusammenfügen der beiden ,,Hörbilder" fast fehlerlos gelingt. Dies mißlingt jedoch weitgehend auch bei einseitigen Störungen im Verlauf der Hörbahn.

Auch in der Hörbahn findet sich eine recht genaue Punkt-zu-Punkt-Beziehung zwischen einzelnen Abschnitten der Schnecke (genauer Hörzellen auf der Basilarmembran) und des Corpus geniculatum mediale sowie des Projektionsfeldes in der Rinde. Dieses liegt auf der medialen Fläche der obersten Temporalwindung (Abb. 384) und tritt nur wenig auf die sichtbare Oberfläche über. Töne höherer Frequenz führen zu Aktivität in den mehr frontalen, niedrigerer Frequenz dagegen in den occipitaleren Partien des ,,Hörfeldes", wobei ein Fortschreiten um eine Oktave etwa einem Fortschreiten um 2 mm auf der Rinde entspricht. Zum Unterschied von anderen sensorischen Feldern findet sich hier eine stärkere doppelseitige Vertretung, so daß Ausfall einer Hörrinde nicht Taubheit auf dem gegenseitigen Ohr hervorruft, sondern nur eine gewisse Schwellenerhöhung. Auch hier findet sich ein zweites Hörfeld unterhalb des ersten, geteilt in 2 Abschnitte, in denen nur eine Lokalisation nach tiefen (100—400) und höheren (400—16000) Frequenzen getroffen werden kann und in denen erst bei lauten Tönen eine Aktivität feststellbar ist. Ein lauter Ton ruft demnach 2 Schwerpunkte der Aktivität in der Hörrinde hervor, wovon der eine durch ein klares Maximum an bestimmter Stelle ausgezeichnet ist, der andere dagegen nur zu zeigen scheint, daß der Ton sehr laut und hoch oder tief ist.

Ein gesprochenes Wort oder eine Melodie ruft deshalb ein Hin- und Herwandern von spezifischer Aktivität auf der Hörrinde hervor, wobei es offensichtlich mehr auf die zeitliche Folge ankommt als auf die exakte Position auf der ausgebreiteten „Hörlinie". Wenn wir eine Melodie hören, so kommt es ja auch nicht auf die absolute Höhe an; es ist nicht notwendig, daß ganz bestimmte Nervenzellen erregt werden, sondern nur, daß eine bestimmte zeitliche Aufeinanderfolge in bestimmter räumlicher Verteilung in der Aktivität der Hörrinde eintritt. Gleiches gilt für die Sehrinde: Wir

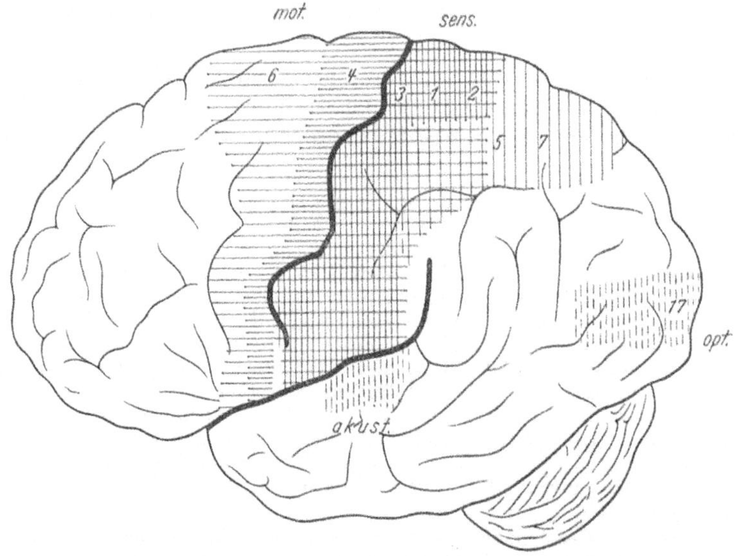

Abb. 384. Schema der Projektionsfelder des Großhirns beim Menschen. Quergestreift: Ursprungsstätten motorischer Bahnen, übergreifend auf den Gyrus postcentralis. Senkrecht gestreift: Projektionsfelder sensibler Bahnen (das Übergreifen auf den Gyrus praecentralis ist nicht dargestellt). Senkrecht unterbrochen gestreift: Projektionsfelder der optischen und akustischen Bahn auf der Medianfläche

erkennen einen Buchstaben, ob er groß oder klein ist, in diesem Fall kommt es auf eine bestimmte räumliche Verteilung von erregten und unerregten Bezirken als Grundlage der Wahrnehmung an.

Bei Untersuchung bedingter Reflexe (S. 606) konnte gezeigt werden, daß das Unterscheidungsvermögen der Versuchstiere für Tonhöhen und Lautstärken nach beidseitiger Abtragung der „Hörrinde" nicht dauernd verlorengeht, sondern erst dann, wenn gleichzeitig das II. „taktile" Rindenfeld (s. o. S. 597) mitzerstört wird. In diesem Feld konnten sowohl durch akustische, wie durch taktile, wie auch durch Vestibularis-Reize „ausgelöste Antworten" erhalten werden, wobei sich die Reaktionen gegenseitig beeinflußten. Es scheint sich dabei also gleichzeitig um ein weiteres supplementäres akustisches Rindenfeld zu handeln.

Ähnlich wie bei der Sehbahn konnten auch in der Hörbahn zentrifugale Bahnen von der Hörrinde zum Innenohr festgestellt werden und gleichzeitig zur Formatio reticularis, Bahnen, die wohl von Bedeutung sind zur Regulierung des „Einflußgrades" akustischer Reize und für das Haften oder Wandern der Aufmerksamkeit.

d) Die olfactorischen Projektionsfelder

Der dem Urhirn angehörende Teil des Endhirns wird auch als Riechhirn (Rhinencephalon) bezeichnet. Für den Menschen ist jedoch diese Bezeichnung nicht zutreffend. Nur ein kleiner Teil davon gehört wirklich dem Riechhirn an, während der größere Teil Ursprungsstätte vegetativer Bahnen darstellt. Diese Ursprungsstätten erhalten zwar zahlreiche Faserverbindungen von den eigentlichen Endstätten der Riechbahn, so daß die starke Einwirkung von

Geruchsreizen auf vegetative Funktionen verständlich wird; man wird sie jedoch nicht als Projektionsfeld der Riechbahn, auch nicht als Assoziationsfelder der olfactorischen Rinde bezeichnen können.

Die bipolaren Zellen des Riechepithels sind gleichzeitig Receptoren und Nervenzellen und senden marklose Fasern zum Bulbus olfactorius. Von dort verlaufen neue Neurone 1. zum Bulbus olfactorius der Gegenseite; 2. zur Area (Lobus) piriformis und 3. zu einem Teil des Nucleus amygdalae und zum Tuberculum olfactorium bzw. seiner Ersatzbildung. Die weiteren zugehörigen Rindenfelder sind noch unbekannt. Es ist zu berücksichtigen, daß sowohl der Bulbus wie der Tractus olfactorius nicht nur aus Bahnen bestehen, sondern mit einer dünnen Schicht von Rindengrau als direkte Fortsetzung des Großhirngraus bedeckt sind; beide stellen also selbst schon einen lang gezogenen Großhirngyrus dar, der im wesentlichen aus Mark und nur zum kleinsten Teil aus Rinde besteht. Der Gyrus hippocampi, der lange Zeit als entscheidender Teil des Riechsystems angesehen wurde, mit seinen Verbindungen zum Thalamus, gehört nicht zum olfactorischen, sondern zum vegetativen System. Im Bulbus olfactorius kommt es zu einer starken Konvergenz der Erregungen. So finden sich z. B. beim Kaninchen mehrere Millionen einlaufende Nervenfasern, aber nur rund 70000 Synapsen. ADRIAN entdeckte, daß eine Bahn von höheren Rindengebieten zum Bulbus olfactorius zieht. Es ist möglich, daß diese Bahn eine Rolle spielt bei der Entscheidung, welche Informationen weitergeleitet und welche unterdrückt werden.

4. Die Assoziationsfelder. Die integrative Tätigkeit des Großhirns

Die Bezeichnung Assoziationsfelder für diejenigen Gebiete des Großhirns, die nicht Endstätte der sensorischen oder Ursprungsstätte der motorischen Bahnen sind, ist beibehalten worden, obschon dieser Ausdruck geradezu irreführend sein kann. Man nahm früher an, daß diese Gebiete

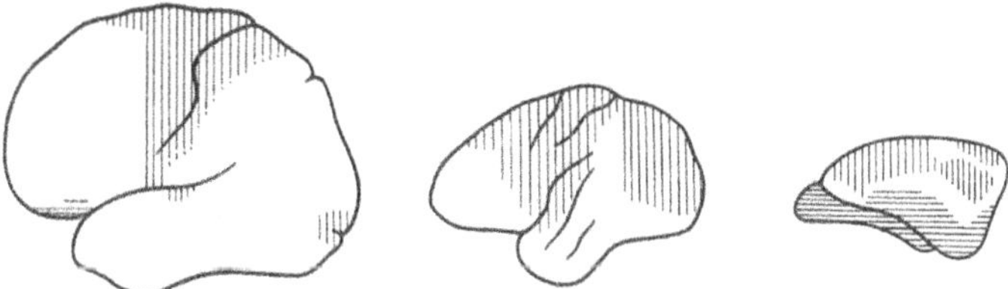

Abb. 385. Relative Größe der Projektionsfelder (schraffiert) zu den Assoziationsfeldern (weiß) im Großhirn von Kaninchen, Affe und Mensch. (Modifiziert nach v. ECONOMO)

nur mit anderen Großhirnfeldern Beziehung hätten und daß ihre Aufgabe allein darin bestünde, die Erregungen der primären Felder miteinander zu verknüpfen oder gar ,,primäre Wahrnehmungen“ aus verschiedenen Gebieten miteinander zu assoziieren. Es hat sich jedoch herausgestellt, daß diese Felder einmal nicht nur mit anderen Großhirnfeldern in Verbindung stehen, sondern über starke und für die Funktion wesentliche Verbindungen vom und zum Thalamus verfügen (s. u.) und weiterhin, daß bei ihrer Zerstörung keineswegs nur Störungen der Assoziationen eintreten.

Da es gerade diese Felder sind, die in der aufsteigenden Tierreihe eine zunehmende Entwicklung und einen besonders großen Sprung vom Affen zum Menschen aufweisen (Abb. 385) und deren Markreifung entsprechend zuletzt eintritt, hat man immer wieder versucht, höhere geistige Fähigkeiten gerade mit diesen Gebieten in Zusammenhang zu bringen. Da sich weiter gewisse anatomische Unterschiede der einzelnen Felder finden, versuchte man, in diesen Feldern einzelne geistige Funktionen zu ,,lokalisieren“. Diese extreme *Lokalisationslehre* mußte notwendigerweise eine Gegenlehre hervorrufen, die sog. *Plastizitätslehre*, nach der für jede einzelne Leistung immer das Gesamthirn zusammenarbeiten muß, einzelne Funktionen überhaupt nicht lokalisierbar seien, sondern jedes Gebiet alle möglichen Funktionen übernehmen könne. Bei beiden handelt es sich um Arbeitshypothesen mit durchaus eingeschränktem Arbeitsbereich, und es wird die Aufgabe der Zukunft sein, zu einer Absteckung der Grenzen zwischen den beiden zu gelangen. Während früher das Hauptbemühen gerade auf eine möglichst weitgehende Lokalisation von Funktionen abzielte, weil die Diagnose des Sitzes von Störungsherden (Narben, Geschwülste, Abscesse) nur nach Ausfallssymptomen gestellt werden konnte, wird heute der umgekehrte Weg bevorzugt, und das Pendel schlägt zu weit nach der Gegenseite aus, da man zur Diagnostik bessere Möglichkeiten besitzt (Elektroencephalographie, Luftfüllung der Ventrikel, röntgenologische Darstellung der Gefäße usw.). Man ging so weit, ein Zentrum nur zu definieren als ein Gebiet, von dem aus eine bestimmte Funktion besonders leicht störbar sei, ohne daß daraus für die Funktion dieses Gebiets etwas auszusagen sei (v. WEIZSÄCKER). Wir wollen die früher (S. 535) gegebene Definition beibehalten, wonach ein Zentrum einen Teil des Zentralnervensystems darstellt, der für das Zustandekommen eines zentralnervösen Vorgangs eine ausschlaggebende Bedeutung besitzt. Wenn also von einem Gebiet nachgewiesen wird, daß durch seine Zerstörung bestimmte Funktionen besonders leicht störbar sind, werden wir daraus allein nicht auf die Existenz eines bestimmten Zentrums schließen.

Es kann hier nicht im einzelnen auf das Gesamtproblem eingegangen werden. Auf einzelne Punkte werden wir mehrfach zurückkommen. Es sei hier schon auf die Darstellungen von HESS verwiesen, der zeigen konnte, daß gerade die Wandelbarkeit der zentralnervösen Funktionen eine Folge der Funktionsspezifität der nervösen Substrate darstellt. Es wird jeweils aus einer großen Zahl von Möglichkeiten diejenige ausgewählt, die der gegebenen Gesamtkonstellation entspricht. Diese auswählende Steuerung ist jeweils die eigentliche Funktion des Zentrums. Ein willkürlich ausgewähltes Beispiel möge dies erläutern. Reizt man bei der Katze das sog. Blickfeld des Stirnhirns (Feld 8), dann erhält man eine seitliche *Kopf*wendung. Fixieren wir nun den Kopf und wiederholen wir den Reiz, dann wendet das Tier die *Augen*, und zwar so lange, bis die Blicklinien wieder dieselbe Einstellung erreichen wie im ersten Versuch. Es ist also an der Reizstelle nicht die Innervation einer bestimmten Muskelgruppe lokalisiert, etwa der Augenmuskeln, sondern die Einstellung der Sehachsen, wobei verschiedene Wege benutzt werden, je nachdem, welcher im Augenblick offensteht, und zwar so lange, bis ein bestimmter Reiz mit einem bestimmten Effekt beantwortet und damit ein neues Gleichgewicht erreicht ist. Wir sehen an diesem Beispiel sehr schön, daß bei Reizung einer bestimmten Stelle zwar nicht, wie die strenge Lokalisationslehre fordert, gesetzmäßig und starr immer dasselbe geschieht, daß aber auf der anderen Seite auch nicht planlos Beliebiges geschieht, wie es die strenge Plastizitätslehre fordert, sondern ganz gesetzmäßig Bestimmtes unter bestimmten Bedingungen.

a) Methoden

Man versuchte, dem Problem der Funktion der Assoziationsfelder mit den verschiedensten Methoden näher zu kommen. Die älteste unter ihnen ist die *Beobachtung klinischer Ausfallserscheinungen* und ihr Vergleich mit dem Sektionsbefund. Die wesentlichsten Schwierigkeiten bestehen hier darin, daß die Läsionen selten lokalisiert genug sind, um ein klares Bild gewinnen zu können, ferner daß nicht unterschieden werden kann, was Ausfalls- und was Reizerscheinung ist, und schließlich, daß die Untersuchungsmethoden meist dem Zweck nicht genügend angepaßt wurden. So haben in letzter Zeit Nachuntersuchungen früher ausführlich dargestellter Fälle mit moderner Methodik wesentlich andere Resultate ergeben.

Wichtige und interessante Ergebnisse hat die *anatomische Untersuchung* von Gehirnen besonders hoch oder mäßig talentierter Menschen durch C. und O. VOGT erbracht. Sie soll an einem Beispiel dargelegt werden, um damit gleichzeitig die Schwierigkeit des Problems zu illustrieren.

Ein Beispiel zeigt Abb. 386. Hier wird die primäre Sehrinde in der Area striata eines Durchschnittsgehirns verglichen mit dem eines Hochbegabten, bei dem jedoch die optische

Komponente im Seelenleben eine ganz untergeordnete Rolle spielte; vor allem war seine räumliche Orientierungsfähigkeit stark herabgesetzt, so daß er sich auch bei langem Aufenthalt in einer Stadt nicht zurechtfinden konnte. Man sieht, daß die Area striata (bei Markfaserfärbung deutlich zu erkennen am Gennarischen Streifen) gegenüber dem Durchschnitt außergewöhnlich verkleinert ist. Es ist zu betonen, daß es sich hierbei um das Projektionsfeld der Sehbahn und nicht um ein Assoziationsfeld handelt. Schon auf dieser Stufe war der an sich Hochbegabte mit einem unzulänglichen Werkzeug versehen, das sich in einer primitiven Kulturstufe deletär ausgewirkt hätte. Dieses Beispiel soll nochmals deutlich machen, wie sehr wir uns in unseren Untersuchungen noch auf der Stufe der Werkzeuge befinden.

Auch die *neurophysiologischen Untersuchungen* befinden sich noch ganz auf der Stufe der Werkzeugkunde. Sie haben jedoch in den letzten Jahren so große Fortschritte gebracht, daß sich hier größere Zukunftsaussichten auftun.

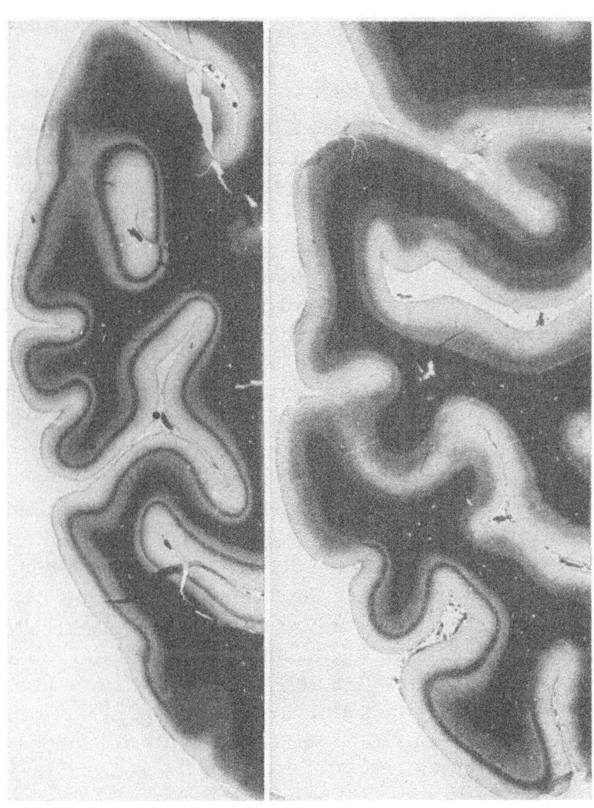

Abb. 386. Area striata (primäre optische Rinde), im Markfaserbild deutlich zu erkennen am helleren Zwischenstreifen, links normal, rechts stark reduziert. Weiteres s. Text. (Vergr. 2,3:1.) (Aus VOGT, O.: Klin. Wschr. **1951**, 90)

Vor allem die Neuronographie mit Strychnin (S. 493) und die Ableitung der ausgelösten Potentiale nach natürlicher und künstlicher Reizung konnten unsere Kenntnisse erweitern, wenn auch beide Methoden mit großen Schwierigkeiten zu kämpfen haben. Bei der Neuronographie muß man sich immer bewußt bleiben, daß sie das mögliche Maximum an Bahnverbindungen aufzeigt, nicht diejenigen, die unter physiologischen Bedingungen benutzt werden.

Bei der Untersuchung der ausgelösten Potentiale von der Großhirnrinde ist die Verfolgung einer bestimmten Erregungswelle dadurch erschwert, daß sie in der großen Zahl der abgeleiteten Wellen gleichsam ertrinkt. Man befindet sich dann in der Lage eines Mannes, der an einem großen Bahnhof einen ihm Unbekannten abholen soll. Er kann sich dann entweder so helfen, daß er wartet, bis sich der Schwarm verlaufen hat, so daß unter den wenigen Übriggebliebenen das Finden des Abzuholenden leichter wird, oder daß er vorher ein Erkennungszeichen, wie etwa eine Nelke im Knopfloch, abmacht. Beide Wege können auch hier beschritten werden. Man bringt einmal das Versuchstier in Narkose, um die störenden Wellen des Wachzustandes zu reduzieren. Man erhält jedoch dann dasjenige Erregungsbild, das sich ergibt, wenn es nicht zu bewußten Wahrnehmungen kommt. Man kann andererseits den Impulsschwarm „markieren", indem man rhythmische Reize setzt. Beim wachen Menschen und bei Ableitung durch die Schädelkapsel sind jedoch nur die ausgelösten Potentiale auf Lichtreize groß genug, um ausreichend nachweisbar zu sein, so daß hier die Untersuchungsmöglichkeit sehr beschränkt ist.

Bei diesen ungewöhnlichen methodischen Schwierigkeiten wird man sich nicht mit einer einzigen Methode begnügen können, sondern stets mehrere miteinander kombinieren müssen. Sehen wir zu, ob wir vielleicht aus dem Grenzgebiet der experimentellen Psychologie Hilfstruppen rekrutieren können!

b) Die bedingten Reaktionen. Lernen. Gedächtnis

Die Frage der Wertigkeit einzelner Rindengebiete für das Zustandekommen komplexer motorischer oder gar seelischer Vorgänge würde leichter angehbar sein, wenn es gelänge, eine tragfähige Arbeitshypothese für diejenigen zentralnervösen Vorgänge zu finden, die dem Lernen und dem Gedächtnis zugrunde liegen. Da das Gedächtnis eine erstaunliche Konstanz aufweist und vorübergehendes Erlöschen der gesamten Gehirntätigkeit überdauert, ist man gedrängt, dafür ein materielles Substrat mit dauernden Veränderungen von Eigenschaften (etwa der Erregungsübertragung) anzunehmen. Es ist jedoch leider noch nicht geglückt, über erste Anfänge auf diesem Gebiet hinauszukommen. Wir verzichten deshalb auf eine ausführliche Darstellung des sehr umfangreichen Materials aus diesem Grenzgebiet zwischen Physiologie und Psychologie und wollen nur eine spezielle Methode mit einem kleinen Teil der damit gewonnenen Resultate anführen, weil sich diese für das ärztliche Handeln als äußerst fruchtbar erwiesen hat. Es handelt sich um die von PAWLOW entwickelte Untersuchung der sog. *bedingten Reflexe*, besser der *erlernten Reaktionen.*

PAWLOW war mit der Untersuchung der Sekretion von Verdauungssäften beschäftigt, besonders der Speichelsekretion. Er beobachtete dabei, daß die Speichelsekretion nicht nur vom dargebotenen Futter abhing, sondern auch von der Art der Darbietung, vom Verhalten des Versuchsleiters und von zahlreichen anderen Faktoren. Er erkannte sofort die Bedeutung dieser störenden Faktoren und begann mit ihrer ausführlichen Analyse. Er baute schalldichte Kammern, um die störenden Faktoren weitgehend auszuschalten, in die die Versuchstiere gebracht werden, während sich der Versuchsleiter außerhalb der Kammer, für das Tier unsichtbar, aufhält. Wird nun gleichzeitig mit der Fütterung regelmäßig z.B. ein Glockenton oder ein Lichtzeichen gegeben, so stellt sich nach einiger Zeit eine Speichelsekretion nicht nur bei der Fütterung ein, sondern auch bei alleinigem Ertönen des Glockenzeichens. Neben dem angeborenen unbedingten Speichelsekretionsreflex wurde so ein neuer, bedingter erworben. Je öfter diese neue Reaktionsweise geübt wird, um so deutlicher wird der Erfolg und um so kürzer die Latenzzeit bis zu einem gewissen Maximum (Tabelle 55). Durch zu häufiges Wiederholen des bedingten Reizes allein (Glockenton) ohne unbedingten Reiz (Fütterung) läßt sich die Reaktion wieder auslöschen und schließlich sogar hemmen.

Gibt man nun abwechselnd einen Ton bestimmter Höhe gleichzeitig mit der Fütterung und einen zweiten (z.B. nur eine Terz höher) ohne Fütterung, so läßt sich das Tier trainieren, zwischen diesen beiden Tönen zu unterscheiden: Beim ersten tritt Speichelsekretion ein, beim zweiten wird sie gehemmt.

Es war so eine Methode geschaffen, um am wachen, normalen Tier dessen Unterscheidungsfähigkeit für verschiedene Reize zu untersuchen, z.B. für Tonhöhen, Farben, räumliche Anordnung von Figuren usw., und zu prüfen, wieweit diese Unterscheidungsfähigkeit nach Abtragung bestimmter Gebiete der Großhirnrinde oder tieferer Gebiete leidet. Die Ergebnisse der Lokalisation der primären Projektionsfelder stimmen weitgehend mit den oben geschilderten überein. Es zeigte sich z.B., daß der Hund noch eine Unterscheidungsmöglichkeit für Hell und Dunkel auch nach Abtragung des Großhirns beibehält, daß aber die feinere Unterscheidbarkeit für Konturen oder Farben verlorengeht.

Solche bedingten Reaktionen lassen sich nun in großer Zahl einüben und ihre gegenseitige Beeinflussung studieren, wobei sich nicht nur fördernde, sondern auch hemmende Reaktionen einüben lassen. Es können z.B. bestimmte Muskelaktionen oder Veränderungen der Atmung, des Blutdrucks, des Hormonspiegels im Blut, der Pupillenweite, der Bronchienweite usw. auf bedingende Reize eingeübt werden. In Kombination mit der Untersuchung der jeweiligen Gehirnpotentiale ist diese Methode zur Lokalisation von Funktionen sehr wertvoll geworden.

Tabelle 55. *Bedingte Reflexe auf akustische Reize*

Zahl der Wiederholung der kombinierten Übungsreize	Speicheltropfen je Minute auf den akustischen Reiz allein	Latenzzeit der Sekretion in sec
6	6	22
15	60	15
30	130	4
50	140	2

Wesentlich wurde weiter die Möglichkeit, *bedingte Reaktionen 2. und 3. Ordnung* auszulösen. Es wird z.B. ein bedingter Speichelsekretionsreflex auf Lichtreiz ausgebildet, dann wird öfter am Tage das Licht angedreht, was nun zu Speichelsekretion führt, jedoch gleichzeitig ein Pfeifensignal gegeben. Nach einiger Wiederholung löst nun der Pfeifenton allein eine Speichelsekretion aus, obschon er nie mit Fütterung verbunden war. Bedingte Reflexe niederer und höherer Ordnung verändern sich gegenseitig, vor allem im Sinne einer Verstärkung. Gerade diese gegenseitige Beeinflussung von Reizen höherer Ordnung ist zur Untersuchung der komplexen Tätigkeit höherer Zentren, die zu der psychischen in Beziehung steht, von besonderer Bedeutung geworden.

Bedingte Reaktionen lassen sich bei allen Tieren einüben, soweit sie über ein Nervensystem verfügen. Sie spielen auch beim Menschen eine wesentliche Rolle. Zwar lassen sich bei Untersuchung der Speichelsekretion eher Hemmungen als Förderungen einüben, aber auf anderen Gebieten ließen sich bedingte Reaktionen sogar leichter als beim Tier einlernen, besonders solche höherer Ordnung. Es kann auf diese Weise *vom Menschen die willkürliche Einflußnahme auf vegetativ innervierte Organe erlernt werden*, z.B. auf die Gefäßweite, auf die Pupillenweite, auf die Schweißsekretion usw.

Man geht dabei z.B. folgendermaßen vor: 1. Man läßt ein helles Licht in die Augen fallen; es tritt der unbedingte Pupillenreflex ein, die Pupillen werden verengt. 2. Es wird mehrfach wiederholt gleichzeitig mit dem Lichteinfall ein Glockenton gegeben. Schließlich kommt es zur Pupillenverengerung, wenn allein die Glocke ertönt, ein bedingter Reflex 1. Ordnung ist etabliert. 3. Es wird der Versuchsperson ein Schalter in die Hand gegeben, bei dessen

Drücken Licht und Glockenton gleichzeitig ausgelöst werden. Der Schalter wird zunächst auf Kommando des Versuchsleiters geschlossen und geöffnet. Dann wird der Schalter weggelassen, und es tritt auf Kommando des Versuchsleiters allein eine Verengerung und Wiedererweiterung der Pupille ein. Im nächsten Stadium übernimmt die Versuchsperson das Kommando, indem sie erst laut und dann leise das Kommando „eng" und „weit" gibt. Schließlich sagt sie das Kommando nur zu sich selbst und hat damit die Fähigkeit erworben, willkürlich die Pupille zu verengen.

Es ist denkbar, daß Abänderungen und Störungen in der Funktion vegetativer Organe auf das unbemerkte Erlernen bedingter Reaktionen zurückzuführen sind, und man versucht umgekehrt, durch Einüben neuer bedingter Reaktionen solche Störungen zu beheben oder wenigstens zu beherrschen.

Nach dem gesamten bisher vorliegenden Versuchsmaterial darf man annehmen, daß in unserem Verhalten mehr an solchen gewollt und ungewollt erlernten Reaktionen steckt, als ursprünglich angenommen wurde, und daß vieles in der Erziehung auf dem Einüben solcher Reaktionen beruht. „Wie er räuspert und wie er spuckt, das habt Ihr ihm glücklich abgeguckt." In Übereinstimmung mit der modernen Tierpsychologie scheint vor allem das Einlernen derartiger Reaktionen in den frühen Kinderjahren besonders leicht und anhaltend zu gelingen. Manches, was dann den Eindruck des Vererbten macht (z.B. Ähnlichkeit etwa in der Motorik, in Sprache und Gang zwischen Vater und Sohn), ist nicht angeboren, sondern erlernt, wenn auch dies Erlernen nicht bemerkt und die Tatsache als solche vergessen wurde. Der Erziehung in den ersten Lebensjahren und der dabei erfolgenden Bindungen muß deshalb stets besondere Aufmerksamkeit geschenkt werden. Gewiß spielen für das Gesamtverhalten angeborene *Triebe* und *Instinkte* eine wesentliche Rolle; es ist jedoch zu berücksichtigen, daß sie durch Erfahrung und Erziehung (reversibel und irreversibel) weitgehend modifiziert werden können. Wir können hier auf diesen Fragenkomplex nicht näher eingehen. Es soll nur auf die neueren Untersuchungen von LORENZ, KÖHLER, PORTMANN zum Triebverhalten und zu den Instinkthandlungen an Tieren hingewiesen werden, die auch für die Neurophysiologie des Menschen von großer Bedeutung geworden sind. Umgekehrt stellte sich bei den Untersuchungen zur Einübung bedingter Reaktionen heraus, daß die Einübungsmöglichkeit stark von den individuellen Eigenschaften des Versuchstieres abhängt und daß emotionale Triebreaktionen mit der Auslösung oder Hemmung bedingter Reaktionen gekoppelt sind. Das zeigt, daß man besser nicht von „Reflexen" sprechen sollte. Je nach der emotionalen Lage gelingt auf der einen Seite das Einüben besser oder schlechter, und umgekehrt wird diese durch die Übungssituation verändert. Das kann so weit gehen, daß es zu schwersten Änderungen psychischer Funktionen kommt; es können sogar *experimentelle Neurosen* ausgelöst werden.

So wurde z.B. bei einem Hund versucht, die Unterscheidungsfähigkeit zwischen Kreis und Ellipse zu prüfen, indem auf Darbietung eines Kreises ein positiver bedingter Reflex eingeübt wurde, auf die einer deutlich davon verschiedenen Ellipse ein hemmender. Nun wurden die beiden Durchmesser der Ellipse einander mehr und mehr genähert. Erreichten sie statt des anfänglichen Verhältnisses von 1:2 schließlich das von 8:9, wurde damit die Grenze der Unterscheidbarkeit zum Kreis erreicht, so trat nicht, wie erwartet, überhaupt keine Reaktion ein, sondern ein Ausfall aller bisher erlernten bedingten Reaktionen. Das bisher ruhige Tier wurde beim Versuch äußerst unruhig, bellte und winselte und geriet schließlich in einen schweren Erregungszustand.

Ähnliche Beobachtungen konnten in großer Zahl gemacht werden. In einigen Fällen verloren sich die abnormen Reaktionsweisen nach einiger Zeit, in anderen waren die Tiere für weitere Versuche nie mehr wieder zu gebrauchen, in wieder anderen kam es zu lang anhaltenden schwersten körperlichen Störungen, wie Darmspasmus, Magenblutungen usw.

(BYKOW). Solche experimentellen Erzeugungen von Neurosen beim Tier können allerdings nichts aussagen über die spezifischen Konflikte, die den menschlichen Neurosen zugrunde liegen. Hier fehlt der Neurophysiologie ein Zugangsweg. Sie kann nur allgemeine Mechanismen untersuchen, die solche Reaktionsweisen des Zentralnervensystems mitbedingen. Sie wurden hier dargestellt, weil gerade diese Untersuchungen zu wesentlichen therapeutischen Folgerungen und neuen Einsichten geführt haben (s. S. 620).

Um über das körperliche *Substrat des Lernens* weiter Aufschluß zu erhalten, wurde die Trainierbarkeit von Ratten, in einem Irrgarten den richtigen Weg zum Futternapf zu finden, oder die Lernfähigkeit von Affen für verschiedene Aufgaben (Unterscheidung von Figuren, Farben, Benutzung von „Werkzeugen" usw.) untersucht, und zwar vor und nach Läsion bestimmter Großhirnabschnitte.

In solchen Versuchen zeigte sich zunächst, daß zum Neuerwerb von Gedächtnisinhalten größere Gehirngebiete zusammenarbeiten müssen als bei der Reproduktion eines Altbesitzes, weiter daß „Gedächtnisspuren" offenbar an verschiedenen Stellen gleichzeitig entstehen, daß andererseits ganz verschiedene Stellen bei der Reproduktion eines Gedächtnisinhaltes zusammenwirken.

Versuche an Affen ergaben, daß nach einseitiger Zerstörung aller Assoziationsfelder für einige Monate die Fähigkeit, für die Lösung verschiedener Aufgaben trainiert zu werden, deutlich vermindert ist, daß sich dies jedoch nach einiger Zeit wieder ausgleicht. Bei doppelseitiger Zerstörung treten jedoch dauernde schwere Defekte auf, ebenso wenn nur die frontalen oder parieto-temporalen oder occipitalen Felder doppelseitig zerstört werden. Der Versuch jedoch, einzelnen Gebieten spezielle Funktionen zuzuweisen, ergab, daß kein einziger Test gefunden wurde, bei welchem nur die occipital oder nur die frontal geschädigten Tiere versagten. Es handelt sich nur um ein Mehr-oder-Weniger und nicht um ein Alles-oder-Nichts.

Bei occipital geschädigten Tieren war die Erlernbarkeit für die Unterscheidung verschiedener Figuren stärker beeinträchtigt als bei frontal geschädigten, bei welchen sie aber immer noch geringer war als bei normalen. Umgekehrt war bei frontal geschädigten Tieren die Fähigkeit, solche Aufgaben zu lösen, bei denen zwischen der Stellung der Aufgabe und ihrer Lösungsmöglichkeit durch Abdecken eine Pause eingeschaltet wurde, stärker gestört. Aber auch hier fanden sich nur quantitative, keine qualitativen Unterschiede, eine Lokalisation bis zu einem gewissen Grade und gleichzeitig eine Plastizität bis zu einem gewissen Grade,

Die experimentell festgestellte Tatsache, daß Neuerwerb eines Gedächtnisinhaltes eine komplexere Tätigkeit darstellt als die Reproduktion eines Altbesitzes, wird durch die klinische Beobachtung bestätigt. Ganz allgemein kann bei Schädigung des Gehirns (Sauerstoffmangel, Hunger, Altersinvolution usw.) früher eine Störung der *Merkfähigkeit* als für die Reproduktion älterer Erinnerungen festgestellt werden. Das geht so weit, daß bei allgemeiner Rindenatrophie eine völlige Aufhebung der Merkfähigkeit bei noch einigermaßen erhaltenem Erinnerungsvermögen eintritt. Ein solcher Patient kann sich in der gewohnten Umgebung noch zurechtfinden, kann seine Angehörigen erkennen und sich mit ihnen über frühere Erlebnisse unterhalten, vergißt jedoch augenblicklich das, was er eben zuvor getan, gesehen und gesagt hat.

Entsprechendes findet sich auf der motorischen Seite. Der Apraktiker kann lange eingeübte, automatisierte Bewegungen, wie etwa Essen und Trinken, noch durchführen; wenn er es aber voll willkürlich vormachen soll, so kann er das nicht, dann hat er „vergessen, wie man das macht".

Die Hinterlassung von Gedächtnisspuren, also den Vorgang des Lernens, könnte man sich etwa als eine Art *Bahnungsvorgang* vorstellen. Es konnte schon bei den Synapsen des Rückenmarks gezeigt werden, daß häufiger Gebrauch die Durchgängigkeit der Synapsen steigert, Nichtgebrauch sie herabsetzt (ECCLES). FELDBERG konnte zeigen, daß eine präganglionäre Nervenendigung nach Reizung in rascher Folge für eine längere Zeit bei erneuter Reizung mehr Acetylcholin bildet als ohne diese Vorreizung. Es wäre denkbar, daß dieser Vorgang bei genügender Wiederholung zu einer Daueränderung führt. Im Gehirn ist nun für eine genügende Wiederholung auch dann gesorgt, wenn der Vorgang, der Gedächtnisspuren hinterließ, auch nur kurze Zeit gedauert hat, weil ein einmaliger Reiz durch die Auslösung von Erregungskreisen gleiche Synapsen vielfach nacheinander zur Tätigkeit veranlassen kann. Die Gedächtnisspur würde um so leichter entstehen, je intensiver die emotionale Beteiligung im Augenblick ist, und zwar durch ihre „Weckwirkung" auf die beteiligten Substrate (s. unten), und um so leichter, je häufiger der primäre Vorgang wiederholt wird oder wenn er über mehrere Sinnesorgane gleichzeitig oder nacheinander einwirkt. Die gebahnten Erregungsmuster würden dann jeweils wieder geweckt werden können, wenn ein ähnliches Erregungsmuster später wieder von der sensorischen Seite einläuft. Man dürfte sich diese Weckung vielleicht als eine Art Resonanzvorgang vorstellen, wobei das Erregungsmuster in den primären sensorischen Feldern als Auslöser wirkt und die früher geschilderte Transponierung möglich wird. Wer einmal mit den Augen lesen gelernt hat, kann auch dann in einem allerdings beschränkten Maße ohne weitere Übung mit Hilfe des Tastsinnes lesen, wenn ihm Buchstaben oder Zahlen auf die Haut geschrieben werden, wer Buchstaben erkennen gelernt hat, erkennt sie wieder, gleichgültig in welcher Größe sie ihm dargeboten werden, usw.

Über den eigentlichen Vorgang dieser Resonanz und Transponierung kann man nur Vermutungen äußern. Unser Wissen ist noch viel zu lückenhaft, um über die Diskussion solcher und anderer Denkmöglichkeiten hinauszukommen. Wir arbeiten also vorläufig mit der Arbeitshypothese, daß bei Ausarbeitung eines Erregungsmusters im Gehirn einerseits das gleiche Erregungsmuster in mehreren verschiedenen Neuronenverbänden entstehen kann und „Spuren" hinterläßt und daß andererseits gleiche Neuronenverbände bei der Bildung verschiedener „Gedächtnisspuren" beteiligt sind.

c) Beziehungen zwischen Assoziationsfeldern und anderen Gehirngebieten. Die Ausarbeitung des Erregungsmusters

Trotz der oben dargestellten Schwierigkeiten haben auch die neurophysiologischen Methoden wichtige Gesetzmäßigkeiten aufgedeckt. Als erstes ergab sich, daß die Entstehung eines bestimmten Erregungsmusters in den primären sensorischen Projektionsgebieten zwar die Grundlage einer Wahrnehmung darstellt, aber für sich allein noch nicht genügt. Das Erregungsmuster muß offenbar im Zusammenwirken mit anderen Großhirnteilen und tieferen Zentren weiter ausgearbeitet werden; 2. ergab sich, daß vom primären Projektionsfeld nach dem Einlaufen von Erregungen Impulse zunächst weitergeleitet werden zum Thalamus zurück und zu den benachbarten Rindenfeldern, dann aber über fast die ganze Großhirnrinde bis ins Frontalhirn, wobei von allen diesen Stellen eine Rückwirkung auf das primäre Feld statthat; 3. müssen Impulse vom reticulären System die Rinde erreichen können, wenn eine Wahrnehmung zustande kommen soll. Um also etwa ein Gestalterkennen zu ermöglichen, müssen zahlreiche Gehirnteile zusammenwirken, und umgekehrt kann nur dann das richtige Erregungsmuster im primären Feld entstehen, wenn es Erregungszuflüsse aus anderen Gebieten erhält.

Es ist schon S. 556 dargelegt worden, daß nur dann eine bewußte Wahrnehmung zustande kommen kann, wenn Impulse von der Formatio reticularis über die *reticulären Kerne des Thalamus* die Rinde erreichen. Die Funktion des Thalamus geht also weit über die einer Umschaltstation für einlaufende sensorische Erregungen hinaus. Auch die Erregungen für die Willkürmotorik „entstehen" nicht im motorischen Projektionsfeld. Sie bedürfen der Ausarbeitung mit anderen Großhirnfeldern und dem Thalamus, sowie einer Aktivierung von der Formatio reticularis. Wir können nunmehr die Besprechung der Funktion der *unspezifischen reticulären* und der *spezifischen Assoziationskerne des Thalamus* (z.B. Pulvinar) im Zusammenhang mit den Assoziationsfeldern des Großhirns nachholen. Von der Formatio reticularis des Hirnstamms kann nur eine noch relativ unspezifische Weckwirkung auf das gesamte Großhirn ausgeübt werden. Für eine Wahrnehmung optischer oder akustischer Art ist es jedoch notwendig, daß die Aufmerksamkeit wandern und daß die Ausarbeitung von Impulsen aus dem einen Sinnesorgan gefördert, aus dem anderen gleichzeitig gehemmt werden kann. Die Weckwirkungen des reticulären Systems des Thalamus sind nun noch weniger unspezifisch. Sie betreffen jeweils bevorzugt bestimmte Großhirngebiete, wobei das primäre Sinnesfeld durch eine Rückmeldung zum Thalamus für die Erregungsverteilung sorgt.

Wir wollen an Hand der Abb. 387 das Problem noch etwas ausführlicher darstellen. Wir wählen dazu die Ausarbeitung des Erregungsmusters, das von der Körperperipherie über die lateralen Kerne des Thalamus den Projektionsfeldern (links in der Abb. 387) im Gyrus postcentralis zuströmt. Wir haben S. 597 gesehen, daß sowohl im Thalamus wie im zugehörigen Projektionsfeld der Rinde eine gegenseitige Beeinflussung der einlaufenden Erregungen statthat, so daß das jeweils auslaufende Erregungsmuster gegenüber dem einlaufenden verändert ist und daß man von einer ersten und zweiten Integrationsstufe sprechen kann. Die hier erfolgende Modulation scheint jedoch relativ gering zu sein; die Impulsfortleitung erweist sich weiter als recht stabil, besonders gegenüber Narkose. An diese Stufen schließen sich nun weitere Stufen an, an denen weite Gebiete des Großhirns beteiligt sind, vor allem jedoch zunächst die benachbarten Felder des Parietalhirns und anschließend solche des Frontalhirns. Es wird das Erregungsmuster weiter ausgearbeitet (in jeweiliger Zusammenarbeit mit dem Projektionsfeld) und mit anderen zufließenden Erregungen zusammengefaßt. Sowohl von den Assoziationskernen des Thalamus (Pulvinar wie Dorsomedialkern) laufen Erregungen zu diesen Feldern wie auch von den unspezifischen reticulären Kernen. Diese stehen jedoch in fortgesetzter Wechselwirkung mit den Rindenfeldern. Ohne Erregungszuflüsse von der Rinde ist die Aktivität des tieferen Gebietes nicht ausreichend bzw. nicht richtig verteilt, und umgekehrt kann die weitere Ausarbeitung nicht richtig erfolgen, wenn den Großhirnfeldern nicht Impulse aus den tieferen Gebieten zuströmen. Die Einzelheiten des Schemas sind noch durchaus unvollständig; seine Aufgabe ist, darzustellen, daß zur bewußten Wahrnehmung ein ganzes großes System zusammenwirken muß, in dem jeder Teil vom anderen abhängt.

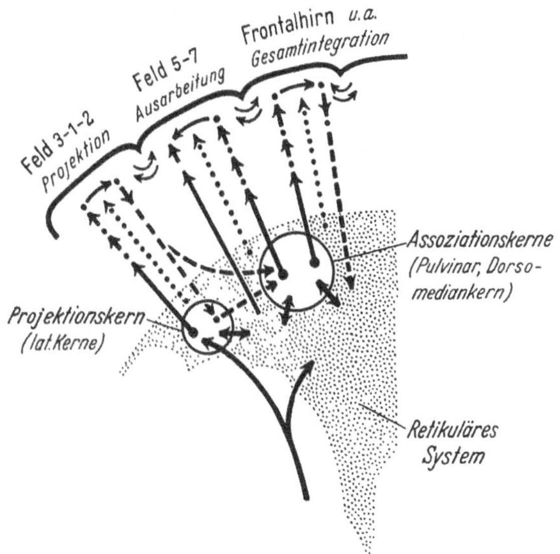

Abb. 387. Schema der gegenseitigen Beziehungen zwischen Projektions-, Assoziations- und reticulären Kernen (punktiert) des Thalamus einerseits mit Projektions- und Assoziationsfeldern der Großhirnrinde andererseits. Zur Ausarbeitung eines Erregungsmusters genügt die Tätigkeit des Großhirns nicht, sondern es ist ein dauernder gegenseitiger Erregungskontakt zwischen Großhirnrinde und tieferen Gebieten notwendig. Die von der Peripherie (Haut, Muskel usw.) einlaufenden Erregungen gelangen über die Projektionskerne des Thalamus zum Projektionsfeld im Parietalhirn. Eine weitere Ausarbeitung der Erregungsmuster geschieht im Zusammenwirken mit den Assoziationsfeldern der Großhirnrinde; gleichzeitig verlaufen jedoch Erregungen zurück zu den Projektionskernen und außerdem zu den Assoziationskernen des Thalamus, die ihrerseits wieder auf die entsprechenden Assoziationsfelder des Großhirns projizieren. Das Großhirn steht weiter unter der Weckwirkung der reticulären Kerne, deren Erregungsverteilung aber ihrerseits wieder von der Großhirnrinde aus (über die Thalamuskerne) gesteuert werden kann. Näheres s. Text. (Modifiziert nach H. D. Jasper: In Patterns of organization in the central nervous system. Baltimore 1952)

Die weitere Ausarbeitung (sowohl Integration wie erneute Differenzierung) in den Assoziationsfeldern ist sehr viel labiler als die Stufe der Projektion und ist z. B. sehr narkoseempfindlich. Sie kann aufgehoben werden sowohl durch Substanzen, die stärker auf die Rinde als durch solche, die stärker auf das unspezifische tiefe System einwirken. Es erfolgt dann zwar noch die Projektion eines Erregungsmusters auf das Projektionsfeld; dies kann aber nicht mehr zu bewußten Wahrnehmungen führen.

Wir sehen somit, daß die geregelte Tätigkeit der obersten Schichten nur ermöglicht wird durch das Zusammenwirken mit tieferen. Doch allein schon durch die größere Zahl an Neuronen und ihren Verknüpfungen verfügt die oberste Schicht über mehr Freiheitsgrade als die tieferen. Ähnlich wie in einem großen Betrieb wird den Spitzen durch die unteren Organe viel Kleinarbeit abgenommen, so daß sie nur noch die Richtlinien auszuarbeiten haben. Es besteht jedoch ein großer Unterschied — der Personalbestand wird nach oben nicht kleiner, sondern größer. An der Spitze steht nicht ein absoluter Monarch, sondern eine ganze Anzahl von Parlamenten, die untereinander die verschiedenen Möglichkeiten „beraten" und darüber abstimmen, die nur Richtlinien an untergeordnete Instanzen abgeben, die dann die genauere Ausführung übernehmen (s. Abschnitt Motorik, S. 594). Die Haupttätigkeit dieser Parlamente besteht in der Zusammenfassung der gesamten Meldungen von allen Seiten, der *Integration*, und der erneuten Aussonderung nach neu zusammengefügten Einzelteilen, der *Differenzierung*.

In diesem komplexen System läßt sich eine scharfe Lokalisation von Funktionen durchführen, soweit es sich um die primären sensorischen und motorischen Felder handelt, während diese Lokalisationsmöglichkeit schon wesentlich geringer werden muß, wenn es sich um die Assoziationsfelder handelt. Hier liegt eine viel größere Ausweichmöglichkeit und damit eine größere Fähigkeit des „Umlernens", der Plastizität, vor.

Wir haben bei Besprechung der Reflexe gesehen, daß schon im tieferen Niveau eine große Mannigfaltigkeit der Schaltung vorliegt. Bei den Versuchstieren änderte sich der Reflexerfolg z.B. je nach der Körperlage. Über das Vestibularissystem wird dort den Rückenmarksneuronen ein spezifisches Bahnungsmuster zugeleitet, das noch nicht Erregungen auslöst, aber die Antwort auf einlaufende Erregungen von anderer Seite, etwa von der Haut oder vom Auge, mitbestimmt. Um ähnliche Vorgänge mag es sich hier handeln (vgl. das Beispiel der Blickwendung, S. 604).

Lokalisierte Zerstörungen an irgendeiner Stelle der Assoziationsfelder führen dann zur Herabsetzung der Wahlmöglichkeiten, aber nicht zu ihrem Ausfall. Bei der Rückwirkung der Assoziationsfelder auf die primären Projektionsfelder (entweder direkt oder über den Thalamus) wird es jedoch zu Störungserscheinungen auch in der Wahrnehmung kommen.

d) Sonderfunktionen einzelner Assoziationsfelder

Die ganzen bisher besprochenen Befunde mit den verschiedensten Methoden ergaben, daß in den Assoziationsfeldern *keine so scharfe Lokalisation* von Funktionen angetroffen wird wie bei den Projektionsfeldern, sondern nur eine Lokalisation bis zu einem gewissen Grade und gleichzeitig eine Plastizität bis zu einem gewissen Grade. Da Reizversuche in den meisten Fällen nur uncharakteristische Reaktionen ergeben, da ferner die Untersuchung mit Hilfe der Ableitung der Aktionspotentiale der Zellen von einzelnen umschriebenen Gebieten sich erst im Anfangsstadium befindet, ist man zunächst auf Rückschlüsse auf die Funktion aus dem Verlauf der *anatomischen Bahnen* angewiesen. Es ist oben schon berichtet worden, daß die Assoziationsfelder sich untereinander im Aufbau nur sehr wenig unterscheiden. Das hineingesandte Material wird danach wohl einen im wesentlichen ähnlichen analytischen und synthetischen Prozeß durchlaufen. Unterschiede werden sich nur ergeben durch Differenzen in den Informationen, die einzelnen Teilen zuströmen, und diese wiederum werden stark abhängen von den Unterschieden in den Bahnverbindungen. Da diese aber keineswegs alle bekannt sind und aus der Größe einer Bahn nicht ohne weiteres auf ihre Bedeutung geschlossen werden kann, müssen unsere Schlüsse lückenhaft bleiben.

Man versucht deshalb, die Untersuchung der Bahnverbindungen durch *Ausschaltungsversuche* zu ergänzen. Bei der geringeren Spezifizierung der Assoziationsfelder und bei der größeren Plastizität von Funktionen, der wir hier begegnen, müssen wir uns aber weit mehr als in anderen Fällen vor voreiligen Schlüssen hüten. Das, was wir nach einem Ausschaltungsversuch beobachten, ist nicht nur eine Restfunktion, sondern eine umgebaute Funktion, der Versuch des Organismus, das Fehlen eines Teiles auszugleichen. Wenn also beim Menschen ein bestimmtes Assoziationsfeld zerstört wird, so wird sich das nicht in der Form äußern, als sei dann aus der Gesamtleistung des Gehirns ein einzelnes Stück herausgebrochen, so wie wenn aus einem Buch ein einzelnes Kapitel herausgerissen würde. Es handelt sich dagegen um eine Neuauflage, die gegenüber dem Original insgesamt auf einen kleineren Umfang zusammengeschrumpft ist und in der außerdem einzelne Kapitel besonders stark betroffen sind, so daß sie nicht nur kürzer gefaßt, sondern auch in ihrem Niveau abgesunken sind. Man wird also im Ausschaltungsexperiment nicht danach suchen, welche spezielle Funktion ausgefallen, sondern welche stärker gegenüber anderen eingeschränkt ist, und wird das Hauptaugenmerk auf das Ausmaß in der Veränderung der Gesamtleistung richten.

Eine weitere Erschwernis tritt jedoch noch hinzu. Die Narben in der Rinde, die wir bei Ausschaltungsversuchen setzen, können zu fortgesetzten Reizerscheinungen führen, so z.B. zu immer wiederkehrenden epileptischen Anfällen. Eine Vergrößerung der Ausschaltung kann dann unter Umständen eine Verbesserung und nicht eine Verminderung der Gesamtleistung bewirken.

Die *emotionalen Störungen* bei größeren Zerstörungen im Bereich des Frontal- und Temporalhirns werden unten (S. 617) ausführlicher besprochen, da sie im wesentlichen auf Ausfallserscheinungen vegetativer Zentralstellen älterer Großhirnanteile beruhen und nicht auf solchen der hier in Rede stehenden Assoziationsfelder des Neocortex. Auf 2 Symptomenkomplexe sei jedoch wegen ihrer klinischen Bedeutung ausführlicher eingegangen, die auf Ausfallserscheinungen im wesentlichen dieser Gebiete zu beruhen scheinen, die **Agnosie und Apraxie.**

Fällt beim Menschen das *Temporalhirn* auf der linken Seite aus, dann ist das Gehör nur geringgradig verschlechtert (S. 601), aber es ist die Unterscheidungsmöglichkeit für Gehörtes ganz erheblich vermindert. Am krassesten zeigt sich das auf dem Gebiet einer hohen Leistung des Gehirns, dem **Sprachverständnis.** Obschon der Betreffende noch hören kann, so versteht er doch nicht mehr, was andere sprechen. Es können nur noch einzelne Worte in ihrem ungefähren Sinn erfaßt werden, aber auch diese nicht erneut aufgelöst, also in die einzelnen Buchstaben zerlegt werden. „Er hat nur einzelnes ohne Zusammenhang und ein diffuses Ganzes, von dem keine Einzelheit wirklich klar ist“ (CONRAD). Es mißglückt offenbar der obengenannte Prozeß der Integration und erneuten Differenzierung, hier speziell auf sprachlichem Gebiet. Die Folge ist, daß auch das Lesen, das Schreiben, ja auch das Sprechen entscheidend gestört ist. Er kann zwar noch sprechen, aber es wird in schweren Fällen eine wirre, zusammenhanglose Aneinanderreihung von Worten, in leichteren eine primitivere Kindersprache. (*Sensorische Aphasie* = Unmöglichkeit zu sprechen durch Störung im wesentlichen auf der sensorischen Seite.) Ein solcher Patient weist aber ganz allgemein schwere Denkstörungen auf, häufig auch Störungen der optischen Orientierung. Es ist also, um bei unserem obigen Vergleich zu bleiben, nicht nur zu einer Niveausenkung einzelner Kapitel, sondern des ganzen Buches gekommen.

Da ähnliche Sprachstörungen auch bei Sitz der Störung im Temporalhirn auf der linken Seite allein gefunden wurden (Feld 41, nahe 22, Abb. 388), sprach man auch von einem *sensorischen Sprachzentrum* (WERNICKE) an dieser Stelle. Es ist aber keineswegs ausgemacht, ob es sich wirklich um ein Zentrum in unserem oben definierten Sinne handelt oder um eine Art Trichter, durch den die Erregungsmuster von der Hörrinde zu anderen Großhirnteilen und zurück verlaufen. Vor allem muß man sich vor der Annahme hüten, daß an dieser Stelle etwa die sprachlichen „Erinnerungsbilder“ „deponiert“ seien. Ähnliche Zustände kann man auch bei Zerstörungen an anderen Stellen finden. Es sei nochmals betont, daß es sich jeweils nicht um ein Alles-oder-Nichts, sondern um ein Mehr-oder-Weniger handelt.

Ähnliche Zustände finden sich auch auf optischem und taktilem Gebiet. Bei Zerstörungen (z.B. durch Schußverletzung) im *Occipitalhirn* finden sich Fälle, bei welchen der Betroffene zwar noch sehen kann, aber das Gesehene nicht mehr erkennt. Man spricht dann von einer Seelenblindheit oder optischen **Agnosie.** Es kann z.B. ein vorgehaltener Schlüssel nicht mehr erkannt

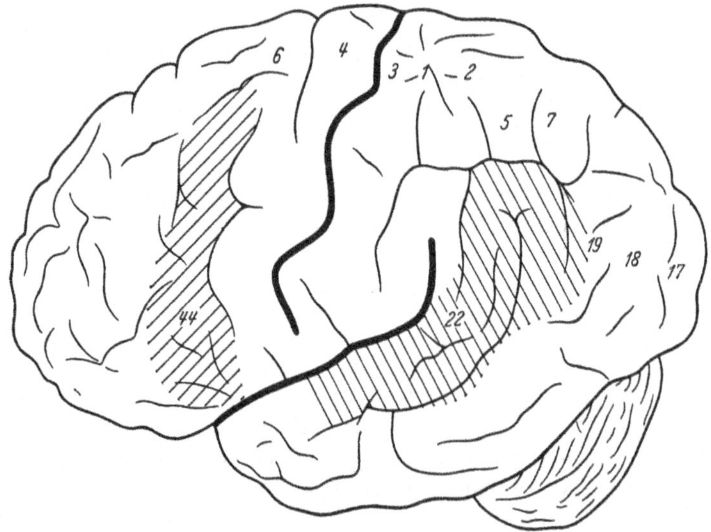

Abb. 388. Schema der Assoziationsfelder, die für die Sprache von besonderer Bedeutung sind. In deren Bereich liegen: 41 = sog. sensorisches Sprachzentrum (WERNICKE), das etwas näher der Sylvischen Furche liegt als das angegebene Feld 22; 44 = sog. motorisches Sprachzentrum (BROCA). Näheres s. Text

werden; er kann aber richtig ergriffen und durch Betasten erkannt werden. Es zeigt sich also ein entscheidender Unterschied zum Blinden, der den Schlüssel nicht sehen und deshalb auch nicht fassen könnte. Es finden sich immer auch gewisse Sehstörungen. (Auch wenn die primäre Sehrinde selbst nicht geschädigt wäre, wäre das zu erwarten, da ja das normale Erregungsmuster dort nur durch Zusammenwirken mit anderen Teilen des Gehirns entsteht. Es wird allerdings bei Verletzungen des Occipitalhirns meist auch zu einer Mitschädigung der Sehrinde selbst kommen.) Diese Sehstörungen sind jedoch im Verhältnis zur Schädigung der optischen Gesamtleistung relativ gering. Wir können also eine *Agnosie definieren als Unfähigkeit zu erkennen bei relativ geringer Störung der Wahrnehmung.*

Bei herdförmigen Zerstörungen im *Parietallappen* kann es zu schweren Störungen des Tasterkennens kommen (Tastagnosie, Stereoagnosie), bei relativ gut erhaltener Tastempfindung im einzelnen (vgl. auch die Ausschaltungsversuche am Affen, S. 598).

Der Agnosie entspricht mutatis mutandis auf der motorischen Seite die **Apraxie.** Wir verstehen darunter eine *Unfähigkeit zu handeln bei relativ geringer Störung der Bewegungsfähigkeit.* Bei Zerstörungen im *Frontalhirn* in der Gegend der motorischen Kopffelder und der rostral davon gelegenen

Felder in der linken Hemisphäre findet sich eine schwere Störung der motorischen Sprache: Der Betroffene kann zwar seine Sprachmuskulatur noch betätigen (da sie doppelseitig innerviert wird), er kann noch Laut geben, aber er kann bis auf einzelne wenige Worte nicht mehr sprechen *(motorische Aphasie)*. Es entsteht offenbar nicht mehr das richtige Erregungsmuster, das über die motorischen Bahnen der Muskulatur zugeleitet werden muß. Interessant ist dabei, daß im Gegensatz zum sensorisch Aphasischen der motorisch Aphasische keine Denkstörungen aufweist. Er kann noch verstehen, was gesprochen wird und kann in klarer Weise sein Einverständnis oder seine Ablehnung auf Fragen durch Zeichen bekunden. Es sei auch hinzugefügt, daß ein motorisch Aphasischer die Sprache neu lernen kann, wenn es sich um einen jüngeren Menschen handelt.

Während also die sensorische Aphasie eine Denkstörung bestimmter Art darstellt, die weit über den sprachlichen Bereich hinausgeht und anscheinend allgemein die Symbolbedeutung und den Symbolgebrauch betrifft, handelt es sich bei der motorischen Aphasie um eine Fertigkeitsstörung der Sprachwerkzeuge, wobei die innere Sprache und das Denken nicht berührt werden.

Auch bei der motorischen Aphasie besteht immer eine gewisse Störung in der Bewegungsfähigkeit der Sprachmuskulatur, aber sie ist keineswegs etwa gelähmt. Das Charakteristische ist also wieder die schwere Einschränkung der Gesamtleistung bei nur wenig beeinträchtigter Einzelfunktion.

Da bei operativer Entfernung der dritten Frontalwindung links (Feld 44 der Abb. 388) und bei Verletzungen dieses Gebietes motorische Aphasien beobachtet wurden, spricht man häufig auch von einem *motorischen Sprachzentrum* (Broca), wobei es wiederum nicht geklärt ist, ob hier nicht die Definition eines Zentrums zu eng gefaßt wird. Auch hier darf man aus diesen Befunden nicht schließen, daß in diesem Feld etwa „motorische Erinnerungsbilder deponiert" seien, also Erinnerungsbilder für das Zusammenwirken der verschiedenen Innervationen bei der Sprache, oder gar, daß an dieser Stelle „der Handlungsentwurf zustande komme".

Motorische und sensorische Aphasie treten bei Zerstörung entsprechender Gebiete beim Rechtshänder nur dann auf, wenn die Zerstörung die linke Hemisphäre betrifft. Ausfall gleicher Gebiete in der rechten Hemisphäre führt nicht zu Aphasie. Es zeigt dies eine **Präponderanz der linken Hemisphäre** über die rechte. Entsprechend hat beim Menschen das Verbindungssystem zwischen den beiden Hemisphären, der *Balken*, eine wesentlich größere Bedeutung als beim Tier.

Auf weitere Aphasieformen soll hier nicht eingegangen werden. Es muß auf die klinischen Lehrbücher verwiesen werden. Es sei nur an den S. 594 geschilderten Befund erinnert, daß beim Affen bei doppelseitiger Zerstörung im Feld 44 eine schwere Störung in der Ausführung komplizierter Handlungen eintritt, die der Apraxie beim Menschen sehr ähnlich ist. Mehr noch als der jugendliche Mensch kann jedoch der Affe die verlorengegangene Leistung neu erlernen.

Insgesamt haben wir in diesem Abschnitt über die Assoziationsfelder des Großhirns gesehen, daß gerade die höchsten, kompliziertesten Funktionskomplexe Plastizität aufweisen, eine Fähigkeit zur Reintegration, zum Umlernen. Ein völliger Ersatz kann jedoch nicht erreicht werden, und die Ersatzleistung fällt verschieden aus bei Zerstörung verschiedener Gebiete. Insofern besteht die Lokalisationslehre bis zu einem gewissen Grade zu Recht. Gerade für höchste cerebrale Leistungen, die das „Korrelat" für höchste psychische Vorgänge darstellen könnten, ist eine differenzierte Leistung des gesamten Gehirns wahrscheinlicher als die spezifischer Zellgruppen allein. Vor allem muß man sich von der Vorstellung freimachen, daß das Großhirn für sich imstande wäre, höchste Funktionen zu erfüllen. Es kann dies nur, wenn es in dauerndem wechselseitigem Erregungskontakt mit den tieferen Gebieten steht.

5. Die Großhirnfelder des vegetativen Nervensystems

Es ist in den vorangegangenen Kapiteln immer wieder darauf hingewiesen worden, daß über den bisher besprochenen Stufen des vegetativen Systems noch eine höhere der Großhirnrinde geschaltet ist (die allerdings zu ihrer Tätigkeit, wie andere Rindengebiete, des Erregungszuflusses aus tieferen Gebieten, besonders des Mittel- und Zwischenhirns, bedarf). Bei der fortschreitenden Corticalisierung, die in der aufsteigenden Tierreihe festzustellen ist, ist von vornherein anzunehmen, daß die vegetativen Rindenzentren beim Menschen eine größere Rolle spielen als beim Tier. Es sind auch eine ganze Reihe von Hinweisen gewonnen worden, die ganz im Sinne dieser Annahme sprechen.

Durch Reiz- und Ausschaltungsversuche haben sich eine ganze Reihe von Gebieten feststellen lassen, von welchen aus vegetative Funktionen beeinflußt werden, wie Gefäßweite, Herztätigkeit, Schweißsekretion, Tränensekretion, Speichelsekretion, Magensaftsekretion, Tonus und Peristaltik in Magen und Darm, Darm- und Blasenentleerung usw. Dabei können 2 Hauptgebiete unterschieden werden: 1. die motorischen Felder der Großhirnrinde, von denen aus diskrete und relativ gut zu lokalisierende Effekte ausgelöst werden; 2. der limbische Cortex, von dem aus mehr generalisierte Reaktionen und vor allem gleichzeitig Änderungen im Gesamtverhalten bewirkt werden.

a) Die vegetativen Felder der motorischen Rinde

Bei Reizung des Beinfeldes im Gyrus praecentralis (Feld 4 und 6) erhält man eine *Gefäßerweiterung* im Bein der Gegenseite (geringer auch auf der gleichen Seite) bei gleichzeitiger *Gefäßverengerung* im Splanchnicusgebiet, und dies auch dann, wenn der motorische Reizeffekt auf die Muskulatur durch Curare aufgehoben ist. Es kommt also auch hier zu einem *Zusammenschluß mehrerer Funktionen zu einem Funktionskomplex:* zu einer motorischen Aktion mit gleichzeitiger Mehrdurchblutung und kollateraler Vasoconstriction. Darüber hinaus werden die vegetativen Zentren in Medulla oblongata und Hypothalamus in ihrer Tätigkeit verändert: Das Reglerniveau, auf das der Blutdruck geregelt wird (S. 132, 536), wird höher eingestellt, so daß bei einer größeren Muskelarbeit der mittlere arterielle *Blutdruck* ansteigt; das Reglerniveau des „Thermostaten" im Zwischenhirn, des Temperaturregulationszentrums (S. 218, 565), wird ebenfalls höher eingestellt, so daß ein leichter *Temperaturanstieg* eintritt; das Atemzentrum der Medulla oblongata erhält ebenfalls vermehrte Antriebe, so daß gleichzeitig mit einer größeren Muskelarbeit das geförderte *Atemvolumen* ansteigt usw.

Bei Reizung des dem Gyrus praecentralis vorgelagerten Augenfeldes (Feld 8), von dem Augenbewegungen ausgelöst werden, kann gleichzeitig die *Pupillenweite*, die *Akkommodationsmuskulatur* und die *Tränensekretion* beeinflußt werden. Auch von hier aus wird jedoch der Tätigkeitszustand tieferer Zentren beeinflußt, so daß das innere Milieu des Gesamtorganismus betroffen sein kann. MODSLEY hat das sehr plastisch ausgedrückt: „Eine Trauer, die sich nicht in Tränen ausdrückt, läßt doch andere Organe weinen."

Teile der motorischen Felder 4 und 6 sind weiter unerläßlich für die willkürliche Kontrolle von *Blasen- und Mastdarmentleerung.* Werden sie zerstört, so tritt Inkontinenz ein in dem Sinne, daß bei einem bestimmten Füllungszustand reflektorische Entleerung eintritt (S. 523). Es ist noch nicht bekannt, ob diese Beeinflussung über die Pyramidenbahn oder über extrapyramidale oder über spezielle Bahnen mit besonderem Verlauf erfolgt.

Ebenso kann durch Reizung *Schweißsekretion* ausgelöst werden, besonders an Handteller und Fußsohlen, also nicht nur im Zusammenhang mit temperaturregulatorischen Vorgängen. Die zugehörigen Bahnen verlaufen nur zum Teil über den Hypothalamus, zum Teil auch über die Brückenkerne, so daß der Reizeffekt auch noch nach Zerstörung des Hypothalamus zu erhalten ist.

Alle möglichen Reize taktiler und akustischer Art (oder auch peinliche Fragen) können sofort Schweißsekretion auslösen. Dadurch sinkt der Hautwiderstand ab („psychogalvanischer Reflex"). Dieser „Reflex" entfällt nach entsprechenden Läsionen der Rinde oder der Bahnen; er darf jedoch nicht verwechselt werden mit einem „segmentalen galvanischen Reflex", den man z.B. durch Kneifen oder Reiben der Haut derjenigen Extremität erhält, von der der Hautwiderstand gemessen wird.

b) Der limbische Cortex

Der limbische Cortex wird von all jenen Strukturen gebildet, die innerhalb der Fissura limbica gelegen sind (punktiertes Areal der Abb. 389, zu dem noch ein Teil der Insel hinzuzuzählen ist). Im wesentlichen handelt es

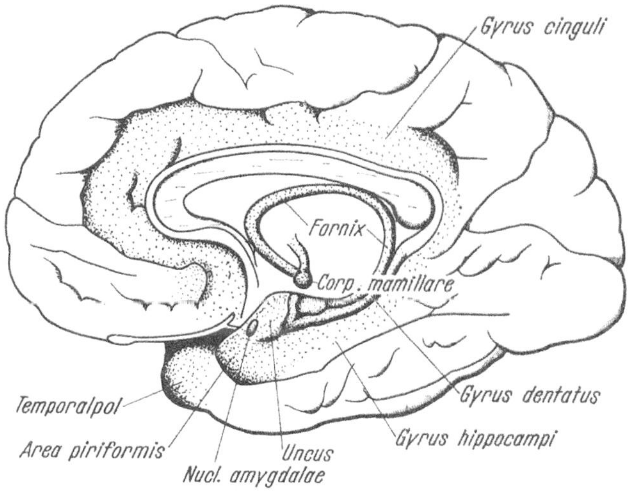

Abb. 389. Grob schematische Darstellung eines Teils des limbischen Cortex (punktiert). Der Nucl. amygdalae ist auf die Oberfläche projiziert dargestellt

sich um das Gebiet der phylogenetisch ältesten Rinde (Archicortex), das häufig auch als Rhinencephalon bezeichnet wird, obwohl es mit dem Riechvorgang nicht mehr zu tun hat als mit anderen sensorischen Vorgängen. Dieses Gebiet verfügt über reiche rückläufige Verbindungen mit dem Hypothalamus, dem Thalamus, den Stammganglien, der Formatio reticularis, aber auch, wenn auch indirekt, mit dem gesamten übrigen Großhirn. Die efferenten Bahnen verlaufen hauptsächlich über den Fornix einerseits und über den Nucleus amygdalae andererseits.

Daß die Funktion dieses Gebiets erst so spät erkannt wurde und daß ihre Untersuchung erst in den Anfängen steckt, hat mehrere Gründe, einmal die Verborgenheit in der Tiefe, dann aber auch die Tatsache, daß es seinerseits wieder aus 2 Teilen unterschiedlichen phylogenetischen Alters besteht, dem inneren Ring, dem Archicortex und dem äußeren Ring, dem Mesocortex, wobei sich Projektions- und Assoziationsfelder in komplizierter Weise durchmischen.

Unter den afferenten Bahnen muß weiter auf eine besondere Schmerzbahn von den Eingeweiden (über den sensiblen Vagus) hingewiesen werden, die zum Gyrus orbitalis post. zieht. Unterbrechung dieser Bahn führt zu starker Herabsetzung der Schmerzempfindlichkeit der Eingeweide, aber nicht zu ihrer völligen Aufhebung, da eine weitere Projektion zum Gyrus postcentralis vorhanden ist.

Wie immer bei Reduktion der „Schmerzfasern" ergibt sich dann das Bild einer Hypalgesie bei gleichzeitiger Hyperpathie, d. h. eine Erhöhung der Schmerzschwelle, aber dann, wenn diese höhere Schwelle überschritten ist, eine heftige Schmerzreaktion und die Empfindung eines weit ausgebreiteten, besonders quälenden Schmerzes (s. S. 642).

Durch Reizversuche konnte gezeigt werden, daß *von diesem Gebiet aus alle vegetativ innervierten Organe beeinflußt werden* können: Herz, Blutgefäße, Blase, Darm, Gallenblase, Piloarrectoren, Pupille usw., ferner über den Hypothalamus auch die Hormonausschüttung der Hypophyse, daß es sich also um vegetative Großhirnfelder und nicht um ein Riechhirn handelt. MacLean schlug deshalb vor, dieses System zusammen mit den zugehörigen hypothalamischen Gebieten als viscerales Gehirn zu bezeichnen. Darüber hinaus konnte festgestellt werden, daß auch bestimmte motorische Reaktionen ausgelöst werden können, wie Schlucken, Lecken, Defäkation usw. mit entsprechender Änderung der Körperstellung und schließlich, besonders wichtig und auffällig, Änderungen im affektiven Verhalten.

Dabei läßt sich eine gewisse Lokalisation feststellen, indem von mehr frontal gelegenen Arealen alle Vorgänge, die mit der Futtersuche zusammenhängen, beeinflußt zu werden scheinen, von mehr occipital gelegenen Arealen mehr diejenigen Vorgänge, die mit der Fortpflanzung zusammenhängen.

Wenn es auch schwierig ist, aus Reizversuchen der **Hippocampus-Formationen** Schlüsse zu ziehen, da künstliche Reize meist zu Krampfentladungen führen, so haben sie doch zusammen mit Ausschaltungsversuchen zu der Annahme geführt, daß dieses Gebiet eine besondere Rolle spielt bei der *Affektbetonung von Sinneseindrücken* (durch transcorticale Verbindung steht es in engem Zusammenhang mit den sensorischen Feldern des Neocortex) und für *das affektive Gesamtverhalten*, für Annahme und Ablehnung, Sicherheitsgefühl und Angst usw. So ergaben sich bei Reizung meist heftige affektive Reaktionen, weiter fand sich ein beschränktes Feld, bei dessen Zerstörung die Versuchstiere das Verhalten dauernder Furcht zeigten, alles als Gegner ansahen, was sich näherte, auch vor weit schwächeren Gegnern auswichen, in die Ecke gedrängt aber sofort zum Angriff übergingen. Bei Ausfällen mit Reizerscheinungen beim Menschen (die allerdings auch auf die umgebenden Gebiete des Neocortex übergreifen) fanden sich stets schwere emotionelle Störungen, bei völligem Ausfall dagegen Erlöschen aller affektiven Regungen.

Bei irritativen Läsionen der Hippocampus-Formationen kommt es besonders leicht zu Krampfentladungen, da in diesem Gebiet nicht wie im Neocortex (und im Rückenmark) ausgehende Erregungen durch Kollateralen auch auf hemmende Zwischenneurone übertragen werden, die im hemmenden Sinn auf die Ursprungsneurone zurückwirken.

Diese Krampfentladungen können leicht den gesamten limbischen Cortex erfassen (durch die anatomisch gegebenen Faserverbindungen, vor allem über den Nucl. amygdalae, s. u.), ohne daß sie auf weitere Gebiete des Neocortex übergreifen. Es resultiert dann eine Form der Epilepsie, die als psychomotorische bezeichnet wird und die sich nicht in tonisch-klonischen Muskelkrämpfen äußert wie andere Epilepsieformen, sondern z. B. in Wutanfällen (an die sich der Patient anschließend nicht erinnern kann), in Dämmerzuständen usw.

Der **Gyrus cinguli** nimmt offenbar teil bei einer „*Wachsamkeitsreaktion*". Bei Reizung mit Hilfe implantierter Elektroden unterbricht das Versuchstier die bisherige Tätigkeit und „sichert"; es zeigt alle Anzeichen gespannter Aufmerksamkeit. Diese Reaktionsform kann allerdings von mehreren anderen Reizstellen ebenfalls erhalten werden. Bei seinen zahlreichen Verbindungen zur Formatio reticularis ist es verständlich, daß auch von hier aus eine „Weckreaktion" ausgelöst werden kann. Hier ist vielleicht das neurophysiologische Substrat gegeben für die affektive Beeinflussung der Aufmerksamkeit. Bei irritativen Läsionen bei Tier und Mensch fanden sich auch hier ausgesprochene Wutreaktionen. Es wird z. Z. debattiert, ob nicht psychopathische Dispositionen auf Veränderungen in dieser Region zurückzuführen seien.

Eine Zerstörung der **Area piriformis**, eines kleinen Gebiets über dem Nucl. amygdalae (Abb. 389), führt zu Hyperaktivität und Hypersexualität der Versuchstiere, u. U. auch zu Perversionen. Bei größeren Zerstörungen des Temporallappens einschließlich des Nucl. amygdalae konnten BUCY und KLÜVER feststellen, daß der „König" des Affenrudels sofort von der höchsten in die tiefste Stufe der Rangordnung abstürzt. Sein Verhalten wird so hemmungslos, besonders in sexueller Hinsicht, daß er von sämtlichen Artgenossen abgelehnt wird. Diese Gebiete scheinen somit von besonderer Bedeutung zu sein für den Aufbau psychischer Hemmungen.

Der **Nucleus amygdalae** stellt, wie oben schon kurz erwähnt, einen wichtigen „Trichter" dar für Bahnverbindungen vom und zum limbischen Cortex. Obschon es sich um einen Endhirnanteil handelt, weist er eine „primitive", reticuläre Struktur auf, d. h. daß sich einlaufende Erregungen rasch auf den gesamten Kern ausbreiten können. So ist es nicht überraschend, daß im limbischen Cortex eine Lokalisation von Einzelfunktionen nur in relativ geringem Maße möglich ist, daß gleiche Reizeffekte von ganz verschiedenen Stellen resultieren können und daß der gesamte limbische Cortex in vielen Fällen als ein Gesamtsystem reagiert. Der Nucl. amygdalae weist einerseits zahlreiche direkte Verbindungen zu den seitlichen Kernen des Thalamus auf, andererseits auch solche über die *Corpora mamillaria*. Die Sonderfunktion dieser Corpora ist noch wenig geklärt, gesichert ist nur, daß sie nicht, wie man früher annahm, zur Riechbahn gehören. Interessant ist der Befund, daß oft, wenn auch nicht immer, bei doppelseitiger Zerstörung der Corpora mamillaria schwere Defekte in der Merkfähigkeit auftreten.

Insgesamt scheint es sich beim limbischen Cortex um ein vegetatives Zentralgebiet zu handeln, das für die affektive Färbung des Gesamtverhaltens von größter Bedeutung ist. Vor allem scheinen insgesamt die hemmenden Einflüsse auf die hypothalamischen Kerne (S. 568) zu überwiegen, so daß dem fördernden Einfluß des Neocortex auf diese Gebiete ein Zügel angelegt wird. So wären die früher (S. 568) geschilderten Befunde zu deuten, daß Affen nach Abtragung des Neocortex ruhig und still, schon eher stumpf werden, bei zusätzlicher Abtragung des Nucl. amygdalae und des Temporalpols dagegen wild und hyperaktiv.

Die früheren Schlüsse aus Verletzungen des Frontalhirns einerseits und des Temporalhirns andererseits auf stark unterschiedliche Funktionen der Assoziationsfelder des Neocortex müssen nach diesen neueren Erkenntnissen revidiert werden. Die psychischen Veränderungen nach diesen Verletzungen müssen ganz überwiegend auf Mitschädigung von Gebieten des limbischen Cortex bezogen werden.

So ist die bei Zerstörung des *Temporalpols* beobachtete Hyperaktivität und Hypersexualität, wie oben dargestellt, nicht auf den Ausfall von Assoziationsfeldern des Neocortex zu beziehen, sondern auf den der Area piriformis des limbischen Cortex. Die bei Stirnhirnverletzungen beobachteten Veränderungen der Persönlichkeit, Verminderung des inneren Antriebs bei gleichzeitiger Verminderung ethischer und sozialer Hemmungen, ist ebenso ganz überwiegend auf die Mitverletzung von Anteilen des limbischen Cortex zu beziehen.

Wegen ihrer klinischen Bedeutung soll auf das Bild der *Stirnhirnverletzung* noch etwas näher eingegangen werden. Es wird z.B. geschildert, wie aus einem geistig hochstehenden Menschen, dem wegen einer Geschwulst das Stirnhirn beidseitig entfernt worden war, ein schwer erträgliches, weil noch dazu intelligentes Triebwesen wurde: Strahlend fröhlich mit plötzlichem Umschlag in Agressivität gegen alle Menschen außer gegen die Mutter, sich ständig rühmend und von geradezu unvorstellbarer Schamlosigkeit. Höhere Werte bestimmten ihn überhaupt nicht mehr, nur noch primitive triebhafte Regungen. Er hatte gerade die Eigenschaften eingebüßt, die den Menschen zum Menschen adeln.

So kam J. LANGE, als er eine Übersicht über solche Fälle gab, angesichts der schweren resultierenden Veränderungen der Persönlichkeit zu dem Schluß, daß wohl kaum ein Chirurg es noch wagen werde, solche Operationen vorzunehmen. Er hat nicht recht behalten. FULTON und JACOBSEN hatten bei einem Schimpansen durch Stellen immer schwieriger werdender Aufgaben im Merkfähigkeitstest Symptome einer schweren experimentellen Neurose (s. o. S. 608) ausgelöst und beobachteten, daß das Tier nach Entfernung des beidseitigen Frontalhirns sich wieder vollständig beruhigte.

Der portugiesische Neurochirurg MONIZ kam darauf auf den Gedanken, zu versuchen, ob durch Unterbrechung eines großen Teils der Verbindungsfasern vom Frontalhirn zum Thalamus (Leukotomie; also nicht etwa durch Zerstörung des Frontalhirns) bei schwersten Neurosen oder Geisteskrankheiten eine Besserung des Zustandes und vor allem eine Verminderung der quälenden Angst und der inneren Spannung zu erreichen sei. Das ist in der Tat bei bestimmten Erkrankungen in einem gewissen Prozentsatz der Fall, vorausgesetzt, daß die Operation doppelseitig durchgeführt wird. So konnten in Einzelfällen Erfolge bei Zwangsneurosen erreicht werden, wenn z.B. etwa der Patient nicht mehr imstande ist, das Haus zu verlassen, weil er Angst hat, eine Schwelle zu überschreiten, so daß diese zu einem unüberwindlichen Hindernis wird. Nach der Operation besteht zwar immer noch Angst, sie ist jedoch ihres Affekts entkleidet. Der Patient hat sozusagen die Sorge darum in andere Hände gelegt. Trotz der gleich zu schildernden unerwünschten Nebenerscheinungen der Operation erscheint sie bei diesen Schwerkranken gerechtfertigt, weil sie bei ihnen oft trotz dauernder bestimmter Ausfälle nicht zu einer Einschränkung, sondern zu einer Ausweitung spezifisch menschlicher Betätigungsmöglichkeit führt.

Gleich nach der Operation zeigen sich sehr erhebliche Ausfallserscheinungen, die sich jedoch mehr oder weniger weit zurückbilden. In den ersten Tagen und Wochen ergeben sich zwar keine auffälligen Intelligenzdefekte, aber schwere Störungen im emotionellen Verhalten. Die Operierten werden stumpf und gleichgültig, verlieren jeden inneren Antrieb, bekümmern sich weder um sich selbst noch um die Umgebung. Innerhalb weniger Wochen bessert sich dieser Zustand, aber in Einzelfallen in einem nicht voraussehbaren, ganz unterschiedlichen Ausmaß. Während in den einen Fällen sogar höhere geistige Berufe noch ausgeübt werden können, muß in anderen eine dauernde Hospitalisierung vorgenommen werden. Man hat versucht, durch Einführung von Elektroden und Coagulation nur bestimmter Teile der Verbindungsfasern zum Thalamus diese Effekte zu vermindern. Dies scheint auch bis zu einem gewissen Grade zu gelingen, wenn auch dann im allgemeinen mit der schnelleren Besserung des Gesamtverhaltens auch das krankhafte Symptom wieder deutlicher hervortritt. Auch in den günstigsten Fällen scheinen jedoch gewisse Veränderungen bestehenzubleiben, die vor allem die Fähigkeit des Vorausplanens betreffen, während vor der Operation gefaßte Pläne noch strikt durchgeführt werden können. Von einem völligen ethischen Verfall, wie er nach beidseitiger schwerer Stirnhirnverletzung oder operativer Entfernung von Geschwülsten in Einzelfällen beobachtet wurde, kann jedenfalls nicht die Rede sein.

FREEMAN und WATTS beobachteten nun, daß in solchen Fällen, wo vor der Operation schwere Schmerzzustände bestanden, diese nachher mindestens vorübergehend verschwanden. Nach dem Vorschlag WALKERS wird deshalb die Leukotomie auch bei schwersten, anderweitig nicht zu beherrschenden Schmerzzuständen (z.B. bei inoperablem Krebs innerer Organe) durchgeführt. Der Erfolg ist am deutlichsten bei schmerzhaften Prozessen, z.B. Carcinomen, der inneren Organe durch Ausschaltung der obengenannten Schmerzbahn. In anderen Fällen hängt die Verminderung der Schmerzreaktion mehr mit den psychischen Veränderungen zusammen. Hier handelt es sich nach EBBECKE um eine Verminderung der *Schmerzvoraussicht.* Es entfallen die Erinnerungen an frühere Schmerzerlebnisse, die auf zu erwartende Folgen aufmerksam machen, Erinnerungen und Gedanken also, die sich von selbst einstellen und die erheblich zur Verschärfung und Verlängerung des Schmerzerlebnisses beitragen. Der Patient hält deshalb ruhig und furchtlos den Arm zu einer schmerzhaften Injektion hin, reagiert jedoch dann auf die Injektion ebenso oder sogar heftiger als der Gesunde. EBBECKE hat weiter auf den möglichen inneren Zusammenhang der Schmerzbehebung mit dem Nachlassen des inneren Antriebes aufmerksam gemacht. „Es ist lehrreich zu sehen, daß mit dieser Lockerung des Stachels des Schmerzes häufig auch verbunden ist eine gewisse Einbuße an Sinn für das Wesentliche, an innerem Antrieb, an Ehrgeiz, an Streben nach Verbesserung, nach eigener produktiver Leistung, auch an Kontaktfähigkeit mit anderen Menschen, wobei die Einbuße stark vom Gefüge der prämorbiden Persönlichkeit abhängt."

Glücklicherweise kann heute der Indikationsbereich der Leukotomie stark eingeschränkt werden, da Pharmaka mit ähnlichen Wirkungen entwickelt werden konnten *(Psychopharmakologie).* Weiter wird die „blinde" Leukotomie mehr und mehr verdrängt durch Coagulation von thalamo-frontalen Bahnen oder einzelner Thalamuskerne oder schließlich durch Entfernung des Gyrus cinguli *(Cingulotomie)*, wobei die oben genannte Schmerzbahn ebenfalls unterbrochen wird und gleichzeitig eine erhebliche Verminderung der Schmerzreaktion erreicht wird.

Eine Erweiterung unserer Kenntnisse über die Funktionsweise des limbischen Cortex und seiner Verknüpfung mit den vegetativen Zentren des Hypothalamus, zum mindesten beim Tier, haben die Experimente mit **„Selbstreizung“** von OLDS erbracht. Das Vorgehen ist dabei das folgende: Es werden feine Drahtelektroden in das Gehirn der Ratte versenkt, die mit einem Reizgerät verbunden sind. Die Reizung wird ausgelöst, wenn die Ratte, zunächst ganz zufällig, beim Herumlaufen im Käfig auf einen leichtgehenden Schalter drückt. Die Zahl der so ausgelösten Reize pro Std wird von einem Zählwerk registriert. Ist das Reizgerät ausgeschaltet oder liegt die Elektrode in einem indifferenten Gebiet, so finden sich durchschnittlich 25 solcher zufälligen Schalterbetätigungen in der Stunde. Bei bestimmter Elektrodenlage nimmt jedoch die Zahl dieser Selbstreizungen deutlich ab, bis auf 2—3 pro Std. Hier hat der Reiz eine Abschreckwirkung, und die Ratte vermeidet die Gegend des Käfigs, in der dieser Effekt eintritt. Bei einer anderen Lage der Elektrode kommt es im Gegenteil zu immer häufigerer Schalterbetätigung, von 200, ja bis zu 7000 Selbstreizungen pro Std. Hier hatte der Reiz offenbar einen Belohnungseffekt, der immer wieder neu gesucht wird und nicht zur Sättigung führt. Um diesen Effekt zu erreichen, nimmt das Tier u. U. große Schwierigkeiten auf sich und kann erhebliche Widerstände überwinden. Die primären Belohnungssysteme sind dabei in verschiedene Triebbefriedigungssysteme gegliedert, vor allem mit Beziehungen zu Hunger und Sexualität. Die wichtigsten Reizpunkte fanden sich im Zwischenhirn und im limbischen Cortex, während sie im Isocortex wesentlich seltener sind.

So fanden sich im hinteren Hypothalamus, vor allem kurz vor den Corpora mamillaria und im Septum Elektrodenlokalisationen, bei denen im Hungerzustand die Selbstreizungen häufiger, im Sättigungszustand seltener werden. Bei Sitz der Elektroden im Caudatum führt die kastrierte Ratte nach Androgeninjektion zahlreiche Selbstreizungen durch; ohne diese überschreitet die Zahl nicht den Zufallsbereich. Wird durch Androgene die Reizzahl erhöht, dann läßt sie sich durch Hunger wieder vermindern.

Die Versuche von OLDS an Ratten konnten an höheren Säugern bestätigt werden. Auch die Selbstreizversuche sprechen somit für eine enge Beziehung von Affekten und Trieben mit Strukturen des Hypothalamus (s. S. 568) und des limbischen Cortex. Gewiß ist eine Übertragung auf den Menschen nicht ohne weiteres möglich, aber wir müssen uns damit begnügen, erst die neurophysiologischen Korrelate der einfachsten und stärksten Triebvorgänge zu untersuchen, bevor wir uns dem differenzierteren Trieb- und Gefühlsleben des Menschen zuwenden können.

Eine weitere Einschränkung ist noch notwendig: Durch die Reize mit Hilfe des elektrischen Stromes werden in den betreffenden Gebieten Krampfströme ausgelöst. Die Reizeffekte sind also am ehesten mit dem Zustand beim Menschen zu vergleichen, der sich kurz vor einem epileptischen Anfall einstellt, der sog. *Aura*. Beim Menschen ist diese meistens mit schwerstem Unbehagen verbunden. Eine „Glücksaura“ ist außerordentlich selten. Es scheint sich bei der Ratte um die Auslösung solcher „Glücksauren“ zu handeln, so daß die Übertragbarkeit der Befunde stark eingeschränkt wird.

6. Der Liquor cerebrospinalis

Der Liquor ist nur zum kleinen Teil ein Lymphersatz für das Gehirn, das über keine Lymphgefäße verfügt, sondern er wird zum größten Teil von einem spezifischen Epithel gebildet, den Plexus chorioidei in den Seitenventrikeln. Von den Seitenventrikeln strömt er durch den 3. und 4. Ventrikel und dessen Foramina in den Subarachnoidalraum, von wo er in das Venensystem aufgenommen wird (Arachnoidalzotten, Pacchionische Granulationen).

Zum Teil kann Liquor auch entweichen durch die Lymphscheiden der Gehirnnerven, besonders in der Orbita, vielleicht auch der Spinalnerven. Daß der Liquor im wesentlichen von den Plexus gebildet wird, ergibt sich aus folgenden Befunden: 1. Werden die Plexus entfernt, dann fehlt der Liquor und die Seitenventrikel kollabieren. 2. Wird das Foramen Monroi blockiert, dann dehnen sich die Seitenventrikel aus (Hydrocephalus internus). 3. Durch einen Katheter im Seitenventrikel kann laufend Flüssigkeit abgesaugt werden. Die Bildungsgeschwindigkeit beträgt etwa 0,5 cm^3 je min (Gesamtmenge rund 120 cm^3). 4. Unter der Operation konnte ein Austritt von Flüssigkeitstropfen aus den Plexus direkt beobachtet werden.

Daneben kann jedoch auch Liquor in gleicher, nur geringerer Weise wie in anderen Gefäßgebieten als Lymphe gebildet werden. Es finden sich Ausläufer des Subarachnoidalraums, die die Gehirngefäße umschließen und im Gewebsraum zwischen den Nervenzellen enden (Virchow-Robinscher Raum), und die als Ersatz für Lymphgefäße gelten können.

Liquorbildung und -resorption halten sich unter normalen Bedingungen die Waage, so daß der Liquordruck sehr konstant ist (100—150 mm H_2O am liegenden Menschen) und nur entsprechende Änderungen mit den Veränderungen des Venendrucks (z.B. mit der Atmung) eintreten. Ist dieses Gleichgewicht gestört, steigt z.B. der Liquordruck an, dann werden die dünnwandigen intracerebralen Venen komprimiert; intracerebraler Venendruck und Liquordruck sind deshalb identisch; entsprechend wird das arteriovenöse Druckgefälle vermindert und die Gehirndurchblutung sinkt ab.

Tabelle 56

	Liquor	Plasma
Eiweiß	0,02%	7%
Glucose	70 mg-%	95 mg-%
Na^+	324	316
K^+	12	19
Ca^{++}	5	10
Cl'	440	360
HCO_3'	105	150
HPO_4''	1,5	4.0
SO_4''	0,6	1,9
NaCl	726	594

Der Liquor spielt zunächst eine wichtige Rolle durch seine *mechanische Schutzwirkung*. Das Gehirn ruht sozusagen auf einem Wasserkissen und wird durch die flüssigkeitsgefüllten Ventrikel abgestützt. Damit kann das Eigengewicht des Gehirns bei Verlagerungen des Kopfes nicht zum Reizfaktor werden. Bei Schädeltraumen finden sich Zerstörungen der Gehirnsubstanz besonders an den Stellen, wo das Wasserkissen dünner und damit die Schutzwirkung geringer ist, z.B. in den orbitalen Teilen der Rinde.

Eine zweite Funktion des Liquors ist die Bildung eines *Reservoirs* zur Regulation des Volumens im Schädelraum. Nimmt das Volumen oder die Blutfülle des Gehirns zu, dann wird er vermehrt resorbiert, sinkt dieses Volumen, wird er retiniert.

Eine dritte Funktion des Liquors ist die eines *Lymphersatzes* des Gehirns. Sein Gehalt an Eiweiß (um 0,02%) und an Lymphocyten (5—10 in 1 cm^3) ist noch geringer als in der Lymphe anderer Organe.

Eine vierte Funktion, die in ihrer Bedeutung zeitweise stark überschätzt, dann wieder unterschätzt wurde, betrifft eine *ernährende Funktion* für das Gehirn. Es ist schon S. 338 berichtet worden, daß das Capillarfilter des Gehirns, die *Blut-Gehirn-Schranke*, außerordentlich dicht ist und dem Durchtritt nichtlipoidlöslicher Stoffe einen erheblichen Widerstand entgegenstellt (während die Atemgase frei diffundieren können). Das Capillarfilter im Plexusependym ist ein bedeutend geringerer Widerstand, die *Blut-Liquor-Schranke* also wesentlich durchlässiger. So kommt es, daß eine Reihe von Stoffen zwar nur sehr langsam oder gar nicht vom Blut ins Gehirngewebe übertreten können, wohl aber vom Liquor aus. Deshalb liegt auch der Zuckergehalt des Liquors, wechselnd an verschiedenen Stellen, unter dem des arteriellen Blutes, ja sogar unter dem des venösen Blutes.

Für solche Stoffe ergibt sich dann ein Diffusionsgefälle vom Liquor in das Gehirngewebe. Das ist für die Pathologie wichtig. Es können Gifte auf das Zentralnervensystem einwirken, die die Blut-Hirnschranke nicht zu passieren vermögen, wohl aber die Blut-Liquor-Schranke, und sie werden in denjenigen Teilen am ehesten zur Wirkung kommen, die mit dem Liquor in unmittelbarem Kontakt stehen, so vor allem im III. Ventrikel, weil dort die Konzentration dieser Stoffe noch relativ hoch sein kann. Es hat sich tatsächlich herausgestellt, daß durch minimale Mengen von verschiedenen Stoffen, die in die Seitenventrikel eingebracht wurden, bei Versuchstieren schwere Veränderungen in den zentralnervösen Funktionen und vor allem des emotionellen Verhaltens hervorgerufen werden können.

Es ist allerdings fraglich, ob dieser Umstand allein für die relativ großen Unterschiede in der Zusammensetzung des Liquors gegenüber dem Plasma verantwortlich gemacht werden kann (Tabelle 56. Angaben in mg-%). Man vermutet deshalb, daß es sich bei der Liquorbildung zum Teil um einen selektiven Prozeß der *Sekretion* handelt. Dafür spricht auch der Bau der Ependymzellen in den Plexus mit ihrem hohen Gehalt an Mitochondrien (damit Fermenten), Vacuolen, Granula usw.

Worauf die ,,Schrankeneffekte" im einzelnen beruhen, ist noch weitgehend ungeklärt (vgl. S. 337). Die Gehirncapillaren zeichnen sich gegenüber denjenigen anderer parenchymatöser Organe dadurch aus, daß sich die Endothelzellen überlappen. Weiter steht nur rund 20% der Capillaroberfläche in direktem Kontakt mit dem Interstitium, während etwa 80% von Fortsätzen der Astrocyten umgeben sind. Diese Zellen zeichnen sich durch hohen Fermentgehalt aus, vor allem an Carboanhydrase. Es ist deshalb anzunehmen, daß sie an aktiven Transportmechanismen zwischen Capillare und Gehirngewebe beteiligt sind (ähnlich wie die Transportmechanismen der Tubuli in der Niere). Durch Blockierung der Carboanhydrase mit Diamox und anderen Sulfonamiden läßt sich die Liquorproduktion stark reduzieren (TSCHIRGI). Der ,,Schrankeneffekt" besteht also zum Teil aus einem passiven, zum Teil aus einem aktiven Vorgang.

Die Bedeutung der ,,Schranken" kann in folgendem erblickt werden: 1. Das Gehirn ist gegenüber Fremdstoffen und Toxinen besser geschützt. 2. Der Liquor stellt durch sie nicht nur einen Puffer gegen mechanische Erschütterung dar, sondern auch einen Puffer zur Verdünnung von Stoffwechselprodukten, die bei der Zelltätigkeit frei werden. 3. Die bei der Zelltätigkeit austretenden Ionen (z.B. K^+, anorganisches Phosphat) werden nicht sofort durch den Blutstrom abtransportiert, sondern bleiben zur Wiederaufnahme in der Erholungsphase zur Verfügung.

In den innersekretorisch tätigen Gebieten (z.B. Nucl. supraopticus) ist die ,,Schranke" anders gebaut und deshalb sehr viel weniger dicht. Ebenso ist sie in bestimmten Geschwülsten weniger dicht. Diese nehmen deshalb radioaktiv markierte Ionen usw. rascher auf als das Gehirngewebe und lassen sich so darstellen.

Literatur

ADRIAN, E. D.: The physical background of perception. Oxford: Clarendon Press 1947. General principles of nervous activity. Brain **70**, 1 (1947). — ASHBY, W. R.: Design for a brain. London 1952. — BAILEY, P., and G. v. BONIN: The isocortex of man. Urbana, Ill.: Univ. of Illinois Press 1951. — BARD, PH. (Herausg.): Patterns of organization in the central nervous system (Beiträge von AMASSIAN, CHANG, JASPER, LASHLEY, MAGOUN, RUCH, WARD, WOOLSEY u.a.). Baltimore: Williams & Wilkins 1952. — BETHE-BERGMANN: Zentralnervensystem der Wirbeltiere. Handbuch der normalen und pathologischen Physiologie, Bd. X. Berlin: Springer 1928. — BONIN, G. v.: Essay on the cerebral cortex. Springfield: Thomas 1950. — BONIN, G. v., and P. BAILEY: The neocortex of macaca mulatta. Urbana, Ill.: Univ. of Illinois Press 1947. — BRAZIER, M. A. B.: The electrical activity of the nervous system. London: Pitman 1951. — BREMER, F.: L'activité éléctrique de l'écorce cérébrale. Paris: Hermann 1938. — BRODMANN, K.: Vergleichende Lokalisationslehre der Großhirnrinde in ihren Prinzipien dargestellt auf Grund des Zellbaues. Leipzig: Johann Ambrosius Barth 1909 u. 1925. — BRUNS: Großhirn. In Handbuch der inneren Medizin, Bd. V/1, 1953. — BUCY, P. C. (Herausg.): The precentral motor cortex. Urbana, Ill.: Univ. of Illinois Press 1949. — BURNS, B. D.: The mammalian cerebral cortex. London: Arnold 1958. — BYKOW, C. M.: Großhirnrinde und innere Organe (Übersetzung). Berlin: Volk und Gesundheit 1952. — CAJAL, S., RAMON, Y.: Die Neuronenlehre. In BUMKE-FOERSTERS Handbuch der Neurologie, Bd. I, S. 887. 1935. — CRAIK, K. J. W.: The nature of explanation. Cambridge: Univ. Press 1943. — DELAFRESNAYE, J. F. (Edit.): Brain mechanisms and consciousness. Oxford: Blackwell 1954. — DUSSER DE BARENNE, J. G.: Physiologie der Großhirnrinde. In BUMKE-FOERSTERS Handbuch der Neurologie, Bd. II, S. 268. 1937. — FIELD, J., H. W. MAGOUN and V. E. HALL: Neurophysiology. In Handbook of Physiology, vol. II. Baltimore: Williams & Wilkins Company 1960. — FULTON, J. F.: Physiologie des Nervensystems. Stuttgart: Ferdinand Enke 1952. — Functional localisation in the frontal lobes and cerebellum. Oxford: Clarendon Press 1949. — GIBBS, F. A., and E. L. GIBBS: Atlas of electroencephalography. Cambridge, Mass.: Addison-Wesley Press 1950. — GLASSER, O. (Herausg.): Medical physics.

Chicago: Year Book Publ. 1944 u. 1950. — GLEES, P.: Morphologie und Physiologie des Nervensystems. Stuttgart: Georg Thieme 1957. — GOTTSCHICK, H.: Die Leistungen des Nervensystems. Jena: Gustav Fischer 1952. — HARLOW, H. F., and E. N. WOOLSEY (Edit.): Biological and biochemical basis of behavior. Madison 1958. — HEBB, D. O.: The organization of behavior. New York: Wiley 1949. — HESS, W. R.: Die Motorik als Organisationsproblem. Biol. Zbl. **61**, 545 (1941). — Plastizitätslehre und Lokalisationsfrage. Verh. dtsch. Ges. inn. Med. **46**, 212 (1934). — HILL, D., and G. PARR (Herausg.): Electroencephalography. London: Macdonald 1950. — HIMWICH, H. E.: Brain metabolism and cerebral disorders. Baltimore: Williams & Wilkins 1951. — HOFFMANN, P.: Über die Präzision der Funktion des Zentralnervensystems. Nervenarzt **19**, 345 (1948). — HOLST, E. v.: Zentralnervensystem und Peripherie in ihrem gegenseitigen Verhältnis. Klin. Wschr. **1951**, 97. — HUNT, J. McV. (Herausg.): Personality and the behavior disorders. New York: Renald Press 1944. — IWANOW-SMOLENSKI, A. G.: Grundzüge der Pathophysiologie der höheren Nerventätigkeit. Berlin: Akademieverlag 1954. — JACKSON, J. H.: Selected writings. 2 Bde. London: Hodder & Stoughton 1931/32. — JASPER, H. H. (Edit.): The reticular formation of the brain. Henry Ford Internat. Symposium 1958. — JUNG, R.: Die Tätigkeit des Nervensystems. In Handbuch der inneren Medizin. Bd. V/1, S. 1. 1953. — Das Elektroencephalogramm und seine klinische Anwendung. Nervenarzt **12**, 569 (1939; **14**, 57 (1941). — KAADA, B. R.: Somato-motor, autonomic and electrocorticographic responses to electrical stimulation of rhinencephalic and other structures in primates, cat and dog. Oslo: Grogger 1951. — KÖHLER, O.: Intelligenzprüfungen an Menschenaffen. Berlin 1921. Verhalten der Tiere (Tierpsychologie). In Naturforschung und Medizin in Deutschland, Bd. 52. 1946. — KÖHLER, O., J. KONORSKI, K. S. LASHLEY, K. Z. LORENZ, W. H. THORPE, N. TINBERGEN u. a.: Zum Mechanismus des Lernens. Symposia Soc. Exper. Biol. 4 (1950). — KONORSKI, J.: Conditioned reflexes and neuron organization. Cambridge: Univ. Press 1948. — KORNMÜLLER, A. E.: Die Elemente der nervösen Tätigkeit. Stuttgart: Thieme 1947. — Klinische Elektroencephalographie. München: J. F. Lehmann 1944. — LASHLEY, K. S.: Brain mechanisms and intelligence. Chicago Univ. Press 1929. — LORENZ, K.: Vergleichende Verhaltensforschung. Zool. Anz. Suppl. **12**, 69 (1939). — So kam der Mensch auf den Hund. — Er redete mit dem Vieh, den Vögeln und den Fischen. Wien: Borotha-Schoeler 1949. — McCULLOCH, W. S.: The functional organization of the cerebral cortex. Physiologic. Rev. **24**, 390 (1944). — Physiological processes underlying psychoneuroses. Proc. roy. Soc. Med. Suppl. **42**, 71 (1949). — McILWAIN, H.: Biochemistry and the central nervous system. London: Churchill 1955. — MORUZZI, G.: L'épilepsie expérimentale. Paris: Hermann 1950. — MÜLLER, R. L.: Über den Schlaf. Berlin u. München: Urban & Schwarzenberg 1948. — OPITZ, E., u. M. SCHNEIDER: Über die Sauerstoffversorgung des Gehirns und den Mechanismus von Mangelwirkungen. Ergebn. Physiol. **46**, 128 (1950). — PAWLOW, J. P.: Die höchste Nerventätigkeit (das Verhalten) von Tieren (Übersetzung). München: J. F. Bergmann 1926. — PENFIELD, W.: The excitable cortex in conscious man. Sherrington Lecture. London 1958. — PENFIELD, W., and H. JASPER: Epilepsy and the functional anatomy of the human brain. Boston: Little Brown 1954. — PENFIELD, W., u. TH. RASMUSSEN: The cerebral cortex of man. New York: Macmillan 1950. — SCHMIDT, C. F.: The cerebral circulation in health and disease. Springfield: Ch. C. Thomas 1950. — SCHMIDT, C. G.: Biochemie von Gehirn und Nerven. In Handbuch der physiologischen Chemie, Bd. II, Teil 2a, S. 613. Berlin: Springer 1956. — SHOLL, D. A.: The organization of the cerebral cortex. London: Methuen 1956. — TINBERGEN, N.: Social behaviour in animals. London: Methuen 1953. — UEXKÜLL, J. v.: Theoretische Biologie. 2. Aufl. Berlin: Springer 1928. — VOGT, C., u. O. VOGT: Allgemeinere Ergebnisse unserer Hirnforschung. Leipzig: Johann Ambrosius Barth 1919. — VOGT, O.: Die anatomische Vertiefung der menschlichen Hirnlokalisation. Klin. Wschr. **1951**, 111. — WALSH, E. G.: Physiology of the nervous system. London: Longmans 1957. — WIENER, N.: Cybernetics or control and communication in the animal and the machine. New York: Wiley 1948. — WOLFF, H. G.: Die bedingte Reaktion. In BUMKE-FOERSTERS Handbuch der Neurologie, Bd. II, S. 320. 1937.

Dritter Teil

Die Physiologie der Sinnesorgane

XX. Allgemeine Sinnesphysiologie

Die Sinnesorgane können uns zwar kein „*Abbild*" der Umwelt geben, wohl aber „*Zeichen*", mit deren Hilfe wir uns ein gewisses, unvollständiges Bild der Umwelt zu machen vermögen. Unsere Umwelt würde sich für uns sofort stark verändern, wenn etwa die lichtempfindlichen Receptoren ihre Empfindlichkeit über einen größeren Bereich von Wellenlängen ausdehnen würden. Die Umwelt einer Biene muß notwendigerweise ein anderes Aussehen haben als die unsrige, da ihr Auge auf der einen Seite für einen größeren Wellenbereich empfindlich ist, auf der anderen Seite ein wesentlich geringeres Auflösungsvermögen aufweist. So muß das Weltbild etwa des Hundes von dem unseren erheblich differieren, da sein Geruchssinn viel feiner, sein optischer Sinn dagegen viel schlechter ausgebildet ist.

Bei der *Untersuchung der Leistung* unserer Sinnesorgane bedient man sich zweier grundsätzlich verschiedener Untersuchungsmethoden, einer objektiven, physiologischen und einer subjektiven, psychologischen. Man untersucht auf der einen Seite Lage, Struktur und Erregungsbedingungen der verschiedenen Receptoren, verfolgt die Umwandlung von Reizen in Erregungen sowie die Fortleitung und immer weiter fortschreitende Integration der Erregungen zu einem Erregungsmuster, soweit das mit den heutigen Methoden möglich ist. Auf der anderen Seite untersucht man die subjektiven Empfindungen und Wahrnehmungen bei unterschiedlichen Reizen. Nachträglich erst wird man prüfen können, wieweit die mit beiden Methoden gezeitigten Ergebnisse zur Deckung zu bringen sind. Auf dem Wege aber müßte auch in der Ausdrucksweise immer eine strenge Scheidung durchgeführt werden. Es ist dies bei dem heute üblichen allgemeinen Sprachgebrauch bei kurzer Ausdrucksweise nicht immer möglich. Welche Seite gemeint ist, muß sich dann aus dem Zusammenhang ergeben.

Man unterscheidet diffuse, nicht genau lokalisierte Empfindungen, die oft auch qualitativ einen unbestimmten Charakter haben können, von lokalisierten Wahrnehmungen, wobei bei den letzteren häufig die Meldungen verschiedener Sinnesorgane zu einem Gesamtbild zusammengefaßt werden. Wenn wir in einem der folgenden Kapitel von einer Farbempfindung sprechen, so stellt das eine nicht ganz zulässige weitgehende Abstraktion dar, da die Farbe vom Räumlichen nicht zu trennen ist; wir nehmen dazu aus Gründen der Vereinfachung der Darstellung unsere Zuflucht. Wir werden zwar im folgenden immer wieder auf Wahrnehmungen und Empfindungen zu sprechen kommen, die bei Erregung bestimmter Receptoren eintreten, wir werden jedoch immer wieder nur den Weg schildern können, in der die Reizzuleitung, die Transformation des Reizes in eine Erregung und schließlich die Erregungsleitung zum Gehirn geschieht, werden aber nicht den so rätselhaften Prozeß der Transformation von Erregungen in Empfindungen diskutieren können. Zu den hier auftauchenden Problemen kann die Physiologie nur wenig beitragen.

Es ist weiter zu berücksichtigen, daß die Aufgabe der Sinnesorgane nicht nur darin besteht, *bewußte Empfindungen und Wahrnehmungen auszulösen*, sondern auch *Reflexe und erlernte Reaktionen* in Gang zu setzen, in ihrem Ablauf fortgesetzt zu kontrollieren und je nach den Veränderungen zu modifizieren, und zwar auch nach solchen, die durch sie selbst verursacht wurden. Es ist an mehreren Stellen der vorangehenden Kapitel über die Bedeutung dieser Reafferenz berichtet worden. Die Wichtigkeit der einzelnen Sinnesorgane im Rahmen der beiden Aufgaben, der Ermöglichung der Erkennung der Umwelt und der Auslösung von Reflexen, ist dabei durchaus verschieden. So tritt etwa die gnostische Bedeutung der Geschmacksreceptoren der Zunge gegenüber ihrer reflexauslösenden zurück. So lösen die Sinneszellen des Vestibularisapparates kaum bewußte Wahrnehmungen aus, und wir erhalten von ihrer Anregung kaum direkt, fast nur indirekt Kunde durch die Reflexe, die dabei ausgelöst werden.

Nach der gnostischen Bedeutung einzelner Sinnesorgane hat man versucht, eine gewisse *Rangordnung* aufzustellen. Die Schwierigkeit eines solchen Unterfangens zeigt sich jedoch sofort, wenn man etwa die „Bedeutung" von Auge und Ohr für unser Weltbild und unser Gesamtverhalten abschätzen will. Als „Augenwesen" sind wir geneigt, das Auge „höher" einzustufen, unser Mitleid wird sich eher dem Blinden als dem Tauben zuwenden, und dann sind wir überrascht, wenn wir die Feststellung machen müssen, daß ein Erblindeter sich leichter mit seinem Verlust abzufinden vermag als der Ertaubte, daß er geringere psychische Veränderungen, etwa in der Einordnungsfähigkeit, aufweist und geringere Abänderungen des Gesamtverhaltens. Weiter: Der Schmerzsinn wird zu den „niederen Sinnen" gerechnet und auch unter diesen in einer tieferen Rubrik eingestuft, weil seine Bedeutung für das Erkennen relativ zurücktritt. Auf der anderen Seite bringt sein Verlust nicht nur schwere körperliche Schädigungen mit sich (weil das Alarmsignal bei Störungen ausfällt), sondern auch deutliche Abänderungen des sozialen Verhaltens (vgl. z.B. S. 620).

Seit Helmholtz definiert man ein Sinnesorgan als ein Organ, das zur Produktion einer bestimmten *Modalität von Empfindungen* befähigt ist. Warm oder rot oder sauer oder der Ton c haben nichts miteinander gemein; sie gehören verschiedenen Empfindungsmodalitäten an; man kann nicht aussagen, ob der Geschmack einer Speise oder das Rot einer Blume die größere Intensität haben. Unter den einzelnen Modalitäten können weiter verschiedene *Qualitäten* unterschieden werden, so etwa die verschiedenen Farbtönungen bei optischen Wahrnehmungen. Solange wir uns nur an die dem Laien geläufige Einteilung in 5 Sinne halten würden, die auf der anatomischen Unterteilung der Körperoberfläche in Auge, Ohr, Nase, Zunge und Haut basiert, würden hier nur geringe Schwierigkeiten auftreten. Diese Unterteilung ist aber ungenügend. Wir fühlen z.B. mehr oder weniger auch unsere inneren Organe, so daß wir vom Hautsinn einen Eingeweidesinn, einen Muskelsinn, Sehnensinn usw. abtrennen müßten. Weiter haben wir oben schon gesehen, daß die Sinnesorgane im Innenohr, je nachdem, ob sie in der Schnecke oder im Labyrinth liegen, zu ganz verschiedenen Empfindungen und Reflexen führen. Wir müssen demnach für das Innenohr mehrere Sinnesorgane annehmen, und es ergibt sich die Frage, ob ein gleiches auch für den Hautsinn gelte.

Wir wollen zusehen, ob wir nicht von der objektiven Sinnesphysiologie her zu einer erweiterten Definition eines Sinnesorgans gelangen können. Wir haben früher schon (S. 456) gesehen, daß jedes Sinnesorgan so eingerichtet ist, daß es den Organismus von einer ganz bestimmten Art von Vorgängen in der Außenwelt zu benachrichtigen vermag. So spricht das Auge auf Lichtwellen an, das Ohr auf longitudinale Luftwellen oder sonstige mechanische Schwingungen usw. Für jedes Sinnesorgan gibt es also einen *adäquaten Reiz*, und wir können ein Sinnesorgan definieren als ein Organ adäquater Reizbarkeit. Machen wir uns diese Definition zu eigen, so müssen wir, wie wir noch genauer darstellen werden, etwa den „Hautsinn" der alten Einteilung in eine ganze Reihe von Sinnesorganen unterteilen, einen Berührungs-, einen Druck-, einen Schmerz-, einen Kalt- und einen Warmsinn, die nicht für die Haut spezifisch sind, sondern sich auch in tiefen Organen finden.

Neben der adäquaten findet sich jedoch auch eine *inadäquate Reizbarkeit* der verschiedenen Sinnesorgane. Durch mechanische oder elektrische Reizung des Auges lassen sich z.B. ebenfalls Lichtempfindungen auslösen, allerdings auch keine anderen. Das hat zu der Aufstellung des *Gesetzes der spezifischen Sinnesenergien* (JOHANNES MÜLLER) geführt. (Der Ausdruck Sinnesenergie entspricht dabei keineswegs unserem heutigen, physikalisch streng festgelegten Energiebegriff.) Das Gesetz besagt, daß, wie auch immer eine Erregung ausgelöst sein möge, die einem Sinneszentrum zugeführt wird, immer nur die diesem spezifische Empfindung ausgelöst wird, bei Erregung des Opticus also Lichtempfindungen, des Acusticus Gehörsempfindungen usw. Es hat sich herausgestellt, daß diesem Gesetz unter physiologischen Bedingungen eine sehr umfassende Bedeutung zukommt, unter pathologischen Bedingungen allerdings nur dann, wenn es sich um die Erregung verschiedener Großhirnareale handelt. Unter noch so abweichenden Bedingungen können durch Erregung von optischen Receptoren oder Sehnervenfasern keine Gehörsempfindungen ausgelöst werden. Wenn allerdings die Erregungen von verschiedenen Receptoren auf gleiche Großhirngebiete übertragen werden, wie das z.B. von der Haut der Fall ist (s. S. 597), dann können schon unter physiologischen und erst recht unter pathologischen Bedingungen auch Abweichungen festgestellt werden; so können z.B. bei Tabes dorsalis durch Kalt- oder Druckreize auch Schmerzempfindungen ausgelöst werden. Es kommt weiter hinzu, daß Empfindungen stark verschiedener Qualität zustande kommen können, je nach Intensität und räumlicher Anordnung der Reize. So hat v. FREY gezeigt, daß bei verschiedener Erregung des Drucksinnes, je nachdem, ob der Reiz flüchtig oder andauernd, stark oder schwach, klein- oder großflächig, rhythmisch oder nichtrhythmisch einwirkt, so unterschiedliche Empfindungen wie Druck, Berührung, Kitzel oder Schwirren ausgelöst werden. Von Bedeutung für die entstehende Empfindung ist somit die *Reizgestalt*.

Die großen Schwierigkeiten, welchen man hier begegnet, werden besonders deutlich, wenn man die vergleichende Physiologie heranzieht. Der Frosch besitzt z.B. in der Haut keine Kälte- und Wärmereceptoren. Trotzdem ist anzunehmen, daß er über die Hauttemperatur informiert wird; es hat sich nämlich herausgestellt, daß bei gleichem Druck auf die Haut die Druckreceptoren mit steigender Temperatur weniger, mit fallender Temperatur mehr Impulse abgeben (DODT).

Während also die Lehre von den spezifischen Sinnesenergien im großen ganzen auf die 5 klassischen Modalitäten anwendbar bleibt, auf die sie ursprünglich auch nur angewandt wurde, ist es fraglich, wieweit sie auch auf die einzelnen Qualitäten innerhalb der Modalkreise übertragbar ist. Abb. 390

gibt einen schematischen Überblick über die hier in Betracht kommenden Möglichkeiten. Für die Unterscheidungen zwischen den einzelnen Modalkreisen (Gesicht, Gehör, Geruch, somatoviscerale Sensibilität) als Ganzes gilt zweifellos das Schema 1 mit spezifischen Receptoren, getrennten Leitungsbahnen und spezifischen Rindenzentren. (Für die Unterscheidung zwischen Geschmacks- und Berührungsreizen der Zunge könnte neben 1 auch Schema 4 in Frage kommen, da in beiden Fällen die Erregungen zu gleichen Rindenzentren laufen.) Für die Unterscheidung verschiedener Geschmacksqualitäten scheint (neben 4) z.T. die Möglichkeit 2 in Frage zu kommen. Bei der somatovisceralen Sensibilität ist an die Möglichkeiten 3, 4 und 5 zu denken, da hier einmal die Erregungen von ganz verschiedenen Receptoren (Druck, Schmerz, Kalt, Warm, Muskel- und Sehnenspannung) aus gleichen Rückenmarkssegmenten gleichen Rindengebieten übermittelt werden können (4), aber auch von gleichen Receptoren an verschiedene Zentralstellen (3) und schließlich von gleichen Receptoren zu gleichen Zentralstellen, wobei jedoch je nach Reizart unterschiedliche Signalfolgen übermittelt werden, die zu unterschiedlichen Empfindungsqualitäten führen könnten (5). Wir werden unten auf diese Frage zurückkommen, können aber jetzt schon feststellen, daß alle diese Variationsmöglichkeiten sich mit dem Gesetz der spezifischen Sinnesenergien vereinbaren lassen, so daß wir grundsätzlich an ihm festhalten können. Wir müssen jedoch von vornherein betonen, daß wir noch nicht alle Sinnesorgane mit ihrem adäquaten Reiz kennen und daß wir von den bekannten in vielen Fällen nur über unzureichende Kenntnisse verfügen, so daß unser Bild, das wir über die Funktionsweise der Sinnesorgane entwerfen können, noch recht lückenhaft ist.

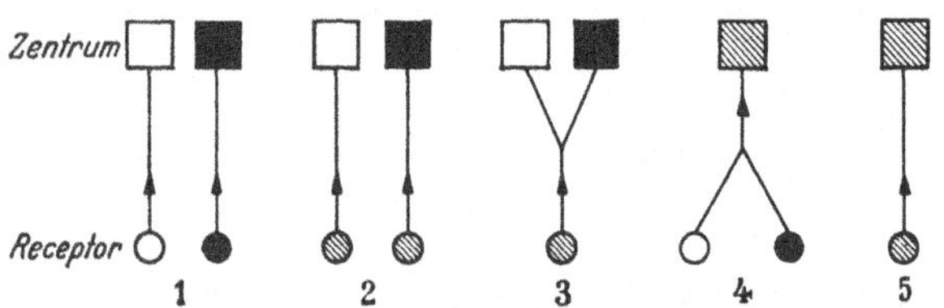

Abb. 390. Schema zur Unterscheidung zweier Sinnesqualitäten. Schwarze und weiße Felder: Unterscheidung durch verschiedene *Lokalisation*. Schraffierte Felder: Unterscheidung durch verschiedene *Erregungsformen*. 1. Erregungen aus spezifischen, räumlich verschiedenen Receptoren gelangen auf getrennter Bahn zu räumlich getrennten Zentren. 2. Erregungen aus unspezifischen, räumlich verschiedenen Receptoren gelangen auf getrennter Bahn zu räumlich getrennten Zentren. 3. Verschiedene Erregungsabläufe eines Receptors gelangen auf getrennter Bahn zu räumlich verschiedenen Zentren. 4. Zwei spezifische, räumlich getrennte Receptoren arbeiten mit verschiedenen Erregungsformen. Diese gelangen an ein gemeinsames Zentrum und führen dort zu verschiedenen Empfindungsqualitäten. 5. Verschiedene Erregungsformen eines Receptors gelangen zu einem gemeinsamen Zentrum und führen dort zu verschiedenen Empfindungsqualitäten. [Aus HENSEL, H.: Erg. Physiol. 47, 166 (1952)]

Man pflegt seit SHERRINGTON die verschiedenen Receptoren zusammenzufassen als 1. Exteroceptoren und 2. Interoceptoren. Die ersteren reagieren auf Reize aus der Umwelt, wie akustische, optische, olfactorische, Berührungs-, Temperatur- und Schmerzreize, die letzteren auf Reize, die im Körper selbst entstehen, z.B. bei Bewegungen. Man hat dann von den Interoceptoren die Receptoren der Eingeweide als selbständige Gruppe abgetrennt und sie als Visceroceptoren den Proprioceptoren gegenübergestellt. Extero- und Proprioceptoren kann man dann ihrerseits als Somatoceptoren zusammenfassen. Die Einteilung würde dann lauten: 1. Somatoceptoren mit a) den Exteroceptoren und b) den Proprioceptoren, 2. Visceroceptoren. Diese Einteilungen weisen durchaus Schwächen auf; die einzelnen Vokabeln erweisen sich jedoch als Abkürzungen der Ausdrucksweise als nützlich.

1. Die Beurteilung der Leistungsfähigkeit der Sinnesorgane

Für die Beurteilung der Leistungsfähigkeit eines Sinnesorgans ist es zunächst notwendig, sich über seine Erregungsbedingungen ein Bild zu verschaffen, d.h. die Frage nach dem adäquaten Reiz, weiter die Frage der Reizschwelle und schließlich die Frage der Unterschiedsempfindlichkeit für räumlich und zeitlich getrennte Reize zu prüfen. Wir werden bei Besprechung der einzelnen Sinnesorgane jeweils auf diese Fragen zurückkommen. Hier sollen nur einige immer wiederkehrende allgemeine Punkte erörtert werden.

a) *Die Reizschwelle* bei adäquater Reizung gibt Auskunft über den Energieaufwand, der eben zur Erregung führt, und damit über die absolute *Empfindlichkeit* des Empfangsorgans, und ermöglicht einen Vergleich der absoluten Empfindlichkeit verschiedener Sinnesorgane untereinander, wenn man auf allgemeine „Energieeinheiten" umrechnet. So ergab sich

für das Auge	1,3—2,6 · 10^{-10} Erg	(J. v. KRIES)
für das Ohr	≈ 5 · 10^{-11} Erg	(WIEN)
für den Berührungssinn der menschlichen Oberhaut aber	0,02—0,4 Erg	(M. v. FREY)

Das Ohr marschiert also, was die Empfindlichkeit anlangt, offenbar an der Spitze, während die Hautsinne daneben stumpf erscheinen.

Man kann aus diesen Minimalschwellen, z.B. für das Auge, bei Verwendung monochromatischen Lichtes, auf die benötigten Energiequanten schließen. Neuere Berechnungen haben ergeben, daß unter optimalen Bedingungen (punktförmiger Lichtreiz, kurze Reizzeit, vollste Dunkeladaption, blaugrünes Licht) etwa 50 Lichtquanten genügen, um eben eine Lichtempfindung auszulösen. Berücksichtigt man, daß von diesen schätzungsweise die Hälfte auf dem Wege bis zu den einzelnen Receptoren vorher absorbiert werden und daß auch von diesen nur ein Bruchteil (wahrscheinlich höchstens 20%) vom Sehpurpur absorbiert werden, so ergibt sich, daß die geringe Menge von etwa 5 Lichtquanten ausreicht, um eine Empfindung herbeizuführen (BAUMGARDT).

Tabelle 57. (Nach JOH. v. KRIES)

Intensität	Unterschiedsschwelle	Intensität	Unterschiedsschwelle
1000000	0,039	10000	0,017
500000	0,027	5000	0,018
100000	0,019	500	0,019
50000	0,017	100	0,030
10000	0,017	1	0,125

b) Nicht weniger bedeutsam für die Leistungsfähigkeit der Sinnesorgane ist ihr Vermögen, 2 Reize verschiedener Stärke zu unterscheiden. Man gewinnt dabei ein brauchbares Maß in den *Unterschiedsschwellen.* Man kann sie angeben in Prozenten der Stärke des Ausgangsreizes (H. E. WEBER). Für die verschiedenen Sinnesgebiete ließ sich zeigen, daß 2 nacheinander gesetzte, ungleich starke Reize in einem bestimmten Verhältnis zueinander stehen müssen, um eben als verschieden erkannt zu werden („Webersches Gesetz"). So werden z.B. 2 Gewichte, die auf die Haut aufgelegt werden, eben unterschieden, wenn sie sich wie 29 : 30 verhalten, 2 Helligkeiten mit dem Auge dann als verschieden erkannt, wenn sie sich wie 100 : 101 verhalten. Dieses Verhältnis zeigt eine gewisse Konstanz und ein Optimum nur bei mittleren Reizintensitäten. Für ganz schwache Reize wird es ebenso wie für starke Reize immer ungünstiger. Dies mag für das Auge die Tabelle 57 dartun.

Die praktischen Folgerungen sind einleuchtend: Man wird bei einer bestimmten mittleren Grundintensität am feinsten „Helligkeiten" unterscheiden bzw. vergleichen können.

In einem gewissen Bereich scheint eine logarithmische Beziehung zwischen Reizintensität und Empfindungsstärke vorzuliegen (Fechnersches Gesetz, vgl. Gehör). Doch ist die Aufstellung einer solchen Beziehung immer problematisch, strenggenommen sogar undurchführbar, da sich subjektive Empfindungen nicht objektiv in festgelegten Einheiten messen lassen.

c) Auch *die Erfassung von Zeit und Raum* ist schließlich *nicht eine reine Angelegenheit der Psychologie, sondern von bestimmten physiologischen Eigenschaften der Empfangsorgane abhängig. Die zeitliche Trennbarkeit zweier aufeinanderfolgender Reize* hängt von der *Trägheit* des gereizten Apparates ab. So ist z. B. der Gesichtssinn verhältnismäßig träge (s. S. 706, 709). Zwei Reize verschmelzen schon dann zu *einem* Eindruck, wenn sie größenordnungsmäßig in 10^{-1} sec aufeinanderfolgen. Wesentlich größer ist hier die Leistungsfähigkeit des Berührungssinnes und des Gehörorgans, die deutlich die Diskontinuität von Reizfolgen erheblich höherer Reizfrequenzen (Schwirren) quantitativ zu unterscheiden vermögen, während bei Wärmereizen schon langsamste periodische Reize als Dauerreiz empfunden werden. *Die Sinnesorgane als solche setzen also der Feinheit zeitlicher Unterscheidung bestimmte Grenzen.* Am leistungsfähigsten für die Ermittlung feinster zeitlicher Unterschiede ist fraglos das Gehörorgan, und es wird vom Menschen automatisch für diesen Zweck mit Erfolg eingesetzt (Bestimmung von Drehzahlunterschieden von Maschinen u. dgl.).

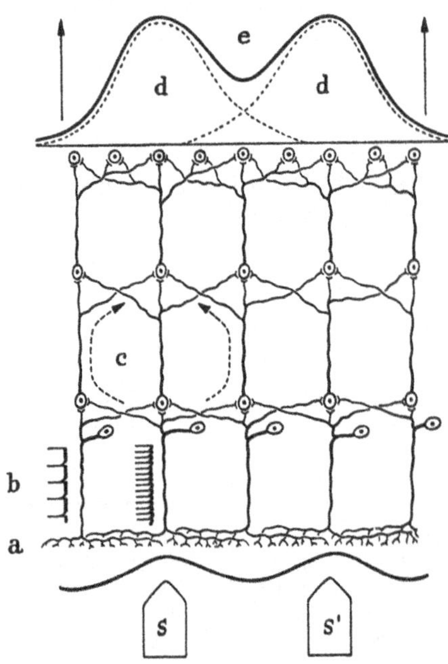

Abb. 391. Schema zum räumlichen Auflösungsvermögen. Werden 2 Reize in kleinem Abstand gleichzeitig gesetzt (z. B. durch Zirkelspitzen auf der Haut), dann können diese Reize getrennt wahrgenommen werden, wenn 2 Erregungsgipfel in den zugehörigen Zentren entstehen. Das ist möglich, obschon sich die Receptoren zum Teil überdecken und obschon sich die zentralen Neurone gegenseitig beeinflussen, und zwar durch Bahnung des jeweils stärkst erregten Neurons, so daß eine Kanalisierung des Impulsstroms erfolgt (s. Pfeilrichtung bei *c*). (Nach RUCH aus JUNG, R.: Handbuch der inneren Medizin, Bd. V/1, S. 1. 1953.)

Ein Maß für die Leistungsfähigkeit der Sinnesorgane zur *Raumwahrnehmung* ist die Fähigkeit, 2 punktförmige, auf einer Sinnesfläche eng beieinanderliegende Reize getrennt wahrzunehmen. Als Sinnesflächen kommen dabei z. B. in Frage die Haut und die Netzhaut. Diese Fähigkeit wird eine gewisse Grenze erhalten durch die *Dichte* der Sinneszellen in der betreffenden Sinnesfläche und die Art ihrer Innervation. Man kann sie als „Auflösungsvermögen" bezeichnen: *taktiles* Auflösungsvermögen an der Haut, *optisches* Auflösungsvermögen an der Netzhaut. Ein Maß hierfür ist der Mindestabstand, den 2 Reizpunkte auf der Sinnesfläche haben müssen, um deutlich als *zwei* Reize empfunden zu werden. Man nennt diesen Mindestabstand *Raumschwelle*, und zwar — je nachdem, ob die Reize gleichzeitig oder nacheinander gesetzt werden: *simultane* oder *sukzessive* Raumschwelle. Im Gebiete der Netzhaut bestimmt man durch die Sehschärfenprüfung grundsätzlich nichts anderes als die simultane Raumschwelle.

Es leuchtet ein, daß das *räumliche Auflösungsvermögen* um so besser sein kann, je dichter die Receptoren gepackt sind, je feiner damit das Korn des aufnehmenden Films wird, ferner je genauer die Projektion zu den zugehörigen Zentren ist. Zwei gleichzeitig gesetzte Reize können dann jeweils getrennt werden, wenn 2 Receptoren oder Receptorengruppen so erregt werden, daß eine dazwischenliegende Gruppe nur einen gewissen Prozentsatz geringer erregt wird. Einen Überblick gibt das Schema der Abb. 391. Am Reizort ist die Frequenz der ausgelösten Impulse in der zugehörigen Nervenfaser höher als in der Nachbarschaft, und entsprechend entsteht in der Großhirnrinde ein Erregungsfocus mit einem Erregungsgipfel. Solange 2 solche Erregungsgipfel ein Tal zwischen sich einschließen (zwischen d und d' im Schema), ist eine räumliche Auflösung möglich. Verschmelzen die beiden Gipfel zu einem einheitlichen, ist die Trennungsmöglichkeit zweier Reize aufgehoben.

Es stellt sich weiter heraus, daß dann die *Lokalisation eines Einzelreizes* schärfer wird, wenn durch den Reiz nicht nur 1 Receptor getroffen wurde, sondern mehrere gleichzeitig in unterschiedlicher Stärke. Bei einem Nadelstich in die Haut z. B. wird niemals nur 1 Receptor erregt, sondern stets mehrere gleichzeitig, da sich die Endnetze der Schmerzreceptoren dort stark überlappen (vgl. S. 641). Die so ausgelöste Empfindung erweist sich als relativ gut lokalisiert. Bei einer Schmerzerregung in der Tiefe, wo die Receptoren einzeln liegen und sich nicht mehr überlappen, wird die Lokalisationsmöglichkeit wesentlich geringer. Den zugrunde liegenden Mechanismus kann man sich etwa folgendermaßen vorstellen: Werden mehrere Receptoren eines Sinnesfeldes gleichzeitig in unterschiedlicher Stärke gereizt, wie das bei einem Nadelstich in die Haut der Fall ist, dann wird nur die Erregung des stärkst gereizten bis zum Zentrum fortgeleitet, die der anderen führt in höheren Stationen zu Hemmungen, so daß die zentrale Erregung von einem Hemmungshof umgeben ist und eine scharfe Lokalisation möglich wird. Es kommt also jeweils darauf an, daß Erregungsschwerpunkten in der Peripherie Erregungsschwerpunkte in den Zentren entsprechen. Wird jedoch nur ein Receptor gereizt, dann kann sich die Erregung in den höheren Neuronen immer mehr ausbreiten und es entsteht im Zentrum kein scharfer Erregungsgipfel, womit die Lokalisationsmöglichkeit geringer wird. (Vgl. auch die Ausführungen zum „receptiven Feld“ einer Ganglienzelle in der Retina, S. 707.)

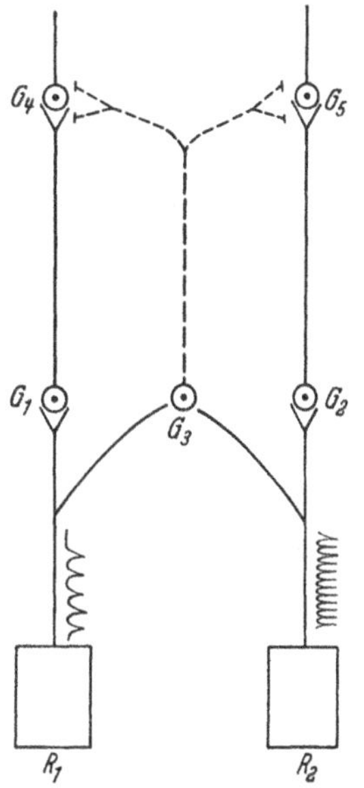

Abb. 392. Schema zur Auslösung von Hemmungen in übergeordneten Neuronen (s. Text). R_1, R_2 Receptoren, G_1, G_2 Ganglienzellen. Es wird angenommen, daß G_3 nur dann erregt wird, wenn Erregungen von R_1 und R_2 gleichzeitig einlaufen. Wird der Receptor R_2 stärker gereizt als R_1, dann antwortet er mit einer früher einsetzenden und frequenteren Impulsserie, veranschaulicht durch die monophasischen Aktionspotentiale (Zackenreihen am Neuriten), so daß G_2 vor G_1 erregt wird; sobald aber sowohl von R_1 wie von R_2 Erregungen zu G_3 einlaufen, kommt es durch Erregung dieses hemmenden Zwischenneurons (gestrichelt gezeichnet) zu Hemmung in G_4, während in G_5 die Erregung schon passierte und Hemmung nicht mehr oder nicht ausreichend eintreten kann. Auf diese Weise tritt eine isolierte Fortleitung der Erregung von R_2 ein, wenn R_1 schwächer als R_2 erregt worden ist

Über den Mechanismus der Hemmungsentstehung kann man dabei bislang nur Vermutungen äußern. Das (übermäßig vereinfachte) Schema der Abb. 392 stellt eine solche Denkmöglichkeit dar. Der am stärksten erregte Receptor R_2 sendet etwas früher eine außerdem frequentere Impulsserie zur Nervenzelle G_2 als Receptor R_1 zur Nervenzelle G_1. Die beiden zugehörigen Fasern geben gleichzeitig auch Impulse zur Nervenzelle G_3, deren Erregung in höheren Nervenzellen nicht erneut Erregung, sondern Hemmung hervorruft. Erregung des Receptors R_2 allein vermag eine Erregungsübertragung auf G_3 nicht zu bewerkstelligen. Dann kann sich durch Kollateralen (im Schema nicht eingezeichnet) die Erregung von G_2 auf eine ganze Reihe höherer Nervenzellen ausbreiten. Bei der etwas später erfolgenden Erregungsaussendung von R_1 wird jedoch mit der von R_2 kommenden zusammen G_3 erregt und vermag G_4 zu hemmen, nicht mehr aber G_5, da hier schon früher von G_2 aus Erregung ausgelöst wurde. Durch diesen Vorgang, der sich in den höheren Stufen in ähnlicher Weise wiederholt, wird dafür gesorgt, daß die Erregung in einer ganz isolierten Neuronenkette fortgeleitet wird und eine Ausbreitung nicht erfolgen kann. Die in G_4 früher, in G_5 später ausgelöste Hemmung ist wahrscheinlich eine Mitursache des Simultan- bzw. Sukzessivkontrasts, die S. 710, 726 dargestellt werden. Es sei nochmals ausdrücklich betont, daß das Schema keinen Anspruch darauf erheben kann, die Einzelheiten auch nur annähernd richtig darzustellen. Es wird hier nur gebracht, um die Bedeutung der Hemmungsauslösung zu betonen. Es wird der Zukunft vorbehalten bleiben, ihren Mechanismus aufzuklären.

Durch die später darzustellenden optischen Fehler des Auges ist es bedingt, daß von einem eben wahrnehmbaren Lichtpunkt aus nicht nur 1 Zapfen erregt wird, sondern daß auch die umgebenden Zapfen, wenn auch geringer, miterregt werden. Gerade dies führt aber offenbar dazu, daß die Erregung des am stärksten erregten Zapfens völlig isoliert fortgeleitet werden kann. Wenn HELMHOLTZ einmal geäußert hat, daß er ein von einem Optiker konstruiertes Gerät sofort zurückweisen würde, wenn es so fehlerhaft gebaut wäre wie das menschliche Auge, so ist das nicht Ausdruck naturwissenschaftlicher Hybris, wie von Laienseite oft geglaubt wird, sondern es sollte damit betont werden, daß die Schärfe unseres Sehens nicht allein auf physikalische Faktoren zurückzuführen ist, sondern daß dabei physiologische Faktoren eine ganz eminente Rolle spielen. Wir dürfen heute sogar annehmen, daß die optischen Fehler des Auges bis zu einem gewissen Grade unser Sehen nicht verschlechtern, sondern sogar verbessern, indem sie die Lokalisationsmöglichkeit erhöhen.

Bei der Frage der Lokalisierbarkeit eines Reizes ist auch folgendes zu berücksichtigen: Die meisten Receptoren, so etwa die der Haut, werden nicht nur von einer einzigen Nervenfaser versorgt, sondern von mindestens 2 gleichzeitig, und umgekehrt erreicht ein und dieselbe Nervenfaser durch Teilung mehrere Receptoren. Bei Reizung eines einzelnen Receptors kommt es also zu einer Erregungskombination in mehreren Nervenfasern, die dann dem zugehörigen Zentrum übermittelt wird. Von Receptor zu Receptor wechselt jedoch diese Kombination der verschiedenen Nervenfasern, die jeweils erregt werden, so daß sie nie wiederholt wird. Man spricht von einem Gesetz der *wiederholungsfreien Kombination* (BETHE, v. FREY). Eine lokalisierte Wahrnehmung wird also dadurch vermittelt, daß von jedem Reizpunkt eine ganz bestimmte Erregungskombination über ganz bestimmte Nervenfasern zu den Zentren gelangt. Es ist deshalb verständlich, daß bei teilweisem Ausfall eines Nervenstamms die Wahrnehmung verändert und besonders die Lokalisierbarkeit erschwert sein muß. Bei Betupfen der Haut wird dann etwa statt einer lokalisierten Berührung ein diffuses „pelziges Gefühl" angegeben.

d) Die Erkennung von *Bewegungen* wird durch gleichzeitigen Einsatz der Fähigkeit zu Zeit- und Ortswahrnehmung möglich. Die für letztere gesteckten physiologischen Grenzen werden auch die Erkennbarkeit von Bewegungen begrenzen.

2. Die Erregungsauslösung in Receptoren und die Fortleitung der Erregung

Die wesentlichsten Punkte zu dieser Frage sind schon ausführlich S. 454 dargestellt worden. Sie sollen hier nur noch kurz zusammengefaßt werden. Wir haben gesehen, daß bei Reizung eines Receptors, möglicherweise durch Freisetzung chemischer Stoffe, ein Generatorpotential entsteht, das bei genügender Größe und Dauer zu fortgeleiteten Erregungen führt. Für die Entstehung des lokalen Potentials im Receptor gilt die Alles-oder-Nichts-Regel nicht, wohl aber für die zugehörige Nervenfaser. Je stärker ein Receptor erregt wird, desto rascher steigt das Generatorpotential an und desto größer wird es. Sobald es eine bestimmte Höhe erreicht hat, kommt es zur Impulsaussendung über die Nervenfaser, die mit um so kürzerer Latenz einsetzt, um so frequenter ist und um so länger andauert, je größer der Reiz und damit das lokale Potential ist (Abb. 393). Eine Verstärkung des Reizes kann ein einzelner Receptor also nur so melden, daß er Impulsfrequenz und Dauer der Impulsaussendung erhöht. Bei einer Verstärkung des Reizes kommt es allerdings meist auch zu einer Zunahme in der Zahl der gereizten Receptoren, so daß sie auch durch die Vergrößerung in der Zahl der erregten Fasern zu einer stärkeren Erregung der Zentren führt *(Rekrutierung von Fasern)*.

Innerhalb kurzer Reizzeiten kann dabei eine Verstärkung des Reizes auch durch Erhöhung der Reizdauer ersetzt werden (Abb. 393). Die Gesamtimpulszahl, die den Zentren zufließt, ist dann abhängig vom Produkt aus Reizstärke und Reizzeit. Durch die Adaptation der Receptoren und andere

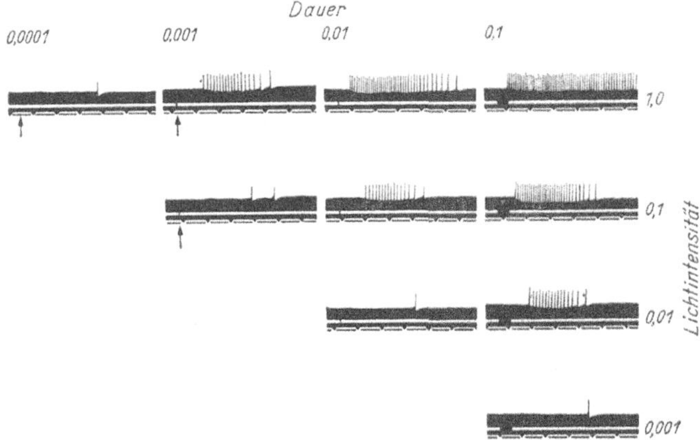

Abb. 393. Zur Übermittlung verschiedener Reizintensität und -dauer an die höheren Zentren. Aktionspotentiale in einer einzelnen optischen Nervenfaser von Limulus, ausgelöst durch Lichtblitze verschiedener Intensität und Dauer. Verstärkung des Reizes führt zu Erhöhung der Impulsfrequenz (und Verkürzung der Latenz). Erhöhung der Intensität kann auch durch Verlängerung der Reizdauer ersetzt werden, da die Impulszahl vom Produkt aus Reizzeit und Reizstärke abhängt, solange eine gewisse Dauer nicht überschritten wird. (Nach HARTLINE)

Faktoren wird der Einfluß der Reizdauer mit zunehmender Reizzeit geringer, so daß die übersichtlichen Verhältnisse der Abb. 393 nur an primitiven Augen gefunden werden. Am Warmblüterauge gilt diese Beziehung nur für die Impulszahl im Beginn der Belichtung.

3. Adaptation von Receptoren

Auch die Frage der *Adaptation* von Receptoren ist schon S. 457 ausführlich dargestellt worden. Wir haben gesehen, daß bei gleichmäßig anhaltendem überschwelligem Reiz der Receptor zu Beginn jeweils mit einer höheren Impulsfrequenz antwortet als im weiteren Verlauf. Bei den meisten Receptoren stellt sich nach einer ersten raschen Impulsserie eine niedrigere, aber gleichmäßige Impulsfrequenz ein, die dann fortgesetzt beibehalten wird. Nur bei Berührungsreceptoren kann trotz fortdauernder Reizung eine so vollständige Adaptation eintreten, daß die Erregungsaussendung völlig sistiert. Die Adaptation bringt es mit sich, daß bei langsam ansteigender Reizstärke ein „*Einschleichen*" möglich wird und erst eine wesentlich höhere Reizstärke zu einer Erregung führt. Bei jeder Schwellenmessung ist somit zu berücksichtigen, daß außer dem zugeführten Energiebetrag auch die Änderung dieses Betrages in der Zeit von Bedeutung ist. Auf einige Besonderheiten und auf die Bedeutung der Adaptation im einzelnen werden wir bei Besprechung der einzelnen Sinnesorgane zurückkommen. Es sei hier nur kurz auf ihre allgemeine Bedeutung hingewiesen. Da die Receptoren bei einer Änderung des Reizes vorübergehend in stark erhöhter Zahl Erregungen aussenden, auf der anderen Seite bei gleichbleibendem Reiz forgesetzt Impulse abgeben, und zwar entsprechend der

Reizstärke, wird der Organismus in doppelter Weise informiert: 1. über jede Reizänderung und 2. über die Stärke der Reize.

Die Erregungsbedingungen gewisser Receptoren sind so gelagert, daß diese schon unter durchschnittlichen Ruhebedingungen des Organismus fortgesetzt Impulse aussenden. Es ist S. 487 darauf hingewiesen worden, daß das immer dann der Fall ist, wenn das Ruhepotential der Membran nahe der „Membranschwelle“ liegt, d.h. nahe demjenigen kritischen Potential, bei dem eine fortgeleitete Antwort ausgelöst wird. Der Vorteil dieser dauernden oscillatorischen Tätigkeit von Receptoren kann darin erblickt werden, daß so die Ansprechbarkeit auf Änderungen in der Umgebung erhöht wird: Ein schwingendes System ist leichter aus seiner Ausgangslage zu bringen als ein ruhendes. Bei den dauernd feuernden Receptoren des Macula-Organs (S. 547) haben wir gesehen, daß für sie die (fortgesetzt einwirkende) Schwerkraft als Reiz wirksam ist. Bei den später zu besprechenden Kaltreceptoren werden wir feststellen können, daß sie jeweils bei einer bestimmten Temperatur fortgesetzt Impulse aussenden. Hier ist es tatsächlich schwierig, eine Energiezufuhr, die als Reiz wirksam sein könnte, zu erkennen. Es spielen sich offenbar im Receptor spontane stationäre Vorgänge ab, ohne daß von außen her eine thermische Arbeitsleistung am Receptor erfolgt. Es erscheint deshalb gerechtfertigt, neben die allgemeine Konzeption der Sinnesreceptoren als *Energietransformatoren* für von außen zugeführte freie Energie ein anderes Prinzip zu setzen: den Sinnesreceptor als *rhythmisch spontan tätiges Organ*, das seine Energie aus einem stationären Stoffwechselprozeß bezieht, der von außen nur im Sinne einer „Frequenzmodulation“ beeinflußt wird, wobei äußere Arbeitsleistung am Receptor nur zu einer *Frequenzänderung* erforderlich ist (BURTON, HENSEL).

XXI. Die somato-viscerale Sensibilität

Unter den 5 klassischen Sinnen wurde außer dem Gesichts-, Gehör-, Geschmack- und Geruchssinn das Getast als 5. einheitlicher Sinn aufgeführt. Bei genauerer Untersuchung stellt sich jedoch heraus, daß bei der Beurteilung eines betasteten Gegenstandes ganz verschiedenartige Receptoren gereizt werden (unter denen allerdings den Berührungs- bzw. Druckreceptoren eine besondere Rolle zufällt), wobei durch adäquate Reizung von verschiedenen Receptoren ganz unterschiedliche Empfindungen ausgelöst werden, und weiter, daß auch in den tiefen Strukturen ähnliche Receptoren wie in der Haut vorkommen, von denen aus ähnliche Empfindungen zustande kommen. Wenn auch das Vorhandensein einer besonderen Receptorenart keineswegs die Annahme eines besonderen Sinnes (einer besonderen Sinnesmodalität) notwendig macht, so sind doch die ausgelösten Empfindungen z. T. so unterschiedlich, daß es aus Gründen der Übersichtlichkeit günstig erscheint, hier von vornherein von verschiedenen Modalitäten auszugehen. Es ist oben schon angedeutet worden, daß es in manchen Punkten den Anschein hat, als ob es sich nur um verschiedene Qualitäten desselben Modalkreises handle, da die zu einem Rückenmarkssegment gehörigen Receptoren ihre Erregungen schließlich einem gemeinsamen Areal des Thalamus und der Großhirnrinde übermitteln und da auch die Receptoren nicht immer spezifisch gebaut sind und nur auf eine Reizart ansprechen. Deshalb ist hier die Abgrenzung der Modalitäten weit weniger scharf als etwa zwischen Auge und Ohr. Wir werden im folgenden zur Abkürzung der Ausdrucksweise und zur Erleichterung der Übersicht von verschiedenen Modalitäten sprechen, obschon das nur im Extremfall möglich ist.

Beim Betasten werden folgende verschiedene Sinnes- bzw. Empfindungseinrichtungen in Anspruch genommen:

1. die Druck- bzw. Berührungsempfindung,
2. die Kaltempfindung,
3. die Warmempfindung,
4. der Kraftsinn (Muskel- und Sehnenspannungssinn),
5. der Schmerzsinn (allerdings verhältnismäßig selten).

Jeder dieser ,,Sinne" hat im Extremfall einen besonderen ,,adäquaten Reiz", der an besonderen Endorganen angreift, die ganz verschiedene Dichte aufweisen. ganz verschiedene simultane Raumschwellen besitzen u. dgl. Beim ,,Tasten" sind sie im einzelnen sicher nicht gleichbedeutend, aber jeder trägt in charakteristischer Weise zum Gesamteindruck bei; denn für das Tasten ist, ebenso wie für alle anderen Sinnesgebiete, charakteristisch, daß jeweils nicht Einzelheiten als solche erkannt werden, um dann zu einem Ganzen zusammengesetzt zu werden. Es wird vielmehr umgekehrt ein Ganzes erkannt, und man hat Mühe, die beteiligten Sinnesmodalitäten auseinanderzuhalten.

Es kommt hinzu, daß ganz allgemein bei der Durchgestaltung der Sinneswahrnehmung gesetzmäßige Vorstufen durchlaufen werden, die über anfänglich verschwommene, diffuse und affektgebundene (*„protopathische"*) Erlebnisinhalte zur endgültigen, fest umrissenen und objektivierbaren (*„epikritischen"*) Wahrnehmung führen. Sie vollziehen sich normalerweise so rasch und in gegenseitiger Verflechtung, daß sie uns nicht bewußt werden, können aber unter speziellen Versuchsbedingungen oder bei hirnpathologischen Prozessen deutlich hervortreten, wenn der Gestaltungsprozeß auf unfertigen Vorstufen steckenbleibt (*„Vorgestalt"*, vgl. SANDERS, CONRAD). Über die ihnen zugrunde liegenden cerebralen Integrationsleistungen sind wir noch sehr unvollkommen unterrichtet.

Das Beispiel des Tastaktes veranschaulicht noch eine andere grundsätzliche Problematik der allgemeinen Sinnesphysiologie. Bei diesem Akt erfolgt ein ständiges Wechselspiel von Bewegung und Wahrnehmung, indem die nachgreifende Hand stets neue Bedingungen für sensorische Signale schafft und diese wieder weitere Tast- und Greifbewegungen veranlassen. Motorischer Akt und sensorische Wahrnehmung sind hier unlösbar miteinander verschränkt und bedingen sich gegenseitig, so daß man nicht sagen kann, welcher von beiden Prozessen am Anfang stand. Man hat daher von einem *„Gestaltkreis"* (v. WEIZSÄCKER) gesprochen. Eine Konsequenz dieser Auffassung ist es, daß damit die Frage nach einem eindeutig objektivierbaren, vom betroffenen Subjekt unabhängigen Außenreiz (die die Voraussetzung für eine Definierung des „adäquaten Reizes" ist) strenggenommen illusorisch wird. Denn das Subjekt bestimmt durch seine motorischen Akte, die in den Wahrnehmungsprozeß selbst eingeschaltet sind, von sich aus mit, welche Auswahl von Reizen seinen Empfindungsapparaten zufließen kann (CHRISTIAN).

Abb. 394 bringt eine Übersicht über den Aufbau des ,,Tastorganes" Haut. In großer Zahl finden sich sog. freie Nervenendigungen (B), die als Schmerzreceptoren betrachtet werden. Es finden sich weiter Gruppen von Meissnerschen Körperchen (A), Merkelschen Scheiben (C), die wie die Nervenenden um die Haarwurzelscheide (E) als Berührungsreceptoren gelten, ferner einzelne Pacinische Körperchen, die man ebenfalls für Mechano-(Druck-)Receptoren hält. Schließlich finden sich Gruppen von oberflächlicher gelegenen Krauseschen Endkolben (H und I), die man als Kaltreceptoren, und von tiefer gelegenen Ruffinischen Nervenendigungen (G), die man als Warmreceptoren ansieht.

Es ist jedoch zu betonen, daß diese mit Autorennamen bezeichneten Endkörperchen eine Vielheit von Modifikationen aufweisen, so daß sie geradezu fließend ineinander übergehen. Weiter sprechen einzelne Receptoren keineswegs nur auf eine Reizart spezifisch an. Die eben genannte übliche Zuordnung bestimmter Funktionen zu den einzelnen Receptoren ist deshalb nur in Einzelfällen möglich und darf nicht verallgemeinert werden.

Zu diesen Receptoren ziehen markhaltige Nervenfasern verschiedener Dicke, wobei jede Receptorengruppe von mehreren Nervenfasern innerviert wird und umgekehrt jede Nervenfaser sich auf mehrere Receptorengruppen aufteilt. Außerdem verlaufen zu jedem Receptor dünne, marklose Nervenfasern, wobei es noch nicht sichergestellt ist, wieweit es sich um Fasern des Schmerzsystems handelt, wieweit um effektorische vegetative Fasern, deren Aufgabe in einer Veränderung der Schwellenlage der Receptoren bestehen könnte.

Für die Erkennung der Form eines Gegenstandes ist in erster Linie der Drucksinn verantwortlich. Er hat nämlich (s. S. 639) unter den Hautsinnen die feinste Raumschwelle, das feinste taktile Auflösungsvermögen. Über die grobe Form hinaus vermag er aber auch Aussagen über die Oberflächenbeschaffenheit des betasteten Gegenstandes zu machen: der „adäquate Reiz“ der Druckreceptoren ist, wie wir sehen werden (s. u.), tangentiale Zerrung der Haut. Zur Beurteilung der Oberfläche auf „Rauhigkeit“ oder „Klebrigkeit“ u. dgl. gleitet die tastende Hautfläche über den Gegenstand hin und wird durch „Hängenbleiben“ an Rauhigkeiten mehr oder weniger starke Reizung der Druckempfänger erleiden. Zusätzlich

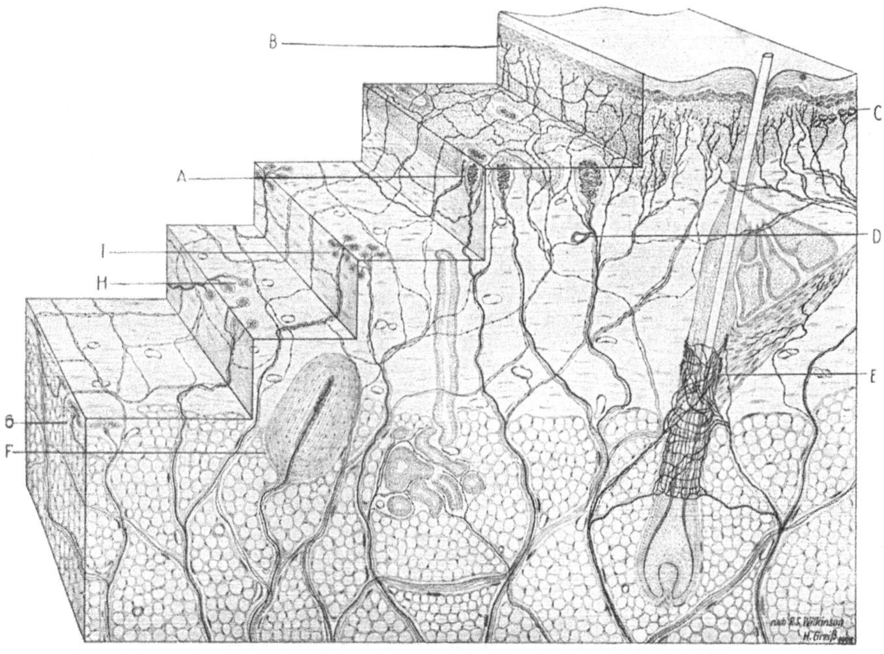

Abb. 394. Schema zur Innervation der Haut. Man beachte die schichtweise Anordnung der Receptoren, wobei Nervenfasern von allen Seiten an sie herantreten. *A* Gruppe von Meissnerschen Tastkörperchen; *B* freie Nervenendigungen, die Netze bilden und zum Teil mit Endknöpfen endigen (Schmerz); *D* dasselbe an Blutgefäßen; *C* Merkelsche Tastscheiben; *E* Haarbalggeflecht (Berührung); *F* Pacinisches Körperchen (Druck); *G* Gruppe von Ruffinischen Nervenendigungen (Wärme?); *H* und *I* Gruppen von Krauseschen Endkolben (Kälte?). [Aus Weddell: Brit. Med. Bull. **3**, 167 (1945)]

kommen zur Beurteilung der Form und Oberflächenbeschaffenheit die Temperaturempfindungen: Der Gegenstand fühlt sich „kalt“ oder „warm“ an — aber nicht bloß das. Er behält diese „Temperatur“ nach der Berührung lange bei (Holz) oder aber sie verblaßt rasch (Metalle). Es werden also nicht nur die Temperatur, sondern auch komplizierte Eigenschaften, die für jedes Material spezifisch sind (Wärmeleitfähigkeit usw.), unbewußt beurteilt und in den Gesamteindruck eingebaut. Dazu tritt endlich die Beurteilung des „Gewichtes“, der „Verformbarkeit“, der „Konsistenz“ des getasteten Gegenstandes mit Hilfe des „Kraftsinnes“, d.h. der sensiblen Nervenendigungen in den Muskeln. Auch die Beurteilung der Beschaffenheit von nichtgeformtem Material, etwa Flüssigkeiten, wie z.B. die taktile Unterscheidung von Öl und Wasser, wird durch solche Zusammenarbeit aller Hautsinne ermöglicht.

Die Beurteilung der Form ist überwiegend eine Funktion der Druckreceptoren. Die anderen Sinne —Wärme-, Kälte- und Muskelsinnesorgane —

geben beim Tasten weniger über die Form als vielmehr über bestimmte Qualitäten und Zustände des Materials Auskunft. Ihre simultanen Raumschwellen sind im Verhältnis zu denen des Drucksinnes so ungünstig, daß sie zur Beurteilung von „Formen" praktisch nicht verwendet werden können. In noch stärkerem Maße gilt dies für den Schmerzsinn.

Die mit Hilfe dieser Sinnesorgane erworbene *Tastraumauffassung* hat nicht denselben Grad von Bestimmtheit wie die Raumauffassung mit Hilfe des Gesichtssinns: Die Vorstellung eines gesehenen Raumes ist wesentlich lebendiger als etwa die unserer Taschen, die wir nur durch Betastung kennen. Die höchste Eindruckskraft kommt allerdings den Objekten im Raum zu, die gleichzeitig gesehen und betastet werden können.

1. Berührungs- und Druckperception

Jede kleinste Verformung der menschlichen Oberhaut wird als „Berührung" wahrgenommen. Da es kaum irgendeine Stelle der Körperoberfläche gibt, an welcher diese nicht auszulösen ist, konnte man zu der Vermutung kommen, daß die Haut in ihrer Gesamtheit für mechanische Reize empfangsfähig sei. Sobald man jedoch den Berührungsreiz punktförmig und quantitativ abstufbar gestaltet, ergibt sich die Feststellung, daß nur einige wenige Punkte der Gesamtoberfläche auf den Reiz ansprechen. In sehr klarer Weise kann man sich die Bedingungen: *punktförmiger Reiz und quantitative Abstufbarkeit* schaffen durch Reizhaare, wie sie die Abb. 395 zeigt.

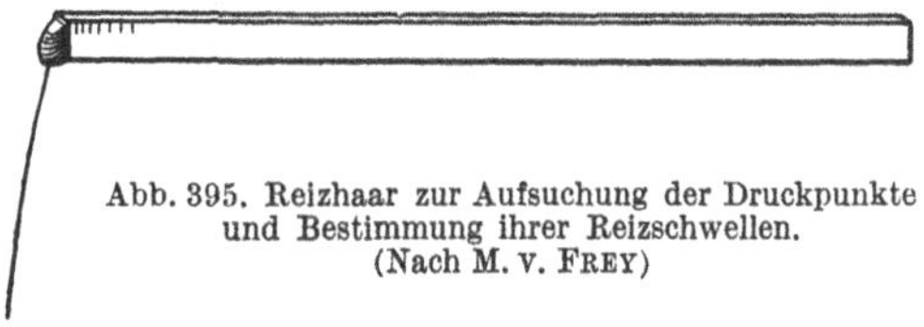

Abb. 395. Reizhaar zur Aufsuchung der Druckpunkte und Bestimmung ihrer Reizschwellen. (Nach M. v. FREY)

Drückt man ein solches Haar auf die Haut, so wird an der sehr kleinen Berührungsfläche jeweils eine konstante Kraft wirksam. Das Haar biegt sich bei fortschreitender Druckausübung durch, der Druck der Berührungsstelle jedoch bleibt konstant. Er hängt von der Biegsamkeit des Haares ab. Es ist möglich, derartige Reizhaare mit Hilfe einer feinen Waage zu eichen, indem man mit ihnen einen Druck auf die Waagschale ausübt und die Größe dieses Druckes auswiegt. Je nach Wahl von Länge und Dicke der Haare läßt sich ein Satz verschieden stark wirkender Berührungsreize, die genau auf Kraft geeicht sind, gewinnen.

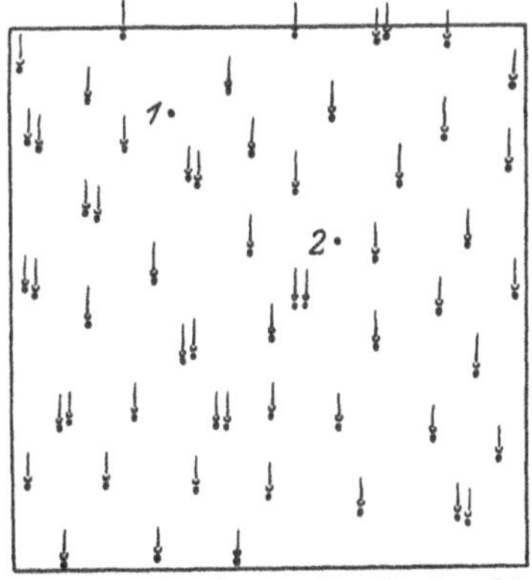

Abb. 396. Anordnung der Druckpunkte (Haare), einzeln und paarweise innerhalb einer Fläche von 2 cm². ↓ Austrittsstelle des Haares. ● Druckpunkt. *1* und *2* anscheinend haarlose Druckpunkte. Unterarm, Volarseite, Mitte. (Nach STRUGHOLD)

Mit Hilfe dieser Methode läßt sich die Anordnung und Verteilung der „Druckpunkte" in den einzelnen Hautarealen feststellen (Abb. 396). Es findet sich eine recht unregelmäßige Verteilung, häufig mit einer Massierung an der „Windseite" der Haare. Sie stellen die Projektion der in der Tiefe der Haut liegenden Receptoren auf die Oberfläche dar. Histologische Untersuchungen ergaben, daß zu einem solchen „Druckpunkt" meist mehrere Druckreceptoren verschiedener Gestalt und auch freie Nervenendigungen gehören.

Es muß jedoch berücksichtigt werden, daß nach zahlreichen Untersuchungen die Erregung eines einzelnen Hautreceptors gewöhnlich nicht in der Lage ist, eine Empfindung auszulösen; erst durch Summation der Erregungen von mehreren Receptoren kann meist eine Empfindung ausgelöst werden. Es ist danach anzunehmen, daß auf diese Weise nur „Schwerpunkte“ für die Reizaufnahme bestimmt werden.

Dazu kommt, daß die Berührungsreceptoren nicht völlig spezifisch nur auf Berührungsreize reagieren, sondern stark temperaturabhängig sind. Ähnlich wie die unten zu besprechenden Kältereceptoren feuern sie nämlich verstärkt bei Abnahme der Temperatur. Es ist jedoch unwahrscheinlich, daß sie auf diese Weise neben der Berührungs- auch eine Kaltempfindung auszulösen vermögen. Die Folge dieser Temperaturempfindlichkeit ist jedoch die, daß ein kaltes Objekt, auf die Hand gelegt, mehr Impulse auslöst als dasselbe Objekt bei höherer Temperatur und daß uns deshalb ein kaltes Objekt schwerer erscheint als ein warmes gleichen Gewichts (Hensel).

Die Anordnung jener Endorgane im Gebiete der Haarwurzeln ergibt, daß auch die Haare selbst irgendwie im Dienste dieser Empfangsorgane und ihrer Funktion stehen müssen, daß Übermittlung mechanischer Reize an die Endorgane vielleicht direkt eine Aufgabe der Haare ist. Mit dem längeren Ende ihres Schaftes frei über die Oberfläche der Haut hinausragend, besitzen sie einen Drehpunkt im Gebiet der starren verhornten Oberhautschicht und können als Hebel im Sinne der Abb. 397 wirksam werden. Als Kraftverstärker vermögen sie kleinste an den Haaren angreifende Kräfte an den Endorganen wirksam zu machen. Man erkennt den Sinn der „Tasthaare“, die sich bei vielen Tieren (z. B. Katze) zu höchster Vollendung ausgebildet vorfinden. An den Haarbälgen ließen sich 2 getrennte Geflechte von Nervenendigungen mit freien Endösen, nämlich am terminalen Haarschaft einerseits, an der Haarwurzel andererseits, feststellen.

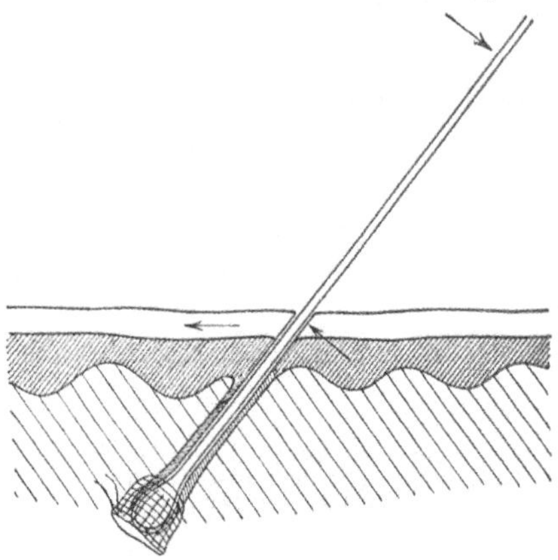

Abb. 397. Das Haar wirkt als Überträger oberflächlicher, mechanischer Einwirkungen auf die sensiblen Endorgane im Gebiete der Haarwurzel. Es ist ein zweiarmiger Hebel (langer Hebelarm an der Hautoberfläche, vielfach kürzerer in der Haut) mit einem Drehpunkt in der Hornschicht der Haut. Erst durch die mechanische Übertragung seitens der Haare werden kleinste tangentiale Zerrungen der Haut (Spannungsänderungen) überschwellig für die Endorgane in der Tiefe

Aber auch an den unbehaarten Tastflächen ergibt punktförmige quantitativ abgestufte Reizung Auflösung der Berührungsempfindung in „*Druckpunkte*“ ganz konstanter Lage. Die Zahl und Lage der Druckpunkte stimmt dort etwa überein mit jener der verschiedenen sog. „Mechanoreceptoren“, die an Hand der Abb. 394 aufgezählt wurden. Ihre Dichte in der „Tastfläche“ der Hand wird mit 10—25/cm^2 angegeben.

Der *adäquate Reiz* für die unter den Druckpunkten gelegenen Empfänger ist eine Verformung der Haut unter der Einwirkung mechanischer Kräfte. Jede solche Verformung führt zu einer tangentialen Zerrung der Haut an ihrer Oberfläche (s. Abb. 398). Die mechanischen Kräfte entstammen entweder der Umwelt oder werden durch den eigenen Muskelapparat des Körpers hervorgerufen. Daraus ergibt sich, daß diese Endorgane teils „exteroceptive“, teils „proprioceptive“ Aufgaben zu erfüllen haben werden.

Die eine Form von Receptoren an den Haarbälgen zeigt eine rasche und vollständige *Adaptation*. Daneben ließ sich jedoch eine zweite Receptorenform nachweisen, die nur anfänglich rasch adaptiert, dann aber für die ganze Dauer der Druckeinwirkung Erregungen abfeuert.

Man unterscheidet deshalb auch einen *Berührungssinn* von einem *Drucksinn* und versteht unter dem System der Berührungsperception das vollständig adaptierende, unter dem der Druckperception das unvollständig adaptierende System. Ob für die beiden Systeme auch verschiedene Leitungsbahnen im Rückenmark in Frage kommen (Hinterstrang bzw. Vorderseitenstrang), ist noch nicht geklärt. Es läßt sich auch noch nicht aussagen, ob man zwei verschiedene Modalitäten annehmen muß oder ob man besser 2 Qualitäten einer gemeinsamen Modalität postuliert. Die Mechanoreceptoren der Tiefe (z.B. im Bindegewebe der Muskeln, in den Sehnen usw.) gehören dem zweiten Typus mit nicht vollständiger Adaptation an. Ihre sonstigen Eigenschaften entsprechen vollständig denjenigen der Oberflächenreceptoren gleichen Typs, so daß es nicht notwendig ist, einen speziellen „Tiefendrucksinn" anzunehmen.

Durch die vollständige Adaptation der Mehrzahl der oberflächlichen Mechanoreceptoren (Berührungsreceptoren) ist es bedingt, daß wir unsere Kleidung nach einiger Zeit kaum mehr spüren. Daß es sich nicht um eine „Ermüdung" der Receptoren handelt, wird dadurch deutlich, daß sie bei einer Verschiebung sofort wieder bemerkt wird.

Die zur Erregung führende *Mindestenergie*, welche bei rascher Zufuhr auf einen Druckpunkt einwirken muß, um eine Empfindung auszulösen,

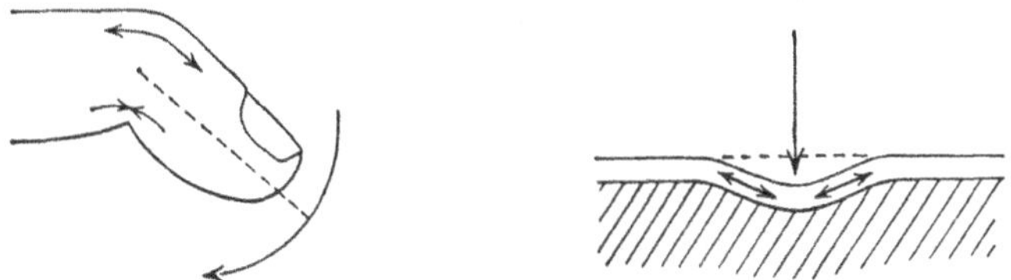

Abb. 398. Der „adäquate Reiz" für die Berührungsempfänger ist tangentiale Zerrung der Haut. Darum sprechen sie nicht nur bei senkrechter Druckeinwirkung auf die Haut an, sondern auch bei Gelenkbewegungen der Glieder und dergleichen. Sie spielen eine wesentliche Rolle bei der Wahrnehmung und reflektorischen Kontrolle der Gliederstellung und Gliederbewegung

läßt sich auf etwa 0,03 erg schätzen. Man ersieht daraus, welch geringe mechanische Umweltkräfte zur Auslösung beträchtlich größerer energetischer Ereignisse im menschlichen Organismus führen können.

Auskunft über die Feinheit der Druckempfindung und damit über die Genauigkeit, mit der wir Einwirkungen von der Umwelt her zu beurteilen oder reflektorisch zu beantworten vermögen, gibt, wie oben erwähnt, die *Unterschiedsschwelle* für die Berührungsreize. Eine Änderung der erregenden Kräfte um $^1/_{25}$ ihrer Größe wird deutlich wahrgenommen. Es ist beispielsweise möglich, unter gleichgehaltenen Bedingungen bei der Einwirkung einer Kraft von 0,1 g und 0,104 g auf ein Druckpunktfeld deutlich zu erkennen, welcher von beiden Reizen der stärkere ist.

Über die mitgeteilten Leistungen hinaus geben die Empfänger des Drucksinnes aber auch sehr genaue Auskunft über den Ort der Körperoberfläche, auf welchen der Reiz einwirkt. Man spricht von einer *Lokalisierbarkeit* der Reize oder aber auch vom *Ortswert* der einzelnen Druckempfänger. Für diesen Ortswert spielt eine wichtige Rolle die Innervation in wiederholungsfreier Kombination (S. 632). Es wird gewöhnlich die Unterscheidbarkeit zweier Ortswerte geprüft durch Feststellung der simultanen Raumschwelle. Setzt man gleichzeitig 2 punktförmige Berührungsreize (z.B. mit den beiden Spitzen eines Zirkels) an einer bestimmten Stelle der Haut, so werden beide Reize je nach ihrem räumlichen Abstand zu einem einheitlichen Eindruck verschmelzen oder aber deutlich als 2 Reize erkannt werden. Jener Mindestabstand, der für 2 deutlich trennbare Empfindungen nötig ist, wird als die simultane Raumschwelle bezeichnet. Sie ist für einzelne Körperregionen von charakteristischer bestimmter Größenordnung, worüber die Tabelle 58 Auskunft gibt.

Werden die beiden Zirkelspitzen nicht gleichzeitig, sondern nacheinander auf die Haut gebracht, so können sie in wesentlich geringerem

Abstand getrennt werden — die *sukzessive Raumschwelle* ist niedriger als die simultane. Es beruht dies darauf, daß zur Trennung bei gleichzeitiger Berührung zwischen 2 erregten Receptorengruppen eine unerregte oder doch deutlich geringer erregte Receptorengruppe geschaltet sein muß, während das bei nacheinander erfolgender Berührung nicht notwendig ist. Dies und die starke Adaptationsfähigkeit sind der Grund, weshalb wir einen Gegenstand weit besser erkennen können, wenn wir ihn bewegen, als wenn er nur auf die Haut gelegt wird. Es kommt hinzu, daß bei Bewegung noch weitere Receptoren in der Tiefe miterregt werden (vgl. S. 651).

Die angeführten Zahlen der Tabelle 58 geben ein Bild über das *taktile Auflösungsvermögen.* Es ist um so größer, je mehr Receptoren in der Flächeneinheit vorhanden sind (je feiner also das „Korn" des auflösenden Films ist) und je mehr getrennte Nervenfasern mit getrennten Nervenzellen in den höheren Neuronen bis zur Großhirnrinde zur Verfügung stehen, je weniger Receptoren also auf ein und dieselbe Nervenzelle der Rinde ihre Erregungen übermitteln. Daß zu solcher taktiler Beurteilung der Umwelt Zungen- und Fingerspitzen in besonderem Maße befähigt sind, ergeben alltägliche Erfahrungen über die Beurteilung von Größe, Form und Rauhigkeit kleinster Gegenstände.

Tabelle 58

	mm
Zungenspitze	1
Fingerspitze .	2
Lippen . . .	4
Unterarm . .	40
Rücken . . .	60—70

Es ist oben, S. 614, schon darüber berichtet worden, daß im Falle von Erkrankungen des Zentralnervensystems das Erkennen von Gegenständen schwer gestört sein kann, obschon die Berührungsempfindung als solche nur verhältnismäßig gering herabgesetzt ist (Stereoagnosie).

Eine *inadäquate Reizung* der Berührungsreceptoren kann durch den elektrischen Strom hervorgerufen werden. Es entsteht dann die Empfindung des „Schwirrens".

Da bei manchen Erkrankungen des Zentralnervensystems die *Vibrationsempfindung,* die etwa bei Aufsetzen einer Stimmgabel auf die Haut auftritt, besonders affiziert oder ausgespart sein kann, hat man einen speziellen „Vibrationssinn" postuliert. Eine genauere Prüfung ergab aber, daß es sich um die Empfindung bei einer speziellen Reizfolge von Druck- und Berührungsreceptoren handelt. Es ist oben schon dargestellt worden, daß mit Änderung der Reizgestalt bei Erregung gleicher Sinnessysteme unter Umständen ganz verschiedene Empfindungen resultieren können.

Ebenso scheint die *Kitzelempfindung* durch eine besondere Form der Erregungsauslösung in Druck- und Berührungsreceptoren hervorgerufen zu sein. Sie scheint im wesentlichen bei länger dauernder Reizung mit bewegten Reizen geringer Intensität zustande zu kommen.

Gleichmäßiger Druck an bestimmten Stellen kann beim Versuchstier einen schlafähnlichen Zustand auslösen (tierische Hypnose), fortschreitender Berührungsreiz zu Wecken (Takagi). Letzteres führt zu einer Aktivierung der Formatio reticularis des Hirnstammes, gleichmäßiger Druck dagegen zu einer Hemmung.

2. Schmerzperception

a) Die Receptoren. Oberflächen- und Tiefenschmerz

Bedient man sich feinster punktförmiger Schmerzreize, welche nach Möglichkeit nicht zu Berührungsempfindung führen — z.B. durch Verwendung der v. Freyschen Stachelborsten (Abb. 399) oder durch streng lokalisierte Hitzeeinwirkung nach Wolff —, so läßt sich zeigen, daß durchaus nicht die gesamte Oberfläche der Haut schmerzempfindlich ist, sondern daß die Schmerzauslösung an bestimmte *Schmerzpunkte* gebunden ist. Ihre Dichte ist allerdings an vielen Stellen erheblich größer als die der Druckpunkte (etwa 50 bis über 200 je Quadratzentimeter). Eine Vorstellung über ihre Verteilung zwischen den Druckpunkten gibt die Abb. 400. Die Verteilung der Schmerzpunkte ist dabei weit universeller als die der Druckpunkte. So finden sich Gebiete (z.B. Mitte der Cornea, hintere Rachenwand), bei der nur Schmerz-, aber keine Druckpunkte festzustellen sind. Dort fehlen die obengenannten Tastreceptoren, und es finden sich allein Netze von dünnen marklosen Nervenfasern, die man deshalb als die Schmerzreceptoren anspricht.

Dies hat zu dem verallgemeinernden Schluß geführt, daß die dünnen Nervenendigungen generell die Schmerzreceptoren darstellten. Es ist jedoch oben schon betont worden, daß eine solche allgemeine Spezifität der somato-visceralen Receptoren nicht vorliegt. Bei verschiedenartiger Reizung ein und desselben Receptors können unterschiedliche Empfindungen zustande kommen und umgekehrt bei Reizung anatomisch sehr unterschiedlicher Receptoren ähnliche Empfindungen. Wenn also sicherlich nicht alle „freien Nervenendigungen“ Schmerzreceptoren darstellen, so darf man vielleicht doch annehmen, daß diese freien Nervenendigungen bevorzugt als Schmerzreceptoren fungieren. Wenn hier von „Schmerzfasern“ gesprochen wird, so ist das stets mit dieser Einschränkung gemeint.

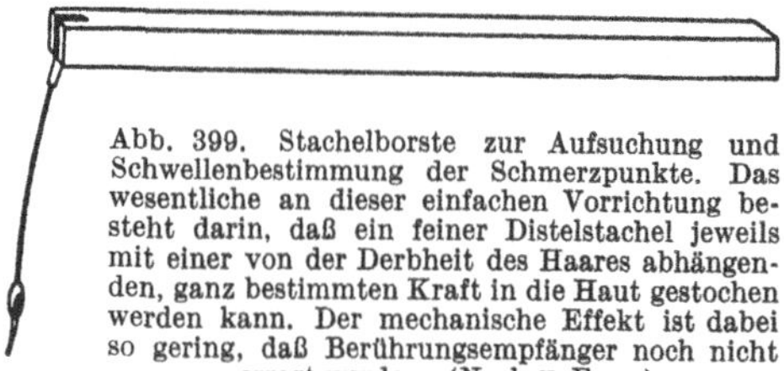

Abb. 399. Stachelborste zur Aufsuchung und Schwellenbestimmung der Schmerzpunkte. Das wesentliche an dieser einfachen Vorrichtung besteht darin, daß ein feiner Distelstachel jeweils mit einer von der Derbheit des Haares abhängenden, ganz bestimmten Kraft in die Haut gestochen werden kann. Der mechanische Effekt ist dabei so gering, daß Berührungsempfänger noch nicht erregt werden. (Nach v. Frey)

Alle Vorgänge, die eine gewisse Depolarisation dieser Fasern bewirken (ein lokales Potential ausreichender Größe auslösen), führen zu einer Erregung; die Zahl der möglichen Reizarten wird dadurch sehr groß, so daß mechanische, thermische, osmotische, elektrische und vor allem chemische Reize wirksam sind. Auf der anderen Seite ist die zur Erregung benötigte Energie wesentlich größer als bei den sonstigen Receptoren des Organismus (um bei lokalisierter Wärmezufuhr eine lokale Wärmeempfindung auszulösen, ist der Energiebedarf etwa 2000mal geringer als zur Hervorrufung einer Schmerzempfindung). Bei den Schmerzreceptoren handelt es sich um ausgesprochene *Nociceptoren*, die bei allen möglichen schädigenden Reizen ansprechen und zunächst Abwehrreflexe und, falls diese zur Beseitigung des schädigenden Agens nicht ausreichen, das allgemeine Alarmsignal Schmerz auslösen. Die Schmerzreceptoren unterscheiden sich auch darin von den anderen somatischen Receptoren, daß sie eine nur sehr geringe *Adaptation* aufweisen.

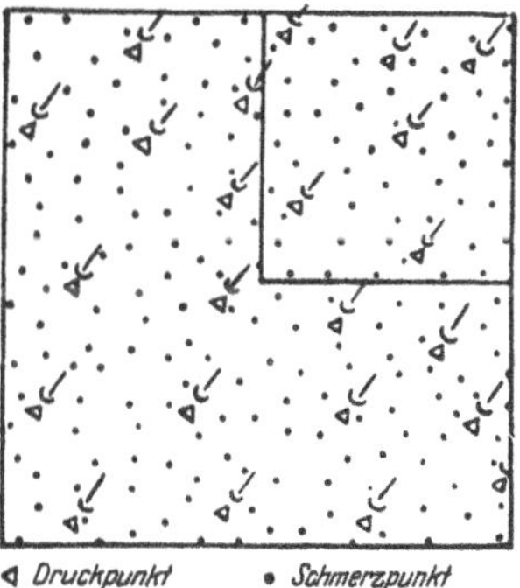

Abb. 400. Verteilung der Druck- und Schmerzpunkte auf der Haut der Volarseite des Unterarmes. Die Gesamtfläche beträgt 1 cm². Man beachte die größere Zahl der Schmerz- gegenüber den Druckpunkten. (Nach Strughold)

Die Schmerzfasern bilden größere oder kleinere *Netze*, wobei sich die einzelnen Netze stark überdecken und durchmischen und wobei sich häufiger die Endigungen verschiedener Fasern berühren, ohne jedoch miteinander zu kommunizieren (Weddell). Bei einem Nadelstich in die Haut werden deshalb immer mehrere Nervenfasern gleichzeitig erregt. Es ist oben (S. 631) schon auf die Bedeutung dieser Tatsache hingewiesen worden.

In *tieferen Strukturen*, so etwa in der Wand der Blutgefäße, im Bindegewebe des Muskels und der Subcutis, in den Sehnen, im Periost usw., finden sich dieselben Receptoren, nur mit dem Unterschied, daß die Netze der Einzelfasern ein größeres Gebiet versorgen und daß sie isoliert stehen, sich also gegenseitig nicht überdecken. Es ist S. 631 berichtet worden, daß sich dadurch die Unterschiede im Schmerzcharakter bei Schmerzauslösung von der Oberfläche einerseits, von der Tiefe andererseits, wenigstens zum Teil, erklären lassen. Der *Oberflächenschmerz* (etwa bei Nadelstich) ist hell und relativ gut lokalisierbar; er führt zu aktiver Abwehr oder Flucht. Der *Tiefenschmerz* (etwa bei Quetschung eines Fingers oder bei Schlag gegen das Schienbein) ist weniger gut lokalisierbar, weit stärker ausstrahlend, ist sehr viel quälender in seinem Charakter und führt weniger zu aktiver Abwehr als mehr zu passivem Zusammensinken (Tabelle 59). Auch von der Oberfläche läßt sich unter bestimmten Bedingungen ein Schmerz vom Charakter des

Tabelle 59

	Oberfläche	Tiefe
Charakter	hell	dumpf
Lokalisierbarkeit	gut	schlecht
Reaktion	aktiv Flucht oder Abwehr	Hemmung bis zum Zusammensinken
Affekt	wechselnd	stark unlustbetont
Receptoren	freie Nervenendigungen überlappend	isoliert stehend
Auslösungsbedingungen . .	Strukturänderung (chemisch, Dehnung und Zerrung)	
Latenz	kurz und lang	lang
Nervenleitung	1—2—12—30 m/sec	0,5—2 m/sec

Tiefenschmerzes auslösen, nämlich dann, wenn etwa der Nerv durch Verletzung auf wenige Fasern reduziert ist, so daß nur noch Einzelnetze in der Oberfläche — wie sonst in der Tiefe — funktionsfähig sind, oder wenn nach völliger Durchschneidung des Nerven erst nur Einzelfasern neu ausgewachsen sind.

In diesen Fällen findet sich zwar eine Verminderung der Schmerzauslösung, d.h. eine Erhöhung der Schmerzschwelle *(Hypalgesie)*, aber gleichzeitig eine größere Schmerzhaftigkeit, wenn einmal diese Schwelle überschritten ist *(Hyperpathie)*. Hypalgesie durch Ausfall von Fasern in irgendeinem Niveau der gesamten Schmerzbahn führt regelmäßig gleichzeitig zu Hyperpathie (ZÜLCH). Ein charakteristisches Beispiel hierfür liefert auch die Tabes dorsalis, bei der ein Teil der Nervenfasern in der Rückenmarkswurzel ausfällt, also ebenfalls eine Rarefizierung von Schmerzfasern eintritt.

In einem teilweise entnervten Hautbezirk findet sich die Zahl der Schmerzpunkte vermindert; jeder einzelne noch vorhandene hat zwar eine noch etwa normale Schwelle; durch die verminderte Zahl wird jedoch die Schwelle für großflächige Reize erhöht. Auf der anderen Seite kann durch Reize, die normalerweise nicht schmerzauslösend sind, Schmerz hervorgerufen werden. So kann ein großflächiger Druck in solchen Fällen zu einer brennenden Empfindung führen, bei Wiederholung zu einem ausgebreiteten Gefühl des Wundseins, das sehr lange anhält. Die Erklärung ist möglicherweise die, daß normalerweise die Impulse von den langsam leitenden Schmerzfasern auf dem Wege zum Großhirn durch die schneller eintreffenden von den Berührungsreceptoren blockiert werden (vgl. S. 597), jetzt jedoch, bei Abnahme der funktionierenden Fasern für die Leitung von Erregungen bei Druck, zur Auswirkung kommen. Da gleichzeitig auch die Zahl der „Schmerzfasern" vermindert ist, entsteht ein quälender, ausgebreiteter Schmerz vom Charakter des „Tiefenschmerzes".

Nicht jede Erregung von Nociceptoren führt zu einer Schmerzempfindung. Zunächst werden durch sie lokale Reflexe ausgelöst, die effektorisch vornehmlich über vegetative Fasern verlaufen. In einer nächsten Stufe kommt es gleichzeitig mit der Schmerzempfindung zu Tonusverschiebungen innerhalb des gesamten vegetativen Nervensystems, vornehmlich zu einer Steigerung des Sympathicustonus, die sich unter anderem in Erhöhung der Herzfrequenz und des Blutdrucks äußert, gleichzeitig auch in gesteigerter

Bewußtseinshelligkeit, kurz in einer ergotropen Reaktion (s. S. 526) mit Verbesserung der Möglichkeiten zur Abwehr und Flucht. Bei den engen Beziehungen zwischen Tätigkeit der vegetativen Zentren und Affektäußerung ist es nicht verwunderlich, daß die Schmerzerregung stärker als andere Receptorenerregungen zu affektiven Äußerungen führt. Es ist möglich, daß dies mit einer anderen zentralen Verteilung der Erregung bei Schmerzreizen zusammenhängt.

Es ist nach dem Faserverlauf anzunehmen, daß bei Reizung von Schmerzreceptoren der Eingeweide die Erregungen nicht nur via Thalamus das Parietalhirn erreichen, sondern auch (über den Dorsomedialkern) das Frontalhirn. Es ist denkbar, daß bei dem weniger isolierten Verlauf der Erregungen beim Tiefenschmerz von vornherein eine stärkere Streuung auf vegetative Zentren und besonders den limbischen Cortex (S. 618) erfolgt und damit die stärkere Unlustbetonung eintritt.

Während von den Mechanoreceptoren meist markhaltige, schnelleitende *Nervenfasern* der A-Gruppe ihren Ausgang nehmen, finden sich unter den „Schmerzfasern" *zwei unterschiedliche Typen,* nämlich A δ-Fasern mit einer Leitungsgeschwindigkeit um 20 m/sec und dünne, marklose C-Fasern mit einer Leitungsgeschwindigkeit von 0,5—2 m/sec. Das hat zur Folge, daß bei Nadelstich öfters 2 deutlich getrennte Schmerzgipfel wahrgenommen werden können, die um so mehr auseinanderliegen, je peripherer der Stich ausgeübt wurde, d. h. je länger der von der Erregung zurückzulegende Weg war. Die Schmerzleitung in 2 verschiedenen Fasersystemen scheint nicht nur eine Art doppelter Sicherung darzustellen. Es scheint nämlich so zu sein, daß der „schnelle Schmerz" eine deutlichere Adaptation aufweist als der „langsame Schmerz", so daß sich gewisse Unterschiede in der Schmerzdauer bei Erregung der beiden Systeme ergeben. Das würde auch die längere Schmerzdauer bei Verletzungen tieferen Gewebes gegenüber denjenigen der Haut erklären, weil im ersteren Fall nur das langsame System in Aktion tritt, im letzteren vorwiegend das schnelle System. Ferner scheint der „langsame Schmerz" zu einer stärkeren vegetativen Allgemeinreaktion zu führen. Das langsame System scheint in vielen Fällen resistenter zu sein als das schnelle. Bei Rarefizierung der Schmerzpunkte, etwa bei Nervenläsionen (so auch bei der Tabes dorsalis), verschwindet häufig das schnelle System fast komplett, während das langsame noch weitgehend erhalten bleibt. Das ist mit ein Grund für die dann auftretende Hyperpathie (s. o.).

Die Beteiligung von marklosen Fasern an der Schmerzleitung macht es verständlich, daß bei *Druck* auf den Nervenstamm oder bei mangelhafter O_2-Versorgung des Gewebes die Schmerzempfindung als letzte verschwindet, bei Infiltration des Gewebes oder des Nervenstamms mit *Novocain* dagegen umgekehrt zuerst die Schmerzschwelle erhöht wird. (vgl. S. 440).

Über die Auslösungsweise der *Juckempfindung* sind wir noch ungenügend unterrichtet. Nach v. FREY wird sie ausgelöst durch lang anhaltende Reizung der Schmerzreceptoren in der Epidermis mit so geringen Reizintensitäten, daß eine Schmerzempfindung noch nicht zustande kommt. Die nahe Verwandtschaft von Juck- und Schmerzempfindung zeigt sich auch in der starken vegetativen und affektiven Reaktion, die das Jucken begleitet.

b) Eingeweideschmerz. Übertragener Schmerz

Während die Hirnhäute, die Pleura parietalis, das Zwerchfell und die Wurzel des Mesenteriums von sensiblen Fasern des somatischen Nervensystems versorgt werden und ähnliche Auslösungsbedingungen von Schmerz vorliegen, wie es oben für den „Tiefenschmerz" dargestellt wurde, findet sich in den übrigen Eingeweiden, wie Herz, Darm, Niere usw., eine Besonderheit insofern, als die sensiblen Fasern ausschließlich markarm sind und mit *sympathischen* Nerven durch den Grenzstrang (allerdings ohne Unterbrechung) oder mit *parasympathischen* Nerven verlaufen. Bei den „Schmerzfasern" von den Eingeweiden ist weiter die schon mehrfach erwähnte Tatsache zu berücksichtigen, daß das zugehörige Großhirnfeld nur zum kleinen Teil innerhalb des somato-visceralen sensiblen Feldes des Neocortex liegt, zum andern auch im Gyrus orbit. post., d.h. in einem Gebiet, das zum limbischen Cortex gehört.

Es zeigen sich dabei veränderte Auslösungsbedingungen für Schmerzempfindungen insofern, als Schnitt und Zerrung zwar vegetative Reflexe, aber keine Schmerzempfindung auslösen, während auf der anderen Seite Dehnung, Spasmen und mangelhafte Sauerstoffversorgung zu besonders intensiven, quälenden Schmerzen führen. Es mag die fehlende Schmerzempfindung bei Schnitt darauf beruhen, daß bei dem Einlaufen der Erregungen zu gleichen Arealen wie die von der Haut der gleichen Rückenmarkssegmente eine Auslöschung stattfindet, besonders da die Erregungsleitung sehr langsam erfolgt, und daß damit ein großer Summationsbedarf vorliegt. Auch durch Dehnung der Gefäße durch den Pulsdruck können unter Umständen Schmerzen verursacht werden. WOLFF hat gezeigt, daß auf diese Weise bei Erweiterung und Erschlaffung der Kopfgefäße Kopfschmerzen ausgelöst werden können. Selbstverständlich können Kopfschmerzen auch auf andere Weise entstehen und umgekehrt wird nicht jede Erweiterung der Kopfgefäße zu Kopfschmerzen führen. Es wäre ja auch zu schlimm, wenn diejenige, die noch erröten kann, dadurch auch noch Kopfschmerzen bekäme.

Besonderheiten ergeben sich auch in der *Lokalisation* dieser Schmerzen. Sie werden nämlich nur zum Teil an den Entstehungsort lokalisiert, zum Teil dagegen auf die Haut, die von dem gleichen Rückenmarkssegment innerviert wird, wobei allerdings der Charakter als diffuser, quälender Tiefenschmerz gewahrt bleibt (so z.B. vom Herzen auf die Innenseite des linken Oberarms, von der Gallenblase zwischen die Schulterblätter, vom Nierenbecken in die Inguinalgegend usw.). Man spricht dann von *übertragenem Schmerz*. Entscheidend scheint hierfür die Tatsache zu sein, daß einmal gleiche Fasern durch Verzweigung sowohl zu Gefäßen der Oberfläche wie etwa des Herzens verlaufen, dann daß die Erregungen von der Oberfläche und von der Tiefe auf gleiche Nervenzellen im Thalamus und im Parietalhirn übertragen werden. Diese Meldungen aus der Peripherie werden dann auf die Oberfläche projiziert, weil die vorangegangene Erfahrung lehrte, daß sie jeweils von der Oberfläche stammten. Es kommt dann gleichzeitig zu Muskelspannungen (Beugereflexe) und durch Bahnung zu Hyperästhesie und Hyperalgesie (Headsche Zonen, vgl. S. 520).

3. Thermoperception

a) Die Kalt- und Warmreceptoren

Weder über die Druck- noch über die Schmerzempfänger sind gewöhnlich Temperaturempfindungen, d.h. reine „Kalt-“ oder „Warmempfindungen“, auslösbar. Dieser Umstand, ebenso wie die Feststellung eigener Leitungsbahnen für diese Empfindungsarten im Rückenmark, veranlassen die Annahme spezifischer Temperaturempfänger. Die Auslösung von Temperaturempfindungen gelingt fast ausschließlich an der Körperoberfläche, der Haut und einigen Schleimhautpartien, nicht aber an inneren Organen, mit Ausnahme des Magens. Temperaturreize vermögen jedoch Schmerz auszulösen, wie er übrigens auch durch exzessiv hohe und niedere Temperaturen an Haut und Schleimhäuten ausgelöst werden kann.

Es liegen Beobachtungen vor, welche Anlaß geben, für die Auslösung von Kalt- und Warmempfindungen 2 verschiedene Empfängerarten zu fordern, so z.B. die Beobachtung, daß bei schichtweiser Vertaubung der Haut, wie sie durch elektroosmotische Einführung von Cocainlösungen in die Haut möglich ist, mit einer Vertaubung der oberflächlichsten Schichten lediglich die Kaltempfindung wegfällt, während Wärmereize durchaus noch wahrgenommen werden. Danach ist anzunehmen, daß oberflächliche Empfänger bevorzugt für die Kältereception und tiefe (im Corium) bevorzugt für die Wärmereception vorhanden sind. Weiterhin ist bekannt, daß manche Stellen der Körperoberfläche ausschließlich spezifisch gegen Kälte empfindlich sind, nicht jedoch gegen Wärme.

Eine Aufsuchung der *Kaltreceptoren* gelingt, indem man mit einer kleinen Kupferperle (etwa 0,5 mm Durchmesser), die an einem Kupferdraht angeschmolzen ist und Zimmertemperatur besitzt, die Haut berührt. Der Entzug an Wärme ist durch die kleine Wärmekapazität der Kugel so gering, daß der Reiz punktförmig lokalisiert bleibt. Berührt man nun zufällig das Gebiet von Kältereceptoren, so klingt momentan, gut lokalisierbar, eine reine Kaltempfindung an. Man findet Kaltpunkte, deren Dichte für das Gebiet der Finger die Abb. 401 zeigt. Die Dichte der Kaltpunkte ist in verschiedenen Körperregionen variabel. Im Gebiete der Hand beispielsweise kommen 4—5 auf 1 cm^2, im Gesicht aber etwa 12—15. Als zugehörige

Nervenendigungen spricht man die Krauseschen Endkolben an, wie sie die Abb. 394 zeigte.

Die Krauseschen Endkolben scheinen jedoch nur eine bestimmte Form von Kältereceptoren darzustellen, die in erheblichem Ausmaß variieren kann, so daß an vielen Stellen ähnliche Gebilde wie bei den Meissnerschen Tastkörperchen angetroffen werden.

Die *Warmreceptoren* liegen mindestens in gleicher Tiefe wie die Druckempfänger, also in den tiefen Anteilen des Coriums. Nur großflächige Wärmereize sind an allen Stellen der Körperoberfläche wirksam. Dabei ist auffallend, daß die Wärmeempfindlichkeit verschiedener Körperabschnitte ganz beträchtliche Unterschiede zeigt. Man kann daraus auf eine sehr ungleiche Verteilung der Empfänger schließen. Verwendet man Reizflächen der Größenordnung 1—0,5 cm² und sucht mit diesen systematisch die Körperoberfläche ab, so findet man, daß große Anteile der Körperoberfläche völlig wärmeunempfindlich sind. (Die Temperatur des Reizgegenstandes hält man am besten zwischen 39 und 41° C, Überschreitung ist auf jeden Fall zu unterlassen, da sonst gleichzeitig Schmerznerven gereizt werden, wobei der Schmerz alle anderen Empfingungen übertönt.) Ausgesprochene Warmempfindung ergaben an der Volarfläche des Unterarmes z.B. nur die in der Abb. 403 schraffiert eingezeichneten Bezirke. Innerhalb von diesen ist es möglich, mit punktförmigen Reizen, die aber ebenfalls so zu gestalten sind, daß unter keinen Umständen Schmerznerven mitgereizt werden (niemals über 41°!), die *Wärmepunkte* zu finden. Die wenigen vorhandenen Punkte zeigen eine charakteristische Lage zu den subcutan verlaufenden Nervenstämmen. Die letzteren lassen sich in ihrem Verlauf leicht durch Reizung mit Wechselströmen entsprechender Intensität mit sehr klein-flächigen Elektroden auffinden. Das Gesagte wird ersichtlich aus der Abb. 402. Besonders deutlich wird die Häufung der Wärmepunkte an den Austrittsstellen der sensiblen Nerven des Trigeminusgebietes im Gesicht. Die mittlere Dichte der Wärmepunkte, die erheblich hinter der aller anderen Sinnespunkte zurücksteht, beträgt etwa am Vorderarm 0.3/cm², an der Seitenfläche der Finger 2/cm² (dort verlaufen die Nerven), im Gesicht 1,7/cm². An den Lippen, den Nasenflügeln und Augenlidern jedoch weisen die Punkte eine derartige Häufung auf, daß mitunter eine Abgrenzung einzelner Empfänger sehr schwierig wird. Die tiefe Lage innerhalb der Haut macht verständlich, daß eine streng punktförmige Reizung nicht mehr möglich ist, und daraus erklärt sich bei Überschreitung einer gewissen Dichte der Receptoren die Unmöglichkeit ihrer Abgrenzung.

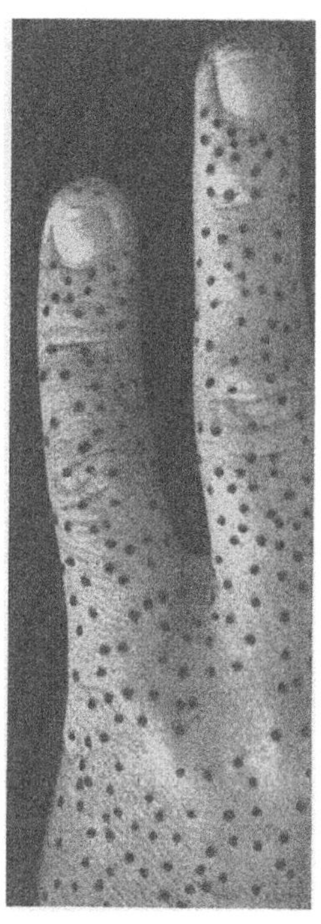

Abb. 401. Kaltpunkte auf der Rückseite des 4. und 5. Fingers. (Nach PORZ und STRUGHOLD)

Als Warmreceptoren werden jene großen spindelförmigen Endorgane der Nerven angesprochen, wie sie von RUFFINI im Corium der menschlichen Haut, namentlich der Augenlider, gefunden wurden und wie sie die Abb. 394 wiedergibt. Hier gilt dieselbe Einschränkung wie für alle andern Receptoren der Haut.

Bei länger andauerndem Reiz kommt es sehr rasch zu einer *beträchtlichen Adaptation.* Daraus erklärt sich auch die Schwierigkeit der Aufsuchung der Wärmepunkte. Wegen der Raschheit und Dauer der Adaptation ist es nicht möglich, einen und denselben Wärmepunkt innerhalb kurzer Zeit mehrmals nacheinander zu erregen.

In schroffem Gegensatz zu der ausgezeichneten Lokalisierbarkeit der Kältereize, welche auch in einer „simultanen Raumschwelle" ihren meßbaren Ausdruck findet, die an vielen Stellen der Körperoberfläche nur wenig hinter jener des Drucksinnes (s. S. 639) zurücksteht, *sind Wärmereize sehr oft überhaupt nur angenähert zu lokalisieren.* Am Oberschenkel z.B.

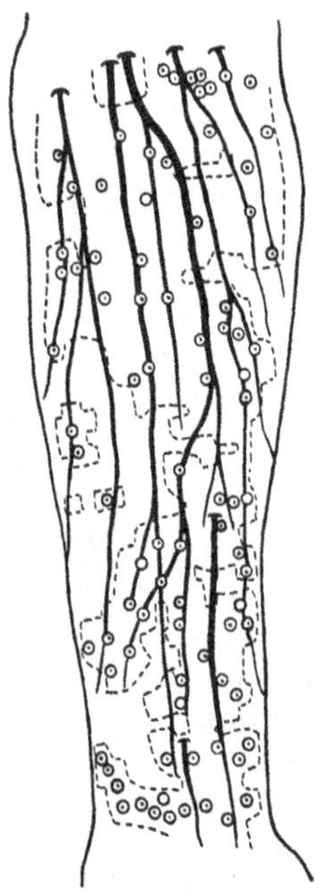

Abb. 402. Das gleiche Hautgebiet wie in Abb. 403. Im wärmeempfindlichen Feld sind die „Warmpunkte" aufgesucht sowie mittels Wechselstromreizung die subcutanen Nervenstämme. Man beachte die geringe Zahl der Empfänger und ihre Zuordnung zu den Nervenstämmen

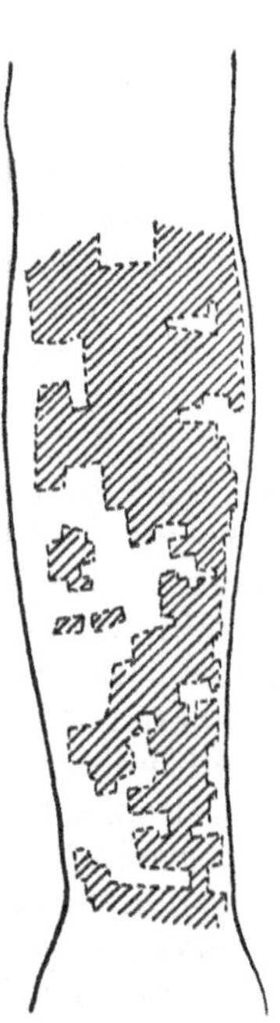

Abb. 403. Verteilung der wirklich wärmeempfindlichen Flächen auf der Volarseite des Unterarmes. Die nichtschraffierten Teile sind bei kleinflächiger Reizung mit 39—40° C „thermanaesthetisch"

können 2 gleichzeitig gesetzte reine Wärmereize bei Abständen von 20—30 cm nicht als getrennte Reize erkannt werden, sofern ihre Verbindungslinie der Längsrichtung des Oberschenkels entspricht. In der Querrichtung ergeben sich kleinere Werte. Für das „Getast", also im Dienste der Wahrnehmung, werden die Wärmereceptoren daher nur in Verbindung mit den Empfängern für mechanische und Kältereize bedeutungsvoll sein. *Um so wichtiger sind sie für die reflektorische Steuerung vegetativen Geschehens.* In ähnlicher Weise wie bei Erregung der Schmerznerven wird durch sie die Gesamtheit des vegetativen Nervensystems beeinflußt. Daneben sind je nach dem Reizort auch lokalisierte reflektorische Erscheinungen: umschriebene Hyperämien, Schweißausbrüche u. dgl. zu beobachten. Die Anwendung thermischer Reize (heiße Kompressen u. dgl.) auf der Körperoberfläche zur Beeinflussung innerer Organe, wie sie vom Artze geübt wird, hat hier ihre physiologischen Unterlagen (s. S. 520).

b) Die Erregungsbedingungen der Kalt- und Warmreceptoren

Die Erregungsbedingungen der *Kaltreceptoren* konnten durch HENSEL und ZOTTERMAN weitgehend aufgeklärt werden. Wird die Hauttemperatur plötzlich gesenkt, dann läßt sich in den den Kaltreceptoren zugehörigen Nervenfasern zunächst eine hohe Frequenz von Impulsen nachweisen, die innerhalb kurzer Zeit auf eine für jede Temperatur charakteristische Höhe zurückgeht. Je niedriger die Temperatur ist, desto höher ist die Frequenz dieser *Dauerentladung* in einer Gruppe von Nervenfasern. Die Thermoreceptoren funktionieren somit wie ein *Thermometer*, nur mit dem Unter-

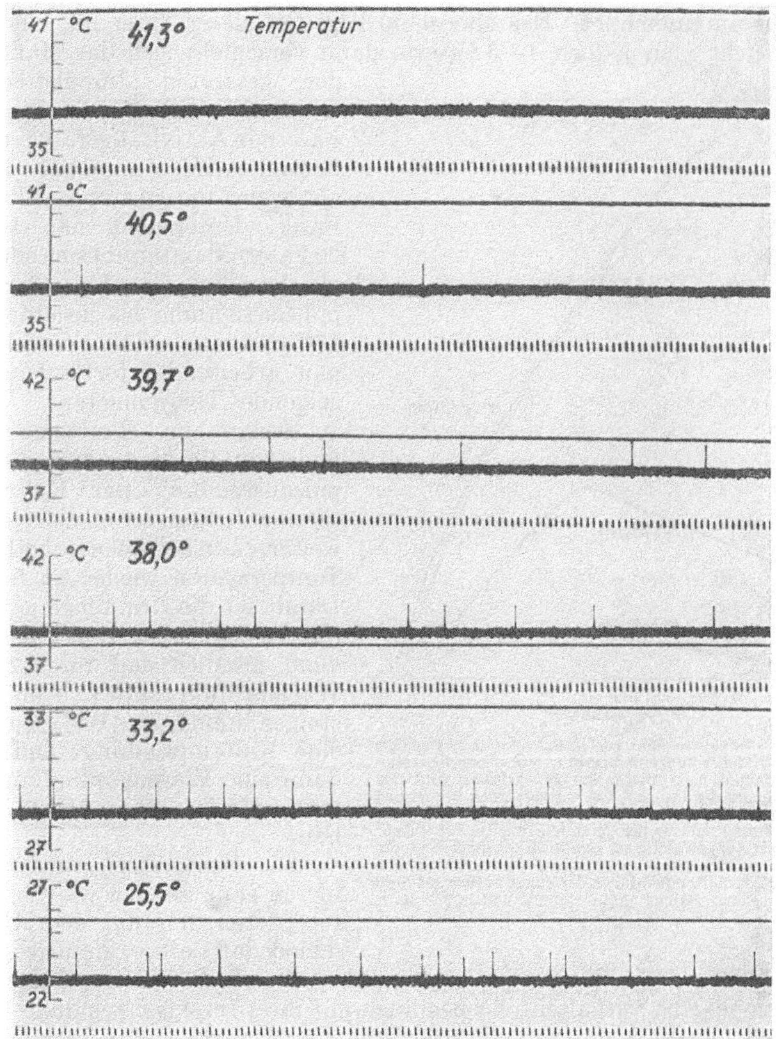

Abb. 404. Reaktionsweise der Kaltreceptoren. Ableitung der Impulse von einer einzelnen Kältefaser (N. lingualis Katze) bei verschiedenen konstanten Temperaturen. Es wird nur die nach erfolgter Adaptation noch vorliegende stationäre Impulsaussendung registriert. Diese ist schon bei der hohen Temperatur von 40,5° vorhanden, nimmt mit abnehmender Temperatur fortgesetzt zu, um unterhalb 33° wieder abzunehmen. [Aus HENSEL und ZOTTERMAN: Acta physiol. scand. (Stockh.) **23**, 291 (1951)]

schied, daß der Ausschlag bei einer Temperaturänderung zunächst über die endgültige Einstellung hinausgeht, die erst nach erfolgter Adaptation erreicht wird.

In Abb. 404 wird zunächst die Impulsaussendung einer einzelnen Kältefaser bei verschiedenen konstanten Temperaturen registriert, und zwar jeweils nur die sich endgültig einstellende Dauerentladung. Schon bei 40,5°

beginnt eine noch sehr langsame Dauertätigkeit, die mit sinkender Temperatur zunimmt und bei 33° ein Maximum erreicht, um bei weiter sinkender Temperatur wieder abzunehmen. Beginn und Maximum liegen jedoch bei den verschiedenen Receptoren bei unterschiedlichen Temperaturen. In Abb. 405 ist unten die Impulsfrequenz einer Einzelfaser bei sinkender Temperatur aufgezeichnet. Das Maximum liegt bei dieser Faser bei rund 31°. Untersucht man jedoch 4—5 Fasern, dann verschiebt sich das Maximum der gesamten Impulsfrequenz schon auf rund 28°, da nunmehr Fasern in Aktivität geraten, deren Beginn und Maximum tiefer liegen als in der unten aufgezeichneten Faser. Untersucht man 10 bis 20 Fasern, dann ergibt sich eine fast gleichmäßige Zunahme der Impulsaussendung bis herunter auf 17°, und man erhält ein recht genau arbeitendes fortlaufend anzeigendes Thermometer.

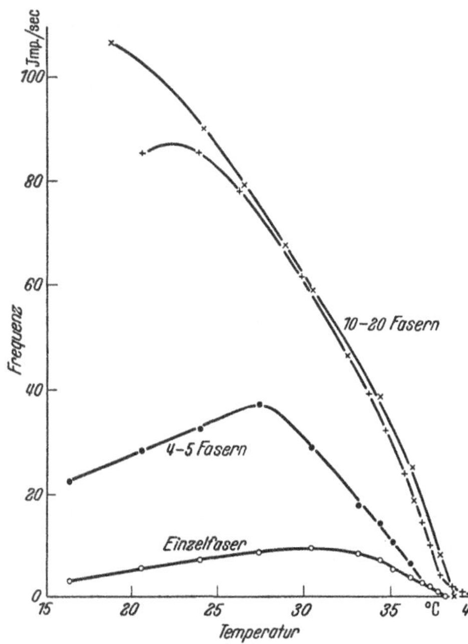

Abb. 405. Impulsfrequenz von Kältefasern im N. lingualis bei verschiedener Zungentemperatur, wobei nur die stationäre Entladung nach Adaptation berücksichtigt wird. Da das Maximum der Impulse von verschiedenen Receptoren bei unterschiedlichen Temperaturen liegt, steigt bei größter Faserzahl die Frequenz der gesamten Impulse mit sinkender Temperatur fast stetig an. Damit wirken die Receptoren zusammen wie ein sehr empfindliches Thermometer, das die Höhe der Absoluttemperatur in der Zunge anzuzeigen (und weiterzumelden) vermag. [Aus Hensel und Zotterman: Acta physiol. scand. (Stockh.) **23**, 291 (1951)]

Steigt die Hauttemperatur über 39—40°, dann hört die Impulsaussendung der Kaltreceptoren auf. Steigert man sie jedoch weiter, dann beginnen sie bei hohen Temperaturen wieder zu feuern. Damit ist die Grundlage gegeben für die sog. *paradoxe Kaltempfindung*, nämlich daß durch starke Wärmezufuhr (etwa beim Einsteigen in ein heißes Bad) zunächst eine Kaltempfindung und erst dann eine Warmempfindung eintritt (mit Auslösung von „Gänsehaut“ usw.).

Die *Warmreceptoren* funktionieren ganz ähnlich wie die Kaltreceptoren, nur mit dem Unterschied, daß sie ihre Impulsfrequenz bei schneller Abkühlung erniedrigen, während sich die Kaltreceptoren gerade umgekehrt verhalten. Sie beginnen mit ihrer Impulsaussendung schon bei rund 25°, die dann mit steigender Temperatur mehr und mehr zunimmt, um zwischen 39 und 48° ein Maximum zu erreichen. Steigt also die Temperatur der Haut oder Schleimhaut an, dann sinkt die Gesamtimpulszahl der Kältefasern nach Abb. 406 fortlaufend ab, die der Warmfasern nimmt fortlaufend zu (bis zu einem Maximum).

c) Kalt- und Warmempfindung und Temperaturregulation

Wir haben eben gesehen, daß innerhalb weiter Temperaturbereiche ein dauernder Strom von Impulsen aus den Thermoreceptoren zu den Zentren fließt. Die Gesamtintensität dieses „*thermosensiblen Tonus*“ könnte man in erster Annäherung durch die Gesamtzahl der afferenten Impulse in der

Zeiteinheit ausdrücken. Diese Gesamtzahl ist abhängig 1. von der Absoluttemperatur, 2. von der Zeit und 3. von der Fläche und der Zahl der Receptoren und Fasern je Flächeneinheit. Der Beitrag des Trigeminusgebiets ist deshalb größer als der eines anderen Gebiets, weil dort die Zahl der Receptoren und Fasern je Flächeneinheit größer ist (s. o.).

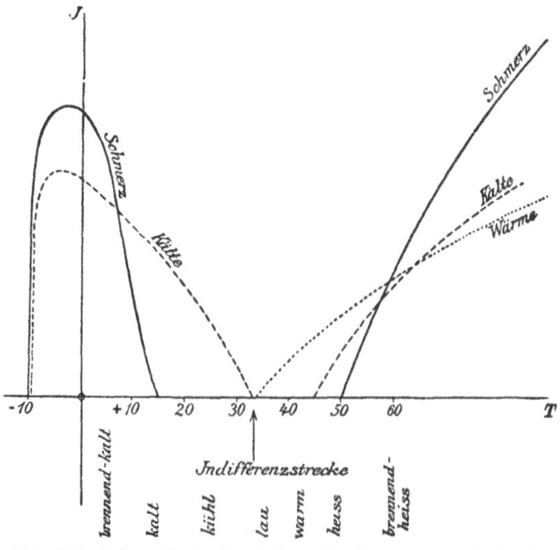

Abb. 406. Schematische Darstellung der Erregungsgröße J, mit der die 3 temperaturempfindlichen Sinnesapparate der Haut bei verschiedenen Temperaturen T in Tätigkeit treten. (Nach v. FREY)

Bei zeitlichen *Temperaturänderungen* gewinnt wegen der Adaptation der Receptoren auch die *Geschwindigkeit der Temperaturänderung* einen Einfluß auf die Größe des thermosensiblen Tonus, damit auf die Intensität der Kalt- bzw. Warmempfindung und auf das Ausmaß der thermoregulatorischen Vorgänge im Organismus. Bei schnellen Abkühlungen z. B. (Abb. 407a) äußert sich die überschießende Erregung der Kaltreceptoren nicht nur in einer anfänglich stärkeren Kaltempfindung, sondern auch in einer anfänglichen überschießenden Thermoregulation. Bei gleicher Abkühlung, die langsam erfolgt (Abb. 407b), wird schließlich der gleiche Endwert erreicht, es fehlt jedoch die anfängliche überschießende Reaktion.

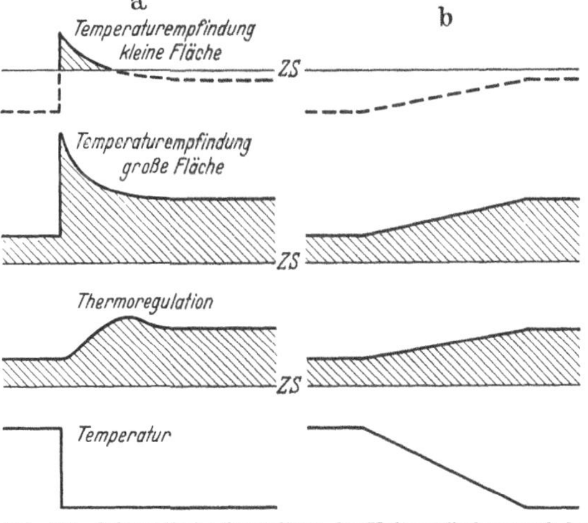

Abb. 407. Schematische Darstellung der Kaltempfindung und der Temperaturregulation *a* bei schneller Abkühlung, *b* bei langsamer Abkühlung auf denselben Endwert; *ZS* zentrale Schwelle. Näheres Text. [Aus HENSEL, H.: Erg. Physiol. **47**, 166 (1952)]

Betrifft die Temperaturänderung nur eine relativ *kleine Fläche*, etwa die Hand, und ist sie nicht von zu großem Ausmaß (Abb. 407a und b oben), dann wird der gesamte thermosensible Tonus dadurch nur so wenig verändert, daß auf die Dauer weder eine Kaltempfindung noch eine thermoregulatorische Umstellung eintritt. Nur bei rascher Temperaturänderung wird anfänglich die zentrale Schwelle (*ZS* in Abb. 407) überschritten, und es kommt zu einer vorübergehenden Reaktion, die mit erfolgter Adaptation aufhört. Wird die gleiche kleinflächige Abkühlung langsam vorgenommen, dann kommt es zum „Einschleichen" (Abb. 407b, oben). Diese Unterschiede in der Reaktion auf klein- und auf großflächige Abkühlungen sind wohl der Grund, warum wir uns in einem warmen zugigen

Zimmer leichter erkälten als im Freien trotz größerer Kälte und trotz Wind. Im ersten Fall kann unbemerkt und ohne Regulation eine ganz erhebliche *lokale* Abkühlung eintreten. Ebenso leicht kann etwa bei kleinflächiger Diathermie durch „Einschleichen" schließlich an einer Hautstelle eine so starke Erwärmung eintreten, daß es trotz nur geringer Warmempfindung zu Gewebsschädigung und zu Schmerz kommen kann.

Über Bedeutung und Ausmaß der Adaptation kann man sich leicht durch folgenden Versuch ein Bild machen: Man stellt 3 Schalen mit Wasser etwa von 15, 25 und 35° nebeneinander und bringt die linke Hand für 2 min in die Schale mit 15°, die rechte in die mit 35°. Die anfängliche Kaltempfindung links und die Warmempfindung rechts werden in dieser Zeit schon merklich schwächer. Bringt man nun beide Hände in die Schale mit 25°, dann wird diese gleiche Temperatur mit der linken Hand als warm, mit der rechten als kühl empfunden (Weberscher 3-Schalen-Versuch).

Für die *Temperaturwahrnehmung* ist von Bedeutung, daß bei größeren Abweichungen der Temperatur von einer Indifferenzzone nicht nur Kalt- und Warmreceptoren erregt werden, sondern auch Schmerzreceptoren und bei hohen Temperaturen nicht nur Warm- und Schmerzreceptoren, sondern auch gleichzeitig Kaltreceptoren (Abb. 406). So kommen die Empfindungen brennend heiß und schneidend kalt zustande. Die Indifferenzzone liegt bei etwa 32°; sie ist verhältnismäßig schmal, hängt allerdings in ihrer Lage von einer ganzen Reihe von weiteren Faktoren ab, wie Windgeschwindigkeit, Luftfeuchte, Beschaffenheit der Haut usw.

Wie beim Schmerz werden bei Erregung von Thermoreceptoren nicht nur Empfindungen und vegetative Reflexe, sondern auch *affektbetonte Erlebnisse* ausgelöst, die man als „Frieren" und als „Schwüle" bezeichnen kann. Sie hängen nicht nur von der lokalen Hauttemperatur ab, sondern auch von der thermoregulatorischen Gesamtlage des Organismus. So ist aus dem täglichen Leben bekannt, daß an einem heißen Tag die Abkühlung der Hände etwa unter fließendem Wasser als „angenehm kühl" empfunden wird, bei leicht abgekühltem Körper dagegen (auch bei gleicher Wassertemperatur) die gleiche Maßnahme zu unangenehmen Frostschauern führen kann.

4. Die „Tiefensensibilität"

Es ist schon mehrfach darauf hingewiesen worden, daß wir in der Tiefe zum Teil dieselben Receptoren finden wie in der Oberfläche, so daß gleiche Receptorenformen einmal auf Reize aus der Umwelt ansprechen (Exteroceptoren), zum anderen auf Reize, die im Körper selbst entstehen (Interoceptoren, unter denen wir die Receptoren der Eingeweide als Visceroceptoren den Proprioceptoren gegenüberstellen). Dazu kommen in der Tiefe Receptoren, die wir in der Oberfläche nicht finden, wie etwa die des Muskels (S. 458). Die Hauptschwierigkeit besteht hier darin, die Ergebnisse der objektiven mit denjenigen der subjektiven Sinnesphysiologie zu korrelieren. So läßt sich feststellen, daß die Pacinischen Körperchen der Eingeweide mit besonders niedriger Schwelle ansprechen und ihre Impulse dem Großhirn übermitteln; wir wissen jedoch nicht, welche Empfindungen bei ihrer Erregung ausgelöst werden. Wir dürfen annehmen, daß die meisten der Receptoren in den Eingeweiden nicht die Aufgabe haben, Empfindungen, sondern Reflexe herbeizuführen, so etwa die Chemo- und Pressoreceptoren der Carotissinus- und Aortengebiete (S. 132) und die Dehnungsreceptoren der Lunge und Bronchien (S. 198). Auf die Schmerzreceptoren der Tiefe sind wir oben (S. 641) schon eingegangen.

Etwas näher müssen wir uns noch mit der Tatsache befassen, daß wir jederzeit, auch bei geschlossenen Augen, über den *Kraftaufwand bei willkürlicher Betätigung der Muskulatur* orientiert sind und ebenso über *Lage und Stellung* unserer Glieder, sowohl in Ruhe wie auch bei aktiver und passiver Stellungsänderung.

Für die Auslösung der *Kraftempfindung* scheinen nur Receptoren der Tiefe in Frage zu kommen. Es ist jedoch noch nicht bekannt, ob es sich dabei um jene S. 458 geschilderten Receptoren im Muskel und in den Sehnen handelt, von denen Reflexe auf denselben und andere Muskeln ausgelöst werden, oder um Receptoren, die in den Muskelhüllen liegen und verschiedene Modifikationen der Pacinischen Körperchen darstellen.

Bei Erregung der Muskelspindeln können keine Potentiale im Großhirn nachgewiesen werden (wohl aber im Kleinhirn). Es ist deshalb unwahrscheinlich, daß sie uns die Kraftempfindung vermitteln. Es ist wahrscheinlicher, daß es sich um Receptoren in den Muskelhüllen, in den Sehnen und im Periost handelt, die bei verschiedenen Muskelspannungen unterschiedlich erregt werden, die mit niedriger Schwelle ansprechen und bei deren Erregung ausgelöste Potentiale im Parietalhirn nachgewiesen werden können. Neben diesen Receptoren tritt die gnostische Bedeutung der Muskelspindeln weit zurück. Deren Aufgabe liegt auf dem Gebiet der Reflexauslösung.

Als erstaunlich niedrig erweist sich die *Unterschiedsschwelle*. Es ist bei geringer Übung möglich, z.B. zwei Gewichte von 800 und 804 g durch wiederholte rasche Hebung zu unterscheiden. In diesem Falle wäre die relative Unterschiedsschwelle also $^1/_{200}$, während sie bei alleiniger Ausnutzung des Drucksinns (Auflegen der Gewichte auf die festgelegten Hände) nur $^1/_{20}$—$^1/_{40}$ beträgt. Diese Feinheit der Unterscheidungsfähigkeit ermöglicht einzigartige Leistungen. Ihr ist es z.B. zu verdanken, wenn der Segelflieger aus dem „Steuerdruck", den er über den Steuerknüppel erfühlt, jederzeit über Geschwindigkeit und Beschleunigung seines Flugzeuges orientiert ist. Die Feinheit der Unterschiedsschwelle ist aber auch die Grundlage der Präzision, mit der über die Rückmeldung an die verschiedenen oberen Instanzen die Motorik des ganzen Körpers reguliert werden kann.

Für die Wahrnehmung der *Gliederstellung* genügen die Receptoren, die die Kraftempfindung des Muskels vermitteln, nicht, da ein und dieselbe Gliederstellung durch unterschiedliche Spannungsänderung in verschiedenen Muskeln erreicht werden kann. Neben den Receptoren der Muskeln, Sehnen, Gelenke und des Bindegewebes spielen deshalb auch die Druck- und Berührungsreceptoren der Haut eine wesentliche Rolle, besonders bei passiven Lageänderungen. Es ist deshalb verständlich, daß nach Vertaubung der Haut um ein Gelenk bei geschlossenen Augen nicht mehr angegeben werden kann, welche Stellung diesem Gelenk durch eine 2. Person gegeben wurde. Da sowohl die Hauptmasse der Fasern von den Berührungs- und Druckreceptoren wie die aus der Tiefe (mit Ausnahme derjenigen von den Schmerzreceptoren) im Tractus spinobulbaris (Hinterstrang) verläuft, fällt nach Zerstörung des Hinterstrangs eine Beurteilung der Lage und Bewegung der Glieder bei geschlossenen Augen vollständig aus. Gleichzeitig damit muß auch die Motorik wegen des Ausfalls der sensiblen Kontrolle schweren Schaden erleiden (Hinterstrangataxie).

5. Gemeingefühle: Hunger und Durst

a) Hunger

Da es sich hier nicht um eine lokalisierbare Wahrnehmung handelt, spricht man von einem Gemeingefühl. Der Hunger, der allgemein definiert wird als alle die Vorgänge umfassend, die dem Streben zur Nahrungsaufnahme dienen, enthält mindestens 3 Komponenten: Hungergefühl, Appetit und Nahrungsbedürfnis. Daß diese verschiedenen Komponenten zu trennen sind, erkennt man schon daran, daß man immer noch essen kann, obschon das Hungergefühl gestillt ist, wenn es sich um die Leibspeise handelt, und daß man im Zustand schwerer Unterernährung immer noch ein Nahrungsbedürfnis fühlt, auch wenn der Magen bis zur Erschöpfung der Kapazität gefüllt ist und ein Hungergefühl im Augenblick nicht mehr besteht.

Das *Hungergefühl* bzw. das Sättigungsgefühl sind sehr komplexe Erscheinungen, die durch eine Vielzahl von Mechanismen ausgelöst werden können. Es ist bis heute nicht gelungen, sie auf einen gemeinsamen Nenner zu bringen. Die frühere Auffassung, daß das Hungergefühl durch Leerbewegungen des Magens ausgelöst würde, hat sich als zu einseitig herausgestellt; diese Leerbewegungen, die das mitunter im Hungerzustand auftretende Druckgefühl im Epigastrium auslösen sollen, führen keineswegs regelmäßig zu Hungergefühl. Es scheinen insgesamt alle Faktoren, die den Regelkreis der Nahrungsaufnahme betätigen, auch auf das Hungergefühl Einfluß nehmen zu können (s. S. 566).

Der *Appetit* ist nicht identisch mit dem Hungergefühl. Es scheint sich um eine höhere, bewußte Tätigkeit zu handeln. Es fließt hier eine große Zahl der verschiedensten Einflüsse zusammen, wie Geschmacks- und Geruchsreize, Umgebung, Gewohnheit, Stimmungslage usw.

Verschlechtert man den Geschmack des Futters, z.B. durch Zusatz von Kaolin, dann bleibt die Nahrungsaufnahme der normalen Ratte konstant, bei solchen Ratten jedoch, die durch Zerstörungen im Gebiet des Nucl. ventro-medialis des Hypothalamus (s. S. 565) fettsüchtig gemacht worden waren, nimmt die Nahrungsaufnahme ab, und es wird entsprechend Depotfett mobilisiert. Man wird danach unterscheiden müssen zwischen einem primitiven Freßdrang auf der einen Seite, der eine genügende Calorienzufuhr erzwingt, und einem komplexeren, höheren Vorgang, der nach Geschmack usw. differenziert (Appetit). Der erste Vorgang dominiert so lange, als noch nicht übernormale Fettdepots angelegt sind, so daß eine Futterverweigerung nicht zu Mobilisierung von Fettdepots führt und der eintretende Hunger erneutes Fressen erzwingt.

Das *Nahrungsbedürfnis* ist nur lose mit dem Hungergefühl verknüpft. Das Hungergefühl ist wahrscheinlich von Bedeutung für den Zeitpunkt der Nahrungsaufnahme, das Nahrungsbedürfnis jedoch für deren Menge. Das Hungergefühl kann schon durch geringe Speiseaufnahme beseitigt werden, und trotzdem geht die Nahrungsaufnahme weiter. Wird bei Ratten der Magen denerviert oder ganz entfernt, dann fressen sie weiter periodisch und erhalten ihr Gewicht. Durch Futter als Lockmittel können sie genauso wie normale Tiere dazu gebracht werden, den richtigen Weg durch ein Labyrinth zu finden usw.

Ob ein Gleichgewicht zwischen Nahrungsbedarf und Nahrungszufuhr erreicht wird, hängt ganz wesentlich von Gewohnheiten ab, wenn auch unter Umständen eine Störung durch Veränderung des hormonellen Gleichgewichts oder Prozesses im Hypothalamus bedingt sein kann (vgl. S. 566). Bei Ratten ist nachgewiesen worden, daß den Geschmacksreceptoren eine ganz besondere Bedeutung für Nahrungsbedürfnis und Futterwahl zukommt. Wir werden S. 655 darauf zurückkommen.

Über die Bedeutung des Hypothalamus und des limbischen Cortex für die Nahrungsaufnahme und das Sättigungsgefühl s. S. 565 und S. 618.

Das Gegenstück zum Hunger ist das Gefühl der Sättigung. Auch dieses muß von der Appetitlosigkeit (Anorexia) unterschieden werden, einem Fehlen des Wunsches oder Drangs zu essen trotz Vorhandenseins von Hunger bzw. eines Zustandes, der sonst Hungergefühl auslöst.

b) Durst

Ebenso wie beim Hunger handelt es sich beim Durst um eine sehr komplexe Erscheinung, deren einzelne Komponenten noch keineswegs geklärt sind. Man wird auch hier am besten unterscheiden zwischen einem Durstgefühl und einem körperlichen Bedürfnis nach Wasseraufnahme, also einem Trinkbedürfnis. Die Auslösung des Durstgefühls scheint über bestimmte Gebiete des Hypothalamus zustande zu kommen, wobei der auslösende Reiz eine Erhöhung des osmotischen Drucks (bzw. des Kochsalzgehalts) im Blut zu sein scheint. Wird bei der Ziege 0,1 cm^3 einer leicht hypertonischen NaCl-Lösung in den rostralen Teil des medialen Hypothalamus injiziert oder dieselbe Stelle mit schwachen Wechselströmen fortlaufend gereizt, so nimmt sie noch mehrere Liter Wasser zusätzlich auf, obschon sie zuvor spontan kein Wasser annahm. Dies tritt nicht ein bei Injektion hypotoner oder isotoner Lösung an derselben Stelle, ebenfalls nicht bei Injektion hypertoner Lösung in den lateralen oder caudalen Hypothalamus (ANDERSSON).

Bei raschem Übergang in ein heißes Klima ist in den ersten Tagen der Schweiß noch relativ kochsalzreich und fast dem Blute isoton. Dadurch wird die Steigerung des Durstgefühls relativ zu gering, die Wasseraufnahme deckt nicht den Wasserverlust, und es kommt zu einer Austrocknung des Körpers. Die alte Meinung, man sollte tunlich an heißen Tagen dem Durstgefühl nicht völlig nachgeben, kann damit als widerlegt gelten. Erst im Laufe von Tagen wird einerseits die abgegebene Schweißmenge größer und andererseits der NaCl-Gehalt des Schweißes geringer (Hitzeanpassung), so daß das Durstgefühl dem Wasserverlust besser angepaßt ist und die Wasseraufnahme angenähert dem Wasserverlust entspricht. Dabei kann unter Umständen durch den Kochsalzverlust auch bei überschüssiger Wasseraufnahme das Trinkbedürfnis bestehenbleiben (S. 266). Nach Erfahrungen bei Bergarbeitern löscht dann ein kochsalzhaltiges Wasser besser den Durst.

Erhöhtes Trinkbedürfnis kann eintreten bei Mangel an Adiuretin und damit zu starkem Wasserverlust durch die Nieren (s. S. 327). Umgekehrt kann aber auch ein psychisch erhöhtes Trinkbedürfnis durch die großen zugeführten Flüssigkeitsmengen schließlich sekundär ein Versagen der Adiuretinbildung herbeiführen. Ob ein Gleichgewicht zwischen Flüssigkeitsbedarf und Flüssigkeitszufuhr erreicht wird oder ob fortgesetzt primär zu große Flüssigkeitsmengen zugeführt werden, hängt wie beim Essen weitgehend von der Gewohnheit ab.

XXII. Der Geschmackssinn

Der Geschmackssinn wurde früher mit dem Geruchssinn als „chemischer Sinn" zusammengefaßt. Einer *Geschmackswahrnehmung* liegt die Erregung zahlreicher verschiedenartiger Receptoren zugrunde (Geschmacks-, Tast-, Schmerz-, Thermo- und Geruchsreceptoren), wobei dem Geruchssinn eine dominierende Rolle zukommt. Das zeigt sich besonders deutlich, wenn die Nase künstlich oder durch Katarrhe verschlossen ist. Es kann dann etwa eine Frucht noch als süß, sauer oder bitter empfunden werden, aber nicht mehr ihr Aroma: eine Zwiebel und ein Apfel schmecken etwa gleich. Diese überwiegende Bedeutung des Geruchssinns beim Schmecken kommt auch in den alemannischen Dialekten zum Ausdruck, in denen unter dem Ausdruck Schmecken das Riechen gemeint ist. Diese nahe funktionelle und psychologische Beziehung hat zu der Annahme geführt, daß Geschmack und Geruch nur Varianten einer einzelnen physiologischen Einheit seien und zum falschen Postulat gleicher Rindenbezirke als primären sensorischen Gebieten verleitet. In Wirklichkeit ergeben sich erhebliche Unterschiede in Bau und Funktionsweise der beiden Sinnesorgane. Die Geschmacksreceptoren zeigen mehr Verwandtschaft mit den Hautreceptoren, und sie übermitteln ihre Erregungen nicht dem Riechhirn, sondern dem gleichen Feld im Parietalhirn wie die Druck- und Thermoreceptoren der Zunge. Es kommt hinzu, daß auf der anderen Seite neuerdings bezweifelt wird, ob wirklich der adäquate Reiz für die Geruchsreceptoren chemischer und nicht vielmehr physikalischer Natur sei.

Als Receptoren für den Geschmackssinn werden die *Geschmacksknospen* angesprochen. Doch ist anzunehmen, daß auch andere Gebilde als solche Receptoren fungieren können. Sie finden sich gehäuft an Spitze, Rändern und Basis der Zunge, spärlich dagegen am Zungenrücken. Sie stehen je Flächeneinheit am dichtesten beim Kind, und ihre Absolutzahl nimmt vom 20. Lebensjahr an fortgesetzt ab, so daß diese mit 80 Jahren auf etwa $^1/_3$ reduziert ist. Vereinzelt finden sich Geschmacksknospen auch an den Tonsillen, an der hinteren Rachenwand, in Pharynx und Larynx, eigenartigerweise gehäuft auch auf der Unterseite der Epiglottis.

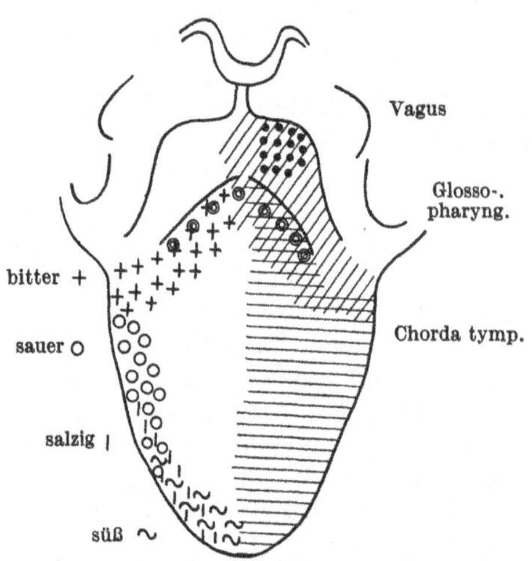

Abb. 408. Schematische Darstellung der unterschiedlichen Auslösbarkeit der 4 Geschmacksqualitäten (links) und der sensiblen Innervation (rechts) der Zunge beim Menschen

Die Geschmacksmodalität weist *vier verschiedene Qualitäten* auf: süß, sauer, salzig und bitter. Mit Hilfe von Rohrzucker, Essigsäure, Kochsalz und einem Bitterstoff, wie etwa Chinin, in jeweils entsprechenden Konzentrationen kann jede reine Geschmacksempfindung nachgeahmt werden. Das zeigt erneut, wie relativ primitiv unser Geschmackssinn ist und daß bei der Geschmackswahrnehmung andere Sinnesorgane eine wesentliche Rolle spielen. Man kann annehmen, daß den 4 Qualitäten 4 verschiedene Endapparate entsprechen. Darauf weist auch die Tatsache hin, daß bei Behandlung mit Cocain nicht alle Qualitäten gleichzeitig ausfallen, sondern nacheinander (in der Reihenfolge bitter, süß, salzig, sauer), daß durch andere Gifte isoliert einzelne Qualitäten zum Ausfall zu bringen sind und schließlich daß die 4 Geschmacksqualitäten topographisch verschieden auf der Zunge verteilt sind, wie das schematisch Abb. 408 darstellt. Da die Geschmacksknospen am Zungengrund vom N. glossopharyngicus innerviert werden, diejenigen der vorderen Zunge dagegen von der Chorda tympani (Abb. 408, rechts), kann bei Läsion dieser Nerven eine *dissoziierte Geschmackslähmung* beobachtet werden; bei Ausfall der Chorda tympani kommt es zu einem Ausfall aller Qualitäten bis auf „bitter", so daß aus einem zusammengesetzten Geschmack der Bitteranteil verstärkt hervortritt.

Die Geschmacksschwellen zeigen von Mensch zu Mensch eine große Variation. Ja, es kann festgestellt werden, daß gewisse Stoffe, die von 95% der Versuchspersonen als bitter charakterisiert werden, von den restlichen 5% als geschmacklos bezeichnet werden. Es gibt also offenbar eine Art „Geschmacksblindheit", so wie es Farbenblindheiten (z.B. Rot- oder Grünblindheit, S. 723) gibt, die sich übrigens recessiv vererben soll.

Wie bei dem ganzen aufregenden Kapitel „Chemische Konstitution und pharmakologische Wirkung" können zwischen chemischer Konstitution und

Geschmackswirkung bestimmte Gesetzmäßigkeiten aufgestellt werden, die aber beim Versuch einer generellen Anwendung überraschende Versager aufweisen.

So ist saurer Geschmack abhängig von der Anwesenheit von H^+-Ionen, salziger Geschmack von der Anwesenheit bestimmter Anionen (Cl′ oder SO_4''); die α-Aminosäuren schmecken süß, die Polypeptide und Peptone dagegen bitter. Die meisten Alkohole und Zucker schmecken süß, ihre Metallderivate aber bitter usw. Ein und dieselbe Substanz kann je nach der angewandten Konzentration 2—3 verschiedene Geschmacksqualitäten anklingen lassen, wie Tabelle 60 zeigt.

Tabelle 60. (Werte nach Y. REENPÄÄ)

Mol.-Konzentration	NaBr	KBr	LiBr
0,01	süßlich	süß	schwach süß
0,02	süß, salzig	süß, bitterlich	schwach süß
0,04	salzig	bitter, salzig	salzig, süß
0,20	salzig	salzig	salzig

Man sieht, daß durch ein und denselben Stoff alle Empfindungen von „süß“ direkt zum „salzig“ oder von „süß“ über „bitter“ zu „salzig“ hervorgerufen werden können. Da die Konzentration solcher Substanzen nach Aufnahme in den Mund, namentlich während des Herandiffundierens an die Geschmacksknospen, durch Verdünnung mit dem Speichel nicht sofort eine konstante ist, braucht das Ergebnis nicht ein sofortiger bestimmter Geschmack zu sein, sondern ist unter Umständen ein wechselnder, der etwa von süß auf salzig übergeht. Es kann sich aber auch ein Mischgeschmack einstellen, da durch verschiedene Konzentration in verschiedenen Mundgebieten gleichzeitig mehrere Geschmackseindrücke hervorgerufen werden können. Es mag sein, daß ein derartiger Wechsel der Geschmacksqualitäten bzw. Mischempfindungen zur Erkennung bestimmter Stoffe bei hinlänglicher Übung ausgenutzt werden könnte. Die Mischempfindungen, wie „süßsauer“, „bittersüß“, spielen eine große Rolle zur Charakterisierung vieler schmeckender Stoffe, ohne daß indessen damit die Vielfältigkeit dessen, was wir im praktischen Leben als „Geschmack“ eines Substrates bezeichnen, erklärt werden könnte.

Es ergibt sich allgemein, daß das Schmecken ein höchst komplizierter Vorgang ist, gebunden an eine Vielheit von Receptoren, und durchaus nicht nur eine Leistung der eigentlichen Chemoreceptoren der Mundschleimhaut darstellt, weiter, daß deren Leistung beim Menschen von verhältnismäßig geringer Bedeutung ist. Hier spielen sie noch eine wesentliche Rolle bei der reflektorischen Auslösung der Speichelsekretion und vor allem bei der Variation der so angeregten Sekretion, worauf S. 273 schon eingegangen wurde.

Bei den Tieren scheint jedoch die *Bedeutung des Geschmackssinns* eine viel wesentlichere, vor allem für die Futterwahl, zu sein. RICHTER konnte zeigen, daß Ratten, die an endokrinen Läsionen litten oder längere Zeit auf eine calorisch oder an einzelnen Vitaminen unzureichende Diät gesetzt worden waren, bei freier Wahl gerade die Diät vorziehen, die den Defekt ausgleicht. So wählen sie nach Entfernung der Nebennieren, wenn ihnen die Wahl zwischen reinem Wasser und Kochsalzlösung gelassen wird, die Kochsalzlösung und überleben die mit der üblichen Durchschnittskost gefütterten Kontrolltiere um das Vielfache. Entsprechend entwickeln Ratten nach Entfernung der Nebenschilddrüse einen großen Appetit für calciumhaltige Lösungen usw. Diese lebenswichtigen Verhaltensmuster verschwinden, wenn die Geschmacksnerven durchtrennt werden. RICHTER nimmt an, daß bei einer Mangelernährung die Empfindlichkeit der Geschmacksknospen verändert würde. So konnte er feststellen, daß normale Ratten reines Wasser und Wasser mit einem Kochsalzgehalt von 0,055% nicht unterschieden, adrenalektomierte dagegen schon bei einem Kochsalzgehalt von

0,0037 % das kochsalzhaltige vorziehen (vgl. auch S. 266 und S. 346). Es ist anzunehmen, daß diese Befunde auch für die Säuglingsernährung von Bedeutung sind.

Nebenbei: In solchen Versuchen können Ratten sehr solide Trinkersitten entwickeln. Gibt man ihnen bei sonst zureichender Ernährung Wasser und verdünnte Alkohollösung zur Wahl, dann trinken sie hauptsächlich Wasser und sehr wenig Alkohol. Erniedrigt man den Caloriengehalt der Nahrung, dann trinken sie nur noch Alkohol und gleichen damit das calorische Defizit aus. Sie werden aber nicht zu Säufern, denn wenn sie wieder ausreichend ernährt werden, trinken sie sofort wieder Wasser, allerdings auch ein klein wenig Alkohol dazu.

XXIII. Der Geruchssinn

Von der großen Oberfläche der Nasenschleimhaut nimmt die *Regio olfactoria* im Gebiet des Nasendaches (Abb. 409) mit ihrem spezifischen Riechepithel nur einen verhältnismäßig kleinen Teil ein. Bei normaler Atmung bleibt die Luft in der Nachbarschaft des Riechepithels in Ruhe. Es ist dies bedeutsam als Schutz des empfindlichen Epithels, da dann schädigende Stoffe nicht sofort in hoher Konzentration in dieses Gebiet gelangen und da es bei Einatmung kalter Luft nicht so schnell auskühlt. Die Riechstoffe können es deshalb nur durch Diffusion erreichen. Nur beim „Schnüffeln", bei Hin- und Herbewegen der Luft, wird auch die im obersten Teil der Nase befindliche Luft bewegt und damit die Riechmöglichkeit erhöht.

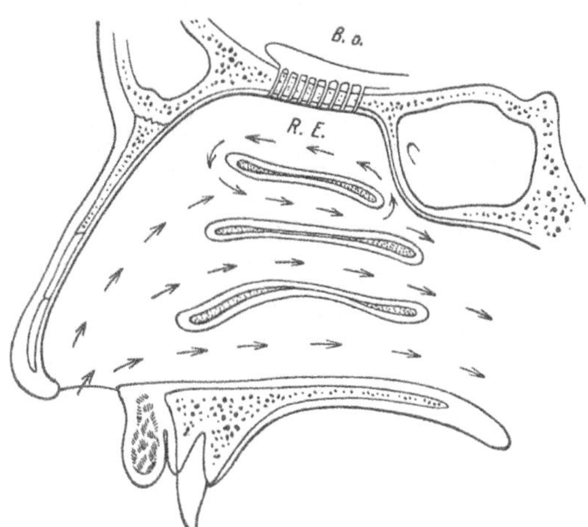

Abb. 409. Nur der oberste Anteil der Nasenhöhle enthält in der Regio olfactoria (*R.E.*) das Riechepithel, welches durch die Siebbeinplatte mit dem Bulbus olfactorius (*B.o.*) in Verbindung steht. Ein verhältnismäßig kleiner Bruchteil der eingeatmeten Luft kommt damit in Berührung. Besser als bei glatter tiefer Einatmung wird das Riechepithel belüftet bei schwachem Hin- und Herbewegen der Luft (Schnüffeln)

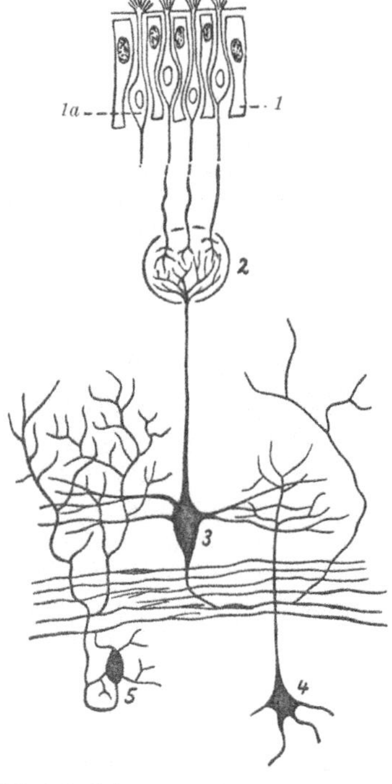

Abb. 410. Schema des zentralen Riechnervenverlaufes. *1a* Riechzellen der Nasenschleimhaut; *1* Stützzellen; *2* Glomerulus im Bulbus olfactorius; *3* Mitralzelle; *4* Zelle der Körnerschicht; *5* Zelle mit vielfach verzweigtem Achsenzylinderfortsatz

Die *Geruchsreceptoren* stellen verhältnismäßig primitive Gebilde dar, nämlich gleichzeitig Receptor und Nervenzelle. Von einem im Zelleib enthaltenen Fibrillengitter gehen Fasern aus, welche, die Zelle verlassend, direkt die Fasern des Riechnerven bilden, also Neuriten darstellen. Eine schematische Darstellung der zentralen Verknüpfung gibt Abb. 410, auf die Weiterleitung zum Riechhirn ist S. 602 eingegangen worden. Wie das Schema zeigt, kommt es zu starker Konvergenz der Erregungen, d.h. die Erregungen von zahlreichen Receptoren werden ein und derselben höheren Nervenzelle übermittelt.

Die Frage nach der *Riechschwelle* ist insofern schwer zu beantworten, als der „adäquate Reiz" sich nicht wie bei den anderen Sinnesorganen in Energiemaßen angeben läßt. Man kann als Maß für die Geruchsschwelle die Konzentration des untersuchten Riechstoffes in der Raumeinheit Luft angeben, ein Verfahren, das allerdings wenig befriedigt, da offenbar eine Anreicherung der Riechstoffe im Nasensekret eintritt. Es gewährt lediglich einen Einblick in die ungemeine Empfindlichkeit des Riechapparates. Die Tabelle 61 gibt eine Vorstellung von der Schwellenkonzentration einiger bekannter Geruchsstoffe.

Tabelle 61

Mercaptan . . .	$4{,}5 \cdot 10^{-14}$ g im Liter Luft	Skatol	$3{,}5 \cdot 10^{-13}$ g im Liter Luft
Moschus	$1{,}0 \cdot 10^{-12}$ g im Liter Luft	Naphthalin . . .	$4{,}0 \cdot 10^{-9}$ g im Liter Luft
Vanillin	$5{,}0 \cdot 10^{-12}$ g im Liter Luft	Phenol	$1{,}2 \cdot 10^{-9}$ g im Liter Luft

Die Riechschwelle streut bei verschiedenen Menschen überraschend wenig; bei ein und demselben Menschen erweist sie sich als sehr konstant; bei Frauen ist sie kurz vor und während der Menstruation erniedrigt.

Mit Sicherheit kann man annehmen, daß Stoffe, die für eine bestimmte Tierart Riechstoffe sind, für andere Tiere oder den Menschen geruchlos bleiben. Das gilt z.B. für die „Witterung" der Hunde. Interessanterweise ließ sich feststellen, daß Polizeihunde Spuren, welche mit reinen chemischen Geruchsstoffen gelegt wurden, nicht annehmen. Nur die durch keinerlei chemische Methode nachweisbare und für den Menschen nicht riechbare Geruchsspur von Mensch und Tier wird von ihnen verfolgt.

Die Geruchsreceptoren weisen eine sehr starke *Adaptation* auf. Darauf deutet schon die Erfahrung hin, daß Menschen in einem schlecht ventilierten Raum von der zunehmenden Verschlechterung der Luft lange Zeit nichts bemerken, während dem Neueintretenden die mangelnde Ventilation sofort auffällt.

In welcher Weise die Geruchsstoffe an den Receptoren zur Erregung führen, ist noch unbekannt. Während zumeist ein chemischer Vorgang angenommen wird, nämlich daß die Receptoren durch die Moleküle der Riechstoffe erregt würden, die in der Flüssigkeit gelöst sind, welche die Schleimhaut bedeckt, bzw. als Film auf dieser Flüssigkeit angereichert sind, wie etwa bei Ölen, wurde in neuerer Zeit eine Hypothese der physikalischen Erregungsauslösung aufgestellt.

Nach dieser Hypothese sollen die Receptoren dann erregt werden, wenn ihre Wärmestrahlung erhöht wird. Die Receptoren strahlen die im Körper gebildete Wärme ab mit einer Wellenlänge zwischen 8 und 14 μ. Die Dimensionen der Receptoren selbst sollen in diese Größenordnung fallen. Sie strahlen danach bestimmte Wellenlängen selektiv entsprechend ihrer Größe ab. Geruchsstoffe sollen nun solche Stoffe sein, die in diesem Wellenbereich des Infrarotspektrums absorbieren; dadurch wird der Receptor gekühlt, und diese Kühlung soll den adäquaten Reiz darstellen. Da die verschiedenen Geruchsstoffe verschiedene Wellenlängen bevorzugt absorbieren, sollen sie verschiedene Receptoren erregen und damit unterschiedliche Empfindungen hervorrufen (MILES und BECK). Gegen diese Hypothese spricht einmal, daß in einigen Fällen optische Isomere verschiedene Geruchsempfindungen auslösen, weiter auch die sehr lange Latenz der Geruchsempfindung bei schwellennaher Konzentration des Riechstoffes; hier ist die Annahme wahrscheinlicher, daß die Geruchsstoffe in das Sekret übergehen, das das Riechepithel bedeckt, dort mit der Zeit angereichert werden und auf chemischem Wege eine Erregung hervorrufen. Die obige Hypothese ist hier nur dargestellt worden, um zu zeigen, wie unsicher unser Wissen auf diesem Gebiet noch ist, wenn schon über die Auslösungsart der Erregung so prinzipiell verschiedene Ansichten geäußert werden können.

Die ungemeine Vielzahl der Geruchseindrücke, die darin zum Ausdruck kommt, daß nahezu jeder riechbare Stoff seinen typischen Geruch hat, der nach ihm benannt wird, und daß sich nur selten Verwandtschaften zwischen diesen Gerüchen „riechen“ lassen, stellt ein großes Hindernis für den Versuch dar, verschiedene Geruchsqualitäten zu unterscheiden oder die Geruchsstoffe in bestimmte Klassen zu gliedern. Diese große Zahl der Geruchseindrücke macht es unwahrscheinlich, daß für jeden spezifischen Geruch spezifische Receptoren verantwortlich zu machen sind. Eher muß man annehmen, daß tatsächlich einige, relativ wenige, unterschiedliche Empfangselemente vorhanden sind, die jeweils in verschiedenen Kombinationen ansprechen, ähnlich wie das bei den Geschmacksreceptoren der Fall ist. Daß aber eine Unterteilung in mehrere *Qualitäten* notwendig ist, darauf weist schon der Umstand hin, daß der Adaptationsvorgang für verschiedene Geruchskomponenten unterschiedlich rasch verläuft. Dafür spricht auch die Möglichkeit, durch Mischung von Riechstoffen in bestimmtem Verhältnis den Effekt auf das Geruchsorgan aufzuheben. Werden z.B. 4 g Jodoform mit 200 g Perubalsam gemischt, dann ist die Mischung fast geruchlos. Dieselbe Neutralisation tritt ein, wenn man die beiden Geruchsstoffe durch Röhrchen in den Nasenlöchern einzeln auf jede Nasenseite einwirken läßt. Wie gesagt, ist aber eine tragfähige Unterteilung in Geruchskomponenten noch nicht geglückt.

Auch die Frage nach dem *Zusammenhang von chemischer Konstitution und Riechwirkung*, die für die Synthese von neuen Duftstoffen wesentlich ist, ist noch weitgehend ungelöst. Nicht einmal die Frage, welche chemischen Stoffindividuen überhaupt „riechen“, ließ sich auf eine allgemeine Formel bringen. Daß riechbare Stoffe Materie in Form von Gas, Dampf oder aber auch in sublimierter, fester, feinst verteilter Form abgeben müssen, steht allerdings außer Frage. Aber wie es kommt, daß nicht alle Gase und Dämpfe riechen — O_2, H_2, CH_4, CO z.B. riechen nicht —, das bleibt unklar. Auffallend ist jedenfalls, daß unter den vielen Hunderten von riechenden Stoffen nur 4 freie Elemente (Cl, Br, J und F) — sofern man nicht Ozon hinzurechnen will — und nur etwa 30 anorganische Verbindungen, im übrigen aber organische Verbindungen zu finden sind.

Ein und derselbe Stoff kann ferner, in verschiedener Konzentration als Geruchsreiz geboten, völlig verschiedene Geruchseindrücke hervorrufen. Ein allbekanntes Beispiel ist das in hoher Konzentration übelriechende Skatol, das in feinster Verteilung den Duft des Jasmins verursacht.

Ein neuer Weg, diesen Problemen näher zu kommen, ist in letzter Zeit durch ADRIAN erschlossen worden. Es ist ihm gelungen, die Aktionspotentiale von Mitralzellen im Bulbus olfactorius bei verschiedenen Versuchstieren abzuleiten. Dabei stellte sich heraus, daß mit jeder Inspiration bei Beatmung des Tieres mit einem Duftstoff eine Aktionspotentialsalve auftritt, die mit Erhöhung der Stoffkonzentration zunimmt, weil dann mehr Mitralzellen aktiviert werden. Weiter ergab sich bei Ableitung von verschiedenen Punkten, daß die verschiedenen Receptoren mit ihren zugehörigen Mitralzellen unterschiedliche Empfindlichkeiten gegen verschiedene Duftstoffe aufweisen; bei Beatmung mit verschiedenen Duftstoffen entsteht dadurch ein räumlich und zeitlich unterschiedliches Erregungsmuster, so daß der Geübte aus dem Bild der Aktionspotentiale ablesen kann, welcher Duftstoff verwandt wurde. Zwar ist auch auf diese Weise noch keine Klassifizierung der Duftstoffe geglückt, doch scheint dies der aussichtsreichste Weg.

Die *Bedeutung des Geruchssinns* schwankt auch innerhalb der Säugetierreihe von Species zu Species beträchtlich, wenn auch der Zweck — „Witterung“ der Nahrung oder des Feindes oder des geschlechtlichen Partners — überall der gleiche ist. Sie ist für den zivilisierten Menschen erheblich geringer als für Wildtiere, was sich schon in der Ausgestaltung nicht nur des äußeren Riechapparates, sondern vor allen Dingen der Zentralstation für das Riechen erkennen läßt. Die erstaunlichen Fernwirkungen (z.B. die Anlockung des männlichen Schmetterlings durch das Weibchen auf Tausende von Metern) sind nur denkbar durch eine außerordentliche Empfindlichkeit des Riechapparates.

Im Gegensatz zu den Chemoreceptoren des Geschmackssinnes tritt die Funktion des Riechepithels als Ausgangsort für Reflexe zugunsten seiner Sinnesfunktion eher in den Hintergrund. Es ist wohl möglich, über den Geruch den Salivations- und Magensekretionsreflex in Gang zu setzen, aber es gelingt nicht mit der gleichen Sicherheit wie von den Geschmacksknospen aus. Vor allem gelingt es niemals, auf diesem Wege Menge und Zusammensetzung der Verdauungssekrete in zweckmäßiger Weise zu steuern. Bei völligem Ausfall des Geruches bleiben die genannten Reflexe völlig intakt. Die auf Einatmung von CO_2, Chloroform, Ammoniak u. dgl. eintretenden reflektorischen Atemstillstände, die als Schutzreflexe gedeutet werden, gehen nicht über das Riechepithel, sondern über die sensiblen Nervenendigungen des Trigeminus in der Nasenschleimhaut vor sich. Es läßt sich zeigen, daß sie bei völlig intaktem Geruchsvermögen nach Zerstörung des N. trigeminus ausfallen. Eine ganze Reihe weiterer Stoffe bewirken in ähnlicher Weise gleichzeitig eine Erregung des Riechorgans wie des Trigeminus.

Erhebliche Wirkungen hat jedoch der Geruchssinn auf das *vegetative System und die Affektlage*. Ekelerregende Gerüche können nicht nur die Sekretion der Verdauungsdrüsen stillegen, sondern auch zu Übelkeit und Erbrechen führen. Gerüche vermögen z.B. auch in den komplizierten Vorgang der Sexualreflexe fördernd oder hemmend einzugreifen usw. Dies ist möglicherweise auf den engen, phylogenetisch bedingten, Zusammenhang von Riechhirn und limbischem Cortex zurückzuführen (S. 617).

XXIV. Das Gehör

Vorbemerkungen. Das Hören, d. h. die Wahrnehmung von *Tönen, Klängen* und *Geräuschen,* erschließt dem Menschen die weitere Umwelt. Zugleich aber erfüllt das Ohr neben diesen „exteroceptiven" auch „interoceptive" Aufgaben akustischer Art; man denke nur an die ständig durchgeführte und offenbar auch weitgehend notwendige Kontrolle der eigenen Sprache. Zu den merkwürdigsten Erlebnissen gehört die Feststellung, daß die eigene Sprache dann, wenn man sie aus der Umwelt von einer — natürlich einwandfreien — Platten- oder Tonbandaufnahme sich anhört, zunächst völlig fremd klingt, so daß man sie unter Umständen gar nicht selbst erkennt. Hierin liegt bereits ein Hinweis darauf, daß in beiden Fällen verschiedenartige Empfangsvorgänge eine Rolle spielen könnten. Zugleich aber ergibt sich, daß unsere *„interoceptive Hörwelt"* ein anderes Gesicht trägt als die *exteroceptive*. Aufmerksame Beobachtung der Tierwelt führt fernerhin zu der Vermutung, daß viele Erscheinungen in der Umwelt dem menschlichen Ohr überhaupt entgehen, daß, genau wie etwa im Gebiete des Geruches, nur eine *ganz spezifisch „menschliche Hörwelt"* uns akustisch zugänglich ist. Die Ursache hierfür kann nur in der durch bestimmte Faktoren begrenzten Leistungsfähigkeit des menschlichen Ohres liegen. Erst die Beantwortung der Frage nach dem *„adäquaten Reiz"* und den *Reizschwellen* wird eindeutige Vorstellungen über Art und Begrenzung der menschlichen Hörwelt bringen. Nur auf diese Weise wird aber auch der Mechanismus der Elementarvorgänge beim Empfang und die Transformation der aufgenommenen Energie in Erregungen innerhalb des Ohres einer systematischen Klärung zugänglich.

1. Der adäquate Reiz

Bei Luftdruckschwankungen einer bestimmten Mindestintensität (Schwelle) und Mindestschnelle des Ablaufes werden *Töne, Klänge* oder *Geräusche* wahrgenommen. Langsame Druckänderungen, selbst hohen Grades, und Dauerdruck vermögen die Hörfähigkeit zu beeinflussen, erbringen aber selbst keine Klangempfindungen, wohl aber Berührungsempfindungen und eventuell Schmerz. Letztere Erscheinungen können nicht zu den eigentlichen „Hörleistungen" des Ohres gerechnet werden. Man kann also das Ohr nicht gut als einen „Druckempfänger" schlechthin, sondern als einen solchen mit ganz bestimmten begrenzten Fähigkeiten betrachten. Dabei ist in dem resultierenden Empfindungsergebnis keineswegs etwas über die eigentliche physikalische Natur des reizenden Vorganges ausgesagt, sondern nur mühevolle, wissenschaftliche Analyse gibt hierüber Auskunft. Der einfache, sehr kurz dauernde Luftdruckstoß hinreichender Stärke führt zu Geräuschen, welche den Charakter des „*Knalles*" tragen. Solche wirklich ideale, einfache Druckstöße einer Dauer von etwa 10^{-4} sec und weniger kommen natürlicherweise kaum vor, da die Luft selbst als elastisches System ebenso wie viele Bestandteile der Umwelt, ja sogar unseres Ohres, durch einen solchen einfachen Druckstoß erregt, in Schwingung gerät, so daß als Endergebnis ein solcher Stoß fast immer überlagert und überdauert wird von weiteren, meist sehr raschen Druckschwankungen, die mit starker Dämpfung abklingen. Tatsache ist, daß derartige „knallartige" Geräusche stets als Einzelvorgang, allerdings unter Umständen recht verschiedenen Klangcharakters empfunden werden. Wählt man nicht Einzelschwankungen des Luftdruckes, sondern in regelmäßigen Abständen folgende, bei denen die Druckänderung in Form einer Sinuskurve verläuft, so ist das Ergebnis ein äußerst charakteristisches: Bei hinlänglicher Intensität (d.h. in Druckeinheiten, also in Atmosphären, mg/cm² oder Dyn/cm² gemessener Druckamplitude) stellen sich deutlich zwischen 8 und 10 Stößen je Sekunde hörbare Einzelempfindungen ein, die bei etwa 16 je Sekunde ziemlich plötzlich unter „Verschmelzung" in eine kontinuierliche „*Tonempfindung*" übergehen. Diese „*Verschmelzungsfrequenz*" hat für alle gesunden menschlichen Ohren ungefähr den gleichen Wert. Man beobachtet außerdem, daß die zur Erzeugung dieses tiefsten wahrnehmbaren „*Tones*" notwendige Mindestenergie sprunghaft geringer wird im Vergleich zu jenem Energieaufwand, der zur Hervorrufung der ersterwähnten Einzelempfindung, welche Schwankungen von niederer Frequenz erzeugen, nötig ist (s. hierüber unten die Ausführungen über „Reizschwellen für das Ohr"). Die erwähnte Tatsache, daß der Übergang von den diskontinuierlichen Einzelempfindungen zur kontinuierlichen Tonempfindung mit einer merklichen, sprunghaften Schwellenerniedrigung einhergeht, spricht dafür, daß für die Existenz einer solchen ganz bestimmten *unteren Tonfrequenzgrenze* auch die Einrichtung und Funktionsweise des eigentlichen Empfangsapparates eine Rolle spielen muß. Mit steigender *Frequenz* der periodischen Luftdruckschwankungen (ausgedrückt in Schwingungen je Sekunde oder „Hertz" [Hz]) steigt die *Tonhöhe* an, wobei jeder Frequenz, unabhängig von der Intensität des Reizes, ein und nur ein ganz bestimmter Ton entspricht, bis ziemlich plötzlich bei einer Frequenz von etwa 21000 Hz auch bei stärkster Intensität eine obere Tonfrequenz erreicht ist, bei deren Überschreitung das menschliche Ohr nicht mehr erregt wird. Es erfolgt der Übergang in das Gebiet der „Ultraschallfrequenzen“. Das Gebiet der Hörfrequenzen für den Menschen (16 Hz bis 21000 Hz) ist keineswegs identisch mit dem vieler Tiere. So können z.B. Hunde weit ins Gebiet des Ultraschalles hinein hören.

Die obere Tonfrequenzgrenze für das menschliche Ohr (man verwendet vielfach den wenig glücklichen Ausdruck „obere Hörgrenze“) ist vom Alter abhängig. Der bisher genannte Maximalwert gilt in den ersten beiden Dezennien. Bis zum 35. Jahre sinkt sie auf etwa 15000 Hz ab, liegt bei 50 Jahren um 12000 Hz, um im Greisenalter Werte von etwa 5000 Hz und weniger zu erreichen. Dieses Absinken der oberen Tonfrequenzgrenze stellt einen Teil der allgemeinen, altersbedingten Leistungsabnahme des Ohres (Presbyakusis) dar. (Folge: Hohe Töne, das Zirpen der Grille, S- und T-Laute usw. können nicht mehr gehört werden.) Auch Allgemeinerkrankungen und akuter O_2-Mangel (große Höhen!) können die obere Tonfrequenzgrenze vorübergehend absinken lassen (bei 7000—8000 m Höhe etwa um 2000—3000 Hz).

Tabelle 62. *Die musiküblichen Halbtöne*
Schwingungszahlen der Töne in der temperierten Stimmung. Kammerton 435 Hz

	C	Cis	D	Dis	E	F	Fis	G	Gis	A	Ais	H
C_{-2}	16,17	17,13	18,15	19,22	20,37	21,58	22,86	24,22	25,66	27,19	28,80	30,52
C_{-1}	32,33	24,35	36,29	38,45	40,47	43,16	45,52	48,44	51,32	54,37	57,61	61,03
C	64,66	68,51	72,58	76,90	81,47	86,31	91,45	96,89	102,65	108,75	115,22	122,07
c	129,3	137,0	145,2	153,8	162,9	172,6	182,9	193,8	205,3	217,5	230,4	244,1
c_1	258,7	274,0	290,3	307,6	325,9	345,3	365,8	387,5	410,6	435,0	460,9	488,3
c_2	517,3	548,1	580,7	615,2	561,8	690,5	731,6	775,1	821,2	870,0	921,7	976,5
c_3	1035	1096	1161	1230	1304	1381	1463	1550	1642	1740	1834	1953
c_4	2069	2192	2323	2461	2607	2762	2926	3100	3285	3480	3687	3906

Dio Ermittlung dcr obcrcn Tonfrequenzgrenze ist daher verständlicherweise eine wichtige Funktionsprüfung. Man verwendet dazu gewöhnlich ein „*Monochord*“, das ist ein kleines, einsaitiges Instrument, das mit einem Bogen angestrichen wird, während durch Verschiebung eines Steges der schwingende Saitenanteil beliebig, und direkt in Schwingungszahlen ablesbar, in seiner Länge verändert werden kann. Durch Aufsetzen des Monochords auf den Schädel kann auch dieses zur Hörprüfung für das Hören bei Knochenleitung (s. u.) verwendet werden. Ein anderes Prüfgerät ist die Galtonsche Pfeife (eine durch einen Gummiball als Gebläse zu betätigende Pfeife, deren Hohlraum in meßbarer Weise durch einen eingeschobenen Stempel veränderlich ist). Schließlich gebraucht man womöglich elektroakustische Instrumente, die meist nach dem Prinzip der Schwebungssummer arbeiten und den Vorteil der gleichzeitigen genauen Regelung der Reizintensität (Schwellenbestimmung!) bieten (s. u., S. 667, bei Audiogramm).

Eine wichtige Frage ist die nach der Unterscheidbarkeit zweier Töne verschiedener Frequenz, der sog. *Unterschiedsschwelle für die Tonhöhe.* Man könnte auch vom „akustischen Auflösungsvermögen“ sprechen. Weitaus am feinsten ist es im Bereiche von 80—600 Hz und beträgt da etwa 0,1%. Nach den höheren und tieferen Frequenzen zu nimmt es ab bis zu 1%. Zwischen 600 und 3000 Hz kann man mit 0,3—0,5% rechnen. Es ergeben also beispielsweise 80 Hz einen eben von 80,08 Hz unterscheidbaren Ton, 100 Hz einen von 100,1 Hz unterscheidbaren usw. Diese Feinheit des akustischen Auflösungsvermögens hängt aber in gewissem Umfang von der Intensität des Reizes ab, wird geringer mit abnehmender Intensität. Im Gegensatz zur kontinuierlichen „physikalischen Tonreihe“ ist die „physiologische Tonreihe“ stufenweise angeordnet und umfaßt nur 3000—4000 voneinander wohl unterscheidbare Töne.

Zur Notierung und Kennzeichnung der einzelnen Töne bedient sich die Physiologie und Medizin ebenso wie die Physik und Technik der musikalischen Notierungsweise in der Notenschrift. Tabelle 62 gibt die nötigen Anhaltspunkte und Bezeichnungsweisen.

Von besonderer Bedeutung ist der in der Tabelle enthaltene Ton A von 435 Hz, der 1885 als „Kammerton A" international als „Stimmton" für Musikinstrumente und sonstige Tonerzeuger vereinbart worden war. Für Deutschland ist neuerdings der von der internationalen Normenvereinigung 1939 gemachte Vorschlag aufgegriffen und der „Stimmton a" auf 440 Hz festgelegt worden.

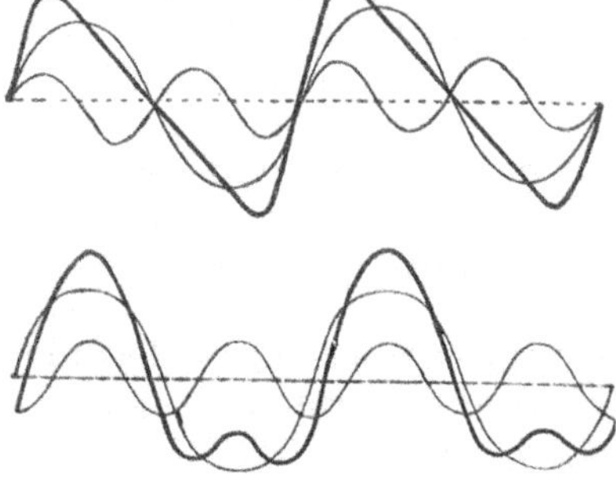

Abb. 411. Zusammensetzung zweier Sinusschwingungen (Grundton und Oktave) mit dem Amplitudenverhältnis 2:1, oben ohne Phasenverschiebung, unten mit einer Verschiebung von $^1/_4$ Schwingung der Oktave. Die resultierende Schwingung ist stark ausgezogen

Gleiche Töne scheinen sich voneinander außer in der Intensität auch noch durch ihre „*Klangfarbe*" unterscheiden zu können. Man denke etwa an ein und denselben Ton der Geige, eines Hornes und einer Flöte. Dazu ist zu bemerken, daß es sich in solchen Fällen nicht um „Töne", sondern um *Klänge*, also zusammengesetzte, periodische Luftdruckschwankungen handelt. Hierbei ist ein Grundton gewöhnlich von mehr oder weniger zahlreichen Obertönen überlagert. Art und Zahl der Obertöne sind also für die „Klangfarbe" verantwortlich. Die sich ergebende Form der Druckschwankungen hängt außer von der Zahl und Art der sich überlagernden Töne von der jeweiligen „Phasenverschiebung" ab. Die Abb. 411 soll das an einem einfachen Beispiel klarmachen.

Von grundsätzlicher Bedeutung ist, daß für das menschliche Ohr beim Abhören derartiger „Klänge" jedoch *die Phasenverschiebung völlig belanglos ist.* Lediglich Zahl und Art der einzelnen Tonkomponenten ist entscheidend für den Gehörseindruck. Daraus geht hervor, daß *das Ohr keineswegs die Druckschwankung als solche in ihrem eigentlichen Ablauf verwertet, sondern offenbar zusammengesetzte, periodische Schwingungen durch harmonische Analyse in ihre Teilkomponenten zerlegt und allein nach diesen beurteilt.* Diese Fähigkeit teilt das Ohr mit einem verhältnismäßig einfachen Instrument der Technik: dem Zungenfrequenzmesser. Ein Schema hiervon gibt die Abb. 412.

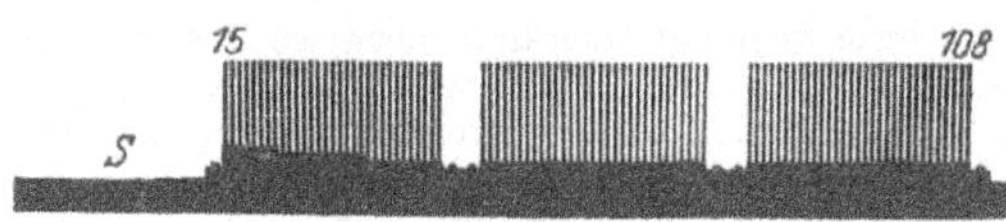

Abb. 412. Schattenriß der Blattfedern eines Zungenfrequenzmessers in Seitenansicht. (Nach Pohl)

Es handelt sich um eine Anordnung von „Resonatoren", die entsprechend ihrer Abstimmung bei gleichzeitigem Anklingen verschiedener Frequenzen mit den jeweils dargebotenen Komponenten „in Resonanz" erregt werden. Die sich gegenseitig überlagernden Komponenten kann man also sofort als „Frequenzspektrum" gleichzeitig ablesen. Für die Beurteilung von Maschinendrehzahlen, Schwingungen in laufenden Motoren usw. spielen diese Anordnungen eine große Rolle. — Da das Ohr die Eigenschaft aufweist, Klänge ausschließlich nach ihren Komponenten, also nach ihrem Frequenzspektrum, zu beurteilen und damit eine „harmonische Analyse" auszuführen, hat Helmholtz als erster die Ansicht geäußert, daß im Ohre Resonatorensätze angeordnet sein müßten, welche nach Art der Zungenfrequenzmesser in Schwingung geraten. Diese „*Resonanztheorie des Hörens von* HELMHOLTZ“ hat sich für die Erforschung der Physiologie des Ohres äußerst fruchtbar erwiesen. Sie besteht aus 2 Teilen, die unabhängig voneinander geprüft werden müssen: 1. Nach ihr wird jeder Klang in die einzelnen Teiltöne zerlegt, wobei jeder von diesen eine ganz bestimmte, festgelegte Gruppe von Hörzellen erregt *(Einortstheorie)*. 2. Die Zerlegung des Frequenzspektrums eines Klanges in die Teiltöne geschieht im Innenohr durch Resonanzvorgänge wie bei einem Zungenfrequenzmesser. Wir werden sehen (S. 678), daß alle modernen Befunde eine volle Bestätigung des ersten Teils, nicht aber des zweiten erbracht haben.

Es soll deshalb schon hier betont werden, daß eine Klanganalyse nicht nur durch Resonanz möglich ist, sondern auch durch Dispersion, d.h. durch unterschiedliche Beeinflussung der Fortpflanzungsgeschwindigkeit je nach der Frequenz, so wie etwa ein Prisma durch Dispersion das weiße Licht in ein farbiges Spektrum zerlegt.

In der Luft ist die Fortpflanzungsgeschwindigkeit der Schallwellen jeweils konstant und unabhängig von der Frequenz. In elastischen Rohren genügend kleinen Durchmessers ist das jedoch nicht der Fall. Wir haben z.B. S. 110 gesehen, daß die Fortpflanzungsgeschwindigkeit der Pulswelle von rund 4 m/sec in der Aorta bis auf rund 13 m/sec in der Peripherie ansteigt, weil der elastische Widerstand, den die Arterienwand einer Dehnung entgegensetzt, zunimmt. Bei den kleinen Dimensionen der Schnecke kommt von vornherein eher eine Klangzerlegung durch Dispersion als durch Resonanz in Frage (s. u., S. 678).

Nicht nur Luftdruckschwankungen einer bestimmten Größe, Ablaufgeschwindigkeit und periodischen Frequenz können als Reiz wirken, sondern auch mechanische Schwingungen geeigneter Frequenz und Intensität, wenn sie auf den menschlichen Körper übertragen werden, und zwar kommt es darauf an, daß sie die Schädelknochen, in welche das Innenohr eingebaut ist, in Schwingung versetzen. Das Aufsetzen des angestrichenen Monochords auf den Processus mastoides, das Aufsetzen einer angeschlagenen Stimmgabel auf die Zähne oder das Schädeldach führen zu Ton- und Klangwahrnehmungen, wobei die Bedeutung der Frequenzen genau die gleiche ist wie beim Hören mit Luftübertragung und vor allem auch die gleichen Begrenzungen der Tonfrequenzen gelten. Es ist anzunehmen, daß die Schwingungen der Schädelknochen letzten Endes zu Erregungen derselben Receptoren führen, welche beim Hören mit Luftübertragung erregt wurden. In einem eigenen Abschnitt über das *Hören mit Knochenleitung* (s. S. 674) wird gezeigt, daß dies tatsächlich der Fall ist und daß dieser Art der Reizübertragung eine besondere Bedeutung zukommt für das Hören der eigenen Stimme sowie für das Hören hoher Frequenzen.

2. Die akustische Reizschwelle

Es liegen genaue Messungen über die Größe der Druckamplituden vor, die bei Verwendung von Tönen bestimmter Frequenz am Trommelfell auftreten müssen, um soeben eine Reizung des Ohres hervorzurufen. Alle solche Versuche, gleichgültig wie sie ausgeführt worden sind, stimmen darin überein, daß bei Verwendung reiner Tonfrequenzen eine charakteristische Beziehung zwischen Frequenz und Schwelle besteht, derart, daß ein Minimum der Schwelle um 2000 Hz liegt, während dieselbe für niedere und höhere Töne rasch ansteigt. Die Abb. 413 gibt davon eine Vorstellung.

Die Ordinate gibt die Größe der Druckschwankungen (ΔP) (Druckamplitude) in Atmosphären auf der linken Seite und ergänzend rechts den dabei nötigen Energieaufwand als *Bestrahlungsstärke* in Watt/m^2. Die Abszisse zeigt die einzelnen Frequenzbereiche.

Zur Ausführung derartig feinster Druckmessungen, noch dazu im Gebiete des Trommelfelles, also im Ohre selbst, stehen heute verschiedene Anordnungen zur Verfügung. Grundsätzlich könnte man dazu eine elektrische, auf dem Mikrophonprinzip fußende, feinste Drucksonde verwenden und den Prüfton irgendeines elektrischen Tonerzeugers guter Abstufbarkeit. Meistens hat man es aber so gemacht — und bei den kleinsten Schwellenwerten ist man sogar darauf angewiesen, weil sie mit Mikrophonen nicht mehr faßbar sind —, daß man von vornherein bestimmte Druckamplituden im Gehörgang selbst entstehen ließ. Das gelingt z. B. auf thermischem Weg mit Hilfe des sog. „Thermophons". In einem sehr dünnen Metalldraht (kleinste Wärmekapazität!) wird durch einen sinusförmigen Wechselstrom periodisch Wärme erzeugt, welche die umgebende Luft erwärmt und damit periodisch ausdehnt. Die ganze Anordnung ist in einer kleinen, einseitig geschlossenen Röhre montiert, die, in den äußeren Gehörgang eingeführt, mit diesem einen geschlossenen Raum bildet. Da die so entstehenden Druckschwankungen sehr genau berechnet oder durch ein eingebautes optisches Membranmanometer registriert werden können, findet das „Thermophon" für wissenschaftliche Zwecke bevorzugt Anwendung.

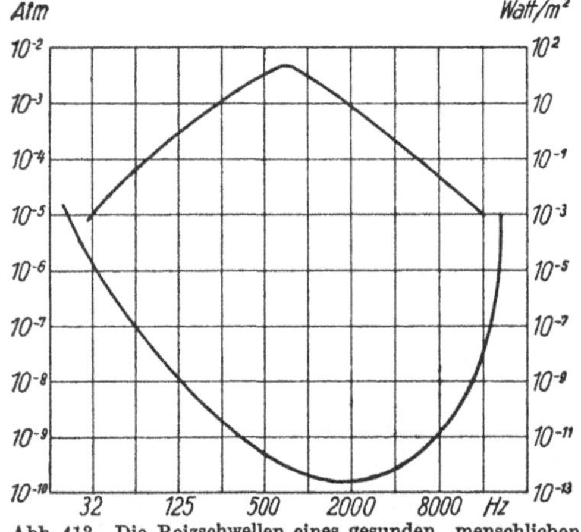

Abb. 413. Die Reizschwellen eines gesunden, menschlichen Ohres (Ordinate) in Druckamplituden (Atm) bzw. „Bestrahlungsstärken" (Watt/qm). Die obere Kurve gibt die „Schmerzschwelle" für die verschiedenen Frequenzgebiete wieder. Zwischen den beiden Kurven eingeschlossen liegt das sog. „Hörfeld", dessen mittlerer Anteil etwa der Lautgebung beim normalen Sprechen entspricht

Die in Abb. 413 gezeigte Schwellenwertkurve, welche das Ergebnis von vielen tausend Messungen an normalen menschlichen Ohren als Mittelwertkurve wiedergibt, berechtigt zu folgenden grundlegenden Feststellungen:

1. Die Tonempfindlichkeit des menschlichen Ohres hängt weitgehend von der Tonfrequenz ab.

2. Im höchsten wie im tiefsten Anteil der hörbaren Tonfrequenzen liegt die Schwelle, in Druckamplituden gemessen, mehr als 10000mal höher; das bedeutet, daß zur eben merklichen Erregung des Ohres dort eine 10^9- bis 10^{10}mal höhere Energie aufzuwenden ist als im Optimalgebiet.

3. Die größte Empfindlichkeit des menschlichen Ohres liegt bei 2000 bis 4000 Hz und beträgt dort größenordnungsmäßig 10^{-13} Watt/m².

Die praktische Auswirkung dieser Eigenschaften des Ohres zeigt sich z. B. im Aufwand an hohen und tiefen Instrumenten in einem großen Orchester. Einer Pikkoloflöte stehen etwa 6 Kontrabässe gegenüber, wobei letztere mit der ganzen Armmuskulatur gestrichen werden müssen, wogegen die Flöte einen Hauch benötigt. Oder man beachte den sehr viel größeren Energieaufwand des Sängers zur Erfüllung eines Raumes mit tiefer Stimmlage (Baß) im Vergleich zu einer „durchdringenden" hohen Stimmlage (Sopran).

Die Abb. 413 und Tabelle 63 lassen erkennen, daß es im gesamten Hörbereich eine Maximalreizstärke gibt, deren Überschreitung neben dem Hören zur Schmerzempfindung, unter Umständen unter Übergang durch eine Zone des „Kitzelns", führt. Man kann geradezu von einer „Schmerzschwelle" für akustische Reize sprechen. Es ist allein schon aus dem gegensätzlichen Verlauf der Schwellenkurven für den „akustischen Schmerz" und das Hören zu folgern, daß dieser Schmerz nichts mit dem eigentlichen nervösen Hörapparat zu tun haben kann, sondern von einer mechanischen Überbeanspruchung bestimmter Teile des *Übertragungsapparates* (Mittelohr) herrührt (s. u.). Interessant ist, daß sowohl im Gebiete tiefster Töne wie auch höchster Töne die Hör- und Schmerzschwellen nahezu zusammenfallen, so daß es vorkommen kann, daß der akustische Reiz überhaupt nur Schmerz im Ohr hervorruft.

Die in Abb. 413 von der Tonschwellenkurve und der Schmerzschwellenkurve umschlossene Fläche wird vielfach als das graphische „Hörfeld“ bezeichnet. Nicht richtig ist die oft geäußerte Meinung, daß sie alle hörbaren Reize schlechthin umfasse. Gehört wird, wie oben bereits gesagt wurde, auch noch bei Überschreitung der Schmerzschwelle, sie ist also nicht identisch mit einer „oberen Hörgrenze“. Vor allem aber wird auch noch bei tieferen Frequenzen als der unteren *Tonfrequenzgrenze* (16 Hz) gehört, und zwar bis ins Gebiet von etwa 5—6 Hz hinein, wobei aber die resultierende Empfindung nicht mehr Toncharakter trägt, sondern diskontinuierlich wird. Die untere Tonfrequenzgrenze ist also keinesfalls gleichbedeutend mit unterer Hörgrenze. Innerhalb des graphischen Hörfeldes liegen nur jene Reize nach Frequenz und Intensität geordnet beschlossen, welche für das Hören besonders günstige Bedingungen bieten. Der zentrale Anteil dieser Fläche entspricht nach Frequenz und Intensität etwa der zum menschlichen Sprechen verwendeten Klanggebung (Abb. 414).

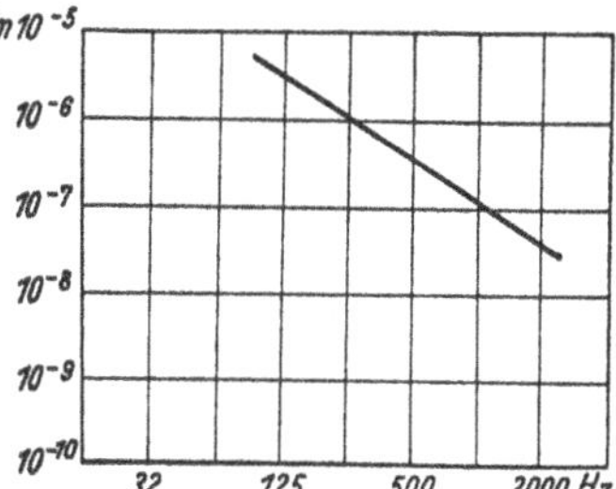

Abb. 414. Darstellung derjenigen Intensitäten (in Atmosphären Druckamplitude), welche die Luftdruckschwankungen verschiedener Frequenz haben müssen, um vom Ohr als Töne gleicher Lautstärke beurteilt zu werden. (Die Lautstärke entspricht dabei ungefähr jener der normalen Umgangssprache.) Ein gleich stark gehörter tiefer Ton erfordert zu seiner Erzeugung also einen vielfach höheren Energieaufwand als ein hoher. Oder, mit anderen Worten, vom Ohre als gleich stark beurteilte Töne sind, absolut physikalisch betrachtet, oft von erheblich verschiedener Intensität

Die Beurteilung der *Unterschiedsempfindlichkeit für die* **Lautstärke** ist praktisch von noch größerer Bedeutung als die für verschiedene Tonhöhen (s. o.). Es ließ sich feststellen, daß sie bei sehr leisen Tönen verhältnismäßig hoch ist, bei lauteren aber den für alle Töne etwa gleichen Wert von 10% der jeweiligen Schallenergie erreicht.

Für Gehörprüfungen usw. benötigt man verschiedene Maßsysteme, und zwar sowohl für die Schallstärke wie auch für die subjektive Lautstärke und die Lautheit eines Tones.

1. Schallstärke. Da sich in einem gewissen Bereich eine ungefähr logarithmische Beziehung zwischen Lautstärke und aufgewandtem Schalldruck ergibt und da sich ein ungeheurer Empfindungsbereich findet, der etwa 7 Zehnerpotenzen des Schalldrucks umfaßt, bevorzugt man einen logarithmischen Maßstab.

Die Veränderung in der Intensität eines Schalles, die einer Verzehnfachung der Energie der ihn erzeugenden Kraft entspricht, nennt man 1 *Bel* (nach dem Erfinder des Telephons,

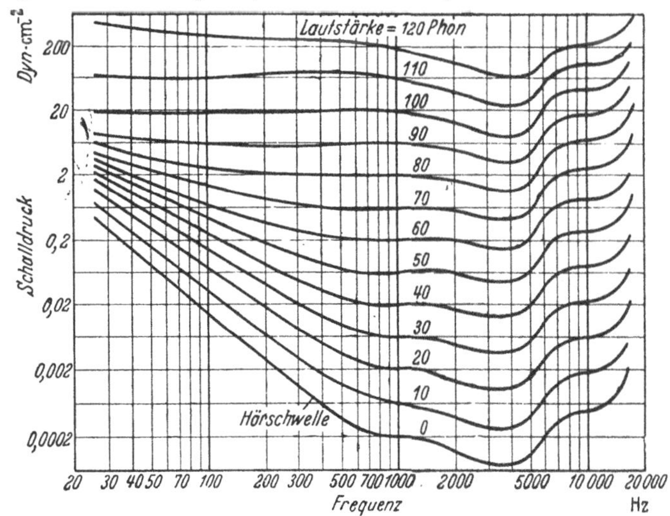

Abb. 415. Kurven gleicher Lautheit bei zweiohrigem Hören in Abhängigkeit von der Frequenz und dem Schalldruck. In der Abszisse ist die Frequenz, in der Ordinate der Schalldruck abgetragen, beide in logarithmischem Maßstabe. Bei 1000 Hz entspricht die Phonskala der Dezibelskala. (Nach FLETCHER und MUNSON)

GRAHAM BELL). Da diese Einheit unbequem groß ist, rechnet man jeweils mit $^1/_{10}$ Bel = Dezibel. Als Nullpunkt der Belskala wurde der Schalldruck von $2 \cdot 10^{-4}$ μbar festgelegt, bei 20° C und 736 mm Hg Barometerstand (gleich einer Schallenergie von $1 \cdot 10^{-16}$ W/cm^2). Es entspricht das der normalen Hörschwelle bei einer Frequenz von 1000 Hz. Die Erhöhung der Schallenergie um das 10fache ergibt dann 10 Dezibel, um das 100fache 20 Dezibel, um das 1000fache 30 Dezibel usw. Soll die Schallenergie um das 100fache gesteigert werden, so muß der Schalldruck um das 10fache erhöht werden, also z.B. von 0,0002 dyn/cm^2 auf 0,002 dyn/cm^2. Damit sind 20 Dezibelschritte durchlaufen (s. Abb. 415, in der bei 1000 Hz der Ausdruck Phon durch Dezibel ersetzt werden kann). Verzehnfacht sich der Schalldruck, so steigt die Schallstärke um 20 Dezibel, wird er verhundertfacht, um 40 Dezibel usw.

2. Lautheit. Die Skala der Schallstärke hat also ihren Nullpunkt bei der Hörschwelle. Da diese jedoch, wie wir oben gesehen haben, stark von der Tonhöhe abhängt, darf man

Tabelle 63

0 Phon = Schwellenlautstärke
10 Phon = leises Flüstern, Taschenuhrticken
20 Phon = Flüstersprache
40 Phon = gewöhnliche Unterhaltungssprache
50 Phon = Lautsprecher auf Zimmerlautstärke
70 Phon = Büroschreibmaschinen
80 Phon = starker Straßenverkehr
100 Phon = Motorrad, Autohupe in unmittelbarer Nähe
110 Phon = Preßlufthammer
120 Phon = Voll-Lauf der Flugmotore in 4 m Abstand
130 Phon = Schmerzschwelle, Lärm in Kesselschmiede

sie zum Vergleich der subjektiven Lautheit zweier Töne nur bei gleicher Tonhöhe verwenden. Für den Vergleich zweier Töne verschiedener Tonhöhe benötigen wir eine andere Skala, die der *Lautheit.* Hierzu hat man die *Phonskala* eingeführt. Die Phonskala deckt sich bei 1000 Hz vollständig mit der Dezibelskala, nicht jedoch bei anderen Frequenzen, wie das Abb. 415 zeigt. Um gleiche Lautheit eines Tones von 100 Hz mit einem solchen von 1000 Hz zu erreichen, muß an der Hörschwelle der Schalldruck um 40 Dezibel gesteigert werden. In beiden Fällen haben wir dann die Lautheit von 0 Phon, wie das die unterste Kurve in Abb. 415 zeigt. Während die Schritte auf der Dezibelskala und der Phonskala bei 1000 Hz gleich groß sind, werden bei 100 Hz die Phonschritte kleiner, bis bei etwa 90 Dezibel Phon und Dezibelschritte wieder etwa gleich werden, da hier die Kurven gleicher Lautheit bei verschiedenen Tönen stark abgeflacht verlaufen.

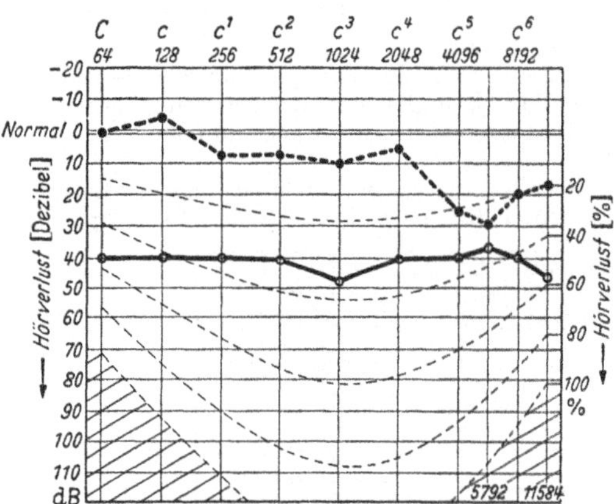

Abb. 416. Darstellung des Audiogramms vom rechten Ohr bei einer rechtsseitigen akuten Mittelohrentzündung. Es wird der Hörverlust in Dezibel nach unten von der normalen Hörschwelle (= 0, als Doppellinie markiert) abgetragen. Oben, gestrichelt, Knochenhören (vgl. S. 674), unten, ausgezogen, Luftleitungshören. Der Hörverlust betrifft fast ausschließlich das Luftleitungshören, und zwar für alle Frequenzen = Schalleitungsstörung. (Aus der Ohrenklinik Köln)

Eine Vorstellung von der Lautheitsskala soll die Tabelle 63 bringen. Es ist z.B. aus ihr zu entnehmen, daß die Lautheit eines Motorrades die der gewöhnlichenUmgangssprache um 60 Phon übertrifft. Dazu muß (bei 1000 Hz) der von ihm erzeugte Schalldruck um das 1000fache, die Schallenergie um das Millionenfache größer sein. Man ersieht daraus, was die moderne Technik der Menschheit bedenkenlos zumutet.

Man hat in neuerer Zeit auch eine rein psychologisch definierte Lautheitsskala eingeführt, mit dem *Sone* als Einheit. Den Lautwert 1 Sone hat eine Schallstärke von 40 Dezibel; das entspricht einer Lautheit von 40 Phon bei 1000 Hz. Durch Verdoppelung bzw. Halbierung dieses Lautwertes erhält man die Soneskala.

3. Lautstärke. In der Klinik wird nun weder eine Skala der Schallstärke noch eine Skala der Lautheit benutzt, sondern eine Skala der *Lautstärke.* Nullpunkt dieser Skala ist wiederum die Hörschwelle, wie bei der Dezibelskala, aber nicht nur bei einer festgelegten Frequenz von 1000 Hz, sondern über alle Tonhöhen des ganzen Hörbereichs. Es wird also die unterste Kurve der Abb. 415 flach ausgestreckt als Nullinie dargestellt (Abb. 416), und man teilt, von ihr ausgehend nach oben oder unten in Dezibel ein. Es wird also verwirrenderweise das Dezibel benutzt, um die Schallstärke, und außerdem gleichzeitig, um eine andere Größe, die Lautstärke, darzustellen. Da man hier das Dezibel nur gebraucht zum *Vergleich* von Schallintensitäten (oberhalb der Hörschwelle) für die jeweils geprüfte Frequenz, spricht man auch von relativen Dezibel. Die Prägung eines neuen Ausdrucks wäre günstiger gewesen. In der Klinik wird diese Skala bevorzugt, weil sich damit eine übersichtliche Darstellung bei Hörstörungen erreichen läßt (s. Abb. 416).

Audiometrie. Verständlicherweise spielt die Feststellung der Hörschwellen und der Kurven gleicher Lautheit verschiedener Prüftöne bei der Untersuchung verschiedener Formen der Schwerhörigkeit eine große Rolle. Dies geschieht mit sog. Audiometern. Sie erlauben, bei einer gewissen Anzahl festgewählter Frequenzen bestimmte, ablesbare Schalldrucke zu erzeugen, die dem Ohr entweder mit Kopfhörer oder mit Lautsprecher oder durch einen auf den Schädel aufgesetzten Schwingkörper (Prüfung der Knochenleitung, s. S. 674) zugeführt werden. Bei Untersuchung eines Ohres allein muß das andere (durch Lärmtrommel usw.) vertaubt werden, da es sich nicht vermeiden läßt, daß das zweite Ohr etwa $^1/_{1000}$ und mehr des Schalldrucks des untersuchten Ohres erhält. Es werden zunächst die Hörschwellenkurve und die Kurven gleicher Lautheit von Tönen verschiedener Frequenz bestimmt, anschließend das Überschwelligwerden der Prüftöne gegenüber einem dauernden Geräusch variabler Intensität. Es wird dabei so vorgegangen, daß man prüft, bei welcher Lautstärke der jeweilige Prüfton in einem bestimmten Geräusch ertrinkt (verdeckt wird). Die Darstellung wird allerdings anders gewählt als in Abb. 413 und 415. Es werden die Hörschwellenkurve als Ausgangslinie von Null Phon genommen und die Erhöhungen der Schwelle als Hörverlust in Dezibel nach unten abgetragen. Abb. 416 gibt ein Beispiel dieser Darstellungsweise.

3. Das Hören von Tongemischen

Die menschliche Stimme, ebenso wie die sog. „Töne“ unserer Musikinstrumente sind nicht einfache sinusförmige Schwingungen einer bestimmten Frequenz, sondern zeichnen sich durch ihren mehr oder weniger größeren Reichtum an „Obertönen“ aus. Sie sind eigentlich schon Tongemische. Da aber, wie oben ausgeführt, der Mensch mit Hilfe des Ohres derartige Klangerscheinungen *als Frequenzspektrum* wahrnimmt und dieses offensichtlich

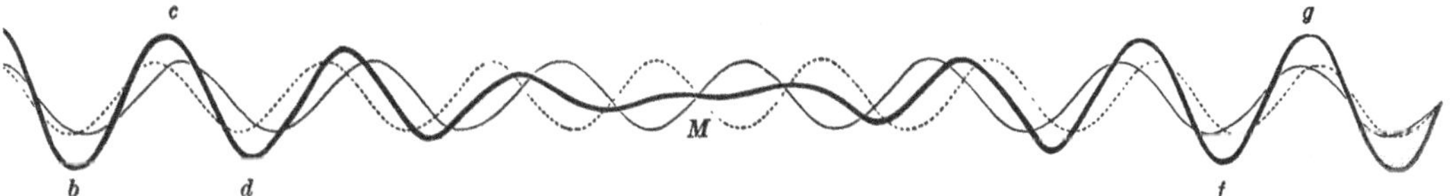

Abb. 417. Schwebungskurve, entstanden aus dem Zusammenklang zweier Sinuswellen (zarte und gestrichelte Kurve) mit dem Schwingungsverhältnis 8 : 9; *a* Maximum der Schwebungskurve; *M* Minimum. Das Ohr vermag die beiden Töne allerdings nicht zu unterscheiden. Beim Zusammenklingen erscheint ein einzelner Ton, dessen Intensität regelmäßig an- und abschwillt. (SCHÄFER: Handbuch der Physik **3**, 524)

als eine zusammengehörige Einheit betrachtet, etwa als „Ton einer bestimmten Klangfarbe“, kommt der zusammengesetzte Charakter dieser Klänge uns nicht ohne weiteres zum Bewußtsein. Und doch gibt es Zusammenklänge mehrerer Teiltöne, aus welchen der Geübte ohne weiteres die Einzelkomponenten heraushört. Ob das möglich ist, ist vor allem eine Frage der Intensität der einzelnen Teiltöne. Je nach dem Verhältnis der Frequenzen der einzelnen gleichzeitig gebotenen Klänge ergeben sich angenehm empfundene (Harmonie, Konsonanz) oder unangenehm empfundene Klangeindrücke (Dissonanz), für welche bestimmte Gesetzmäßigkeiten durch die musikalische Harmonielehre sich nur deshalb ableiten lassen, weil das menschliche Ohr eben immer wieder in gleicher Weise vermöge seines Baues und seiner Funktion darauf reagiert.

Sofern die gleichzeitig anklingenden Töne sehr eng beisammenliegende Frequenzen haben, stellt sich die Erscheinung der „Schwebungen“ ein, die aus der Abb. 417 ohne weiteres verständlich scheint und in einem periodischen Lautstärkenwechsel eines einzigen Tones besteht. Es gelingt auf diese Weise, sogar 2 Schwingungen hörbar zu machen, die als solche über der oberen Tonfrequenzgrenze liegen. Wenn die Schwebungsfolge bei ihrer Überlagerung Hörfrequenz hat, so wird dieser „schwebende" Ton allein hörbar, es erklingt eigentlich ein Ton, der gar nicht vorhanden ist.

Schließlich muß erwähnt werden, daß es einige merkwürdige Klangerscheinungen gibt, die beim gleichzeitigen Anklingen zweier Töne gehört werden, ohne sich jedoch irgendwie als Luftdruckschwankungen nachweisen zu lassen, die mit anderen Worten nur im Ohre selbst entstehen können: die „Differenztöne" und „Summationstöne" und außerdem „Obertöne". Bezeichnet man die tatsächlich vorhandenen Primärtöne nach ihrer Frequenz als n_1 und n_2, so erklingen gleichzeitig mit beiden „Differenztöne" der Frequenz $n_1—n_2$ oder $2n_2—n_1$. Auch andere Differenztöne, die allerdings sehr viel weniger deutlich sind, kommen vor, etwa $2n_1—n_2$, $3n_2—2n_1$, $3n_1—2n_2$, außerdem die „Summationstöne" $n_1 + n_2$. Die Entstehung dieser Töne wird in das Mittel- bzw. Innenohr verlegt.

4. Trommelfell und Mittelohr (Schalleitungsapparat)

Als eigentlicher Empfänger für die Luftdruckschwankungen muß das Trommelfell gelten, von dem aber anatomisch wie funktionell der gesamte Mittelohrapparat nicht zu trennen ist. Trommelfell und Gehörknöchelchen gelten als **Schalleitungsapparat** zum Innenohr. Das Vorhandensein der Mittelohrmuskeln hat immer wieder die Frage laut werden lassen, ob daneben nicht auch noch besondere „Anpassungsfunktionen" eine Rolle spielen könnten. Einen schematischen Überblick gibt die Abb. 418. Das Trommelfell wird in Schwingungen versetzt, überträgt die Bewegungen auf die Gehörknöchelchen und schließlich über den Steigbügel und das ovale Fenster auf das Innenohr. Von der Leistungsfähigkeit des Trommelfelles wird daher alles andere abhängen. Es handelt sich fraglos um einen *Druckempfänger*, der durch die Luftdruckschwankungen im äußeren Gehörgang in „*erzwungene Schwingungen*" versetzt wird. Eine „Membran" mit bestimmt gerichteter Eigenspannung wäre für diesen Zweck ungeeignet, da sie, in Resonanz geratend, bestimmte Frequenzen — eben die ihrer „Eigenfrequenz" — bevorzugt aufnehmen und nur bei einer sehr erheblich höheren Eigenfrequenz den in Frage kommenden, großen Frequenzbereich unverzerrt wiedergeben würde.

Der trichterförmige Bau, die Faseranordnungen und die Tatsache, daß der Hammergriff von oben her bis zur Mitte des Trommelfelles fest mit dem Trommelfell verwachsen ist, sprechen entschieden dagegen, daß man das Trommelfell als eine einfache, gespannte Membran betrachten darf, die, etwa nach dem Muster einer gespannten Trommelmembran am Rande fest gefaßt, mit einem Maximum der Amplitude im Mittelpunkt schwingt. Direkte Ausmessungen mit einer winzig kleinen Kondensatorsonde (v. Békésy) haben eindeutige Angaben über die Schwingungsform erbracht. Die Abb. 419 bringt in Übersichtsform das Ergebnis. Das *Trommelfell schwingt als ganze starre Fläche, mit dem Hammerstiel fest gekoppelt, um eine Achse, die am oberen Rande des Trommelfelles verläuft*, wie eine Tür in ihren Angeln. Die Schwingungsamplituden sind am größten unterhalb des Hammerstieles, am unteren Rande der Gesamtfläche. Die konische Form sichert — ähnlich wie bei modernen dynamischen Lautsprechern — die Starrheit der Fläche in sich selbst und die Starrheit der Koppelung mit dem Hammerstiel. Voraussetzung für diese Bewegungsform ist eine feine, leicht flexible Falte am unteren und seitlichen Rande des Trommelfelles, die ebenfalls nachweisbar und im Schema der Abb. 420 sichtbar ist. So wird auch verständlich, daß Durchlöcherungen des Trommelfelles beim Menschen oft so wenig die Hörfähigkeit beeinträchtigen, daß sie zeitlebens unbemerkt bleiben, was bei einer gespannten Membran undenkbar wäre.

Um sich eine Vorstellung über die Leistungsfähigkeit des Druckempfängers, d. h. über die Fähigkeit, amplitudengetreu den Luftdruckschwankungen im Gehörgang zu folgen, machen zu können, wäre es nötig, die durch seine Massenträgheit und etwa vorhandene elastische Richtkräfte

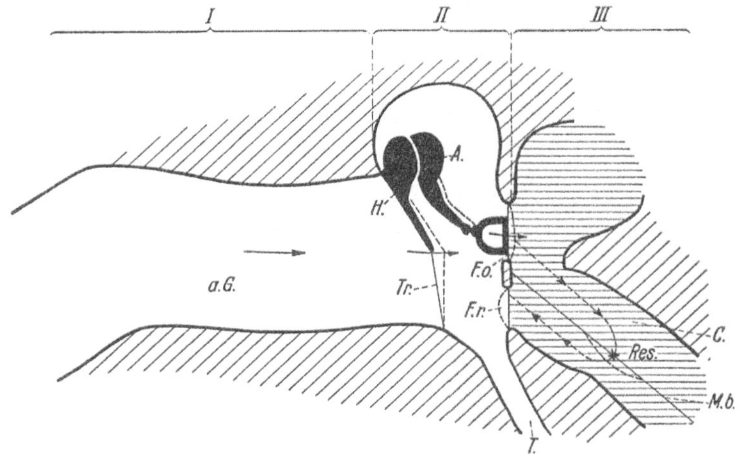

Abb. 418. Übersicht über Außenohr (I), Mittelohr (*II*) und Innenohr (*III*). *a.G.* Äußerer Gehörgang; *H.* Hammer; *A.* Amboß; *Tr.* Trommelfell; *F.o.* ovales Fenster mit Steigbügel; *F.r.* rundes Fenster (punktiert seine Ausweichmöglichkeit bei Druckerhöhung im Innenohr); *T.* Tube; *C.* Cochlea; *M. b.* Basilarmembran; *Res.* Maximum der Energieübertragung für eine bestimmte Frequenz (vgl. S. 678)

bedingte Einstellgeschwindigkeit sowie die durch Reibung usw. bestimmte Dämpfung zu kennen. Da, wie gleich anschließend beschrieben wird, mit dem Hammer der Amboß und Steigbügel, mit letzterem aber über das ovale Fenster die Flüssigkeitssäule des Innenohres bis zur Membran des runden Fensters (s. Abb. 418) ge-

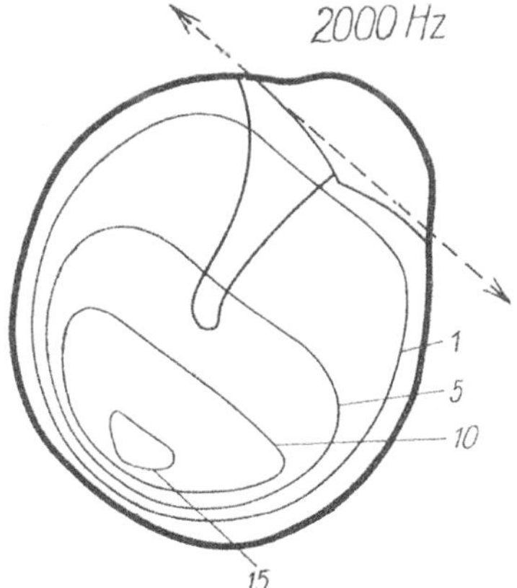

Abb. 419. Drehachse des als „starre" konische Fläche schwingenden Trommelfelles (gestrichelte Linie). Die eingetragenen Kurven gleicher Schwingungsamplitude (in Vergleichszahlen) beweisen, daß das Maximum der Schwingung unterhalb des Hammerstieles liegt

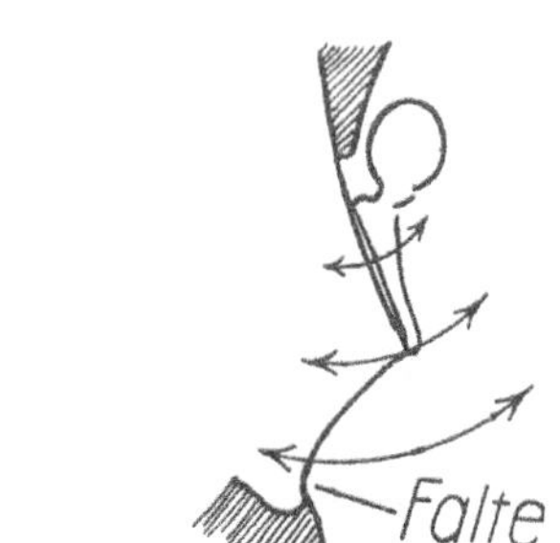

Abb. 420. Das Trommelfell ist am Rande mit einer leicht beweglichen Falte versehen, deren Krümmungsradius 0,5—0,8 mm beträgt. Die Pfeile zeigen die Zunahme der Schwingungsamplitude von oben nach unten. (v. BÉKÉSY)

koppelt ist, werden diese Teile hierbei mitberücksichtigt werden müssen. Ein Maß für diese Leistungsfähigkeit gibt die Bestimmung der „*Eigenfrequenz*" des Gesamtsystems (d. h. Trommelfell + Gehörknöchelchenkette + Innenohrflüssigkeit mit Membran des runden Fensters) und des „*Dekrementes*". Man führt sie am besten mit Hilfe einer einzelnen

Stoßerregung oder einer „Zupfschwingung“ durch unter selbsttätiger Aufzeichnung des Schwingungsvorganges. O. FRANK hat als erster am Leichenohr diese Aufzeichnungen ausgeführt, indem er auf das Trommelfell ein winziges Spiegelchen aufklebte und die Bewegungen eines Lichtstrahles, der von diesem reflektiert wurde, auf einer bewegten, photographischen Schreibfläche festhielt. Er fand als Eigenschwingung des Systems 1200 Hz. Die neuerdings von v. BÉKÉSY mit Hilfe kleinster Kondensatorsonden ausgeführten Untersuchungen am Lebenden ohne Spiegelbelastung des Trommelfells ergaben fast den gleichen Wert, nämlich 1400 Hz. Die Abb. 421 gibt eine Vorstellung und den Vergleich mit dem Verhalten einer Membran eines modernen Postfernhörers. Hinsichtlich Eigenfrequenz und Dämpfung ist also das menschliche Ohr letzterem überlegen. Zugleich lassen

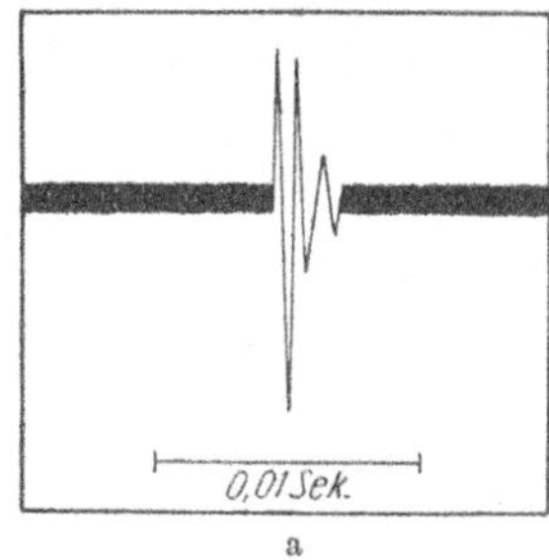

a

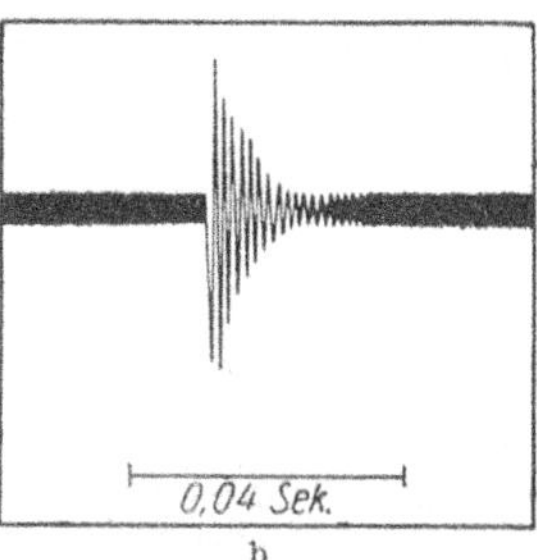

b

Abb. 421a u. b. Oscillographische Aufzeichnung der Eigenschwingungen eines menschlichen Trommelfelles im Zusammenhang mit Gehörknöchelchen und Innenohr (links) und einer Post-Fernhör-Membran. (V. BÉKÉSY)

diese Befunde den wichtigen Schluß zu, daß nur bis zu einer gewissen Maximalfrequenz der mechanische Empfangsapparat des Ohres den Luftdruckschwankungen im Gehörgang folgen kann und sie unverzerrt übertragen wird, sofern nicht etwa die mechanischen Eigenschaften des Systems durch das Eingreifen der Mittelohrmuskeln (s. u.) im Sinne einer Erhöhung der Eigenfrequenz verändert werden können. Das ist aber, wie man heute sicher annehmen darf, nicht der Fall (hierüber s. u.: Funktion der Mittelohrmuskeln). Die einwandfreie Übertragung wird sich also nur auf Schallfrequenzen erstrecken, die tiefer liegen als die Eigenfrequenz; *für Werte, die wesentlich höher liegen* (zwischen 2000 und 20000 Hz), müßte *also ein anderer Übertragungsmechanismus angenommen werden, was in der Tat auch zutrifft* (s. u. S. 674). Die für den Menschen wichtigste Schallfrequenz, nämlich die seiner eigenen Sprache, liegt aber im Bereiche der besten Leistungsfähigkeit des Trommelfell-Mittelohrapparates. Außerdem wird unten gezeigt, daß bei höheren Schwingungswerten die „Starrheit“ des Trommelfells fraglich wird, indem es in sich selbst Schwingungen zeigt und damit die Energieübertragung jäh absinkt. Auf der anderen Seite liegt die Eigenfrequenz der Luftsäule im Gehörgang zwischen 2000 und 4000 Hz. Alle Schallschwingungen, die in diesen Bereich fallen, werden durch Resonanz verstärkt, so daß die Hörschwelle in diesem Bereich am niedrigsten liegt (Abb. 415), dann allerdings steil ansteigt.

Die Hörknöchelchen, Hammer und Amboß, stellen eine Art „Winkelhebel“ dar, der in Abb. 422 von innen, d. h. vom ovalen Fenster aus gegen das Trommelfell gesehen, dargestellt ist. Eine schematisierte Seitenansicht gibt bereits die Abb. 418. Der Hammergriff ist der längere Hebelarm, der Amboßfortsatz der kürzere, das Längenverhältnis ist etwa 1 : 1,3. Die

Amplitude wird beim Übergang auf den Steigbügel also entsprechend verkleinert unter Vergrößerung der Kraft. Die Hebelschwingungen werden über das Amboß-Steigbügelgelenk in stempelartige Bewegungen der Steigbügelplatte im ovalen Fenster umgewandelt. Da das Ringband, mit welchem die Steigbügelplatte im ovalen Fenster eingedichtet ist (s. Abb. 424), auf einer Seite mehr Bewegungsfreiheit gibt, ist namentlich bei größeren Schwingungen die Bewegung nicht rein stempelartig, sondern geht im Sinne einer leichten Kippung um eine am Rande des ovalen Fensters gelegene Achse vor sich. Die Gestaltung des Amboß-Steigbügelgelenkes bietet hierzu die Möglichkeit. Da das ovale Fenster wesentlich kleiner ist als das Trommelfell, wird durch die Druckübertragung über die Gehörknöchelchenkette bei gegebener Kraft eine entsprechende Erhöhung des Drucks erreicht. So wird das „schallharte“ Trommelfell in ein „schallweiches“ System umgewandelt und erreicht, daß (im mittleren Frequenzbereich) keine wesentlichen Verluste durch Reflexion am Trommelfell eintreten.

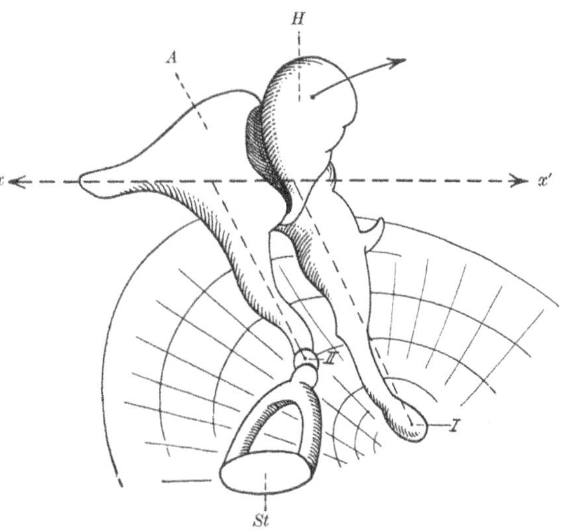

Abb. 422. *Trommelfell und Mittelohrknöchelchen vom Innenohr aus gesehen.* Die Hörknöchelchenkette kann man als einen „Winkelhebel“ auffassen mit einer Drehachse, die ungefähr x—x' entspricht. Die verschiedene Länge der Hebelarme (Verhältnis etwa 1 : 1,3) führt dazu, daß der Punkt *I* (Ende des Hammergriffes) größere Exkursionen macht als der Punkt *II* (Verbindung zwischen Amboß und Steigbügel). Nur bei einer Einwärtsbewegung des Trommelfelles folgt der Amboß (*A*) zwangsläufig der Bewegung des Hammers (*H*). Bei Auswärtsbewegung des Trommelfelles dagegen verschieben sich die beiden Knochen gegeneinander im Hammer-Amboßgelenk

Die mit dem Hammerstiel fest gekoppelte Fläche des Trommelfelles macht etwa 55 mm² aus bei einer Gesamtfläche von etwa 85 mm². Demgegenüber ist die Fläche des Steigbügels auf etwa 3,5 mm² zu veranschlagen. Die gesamte vom Trommelfell aufgenommene Energie wird also auf eine wesentlich kleinere Fläche konzentriert. Die gesamte Druckverstärkung vom Trommelfell bis zum ovalen Fenster errechnet sich daraus auf das rund 20fache. Genaue direkte Messungen des Verhältnisses zwischen Steigbügelplattendruck und Trommelfelldruck ergeben dann in der Tat im Bereiche zwischen 100 und 2000 Hz Werte für einen „Druckübertragungsfaktor“ von 10—20. Bei Überschreitung einerFrequenz von etwa 2300 Hz jedoch sinkt dieser Wert ab. Ursache hierfür ist, daß das Trommelfell dann in sich selbst zu schwingen beginnt und als Druckempfänger unbrauchbar wird. Die Gehörknöchelchen sind mit verhältnismäßig kräftigen Bandmassen im Mittelohr befestigt. Dieser Umstand scheint in einem gewissen Widerspruch mit der außerordentlichen Empfindlichkeit und Präzision der Übertragung zu stehen. Neuerdings ließ sich nachweisen, daß die Aufhängebänder bei der Bewegung der Knöchelchen überhaupt kaum beansprucht werden. Die Knochenmassen des Hammerkopfes und des Amboßkörpers (s. Abb. 422) sind wunderbarerweise in ihrem Ausmaß und ihren Massen so gestaltet, daß sie den gesamten Winkelhebel derart „auswuchten“, daß die Drehachse in den Schwerpunkt zu liegen kommt. Bei den höheren Frequenzen schwingt daher das ganze System mit „freier Achse“. Sowohl für die Leichtigkeit und Präzision der Bewegung wie auch für die Unabhängigkeit von Erschütterungen des Schädels (z.B. beimGehen) ist dieser Tatbestand entscheidend.

Während die Notwendigkeit eines *Gelenkes* zwischen Steigbügel und Amboß ohne weiteres aus der Bewegungsart des Steigbügels einleuchtet, ist die Existenz des Hammer-Amboßgelenkes Anlaß zu vielen Meinungsverschiedenheiten geworden (s. Abbildung). Sicherlich ist es für den oben geschilderten Druckübertragungsmechanismus, bei dem Hammer und Amboß einen Winkelhebel bilden, gedanklich durch eine starre Verbindung beider Knochen zu ersetzen. Man findet bei vielen Tieren auch eine direkte Verknöcherung beider Teile, und zwar interessanterweise bei Tieren, welche überwiegend höhere Frequenzen als der Mensch bevorzugt hören. Das Erhaltensein des Hammer-Amboßgelenkes beim Menschen spricht auch für eine Funktion desselben. HELMHOLTZ nahm eine solche im Sinne einer Schutzvorrichtung an. Das Gelenk scheint (auch das ist umstritten) vornehmlich bei starken Auswärtsbewegungen von Hammergriff und Trommelfell zu einer Drehung des Hammers gegen den Amboß im Gelenk zu führen, während bei einer Einwärtsbewegung beide Knochen fest gekoppelt bleiben. Das Gelenk würde auf diese Weise das Herausgerissenwerden des Steigbügels aus dem ovalen Fenster verhüten bei stärkeren Auswärtsbewegungen des Trommelfells. Auch mit der Funktion der Mittelohrmuskeln wurde das Hammer-Amboßgelenk in Verbindung gebracht, indem es ihnen eine gewisse gegenseitige Unabhängigkeit bei ihrer Betätigung gewährleistet.

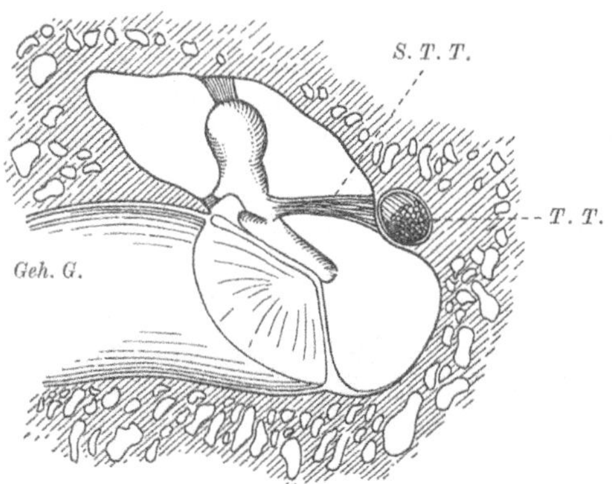

Abb. 423. Trommelfell, Hammer und Ansatz des M. tensor tympani (*T. T.*) mit seiner rechtwinkelig gegen das Trommelfell hin abgebogenen Sehne (*S. T. T.*) am Hammer von medial her (etwa von der Mündung der Tube ins Mittelohr her) gesehen. Anspannung des im Querschnitt getroffenen Muskels muß zu einer Einwärtsziehung des Trommelfelles führen

Der vom N. trigeminus innervierte *M. tensor tympani* vermag, wie der Name sagt, bei seiner Kontraktion den Hammergriff nach einwärts zu ziehen und damit das Trommelfell zu spannen (s. Abb. 423). Der vom N. facialis innervierte *M. stapedius* hingegen, der am Steigbügelkopf ansetzt, hemmt die oben beschriebene Normalbewegung der Steigbügelplatte im ovalen Fenster, indem er den Steigbügel kippt (Abb. 424, 425). Beide Muskeln werden normalerweise nur reflektorisch betätigt. Von einem Ohre aus wird der Reflex stets doppelseitig ausgelöst. Früher glaubte man in dieser reflektorischen Anspannung des Trommelfells einen Anpassungsvorgang sehen zu müssen, insofern als hierdurch die „Eigenfrequenz" desselben erhöht und die Aufnahme hoher Frequenzen begünstigt würde. Jedoch wurde erwiesen, daß die erreichte Anspannung des Trommelfells die Bedingungen zur Aufnahme höherer Frequenzen nur unwesentlich beeinflussen kann. Mancherlei hat für sich

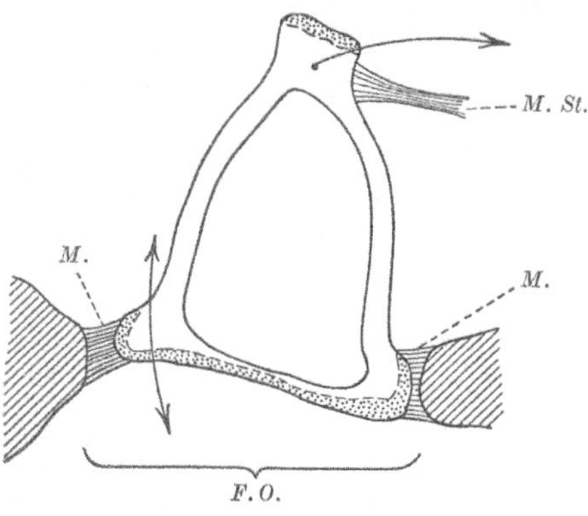

Abb. 424. Wirkungsweise des M. stapedus (*M. St.*) auf den Steigbügel. Durch ein Membranband (*M*) exzentrisch im ovalen Fenster (*F.O.*) festgehalten, erleidet der Steigbügel durch die Kontraktion des Muskels eine mehr oder weniger starke Kippung im Sinne der Pfeile. Hierdurch wird *M.* gespannt und die vom Amboß übertragenen Exkursionen des Steigbügels werden gedämpft. Zugleich aber muß das Gesamtsystem des Innenohres von der Fenestra ovalis bis zum runden Fenster, das durch eine elastische Membran verschlossen ist, entlastet werden

die Ansicht (v. Békésy), daß durch die Innervation des Tensors und zugleich des Stapedius die Gelenkflächen der Gehörknöchelchen fester aufeinandergepreßt, also die Gehörknöchelchenkette in sich selbst stabiler gemacht und auf diese Weise „Klirreffekte" an den Kontaktstellen der Gelenkflächen bei hohen Frequenzen verhütet würden. — Die reflektorische Innervation des M. stapedius erfolgt offenbar durch Zerrung des Muskels selbst infolge allzu großer Schwingungsamplituden des Steigbügelkopfes. Dies darf man aus dem Reichtum des Muskels an Muskelspindeln schließen. Es würde sich mit anderen Worten um „Eigenreflexe" (s. dort S. 498) handeln, mit dem Ziel, den Steigbügel durch Kippung im Sinne der Abb. 424 im ovalen Fenster festzustellen. Das Ergebnis würde eine starke *Dämpfung*, also ein *Schutz des Innenohres vor allzu starker Schwingung* sein. In der Tat wird vielfach bei Facialislähmungen mit Stapediuslähmung über unangenehm lautes Hören (Hyperakusis) geklagt, weil dieser dämpfende Schutzreflex fehlt. Daß dabei die Hörschwelle keineswegs etwa erniedrigt ist, spricht nicht gegen diese Schutzfunktion des M. stapedius.

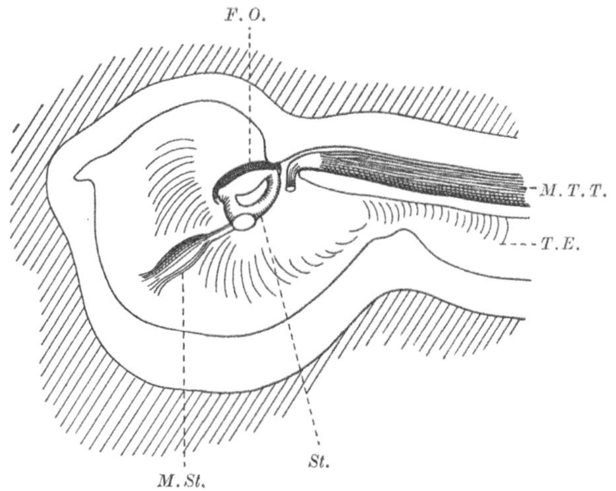

Abb. 425. Anordnung des Steigbügels (*St.*) im ovalen Fenster (*F.O.*). Ansatz des Musculus stapedius (*M. St.*) vom Trommelfell her gesehen. *T.E.* Tuba Eustachii. *M.T.T.* Musc. tensor tympani

Von entscheidender Bedeutung für die Funktionsfähigkeit des Mittelohrs ist die *Tube* (Tuba Eustachii, Abb. 418), die als schleimhautausgekleideter Muskelschlauch Mittelohrhöhle und Nasen-Rachenraum verbindet. Gewöhnlich sind die Wandungen leicht miteinander verklebt. Durch Hebung des Schlundkopfes und Innervierung der Tubenmuskeln kann vorübergehend eine Eröffnung stattfinden, die für den Druckausgleich zwischen Mittelohr und Umwelt wichtig ist. Findet eine solche bei äußerem Druckwechsel nicht statt (z.B. beim Aufstieg in große Höhen), so kommt es infolge der bestehenden Druckdifferenz zur Einziehung oder aber Vorwölbung des Trommelfells. Die Folge sind beträchtliche Behinderungen der Mittelohrfunktion. Zur Störung dieser Ausgleichsfunktion der Tuben genügt unter Umständen ein einfacher Rachen- oder Tubenkatarrh. Eine „willkürliche" Belüftung des Mittelohres durch die Tuben läßt sich durch „Schlucken" oder Gähnen erreichen. Da die Luft im Mittelohr von den Schleimhäuten allmählich resorbiert wird, muß sie auf dem Wege durch die Tube stets ersetzt werden. Ein vollständiger Tubenverschluß führt infolgedessen zu einer Abnahme des Drucks im Innenohr mit Einziehung des Trommelfells; allmählich wird dann die Luft durch austretendes Serum ersetzt (Otitis e vacuo), so daß eine erhebliche Hörverschlechterung die Folge ist.

Trommelfell und Mittelohr erweisen sich demnach als ein Druckempfänger vorzüglicher, aber *begrenzter Leistungsfähigkeit* (bis rund 2000 Hz), der mit erzwungenen, gut gedämpften Schwingungen bei einem Druckverstärkungsfaktor von 10—20 und unter Überwachung durch verschiedene *Sicher-*

heitseinrichtungen, welche das Innenohr vor Überbeanspruchung schützen, *im Frequenzbereich der menschlichen Stimme* die Luftdruckschwankungen oberhalb des Schwellenbereiches amplitudengetreu auf das Innenohr überträgt. — Dem Innenohr aber muß, da ja über den genannten Frequenzbereich hinaus (bis 20000 Hz) gehört werden kann, auch noch auf andere Weise eine Schallübertragung zukommen.

5. Das Hören bei Knochenleitung

Alle bisher beschriebenen Vorgänge im Innenohr erstrecken sich auf jene Frequenzgebiete, die vom Trommelfell aufgenommen und vom Mittelohrapparat einwandfrei übertragen werden können. Oben wurde bereits begründet, daß die mechanischen Eigenschaften des Trommelfelles eine bestimmte obere Frequenzgrenze dafür voraussagen lassen, die um etwa 2000 Hz liegt. Ein sehr eindrucksvolles, einfaches Experiment bestätigt, daß oberhalb dieser Frequenz ein grundsätzlich anderer Mechanismus der Schwingungsübertragung wirksam wird. Überträgt man Schwingungen verschiedener Frequenz direkt auf die Schädelknochen, so hört man einen der Frequenz entsprechenden Ton, der seiner Höhe nach genau mit dem bei „Luftübertragung" gehörten übereinstimmt. Verschließt man ohne allzu starken Druck den äußeren Gehörgang mit dem Finger, so wird dieser Ton auf der verschlossenen Seite lauter bzw. die „Schwelle" sinkt ab (Weberscher Versuch). Jedoch trifft das nur zu bis in das obengenannte Gebiet von 2000 Hz. Bei höheren Frequenzen ändert Ohrverschluß nicht mehr die Lautstärke bzw. die Schwelle, welche dann im übrigen stark ansteigt (s. Abb. 426).

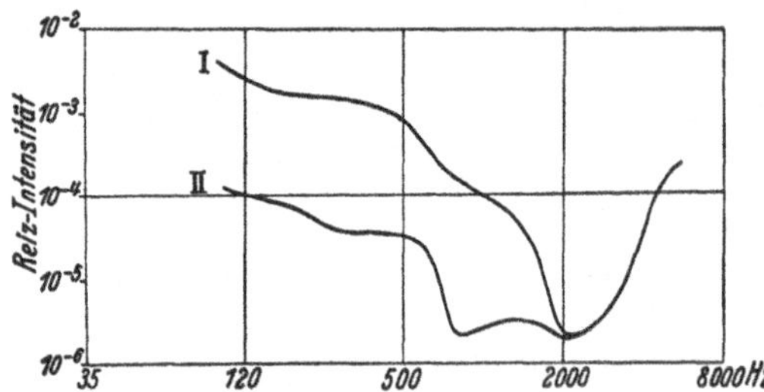

Abb. 426. Hörschwellen für das „Knochenhören" in verschiedenen Frequenzbereichen. *I* bei offenem, *II* bei geschlossenem äußeren Gehörgang. Die Schwellen werden also niederer durch den Verschluß des Gehörganges. Von einem bestimmten Frequenzbereich an (2000 Schwingungen/sec) jedoch wird die Schwelle nicht mehr durch den Verschluß des äußeren Ohres beeinflußt, erst von diesen Frequenzen an handelt es sich um eigentliches Knochenhören. (Unter Verwendung von Werten von KLUGE)

Die hierfür meist gegebene Erklärung ist die folgende: Die auf die Schädelknochen übertragenen Schwingungen komprimieren auch rhythmisch den äußeren Gehörgang und setzen darin die Luftsäule in Schwingung. Bei offenem Gehörgang wird dabei ein erheblicher Teil der Energie nach außen abgegeben, während die Luftdruckschwankungen nach Verschluß des Gehörganges sich voll auf das Trommelfell auswirken. Eine besondere Wirkung soll dabei der Unterkiefergelenkfortsatz haben, welcher mitschwingend den nichtknöchernen Teil des äußeren Gehörganges in Schwingung versetzt. Darauf weist hin, daß bei verschlossenem Ohr durch leichtes Aufeinanderbeißen der Zähne der Ton leiser, bei Lösung des Bisses wieder lauter wird. Das gilt jedoch wiederum nur bis zu Frequenzen von rund 2000 Hz. Es handelt sich gar nicht um ein „Knochenhören" im eigentlichen Sinne, sondern um eine Luftleitung *(osseo-tympanale Leitung)*.

Diese Form der Schalleitung ist wesentlich für das *Hören der eigenen Stimme*. Da es hierbei zu einer Veränderung der Amplitudenverteilung über die Frequenz kommt, besonders zu einer Verstärkung im Bereich der höheren Frequenzen um 1000—2000, erklärt sich die Tatsache, daß man von einer

Schallplattenaufnahme die eigene Stimme so schwer erkennt und daß vor allem Männer sie für höher halten als sie in Wirklichkeit ist.

Völlig anders liegt das Problem bei Frequenzen über etwa 2000 Hz, also bei der *eigentlichen Knochenleitung*. Hier ergibt sich das Problem, wie die durch die Schallenergie ausgelösten Vibrationen der Schädelknochen Druckschwankungen in der Perilymphe auslösen können, die ihrerseits die Basilarmembran mit ihren Sinneszellen in Schwingungen versetzen.

Man hat früher angenommen, daß in gleicher Weise wie bei Luftleitung eine Steigbügelschwingung ausgelöst werde durch die allseitige wechselnde Kompression der Wandungen des Vestibulums bei Schwingungen der Schädelknochen. Es wäre dann jedoch zu erwarten, daß das Knochenhören, d. h. das Hören hoher Frequenzen, sich sofort verschlechtert, wenn eine zusätzliche Ausweichstelle für die Perilymphe geschaffen wird, wie das bei den modernen „Fensterungsoperationen" der Fall ist. Diese Veränderung tritt jedoch nicht ein.

Eine Schwingungsübertragung ist aber auch dadurch möglich, daß in Scala tympani und vestibuli unterschiedliche Volumina oder Elastizitätsverhältnisse vorliegen. Dann müssen sich Schwingungen des Felsenbeins (das nach den Feststellungen von Békésis bei höheren Frequenzen stets in einem Schwingungsbauch liegt) in der Auslösung von Wanderwellen in der Perilymphe auswirken, ähnlich wie bei Luftleitung. Doch spielen hier die Gehörknöchelchen nur noch die Rolle einer „Beschwerung" der Membran des ovalen Fensters, ohne direkt an der Schallfortleitung mitzuwirken.

Bei einer Schwerhörigkeit kann auf folgende Weise rasch ein Hinweis erhalten werden, ob es sich um eine Mittelohr- oder Innenohrschwerhörigkeit handelt: 1. Es wird eine angeschlagene Stimmgabel (gewöhnlich a = 435 Hz) zuerst auf den Warzenfortsatz gesetzt und dann, wenn sie nicht mehr gehört werden kann, vor das Ohr gehalten (Rinnescher Versuch). Normalerweise ist dieser Versuch positiv. In beiden Fällen wird durch Luftleitung gehört (s. o., osseo-tympanale Leitung), nur sind die Auslösungsbedingungen günstiger, wenn die Stimmgabel vor das Ohr gehalten wird. Liegt jedoch ein Mittelohrprozeß vor oder ist der Gehörgang durch einen Schmalzpfropf verschlossen, dann sind die Auslösungsbedingungen bei osseotympanaler Leitung besser, ja sogar bei eigentlichem Knochenhören, und der Versuch wird negativ. 2. Weberscher Versuch (s. o.). Bei Aufsetzen der Stimmgabel auf die Mitte des Schädels wird bei Mittelohrerkrankung der gehörte Ton auf das kranke Ohr lateralisiert (geringerer Energieverlust über den Gehörgang auf dieser Seite), bei einseitiger Innenohrschwerhörigkeit jedoch auf das gesunde. 3. Schwabachscher Versuch: Es wird das Hören bei Aufsetzen der Stimmgabel auf den Schädel mit dem eines Gesunden verglichen. Bei Mittelohrerkrankungen kann der Patient die Stimmgabel länger hören als der Gesunde (geringerer Energieverlust durch den Gehörgang), bei Innenohrerkrankung jedoch weniger lang.

6. Das Innenohr

Die eigentlichen Hörzellen, d.h. die Receptoren, die bei Eintreffen von Schallwellen bestimmter Frequenz in Erregung geraten, liegen verborgen im Innenohr. Während wir bislang den Transport des Reizes durch das Mittelohr besprachen, müssen wir uns nun seinem Weitertransport im Innenohr und seiner Verteilung auf die Schnecke zuwenden und anschließend der Frage der Umwandlung des Reizes in Erregungen und deren Fortleitung zu den Zentren.

a) Die Verteilung der Reize in der Schnecke und die Hörtheorie

Die Schnecke wird durch die Lamina spiralis ossea und eine daran befestigte Membran, die *Basilarmembran*, in eine Scala vestibuli und eine Scala tympani unterteilt (Abb. 427, 429). Die Breite der Basilarmembran nimmt dabei von der Basis bis zur Spitze der Schnecke zu, wodurch sich fortlaufende Änderungen in den elastischen Eigenschaften des Systems ergeben. Von der Scala vestibuli wird ein wesentlicher Teil abgetrennt durch die sehr dünne Reissnersche Membran (Abb. 427), so daß sich ein zweiter innerer Kanal bildet, der Ductus endolymphaticus. Scala vestibuli und Scala tympani sind mit Perilymphe gefüllt, die dem Liquor cerebrospinalis entspricht. Dieser perilymphatische Raum steht über das Vestibulum in

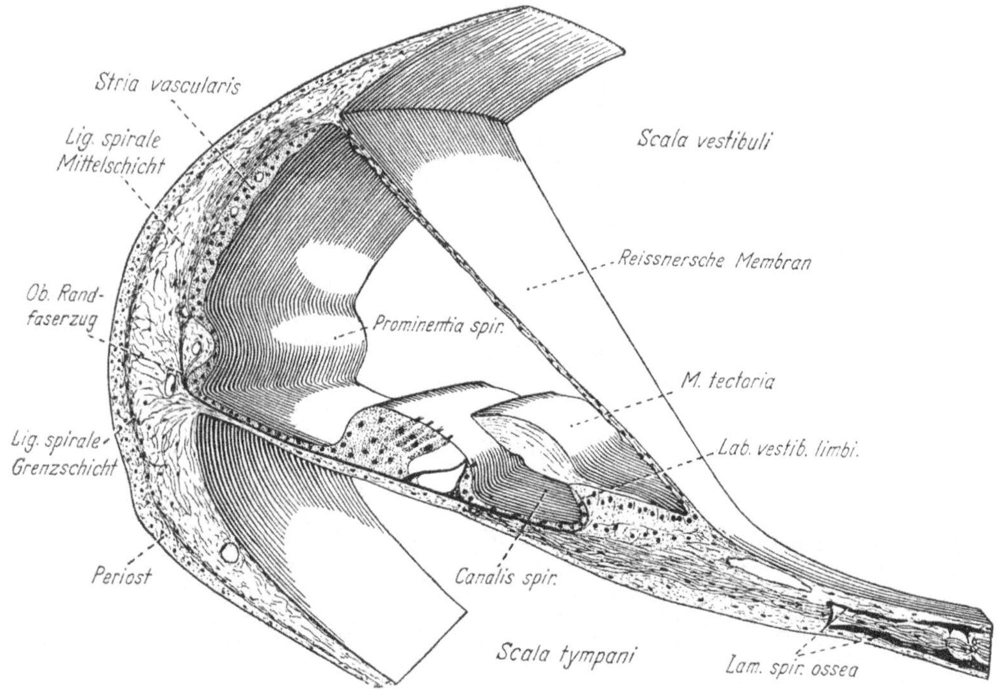

Abb. 427. Keilförmiges Raumbild des Ductus cochlearis der Spitzenwindung, nach Schnittbildern zusammengestellt. [Aus NEUBERT, K.: Z. Anat. **114**, 539 (1950)]

Kommunikation mit den perilymphatischen Räumen des Gleichgewichtsorgans und über den engen Aquaeductus cochleae mit dem Subarachnoidalraum. Scala vestibuli und Scala tympani stehen außerdem an der Schneckenspitze, dem Helicotrema, miteinander in offener Verbindung. Die Endolymphe des Ductus endolymphaticus unterscheidet sich von der Perilymphe vor allem darin, daß ihr K^+-Gehalt höher ist als der Na^+-Gehalt. Wichtig an der ganzen Anordnung ist die Tatsache, daß das ganze System luftblasenfrei mit Flüssigkeit gefüllt ist und daß der Ductus endolymphaticus gegen die beiden Treppen elastisch abgegrenzt ist, also ein schwingungsfähiges Gebilde darstellt.

Auf der Basilarmembran sind in Reihen die eigentlichen Sinneszellen, d.h. die Ursprungsstätten der Hörnervenfasern, angeordnet, die durch verschiedene Stützzellen in ihrer Lage gehalten werden (Abb. 428).

Wird die Perilymphe durch Schwingungen des Steigbügels oder des Knochens in Schwingungen versetzt, so kommt es ebenfalls zu Schwingungen des Ductus endolymphaticus, auf deren Zustandekommen unten im einzelnen eingegangen wird. Die Basilarmembran hat dabei aus physikalischen Gründen ihr Ausbauchungsmaximum weit seitlich, nahe dem Ligamentum spirale, die Reissnersche Membran dagegen nahe an ihrer Anheftung an der Lamina spiralis ossea (Abb. 429). Dadurch wird die Auf- und Abbewegung der Basilarmembran in eine mehr oder weniger horizontale Bewegung der Sinneszellen umgewandelt. *Die Sinneshaare dieser Zellen erfahren bei dieser Bewegung eine Ablenkung, die zur Erregung der Zellen führt.* Die Erregung scheint dadurch zustande zu kommen, daß die Membrana tectoria mit den Härchen der Sinneszellen verwachsen ist und sie so bei Schwingungen der Basilarmembran mechanisch verbogen werden. Bisher nahm man mit NEUBERT im Sinne der Abb. 427, 428 und 429 an, daß die Membrana tectoria nicht auf den Sinneshaaren schleife und auch nicht mit ihnen verwachsen sei und daß ihre Aufgabe darin bestehe, bei Schwingung der Basilarmembran eine gerichtete Endolymphströmung über den Sinneszellen zu ermöglichen, da keine Verwachsungs- oder Schleifspuren gefunden wurden. Neuerdings konnte jedoch festgestellt werde, daß bei der Präparation der Membrana tectoria u. U. ganze Sinneszellen ausgerissen werden, ein gewichtiger Hinweis, daß die Membran mit ihnen verwachsen war, was auch durch einige weitere Befunde gestützt werden kann. So muß man annehmen, daß die in den Abb. 427—429 gezeigte Stellung der Membrana tectoria durch Schrumpfung bei der Fixierung zustande kam.

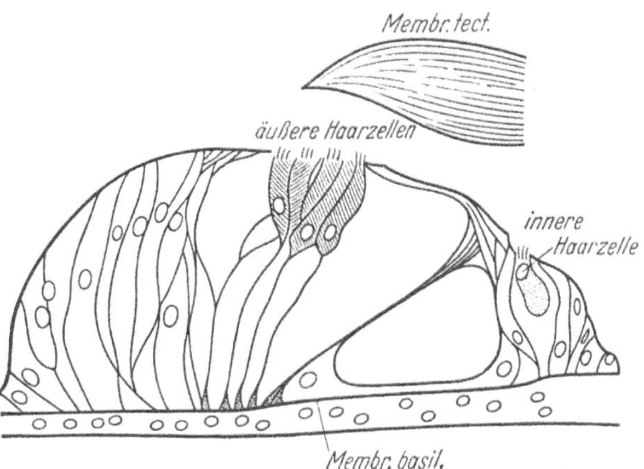

Abb. 428. Halbschematische Darstellung der Hörzellen auf der Basilarmembran, abgestützt durch die Stützzellen (links) und die Tunnelzellen (zwischen äußeren und inneren Haarzellen). Diese Form der Abstützung führt dazu, daß eine Auf-Ab-Bewegung der Basilarmembran zu einer Seitwärtsbewegung der Hörzellen führt und eine Seitwärtsbewegung der inneren Hörzellen ermöglicht wird, obschon sie schon über der Knochenleiste sitzen

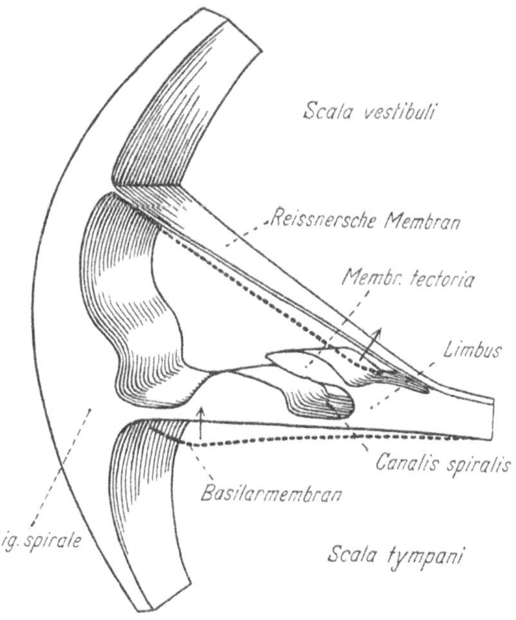

Abb. 429. Schema der Schwingungsform der beiden Trennwandmembranen des Ductus cochlearis. Der Schwingungsbauch der Reissnerschen Membran liegt in der Nähe des axialen Ansatzes, der der Basilarmembran in der Nähe des Lig. spirale, also außerhalb des Cortischen Organs. Das hat zusammen mit der Art der Abstützung der Hörzellen (Abb. 428) zur Folge, daß diese eine Hin- und Her- und nicht eine Auf-Ab-Bewegung ausführen. [Aus NEUBERT, K.: Z. Anat. **114**, 539 (1950)]

Wie ist nun das **Schwingungsbild der Basilarmembran** bei verschiedenen Tonhöhen? Hier haben die Untersuchungen von v. BÉKÉSY einen sprunghaften Fortschritt gebracht, dem es gelungen ist, an Leichenohren die auftretenden Schwingungen zu messen. Setzt man sinusförmige Schwingungen auf den Steigbügel, so schwingt die Basilarmembran fast in gleicher Phase mit einem Maximum der Amplitude, das um so näher am ovalen Fenster liegt, je höher die Frequenz ist, und sich um so mehr nach dem Helicotrema verschiebt, je niedriger die Frequenz (je tiefer der gegebene Ton) ist (Abb. 430). Das Schwingungsmaximum ist dabei jeweils sehr konstant, andererseits keineswegs sehr scharf, wie das auch aus Abb. 430 hervorgeht. Bei Reizung durch verschiedene Tonhöhen tritt also tatsächlich eine räumliche Trennung der verschiedenen Frequenzen und damit Erregung verschiedener Sinneszellen des Cortischen Organs ein. Damit ist der erste Teil der Helmholtzschen Hörtheorie vollauf bestätigt, nämlich daß die Grundlage der Hörtheorie eine **Einortstheorie** darstellt.

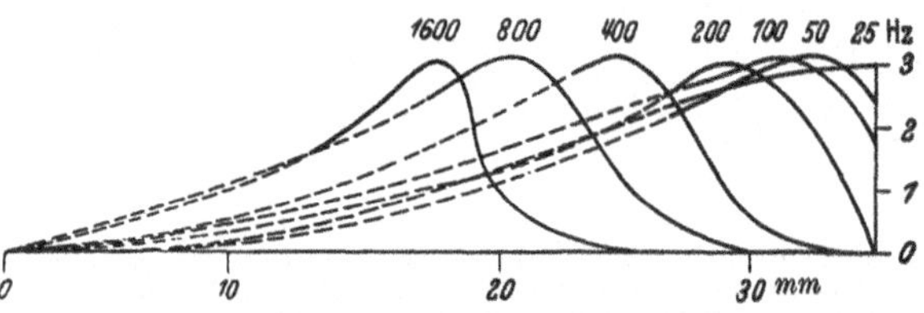

Abb. 430. Die Lage der Schwingungsamplitude der Schneckentrennwand für sinusförmige Schwingungen verschiedener Frequenz. 0 Ort des ovalen Fensters. Je niederer die Frequenz, um so weiter ist das Maximum vom ovalen Fenster abgerückt. Ordinate = Amplitude als Volumenverschiebung je 1 mm Trennwand-Länge. Tatsächliche Messungen von v. Békésy

Die weitere Frage ist nun die nach der Entstehung der verschiedenen Maxima an unterschiedlichen Stellen bei verschiedenen Tonhöhen. Schon die oben dargestellten Befunde weisen darauf hin, daß der zweite Teil der Helmholtzschen Hörtheorie, die Resonanztheorie, verlassen werden muß. Diese Resonanztheorie nahm an, daß sich bei Betönung des Ohres stehende Wellen ausbilden und daß sich die Basilarmembran wie ein Satz aufgespannter Saiten mit abnehmender Eigenfrequenz von der Schneckenbasis bis zur Schneckenspitze verhalte, so daß je nach Resonanzlage das Schwingungsmaximum der Saiten verschieden sein würde. Es hat sich jedoch herausgestellt, daß die Basilarmembran keine gespannte Membran darstellt, sondern eine biegungssteife Platte, die allerdings in Steigbügelnähe steifer ist als helicotremawärts. Bei einer gespannten Membran müßten kleine Schnitte quer zur Spannungsrichtung sofort zum Klaffen führen, was jedoch bei der Basilarmembran nicht der Fall ist (v. Békésy).

Auch mathematisch-theoretisch läßt sich klären, daß die Frequenzauflösung in der Schnecke nicht auf Resonanz beruht. Es finden sich nämlich an Modellen der Schnecke und an Leichenschnecken Phasenverschiebungen bis 3π, was bei Resonanz im engeren Sinne nie erreicht wird; ferner sind die erforderlichen Zusatzhypothesen über das Massenverhältnis zwischen Basilarmembran und Perilymphe nicht erfüllt.

Durch die Untersuchungen von v. Békésy und Ranke ist in neuerer Zeit die Resonanztheorie durch die **Dispersionstheorie** ersetzt worden. Wir müssen darauf verzichten, hier die ganze physikalisch-mathematische Ableitung der Hörtheorie darzustellen, da sie schwer anschaulich zu machen ist. Es sei von vornherein auf die Darstellung von Ranke verwiesen. Wir wollen uns den entscheidenden Punkt an einem Modell von Ranke klarzumachen versuchen. In einem gleichmäßigen Medium, wie etwa Luft, ist die Fortpflanzungsgeschwindigkeit der Wellen praktisch überall gleich. Ebenso ist die Fortpflanzungsgeschwindigkeit auf einem horizontal gespannten Seil konstant. Hängt man jedoch ein Seil senkrecht auf und läßt es frei herabhängen, dann wirkt das Seilgewicht als Längsspannung nur am oberen Ende. Dadurch sinkt die Fortpflanzungsgeschwindigkeit der Wellen von oben nach unten, und die Wellenlängen werden nach unten immer kürzer (Abb. 431). Bringt man nun das Seilende zur besseren Dämpfung in Öl, dann sieht man weiter, daß die geringeren Wellenlängen früher weggedämpft werden. Je höher die erzwungene Anfangsfrequenz der Seilschwingung war, desto früher werden die Frequenzen im Verlauf des Seils so hoch, daß die Schwingung durch Dämpfung verschwindet (in Abb. 431 von links nach rechts). Gleiches wäre auch bei einem horizontal gespannten Seil zu erreichen, wenn man von einem Ende zum andern laufend seine Verspannung oder seine Dicke änderte.

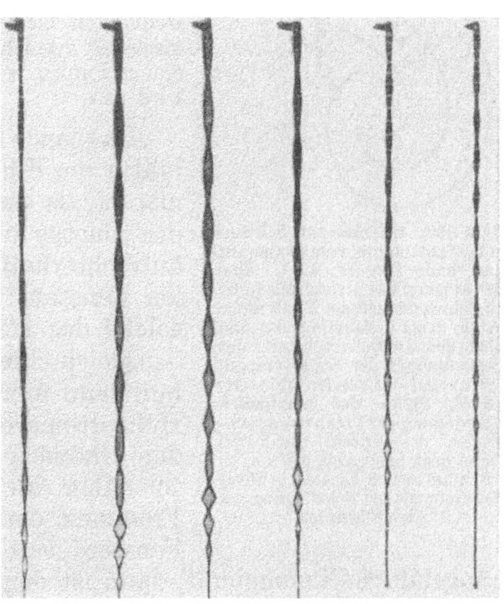

Abb. 431. Modell zur Dispersionstheorie des Hörens. Eine frei hängende Kette wird oben durch einen Exzenter in Schwingungen versetzt, unten durch Öl gedämpft. Zunehmende Frequenzen der Schwingungserzeugung von links nach rechts. Man sieht, 1. daß die Wellenlängen von oben nach unten kürzer werden und 2. daß die kürzeren Wellenlängen früher weggedämpft werden. Je höher die Anfangsfrequenz, desto früher verschwindet die Schwingung durch Dämpfung. (Aus RANKE, O. F., u. H. LULLIES: Gehör, Stimme, Sprache. Berlin: Springer 1953)

Um ähnliche Verhältnisse handelt es sich im Innenohr. Bei einer Schwingung des Steigbügels mit dem ovalen Fenster kommt es zur Ausbildung fortlaufender Wellen in der Scala vestibuli. Die Geschwindigkeit, mit der sich diese „Wanderwellen" fortpflanzen, hängt ab von den Elastizitätsverhältnissen, vor allem der Basilarmembran. Da diese helicotremawärts nachgiebiger wird, wird die Fortpflanzungsgeschwindigkeit geringer (vgl. Pulswellengeschwindigkeit, S. 110) und entsprechend die Wellenlänge kleiner, ähnlich wie im oben beschriebenen Beispiel des aufgehängten Stricks. Bei einer bestimmten erreichten Wellenlänge wird die Energie der Schwingung durch Dämpfung vernichtet, d.h. auf die Reissnersche und auf die Basilarmembran übertragen. Je tiefer von vornherein die Frequenz war, je größer die Wellenlänge, desto ferner von der Schneckenbasis wird dieser kritische Punkt und damit das Maximum der Schwingung der Basilarmembran liegen. Bei einem Klang wird die darin enthaltene höhere Tonhöhe diejenigen Haarzellen erregen, die näher an der Schneckenbasis liegen, die niedrigere Tonhöhe die ferner liegenden. So kommt es zu einer Auflösung des Klangbildes nach den verschiedenen Tonhöhen durch Dispersion. Was dabei Energieverlust für die Perilymphe bedeutet, bedeutet Energiegewinn für die Basilarmembran. So kommt es zu einer nahezu vollständigen Energieübertragung an der betreffenden Stelle auf das reizaufnehmende Organ. So ist erklärlich, daß trotz Reflexion von Schallwellen und trotz Vernichtung von Energie durch Reibung auf dem ganzen Wege des schalleitenden Apparates vom Trommelfell bis zum Cortischen Organ eine nur sehr geringe Druckänderung genügt, um dieses Organ zu erregen.

Etwas genauer kann man das eben Besprochene auch folgendermaßen darstellen. Die Fortpflanzungsgeschwindigkeit von Wasserwellen erfolgt je nach der Tiefe des Wassers mit oder ohne Dispersion. Es gilt: $c = \text{Fortpflanzungsgeschwindigkeit} = \sqrt{g\frac{\lambda}{2\pi}}$, wobei

g = Erdbeschleunigung und λ = Wellenlänge. Erst wenn die Wellenlänge λ größer wird als die Wassertiefe, gilt $c = \sqrt{g \cdot h}$. Die Oberflächenwellen werden also bei tiefem Wasser mit Dispersion fortgeleitet. Solange im Innenohr die Kanaltiefe der Scalae klein ist im Verhältnis zur Wellenlänge, ist die Fortpflanzungsgeschwindigkeit unabhängig von der Frequenz und für alle Frequenzen nur abhängig vom Kanalquerschnitt und den elastischen Eigenschaften der Trennmembran. Sowie jedoch die Wellenlänge in die Größenordnung der mit 2π multiplizierten Kanaltiefe kommt, sowie also die Frequenz über eine für jeden Ort der Basilarmembran charakteristische Höhe ansteigt, kommt es zur Dispersion. Hier trennen sich die einzelnen Anteile eines Klangs: Die höher frequenten bleiben zurück und werden über die Membranviscosität vernichtet, die tieferen rollen weiter als Welle bis zu einem Punkt, wo auch für sie die Wellenlänge relativ kurz wird usw.

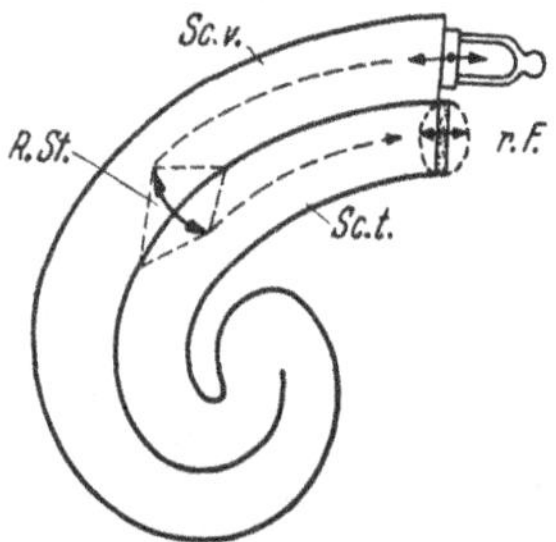

Abb. 432. Schema zur Schwingungsübertragung vom ovalen auf das runde Fenster (*r.F.*). Eine Schwingung des Steigbügels führt zu Schwingungen der Perilymphe in der Scala vestibuli (*Sc.v.*) und über den Ductus cochlearis der Perilymphe in der Scala tympani (*Sc.t.*) und des runden Fensters. (*R.St.* Stelle der maximalen Schwingung der Trennwandmembranen des Ductus cochlearis. Diese liegt nach Abb. 430 um so näher am ovalen Fenster, je höher die Frequenz der Schwingung des Steigbügels ist

Das ganze System kann wegen der Inkompressibilität der Flüssigkeit nur so lange richtig funktionieren, als die Elastizitäten des ovalen Fensters, des Ductus cochlearis und des runden Fensters aufrechterhalten bleiben. Jeder Bewegung des ovalen Fensters muß mit geringer Verspätung eine solche des runden Fensters entsprechen. Dieser Ausgleich einer Druckzunahme in der Scala vestibuli kann nur bei sehr tiefen Frequenzen über das Helicotrema erfolgen. Bei höheren erfolgt sie über den Ductus cochlearis (Abb. 430), und zwar um so näher an der Schneckenbasis, je höher die Frequenz der Schwingung ist. Hat das runde Fenster, etwa durch Verknöcherung, seine Schwingungsfähigkeit eingebüßt, dann ist der ganze Vorgang nicht mehr möglich, und es kommt zur Taubheit. Um einen ähnlichen Vorgang handelt es sich bei der Otosklerose.

b) Umwandlung von Reizen in Erregungen und deren Fortleitung

Nach den bisherigen Untersuchungen dürfen wir annehmen, daß die Umwandlung von Reizen in Erregungen im Gehörorgan nicht anders vor sich geht als in anderen Sinnesorganen, daß nämlich durch die adäquate Reizung ein lokales Potential in den Receptoren ausgelöst wird, das zur Aussendung von Erregungen über die zugehörigen Nervenfasern führt. Wie bei anderen Receptoren erhöht eine Verstärkung des Reizes bis zu einem gewissen Maximum die Frequenz der fortgeleiteten Erregungen und gleichzeitig die Zahl der erregten Receptoren und damit der erregten Fasern, wie sich das durch Ableitung der Aktionspotentiale nachweisen läßt. Die Information über die Lautstärke wird somit durch Variation der Zahl der zentralwärts geleiteten Impulse weitergegeben, die Informationen über die Tonhöhe dagegen durch Schwerpunktbildung in bestimmten Fasern (Abb. 433). Bei Ableitung der Aktionspotentiale einer Einzelfaser ist zu erkennen, daß mit steigender Lautstärke die Gesamtzahl der Impulse zunimmt und daß der Frequenzbereich, in dem die Faser anspricht, ebenfalls größer wird, daß aber immer ein Schwerpunkt bei einer ganz bestimmten Frequenz (hier 7000 Hz) erhalten bleibt.

Das entspricht ganz den Befunden, die die subjektive Sinnesphysiologie beizubringen vermag. Wie andere Receptoren, so zeigen auch die Hörzellen die Erscheinungen der Adaptation und Ermüdung. Betönt man ein Ohr längere Zeit mit einem Ton genügender Intensität, so tritt auf diesem Ohr Adaptation ein. Daß sie nicht doppelseitig auftritt, ist ein Beweis dafür, daß es sich um einen peripheren und nicht um einen zentralen Vorgang handelt. Prüft man nun die Schwelle für verschiedene Prüftöne, so ergibt sich, daß eine Erhöhung der Schwelle nicht nur für den zuerst gesetzten Ton eingetreten ist, sondern auch für die benachbarten Tonhöhen (Abb. 434). Es wird also offensichtlich bei Reizung durch einen Ton nicht nur eine Zellreihe erregt, sondern ganze Zellgruppen. Trotzdem ist beim musikalischen Menschen das Tonunterscheidungsvermögen vortrefflich ausgebildet. Ja, es stellt sich sogar heraus, daß bei zunehmender Lautstärke bis zu einem gewissen Maximum, wobei die erregte Zellgruppe vergrößert wird, das Tonunterscheidungsvermögen nicht etwa schlechter, sondern besser wird. Wie im allgemeinen Teil (S. 631) auseinandergesetzt, kommt es entscheidend darauf an, daß eine Receptorenreihe maximal, die benachbarten gerade eben etwas weniger, und nicht darauf, daß die benachbarten überhaupt nicht erregt werden. Es ist denkbar, daß die etwas schwächere Erregung der benachbarten Receptoren nicht zur Erregung von Nervenzellen im Zentrum führt, sondern zu deren Hemmung (Ausführlicher s. S. 631) und daß gerade dadurch eine so gute Trennschärfe erreicht wird. Eine solche Kontrastanhebung konnte in der Tat in allen Relaisstationen der Hörbahn festgestellt werden, auch schon in den niedrigsten.

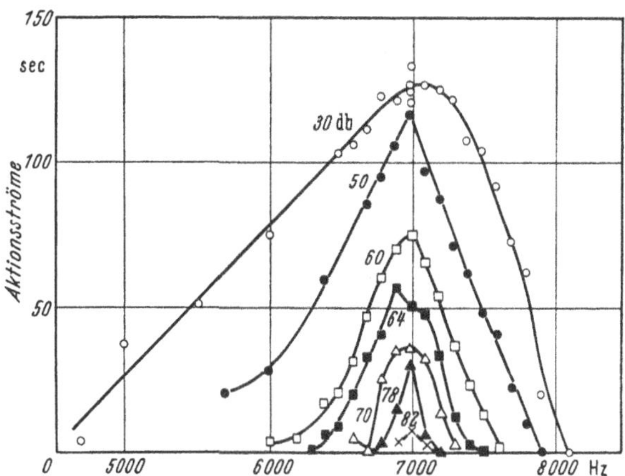

Abb. 433. Zahl der Impulse pro Sekunde einer Einzelfaser des N. acusticus bei steigender Impulsfrequenz (Abszisse) und zunehmender Lautstärke (Zahlen in Dezibel unter der Ausgangslautstärke; die Lautstärke wächst also mit sinkender Dezibelzahl). Je größer die Lautstärke ist, desto größer wird der Frequenzbereich, in dem die Receptoren antworten, die mit einer Einzelfaser verbunden sind. Das Maximum der Antwort liegt aber stets an derselben Stelle und ist schärfer als die Maxima der Auslenkung der Basilarmembran in Abb. 430. [Aus R. GALAMBOS u. H. DAVIS: J. Neurophysiol. **6**, 39 (1943)]

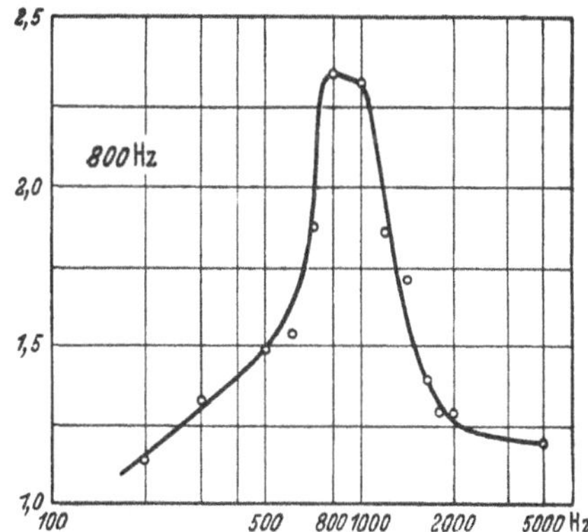

Abb. 434. Wenn man ein Ohr mit einem starken Ton von 800 Hz betönt hat, adaptiert es sich nicht nur für diesen Ton, sondern auch, aber weniger, für die Nachbarfrequenzen. Ordinate = Maß für den Schwellenanstieg. Abszisse = Frequenzen. (Nach v. BÉKÉSY)

Wenn allerdings 2 Prüftöne sehr nahe beieinander liegen, dann wird dadurch das Maximum der Erregung gerade zwischen denjenigen Maxima zu liegen kommen, die durch jeden Ton einzeln hervorgerufen werden. In diesem Fall kann der resultierende Klang nicht mehr analysiert werden. Es werden nicht die beiden Töne gehört, sondern ein anderer mit an- und abschwellender Lautheit, also ausnahmsweise tatsächlich das Klangbild (Schwebungen, vgl. S. 667 und Abb. 417).

Die Information über die verschiedensten Schallerscheinungen kann nicht nur durch Änderung der Gesamtzahl der Erregungen und durch Wahl verschiedener Fasern weitergegeben werden, sondern auch durch Änderungen der Synchronisation und Änderung der Rhythmizität (z.B. Gruppenbildung), doch soll auf diese komplizierten Zusammenhänge hier nicht weiter eingegangen werden.

Leitet man die **Aktionspotentiale** des gesamten N. acusticus ab und mißt deren Fläche bei steigender Lautstärke (Abb. 435a), so ergibt sich, daß die Gesamtpotentialbildung zunächst sehr steil anwächst, dann einen Knick aufweist, um anschließend erneut steiler anzusteigen. Es sind also offenbar 2 Systeme vorhanden, die nacheinander erregt werden. Wahrscheinlich handelt es sich dabei um die äußeren und inneren Haarzellen, wobei die inneren eine höhere Schwelle aufweisen. Sie sitzen nicht auf der Basilarmembran selbst, sondern schon am Rande der Lamina spiralis ossea. Daß sie überhaupt bei Schalleinwirkung in Erregung geraten können, liegt daran, daß die Auf- und Abbewegung der Basilarmembran zu einer Hin- und Herbewegung der Hörzellen führt (Abb. 428, S. 677). Für die Schwingungsmöglichkeit der inneren Hörzellen scheint dabei die Konstruktion der Tunnelzellen von Bedeutung zu sein. Für diese Deutung der Abb. 435a spricht, daß nach Gaben von Streptomycin, das vorwiegend die äußeren Haarzellen schädigt, die Schwelle zwar erheblich steigt (um rund 40 dB), daß aber dann der Anstieg der Aktionspotentiale sehr steil und ohne Knick erfolgt (Abb. 435b); es werden sehr rasch mehr Fasern rekrutiert. Es erklärt dies, daß manche Formen der Innenohrschwerhörigkeit (besonders solche Formen der Altersschwerhörigkeit, wo bevorzugt die äußeren Hörzellen betroffen sind) das eigenartige Phänomen aufweisen, daß das Hören bei niedrigen Lautstärken nicht möglich, bei höheren aber dem Normalen weitgehend angenähert ist.

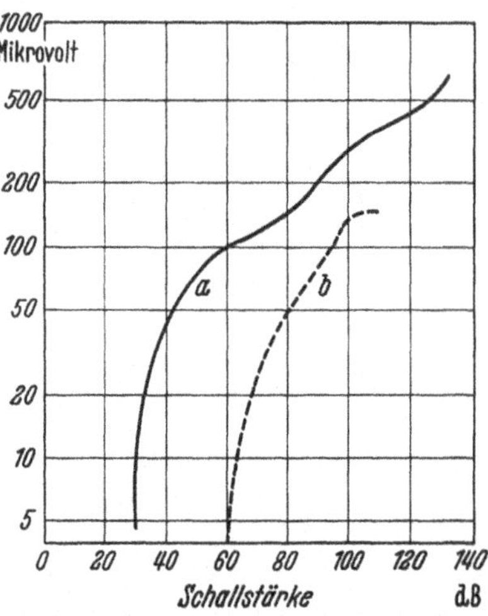

Abb. 435. Amplitude der Aktionspotentiale vom N. acusticus bei Betönung des Ohres mit gleichbleibender Frequenz und zunehmender Schallstärke (logarithmischer Maßstab). a Normal. b Nach Behandlung mit hohen Dosen Streptomycin, das besonders die äußeren Haarzellen schädigt. In a deutlicher Knick in der Kurve als Ausdruck zweier „Systeme", die mit verschiedener Schwelle in Aktion treten. In b ist offenbar nur noch das 2. System mit höherer Schwelle aktiv (innere Haarzellen). [Nach H. DAVIS u. Mitarb.: Laryngoscope (St. Louis) **68**, 596 (1958)]

Neben den Aktionspotentialen des N. acusticus können vom Innenohr und, durch Stromschleifen bedingt, auch aus seiner Umgebung weitere elektrische Erscheinungen abgeleitet werden. Da es sich jedoch nicht um eine Ableitung des am meisten interessierenden Generatorpotentials der Sinneszellen handelt, soll hier nicht ausführlich darauf eingegangen werden.

Es handelt sich einmal um die Ableitung einer dauernd, auch bei Ruhe, vorhandenen *Gleichspannung* vom Cortischen Organ gegen die Endolymphe (v. BÉKÉSY). Sie stammt wahrscheinlich von der Stelle des Austritts der Sinneshaare (TASAKI). Dieses „Bestandpotential" wird bei Schallreizen in charakteristischer Weise verändert (summating potential, DAVIS). Es ist wahrscheinlich weitgehend beeinflußt durch das Generatorpotential der Sinneszellen, das bei deren Reizung entsteht, stellt aber wohl nicht dieses selbst dar.

WEVER und BRAY entdeckten weiter, daß bei Schalleinwirkung auf das Ohr eine *Wechselspannung* auftritt, die bis in höchste Frequenzen ein recht getreues Abbild der Schallbilder ergibt (microphonics). Schon die sehr hohen abzuleitenden Frequenzen, die die Nervenfasern wegen des Refraktärstadiums niemals zu leiten vermöchten, weisen darauf hin, daß es sich nicht um Aktionspotentiale handeln kann. Es ist zu vermuten, daß es sich um ein Undichtwerden der Sinneszellen für ihr Eigenpotential gegenüber der Umgebung bei der Verbiegung der Hörhärchen, also um mechanisch ausgelöste, auf die Umgebung streuende Potentiale handelt. Dieser Potentialverlust könnte der Anlaß zu einer Änderung des Stoffwechsels in den Sinneszellen sein, durch die dann die Erregung ausgelöst würde. RANKE spricht deshalb von einem *Reizfolgestrom*, der ein Zwischenglied zwischen Reiz und Erregung darstelle. Die gleichzeitig von der Schnecke abzuleitenden Potentiale wären dann Nebeneffekte wie das Geräusch eines Kraftwagens, aus dem man aber doch schließen kann, daß der Motor läuft (STEVENS und DAVIS).

7. Die akustische Entfernungs- und Richtungswahrnehmung

Neben dem Auge ist das Ohr das wichtigste Organ, welches Raumerkennung über den eigenen Körper hinaus ermöglicht. Es handelt sich hierbei um die Ausnutzung zweier ganz verschiedenartiger Möglichkeiten:

a) der Entfernungswahrnehmung,
b) der Richtungswahrnehmung.

Die akustische **Entfernungswahrnehmung.** Zunächst kann die Lautstärke als allerdings unsicheres Hilfsmittel zur Entfernungsschätzung herangezogen werden, wenn andere Kennzeichen fehlen. Bei diskontinuierlichen Schallerscheinungen, wie sie in der Sprache eine Rolle spielen, besonders aber bei knallartigen Vorgängen, findet sich jedoch bis zu einer Entfernung von etwa 1 m eine überraschende Sicherheit

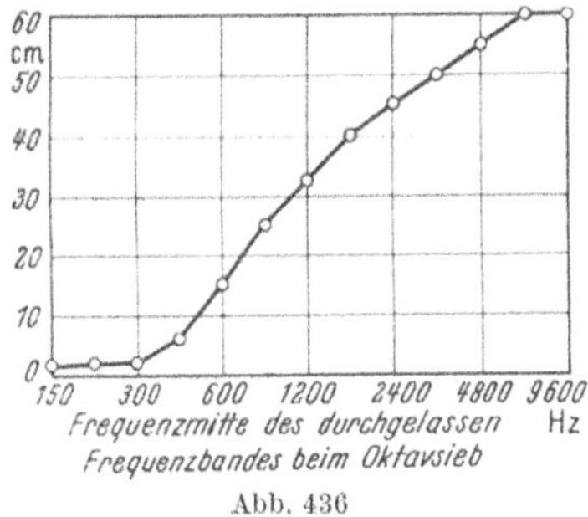

Abb. 436

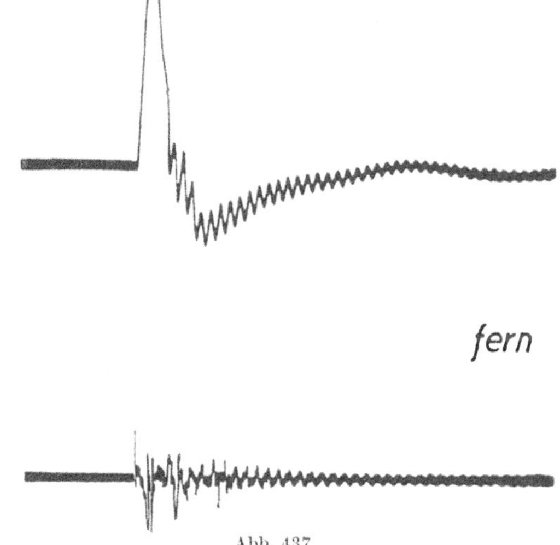

Abb. 437

Abb. 436. Die scheinbare Entfernung eines Sprechers (Ordinate) in Abhängigkeit von der Höhe des durchgelassenen Frequenzbandes (Abszisse). Je mehr von den niederen Frequenzen weggefiltert wird, um so ferner erscheint der Sprecher. (Nach v. BÉKÉSY)

Abb. 437. Oscillographische Mikrophonaufnahme eines Knallgeräusches, welches oben *nah*, unten *fern* erscheint. Im ersten Fall überwiegen die niederen, im letzten die hohen Frequenzen. (v. BÉKÉSY)

der Entfernungsangabe, die durch Intensitätsschätzung allein nicht erklärt werden kann. So gelingt es auch dem Ungeübten, die Entfernung einer tickenden Taschenuhr mit großer Sicherheit anzugeben. Es stellt sich heraus, daß hier die Entfernungsangabe abhängig ist vom Frequenzspektrum. Siebt man z.B. die tieferen Frequenzen aus der Sprechstimme heraus, so scheint die Sprachquelle in größere Entfernung wegzurücken (Abb. 436). Ohne die hohen Frequenzen erscheint (bei gleicher Lautstärke) der Sprecher näher, ohne die tiefen Frequenzen ferner als in Wirklichkeit. Werden bei einem Knall die tiefen Frequenzanteile mit übertragen, so läßt ihn dies nahe erscheinen, werden sie weggefiltert, erscheint er ferner (Abb. 437).

Die Knalle unterscheiden sich physikalisch dadurch, daß in der Nähe der Knallquelle die Strömungsgeschwindigkeit der Luft noch merklich ist, die proportional dem Quadrat der Entfernung abnimmt. Die Druckschwankung enthält von vornherein höhere Frequenzanteile in ihrem Frequenzspektrum als die Strömungsgeschwindigkeit. Voraussetzung dafür, daß das Trommelfell nicht nur durch den Druck, sondern auch durch die Strömungsgeschwindigkeit aus der Ruhelage ausgelenkt werden kann, ist, daß sein Schallwiderstand nicht wesentlich höher ist als der der Luft. Das trifft für den hier in Rede stehenden Frequenzbereich tatsächlich zu, und hier ist das Trommelfell nicht nur Druck-, sondern auch Geschwindigkeitsempfänger, so daß der Geschwindigkeitsempfang zur Entfernungsschätzung mit herangezogen werden kann.

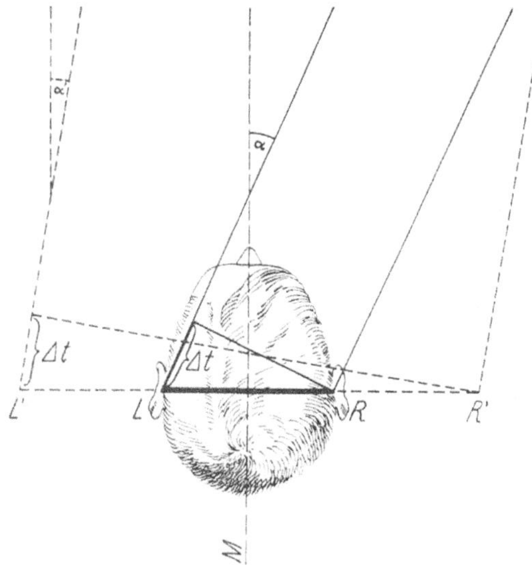

Abb. 438. Trifft ein Schall nicht genau von vorn oder rückwärts im Sinne der gezeichneten Mittellinie (M) auf den Kopf, sondern etwas von der Seite, so wird er rechtes (R) und linkes (L) Ohr nicht genau gleichzeitig erreichen, sondern um eine kleine zeitliche Differenz (Δt) verschieden. Diese Differenz wird um so größer sein, je seitlicher der Schall einfällt. 0,00003 sec Verspätung für das eine Ohr können dabei noch ausgenutzt werden, um zu erkennen, ob der Schall von rechts oder links kommt. Dieser Wert entspräche aber einer Wegdifferenz des Schalles von 1 cm. Somit muß es, je nach dem Ohrenabstand, einen „Schwellenwinkel" (α) geben, bei dem noch die Richtung des Schalles sicher angegeben werden kann. Außerdem muß es möglich sein, durch künstliche Vergrößerung des Ohrenabstandes (L' und R') diesen Schwellenwinkel zu verkleinern

Die oben dargestellten Befunde kann man sich leicht deutlich machen: Werden in verschiedenem Abstand vom Ohr 2 Fingerkuppen (z. B. Daumen und Zeigefinger) aneinandergeschlagen, dann bemerkt man, wie bei Annäherung dunkle Komponenten hervortreten, die in der Ferne verschwinden. Durch Bedienung der Tonblende am Rundfunkgerät kann man bei Gleichhaltung der Lautstärke den Gehalt an höheren und tieferen Frequenzen variieren und dabei deutlich die Empfindung der Annäherung und Entfernung des Sprechers hervorrufen. In gleicher Weise kann beim Tonfilm, z. B. bei Flüstersprache, durch Hervorheben des tiefen Frequenzanteils der Eindruck hervorgerufen werden, daß sie nahe am Ohr entstanden sei.

Die **akustische Richtungswahrnehmung.** Während die Entfernungsschätzung ebensogut ein- wie zweiohrig gelingt, ist die zweiohrige (binaurale) Richtungsschätzung erheblich besser als die einohrige. Hier werden 2 Faktoren ausgenutzt: 1. die zeitliche Differenz, mit der die Schallwellen von einer seitlich stehenden Schallquelle die beiden Ohren treffen (Abb. 438), und 2. die Differenz in der Intensität, da der Kopf als Schallschatten, besonders bei hohen Frequenzen, wirkt. Da die Ohrmuschel als Schalldämmung für den von hinten einfallenden Schall wirkt, wird sie von Bedeutung für die Unterscheidung von Schallquellen von hinten und von vorn. Es läßt sich feststellen, daß bei Schallereignissen mit hohen Frequenzanteilen fast ausschließlich die Intensitätsunterschiede, mit niederen Frequenzanteilen stärker die zeitliche Differenz als Informationsträger für das Richtungserkennen ausgenutzt wird.

Die Fähigkeit des akustischen Apparats, zeitliche Differenzen im Eintreffen des Schalls an beiden Ohren zu unterscheiden, ist außerordentlich hoch. Als „Schwelle" kann etwa eine zeitliche Differenz von 0,00003 sec angenommen werden. Dadurch ist ein bestimmter Schwellenwinkel für die seitliche Lokalisation gegeben (Abb. 438). Er kann durch Vergrößerung des Ohrabstands entsprechend verkleinert werden. Das wird bei den Horchgeräten ausgenutzt.

Je nach den Unterschieden im Eintreffen der Erregungen im Trapezkörper vom rechten und linken N. acusticus kommt es bei Tieren zu reflektorischer Änderung der Stellung des Kopfes und der Ohrmuschel. Es wird auf diese Weise der Kopf auf die Schallquelle eingestellt. Die gleichzeitige Auswertung von Intensitäts- und Zeitdifferenzen geschieht dagegen in höheren Stationen. Da bei höheren Intensitäten die „Latenzzeit" bis zum Eintreffen der Erregungen in der Großhirnrinde kürzer ist, ist es möglich, daß Unterschiede in der Intensität in gleicher Weise Laufzeitdifferenzen ergeben wie Unterschiede im zeitlichen Eintreffen an beiden Ohren, wodurch eine gemeinsame Auswertung der beiden Informationen erleichtert wird.

Im Vergleich zum optischen ist das akustische Raumerkennungsvermögen gering. Trotzdem wird auch bei Nichtbehinderung des Auges (durch Nacht, Nebel usw.) dem akustischen Signal im Verkehr zu Wasser und zu Lande der Vorzug gegeben, angeblich deshalb, weil die Reaktionszeit der meisten Menschen auf akustische Reize weit kürzer ist als auf optische. Hierbei handelt es sich nicht so sehr um eine besondere Leistungsfähigkeit des Empfängers als vielmehr bestimmter Anteile des Zentralnervensystems.

8. Anhang: Die menschliche Stimme und Sprache

Wie oben beschrieben wurde, ist dem Menschen mit seinem Ohr nicht die gesamte „Hörwelt", sondern nur ein bestimmter, beschränkter Ausschnitt derselben zugänglich. Innerhalb des hörbaren Tonbereichs wiederum liegen die optimalen Leistungen des menschlichen Ohres in ganz bestimmten Gebieten. So finden sich besonders niedere absolute Reizschwellen durchschnittlich im Tonbereich von 150—3000 Schwingungen je Sekunde. Eine nicht minder wichtige Größe, die Unterschiedsschwelle für verschiedene Tonhöhen, die ja ein Maß für das akustische Auflösungsvermögen darstellt, ist am günstigsten im Bereich von 80—600 Schwingungen je Sekunde. Man darf wohl sagen, daß die maximale Leistungsfähigkeit für die Beurteilung akustischer Umweltvorgänge für den Menschen daher in dem leztgenannten Gebiet zu suchen ist. *Dieses umfaßt aber die wichtigen Tonlagen der menschlichen Stimme.* Außer den tönenden Sprachlauten der Vokale sind gleich bedeutungsvoll die Geräusche der Konsonanten. Die moderne Schallanalyse mit elektro-akustischen Geräten hat ergeben, daß die Schwingungen dieser letzteren — z.B. für die Zeichen der T- und S-Gruppe — in dem Bereich von 1000—3000 Schwingungen je Sekunde, also im Gebiete der allerniedersten Absolutschwellen des Ohres, oder seiner größten Empfindlichkeit liegen. Man benutzt beispielsweise gerade die „S"-Geräusche zum möglichst „leisen" gegenseitigen Anruf. Man nutzt unbewußt damit den Bereich der größten Absolutempfindlichkeit des menschlichen Ohres aus. Für den Klangcharakter und die Verständlichkeit der Konsonanten sind allerdings noch höhere Frequenzen wesentlich. Das machte sich z.B. störend bemerkbar bei älteren Lautsprechern, die nur Töne bis etwa 4000 Hz wiederzugeben vermochten.

Der menschliche *Stimmapparat* ist im Prinzip ein Blasinstrument, bei dem ein Luftstrom aus einem „*Windraum*" (Lunge, Bronchien, Trachea) durch einen Spalt, der von schwingungsfähigen „*Lippen*" (Stimmbändern) gebildet wird, austritt und einen angrenzenden „*Luftraum*" (Pharynx, Mundhöhle) in Schwingungen versetzt. Die Schwingungen der Stimmbänder bewirken ein periodisches Schwanken oder u. U. eine periodische Unterbrechung des Luftstroms und bestimmen durch ihre Frequenz die Höhe des *Grundtons* bei stimmhaften Lauten; die anschließenden Räume bestimmen in Form, Größe und Anordnung die Obertöne oder Teiltöne des Klanges und damit den *Klangcharakter*.

Die Schwingungen der Stimmlippen lassen sich am ehesten vergleichen mit denjenigen der Lippen beim Trompetenblasen oder mit denjenigen einer angestrichenen Saite eines Saiteninstruments (Abb. 439, 442). Angestrichen wird dabei durch den vorüberziehenden Luftstrom. Die Frequenz der Schwingungen und damit die *Höhe des Grundtons* kann variiert werden einerseits durch die Stärke des Luftstroms und andererseits durch Änderung in Form und Spannung der Stimmlippen, hervorgerufen durch die gesamte Vokalisationsmuskulatur (Abb. 440, ausführlich s. Lehrbücher der Anatomie). Gleichzeitig wird durch die Stärke des Luftstroms auch die *Lautstärke* bedingt. Trotzdem kann bei steigender oder fallender Lautstärke die Tonhöhe gehalten werden; es erfordert dies eine genaue Anpassung der Spannung und Form der Stimmbänder an die jeweilige Stärke des Luftstroms.

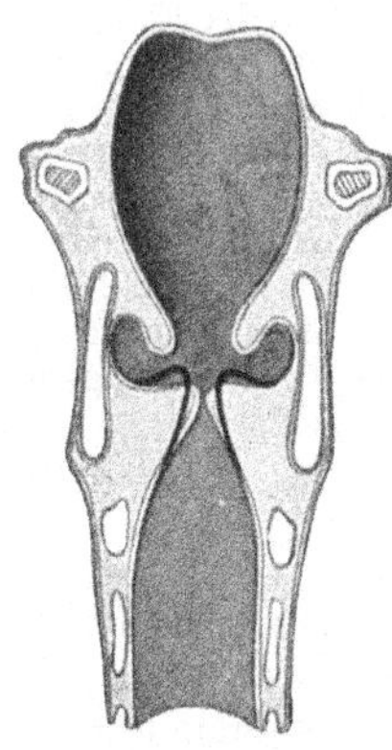

Abb. 439. Halbschematischer Querschnitt durch den menschlichen Kehlkopf

Die *Tonhöhe*, etwa beim Singen eines *Vokals*, wird festgelegt durch die Schwingungen der Stimmbänder. Der *Klangcharakter* ist jedoch abhängig von der Form des Ansatzrohres, die das Hervortreten bestimmter Obertöne bedingt. Für die einzelnen Vokale finden sich charakteristische Formen und damit charakteristische *Eigentöne* des Ansatzrohres, die als *Formanten* bezeichnet werden. Die Lage der Formanten in der Tonskala ist für jeden Vokal charakteristisch und weitgehend unabhängig von der Tonhöhe, in der der Vokal gesungen oder gesprochen wird, so daß ihre Unterscheidbarkeit möglich ist. So liegt z. B. der wesentliche Formant für A bei 800 bis 1200 Hz, für U bei 200 bis 400 Hz, für E dagegen bei 400—600 und 2200 bis 2600 Hz.

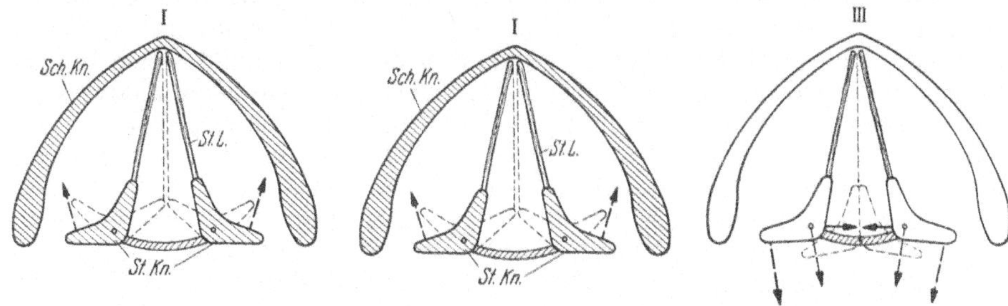

Abb. 440. Kehlkopfschema. *Sch. Kn.* Schildknorpel; *St. L.* Stimmlippen; *St. Kn.* Stellknorpel. Die Pfeile zeigen jeweils die Krafteinwirkungen der Muskeln auf die Stellknorpel an. Punktiert ist die daraus resultierende Änderung der Lage des Stellknorpels und der Stimmlippen im Kehlkopf angegeben. I Kräftige Stimmlippenspannung und unvollkommener Schluß der Stimmritze (hohe Fistelstimme); II weite Inspirationsstellung; III völliger Stimmlippenschluß mit wechselnder Spannung, Bruststimme

Die Eigentöne der Mundhöhle und ihrer verschiedenen Abschnitte kommen besonders beim Anblasen der Stimmritze bei nichtschwingenden Stimmbändern (bei geöffneter Glottis) zum Ausdruck, so z. B. beim *Flüstern*. Auch die Flüstersprache ist also letzten Endes nicht völlig „tonlos"; es werden die Töne nur mit den Lufträumen des Ansatzrohres, d. h. der Mundhöhle usw. hervorgebracht.

Bei angestrengtem Flüstern wird allerdings auch die Stimmritze verengt, wobei sich die Stimmbänder nur im vorderen Anteil unter Erhöhung der Spannung einander nähern; da sich der M. interarytaenoideus dabei nicht anspannt, bleibt trotzdem eine dreieckige Lücke.

Stimmlose *Konsonanten* werden wie beim Flüstern nicht durch Phonation mit dem Kehlkopf hervorgebracht, sondern bei den einen durch

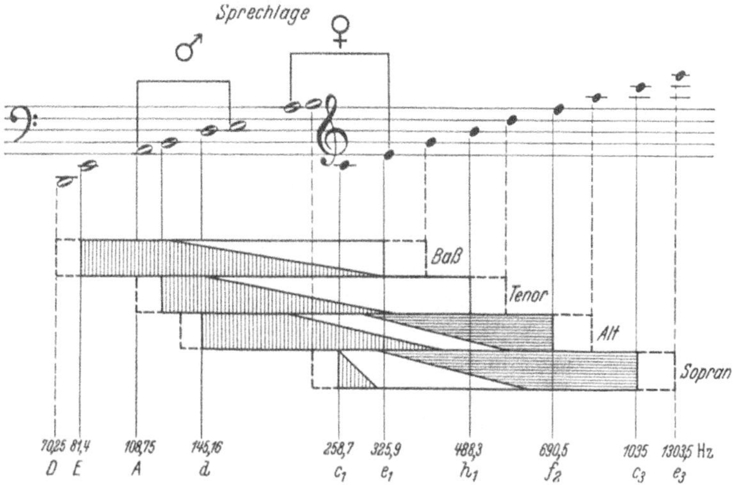

Abb. 441. Übersicht über den Stimmumfang des Menschen. Anordnung der einzelnen Stimmlagen und Register, sowie der gewöhnlichen Sprechlage für Mann und Frau. Senkrecht schraffiert: Bruststimme; waagrecht schraffiert: Kopfstimme, dazwischen weiß: Mittelregister. Gestrichelte Erweiterung des Umfangs am oberen und unteren Ende: Umfang in Ausnahmefällen

Unterbrechung des Luftstroms mit den Lippen oder bei anderen zwischen Zunge und Zähnen oder schließlich zwischen Zunge und weichem Gaumen. Stimmhafte Konsonanten nehmen eine Zwischenstellung zwischen Vokalen und stimmlosen Konsonanten ein. So wird der Vokal U mit zunehmendem Lippenschluß zum stimmhaften Konsonanten W usw. Fällt dann der Stimmton fort, so entstehen die eigentlichen stimmlosen Konsonanten, die Geräuschcharakter haben.

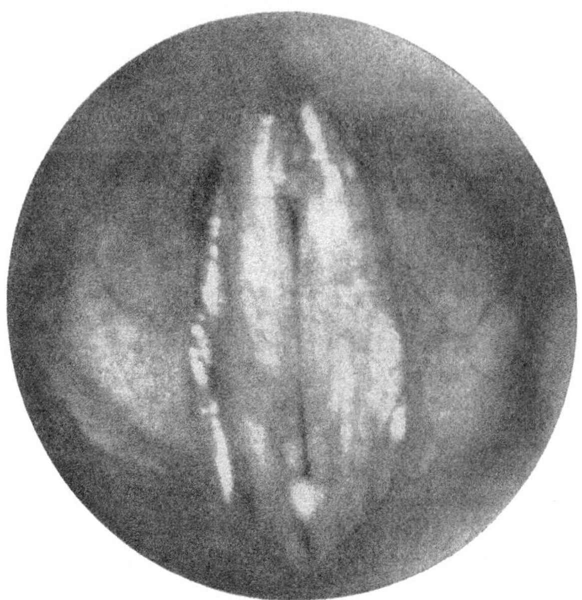

Abb. 442. Photographie der Stimmlippen des Menschen im Laryngoskop beim Brustton c^1. Phase des Glottisschlusses. Die Stimmlippen zeigen wulstige Oberflächen und sind wie Mundlippen fest aneinandergepreßt (Bariton forte). (Aus MUSEHOLD: Stimmorgan)

Der *Umfang der menschlichen Stimme* ergibt sich aus Abb. 441, ebenso der Umfang in den einzelnen Stimmlagen.

Beim gewöhnlichen Sprechen bedient sich der Mann des mittleren ihm zur Verfügung stehenden Tonbereiches. Die Frau bevorzugt hierfür den tieferen Anteil ihrer Tonskala. Für beide findet sich innerhalb der Tonskala ein bestimmter Punkt, an welchem die

Stimme von „Bruststimme" über die „Mittelstimme" in die „Kopfstimme" übergeht. Auch die Verteilung dieser verschiedenen Stimmarten *(Register)* ist aus der Abb. 441 zu ersehen. In der Pubertät wechselt innerhalb weniger Monate die Stimmlage des Knaben um eine Oktave (Stimmbruch) nach unten. Bei Mädchen erfolgt eine Senkung um nur 2—3 Töne. Beim Kastraten bleibt das hormonal bedingte, rapide Wachstum des Kehlkopfes aus, er behält die kindliche Stimmgebung zeitlebens bei („Eunuchenstimme").

Während bei der Bruststimme die Stimmritze geschlossen und in jeder Schwingungsperiode nur kurze Zeit geöffnet ist (Abb. 440, 442), nimmt die Öffnungszeit in der Mittelstimme immer mehr zu, bis sich die Stimmlippen bei hohen Kopftönen überhaupt nicht mehr berühren und nur noch mit ihren Rändern schwingen. Damit muß die primär erregende Luftschwingung ihre Eigenschaften verändern und zu sekundären Luftraumschwingungen von anderer Zusammensetzung führen, so daß sich die Klangfarbe ändert. Die Registergrenzen sind bei Ungeübten wesentlich deutlicher als beim Geübten. Dieser vermag den Übergang durch sog. „Decken" des Tones weniger merklich zu machen, wodurch der Klang weicher und dunkler wird. Der Kehlkopf tritt dabei tiefer und der Kehldeckel richtet sich auf, wodurch offenbar die Resonanzverhältnisse im gewünschten Sinne verändert werden.

XXV. Gesichtssinn

Der Mensch ist ausgesprochen ein Augenwesen. Man kann schätzen, daß 40% des sensorischen Eingangs zu den Zentren von der Million Opticusfasern stammen. Der große Zustrom von Erregungen aus diesem Sinnesorgan ist sicherlich nicht der einzige Grund für unsere starke Abhängigkeit gerade von den optischen Signalen, aber sie bildet doch eins der Substrate für diese Entwicklung.

Nicht jede Art von Licht führt zu den nachfolgend beschriebenen Erregungserscheinungen der Receptoren und subjektiven Empfindungen. Nur Lichter des Wellenbereichs von rund 400—700 mμ wirken für die menschliche Netzhaut als Reiz. Der ultraviolette wie der langwellige ultrarote Anteil des Spektrums bleiben unsichtbar. Der sichtbare Anteil des Spektrums kann für andere Lebewesen nach dem kurzwelligen oder langwelligen Teil verschoben sein, so daß sicherlich für manche Tiere (z.B. Insekten) Erscheinungen sichtbar sind, die uns unsichtbar bleiben, so daß ihre Umwelt andere Merkmale trägt als die unsrige. Für manche Menschen findet sich eine Einschränkung des sichtbaren Spektrums im langwelligen oder, wesentlich seltener, im kurzwelligen Anteil. Diese Menschen weisen gleichzeitig ein gestörtes Farbensehen auf (S. 723).

Die eigentlichen Receptoren sind die Stäbchen und Zapfen der Netzhaut (Abb. 443). Sie liegen am weitesten wandwärts, unmittelbar auf der Pigmentepithelschicht. Daß die Netzhaut die Receptoren enthält, wurde verhältnismäßig früh daran erkannt, daß die Stelle des Sehnerveneintritts, die Papille, die keine Netzhautanteile enthält, blind ist. Dies ist die Ursache des blinden Flecks im Gesichtsfeld (vgl. Abb. 483). Bei einäugigem Sehen ist er leicht nachweisbar. Führt man einen kleinen Gegenstand (Bleistiftspitze) bei Fixieren eines ferner gelegenen Punktes mit gestrecktem Arm in der Horizontale nach temporalwärts, dann verschwindet er bei einer Abweichung um etwa 12°, um bei weiterer Verschiebung wieder aufzutauchen.

In einer Entfernung von 1 m deckt der blinde Fleck etwa eine Fläche mit dem Durchmesser von 10 cm. Daß er nicht störend bemerkt wird, liegt einmal daran, daß wir gewöhnlich zweiäugig sehen, wobei die beiden blinden Flecke ganz verschieden liegen, dann aber auch, besonders bei einäugigem Sehen, z.T. daran, daß wir in seiner Umgebung nur über eine geringe Sehschärfe verfügen, so daß er geringe Sinnfälligkeit aufweist, z.T. auch daran, daß wir fortgesetzt kleine Augenbewegungen vollführen und so der „leere" Bezirk ausgefüllt wird.

Daß weiter die Schicht der Zapfen und Stäbchen die lichtempfindliche Schicht darstellt, wurde ebenfalls frühzeitig daran erkannt, daß die Fovea centralis (die gewöhnlich auf den Fixierpunkt eingestellt ist) nur die Schicht der Zapfen enthält, während die Schichten der Nervenfasern, der Bipolaren und der Ganglienzellen seitwärts abgedrängt sind.

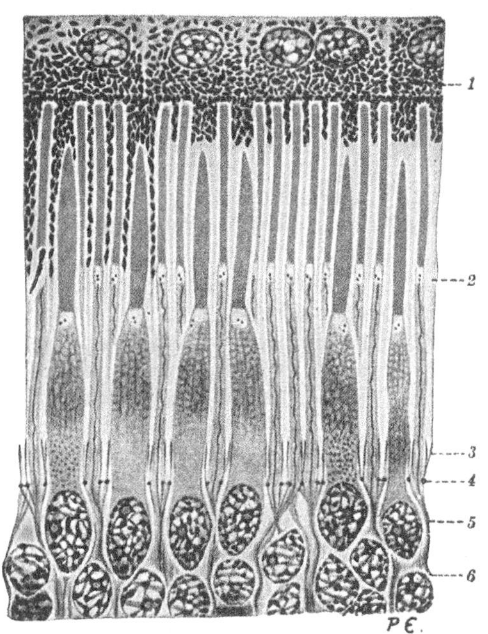

Abb. 443. Die Sinneszellen der Retina, Stäbchen und Zapfen. Retina des Menschen; *1* Pigmentepithel der Retina, links mit Herabsteigen der Pigmentkörner in die langen Protoplasmafortsätze; *2* Stäbchen (schmal) und Zapfen (breit), die Außenglieder dunkler gefärbt; *3* Faserkörbe; *4* Membrana limitans externa; *5* Zapfenkörner; *6* Stäbchenkörner. Zwischen den Körnern zur Limitans ext. aufsteigende Stützfasern. Der Einfall des Lichtes erfolgt in der Abbildung von unten nach oben, d.h. die Schicht *1* liegt der Wand des Bulbus an. (Präparat von HELD.) (Aus Handbuch der Ophthalmologie)

Daß die Erregungen durch das Licht tatsächlich in der Schicht der Stäbchen und Zapfen zustande kommen, ergibt sich auch aus dem folgenden: Die zwischen Glaskörper und Receptoren verlaufenden Gefäße vermindern den Lichteinfall an bestimmten Stellen. Diese *Gefäßschatten* werden durch Adaptation der Receptoren nicht bemerkt. Läßt man jedoch einen kräftigen Lichtstrahl seitlich durch die Sklera in den Bulbus eintreten, so fallen die Gefäßschatten auf nichtadaptierte Stellen und werden bei Betrachtung einer diffus beleuchteten Fläche auf diese projiziert. Wird nun der Lichtstrahl verschoben, so verschiebt sich das Gefäßbild ebenfalls; aus dem Ausmaß dieser Verschiebung läßt sich berechnen, daß der Abstand zwischen Gefäßen und lichtempfindlicher Schicht demjenigen zwischen Gefäßen einerseits und Stäbchen und Zapfen andererseits entspricht.

Die menschliche Netzhaut enthält rund 3—6 Millionen Zapfen und 125 Millionen Stäbchen, während der Opticus nur rund 1 Million Fasern aufweist. Schon daraus allein läßt sich schließen, daß die Erregungen von vielen Receptoren auf ein und dieselbe Nervenfaser konvergieren müssen. Nur im Gebiet der Fovea findet sich eine Erregungsübertragung von jeweils einem gesonderten Zapfen auf eine gesonderte Ganglienzelle, wobei jedoch auch hier eine gegenseitige Beeinflussung der Ganglienzellen durch Zwischenneurone möglich ist. Ein großer Teil der Opticusfasern steht also in Zusammenhang mit einem relativ kleinen Teil der Netzhaut; das papillomakuläre Bündel ist relativ groß. Entsprechend groß muß die Konvergenz in den peripheren Anteilen der Netzhaut sein. Hier kann die Erregung einer einzelnen Opticusfaser von mehreren tausend Receptoren aus erfolgen. Das hat zur Folge, daß hier auf der einen Seite die Trennschärfe geringer wird (damit die sog. Sehschärfe, S. 710), auf der anderen Seite jedoch die Summationsfähigkeit größer wird und damit die Empfindlichkeit bei geringster Belichtung (s. Dunkelanpassung S. 714).

Wie beim Ohr können wir einen Reizzuleitungsapparat von einem Transformationsapparat, der die Reize in Erregungen zu transformieren hat, und diesen wieder von einem Erregungsleitungsapparat trennen. Der Reizzuleitungsapparat hat die Aufgabe, ganz bestimmte optische Beziehungen für jeden Punkt der Umwelt zur Netzhaut herzustellen. Diese sind weitgehend mit dem Vorgang der physikalischen Abbildung vergleichbar Wir werden in starker Vereinfachung diese Abbildung geometrisch darstellen, obschon das nicht ganz zulässig ist. Wir werden sehen, daß diese Abbildung im Auge mit einer Reihe von Fehlern behaftet ist, die jedoch durch biologische Vorgänge ausgeglichen werden, wenn sie ein gewisses Ausmaß nicht überschreiten. Es ist dabei ganz unerheblich, daß das Bild auf der Netzhaut ein umgekehrtes ist; wir betrachten ja nicht das Bild auf der Netzhaut. Nicht die Netzhaut oder das Auge sieht, sondern das betreffende Lebewesen sieht. Als „Handwerkszeug" hierzu ist notwendig, daß gewisse optische Beziehungen der Umwelt zu einzelnen Netzhautarealen bestehen und von diesen wieder zu bestimmten Großhirnarealen. Einem bestimmten Schwerpunkt der Belichtung in der Netzhaut entspricht ein bestimmter Schwerpunkt der Erregungen in den Großhirnarealen (S. 599). Jedem Netzhautpunkt kommt ein bestimmter „Ortswert" zu, mit dessen Hilfe wir die Umweltpunkte lokalisieren. Dieser „Ortswert" ist jedoch nicht ein für allemal festgelegt, sondern wechselt je nach der Augenstellung. Für das Sehen sind also nicht nur die Signale von den Receptoren der Netzhaut von Bedeutung, sondern auch diejenigen von den Augenmuskeln. Ein Wechsel des „Ortswerts" ist schließlich auch durch Umlernen möglich. Wir werden jedoch nicht auf die Frage eingehen können, wieweit die optische Raumerfassung angeboren, wieweit sie erworben ist, da das in die Domäne der Psychologie gehört und die Physiologie bis jetzt nur wenig zum Problem beitragen kann.

1. Der dioptrische Apparat

a) Die optischen Konstanten des Auges und der Strahlengang

Bis zu einem gewissen Grade müßte eine primitive Art der „Abbildung" im Auge schon dadurch gewährleistet sein, daß durch das enge Loch der Pupille ein verhältnismäßig eingeengtes Strahlenbündel in das pigmentdunkle Augeninnere fällt, etwa im Sinne einer Lochkamera. Ein — zwar nicht im idealen Sinne — zentriertes optisches System gewölbter Grenzflächen zwischen verschiedenen Medien unterschiedlicher Fortpflanzungsgeschwindigkeit des Lichtes sorgt aber für viel vollkommenere „Abbildung" und vor allen Dingen für bessere Ausnutzung der jeweiligen Lichtstärken. *Die Brechungsverhältnisse in einem solchen System hängen ab 1. vom lichtbrechenden Material, d.h. dem Verhältnis der Lichtgeschwindigkeiten in Luft und demselben, das im Brechungsexponenten (n) zum Ausdruck kommt, ferner 2. von der Größe der Krümmungsradien (r) der lichtbrechenden Flächen und 3. vom Abstande der letzteren voneinander (d)*, 4. ist von Bedeutung, daß das optische System *zentriert* ist, d.h. daß die Krümmungsmittelpunkte der brechenden Flächen auf einer optischen Achse angeordnet sind. An lichtbrechenden Flächen sind im Auge zu berücksichtigen: vordere und hintere Hornhautfläche, vordere und hintere Linsenfläche. Hinsichtlich des

Brechungsexponenten verhalten sich Kammerwasser und Glaskörper praktisch gleich (s. Tabelle 65), die Linse bietet besondere Verhältnisse (s. S. 693). Würde nämlich der Brechungsexponent der Linse, die ja zwischen Kammerwasser und Glaskörper eingeschaltet ist, von gleicher Größenordnung sein, so würde die Gesamtheit des Augeninnern optisch homogen erscheinen, und eine Auswirkung der gewölbten Linsenfläche auf den Strahlengang wäre nicht möglich, ihr Vorhandensein also sinnlos. Berücksichtigt man, daß, wie oben erwähnt, dieses ganze System ein nicht wirklich zentriertes darstellt, so wird verständlich, daß eine Durchdringung der physikalischen Verhältnisse im Sinne der „geometrischen Optik" nur nach wesentlichen Schematisierungen in Annäherung möglich sein kann.

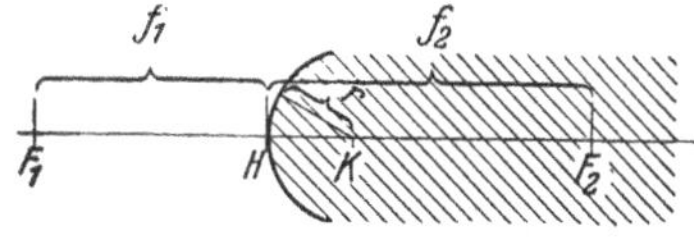

Abb. 444. Siehe Text

Als einfachster Fall sei ein Augenmodell betrachtet, dessen homogenes Innere mit einem Brechungsexponenten, der nahezu dem des Wassers gleicht (1,33), in einer einzigen kugelförmig gekrümmten Fläche an die freie Luft grenzt *(einfaches optisches System)*. Der Krümmungsradius sei gleich jenem der menschlichen Hornhaut, also rund 8 mm. Für ein solches System gilt (Abb. 444), daß es 2 verschiedene Brennweiten hat: f_1 und f_2. Die Brennpunkte F_1 und F_2 (innerer und äußerer Brennpunkt) liegen auf der optischen Achse, welche im Punkte H (Hauptpunkt) durch den Scheitelpunkt der gekrümmten Fläche nach dem Krümmungsmittelpunkt K weiterzieht. Die Brennweiten verhalten sich wie die Brechungsexponenten der aneinandergrenzenden Medien, also

$$f_1 : f_2 = n_1 : n_2. \tag{1}$$

In unserem speziellen Falle wäre $n_1 = 1$ und $n_2 = 1{,}33$.

Der absolute Wert der Brennweiten läßt sich aus der Größe des Krümmungsradius und der Brechungsexponenten berechnen durch die Gleichung:

$$f_1 = \frac{n_1 \cdot r}{n_2 - n_1} \text{ bzw. } f_2 = \frac{n_2 \cdot r}{n_2 - n_1} \tag{2}$$

für unser gewähltes vereinfachtes Modell der Abb. 444 ergäbe sich: $f_1 = 24{,}1$ mm und $f_2 = 32{,}1$ mm.

Nach diesen Darlegungen ist es also möglich, für das vereinfachte Augenmodell der Abb. 444 aus dem Brechungsindex des Augenmaterials und der Größe des Krümmungsradius die Brennpunkte zu berechnen. Es ist damit aber auch möglich, die Beziehungen beliebiger Punkte der vor dem Auge gelegenen Umwelt zum Augeninneren zu konstruieren, d.h. Lage und Größe des Bildes eines in der Umwelt befindlichen Gegenstandes (Abb. 445).

Unter der Voraussetzung, daß ein hinlänglich begrenztes Büschel parallel gerichteter Strahlen parallel zur optischen Achse in das System einfällt, werden alle Strahlen im inneren

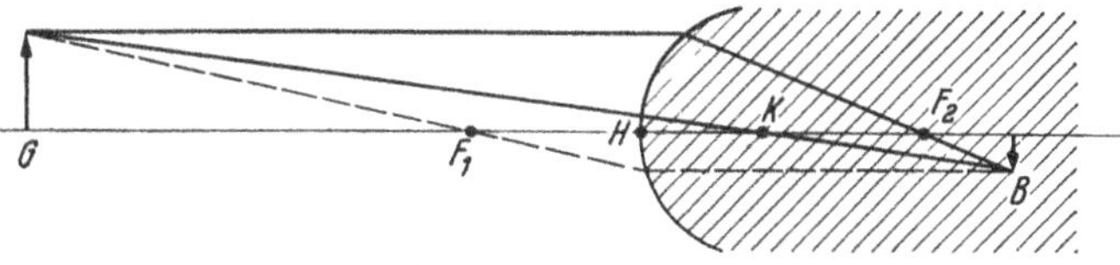

Abb. 445. Schema zur Konstruktion des Strahlenganges in einem einfachen optischen System. G Gegenstand, B Bild, F_1 äußerer Brennpunkt, H Hauptpunkt, K Knotenpunkt (Krümmungsmittelpunkt), F_2 innerer Brennpunkt

Brennpunkt auf der Achse zusammengebrochen. Umgekehrt werden von diesem Punkte ausgehende Strahlen als achsenparalleles Bündel aus dem Auge austreten. Das von der Pfeilspitze in Abb. 445 parallel zur optischen Achse einfallende Strahlenbündel verläuft durch den inneren Brennpunkt F_2, das auf den Krümmungsmittelpunkt K gerichtete („Richtungsstrahl") wird nicht gebrochen, da der Einfallswinkel $= 0$ ist. An dem Schnittpunkt der beiden Strahlenbündel liegt der entsprechende Bildpunkt. Statt des „Richtungsstrahls" kann zur Konstruktion auch dasjenige Strahlenbündel gewählt werden, das durch den äußeren Brennpunkt F_1 verläuft und damit im Inneren parallel zur optischen Achse verläuft (gestrichelt in Abb. 445).

Die Abbildung aller unendlich fern vor dem vereinfachten Auge liegenden Punkte wird demnach im Gebiet der inneren Brennebene erfolgen müssen, während alle in endlicher Entfernung liegenden Punkte hinter derselben zur Abbildung gelangen. Da in einfachen Linsensystemen die Brennweite f, der Abstand a des abzubildenden Objektes vom Hauptpunkt und ebenso der des Bildes (b) leicht meßbare Größen darstellen, ist von praktischer Bedeutung die Kenntnis der einfachen, rechnerischen Beziehung zwischen diesen 3 Größen a, b und f, die sog. „*Linsenformel*". Es gilt nämlich, daß

$$\frac{1}{a} + \frac{1}{b} = \frac{1}{f}.$$

Daher kann man, wenn man 2 der enthaltenen Werte gemessen hat, den dritten einfach berechnen.

Eine in Schrifttum und Praxis vielgenannte Größe jedes optischen Systems und auch des Auges ist die *Brechkraft*. Sie ist um so größer, je stärker das Licht zusammengebrochen wird, mit anderen Worten, je kleiner die Brennweite ist. Als Maß gilt die „*Dioptrie*", das ist die reziproke Brennweite in Metern ausgedrückt, also $1/f$ (in Metern). Eine Linse mit $f = 1$ m hätte demnach die Brechkraft $1/1 = 1$ dptr., eine solche von $f = 50$ cm, $1:0{,}5 = 2$ dptr. usw.

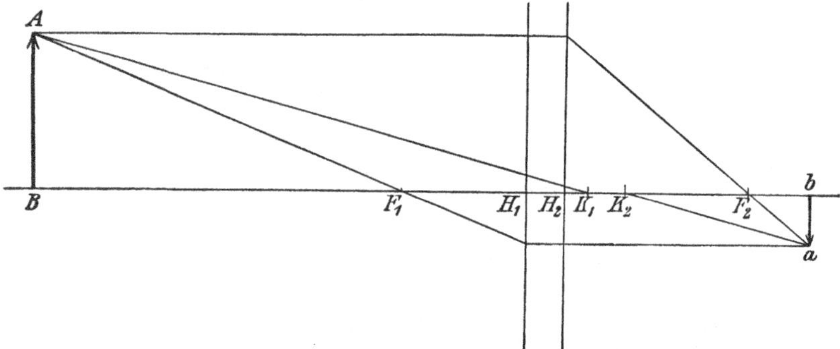

Abb. 446. Konstruktion des Bildes (ab) eines Gegenstandes (AB) mit Hilfe der 6 Kardinalpunkte: F_1, F_2 Brennpunkte, H_1, H_2 Hauptpunkte, K_1, K_2 Knotenpunkte eines Sammelsystems

Wie nun ist es möglich, bei einem System, welches über 2 verschiedene Brennweiten verfügt, von einer *Brechkraft* des Systems zu sprechen bzw. sie zahlenmäßig anzugeben? Man pflegt in solchen Fällen die Brechkraft „auf Luft reduziert" anzugeben. Die auf Luft reduzierte Brennweite wäre gleich der Brennweite dividiert durch den Brechungsexponenten des Materials, in das sie zu liegen kommt.

Für unser oben beschriebenes Augenmodell wäre f_1 auf Luft reduziert $= f_1/n_1$ und f_2 auf Luft reduziert $= f_2/n_2$, und unter Berücksichtigung der Gl. (2) ergäbe sich:

$$\frac{f_1}{n_1} = \frac{f_2}{n_2} = \frac{r}{n_2 - n_1} \qquad (3)$$

Der reziproke Wert $\frac{n_2 - n_1}{r}$ wäre dann die *reduzierte Brechkraft* unseres Systems und würde nach den oben gegebenen Werten $r = 8$ mm, $n_1 = 1$ und $n_2 = 1{,}33$, also gleich $1:0{,}024$ oder rund 42 dptr. sein.

Die Brechkraft eines solchen Systems würde nun in keiner Weise ausreichen, um bei der normalen Bulbuslänge die innere Brennebene in die Netzhaut zu bringen. Hierzu ist eine zusätzliche Brechkraft von rund 16 dptr. notwendig, die durch die Linse aufgebracht wird. Wir erhalten dadurch ein *zusammengesetztes optisches System* mit unterschiedlichen Brechungsexponenten (n), Krümmungsradien (r) und Abständen (d). Ein solches System kann näherungsweise auf ein optisches System mit 2 Hauptpunkten (H) und 2 Knotenpunkten (K) zurückgeführt werden, in dem eine Bildkonstruktion nach der Abb. 446 möglich ist. Voraussetzung dafür ist, daß das System *zentriert* ist, d.h. daß alle Krümmungsmittelpunkte auf der optischen Achse liegen.

Da nun im menschlichen Auge die Abstände der beiden Knotenpunkte und Hauptpunkte (Kardinalpunkte) sehr wenig auseinanderfallen (nach Tabelle C4 rund 0,25 mm), können wir die Differenz in Anbetracht der weit größeren Bulbuslänge von 24 mm vernachlässigen und die Kardinalpunkte als zusammenfallend betrachten. Durch diese Vereinfachung wandeln wir das zusammengesetzte optische System gedanklich in ein einfaches um. Wir rechnen mit einem sog. „*reduzierten Auge*", das nur, wie in Abb. 444, mit *einer* gekrümmten Fläche und *einem* gleichbleibenden Brechungsexponenten ausgestattet ist. Dieser einen gekrümmten Fläche müssen wir dann allerdings eine größere Krümmung als der normalen Hornhaut zusprechen ($r = 5,7$ mm statt 8 mm) und sie 1,3 mm hinter den Hornhautscheitel verlegen. In diesem reduzierten System liegt der *Krümmungsmittelpunkt auf der hinteren Linsenfläche*. Für praktische Zwecke genügt zur Bildkonstruktion am Auge dieser Ansatz des Knotenpunktes auf der hinteren Linsenfläche.

Tabelle 64. (Nach GULLSTRAND)

Ort der vorderen Hornhautfläche .	0,0	
Ort des 1. Hauptpunktes	1,35 mm	(d.h. hinter der vorderen Hornhautfläche)
Ort des 2. Hauptpunktes	1,60 mm	(d.h. hinter der vorderen Hornhautfläche)
Ort des 1. Brennpunktes	—15,70 mm	(d.h. vor der vorderen Hornhautfläche)
Ort des 2. Brennpunktes	24,38 mm	(d.h. hinter der vorderen Hornhautfläche)
Ort des 1. Knotenpunktes	7,08 mm	(d.h. hinter der vorderen Hornhautfläche)
Ort des 2. Knotenpunktes	7,33 mm	(d.h. hinter der vorderen Hornhautfläche)
Vordere Brennweite	—17,05 mm	(vom vorderen Hauptpunkt aus)
Hintere Brennweite	22,78 mm	(vom hinteren Hauptpunkt aus)

Für eine genauere Bildkonstruktion genügt dieses Verfahren keineswegs. Außer den eben genannten stecken in unserer Ableitung zu viele Vereinfachungen, die hier im einzelnen nicht genannt seien (vgl. auch S. 713). Vor allem ist das, was hier „Bild" genannt wurde, eine mathematische Abstraktion. Es sei auf die Lehrbücher der Physik und der Ophthalmologie verwiesen.

Es wurde oben schon darauf hingewiesen, daß die **Linse**, wenn sie tatsächlich die Brechkraft des Auges erhöhen soll, einen höheren Brechungsindex aufweisen muß als Kammerwasser und Glaskörper. Der in Tabelle 65 angegebene Brechungsindex von 1,42 wurde aus Brechkraft und Krümmungsradien der Linse errechnet. Mißt man den Brechungsindex der einzelnen Schichten, dann läßt sich feststellen, daß er an keiner Stelle den Wert von 1,42 erreicht, sondern überall niedriger liegt, allerdings von der Schale nach dem Kern ansteigt (von 1,37—1,4). Man steht also dem wichtigen Ergebnis gegenüber, daß eine Linse mit kernwärts ansteigender optischer Dichte die gleiche Brechkraft aufweist wie eine solche von gleichen Abmessungen, aber größerem Brechungsindex bei homogenem Aufbau. Man erklärt diese Wirkung, indem man die Linse auffaßt als eine Kombination einer zentral gelegenen, sehr stark, fast kugelig gekrümmten Sammellinse als Kern mit relativ hohem Brechungsindex, und nach außen aufgelagerten konvexkonkaven Deckstücken, wie es die Abb. 447 schematisch zeigt. Dadurch wird eine Gesamtbrechkraft wie bei einer homogen gebauten gleich stark gekrümmten Linse mit wesentlich höherem Brechungsexponenten erreicht.

Tabelle 65

Brechungsindex: Kammerwasser . . .	1,336
Brechungsindex: Linse	1,42
Brechungsindex: Glaskörper	1,336

Abb. 447. Schema des Linsenbaues zur Erläuterung der optischen Wirkung der Linsenschichtung (s. Text)

Die optisch wirksamen **Krümmungsradien** bringt die nachstehende Tabelle 66.

Die aufgeführten Werte sind Mittelwerte, *am lebenden Auge des Menschen* gewonnen. Bezüglich der Methoden zur Bestimmung des Krümmungsradius nach HELMHOLTZ und JAVAL-SCHIÖTZ sei auf v. MURALT, Praktische Physiologie, verwiesen.

Der Krümmungshalbmesser der Hornhaut des Menschen zeigt mitunter nicht in allen Meridianen der Hornhaut gleiche Größe. Das Ergebnis ist, daß in solchen Fällen die optisch wirksame Fläche der Hornhaut nicht mehr eine Kugelfläche darstellt und infolgedessen parallele Strahlen nicht mehr in einem Brennpunkte zu vereinigen vermag. Sofern eine derartige Krümmungsabweichung beträchtliche Größe annimmt, muß die gesamte „Bilderzeugung" des Auges schwer gestört werden. Man bezeichnet einen derartigen Zustand als *Astigmatismus* (s. S. 699).

Tabelle 66

Vorderfläche der Hornhaut . .	$r =$ 7,8 mm
Vorderfläche der Linse . . .	$r =$ 10,0 mm
Hinterfläche der Linse	$r =$ 6,0 mm

Die gesamte Brechkraft des Auges berechnet sich unter Zugrundelegung der mitgeteilten optischen Konstanten auf

$$\frac{1}{\textit{vordere Brennweite}} = \frac{1}{0{,}017}$$

oder rund 58 dptr. Davon entfallen auf die Linse rund 16 dptr.

Wird bei Undurchsichtigwerden der Linse (Star) die Linse entfernt, dann genügt zur Korrektur des Ausfalls ein Sammelglas von 13 dptr., da dann gleichzeitig die Abstände der Grenzflächen verändert sind.

b) Die Akkommodation

Durch das Vorhandensein ganz bestimmter Abmessungen und Konstanten und die Anordnung der Netzhaut im Brennpunkt wäre das Auge lediglich in der Lage, unendlich fernliegende Punkte auf der Netzhaut scharf zur „Abbildung" zu bringen. Daß dies keineswegs der Fall ist, lehrt das tägliche Leben. Daß Gegenstände, die auf 10—20 cm vor das Auge herangerückt werden, noch deutlich gesehen werden können, setzt voraus, daß die Brechkraft des Auges zum Nahesehen beträchtlich vergrößert werden kann. Der gleiche Zweck könnte, in ähnlicher Weise wie bei der photographischen Kamera, dadurch erreicht werden, daß bei gleichbleibender Brechkraft der Abstand der Mattscheibe bzw. der Netzhaut vom dioptrischen Apparat verändert würde. Eine weitere Möglichkeit, auf verschiedene Entfernung zu „sehen", böte schließlich eine Veränderung der Linsenlage im Augeninnern. Dies wird an manchen Stellen des Tierreiches, z.B. bei Fischen, tatsächlich beobachtet. *Beim menschlichen Auge jedoch kommt ausschließlich eine Veränderung der Brechkraft in Frage.* Diese kann durch Veränderung der Krümmung der lichtbrechenden Flächen zustande kommen. Eine Vergrößerung oder Verkleinerung der Hornhautkrümmung spielt dabei keine Rolle. Das Auge ist nämlich auch unter Wasser noch in der Lage zu akkommodieren, wobei ja die optische Wirksamkeit der Hornhaut praktisch ausgeschaltet ist. So bleibt lediglich eine *Brechkraftänderung durch Vergrößerung der* **Linsenkrümmung** übrig. Nach operativer Entfernung der Linse aus dem menschlichen Auge (Staroperation) und Ersatz der Linse durch Konvexlinsen ist jede „Akkommodation" unmöglich, das Auge ist und bleibt jeweils auf eine bestimmte, von der Stärke der vorgesetzten Linsen abhängige Entfernung eingestellt. Eindeutig wird die Rolle der Linse beim Vorgang der Entfernungseinstellung erwiesen durch Beobachtung der in der Abb. 448 beschriebenen „Purkinje-Sansonschen Spiegelbildchen". Größe und Anordnung dieser 3 Bildchen hängt vom jeweiligen Krümmungsradius der spiegelnden gekrümmten Fläche ab. Wie die Abb. 448 erkennen läßt, verändert sich beim Nahesehen das mittlere, der vorderen Linsenfläche zuzuschreibende Spiegelbildchen sowohl hinsichtlich seiner Lage als auch seiner Größe ganz erheblich. Da es kleiner wird und dem Hornhautbildchen sich nähert, darf man mit Sicherheit schließen, daß die

Linsenkrümmung erheblich anwächst bzw. der Krümmungsradius kleiner wird und der Linsenscheitel in der vorderen Augenkammer nach vorne rückt. Diese Methode ist von Bedeutung, weil sie eine genaue Messung des einzelnen Krümmungsradius gestattet (Ophthalmometer). Solche Messungen haben ergeben, daß der Krümmungsradius der vorderen Linsenfläche von 10 auf 5,6 mm absinken kann, während die hintere Linsenfläche, wie Abb. 448 schon schließen läßt, sich kaum verändert. *Die Linse nimmt also durch irgendeinen Mechanismus beim Nahesehen eine mehr kugelförmige Gestalt an.*

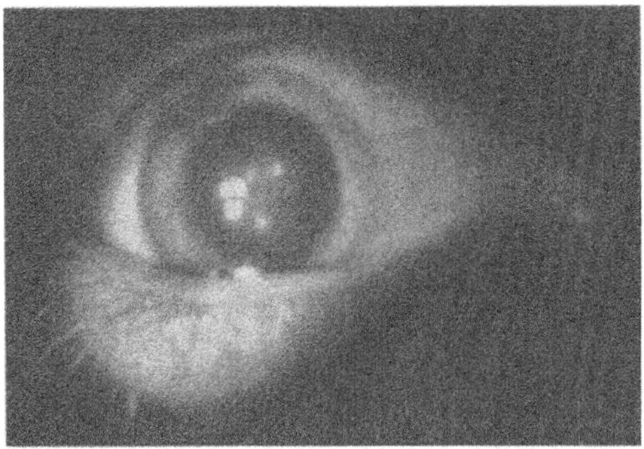

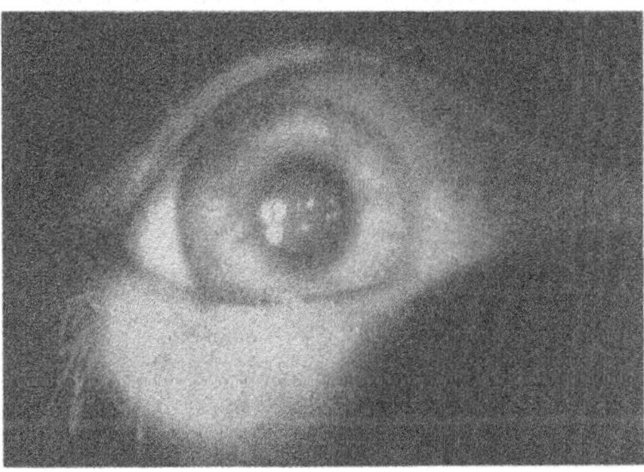

Abb. 448. Die Purkinje-Sansonschen Spiegelbildchen einer aus 3 Punkten bestehenden Leuchtfigur, entworfen von der Hornhautoberfläche, der vorderen und der hinteren Linsenfläche eines Menschenauges; oben in Akkommodationsruhe, unten bei 8 dptr. Akkommodation. Beachte, wie das linke lichtstarke Bild (von der Hornhaut herrührend) unverändert bleibt, das mittlere größere und lichtschwächere, welches der vorderen Linsenfläche zugehört, aber viel kleiner wird

Die Aufhängung der Linse hinter der Pupille erfolgt mittels der Zonulafasern, welche als geschlossener Kreis Linsenäquator und Ciliarkörper miteinander verbinden (s. Abb. 449, 450). Die einzige Möglichkeit zu einer aktiven Deformation der Linse besteht demnach in einem Zug am Faserkranz. Das Ergebnis wird dabei aber niemals eine Krümmungszunahme, sondern im Gegenteil eine Abflachung sein müssen. Der oben (Tabellen 64 und 66) beschriebene Ruhezustand des dioptrischen Apparates bei Ferneinstellung des Auges muß demnach durch dauernden Zug an den Aufhängungsfasern aufrechterhalten sein. Ein Nachlassen des Zuges kann zu einer Krümmungszunahme nur dann führen, wenn die Linse von sich aus durch elastische Kräfte die Neigung hat, Kugelform anzunehmen, also in einen neuen Gleichgewichtszustand überzugehen. Daß tatsächlich ein Nachlassen des Zuges an den Zonulafasern beim Nahesehen vorliegt, läßt sich daran erkennen, daß in Fällen maximal erweiterter oder teilweise fehlender Irisblende bei Naheinstellung der obere Linsenrand im Gebiet der Pupille sichtbar wird. Es wird ja die Linse, ihrem Gewichte folgend, beim Nachlassen der Faserspannung abwärts sinken. Gleichzeitig kann bei solchen Beobachtungen durch Kopfbewegungen „Linsenschlottern" eintreten. Daß die lebensfrische Linse durch ihren inneren Bau dazu neigt, Kugelform anzunehmen, zeigt sich darin, daß unmittelbar nach ihrer Entnahme aus dem Auge in physiologischer Kochsalzlösung die Abmessungen gänzlich andere sind, als etwa nach vorhergehenden intraocularen Messungen zu erwarten gewesen wäre.

Den Querschnitt durch Linse und vordere Augenkammer bei Nahe- und Ferneinstellung zeigt die Abb. 449. Man sieht dort, wie bei der Naheinstellung der vordere Linsenpol tiefer in die vordere Augenkammer rückt.

Die Entspannung der Zonulafasern wird durch **Kontraktion des Ciliarmuskels** bewirkt. Die Faseranordnung dieses Muskels bringt es mit sich, daß der gesamte Ring der Aufhängungspunkte bei Muskelkontraktion sich

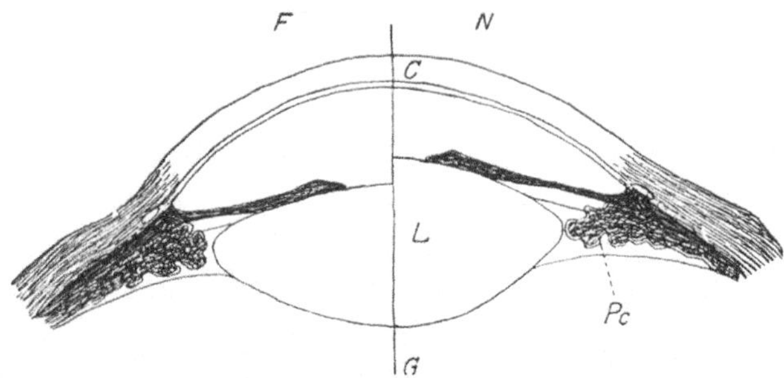

Abb. 449. Die Akkommodation im menschlichen Auge. Links Ruhestellung, Ferneinstellung (*F*), rechts Akkommodation, Einstellung in die Nähe (*N*). *C* Cornea; *L* Linse; *G* Glaskörper; *Pc* Processus ciliaris. Beachte das Vorrücken des vorderen Linsenpoles in die vordere Augenkammer

der optischen Achse des Auges nähert (Abb. 450), damit aber enger wird. Den Muskel im Zustande starker Kontraktion zeigt die Abb. 451.

Die Betätigung der Akkommodation erfolgt einerseits durch *parasympathische Fasern des Oculomotorius*, deren fortgeleitete Erregungen zu einer Kontraktion des Ciliarmuskels und damit zu Naheinstellung führen, andererseits durch Fasern des Halssympathicus, deren Erregungen eine Erschlaffung des Ciliarmuskels bewirken. Es besteht also eine antagonistische Innervation durch die beiden Anteile des vegetativen Nervensystems. Dadurch wird ein rascher Wechsel zwischen Nah- und Ferneinstellung des Auges ermöglicht, wobei allerdings die parasympathische Innervation ein deutliches Übergewicht aufweist. Entsprechend wird durch Atropin die Akkommodationsfähigkeit fast vollständig aufgehoben; Physostigmin führt dagegen zu Akkommodationskrampf.

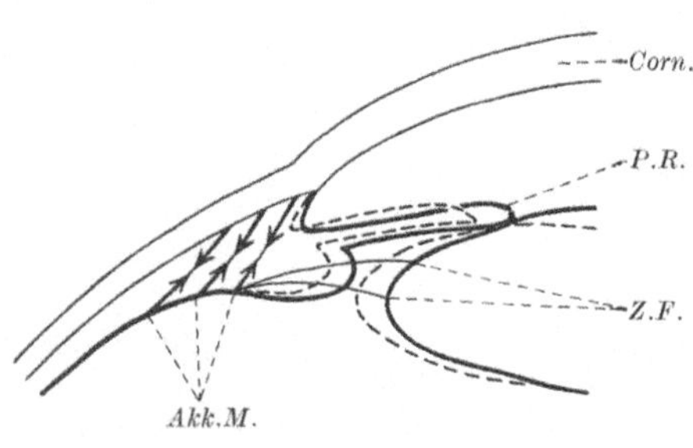

Abb. 450. Schema der Wirkungsweise des Akkommodationsmuskels. Die Pfeile (*Akk.M.*) zeigen die Wirkungsrichtung der Muskelfasern. Ciliarkörper, Pupillenrand (*P.R.*) und Linse im Zustande stärkster Naheinstellung dick gezeichnet. In Strichzeichnung Ferneinstellung; *Z.F.* Ansatz der Zonulafasern an der Linse; *Corn.* Hornhaut. (Schema in Anlehnung an STARLING)

Wie Abb. 450 zeigt, kommt es bei Akkommodation gleichzeitig zu einer Pupillenverengerung durch Innervation des Sphincter pupillae. Ihr Zweck scheint eine Abblendung der Randstrahlen und damit Erhöhung der Tiefenschärfe zu sein.

Auch hier überwiegt die Wirkung der parasympathischen Innervation gegenüber der sympathischen, und zwar deshalb, weil der M. sphincter pupillae kräftiger ist als der Dilatator. Eine Naheinstellung des Auges mit Pupillenverengerung kommt also mehr durch Zunahme der parasympathischen Innervation, eine Ferneinstellung mit Pupillenerweiterung mehr durch deren Abnahme zustande. Allerdings kann auch durch Sympathicusreiz eine Ferneinstellung erzwungen werden, so daß die sympathische Innervation nicht vernachlässigt werden darf (MONJÉ).

Als Maß für die Leistungsfähigkeit des Akkommodationsapparates gilt die **Akkommodationsbreite.** Man kann sie angeben als die Brechkraftzunahme des Auges beim Übergang von völliger Akkommodationsruhe (Fernsehen) auf maximale Naheinstellung. Für das jugendliche Auge kann sie bis zu 14 dptr. betragen, mit anderen Worten: Die Gesamtbrechkraft eines solchen Auges kann vom Ruhewert von 58 dptr. auf etwa 72 dptr. gesteigert werden. Auskunft über die Akkommodationsbreite erteilt für ein normales Auge die Feststellung des **Nahpunktes** des Auges, d.h. des Abstandes jenes Punktes vor dem Auge, der bei maximaler Akkommodation eben noch scharf gesehen werden kann, vom Hauptpunkt (1,3 mm hinter dem Hornhautscheitel am „reduzierten Auge"). Ungefähr läßt er sich finden bei langsamer Annäherung eines Schriftsatzes an das Auge und Angabe des Abstandes, bei welchem die Schrift undeutlich wird. Sauberer ist die Bestimmung mit Hilfe des „Scheinerschen Versuches", wie ihn die Abb. 452a und b im Schema darstellen.

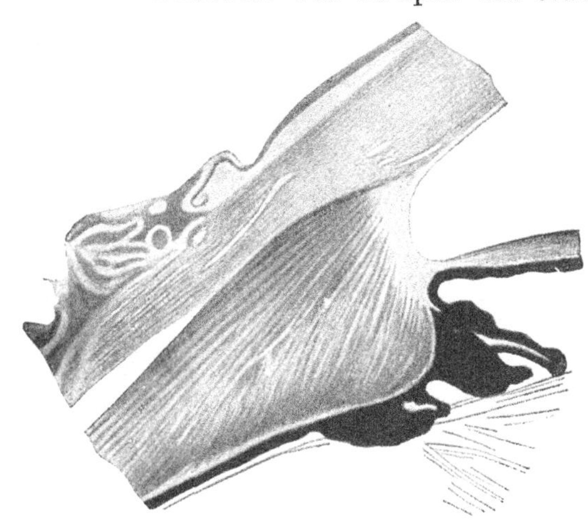

Abb. 451. Querschnitt durch den Ciliarkörper bei maximaler Kontraktion des Akkommodationsmuskels. Rechts unten erkennt man die Ansatzstelle der Zonulafasern. Die deutlich sichtbare Anordnung der Muskelfasern macht verständlich, daß durch ihre aktive Verkürzung die Ansatzstelle pupillenwärts verlagert werden muß (s. Abb. 450)

Betrachtet man eine Nadel im Punkt F durch eine Karte, in welche man 2 feine Löcher, deren Abstand kleiner ist als der Pupillendurchmesser, gestochen hat, so sieht man sie deutlich und einfach, da die Strahlen in der Netzhaut im Punkte f vereinigt werden. Eine näher am Auge, im Punkte N, gelegene zweite Nadel dagegen wird man doppelt sehen (Doppelbild $n_1\ n_2$). Fixiert man die Nadel im Punkte F und nähert sie unter wachsender Anstrengung der Akkommodation dem Auge, so wird man sie so lange einfach sehen, bis bei der Annäherung die Grenze der Akkommodationsfähigkeit, also der *Nahpunkt*, erreicht ist. Dann muß, ebenso wie im Beispiel 1, die Nadel N ein Doppelbild ergeben. Das Kriterium scharf—unscharf bei Verwendung der Schriftproben wird auf diese Weise durch das Kriterium einfach—doppelt ersetzt.

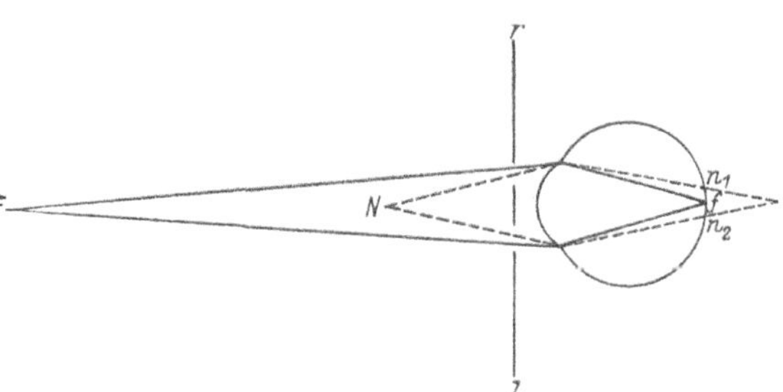

Abb. 452a. Strahlengang beim „Scheinerschen" Versuch. Das Auge sieht durch eine Blende (rl) mit 2 feinen Löchern. Dicke Linie: Einstellung auf Ferne (F). Dabei wird eine nahe vor dem Auge stehende Nadel (N) im Doppelbild (n_1 und n_2) gesehen

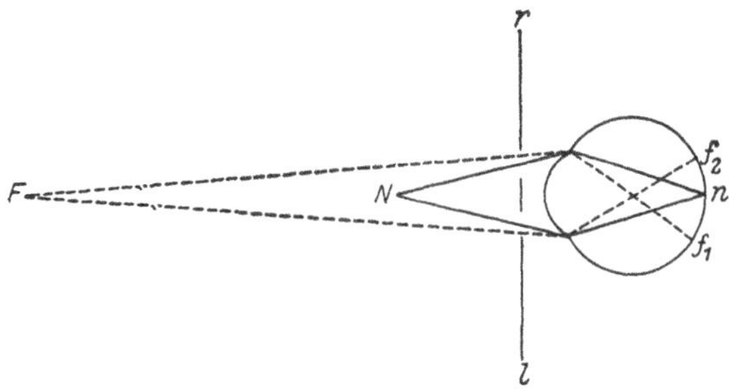

Abb. 452b. Dasselbe mit Einstellung des Auges auf die nahe Nadel N. Während N einfach gesehen wird (die Brechkraft ist gegenüber dem Zustand der Abb. 452a durch Akkommodation erhöht), erscheint der ferne Gegenstand F im „gekreuzten" Doppelbild (f_1 und f_2)

Beide Methoden ergeben allerdings nicht ganz die wirkliche Akkommodationsbreite, da sich gleichzeitig der Hauptpunkt des reduzierten Auges verschiebt. Beim Normalsichtigen ergeben beide Methoden etwa 10% zu kleine Werte.

Die Akkommodationsbreite nimmt mit steigendem Alter ab, der Nahpunkt entfernt sich vom Auge. Diesen Zustand bezeichnet man als **Alterssichtigkeit** oder Presbyopie. Die Abnahme der Akkommodationsbreite in ihrer Abhängigkeit vom Alter zeigen die Tabelle 67 und Abb. 453. Es ist daraus zu ersehen, daß in einem Alter von etwa 45 Jahren der durchschnittliche Brechkraftzuwachs durch Akkommodation auf 4 dptr. abgesunken ist und dann verhältnismäßig rasch auf nur 2 dptr. weiter sinkt. Der Nahpunkt rückt entsprechend von 25 auf 50 cm, d.h. bei normaler Leseentfernung kann nicht mehr scharf gesehen werden, ebenso wie beim Weitsichtigen (s.u.). Für das Nahesehen muß dann eine Korrektur durch Sammelgläser erfolgen.

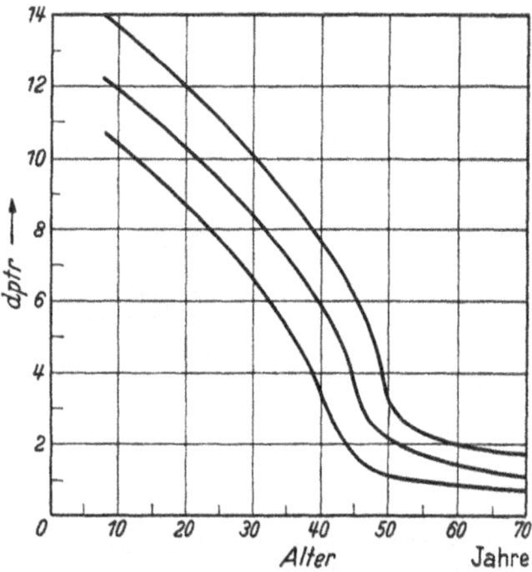

Abb. 453. Abnahme der Akkommodation mit zunehmendem Alter. Mittlere Kurve: Durchschnitt. Obere und untere Kurve: Abweichungen, die noch im Bereich der Norm liegen. [Nach DUANE, umgerechnet auf den Augenhauptpunkt unter Berücksichtigung der Verschiebung dieses Punktes bei der Akkommodation. Aus GRAFF, TH.: Mbl. Augenheilk. **121**, 205 (1952)]

Die Ursache dieser Akkommodationsabnahme beruht im wesentlichen auf einer *Verminderung der Elastizität der Linse*, wie der anderer Gewebe, mit zunehmendem Alter. Die Linse nimmt bei Kontraktion der Ciliarmuskulatur nicht mehr angenähert Kugelgestalt an; sie bleibt stärker abgeflacht. In einem geringen Grade scheint auch eine Abnahme der Kontraktionskraft der Ciliarmuskulatur beteiligt zu sein.

Das normale Auge mit seiner Brechkraft von 58 dptr. und einer Bulbuslänge von 24 mm vermag einerseits Strahlenbündel, die parallel in das Auge einfallen (vom „Fernpunkt" in einem Abstand von mehr als 4 m), in der Netzhaut zu vereinigen, andererseits aber mit Hilfe der Akkommodation auch Strahlenbündel, die divergent von einem näher gelegenen Punkt in das Auge einfallen. Nun ist bei etwa gleicher Brechkraft eine deutliche Streuung in der Bulbuslänge verschiedener Individuen festzustellen. Das führt zu den sog. **Refraktionsanomalien.**

Tabelle 67

Alter (Jahre)	10	20	30	40	50	60	70
Nahpunkt (cm)	8	10	12	17	50	70	100
Akkommodationskraft (dptr.)	12	10	8	6	2	1,4	1

Ist der Bulbus im Verhältnis zu seiner Brechkraft zu lang gebaut, so liegt (bei normaler Brechkraft) die hintere Brennebene nicht mehr in der Netzhaut, sondern vor ihr (Abb. 454), und die Netzhaut wird durch Zerstreuungskreise getroffen: Das Bild ferner gelegener Gegenstände wird unscharf. Der Fernpunkt liegt nicht mehr im Unendlichen, sondern ist näher gerückt (Kurzsichtigkeit, **Myopie**). Diese Anomalie kann durch entsprechende Herabsetzung der im Verhältnis zur Bulbuslänge zu hohen (an sich normalen) Brechkraft korrigiert werden, d.h. durch Vorsetzen von Zerstreuungsgläsern. Der Kurzsichtige kann zwar akkommodieren, aber seine Akkommodations*strecke*, d.i. die Entfernung zwischen Fernpunkt und Nahpunkt, ist gering gegenüber der des Normalsichtigen *(Emmetropen)*, obwohl seine Akkommodations*breite*, in Dioptrien ausgedrückt, normal sein kann Durch mangelnde Übung ist sie allerdings meist vermindert.

Ist dagegen der Bulbus im Verhältnis zu seiner Brechkraft zu kurz gebaut, so kommen beim ruhenden, nicht akkommodierten Auge parallel einfallende Strahlenbündel nicht auf der Netzhaut zur Vereinigung, sondern hinter ihr (Abb. 454). Es muß schon Akkommodation aufgewandt werden, um in die Ferne scharf zu sehen. Entsprechend ist der Nahpunkt vom Auge abgerückt (Übersichtigkeit, Weitsichtigkeit, **Hyperopie**). Da beim Jugendlichen der Nahpunkt weit näher liegt als die normale Lese- und Arbeitsentfernung, kann eine geringgradige Hyperopie unbemerkt bleiben. Nun werden wir später sehen, daß mit einem bestimmten Ausmaß an Akkommodation ganz streng ein bestimmtes Ausmaß an Konvergenz der Augenstellung verknüpft ist. Schon beim Blicken in die Ferne kommt es deshalb beim Hyperopen zu einer Konvergenzstellung der Augen (Einwärtsschielen, *Strabismus convergens*) und zur Auslösung von Doppelbildern. Ist die Hyperopie gering, so kann durch diese Doppelbilder eine Korrektur der Augenstellung ausgelöst werden. Ist sie jedoch größer, dann gelingt das nicht mehr, und es werden die Eindrücke von einem der beiden Augen unterdrückt (exkludiert). Durch Nichtgebrauch eines Auges kann es jedoch zu Unterfunktion und schließlich Ausfall des ganzen zugehörigen Systems kommen *(Amblyopie)*. Um diese Form der einseitigen „Erblindung" zu vermeiden, muß frühzeitig eine Korrektur vorgenommen werden. Sie geschieht durch Vorsetzen entsprechender Sammelgläser.

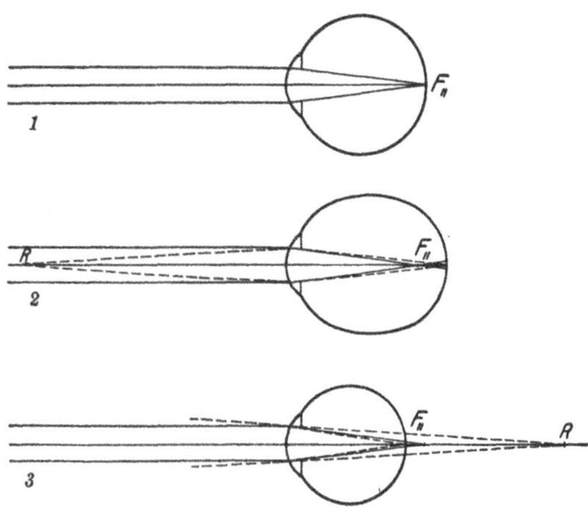

Abb. 454. Schema des normalsichtigen, kurzsichtigen und weitsichtigen Auges in Akkommodationsruhe. *1 Normalsichtig.* Vom normalen Fernpunkt (also parallel) einfallende Strahlen werden in der Netzhaut vereinigt (F_{II}). *2 Kurzsichtig.* Der Bulbus ist verhältnismäßig zu lang. Parallel einfallende Strahlen werden bereits vor der Netzhaut vereinigt. Der „Fernpunkt" ist auf einen endlichen Wert (*R*) herangerückt. *3 Übersichtig.* Der Bulbus ist verhältnismäßig zu kurz. Parallel einfallende Strahlen werden erst hinter der Netzhaut vereinigt (F_{II}). Es gibt keinen tatsächlichen Fernpunkt. Dieser liegt jenseits ∞ oder besser theoretisch hinter der Netzhaut (*R*). Zum Sehen in die Ferne muß bereits akkommodiert werden

Eine dritte Form der Refraktionsanomalie sei hier schon anhangsweise erwähnt, der **Astigmatismus**. Hier sind zunächst 2 Formen zu unterscheiden. 1. Die Cornea bildet keine vollständige Kugelkalotte, sondern ist am Rande gegenüber den Mittelanteilen etwas abgeflacht. Die Randbezirke werden jedoch durch die Iris abgedeckt, so daß sich dies nur bei sehr weiter Pupille bemerkbar macht. 2. Die Krümmungsradien der Hornhaut sind nicht in allen Meridianen gleich. Gewöhnlich ist der Krümmungsradius im horizontalen Meridian etwas größer als im vertikalen, so daß nicht *ein* Brennpunkt, sondern *zwei* senkrecht zueinander stehende

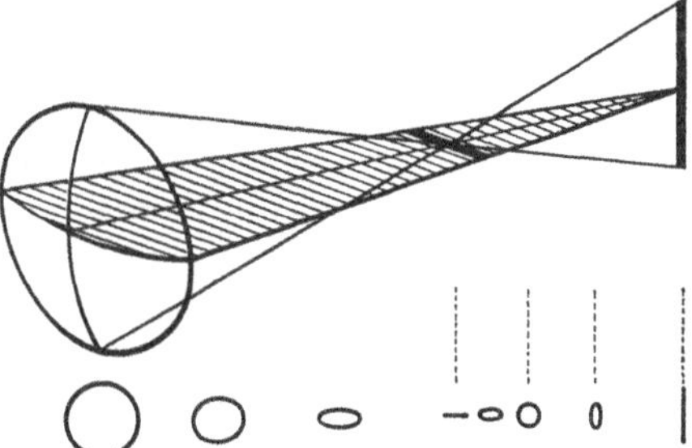

Abb. 455. Strahlengang in einem astigmatischen System. Der vertikale Meridian ist stärker gekrümmt als der horizontale. Es entstehen zwei zueinander senkrecht stehende Brennlinien (stark ausgezogen). Unten schematisiert die Zerstreuungskreise und die Lage der Brennlinien

Brennlinien hintereinander entstehen (Abb. 455). Durch Akkommodation kann die eine oder andere jeweils an den richtigen Ort gebracht werden. Deshalb sieht man gewöhnlich von einer Strahlenfigur nicht sämtliche Strahlen gleich scharf; je nach Akkommodation können die senkrechten oder waagerechten völlig scharf gesehen werden. Dieser natürlich vorkommende Astigmatismus ist meist so gering, daß er keiner Korrektur bedarf. Doch können die Differenzen in den Krümmungsradien der Hornhaut in 2 (aufeinander senkrecht stehenden) Meridianen auch größeres Ausmaß annehmen. Dann muß eine Korrektur erfolgen, und zwar durch Gläser, die in dem einen Meridian nicht brechen, im senkrecht dazu stehenden jedoch sammeln bzw. zerstreuen und damit den zu großen oder zu kleinen Krümmungsradius der Hornhaut ausgleichen, also durch Zylindergläser.

c) Die Irisbewegung, Pupillenreflex

Die Pupillenweite kann verändert werden durch Kontraktion oder Erschlaffung der glatten Irismuskulatur. Es ist zu unterscheiden zwischen einem relativ kräftigen Ringmuskel (Sphincter pupillae), dessen Innervation zu einer Pupillenverengerung führt, und weit schwächeren radiären Muskelzügen (Dilatator pupillae), dessen Innervation eine Pupillenerweiterung bewirkt. Der Sphincter pupillae wird durch parasympathische Fasern des Oculomotorius versorgt (s. S. 551), der Dilatator durch sympathische Fasern über den Halsgrenzstrang. Da der Sphincter weitaus kräftiger ist, hängt die Pupillenweite vorwiegend vom Oculomotoriustonus ab; doch kann auch nach Ausschaltung seiner Wirkung (z.B. durch Atropin) noch eine zusätzliche Pupillenerweiterung erreicht werden, so z.B. durch schmerzhafte Reize.

Mit jeder *Konvergenzbewegung* der Augen kommt es durch streng gekoppelte „*Mitinnervation*“ des parasympathischen Anteils des Oculomotorius neben der Akkommodation zu einer Pupillenverengerung. Dadurch wird eine Verminderung des Lichteinfalls (näher gelegene Punkte sind heller) bewirkt, die Randstrahlen werden abgeblendet und so die sphärische Aberration vermindert (s.u.) und die Tiefenschärfe erhöht.

Da der Pupillendurchmesser zwischen 8 und 2 mm variiert werden kann, kann der Lichteinfall im Verhältnis 16:1 verändert werden. Über die allgemeine Bedeutung der Pupillenweite s. S. 713.

Weiter kann die Pupillenweite *reflektorisch durch Lichteinfall* variiert werden. Bei höherer Helligkeit wird die Pupille entsprechend enger gestellt. Die Reaktion ist *konsensuell*, d.h. Belichtung auch nur eines Auges führt zu beidseitiger Pupillenverengerung (S. 552). Bei Ausfall des Zwischenneurons für den Pupillenreflex in der Gegend des Oculomotoriuskerngebiets (z.B. bei Tabes dorsalis) fällt der Pupillenreflex auf Lichteinfall aus, während die Pupillenreaktion bei Konvergenz noch bestehenbleibt. Bei Oculomotoriusausfall verschwinden beide Reaktionsformen.

Hält man sich längere Zeit bei einer bestimmten Helligkeit der Umgebung auf, dann entspricht die Pupillenweite ungefähr dieser Helligkeit. Ändert sich die Helligkeit dagegen plötzlich, so kommt es zu einer starken Reaktion. Treten z.B. 2 Personen in einen Raum mittlerer Helligkeit, der eine aus einem sehr hellen, der andere aus einem dunklen, dann wird beim ersten die Pupille stark erweitert, beim zweiten dagegen stark verengt. Erst nach einiger Zeit, nach erfolgter Adaptation an den neuen Helligkeitsgrad, werden beide gleich weit. Auf diesen Vorgang der Adaptation kommen wir unten zurück.

d) Optische Fehler des normalen Auges

Wie alle optischen Systeme, so hat auch der beschriebene dioptrische Apparat des Auges gewisse Eigenschaften, welche ihn vom Gesichtspunkt des technischen Optikers mangelhaft erscheinen lassen. Eine dieser Eigenschaften ist jene, die zur **chromatischen Aberration** Anlaß gibt. Gegenüber Lichtstrahlen verschiedener Wellenlänge zeigt ein und dasselbe durchsichtige Medium verschiedene Brechkraft. Kurzwelliges Licht wird stärker gebrochen als langwelliges. Mit Hilfe von Prismen kann man infolgedessen das aus Strahlen verschiedenster Wellenlänge zusammengesetzte weiße Sonnenlicht in seine Bestandteile zerlegen (Spektrum). Die Abb. 456 soll zeigen, wie ohne besondere Vorsichtsmaßnahmen eine Linse achsenparallel einfallendes Licht je nach der Wellenlänge in verschiedenen Brennpunkten vereinigt. Der Brennpunkt für Violett (V) oder allgemein kurzwellige Lichter liegt näher als der für Rot (R) oder langwellige Lichter. Das gilt uneingeschränkt für das Auge. Der Abstand zwischen dem Rot- und Violett-Brennpunkt in der Netzhaut bemißt sich bei Ferneinstellung des Auges zu größenordnungsmäßig 0,6 mm. Das ist bei den Dimensionen der Netzhaut eine respektable Größe und bedeutet, daß eigentlich immer nur ein bestimmter Anteil aller einfallenden Lichter zur scharfen Abbildung in der Netzhaut verwendet werden kann; der andere wird in Zerstreuungskreisen angeordnet erscheinen und dementsprechend auch als weniger intensiver Reiz wirken. Die chromatische Aberration ist jedoch am Auge deshalb wenig störend, weil wir auf die hellsten Strahlen mittlerer Wellenlänge akkommodieren und weil die an Helligkeit nach außen stark abnehmenden Zerstreuungskreise der verschiedenen Strahlen sich durch Farbenmischung wieder zu Weiß vereinigen. Der physikalische „Fehler“ des Auges wird also durch einen psychischen Vorgang wieder ausgeglichen. Betrachtet man jedoch bei Verdeckung der halben Pupille mit einem dicht vor das Auge gehaltenen schwarzen Papier eine Grenze zwischen einem schwarzen und einem weißen Feld, etwa ein Fenster, so ist die Tatsache der chromatischen Aberration deutlich durch die auftretenden Farbenränder nachweisbar.

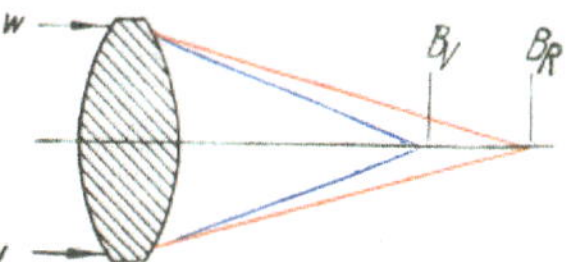

Abb. 456. In ein optisches System ohne besondere Korrekturen achsenparallel einfallendes weißes Licht (*W*) wird durch die verschieden starke Brechung von kurz- und langwelligen Anteilen zerlegt und hat einen näher liegenden „Violett-Brennpunkt“ (B_V) und einen ferner liegenden Rot-Brennpunkt (B_R). Diese als „chromatische Aberration“ bezeichnete Erscheinung findet sich auch im Auge. Der Abstand zwischen Rot- und Violett-Brennpunkt beträgt dabei etwa 0,6 mm

Aber auch beim Sehen in Licht *einer* bestimmten Wellenlänge finden sich noch Abbildungsfehler, welche auf **sphärischer Aberration** beruhen, d.h. der stärkeren Brechung der Randstrahlen, welche dann in der eigentlichen Bildebene stets gleichzeitig Zerstreuungskreise in Erscheinung treten lassen. Auf sphärische Aberration ist es zurückzuführen, daß wir Sterne geringer Helligkeit, also bei Beobachtung mit weiter Pupille, als Sternfiguren und nicht als leuchtende Punkte sehen. Immerhin ist dieser Fehler im Auge durch manche Vorrichtungen teilweise „korrigiert“, so durch die Abblendung der Randstrahlen durch die Irisblende, das geringere Lichtbrechungsvermögen der Linsenperipherie und das Flacherwerden der Linsenwölbung nach außen. Da trotz dieser Einrichtungen die sphärische Aberration eine keineswegs zu unterschätzende Rolle spielt, so ist unsere hohe Sehschärfe nicht allein auf physikalische, sondern auch auf physiologische Besonderheiten zurückzuführen, worauf schon S. 690 hingewiesen wurde (vgl. auch S. 713, 726).

Auf einen weiteren optischen Fehler auch des normalen Auges, den *Astigmatismus*, sind wir oben, S. 699, schon eingegangen.

e) Die Beobachtung des Augenhintergrundes

Die Strahlen, die in das Auge fallen, werden nur z.T. vom Pigment der Iris und Chorioidea absorbiert, z.T. werden sie reflektiert. Trotzdem erscheint uns die Pupille schwarz, da die Strahlen auf demselben Wege reflektiert werden, auf dem sie in das Auge eintreten, so daß der Kopf des Beobachters gerade diejenigen Strahlen, die allein in Richtung auf sein Auge zurückgeworfen werden, am Eintritt in das Auge des Beobachters hindert. Werfen wir aber mit Hilfe einer Glasplatte vor unserem Auge Licht von einer seitlichen Lichtquelle in das Auge des zu Beobachtenden, dann leuchtet die Pupille rötlich auf (Augenleuchten). Dies ist das Prinzip des von HELMHOLTZ erfundenen Augenspiegels. Statt der Glasplatte benutzt man besser einen Hohlspiegel, der in der Mitte durchbohrt ist.

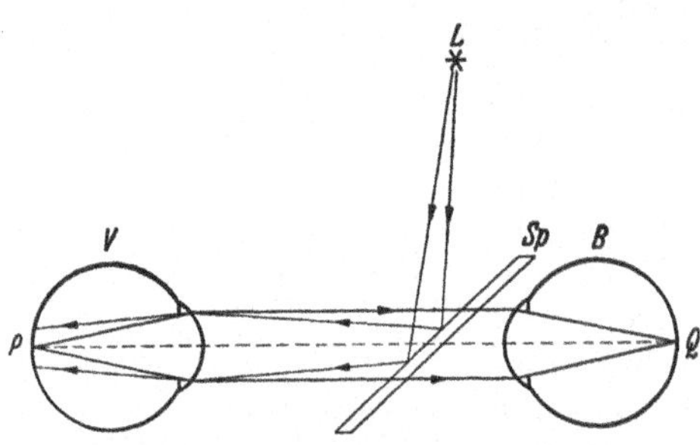

Abb. 457. Beobachtungen des Augenhintergrundes mit dem Augenspiegel im direkten oder „aufrechten" Bild. Von einer Lichtquelle *L* fällt Licht über den Spiegel *Sp* in das akkommodationslose Auge der Versuchsperson (*V*). Von dort laufen Strahlen zurück und kommen parallel gerichtet aus der Pupille, gehen durch den durchsichtigen Spiegel *Sp* in die Pupille des Beobachters (*B*). Sofern dieser wie die Vp. emmetrop ist und sein Auge gleichfalls auf „Ferne" einstellt, werden die Strahlen auf der Netzhaut vereinigt, d.h. der Punkt *P* der Netzhaut des beobachteten Auges wird als Bild im Punkt *Q* der Beobachter-Netzhaut erscheinen

Das Augenleuchten kann u.U. auch ohne die Zuhilfenahme eines Augenspiegels beobachtet werden, nämlich wenn sich eine starke Lichtquelle direkt neben dem Kopf des Beobachters befindet und der Beobachtete nicht auf sie akkommodiert. So kann man u.U. bei untergehender Sonne ein Augenleuchten feststellen, wenn die Sonne hinter dem Kopf des Beobachters steht. Bei schwerer Pigmentarmut (Albino) tritt ebenfalls ein Aufleuchten der Pupille ein, da hier diffus Licht durch Pupille, Iris und Sklera in das Auge fallen kann und diffus reflektiert wird.

Die Beobachtung des Augenhintergrundes mit Hilfe des Augenspiegels hat zur Voraussetzung, daß Strahlen, die von der Netzhaut des Beobachteten kommen, auf der Netzhaut des Beobachters zur Vereinigung gebracht werden können. Hierzu stehen 2 Wege offen.

Am normal gebauten Auge in voller Akkommodationsruhe würde der Strahlengang der an der Netzhaut reflektierten Strahlen dem der Abb. 457 entsprechen müssen. Wenn die aus dem Auge der Versuchsperson (*Vp*) parallel zur Achse ausfallenden Strahlen als solche in ein akkommodationsloses Beobachterauge (*B*) einfallen, müssen sie auf der Netzhaut dieses letzteren vereinigt werden (*Q* wäre das Bild von *P*). Der Beobachter muß die Netzhaut der Versuchsperson in ihrer natürlichen Lage (im „aufrechten" Bild) sehen. Voraussetzung für solche Beobachtung wäre nur, daß Versuchsperson und Beobachterauge willkürlich ihr Auge auf Ferne einstellen können und beide Augen normal gebaut sind. Für die Versuchsperson ist das erstere leicht zu erreichen durch Atropinisierung, wodurch ja günstigerweise auch die Pupille erweitert wird. Besteht bei einem der beiden Augen Myopie oder Hyperopie (s. S. 698/699), so gelingt die Beobachtung unter Zwischenschaltung von Linsen, welche die betreffende Myopie oder Hyperopie korrigieren bzw. die Strahlen, die von der Netzhaut kommen, parallel machen. Man hat, wenn man an einem atropinisierten Auge die Beobachtung im aufrechten Bilde durchführt, geradezu eine objektive Möglichkeit zu prüfen, ob Emmetropie, Myopie oder Hypermetropie vorhanden ist. Sofern man, um den Augenhintergrund deutlich zu sehen, eine Zerstreuungslinse zwischenschalten muß, ist das Auge der

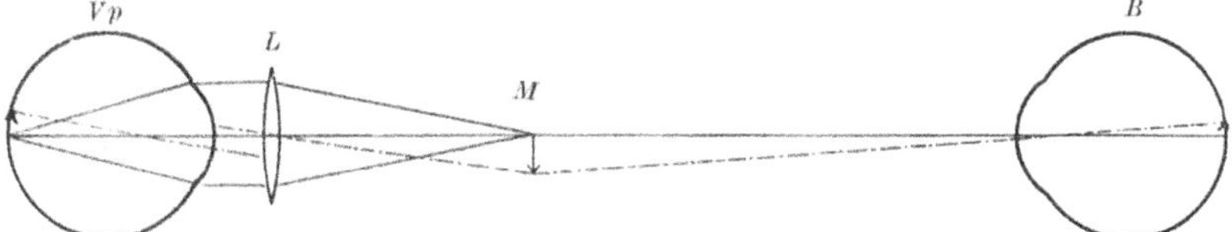

Abb. 458. Beobachtung des Augenhintergrundes „im umgekehrten Bilde". Zwischen beiden Augen wäre noch wie in Abb. 457 ein Spiegel zu denken, der Licht in das Auge der Versuchsperson (*Vp*) wirft. Das von dort ausfallende achsenparallele Licht wird durch die Linse *L* zu einem umgekehrten reellen Bild *M* vereinigt, auf welches der Beobachter (*B*) akkommodiert

Versuchsperson kurzsichtig. Aus der Brechkraft der Linse kann man zugleich die Größe der Myopie ermitteln.

Eine andere Möglichkeit der Beobachtung zeigt die Abb. 458. Vor das Auge der Versuchsperson wird eine Sammellinse von etwa 13 dptr.

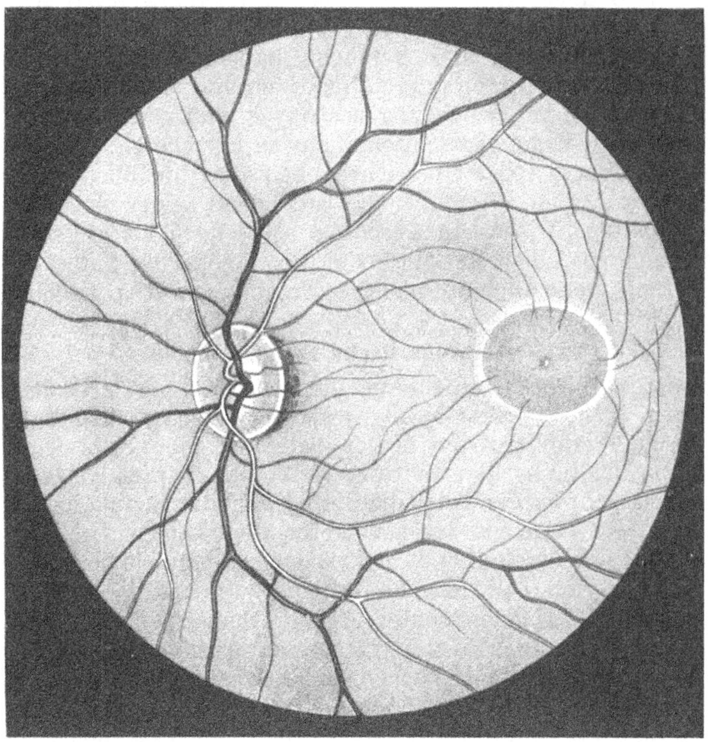

Abb. 459. Normaler Augenhintergrund. Links die Papilla nervi optici mit der Arteria (hell) und Vena (dunkel) centralis retinae und ihren Verzweigungen, rechts die Macula lutea. (Nach SIEGRIST)

gebracht, welche die Pupille vergrößert und die aus dem Auge austretenden Strahlen im Punkte *M* zu einem reellen Bild vereinigt, welches nach Art eines Lupenbildes betrachtet wird. Dieses Bild gibt die Netzhaut der Versuchsperson auf dem Kopfe stehend wieder (Beobachtung im „umgekehrten Bild"). Während bei der Beobachtung im „aufrechten Bild" mit stärkerer Vergrößerung (deren Grad je nach dem Abstand von Versuchsperson und

Beobachter wechselt) nur ein kleiner Teil der Netzhaut gesehen wird, kann man mit der Beobachtung im „umgekehrten Bild" einen größeren Teil der Netzhaut bei geringer Vergrößerung und besserer Schärfe des Bildes überblicken.

Das normale Bild des Augenhintergrundes, wie es mit Hilfe des Augenspiegels sichtbar zu machen ist, zeigt die Abb. 459. Besonders deutlich pflegt die Eintrittsstelle des Sehnerven (Papille) hervorzutreten mit dem Eintritt der Arterien (hellrot) und dem Austritt der Venen (dunkelrot). Die Netzhaut selbst ist nicht sichtbar, weil sie durchsichtig ist. Lediglich die Gefäße und das durch die Netzhaut durchschimmernde Pigmentepithel bestimmen das Bild. Die Gegend der „Macula lutea", die „Stelle des schärfsten Sehens", ist durch ihre hellere Farbe zu erkennen. Sie stellt sozusagen den optischen Mittelpunkt der Netzhaut dar. „Fixierte" Umweltpunkte kommen in ihr zur Abbildung.

2. Objektive Erscheinungen bei Belichtung des Auges

Um ein Bild über die Funktionsweise des Organs Auge zu erhalten, verwendet man wie in der übrigen Sinnesphysiologie 2 unterschiedliche Methoden nebeneinander. Man versucht, nähere Einblicke zu gewinnen durch Untersuchung einerseits der subjektiven und andererseits der objektiven Erscheinungen bei Belichtung des Auges, und versucht nachträglich, die so gewonnenen Ergebnisse miteinander zu korrelieren. Wir werden im folgenden aus Gründen der Übersichtlichkeit und um allzu viele Wiederholungen zu vermeiden, öfter über die Ergebnisse beider Methoden nebeneinander berichten. In diesem Abschnitt soll jedoch vorwiegend über die Ergebnisse und vor allem die Methoden der objektiven Sinnesphysiologie referiert werden, wenn auch auf mehrere Ergebnisse erst später eingegangen wird.

a) Retinomotorische Erscheinungen

Bei niederen Wirbeltieren mit gemischter Netzhaut, z.B. bei Fischen und Fröschen, können bei Änderung des Beleuchtungsniveaus interessante morphologische Veränderungen in der Netzhaut beobachtet werden (Abbildung 460). Bei heller Beleuchtung treten die Zapfen glaskörperwärts dem Licht entgegen, während sich die Stäbchen in den Schutz des Pigmentes zurückziehen. Im Dunkeln dagegen treten die Stäbchen in den Vordergrund, während sich die Zapfen zurückziehen. Es handelt sich dabei jeweils um eine Kontraktion bzw. Erschlaffung des schlanken, basalen Anteils der Stäbchen- und Zapfenelemente. Auch bei einzelnen Säugern ließ sich dieser Vorgang, wenn auch in weit geringerem Ausmaß, beobachten; beim Affen ist er minimal; beim Menschen fehlen verständlicherweise Beobachtungen. Gleichzeitig kommt es auch zu einer Pigmentwanderung in der Netzhaut, und zwar durch Verschiebung der Pigmentkörnchen in langen fadenförmigen Fortsätzen, welche das Pigmentepithel zwischen die Sehzellen vorschieben kann. Bei Belichtung wandert das Pigment nach vorn; bei intensiver Belichtung kann es die Membrana limitans externa erreichen; es umhüllt und isoliert so die Receptoren. Bei Dunkelheit wandert das Pigment wieder zurück (vgl. Abb. 443, S. 689).

Diese und weiter unten zu referierende Beobachtungen haben zu der sog. **Duplizitätstheorie** des Sehens geführt, nach der angenommen wird, daß die Zapfen vor allem durch höhere Lichtintensitäten erregt würden, also dem Tagessehen dienten, die Stachen dagegen (bei entsprechender Dunkelanpassung, s. u.) durch geringere Lichtintensitäten erregt werden könnten, also dem Dämmerungssehen dienten. Wir werden sehen, daß diese Theorie einer gewissen Einschränkung bedarf.

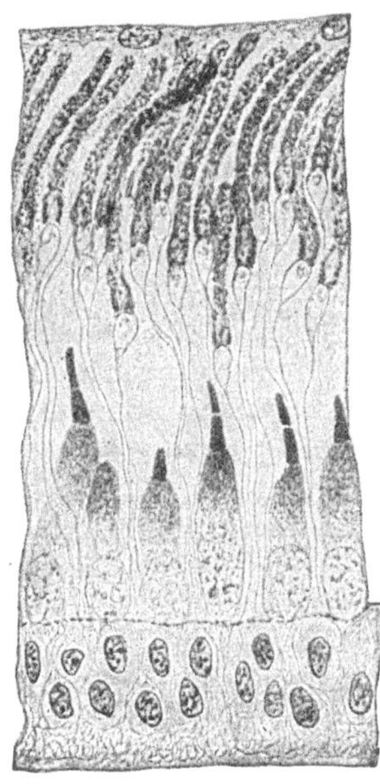

Abb. 460a

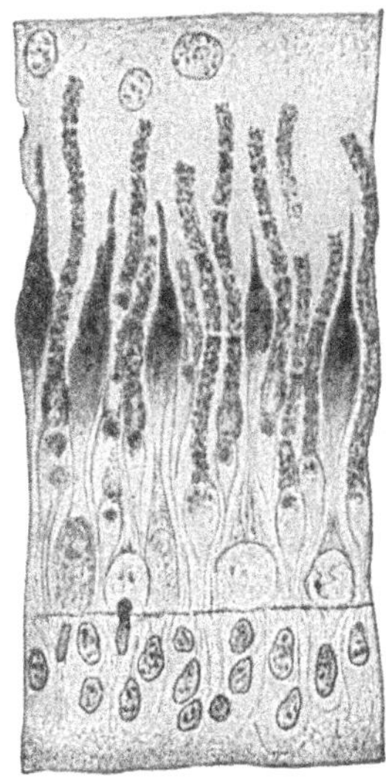

Abb. 460b

Abb. 460a. Hellnetzhaut vom Weißfisch. Das Licht hat man sich von unten nach oben einfallend zu denken. Die Zapfen sind gegen die Körnerschicht, also dem Lichte entgegen, vorgestreckt. Die Stäbchen dagegen sind vom Lichte weg in die Pigmentschicht zurückgezogen

Abb. 460b. Dunkelnetzhaut vom Weißfisch. Die umgekehrte Verlagerung von Zapfen und Stäbchen wie in Abb. 460a. (Nach GARTEN)

b) Elektrische Erscheinungen. Elektroretinogramm

Wie vom Ohr, so lassen sich auch vom Auge Gleich- und Wechselspannungen ableiten. Auch das unbelichtete Auge weist eine Gleichspannung auf (**Bestandspotential**, Abb. 461), die durch Belichtung verändert wird. Genauere Untersuchung ergibt, daß dieses Bestandspotential von der Retina einschließlich Pigmentepithel stammt und daß sich stets das freie Ende der Sinneszellschicht negativ verhält gegenüber der Abgangsstelle der Nervenfasern.

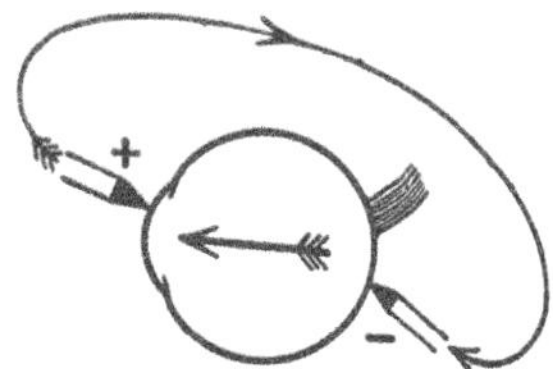

Abb. 461. Das intakte Wirbeltierauge zeigt normalerweise ein konstantes elektrisches Spannungsgefälle, das in der angedeuteten Richtung verläuft (Bestandspotential) und auf Lichteinfall Schwankungen zeigt, wie sie in Abb. 462 dargestellt sind. (Nach GARTEN und v. BRÜCKE)

Beim Auge in situ kann eine Elektrode auf das Auge, die andere auf irgendeinen Indifferenzpunkt, z.B. die Schläfe, aufgesetzt werden. Bei Belichtung des Auges erhält man lang überdauernde, komplexe Potentialschwankungen (**Elektroretinogramm**, Abb. 462, die keineswegs etwa mit den Aktionspotentialen des Nerven verwechselt werden dürfen. Es handelt sich auch nicht um das Generatorpotential (lokales Potential) der Receptoren, sondern um ein *Massenpotential*, um die Summe von zahlreichen Potentialen, die an verschiedenen Stellen der Netzhaut, sowohl in den Receptoren wie in den Bipolaren entstehen. Trotzdem ist die

Elektroretinographie zu einer wichtigen Methode geworden. In der Klinik dient sie z.B. dazu, bei Störungen im dioptrischen Apparat des Auges (z.B. Linsentrübungen) festzustellen, ob die Retina normal funktioniert, ob also bestimmte chirurgische Eingriffe sinnvoll sind oder nicht. In der Physiologie spielt sie eine wichtige Rolle zur Objektivierung der Veränderungen in der Netzhaut bei verschiedener Belichtung, zum Vergleich der Netzhäute verschiedener Tierspecies mit ihrem unterschiedlichen Gehalt an Stäbchen und Zapfen, zur Schwellenbestimmung unter verschiedenen Bedingungen usw. Wir werden unten mehrfach auf Resultate mit dieser Methode zurückkommen.

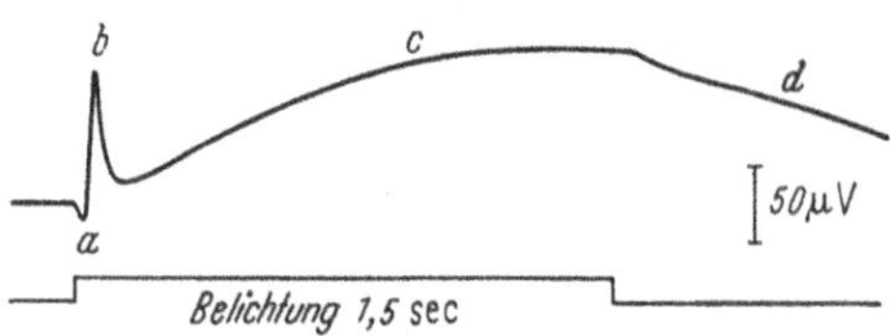

Abb. 462. Elektroretinogramm. Änderung des Bestandspotentiales während und nach einer Belichtung von 1,5 sec (Katze). Die Nachphase *d* nach Aufhören der Belichtung überdauert sehr lange und ist in der Abbildung abgeschnitten

Man kann sich das Elektroretinogramm als zustande gekommen denken aus 3 (oder mehr) Teilpotentialen, die miteinander interferieren (Abb. 463).

Das negative (nach unten gerichtete) Teilpotential P_{III} verursacht die erste, nach unten gerichtete Zacke *a* des Elektroretinogramms, das positive (nach oben gerichtete) Teilpotential P_{II} vor allem die Zacke *b*, während der Verlauf von *c* und *d* des Elektroretinogramms stärker durch die gegenseitige Interferenz der 3 Teilpotentiale beeinflußt wird. Durch Narkose, Sauerstoffmangel, verschiedene Gifte lassen sich die Teilpotentiale mehr oder weniger selektiv ausschalten und damit auch in ihrer Existenz stützen. Dadurch hat das Elektroretinogramm auch in der Pharmakologie zunehmende Bedeutung erlangt. Durch Elektroretinographie und anschließende histologische Untersuchungen konnte die hohe Empfindlichkeit der Retina gegenüber Sauerstoffmangel bestätigt werden, wobei sich die Stäbchen als die überhaupt empfindlichsten Zellen des Organismus gegenüber Sauerstoffmangel erwiesen.

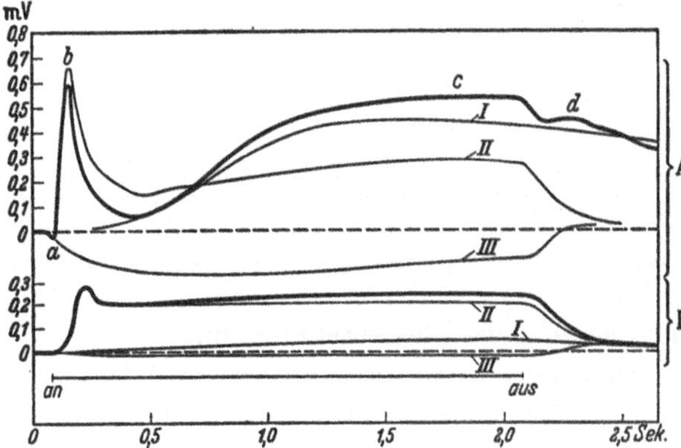

Abb. 463. *A* Belichtungspotential des dunkeladaptierten Katzenauges. Dicke Kurve: das tatsächlich abgeleitete Potential. Dünne Kurven (*I*, *II*, *III*) die Teilpotentiale, deren Summe das abgeleitete Potential ergibt. Belichtet wird mit 140 Lux. Anfang und Ende der Belichtung sind durch „an" und „aus" gekennzeichnet. *B* Dasselbe, Belichtung jedoch mit 1,4 Lux. (Nach RAGNAR GRANIT)

Die Aufnahme des Elektroretinogramms ergab das objektive Korrelat für die bei subjektiver Untersuchung feststellbare Tatsache, daß die Erregungsstärke bei Belichtung zunächst relativ langsam ansteigt und dann erheblich den Reiz überdauert. Man spricht von einem langsamen *Anklingen* und *Abklingen* der Erregung. Es ist allerdings noch strittig, wieweit daran nervöse, wieweit chemische Vorgänge in der Netzhaut, die durch die Belichtung in Gang gesetzt wurden, beteiligt sind. Die lange Dauer des Nachklingens einer Erregung (positives Nachbild) führt dazu, daß rasch aufeinanderfolgende Reize eine gleichmäßige Erregung auslösen und damit zur *Verschmelzung* führen (vgl. S. 710). Die Frequenz der Lichtreize, die zur Verschmelzung führt (Flimmergrenze, Abb. 464), also die kritische Frequenz, von der an nicht mehr unterschieden werden kann, ob ein Dauerlicht oder unterbrochenes Licht gegeben wird, liegt verschieden je nach der Intensität des Lichtes. Bei hellem Tageslicht liegt sie bei etwa 60/sec, bei Zwielicht (s. S. 716) bei 16—24/sec. Deshalb wird bei einer Filmvorführung bei Darbietung von etwa 20 Bildern je Sekunde ein flimmerfreies Bild erhalten und die nacheinander dargebotenen Bilder zu einem einheitlichen verschmolzen. Bei höherer Lichtintensität muß die Bildfolge rascher sein, bei geringerer Lichtintensität kann sie langsamer erfolgen.

Durch Einstich von Mikroelektroden gelingt die Ableitung von **Aktionspotentialen** von einzelnen Ganglienzellen der Retina und von einzelnen

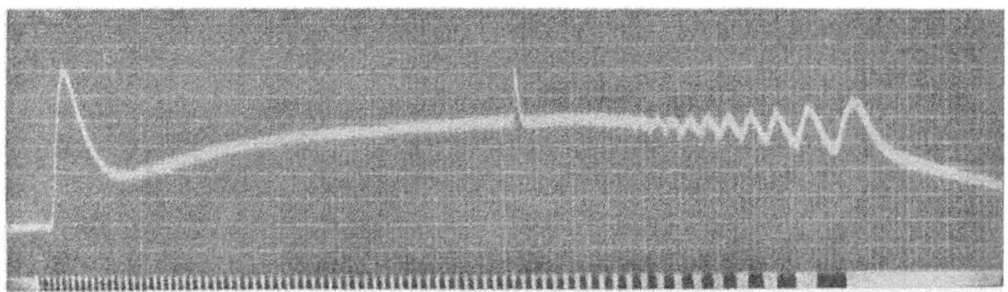

Abb. 464. Originalregistrierung des Belichtungspotentials vom dunkeladaptierten Katzenauge. Belichtung mit intermittierender Beleuchtung. Die einzelnen Belichtungen sind unten am Rande gekennzeichnet. Man sieht, wie die zunächst rasche Reizfolge immer langsamer wird. Erst von einer Reizfolge von etwa 22 Belichtungen je Sekunde an treten Zacken im Belichtungspotential auf. Zeitregistrierung: Abstand der kräftigen Senkrechten des Koordinatennetzes = 0,1sec. (Versuch von CREED und GRANIT)

Fasern des Sehnerven (HARTLINE, GRANIT u. a.). Dabei stellte es sich heraus, daß man mindestens 3 Typen von Impulsentladungen unterscheiden muß (Abb. 465): 1. Einige Einheiten feuern während der ganzen Zeit der Belichtung Impulse ab. Wie andere Receptoren weisen sie Adaptation auf; die Impulszahl je Sekunde ist zunächst bei gleichbleibender Belichtung sehr hoch und fällt dann auf ein etwa gleichbleibendes Niveau ab (*A* in Abb. 465).

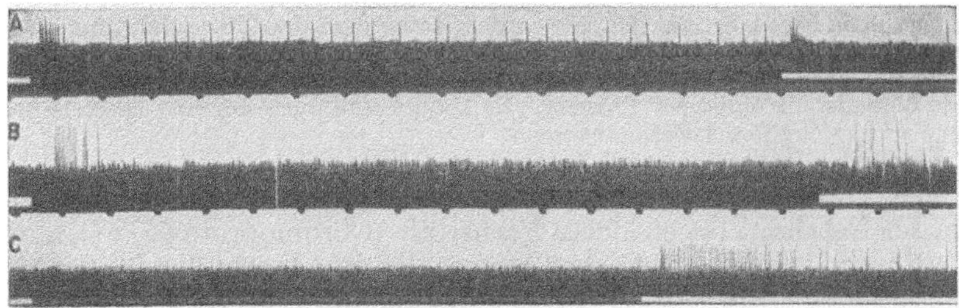

Abb. 465. Antworten der 3 Typen von intraocularen Nervenfasern beim Frosch. Ableitung der Aktionspotentiale von Einzelfasern. Während der Unterbrechung der weißen Linie wird jeweils die Retina belichtet. *A* Nach einer raschen Impulsserie folgt eine dauernde langsamere Entladung (die vermehrten Impulse bei Wiederbelichtung stammen von einer Faser der Nachbarschaft). *B* Impulsserien bei Ein und bei Aus, keine dauernden Impulse. *C* Impulsserie nur bei Aus. [Aus HARTLINE: Amer. J. Physiol. **121**, 400 (1938)]

Dieses Niveau ist u. a. abhängig von der Belichtung. Wie schon S. 633 an Hand der Abb. 393 ausgeführt, nimmt die Gesamtzahl der Impulse von einem Receptor im Beginn der Belichtung zu mit Verstärkung des Reizes. 2. Eine zweite Einheit feuert dagegen nur bei Ausschaltung des Lichtes (*C* in Abb. 465). Wird in dieser Phase erneut belichtet, dann stellt die Faser sofort ihre Tätigkeit ein. Man kann daraus schließen, daß die zugehörige Ganglienzelle während der Belichtung aktiv gehemmt wird, eine Annahme, die durch weitere Untersuchung sehr gut gestützt ist. 3. Es finden sich schließlich Einheiten, die nur bei Ein- und Ausschaltung der Belichtung feuern, nicht aber bei Dauerbelichtung (*B* in Abb. 465). Hier handelt es sich offenbar um eine Interferenz der beiden oben genannten

Vorgänge. Die zugehörige Ganglienzelle wird bei Belichtung zunächst aktiviert und dann gehemmt.

Die gesamten Erscheinungen lassen sich am besten folgendermaßen deuten: Zu einer Ganglienzelle konvergieren zahlreiche Fasern von mehreren Bipolaren, welche ihrerseits von mehreren Receptoren Faserverbindungen erhalten, so daß zu einer Ganglienzelle ein größeres *„receptives Feld“* gehört. Wird nun nicht direkt die Gegend der ableitenden Elektrode kleinflächig belichtet, sondern die weitere Umgebung, dann ergibt sich die in Abb. 466 dargestellte Anordnung. In der direkten Umgebung der Elektrode wird die Antwort *A* der Abb. 465 ausgelöst, in der weiteren Umgebung dagegen die Antwort *C*, also Hemmung; zwischen beiden findet sich eine Interferenz der beiden Reaktionen (Form *B* der Abb. 465). Je intensiver das Licht, desto kleiner wird das Areal, von dem Erregung ausgelöst wird, und desto größer das umgebende Hemmungsfeld.

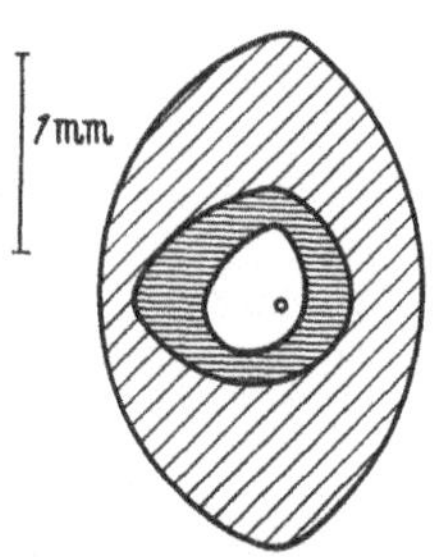

Abb. 466. Das „receptive Feld“ einer Ganglienzelle (○) der Katzenretina. Bei Belichtung einzelner Punkte des weißen Feldes reagiert die Ganglienzelle mit einer An-Antwort (Erregung), des einfach schraffierten Umfeldes mit Aus-Antwort (Hemmung), des doppelt schraffierten Mittelfeldes mit einer An-Aus-Antwort (Erregung und Hemmung). [Nach S.W. KUFFLER: J. Neurophysiol. **16**, 37 (1953)]

Diese Versuche ergeben das wichtige Resultat, daß Belichtung einer Receptorengruppe zur Erregung einer oder mehrerer Ganglienzellen und gleichzeitig zu Hemmung in ihrer Umgebung führt (vgl. damit auch die Ausführungen S. 631). Wir werden auf die Bedeutung dieser Tatsache für die Sehschärfe (S. 713) und für die Kontrasterscheinungen (S. 726) zurückkommen.

Über die Fortleitung der Erregungen zur Area striata des Großhirns ist S. 599 berichtet worden.

Die Ableitung der Aktionspotentiale von der Ganglienzellschicht der Retina hat ergeben, daß die maximale Frequenz, mit der sie von den Receptoren und Zwischenneuronen zur Erregungsaussendung gebracht werden können, in der Größenordnung der obengenannten Verschmelzungsfrequenz liegt (ENROTH). Die lange Nachklingzeit zwingt danach nicht zur Annahme besonderer chemischer Prozesse. Es könnte sich auch um eine Besonderheit der neuralen Verknüpfung in der Retina handeln.

c) Bleichung von „Sehstoffen“

Aus der Netzhaut lassen sich 2 Farbstoffe (Chromoproteide) extrahieren, die sich durch Belichtung bleichen lassen, das **Rhodopsin** der Stäbchen und das **Iodopsin** der Zapfen. Ihr Aufbau und ihre Bildung ist S. 260 ausführlich besprochen worden, die Bleichungsbedingungen und ihre mögliche Funktion als „Sehstoffe“ werden S. 717 ausführlich diskutiert. Es sei jedoch hier schon betont, daß das Iodopsin als absorbierendes Pigment der Zapfen bis jetzt erst beim Huhn sichergestellt ist und daß es fraglich ist, ob dieser Befund generalisiert werden darf.

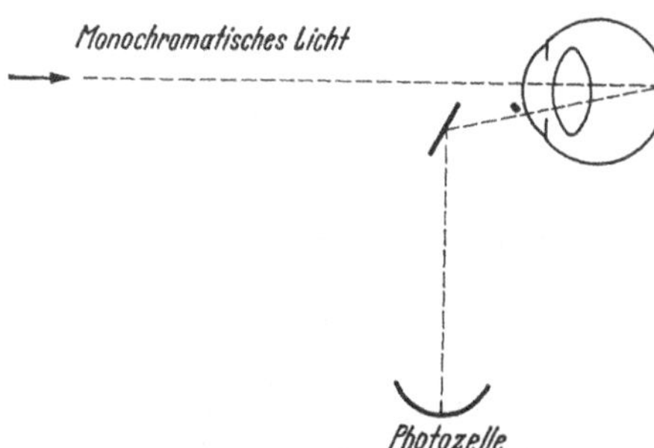

Abb. 467. Prinzip der Methode von RUSHTON zur Untersuchung des Gehalts an photosensiblem Pigment in der Netzhaut beim Menschen. [Aus G. S. BRINDLEY: Klin. Wschr. **37**, 1157 (1959)]

Da die Photopigmente ein charakteristisches Absorptions- (und Bleichungs-) Verhalten bei Lichtern verschiedener Wellenlänge aufweisen, hat RUSHTON eine Methode entwickelt, ihre Konzentration sowie ihre Bleichung in vivo zu messen (Abb. 467). Mit der gleichen Methode gelang es ihm, in der Fovea des Menschen weitere Pigmente nachzuweisen, die für das Farbensehen von Bedeutung sind.

Es wird monochromatisches Licht, d.h. Licht einer jeweils bestimmten Wellenlänge durch die eine Hälfte der (durch Atropin usw.) erweiterten Pupille geworfen. Ein kleiner Teil dieses Lichtes wird vom Pigmentepithel und der Chorioidea reflektiert, und der noch kleinere Teil davon, der die andere Hälfte der Pupille verläßt, wird von einem Spiegel aufgefangen und mit Hilfe einer Photozelle gemessen. Dieses reflektierte Licht ist zweimal durch die Netzhaut gegangen. Wenn die Farbstoffe in den Receptoren gebleicht werden, dann wird weniger Licht absorbiert und damit mehr reflektiert. Somit kann das Ausmaß der Bleichung bei verschiedener Lichtintensität und bei unterschiedlicher Wellenlänge des Lichts in vivo gemessen werden.

Wir werden die Bedeutung dieser Methode für die Untersuchung des Farbensehens und für die Farbtheorie später kennenlernen (S. 722).

3. Subjektive Erscheinungen bei Belichtung des Auges

Reizung des Auges mit Lichtern, welche in ihrer Zusammensetzung dem Sonnenlichte gleichkommen, erzeugen, allgemein gesprochen, *farblose Lichteindrücke*, die sich nach ihrer Intensität, in ihrer *Helligkeit* voneinander unterscheiden können, vom hellen *Weiß* über *Grau* bis zum tiefen *Schwarz*. Letzteres ist durchaus eine positive Empfindung und nicht etwa gleichbedeutend mit dem Fehlen jeder Empfindung. Ein durch Rindenzerstörung entstehender Gesichtsfeldausfall (Skotom) wird ebensowenig wie etwa der blinde Fleck als „schwarz“ empfunden, sondern in der Tat als „nichts“ (vgl. dazu auch S. 599, 688).

Wie wir sehen werden, vermag sich das Auge einem außerordentlichen Bereich unterschiedlicher Helligkeiten anzupassen (S. 714). Die Grenze dieser Anpassung liegt bei geringen Helligkeiten etwa dort, wo die durch sie ausgelösten Erregungen nicht mehr zahlreicher sind als die spontan entstehenden. Wir haben in den früheren Kapiteln immer wieder gesehen, daß die Receptoren auch ohne zusätzliche Reize in mehr oder weniger großem Umfange spontane Erregungen aufweisen. Bei der großen Zahl der Receptoren in der Netzhaut reicht die Summe dieser Spontanerregungen aus, um eine gewisse Empfindung auszulösen. Man spricht seit der klassischen Zeit der Sinnesphysiologie von einem „Eigenlicht“ oder einem „Eigengrau“.

Durch die große Anpassungsbreite an verschiedene Helligkeiten ist es bedingt, daß wir *Absoluthelligkeiten* nur grob schätzen können. Das Unterscheidungsvermögen für verschiedene Helligkeiten ist dagegen sehr groß. Helligkeitsunterschiede können bei nacheinander folgender Reizung für mittlere Intensitäten des Lichtes noch dann unterschieden werden, wenn die Intensitäten um etwa $^1/_{60}$ ihres Grundwertes voneinander abweichen *(Unterschiedsschwelle)*. Für sehr starke und für schwache Lichter ist das Unterscheidungsvermögen viel weniger fein. Werden 2 verschieden starke Lichteindrücke gleichzeitig dem Auge zum Vergleich geboten (etwa bei den üblichen Methoden der Photometrie), so können unter günstigsten Verhältnissen noch Helligkeitsunterschiede von $^1/_{200}$ deutlich angegeben werden.

Ein Lichtreiz hat nicht sofort die volle Empfindungsintensität zur Folge, sondern diese „klingt an“ bis zur vollen Stärke. Daher kommt es, daß Lichteindrücke mit Abkürzung der Reizdauer sehr rasch an Stärke abnehmen. Andererseits überdauert der Lichteindruck den Reiz in Form eines *positiven*

Nachbildes für kurze Zeit. Durch diese Trägheit der Reaktion wird verständlich, daß es nicht möglich ist, mit dem Auge die Dauer sehr kurzer Lichteindrücke richtig zu schätzen. Andererseits beruht darauf die Erscheinung, daß mehrere kurz aufeinander folgende Lichtreize *verschmelzen* und homogen erscheinen. Ist diese Verschmelzung eine unvollkommene, so tritt „Flimmern“ ein. Die Verschmelzungsfrequenz für periodische Lichtreize liegt je nach der Lichtstärke, nach dem Ort der Reizung auf der Netzhaut usw. bei 10—70 je Sekunde (s. S. 707). Als Regel darf gelten, daß für schwache periodische Belichtungen die Verschmelzungsfrequenz bei niedrigeren Werten liegt als für starke. Ferner ist die Verschmelzungsfrequenz am höchsten in der Fovea centralis und nimmt erheblich ab nach der Netzhautperipherie zu, also bei schräg in die Pupille einfallendem Licht.

Dem positiven Nachbilde folgt schließlich ein *negatives Nachbild*, das bei Lichtreizen von Bruchteilen einer Sekunde sich über Minuten erstrecken kann, je nach der Reizstärke. Ein kurzer Blick in die Sonne oder eine helle Lampe läßt diese noch lange Zeit als schwarze, störende Scheibe im Gesichtsfeld verharren. Wurde ein heller Gegenstand fixiert, so erscheint er bei nachfolgendem Blick auf eine gleichmäßig weiße Fläche im dunkleren (grauen) negativen Nachbild. Man kann dies z.T. so deuten, daß die belichtete Netzhautstelle für geraume Zeit unterempfindlich ist für neuerliche Reizung. Dabei befindet sie sich jedoch selbst noch im Zustande der Erregung. Es genügt, das Auge völlig abzudunkeln, um in diesem Stadium noch immer das Bestehen schwacher negativer Nachbilder merklich zu machen. (Weiteres s. S. 727.)

Wir vermögen jedoch nicht nur Unterschiede in der Lichtintensität, also der Helligkeit, sondern auch Unterschiede in der spektralen Zusammensetzung des dargebotenen Lichtes festzustellen. Diese Fähigkeit des Farbensehens und sein Zustandekommen wird S. 718 ausführlich besprochen. Wir werden dort die Abstraktion einer von der räumlichen Einordnung losgelösten Farbempfindung vornehmen, um eine einfachere Übersicht zu erhalten. Auf die Frage der räumlichen Einordnung des Gesehenen werden wir getrennt im Anschluß daran eingehen (S. 729).

a) Die Sehschärfe (Auflösungsvermögen des Auges)

Für die optische Wahrnehmung ist die Trennschärfe des Auges von gleicher Bedeutung wie die Trennschärfe (simultane und sukzessive Raumschwelle) des Drucksinns für die taktile Wahrnehmung. Die Unterscheidungsfähigkeit für den seitlichen Abstand zweier Punkte nennen wir **Sehschärfe** (Minimum separabile). Diese Definition wird vor allem gewählt, weil sich darauf eine Untersuchungsmethode aufbauen läßt. Biologisch müßten wir die Sehschärfe definieren als die Schärfe, mit der Einzelheiten und Konturen wahrgenommen werden, da sie die Grundlage zum Gegenstandserkennen darstellt.

Die Sehschärfe kann geprüft werden, indem man in ein schwarzes Blech etwa 5 mm nebeneinander 2 feine Löcher bohrt, es dann vor eine Milchglaslampe hält und nun feststellt, aus welcher Entfernung die beiden Löcher eben noch getrennt wahrgenommen werden können. In Abb. 468 sind die Richtungsstrahlen, die von 2 normalerweise getrennt wahrgenommenen Punkten ausgehen und die sich im Knotenpunkt auf der hinteren Linsenfläche (S. 693) schneiden, eingezeichnet. Sie schließen den *Sehwinkel* ein. Im Minimum separabile beträgt er 40—60″. Der Abstand der beiden eingezeichneten Bildpunkte auf der Netzhaut ist dann gerade etwas größer als ein Zapfendurchmesser. Man hat daraus den Schluß gezogen, daß 2 Raumpunkte dann getrennt werden könnten, wenn von ihnen aus 2 Zapfen belichtet würden und ein dazwischenliegender unbelichtet bliebe. Wir werden unten an Hand der Abb. 471 zeigen, daß dieser Schluß in dieser Form nicht richtig ist.

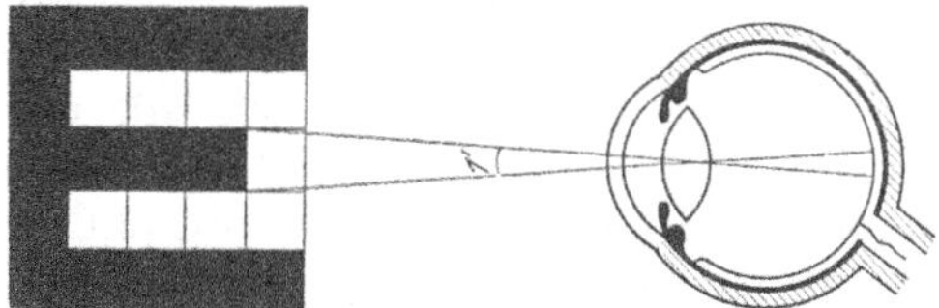

Abb. 468. Schema zur Definition von Sehschärfe und Sehwinkel. Der Buchstabe kann nur gelesen werden, wenn 2 Punkte vom Abstand eines Balkens getrennt wahrgenommen werden können. Es sind von 2 solchen Punkten die Richtungsstrahlen (durch den Knotenpunkt auf der hinteren Linsenfläche) eingezeichnet, die ungebrochen verlaufen. Sie schließen den *Sehwinkel* ein. Bei normalem Auflösungsvermögen des Auges (= Sehschärfe) beträgt der Sehwinkel rund 1 Bogenminute. Geprüft wird, ob ein Buchstabe in der entsprechenden Entfernung noch gelesen werden kann. (Aus Muralt, A. v.: Praktische Physiologie. Berlin: Springer 1944)

Praktisch-klinisch wird die *Prüfung der Sehschärfe* mit Zahlen oder Buchstaben wie in Abb. 468 durchgeführt. Sie sind so konstruiert, daß die Konturen der einzelnen Striche und Lücken unter einem Sehwinkel von einer Winkelminute, die ganzen Schriftzeichen unter 5 Winkelminuten aus einer bestimmten, für jede Zeile angegebenen Entfernung gesehen werden. Kann der Prüfling diejenige Zeile, für die eine Entfernung von 6 m angegeben ist, erst in 3 m lesen, dann beträgt die Sehschärfe nur $^3/_6$, in 1 m $^1/_6$ usw. Man wird die Sehschärfe aber nicht in Prozenten angeben können; man darf die so erhaltenen „Brüche" nicht kürzen; man darf also bei einer Sehschärfe von $^3/_6$ nicht aussagen, sie sei auf die Hälfte abgesunken; das wäre der Aussage vergleichbar, ein Gegenstand von 20° sei halb so warm wie einer von 40°.

Die *Lesbarkeit* eines Buchstabens hängt allerdings nicht nur von den oben bei der Konstruktion angewandten Daten ab. So ist ein nach gleichen Grundsätzen konstruiertes L leichter lesbar als ein B. Die verschiedenen hier noch hereinspielenden Faktoren heben sich jedoch z. T. gegenseitig auf, so daß die Sehtafeln zur praktischen Prüfung der Sehschärfe völlig ausreichend sind, sofern für eine ausreichende Belichtung ohne Blendwirkung gesorgt ist. Als Normalwert wird ein Visus 1 angenommen, d.h. ein Sehwinkel von 1 Bogenminute. Dieser ist jedoch gewöhnlich kleiner, d.h. die Sehschärfe liegt etwas über 1.

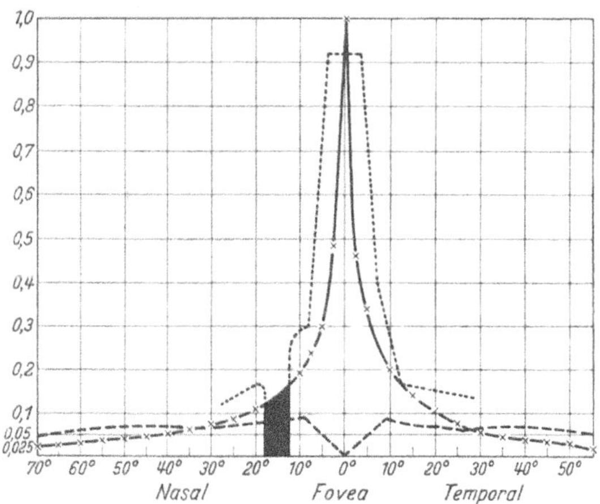

Abb. 469. Relative Sehschärfe in verschiedenen Retinagebieten. Ausgezogen: Zapfensehen (Tagessehen), gestrichelt: Stäbchensehen (Dämmerungssehen). Die Sehschärfe ist am lichtadaptierten Auge bei fovealem Sehen am höchsten und fällt nach der Netzhautperipherie scharf ab. In der Dämmerung (bei Dunkeladaptation) ist die Fovea centralis blind, die extrafovealen Gebiete weisen jedoch eine Sehschärfe auf, die diejenige für das Tagessehen in diesen Gebieten sogar übertrifft. Das schwarze Feld bezeichnet die Ausdehnung des blinden Flecks, das ist die Eintrittsstelle des Sehnerven, an der sich keine lichtempfindlichen Receptoren befinden (nach Wertheim). Punktiert dargestellt ist ferner die relative Schwelle für das Bewegungserkennen (nach König, vgl. Text S. 713). Sie zeigt, daß das Bewegungssehen in der unmittelbaren Umgebung der Fovea besonders scharf ist

Die Sehschärfe wird durch Aufstellung der Tafeln in 6 bzw. 5 m Entfernung geprüft, da diese Entfernung = ∞ gesetzt werden darf. Wenn sich ein Objekt dem Auge aus dem Unendlichen bis auf 5 m nähert, so rückt das Bild um 0,06 mm nach hinten. Es fällt dann immer noch in die lichtempfindliche Schicht und kann daher auch von dem auf Unendlich eingestellten Auge noch scharf gesehen werden. Nähert sich der Gegenstand dem Auge weiter, ist diese Voraussetzung nicht mehr gegeben, und ein Scharfsehen ist nur bei entsprechender Einstellung des Auges (Akkommodation) möglich.

Die häufigsten Herabsetzungen der Sehschärfe sind durch Refraktionsanomalien bedingt. Man bedenke, daß bei einer Myopie von nur 1 dptr. der Fernpunkt nicht mehr in über 5, sondern in 1 m Entfernung vor dem Auge liegt. Die Bestimmung der Sehschärfe kann dann dazu benutzt werden, um das Brillenglas zu finden, das die Anomalie ausgleicht. Um die Sehschärfe auch unabhängig von Veränderungen des dioptrischen Apparates zu prüfen, müssen Refraktionsanomalien vorher durch entsprechende Gläser korrigiert werden.

Die angegebene Sehschärfe gilt nur für das foveale Sehen. Nach der Peripherie zu nimmt sie rapide ab, wie das die ausgezogene Linie in Abb. 469 darstellt. Es beruht dies darauf, daß 1. die Zapfen nach der Peripherie der Retina zu größer werden, 2. weniger eng gepackt sind (Abb. 470), so daß das „Korn" des retinalen Films gröber wird, und 3. darauf, daß nur in der

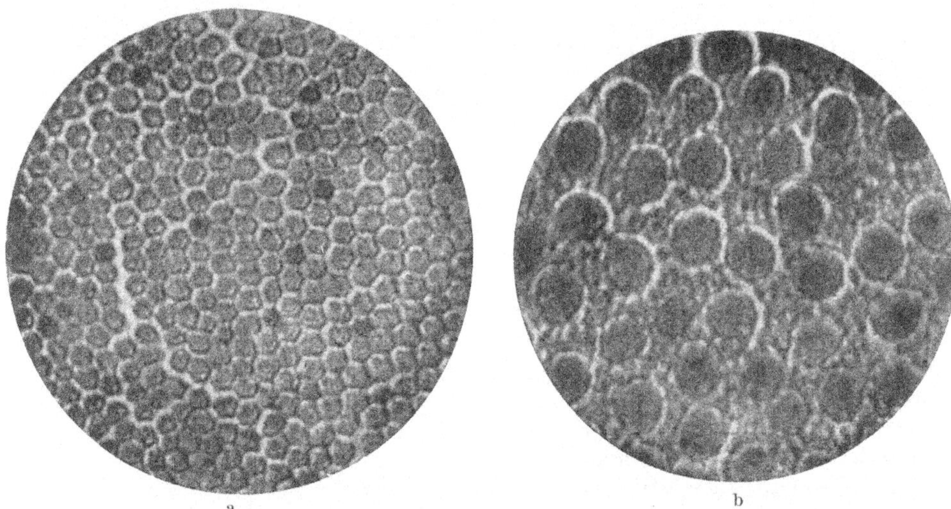

Abb. 470a u. b. Stäbchen- und Zapfenmosaik der Retina. Flachschnitte, Affe. a In der Fovea centralis finden sich nur Zapfen, die sehr dicht zusammengedrängt stehen. b In der Netzhautperipherie befinden sich zwischen den größeren Zapfen zahlreiche Stäbchen. Das Raster der Zapfen ist hier also wesentlich gröber. (Nach L. HEINE)

Fovea centralis eine 1:1-Relation zwischen Zapfen und Ganglienzellen in der Retina, dem Corpus gen. lat. und der Sehrinde besteht, nach der Peripherie der Retina zu jedoch eine erhebliche Konvergenz von mehreren Zapfen, zusammen mit vielen Stäbchen auf ein und dieselbe Ganglienzelle vorliegt. 4. Schließlich sind in der Mitte der Fovea centralis die inneren Schichten der Netzhaut seitlich abgerückt, so daß weniger Streulicht entsteht.

Abb. 469 gibt weiter die Verteilung der Sehschärfe bei Dämmerungssehen wieder. Wir kommen im nächsten Abschnitt darauf zurück, wo u.a. auch die wichtige Veränderung der Sehschärfe mit der Helligkeit besprochen wird. Hier untersuchen wir nur die Verhältnisse bei mittlerem Tageslicht.

Prüft man die Sehschärfe nicht nach dem *Minimum separabile* zweier Raumpunkte, sondern nach der Dicke einer Linie, die gerade eben wahrgenommen werden kann, dann erweist sie sich als wesentlich höher. Für dieses *Minimum visibile* wurde ein Sehwinkel von 4, unter günstigsten Bedingungen sogar von nur 0,5 Winkelsekunden gefunden. Es läßt sich berechnen, daß dann die von der Linie beschattete Zapfenreihe rund 1% weniger Licht erhält als die benachbarten Zapfenreihen. Das entspricht recht gut der Unterschiedsempfindlichkeit von Helligkeiten, die mit anderen Methoden festgestellt wurde.

Wenn oben dargestellt wurde, daß für die Auflösung zweier Raumpunkte jeweils 2 Zapfen unter Auslassung eines dazwischenliegenden Zapfens belichtet werden müßten, so kann diese Aussage von vornherein nicht volle Gültigkeit beanspruchen, da eine ideale geometrische Abbildung wie bei einem idealen optischen System im Auge mit seinen optischen Fehlern (vor allem der sphärischen Aberration, s. S. 701) nicht zustande kommt. In Abb. 471 ist die ideale Abbildung der in Wirklichkeit erfolgenden gegenübergestellt. Ein Lichtpunkt von der Lichtintensität, um einen Zapfen zu erregen, wird niemals nur diesen einen Zapfen belichten, sondern auch, wenn auch geringer, die benachbarten Zapfen. Der zwischen 2 Zapfen liegende wird also von beiden Punkten mitbelichtet. Es scheint jedoch zu genügen, daß er (je nach den sonstigen Bedingungen) um 1—4% weniger belichtet wird als die beiden Nachbarzapfen, um eine Trennung der beiden Lichtpunkte zu ermöglichen. Die Ursache dieser Erscheinung ist oben (S. 707) ausführlich besprochen worden. Es handelt sich darum, daß in der Umgebung von erregten Ganglienzellen der Netzhaut ein Hemmungsfeld entsteht, so daß die geringer belichteten Zapfen der Umgebung nicht zu weiter zentral geleiteten Erregungen führen können.

Abb. 471. Gegenüberstellung der „idealen" geometrischen mit der wirklichen Abbildung in der Retina. Es wird das Auge mit Lichtpunkten von Zapfengröße in Abständen von je einem Zapfendurchmesser gereizt. Es kommt nicht eine „ideale" Abbildung (links) zustande, sondern durch die sphärische Aberration werden die dazwischenliegenden Zapfen, wenn auch geringer, miterregt. Weiteres s. Text. (Nach RUCH in FULTON: Textbook of Physiology)

Zum Zwecke der Vereinfachung wurde hier nur von Belichtung von Einzelzapfen gesprochen. In Wirklichkeit handelt es sich jeweils um Belichtung von *Zapfengruppen*. Zwei Raumpunkte können dann getrennt wahrgenommen werden, wenn die von ihnen aus erregten Zapfengruppen zwischen sich ein Taille einschließen, d.h. die dazwischenliegende Zapfengruppe als Gruppe eben etwas geringer erregt wurde (TONNER).

Weiter haben wir, ebenfalls zum Zwecke der Vereinfachung, oben immer nur von „Bildpunkten", von einem „Brennpunkt" usw. gesprochen. Alle diese „Punkte" sind aber nicht wirkliche Punkte, sondern weisen eine endliche und meßbare Ausdehnung auf. Es fallen in Wirklichkeit *Beugungsscheibchen* auf die Netzhaut, von deren Größe es abhängt, ob eine oder viele Sinneszellen gleichzeitig vom Reiz getroffen werden.

Der Winkelradius (a) eines solchen Beugungsscheibchens hinter einer Blendenöffnung läßt sich nach elementar-optischen Grundsätzen berechnen aus der Lichtwellenlänge — natürlich in unserem Falle innerhalb des Augenmaterials — und dem Blendendurchmesser (B) nach der Gleichung: $\sin a = \lambda/B$. Kennt man den Blendenabstand von der Netzhaut, so kann man den Durchmesser des Beugungsscheibchens sogar in Millimetern angeben. Unter Zugrundelegung eines Blendendurchmessers von 3 mm, einer durchschnittlichen Wellenlänge des Lichtes von $6 \cdot 10^{-4}$ mm und einem Abstand der Pupille von der Netzhaut von 18 bis 20 mm findet man rein physikalisch einen Durchmesser des Beugungsscheibchens von größenordnungsmäßig 0,005 mm. Dieser Wert stimmt aber beinahe überein mit dem Abstand der Mittelpunkte benachbarter Sehzellen im Gebiete der Fovea centralis. Man kann aus dieser Überschlagsrechnung schließen, daß durch die Abmessungen des Zapfenmosaiks in der Fovea centralis das „Auflösungsvermögen" des dioptrischen Apparates eben ausgenützt werden kann, andererseits aber auch, daß eine weitere Verfeinerung dieses Mosaiks, etwa durch Verkleinerung der Zapfen, wohl keine weitere Verbesserung der Sehschärfe erbringen könnte.

Bei der Sehschärfenbestimmung werden 2 Punkte bzw. Linien gleichzeitig dargeboten. Ihr nahe verwandt ist die **Bewegungsschärfe**. Um eine Bewegungswahrnehmung zu ermöglichen, muß eine bestimmte Mindestgröße und eine bestimmte Mindestgeschwindigkeit der Bewegung vorliegen. Bei genauerer Prüfung stellt sich heraus, daß die Bewegungssehschärfe vor allem in einem gewissen Umkreis um die Fovea centralis, d.h. in den ersten Anteilen der Netzhautperipherie, größer ist als die Sehschärfe für simultane Reize (s. punktierte Kurve in Abb. 469). Es erklärt dies die Tatsache, daß ein ruhendes, indirekt gesehenes Objekt oft unbeachtet bleibt, während es bei Bewegung sofort die Aufmerksamkeit auf sich zieht. Die Netzhautperipherie scheint demnach besonders darauf eingerichtet zu sein, auf bewegte Gegenstände aufmerksam zu machen, die dann anschließend durch entsprechende Augenbewegung fixiert werden, somit mit Hilfe der Fovea centralis mit ihrem größeren Auflösungsvermögen genauer beobachtet und leichter erkannt werden können.

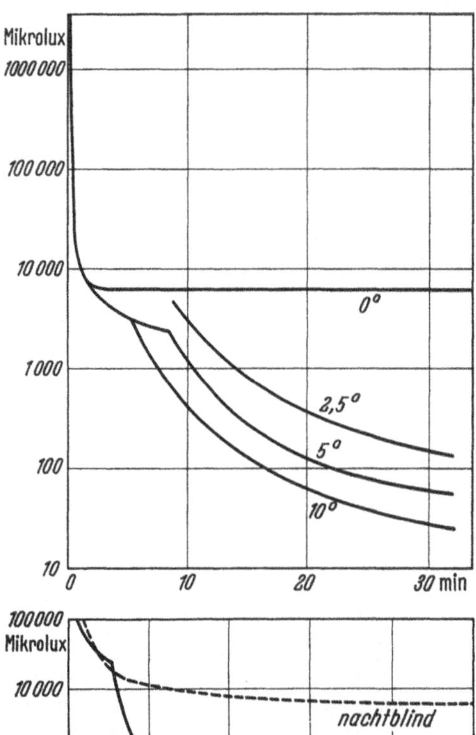

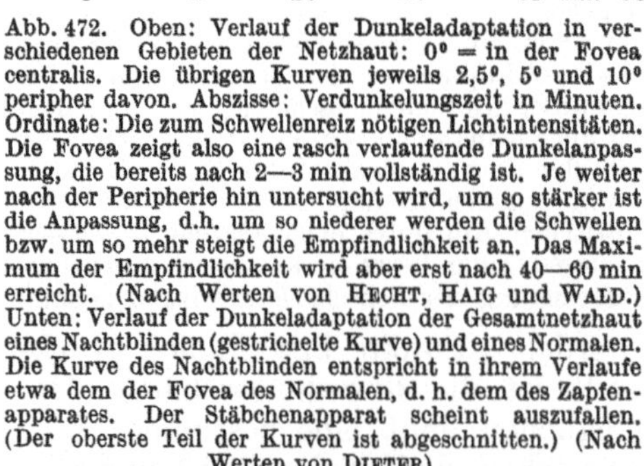

Abb. 472. Oben: Verlauf der Dunkeladaptation in verschiedenen Gebieten der Netzhaut: 0° = in der Fovea centralis. Die übrigen Kurven jeweils 2,5°, 5° und 10° peripher davon. Abszisse: Verdunkelungszeit in Minuten. Ordinate: Die zum Schwellenreiz nötigen Lichtintensitäten. Die Fovea zeigt also eine rasch verlaufende Dunkelanpassung, die bereits nach 2—3 min vollständig ist. Je weiter nach der Peripherie hin untersucht wird, um so stärker ist die Anpassung, d.h. um so niederer werden die Schwellen bzw. um so mehr steigt die Empfindlichkeit an. Das Maximum der Empfindlichkeit wird aber erst nach 40—60 min erreicht. (Nach Werten von HECHT, HAIG und WALD.) Unten: Verlauf der Dunkeladaptation der Gesamtnetzhaut eines Nachtblinden (gestrichelte Kurve) und eines Normalen. Die Kurve des Nachtblinden entspricht in ihrem Verlaufe etwa dem der Fovea des Normalen, d. h. dem des Zapfenapparates. Der Stäbchenapparat scheint auszufallen. (Der oberste Teil der Kurven ist abgeschnitten.) (Nach Werten von DIETER)

b) Hell-Dunkel-Anpassung

Wie andere Receptoren, so zeigen auch die der Netzhaut das Phänomen der Adaptation. Die bei Reizbeginn höhere Impulsaussendung sinkt ab und stellt sich allmählich auf ein gleichmäßiges Niveau ein. Unglücklicherweise benutzt man in der Ophthalmologie den Ausdruck Adaptation auch für die sehr viel weitreichenderen Anpassungsvorgänge der Netzhaut an verschiedene Helligkeiten, die nicht allein nervöser Art sind. Man unterscheidet deshalb eine **Lokaladaptation**, worunter der oben dargestellte Vorgang verstanden wird, einerseits von einer **Helladaptation** und einer **Dunkeladaptation** andererseits, unter denen die als zweites genannten Vorgänge subsummiert werden. Diese zweite Form verleiht unserem optischen System die Fähigkeit, sich an außerordentlich große Helligkeitsunterschiede anzupassen (1:1 Milliarde). Dadurch sind wir zwar nicht imstande, absolute Helligkeiten anzugeben, sondern nur grob zu schätzen, Helligkeitsunterschiede jedoch recht genau anzugeben. Treten z.B. 2 Versuchspersonen in denselben Raum, der eine aus einem helleren, der andere aus einem dunkleren, so wird der erstere ihn als dunkel, der letztere als hell bezeichnen. Treten wir aus einem dunklen Raum in helles Tageslicht, so sind wir zuerst völlig geblendet, passen uns jedoch rasch an die neue Helligkeit an, so daß ein gutes Sehen möglich ist; kehren wir dann in den dunklen Raum zurück, so sind wir zunächst fast blind, bis wir uns allmählich auch hier wieder adaptiert haben.

Der *Verlauf der Dunkeladaptation* kann folgendermaßen geprüft werden: Man vermindert nach vorheriger starker Belichtung die Helligkeit einer Lichtmarke und erhöht sie dann wieder so weit, daß die Marke eben erkannt werden kann (Auftauchschwelle). Abb. 472 oben zeigt die so gewonnene Kurve der Dunkeladaptation in Beziehung zur Zeit. Es ist zu ersehen, daß die Kurve erst sehr steil und dann abgeflacht verläuft, so daß erst nach rund einer Stunde die volle Empfindlichkeit erreicht ist. Es ist weiter zu ersehen, daß auch die Anpassungsfähigkeit der Fovea centralis (0° in Abb. 472), die nur Zapfen enthält, außerordentlich groß ist; es werden innerhalb 1 min schon 2 Zehnerpotenzen an Empfindlichkeit gewonnen. Doch ist hier die endgültig erreichte Empfindlichkeit geringer als in den peripheren Netzhautgebieten (Abb. 472). Die langsame Phase der Anpassung ist auch erst in diesen Gebieten deutlich. Man bezieht deshalb diese weiter gehende Dunkeladaptation auf die Stäbchen (s. u.).

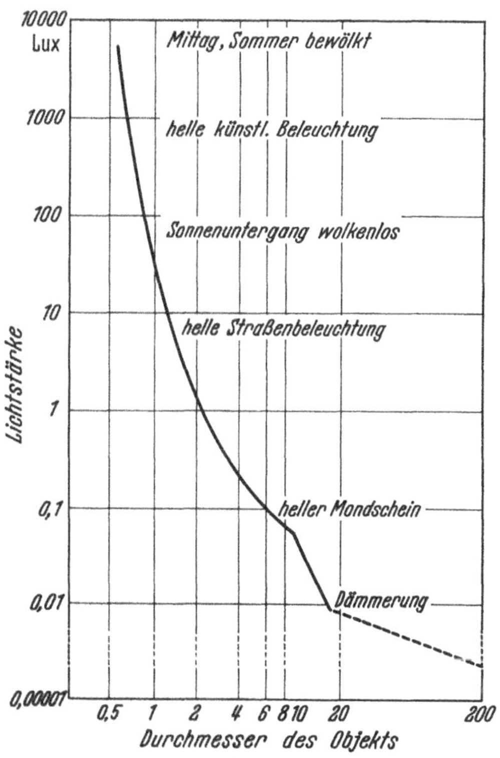

Abb. 473. Veränderung der Sehschärfe mit der Intensität der Beleuchtung. Ordinate: Intensität der Beleuchtung. Abszisse: Größe eines weißen Objekts (Durchmesser in Millimeter), das auf 6 m Entfernung gerade sichtbar ist. Die Sehschärfe wird verdoppelt bei Übergang von einem in üblicher Weise beleuchteten Raum zu hellem Tageslicht. Vom Minimum bei Dämmerungssehen bis zum Maximum bei hellem Tageslicht wird die Sehschärfe rund 400mal größer. Man beachte den verkürzten Abszissenmaßstab im Gebiet des Dämmerungssehens. (Nach Craik aus Winton-Bayliss: Human Physiology. London: Churchill 1955)

Dem entspricht, daß bei Netzhauterkrankungen, die besonders die Stäbchen betreffen, Dämmerungsblindheit vorliegt (Abb. 472 unten), ein Zustand, der fälschlicherweise *Hemeralopie* genannt wird (die Bezeichnung drückt gutes Tagessehen aus und nicht das entscheidende, die mangelnde Dämmerungsanpassung).

Bei voller Dunkelanpassung kann also nur mit den peripheren Anteilen der Netzhaut gesehen werden; die Fovea centralis ist „blind". Darauf beruht die Tatsache, daß im schwachen Dämmerlicht ein undeutlich gesehener, nicht zu großer Gegenstand beim Fixieren verschwindet *(foveales Verschwinden)*. So verschwinden schwach leuchtende Sterne beim Versuch zu fixieren, um bei „Vorbeisehen" wieder aufzutauchen.

Weiterhin ist charakteristisch, daß der dunkeladaptierte Mensch, vor allem bei Schwellenreizen, fast farbenblind ist. Wir werden unten sehen (S. 722), daß den Stäbchen mindestens z.T. diejenigen Pigmente fehlen, die für das Farbensehen unerläßlich sind. Schließlich fällt auf, daß bei voller Dunkelanpassung die Sehschärfe sehr gering wird (Abb. 473). Hier ist sie zwar in den peripheren Abschnitten der Netzhaut besser als bei Tageslicht, aber immer noch sehr gering. Wir kommen gleich noch einmal darauf zurück.

Die geringe Sehschärfe der peripheren Netzhautanteile wurde oben mit der starken Konvergenz von vielen Receptoren auf eine Ganglienzelle gedeutet. Durch denselben Mechanismus kann auch z.T. die größere Helligkeitsempfindlichkeit dieser Netzhautanteile gedeutet werden, da dann eine bessere Summationsmöglichkeit vorliegt.

Die hier mitgeteilten Befunde stützen weitgehend die oben (S. 704) genannte **Duplizitätstheorie:** Die Zapfen dienen überwiegend dem Tagessehen und dem Farbensehen, die Stäbchen dienen überwiegend dem Dämmerungssehen. In einem Zwischenbereich, mindestens im Zwielicht, kommt es jedoch zu einer nachweisbaren Zusammenarbeit der beiden Receptoren. Bei Vollmond z.B. verfügen wir zwar noch über ein Zapfensehen; sicherlich ist in diesem Helligkeitsbereich aber schon ein Stäbchensehen beteiligt, wahrscheinlich noch bis in größere Helligkeitsbereiche. Umgekehrt handelt es sich bei der Leuchtdichte etwa bei Halbmond überwiegend um ein Stäbchensehen, wobei jedoch immer noch ein Zapfensehen beteiligt ist, ein foveales Verschwinden noch nicht eintritt. Bei dieser Leuchtdichte ist die Sehschärfe aller Anteile der Netzhaut etwa gleich. Wegen ihrer praktischen Bedeutung wird in Abb. 473 die Abhängigkeit der Sehschärfe von der Intensität der Beleuchtung dargestellt. Die geringe Sehschärfe bei voller Dunkeladaptation wird deutlich; auf der anderen Seite wird ebenso deutlich, daß auch bei Tagessehen die Sehschärfe stark von der Lichtintensität beeinflußt wird.

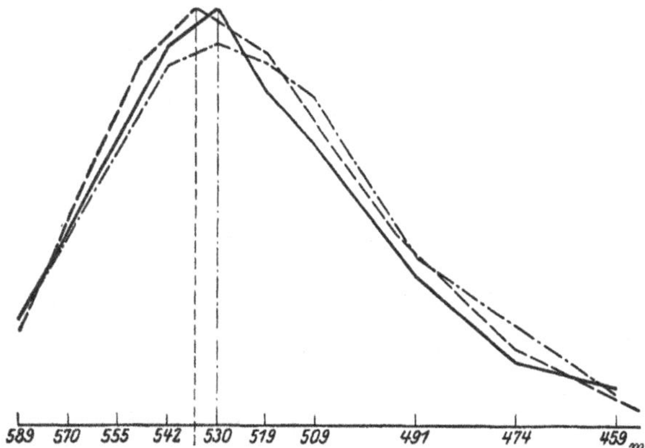

Abb. 474. Kurve der Dämmerungswerte (—) (d.h. Reizwerte am dunkeladaptierten Auge) der Lichter verschiedener Wellenlänge. Fast parallel mit der Kurve verlaufen die Absorptionswerte dieser Lichter (— — —) und die Bleichungswerte (—·—·—) für das Rhodopsin. In diesem älteren Versuch mit Verwendung des Gaslichtspektrums ist das Spektrum nicht für gleiche Energie korrigiert worden. Deshalb ist hier gegenüber Abb. 475 das Maximum vom wahren Wert bei 500 auf 530 mμ verschoben. (Nach W. TRENDELENBURG)

Wir haben S. 707 gesehen, daß bei größerer Lichtintensität die Hemmung der umgebenden Ganglienzellen stärker wird. Dadurch wird die Differenz, die in der Belichtung zwischen benachbarten Zapfengruppen notwendig ist, um eine subjektive Trennung zu erreichen, geringer (vgl. S. 713).

Die **Ursache der Hell- und Dunkeladaptation** ist noch nicht ausreichend bekannt. Zum Teil handelt es sich um neurale Vorgänge, die sich schon in den verschiedenen Neuronen der Netzhaut abspielen, z.T. um bestimmte photochemische Prozesse in den Receptoren selbst. (Wahrscheinlich sind die interneuronalen Vorgänge mehr für die rasche Phase, die Receptorenvorgänge mehr für die langsame Phase der Dunkelanpassung verantwortlich.)

Wie schon früher geschildert (S. 259 und S. 707), finden sich in Stäbchen und Zapfen bestimmte, nahe verwandte Pigmente, das **Rhodopsin** und das **Iodopsin,** die eine Absorption von Licht bewirken. Da nur das Licht wirksam sein kann, das absorbiert wird, ist zu erwarten, daß eine nahe Beziehung zwischen der Absorption dieser Pigmente in verschiedenen Bereichen des Spektrums und der Helligkeitsempfindlichkeit vorliegt. Das ist in der Tat der Fall. Die Lichtabsorption des Rhodopsins erfolgt fast über das ganze sichtbare Spektrum, mit einem Maximum im Blaugrün- und einem Minimum im Rotbereich. Dem entspricht recht genau die Empfindlichkeit für Lichter verschiedener Wellenlänge (Abb. 474). Diese Empfindlichkeitsverteilung wird die **skotopische** genannt, da sie sich bei Dämmerungssehen findet. Bei Tageslicht läßt sich eine andere Helligkeitsverteilung feststellen, die die **photopische** genannt wird (Abb. 475). Das Maximum der Helligkeitsempfindlichkeit ist vom Blaugrün- in den Gelbbereich verschoben (Purkinjesches Phänomen). Diese Kurve der subjektiven Empfindlichkeit entspricht innerhalb der Fehlerbreite der Absorptionskurve des Iodopsins. Daraus darf allerdings nicht der Schluß gezogen werden, daß sie durch dieses oder allein durch dieses bedingt wäre. Hier tritt die Wirkung anderer Photopigmente hinzu, die S. 722 besprochen werden.

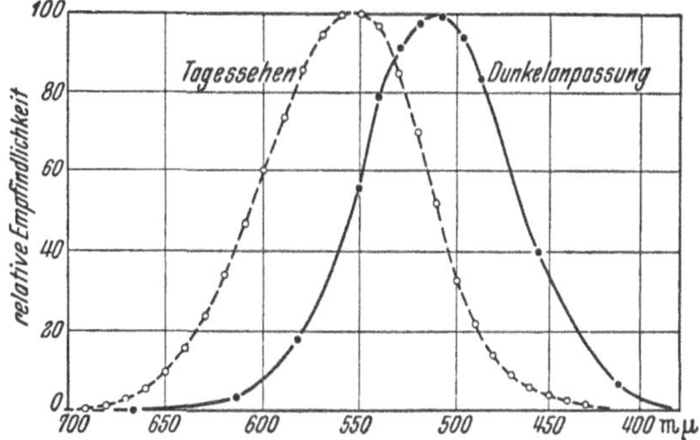

Abb. 475. Empfindlichkeit des menschlichen Auges gegen Lichter verschiedener Wellenlänge. Abszisse: Wellenlänge. Ordinate: relative Empfindlichkeit (= reziproker Wert der notwendigen Reizintensität). Bei Dunkelanpassung (Stäbchenapparat der Netzhaut) ist die Maximalempfindlichkeit nach dem kurzwelligen Teri des Spektrums verschoben. (S. HECHT)

Rote Beeren erscheinen daher bei Dunkelheit schwarz (fehlende Absorption durch Rhodopsin in diesem Bereich), während das am Tage dunkle Grün des Laubes heller erscheint; ein blauer Stoff erscheint in der Dämmerung heller als ein roter usw. Wählt man bei Tageslicht ein rotes und ein grünes Papier gleicher Helligkeit, so kann man zwar bei Dunkelanpassung die Farben nicht mehr unterscheiden, aber das grüne Papier erscheint jetzt wesentlich heller.

Da Vitamin A Bestandteil von Rhodopsin und Iodopsin ist (s. S. 260), hat man Störungen der Hell-Dunkel-Adaptation des Auges bei bestimmten Ernährungsdefiziten auf einen Mangel an Vitamin A zurückgeführt. In der Tat lassen sich bei Tieren durch Vitamin-A-freie Ernährung Störungen der Dunkelanpassung herbeiführen. Hingegen ist durch erhöhte Zufuhr von Vitamin A bei normal Ernährten eine Verbesserung der Adaptation nicht zu beobachten.

Die Zusammensetzung des Pigments und damit die Lichtabsorption bei verschiedenen Wellenlängen differiert bei unterschiedlichen Tierarten. So ist der Gecko, der nur über Stäbchen verfügt, bei Tage keineswegs blind; umgekehrt ist die Schlange mit ihrer reinen Zapfennetzhaut keineswegs dämmerungsblind. Hier kann also eine „Duplizitätstheorie" in ihrer strengen Form nicht angewandt werden. Beim Menschen wird man sie jedoch aufrechterhalten dürfen insofern, als Stäbchen und Zapfen mit unterschiedlichen Pigmenten mit verschiedenem Absorptionsmaximum ausgestattet sind. Man wird nur die Fähigkeit des Dämmerungssehens nicht allein auf den Gehalt der Stäbchen an Rhodopsin zurückführen dürfen.

Da nun nicht nur die Absorption durch das Rhodopsin und Iodopsin im Spektralbereich mit der Helligkeitsverteilung übereinstimmen, sondern auch die Bleichungswerte (Abb. 474), hat man daraus den weitgehenden Schluß gezogen, daß die Bleichung die Ursache für die Helladaptation, die nachfolgende Regeneration die Ursache für die Dunkeladaptation sei, ja weiter, daß es sich um Sehstoffe handle, deren Zerfall die Erregung auslöse. WALD konnte dann zeigen, daß bei kurzfristiger Belichtung die Bleichung des Rhodopsins erst nachträglich in der Dunkelheit abläuft, daß dieser Prozeß also nicht direkt mit der Receptorenerregung zusammenhängt.

Es fand sich jedoch eine geringfügige Änderung in der Lichtabsorption (Umwandlung in Lumirhodopsin), die möglicherweise den entscheidenden Vorgang darstellt. Weiter konnte gezeigt werden, daß eine vollständige Bleichung erst bei sehr hohen Lichtintensitäten erfolgt.

Beim heutigen Stand wird man sagen können, daß die Pigmente der Receptoren notwendig sind, um durch ihre Lichtabsorption dem Auge die hohe Empfindlichkeit und die besondere Verteilung der Lichtempfindlichkeit innerhalb des Spektrums zu erteilen, daß aber noch nicht entschieden ist, wieweit sie darüber hinaus am Erregungsprozeß und an der Veränderung der Erregbarkeit bei Hell- und Dunkeladaptation beteiligt sind.

Die unterschiedliche Empfindlichkeit der Stäbchen und Zapfen für Licht verschiedener Wellenlänge hat zur Verwendung der roten *Röntgenbrille* geführt (W. Trendelenburg). Bei Anlegen einer roten Brille kann der Röntgenarzt noch bei Tageslicht Schreibarbeiten usw. verrichten, da die Empfindlichkeit der Zapfen im Rotbereich noch ausreicht. Gleichzeitig kann aber der Adaptationsvorgang in den Stäbchen ablaufen, da diese für rotes Licht nur eine minimale Empfindlichkeit aufweisen (vgl. Abb. 475), so daß ohne lange vorherige Adaptation im Dunkeln das sehr lichtschwache Bild auf dem Röntgenschirm betrachtet werden kann.

c) Das Farbensehen

Das normale menschliche Auge vermag etwa *160 Farbtöne* voneinander zu unterscheiden. Der Farbton eines Lichtes wird jeweils bestimmt durch eine ganz charakteristische *Wellenlänge* seiner erregenden Strahlen. Die farblosen Gesichtseindrücke, z.B. reines weißes Sonnenlicht, graue Oberflächen u.dgl., werden *stets* durch *Strahlengemische* sehr verschiedener Wellenlänge ausgelöst. Je „homogener" ein Licht ist, d.h. je einheitlicher die Wellenlänge der verwendeten Strahlenart, um so größer ist die *Sättigung des Farbtones.* In den meisten Fällen wird die Sättigung der farbigen Lichter keine vollkommene sein, da gleichzeitig auch andere Wellenlängen beigemischt sind. Maximale „Sättigung" besitzen reine spektrale Lichter, die nach den üblichen Methoden durch Zerlegung weißen Lichtes hergestellt werden können. Durch zusätzliche farblose, weiße oder graue Lichter kann eine Farbe „verhüllt" werden. Schließlich kann die *Intensität* des einfallenden Lichtes die *Helligkeit* der Farbeindrücke bestimmen. Wählt man homogene Spektrallichter aus, so lösen die verschiedenen Wellenlängen ganz bestimmte Farbempfindungen aus, deren wichtigste in Tabelle 68 zusammengestellt sind.

Tabelle 68

Wellenlänge in mμ	Farbtöne
670	Rot
600	Orange
585	Gelb
520	Grün
470	Blau
440	Indigo
420	Violett

Berücksichtigen wir nicht nur alle Farbstufen maximaler Sättigung, die wir unterscheiden können, sondern auch alle Sättigungsstufen und Schwarzbeimengungen, so erhalten wir die außerordentlich hohe Zahl von 600000 unterscheidbaren Farbtönen.

Über den adäquaten Reiz für die verschiedenen Farbeindrücke scheint demnach kein Zweifel zu bestehen. *Einen gesehenen Gegenstand nach seiner Farbe beurteilen, heißt also, sein Vermögen zur Aussendung von Strahlen bestimmter Wellenlänge feststellen,* sei es, daß dieses auf Reflexion, auf Filterung oder aber auf aktiver Strahlung beruht.

Um über die Vorgänge beim Farbensehen näheren Aufschluß zu erhalten, können wir uns zunächst der Methoden der *subjektiven Sinnesphysiologie* bedienen und die Farbeindrücke bei verschiedenen **Farbenmischungen** studieren. Zu diesem Zwecke werden 2 Strahlungen verschiedener Wellenlänge derselben Netzhautstelle dargeboten, damit in der Netzhaut additiv „gemischt". Es ist auf diese Weise nicht nur möglich, Lichter genau bestimmter Wellenlängen, sondern auch beliebig abstufbarer Intensität (Helligkeit) dem Auge darzubieten. Man kann dazu sog. Farbenmischapparate verwenden, in welchen zunächst durch ein Prisma das farblose Licht in die einzelnen Wellenlängen zerlegt wird, von welchem dann 2 oder mehr möglichst schmale Bereiche in das Auge gesandt werden. Eine ganz andere, einfachere Methode ist die des Farbenkreisels. Da jeder optische Reiz von einem positiven Nachbild gefolgt ist (S. 706), kann ein zweiter, neuer Farbreiz der Netzhaut geboten werden, noch bevor die Wirkung eines ersten, anderen abgeklungen ist. Voraussetzung ist nur, daß es im obengenannten Sinne zu einer „Verschmelzung" kommt, d.h. daß der zeitliche Abstand der beiden Reize nicht zu groß ist. Dies wird erreicht, indem man die zu mischenden Farben als Sektoren einer runden Scheibe anordnet und diese mit entsprechender Geschwindigkeit rotieren läßt. Nach einer Phase des „Flimmerns" bei zu geringer Geschwindigkeit kommt es schließlich, wenn die nötige Drehzahl erreicht ist, zum Eindrucke einer homogenen Mischfarbe. Man mischt also sozusagen die Farben in der Netzhaut dank der Trägheit ihrer Reaktionen.

Diese Methoden der Farbmischung sind grundsätzlich anders geartet als diejenige, die der Maler auf seiner Palette vornimmt. Durch Mischung von Blau und Gelb erhält er ein mehr oder weniger verhülltes Grün, und zwar deshalb, weil das Blau alle langwelligen Strahlen bis zum Grün, das Gelb alle kurzwelligen bis zum Grün absorbiert, so daß das Gelb von der blauen und das Blau von der gelben Farbe absorbiert wird und damit nur noch als Rest ein Strahlengemisch aus dem Grünbereich durchgelassen bzw. reflektiert wird. Man spricht dann von einer subtraktiven Farbenmischung im Gegensatz zu der oben geschilderten additiven.

Die wichtigsten *Resultate der additiven Farbenmischung* sind die folgenden: 1. Die Mischung von Rot und Grün ergibt je nach dem Mengenverhältnis der Mischung alle dazwischenliegenden Farben, also Orange, Gelb, Gelbgrün. Der Farbeindruck Gelb kann also durch geeignete Mischung von Rot und Grün erzielt werden. 2. Die Mischung von Grün und Violett ergibt wiederum alle dazwischenliegenden Farben (allerdings sind die Mischfarben weniger gesättigt als die entsprechenden Spektralfarben). 3. Mischung von Rot und Violett ergibt die verschiedenen Purpurtöne, also Farben, die nicht im Sonnenspektrum enthalten sind. Danach lassen sich alle Farbtöne durch passende Mischung von je 2 der 3 Farben Rot, Grün und Violett herstellen. Da bei Beleuchtung mit Mischlicht aller Wellenlängen (Sonnenlicht) Weiß entsteht, da sich ferner aus Rot und Grün und aus Grün und Violett alle Wellenlängen ersetzen lassen, so muß Rot und Grün und Violett bei entsprechendem Mengenverhältnis ebenfalls Weiß ergeben, was in der Tat der Fall ist. Da nun weiter durch Mischung von Rot und Grün der Farbeindruck Gelb und von Grün und Violett der von Blau entsteht, so muß die Mischung eines bestimmten Gelb mit einem bestimmten Blau ebenfalls Weiß ergeben. Solche sich zu Weiß ergänzenden Farbpaare nennt man *Komplementärfarben.*

In übersichtlicher Weise kommen die Gesetzmäßigkeiten der Mischung von Spektralfarben zum Ausdruck in der Darstellung als *Farbendreieck* (s. Abb. 476). Auf den Seiten des Dreiecks liegen alle „gesättigten" Farben. Im Innern liegt der Punkt „Weiß". Zwischen diesem und den Dreiecksseiten hat man sich alle Übergänge vom reinen Weiß über ungesättigte Farben bis zu den Spektralfarben am Rande zu denken. Alle auf den Dreiecksseiten liegenden Farben lassen sich aus den diese Seiten begrenzenden Farben mischen. Die an den Ecken liegenden Farben dagegen sind durch Mischung nicht zu erzielen. Ungesättigte Farben oder der Eindruck „farblos" wird erreicht bei Mischung von 2 Farben, welche auf 2 verschiedenen Dreiecksseiten liegen, also z.B. Rot und Blaugrün. Die Komplementärfarbe zu einem beliebigen spektralen Licht findet man, indem man von ihm ausgehend eine Verbindungslinie durch den Weißpunkt bis zur gegenüberliegenden Dreiecksseite zieht. Komplementär wären also beispielsweise weiterhin: Orange und ein bestimmtes Blaugrün, Gelb und Blau, Grün und Purpur, Violett und Gelbgrün usw.

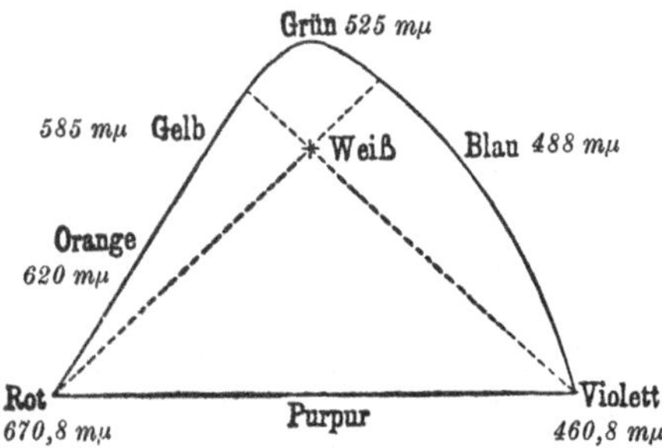

Abb. 476. Farbendreieck nach J. v. KRIES. An den Ecken die 3 Lichter, aus denen sich sämtliche überhaupt denkbaren Farbeindrücke mischen lassen. Alle auf den Seiten liegenden Farben lassen sich aus den diese Seiten begrenzenden Farben erhalten. Im Inneren liegt der Punkt „Weiß". Alle Linien, welche durch diesen Punkt gezogen werden, zeigen in ihren Schnittpunkten mit den Dreiecksseiten diejenigen Farben an, welche bei Mischung *Weiß* bzw. *Farblos* ergeben. Das umgekehrte Teilungsverhältnis dieser Verbindungslinien durch den Weißpunkt gibt zugleich die Menge an, die von jeder der beiden Farben zu verwenden ist, um wirklich farbloses Mischlicht zu erhalten (s. Text)

Die rein *psychologische* Feststellung, daß durch das Zusammenklingen von 3 Grundkomponenten in wechselnden Anteilen alle farbigen und farblosen Lichterscheinungen dargestellt werden könnten, führte zur **Theorie des trichromatischen Sehens** (TH. YOUNG und HELMHOLTZ). In der Netzhaut kann man sich 3 Elementarmechanismen denken, von denen der eine bei Erregung die Empfindung Rot, der zweite Grün, der dritte Violett auslöst. Der erste spricht maximal an auf langwelliges (rotes) Licht, der zweite auf mittlere Wellenlängen (gelbgrün), der dritte auf kurzwellige Strahlen (violett). Jedoch wird jeder der 3 Elementarmechanismen in geringem Maße auch durch andere Strahlen erregt. Den Grad der Erregung für jeden von ihnen für die verschiedenen Wellenlängenbereiche zeigt die schematische Abb. 477. Danach werden durch beliebige Strahlenarten jeweils alle 3 erregt, aber in ganz verschiedenem Verhältnis. Die jeweils überwiegende Komponente bestimmt den Farbeneindruck. Wenn alle 3 Komponenten gleich stark erregt werden, entsteht der Eindruck Farblos (weiß), wenn sie nicht erregt werden, der Eindruck Schwarz. Es muß hier schon betont werden, daß es sich bei dieser Dreikomponentenlehre um eine Minimalforderung handelt. Zur Deutung der Ergebnisse der Farbmischungen müssen mindestens 3 Komponenten gefordert werden; die Natur könnte jedoch dasselbe Resultat auch mit mehr, wenn auch nicht mit weniger Komponenten erreichen. Das entscheidende an dieser Theorie ist, daß sie eine beschränkte Anzahl von Komponenten oder Mechanismen annimmt, deren Empfindlichkeit in verschiedenen Teilen des Spektrums liegt. Die Frage der Zahl dieser Mechanismen folgt erst an zweiter Stelle. Wir werden unten darauf zurückkommen.

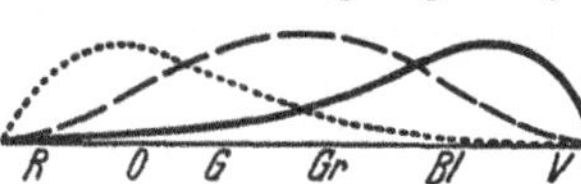

Abb. 477. Schematische Darstellung der Young-Helmholtzschen Farbentheorie. Jeder der 3 Elementarmechanismen [Rot-Mechanismus (------), Grün-Mechanismus (— — —) und Blauviolett-Mechanismus (———)] spricht maximal auf einen bestimmten Wellenlängenbereich an. Wenn alle 3 gleich stark erregt werden, entsteht der Eindruck „Farblos". Das ist aber eventuell auch möglich durch Wirkung lediglich zweier spektraler Lichter; z.B. Gelborange und Blaugrün oder Gelbgrün und Blauviolett usw. (s. Text)

Von vornherein ergänzungsbedürftig erscheint diese Farbtheorie in der Hinsicht, daß sie für die Auslösung der Helligkeitsempfindung ausschließlich dieselben Elemente annimmt wie zur Auslösung der Farbempfindung, während ein großes experimentelles Material vorliegt, das darauf hinweist, daß beide unabhängig voneinander durch Gifte usw. verändert werden können.

Diese notwendige Ergänzung haben die Methoden der *objektiven Sinnesphysiologie* erbracht, d.h. die Ableitung der Aktionspotentiale von einzelnen Sehnervenfasern bzw. Ganglienzellen der Retina bei Belichtung. GRANIT bezeichnet das System, das für die Verteilung der Helligkeitsempfindlichkeit innerhalb des Spektrums verantwortlich ist, als **Dominatorsystem,** da es sich dabei um ein System handelt, das sich über einen breiten Teil des Spektrums verteilt. Wir haben oben (S. 716) die beiden Dominatorensysteme kennengelernt, die beim Menschen vorliegen, das skotopische, bedingt durch den Gehalt der Receptoren, besonders der Stäbchen, an Rhodopsin, und das photopische, möglicherweise bedingt durch den Gehalt der Receptoren, besonders der Zapfen, an Iodopsin. Daneben fanden sich jedoch noch Systeme, die uns hier besonders interessieren, die jeweils nur in einem bestimmten schmäleren Bereich des Spektrums in Aktion treten und die entsprechend **Modulatorsysteme** genannt werden. Es fanden sich Modulatoren mit einer spektralen Verteilung, wie sie nach den Ergebnissen der subjektiven Farbempfindungen zu erwarten waren (Abb. 478). Bei Einfall von monochromatischem Licht, also von Licht möglichst einer einzigen Wellenlänge, werden 1. das Dominatorsystem erregt und 2. diejenigen Modulatoren, die eine spezifische Empfindlichkeit in diesem Wellenlängenbereich aufweisen. Außer der Helligkeitsempfindung tritt dann gleichzeitig eine Farbempfindung auf. Die Erregung des Modulatorsystems trägt jedoch auch zur Helligkeitsempfindung bei. Erregung sämtlicher Modulatoren führt nicht mehr zu Farb-, sondern nur zur Helligkeitsempfindung. Die Empfindlichkeit der Modulatoren ist dabei in den verschiedenen Spektralbereichen so verteilt, daß wiederum die größte Empfindlichkeit im Gelbbereich vorliegt und sich dieselbe Verteilung ergibt wie beim Dominatorsystem. Farbloses Licht, d.h. Licht aller Wellenlängen des sichtbaren Spektrums in entsprechender Mischung, führt damit nur zur Empfindung Farblos, und zwar sowohl durch Erregung der Dominatoren wie auch gleichzeitig der Modulatoren. Fallen sämtliche Modulatoren aus, dann ist das Vermögen der Unterscheidung von Farben ausgefallen, das Vermögen zur Unterscheidung von Helligkeiten ist noch vorhanden, aber stark vermindert.

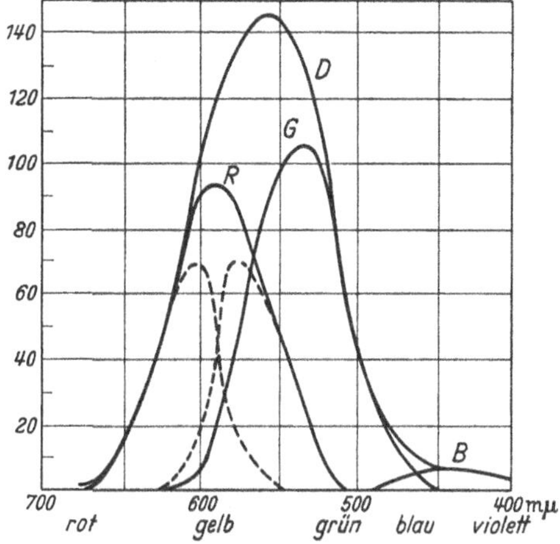

Abb. 478. Schema zur unterschiedlichen Empfindlichkeit des Dominator-Modulator-Systems in verschiedenen Spektralgebieten. Das Dominatorsystem (*D*) spricht auf sämtliche Wellenlängen des sichtbaren Spektralbereichs an mit einem Maximum der Empfindlichkeit im Gelbgrün (vgl. Abb. 475). Die Modulatoren *R*, *G* und *B* sprechen dagegen nur in beschränkten Spektralbereichen an. Ihre gleichzeitige Erregung bei weißem Licht führt zu derselben Empfindlichkeitskurve wie für das Dominatorsystem. Bei gelbem Licht werden 1. das Dominatorsystem und 2. die beiden Modulatoren *R* und *G* erregt, *R* etwas stärker als *G*, bei blauem Licht außer dem Dominatorsystem *D* die Modulatoren *G* und *B* usw. Statt eines Modulators *R* lassen sich auch 2 mit unterschiedlichem Empfindlichkeitsbereich annehmen, wie das die punktierten Kurven veranschaulichen. (Die Darstellung der Empfindlichkeit für die 3 Grundkomponenten *R*, *G* und *B* weicht deshalb von der in Abb. 480 ab, weil dort zur Prüfung Gaslicht verwandt wurde, hier jedoch in allen Spektralbereichen gleiche Energien.) [Aus GRANIT, R.: J. of Neurophysiol. 8, 195 (1945)]

Bei verschiedenen Tierarten liegen die Absorptionsmaxima der Dominatoren und Modulatoren (wie auch die Zusammensetzung der Netzhautpigmente) jeweils etwas verschieden.

Ihr Farbunterscheidungsvermögen muß also unterschiedlich sein, ganz abgesehen davon, daß außer dem Vorhandensein der entsprechenden Receptoren auch eine besondere Entwicklung der Zentren vorliegen muß.

Die gesamten Befunde aus der subjektiven und objektiven Sinnesphysiologie lassen sich am besten deuten durch die Annahme, daß der Mensch über 3 (oder mehr) verschiedene Receptortypen für das Farbensehen verfügt und daß sich diese Receptoren unterscheiden durch den Gehalt an verschiedenen Pigmenten („Sehstoffen"), die eine besonders starke Lichtabsorption in bestimmten Wellenlängenbereichen ermöglichen, in andern eine besonders geringe. Eine schöne Stütze für diese Annahme hat RUSHTON mit der S. 707 geschilderten Methode der Untersuchung einer Bleichung von Pigmenten in der Netzhaut in vivo erbringen können.

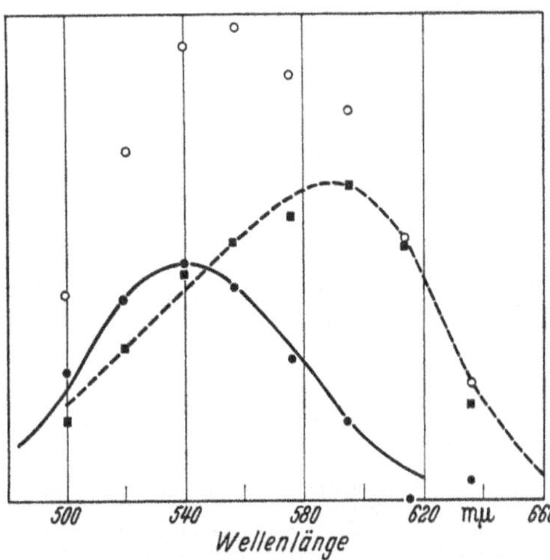

Abb. 479. Bleichungskurven des Rot- und des Grünpigments in der Netzhaut des Menschen. ○ Völlige Bleichung mit weißem Licht bei Farbentüchtigkeit. ■ (gestrichelte Kurve) Bleichung mit rotem Licht, das wahrscheinlich nur das rotempfindliche Pigment bleicht. ● Differenz zwischen ○ und ■, also anzunehmende Bleichungskurve für das grünempfindliche Pigment. Ausgezogene Linie: Protanoper, also bei Fehlen des Rotpigments. Bleichungskurve bei weißem Licht. Diese Bleichungskurve stimmt völlig überein mit der des Grünpigments beim Farbentüchtigen (●). Man beachte die Ähnlichkeit mit Abb. 478 von GRANIT. [Nach W. A. H. RUSHTON: Nature (Lond.) **182**, 690 (1958)

Es wird zunächst für einen weiten Spektralbereich (mit Ausnahme des blauen Bereichs, da hierfür die Methode nicht geeignet ist) der Unterschied in der Lichtreflexion vor und nach starker langdauernder Belichtung mit weißem Licht untersucht. Man erhält so die „Bleichungskurve" des Receptorenpigments für weißes Licht (Kreise in Abb. 479). Es ist zu erkennen, daß das Maximum im gleichen Wellenlängenbereich liegt wie die maximale Empfindlichkeit des Auges beim Tagessehen (Abb. 475). Nun wird das Auge mit einem roten Licht so belichtet, daß nur das Rotpigment gebleicht wird (gestrichelte Kurve in Abb. 479). Die Differenz zwischen den beiden Kurven ergibt die Bleichungskurve für das Grünpigment (Punkte in Abb. 479). Nun wird der Versuch mit weißem Licht an einem farbenschwachen Menschen wiederholt, und zwar einem Protanopen (s. u.), dem das Rotpigment vermutlich völlig fehlt, der also neben dem Blau- nur über das Grünpigment verfügt. Die Bleichungskurve (ausgezogene Linie in Abb. 479) stimmt sehr genau mit der errechneten Bleichungskurve für das Grünpigment beim Farbentüchtigen überein; die Punkte in Abb. 479 fallen auf die ausgezogene Linie.

Weitere starke Stützen für die Annahme von 3 verschiedenen Receptoren mit 3 unterschiedlichen Pigmenten ergaben sich auch aus Untersuchungen der Störung von Farbgleichungen nach Adaptation an Lichter bestimmter Wellenlänge (BRINDLEY), schließlich aus dem folgenden Befund: Belichtet man ein Auge mit farbigem Licht, so tritt nach dem positiven Nachbild ein negatives in der Gegenfarbe auf (Sukzessivkontrast, s. u.). Diese Nachbilder sind nicht voneinander zu unterscheiden, wenn der subjektive Eindruck der zuerst gegebenen Farbe gleich war, gleichgültig, durch welche unterschiedliche Farbenmischung diese Farbe auch erreicht worden war.

Man darf heute das Vorhandensein von Blaureceptoren, die nur ein Blaupigment enthalten, und von Rotreceptoren, die nur ein Rotpigment enthalten, als weitgehend gesichert annehmen. Es läßt sich jedoch noch nicht ausschließen, ob es neben Grünreceptoren, die nur das Grünpigment enthalten, auch solche gibt, die neben dem Grün- auch in unterschiedlicher Menge Blaupigment enthalten. Weiter ist noch nicht genügend geklärt, wie sich beim Menschen diese Pigmente auf die beiden Receptorenarten, die Zapfen und die Stäbchen, verteilen. Manches spricht dafür, daß auch die Stäbchen über das Blaupigment verfügen und nicht völlig farbenblind sind.

Insgesamt ist somit die Theorie des trichromatischen Sehens recht gut gestützt. Es ist jedoch durchaus möglich, daß sie zu einer Theorie des polychromatischen Sehens, also des Farbensehens mit mehr als 3 Mechanismen, erweitert werden muß, wenn auch noch die zentralen Mechanismen berücksichtigt werden. Die ersten Untersuchungen der objektiven Sinnesphysiologie, die verständlicherweise nur am Affen vorgenommen werden können, haben bis jetzt ein so überraschend kompliziertes Bild der Signalübermittlung von der Netzhaut zu den Zentren für verschiedene Farbreize ergeben, daß hier nicht weiter darauf eingegangen sei.

Es wurde hier absichtlich nur von Farbempfindungen gesprochen, obschon dies eine weitgehende Abstraktion darstellt. Sie erweisen sich stets gleichzeitig auch als räumlich eingeordnet. Diese Abstraktion ist vorgenommen worden, um einen ersten Überblick zu gewinnen.

Die **Farbensinnstörungen** sind von großem praktischem Interesse, da es, besonders im heutigen Verkehr, darauf ankommt, farbige Lichtsignale rasch und richtig zu erkennen, und zwar auch bei Verhüllung der Farben, etwa im Nebel, und auch bei anderen farbigen Reizen aus der Umgebung, z.B. durch Lichtreklamen. Dabei ist zu berücksichtigen, daß rund 8 % der Männer Störungen des Farbensinns in verschiedenem Ausmaß aufweisen.

1. *Totale Farbenblindheit* wird (glücklicherweise selten) einmal dann gefunden, wenn der gesamte Zapfenapparat funktionsuntüchtig ist. Da dann nur ein Stäbchensehen vorhanden ist, kommt es am Tage zu starker Blendung, außerdem ist die Sehschärfe (s. S. 711) stark herabgesetzt, das Gebiet der Fovea centralis ist sogar völlig blind. Bei Fixierung verschwindet somit der angeblickte Gegenstand und kann nur bei fortgesetztem „Vorbeiblicken" gesehen werden; es kommt deshalb zu dauernden nystagmusähnlichen Augenbewegungen. Bei einer zweiten, ebenfalls seltenen Form der totalen Farbenblindheit ist zwar eine normale Empfindlichkeit des Zapfenapparates vorhanden und die Empfindlichkeitskurve über den Spektralbereich verläuft wie bei Normalen, aber eine Farbunterscheidung kann nicht vorgenommen werden. Wahrscheinlich handelt es sich hier um eine ungenügende Ausbildung höherer Zentren, so daß ein analoger Zustand vorliegt zu dem eines Menschen, der zwar hört, aber verschiedene Tonhöhen nicht oder nur ungenügend unterscheiden kann. Es finden sich hier Übergänge zum Normalen, wobei die Störung nur bei geringer Beleuchtung offenbar wird.

2. Bei der *partiellen Farbenblindheit* handelt es sich um den totalen oder teilweisen Ausfall eines der Pigmente für das Farbensehen bzw. um eine Veränderung der Empfindlichkeitsverteilung für einen oder mehrere der Modulatoren. Obschon die Young-Helmholtzsche Dreikomponentenlehre nicht imstande ist, sämtliche Erscheinungen bei partieller Farbenblindheit zu deuten, hat man die Einteilung doch nach dieser Theorie vorgenommen, da, wie wir oben sahen, ein trichromatisches System von Modulatoren von vorherrschender Bedeutung für unser Farbensehen ist. Bei völligem „Ausfall" einer Komponente spricht man von *Dichromaten* und je nachdem ob es sich um die 1. (protos) oder 2. (deuteros) oder 3. (tritos) Komponente handelt, von Protanopie, Deuteranopie und einer (sehr seltenen) Tritanopie.

3. Bei nur teilweisem „Ausfall“ einer der Komponenten spricht man von *anomaler Trichromasie* und unterscheidet Prot-, Deuter- und Tritanomale.

Beim Protanopen ist das Spektrum am roten Ende verkürzt (Abb. 480). Ein bestimmtes Rot erscheint ihm deshalb als schwarz. Er kann durch Mischung mit 2 Farben sämtliche für ihn vorkommenden Farben des Spektrums herstellen, während der Farbtüchtige dazu 3 benötigt. Lichter des Wellenbereiches um 520 mμ erregen die beiden noch verbliebenen

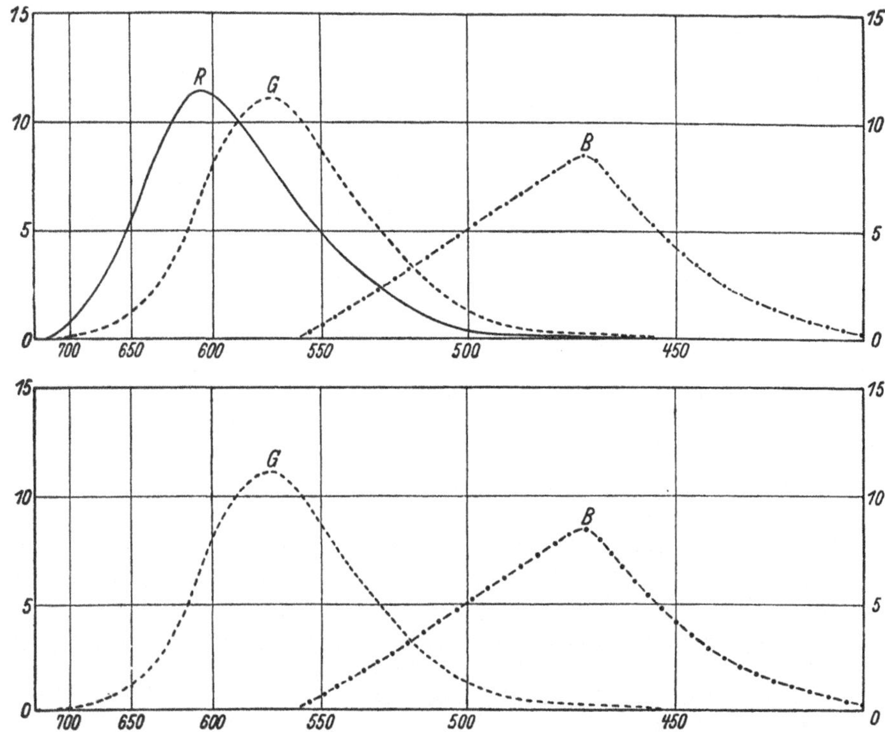

Abb. 480a u. b. Schematische Darstellung zur Deutung der Farbenschwäche nach der Helmholtzschen Vorstellung. Oben Reizwerte der spektralen Lichter (Gaslichtspektrum) für die 3 angenommenen Grundmechanismen, unten bei angenommenem völligem Ausfall des 1. Mechanismus (Protanopie). Das Spektrum ist am Rotende verkürzt; es lassen sich durch Mischung von nur 2 Farben alle anderen nachahmen; im Grünbereich werden beide Mechanismen gleichstark erregt, so daß der Eindruck farblos entsteht. Die „Farbunterscheidung“ im Rot-Gelb-Grün-Bereich geschieht im wesentlichen durch Beurteilung der Helligkeit, so daß ein gleich helles Grün und Rot verwechselt werden. (Nach Messungen von v. Kries u. König aus Trendelenburg, W.: Der Gesichtssinn. Berlin: Springer 1943)

Komponenten gleich stark, rufen also die Empfindung Farblos hervor, so daß sich im Spektrum eine Graustelle findet. So kann es geschehen, daß er ausgeht, um einen grauen Anzug zu kaufen, und mit einem grünen nach Hause kommt. Im langwelligen Teil des Spektrums wird durch Licht verschiedener Wellenlänge nur eine Komponente in verschieden starkem Ausmaß erregt; die „Farbunterscheidung“ wird dann nicht nach der Farbe, sondern nach der Helligkeit vorgenommen, und es kann zur *Rot-Grün-Verwechslung* kommen, nämlich dann, wenn beide entsprechende Helligkeiten aufweisen. Eine Erdbeerstaude wird er als grün bezeichnen, eine Erdbeere als rot, aber er kann die Erdbeere an der Staude nur mühsam an der Form, nicht an der Farbe erkennen und kann zusehen, wie ihm die Farbtüchtigen in großer Geschwindigkeit die lockenden Beeren vor der Nase wegpflücken. Die Kurve der spektralen Empfindlichkeit ist beim

Protanopen insgesamt nach der kurzwelligen Seite verschoben, das Maximum befindet sich nicht im Gelb, sondern im Gelbgrün. (Das weist darauf hin, daß nicht nur eine Störung des Farbensinns vorliegt, eine Veränderung im System der Modulatoren, sondern daß auch das Dominatorsystem betroffen ist.)

Der Deuteranope unterscheidet sich vom Protanopen darin, daß die Empfindlichkeitskurve für Helligkeiten nicht verschoben ist und daß keine Einschränkung im Rotbereich vorliegt. Im übrigen verhält er sich sehr ähnlich, ist also ebenfalls Rot-Grün-Verwechsler. Ob allerdings bei ihm, wie das der Name aussagt, vor allem die zweite der 3 Grundkomponenten betroffen ist, steht noch dahin.

Bei den anomalen Trichromaten handelt es sich im Prinzip um ähnliche Störungen, nur daß das Ausmaß geringer ist. Sie benötigen zur Herstellung aller im Spektrum für sie unterscheidbaren Farben wie der Farbtüchtige 3 und nicht nur 2 Grundfarben, nehmen jedoch andere Farbmischungen vor, um Farbgleichheit zu erzielen, als der Farbtüchtige. Wichtig ist, daß auch sie im Rot-Gelb-Grün-Bereich ihre Beurteilung im wesentlichen nach der Helligkeit und nicht nach der Farbe vornehmen, so daß es zu Verwechslungen von Signallichtern kommen kann, ferner daß ihre Farbenbeurteilung rasch ermüdet und daß sie zur Beurteilung eine längere Zeit benötigen. Die Kontrasterscheinungen für farblose und farbige Lichter (S. 727) sind bei ihnen stärker ausgeprägt, so daß etwa ein gelbes Signal neben einem roten als grünlich erscheint.

Deuteranomalie ist die bei weitem häufigste Farbensinnstörung (4% der Männer), Protanomale und Deuteranomale lassen sich unter anderem dadurch unterscheiden, daß man sie am Anomaloskop ein rotes (Lithium-) Licht mit einem grünen (Thallium-) Licht so mischen läßt, daß Farbgleichheit mit einem gelben (Natrium-) Licht erreicht wird. Der Protanomale wird dazu entsprechend dem Ausmaß der Störung mehr Rot, der Deuteranomale mehr Grün benötigen. Bei Deuteranopie wie bei Deuteranomalie kommt es häufig auch zu einer Blau-Violett-Verwechslung, ja diese Störung kann u.U. die auffälligste sein. Dies und vieles andere weist darauf hin, daß die hier vorgenommene Einteilung und Schilderung der Farbanomalien nur eine grobe Annäherung an die Wirklichkeit darstellt.

Die *Prüfung auf Farbtüchtigkeit* erfolgt unter anderem mit Signalapparaten, um den praktischen Gegebenheiten möglichst nahe zu kommen, wobei nacheinander verschiedene Farben unterschiedlicher Helligkeit geboten werden, die der Prüfling benennen muß. Charakteristisch ist, daß der Anomale vor allem dann, wenn die Expositionszeit verkürzt wird, eine größere Fehlerzahl aufweist. Rasch und bequem kann die Prüfung auch mit den Farbtafeln von Stilling bzw. Ishihara erfolgen. Es ist hier in einem Feld, das aus Punkten der Verwechslungsfarben besteht, eine Zahl aus Punkten gleicher Farbe, aber verschiedener Helligkeit eingetragen, die vom Farbtüchtigen sofort erkannt werden kann, nicht aber bei Störungen des Farbensinns. Weiter ist eine Zahl eingetragen, die aus Punkten ganz verschiedener Farbtönungen, aber gleicher Helligkeit zusammengesetzt ist, wobei die Helligkeit von der der Umgebung differiert. Da der Farbuntüchtige die Farben verwechselt, aber an eine Beurteilung nach der Helligkeit gewöhnt ist, wird er stolz diese zweite Zahl lesen.

Die partielle Farbenblindheit kann zwar durch Vergiftungen erworben sein, ist jedoch meist angeboren vorhanden. Sie wird rezessiv geschlechtsgebunden vererbt, weshalb sie bei Männern wesentlich häufiger vorkommt als bei Frauen. Protanopie und Deuteranopie werden unabhängig voneinander vererbt (die entsprechenden Gene sind an verschiedenen Stellen des Geschlechtschromosoms lokalisiert). So sind die Söhne eines protanopen Mannes und einer deuteranopen Frau sämtlich deuteranop, die Töchter jedoch farbentüchtig (allerdings Konduktorinnen sowohl für Protanopie wie für Deuteranopie).

d) Die Kontrasterscheinungen

Ein Lichteindruck kann durch einen zweiten, welcher gleichzeitig die Netzhaut trifft, ganz erheblich beeinflußt werden. Ein weißes Feld erscheint noch weißer, wenn es von einem dunklen Rahmen umgeben ist u. dgl. Man nennt diese Erscheinung **Simultankontrast**. Die Abb. 481 zeigt, namentlich dann, wenn die Figur nicht fixiert wird, an den Kreuzungsstellen der „Straßen" graue Flecke, die beim Fixieren verschwinden. Ursache hierfür ist, daß zwischen den schwarzen Rechtecken die Straßen durch „Kontrast" heller erscheinen als an den Ecken. Man hat den Eindruck, daß die partielle Abdunkelung zugleich die Empfindlichkeit der hellerleuchteten Netzhautanteile steigert.

Abb. 481. Zur Demonstration des Randkontrastes. (Nach HERING)

Die Ursachen für den Simultankontrast sind vielfacher Natur. Zu einem Teil ist er verursacht durch die schon erwähnte Tatsache (S. 707, 713), daß in der Umgebung von lichtaktivierten Zapfen Hemmung entsteht, zu einem weiteren Teil durch fortgesetzte unwillkürliche Kopf- und Augenbewegungen, die im Verein mit der lokalen Adaptation zu Kontrasterscheinungen führen. Unsere Augen werden nie völlig ruhig gehalten, sondern führen 10—100mal in der Sekunde kleinste Bewegungen einer Amplitude von weniger als 2′ aus. So wird der Rand etwa eines Schattens auf der Retina dauernd über eine schmale Zapfenreihe hin- und herbewegt, während die Zapfen auf beiden Seiten dieser Reihe dauernd entweder im Schatten oder im Licht liegen. Diese adaptieren sich schnell, aber am Rand liegt ein dauernder Wechsel vor, der eine Adaptation verhindert und zu immer neuer voller Erregung führt. Am Rande einer Figur (etwa eines Buchstabens) wird damit mehr Aktivität ausgelöst. An den Kreuzungsstellen der Straßen in Abb. 481 wird damit weniger Aktivität der Zapfen hervorgerufen als in den Straßen; sie erscheinen weniger hell. Das Phänomen kann in Abb. 481 bei Nichtfixierung, bei „Vorbeisehen" besser nachgewiesen werden, weil der Zapfenabstand in den peripheren Anteilen der Retina größer ist. Zum Nachweis auch bei fovealem Sehen müßten die Straßen schmaler gewählt werden. Ähnliche Vorgänge wie die eben skizzierten können sich möglicherweise auch in den höheren Neuronen wiederholen, so daß im Simultankontrast auch zentrale Phänomene enthalten sind. Dafür spricht auch die Tatsache, daß durch bestimmte Reizung des einen Auges die gleichzeitig ausgelösten Empfindungen vom anderen Auge im Sinne eines Kontrastes beeinflußt werden (binoculärer Kontrast).

Der Simultankontrast ist für unser Sehen von größter Bedeutung. Es treten dadurch die Konturen von gesehenen Gegenständen deutlicher hervor, wodurch ihr Erkennen erleichtert wird. Er gleicht die durch die optischen Fehler des Auges bedingte Unschärfe der Abbildung auf der Netzhaut z.T. wieder aus. Der Simultankontrast bedingt es auch, daß die Sehdinge trotz stark wechselnder Beleuchtung einen einigermaßen beständigen Eindruck hervorrufen. Das Schwarz der Buchstaben dieses Buches sendet z.B. am Mittag 3mal mehr Licht aus als das Weiß am frühen Morgen. Dennoch erscheinen die Buchstaben auch mittags schwarz, weil das hellere Weiß der Umgebung ihre Schwärze verstärkt und weil wir einen verschiedenen Adaptationszustand aufweisen. Was wir also beurteilen, ist nicht die absolute Helligkeit, was wegen der Adaptationsvorgänge nur sehr grob möglich ist, sondern ganz überwiegend Helligkeitsdifferenzen.

Neben dem farblosen Kontrast kann auch *farbiger Simultankontrast* beobachtet werden. Bringt man auf ein rotes Papier ein kleines graues und bedeckt man beide mit einem sehr dünnen Seidenpapier (sog. Florpapier), so erscheint das graue Papier grünlich; auf gelbem erscheint es bläulich, auf grünem rötlich *(Florkontrast)*. Die Umgebung bestimmt die vom Mittelfeld verursachte Empfindung mit, und zwar im Sinne der Komplementärfärbung. Ebenso erscheint der Schatten eines schwachen weißen Lichtes, der in ein gleichmäßig einfarbig beleuchtetes Feld zu liegen kommt, in den Komplementärfarben zur Feldfarbe (sog. farbige Schatten). Die anomalen Trichromaten weisen eine erhöhte Kontrastempfindlichkeit auf, was bei ihnen Fehldeutungen von Signalen usw. veranlassen kann, was aber andererseits ihre Sehschärfe erhöht. Dafür, daß ihnen die Umwelt unbunter erscheint, schenkt ihnen die Natur auf diese Weise eine bessere Grundlage zum Formerkennen.

Dem Simultankontrast verwandt ist der *Sukzessivkontrast*. Fixiert man beispielsweise ein rotes Kreuz hinlänglicher Lichtintensität auf dunklem Grund und blickt nach einiger Zeit auf eine gleichmäßig weiß erleuchtete Fläche, so erscheint für längere Zeit darauf das vorher fixierte Kreuz in der Komplementärfarbe, im Beispielsfalle also in einem „verhüllten" grünlichen Ton. Die Rot-Modulatoren (rotempfindliche Zapfen mit ihren Neuronen) hatten sich während der Fixierung des roten Kreuzes adaptiert. Sie werden anschließend durch das einfallende Licht des gesamten Spektrums weniger erregt als die Grün- und Violett-Modulatoren, so daß der Farbeindruck grünlich auftritt, also ein *negatives Nachbild* in der Komplementärfarbe.

Der Sukzessivkontrast ist ebenso wie der Simultankontrast nicht auf nur eine Ursache zurückzuführen, wie das eben unter Betonung der Adaptation geschehen ist. Auch hier spielen unter anderem Hemmungsvorgänge eine wesentliche Rolle. In Abb. 392 ist dargestellt, daß das hemmende Zwischenneuron G_3 bei Erregung von beiden Receptoren R_1 und R_2 miterregt wird und die Neurone G_4 und G_5 hemmt. Eine Hemmung bei G_5 wird aber erst wirksam, wenn die ersten Impulse von G_2 schon übertragen sind. Nimmt man bei G_3 nicht nur eine Nervenzelle, sondern einen ganzen Komplex von Zwischenneuronen an, deren Erregung sich erst nach einer gewissen Zeit hemmend auswirkt, so wäre damit eine weitere Ursache des Sukzessivkontrastes dargestellt. Die bei G_4 gleichzeitig mit der Haupterregung entstehende Hemmung wäre dann eine der Ursachen für den Simultankontrast, die bei G_5 später eintretende Hemmung eine für den Sukzessivkontrast.

e) Gesichtsfeld und Blickfeld

Die Gesamtheit aller Gegenstände, die bei ruhendem Auge in bestimmter räumlicher Anordnung wahrgenommen werden können, nennen wir das *Gesichtsfeld*, bei bewegtem Auge das *Blickfeld*. Die Grenzen des Gesichtsfeldes sind einmal gegeben durch die Grenzen der perzipierenden Teile der Netzhaut, dann aber auch durch die Umgebung des Auges (Nase, Backen, Orbita). Sie werden durch **Perimetrie** ermittelt.

Ein „Perimeter" zeigt die Abb. 482. Das zu prüfende Auge wird in den Mittelpunkt b des Halbkreises $a\ a$ gebracht. Alsdann wird eine feste Marke m auf diesem letzteren fixiert. Bei festgehaltener Fixierung wird eine bewegliche Marke — die farblos, grau oder aber eine farbige Scheibe auf grauem Untergrunde gleicher Helligkeit sein kann — auf dem Halbkreisbügel langsam von m aus nach den Enden a zu verschoben, so lange, bis sie von der Versuchsperson nicht mehr gesehen werden kann. Der Halbkreisbügel ist in Grade eingeteilt, und zwar so, daß am Punkte m (fixierter Punkt) der Wert 0^0, am Punkte a der Wert 90^0 liegt. Der Ort, an welchem die bewegliche Marke nicht mehr gesehen werden kann bzw. die farbige Scheibe der Marke mit dem grauen Hintergrund derselben verschmilzt, wird in Graden abgelesen und notiert. Dann wird der Halbkreisbügel, der zunächst senkrecht stand, in irgendeine andere Lage gebracht, die gleichfalls in Graden gegen die senkrechte Ausgangslage (Wert 0) abgelesen werden kann, und der Versuch wiederholt. Das Ergebnis wird in eine Gesichtsfeldkarte eingetragen, wie sie die Abb. 483 wiedergibt. Die jeweilige Bügeleinstellung gegen die Senkrechte ist an der Peripherie des Kreises abzulesen, die Gradeinteilung des Bügels aber an den Parallelkreisen. Das in einem vor dem Auge liegenden, halbkugelförmigen Raume bestehende Gesichtsfeld ist also gleichsam in die Ebene der Gesichtsfeldkarte projiziert. In der Mitte derselben liegt jener Punkt (Fixationspunkt), welcher dem Mittelpunkte der Fovea centralis entspricht. Bei der Gesichtsfeldbestimmung ist darauf zu achten, daß immer mit gleichen Reizintensitäten (gleiche Flächen und gleiche Helligkeiten) gearbeitet wird bzw. daß bei jeder Verkleinerung der Reizfläche entsprechend die Helligkeit verstärkt werden muß, da sonst eine quantitative Perimetrie nicht möglich ist.

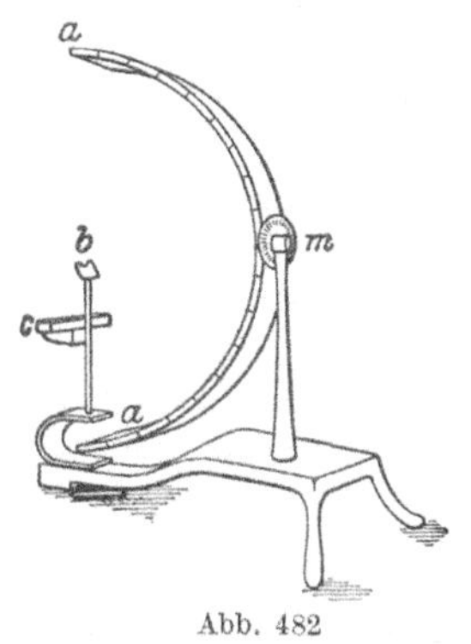

Abb. 482

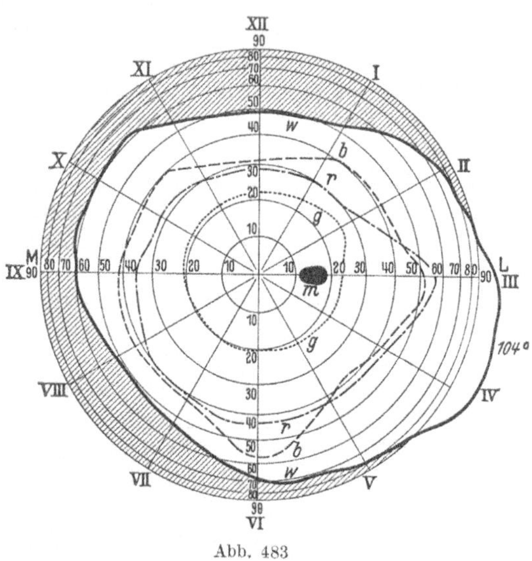

Abb. 483

Abb. 482. Perimeter zur Bestimmung der Grenzen des Gesichtsfeldes (s. Text)

Abb. 483. Gesichtsfeldkarte eines normalen rechten Auges, wie sie mit Hilfe des Perimeters (s. Abb. 482) gewonnen wird. Der Mittelpunkt entspricht dem Mittelpunkte der Fovea centralis. *L* Laterale Seite des Gesichtsfeldes oder nasale Netzhauthälfte; *M* mediale Seite des Gesichtsfeldes oder temporale Netzhauthälfte. Man beachte, daß das Gesichtsfeld nach lateral viel ausgedehnter ist als nach medial. *m* Die Projektion des blinden Fleckes; *g* Gesichtsfeldgrenzen für grünes Licht; *r* Gesichtsfeldgrenzen für rotes Licht; *b* Gesichtsfeldgrenzen für blaues Licht; *w* Gesichtsfeldgrenzen für weißes Licht

Es ist in der Abb. 483 die Gesichtsfeldaufnahme eines normalen rechten Auges wiedergegeben. Man sieht, daß das Gesichtsfeld auf der nasalen Netzhauthälfte viel weiter ausgedehnt ist als auf der temporalen. Innerhalb der nasalen Netzhauthälfte erkennt man die Anordnung des blinden Fleckes. Außerdem ist das Gesichtsfeld für rote, grüne und blaue Reizung angegeben (r, g, b) Wie oben beschrieben wurde, ist also *die Netzhautperipherie farbenuntüchtig.*

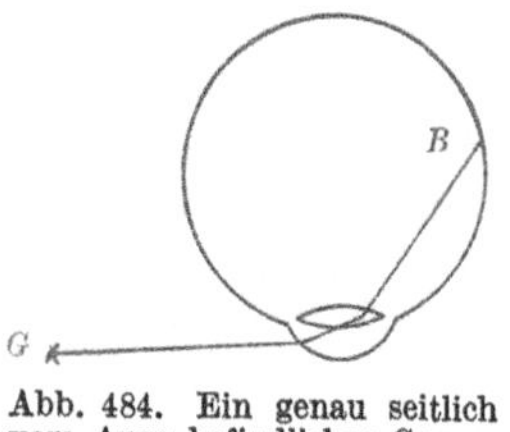

Abb. 484. Ein genau seitlich vom Auge befindlicher Gegenstand *G* wird auf der Netzhaut im Punkte *B* optische Reize hervorrufen können, also bemerkt werden (s. Text)

Nach alledem sieht man, daß das starr geradeaus blickende Auge auch noch Gegenstände zu bemerken vermag, welche genau seitwärts von ihm, ja sogar hinter ihm im Raume liegen. *Der „Gesichtswinkel" ist etwas größer als 180⁰.* Wie dieser erstaunliche Umfang des Gesichtsfeldes, den niemals eine photographische Kamera erreichen könnte, möglich ist, zeigt das Schema der Abb. 484. Die Ursache ist, daß das Auge sozusagen eine wassergefüllte Kamera darstellt. Berücksichtigt man daneben noch, daß es auch noch nach außen gedreht werden kann, so ergibt sich, daß der Umweltraum ohne Kopfdrehung in einem Umkreise von 220⁰ ständig vom Auge überwacht werden kann. Zwar ist, wie S. 712 besprochen, die Sehschärfe der seitlichen Netzhautteile sehr minderwertig; immerhin reicht die optische Wahrnehmung mit diesen zu, um beim Auftreten optischer Reize zu einer Augen- bzw. Körperbewegung Anlaß zu geben, die dann Fixation und genauere Betrachtung mit den zentralen Netzhautteilen ermöglicht.

f) Bewegungs-, Richtungs- und Entfernungswahrnehmung. Das zweiäugige Sehen

Unter durchschnittlichen Normalbedingungen besitzen wir die Fähigkeit, genau zu unterscheiden, ob sich ein Gegenstand oder ob sich unser Auge bewegt. Es ist schon darauf aufmerksam gemacht worden, daß bei ruhendem Auge jedem Netzhautpunkt ein bestimmter *Ortswert* zukommt — jeder einzelne Bildpunkt wird richtig lokalisiert (dem Raumding entspricht ein Sehding). *Der Ortswert ändert sich jedoch entsprechend jeder Augenbewegung,* so daß ein ruhendes Objekt ruhend, mit richtiger Lokalisation, gesehen wird. Die äußeren Augenmuskeln bilden mit der Netzhaut durch zentrale Verknüpfung eine funktionelle Einheit, so daß jeder Augenmuskelbewegung eine ganz bestimmte Änderung der Ortswerte der Netzhaut zukommt. Störungen bzw. subjektive Täuschungen treten dann ein, wenn diese Koppelung aufgehoben wird, so z.B. bei plötzlicher Lähmung eines Augenmuskels oder bei künstlicher Verschiebung des Bulbus durch Druck oder schließlich durch reflektorische Augenbewegungen vom Vestibularapparat aus (z.B. Drehnystagmus), wobei jeweils ruhende Objekte als bewegt empfunden werden und Schwindel eintritt.

α) Die Augenbewegungen

Die Augenbewegungen geschehen durch 6 Paar Augenmuskeln in bestimmter Verknüpfung. Nach Abb. 485 kann eine horizontale Auswärtsbewegung durch Kontraktion des Rectus lat. allein geschehen, eine Einwärtsbewegung durch die des Rectus med. (bei gleichzeitiger Hemmung der Antagonisten). Zu einer senkrechten Aufwärtsbewegung ist jedoch die Innervation von 2 Muskeln notwendig, des Rectus sup. und des Obliquus inf., da beide den Bulbus nicht genau senkrecht nach oben ziehen. Bei einer Seitwärts-Aufwärtsbewegung werden sogar 3 Muskeln in ganz bestimmter Verknüpfung innerviert. An sich wäre sie z.B. möglich durch Innervation von Rectus lat. und Rectus sup. bzw. Obliquus inf. allein, wobei jeweils eine unterschiedliche Raddrehung des Bulbus eintreten würde. Das ist jedoch nicht der Fall. Es wird eine sehr genaue Innervation von allen 3 Muskeln durchgeführt, so daß eine jeweils ganz bestimmte *Raddrehung* eintritt (Abb. 486).

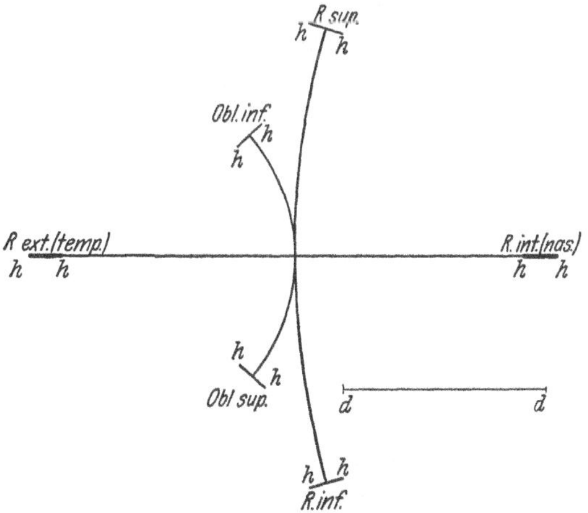

Abb. 485. Schematische Darstellungen der Zugrichtungen der einzelnen Augenmuskeln. (Nach HERING aus TRENDELENBURG, W.: Der Gesichtssinn. Berlin 1944)

Man kann dies am besten nachweisen, indem man die Lage von Nachbildern bei Blickwendungen untersucht. Es stellt sich dabei weiter heraus, daß durch Änderungen der Kopfstellung das Ausmaß der Raddrehung abgeändert wird. Dem von den verschiedenen Receptoren der Peripherie den Zentren zufließenden Erregungsbild entspricht jeweils ein ganz bestimmtes, den Muskeln zugesandtes Erregungsbild und eine bestimmte Wahrnehmung.

Die Augenmuskelkerne sind also in ihrer Tätigkeit so verknüpft (vgl. S. 550), daß sich für die an sich möglichen Augenbewegungen ganz bestimmte Einschränkungen ergeben, die für unser Sehen von wesentlicher Bedeutung sind. 1. Die Blicklinien der beiden Augen schneiden sich stets im angeblickten Punkt (*Gesetz der binocularen Assoziation*; Ausnahme: Schielen). 2. Für jede Lage der Blicklinie ist die Stellung des Bulbus festgelegt (*Gesetz der konstanten Orientierung*). Damit wird erreicht, daß bei Be-
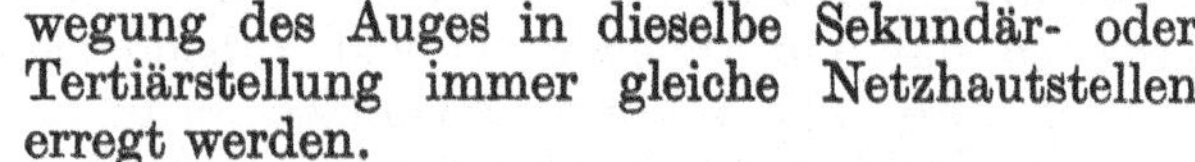
wegung des Auges in dieselbe Sekundär- oder Tertiärstellung immer gleiche Netzhautstellen erregt werden.

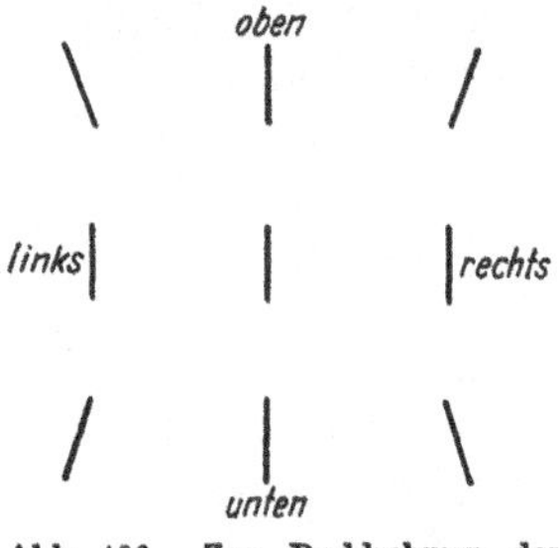

Abb. 486. Zur Raddrehung des Auges. Bei senkrechten oder waagerechten Bewegungen des Auges tritt keine Raddrehung ein, wohl aber bei allen anderen. Diese nimmt jedoch für eine bestimmte Stellung immer gleiches Ausmaß an, gleichgültig auf welchem Wege die betreffende Stellung erreicht wurde

Die exakte Verknüpfung der Bewegung beider Augen zeigt sich vor allem in den beiden verschiedenen Grundeinstellungen bei Seitwärtswendung des Blicks (*Deviation*) und bei Annäherung des angeblickten Objekts an das Auge (*Konvergenz*). Im ersteren Falle tritt eine genau entsprechende Innervation des Rectus lat. des einen mit der des Rectus med. des anderen Auges ein, im zweiten Fall eine genau gleiche Innervation der beiden Recti med. Mit dieser Konvergenzbewegung der Augen ist eine bestimmte Akkommodation und eine bestimmte Verengerung der Pupille verknüpft (Konvergenztrias, vgl. S. 550 und 700). Wird diese Verknüpfung künstlich zerstört, z.B. durch Ausschaltung der Wirkungen des parasympathischen Anteils des Oculomotorius mit Atropin, so daß die Akkomodation ausfällt, so kommt es zu Fehlbeurteilungen, vor allem in der Größe der Objekte.

Bei Weitsichtigkeit muß bei einer bestimmten Objektentfernung stärker akkommodiert werden als beim normalen Auge; die Folge ist eine zu starke Konvergenz der Sehachsen und damit das Auftreten störender Doppelbilder. Gleiches tritt ein bei Schwäche eines Augenmuskels, z.B. eines Rectus med. Es wird dann das Bild des einen Auges unterdrückt, und es tritt in Wirklichkeit ein einäugiges Sehen ein. Es kann dadurch zu einer Sehschwäche des nichtbenutzten Auges kommen (Amblyopie).

Die *Willkürbewegungen* des Auges verlaufen nicht gleichmäßig, sondern sprungweise, sakkadiert. Diese Sprünge werden mit rhythmischen Innervationen der Augenmuskeln gedeutet, wobei sich ein Wechsel in der Frequenz der ausgesandten Impulse feststellen läßt. Beim Lesen werden nur diejenigen Buchstaben scharf gesehen, die sich in der Fovea centralis und ihrer unmittelbaren Umgebung abbilden. Bei normalem Leseabstand wäre das nur eine Zeilenlänge von 1 cm. Das „Abtasten" der Zeile erfolgt nun nicht gleichmäßig, wenn auch nicht nur sprungweise, da sich nur 5 statt der sonst zu erwartenden 10—12 Sprünge feststellen lassen. Diese sprunghaften Augenbewegungen werden, wenn auch in geringem Ausmaß, auch dann ausgeführt, wenn die Versuchsperson beauftragt wird, sich einen vorher gesehenen Gegenstand vorzustellen.

Von besonderer Bedeutung sind auch fortgesetzte *unwillkürliche* Augenbewegungen. Wir sind auf deren Bedeutung bei Besprechung der Sehschärfe und des Simultankontrasts schon eingegangen.

Die Konvergenzbewegungen nehmen eine Zwischenstellung zwischen den willkürlichen und unwillkürlichen Augenbewegungen ein. Wir können zwar „willkürlich" konvergieren, doch geschieht es meist nur in Zusammenhang mit dem Gesamtkomplex der Naheinstellung.

β) Das räumliche Sehen

Schon das Sehen mit einem Auge kann uns einen gewissen räumlichen Eindruck vermitteln (scheinbare Größe des Gegenstandes, Linienüberschneidung beim Standortwechsel, perspektivische Verkürzung, Verteilung von Licht und Schatten usw.). Durch das zweiäugige Sehen wird jedoch, vor allem bei nahe gelegenen Objekten, die Tiefenwahrnehmung in entscheidendem Ausmaß verbessert. Man kann sich das sofort deutlich machen, indem man eine Nadel einmal einäugig und dann zweiäugig einfädelt. Die Grundlage für dieses **binoculare Tiefensehen** bildet die *Bildverschiedenheit* in beiden Augen. Die Bilder, etwa eines angeblickten Würfels, sind in beiden Augen etwas verschieden, um so stärker, je größer der Augenabstand ist. Die Bilder des fixierten Punktes fallen auf einander völlig entsprechende Netzhautstellen (**identische** *oder korrespondierende* **Netzhautstellen**). Würden wir die beiden Netzhäute aufeinanderlegen, dann würde eine durchgestochene Nadel solche identische Netzhautstellen treffen. Von den von allen anderen Raumpunkten ausgehenden Strahlen fällt aber nur ein Teil auf identische Netzhautpunkte, der größte Teil jedoch auf voneinander verschiedene (**disparate Netzhautstellen**). Sie rufen damit Doppelbilder hervor, die als solche gewöhnlich nicht bemerkt, sondern zum räumlichen Eindruck verschmolzen werden (**Fusion**). Nur ein in querer Richtung liegender Unterschied der beidäugigen Abbildung (Querdisparation) ermöglicht eine Tiefenwahrnehmung, nicht ein in Höhenrichtuug liegender. Für das Zustandekommen dieser Fusion ist notwendig, daß durch die Querdisparation die fortgesetzten unwillkürlichen Augenbewegungen verstärkt werden, die ganz überwiegend in horizontaler Richtung erfolgen. Es werden gleichzeitig mit den optischen Signalen auch Rückmeldungen von den Augenmuskeln, deren Bewegungen durch die Querdisparation erhöht sind, ausgewertet. Wieweit dabei auch das Ausmaß der „Bewegungsintention" mitverwertet werden kann, ist noch nicht geklärt.

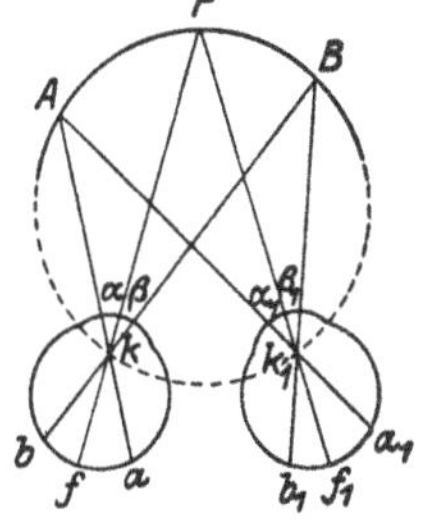

Abb. 487. Horopterkreis (s. Text)

Die mitgeteilte Tatsache funktionell unbedingt zusammengehöriger Netzhautpunkte in beiden Augen (korrespondierende Punkte), die durch den gesamten Aufbau von Netzhaut und Zentralnervensystem als solche festgelegt sind, bringt es mit sich, daß für jede bestimmte Augeneinstellung nur ganz bestimmte Raumpunkte auf diesen identischen Netzhautpunkten zur Abbildung gelangen können. Es ergibt sich, daß alle diese einfach gesehenen Raumpunkte im „*Horopter*" gelegen sind. *Der Horopter ist der geometrische Ort für alle Schnittpunkte der Richtungsstrahlen, die von je 2 Deckpunktpaaren beider Augen ausgehen* (s. Abb. 488). Der Horopter kann jeweils nur für eine bestimmte Augenstellung angegeben werden. Die Abb. 488 zeigt beispielsweise, daß nicht nur der fixierte Punkt *F*, sondern auch die seitlich davon gelegenen Punkte *B* und *C* auf dem Horopter liegen, d.h. einfach gesehen werden. Als Beispiel gibt den Horopter für 2 bestimmte Augenstellungen die Abb. 488a und b wieder. *Alle nicht auf dem Horopter liegenden Raumpunkte, also alle nicht auf identische, sondern auf „disparate" Netzhautstellen abgebildeten Sehdinge müssen doppelt gesehen werden.* Auf disparaten Punkten werden also bestimmt alle jene Sehdinge abgebildet werden, welche vor und hinter dem fixierten Gegenstand im Raume liegen. Man kann sich hiervon leicht überzeugen: Ordnet man beide Zeigefinger in einem Abstand von etwa 30 cm hintereinander vor beiden Augen an und fixiert den näheren von beiden, so erscheint der fernere doppelt. Fixiert man den ferneren, so wird der nähere doppelt gesehen. Eine Erklärung hierfür gibt die Abb. 489. Wird der Gegenstand A fixiert, so tritt eine solche Konvergenzstellung ein, daß die Abbildung auf identischen Netzhautpunkten erfolgt (a_l und a_r). Er wird einfach gesehen, und zwar so lokalisiert, als ob die beiden Augen in der Gegend der

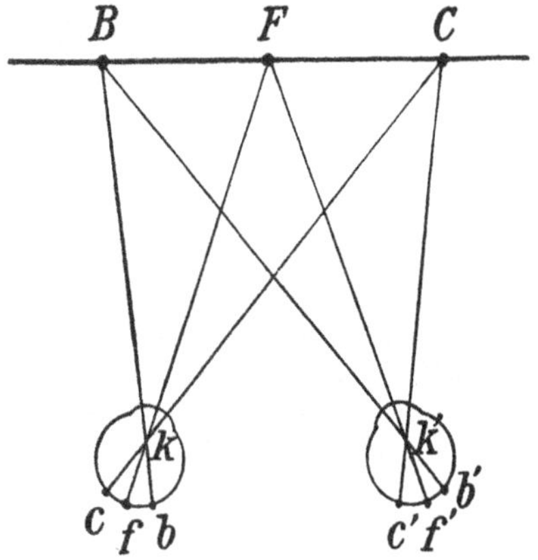

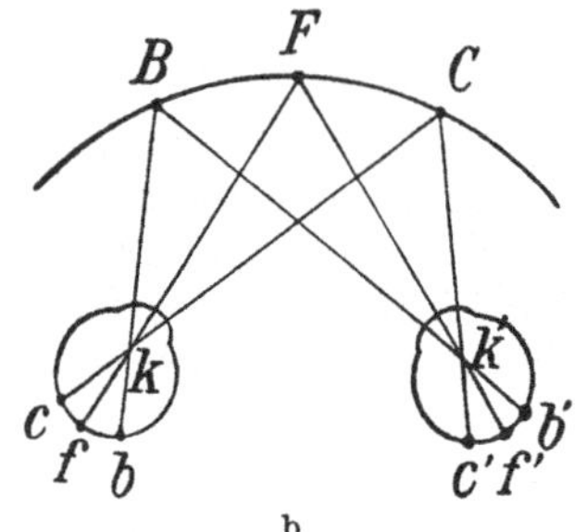

Abb. 488a. Horopter bei mittelstarker Konvergenz. Er ist der geometrische Ort der Schnittpunkte der beiden Richtungsstrahlen, welche von identischen Punkten (c und c', b und b') beider Netzhäute ausgehen; k der „Knotenpunkt" des dioptrischen Apparates; F ist der jeweils fixierte Punkt

Abb. 488b. Horopter bei starker Konvergenz wie Abb. 488a

Nasenwurzel zu einem Zyklopenauge vereinigt wären (a). Der näher gelegene Punkt B kommt bitemporal, auf disparaten Netzhautstellen, zur Abbildung (b_l und b_r). Im Zyklopenauge liegt b_l links und b_r rechts von a; ziehen wir die Richtungsstrahlen durch den Knotenpunkt des Zyklopenauges, so erhalten wir die Lage der Doppelbilder, das des rechten Auges links, das des linken Auges rechts von A. Schließen wir also das rechte Auge, so verschwindet das linke, schließen wir das linke Auge, so verschwindet das rechte Doppelbild (ungleichnamige oder *gekreuzte Doppelbilder*). Ein ferner als A gelegener Punkt ruft dagegen *gleichnamige Doppelbilder* hervor (c_l und c_r). Bei Schließen des linken Auges verschwindet das linke, bei Schließen des rechten Auges das rechte Doppelbild. Bei der Betrachtung der Umwelt müßte das Gesichtsfeld außerhalb der fixierten Sehdinge nach alledem ständig mit Doppelbildern erfüllt sein. Das läßt sich in der Tat auch in vielen Fällen feststellen. Die als Doppelbild gesehenen Sehdinge haben zudem die Eigenschaft — da auf sie ja nicht akkommodiert wird —, in Zerstreuungskreisen, also unscharf, abgebildet zu werden. Daß Doppelbilder und Unschärfe gewöhnlich unbemerkt bleiben, hat vielerlei Gründe: In den seltensten Fällen wird mit völlig starr eingestellter Akkommodation gesehen. Akkommodation und Konvergenz sind meistens in steter, mehr oder weniger rhythmischer Tätigkeit begriffen, der Blick wandert im Raume. Es wird dabei jeweils nur der fixierte Gegenstand „beachtet", die übrigen Sehdinge mehr

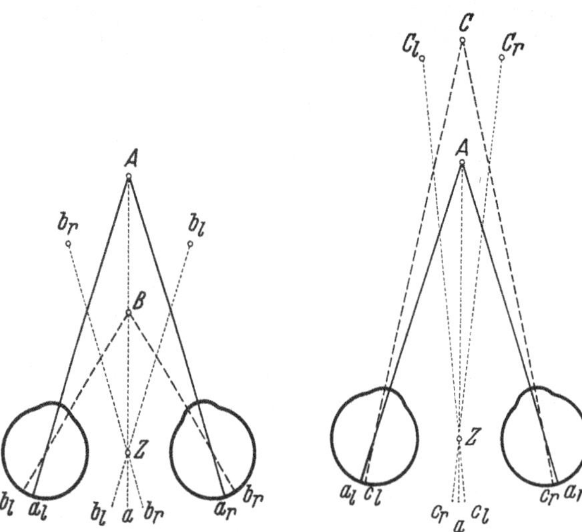

Abb. 489. Abbildung auf disparaten Netzhautpunkten. Bei Fixieren von A kann nur dieser Punkt auf korrespondierenden Netzhautstellen abgebildet werden, B und C werden dagegen auf disparaten Netzhautstellen abgebildet, B bitemporal, C binasal. B erscheint als gekreuztes, C als ungekreuztes (gleichnamiges) Doppelbild. Weiteres s. Text

oder weniger „vernachlässigt". Sobald aber ein Raumpunkt die Aufmerksamkeit auf sich zieht, ist auch schon durch Konvergenzbewegung und Akkommodation für seine scharfe Abbildung auf identischen Netzhautstellen Sorge getragen.

Die ständige Beweglichkeit und bis ins kleinste abgestimmte Zusammenarbeit von Augenbinnenmuskeln und äußeren Augenmuskeln ist also die unerläßliche Voraussetzung für das „Sehen" mit beiden Augen. Die Regelung dieser motorischen Vorgänge geht vom Kerngebiete des N. oculomotorius unter Mitwirkung der Großhirnrinde und des Kleinhirnes vor sich (s. S. 550, 579, 593, 610), und umgekehrt erhält das Großhirn fortgesetzt Rückmeldungen über afferente Bahnen von den Augenmuskeln und von den Augenmuskelkernen.

Tabelle 69

Entfernung	Wahrnehmbarer Tiefenunterschied
20 cm	0,02 mm
50 cm	0,1 mm
100 cm	0,4 mm
10 m	4 cm
100 m	3,5 m
1000 m	275 m

Statt des Eindrucks von Doppelbildern entsteht so der Eindruck der räumlichen Tiefe. Grad und Art der Querdisparation ermöglichen ein Urteil über die Tiefenlage; statt des gekreuzten Doppelbildes entsteht der Eindruck: näher gelegen; statt des gleichnamigen Doppelbildes der Eindruck: ferner gelegen. Aus der obigen Darstellung wird deutlich, daß der Tiefeneindruck um so größer werden muß, je größer die Querdisparation ist. Die Querdisparation allein kann allerdings nicht für den Tiefeneindruck verantwortlich sein; es müssen fortgesetzte Augenbewegungen hinzutreten, die gerade durch Querdisparation angeregt werden können. Bei dem zur Fusion führenden Vorgang handelt es sich nicht nur um die Auswertung einer statischen Projektion, sondern durch die dauernden Fixierungsschwankungen um die Auswertung eines ständig wechselnden Erregungsmusters.

Die *Tiefensehschärfe*, d.h. das Auflösungsvermögen der Augen in die Tiefe bei beidäugigem Sehen, ist demnach um so größer, je größer die Querdisparation ist. Bei gleichem Augenabstand muß sie damit in geringer Entfernung vom Auge am größten sein und nach der Tiefe rasch abnehmen. Das kommt deutlich in Tabelle 69 zum Ausdruck.

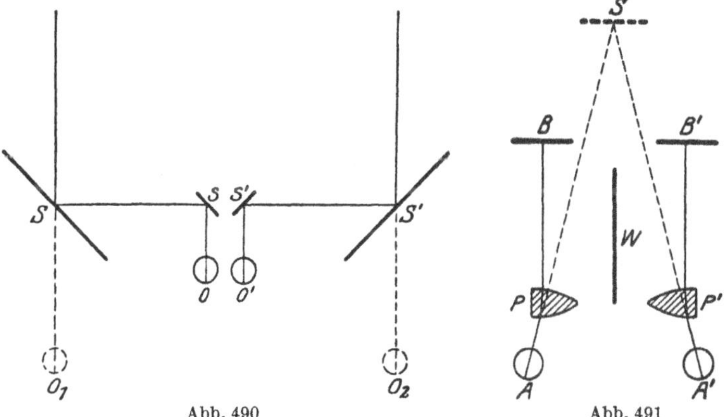

Abb. 490 Abb. 491

Abb. 490. Durch Vergrößerung des Augenabstandes wird die „Querdisparation" vergrößert, damit aber auch die „Tiefensehschärfe". Diesen Zweck verfolgt man mit Hilfe von Spiegel- bzw. Prismenanordnungen, wie sie die Abbildung zeigt. Die Augen (O und O') werden gleichsam an die Stellen O_1 und O_2 gesetzt durch die Ablenkung der Strahlen über s bzw. s' nach S bzw. S'. (Nach HELMHOLTZ)

Abb. 491. Die Grundlagen des Stereoskops. Zwei photographische Bilder (B und B'), die durch 2 Objektive in Pupillenabstand von ein und demselben Gegenstand aufgenommen worden sind, werden vor je das entsprechende Auge gebracht. Um die mit der Akkommodation gekoppelte Konvergenz der Augen aufzuheben, werden Prismen (P und P') zwischengeschaltet und außerdem, um eine gegenseitige Störung der beiden Blickfelder zu verhüten, eine Wand W. Die beiden Bilder werden als ein einziges in der Gegend von S gesehen, und zwar „plastisch" (s. Text). (Nach ZOTH)

Die Tiefensehschärfe muß genau so wie das Auflösungsvermögen des Auges in der Fläche von der Feinheit des „Korns" der Netzhaut und der Güte der Abbildung abhängig sein. Unkorrigierte Refraktionsanomalien führen deshalb zu entsprechender Verminderung der Tiefensehschärfe. Häufig ist eine auffällige „Ungeschicktheit" bei feineren Arbeiten mit der Hand nur durch einen einseitigen geringen Astigmatismus bedingt, der sonst kaum störend auffiel, jedoch die binoculare Tiefenwahrnehmung verminderte.

Auch das *Sehen von Bewegungen in der Richtung der Blicklinie* erfolgt durch den geschilderten Mechanismus des zweiäugigen Tiefensehens, d.h.

durch die Feststellung einer Veränderung der Querdisparation betrachteter Umweltpunkte. *Wie in den größeren Entfernungen des Sehraumes die Tiefenwahrnehmung immer weniger leistet* (s. Tabelle 69), *so nimmt dort auch die Möglichkeit der Wahrnehmung von Bewegungen in der Sehrichtung ab.* Ein rasch fahrender Zug, gerade von vorne gesehen, scheint, aus der Ferne beobachtet, zu stehen. Erst verhältnismäßig nahe vor dem Beobachter macht sich, rasch ansteigend, entsprechend dem Wachsen der Querdisparation, seine Bewegung bemerkbar.

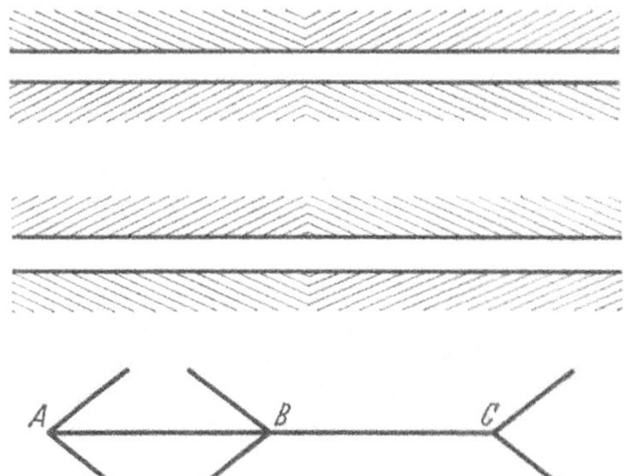

Abb. 492. Beispiele von optischen Täuschungen. Die Beurteilung der Geradheit oder des Abstandes wird häufig durch eine Reihe von Nebenumständen beeinflußt, vor allem wenn sie zu Augenbewegungen führen. Die seitlichen Anhängsel an der horizontalen Linie bewirken, daß die Strecke *A B* kürzer erscheint als *B C*. Da spitze Winkel im allgemeinen überschätzt, stumpfe dagegen unterschätzt werden, wird in der oberen Figur eine entsprechende Täuschung über die Geradheit der Linien herbeigeführt

Die Abnahme der Tiefenwahrnehmung in großen Entfernungen kann man verbessern durch optische Vorsatzinstrumente, welche künstlich den Augenabstand und damit die Querdisparation vergrößern. Das Prinzip aller dieser Instrumente, die für die Fernbeobachtung, für militärische, wissenschaftliche und technische Zwecke eine große Rolle spielen, ist aus der Abb. 490 ohne weiteres ersichtlich.

Schließlich ist es möglich, nach Erkenntnis der Ursachen des binocularen Tiefensehens auch flächenhafte Bilder, Photographien und Zeichnungen räumlich sichtbar zu machen. Es ist dazu nur notwendig, 2 Aufnahmen eines Gegenstandes von 2 verschiedenen Raumpunkten aus, die auf einer gemeinsamen Basis liegen (Stereocamera), zu machen und jede dieser Aufnahmen dem entsprechenden Auge vorzuhalten. Dies ist aber nur möglich, wenn es gelingt, bei der Betrachtung der Bilder die mit der Akkommodation funktionell gekoppelte Konvergenzbewegung auszuschalten. Da die beiden Bilder gewöhnlich sehr nahe vor dem Auge liegen, wird nämlich stark akkommodiert, aber auch entsprechend stark konvergiert werden. Durch Prismen oder ähnliche Einrichtungen gelingt es leicht, die gleichzeitige einäugige Betrachtung der beiden Bilder zu erzwingen (s. Abb. 491). In jedem Auge muß dabei der Bildmittelpunkt in der Fovea gesehen werden, dann werden von selbst die näheren und ferneren Raumpunkte des photographierten Bildes „querdisparat" zur Abbildung kommen, und das Bild wird räumlich gesehen.

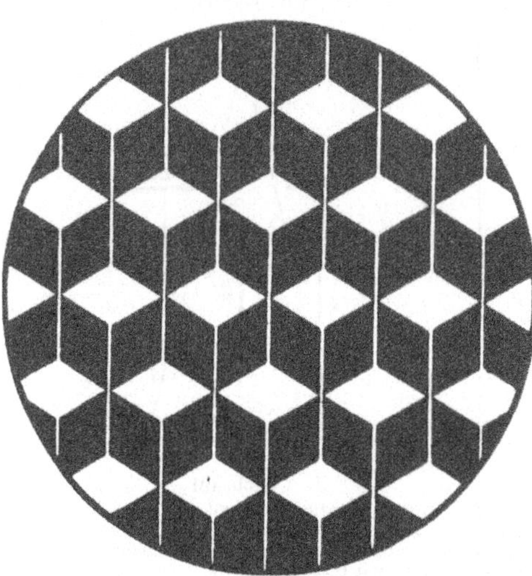

Abb. 493. Beispiel für die sog. Inversion. Der Betrachter sieht je nach Art der Fixierung nur ein flächenhaftes Tapetenmuster, oder er sieht die weißen Flächen als Böden hängender Würfel oder schließlich als Oberflächen stehender Würfel. (Nach König)

Nach alledem wird verständlich, daß der Verlust eines Auges zu schwerer Beeinträchtigung des Tiefensehens führen muß.

Das *Augenmaß*, d.h. die Fähigkeit der Schätzung von Längen und Abständen ohne Vergleichsmaßstab, ist beim Menschen sehr groß. So ist bekannt, mit welcher Leichtigkeit geschätzt werden kann, ob 2 Linien parallel verlaufen oder nicht. Auch hierbei sind die jeweils ausgelösten Augenbewegungen von großer Bedeutung. So kann eine „optische Täuschung" hervorgerufen werden, indem durch „Ablenkung" in der Umgebung der zu schätzenden Strecke entsprechende Augenbewegungen erzwungen werden (Abb. 492).

Der Vorgang des Sehens ist mit den hier erfolgten Ausführungen keineswegs vollständig geschildert. Wir blieben auf der niedrigsten Stufe der

„Werkzeuge" (vgl. S. 581). Schon die höhere Stufe der „Werkzeuge", die der Informationsauswertung in den Zentren, konnte nur sehr kursorisch dargestellt werden (S. 610), um den Charakter einer Einführung nicht zu überschreiten, obschon die letzten Jahre gerade auf diesem Gebiet große Fortschritte gebracht haben. Das gilt erst recht für alle anschließenden Fragen der Transformation von Erregungen in Empfindungen und Wahrnehmungen. Wir müssen es uns hier versagen, dieses so wichtige Grenzgebiet zur Psychologie zu betreten und können nur auf den Unterricht in diesem Fach hinweisen, zumal die Physiologie nur wenig dazu beitragen kann.

Literatur

zum 3. Teil, Sinnesphysiologie

ADRIAN, E. D.: The basis of sensation. London: Christophers 1928. Die Untersuchung der Sinnesorgane mit Hilfe elektrophysiologischer Methoden. Ergebn. Physiol. **26**, 501 (1928). — Physical basis of perception. Oxford: Clarendon Press 1947. — BETHE-BERGMANN: Handbuch der normalen und pathologischen Physiologie, Bd. 11, 12. Berlin: Springer 1926. — BERNHARD, C. G.: Contributions to the neurophysiology of the optic pathway. Acta physiol. scand. Suppl. **1**, 1 (1940). — BISHOP, G. H.: Neural mechanisms of cutaneous sense. Physiol. Rev. **26**, 77 (1946). — BOUMA, P. J.: Farbe und Farbwahrnehmung. Eindhoven: Philips Techn. Bibl. 1951. — BRAZIER, M. A. B.: The electrical activity of the nervous system. London: Pitman 1951. — BRINDLEY, G. S.: Die Physiologie des Farbensehens. Klin. Wschr. **37**, 1157 (1959). — Physiology of the retina and visual pathways. London: Arnold 1960. — BUDDENBROCK, W. v.: Vergleichende Physiologie Bd. I. Sinnesphysiologie. Basel: Birkhäuser 1952. DAWSON, H.: The physiology of the eye. New York: McGraw-Hill 1949. — EBBECKE, U.: Wirklichkeit und Täuschung. Göttingen: Vandenhoeck & Rupprecht 1956. — FOERSTER, O.: Die Leitungsbahnen des Schmerzgefühls und die chirurgische Behandlung der Schmerzzustände. Berlin u. Wien: Urban & Schwarzenberg 1927. — FREY, M. v.: Physiologie der Sinnesorgane der menschlichen Haut. Ergebn. Physiol. **9**, 351 (1910). — GRANIT, R.: Sensory mechanisms of the retina. New York: Oxford University Press 1947. — Die Elektrophysiologie der Netzhaut und des Sehnerven. Acta ophthal. (Kbh.) Suppl. **8** (1936). — Receptors and sensory perception. New Haven: Yale University Press 1955. — HARTRIDGE: The visual perception of fine detail. Phil. Trans. B **232**, 519 (1947). — HECHT, S.: Rods, cones and the chemical basis of vision. Ergebn. Physiol. **32**, 342 (1931). — Physiol. Rev. **17**, 239 (1937). — Harvey Lect. **33** (1937); **35** (1938). — HELMHOLTZ, H. v.: Handbuch der physiologischen Optik, 3. Aufl. Leipzig 1909—1911. — JUNG, R.: Die Tätigkeit des Nervensystems. In Handbuch der inneren Medizin, Bd. V/1, S. 1. 1954. — KEIDEL, D.: Vibrationsperzeption. Erlangen: Univ. Bibl. 1956. — Physiologie des Hörens. Klin. Wschr. **37**, 1205 (1959). — KLÜVER, H. (Herausgeb.): Visual mechanisms. Lancaster, Penn.: Cattell 1942. — KRIES, J. v.: Allgemeine Sinnesphysiologie. Leipzig 1923. — LEWIS, T.: Pain. New York: Macmillan 1942. — „Pain". Res. Ass. Nerv. a. Ment. Dis. Proc. **23**, 1 (1943). — LINKSZ, A.: Physiology of the eye. New York: Grune & Stratton 1950. — MONJÉ, M.: Der Lichtsinn. Physiologie des Auges. In VELHAGENS Handbuch: Der Augenarzt. 1959. — MÜLLER-LIMMROTH, W.: Elektrophysiologie des Gesichtssinns. Berlin: Springer 1959. — RANKE, O. F., u. H. LULLIES: Gehör, Stimme, Sprache. Berlin: Springer 1953. — RENQVIST-REENPÄÄ, Y.: Allgemeine Sinnesphysiologie. Wien 1936. — RICHTER, C. P.: Physiological psychology. Ann. Rev. Physiol. **4**, 561 (1942). — RUCH, TH. C.: In FULTON, Textbook of physiology. Philadelphia: W. B. Saunders Company 1949. — SCHAEFER, H.: Elektrophysiologie, Bd. II. Wien: Franz Deuticke 1942. — SCHEMINZKY, F.: Die Welt des Schalles. Graz 1935; Salzburg 1943. — SCHOBER, H.: Das Sehen. 2 Bde. Mühlhausen i. Th.: Markewitz 1950. — SIEBECK, R.: Akkommodation und binocularer Sehakt. Halle: Marhold 1957. — SKRAMLIK, E. v.: Handbuch der Physiologie der niederen Sinne. Leipzig 1926. — Psychophysiologie der Tastsinne. 2 Bde. Leipzig 1937. — STEVENS, S. S., and H. DAVIS: Hearing. Its psychology and physiology. New York: Wiley 1938. — STUDNITZ, G. v.: Physiologie des Sehens. Retinale Primärprozesse, 2. Aufl. Leipzig 1952. — TRENDELENBURG, F.: Akustik, 2. Aufl. Berlin: Springer 1950. — TRENDELENBURG, W.: Der Gesichtssinn. Berlin: Springer 1943. — TSCHERMAK-SEYSENEGG, A. v.: Einführung in die physiologische Optik. 2. Aufl. Berlin-Wien: Springer 1947. — WEDDELL, G.: Anatomy of cutaneous sensibility. Brit. med. Bull. **3**, 167 (1945). — WEIZSÄCKER, V. v.: Untersuchung der Sensibilität. In Handbuch der Neurologie, Bd. 3, S. 701. Berlin: Springer 1936. — WEVER, G., and LAWRENCE: Physiological acoustics. Princeton Univ. Press 1954. — WOLFF, H. G., u. J. D. HARDY: Nature of pain. Physiol. Rev. **27**, 167 (1947). — WOLFF, H. G., u. S. WOLF: Pain. Springfield: Thomas 1948. — ZÖLLNER, F. (Herausgeb.): Audiologie. Stuttgart: Georg Thieme 1954.

Sachverzeichnis

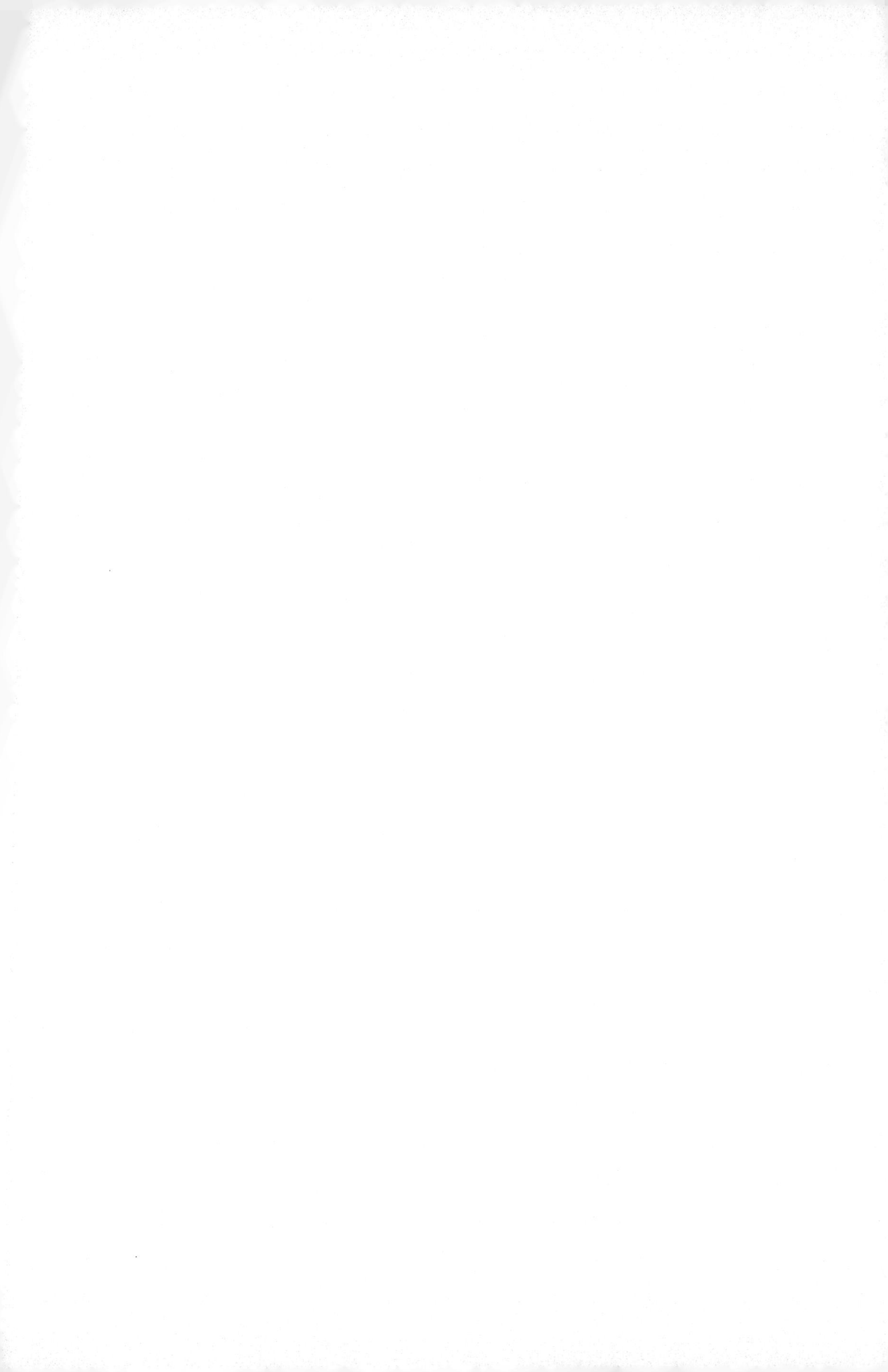

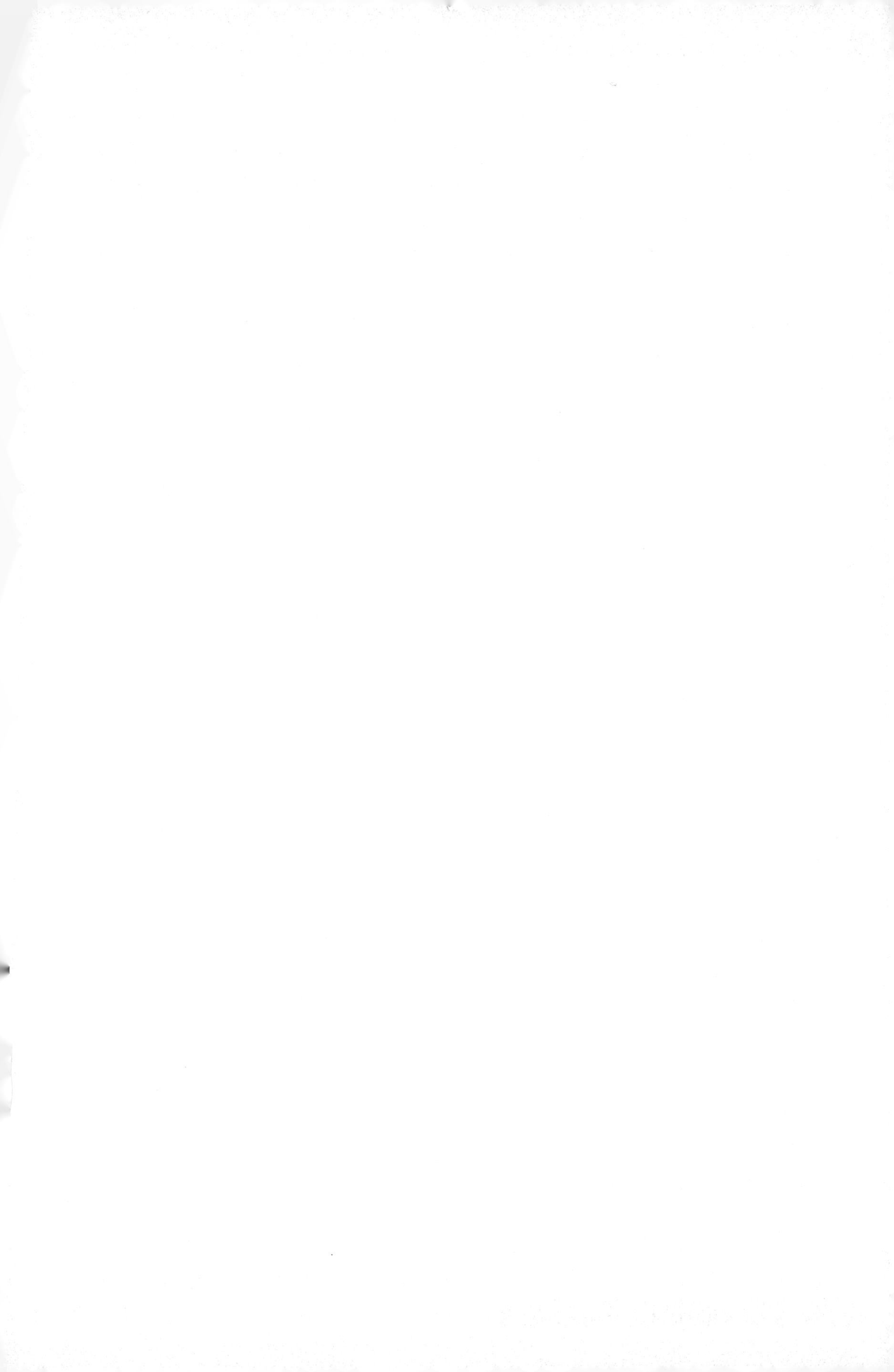

The manufacturer's authorised representative in the EU is Springer Nature Customer Service Centre GmbH, Europaplatz 3, 69115 Heidelberg, Germany. If you have any concerns regarding our products, please contact ProductSafety@springernature.com

Printed and bound by CPI Group (UK) Ltd, Croydon, CR0 4YY

28/04/2026

02098478-0012